Traumatologie in der chirurgischen Praxis

Von

G. Böttger J. Gerlach H. Gieseler K. Gossmann O. Hessler
G. Hiltner Th. Hockerts H. Hüner H.-P. Jensen W. Kleinschmidt
A. Kolokythas J. Mahmoudi K. Rehder R. Schautz H. Schilling H. Speckmann
M. Sperling K. H. Stahm W. Strik K. Stucke H.-H. Teichmann G. Viehweger
H.-J. Viereck C. Vorster D. Wiebecke A. Wilhelm H. Zillmer

Herrn Professor Dr. Werner Wachsmuth
Direktor der Chirurgischen Universitätsklinik
und Poliklinik Würzburg
zum 65. Geburtstag

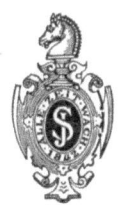

Springer-Verlag Berlin Heidelberg New York 1965

ISBN 978-3-642-88524-2   ISBN 978-3-642-88523-5 (eBook)
DOI 10.1007/978-3-642-88523-5

Alle Rechte, insbesondere das der Übersetzung in fremde Sprachen, vorbehalten. Ohne ausdrückliche Genehmigung des Verlages ist es auch nicht gestattet, dieses Buch oder Teile daraus auf photomechanischem Wege (Photokopie, Mikrokopie) zu vervielfältigen. © by Springer-Verlag Berlin · Heidelberg · New York 1965. Library of Congress Catalog Card Number 65-21496

Softcover reprint of the hardcover 1st edition 1965

Die Wiedergabe von Gebrauchsnamen, Handelsnamen, Warenbezeichnungen usw. in diesem Werk berechtigt auch ohne besondere Kennzeichnung nicht zu der Annahme, daß solche Namen im Sinne der Warenzeichen- und Markenschutz-Gesetzgebung als frei zu betrachten wären und daher von jedermann benutzt werden dürften

Titel Nr. 1285

Vorwort

Der 65. Geburtstag von Prof. Dr. WERNER WACHSMUTH war für seine zur Zeit an der Chirurgischen Universitäts-Klinik Würzburg tätigen Schüler und Mitarbeiter Anlaß, ein wie uns scheint heute besonders aktuelles und wichtiges, aus allen Teilen der Chirurgie sich zusammensetzendes Arbeitsgebiet in Buchform darzustellen. Neben anderen chirurgischen Problemen galt ein besonderes Interesse WERNER WACHSMUTHs von jeher unfallchirurgischen Fragen. Dies fand neben zahlreichen Publikationen in seinen Werken, ,,Praktische Anatomie" Bd. I/ 2 und 4, gemeinsam mit T. v. LANZ herausgegeben, und ,,Die Operationen an den Extremitäten" Band X/I und II im Rahmen der ,,Allgemeinen und Speziellen chirurgischen Operationslehre" von KIRSCHNER, GULEKE und ZENKER seinen Niederschlag.

Ein Buch wie ,,Traumatologie in der chirurgischen Praxis" vorzulegen, erscheint uns im Hinblick auf die ständig wachsende Anzahl zur Versorgung kommender Unfallverletzter, mit denen sich der praktisch tätige Arzt und speziell der Chirurg in zunehmendem Maß auseinandersetzen müssen, wohl berechtigt.

Es war die Absicht der Verfasser, in erster Linie die primäre und dringliche Versorgung von Unfallverletzungen in den Vordergrund zu stellen, um im Rahmen des Möglichen Spätschäden zu verhindern. Die Behandlung eingetretener Spätschäden durch korrigierende Eingriffe und Rehabilitation wurde daher zum Teil nur angedeutet. Auch auf Fragen der Begutachtung posttraumatischer Folgezustände wurde nicht näher eingegangen.

Das vorliegende Buch ist auf den Erfahrungen des chirurgischen Alltags einer Klinik fußend in Gemeinschaftsarbeit entstanden, wobei bewußt der individuellen Darstellungsweise der einzelnen Autoren freie Hand gelassen wurde. Dieses Buch ist vor allem für den praktisch tätigen Chirurgen geschrieben, es soll aber darüber hinaus auch dem praktischen Arzt und dem interessierten Studenten als Ratgeber und Wegweiser in unfallchirurgischen Fragen dienen.

Besonderer Dank gilt dem Springer-Verlag, der durch großzügiges Entgegenkommen das Buch mit reichlichem, zum Teil farbigem Bildmaterial ausgestattet hat. Herrn J. S. PUPP gebührt dankende Anerkennung für die graphischen Darstellungen, Frl. R. JUNGBLUT für phototechnische Arbeiten und den Schreibkräften der Klinik Frl. FRÖHLICH, Frau HOFFMANN, Frau PETRASEK, Frl. SCHNEIDER und Frl. VEEH für ihre Mithilfe bei der Herstellung der Manuskripte.

Würzburg, den 29. März 1965   Für die Verfasser: R. SCHAUTZ

Inhaltsverzeichnis

Allgemeiner Teil

Die Traumatologie als Grundlage der Chirurgie (Prof. Dr. K. STUCKE) 1
Der Unfallverletzte. Allgemeinuntersuchung, Symptomatik (Prof. Dr. R. SCHAUTZ) . . 11
Die Röntgenuntersuchung Unfallverletzter (Prof. Dr. G. VIEHWEGER) 15
Atmungs- und Kreislaufstörungen als Unfallfolge
    Schock (Prof. Dr. TH. HOCKERTS) 23
        Regelmechanismen, Pathophysiologie des Schocks, Klinik des Schocks, der hämorrhagische Schock, der traumatische Schock, der Verbrennungsschock, der septische bzw. der Endotoxinschock, Therapie, Blutersatz, die Plasmainfusion, Plasmaersatzmittel, die Elektrolyttherapie und die Behandlung der metabolischen Acidose, chemische Wirkstoffe, Pharmakotherapie
    Fettembolie (Dr. C. VORSTER) 41
    Herzstillstand (Dr. K. GOSSMANN) 43
        Ursachen des Herzstillstandes, Klinik des Herzstillstandes, Behandlung des Herzstillstandes, Spätfolgen des Herzstillstandes
    Wiederbelebung (Priv.-Doz. Dr. K. REHDER und Dr. O. HESSLER) 54
        Künstliche Beatmung, die manuellen Methoden der künstlichen Beatmung, Technik der Mund-zu-Mund-Beatmung und Mund-zu-Nase-Beatmung, künstliche Beatmung mit einfachen Hilfsgeräten
    Tracheotomie (Dr. O. HESSLER und Priv.-Doz. Dr. K. REHDER) 64
        Indikationen, Anatomie und Technik, Fehler, Gefahren und Komplikationen, Nachbehandlung und Pflege
Anaesthesie in der Unfallchirurgie (Dr. D. WIEBECKE) 76
    Aufrechterhaltung von Atmung und Kreislauf, anaesthesiologische Gesichtspunkte bei der dringlichen Operation, Vorbereitung der Narkose, Aspirationsprophylaxe; Aspiration, ihre Folgen und Behandlung; Besonderheiten der Narkoseführung bei einem Schwerverletzten, Wahl des Anaestheticums
Schädigungen durch äußere Hitzeeinwirkung (Priv.-Doz. Dr. H. HÜNER) 85
    Allgemeine Überwärmungsschäden, Schädigung durch lokalisierte äußere Hitzeeinwirkung, die Verbrennung, Schädigung durch elektrothermische Einwirkung
Schädigungen durch äußere Kälteeinwirkung (Priv.-Doz. Dr. H. HÜNER) 104
    Allgemeine Unterkühlungsschäden, lokale Unterkühlungsschäden
Schädigung durch ionisierende Strahlen (Prof. Dr. G. VIEHWEGER) 116
Wunde, Wundversorgung und Wundinfektion (Priv.-Doz. Dr. G. BÖTTGER) 118
    Pyogene Infektion, anaerobe Infektion, Gasbrand, Wundstarrkrampf

Spezieller Teil

Schädel-Hirnverletzungen (Prof. Dr. J. GERLACH und Priv.-Doz. Dr. H.-P. JENSEN) . . 141
    Hirnverletzungen 141
        Gedeckte Hirnverletzung, offene Hirnverletzung, Commotio cerebri, Contusio cerebri, Dilaceratio cerebri, klinisches Bild der gedeckten Hirnverletzung, Therapie der gedeckten Hirnverletzung, Komplikationen bei gedeckten Hirnverletzungen, offene Hirnverletzungen, Therapie der offenen Hirnverletzungen, Komplikationen der offenen Hirnverletzungen
    Schädelverletzungen 192
        Klinische Bedeutung der Schädelfrakturen, Therapie, Schädeldachplastik
    Verletzungen der Kopfschwarte 200

Inhaltsverzeichnis

Wirbelsäulen- und Rückenmarksverletzungen (Prof. Dr. J. GERLACH und Priv.-Doz. Dr. H.-P. JENSEN) 202
   Wirbelsäulenverletzungen 202
      Mechanik, Contusionen und Distorsionen, isolierte Zwischenwirbelscheibenverletzungen, der isolierte Wirbelkörperbruch, Wirbelkörperbruch mit Zwischenwirbelscheibenverletzung, Wirbelluxation, Luxationsfrakturen, Bogen- und Fortsatzbrüche, offene Wirbelsäulenverletzungen, Wirbelfrakturen durch Muskelkrampf, Wirbelsäulenverletzungen im Kindesalter. Verletzungen in den verschiedenen Wirbelsäulenabschnitten: Halswirbelsäule, obere und mittlere Brustwirbelsäule, untere Brust- und Lendenwirbelsäule. Ausheilungsvorgänge. Klinisches Bild und Diagnose der Wirbelsäulenverletzungen. Therapie.

   Verletzungen des Rückenmarkes 226
      Gedeckte Verletzungen, Commotio spinalis, Contusio spinalis, Hämatomyelie, Dilaceratio spinalis, offene Verletzungen, Rückenmarkswunden. Rückenmarksschädigungen durch Blutungen, spinale Epiduralhämatome. Läsionen durch elektrischen Strom, Caisson-Krankheit. Spätfolgen der Rückenmarksverletzung, Vasopathien, spinale Spätapoplexie, traumatische Pachymeningose und Arachnopathie. Therapie der Rückenmarksverletzungen

Verletzungen der Halsgefäße (Dr. M. SPERLING) 239
   Offene Verletzung der A. carotis und V. jugularis. Gedeckte Carotisverletzungen und Carothisthrombose. Verletzungen der Venen des Halses. Verletzungen der Vertebralgefäße und Vertebralisthrombose

Verletzungen im Thoraxbereich 251
   Thoraxverletzungen (Prof. Dr. H.-J. VIERECK) 251
      Dringliche Erstversorgung, Brustwandverletzungen, offene Thoraxverletzung, Verletzungen der Trachea und der Bronchien, Behandlung

   Herzverletzungen (Prof. Dr. H.-J. VIERECK) 261
      Herzprellung, hydraulische Verletzung, penetrierende Verletzung, Perikardverletzung, Decellerationstraumen, Therapie

   Verletzungen der Thoraxgefäße (Dr. A. KOLOKYTHAS) 265
      Thoraxwandgefäße: Intercostalarterien, Arterie mammaria interna, Arteria subclavia, Stammgefäße: V. cava, V. acygos, A. u. V. pulmonalis

   Verletzungen der thorakalen Aorta (Dr. A. KOLOKYTHAS) 271
      bei offenem Thorax, bei geschlossenem Thorax, traumatische Aortenruptur, Rupturformen, Klinik der Aortenruptur. Behandlung der Aortenverletzungen

   Verletzungen des Ductus thoracicus (Dr. K. H. STAHM) 278
      Verletzungsmechanismen, intrathorakale Verletzungen, Verletzungen im Halsbereich

   Verletzungen des Oesophagus (Dr. K. H. STAHM) 281
      Perforierende Verletzungen, Oesophagusverätzungen

   Verletzungen des Zwerchfells (Priv.-Doz. Dr. H. GIESELER) 287
      Definition, klinisches Bild, offene Verletzungen, geschlossene Verletzungen

Traumatologie des Abdomen (Prof. Dr. K. STUCKE) 296
   Allgemeiner Teil, Einleitung, Ursachen und Verletzungsmechanisem 296
   Spezieller Teil 300
      Allgemeine Symptomatologie, örtliche Symptomatik. Verletzungen der Bauchdecken, traumatische Hernien, Verletzungen des Bauchfells, Verletzungen des Magens, Verätzungen, stumpfe Verletzungen des Dünndarms, der Appendix, des Dickdarmes, Traumen bei Hernien, offene Darmverletzungen, Fremdkörper im Magen-Darmtrakt, Intraperitoneale Gefäßverletzungen

      Verletzungen der Leber 330
      zweizeitige Rupturen, traumatische Hämobilien, penetrierende Verletzungen der Leber, Verletzungen der Gallenblase und Gallenwege, Postoperative Nachsorge nach Lebertraumen

      Verletzungen der Milz 343
      Verletzungen des Pankreas 347
      Zweihöhlenverletzungen 351
      Schlußbetrachtungen 352

Verletzungen der Aorta abdominalis, V. cava caudalis und der Beckengefäße
(Dr. M. SPERLING) 354
    Aortenverletzungen, posttraumatische Aortenthrombose, Verletzungen der
    Arteria iliaca communis und externa, der Iliaca interna und ihrer Äste, der V. cava
    caudalis der Beckenvenen

Verletzungen des Urogenitalsystems 357
    Verletzungen der Niere (Dr. H.-H. TEICHMANN) 357
        Verletzungsformen, Symptomatik, Diagnostik, Therapie
    Verletzungen der Harnblase (Dr. H. ZILLMER) 362
        Formen der Blasenverletzungen, Symptomatik, Diagnostik, Therapie
    Verletzungen der Harnröhre (Dr. H. ZILLMER) 367
        Verletzungsformen, Symptomatik, Diagnostik, Therapie
    Verletzungen des Scrotums und der Hoden (Dr. H. ZILLMER) 372
    Verletzungen des Penis (Dr. H. ZILLMER) 373

Pfählungsverletzungen (Priv.-Doz. Dr. H. GIESELER) 374
    Penetrierende und perforierende Verletzung des Perinealbereichs

Verletzungen der Extremitäten 379
Allgemeiner Teil (Prof. Dr. R. SCHAUTZ) 379
    Allgemeine Definitionen
    Deckung von Hautdefekten (Priv.-Doz. Dr. A. WILHELM) 380
        Nahlappenplastiken 382
        Dehnungs- oder Vorschiebelappen, Verlagerungs- oder Transpositionslappen,
        Rotationslappen
        Freie Hautplastiken 386
        Hautinselplastiken nach REVERDIN, nach DAVIS; Thiersch-Lappen, Spalthaut-
        lappen, Vollhautlappen
        Fernlappenplastiken 394
        Einseitig gestielter Flügellappen, mehrfach gestielte Lappen, Rollappen
    Verletzungen der Muskulatur (Prof. Dr. R. SCHAUTZ) 398
        Offene Verletzung, geschlossene Verletzung, ischämische Kontraktur, Myositis
        ossificans
    Verletzungen der Gefäße (Dr. M. SPERLING) 399
        Formen der Gefäßverletzungen. Traumatische Durchblutungsstörungen, Spasmus,
        Gefäßkompression. Mechanik der Gefäßverletzungen. Symptomatik. Therapie:
        konservative Behandlung, operative Behandlung, Ligatur, Wiederherstellungs-
        operationen
    Verletzungen peripherer Nerven (Priv.-Doz. Dr. A. WILHELM) 418
        Formen und Ursachen der Nervenverletzungen, allgemeine Symptomatik, Hei-
        lungsvorgänge nach Nervenverletzungen und Nervennähten, Indikation zur Ner-
        vennaht, Technik, Nachbehandlung nach Eingriffen an den peripheren Nerven
    Sehnenverletzungen (Priv.-Doz. Dr. A. WILHELM) 437
        Formen und Ursachen der Sehnenverletzungen, Symptomatik, Heilungsvorgänge
        nach Sehnenverletzungen und Sehnennähten, Operationsindikation, Sehnennähte,
        Nachbehandlung
    Verletzungen der Gelenke (Prof. Dr. R. SCHAUTZ) 451
        Distorsion, Kontusion, Stauchung, Luxation, Luxationsfraktur, offene Gelenk-
        verletzung. Defektheilung und Heilungsstörung, posttraumatischer Erguß, Wackel-
        gelenk, Arthrosis deformans, Gelenkkontraktur, Ankylose, Sudecksche Dystrophie
    Frakturen (Prof. Dr. R. SCHAUTZ) 455
        Bruchformen, Bruchmechanismus, Bruchsymptome, Knochenbruchheilung,
        Störung der Knochenbruchheilung
    Allgemeine Grundsätze der Knochenbruchbehandlung (Prof. Dr. R. SCHAUTZ) . . . 462
        Reposition, Retention, operative Knochenbruchbehandlung, funktionelle Übungs-
        behandlung
    Kindliche Frakturen (Priv.-Doz. Dr. H. HÜNER) 470

Lokalanaesthesie an den Extremitäten (Dr. J. MAHMOUDI) 475
Infiltrationsanaesthesie, Leitungsanaesthesie, Leitungsanaesthesie an den oberen Extremitäten, Leitungsanaesthesie an den unteren Extremitäten

Spezieller Teil 483

Verletzungen an der oberen Extremität 483

Deckung von Hautdefekten (Priv.-Doz. Dr. A. WILHELM) 483
Vermeidung störender Narbenbildungen. Die Hautdefekte im Schulterbereich, am Ellenbogen, am Vorderarm, an der Hand

Gefäßverletzungen (Dr. M. SPERLING) 505
Verletzungen der Vasa subclaviae, der A. axillaris, A. brachialis u. cubitalis, Verletzungen der Vorderarmarterien

Nervenverletzungen (Priv.-Doz. Dr. A. WILHELM) 508
Verletzung des Plexus brachialis, des N. axillaris, N. musculo cutaneus, N. radialis, N. medianus, N. ulnaris, der Digitalnerven. Die sensiblen Ersatzoperationen

Sehnenverletzungen (Priv.-Doz. Dr. A. WILHELM) 525
Verletzungen der Supraspinatussehne, Bicepssehnen, Beugesehnenverletzungen im Vorderarm- und Handbereich, Strecksehnenverletzungen im Vorderarm- und Handbereich

Frakturen und Luxationen 548
Claviculafraktur, Verletzungen des Sternoclaviculargelenkes, des Acromioclaviculargelenkes, Scapulafrakturen (Dr. W. STRIK) 548

Verletzungen des Schultergelenkes und des Oberarmschaftes (Dr. H.-H. TEICHMANN) 556

Frakturen und Luxationen im Bereich des Ellenbogengelenkes 567
Suprakondyläre Oberarmbrüche, Extensionsfraktur, Flexionsfraktur, Y- und T-Frakturen, Kondylenfrakturen, Frakturen des Capitulum humeri und der Trochlea, Epiphysenlösungen (Dr. M. SPERLING) 567

Ellenbogenverrenkungen, Olecranonfraktur, Luxation des Radiusköpfchens, Brüche des Radiusköpfchens und des Radiushalses, Monteggia-Fraktur (Dr. H. SPECKMANN) 575

Frakturen und Luxationen im Bereich des mittleren und distalen Vorderarmes . . . 589
(Dr. G. HILTNER u. Dr. W. KLEINSCHMIDT)
Isolierte Schaftbrüche des Radius, Schaftbrüche der Ulna, Brüche beider Vorderarmknochen, typische Radiusfraktur, Luxation im distalen Radioulnargelenk

Frakturen, Luxationen und Bandverletzungen im Bereich der Handwurzel und Hand (Dr. W. KLEINSCHMIDT) 598

Frakturen der Handwurzelknochen, Naviculärefraktur 598
Luxationen der Handwurzel

Mittelhandfrakturen, Fingerfrakturen 605

Verletzungen des Beckens und der unteren Extremitäten 617

Verletzungen des Beckens (Prof. Dr. R. SCHAUTZ) 617
Äußere Verletzungen, Frakturen, Luxationen und Luxationsfrakturen, Beckenrandbrüche, Beckenringbrüche, Luxationen und Luxationsfrakturen des Beckens Brüche der Hüftgelenkspfanne, Pfannenrandbrüche, Pfannengrundbrüche

Verletzungen an der unteren Extremität (Prof. Dr. R. SCHAUTZ) 627
Verletzungen am Oberschenkel, subcutane Verletzungen, offene Verletzungen, Nervenverletzungen

Gefäßverletzungen der unteren Extremitäten (Dr. M. SPERLING) 629
Verschüttungsnekrose, A. femoralis communis und superficialis, A. femoralis profunda, Vasa popliteae, Unterschenkelarterien, Beinvenen und Varicen

Luxationen des Hüftgelenkes (Prof. Dr. R. SCHAUTZ) 633

Frakturen des Oberschenkels (Prof. Dr. R. SCHAUTZ) 635
Schenkelhalsbruch, pertrochantere, subtrochantere Oberschenkelbrüche, Oberschenkelschaftbrüche im mittleren Drittel

Verletzungen im Bereich des Kniegelenks (Dr. H. SCHILLING) 644
    Frakturen: Kondylenfrakturen, Tibiakopfbrüche, Brüche des Fibulaköpfchens,
    Patellarfraktur, Epiphysenlösungen und gelenknahe kindliche Frakturen 644
    Band- und Kapselverletzungen: allgemeine Diagnostik, Seitenbandverletzungen,
    Kreuzbandverletzungen, Meniskusverletzungen, Verletzung des Strecksehnen-
    apparates 652
    Verrenkungen: Kniescheibenverrenkung, Kniegelenksverrenkung 658
    Offene Verletzung am Kniegelenk 659
    Schädigung der Schleimbeutel 659
    Empyem des Kniegelenks, Kapselphlegmone 660
Verletzungen des Unterschenkels (Priv.-Doz. Dr. G. BÖTTGER) 661
    Weichteilverletzungen 661
    Sehnenverletzungen 663
    Nervenverletzungen 668
    Frakturen: isolierte Fibulafraktur, Verrenkung des Wadenbeinköpfchens, Tibia-
    schaftbruch, kompletter Unterschenkelschaftbruch, Stauchungs- und Trümmer-
    brüche des distalen Unterschenkelendes, offene Unterschenkelfrakturen 669
Verletzungen des Sprunggelenks (Priv.-Doz. Dr. G. BÖTTGER) 683
    Offene Verletzungen 684
    Kontusion, Distorsion, Bänderriß 684
    Luxationen im oberen Sprunggelenk 685
    Knöchelbrüche 686
Verletzungen des Fußes (Priv.-Doz. Dr. G. BÖTTGER) 696
    Weichteilverletzungen 696
    Luxationen der Fußwurzel, des Mittelfußes, der Zehen 697
    Knochenbrüche: Talusfraktur, Calcaneusfraktur, Fraktur des Os naviculare pedis,
    Brüche der übrigen Fußwurzelknochen, Mittelfußfrakturen, Zehenbrüche 700

Literatur 712

Sachverzeichnis 770

Allgemeiner Teil

„Wenn einem Meister eine gefährliche Stich- oder andere Wunde zur Kenntnis käme, welche besorglicher Maßen tödtlich erschiene, der sollte zu solcher Wunde Verband noch einen Meister des Handwerks nach freier Auswahl beiziehen, aber bei der Abnahme des Verbandes zum mindesten zwei von den geschworenen Meistern zur gemeinsamen Besichtigung nehmen, damit der Verwundete desto weniger verwahrlost würde."
(Aus der Medicinal-Ordnung bezüglich der Ausübung der Chirurgie des Fürstbischofs LORENZ VON BIBRA, Würzburg, 1549)

Die Traumatologie als Grundlage der Chirurgie

Allgemeine und kritische Betrachtungen zu einer „Traumatologie in der chirurgischen Praxis"

Von K. Stucke

Halten wir in den deutsch- und fremdsprachigen medizinhistorischen Werken und Enzyklopädien Umschau, um uns über die Provenienz und die Geschichte des Begriffes bzw. der Wortprägung „*Traumatologie*" zu orientieren, so stellen wir sehr bald und gewißlich auch mit Überraschung fest, daß der Ärztewelt der Antike, des Mittelalters und auch den Chirurgen in ihrem „heroischen" Zeitalter, dem ausgehenden 19. und beginnenden 20. Jahrhundert, eine „Traumatologie" als Wissenschaft oder gar als fachliche Disziplin überhaupt nicht geläufig war. Dieser Terminus ist erst in den letzten 30 Jahren im Weltschrifttum hie und da zu finden, im deutschen Sprachgebiet ist er ganze knappe 15 Jahre alt. Seit dieser Zeit bürgert er sich jedoch allenthalben immer mehr ein und breitet sich jetzt auffallend rasch aus. Damit drängt sich unausweichlich die Frage auf, wie ein solches doch recht nachdenklich stimmendes Phänomen zu erklären ist. Wird mit der allmählichen Popularisierung einer „Traumatologie" lediglich ein Zustand legalisiert, der de facto schon lange bestand? Emanzipiert sich jetzt eine „Traumatologie" als eine *ganz neue eigenständige wissenschaftliche Disziplin?* Liegt hier nur eine einfache Mutation bzw. eine modische Verfremdung der Sprache vor? Oder zeichnet sich mit einer „Traumatologie" ein grundlegender Wandel der Bedeutung, wenn nicht gar eine radikale Sinnesänderung älterer Begriffsdefinitionen ab? Alle diese Fragen gilt es zu beantworten! „Traumatologie" ist ja in wörtlicher Übersetzung die Lehre von der Wunde, Verwundung, Verletzung und ihrer Heilung. Wir können sie daher im übertragenen Sinne durchaus mit der aus dem Mittelalter überkommenen „*Wundarznei*" oder „*Wundarzneikunst*" identifizieren. Das waren alle jene alltäglichen Wundhilfen, operativen Tätigkeiten und Verrichtungen, die früher allein der Chirurg wahrnahm und die heute als die Obliegenheiten aller „operativen Fächer" angesehen werden.

Die *Lehre von der Wunde*, ihrer Behandlung und ihrer Heilung war zum anderen von jeher und ist auch heute unabdingbar die „causa prima movens" (LOB) und der integrierende Bestandteil der Chirurgie. Aus dieser unerschöpflichen Quelle bezieht die Chirurgie immer wieder neuartige, für ihre kontinuierliche Fortentwicklung notwendige wissenschaftliche Konzeptionen, Anregungen und Impulse, von ihr empfängt sie die unbestechlichen Kriterien zur ständigen Selbstkontrolle.

Wenn wir als Chirurgen nun ein Buch über die *„Traumatologie in der chirurgischen Praxis"* vorlegen, so könnte man uns deshalb — zumindest auf den ersten Blick — sehr wohl einer Tautologie zeihen. Diese ist aber nur eine scheinbare, denn mit der Herausstellung des *Traumatologischen* in der Chirurgie unterziehen wir uns zum einen sicherlich einer legitimen Aufgabe, zum anderen ist es aber aus mancherlei Gründen doch wohl an der Zeit, daß wir allen hiermit zusammenhängenden Fragen unsere ganz besondere Aufmerksamkeit schenken. Wir möchten mit unserem Werk dokumentieren, daß wir uns gerade heute um eine *rationale Weiterentwicklung* und um eine *moderne Interpretation* der alten deutschsprachigen Wundarzneilehre um so mehr zu bemühen haben, als wir gegenwärtig in allem, was das „Trauma" angeht, in einer Phase der Desintegration, des Umbruches und des Überganges leben. Wir stoßen hier in z. T. ganz neue, vielleicht sogar noch nicht recht bewußt gewordene Denkkategorien vor.

Dabei geht es uns nicht — das sei vorweg bemerkt — um die Absteckung von Kompetenzen, um Zuständigkeiten, um Privilegien und Ansprüche, um Spezialisierung und Isolierung, um Polemik, Rivalitäten, Apologetik und Prestige. Im Gegenteil, wir möchten vielmehr betonen und unterstreichen, daß wir die Traumatologie in unseren Tagen als einen vielschichtig zusammengesetzten Komplex, als eine *Ganzheitsmedizin* ansehen. Unsere Bereitschaft und unseren Willen zur Kooperation mit unseren medizinischen Schwesterdisziplinen machen wir jedoch nur dann glaubwürdig, wenn wir zuvor unsere eigene chirurgische Tätigkeit kritisch analysieren und damit unseren heutigen Standort im Rahmen einer größeren medizinischen Partnerschaft exakt fixieren. Mit unserer „Traumatologie" müssen wir uns also — ob wir wollen oder nicht — mit der Problematik eines *mehrdimensionalen Grenzgebietes* auseinandersetzen.

„Unfallheilkunde" und *„Allgemeinchirurgie"* sind, wie Lob es einmal formuliert hat, Zwillingsschwestern, ja noch mehr, sind siamesische Zwillinge, die sich nicht trennen lassen, ohne abzusterben. Die Unfallchirurgie und die Wiederherstellungschirurgie bilden die Grundlage der „Unfallheilkunde".

Besteht nun andererseits ein wesensmäßiger Unterschied zwischen der „Unfallheilkunde" deutscher Prägung und der modernen „Traumatologie"? Wir meinen schon, daß wir heute die „*Traumatologie*" nicht ohne weiteres als ein Synonym schlechthin für die deutsche „Unfallheilkunde" ansehen können. Wir halten eine derartige Gleichstellung für eine nicht ganz glückliche Simplifikation, da weder eine völlige Übereinstimmung im Sinngehalt, geschweige denn eine grundsätzliche Wesensgleichheit vorliegt. Für die „Unfallheilkunde" auf der einen und die „Traumatologie" auf der anderen Seite sind, schon vom Herkommen her, die Akzente verschieden zu setzen. Damit verschieben sich auch ihre jeweiligen Relationen zur Chirurgie!

Die *„Unfallheilkunde"*, als Terminus eine deutsche Sprachschöpfung, ist sensu strictiori aus ihrer historischen Entwicklung heraus hierzulande innig verknüpft mit allen Fragen der *Versicherungs-* und *Versorgungsmedizin*, der *privaten* und *staatlichen sozialen Gesetzgebung*, der *berufsgenossenschaftlichen Heilfürsorge*, der *„Rehabilitation"* bzw. der Wiedereingliederung der durch einen Betriebsunfall Verletzten in den Lebens- und Arbeitsprozeß. Damit wurde die „Unfallheilkunde" bei uns im Laufe der letzten 30 Jahre zu einer fachlichen Species mit z. T. recht hochdifferenzierten und mannigfaltig sich überschneidenden medizinischen und sozialpolitischen Interessens- und Problemkreisen. In den angloamerikanischen

Ländern wie auch in den Ostblockstaaten liegen die Verhältnisse anders. Die hier übliche Bezeichnung „Traumatologie" hat zwar in vielem eine äquivalente Bedeutung, sie ist jedoch in manchem etwas ganz anderes als das, was wir in unserer deutschen Muttersprache unter Unfallheilkunde verstehen. Wir möchten meinen, daß mit der „Traumatologie" ein modernerer und elastischerer *Wissenschaftsbegriff* geprägt wird, der primär vielleicht etwas indifferent erscheint, sich jetzt jedoch immer klarer abzeichnet. Durch die Berührung mit den Naturwissenschaften und die von ihnen und den anderen medizinischen Fachdisziplinen ausgehenden Kraftströme wird eine allzu spezialisierte unfallchirurgische Betrachtungsweise zwangsläufig aufgelockert und erweitert. *„Traumatologie"* und *„Unfallheilkunde" ergänzen sich gegenseitig*, sie sind keine Paradoxe und so sehen wir auch in der Popularisierung einer „Traumatologie" keineswegs einen Nachteil, sondern vielmehr eine Bereicherung und Vertiefung der deutschen „Unfallheilkunde". Dem Erfahrungsaustausch und den schöpferischen Beziehungen auf internationaler Basis wird mit einer „Traumatologie" schon heute ganz zweifellos ein neutralerer und globalerer Rahmen gegeben!

Um nun die Nuancierungen zwischen „Unfallheilkunde" und „Traumatologie" in einigem noch etwas deutlicher zu machen, dürfen wir mit A. W. FISCHER auf die bei jeder gesetzlichen Regelung zwangsläufig sich einstellenden menschlichen Unzulänglichkeiten verweisen. „Heute scheut sich jeder Chirurg wiederherstellende Eingriffe bei Patienten durchzuführen, die auf Grund ihres Schadens Anspruch auf Geld an Dritte haben, sei es im Rahmen der Unfallversicherung, sei es unter den Vorzeichen eines privatrechtlichen Haftpflichtprozesses" (A. W. FISCHER). Jedem korrigierenden Eingriff — diese Erfahrung können wir täglich, z. B. in der Handchirurgie, machen — wird mit verklausulierter Abwehr oder sogar mit unverhüllter Ablehnung von seiten des Patienten begegnet. Eine positive Grundeinstellung zu chirurgischen Maßnahmen trifft man allenfalls noch beim Leistungssportler, beim Kind oder bei denjenigen Verletzten, die auf keine Entschädigung rechnen können und deren Existenz von einer möglichst schnellen und guten Wiedereingliederung in den Arbeitsprozeß abhängt und schließlich gegenüber „kosmetischen" Operationen. Fehlt aber der Mitwirkungswille des Patienten zur „Rehabilitation", dann fehlen auch die Voraussetzungen für eine erfolgreiche chirurgische Wiederherstellung. Bei der heute vorherrschenden materialistischen „Rentengesinnung", die durch die deutsche Gesetzgebung mit ihrer Koppelung zwischen körperlicher Behinderung und Geld gefördert wird, können wir mit echten Fortschritten in der „Traumatologie" kaum rechnen. Diese aus der Praxis abgeleiteten Konsequenzen bedeuten beileibe keinen Vorwurf gegen den Versicherten, sondern richten sich allenfalls an die vom Gesetzgeber zwar nicht beabsichtigten, jedoch heute nicht mehr zu übersehenden Nebenwirkungen seines Werkes (A. W. FISCHER).

Diese Schattenseiten sind sicherlich jedoch nur Randerscheinungen und damit kaum imstande, die *großen* und *vorbildlichen* Leistungen und *Verdienste* unseres *Sozialwesens*, insbesondere der *Berufsgenossenschaften*, zu *schmälern*. Die gut funktionierende Organisation unseres Unfallwesens hat sich nicht zuletzt für den Verunfallten selbst als äußerst segensreich ausgewirkt.

Als weiteres, in der Welt wohl einzigartig dastehendes, gewichtiges Attribut der deutschen Unfallheilkunde sei hier ihr Beitrag zur *systematischen Ausbildung* unseres Nachwuchses herausgestellt. Die Schulung des ätiologischen Gewissens, die straffe gedanklich-logische Durchdringung der Krankheitszusammenhänge, das Sichtbarmachen des Kausalprinzipes einer Erkrankung, die Abgrenzung konditionaler Faktoren vermitteln geradezu zwanglos und doch zwingend klare medizinische Vorstellungen und ein gediegenes Fachwissen. Wer sich dieser optimalen Schulung unterzieht, wer lernt, in lebensnaher Kenntnis der medizinischen und soziologischen

Gegebenheiten die hohen und verpflichtenden Aufgaben eines Sachverständigen in strenger geistiger Zucht und mit klarer sprachlicher Diktion zu erfüllen, ist auch imstande, im *wissenschaftlichen Bereich* in *tiefere Erkenntnisschichten* vorzudringen.

In der *Stärke* ihrer *Ordnungs-* und *Erziehungsprinzipien* — nicht zuletzt versinnbildlicht durch unser Gutachtenwesen — liegt aber auch *gleichzeitig eine Schwäche* der deutschen Unfallheilkunde. So darf man mit WARNER Zweifel haben, ob die Aufgaben des sachlich abwägenden nüchternen Gutachters sich mit denen des heilenden Arztes überhaupt vereinbaren lassen. Solange bei uns das sozialpsychologische Klima nicht genügend harmonisiert ist, solange Rententabellen, Bescheide, Bemessungsgrundlagen, Zumutbarkeiten von Operationen und andere zwangsläufig angewachsene organisatorische Bindungen und Reglementierungen mit einem in manchem zu wenig elastischen Bürokratismus die Traumatologie „verwalten", wird auch eine *einwandfreie Registrierung* der *chirurgischen Behandlungsergebnisse* kaum möglich sein. Ihre *echte Objektivierung* wird auch dadurch erschwert und belastet, wenn der Gutachter der Tendenz verfällt, den Weg des geringsten Widerstandes zu gehen und mit seiner Stellungnahme sein soziales Verständnis zu bekunden trachtet. Mit diesem Dilemma zwischen wissenschaftlichem und sozialem Gewissen gerät der Sachverständige in den Mittelpunkt eines Spannungsfeldes, das sich durch das Recht einerseits, die Wissenschaft andererseits und die Determinanten des zu Begutachtenden und des gutachtlichen Auftraggebers auf der anderen Seite auftut (SCHELLWORTH).

Jede *Kodifikation* erweist sich eben im *wissenschaftlichen* Raum als *Einengung*, belastet, da wesensfremd, und löst hemmende Aversionen aus. Die Separierung der deutschen Unfallheilkunde von der hochschulgebundenen Chirurgie dürfte nicht zuletzt in diesem psychologischen Moment eine ihrer gewichtigsten Ursachen haben. Im Laufe der Zeit entwickelte sich hier so etwas wie ein circulus vitiosus, der Chirurgie und Unfallheilkunde immer mehr auseinanderleben ließ. Welche Instanzen und welche Umstände für diese Entfremdung, die letztlich auf Kosten des Patienten geht, verantwortlich zu machen sind, wollen wir hier nicht im einzelnen erörtern. Wir wollen vielmehr versuchen, ihre recht heterogenen Ursachen möglichst unvoreingenommen und ohne Affekte aufzuzeigen. Vorweg möchten wir bemerken, daß die Bestrebungen, die Unfallchirurgie in Verbindung mit der Wiederherstellungschirurgie zu einem *Sonderfach* werden zu lassen, nicht zuletzt aus einem Gefühl der Isolierung, des Nichtverstandenwerdens bzw. einer Resignation entstanden sind, weil man nicht rechtzeitig der deutschen Unfallheilkunde die ihr auf Grund ihrer effektiven praktischen Bedeutung zukommende Heimstätte an der Universität geschaffen hat. Alle diese Tendenzen bekommen somit doch in manchem den Charakter einer *Gegenregulation* bzw. einer Notlösung zur Abstellung eines vordringlichen Bedürfnisses. Dabei bestätigt sich auch hier wieder die Erfahrung, daß diese Entwicklungen gerade dann besonders forciert werden, wenn sie innerlich bereits überholt bzw. ihren Kulminationspunkt überschritten haben. So ist auch jetzt bei den unverkennbaren Verschiebungen der soziologischen und sozialen Verhältnisse, z. B. im Bergbau und in der Energiewirtschaft, bei der Verlagerung vom reinen Betriebsunfall mit vorwiegender Beteiligung *einer* Körperregion zum Massenverkehrstrauma des Gesamtorganismus, bei den immer aktueller werdenden Fragen des atomaren und nuclearen Katastrophenschutzes, bei der Aktivierung der Sportmedizin, also, bei der *progressiven Vervielfältigung* der *traumatologischen Probleme* der *Trend* zur *Ganzheitsmedizin* unabdingbar. *Ihre Spezialisierung wird damit zum Anachronismus!*

Auf der anderen Seite sollten wir nicht verhehlen, daß diese *Emanzipationsbestrebungen* niemals so lebhaft propagiert und aktiviert wären, wenn wir Chirurgen nicht seit langem und insbesondere in der Zeit nach dem 2. Weltkrieg die Wichtigkeit aller mit der Traumatologie zusammenhängenden Fragen verkannt bzw. sie diminuiert hätten. Wir müssen eingestehen, daß wir sie, zumindest in Forschung und Lehre, fast über 20 Jahre gleichsam mit der „linken Hand" abgetan haben. Wenn wir heute darüber Klage erheben, daß wir auf diesem von uns als ureigenst empfundenen Sektor und darüber hinaus in der ganzen Extremitätenchirurgie immer mehr Terrain verlören bzw. an die Seite gedrängt würden, so dürfen wir für diese Entwicklung nicht andere Instanzen inkulpieren, sondern sollten lieber vor unserer eigenen Tür kehren. Wir alle haben nämlich trotz der geradezu brutalen Konfrontierung mit den Auswüchsen und Mißständen einer unaufhaltsam fortschreitenden Technisierung, trotz des massiven Anfalls von Unfallverletzten und trotz des anhaltenden Druckes ihrer ärztlichen Versorgungsnotwendigkeiten alle unsere *Energien* auf die *Assimilierung* der in anderen Ländern, insbesondere in den USA, stark ausgebauten *spezialisierten Organchirurgie* konzentriert. Dabei verabsäumten wir, das in reicher Fülle und stetig sich anbietende traumatologische Material wissenschaftlich zu nutzen und auszuschöpfen. Diese heute nicht mehr recht verständlich erscheinende Unterlassungssünde läßt sich nur aus den Zeitläufen und ihren Besonderheiten erklären: Wir mußten uns bemühen, den in den letzten Jahrzehnten in manchem verlorengegangenen Anschluß an das internationale Niveau der Chirurgie möglichst schnell wiederherzustellen, Das angestrebte Ziel, den allerdringlichst erscheinenden *Nachholbedarf* abzudecken, dürfte heute auch weitgehend erreicht sein. Wir können dabei sogar konstatieren und es uns zugute halten, daß wir zur Erschließung der bis dahin noch brachliegenden Räume und Potenzen in der Chirurgie des Herzens, der Gefäße, der Lungen, des Gehirns, der Nieren, der Leber, des Pankreas mit z. T. recht originellen Arbeiten nicht unwesentliche Beiträge geliefert haben. Das *Engagement* in der *spezialisierten Organchirurgie* — das zeitweilig gleichsam als der Qualifikationsausweis wissenschaftlicher Betätigung schlechthin galt! — brachte uns viele Fortschritte und ließ uns zumindest im operationstechnischen Bereich bis an die Grenzen der naturgegebenen und anatomischen Möglichkeiten vorstoßen, z. B. bei den operativen Korrekturen der Mißbildungen und in der Radikalität der Carcinomchirurgie. Dieser Gewinn in der Peripherie wurde aber mit einer *Stagnation in der chirurgischen Mitte* erkauft! Die einseitige Ausrichtung brachte es mit sich, daß der wissenschaftlichen Durchdringung und Fortentwicklung der allgemeinen Chirurgie und der Chirurgie des Traumas in den vergangenen Jahren keineswegs eine kongruente Pflege und Förderung zuteil wurde. Mit den Folgen dieser Ausklammerung laufen wir nun heute wiederum Gefahr, auf *internationaler Ebene erneut in Verzug zu geraten*. Wenn wir jedoch dieses Dilemma heute offen eingestehen und sachlich registrieren, dann tun wir bereits die ersten Schritte zu seiner Überwindung. Wir können deshalb auch in der Gesamtperspektive die durchgemachte Entwicklung als eine temporäre Phase — cum grano salis — bzw. als den Ausdruck einer in Etappen verlaufenden Wellenbewegung ansehen, wie sie in der Medizin ja von jeher Regel und Gesetz ist. Wir sollten es deshalb auch nicht über Gebühr tragisch nehmen oder gar sie dramatisieren, andererseits jedoch sie nicht allzu gering einschätzen. Die Zeichen mehren sich, daß nunmehr das Pendel zurückschlägt und mit der jetzt einsetzenden Intensivierung der allgemeinen Chirurgie und der Traumatologie die in manchem *völlig pervertierten Maßstäbe* in der *Bewertung* der *echten Dringlichkeiten* und *Realitäten* wieder *zurechtgerückt* und damit das für eine *organische* und *kontinuierliche Entwicklung unseres Gesamtfaches* natürliche Gleichgewicht auch bei uns wiederhergestellt werden. Es gibt hier eben kein aut — aut, sondern nur ein et — et!

Die *Traumatologie* gilt zum anderen — und damit rückt die Frage ihrer Spezialisierung wiederum in ein anderes Licht — als ein „*Grenzgebiet*" der *Chirurgie* und *Orthopädie*. Beide Fachdisziplinen haben aus ihrem Wesen und aus ihrer geschichtlichen Entwicklung heraus hier ihre abgesteckten, jedoch auch sich überschneidenden Bereiche. In der gesamten Orthopädie führen zwar, wie RÜTT sagt, „die traumatisch bedingten Schäden nur ein relativ bescheidenes Dasein". Auf der anderen Seite ist jedoch die Orthopädie in der „Unfallheilkunde" und „Traumatologie" seit Jahrzehnten konsolidiert. Wenn heute in den Schriften und auf den Kongressen der Orthopäden die *traumatischen Funktionsstörungen* des *Bewegungs-* und *Haltungsapparates* zum festen Bestand gehören, so wird damit, wie HOHMANN, HACKENBROCH und LINDEMANN im Vorwort zum „Handbuch der Orthopädie (1957) zum Ausdruck bringen, „nur ein ganz von selbst eingetretener Zustand legalisiert". Dieser evolutionär gewachsene Status wird auch dadurch symbolisiert, daß die «Société d'orthopédie» den Zusatz «et de traumatologie» trägt. Wir Chirurgen sollten nun heute nicht mehr irgendwelche Ressentiments hegen bzw. uns auf vermeintliche Privilegien berufen. Uns frommt eine kleinliche Haltung um so weniger, als wir wahrlich keinerlei Befürchtungen zu haben brauchen, Terrain in der Traumatologie zu verlieren. Hier verschieben sich allenfalls in manchem und mancherorts die Grenzen und Kompetenzen, im ganzen gesehen wird jedoch, um mit K. H. BAUER zu sprechen, mit der sich steigernden Unsicherheit die Welt immer chirurgischer. Diesen Gedanken trug auch die im Jahre 1959 *zwischen den deutschen Chirurgen* und *Orthopäden* getroffene *Vereinbarung* insofern Rechnung, als man es für keineswegs zweckmäßig erachtete, eingehende Einzelbestimmungen oder Vorschriften zu erlassen, die auf eine Katalogisierung oder Uniformierung der ärztlichen Betätigung auf diesem Grenzgebiet hinauslaufen. Jede zunftmäßige Regelung und Einengung sei abzulehnen, da diese letzten Endes zu einer Behinderung des natürlichen Fortschrittes auf dem Gebiet der Unfallheilkunde und damit zum Nachteil für den Verletzten führen würde. Mit dieser „Flurbereinigung" (HOHMANN) wurden die Bereiche in der Praxis wie auch in Lehre und Forschung abgesteckt.

In der Traumatologie fällt der Chirurgie aus ihrem Wesen heraus als *primäre* Aufgabe die *kausale Therapie* zu, während der *Orthopädie* die *Wiederherstellung* und *Neuordnung* der *Funktionsstörungen* obliegt. Damit erhält die Orthopädie eine „Sonderstellung, die sie deutlich von der allgemeinen Chirurgie unterscheidet" (RÜTT). Bei der heutigen Situation der Traumatologie, in der die Massen- und Kombinationsverletzungen vorherrschen, erwächst dem Chirurgen, der nach den Worten von K. H. BAUER ja unbestreitbar als der Experte für das Verkehrsopfer anzusehen ist, die große Verpflichtung, der alten Maxime, daß die *indicatio vitalis zu jeder Zeit vor* der *indicatio localis rangiert, allenthalben* Geltung zu verschaffen. Er hat als primus inter pares die jeweiligen Zuständigkeiten und Dringlichkeiten in der Versorgung des Patienten verantwortlich zu lenken und zu steuern — in Deutschland wird in 90% der Fälle die Erstversorgung von Chirurgen durchgeführt (ZUKSCHWERDT) —, er ist die *Schalt-* und *Leitstelle* und die *Konstante* für ihren *geordneten Ablauf*. Bei der multilateralen Verzahnung der einzelnen traumatologischen Fachgebiete besteht nun sehr wohl die Gefahr, daß der Patient nicht zu jedem Zeitpunkt ideal versorgt wird und insbesondere dann Schaden leidet, wenn die Koordination nicht optimal ist oder wenn es um Kompetenzen geht. Der Verletzte wird mit der Erstversorgung gleichsam auf ein *ärztliches Fließband* gesetzt, sein weiteres Schicksal hängt nicht zuletzt davon ab, ob alle Teile, die im weiteren Gefolge an diesem Fließband tätig sind, mit gleichmäßiger Präzision und in einer guten Harmonie miteinander arbeiten. Die *Prognose* des Patienten quoad vitam, aber auch quoad functionem hängt damit nicht zum letzten sehr von einer hochqualifizierten und schulmäßigen *chirurgischen Erstversorgung* ab.

Welche dominierende Rolle die *Traumatologie* heutigen Tages in der *chirurgischen Praxis* tatsächlich spielt und wie „die Gestaltung der äußeren Lebensumstände, die zunehmende Industrialisierung und Motorisierung, aber immer mehr die Traumatologie zum zahlenmäßig wichtigsten Bestandteil der Chirurgie werden lassen, so wie es seit Jahrhunderten immer gewesen ist" (WACHSMUTH), mögen einige *Zahlen* beleuchten: Im letzten Jahrzehnt hat sich die Zahl der Verkehrsopfer, trotz erheblicher Verbesserung des Straßenverkehrsnetzes auf bundesdeutschen Straßen verdoppelt. 1951 starben durch Verkehrsunfälle etwa 7500 Personen, 200000 erlitten Verletzungen. 1963 wurden 14500 Westdeutsche bei Verkehrsunfällen getötet. Bei rund 510000 Straßenverkehrsunfällen im ersten Halbjahr 1964 kamen im Bundesgebiet, einschließlich West-Berlin, 7221 Menschen zu Tode oder starben innerhalb von 30 Tagen. Im gleichen Zeitraum wurden nach Mitteilungen des Statistischen Bundesamtes Wiesbaden 203000 Menschen bei Verkehrsunfällen verletzt. Demnach ereignen sich also im Durchschnitt täglich 2587 Unfälle mit 39 Verkehrstoten und 1115 Verletzten. Gegenüber 1963 haben im Jahr 1964 die Verkehrsunfälle erschreckend zugenommen, die Zahl der Toten erreichte die Rekordhöhe von 16000! Ja, man kann wahrlich sagen, der ‚*Moloch*‘ *Verkehr* frißt seine Kinder!

Wie aus einer Aufstellung der Heidelberger Universitätsklinik hervorgeht, versterben etwa 12% aller Unfalltoten in der Zeit des sog. „therapeutischen Vakuum", das zwischen dem Unfall und der Ankunft des Verletzten im Krankenhaus liegt (GÖGLER). Diejenigen Patienten, die nun die Klinik erreichen, stellen in Deutschland fast überall das *Hauptkontingent* des *chirurgischen Krankengutes* und bilden den *Schwerpunkt der ärztlich praktischen Betätigung*. So waren von 9500 Patienten, die im Jahre 1963 in die Würzburger Klinik eingewiesen wurden, 48,5%, also fast die *Hälfte, traumatologische Fälle*. Dieser Hundertsatz stieg an den Wochenenden, d. h. vom Freitagnachmittag bis Montagfrüh im Jahre 1964 auf jeweils 70,3% an. Davon waren wiederum 85% Verkehrsunfälle. An einem Wochenende im August 1964, zu einem Zeitpunkt des Urlauberrückstromes aus dem alpinen und mediterranen Raum, ereigneten sich in der Umgebung Würzburgs auf 10 km 77 Unfälle. Von allen *stationär aufgenommenen* und *behandelten* Patienten machten im Jahre 1963 die *traumatologischen* Fälle 35% aus. Die Zahl der *Operationen* liegt in der *gleichen Höhe*, in der Poliklinik beträgt ihr Anteil 75%. Eine Zusammenstellung der traumatologischen Fälle aus den Jahren 1962 und 1963 bestätigte auch für unser Krankengut die anderenorts gemachte Beobachtung, daß bei den Verkehrs- und Betriebsunfällen die *Verteilung* auf die *einzelnen Körperabschnitte* eine recht unterschiedliche ist (Abb. 1a u. b). Diese Differenzierung betrifft insbesondere die Verletzungen des *Schädels* und der *oberen Extremitäten*. Interessant ist ferner, daß bei den Verkehrsopfern in fast 77% der Fälle kombinierte Verletzungen vorlagen, für die Höhlenverletzungen des Kopfes, des Bauches, der Brust und des Beckens ein besonders gravierender und potenzierender Faktor. *Sportfälle* machen etwa 1,5% unseres Gesamtkrankengutes aus. Der *traumatologische Anteil* (1945—1960) der stationär behandelten *Kinder* ist mit 27,4% ebenfalls recht hoch. Hier stimmt es besonders bedenklich, daß bei den fast 40% aller Fälle ausmachenden Verkehrsopfern die „passiven" Unfälle (Angefahrenwerden als Fußgänger, Sturz aus dem Auto) mit 64% stark überwiegen. An erster Stelle der mannigfaltigen Verletzungen stehen die Frakturen mit 44,6%, es folgen die Verletzungen der Weichteile mit 25,4% und die Schädelhirntraumen mit 20,9%, Kombinationsverletzungen sind bei Kindern fast die Regel (82%) (WEINBERG).

Die *Würzburger Chirurgische Universitätsklinik* kann in ihrer Struktur — hier werden noch alle Zweige der Chirurgie gleichmäßig betrieben — als *traumatologische Zentrale* einer mittleren Großstadt und eines dichtbesiedelten Einzugsgebietes mit erheblichem Pendlerverkehr sehr wohl als repräsentativ für viele andere deutsche Städte angesehen werden. Von jeher wurde in *Würzburg* die *Traumatologie* — in der weitesten und in der ursprünglichen Fassung dieses

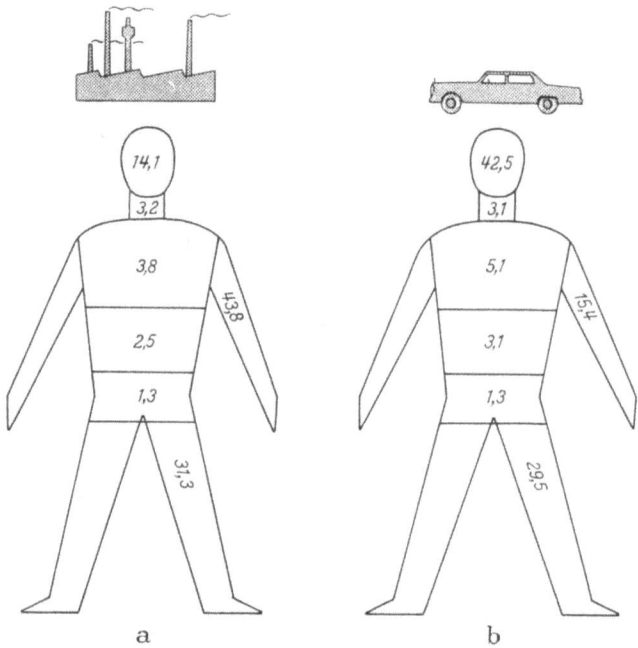

Abb. 1. Prozentuale Beteiligung der verschiedenen Körperregionen bei a) Betriebsunfällen, b) Verkehrsunfällen. Bemerkenswert ist die 3fache Häufigkeit von Schädelhirntraumen bei Verkehrsunfällen und von Verletzungen der oberen Extremitäten bei Betriebsunfällen

Begriffes — *besonders gepflegt*. Diese Tradition ist alt, sie reicht von der Wundarzneikunst der Sieboldschen Dynastie über CAJETAN v. TEXTOR, ERNST v. BERGMANN, EUGEN ENDERLEN bis in die jüngste Zeit (Abb. 2). Auf dem klassischen traumatologischen Boden Würzburgs wurde auch die *deutsche Orthopädie* aus der Taufe gehoben. Als Pate stand an ihrer Wiege der Chirurg CAJETAN v. TEXTOR, der Lehrer BERNHARD HEINEs. Der erste Vertreter der *modernen Orthopädie* in Würzburg war ALBERT HOFFA, ein Schüler des Chirurgen HERMANN MAAS. Traumatologie war hier stets ein *gemeinsam beackertes Grenzgebiet*, wobei Grenze jedoch niemals Trennung oder Zersplitterung, sondern vielmehr Brückenschlag und Synthese bedeutete.

Traumatologie bedeutete hier auch immer *elastische Anpassung an die Gegebenheiten der Zeit*, Traumatologie kann deshalb auch kein chirurgisches *Monopol* sein, sondern muß gerade heute als ein *ganzheitsmedizinisches* und *soziologisches* Problem *erster Ordnung* angesehen werden. Nicht zuletzt wird die Chirurgie in allen ihren Zweigen und Spezialisierungen von einer avantgardistischen *wissenschaftlichen Atmosphäre* der Traumatologie, ihrer Bedeutungsausweitung

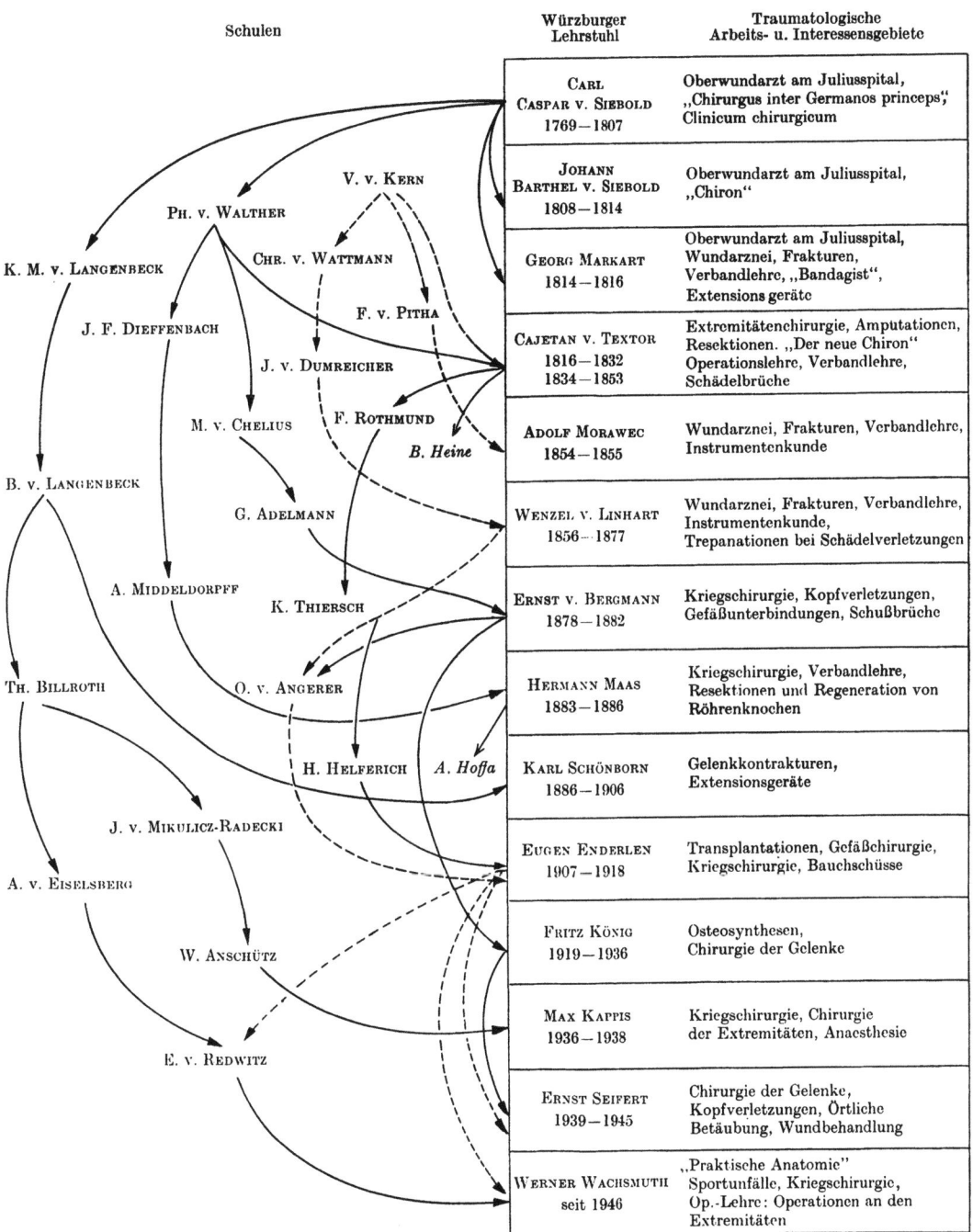

Abb. 2. Der Würzburger Lehrstuhl für Chirurgie wird seit seiner Installation im Jahre 1769 von Angehörigen zweier Schulen, die beide durch ihre starke traumatologische Ausrichtung gekennzeichnet sind, besetzt. Stammvater der „Würzburger Hauptlinie" ist CARL-CASPAR V. SIEBOLD (durchgehende Pfeile), Ahnherr der „wienerisch-böhmischen Linie" ist VINZENZ V. KERN (gestrichelte Pfeile). Die genealogischen Beziehungen zur Orthopädie, deren Wiege in Würzburg stand, sind angedeutet (kursiv). Die aufgezeigten Ahnenreihen der deutschsprachigen Chirurgenschulen erheben keinen Anspruch auf Vollständigkeit. In CAJETAN V. TEXTOR, EUGEN ENDERLEN, ERNST SEIFERT und WERNER WACHSMUTH vereinigen sich jeweils die beiden „Blutströme" der v. Siebold schen und v. Kernschen Schule

und ihrem universelleren Charakter profitieren. Das eigentliche Wesen der Chirurgie, das gerade im letzten Jahrzehnt nicht zuletzt durch die Brillanz und die Dynamik neu aufkommender Konzeptionen verwaschen wurde, kann damit nur an *Eindeutigkeit* und an *Klarheit* gewinnen. Wir alle sind ja davon überzeugt, daß die Chirurgie unserer Zeit nur zum geringen Teil durch eine Steigerung der operativen Technik, sondern vielmehr durch die Einschmelzung und Nutzbarmachung von Erkenntnissen und Fortschritten aus den medizinischen Nachbardisziplinen und den Naturwissenschaften Impulse für ihre Fortentwicklung empfängt. So können heute die Fragen der Schockbekämpfung, des Elektrolyt- und Mineralhaushaltes, der Atmungs-, Herz- und Kreislaufstörungen, der Dringlichkeit in der Versorgung von Kombinationsverletzungen der Höhlen des Kopfes, der Brust, des Bauches, des Beckens, der Weichteile, der Gelenke, Knochen, Gefäße und Nerven nicht mehr vom Chirurgen allein bewältigt und gelöst werden. Die Fülle und Vielfalt der hiermit gekoppelten Probleme macht es täglich aufs neue evident, daß nur in einer *gut funktionierenden Kooperation* Erfolge und Fortschritte erzielt werden können. In der Traumatologie werden wir am besten harmonieren, wenn jeder, sei es Chirurg, Orthopäde, Röntgenologe, Anaesthesist, Internist, Pädiater und nicht zuletzt die Partnerschaft aller operativen Fächer ihr Beet als Teilstück eines *gemeinsamen Gartens* ansehen. Nur durch hochdisziplinierte Organisationsformen und nicht zuletzt durch *internationale Kommunikation*, z. B. bei Katastrophen und in der atomaren Medizin, kann die Traumatologie in Wissenschaft und Praxis heute noch rational betrieben werden. Wie kaum ein anderer Sektor unserer Chirurgie wird damit die Traumatologie zu einem *konstruktiven Ordnungsbegriff*, zum *Prüfstein* und zum *Modell* für eine *aufgeschlossene wissenschaftliche Haltung*. Diese verträgt keine allzu differenzierten Reglementierungen und kein *institutionelles Denken!* Traumatologie souverän und verantwortungsvoll betreiben kann nur ein gründlich ausgebildeter Allgemeinchirurg, fußend auf einem breitangelegten Fundament empirisch gesicherten medizinischen Wissens, großer praktischer Erfahrung und guten Kenntnissen von den Problemen seines Faches in allen ihren Zweigen. So wäre dem *Chirurgen* in der *Orthopädie* eine ausreichende Schulung zu empfehlen, wie auch der *Orthopäde* einer *intensiven chirurgischen Ausbildung* nicht entraten sollte. Wir bedürfen heute nicht eines „Facharztes für Traumatologie", sondern eines sachkundigen und versierten *allround-Chirurgen*, der sich in allen Fragen der Traumatologie zuverlässig auskennt. Ist er dabei in irgendeinem Teilgebiet „spezialisiert", so kann dieses Moment der wissenschaftlichen Perspektive der Traumatologie nur förderlich sein!

Mag sich die Chirurgie im technischen Bereich und in ihren einzelnen Sparten noch so sehr aufgliedern, mag auch die Traumatologie in den Zeitläuften nicht immer in der vordersten Front der Chirurgie stehen, so bleibt sie doch immer ihre Konstante und ihr Fundament. „Chirurgie" und „Traumatologie" beinhalten grundsätzlich und wesensmäßig das gleiche; sie sind eine *Polarität einander zugeordneter, nicht voneinander zu trennender* und *gegenseitig* sich durchdringender *Kraft- und Wirkungsfelder!* Ohne Chirurgie gibt es keine Traumatologie, ohne Traumatologie keine Chirurgie! Traumatologie ist das *ureigene Axiom der Chirurgie*, ihre *Mater*, ihre *Matrix*, ihr *Motor*, ihre *heilsame Unruhe!* Traumatologie ist ihrer Natur nach niemals ein Abschluß, sondern steht immer in der Zeit und muß immer neu überdacht werden. Mit diesem Wollen und in dieser elementaren Gesinnung legen wir aus der *vereinenden* und *verbindenden* Sicht einer *Schule* unsere „*Traumatologie in der chirurgischen Praxis*" vor. Sinn, Zweck und Anliegen unseres Buches ist es, mit ihm ein lebendiges Bild von der Ideenfülle und dem Pflichtenkreis der Wundarzneikunst in unseren Tagen zu geben und den Blick zu schärfen für ihre aktuellen Probleme. Wir unterziehen uns damit einer weitgespannten, aber auch einer äußerst reizvollen Aufgabe. Wir wollen letztlich damit nichts anderes bekunden, als daß wir die Traumatologie, wie eh und je, als die verpflichtende Vergangenheit der Chirurgie, als ihre *dynamische* und *lebendige Gegenwart* und als ihre *stabilisierende, sich stetig und in sich selbst erneuernde Zukunft betrachten*, als „eine Kunst, die, ‚um mit CAJETAN V. TEXTOR zu sprechen‘, niemals stille steht".

Der Unfallverletzte
Allgemeinuntersuchung, Symptomatik
Von R. Schautz

Der vom Unfallort direkt zur ärztlichen Behandlung gebrachte Schwerverletzte steht, soweit er zeitlich und örtlich orientiert, also bei vollem Bewußtsein ist, nicht nur unter mehr oder weniger starken verletzungsbedingten Schmerzen, sondern auch unter dem psychischen Eindruck des Unfallgeschehens. Es gilt daher zunächst schon beim Erheben der Anamnese und bei der Erstuntersuchung durch schonendes und sachliches Vorgehen beruhigend auf den Verletzten einzuwirken.

Schon der erste Aspekt des Verletzten wird dem hinzutretenden erfahrenen Arzt in den meisten Fällen den Eindruck vermitteln, in welchem Zustand sich der Verletzte befindet und insbesondere ob ärztliches Eingreifen noch Hilfe bringen, d. h. die akute Lebensbedrohung abwehren kann.

Die orientierende Anamnese, Inspektion und auch nur kurzfristige Beobachtung eines Unfallverletzten sowie eine mit wenige Handgriffen ausführbare klinische Untersuchung werden in den meisten Fällen bereits die Richtung weisen für die notwendige Diagnostik und vordringliche Therapie. Diese orientierende Erstuntersuchung soll unter allen Umständen einfühlend und schonend erfolgen, um dem Verletzten unnötige zusätzliche Schmerzen zu ersparen. Hier kann sinnvolle Lagerung bereits Gutes leisten. Im allgemeinen wird man aber auf stark wirkende Analgetika, wie Polamidon oder Dolantin nicht verzichten können. Bei weniger ausgeprägten Schmerzzuständen leisten sedierend wirkende Phenothiacine (Psyquil oder Megaphen) Gutes. Freilich sollten nicht wahllos stark wirkende Analgetika verabfolgt werden, sie sind vor allem kontraindiziert bei Verdacht auf intraabdominelle Verletzungen, wegen der Verschleierung des Befundes nach Einsetzen ihrer Wirkung.

Daß alle erhobenen objektiven Befunde ebenso wie anamnestische Angaben über Art, Ort und Zeitpunkt des Unfalles sowie Beginn der ärztlichen Behandlung zur Dokumentation schriftlich sofort fixiert werden müssen, ist wohl selbstverständlich und bedarf keiner weiteren Erörterung.

Störungen der Bewußtseinslage, von leichter Benommenheit bis zu tiefer Bewußtlosigkeit, gelegentlich einhergehend mit motorischer Unruhe und Krampfanfällen oder etwa Lähmungserscheinungen deuten immer auf eine Beteiligung des Zentralnervensystems hin. Zur Abklärung, ob dieses Symptome als alleinige Traumafolge anzusehen sind oder ob organische Erkrankungen anderer Genese oder Intoxikationen vorliegen, bedarf es neurologischer Untersuchung, worauf im speziellen Teil ausführlich eingegangen wird.

Allgemeine Kreislaufregulationsstörungen im Sinne eines Unfallschockes sind bei allen Schwerverletzten, insbesondere nach Kombinationstraumen zu registrieren. Blässe, kalter Schweiß, gelegentlich auch Cyanose weisen in diese Richtung. Die Qualität des Pulses und das Verhalten des Blutdruckes können dabei durchaus variieren. Dem Schock, seiner Ätiologie, Pathogenese, Symptomatik und Therapie ist wegen seiner vorrangigen Bedeutung im folgenden ein ausführliches Kapitel gewidmet. Vorwegnehmend muß aber betont werden, daß sich bei Patienten im schweren Schock eingreifende diagnostische Maßnahmen verbieten. Unter den therapeutischen Sofortmaßnahmen stehen Gaben von Blut, Plasma und Plasmaexpandern in Form von Infusionen im Vordergrund. Zu fahnden ist nach einer evtl. möglichen inneren Blutung. Ständige registrierte Kontrolle des Schockpatienten ist unbedingt erforderlich.

Störungen der Atmung mit ausgeprägter Dyspnoe sind häufig begleitet von deutlicher Cyanose des Verletzten. Diesen Atemstörungen können verschiedene Ursachen zugrunde liegen. In erster Linie ist daran zu denken, daß der Verletzte in bewußtlosem Zustand schon vor Eintritt in die ärztliche Behandlung erbrochenen Mageninhalt, Schleim oder Blut aus einer Verletzung des Nasen-Rachen-Raums aspiriert haben könnte. Beim tief Bewußtlosen ist das Zurücksinken des Unterkiefers und der Zunge in Rückenlage zu verhindern (Lagerung, Mayo-Tubus). Nach Aspiration finden sich auskultatorisch ausgeprägte Rasselgeräusche. Die Beobachtung des atmenden Thorax gibt bereits Aufschluß über etwaige Verletzungen im Thoraxinneren oder der Thoraxwand. Auskultatorisch und perkussorisch sind Hinweise zu gewinnen, ob eine Ergußbildung (Hämatothorax) oder ein Pneumothorax vorliegt. Ein Hautemphysem ohne äußere Wunde beweist eine Lungenverletzung, die meist kombiniert mit einer Rippenfraktur ist, deren Vorliegen durch Prüfung des Kompressionsschmerzes klinisch erfaßt werden kann. Letzten Endes wird eine orientierende Röntgenaufnahme des Thorax wichtige Hinweise liefern. Auf spezielle Diagnostik und Therapie im Kapitel über Thoraxverletzungen und Zwerchfellverletzungen muß verwiesen werden. Schon die grob orientierende Inspektion und Untersuchung des Verletzten wird auch hier bereits den weiteren diagnostischen und therapeutischen Weg weisen.

Störungen der Atmung sind auch als Folge einer zu hoher *Querschnittslähmung* führenden Halsmarkverletzung zu verzeichnen, die durch Frakturen und Luxationen im Bereich der Halswirbelsäule verursacht werden können. Bei diesen Verletzungen ist die Gefahr einer aufsteigenden Lähmung immer gegeben. Umlagerungsmanöver und Entkleidungsversuche können bei Halswirbelfrakturen und Luxationen schwere irreparable Schäden setzen, ja selbst den sofortigen Tod durch Atemlähmung zur Folge haben. Darüber hinaus birgt jede zur Einengung des Wirbelkanals führende Verletzung der das Rückenmark umschließenden Wirbelsäule die Gefahr einer Querschnittslähmung in sich. Es ist daher bei jeglichem Verdacht auf eine Fraktur oder Luxation der Wirbelsäule brüske Umlagerung des Verletzten zu unterlassen und jede Untersuchung mit größter Vorsicht auszuführen, was besonders auch für die Durchführung der Röntgenuntersuchung gilt.

Abdominelle Symptome wie lokaler oder diffuser, spontaner oder durch Druck auslösbarer Schmerz sowie umschriebene oder diffuse Bauchdeckenspannung weisen auf eine intraabdominelle Verletzung hin. Eine harmlose Kontusion der Bauchdecken kann allerdings ganz ähnliche Symptome verursachen. Die auskultatorische Überprüfung und Überwachung der Darmgeräusche wird wichtige Hinweise ergeben. Das Röntgenbild des Abdomesn im Stehen oder bei seitlichem Strahlengang im Liegen angefertigt, kann in die Abdominalhöhle ausgetretene Luft oder freie Darmgase zur Darstellung bringen. Fehlen freier Luft im Röntgenbild beweist aber keineswegs die Integrität des Magen-Darm-Kanales. Zunahme des Bauchumfanges, der kontrollierend gemessen werden sollte, allmählich zum Erliegen kommende Peristaltik und absinkende Hb-Werte bei gleichbleibenden oder sich verstärkenden und ausbreitenden Druckschmerzen und fortbestehende oder zunehmende Bauchdeckenspannung weisen auf die Ruptur eines Abdominalorganes hin. An die zu einem späteren Zeitpunkt auftretende zweizeitige Ruptur der Leber oder der Milz ist zu denken; in ausführlicher Weise wird hierüber im Kapitel über Bauchverletzungen eingegangen. Hervorzuheben aber ist, daß gerade bei Kombinations- oder Mehrfachverletzungen abdominelle Symptome in den Hintergrund treten und übersehen werden können, was vor allem bei dem infolge eines Hirntraumas bewußtlosen und keiner Schmerzäußerung oder beim Querschnittsgelähmten keiner Schmerzempfindung fähigen Patienten beachtet werden will.

Hämaturie oder Abgang von reinem Blut aus der Harnröhre sind untrügliche Zeichen einer Läsion der Niere bzw. der ableitenden Harnwege selbst. Die Hämaturie kann aber fehlen bei sofort eintretendem Sistieren der Harnproduktion als Folge eines Nierenstielabrisses. Zu überprüfen ist der Füllungszustand der Blase. Entleerungsstörungen können auch ohne direkte traumatische Schädigung der Blase oder Urethra reflektorisch (Querschnittslähmung) ausgelöst worden sein. Hämatombildung am Damm und im Bereich des äußeren Genitales sowie Spannungsgefühl und Druckschmerz über der Blasengegend erfordern den Katheterismus zur Prüfung der Integrität der unteren Harnwege. Bei undurchführbarem Katheterismus oder bei Abgang reinen Blutes bzw. stark blutigen Urins aus dem liegenden Katheter empfiehlt sich röntgenologische Untersuchung mit Kontrastdarstellung. Nach Traumen der Lendengegend kann eine Verletzung der Niere durch ein i.v. Urogramm oder durch retrograde Uretersondierung und Kontrastdarstellung abgeklärt werden. Voraussetzung ist allerdings, daß der Allgemeinzustand des Patienten diese Untersuchung erlaubt, widrigenfalls sie zu einem baldmöglichen späteren Zeitpunkt nachzuholen ist (s. hierzu Kapitel über die Röntgenuntersuchung des Unfallverletzten und die Verletzungen des Urogenitalsystems).

Bei *äußeren Verletzungen* mit mehr oder weniger starker Blutung kann allein schon die eingehende Inspektion oft über die Art und das Ausmaß der entstandenen Schädigung und über die etwaige Mitbeteiligung wichtiger anatomischer Gebilde Aufschluß geben. Dies trifft vor allem bei großflächigen Wunden zu, die es ohne weiteres erlauben, auch den Wundgrund zu übersehen. Austritt von Körperhöhleninhalt, am Schädel von Liquor und Hirnbrei, im Bauchbereich vorfallende Darmschlingen oder abfließende Synovia über Gelenken, weist auch bei kleineren Oberflächendefekten auf eine tiefgreifende Verletzung hin. Neben der immer erforderlichen Schockbekämpfung ist die baldige Versorgung der Verletzung vordringlich; auf eine den Verletzten belastende und zeitraubende Diagnostik kann verzichtet werden, denn sie wird an der Indikation zum chirurgischen Eingreifen nichts ändern.

Bei einer nach ihrer Tiefenausdehnung nicht ohne weiteres übersehbaren Wunde (Stichverletzung, Schußverletzung u. a.) ist wegen der Gefahr einer Infektionseinschleppung jeglicher Sondierungsversuch zu unterlassen, hier ist durch klinische und röntgenologische Untersuchung danach zu fahnden, ob tiefgelegene Verletzungen innerer Organe vorhanden sind.

Auffallende Schwellungen am Stamm und an den Extremitäten werden auf Schmerzhaftigkeit zu prüfen sein und ihre Palpation kann über ihre Art Aufschluß geben. In der Regel sind lokalisierte Schwellungen verursacht durch oberflächliche oder tiefgelegene Hämatome (Prüfung auf Fluktuation). In das Gewebe eingedrungene Luft führt zum Emphysem, das bei Palpation durch das typische Luftknistern erkennbar ist, seine Abgrenzung gegen eine Gasbrandinfektion wird im allgemeinen keine Schwierigkeiten bereiten.

Bei Verletzungen an den Extremitäten geben lokalisierter Schmerz, Schwellung und Deformität bei vergleichender Betrachtung beider Seiten Hinweise auf traumatische Schäden. Zu prüfen ist die aktive Beweglichkeit der einzelnen Gliedabschnitte, etwa vorliegende Durchblutungsstörungen und Sensibilitätsausfall können ebenfalls durch einfache Untersuchungsmethoden erfaßt werden. Brüche am knöchernen Thorax lassen sich in gleicher Weise, wie Frakturen des Beckens durch Prüfung bei seitlicher und sagittaler Kompression ausschließen. Bei Frakturverdacht sind in jedem Fall Röntgenaufnahmen unerläßlich.

Die in gedrängter Form gegebene Schilderung möglicher Unfallfolgen soll dem Hinweis für weiteres planmäßiges und sinnvolles Vorgehen dienen. Die Indikation zu eingehender Diagnostik und aktiver Therapie wird in erster Linie bestimmt vom Allgemeinzustand des Verletzten. Es gilt zunächst akute Lebensbedrohung abzuwenden und Vorkehrung zu treffen, daß weiteres Hinzutreten von Schäden, wie z. B. Verlegung der Atemwege durch Aspiration oder Zurücksinken des Unterkiefers und der Zunge, brüske und unkontrollierte Umlagerung Wirbelverletzter und zusätzliche Einschleppung von Infektionen vermieden wird. Des weiteren muß beim Vorliegen von Mehrfachverletzungen die Entscheidung getroffen werden, welche der Verletzungen vordringlicher Behandlung bedarf.

Bei Massenunfällen muß nach kurzer und orientierender Untersuchung jedes einzelnen die Reihenfolge bestimmt werden, in der die Verletzten chirurgischoperativer Behandlung zugeführt werden. Diese Entscheidungen sind mit einem hohen Maß von Verantwortung belastet, sie erfordern Umsicht, fachliches Können und Erfahrung.

Bei Einschätzung der therapeutischen Leistungsfähigkeit müssen neben dem eigenen fachlichen Können die organisatorischen und personellen sowie die apparativen und instrumentellen Möglichkeiten und Grenzen berücksichtigt werden. Die Behandlung schwerer Kombinationsverletzungen und auch mehrerer nach Massenunfällen eingelieferter Schwerverletzter erfordern organisierte Zusammenarbeit gut geschulter Fachkräfte und Mitarbeiter und nicht selten kollegiale Mithilfe anderer Fachdisziplinen.

Im Hinblick auf die *Dringlichkeit der Versorgung* der verschiedenen Verletzungsarten rangieren lebensbedrohliche Blutungen an erster Stelle. Die Blutung nach außen kann in der Regel durch vorläufige blutstillende Maßnahmen, soweit dies nicht schon am Unfallort geschehen ist, beherrscht werden, um dann gegebenenfalls zu einem späteren Zeitpunkt endgültiger operativer Versorgung zugeführt zu werden. Bei den inneren Blutungen hat die operative Versorgung der intrakraniellen, rasch zu tödlichem Hirndruck führenden Blutung Vorrang neben der akuten intraabdominellen und intrathorakalen Blutung. Eine offene Thoraxverletzung ist ebenso dringlich zu verschließen und für die Ausdehnung der kollabierten Lunge Sorge zu tragen. Bei den Extremitätenverletzungen hingegen ist die Dringlichkeit ihrer Versorgung gegenüber den vorerwähnten Verletzungesarten zweitrangig. In ihrer Behandlung aber hat wiederum die offene Gelenkverletzung vor den komplizierten Verletzungen der Sehnen und Nerven sowie den offenen Knochenbrüchen den Vorrang, wobei eine ausreichende und die Ernährung der Extremität sicherstellende Durchblutung gewährleistet sein muß (s. hierzu allgemeines Kapitel der Extremitätenverletzungen).

Diagnostische und therapeutische Grundlagen der allgemeinen Chirurgie gelten für die *Traumatologie des Kindes* analog der des Erwachsenen. Trotzdem darf das Kind — wie auf anderen Teilgebieten der Medizin — auch in der Traumatologie nicht als „Erwachsener en miniature" aufgefaßt und behandelt werden.

Unterschiede basieren auf der vielfach andersartigen psychischen und somatischen Situation des Heranwachsenden. Dabei sind die Abweichungen um so deutlicher, je jünger das Kind ist und zudem abhängig von den jeweils durchlaufenen Entwicklungsphasen.

Nicht voraussehbare Verhaltensweisen mangels persönlicher Erfahrung und Einsicht und geringe Belastbarkeit ganzer Organstrukturen oder bestimmter Organabschnitte (Skelet!) bedingen häufig typische, unfallträchtige Situationen bzw. spezifische Unfallfolgen.

Kindliche Unvernunft und nur bedingte Verwertbarkeit von Angaben, etwa über Lokalisation, Charakter und Intensität von Schmerzen, erschweren Diagnostik und Indikation. Relative Unreife bestimmter Organe und Organfunktionen (körpereigenes Abwehrsystem, Niere!) und relativ geringe Reserven erklären die besondere Labilität des Stoffwechsels, insbesondere im Wasser- und Elektrolythaushalt. Zudem zeigen rascher Stoffumsatz, hohes Minutenvolumen, relativ frequente Atmung, daß der kindliche Organismus schon unter Normbedingungen Grenzleistungen vollbringt.

Dem widerspricht nicht die in der Praxis immer wieder zu beobachtende, relativ lang anhaltende Kompensationsfähigkeit, etwa bei intraabdominellen Blutungen oder Intoxikation, da der Zusammenbruch des Systems dann um so plötzlicher und vollständiger erfolgt.

Diesen den wachsenden Organismus besonders gefährdenden Momenten stehen als Positivum die ausgesprochene Regenerationsfähigkeit und Reparationsfreudigkeit seiner Gewebe gegenüber, die nicht nur zu einer relativ raschen Wundheilung führen, sondern darüber hinaus mit einer Anpassung der Struktur an die Funktion einhergehen, wie sie beim Erwachsenen nicht mehr gefunden wird. Außerdem sind manche Komplikationen, z. B. thrombotische oder embolische Prozesse, in der kindlichen Traumatologie unbekannt.

Schließlich ist nicht zu vergessen, daß das Kind im Durchschnitt wesentlich mehr zu positiver Hinneigung zum Helfenden tendiert, somit gut zu führen ist. Sein natürlicher Tätigkeits- und Bewegungsdrang, der mit Nachlassen der Schmerzen spontan durchbricht, erleichtert in vielem Mobilisation und Rehabilitation.

Die Röntgenuntersuchung Unfallverletzter

Von G. Viehweger

Die Röntgenuntersuchung unfallverletzter Patienten stellt eine wichtige Maßnahme bei der Abklärung der Traumafolgen dar. Die Stärke der Gewalteinwirkung führt meistens nicht allein zur Schädigung von Weichteilgewebe, sondern vielfach zu Frakturen oder zu Verletzungen innerer Organe, bzw. es besteht die Möglichkeit ihrer Mitbeteiligung.

Der Röntgenuntersuchung fällt daher die *Aufgabe* zu:
a) derartige Verletzungen objektiv zu erfassen,
b) ihr Ausmaß festzustellen, oder
c) die vermutete Mitbeteiligung auszuschließen.

Die *Unterlassung* einer ausreichenden Röntgenuntersuchung kann einen nicht mehr wiedergutzumachenden Fehler darstellen. Dies kann für den Verletzten zu einer Dauerschädigung führen oder eine spätere Beurteilung erheblich erschweren, ja, unmöglich machen; für den verantwortlichen Arzt kann die Unterlassung einer ausreichenden Röntgenuntersuchung einen „Kunstfehler" bedeuten, durch den er strafrechtlich belangt und haftpflichtig gemacht werden kann.

Zwei Gründe rechtfertigen somit bereits bei Verdacht die *Indikation* zur Röntgenuntersuchung des Unfallverletzten:

1. Feststellung von röntgenologisch nachweisbaren Verletzungen zwecks optimaler Behandlung und

2. Objektive Erfassung der Verhältnisse im Verletzungsbereich als Grundlage für spätere Vergleichszwecke (Gutachten).

Daraus ergibt sich, daß bei jeder Verletzung des Skeletsystemes oder der inneren Organe, die eine entsprechende Röntgenuntersuchung erlauben, eine eingehende röntgenologische Untersuchung durchgeführt werden muß.

Als solche stehen uns Röntgenaufnahmen und Durchleuchtungsverfahren zur Verfügung. Bei der Erstuntersuchung des Unfallverletzten scheidet die alleinige Durchleuchtung *völlig* aus. Obwohl die Durchleuchtung mit dem Bildverstärker viele Vorteile hat, ist auch dieses Verfahren bei der Erstuntersuchung des Unfallverletzten zur Klärung der Frage, ob eine Knochenverletzung vorliegt oder nicht, ungeeignet; eine wertvolle Hilfe kann es dagegen sein, wenn es gilt, einen verdächtigen Befund abzuklären und durch Einstellen einer optimalen Strahlenrichtung eine Röntgenaufnahme zu erhalten. Sie ist in diesem Sinne somit Einstellungshilfe für gezielte Röntgenaufnahmen. Dagegen ist die Bildverstärkerdurchleuchtung mit einer fahrbaren Einheit bei der manuellen Reposition von Frakturen und Luxationen sowie bei Repositionen mit Osteosynthese das Verfahren der Wahl geworden. Diese hat zu einer ganz erheblichen Verminderung der Strahlenbelastung des Patienten beigetragen und erlaubt außerdem dem Operateur, den Verlauf des Eingriffes selbst mitzukontrollieren. Somit ergibt sich, daß *bei der Erstuntersuchung* eines Unfallverletzten die Anfertigung von *Röntgenaufnahmen* gefordert werden muß. Sie allein bietet die Gewähr, daß die Anwendung der Röntgenstrahlen das geringste Strahlenrisiko für den Patienten bedeutet und daß eine optimale Beurteilung erzielt werden kann. Diese Feststellung gilt jedoch nicht für den nassen Film. Seine Aussagekraft ist eingeschränkt und man soll sich daher vor voreiligen Feststellungen und Aussagen hüten. Erst der fertig behandelte, trockene Röntgenfilm erlaubt eine endgültige Beurteilung, zu der man außerdem eine gute und variable Lichtquelle und evtl. auch eine Lupe verwenden soll.

Die Röntgenuntersuchung Frischunfallverletzter wird an sehr verschiedenen Orten vorgenommen. Die *apparativen Voraussetzungen* sind dabei sehr unterschiedlich. Sie reichen vom Halbwellenapparat bis zum leistungsfähigsten Diagnostikapparat mit Spezialuntersuchungsgeräten. Es gilt zu bedenken, daß ein kleiner Apparat nicht allen Erfordernissen gerecht werden kann. Die ungenügende apparative Ausrüstung engt daher die unfallchirurgische Röntgendiagnostik ein. Nichts kann schädlicher sein als die Ansicht, eine schlechte Röntgenaufnahme sei besser als gar keine. Nicht immer sind traumatisch bedingte Skeletveränderungen so ausgeprägt, daß sie auf jeder Röntgenaufnahme erkannt werden können. Halbwellenapparate sollten nur für Röntgenuntersuchungen der oberen Extremität, sowie des Fußes und Unterschenkels zur Anwendung gelangen. Röntgenaufnahmen des Schädels, des Thorax, der Wirbelsäule und des Beckens setzen einen 4- bis 6-Ventilapparat voraus; hierdurch wird eine entsprechend kurze Belichtungszeit erreicht und außerdem ist die Verwendung von Streustrahlenblenden möglich. Diese beiden Voraussetzungen gewähren eine vertretbare Strahlenbelastung und ermöglichen verwertbare Röntgenaufnahmen.

Die *erstmalige Röntgenuntersuchung* nach einem Unfall verlangt bei Verdacht auf Knochenverletzung hinsichtlich der Darstellung des Objektumfanges eine Ausnahmestellung gegenüber den sonstigen röntgenologischen Gepflogenheiten. Die exakte klinische Beurteilung des Ausmaßes der Schädigung ist bei der ersten Untersuchung schwierig, ja oft unmöglich. Sobald der Zustand des Patienten eine Röntgenuntersuchung zuläßt, muß diese daher in ausreichendem Maße vorgenommen werden, Kontrolluntersuchungen ein oder zwei Tage später können infolge der oft zwischenzeitlich eingeleiteten Behandlung (Extensionen, Infusionen,

Absaugungen und Gipsverbände) undurchführbar werden. Die Anfertigung der Röntgenaufnahmen stellt für den Patienten außerdem eine zusätzliche Belastung dar, die durch Umlagerung oder unvermeidbare Lageänderung der verletzten Extremität bedingt ist. Auch von den Personen, die diese Untersuchungen durchführen, erfordern sie ein besonderes Maß von Sorgfalt, Geduld, Überlegung und auch Improvisationsvermögen. Die Röntgenaufnahmen werden in der allgemein üblichen Weise hergestellt. Die Größe der normalen Kassetten und Filme, sowie die allgemein geübte Technik sind vielfach Anlaß, daß größere Objektabschnitte in keiner übersichtlichen und vollständig befriedigenden Weise darzustellen sind. Mehrere Aufnahmen müssen die nur abschnittsweise erreichbare Darstellung komplettieren. Hierdurch wird viel Zeit und auch mehr Material verlangt als unbedingt nötig wäre und auch die Strahlenbelastung wird dadurch vergrößert. Ist ein langer Extremitätenknochen nicht in seiner ganzen Länge, d. h. einschließlich des proximalen und distalen Gelenkes dargestellt, läuft man Gefahr, ihn falsch zu beurteilen. Dies gilt einerseits für die Beurteilung einer Knochenverletzung ganz allgemein, jedoch auch für die Beurteilung der Fragmentstellung, insbesondere der Rotation und deren Beseitigung. Die erforderlichen *großformatigen Röntgenaufnahmen* sind im allgemeinen ungebräuchlich, jedoch durch eine besondere Aufnahmetechnik, die sog. *„Drehphasentechnik"*, ohne großen Aufwand herstellbar. Mit Hilfe dieses an der hiesigen Klinik entwickelten Aufnahmeverfahrens können eine oder beide untere Extremitäten einschließlich des Beckens in einem Untersuchungsgang zentral projiziert, röntgenologisch dargestellt werden (Abb. 3). Auch Aufnahmen der ganzen Wirbelsäule oder einer Körperseite mit der seitengleichen oberen Extremität können damit angefertigt

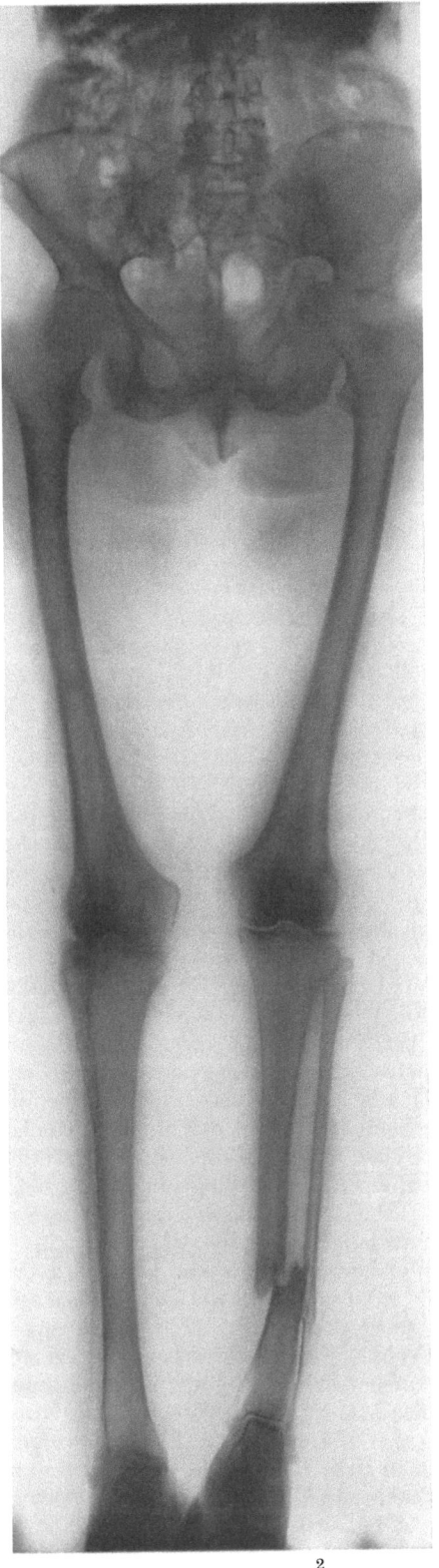

Abb. 3. Siehe Text

werden. Diese Röntgenaufnahmen erfüllen optimale Voraussetzungen. Sie werden mit einem etwas weiteren Focus-Filmabstand ausgeführt, was eine weniger starke Vergrößerung zur Folge hat, und ermöglichen außerdem die Anwendung einer Streustrahlenblende für das gesamte Aufnahmeobjekt. Das Prinzip des Verfahrens ist darin begründet, daß eine Verbindungsstange zwischen Blendenwagen und Röhre eine Drehung der Röhre bei Verschiebung des Blendenwagens bewirkt.

Eine zusätzliche Erleichterung für den Patienten kann dadurch erreicht werden, daß die Transportwagen, die zum klinikinneren Transport Verwendung finden, so konstruiert würden, daß die Lagerungsplatten ohne Schwierigkeiten über den Röntgentisch geschoben werden können. Hierdurch würde jede weitere Bewegung des Patienten vermieden und die orientierende Röntgenuntersuchung könnte nach der oben beschriebenen Technik vorgenommen werden. Die zusätzliche Aufnahme in der zweiten Ebene müßte dann nur von frakturierten Knochen angefertigt werden.

Die neu entwickelten Röntgengeräte Multiplanigraph (Firma Siemens) oder Horigraph (Firma Rost, Kiel) sind mit einer „schwimmenden" Tischplatte ausgerüstet. Diese bringt für die Röntgendiagnostik frischunfallverletzter Patienten eine große Erleichterung, da dadurch die normalerweise erforderlichen Seit- und Längsverlagerungen des Patienten auf dem Buckytisch wegfallen. Die allseits ausreichend bewegliche Lagerungsplatte ermöglicht somit, den Patienten unverändert liegen zu lassen.

Die Erkennung einer Fraktur gelingt in vielen Fällen mit einer einzigen röntgenologischen Darstellung. Beim Thorax und Becken gibt man sich auch mit einer einzigen Aufnahme zufrieden. Beim Schädel, der Wirbelsäule und den Extremitätenknochen ist es jedoch üblich, zusätzlich zu der *sagittalen Aufnahme* eine *seitliche Aufnahme* anzufertigen. Diese Aufnahmen erlauben eine Beurteilung des Frakturverlaufes, der Dislokation der Fragmente und auch Hinweise für die Behandlung. Trotz des klinischen Verdachtes auf eine Knochenverletzung muß eine solche nicht bei der Erstaufnahme sichtbar sein. Ursache hierfür kann in der Projektion des verletzten Skeletabschnittes liegen und z. T. aber auch anatomisch begründet sein. Hier gilt es bei entsprechendem klinischen Versacht, einige Zeit später eine Kontrolluntersuchung vorzunehmen. Änderung der Lage des Objektes im Strahlengang und zwischenzeitlich erfolgte Umbauvorgänge im Verletzungsgebiet ermöglichen dann die Bestätigung der klinischen oder röntgenologischen Verdachtsdiagnose. Die optimale Lage des Objektes zum Film und die günstige Einstellung der Frakturebene zum Verlauf der Röntgenstrahlen sind daher auch die Gründe für sog. „Spezialaufnahmen". Erst hierdurch wird die Fraktur an dem betreffenden Knochen sichtbar, z. B. die Navicularefraktur, die auf einer normalen Handgelenksaufnahme nicht erkennbar war. Hierin besteht z. B. auch der scheinbare Vorteil der direkten Röntgenvergrößerungstechnik: das Objekt wird in einer anderen Projektion dargestellt, wodurch Frakturen sichtbar werden, die auf der Normalaufnahme nicht zu sehen sind.

Die Beurteilung von *Frakturen bei Jugendlichen* bringt gelegentlich zusätzliche Schwierigkeiten mit sich. Dies trifft besonders für Frakturen im Bereich des Ellenbogengelenkes zu. Ursache hierfür sind die knorpeligen Epiphysen mit ihren zu verschiedenen Zeitpunkten auftretenden Knochenkernen und ihren nicht immer glatten Konturen. Erschwert wird die Beurteilung noch durch geringe Drehung des Knochens bei den einzelnen Aufnahmen, so daß diese Faktoren leicht zu einer Fehlbeurteilung führen können. Auch für einen erfahrenen Arzt können hier hinsichtlich der Beurteilung Zweifel auftreten, so daß eine Aufnahme der Gegenseite, eine *sog. „Vergleichsaufnahme"*, zu Rate gezogen werden muß. Mit ihrer Hilfe ist es dann möglich, vorausgesetzt daß sie unter den gleichen Einstellungsbedingungen angefertigt wurde, traumatische Veränderungen am verletzten Körperabschnitt zu erkennen.

Bei manchen Frakturen besteht die Gefahr einer zusätzlichen Schädigung durch unsachgemäße *Lagerung* des Patienten bei der Röntgenaufnahme. Eine derartige Gefahr tritt z. B. bei der seitlichen Darstellung des proximalen Humerusabschnittes mittels der typischen axialen Aufnahme des Schultergelenkes auf. Hier kann bei der Abduktion des Armes, welche gegen eine gewisse Muskelspannung ausgeführt werden muß, leicht eine Änderung der Fragmentstellung herbeigeführt werden; ferner kann es dabei zur Interposition von Weichteilen oder zum Anspießen von Nerven oder Gefäßen kommen. Auf die üblichen typischen Aufnahme-Einstellungen sollte bei besonders gelagerten Fällen verzichtet werden, indem man eine etwas weniger typische Aufnahme, jedoch für den Patienten auch weniger gefahrvolle wählt. Manche Aufnahme in einer zweiten Ebene ist überflüssig. So halten wir es auch für unnötig, bei der in der a.-p.-Aufnahme sicher dargestellten und nicht eingekeilten Schenkelhalsfraktur auf der sofortigen Anfertigung der axialen Aufnahme zu bestehen, denn sie ist für das therapeutische Vorgehen (Extension) zunächst ohne Bedeutung. Für diese Aufnahme ist auch dann noch Zeit, wenn sie intra operationem bzw. präoperativ angefertigt wird.

Vielfach wird auch bei Frischunfallverletzten eine Schädelbasisaufnahme gefordert. Die Anfertigung derartiger Aufnahmen ist u. A. nach zu diesem Zeitpunkt nicht indiziert, da sie eine zu große Belastung des Patienten darstellt, ihre exakte Ausführung schwierig ist, eine sehr unbequeme Lagerung

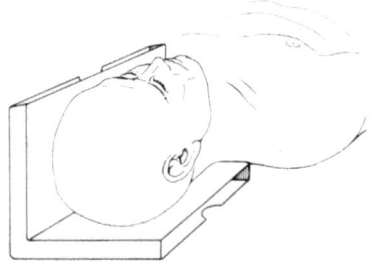

Abb. 4. Siehe Text

des Kopfes bedeutet und auch ihre diagnostische Ausbeute bei optimalster Technik nur klein ist. Bei einer Fraktur der Schädelbasis und auch der Schädelkalotte ergeben sich im allgemeinen keine unmittelbaren therapeutischen Konsequenzen. Bei einer Liquorfistel kann allerdings die Lokalisation einer Basisfraktur schon innerhalb der ersten Tage notwendig werden. Hierzu reicht die Darstellung des vorderen und mittleren Basisabschnittes aus. Diese Aufnahmen können ohne Belästigung des Patienten in normaler Lage des Kopfes ausgeführt werden. Da der Nachweis von feinen Frakturlinien der Kalotte optimale Röntgenaufnahmen verlangt, sollte man diese lieber erst am nächsten oder übernächsten Tag nach dem Trauma unter besseren technischen Voraussetzungen anfertigen, wenn der Patient ruhiger ist. Therapeutische Konsequenzen ergeben sich bei komplikationslosen Schädelfrakturen ohnehin nicht. Eine sofortige Röntgenuntersuchung des Schädels ist dagegen bei Verdacht auf Impressionsfrakturen und epiduralem Hämatom erforderlich. Zwecks präoperativer Seitenlokalisation einer Fraktur ist die seitliche Aufnahme rechts- und linksanliegend anzufertigen oder eine Abklärung durch Kontaktaufnahmen nötig.

Für die Anfertigung einer den Umständen nach ausreichenden Schädelaufnahme hat sich uns eine eigene Kassettenhalterung mit Wolfram-Viellinienraster bewährt (Abb. 4). Die exakt rechtwinklige Lage der Filme und die Fixationsmöglichkeit des Kopfes lassen eine optimale Schädelaufnahme auch bei schwerverletzten Patienten erzielen.

Bei der Erstuntersuchung von *Verkehrsverletzten* sollte man *unbedingt* auch *Röntgenaufnahmen der Halswirbelsäule* mitanfertigen. Die bei Verkehrsunfällen sehr häufig auftretenden Schleuderbewegungen (Hyperextensionen und Hyperflexionen der Halswirbelsäule, sowie Scherkräfte im Sinne einer Horizontalbewegung des Schädels) führen häufig zu Symptomen, die auf eine Schädelverletzung schließen lassen, und daß deshalb der Halswirbelsäule weniger Beachtung geschenkt wird.

Jedes stärkere Thoraxtrauma ist durch eine *Lungenübersichtsaufnahme* weiter abzuklären. Schon hierbei sind oft Rippenfrakturen zu erkennen. Ein Hautemphysem läßt auf Lungen- und Pleurarisse bei Verwachsungen schließen, außerdem können Hämatothorax oder Atelektase festgestellt und weiterverfolgt werden. Weiterhin gilt es auch, einen evtl. Pneumothorax oder ein Mediastinalemphysem rechtzeitig zu erkennen, um es einer entsprechenden Therapie zuzuführen bzw. gezielt weiter beobachten zu können. Ferner ist es erforderlich, Zwerchfellverletzungen (Rupturen und Hernien) auszuschließen. Die Sternumverletzung verlangt zur Abklärung eine seitliche Aufnahme. Bei nicht sicher erkennbaren Rippenfrakturen sind zu einem späteren Zeitpunkt halbschräge Aufnahmen erforderlich, da auf der sagittalen Thoraxaufnahme die seitlichen Thoraxpartien eine starke Verkürzung erfahren. Frakturen im knorpligen Abschnitt der Rippen können röntgenologisch nur schwer nachgewiesen werden (evtl. bei starker Verkalkung und Stufenbildung).

Auch *beim stumpfen Bauchtrauma* kann die Röntgenuntersuchung zur differentialdiagnostischen Abklärung eingesetzt werden. Ihre wichtigste Aufgabe ist der Nachweis freier Luft im Bauchraum, der nach Perforationen des Magen-Darm-Traktes möglich ist. Hierfür wird normalerweise die Abdomenübersichtsaufnahme im Stehen bevorzugt. Sie erlaubt am leichtesten den Luftnachweis zwischen Leber und Zwerchfell. Differentialdiagnostische Schwierigkeiten können durch Coloninterposition und starken Meteorismus gegeben sein. Läßt der Zustand des Verletzten eine Aufnahme im Stehen nicht zu, so kann auch eine seitliche Aufnahme des Abdomens im Liegen angefertigt werden.

Die *Angiographie* ist gelegentlich auch bei Frischunfallverletzten angezeigt, z. B. beim epiduralen Hämatom. Zu einem späteren Zeitpunkt kann die *Carotisarteriographie* zur Darstellung subduraler Hämatome, evtl. auch raumbeengender intracerebraler Hämatome und Gefäßverletzungen, z. B. arteriovenöser Fisteln, notwendig werden. Die Durchführung einer derartigen Untersuchung setzt eine gewisse Erfahrung in der Punktionstechnik und ein Serienaufnahmegerät voraus. Das von BUCHTALA entwickelte Seriengerät ist sehr handlich und vielseitig verwendbar, es hat sich in unserer Klinik seit über einem Jahrzehnt außerordentlich bewährt. Die differentialdiagnostische Abklärung eines akuten Hirndruckes durch ein epidurales oder subdurales Hämatom kann im akuten Notfall überall auch ohne eine Serienaufnahmeeinrichtung erfolgen. Hierzu genügt eine sagittale Schädelaufnahme, die mit Beendigung der Injektion von 10 cm^3 eines geeigneten Kontrastmittels in die Arteria carotis interna kurzzeitig belichtet wird. Die *Arteriographie der Extremitäten* ist nur vereinzelt und selten bei frischen Verletzungen erforderlich. Gefäßzerreißungen oder Durchblutungsstörungen als Traumafolge können jedoch auch bei Frischverletzten eine Darstellung der peripheren Gefäße verlangen. Hier gilt es, möglichst zentral zu punktieren. Für die obere Extremität bevorzugen wir die Punktion der Arteria subclavia, für die untere Extremität die Punktion der Arteria femoralis unmittelbar unterhalb des Leistenbandes. Die oben genannten Ursachen der Zirkulationsstörungen machen die Anfertigung von Serienaufnahmen erforderlich. Der Kassettenwechsel nach WENTZLIK erscheint uns hier für praktische Zwecke sehr geeignet und ausreichend.

Die *Ausscheidungsurographie* bei Verdacht auf Nierenverletzungen als Folge eines stumpfen Traumas des retroperitonealen Raumes wird in der üblichen Weise durchgeführt. Die Untersuchung darf jedoch erst dann vorgenommen werden, wenn der akute Schock behoben wurde. Fehlende Ausscheidung, Füllungsdefekte und kontrastschwache Darstellung des Hohlsystems können Zeichen einer Nierenschädigung sein; Kontrastmittelaustritte aus dem Hohlsystem werden dagegen bei der Erstuntersuchung nur selten beobachtet. Vereinzelt kann die weitere Abklärung später eine retrograde Füllung erforderlich machen, evtl. auch eine Gefäßdarstellung der Niere. Eine wertvolle Hilfe stellt für die Untersuchung der harnableitenden Wege *Urethrographie* und *Cystographie* bei Hämaturie nach Beckentraumen dar. Sie ermöglichem eine exakte Diagnose und dadurch ein rasches therapeutisches Vorgehen bei traumatisch bedingten Rupturen. Die Instillation von resorbierbaren KM ist ebenso selbstverständlich wie die Einhaltung einer strikten Sterilität.

Die *Tomographie* kommt für die Erstuntersuchung nicht in Betracht; jedoch ist sie später für die Beurteilung des Ausmaßes einer Tibiakopffraktur und ähnlichen Gründen sehr zu empfehlen.

Oberstes Gebot jeder Röntgenuntersuchung ist Beachtung der allgemeinen *Regeln für Aufnahme-* und *Einstelltechnik*. Für die Beurteilung der Röntgenaufnahmen von Frischverletzten sollten diese Regeln besondere Beachtung finden. Hinzu kommt die *Beachtung des Strahlenschutzes*. Arbeits- und Verkehrsunfälle treffen in hohem Maße junge Menschen, so daß hier der Strahlenschutz für die Gonaden und das blutbildende Gewebe besondere Bedeutung gewinnt. Bekanntlich stellt bei Knochenverletzungen die röntgenologische Erstuntersuchung nur den Anfang einer Vielzahl von Röntgenaufnahmen dar, und Fälle mit vielen Kontrollen sind nicht selten. Gerade diese Möglichkeit sollte zu einer besonderen Berücksichtigung des Strahlenschutzes Anlaß sein. Zwar wird die Indikation zu Kontrolluntersuchungen einer Fraktur aus klinischen Gründen erfolgen, jedoch sind exakte Einblendung, Beschränkung auf Mindestmaße des Objektumfanges, Schutz der Gonaden und des Gesamtkörpers bei späteren Kontrollen ebenfalls selbstverständlich.

In diesem Zusammenhang sei darauf verwiesen, daß die Beachtung des Strahlenschutzes auch den *Verzicht auf unnötige Röntgenaufnahmen* einschließt. Hierzu zählt z. B. die Vergleichsaufnahme, die oft bei der Erstuntersuchung von der nicht verletzten Seite verlangt wird. So wertvoll und notwendig eine Vergleichsaufnahme sein kann, ihre Indikation ist jedoch nur gerechtfertigt, wenn die Beurteilung der Röntgenaufnahmen der verletzten Seite auch einem hierzu kompetenten Arzt nicht ausreichend möglich ist.

Der Schutz der männlichen und weiblichen Gonaden wird zwar überall gefordert und verschiedene Hilfsmittel wurden zu diesem Zweck entwickelt. Ein besonderes Erfordernis ist ihre Verwendung bei Beckenaufnahmen und Oberschenkelaufnahmen. Beim Frischunfallverletzten wird man jedoch nur selten diese Hilfsmittel verwenden können, da die Gefahr besteht, daß sie wichtige Abschnitte und Bilddetails verdecken. Bei späteren Kontrolluntersuchungen muß jedoch der Gonadenschutz voll zur Anwendung gelangen.

Während der operativen Versorgung des Unfallverletzten wird der *Bildverstärker* für Durchleuchtungskontrollen bei Repositionen und Osteosynthesen, sowie bei der Entfernung von Fremdkörpern oder zur Orientierung bei der Behebung von Luxationen benötigt. Das Durchleuchtungsverfahren mit Bildverstärker hat heute fast überall die früher geübte Durchleuchtung mit Hilfe des Kryptoskopes ersetzt. Sie vermeidet auf der einen Seite die Strahlengefährdung des Patienten und des Arztes und gestattet auf der anderen Seite dem Operateur in jedem gewünschten Augenblick eine orientierende Durchleuchtung. Die Kombination des Bildverstärkers mit der Fernsehübertragung hat zu weiteren erheblichen Vorteilen geführt und wird in naher Zukunft jede andere röntgenologische Durchleuchtung im Operationssaal verdrängen. Sie ermöglicht dem Operateur in noch stärkerem Maße als bisher, sich auf seine eigentliche operative Arbeit zu konzentrieren. Der rasche Übergang von der Durchleuchtung zur Röntgenaufnahme mit diesen neuen Geräten bedeutet bei gezielter Einstellung des Objektes eine erhebliche Zeitersparnis. Nach Beendigung der Reposition einer Fraktur oder einer Luxation ist es erforderlich, das *endgültige Resultat mit Röntgenaufnahmen in zwei Ebenen* festzuhalten. Hierdurch können Rotation der Fragmente oder Interposition von abgesprengten Knochenstücken — diese besonders bei Luxationsfrakturen — erkannt und die erforderlichen Maßnahmen eingeleitet werden.

Nach Beendigung des Eingriffes ist in manchen Fällen eine Lungenübersichtsaufnahme des liegenden Patienten angezeigt. Nicht selten führen Aspiration von Blut oder Schleim, evtl. auch von Mageninhalt, zu einer mehr oder weniger ausgedehnten Atelektase einzelner Lungenpartien; die rasche Beseitigung der Ursache einer derartigen Atelektase ist dringend erforderlich. Auch gilt es gelegentlich, einen bei der Anaesthesie (Plexusanaesthesie) oder intra operationem entstandenen Pneu zu erfassen.

Die klinische Behandlung des Unfallverletzten verlangt *Kontrollaufnahmen der Frakturen*. Ihr zeitlicher Abstand ist nicht immer genau festzulegen. Hier entscheidet die Erfahrung sowie die Art des Bruches. In den ersten Tagen sind bei Frakturen im Bereich des Hand-Ellenbogengelenkes und bei Unterarmfrakturen die Kontrollaufnahmen in kürzeren Abständen vorzunehmen. Dagegen sind sie bei manchen anderen, z. B. bei einer gestellten und eingegipsten Fraktur des Os naviculare, erst nach Entfernung des mehrere Wochen liegenden Gipsverbandes indiziert.

Neben der Kontrolle der Fragmentstellung interessiert die *Konsolidierung der Fraktur*, wofür die Callusbildung einen Hinweis bietet. Sie ist röntgenologisch an der Stärke der Verkalkung, bzw. Verknöcherung zu erkennen. Wir unterscheiden röntgenologisch periostalen und enostalen Callus. Daneben können wir noch Verkalkungen, bzw. Verknöcherungen abgrenzen, die den Rahmen einer normalen Callusbildung überschreiten und weit in die Weichteile (Muskel- und Muskelsepten) reichen. Derartige Verknöcherungen können sowohl für die Muskel- als auch für die Gelenkfunktion hinderlich sein. Besondere Aufmerksamkeit verdienen sie nach suprakondylären Frakturen, wo sie als Myositis ossificans eine gefürchtete Komplikation darstellen. Verknöcherungen in Bändern oder am Gelenkkapselansatz sind vielfach Folge eines entsprechenden Weichteiltraumas, das bei der Erstuntersuchung zu keiner röntgenologisch erkennbaren Veränderung geführt hatte (z. B. Stiedascher Schatten).

Die Konsolidierung einer Fraktur kann in den meisten Fällen durch die klinische Untersuchung in Verbindung mit den üblichen Röntgenaufnahmen ausreichend beurteilt werden. In manchen Fällen ist die klinische Beurteilung aber unmöglich und es muß allein mit Hilfe der Röntgenologie eine Abklärung erfolgen (z. B. Schenkelhals, Tibia). Hierzu können Röntgenaufnahmen mit unterschiedlicher, von der Routineeinstellung abweichender Drehung des Knochens herangezogen werden, oder man kann sich des Schichtverfahrens bedienen. Derartige Abklärungen können bei verschiedenartig behandelten Naviculareverletzungen, Schenkelhalsfrakturen oder Tibiakopfbrüchen notwendig werden, aber auch bei der Frage, ob an einem Röhrenknochen eine Pseudarthrose besteht.

Eine wertvolle Hilfe stellt die Röntgenuntersuchung des Skelets bei Verdacht auf *Sudecksche Dystrophie* dar. Zum Zwecke der Vergleichsmöglichkeit müssen die beiden entsprechenden Extremitätenabschnitte röntgenologisch dargestellt werden. Bei Verdacht auf Sudecksche Dystrophie sind Röntgenaufnahmen *in nur einer Ebene* ausreichend. Ein exakter Vergleich setzt jedoch gleiche Folie und gleiche Belichtung des Films voraus. Dies kann nur erreicht werden, wenn die zu untersuchenden Skeletabschnitte nebeneinander liegen und auf einem Film, mit einer einzigen gemeinsamen Belichtung (nur ein Schuß!) zur Abbildung gelangen. Nur so lassen sich alle Fehler vermeiden.

Die röntgenologische Beurteilung von Rippenfrakturen ist auf den üblichen Thoraxaufnahmen meistens nur unzureichend möglich. Sobald es der Zustand des Patienten erlaubt, sind halbseitliche Aufnahmen zu ihrer Ergänzung nötig. Der Grund hierfür ist darin zu suchen, daß der seitliche Abschnitt des Rippenverlaufes durch die sagittale Projektion sehr stark verkürzt wiedergegeben ist und daß daher Überschneidungen und unrichtige Darstellungen resultieren.

Die für zusätzliche spezielle Fragestellungen bei Unfallverletzten erforderlichen Röntgenuntersuchungen unterscheiden sich nicht nennenswert von denen, die auch unter anderen Voraussetzungen beantwortet und abgeklärt werden müssen. Diese Untersuchungen werden daher im Rahmen der allgemein üblichen Untersuchungsverfahren durchgeführt. Hierzu gehören evtl. Kontaktaufnahmen zur Beurteilung von Frakturen der Unterkieferköpfchen oder zur Seitenlokalisation von Schädelfrakturen, Frakturen im Bereich des medialen Abschnittes der Clavicula, oder Spezialaufnahmen zur Abklärung von Verletzungen an Gelenkflächen. Fernerhin können später Kontrastmitteluntersuchungen des Magens, Dünndarmes und Colons zur postoperativen Kontrolle des Befundes angezeigt sein.

Atmungs- und Kreislaufstörungen als Unfallfolge

Schock

Von Th. Hockerts

Eine Abhandlung über die Traumatologie ist ohne Einbeziehen des Schocksyndroms undenkbar. Sieht sich doch der Kliniker bei der Behandlung unfallverletzter Patienten laufend mit diesem Ereignis konfrontiert. Das Schicksal seiner Kranken hängt in hohem Maße von der Beherrschung dieses komplexen Geschehens ab.

Der Ausdruck „Schock" wird erstmalig in Arbeiten des französischen Chirurgen LE DRAN verwendet. Eingang in die Weltliteratur findet die Bezeichnung "shock" nach Übersetzung in die englische Sprache (1742).

Seither hat der Begriff Schock einen häufigen Bedeutungswandel erfahren. Verstand LE DRAN noch darunter den mechanischen Stoß, das Trauma, so sehen spätere Autoren mehr die Auswirkungen auf den Gesamtorganismus. Mit Fortschreiten der Erkenntnisse über die Pathophysiologie des Schocks tritt auch ein Wandel in der ätiologischen und pathogenetischen Betrachtungsweise ein. Nach dem auslösenden Moment spricht man beispielsweise von einem traumatischen oder hämorrhagischen, im Hinblick auf die Auswirkungen für den Gesamtorganismus u. a. von einem Volumenmangel-, einem Endotoxinschock usw.

Regelmechanismen

Bewußt vereinfachend darf man den Schock als einen Vorgang ansehen, bei dem der Organismus, durch äußere Faktoren bedingt, — Trauma, Blutung usw. — *seinen Gleichgewichtszustand* in den Regulationsmechanismen verliert. Um den ursprünglichen Zustand wieder zu erreichen, setzt sofort ein System von Regelkreisen mit Rückkoppelungseffekten ein. Auf Grund dieser sofortigen gegenregulatorischen Anpassung des Organismus sind schockspezifische Symptome nicht nachzuweisen. Im Einzelfall wird man, da die Anpassung praktisch trägheitslos abläuft, nur die Interferenz von Änderungen dieses Gleichgewichtszustandes mit den Gegenregulationen beobachten können. Nach Störung des Gleichgewichtes ist der Organismus bestrebt, die beiden Parameter *Volumen und Druck* vegetativ auszugleichen.

Zunächst wurde versucht, die Schockforschung ausschließlich nach der Hämodynamik zu orientieren. Auf der Suche nach leicht bestimmbaren Kreislaufgrößen bot sich der Blutdruck als differentialdiagnostisches Kriterium an. CANNON stellte aber bereits 1917 fest, daß es keine schockspezifischen Blutdruckwerte gibt.

Alle anderen für die Schockpathogenese evtl. interessanten Daten der Zirkulation sind nur schwer bzw. gar nicht zu erhalten. Daher beruhen wichtige Erkenntnisse zum Schockproblem auf Tierversuchen. Der Kliniker kann nur versuchen, Korrelationen zu seinen Beobachtungen aufzustellen.

Wendet man sich der Untersuchung zirkulatorischer Vorgänge zu, ist zu überlegen, daß wir ja nicht über einen Kreislauf, sondern über eine Summe von Parallelkreisläufen verfügen. Im Hauptschluß liegt lediglich die Lunge mit der wichtigen Aufgabe der Blutoxygenierung. Ein Maß für die Wertigkeit der Organdurchblutung gibt die Wegstrecke, die das Blut von dem Motor Herz bis zu den Organen zurücklegen muß. Die kürzeste Strecke legt das Coronarblut zurück und verbraucht dabei etwa 10% des Herzminutenvolumens. Dann folgen die Nieren mit etwa 30% und der Gehirnkreislauf mit rund 15% Entnahme des zirkulierenden Blutes. Diese Organe sind absolut lebensnotwendig und stehen in der Versorgung — auch bei der Kreislaufinsuffizienz — an erster Stelle. Im Gegensatz hierzu sind die Wege zu Muskeln, Haut oder Eingeweiden beträchtlich länger. Die kurzen Kreisläufe haben einen relativ stabilen Blutbedarf und schwanken auch bei Belastungen im Vergleich zu den letztgenannten Organen nur unwesentlich. Dagegen ist der Blutbedarf in Muskeln, Haut oder Bauchorganen je nach ihrer Tätigkeit sehr unterschiedlich und schwankt um mehrere 100%. Eine Sonderstellung nimmt die Leberversorgung ein. Dem wird insofern Rechnung getragen, als dieses Organ über einen doppelten Kreislauf verfügt, nämlich über die V. portae sowie die A. hepatica. Jeder hypoxische Zustand der Leber muß katastrophale Folgen für den Gesamtorganismus haben, da die Leber als Stoffwechselzentrale den Ana- und Katabolismus sowie die Entgiftung bewerkstelligen muß. Diese Funktionen gehen mit einem beträchtlichen Energieverbrauch einher. Neuere Untersuchungen lassen darauf schließen, daß die Versorgung der Leber mehr über die V. portae als über die A. hepatica geht. In der modernen Schockliteratur wird in zunehmendem Maße diesen Vorgängen im Intestinaltrakt und in der Leber Aufmerksamkeit geschenkt. In diesem Rahmen muß auf Ergebnisse von HALPERN hingewiesen werden, der den Nachweis erbrachte, daß die Aktivität der reticulo-endothelialen Zellen — also der Kupfer'schen Zellen — sehr stark von der Blutversorgung der Leber abhängt. Bei Mangeldurchblutung wird die Entgiftungsfunktion stark beeinträchtigt. Auf das Endotoxin als wichtigen Faktor im Schockgeschehen wird noch einzugehen sein.

Das sehr schwierige und im einzelnen ungeklärte Problem der Leberdurchblutung beim Schock kann nur auf der Basis physiologischer Regulationen dem Verständnis nähergebracht werden. Normalerweise beträgt der portocavale Druckgradient nur etwa 2 mm Hg; das läßt auf äußerst niedrige Widerstände im Leberkreislauf schließen. Damit kann der Fluß durch die V. portae mit sehr niedrigen Drucken, im Gegensatz zur A. hepatica, deren Durchströmung wesentlich höhere Drucke benötigt, aufrechterhalten werden. Darüber hinaus ist die Dehnbarkeit der V. portae etwa 35mal größer als die der A. hepatica. Die große Volumenkapazität der Pfortader hat natürlich strömungsdynamisch wichtige Konsequenzen in der Volumenregulation. Minimale Druckunterschiede zwischen V. portae und V. cava wirken sich nach den physikalischen Gesetzen im Fluß beträchtlich aus.

Normalerweise ist der Fluß durch die A. hepatica und V. portae starken Schwankungen unterworfen, die zwischen 20:80 und 80:20 je nach Belastung differieren können. Es besteht eine Beziehung zwischen den beiden Flüssen insofern, als eine Minderung der Stromstärke in der Pfortader mit einer Erhöhung dieser in der A. hepatica beantwortet wird. Diese Beziehung ist im Schock allerdings aufgehoben. Mit der Senkung des Blutdruckes wird auch die Hepaticaströmung druckpassiv abnehmen. Bei der Porta liegen die Verhältnisse komplizierter, da man bei der Berechnung der Strömungswiderstände (SELKURT u. Mitarb., SELKURT und BRECHER) primär eine beträchtliche Steigerung (Katecholaminwirkung!) und sekundär eine Normalisierung beobachten kann. In dieser finalen Phase sind dann aber die Strömungswiderstände in der A. hepatica erhöht. Sicher *korreliert die Schwere, d. h. aber in der Praxis die Dauer des Schockzustandes, mit der Abnahme der Leberdurchblutung.* Wird während unterkritischer Druckwerte — etwa 50—60 mm Hg — der Fluß dieses Organs gemessen, so findet man häufig ein Sistieren der Pfortaderströmung bei fast ausschließlicher Versorgung über die A. hepatica. Radiographisch findet man unter diesen Bedingungen nicht etwa eine leere Pfortader, sondern im Gegenteil ein prall gefülltes Gefäß. Eine Ecksche Fistel ist ohne Einfluß auf den Schockverlauf (FRIEDMANN, FRANK u. FINE), wenn auch die Stauung beseitigt werden konnte. Aus diesen Befunden muß auf einen intrahepatischen Block geschlossen werden. Wird nun während dieses Schockzustandes Blut transfundiert, so kommt es zu einem Hämoperitoneum sowie Blutungen aus der Splanchnicusstrombahn. Die Extravasate lassen sich mit der Eckschen

Fistel verhindern. Alle Befunde machen doch wahrscheinlich, daß im schweren, d. h. fortgeschrittenen Schock über einen erhöhten Strömungswiderstand in der Leber eine Drucksteigerung in der Pfortader entsteht und der Leberfluß ganz auf die A. hepatica umgestellt wird. Das hat konsekutive Folgen für vorgeschaltete Gefäßgebiete — Intestinum —. Die Katecholamine sind zumindest mitbeteiligt, wenn nicht ausschließlich für diese Reaktion verantwortlich.

Ob der Mechanismus nun über die Kontraktion des Sphincter geht oder über einen Wegfall von Pulsationen der Hepatica, als Impuls für die Strömung in der V. portae, ist pathogenetisch bedeutungslos. Da A. hepatica und V. portae innerhalb der Leber streckenweise parallel verlaufen, und da praktisch keine Druckdifferenz zwischen V. portae und V. cava besteht, die für eine Strömung ja wichtig ist, darf man annehmen, daß über mitgeteilte Pulsationen der A. hepatica die Strömung der Pfortader gewährleistet wird. Mit Senkung des Systemdruckes werden solche Pulsationen auch geringer und damit auch die Strömung in der V. portae.

Effektiv wird jedenfalls das Volumen, das über die Lebervenen der unteren Hohlvene zufließt, reduziert. Nach FRANK u. Mitarb. können die Werte bis auf 13% der Ausgangsdurchblutung betragen. Leber- und Nierenvenen sind aber die einzigen Gefäße, die über eine große Kapazität verfügen und der V. cava entsprechendes Volumen zuführen. Sie sind damit für den *venösen Rückstrom* zum *Herzen* und das *Herzminutenvolumen* von überragender Bedeutung. Die Reduzierung dieser Gefäßabschnitte muß zwangsläufig die Schocksituation weiter verschlechtern. Aus den an Tierexperimenten gewonnenen Ergebnissen lassen sich Rückschlüsse auf die Verhältnisse beim Menschen ziehen, wenn auch dem Menschen Sperrvenen fehlen. Der Mechanismus ist strömungsmechanisch identisch, nur die Angriffspunkte sind unterschiedlicher Natur.

Lange Zeit galt abgesunkener Blutdruck als charakteristisches Zeichen für den Schock. Auf Grund eines besseren Verständnisses der hämodynamischen Faktoren kann diese Ansicht nicht mehr vertreten werden. Es ist absolut gesichert, daß ein plötzlicher Blutdruckabfall weder einen Schock beweist, noch ein normaler oder selbst ein erhöhter Druck diesen ausschließt. (Ausführliche Literatur bei BUCHBORN.)

Als typisch und im Gegensatz zu anderen Schockformen stehend kann vermerkt werden, daß beim *Verbrennungsschock* die Werte normal bzw. besonders diastolisch häufig bis kurz ante finem hoch gefunden werden, selbst bei bis auf etwa 15% reduziertem Herzminutenvolumen. Auch im Experiment wird beim irreversiblen hämorrhagischen Schock durch Retransfusion der Blutdruck über eine gewisse Zeit normal gehalten. Trotz einer Normovolämie kommt es zu einer zirkulatorischen Insuffizienz mit terminaler unterkritischer Hypotension. *Die Orientierung des Schockgeschehens ausschließlich nach dem Druck kann also zu folgenschweren Irrtümern führen, da der normale Wert für viele Stunden das Vorliegen eines tödlichen Schockes maskieren kann.*

Natürlich wird man auf dieses einfache Verfahren der Kreislaufüberwachung in der Praxis nicht verzichten. Man muß sich nur über die Grenzen der Aussagefähigkeit im klaren sein. Einzelwerte sind ohne Bedeutung, jedoch kann man auf Grund laufender Bestimmungen bei einigen Formen Rückschlüsse auf das Geschehen ziehen und die Prognose stellen. Hier ist der Chirurg in einer guten Ausgangslage, da gerade bei dem häufig auftretenden *hämorrhagischen Schock* — unabhängig davon, ob die Blutung nach innen oder nach außen geht — der Blutdruck zumeist vorübergehend erniedrigt ist. Der Abfall setzt ja hier erst die Kompensationsmechanismen in Gang. Nach Wiederauffüllung des Kreislaufs, beispielsweise nach einem *traumatischen oligämischen Schock*, ist das Druckverhalten für die Prognose allerdings sehr wertvoll. HOWARD stellte im Koreakrieg als Folge rechtzeitiger Transfusion — innerhalb von $3^{1}/_{2}$ Std — regelmäßig eine Normalisierung der Druckwerte fest. Prognostisch sehr ungünstig ist — bei Ausschluß einer Nachblutung — ein nach erfolgter Normalisierung erneut abfallender Druck. Hier sind eindeutige Parallelen zu den Tierversuchen festzustellen.

Die Ursache für das unterschiedliche Druckverhalten beim Schock ist einmal dadurch begründet, daß die Höhe des Druckes von verschiedenen Faktoren, so vom Schlagvolumen, von der Herzfrequenz, von dem gesamten peripheren Widerstand, von der Blutviscosität und der Volumenelastizität der Gefäße abhängig ist. Zum anderen verfügt der Druck als wichtige physiologische Größe über entsprechende Regulationsmechanismen, um nach Möglichkeit immer konstant gehalten zu werden. Sowohl die Beziehungen der einzelnen Faktoren untereinander als auch ihr Einfluß auf die Druckhöhe wurden von WEZLER und BÖGER, WEZLER und SINN sowie WETTERER u. a. ausführlich bearbeitet. Sie stellten insbesondere in bezug auf das Schockgeschehen fest, daß die häufig vorgenommene Gleichsetzung zwischen Blutdruckanstieg und Gefäßkonstriktion oder Widerstandszunahme völlig unberechtigt ist.

Da die optimale Versorgung der Organe von einer bestimmten Druckhöhe abhängig ist, versucht der Organismus, auch unter pathologischen Verhältnissen den Druck nach Möglichkeit stabil zu halten. Diese Stabilität des Druckes wird über die „Selbststeuerung des Kreislaufes" durch ein System von Regelkreisen gewährleistet. Die Leistungsfähigkeit dieser Kompensationsmechanismen ist groß, da sonst bei sich ständig ändernder Aktivität einzelner

Organe, deren Mehrdurchblutung über die Regulierung der Widerstände erreicht wird, der Organismus durch ständige Blutdruckschwankungen belastet werden würde. Auch größere Eingriffe in den Kreislauf, so bei akutem Blutverlust bis zu etwa 500 cm³, führen nicht zu Änderungen des Blutdruckes. Der adäquate Reiz für die Selbststeuerung sind geringe Druckschwankungen. So werden sensible Nervenendigungen im Gebiet des Aortenbogens und Carotissinus, sog. Pressoreceptoren, stimuliert, Volumen aus den „Speicherorganen" zu mobilisieren und tragen dadurch zur Stabilisierung des Druckes bei. Die Transmitter sind Katecholamine.

Auch im Niederdrucksystem sind Regelmechanismen eingelagert, die im Falle einer Verteilungsänderung — also Verschiebung der Relation arterielles Blut zum venösen — unter Druckerhöhung in den Hohlvenen zu kompensieren vermögen. Sobald nämlich arteriell ein Blutverlust eintritt, wird dieser durch Vasokonstriktion venöser Gefäße kompensiert. Die Transmitter sind Katecholamine, die eine Entspeicherung kapazitiver Gefäße sowie eine Frequenzerhöhung bewirken.

Dieser Kompensationsmechanismus gewinnt auf Grund neuer experimenteller Untersuchungen beim Schock besondere Bedeutung. Die Fähigkeit zu regulieren beruht auf der physiologischen Strukturierung des venösen Systems. Normalerweise ist bekanntlich nur etwa $1/5$ der Gesamtblutmenge arteriell und etwa 80% extraarteriell gelagert. Auf Grund des außerordentlich niedrigen Dehnungswiderstandes im venösen System, dessen Dehnbarkeit etwa 200 mal höher ist als im arteriellen, ist das Niederdrucksystem geradezu prädestiniert, als Kapazitätsreservoir bereitzustehen. Nach GAUER und HENRY ändert sich im venösen Abschnitt die Gefäßkapazität mit dem Füllungsvolumen linear, und zwar in einem Bereich bis etwa 500 ml. Durch venoconstrictorische Reaktionen erfolgt eine Anpassung der Gefäßwandspannung an das Blutvolumen, beispielsweise bei größerem Blutverlust. Durch diese Venomotorentätigkeit wird ein zu starker Abfall des venösen Druckgefälles und des venösen Rückstromes verhindert. Limitierend für die Kapazität des venösen Systems ist die glatte Muskulatur der Venenwände. Exakte Messungen über Volumenänderungen venöser Gefäße sind auf Grund methodischer Schwierigkeiten nicht zu erhalten. Ganz ohne Frage greifen die Venomotoren aber regulativ über Tonusänderungen aktiv in die Steuerung der Zirkulation ein (neuere Literatur s. bei RUSHMER).

Pathophysiologie des Schocks

Auf Grund der heute bekannten Ergebnisse ist der Schock durch eine allgemeine Verminderung der Gewebsdurchblutung und dadurch bedingte Hypoxie charakterisiert (MAX SCHNEIDER). Bei dieser Definition findet der Stoffwechseleffekt ausreichende Berücksichtigung. Mit zirkulatorischen Veränderungen allein ist der Schock nicht zu erklären. Eine Differenzierung zwischen „Schock" und „Kollaps" ist heute allgemein nicht mehr üblich. Auf die sehr enge Korrelation zwischen Schock und Stoffwechsel hat bereits CANNON 1917 hingewiesen.

Der Schock hat also kreislaufdynamische sowie metabolische Aspekte. Abhängig von der speziellen Ätiologie, so z. B. dem Blutverlust, dem Trauma, der Verbrennung bzw. toxischen oder infektiösen Prozessen stehen verschiedene genetische Mechanismen im Vordergrund. Das Endresultat ist aber immer die Mangelversorgung einzelner oder mehrerer Organe und die Folgen für den Stoffwechsel. Andererseits versucht natürlich der Organismus, die reduzierte Stromstärke — Volumen pro Zeit — über die vorgenannten Regelkreise zu kompensieren. Im Einzelfall wird es sich somit immer um eine Resultante aus zirkulatorischen und metabolischen Effekten einerseits und dem Abwehrmechanismus andererseits handeln. Die Irreversibilität ist letztlich nichts anderes als ein Versagen der Regulationsmechanismen bzw. Überschreiten ihrer Kapazität, ohne Zweifel in kausaler Beziehung stehend zum Faktor Zeit und zu dem Alter des betroffenen Patienten.

Das Standardmodell, um im Experiment einen Schock zu erzeugen, ist die Entblutung, also der hämorrhagische Schock. Hierbei sind die Verhältnisse am übersichtlichsten und jederzeit zu reproduzieren. WIGGERS hat sich dieser Fragen besonders angenommen. Alle anderen Methoden haben gegenüber diesem Verfahren nur insofern Bedeutung, als ihre modifizierenden Einflüsse auf den einheitlichen Verlauf bei speziellen ätiologischen Auslösungsursachen abgeklärt werden.

Geringe Entblutungen etwa bis zu 10% des Blutvolumens führen nicht zu faßbaren Kreislaufreaktionen. Die Regulation auf den Verlust erfolgt über die Pressoreceptoren, deren Steuerungsimpulse durch minimale Änderungen der Druckamplitude ausgelöst werden. Die Pressoreceptoren mobilisieren über Katecholamine Volumen aus dem Reservoir — beim Menschen in erster Linie aus der Lunge — mit Verstärkung der Kontraktionskraft des Herzens sowie einer Frequenzzunahme. Durch Vasoconstriktion der Venen wird der Rückfluß erhöht. Bei bestimmten Tierspecies, so beim Hund, tritt besonders die Milz als Speicher regulativ ein. Es kommt aber je nach Empfindlichkeit des Versuchsobjektes zu einer geringen Verengung arterieller Gefäße in Haut und Darm, niemals aber in Herz, Gehirn und Nieren. Die Änderung im zirkulatorischen System ist so gering, daß Druckschwankungen nicht faßbar sind. Erst bei Steigerung der Entblutung kommt es zu einer meßbaren Senkung des Mitteldruckes. Um einen Schockzustand handelt es sich jedoch dann noch nicht.

Dieses Bild der Hypotonie kann in einigen Fällen bei Blutverlusten bis zu etwa 30% in das Gegenteil umschlagen. Herzfrequenz und Blutdruck sinken ab. Anstatt der beschriebenen Vasokonstriktion erfolgt nun aber in Abwandlung eine Dilatation, insbesonders der Hautgefäße. Dafür prägte LEWIS den Begriff „vasovagale Synkope". DUESBERG und SCHRÖDER sprechen von einem Entspannungskollaps. Mit fortschreitendem Blutverlust, also ab etwa 30% der Blutmenge, geht nun die hypotone Phase in die des Schocks über. Hierbei muß allerdings die Entblutung so stark sein, daß über eine Zeit von 1—1^1/$_2$ Std unterkritische Druckwerte — etwa 50—60 mm Hg — eingehalten werden. Grundsätzlich hat man zu unterscheiden zwischen einem reversiblen und einem irreversiblen Schockzustand. Auf die Frage, welche Faktoren im einzelnen für die Perpetuierung dieses Zustandes verantwortlich zu machen sind und damit auch für den biologischen Tod, wird noch einzugehen sein. Beim reversiblen Schock genügen die Kompensationsmechanismen, die über sympatho-adrenerge Impulse gesteuert werden, um eine halbwegs ausreichende Zirkulation aufrecht zu erhalten.

Ein nahezu einheitliches Verhalten zeigt die Herzfrequenz, die deutlich ansteigt — Katecholamineinwirkung —, dann allerdings bei zunehmender Hypoxie und energetischer Herzinsuffizienz in die Bradykardie umschlägt. Bei Perpetuierung des hämorrhagischen Schocks in das Stadium der Irreversibilität kann vorübergehend eine Frequenzsteigerung eintreten, die aber dann trotz der Normovolämie in die finale Phase mit Bradykardie übergeht.

Von großer Bedeutung im Rahmen der Pathophysiologie des Schocks und ihrer Deutung ist der periphere Widerstand, der aus dem Quotienten von Druck und Volumen grob geschätzt werden kann. Da nun im Schock beide Parameter verändert werden, muß nicht zwingend auch der Widerstand eine Änderung erfahren, auch nicht bei peripherer Mangeldurchblutung. Sicher wird durch Zunahme des Widerstandes einerseits die Hautdurchblutung stark reduziert, andererseits werden aber auch die Widerstände in Herz, Hirn und Niere nicht erhöht, im Coronarsystem — während der Hypotonie durch den Sauerstoffmangel bedingt — sogar eher erniedrigt. Es erhebt sich nun die Frage, ob im Intestinaltrakt nerval-reflektorische Regulationen, also aktive Vasokonstriktionen, auftreten, die eine über die Senkung des Herzminutenvolumens hinausgehende Abnahme der Durchblutung zeigen. DUESBERG und SCHRÖDER bezeichnen diesen Zustand als Zentralisation. Jedenfalls ist der Gesamtwiderstand im schweren Schock nur unwesentlich erhöht und der lokale Widerstand nicht in dem Maße, daß dadurch die massive Mangeldurchblutung der im Nebenschluß liegenden Organe — Darm, Leber — erklärt werden kann. Offensichtlich wirken sympathisch-adrenerge Impulse regulativ mehr auf das venöse System ein.

Diesen Rückschluß darf man wohl auch aus den Befunden von FOLKOW ziehen, der u. a. die Wirkung vasokonstriktorischer Fasern auf Widerstands- und Kapazitätsgefäße nach relativer Ischämie untersuchte. Dabei ist nun interessant, festzustellen, daß die erregenden Einflüsse auf die glatte Gefäßmuskulatur mit den durch die lokale Hypoxie entstehenden vasodilatierenden Metaboliten interferieren. Mit Zunahme der Hypoxie ist eine Dilatation von Widerstandsgefäßen gekoppelt. Auf der venösen Seite dagegen — an den kapazitiven Gefäßen — bleibt die Konstringierung bestehen. Die stoffwechselbedingten dilatierenden Substanzen wirken besonders schnell auf die präcapillaren Sphincter ein.

Der oben aufgezeichnete Mechanismus bewirkt effektiv eine *Mangeldurchblutung von Darm und Leber*. Auch bei der Niere können wir mit der Reduzierung des Herzminutenvolumens eine Abnahme der Durchblutung dieses Organes feststellen, jedoch ist der Sauerstoffbedarf der Niere in dem Maße reduziert wie die Nierenleistung abnimmt.

Im Verlaufe des Schockgeschehens wird die Hypoxie fortlaufend stärker und greift auf Leistungsorgane wie Herz und Nieren über. Die Mangelversorgung dieser Organe hat eine Herz- bzw. Niereninsuffizienz zur Folge. Die kardiale Minderleistung führt dann auch ihrerseits zu einer Reduzierung des Minutenvolumens. Ferner verursacht die Hypoxie Capillarpermeabilitätsstörungen mit Austritt von Plasma ins Gewebe. Dadurch wird aber erneut der betroffene Gewebsabschnitt schlecht versorgt. Jeder Hypoxie folgen Kaliumaustritt ins Plasma sowie vermehrte Milchsäurebildung und daraus resultierend eine metabolische Acidose.

Im Vordergrund des permanenten Schocks steht also die Gewebshypoxie. Nach GUYNTON u. a. tritt im Verlauf des Schocks eine immer größer werdende O_2-Schuld ein. Wird eine Grenze von 120 ml O_2/kg Gewebe überschritten, so ist der Schock irreversibel. Je schwerer also der Schock ist, um so schneller wird dieses Defizit erreicht, die Grenze ist aber immer die gleiche.

Diese bewußt schematisierte Darstellung der Pathophysiologie des Schocks läßt einige klinische Beobachtungen noch unberücksichtigt, insbesondere die Tatsache, daß nach vielen Schockzuständen — hämorrhagischem oder auch Verbrennungsschock — der Magen-Darm-

Trakt häufig strotzend mit Blut gefüllt gefunden wird. Ferner läßt sich mit den aufgezeichneten Mechanismen ein Lungenödem, Ulceration im Magen-Darm-Trakt oder auch eine Blutung in die Lunge nur sehr schwer erklären. Auch die häufig zu beobachtende perpetuierende oder sogar zunehmende O_2-Schuld, trotz Normalisierung des Blutdruckes, paßt einfach nicht in den Rahmen des bislang geschilderten Bildes. Es müssen also noch weitere Faktoren wirksam sein (M. SCHNEIDER).

Untersuchungen aus jüngster Zeit (HAYNES, GELIN, M. SCHNEIDER, BORN u. a.) ergaben Änderungen der Suspensionsstabilität des Blutes und Viscositätsänderungen des Plasmas, wenn das Herzzeitvolumen kurzfristig reduziert ist. Diese Änderungen physikalischer Eigenschaften des Blutes (SLUDGE) sind für Störungen der Mikrozirkulation verantwortlich und bestehen im wesentlichen aus einer Aggregierung von Thrombo- bzw. Erythrocyten. Der Effekt dieser Zusammenballung corpusculärer Bestandteile ist eine weitere Herabsetzung des Stromzeitvolumens mit evtl. eintretender Stase sowie metabolischer Insuffizienz. Nun ist beim Schock die Hämodynamik derart verändert, daß trotz eines durchaus normal anzutreffenden arteriellen Druckes die Ernährungsstörung so groß ist, daß die Hypoxie — lokal oder generalisiert — das klinische Bild voll beherrscht. Hier haben wir vielleicht auch einen ätiologischen Faktor für die Irreversibilität des Schockes. Es darf betont werden, daß die Thrombo- und Erythrocytenaggregierung mit Verlegung der Capillaren sowie postcapillären Venolen bei völlig intakten Gefäßwänden gefunden wird.

Ursachen für die Mikrozirkulationsstörung sind:
1. Thrombocytenaggregierung,
2. Erythrocytenaggregierung (sog. Blood-sludge),
3. Formveränderung der Erythrocyten.

Die gesteigerte Thrombocytenadhäsivität läßt sich durch den Siebungsdruck nach der Methode Swank gut nachweisen, während das Ausmaß der Erythrocytenaggregierung quantitativ noch nicht erfaßbar ist.

Die Thrombocytenaggregation tritt unter verschiedenen Belastungen beim Schock — durch akute Drucksenkung unter 50 mm Hg — ein. Darüber hinaus können aber auch ADP-Adenosindiphosphat (BORN) oder Serotonin (SWANK) gleiche Effekte erzielen. HIRSCH wies nach, daß Ischämien (Gehirn, Niere, Skeletmuskel) ebenfalls eine Steigerung des Siebungsdruckes hervorruft. Auch die *Erythrocytenformveränderungen* wirken sich hämodynamisch erheblich aus. BRAASCH konnte zeigen, daß eine Volumenzunahme der Blutkörperchen von nur 6—8% bereits die Erhöhung des peripheren Widerstandes auf 190% und eine Senkung des Herzminutenvolumens um 30—50% induziert. Die *Aggregierung von Erythrocyten* kommt erst in späteren Stadien zur Wirkung.

Die Thrombocyten und Erythrocytenaggregierungen bzw. Formveränderungen der Erythrocyten haben selbstverständlich eklatante Effekte insbesondere auf Strombahnen mit niedriger Strömungsgeschwindigkeit. Prästasen oder sogar Stasen verursachen die Hypoxie, die ihrerseits wiederum die Aggregierungen begünstigt. Durch diese Mikrozirkulationsstörung läßt sich die Reduzierung des venösen Rückflusses erklären. Beachtung sollte auch die Beobachtung finden, daß Thrombocytenaggregierung sehr schnell, nach ISSELHARD, in weniger als 1 min auftreten, während für das sog. Blood-sludge-Phänomen doch etwas mehr Zeit benötigt wird.

Für die Auflösung scheint ein überkritischer Blutdruck Voraussetzung zu sein. Die Aggregierung oder das Sludge-Phänomen betrifft zunächst die Thrombo- und später die Erythrocyten. SCHNEIDER berichtet allerdings, daß bei hoher Fettaufnahme überwiegend die Erythrocyten betroffen werden. Im Endeffekt resultiert daraus — infolge Verlegung der terminalen Strombahn — immer die massive Mangelversorgung.

Die Ursache des *Sludge-Phänomens* ist noch unklar. Senkung des Blutdruckes auf unterkritische Werte hat zweifellos kausale Bedeutung. Jedoch ist man sich nicht darüber im klaren, welche Substanz dann die physikalischen Eigenschaften des Blutes verändert. BORN stellte die Hypothese auf, daß freies ADP — also im Plasma zirkulierendes — diese Aggregierung vornehme. Diese Annahme BORNs ist in vivo leider wegen methodischer Schwierigkeiten schwer zu beweisen. Mit Störung der Mikrozirkulation lassen sich auch unschwer die nicht selten zu beobachtenden Lungenödem, Magen-Darm-Blutungen usw. nach Hirnverletzungen erklären. Nervale Faktoren sind dazu nicht erforderlich. Die Lokalisation der Traumatisierung ist nach BISCHOF unwesentlich, wichtig ist ausschließlich die Ausdehnung. Da die Lunge gewissermaßen als Filter dient, sind hier, bei entsprechender Freisetzung thromboplastinschen Materials, die Veränderungen am größten. Weitere Organsysteme wie Leber, Darm aber auch Nieren folgen.

Diese Mikroembolien mit Verlegung der terminalen Strombahn bis zur Stase sowie daraus resultierende Hypoxie bis zum Gewebstod sind charakteristisch für den schweren Schock. Ob darüber hinaus nicht doch noch andere Faktoren, beispielsweise nervaler Art, determinierend eingreifen können, ist eines der ungelösten Probleme. Die Versorgung auch der periphersten

Zelle mit Nervenfasern — terminales Reticulum nach STÖHR — wird in diesem Sinne verständlich. Auch sollte bei der Diskussion dieses Themas die häufige Beobachtung nicht unberücksichtigt bleiben, daß nichtnarkotisierte Tiere durch Traumatisierung in einen Schock gebracht werden können, während in der Narkose solche Reaktionen fehlen.

Eine überragende Rolle insbesondere beim traumatischen Schock spielen also die Mikroembolien. Beim endotoxinbedingten bzw. durch andere Faktoren ausgelösten Schock kommt noch eine Schwellung der Endothelien, die bis zum Verschluß kleinster Arterien führen kann, hinzu. Durch die Endothelschädigung treten ebenfalls Stasen mit sekundärem Plasmaverlust ein. Ferner sieht man nach schweren Schockformen auch Änderungen des gesamten Gerinnungssystems mit intravasculärer Fibrinausscheidung sowie massiven Blutungen.

Klinik des Schocks

In Anlehnung an M. SCHNEIDER definieren wir den Schock als ein akutes Ereignis, bei dem die mehr oder weniger ausgeprägte Mangeldurchblutung peripherer Kreislaufabschnitte mit konsekutiver Hypoxie im Vordergrund steht. Die verminderte Zirkulation ist Folge eines Volumenmangels — bedingt durch Blut- oder Plasmaverlust —, der Blutverteilung oder der Reduktion des venösen Rückstroms. Die Verteilungsänderung kann entweder die hintereinander (Arterien — Venen) oder die parallel geschalteten Gefäßabschnitte (Splanchnicus — Haut — Muskelgebiet) betreffen. Die letzteren Organsysteme dominieren beim Schockgeschehen und tragen zur Perpetuierung bzw. Irreversibilität entschieden bei (s. auch Pathophysiologie). Der Organismus paßt sich regulativ dieser veränderten Situation über seine Strömungswiderstände an. Die Zentralisation des Kreislaufs nach DUISBERG und SCHRÖDER beinhaltet diesen Regulationsmechanismus, jedoch trifft diese Bezeichnung nicht ganz die hämodynamische Situation, da auch die zentrale Blutmenge — nämlich in Herz und Lunge — ebenfalls vermindert ist.

In klinischen Arbeiten verwendet man teilweise andere oder auch zusätzliche Definitionen. So wird unterteilt:

1. *In primären und sekundären Schock*

Von einem primären Schock spricht man dann, wenn unmittelbar auf ein äußeres Ereignis hin ein akuter Blutdruckabfall eintritt. Die Hypotension ist zumeist vorübergehend. Mit Ausnahme des spinalen Schocks (s. neurogener Schock) fehlt die periphere Mangeldurchblutung, so daß man besser auf diese Unterteilung gänzlich verzichten sollte.

Ein sekundärer Schock tritt infolge spezieller Auslösungsursachen wie Blutungen, Verbrennungen bzw. Intoxikationen auf.

2. *Neurogener Schock*

Im Anschluß an Untersuchungen von GOLTZ (1864) wurde die Hypothese von einer primär-nervalen bzw. rein vagalen Genese des Kreislaufversagens aufgestellt. Diese Anschauungen dürfen heute als überholt angesehen werden (s. Pathophysiologie des Schocks). Damit ist nicht ausgeschlossen, daß das vegetative Nervensystem modifizierende oder auch potenzierende Einflüsse auf das Schocksyndrom ausüben kann.

In der Bauchchirurgie werden nach Zerrungen oder Torsionen des Mesenteriums Kreislaufeffekte beobachtet, die Anregungen zu Tierversuchen gaben. Die Ergebnisse an Modellen sind jedoch nicht repräsentativ, da nach solchen Eingriffen häufig andere Reaktionen als beim Menschen auftreten. Im Tierversuch kommt es infolge Stimulierung von Splanchnicusästen zu pressorischen Reaktionen, die mit einer Mobilisierung von Adrenalin einhergehen.

BAUEREISEN u. Mitarb. u. a. vermuten auf Grund ihrer Ergebnisse am Tier, daß Mechanorezeptoren infolge Zunahme des mesenterialen Volumens erregt werden und es dann zu einer reflektorischen Entspeicherung von Kapazitätsgefäßen bei gleichzeitiger Konstringierung von Widerstandsgefäßen kommt. Beim Menschen findet man dagegen eher einen akuten Druckabfall. Da diese Kreislaufreaktion nur von kurzer Dauer ist, löst sie kein Schocksyndrom aus.

Anders jedoch ist es bei entzündlicher, mechanischer oder toxischer Schädigung bulbärer Zentren bzw. ihrer Bahnen. Hierbei wird bisweilen ein Zustand beobachtet, der mit Bewußtlosigkeit, Erbrechen und Reflexverlust einhergeht. Man spricht von einem neurogenen oder einem spinalen Schock. Manche Autoren reihen dieses Bild unter „primärer Schock" ein. Durch die Traumatisierung der Zentren kommt es sekundär zu einer Blutverteilungsstörung infolge Verlust des Vasoconstrictorentonus (Entspannungskollaps im Sinne von DUESBERG und SCHRÖDER) und damit zum Schock. Im Gegensatz zu dem sonst üblichen pathogenetischen

Weg ist die Noxe für den Blutdruckabfall und die Abnahme des Herzminutenvolumens nicht der reduzierte venöse Rückstrom, sondern die akute massive Abnahme des peripheren Widerstandes.

3. *Operationsschock*

Es gibt keinen Operationsschock sui generis. Treten schockähnliche Reaktionen auf, so sind diese so gut wie ausschließlich auf nicht ausreichenden Blutersatz zurückzuführen.

Der hämorrhagische Schock

Äußere oder innere Blutverluste stellen häufig eine Schockursache dar. Das klinische Bild wird durch Tachykardy, evtl. mit Blutdruckabfall, sowie kalte Extremitäten beherrscht. Haut und sichtbare Schleimhäute sind infolge Abfalls der Strömungsgeschwindigkeit und hoher Sauerstoffextraktion cyanotisch. Durch den Abfall des Herzminutenvolumens sinkt auch die Zahl der Sauerstoffträger, deren Reduktion Lufthunger zur Folge hat. Der Volumenverlust wird zunächst durch Einstrom interstitieller Flüssigkeit kompensiert; dieser Flüssigkeitsverlust erzeugt das Durstgefühl. Patienten im Schock sind zumeist bei klarem Bewußtsein, die große Unruhe weist auf stärkeren Blutverlust hin (erethischer Schock). Mit der Abnahme des Herzminutenvolumens sinkt auch die Nierendurchblutung proportional ab. Die Leistung dieses Organs wird reduziert und nach Erreichen unterkritischer Druckwerte sinkt der Filtrationsdruck so stark ab, daß kein Glomerulusfiltrat mehr gebildet werden kann. Damit sistiert die Urinproduktion.

Der traumatische Schock

Beim traumatischen Schock ist der pathogenetische Mechanismus nicht so klar zu umreißen wie beim hämorrhagischen Schock. Ist hier das wichtigste pathogenetische Moment der Blutverlust, so sind beim traumatischen Schock mehrere Faktoren auslösend beteiligt. Diese sind erforderlich, da ein Faktor allein niemals zu einem Schock führt. Die verschiedenen pathogenetischen Momente müssen sich gewissermaßen zum Schockgeschehen „aufschaukeln", bis dann die schweren Stoffwechsel- und Kreislaufveränderungen eintreten. So finden wir den Plasmaaustritt durch die geschädigten Capillarwände im traumatisierten Gewebsbezirk, aber auch fern von diesem durch Wirkstoffe (s. Therapie) oder Endotoxine. Darüber hinaus wird auch das Kalium, das beim Schock anderer Ätiologie auch mitbeteiligt ist, hier besonders stark anfallen. Bekanntlich tritt intracelluläres Kalium bei jeder Hypoxie, Acidose sowie Traumatisierung aus der Zelle ins Plasma über. Solange die Niere funktioniert, verhindert die renale Eliminierung einen die Herztätigkeit beeinträchtigenden Plasmaanstieg. Anders jedoch dann, wenn infolge des Schocks eine Minderdurchblutung der Nieren resultiert. Eine solche Situation haben wir besonders beim *Crushsyndrom*.

Der pathogenetische Weg beim Crushsyndrom ist nicht völlig geklärt. Die mit der Schwere des Schocks korrelierte Acidose begünstigt die Myo- und Hämoglobincylinderausfällung (CORCORAN, PAGE, KOSLOWSKI, BUCHBORN). Da diese Substanzen bei ausgedehnten Gewebsquetschungen — Crush — in großer Menge die Nieren passieren müssen, wurden sie für die Insuffizienz verantwortlich gemacht. Es wird heute übereinstimmend festgestellt, daß die Myo- bzw. Hämoglobincylinder jedoch für die Nieren ungiftig sind (MÜLLER, McDONALD, RANDERRATH, BOHLE), so daß noch ein anderer Mechanismus mitentscheidend sein muß. GELING glaubt, daß durch die Traumatisierung vielleicht Gewebsthromboplastin freigesetzt wird oder eine andere Substanz, die nach der Aktivierung eine Aggregation der Chylomikronen auslöst und die später auch für die Erythrocytenaggregate mit ihren für Kreislauf und Stoffwechsel so verhängnisvollen Folgen verantwortlich ist. Eine weitere Möglichkeit ist die, daß die im traumatischen Schock freigesetzte „toxische Substanz" zunächst die Emulsionsstabilität des Plasmas beeinflußt. Durch diese Reaktion könnten Fetttröpfchen und Fettembolien gebildet werden. In einem weiteren Prozeß würden dann hierauf Aggregierungen der Zellen folgen (im übrigen siehe unter Pathophysiologie). Wir müssen weiter uns darüber im klaren sein, daß durch das Trauma bzw. durch die Verbrennung Veränderungen des Plasmaproteingehaltes eintreten. Im Prinzip handelt es sich um eine Vermehrung größerer Proteinmoleküle auf Kosten des Albumins. Die Zunahme betrifft vor allem die α-2-Fraktion und das Fibrinogen. Diese Änderungen des Plasmaproteingehaltes führen zwangsläufig zu einer vermehrten Viscosität des Plasmas und einer Verminderung der Suspensionsstabilität des Blutes. Es ist also für die schwere Hypoxie nicht zwingend ein hypothetisches Toxin notwendig, sondern allein die Änderung der Plasmaproteine kann nachweislich zu einem Sludgephänomen führen.

Der Verbrennungsschock

Für das pathogenetische Geschehen beim Verbrennungsschock ist, ähnlich wie beim traumatischen Schock, der Verlust an Blutplasma bestimmend. Nach EVANS und BUTTERFIELD wird der Verlust an Flüssigkeit pro 1% verbrannter Körperoberfläche mit 2 ml d. h. etwa $1^5/_{100}$ des Körpergewichts geschätzt. Der Verlust an Körperflüssigkeit geht mit einer relativen Zunahme corpusculärer Bestandteile — Hämokonzentration — einher. Interessanterweise und im Gegensatz stehend zu praktisch allen anderen Schockformen ist der in großer Regelmäßigkeit anzutreffende Anstieg der Strömungswiderstände bis zum Eintritt in die finale Phase. Der Blutdruck ist dadurch normal, übernormal oder nur leicht gesenkt. Dem Anstieg der Strömungswiderstände geht die Drosselung peripherer Stromabschnitte parallel. Aus diesem Grund stellt der Blutdruck beim Verbrennungsschock ein noch weniger verwertbares Kriterium dar als bei den anderen Schockformen.

Die enge Korrelation zwischen Verbrennungs- und traumatischem Schock läßt sich am Beispiel des Plasmaverlustes bzw. dessen Partialfraktion aufzeigen. Auch beim Verbrennungsschock treten auf Grund der Molekulargröße vorwiegend die Albumine ins Interstitium über und können in der aus dem Verbrennungsgebiet abströmenden Lymphe vermehrt nachgewiesen werden (COPE, MOORE, BALL). Der Albumin/Globulinquotient fällt ab. Allein durch diese Änderungen kann die Suspensionstabilität des Blutes verringert und die Zellaggregierung (Sludge) mit Verlegung der terminalen Strombahn sowie der katastrophalen Hypoxie ausgelöst werden. Daß dieser Mechanismus bzw. die Mangeldurchblutung pathogenetisch bedeutsam sein muß, beweist der Milchsäure/Brenztraubensäure-Quotient, der bei schweren Verbrennungen erhöht gefunden wird. Ein Lactatanstieg allein, wie häufig in der Literatur beschrieben, beweist dagegen nichts (im übrigen s. u. traumatischem Schock, bzw. Pharmakotherapie).

Die Frage nach möglichen „Rösttoxinen" ist bei dem heutigen Stand der Untersuchungen nicht eindeutig zu beantworten. Zahlreiche Arbeiten belegen, daß im Blut verbrannter Tiere oder im Serum bzw. in der Lymphe Wirkstoffe nachzuweisen sind, die depressorische Effekte beim Empfängertier auslösen. Dieser Beweis allein ist nicht schlüssig, da KABAT und LEVINE, v. CANEGHEIM, DEPRÉ, GODEFRAINE gleiche oder ähnliche Wirkungen — beim Normalserum durch Erhitzung ausgelöst — beschreiben. Es ist naheliegend, den so ausgelösten depressorischen Effekt auf Katabolite des denaturierten Eiweißes zurückzuführen. Der Histamingehalt des Blutes ist bei der Verbrennung häufig hoch, wie auch der der Katecholamine, so daß es zu einer Interferenz konkurrierender Wirkstoffe kommen muß (s. auch unter Histamin). Auch werden depressorisch wirksame Amine häufig in den Leberzellen, also aus der allgemeinen Zirkulation eliminiert, gefunden. Das läßt doch auf eine enge Verbindung zwischen Leber-, Porta- und Mesenterialdurchblutung sowie auf eine Verbindung zum Endotoxinschock schließen (s. u. Endotoxinschock).

Das charakteristische Merkmal im klinischen Ablauf aber ist die erwähnte extreme Vasokonstriktion mit Minderdurchblutung im Parallelkreislauf liegender Organe (Leber, Mesenterialkreislauf, Nieren). Diese bestimmt das akute Bild. Danach folgt die eigentliche Verbrennungskrankheit — nach etwa 3—6 Tagen — mit der Intoxikation des Organismus, Nierenversagen, Kaliumüberladung usw. Der akute Ablauf — also der eigentliche Schock — kann durch unsere Maßnahmen beherrscht werden (s. u. Therapie). Problematisch bleibt die Intoxikation. Gelingt es, das Sludging der Nierengefäße zu verhindern oder diese aggregierten Zellen wieder aufzulösen, dürfte mit den modernen Verfahren wie Substitution evtl. Dialyse usw. die Insuffizienz zu beherrschen sein. Ist doch bekannt, daß die Regenerationsfähigkeit der Nierenzellen sehr groß ist. Erreicht werden muß, daß mit dem Natriumload die Durchblutung korreliert.

Der septische bzw. Endotoxinschock

Es ist eine klinische Erfahrung, daß schwere Infektionskrankheiten häufig mit einem Schocksyndrom einhergehen. In etwa $^2/_3$ der Fälle sind die dafür verantwortlichen Erreger gramnegativ (HALL u. GOLD, SPITTEL, MARTIN u. NICHOLS). Das häufige Zusammentreffen von Ileus, Peritonitis und Schock läßt an einen ursächlichen Zusammenhang denken.

Es besteht heute weitgehend eine Übereinstimmung darüber, daß für die schweren Kreislaufreaktionen sog. ,,Endotoxine" verantwortlich zu machen sind (FINE). Die Applikation von Endotoxinen wird im Tierexperiment dazu verwendet, die modifizierenden Einflüsse des solcherart ausgelösten Schocksyndroms zu studieren.

Die hämodynamischen Änderungen sind weitgehend mit denen eines hämorrhagischen Schocks identisch, jedoch ist die Leberstauung noch stärker als beim hämorrhagischen Schock. Beim Experiment am Hund darf man dafür wohl die starke Konstringierung der Lebersperrvenen mit konsekutiver Steigerung des portalen Druckes verantwortlich machen. Beim Menschen fehlen diese Sperrvenen, hier haben wir andere Steuerungsmechanismen, die im Effekt der hämodynamischen Situation beim Hund zumindest sehr ähnlich sind. Im übrigen wurde im pathophysiologischen Abschnitt auf die Beziehungen Mangeldurchblutung im Leber-Porta-Kreislauf, reticuloendotheliales System und Perpetuierung des Schocks hingewiesen. Es steht heute außer Frage, daß hier die Hauptnoxe für die Irreversibilität liegt, der genaue Mechanismus ist allerdings noch unklar.

SPANNER konnte in den submukösen Schichten der Darmwand des Hundes zahlreiche arteriovenöse Shunts nachweisen, die beim Menschen jedoch in der Schleimhaut selbst eingeordnet sind. Strömungsdynamisch wirken sich diese Kurzschlüsse so aus, daß bei niedrigem Perfusionsdruck sowie hohem Strömungswiderstand — also einer dem Schock adäquaten Hämodynamik — praktisch das ganze Stromzeitvolumen über diese Shunts fließt. Die intestinalen Veränderungen sind beim Menschen dementsprechend submukös und werden leicht übersehen, im Gegensatz zum Hund, bei dem diese Änderungen in der Schleimhaut direkt angeordnet sind (LILLEHEI).

Ein weiterer Beweis für die Kausalität zwischen Erreger und Schock ist die klinische Besserung sowie der experimentelle Beweis mit Antibiotica. Die Tatsache, daß solche Medikamente praktisch nur wirksam sind, wenn sie enteral gegeben werden, spricht für die Bedeutung der Darmflora bzw. ihrer Erreger (Toxine) beim septischen und Endotoxinschock. Unter den Bedingungen des Schocks sind makroskopisch intakte Darmwände durchlässig, wie FINE mit markierten Colibakterien nachweisen konnte. Die Erreger oder ihre Toxine dringen über die Portavene in die Leber ein.

Die klinischen Symptome oder auch die Kreislaufreaktion unterscheiden sich nicht wesentlich von denen anderer Schockformen. Der Blutdruck ist zumeist gesenkt, das Herzminutenvolumen trotz febriler Tachykardie vermindert. Der Hautwiderstand wechselt mit dem Fieber. Zunächst, bei beginnender Temperatur, ist er ausgesprochen hoch, um dann, besonders bei der kritischen Entfieberung, in die Spätphase der Entspannung überzuwechseln.

Therapie

Die Heterogenität ätiologischer Faktoren beim Schock erfordert bei der Therapie entsprechende Berücksichtigung. Infolgedessen können Empfehlungen für alle Schockformen nicht gegeben werden. Die Behandlungsweise muß im Einzelfall nach der jeweiligen Auslösungsursache und Schwere der Form ausgerichtet werden.

Eine wirksame Therapie des Schocks kann nur auf der Basis pathophysiologischer und pharmakologischer Ergebnisse aufgebaut werden. Welches sind die Fakten, mit denen wir auf Grund unserer bisherigen Vorstellungen zu rechnen haben?

1. Dominierend ist die reduzierte Stromstärke gewisser Gewebsabschnitte infolge Reduktion des Herzzeitvolumens.
2. Mit dem Grad des Schocks korrelieren Hypoxie, gesteigerte Capillarpermeabilität, Endotoxinämie im Systemkreislauf, intracellulärer Kaliumverlust sowie die Thrombo-Erythrocyten-Aggregation.
3. Durch die Hypoxie kommt es zur metabolischen Acidose.
4. Das erniedrigte Herzvolumen führt in der späten Phase zur Insuffizienz lebenswichtiger Organe wie Herz, Nieren und Gehirn.

Wichtigster Gesichtspunkt bei der Behandlung des Schocks ist — unabhängig von der Auslösungsursache (mit Ausnahme des kardiogenen Schocks, der aber in diesem Abschnitt unberücksichtigt bleibt) — die genaueste Beachtung des intravasalen Flüssigkeitsvolumens und dessen Substitution. Diese Therapie ist absolut vorrangig. Alle anderen noch zu besprechenden Behandlungsarten sind wegen ihrer theoretischen Begründung zum Teil umstritten und halten in der Erfolgsstatistik einer objektiven Kritik auch häufig nicht stand.

Die in der Chirurgie zu beobachtenden Schockzustände können im Prinzip auf drei Grundursachen zurückgeführt werden.

1. Auf Blutverlust nach außen oder innen.
2. Auf Blutverteilungsänderungen infolge massiver Traumen.
3. Auf Plasmaverlust insbesondere bei Verbrennungen.

Das Stromzeitvolumen kann durch Blut, Plasma oder Ersatzmittel normalisiert werden. Unabhängig davon, mit welchem dieser drei Mittel substituiert wird, bleibt die Frage offen, in welcher Größenordnung dieser Ersatz erfolgen muß. Für die Klinik stehen seit kurzem geeignete Geräte zur Verfügung, die schnell und ausreichend exakte Blutvolumina angeben.

In der Praxis bzw. in Kliniken, in denen solche Apparaturen nicht bereitstehen, wird man einen Kompromiß schließen müssen. Es gibt Faustregeln, mit denen man gut arbeiten kann, die aber die Volumenbestimmung nicht ersetzen: Normaler Blutdruck bei mäßig gesteigerter Herzfrequenz und kalten Acren lassen im allgemeinen einen Blutverlust über 30% ausschließen. Senkung des Blutdruckes auf etwa 100 mm Hg und Puls unter 100 bedeutet bei kalten Acren häufig das vasovagale Bild im Sinne von Lewis (s. Pathophysiologie) und ist zumeist harmlos, kann aber einen drohenden Schock anzeigen. Jeder „kalte Patient" ist schockgefährdet (Allgöwer). Eine Hypotonie unter 100 mm Hg mit Frequenzanstieg über 100 läßt einen Schock vermuten, Lebensgefahr besteht bei Blutdruckwerten um 70 mm Hg und Pulsfrequenzen über 140 bei kalten Extremitäten.

Die Blutdruckhöhe allein läßt keine Schlüsse auf die Schwere des Schocksyndromes zu. Indirekte Methoden bestehen ferner in der Messung der stündlichen Urinausscheidung, die beim Erwachsenen nach Allgöwer nicht unter 30 ml pro Stunde und beim Kind nicht unter 20 ml pro Stunde betragen soll. Ein recht gutes Kriterium ist die Beobachtung der Halsvenen, vielleicht sogar im Liegen und Stehen. Es leuchtet ein, daß beim Volumenmangel die Halsvenen kollabieren und je nach der Substitution sich zu füllen beginnen. Richtet man dann den Patienten auf — mittels eines Kipptisches — dann wird bei nicht ausreichender Volumensubstitution das Blut wiederum in die Peripherie absacken, während sie bei einer Normovolämie gefüllt bleiben. Man kann aber auch so vorgehen, daß der Venendruck unter der Substitution gemessen wird. Nach Ahnefeld sollen Werte von 15—20 cm H_2O nicht überschritten werden.

Blutersatz

Beim hämorrhagischen, traumatischen und selbst beim Verbrennungsschock ist *Vollblut* wertvoller als irgendein Blutersatz. Auch im Hinblick auf die metabolischen Änderungen muß unter Berücksichtigung der pathophysiologischen Gegebenheiten diese Art der Substitution an erster Stelle stehen. Mit der Steigerung des Blutdruckes und Erhöhung des Herzminutenvolumens werden ja rein druckpassiv auch die peripheren Widerstände gesenkt, die dann mit zu der Zunahme der Stromstärke und Strömungsgeschwindigkeit führen. Selbst bei bereits vorliegendem Sludgephänomen kann diese Art der Substitution nicht von Nachteil sein, da man zumindest erwarten darf, daß über die Zunahme des Herzminutenvolumens ein Teil der aggregierten Zellen ausgewaschen wird. Auf andere Verfahren wird noch einzugehen sein.

Nun wird das Blut als biologische Flüssigkeit bei Entfernen aus seinem Milieu einen Alterationsprozeß durchmachen, der um so stärker ist, je älter das Blut ist. Im Prinzip sind die schädigenden Noxen jene Substanzen, die als Stabilisatorzusätze oder zur Ungerinnbarmachung beigegeben werden müssen. Ferner handelt es sich um Kaliumüberschwemmung, die mit dem Alter der Blutkonserve korreliert. Mit einem völlig neuen Problem werden wir auf Grund der Untersuchungen von Schneider konfrontiert, der feststellte, daß jedes Blut, das älter als drei Tage ist, bereits eine Aggregierung von Thrombo- und Erythrocyten aufweist. Das würde aber bedeuten, daß wir bei nicht vorbehandeltem Blut eine Potenzierung dieses Effektes geradezu induzieren würden, da ja auch ein wichtiges Merkmal des Schocksyndroms das Sludgephänomen ist. Ein praktikabler Weg ist der, entweder nur sehr frisches Blut zu verwenden, oder, wenn nicht vorhanden, das zur Transfusion bereitgestellte Blut über entsprechende Glaswollfilter zu leiten, die dann die aggregierten Zellen zurückhalten. Eine weitere Schwierigkeit taucht dann auf, wenn infolge eines massiven Blutverlustes innerhalb kürzester Zeit größere Konservenblutmengen schnellstens infundiert werden müssen. Dann stellt sich nicht selten trotz Normalisierung des Blutvolumens ein Kreislaufversagen ein mit Druckabfall und Bradykardie, Kammerflimmern und Herzstillstand; wesentlicher pathogenetischer Faktor ist hier die Überflutung mit Natricum citricum, die zu einer beträchtlichen Senkung des ionisierten Plasmacalciums führt. Auch muß dann an eine Kaliumüberdosierung bzw. Thermoeffekte gedacht werden, die nach RÜGHEIMER und LEUTSCHAFT gemildert werden, wenn das Blut über einen Durchlauferwärmer auf normale Temperaturen gebracht wird.

Soll man nun intraarteriell oder intravenös transfundieren? Wenn auch die klinischen Berichte keine unbedingte Überlegenheit der intraarteriellen Transfusion vor der intravenösen zunächst ergeben, so sind die theoretischen Überlegungen mehr im Sinne einer arteriellen Transfusion zu interpretieren.

MAX SCHNEIDER kommt nämlich auf Grund seiner Untersuchungen zu der Überzeugung, daß bei bestimmten Formen des Schocks die intraarterielle Transfusion zu empfehlen sei. Kommt es beispielsweise bei einem schweren traumatischen Schock sehr frühzeitig zu massiven Mikroembolien, die größere Capillarbezirke verlegen und damit aus der Zirkulation ausschalten, dann ist die intraarterielle Transfusion überlegen. Es ist anzunehmen, daß bei diesen Gegebenheiten die Stase über die schnell eintretende Drucksteigerung doch noch behoben werden kann. Ähnliche Verhältnisse liegen vor, wenn eine adäquate Schockbehandlung nicht innerhalb eines Zeitraumes von etwa $1^1/_2$ Std einsetzt, da dann mit Mikroembolien gerechnet werden muß. Die Mikrozirkulationsstörung läßt sich relativ einfach an Retinalgefäßen bzw. bei Verbrennungen an der traumatisierten Haut beobachten (Farbe des austretenden Blutes!).

Die Plasmatransfusion

Durch Erfahrungen, die insbesondere während des 2. Weltkrieges gewonnen wurden, wurde sicher, daß die Bluttransfusionen der Plasmasubstitution bei weitem überlegen sind. Das trifft auch für jene Patientengruppe zu, die im Verlauf beispielsweise eines Traumas mit einer Hämokonzentration reagiert, also besonders beim traumatischen oder Verbrennungsschock. Auch bei hier anzutreffenden hohen Hämatokritwerten bringt transfundiertes Blut folgerichtig eher eine Senkung des Hämatokrits, da ja bei der Substitution mit Konserven durch Stabilisatoren eine unternormale Erythrocytenkonzentration transfundiert wird. Im übrigen wird die effektive Blutviscosität auch nach der Transfusion allein druckpassiv über die Abnahme der peripheren Widerstände eher herabgesetzt, sicherlich nicht erhöht. Von dieser Seite sind also Komplikationen nicht zu erwarten. Die einzige Kontraindikation wäre die Aggregierung von Zellelementen, also das Sludgephänomen. Hier ist zu überlegen, ob bei gefährdeten Patienten bzw. älterem Blut nicht dem zu transfundierenden Blut Rheo-Macrodex beigegeben werden soll, und zwar in einem der jeweiligen Situation angepaßten Verhältnis. Für Vollblut und gegen Plasma ist auch die Tatsache anzuführen, daß transfundiertes Plasma relativ rasch wieder in das traumatisierte Gewebe übertritt und somit keinen dauerhaften volumenexpandierenden Effekt erzeugt.

Trotz dieser eindeutigen Nachteile des Plasmas gegenüber Vollblut gibt es eine Anzahl von Fällen, in denen Plasma verwendet werden muß. Die Gründe hierfür liegen mehr in organisatorischen Fragen. Plasma ist gut zu konservieren und zu transportieren, weiterhin im allgemeinen gut verträglich, und damit kann die Übertragung ohne Zeitverlust und ohne Blutgruppenbestimmungen sowie serologische Vorproben erfolgen. Soll ein plasmaexpandierender Effekt erreicht werden, so muß ausreichendes Volumen transfundiert werden. Je nach der Schwere des Schockzustandes wird mit Mengen von 1000—1500 ml zu rechnen sein.

Plasmaersatzmittel

Zu den Plasmaersatzmitteln werden die sog. Plasmaexpander sowie Elektrolytlösungen gezählt. Plasmaexpander sind im Prinzip kolloidale Lösungen, die auf

Grund ihrer Molekülgröße nicht so rasch durch die Nieren eliminiert werden wie Elektrolytlösungen. Sie besitzen gegenüber Plasma den Vorteil der noch besseren Lagerungsfähigkeit, des erheblich niedrigeren Preises sowie der Unmöglichkeit einer Hepatitisinoculation. Trotzdem sind sie in keiner Weise ein Plasmaersatz, da das Eiweißdefizit nicht ausgeglichen wird und die Eliminierung durch die Nieren — allerdings unterschiedlich bei den einzelnen Präparaten — rascher als beim Plasma erfolgt.

Die Behauptung einer Speicherung im reticuloendothelialen Gewebe hat sich nicht halten lassen (LINDNER). Auf Plasmaexpander wird man trotzdem in der Praxis nicht verzichten können, insbesondere bei Massenkatastrophen bzw. dringlicher Substitution, bis Blut oder Plasma verfügbar ist.

An Plasmaexpandern haben Bedeutung vor allem Polyvenylpyrolidon (Periston) und Dextran (Macrodex, Oncovertin) und der Expander auf Gelatinebasis (Hämaccel, Plasmagel). Eine ausreichende Substitution hält beim Periston etwa 2—3 Std und beim Dextran etwa 4 Std an.

Ein völlig neues Prinzip ist mit dem niedermolekularen Dextran (Rheomacrodex) entdeckt worden (GELIN, HAYNES, M. SCHNEIDER). Das Präparat ist nachweislich befähigt, das Sludge Phänomen günstig zu beeinflussen, indem es die im Schock so gefürchtete Zellaggregation wieder auflöst und damit die Zirkulation terminaler Strombahnen wieder in Gang setzt. Als Expander ist das Präparat uninteressant, da die Verweilzeit nur etwa $1-1^{1}/_{2}$ Std beträgt. Für die Auflösung aggregierter Zellen ist es jedoch unübertroffen gut. Sein Hauptindikationsgebiet sind Verbrennungs- und traumatischer Schock, aber auch beim hämorrhagischen Schock, wenn nicht rechtzeitig substituiert werden konnte, sollte Rheomacrodex dem Blut zusätzlich beigegeben werden.

Die Elektrolyttherapie und die Behandlung der metabolischen Acidose

Den nichtkolloidalen und isotonischen Infusionsgemischen fehlen volumenexpandierende Eigenschaften, da ihre Verweilzeit nur etwa 30 min beträgt. Trotzdem haben sie bei bestimmten Schockformen, insbesondere wenn die Patienten vor dem eigentlichen Schock bereits dehydriert waren, auch beim Verbrennungsschock, Bedeutung. Man muß dabei berücksichtigen, daß unmittelbar nach Blut- oder Plasmaverlust aus dem extravasculären Raum Flüssigkeit austritt und diesen Bestand vermindert. Besondere Probleme der Elektrolyttherapie treten beim Schock nicht auf.

Häufig wird mit der Elektrolyttherapie eine Behandlung der konsekutiven Acidose kombiniert. Im pathophysiologischen Teil ist der Mechanismus ausführlich dargelegt, so daß wir darauf verweisen dürfen. Welche therapeutischen Konsequenzen ergeben sich nun? Die O_2-Mangelsituation der Zelle führt in Abhängigkeit vom Grad der Hypoxie zu einer vermehrten Glykolyse mit Zunahme der Milchsäure, da Brenztraubensäure nicht mehr in den nur bei O_2-Anwesenheit ablaufenden Krebscyclus eingeschleust werden kann. Die beschleunigte Glykolyse hat somit 2 Konsequenzen:

1. Die metabolische Acidose.

2. Die Änderung des Potentials zugunsten der reduzierten Seite mit ihren Folgen für den Zellstoffwechsel.

Die Ursache für die metabolische Acidose und konsekutive Abnahme der Alkalireserve ist immer ein intracellulärer Vorgang. Die Milchsäure läuft wegen der Molekülgröße verspätet über und erscheint dann im zirkulierenden Blut. Zunächst versucht nun der Organismus, durch eine erhöhte pulmonale CO_2-Abgabe den pH-Wert des Blutes und der Zellen normal zu halten. Die Therapie mit Alkalilösungen, so Natriumbicarbonat und Lactat, bewirkt zwar einen Anstieg der Alkalireserven und der extracellulären Pufferkapazität, nicht jedoch ein Eindringen von Natriumionen in die Zellen. Bekanntlich ist der Natriumtransport ein aktiver Prozeß und folgt nicht den Diffusionsgesetzen. Der verfügbare Energiebetrag ist aber bei der Hypoxie stark vermindert, wie ausführlich dargestellt. Nach SCHWIEGK, RIECKER, WOLFF und KOCZOREK ist dieser Mechanismus auch für die vermehrte Produktion an Aldosteron mitverantwortlich. Selbst unter der Annahme, daß es gelingt, die extracelluläre Alkalireserve zu normalisieren, muß die intracelluläre Acidose unbeeinflußt bleiben, solange die Hypoxie nicht beseitigt ist, d. h. die zirkulatorische Insuffizienz weiter besteht. Neuerdings verwendet man mehr den Aminpuffer Trishydroxymethylaminomethan (Tham bzw. Trispuffer), eine Substanz, die den Chemikern längst als Puffer bekannt ist. Tham soll den Vorteil haben, daß es auch intracellulär zur Wirkung kommt. Die Dosierung ist nach ZIMMERMANN

$$\frac{\text{Basenüberschuß}}{0{,}74} \times 0{,}3 \times \text{kg Körpergewicht,}$$

wobei allerdings 0,5 mg/kg Körpergewicht nicht überschritten werden soll. Bei einer so eingeleiteten Therapie muß die Pufferkapazität laufend beobachtet werden, da durch DEAL und GREEN bekannt ist, daß eine Herabsetzung sympathisch-adrenergischer Reize bei der Acidose erfolgt, während bei der alkalotischen Reaktion eine Erhöhung festgestellt wurde.

Damit können wir überleiten zu einem anderen Thema, nämlich der Behandlung mit pressorischen Substanzen! Will man in der Schockbehandlung nicht einer Polypragmasie verfallen, so müssen alle Präparate, sowohl in ihrer theoretischen Begründung als auch in ihrer praktischen Anwendung, der Kritik standhalten können. Wie sind die Fakten beim Schock? Es wurde unter der Pathophysiologie ausführlich dargelegt, daß die Funktionen des Kreislaufs durch chemische Wirkstoffe geregelt werden. Nun überrascht nicht, daß bei so massiven Änderungen der Zirkulation, wie wir sie ja beim Schock antreffen, auch die chemischen Wirkstoffe selbst beteiligt sind.

Chemische Wirkstoffe

KRONEBERG differenziert zwischen obligatorisch-nerval-hormonalen Substanzen, die bereits physiologische Funktionen an Herz und Gefäßen ausüben, und solchen, die nur unter pathologischen Bedingungen fakultativ gebildet oder aus der gewebsgebundenen, unwirksamen Form in die frei-wirksame überführt werden. Zur ersten Gruppe zählen Nor-Adrenalin, Adrenalin, die Transmitter des sympathischen Nervensystems, das Acetylcholin und die Hormone der Nebennierenrinde. In die 2. Gruppe der fakultativ gebildeten gehören Histamin und sog. H-Substanzen, ferner Substanzen von Polypeptidnatur, die bei speziellen Formen des Schocks mit Sicherheit eine Rolle spielen, nämlich Kinine, wie Bradykinin oder auch das Kallidin.

Wie im pathophysiologischen Teil ausführlich dargestellt, besteht Klarheit darüber, daß es kein spezifisches „Schockgift" gibt. Die Annahme scheint berechtigt zu sein, daß die Überträgerstoffe, die bereits unter normalen Bedingungen vitale Funktionen regeln, in ihrer Intensität verändert werden. Die 2. Gruppe, also die fakultativ gebildeten Polypeptide, sowie das Histamin sind wahrscheinlich nur bei Sonderformen-Verbrennungen, Endotoxinschock usw. — determinierend, indem sie den typischen Ablauf modifizieren können.

Katecholamine

Seitdem CANNON seine fundamentalen Untersuchungen über die Notfallfunktionen vorlegte, ist bekannt, daß besondere Leistungsforderungen an den Organismus mit massiven Ausschüttungen an Adrenalin und auch Nor-Adrenalin aus den Nebennieren beantwortet werden. Diese Ergebnisse sind bis heute unwidersprochen. Zahlreiche Untersucher haben sich nun mit der Frage Katecholamine und Schock beschäftigt (Lit.: Schocksymposion, BUCHBORN, KRONEBERG). Eine einheitliche Interpretation besteht nicht. Trotzdem kann vorerst mit folgendem Regulationsmechanismus gerechnet werden:

Im hämorrhagischen Schock steigt Adrenalin um etwa 400% an, während der Nor-Adrenalin-Gehalt praktisch unverändert bleibt (LILLEHEI). Der Steuerimpuls ist offenbar der Volumenmangel. Nach etwa 1 Std normalisiert sich der Plasmaadrenalinspiegel, um dann nach einer weiteren Stunde erneut extrem anzusteigen, gleichzeitig erfährt auch der Nor-Adrenalin-Spiegel einen Anstieg um etwa 25%.

Die Art des Schocks scheint aber für den Katecholaminspiegel charakteristisch zu sein, denn im Endotoxinschock sind die Brenzkatechinamine ebenfalls betroffen, jedoch zeigt ihre Konzentrationskurve einen anderen Verlauf. Es werden nach der Injektion beide Fraktionen im Sinne eines Anstiegs beeinflußt, wenn auch nur für kurze Zeit. Ante finem steigen sie wiederum an, ohne aber die Werte wie beim hämorrhagischen Schock zu erreichen.

Aus diesen summierten Ergebnissen ist einmal ersichtlich, daß Katecholamine beim Ablauf des Schocks prinzipielle Bedeutung haben müssen, ferner, daß ihre Konzentration nicht einheitlich ist, sondern von der Art, also von der Ätiologie und der Intensität, des Schockgeschehens abhängt. Diese Beobachtungen müssen logischerweise bei der Therapie ihre Berücksichtigung finden.

Interessanterweise wird auch die Nebenniere trotz extremer Belastung während des Schocks nicht insuffizient. WATTS und BRAGG finden nach tödlichem hämorrhagischen Schock noch etwa 42% der normalen Katecholamine in diesem Organ, ein Gehalt, der nach KRONEBERG und SCHÜMANN noch nicht zu einer Senkung der Nebennierensekretion führt.

Nicht nur die Konzentration an pressorischen Substanzen bzw. hormonalen Wirkstoffen ist bei der Regulation von Bedeutung, sondern die Gefäße müssen auch über eine adäquate Ansprechbarkeit verfügen. Diese ist wiederum von Voraussetzungen, wie pH des Gewebes, dem intra-extracellulären Natriumgradienten, sowie vom Aldosteron abhängig. Die bisherigen Ergebnisse sind mit einiger Wahrscheinlichkeit so zu interpretieren, daß zwischen Aldosteron und Katecholaminen einerseits und der Ansprechbarkeit der Gefäßwand ein konzentrationsabhängiger Synergismus bestehen muß. Beim Schock haben wir auch keineswegs eine Abnahme von Aldosteron, sondern BUCHBORN findet sogar einen Hyperaldosteronismus. Ein weiterer Beweis auch dafür, daß man von einer Nebenniereninsuffizienz beim Schock wohl nicht sprechen kann. Auch HÖKFELT findet nach Endotoxinvergiftung einen erhöhten Aldosterongehalt des Nebennierenvenenblutes. Es kann sich somit beim Endotoxinschock um eine Störung der Verwertung an Corticoiden handeln.

Bei den fakultativ gebildeten bzw. freigesetzten Wirkstoffen spielen insbesondere Histamin und Kinine, deren pharmakologische Bedeutung beim Schock erst in letzter Zeit aufgeklärt werden konnte, eine Rolle. Die vasodilatatorischen Effekte des Histamins sind beim anaphylaktischen- und Verbrennungsschock seit längerem bekannt und beim Endotoxinschock kürzlich beschrieben worden. Die klinischen Beobachtungen bei der Verbrennung mit ihren bis in die finale Phase typischen Blutdruckwerten beweisen, daß andere Wirkstoffe das Histamin antagonisieren müssen. Adrenalin tritt mit dieser Substanz in Konkurrenz und verhindert dadurch die Gefäßdilatation. Es ist bekannt, daß durch Histamin aus den Nebennieren Adrenalin und Nor-Adrenalin mobilisiert wird. Andererseits erhöht aber Histamin an den Capillarmembranen die Durchlässigkeit und fördert so den Flüssigkeitsverlust und die Reduktion der effektiven Stromstärke in den terminalen Strombahnen. An diesem einfachen Beispiel ist ersichtlich, daß das pathologische Substrat Resultante eines Wechselspieles verschiedener Wirkstoffe ist und wir uns hüten müssen, aus einer Beobachtung Rückschlüsse auf das Ganze zu ziehen.

Zu der zweiten Gruppe von Wirkstoffen, die fakultativ liberiert werden können, gehören außer dem Histamin noch Bradykinin und Kallidin. Mit dem Untergang vom Gewebe werden eine Reihe von Fermenten frei, die dann ins Blut übertreten. Eines dieser Aktivatoren ist das Trypsin, das zu einer Freisetzung gefäßaktiver Stoffe, eben der genannten Kinine, führt. Sie liegen auch normalerweise in inaktiver Form vor, werden durch Trypsin oder andere proteolytische Fermente liberiert und üben dann ihre gefäßerweiternde und blutdrucksenkende Wirkung aus. In Pankreas und Blut sind normalerweise spezifische Hemmkörper für Trypsin und andere abbauende Enzyme vorhanden. Sie führen zu einer sofortigen Inaktivierung bzw. Zerstörung, wenn diese Substanzen im Pankreas freigesetzt werden oder ins Blut übertreten. Ein Zusammenbruch dieser körpereigenen Abwehr scheint beim Schock vorzuliegen, und zwar nicht nur beim Endotoxin, sondern auch beim hämorrhagischen Schock. Auch diese Befunde müssen bei der Therapie entsprechende Konsequenzen finden.

Pharmakotherapie

Sympathicomimetica

Es ist unbestritten, daß bei allen Formen des Schocks — in der strengen Definition wie sie hier abgehandelt wird — unabhängig von der Ätiologie die endogenen Katecholamine nicht erniedrigt sind und auch die Nebenniere keine Anzeichen der Erschöpfung zeigt. Es gibt zweifellos reflektorische Kollapszustände, bei denen die Katecholamine zur Kompensation nicht ausreichen, aber hierbei handelt es sich nicht um einen Schock im eigentlichen Sinne. In den klinischen Arbeiten wird der Wert der Vasopressorenanwendung dadurch belegt, daß der Blutdruck ansteigt oder das Aussehen der Patienten vorübergehend gebessert wird. Es liegen aber keine verläßlichen Befunde darüber vor, daß auch die Überlebensrate nach einem Schock verbessert wird. Im übrigen wird auf die kritischen Berichte von NICKERSON und LILLEHEI verwiesen.

Wenn die Vasopressoren schon keinen Nutzen bringen, so ist des weiteren zu prüfen, ob sie während des Schocksyndroms evtl. von Nachteil sind. Es muß erneut betont werden, daß beim Schock der Stromstärke im Intestinum größte Aufmerksamkeit geschenkt werden muß. Nach den derzeitigen Erkenntnissen erscheint es sicher zu sein, daß für die Irreversibilität des Schocks bzw. Perpetuierung die Mangeldurchblutung des Intestinums von großer Bedeutung ist. Diese wird aber durch Sympathicomimetica eindeutig verstärkt (LILLEHEI u. a.).

Demgegenüber ist die Niere — im Gegensatz zu manchen Behauptungen — gegenüber Mangeldurchblutung relativ stabil. Auch Sympathicomimetica reduzieren die Stromstärke, die zum Herzminutenvolumen selbstverständlich proportional abfällt, nicht weiter. Bereits WIGGERS (1950) schreibt: ,,Im Gegensatz zu den meisten Geweben zeigen die Nierenzellen die Fähigkeit, ihren O_2-Verbrauch proportional zur Versorgung zu reduzieren."

Es ist bekannt (KRAMER u. Mitarb.), daß die oxydative Energie proportional zum aktiven Natriumtransport verläuft, und zwar nur in einem Druckbereich bis über 60 mm Hg in den Nierenarterien. Bei weiterer Senkung des Druckes ist der O_2-Verbrauch mit der Durchblutung exponentiell korreliert, was bedeutet, daß die Zahl der durchströmten Capillaren abnimmt, die Diffusionsstrecke vergrößert wird und daraus eine ungenügende O_2-Versorgung resultiert. Diese Bedingungen werden aber erst erfüllt, wenn die Durchblutung auf Werte von weniger als 10% der Norm abgefallen ist (KRAMER). Dann erst muß man mit ischämischen Reaktionen rechnen. Durch Sympathicomimetica wird dann die ischämische Reaktion nicht weiter verstärkt.

Aus den experimentellen Ergebnissen muß die therapeutische Konsequenz gezogen werden:

1. Sympathicomimetica können kurzfristig den Blutdruck anheben, sind aber außerstande, die Überlebensrate beim Schock zu erhöhen.

2. Die Mangeldurchblutung des Intestinaltraktes ist als wesentlich für die Irreversibilität des Schocks erkannt. Sie nimmt nach Sympathicomimetica weiter zu, die Nierendurchblutung bleibt unverändert.

3. Bei dem heutigen Stand unserer Kenntnisse über das Schockphänomen ist die Anwendung dieser Medikamentengruppe theoretisch nicht zu begründen und damit abzulehnen. Die Nachteile einer solchen Medikation sind groß trotz Beobachtungen über eine vorübergehende klinische Besserung.

Glucocorticoide

Ein weiteres sehr umstrittenes Kapitel ist die Anwendung von Glucocorticoiden beim Schock. Wie bereits betont, haben wir selbst beim schwersten hämorrhagischen Schock keine Anzeichen einer Nebenniereninsuffizienz. Die Empfehlung von Hydrocortisongabe in der Größenordnung von 15 mg/kg besagt aber bereits, daß die evtl. Effekte nicht hormonaler, sondern dann nur pharmakologischer Natur sein müssen. Gewisse Beobachtungen sprechen dafür, daß gegenüber der exzessiven Vasodilatation der Endotoxine ein Schutz durch Glucocorticoide eintritt; Endotoxine kommen ja bekanntlich nicht nur beim septischen, sondern auch beim hämorrhagischen, wahrscheinlich aber bei allen Schockformen zur Wirkung. Ferner konnte LILLEHEI einen Schutz gegenüber toxischen Adrenalindosen nachweisen.

Sollten diese Befunde bestätigt werden, so stünde der Anwendung auf breiterer Basis wohl nichts im Wege. Besteht allerdings Infektionsgefahr, so muß man wegen der bekannten Suppression der körpereigenen Abwehr abwägen, ob man das Risiko einer massiven Infektion übernehmen kann, oder besser auf die problematische Steroidtherapie verzichten sollte. Nicht unerwähnt darf nämlich bleiben, daß die Ansprechwahrscheinlichkeit der Gefäße gegenüber endogenen Katecholaminen durch Corticoide erhöht wird, ein Effekt, der bei der ohnehin starken Vasokonstriktion während des Schocks nicht gerade erwünscht ist.

Sympathicolytica

Es ist naheliegend, daß bei der starken sympathico-adrenergen Kreislaufeinstellung während des Schocks Sympathicolytica zur Anwendung kommen. Ihre Verwendung ist die logische Konsequenz aus den pathophysiologischen Gegebenheiten, erscheint dagegen paradox hinsichtlich der ohnehin gesenkten Druckwerte. Die klinische Erfahrung hat allerdings gelehrt, daß eine wiederausreichende Stromstärke im Schock überkritisch gedrosselter Gewebsabschnitte wichtiger für das Überleben ist als ein unter allen Umständen hochgehaltener Blutdruck. LILLEHEI, NICKERSON u. a. haben in ihren kritischen Berichten über gute Erfolge berichten können. Verwendet wurden: Dibenamin, Dibenzylin und neuerdings Hydergin, Regitin oder auch Megaphen.

Die Indikation für die Sympathicolyse ist immer dann gegeben, wenn trotz Volumensubstitution — geschätzt oder gemessen — die Zeichen der peripheren Vasokonstriktion weiterbestehen. Da der Erfolg von der Reaktion des Gefäßsystems abhängt, wird das Präparat möglichst im Dauertropf, und zwar unter ständiger Kontrolle des Blutdruckes, gegeben. Da durch die Sympathicolyse die Gefäßkapazität vergrößert wird, muß Blut oder notfalls Plasma bereitstehen, damit bei Erfordernis transfundiert werden kann. Die zusätzliche Blutmenge kann 2 l und mehr betragen. Sympathicolytica haben gegenüber Ganglienblockern den Vorteil, daß sie nur die sympathische Innervation der Gefäße, nicht dagegen die des Herzens, hemmen. Für die Regulation des Herzminutenvolumens ist die Intaktheit des Halssympathicus besonders wichtig (KRONEBERG).

Behandlung mit Inhibitoren

Neuerdings wird zur Behandlung des Endotoxinschocks der Kallikrein-Trypsin-Inhibitor Trasylol empfohlen. Eine solche Therapie stellt selbstverständlich nur eine ergänzende Maßnahme zu den bereits besprochenen Empfehlungen dar. In allen Fällen, bei denen Endotoxine am Schockgeschehen wahrscheinlich kausal beteiligt sind — septischer, hämorrhagischer oder Verbrennungsschock — sollte die Behandlung durch Trasylol ergänzt werden. Die Dosierung lautet, je nach Schwere des Falles, 100000—200000 E. pro die im Dauertropf.

Digitalisglykoside

Auf Grund der hämodynamischen Situation ist, abgesehen selbstverständlich von einer primär kardialen Insuffizienz, während des Schockgeschehens eine Behandlung mit Herzglykosiden abzulehnen. Die Herzinsuffizienz, die nach klinischen Erfahrungen durch eine mangelhafte Coronarzirkulation bedingt nur in der finalen Phase auftritt, kann nur durch eine Verbesserung des aortalen Druckes beseitigt werden. Eine prophylaktische Wirkung haben die Digitalisglykoside nicht. Im übrigen ist bei dem erniedrigten Herzminutenvolumen der Bedarf an Substraten und O_2 in dem Maße gesenkt, wie die Leistung dieses Organs abnimmt.

Eine erhöhte Energiebereitstellung durch Herzglykoside kann auch nur über die oxydative Phosphorylierung erfolgen und ist damit an die Coronarperfusion — druckpassive Anpassung — gekoppelt. Im übrigen wird jede Form der Hypoxie des Herzmuskelgewebes durch unmittelbare Senkung der coronaren Widerstände beantwortet.

Fettembolie

Von C. Vorster

Auf den Organismus einwirkende Traumen, die zu ausgedehnten Zertrümmerungsfrakturen, Weichteilquetschungen [Verschüttung, Verprügelung oder Erschütterungen (Explosion)] geführt haben, sind bei jeder Fettembolie anamnestisch anzutreffen. Diesen Unfalltraumen stehen operative Eingriffe (lange Röhrenknochen, Herzoperationen mit extracorporalem Kreislauf) gegenüber. Alle diese Traumen haben einen mehr oder weniger stark ausgeprägten Schockzustand im Gefolge.

Das Krankheitsbild der Fettembolie ist gekennzeichnet durch die embolische Verschleppung flüssigen Fettes auf dem Blutwege in die verschiedenen Organe des Körpers. Da hierdurch naturgemäß eine Vielfalt, sich teilweise oder völlig überschneidender Symptome hervorgerufen wird, ist die Diagnose einer Fettembolie in vielen Fällen klinisch im Initialstadium nur zu vermuten und lediglich durch eine mosaikartige Zusammensetzung von Anamnese und Symptomatologie möglich.

Die *Symptomatik* der massiven Fettembolie ist bunt, da häufig durch andere Traumafolgen [Schädeltraumen, Nierenkontusion — Anurie — Urämie — stumpfes Bauchtrauma — Ileus (bakteriell-abakterielle Peritonitis)] überdeckt und wird oft durch einen Schock maskiert. Kleinere Fettembolien treten hingegen klinisch nicht in Erscheinung.

Werden jedoch bei entsprechender Anamnese und einem Stunden oder Tage dauernden stummen Intervall motorische Unruhe, stechende Schmerzen in der Brust, Dyspnoe, Cyanose, starker Hustenreiz, durch ein hinzutretendes Lungenödem schaumiges, später blutdurchzogenes Sputum, hohes Fieber, Nachlassen der Herzkraft und kleiner Puls bei abfallenden Blutdruckwerten beobachtet, dann sollte immer an eine Fettembolie gedacht werden. Treten jedoch nach diesen eben beschriebenen Symptomen cerebrale Erscheinungen, wie Benommenheit, klonisch-tonische Krämpfe oder epileptiforme Anfälle auf, so muß schon klinisch eine Fettembolie angenommen werden. Sicher wird die Diagnose jedoch erst durch den Nachweis unphysiologischen Fettes im Blut. Dieses läßt sich am besten durch die Nilblaufärbung nach GOHRBANDT nachweisen. In besonders charakteristischen Fällen ist es auch möglich, die Diagnose der Fettembolie röntgenologisch durch eine Thoraxübersicht zu stellen. Teilweise werden auch am Augenhintergrund in den Capillaren Fettröpfchen beobachtet, oder, es können auf dem Urin Fettaugen festgestellt werden.

Das Auftreten einer hämorrhagischen Purpura oder eines Ikterus muß als Hinweis für eine ungünstige Prognose angesehen werden.

Stets sollte jedoch vor Augen gehalten werden, daß weder die Schwere des Unfalles, noch die Größe des operativen Eingriffes (Redressement) ausschlaggebend für das Ausmaß der Fettembolie sind. Schon verhältnismäßig geringe Verletzungen (Rippen-, Calcaneusfrakturen) können mitunter eine tödliche Fettembolie auslösen, während schwere Traumen, oft ohne oder nur mit ganz geringem Hinweis auf fettembolische Prozesse verlaufen.

Die hier in aller Kürze aufgeführten Symptome sind darauf zurückzuführen, daß auf eine — bislang letztlich noch nicht abgeklärte — Art und Weise, durch ein Trauma oder im Gefolge eines solchen, verflüssigtes Fett in den Kreislauf gelangt und zu Verstopfungen, vor allem in den Lungencapillaren führt. Eine Lösung des Fettes im Blut ist auf Grund der verschiedenen Oberflächenspannungen nicht möglich. Das Fett bildet eine Emulsion von Fetteilchen verschiedener Größe.

Aus didaktischen Gründen werden, ausgehend vom pathologisch-anatomischen Substrat, 2 Formen der Fettembolie unterschieden, deren Kenntnis die Symptomatik erhellt.

1. Die pulmonale Fettembolie (Fettembolie des kleinen Kreislaufes).
2. Die cerebrale Fettembolie (Fettembolie des großen Kreislaufes).

Bei der pulmonalen Form der Fettembolie wird das Fett von der venösen Seite über das rechte Herz in den kleinen Kreislauf gepreßt. Es führt in der Lunge zu Verstopfungen der Capillaren und damit zu den angeführten Erscheinungen seitens der Lunge und des Herzens. Der daraus resultierenden Mehrbelastung ist das Herz nur kurzfristig gewachsen.

Die cerebrale Form der Fettembolie mit den gleichfalls angeführten cerebralen Erscheinungen resultiert aus einer Einschwemmung des Fettes in die cerebralen Gefäße. Dies ist auf dreifache Weise möglich:

Einmal kann das Fett durch vermehrte Herzleistung den Lungenfilter passieren und via Herz in den großen Kreislauf gepreßt werden.

Zum anderen besteht die Möglichkeit, daß das Fett teilweise durch den Courland-Euler-Effekt unter Umgehung der Lungencapillaren in den großen Kreislauf gelangt.

Drittens aber wird bei funktionell offenem Foramen ovale dem Fett durch die Lungencapillaren keine Schranke gesetzt, da es unter Umgehung des kleinen Kreislaufes direkt vom rechten Vorhof durch das offene Foramen in den linken Vorhof und damit über den linken Ventrikel via Aorta ins Cerebrum gelangen kann. Dieser Mechanismus wird auch bei einem funktionell geschlossenen Foramen ovale durch die infolge der Fettembolie auftretende Überlastung des rechten Kreislaufs ausgelöst.

Durch Verstopfung von cerebralen Gefäßen werden Teile des Hirns sehr schnell irreversibel geschädigt. Die Folgen liegen auf der Hand.

Bis heute herrscht über die Ätiologie der Fettembolie keine einheitliche Anschauung. Die Vertreter mehrerer Theorien, die im einzelnen kurz skizziert werden sollen, liegen miteinander im Wettstreit.

MAGENDI scheint der erste gewesen zu sein, der die gefäßverstopfenden Eigenschaften der Fette erkannt hatte und die daraus resultierenden Folgen experimentell zu erforschen suchte. Später waren es dann ZENKER, v. BERGMANN, SCRIBA, die diese Problematik wieder aufgegriffen haben. Ihre Auffassung wird in der sog. mechanischen Theorie zusammengefaßt:

Diese besagt, daß das an Bruchstellen gelegene Fett durch Überdruck in die zerrissenen Venen eingepreßt wird und so in den Kreislauf gelangt. Gestützt wird diese Theorie durch die Tatsache, daß in der Lunge neben dem dort befindlichen Fett Knochenmarksriesenzellen gefunden wurden (LETTERER).

Da diese Theorie Überprüfungen nicht standhalten konnte, wurde in unserer Zeit in mehrfacher Hinsicht eine Erklärung für die Entstehung der Fettembolie gesucht. Dies geschah vor allem, da sich herausstellte, daß im Frakturhämatom kein Überdruck herrschte (REHM) und das Fett im Frakturhämatom liegen bleibt (KÜHNE).

Weitere Gründe waren, daß Fettembolien ohne Frakturen beobachtet wurden (KÜHNE) und daß die in der Lunge anzutreffenden Fettmengen ein mehrfaches der aus einem Markraum stammenden Fettmenge darstellt (RÜCKERT).

Die wesentlichsten Theorien sehen die Ursache der Entstehung der Fettembolie heute in toxischen Eigenschaften ungesättigter Fettsäuren (PELTIER), in einer Lipaseentgleisung (KRÖNKE) oder in einer Thrombokinaseintoxikation (MARX).

Die letztgenannte Theorie bietet die weitreichendsten Erklärungen für das stumme Intervall, die vielfach anzutreffende Verbrauchscoagulopathie (SESSNER u. Mitarb.) und damit für die beobachtete hämorrhagische Purpura. Sie liefert aber auch eine brauchbare Erklärung dafür, daß unabhängig vom Schweregrad des Traumas gewissermaßen wahllos Fettembolien auftreten.

Unter vielen Therapievorschlägen befindet sich der Rat zur Amputation des frakturierten Gliedes; der Vorschlag, Bruchhämatome auszuräumen und Berichte über gute Erfolge durch Einleiten einer tiefen Äthernarkose.

Zur *Therapie* wird entsprechend der einzelnen Theorien einmal empfohlen, den Blutdruck zu heben und so das Fett fein emulgiert durch die Lungenfilter zu pressen, zum anderen wird dieser Vorschlag verworfen, da hierdurch die Gefahr der cerebralen Embolie verstärkt würde. Gemeinsam ist man sich darüber im klaren, daß der Grundstock einer wirksamen Therapie in einer sorgsamen Prophylaxe und in rein symptomatischen Maßnahmen zu suchen ist. Auch wir stellen die Prophylaxe in den Vordergrund unserer Therapie, indem wir nach initialer Schockbekämpfung (s. dort) zunächst etwa vorhandene Frakturen ruhigstellen, und zwar je nach Indikation durch Gips, Extension oder primäre Osteosynthese. Bei durchgeführten primären Osteosynthesen kamen niemals fettembolische Erscheinungen zur Beobachtung. Regelmäßige Kontrollen des Kreislaufes und Überwachung des Patienten schließen sich an. Bei Fettemboliegefährdeten empfiehlt sich prophylaktisch Phospholipoide in hohen Dosen (Lipostabil-Nattermann 8–10 Amp. pro die) zu verabfolgen. Diese Dosierung wird bei den ersten klinischen Anzeichen einer Fettembolie noch erhöht.

Ansonsten sollte man sich in der Therapie vom klinischen Bild leiten lassen. Neben Kontrollen der täglichen Harnausscheidung ist die Überwachung des Gerinnungsgeschehens auf eine sich anbahnende Verbrauchscoagulopathie angezeigt.

Eine kritische Stellungnahme zur Prognose der Fettembolie ist schwierig, da sicher die Mehrzahl fettembolischer Erscheinungen derart unterschwellig verlaufen, daß sie klinisch nicht registriert werden. KARCHER gibt an, daß bei 7701 Frakturen 92mal eine Fettembolie beobachtet wurde. Von diesen 92 Patienten überlebten 8. Diese Angaben decken sich mehr oder weniger mit dem übrigen Schrifttum.

Herzstillstand

Von K. Gossmann

In den letzten Jahren ist die Behandlung des Herzstillstandes nach Erarbeitung der theoretischen Voraussetzungen weit in den Vordergrund gerückt. Es sollte sich heute von selbst verstehen, daß jeder Arzt, ganz gleich auf welchem Gebiet er arbeitet, über die Grundlagen des Herzstillstandes und seine therapeutischen Konsequenzen orientiert ist. Was für den Arzt als selbstverständlich gilt, sollte durch spezielle Schulung des ärztlichen Hilfspersonals auch für einen wesentlich erweiterten Personenkreis zugänglich gemacht werden. Erst dann werden wir die Chance haben, mehr Menschen rechtzeitig wirklich helfen zu können.

Seit der Einführung des Chloroforms durch SIMPSON 1847 häuften sich in den nachfolgenden Jahren Berichte über Todesfälle an plötzlichem Herzstillstand in Allgemeinnarkose. Der Physiologe MORITZ SCHIFF ist wohl der erste, der mit der Erkennung und Behandlung des Herzstillstandes im Tierversuch im Jahre 1874 mit Erfolg studierte. Er führte seine Versuche unter tiefer Chloroformnarkose durch. Seine Wiederbelebungsversuche erstreckten sich auf künstliche Beatmung, Bluttransfusion, Erwärmung bei stark abgesunkener Körpertemperatur und innere Herzmassage, nachdem er die äußere Herzmassage durch Kompressionen des Thorax als erfolglos aufgegeben hatte.

Im gleichen Jahr, doch unabhängig davon, veröffentlichte R. Boehm in Dorpat eine kurze Notiz über erfolgreiche Wiederbelebung mit künstlicher Beatmung und äußerer Herzmassage durch Thoraxkompression bei Tieren, die durch Kaliumsalze getötet worden waren. 1878 veröffentlichte R. Boehm eine zusammenfassende und ausführliche Arbeit über den derzeitigen Stand der Wiederbelebung. Im Jahre 1900 gab J. Prus eine Arbeit heraus über die Wiederbelebung in Todesfällen als Folge von Erstickung, Chloroformvergiftung und elektrischem Schlag. Er hatte in mehr als 100 Hunden seine Versuche mit künstlicher Beatmung durch eine Trachealkanüle und innere Herzmassage durchgeführt. Bei 21 Tieren, die durch Chloroform getötet worden waren, erzielte er bereits eine Überlebensrate von 76%. Bezeichnenderweise konnte er Tiere, die durch elektrischen Schock getötet worden waren, nur in 14% wiederbeleben. J. Prus wies damals darauf hin, welche Chancen vorhanden wären, auch das menschliche Herz wieder zum Schlagen zu bringen. Seine Arbeit wurde aber durchaus nicht mit voller Begeisterung aufgenommen (M. Boureau, D. G. Zesas), wenn sich andererseits auch positive Stimmen dazu äußerten (H. Maag, A. Depage, u. a.). In den folgenden Jahrzehnten wurden zahlreiche Versuche unternommen, das stillstehende Herz wiederzubeleben. Große Fortschritte brachten die eingehenden Studien über das Kammerflimmern und seine Beseitigung durch elektrische Stromstöße, die Defibrillation (D. K. Hooker, C. S. Beck, C. H. Wiggers) und schließlich die Einführung eines elektrischen Schrittmachers beim Menschen durch P. M. Zoll. Die Erfolge waren jedoch immer noch nicht sehr befriedigend. Mit dem Fortschritt in der Thoraxchirurgie wurde auch die Kenntnis über die Wiederbelebung besser und erfolgreicher.

Unsicherheit herrscht immer noch über die Definition des Begriffes „Herzstillstand". Seine Deutungen sind zahlreich (H. E. Natof und M. S. Sadove). Uns scheint die Definition B. B. Milsteins am treffendsten: „Herzstillstand bedeutet das Versagen der Herzaktion, eine adäquate Zirkulation des Hirns aufrechtzuerhalten, in Abwesenheit von ursächlichen und irreversiblen Krankheiten." Dieser Definition schloß sich auch P. C. Hodgson (Oxfort) auf dem Treffen der Brit. Med. Association, Section of Anaesthetics 1963 an. Damit ist gleichzeitig hinreichend charakterisiert, welche Art von Notfällen in diesem Abschnitt behandelt werden sollen.

Voraussetzung hierfür ist jedoch, daß jedes Krankenhaus neben den Mitteln, künstlich beatmen zu können, auch mit einem Defibrillator ausgestattet ist, der notfalls möglichst eine externe Defibrillation erlaubt.

Ursachen des Herzstillstandes

Die Ursachen, die zu einem Herzstillstand führen können, sind zahlreich und mannigfaltig. Im Rahmen der Traumatologie ist es in besonderem Maße die *Hypoxie*, die ein schweres Notfallereignis auslösen kann. Am häufigsten ist die mechanische Verlegung der Atemwege durch Zurücksinken der Zunge und des Unterkiefers, die Verlegung des Larynx und der Trachea durch Erbrochenes, Blut und Schleim. Hinzu kommt noch eine insuffiziente Atmung bei schweren Thoraxtraumen, z. B. paradoxer Atmung bei Rippenserienbrüchen, Atelektasen der Lunge oder Verminderung der Lungenoberfläche durch Hämatothorax. Schließlich bleibt noch als Ursache die zentrale Atemlähmung bei schweren Schädel-Hirn-Traumen zu erwähnen. (Über Ursachen der Hypoxie und deren Beseitigung siehe auch voriges Kapitel.)

Der Herzmuskel ist gegenüber Sauerstoffmangel wesentlich empfindlicher als die Skeletmuskulatur. Durch Hypoxie bzw. durch Anoxie wird die Kontraktilität, die Herzfrequenz sowie der Rhythmus des Herzens auf das schwerste beeinflußt. Es kommt anfangs zur Tachykardie und einem vorübergehenden Anstieg des Blutdrucks, dem schließlich Bradykardie und Blutdruckabfall folgen (C. H. Wiggers, E. F. Woods und J. A. Richardson). Bei Nichtbeheben der Ursache resultiert schließlich der Herzstillstand.

Hypotension. Eine rasch erfolgende große Blutung, sei es durch Wunden nach außen oder eine Blutung in Körperhöhlen, Frakturen oder ausgedehnte Hämatome nach innen, kann eine Hypotension herbeiführen. Erreicht diese unterkritische Werte, so kann sie bei vorgeschädigtem Herzen, z. B. einer Coronarsklerose, über eine Minderung der Coronardurchblutung zu einer Beeinträchtigung der Kontraktilität des Myokards und möglicherweise zu einem Herzstillstand führen.

Eine langsam erfolgende Blutung wird leicht unterschätzt. Auf Grund der zunehmenden Hypotension kommt es zur Adrenalinausschüttung, die wiederum Kalium, in besonderem Maße in der Leber freisetzt.

Wird jetzt notgedrungen in großen Mengen Konservenblut zugeführt, das reich an Kalium ist, so kann das Ansteigen des Kaliumspiegels zum Herzstillstand führen. Erschwerend tritt noch der Kältegrad des Blutes hinzu.

Nach H. H. LE VEEN ist die kritische Menge transfundierten Blutes 500 ml in 15 min. Uns scheint jedoch, daß dieser Punkt etwas überschätzt wird. Wir haben auch in Fällen, in denen große Mengen Blut im Blutungsschock zugeführt werden mußten — etwa 500 ml in 5 min — keine Zwischenfälle beobachtet.

Bei Unfallverletzten ist häufig eine Versorgung in Allgemeinanaesthesie erforderlich. Wir müssen uns dabei in Erinnerung rufen, daß einige Anaesthetica eine Myokarddepression zur Folge haben können. Für Fluothan wurde dies von J. W. SEVERINGHAUS beschrieben. Ein Absinken des arteriellen Blutdrucks und des Schlagvolumens des Herzens sollen danach primär Ausdruck einer Myokarddepression sein. H. L. PRICE u. Mitarb. fanden unter Cyclopropan und Äther eine Zunahme des Norepinephrin-Spiegels (nicht oder nur minimal unter Halothan), durch die wahrscheinlich eine Hypotension vermieden wird. Es bleibt aber zu bedenken, daß die schon bestehende Hypotension z. B. im Schock erheblich, evtl. sogar in katastrophaler Weise, verstärkt werden kann. Erwähnt sei in diesem Zusammenhang noch, daß bei mit Rauwolfiapräparaten vorbehandelten Patienten die Catecholamin-Speicher entleert sind und Norepinephrin in Notfallsituationen dem Körper nicht mehr zur Verfügung steht. Bei solchen Pat. muß mit einer intensiven reaktiven Hypotension gerechnet werden, aber auch einer empfindlichen Reaktion auf Zuführen von Norepinephrin in sehr kleinen Dosen (D. LE ROY CRANDELL, C. ZIEGLER et al., CH. COAKLEY, J. H. BURN u. a.). Die Verwendung von Lokalanaesthetica können besonders bei versehentlicher intravenöser Applikation, ebenso wie alle Ganglienblocker, durch periphere Gefäßlähmung zu starker Hypotension führen.

Hypercapnie. Ist der CO_2-Gehalt der Alveolarluft vermehrt, entwickelt sich eine respiratorische Acidose. Dieses Zustandsbild kommt in der Regel mit einer Hypoxie zusammen vor. Die Ursache ist eine Ateminsuffizienz, wie oben beschrieben. Rhythmusstörungen des Herzens sind ein sehr wesentliches klinisches Zeichen der Hypercapnie (A. A. LURIE et al., H. L. PRICE et al.). Außerdem bewirkt sie eine Erhöhung des Catecholamin-Spiegels im Blut und einen Anstieg des arteriellen Blutdrucks, schließlich aber kommt es durch eine depressive Wirkung auf das Myokard zur Hypotension (G. G. NAHAS u. H. M. CAVERT, P. C. BONIFACE u. J. M. BROWN).

Reflektorisch bedingter Herzstillstand. In Fällen eines Herzstillstandes, in denen sich eine andere plausible Ursache nicht finden läßt, wird durch Ausschluß mehr als durch Beweis ein reflektorisches Geschehen angenommen. Es ist die Frage, ob dieser Weg nicht zu häufig und zu wenig kritisch beschritten wird. Herzstillstand durch *Vagusreizung* kann sowohl bei der Intubation, als auch bei der Extubation vorkommen, da die Tracheobronchial-Schleimhaut besonders reizempfindlich ist (L. C. REID u. D. E. BRACE, R. GILFILLAN, A. W. RAFFAN). Eine Reihe von Anaesthetica rufen eine Vagusreizung hervor, die zu ausgeprägter Bradykardie, ventrikulärer Extrasystolie, Herzblock und schließlich zum Herzstillstand führen kann (M. JOHNSON). Durch eine Blockade des Vagus mit Atropin können wir diese Schwierigkeiten gut vermeiden. Allerdings ist zu berücksichtigen, daß die Atropingabe ausreichend sein muß, was sehr häufig nicht der Fall ist. Es ist üblich, bei Erwachsenen 0,5 mg zu verabreichen, erforderlich ist aber 1 mg Atropin. Wir müssen aber auch daran denken, daß die Wirkung des Atropins relativ schnell abklingt. Das Atropin darf erst knapp vor der Narkoseeinleitung i.v. oder etwa

20 min vorher i.m. verabreicht werden, um bei Beginn der Narkose mit ausreichendem Schutz voll wirksam zu sein. Bei längeren Eingriffen muß gegebenenfalls in Intervallen nachinjiziert werden, besonders aber vor Prostigmingaben nach Curarisierung. Scopolamin ist kein voller Ersatz, da es zwar die Salivation stark hemmt, aber keine ausreichende Blockade des Vagus hervorruft (F. G. Wood-Smith u. H. C. Stewart).

Einige Anaesthetica führen zu einer Reizung des sympathischen Nervensystems und rufen Tachykardie, ventrikuläre Extrasystolen und evtl. Kammerflimmern hervor, und zwar über eine Freisetzung der Catecholamine. Eine Erhöhung des Catecholamin-Spiegels in Kombination mit Chloroform, aber auch mit Cyclopropan und Halothan, kann katastrophal enden (H. L. Price et al.). Äther kann unter diesen Umständen ebenfalls zu Arrhythmien führen. In der Regel aber treten Rhythmusstörungen nur bei einem gleichzeitigen Anstieg des Kohlendioxyds auf (B. B. Milstein, M. Johnstone, G. W. Black et al.).

Elektrolytverschiebung. Im Hinblick auf mögliche Störungen der Herztätigkeit spielen nur das Kalium und Calcium eine wesentliche Rolle, insbesondere aber das Verhältnis beider zueinander. Ein Anstieg des Kaliums im extracellulären Raum — und nur dieser ist uns für Routineuntersuchungen zugänglich — von einem Normalwert von 3,5—5 mäq/l auf 7—8 mäq/l läßt Veränderungen im Elektrokardiogramm wie hohes, spitzes T mit enger Basis und verlängertem P-R-Intervall erkennen. Bei einem weiteren Anstieg auf über 10—12 mäq ist mit einem Herzstillstand in Diastole zu rechnen (W. D. Wylie u. H. C. Churchill-Davidson). Dies kommt durch eine Abnahme der Leitfähigkeit und der Kontraktilität des Herzmuskels zustande. R. Boehm erzeugte 1878 zu Wiederbelebungsversuchen bei seinen Tieren durch große Dosen von Kalium-Salzen einen Herzstillstand. Bei geringerer Dosierung beobachtete er einen ineffektiven Herzschlag mit Kontraktionswellen ohne dynamische Wirkung.

Im Hungerstadium und nach schweren Traumen steigt in den ersten 48 Std als Antwort auf den Stress über eine Erhöhung des Adrenalins, das besonders in der Leber Kalium freisetzt, der Serum-Kalium-Spiegel sowohl wie die Kalium-Ausscheidung im Urin. Eine Zufuhr von Kalium zu diesem Zeitpunkt ist gefährlich (W. D. Wylie u. H. C. Churchill-Davison).

Im Gegensatz zum Kalium führt eine relative Zunahme des Calciums zu einer Verstärkung der Contractilität und der Leitfähigkeit des Herzmuskels mit einer Verlängerung der Systole und Verkürzung der Diastole. Da das Calcium mit Digitalis synergistisch wirkt, ist seine Verabreichung bei digitalisierten Patienten nicht ungefährlich. Umgekehrt kann das Digitalis bei Hyperkaliämie die Erregbarkeit des Herzmuskels verbessern. Ist es erforderlich, große Blutmengen zu ersetzen, so muß man daran denken, daß das Konservenblut große Mengen Kalium enthält, die mit dem Alter der Konserven zunehmen. Es ist deshalb ratsam, um die K:Ca-Relation aufrecht zu erhalten, etwa auf 1000,0 cm^3 Konservenblut 10 cm^3 10%iges Calciumchlorid oder Ca-Gluconat zuzuführen.

Elektrischer Unfall. Das Ausmaß eines elektrischen Unfalls hängt von der Art und Stärke des Stromes sowie dem Widerstand, den die Körperoberfläche bietet, und dem Weg, den der Strom durch den Körper nimmt, ab. Wechselströme sind schon bei einer niederen Spannung gefährlicher als Gleichströme einer höheren Voltage.

Die Wirkung auf das Herz hängt davon ab, was für ein Strom durch das Herz fließt. Ein Elektroschock von 0,1—0,8 Amp. verursacht Fibrillation, über 0,8 Amp. kommt es nicht zur Fibrillation. Ein Strom von 110 bzw. von 220 V kann Kammerflimmern auslösen, Ströme über 1000 V sollen keine Fibrillation auslösen (D. K. Hooker). Nach F. L. Pearl kann hohe Voltage Bewußtlosigkeit und Herzarrest in Systole verursachen oder Herzblock und Arrythmien.

Klinik des Herzstillstandes

Alle Probleme zur Behandlung des Herzstillstandes stehen unter dem Damoklesschwert der Zeitnot. Besteht eine inadäquate Herzaktion länger als 3 min, dann ist mit einer Hirnschädigung zu rechnen, beim Aussetzen des Kreislaufs über mehr als 5—8 min kommt es zu einer irreversiblen Hirnschädigung, so daß eine Wiederbelebung oft nicht mehr erfolgreich sein wird. Wir haben also nur eine sehr geringe Zeitspanne zur Verfügung, nicht um wieder einen normalen Herzschlag zu erzeugen, sondern um dem Hirn oxygeniertes Blut zuzuführen. Ohne Verzögerung muß die Diagnose gestellt werden.

Bei bereits eröffnetem Thorax wird der Chirurg einen Herzstillstand oder eine inkomplette Schlagfolge sofort bemerken und entsprechende Maßnahmen anschließen. In allen anderen Fällen wird die Diagnose nicht so offensichtlich sein. Der Herzstillstand kann ganz unerwartet auftreten, in den meisten Fällen aber gehen alarmierende Symptome wie Blutdruckabfall, Brachykardie, Unregelmäßigkeit des Pulses usw. voran. Der aufmerksame Anaesthesist wird schon zu diesem Zeitpunkt entsprechende Behandlungsmaßnahmen ergreifen, um es nicht zum Verhängnis kommen zu lassen.

Ist der Puls in einer großen Arterie nicht mehr zu tasten, so ist unverzüglich auf Grund dieser einzigen Tatsache die Diagnose Herzstillstand bzw. ineffektiver Kreislauf zu stellen. Am sichersten und einfachsten ist es, nach dem Carotispuls zu tasten. Ist dieser nicht mehr zu palpieren, so soll keine Zeit verloren werden, andere Arterienpulse zu suchen. Die Auskultation des Herzens bringt keine Klärung, da es nicht darum geht, ob noch ein Herzschlag möglicherweise vorhanden ist, sondern ob das Herzminutenvolumen ausreicht, das Hirn mit sauerstoffhaltigem Blut zu versorgen. Bei Patienten im Schock kann die Palpation des Pulses Schwierigkeiten machen. Sollten Zweifel auftreten, so muß unverzüglich mit Wiederbelebungsmaßnahmen begonnen werden (R. G. WILLIAMS).

Als sekundäres Zeichen minderer Bedeutung eines ineffektiven Kreislaufs ist die Dilatation der Pupillen zu werten. Allerdings ist dieses Symptom unsicher, da es auch bei Anoxie mit noch befriedigenden Kreislaufverhältnissen sowie nach Drogen auftreten kann. Das Fehlen einer Blutung im Operations- oder Wundgebiet ist für einen Herzstillstand verdächtig, aber natürlich nicht beweisend. In der Regel sehen Haut und Schleimhäute eines Patienten unmittelbar nach Eintritt des Herzstillstandes weiß oder grau aus. Dies muß jedoch nicht der Fall sein, wenn z. B. Hypoxie mit Cyanose vorausgegangen ist.

Das EKG ist zur Erkennung eines Herzstillstandes zunächst von untergeordneter Bedeutung. In der Regel ist ein Elektrokardiograph nicht an den Patienten angeschlossen, wenn es zur Katastrophe kommt. Unter diesen dramatischen Umständen erst einen Apparat heranschaffen zu lassen, um mit seiner Hilfe zu einer Entscheidung zu kommen, ist verfehlt. Die Feststellung eines ineffektiven Kreislaufs muß sofort erfolgen. Es kommt zunächst lediglich darauf an, künstlich adäquate Kreislaufverhältnisse zu schaffen, um die Sauerstoffversorgung des Hirns zu gewährleisten. Alle weiteren Maßnahmen stehen nicht mehr unter der drängenden Zeitnot.

Das Einführen einer Nadel in den Herzmuskel aus diagnostischen Gründen muß abgelehnt werden. Die Ergebnisse sind äußerst zweifelhaft und stehen in keinem Verhältnis zu den Gefahren, insbesondere der Herztamponade und Verletzung eines Coronargefäßes (P. M. ZOLL u. a.).

Bei Thoraxtraumen kann es zur Herztamponade kommen. Ein Abfall des arteriellen Blutdruckes mit gleichzeitigem Ansteigen des venösen Druckes und ein Aufhören der Herzbewegungen sprechen dafür (C. S. BECK u. a.). Nach J. W. MARTIN und W. G. SCHENK fällt im Tierversuch linear mit Ansteigen des intraperikardialen Druckes das Schlagvolumen des

Herzens, dagegen steigt der venöse Druck linear. Der Blutdruck fällt erst kurz vor dem Kreislaufstillstand. Der venöse Druck ist also bei der Herztamponade ein besserer Indikator als der arterielle Blutdruck. Die Herztamponade führt in der Regel in kurzer Zeit zum Herzstillstand. Es muß also schnell gehandelt werden. Die Meinungen gehen hier allerdings auseinander. Während z. B. Ch. R. Hatscher und H. T. Bahnson die Punktion des Perikards li. neben dem Xyphoid als diagnostische und therapeutische Maßnahme empfehlen, lehnt B. B. Milstein u. a. diese Art der Punktion ab. Bei Verdacht auf Herztamponade soll sofort thoracotomiert werden. Wenn man sich aber zur Punktion entschließt, so empfiehlt Milstein ein Eingehen über der Herzspitze. Wird dabei der Herzmuskel verletzt, so stößt man gegen die wesentlich dickere Wand des li. Ventrikels. Außerdem ist eine Verletzung der Coronargefäße seltener.

Es gibt *zwei Formen des Herzstillstandes*; die *Asystolie* und die *Fibrillation*. Nach Steinhardt verhalten sich diese beiden Formen im Rahmen der Herzchirurgie etwa wie 10—20 : 1. Klinisch ist eine Unterscheidung nicht möglich. Hierzu ist ein EKG erforderlich. Die weiteren Behandlungsmaßnahmen richten sich nun nach der exakt gestellten Diagnose.

Außerdem unterscheiden wir noch den Kreislaufstillstand, der durch einen ineffektiven Herzschlag verursacht sein kann. Dies bedeutet, daß zwar noch — etwa im EKG oder bei der Eröffnung des Thorax — eine schwache Herzkontraktion sichtbar ist, die aber hämodynamisch nicht mehr wirksam wird. Ein Blutdruck ist nicht mehr meßbar, der Puls nicht zu tasten. Eine Kreislauffunktion kommt also nicht mehr zustande. Die Behandlung des ineffektiven Herzschlags entspricht der des Herzstillstandes, d. h. wir müssen auch dabei für einen ausreichenden artifiziellen Kreislauf sorgen.

Behandlung des Herzstillstandes

Der Zwang, extrem schnell handeln zu müssen, erfordert eine optimale Beherrschung der Wiederbelebungsmethoden nach neuesten Erkenntnissen. Es ist deshalb unbedingt erforderlich, jederzeit ein Gerüst der notwendigen Maßnahmen vor Augen zu haben. Uns scheint das „ABC" nach P. Safar dieser Forderung gut Rechnung zu tragen.

Atemwege. Über die Freihaltung der Atemwege verweisen wir auf das vorige Kapitel.

Beatmung. Darüber ist oben ebenfalls schon eingehend gesprochen worden. Es versteht sich von selbst, daß nur mit Sauerstoff ohne Zusatz von Narcoticis oder mit Raumluft, notfalls mit der Ausatemluft des Spenders beatmet werden soll. So schnell als möglich soll ein endotrachealer Tubus eingeführt werden.

Zirkulation. Um eine ausreichende Hirndurchblutung zu erreichen, muß sofort ein artifizieller Kreislauf mit einem tastbaren Puls in den großen Arterien und einem meßbaren Blutdruck von mindestens 60—70 mm Hg hergestellt werden. Wir erreichen dies am schnellsten durch die *äußere Herzmassage*, die tierexperimentell bereits von R. Boehm 1874 mit Erfolg erprobt wurde und die seit 1960 durch W. B. Kouvenhouven u. Mitarb. auf breiter Basis erarbeitet und allgemein in die Therapie eingeführt wurde. Sie kann von jedem, der zwei Hände besitzt, ohne Hilfsmittel ausgeübt werden (B. B. Milstein). Die übereinandergelegten Handballen werden auf dem unteren Teil des Sternum des Patienten aufgelegt und senkrecht in Richtung Wirbelsäule gedrückt (s. Abb. 5, 6, 7). Dadurch wird das Herz komprimiert. Der Patient muß dabei flach in Rückenlage auf einer harten Unterlage gelagert werden. Die aktiv handelnde Person soll seitlich, möglichst etwas erhöht (R. G. Williams) stehen, so daß notfalls die Herzmassage mit voller Kraft aus der Schulter heraus bei gestreckten Ellenbogen durchgeführt werden kann. Beim sehr elastischen Thorax des Kindes gelingt dies mühelos, evtl. schon mit 2 Fingern. Je starrer ein Thorax ist, um so mehr Kraft muß natürlich aufgewendet werden. Aber auch in diesen Fällen läßt sich das Sternum um etwa 3—4 cm abwärts drücken. Auf diesem mechanischen Wege gelingt es in den meisten Fällen, eine ausreichende Kreislauffunktion zu schaffen. Sollte die äußere Herzmassage nicht zum Ziel führen oder wegen Verdachts auf eine Luftembolie, Herztamponade usw. kontraindiziert sein, so ist unverzüglich die linke Thoraxseite am besten im 5. ICR wie üblich zu öffnen und die *interne Herzmassage* durch Druck mit der flachen Hand gegen das Sternum und Gegendruck mit der anderen Hand von außen durchzuführen oder das Herz mit beiden Händen rhythmisch zu komprimieren und anschließend wieder ganz freizugeben, um den Rückfluß zum Herzen nicht zu behindern und eine Füllung der Kammern zu ermöglichen. D. C. DEUCHAR und A. VENNER konnten während interner Herzmassage einen art. Blutdruck bis zu 70/30 mm HG blutig messen.

Es wird empfohlen, etwa 60mal in der Minute zu komprimieren. Nach 15 Kompressionen ist zweckmäßigerweise ein kurzes, freies Intervall zur künstlichen Beatmung mit 3 großen, raschen Beatmungskompressionen einzuschieben (P. SAFAR).

Unterstützend zu den eben geschilderten Maßnahmen kann durch Hochlagern der Beine eine gewisse Verbesserung des venösen Rückflusses erreicht werden. Um eine bessere Hirndurchblutung zu schaffen, empfehlen einige Autoren bei ohnehin offener

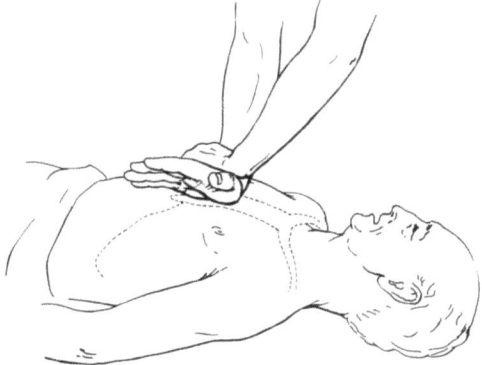

Abb. 5. Äußere Herzmassage. Die Hände des Helfers liegen über dem unteren Sternumabschnitt des Pat.

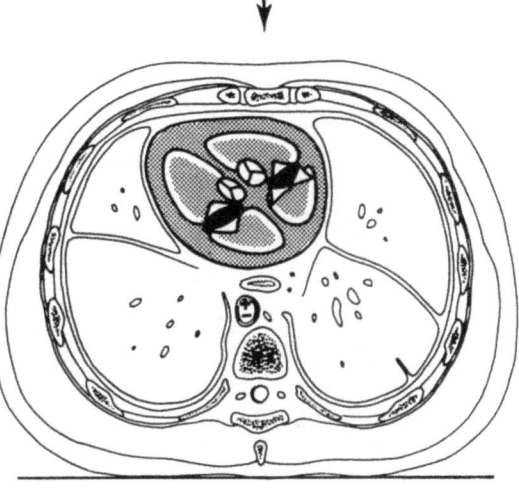

Abb. 6. Querschnitt durch die untere Thoraxgegend

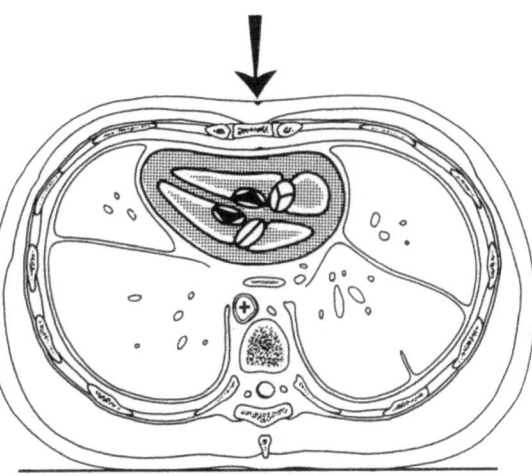

Abb. 7. Veränderung des Querschnitts durch äußere Herzmassage. Der Druck erfolgt senkrecht in Richtung Wirbelsäule

Brust- oder Bauchhöhle die Aorta thoracica nach Abzweigung der Kopfarterien oder die obere Bauchaorta abzuklemmen, allerdings nicht länger als 20 min (B. K. VETTEN et al., C. J. WIGGERS).

Während all dieser Maßnahmen muß stets das Augenmerk darauf gerichtet sein, ob sie erfolgreich sind, d. h. ob ein Puls in einer großen Arterie zu tasten ist, ob der Patient rosig wird oder ob gegebenenfalls die Technik korrigiert werden muß. (Damit sind die dringlichsten Sofortmaßnahmen abgeschlossen.)

Drogen. Wenn sich durch diese Maßnahmen ein spontaner Herzschlag nicht wieder eingestellt hat, dann ist es jetzt an der Zeit, einen Elektrokardiographen

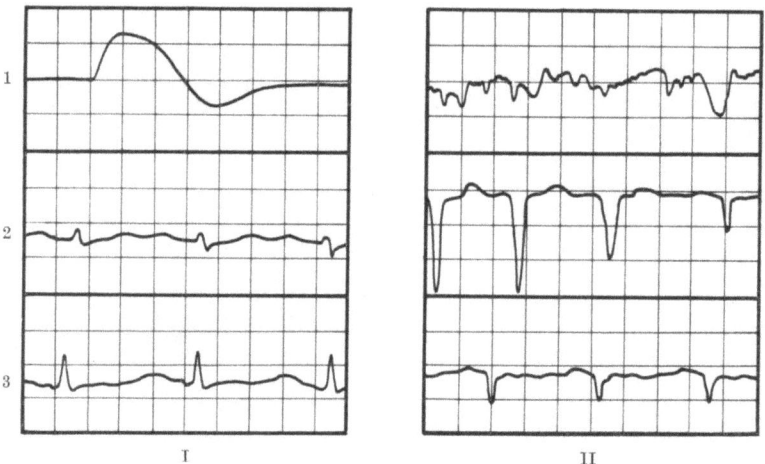

Abb. 8. I. Asystolie. 1. Kurvenverlauf bei äußerer Herzmassage, 2. u. 3. nach Wiedereintritt der spontanen Herzaktion. II. Kammerflimmern. 1. Fibrillation des Herzmuskels, 2. u. 3. spontane Herztätigkeit nach elektrischer Defibrillation

anschließen zu lassen. Mit seiner Hilfe können wir nunmehr unterscheiden, ob eine Asystolie, Kammerflimmern oder lediglich ein ineffektiver Herzschlag vorliegt.

Befindet sich das Herz in Asystolie, dann werden wir versuchen, es mit Adrenalin wieder zum spontanen Schlagen zu bringen. Hierzu verwenden wir 5—10 ml einer Lösung 1:10000, die wir bei ausreichendem artifiziellem Kreislauf intravenös injizieren können, bei offenem Thorax intrakardial. Neben Adrenalin können auch 5—10 ml einer 10%igen Calciumgluconat- oder Calciumchlorid-Lösung auf dieselbe Weise verabreicht werden, um eine Steigerung der Erregbarkeit des Herzmuskels hervorzurufen.

Beim Vorliegen von Kammerflimmern kann eine Verminderung der Irritabilität des Myokards durch 10 ml einer 1%igen Procain-Lösung oder 200—500 mg Procainamid i.v. versucht werden. Die medikamentöse Defibrillation durch einige ml einer 1%igen Kaliumchlorid-Lösung führt zur Asystolie, die häufig nicht mehr beseitigt werden kann. Diese Methode ist deshalb weitgehend verlassen worden zugunsten der elektrischen Defibrillation (Abb. 8).

Elektroschock. Die Defibrillation durch Elektroschock wurde 1933 durch D. K. HOOKER u. Mitarb. als die Methode der Wahl inauguriert. Die technische Durchführung und klinische Anwendung ist in den folgenden Jahrzehnten allerdings verschiedentlich abgeändert und verbessert worden (C. H. WIGGERS, W. B. KOUVENHOVEN, C. S. BECK, P. M. ZOLL u. a.).

Welche Technik der Defibrillation angewendet werden soll, hängt in erster Linie von der Art des Gerätes ab, das zur Verfügung steht. Ist nur ein Apparat für interne Defibrillation vorhanden, so muß bei Kammerflimmern unverzüglich thorakotomiert werden. Die möglichst sterilen und mit Mull umspannten Elektroden werden in Kochsalzlösung getränkt und der Herzoberfläche auf der Vorder- und Rückseite eng angelagert. In der Regel wird ein Stromstoß von etwa 250 V für die Dauer von 0,1—0,2 sec ausreichend sein (A. GÜTGEMANN u. K. DIETMANN). Die Stromstärke sollte über 1 Amp. liegen, da Ströme bis 0,8 Amp. Fibrillation erzeugen (D. K. HOOKER u. Mitarb.). Sollte damit keine Wirkung erzielt werden, so kann die Spannung stufenweise erhöht werden. Von einer Verlängerung der Dauer sollte man absehen, da bei verlängerter Zeit die Gefahr der Gewebsschädigung zunimmt. Statt eines einzelnen, verhältnismäßig starken Stromstoßes kann auch eine Serie schwächerer Stromstöße in einem Abstand von 1—2 sec appliziert werden (C. H. WIGGERS).

Für die externe Defibrillation (Abb. 9) stehen seit einigen Jahren Geräte zur Verfügung, die zur Überwindung der größeren Widerstände der Thoraxwand wesentlich stärkere Spannungen aufbringen. W. B. KOUVENHOVEN u. Mitarb. benutzen für Erwachsene bei der externen Defibrillation einen Einzelstromstoß von 450 V, 5 Amp. und 0,25 sec Dauer. P. M. ZOLL verwendet 240—720 V bei einer Stromstärke bis 15 Amp. und einer Dauer von 0,15—1 sec.

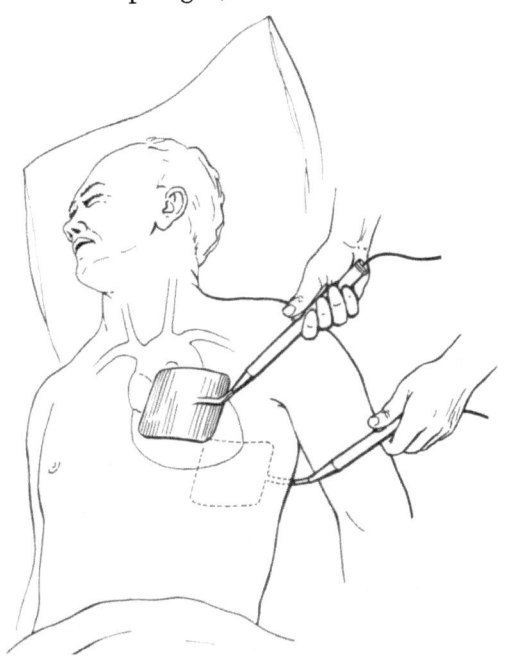

Abb. 9. Elektroden zur externen Defibrillation in Position

In letzter Zeit sind Geräte mit einem Gleichstromkondensator entwickelt worden, die mit einem einzelnen Impuls von sehr hoher Spannung arbeiten können (1500—2250 V) und deshalb nur für eine sehr kurze Dauer (0,05 sec) wirksam sind (V. A. NEGOVSKII). Diese kurze Dauer des Elektroschocks wirkt sich besonders gewebeschonend aus, während die hohe Spannung die Wirksamkeit wesentlich erhöht. Bei den Wechselstromgeräten würden wir für die externe Defibrillation einen Elektroschock von 450 V empfehlen und bei Versagen die Voltage stufenweise auf 800—1000 V erhöhen.

Hinzugefügt werden soll noch, daß man sich natürlich über die geforderten Vorsichtsmaßnahmen des verfügbaren Gerätetyps orientieren muß, um Schädigungen des Pat. sowohl wie des Operateurs zu vermeiden.

Flüssigkeitsersatz. Haben wir mit unserem planvollen Handeln auf diese Weise die erste Notfallsituation gemeistert, so gilt es nun, an die Beseitigung möglicher Ursachen des Herzstillstandes zu gehen. An erster Stelle ist hier an die ausreichende Bluttransfusion nach Hämorrhagie oder auch an einen geeigneten Flüssigkeitsersatz im Schock zu denken.

Intensivtherapie. Ist es uns nunmehr gelungen, einen spontanen Herzschlag mit ausreichender hämodynamischer Wirkung wieder herzustellen, so harren noch eine Reihe von Problemen unser, die geklärt werden müssen.

Sollte die Spontanatmung noch nicht eingesetzt haben oder unzureichend sein, so muß der Pat. über Stunden oder Tage noch weiter assistiert oder kontrolliert, mit Hand oder mechanisch beatmet werden, wobei meist eine Tracheotomie nicht zu umgehen sein wird (s. einschlägiges Kapitel). Auf jeden Fall wird eine ärztliche Überwachung mindestens für mehrere Stunden erforderlich sein, zumal u. U. mit einem nochmaligen Herzstillstand gerechnet werden muß.

Sind die laboratoriumstechnischen Voraussetzungen gegeben, so wird die Bestimmung des PCO_2 pH, und der Sauerstoffsättigung von großem Wert sein. Andernfalls muß man sich mit der Auswertung der üblichen Laborwerte wie Hb, Hämatokrit, Erythrocytenzahl, Rest-N, Elektrolytbestimmungen im Serum und evtl. im Urin, Blutzucker usw. begnügen. Durch sie erhalten wir eine Reihe von Informationen, die unser weiteres Handeln bestimmen. Auf Hinweise zur Normalisierung von Hb und Elektrolyten können wir hier verzichten. Es wird aber oft nicht gelingen, eine Acidose allein durch adäquate Beatmung auszugleichen. So werden wir auch medikamentös mit ausreichenden Mengen Natriumbicarbonat und THAM (tris-hydroxylmethyl-aminomethan) eingreifen müssen, wobei THAM als stark basische Substanz retiniertes CO_2 im Blut schnell puffert (G. G. NAHAS, v. NOE u. a.).

Komplikationen zu Lasten der Herzmassage. Nach gelungener Wiederbelebung ist evtl. noch eine Reihe von möglichen Komplikationen zu erwarten. Die wichtigsten der äußeren Herzmassage seien zunächst aufgeführt:

1. Rippenserienfrakturen, besonders bei älteren Menschen mit starrem Thorax.
2. Frakturen des Sternum, wenn die Massage nicht im untersten Abschnitt des Sternum durchgeführt wurde.
3. Pneumothorax, als Folge von Rippenbrüchen, besonders aber nach intrakardialen Injektionen.
4. Hämatothorax durch Lungenverletzung oder Rippenbrüche.
5. Hämatoperikard durch direkte Schädigung des Herzens.
6. Hämorrhagie der Intercostalmuskulatur.
7. Subcapsuläres Leberhämatom. Leberruptur.
8. Läsion der Magenschleimhaut und Magenperforation.
9. Linksseitige Diaphragmaruptur.
10. Einrisse der großen Gefäße (besonders der Cava).
11. Fettembolien und Knochenmarkembolien (B. SILBERBERG, N. RACHMANINOFF, J. JUDE, W. B. KOUWENHOVER, G. G. KNICKERBOCKER).

Die Therapie dieser möglichen Schädigungen erfolgt nach den Richtlinien der Allgemeinchirurgie.

Die innere Herzmassage ist weniger durch mechanische Verletzungen belastet. Bei ihr spielt die Infektion des Perikards und der Pleurahöhle eine Rolle, da die Eröffnung des Thorax meist nicht unter aseptischen Kautelen erfolgen konnte. Durch die intensive Verabreichung von Antibiotica kann nicht immer ein Pleuraempyem oder eine massive Pneumonie vermieden werden. Es soll noch erinnert werden, daß die Öffnung der Pleurahöhle eine anschließende Saugdrainage für 1—2 Tage erfordert.

Spätfolgen eines Herzstillstandes

Neben einer auskultatorischen und röntgenologischen Untersuchung des Thorax auf evtl. vorhandene Atelektasen, Ergüsse, Rippenbrüche usw. als mögliche Folge unserer aktiven Therapie werden wir in besonderem Maße unsere Aufmerksamkeit der weiteren Kontrolle der Herzfunktion sowohl klinisch wie elektrokardiographisch schenken.

Nach einem Herzstillstand kann das Myokard in vielfacher Weise durch die Kompression in Form von petechialen Blutungen bis zu großen hämorrhagischen

Extravasaten und Einrissen, durch die Defibrillation durch Verbrennung und Zerstörung einzelner Gewebsbezirke geschädigt sein. Die diffusen Myokardschädigungen gehen allerdings in der Hauptsache zu Lasten der vorher bestandenen Hypoxie (D. ATANASOV u. V. HORN). Eine über Tage dauernde Tachykardie ist keine Seltenheit, ebenso wie S-T-Senkung oder Erhöhung, großes spitzes T, Verlängerung der Erregungsausbreitung. In der Regel verschwinden diese Veränderungen nach einiger Zeit von selbst.

Eine über mehrere Tage ausgedehnte Nierenfunktionsüberwachung ist nicht zu vernachlässigen (B. B. MILSTEIN).

Dauerschäden nach zunächst erfolgreich behandeltem Herzstillstand betreffen praktisch immer das ZNS. Sie erfolgen durch direkte anoxische Schädigung der Nervenzelle. Beobachtet wurden corticale Ausfallserscheinungen mit tage- bis wochenlanger Bewußtseinstrübung, extrapyramidale, cerebelläre, spinale neurologische Symptome, Merkschwäche, Urteilsschwäche, Affektlabilität, Herabsetzung oder Ausfall des Visus, agnostische und aphasische Störungen, Seelenblindheit und schließlich Enthirnungsstarre. Die phylogenetisch jüngeren Bezirke sind gegenüber Sauerstoffmangel empfindlicher und daher zuerst geschädigt (J. JANNER u. A. CELIO, H. R. RICHTER).

Bei Hirndruckerscheinungen empfiehlt sich eine Dehydrationstherapie, wobei hochprozentige Glucose weniger wirksam ist als 30%ige Urea in 10%iger Invertzuckerlösung, die jedoch bei Verdacht auf eine Nierenschädigung nicht gegeben werden darf. Es werden etwa 100—200 cm^3 sorgsam intravenös verabreicht; paravenöse Applikationen können zu schwerer Gewebsschädigung führen. In letzter Zeit rückt man von der Therapie mit Urea wieder ab, da die Wirkung nicht anhält.

Steht eine etwas längere Zeit zur Verfügung, so kann auch eine 50%ige Sorbitlösung etwa 50 cm^3 i.v. gute Dienste leisten. Zur Ausschwemmung können auch noch andere Präparate wie z. Z. Lasix herangezogen werden, das gut entwässert ohne toxisch zu sein.

Bei erheblichen neurologischen Ausfällen, Koma und Hyperpyrexie ist die Hypothermie das Mittel der Wahl (G. R. WILLIAMS u. F. C. SPENCER). Die Patienten werden prompt auf 34—32° C durch Eispackungen am ganzen Körper abgekühlt, was für etwa 1—2 Tage erforderlich sein kann. Unter Hypothermie sinkt der Sauerstoffverbrauch der Gewebe, das Herzminutenvolumen, der Blutdruck und das Plasmavolumen. Es steigt dagegen der arterielle Sauerstoffgehalt, die A-V-Differenz, der arterielle und venöse CO_2-Gehalt. Das Volumen des Hirns wird reduziert (H. PFLÜGER). Während der Hypothermie ist künstliche Beatmung erforderlich.

Bei der Einleitung der Hypothermie wird sich z. B. ein Gemisch von Megaphen, Atosil und Dolantin empfehlen, um dem Muskelzittern zu begegnen, das mit einem erheblichen Ansteigen des Sauerstoffbedürfnisses verbunden ist.

Wichtig ist, die Hypothermie unter laufender Temperatur- und EKG-Kontrolle durchzuführen. Auch nach Entfernung der Eispackungen ist zunächst noch mit einem deutlichen und mitunter ganz unerwünschtem weiteren Absinken der Temperatur zu rechnen. Das EKG soll sofort das mögliche Auftreten von Rhythmusstörungen aufdecken, die leicht zum Kammerflimmern führen können. Gegen Unruhezustände kann Pethidin, Chlorpromazin u. a. wirksam sein. Zur Sedierung hat sich allgemein die „Mischspritze" besonders bewährt.

Für die sonstige ärztliche Überwachung wie Kontrolle der Nieren- und Darmfunktion, parenterale Ernährung, Kontrolle des Elektrolythaushalts ebenso wie für die pflegerische Betreuung gelten dieselben Grundsätze wie für andere Schwerstkranke auch.

Durch diese Behandlungsmethoden besteht die Chance, auch nach Tagen und Wochen noch eine wesentliche Besserung des in seiner Hirnfunktion schwer geschädigten Patienten zu erreichen, ja vielleicht sogar eine Heilung zu erzielen. Auf der anderen Seite bleiben uns auch nach Wochen intensiven Bemühens herbe Enttäuschungen nicht erspart.

Wiederbelebung

Von K. Rehder und O. Hessler

Die Wiederbelebung hat in den letzten 15 Jahren einen neuen Aufschwung erlebt. In vielen Kulturländern lehrt man Schulkindern im Alter von 8–10 Jahren die Wiederbelebung. Die Kenntnis der Wiederbelebungsmethoden ist sehr wichtig. Allein in den USA sterben jährlich rund 20000 Menschen an Asphyxie (SAFAR und MCMAHONEY). Unter Asphyxie versteht man eine schwere Behinderung des Gasaustausches mit Hypoxie und Hypercapnie. Asphyxie kann durch verschiedene Ursachen bedingt sein, z. B. CO-Vergiftung, Ertrinken, Aspiration von Erbrochenem, Inhalation von Giftgasen oder Rauch, Lähmung des Atemzentrums durch Analgetica und andere stark wirksame Medikamente, durch Kopf-, Hals-, Thorax- und Bauchverletzungen und durch eine Larynxstenose. Eine akute Asphyxie kann in 3–5 min zu einer irreversiblen Schädigung des Gehirns durch O_2-Mangel führen. Andere lebenswichtige Organe sind weniger empfindlich. So ist es möglich, daß das Herz noch schlagen kann, während das Gehirn durch die Asphyxie bereits irreversibel geschädigt ist. ("Hypoxia not only stops the motor but it wrecks the machinery", J. B. S. HALDANE.) Der Helfer muß also die Atemspende und äußere Herzmassage kennen, damit er im Ernstfall die kritische Situation beherrschen kann.

Die klinischen Zeichen einer Asphyxie sind oberflächliche und inadäquate Atmung, evtl. Cyanose. Cyanose muß nicht vorhanden sein. Anämische Patienten sowie CO-Vergiftete werden nicht cyanotisch. Um eine Cyanose klinisch erkennen zu können, müssen mindestens 5 g reduziertes Hämoglobin vorhanden sein (COMROE). Hypoxie muß nicht sofort zur Bewußtlosigkeit führen. Schwere Grade von Hypoxie führen zu Unruhe. Die Patienten werden verwirrt und später bewußtlos; manche Patienten krampfen.

Eine Asphyxie muß sofort durch künstliche Beatmung korrigiert werden. Ausnahmen bilden Vergiftungen durch Nitrose und ätzende Gase. Auch bei Vergiftungen mit Chlor oder Chlorverbindungen soll keine künstliche Beatmung, sondern lediglich eine Sauerstoffinhalation angewendet werden.

Im allgemeinen soll die Atemspende solange fortgesetzt werden, bis entweder eine ausreichende Spontanatmung einsetzt oder bis eindeutige Zeichen des Todes eingetreten sind.

Künstliche Beatmung

Nach dem zweiten Weltkrieg begann vor allen Dingen in den USA ein intensives Studium der künstlichen Beatmung. Im Jahre 1951 erschien eine Übersicht über die manuellen Beatmungsmethoden (GORDON et al.), mit dem Ergebnis, daß in den USA die Methode nach HOLGER-NIELSEN (Back-Pressure-Arm-Lift) für die klinische Beatmung empfohlen wurde. GORDON u. Mitarb. hatten die Schäfer-, Silvester-, Holger-Nielsen- und Thompson-Methode sowie zwei weitere Methoden sehr sorgfältig untersucht. Interessanterweise glaubten die Autoren zu dieser

Zeit noch, daß die Mund-zu-Mund- und Mund-zu-Nase-Beatmung aus ästhetischen Gründen in der Praxis keine Verwendung finden könnte. Diese Methode wurde deshalb nicht untersucht.

Obwohl heute die meisten Autoren der Meinung sind, daß die Mund-zu-Mund-Beatmung den manuellen Methoden vorzuziehen sei, sollen hier einige der wichtigsten manuellen Methoden beschrieben werden.

Die manuellen Methoden der künstlichen Beatmung

Bei der Beatmung nach SCHÄFER (Abb. 10 und 11) kniet der Retter über den Beinen des flach auf dem Bauch liegenden Verunglückten. Der zur Seite gelagerte Kopf ruht auf den Handrücken des Patienten. Der Helfer drückt mit den flachen Handtellern 12—15mal pro

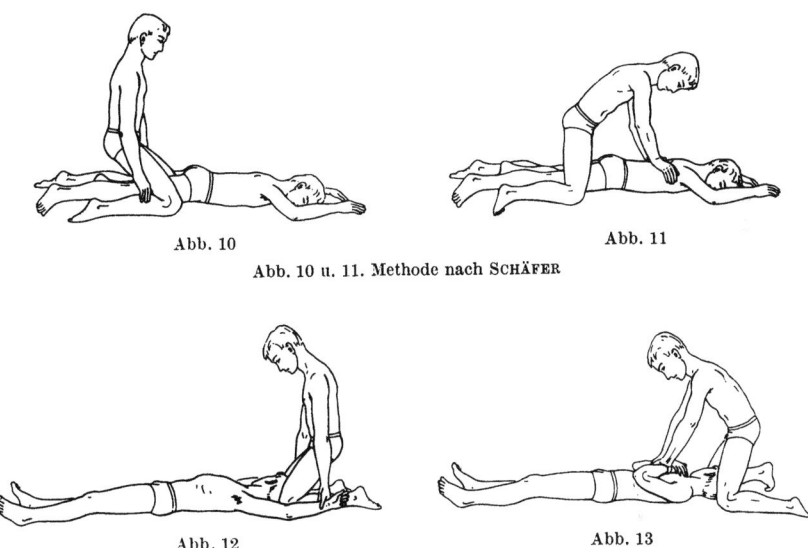

Abb. 10   Abb. 11

Abb. 10 u. 11. Methode nach SCHÄFER

Abb. 12   Abb. 13

Abb. 12 u. 13. Methode nach SILVESTER

Minute auf die untere Thoraxhälfte. Hiermit wird eine aktive Exspiration bewirkt. Die Inspiration erfolgt passiv.

GORDON u. Mitarb. maßen bei ihren narkotisierten, curarisierten und intubierten Versuchspersonen, die mit der Methode nach SCHÄFER künstlich beatmet worden waren, Atemvolumina in der Größenordnung von 500 ml pro Atemzug. Allerdings waren bei den nicht intubierten Patienten die Atemvolumina wesentlich kleiner, in einigen Fällen sogar kleiner als der respiratorische Totraum. Bei der Schäfer-Methode ermüdete der Retter verglichen mit den anderen Methoden am langsamsten und verbrauchte am wenigsten Sauerstoff. GORDON u. Mitarb. fanden bei allen von ihnen untersuchten manuellen Methoden Herzminutenvolumina von gleicher Größenordnung. Sie führten dies auf die Narkose und den normalen Kreislauf der Versuchspersonen zurück. Die arterielle Sauerstoffsättigung der Versuchspersonen lag bei der Schäfer-Methode um 67%, d. h. tiefer als die normale Sättigung des Blutes in der Pulmonalarterie. Einige der Versuchspersonen wurden cyanotisch. Die starke arterielle Untersättigung führten GORDON u. Mitarb. auf eine Verteilungsstörung innerhalb der Lunge zurück.

Bei der *Methode nach* SILVESTER liegt der Patient auf dem Rücken (Abb. 12 und 13). Seine Arme werden auf dem Thorax gekreuzt. Der Helfer kniet am Kopfende des Verunglückten. Er faßt die Arme des Verunglückten etwas oberhalb der Handgelenke und zieht die Arme nach oben und hinten über den Kopf des Patienten, bis sie den Boden berühren. Dann werden die Arme wieder zurück in die ursprüngliche Lage gebracht. Der Helfer übt jetzt einen Druck auf den Thorax des Patienten aus. Durch das Anheben der Arme wird der Thorax gedehnt und eine aktive Inspiration bewirkt, während der Druck auf den Thorax eine aktive Exspiration zur Folge hat. Das Heben der Arme und der Druck auf den Thorax müssen etwa 12 mal pro Minute ausgeführt werden, wobei darauf zu achten ist, daß die Atemwege des Patienten frei bleiben und nicht durch das Zurücksinken der Zunge und des Unterkiefers verlegt werden.

GORDON u. Mitarb. fanden bei dieser Methode Atemvolumina in der Größenordnung von 1000 ml pro Atemzug. Die Sauerstoffsättigung wurde leider nicht untersucht. Die künstliche Beatmung nach SILVESTER erwies sich für den Retter als anstrengender als die nach SCHÄFER, es wurde mehr Sauerstoff vom Retter verbraucht.

Die *Methode nach* HOLGER-NIELSEN (Abb. 14 und 15) wurde vor allen Dingen in den skandinavischen Ländern in den letzten 20 Jahren sehr erfolgreich in der Wiederbelebung angewendet. Der Verunglückte liegt auf dem Bauch. Der Kopf ruht seitlich auf den nach vorn gelegten

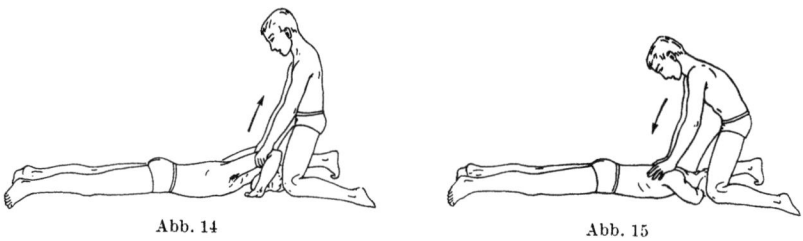

Abb. 14   Abb. 15

Abb. 14 u. 15. Methode nach HOLGER-NIELSEN

Armen. Die erste Hilfe leistende Person kniet am Kopfende des Patienten und erfaßt die Arme oberhalb des Ellenbogengelenkes. Die Arme werden durch ein Zurückbeugen des Retters soweit angehoben, bis ein deutlicher Widerstand zu spüren ist. Dann werden die Arme wieder auf den Boden gebracht und der Retter verlagert sein Gewicht nach vorn und drückt mit den flachen Handtellern unterhalb der Skapula auf den Thorax. Dieses muß etwa 12 mal pro Minute wiederholt werden. Durch das Anheben der Arme wird eine aktive Inspiration durch Ausdehnung des Thorax und durch Druck auf den Thorax eine aktive Exspiration durch Kompression des Thorax bewirkt.

GORDON u. Mitarb. fanden mit dieser Methodik mittlere Atemvolumina von 1050 ml pro Atemzug. Die arterielle Sauerstoffsättigung betrug in ihren Untersuchungen 93%, ein Wert also, der als durchaus befriedigend angesehen werden darf. In der Untersuchung von GORDON konnte die Versuchsperson die Beatmung nach HOLGER-NIELSEN ohne wesentliche Ermüdung ausführen. Der Sauerstoffverbrauch lag in der Größenordnung, wie er bei der Silvester-Methode gefunden worden war. GORDON u. Mitarb. folgerten aus ihren Untersuchungen, daß die Holger-Nielsen-Methode am besten für den allgemeinen Gebrauch geeignet sei. Sie wurde später auch vom Council on Physical Medicine and Rehabilitation als die Methode der Wahl für die Wiederbelebung in den USA empfohlen.

Allerdings begann schon 3 Jahre später die Mund-zu-Mund-Beatmung langsam an Popularität zu gewinnen (ELAM, BROWN und ELDER). ELAM u. Mitarb. untersuchten den Gasaustausch bei anästhesierten Patienten, die mit der Mund-zu-Maske oder der Mund-Endotracheal-Tubus-Methode beatmet worden waren. Diese Arbeit zusammen mit den Untersuchungen von GREENE u. Mitarb. (GREENE, BAUER, JANNEY und ELAM) bewies, daß bei Hyperventilation ausreichende Sauerstoffkonzentrationen im Blut des Verunglückten erreicht werden können und daß kein Kohlendioxyd retiniert wird. Als ein Jahr später SAFAR u. Mitarb. (SAFAR, ESCARRAGA, ELAM) in ihren Untersuchungen über die manuellen Methoden und die Mund-zu-Mund-Beatmung feststellten, daß der Erfolg bei den manuellen

Methoden der Wiederbelebung häufig durch eine Verlegung des Atemweges zunichte gemacht wird, entschied sich der Council on Physical Medicine and Rehabilitation in den USA, 5 Jahre nach der Empfehlung der Holger-Nielsen-Methode, nun die Mund-zu-Mund-Beatmung als die Methode der Wahl vorzuschlagen, und in einem Symposium über die Wiederbelebung in Norwegen stimmte man 1961 überein, daß die Mund-zu-Mund-Beatmung zusammen mit einer maximalen Hyperextension des Kopfes nach hinten und einem Hochziehen des Kinnes die Methode der Wahl für die Wiederbelebung sei.

Allerdings muß man grundsätzlich unterscheiden, ob die Wiederbelebung von Laien oder von professionellen Rettern ausgeführt werden soll. Dem Laien sollte man nur Methoden beibringen, die ohne Hilfsmittel ausgeführt werden können. Bei dem professionellen Retter dagegen kann man damit rechnen, daß dieser, wenn er bei einem Verunglückten Wiederbelebungsversuche zu machen hat, die nötigen Hilfsmittel bereit hat, und daß er in der Lage ist, sie richtig anzuwenden. Die Atemspende soll deshalb in 2 Abschnitte gegliedert werden, und zwar einmal in diejenigen Methoden für den Laien, die ohne Hilfsmittel ausgeführt werden können und zweitens in die Methoden für den professionellen Retter, die Hilfsmittel erfordern.

Die **Mund-zu-Mund-Beatmung ohne Hilfsmittel** hat viele Vorteile gegenüber allen anderen Methoden der Wiederbelebung. Sie ist vom Laien leicht und schnell zu erlernen. Der Retter spürt sofort, wenn der Widerstand beim Einblasen von Luft in die Lunge des Opfers ansteigt, daß der Atemweg verlegt ist. Er hat beide Hände zum Halten des Kopfes und des Kinnes frei, es kann also für das Freihalten des Atemweges gesorgt werden. Der Retter kann die Beatmung an der Ausdehnung

Tabelle 1. *Normalwerte eines ruhenden Erwachsenen* (Nach JAMES O. ELAM and DAVID G. GREENE, in Artificial Respiration, Theory and Applications, edited by JAMES L. WHITTENBERGER, Hoeber, Medical Division, Harper and Row, Publishers, 1962)

Sauerstoffverbrauch pro Minute	$\dot{V}_{O_2}$	300 ml
CO_2-Ausscheidung pro Minute	$\dot{V}_{CO_2}$	240 ml
O_2-Konzentration, inspir.	$F_{I_{O_2}}$	21%
Atemvolumen	V_T	500 ml
Atemfrequenz	f	15
Atemminutenvolumen	$\dot{V}_E$	7,5 l
Totraum	V_D	150 ml
Alveolarventilation	$\dot{V}_A$	5,2 l
Alveol. O_2-Konzentration	$F_{A_{O_2}}$	15%
Alveol. CO_2-Konzentration	$F_{A_{CO_2}}$	5%
O_2-Konzentration exspir.	$F_{E_{O_2}}$	17%
CO_2-Konzentration exspir.	$F_{E_{CO_2}}$	3,5%

des Thorax des Verletzten beurteilen und sofort bemerken, wenn die Spontanatmung des Verunglückten einsetzt; außerdem können die Patienten mit größeren Atemvolumina beatmet werden als mit jeder anderen Methode. Bei schwacher Spontanatmung ist eine assistierte Beatmung möglich. Schließlich kann man die Mund-zu-Mund-Beatmung überall und unter jeder Bedingung anwenden. Selbst große Schwankungen in der Atemfrequenz wirken sich nur wenig auf die Konzentration der Gase im Blut aus.

Das Hauptargument, das zunächst gegen die Mund-zu-Mund-Beatmung vorgebracht wurde, daß exspirierte Luft zu wenig Sauerstoff und zuviel Kohlendioxyd enthalte, um für die Wiederbelebung eines asphyktischen Opfers auszureichen, wurde durch die Arbeiten von ELAM u. Mitarb. und GREENE u. Mitarb. widerlegt. Tab. 2 zeigt, daß bei doppeltem Atemvolumen und bei einer Atemfrequenz von 12 pro Minute, die ausgeatmete Luft des Retters 18,5% Sauerstoff enthält. Wenn man einen Sauerstoffverbrauch von 300 ml pro Minute für den Verunglückten annimmt, dann würde die alveolare O_2-Konzentration beim Patienten unter diesen Bedingungen normal sein. Dasselbe gilt für die alveolare CO_2-Konzentration, die mit 4,8% nicht erhöht ist. Aus diesen berechneten Werten geht hervor, daß man

Tabelle 2. *Berechnete Werte für den Gasaustausch bei Mund-zu-Mund-Beatmung bei doppeltem Atemvolumen* (Nach ELAM et al., s. Tab. 1)

		Retter (zweifache Hyperventil.)	Apnoischer Patient
Atemvolumen	V_T	1 l	1 l
Atemfrequenz	f	12	12
Alveolarventilation	$\dot{V}_A$	10 l	10 l
O_2-Konz., inspir.	$F_{I_{O_2}}$	21%	18,5%
O_2-Konz., exspir.	$F_{E_{O_2}}$	18,5%	16%
Alveolare O_2-Konz.	$F_{A_{O_2}}$	18%	15%
CO_2-Konz., inspir.	$F_{I_{CO_2}}$	0%	2%
CO_2-Konz., exspir.	$F_{E_{CO_2}}$	2%	4%
Alveolare CO_2-Konz.	$F_{A_{CO_2}}$	2,4%	4,8%

Tabelle 3. *Berechnete Werte für den Gasaustausch bei Mund-zu-Mund-Beatmung bei dreifachem Atemvolumen* (Nach ELAM et al., s. Tab. 1)

		Retter (dreifache Hyperventil.)	Apnoischer Patient
Atemvolumen	V_T	1 l	1 l
Atemfrequenz	f	20	20
Alveolarventilation	$\dot{V}_A$	17 l	17 l
O_2-Konz., inspir.	$F_{I_{O_2}}$	21%	19,5%
O_2-Konz., exspir.	$F_{E_{O_2}}$	19,5%	18%
Alveolare O_2-Konz.	$F_{A_{O_2}}$	19,2%	17,7%
CO_2-Konz., inspir.	$F_{I_{CO_2}}$	0	1,2%
CO_2-Konz., exspir.	$F_{E_{CO_2}}$	1,2%	2,4%
Alveolare CO_2-Konz.	$F_{A_{CO_2}}$	1,4%	2,8%

durch Hyperventilation einen Verunglückten mit seiner exspirierten Luft ausreichend beatmen kann, vorausgesetzt, daß die Lunge des Patienten annähernd normal ist.

Tab. 3 zeigt, daß bei dreifachem Atemvolumen sogar Werte erzielt werden können, die höher als normal liegen. Es wird deshalb empfohlen, bei der Mund-zu-Mund-Beatmung die ersten 10 Atemzüge so schnell wie möglich in den Patienten hineinzubringen, um die schwere Hypoxie und Hypercapnie zu korrigieren. Dann muß mit doppeltem Atemvolumen weiter ventiliert werden. Man kann bei der Atemspende nur für einen kurzen Zeitraum maximal hyperventilieren, da sonst beim Retter Schwindel und andere Zeichen eines Hyperventilationssyndroms eintreten, die es ihm unmöglich machen könnten, die Beatmung fortzusetzen.

MOVIANT, ELAM u. Mitarb. sowie ULMER fanden, daß mit der Mund-zu-Mund-Beatmung arterielle Sauerstoffsättigungen zwischen 87 und 100% erreicht werden können, während die arterielle CO_2-Spannung zwischen 18 und 37 mm Hg lag. Der Anstieg der alveolaren Sauerstoffsättigung bei einem apnoischen Verunglückten erfolgt bei richtig ausgeführter Mund-zu-Mund-Beatmung schnell und zwar meistens schon nach vier Atemzügen. Bei intakten Kreislaufverhältnissen kann die arterielle O_2-Sättigung innerhalb von 15 sec auf Werte von über 90% ansteigen.

Die Technik der Mund-zu-Mund-Beatmung und Mund-zu-Nase-Beatmung (Abb. 16)

Die Annahme, daß die Mund-zu-Mund-Beatmung aus ästhetischen Gründen abgelehnt würde, erwies sich als unbegründet. Wer eine Abneigung hat, einen fremden Verletzten direkt mit seinem Mund zu berühren, kann entweder ein

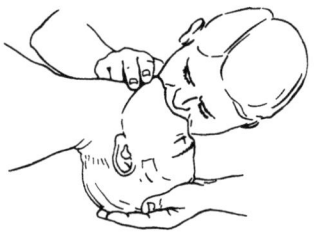
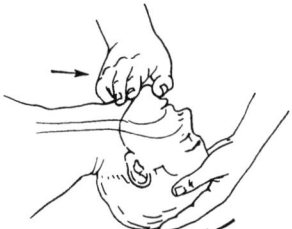

Abb. 16. Mund-zu-Mund-Beatmung   Abb. 17. Hyperextension des Kopfes zur Freihaltung der oberen Luftwege

Taschentuch dazwischen legen oder mit Zeigefinger und Daumen der Hand, die das Kinn hält, einen Ring auf dem Mund des Verletzten bilden. Allerdings besteht die Gefahr einer Ansteckung, die man in Kauf nehmen muß, wenn man ein Menschenleben retten will.

Ob man sich zur Mund-zu-Mund- oder zur Mund-zu-Nase-Beatmung entschließt, hängt meistens von den Umständen ab.

Zwei Punkte sind für die Ausführung der Mund-zu-Mund-Beatmung von großer Bedeutung: maximale Hyperextension des Kopfes nach hinten (Abb. 17) und Hyperventilation. Der Retter kniet seitlich in Höhe des Kopfes neben dem Verunglückten. Der Patient liegt entweder flach auf dem Rücken oder auf der Seite. Auf keinen Fall soll man ein Kissen unter den Kopf legen, denn dadurch könnte der Atemweg verlegt werden. Vorteilhafter ist es, wenn man ein Kissen unter die Schultern legt, um die maximale Hyperextension des Kopfes zu erleichtern. Auf jeden Fall muß man vermeiden, mit der Lagerung des Patienten unnötig wertvolle Zeit zu verlieren, denn Sekunden zählen.

Der Mund und Pharynx müssen so schnell wie möglich mit dem Finger oder mit einem Sauger von Erbrochenem oder anderem fremdem Material befreit werden. Bei Kleinkindern kann man den Atemweg säubern, indem man sie an den Beinen hochnimmt und bei herabhängendem Kopf mit der freien Hand kräftig zwischen die Schulterblätter klopft, um evtl. festsitzende Fremdkörper zu beseitigen.

Sobald der Atemweg frei ist, muß mit dem Beatmen begonnen werden. Die ersten zehn Atemzüge werden so schnell wie möglich in den Patienten hineingebracht, anschließend wird mit doppeltem Atemvolumen beatmet.

Der Mund wird entweder auf den Mund oder über die Nase des Patienten gebracht. Dabei ist darauf zu achten, daß der Mund luftdicht abschließt, damit keine Luft während der Inspiration entweichen kann. Bei der Mund-zu-Mund-Beatmung kann man die Nase des Patienten mit der Wange verschließen, bei der Mund-zu-Nase-Beatmung kann man mit der Hand, die das Kinn hält, den Mund des Verunglückten während der Inspiration verschließen. Bei der Beatmung muß man auf die Ausdehnung des Brustkorbes achten. Man hört mit der Inspiration auf, wenn der Thorax sich zu heben beginnt. Dadurch kann eine Verletzung der Lunge durch zu kräftiges Blähen vermieden werden. Bei Säuglingen und Kleinkindern genügt die Luft aus dem Mund des Retters zur künstlichen Beatmung. Wenn der Retter einatmet, soll er seinen Kopf zur Seite drehen, damit nicht die verbrauchte Luft des Patienten eingeatmet wird. Gleichzeitig kann er so hören, ob die Luft aus der Lunge des Patienten entweicht. Sobald die Exspiration des Patienten beendet ist, beginnt man mit der nächsten Inspiration.

Wenn man bemerkt, daß trotz kräftigen Einblasens sich der Thorax nicht hebt, dann ist der Atemweg verlegt. Man muß die Lagerung des Kopfes und Kinnes prüfen und evtl. korrigieren.

Die Fehlerquellen der Mund-zu-Mund-Beatmung sind Hypoventilation, falsche Lagerung des Kopfes und Entweichen der Luft durch den Mund des Patienten und Retters. Hypoventilation führt zu Hypoxie und CO_2-Retention, falsche Lagerung verursacht eine Verlegung des Atemweges, und Entweichen von Luft hat entweder eine Hypoxie oder ein schnelles Ermüden des Retters zur Folge.

Das Freihalten des Atemweges. Der Kopf muß im Atlantooccipitalgelenk maximal nach hinten gebeugt werden, indem man mit einer Hand den Patienten von hinten am Hals anhebt und gleichzeitig mit der anderen Hand den Kopf soweit als möglich nach hinten beugt. Der Hals wird dann losgelassen und mit der freien Hand wird das Kinn nach oben gezogen. Beim Kind können Kopf und Kinn mit einer Hand gehalten werden. Diese Kopfhaltung hat sich allen anderen Lagerungen des Kopfes gegenüber als überlegen bewiesen. Mehrere Autoren kamen übereinstimmend aufgrund röntgenologischer Untersuchungen zu dem Ergebnis, daß durch die Hyperextension zusammen mit dem Hochziehen des Kinnes in den meisten Fällen ein Offenhalten des Atemweges erreicht wird (MORIKAWA, SAFAR, DE CARLO; RUBEN und GREENE, FINK). Durch maximale Dorsalflexion des Kopfes wird die Muskulatur zwischen Sternum und Kinn angespannt, so daß die Zunge sich von der hinteren Pharynxwand abhebt.

Normalerweise fällt beim Bewußtlosen und beim anaesthesierten Patienten die Zunge nach hinten, so daß der Zungengrund mit der hinteren Pharynxwand in Kontakt kommt. Dadurch kann der Atemweg kugelventilartig verlegt werden. Bei hohen inspiratorischen Drucken (mehr als 20 ± 7 cm H_2O) öffnet sich dieser ventilartige Verschluß und Luft kann in die Lunge gelangen. Die Exspiration ist aber erschwert. Während der Exspiration steht nicht genügend Druck zur Verfügung, um die Zunge nach vorn zu schieben und somit eine freie Exhalation zu erlauben. Da die Öffnung des Oesophagus aber weniger Druck erfordert als das Nachvorneschieben der Zunge, kann somit leicht der Magen mit Luft gefüllt werden. Das Aufblasen des Magens mit Luft kommt bei richtiger Lagerung kaum vor. Dieses zu wissen ist wichtig, denn das Einblasen von Luft in den Magen kann zur Regurgitation und somit zur Aspiration von Mageninhalt führen. Sollte beim Erwachsenen trotzdem Luft im Magen sein und den Kreislauf beeinträchtigen, dann kann man durch Druck auf das Epigastrium die Luft entfernen. Dabei muß man aufpassen, daß der Patient nicht aspiriert. Am besten dreht man den Kopf vorher zur Seite. Bevor man mit dem nächsten Atemzug beginnt, muß man sich davon überzeugen, daß Mund und Pharynx nicht mit Mageninhalt gefüllt sind. Da man beim Kind Kopf und Kiefer mit einer Hand halten kann, übt man mit der freien Hand einen leichten Druck auf das Epigastrium aus, um den Eintritt von Luft in den Magen zu vermeiden.

Bei maximal nach hinten gebeugtem Kopf besteht keine Gefahr, daß der Atemweg durch den weichen Gaumen verlegt wird. Bei nach vorn gebeugtem Kopf dagegen kann es zu einem ventilartigen Verschluß des Atemweges durch den weichen Gaumen kommen.

Eine zweite Methode zum Freihalten des Atemweges ist das Halten des Kiefers nach ESMARCH und HEIBERG. Dieser Handgriff eignet sich aber anscheinend weniger für die Mund-zu-Mund-Beatmung, allein deswegen schon, weil er mehr Übung erfordert.

Schließlich kann man den Daumen hinter die untere Zahnreihe legen und den Kiefer nach oben und vorne ziehen. Dieser Handgriff ist unpraktisch, weil man so nur schwer den Mund luftdicht auf den Mund des Patienten bringen kann.

Die künstliche Beatmung mit einfachen Hilfsgeräten

Die Wiederbelebung mit einfachen Hilfsmitteln kommt eigentlich nur für den professionellen Helfer in Frage, denn meistens sind sie im Notfall nicht sofort zur Hand. Jeder Experte muß auch ohne Hilfsmittel in der Lage sein, einen Patienten zu beatmen. In jedem Fall soll zunächst die Wiederbelebung begonnen werden, anstatt wertvolle Zeit mit Suchen nach Hilfsmitteln zu verlieren. Sekunden können oft über den Erfolg oder Nichterfolg entscheiden! Zu den einfachsten Hilfsgeräten gehören: Mundstücke, Masken, endotracheale Katheter, Resusitubus, Orospirator, Ruben- und Dräger-Beatmungsbalg.

Mundstücke, Orotubus (OEHMIG, GORDON, BROOK) (Abb. 18). Der Dräger Orotubus gehört zu den einfachsten Hilfsmitteln der Atemspende. An einem Gummischild befindet sich ein kurzer Gummistutzen, den man in den Mund des Patienten einlegt und auf der Gegenseite ist ein Ansatzstück für den Helfer. An dem Gummischild sind seitlich zwei Widerlager für die Daumen angebracht. Durch die Kürze des Stutzens wird vermieden, daß die Zunge des Patienten nach hinten geschoben wird, wie es z. B. bei einem Rachentubus passieren kann. Außerdem können durch den Orotubus keine Rachenreflexe ausgelöst werden, die bei oberflächlich Bewußtlosen evtl. zu Brechreiz und Aspiration führen könnten.

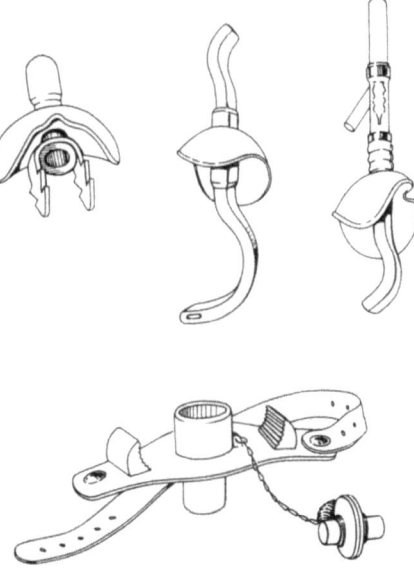

Abb. 18. Obere Reihe von links: Mundstück nach GORDON, OEHMIG; SAFAR-Tubus; Mundstück nach BROOK. Unten: Dräger Orotubus

Nach Einführen des Stutzens in den Mund des Patienten wird der Mund des Opfers abgedichtet, indem der große Gummischild mit beiden Daumen auf den Mund des Verunglückten gepreßt wird. Die anderen Finger halten den Kiefer, um den Atemweg freizuhalten. Die Mund-zu-Orotubus-Beatmung wird dann ausgeführt, ähnlich wie sie für die Mund-zu-Mund-Beatmung beschrieben wurde. Manchmal kann es schwierig sein, die Zähne des Patienten zur Einführung des Orotubus weit genug auseinander zu bringen. Geht man mit dem Zeigefinger zwischen Zahnreihe und Wange hinter den letzten Molaren, kann man die Zähne gewaltsam auseinanderbringen, ohne sich selbst zu verletzen.

Außer dem bereits beschriebenen Mundstück von Dräger haben OEHMIG, GORDON und BROOK weitere Mundstücke für die Atemspende entwickelt. Diese Mundstücke sind aus weichem Gummi oder aus Kunststoff hergestellt. Sie werden in den Mund des Patienten gebracht und verhindern eine Verlegung des Atemweges durch die Lippen. An einer Seite befindet sich ein kurzes Mundstück für den Helfer, darunter ein Gummistück zum Abdichten. In den Mund des Verunglückten werden 2 gezahnte, konisch geformte Gummistücke eingeführt, mit denen die Zahnreihen auseinander gehalten werden können. Beim Mundstück nach BROOK ist das für den Patienten bestimmte Ende so lang gewählt (75 mm), daß es nur bis zur Uvula reicht. Dadurch soll das Auslösen eines Würgereflexes vermieden werden. Am anderen Ende befindet sich ein längerer Stutzen, den der Retter in den Mund nimmt. In diesen Stutzen ist ein Ventil eingebaut. Die Ausatemluft des Patienten entweicht seitlich durch das Ventil.

Die Vorteile der Mundstücke: sie sind klein, einfach zu benutzen und passen praktisch jedem Kind und Erwachsenen, man kann mit ihnen auch beim Trismus die Zähne auseinanderbringen und den Mund eröffnen und durch das Einführen dieser Mundstücke werden keine pharyngealen Reflexe hervorgerufen, die zum Erbrechen und zur Aspiration führen. Der Nachteil dieser Mundstücke ist, daß es einige Erfahrung vom Retter erfordert, um eine Verlegung des Atemweges auch nach Einführen dieser Mundstücke zu verhindern. Bei allen Mundstücken ist kein offener Atemweg garantiert, denn es werden nur die Lippen und die Zähne auseinandergehalten, nicht aber der Zungengrund von der hinteren Pharynxwand gehoben. Der Kopf muß wie bei der Mund-zu-Mund-Beatmung maximal nach hinten gebeugt werden, und das Kinn muß gehalten werden.

Der Resusitubus nach SAFAR (Abb. 19). Zwei Rachentuben verschiedener Größe aus Plastik sind mit ihren oralen Enden so vereinigt, daß sie einen S-förmigen Tubus bilden. An der Verbindungsstelle befindet sich ein Plastikschild. Der Resusitubus wird beim Einlegen in den Mund mit der konvexen Seite der Zunge zugewandt, am harten Gaumen entlang bis in den Rachen eingeführt und dann durch Drehung um seine Längsachse in die richtige Lage gebracht. Dadurch wird ein Zurückdrücken der Zunge beim Einlegen verhindert. Wenn beim Einführen des Resusitubus der Patient zu erbrechen, zu schlucken oder zu husten beginnt, dann muß der Tubus sofort entfernt werden. Nach Einlegen des Tubus wird wie bei der Mund-zu-Mund-Beatmung der Kopf des Patienten maximal nach hinten gebeugt, das Kinn nach oben gezogen und mit beiden Daumen die Nase verschlossen.

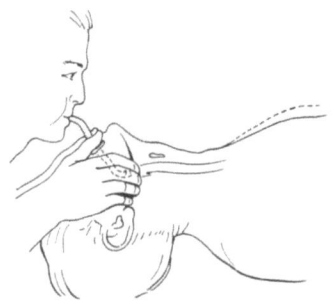

Abb. 19. Beatmung mit dem SAFAR-Tubus

Der Vorteil des Resusitubus nach SAFAR ist seine Einfachheit. Man kann schnell lernen, mit ihm umzugehen. Allerdings besteht die Gefahr des Erbrechens bei oberflächlich Bewußtlosen, und wenn das Patientenende zu lang ist, kann die Epiglottis auf den Eingang zum Larynx gedrückt werden und dadurch zu einer Verlegung des Atemweges führen. Man sollte deshalb in Zweifelsfällen immer das kürzere Ende in den Mund des Patienten einführen.

Die Maskenbeatmung. Die Mund-zu-Masken-Beatmung erfordert erhebliches Geschick und große Fingerfertigkeit des Retters. Die Schwierigkeit besteht darin, einen luftdichten Sitz der Maske am Gesicht des Patienten zu erreichen und gleichzeitig den Atemweg offen zu halten. Der Unerfahrene muß meistens beide Hände dazu benutzen. Jede Narkosemaske kann zur Mund-zu-Masken-Beatmung verwendet werden.

Zwei Masken mit Ventilen und Ansatzstutzen wurden in den USA speziell für die Atemspende entwickelt (ELAM, TARROW, LEE und WAND). Beide Masken enthalten ein Ventil. Die sog. Roswell Park Rescue Mask (RP mask) enthält ein Kugelventil; die sog. Ventibreathermask enthält ein Kolbenventil.

Der Retter kniet am Kopfende des Patienten. Er bringt die Maske auf das Gesicht und versucht einen luftdichten Abschluß der Maske zu erreichen und gleichzeitig durch maximales Nachhintenbeugen des Kopfes und durch Halten des Kinnes für einen offenen und freien Atemweg zu sorgen. Manchmal muß man einen Rachentubus einlegen, um den Atemweg freizuhalten. Die Atemspende wird wie die Mund-zu-Mund-Beatmung ausgeführt.

Der Orospirator (Dräger) wird an den Orotubus angeschlossen. In der Mitte eines Faltenschlauches ist das Einatemventil für den Helfer und an einem Ende das Mundstück mit Nasenklemme für den Helfer. Am anderen Ende des Faltenschlauches befindet sich ein Ventil. Durch dieses Ventil kann der Patient ins Freie ausatmen, während es bei der Inspiration verschlossen bleibt. Der Helfer kommt also nicht mit der Ausatemluft des Verunglückten in Berührung.

Das Einatemventil für den Helfer ist durch ein Sieb vor Verunreinigungen geschützt. Außerdem kann eine Sauerstoffflasche und bei Bedarf ein Gasfilter angeschlossen werden. Das Einatemventil wurde in der Mitte des Faltenschlauches angebracht, um dem Helfer einen zusätzlichen Totraum vorzuschalten, damit er bei der Hyperventilation nicht zuviel CO_2 eliminiert und dadurch ein Hyperventilationssyndrom entwickelt. Es scheint aber, daß dieser zusätzliche Totraum für den Helfer eine unnötige Belastung darstellt, denn auf Grund zahlreicher Beobachtungen hat das Hyperventilationssyndrom nur wenige Retter von einer adäquaten Atemspende abgehalten. Der Orospirator eignet sich besonders für die Atemspende beim Transport eines Verunglückten.

Der endotracheale Tubus. Das Intubieren der Trachea ist für den Geübten meistens ein leichter Eingriff, der nicht mehr als 30 sec in Anspruch nimmt. Jeder Arzt sollte die Intubation beherrschen. Es würde den Rahmen dieses Buches sprengen, die Technik der Intubation zu beschreiben. Sie kann in jedem Lehrbuch der Anaesthesiologie nachgelesen werden.

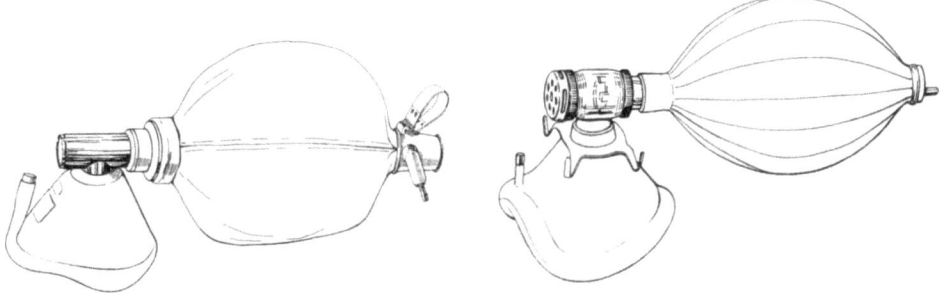

Abb. 20. Ambu-Resuscitator nach RUBEN   Abb. 21. Beutel-Resutator von DRÄGER

Grundsätzlich unterscheiden wir zwei verschiedene Formen endotrachealer Katheter; den Katheter mit und ohne Gummimanschette. Die Gummimanschette am distalen Ende soll die Aspiration und gleichzeitig das unerwünschte Entweichen von Luft verhindern.

Ein richtig eingelegter endotrachealer Tubus von adäquater Größe ist meistens, aber keineswegs immer eine Garantie für einen freien Luftweg. Wenn der Retter beim Einblasen von Luft in die Lunge des Patienten einen unerwartet hohen Widerstand spürt und der Thorax sich nicht ausdehnt, dann muß sofort an einen verlegten Tubus gedacht werden. Der Tubus kann abknicken und dadurch die Inspiration erschweren. Er kann in einen Hauptbronchus rutschen und die Belüftung der contralateralen Lunge unmöglich machen. Schließlich kann sich die aufgeblasene Manschette ventilartig vor das distale Ende legen und somit die Inspiration für den Patienten erschweren und die Exspiration fast unmöglich machen. Vor allen Dingen bei längerer Beatmung kann das Lumen des endotrachealen Katheters durch Krusten von eingetrocknetem Schleim eingeengt werden und somit die Beatmung erschweren. Durch Einführen eines Absaugkatheters über den Tubus in die Trachea kann man sich von dem Freisein des Lumens überzeugen.

Bei eingelegtem Katheter kann die Atemspende in der Art ausgeführt werden, wie sie bei der Mund-zu-Mund-Beatmung beschrieben wurde.

Der Ruben- und Dräger-Beatmungsbalg (Abb. 20 und 21) bestehen aus einer Maske, die über ein sehr empfindliches Ventil mit einem Atembeutel verbunden ist. Der Atembeutel füllt sich nach jeder Inspiration automatisch mit Luft. Bei Bedarf kann Sauerstoff in den Atembeutel geleitet werden.

Mit dem Ruben- und Dräger-Beatmungsbalg kann der Geübte jederzeit ohne weitere Hilfsmittel die künstliche Beatmung allein ausführen. Allerdings erfordert es viel Erfahrung, denn nur eine Hand steht für das Freihalten des Atemweges und für den richtigen Maskensitz zur Verfügung. Oft wird durch zu starken Druck auf die Maske, um einen luftdichten Sitz zu erreichen, der Atemweg verlegt.

Für die langdauernde künstliche Beatmung stehen heute eine Reihe mechanischer Respiratoren zur Verfügung. Große Krankenhäuser verfügen über Stationen für die künstliche Beatmung mit eigenen Ärzten und Schwestern. Nach modernen

Gesichtspunkten ausgerüstete Beatmungsstationen, geschultes Pflegepersonal und Ärzte mit entsprechender Ausbildung und fundierten Kenntnissen in der Lungen- und Kreislaufphysiologie sind heute für den Erfolg einer langdauernden künstlichen Beatmung entscheidend.

Tracheotomie

Von O. Hessler und K. Rehder

Die Tracheotomie ist seit etwa 2000 Jahren als lebensrettender Eingriff bei drohender Erstickung bekannt (ŠERCER). Früher fast ausnahmslos auf Notfälle beschränkt, hat sie erst in den letzten 20 Jahren in großem Umfang als planmäßige Operation Eingang in die Therapie gefunden (BORMAN und DAVIDSON). Entscheidende Etappen auf dem Weg zu dieser Entwicklung waren neben den Diphtherie-Epidemien im vergangenen Jahrhundert die Poliomyelitis-Epidemien der letzten Jahrzehnte in den skandinavischen Ländern (FALBE-HANSEN). Die Einführung der künstlichen Beatmung war dabei ein wesentlicher Faktor. Heute werden praktisch alle Formen von schwerer respiratorischer Insuffizienz verschiedener Genese, selbst schon bei Neugeborenen, erfolgreich mittels Tracheotomie und künstlicher Beatmung behandelt. Zu dieser Entwicklung haben Erkenntnisse pathophysiologischer Zusammenhänge wesentlich beigetragen. Durch die Fortschritte auf dem Gebiet der Wiederbelebung und künstlichen Beatmung wurde das Verständnis für die Bedeutung freier Luftwege, adäquater Ventilation der Lunge und eines funktionierenden Kreislaufs als Voraussetzung für den Gasaustausch zwischen Lunge und Blut entscheidend gefördert.

Indikationen. Unbeschadet dieser Ausbreitung der Tracheotomie auf die verschiedenen Indikationsgebiete hat die *klassische Indikation* zur Tracheotomie unveränderte Gültigkeit behalten, obwohl sie heute zahlenmäßig gegenüber anderen Indikationen in den Hintergrund tritt. Die alte Forderung, daß jeder Arzt in der Lage sein sollte, eine Tracheotomie auch unter ungünstigen Bedingungen und mit behelfsmäßigem Instrumentarium durchzuführen, hat also weiterhin Gültigkeit, ist aber für klinische Verhältnisse ohne Bedeutung. Da sich die Verlegung der Atemwege in den allermeisten Fällen durch eine orotracheale Intubation beheben läßt, wäre es wünschenswert, wenn jeder Arzt diese Technik beherrschen würde, weil damit beinahe alle Nottracheotomien mitsamt ihren Komplikationen vermieden werden könnten. Die Entscheidung, ob eine Tracheotomie oder eine Intubation vorgenommen werden soll, kann nur aus der jeweiligen Situation getroffen werden. HOOVER hält die Intubation für die Methode der Wahl zur Behebung von Atemschwierigkeiten infolge Verlegung der oberen Luftwege. Die primäre Intubation hat den Vorteil, daß eine später notwendige Tracheotomie als geplanter Eingriff unter optimalen Bedingungen vorgenommen werden kann.

Für den *Zeitpunkt* der Tracheotomie ist der klinische Zustand und Verlauf maßgebend. Abgesehen von den Folgen einer Hypoventilation wird ein Patient mit einer Verlegung der Atemwege durch die Vermehrung der Atemarbeit mit erhöhtem Sauerstoffverbrauch erheblich belastet. Die Tracheotomie muß daher frühzeitig durchgeführt werden. Dies gilt besonders für Neugeborene und Säuglinge, bei denen Atemstörungen und respiratorische Erschöpfung die häufigsten Todesursachen sein sollen (BUNDESEN). READING hält den richtigen Zeitpunkt für die Tracheotomie schon dann für gekommen, wenn man sich mit dem Gedanken an sie befaßt. Schwere Symptome der Hypoventilation, wie Schweißausbruch, beschleunigte Atmung, Steigerung von Puls und Blutdruck, Cyanose und Unruhe sollten keinesfalls abgewartet werden. Sehr schwierig ist oft die Beurteilung der

Atemfunktion bei einem tief bewußtlosen Patienten infolge eines Schädel-Hirntraumas. Eine Hypoventilation kann in larvierter Form vorhanden sein und eine Cyanose kann fehlen, wenn die Menge an reduziertem Hb unter 5 g liegt. Infolge Bewußtlosigkeit und Depression des Atemzentrums fehlen Zeichen wie Unruhe und beschleunigte Atmung. In allen Zweifelsfällen kann die Bestimmung von pH und Blutgasen im arteriellen Blut nützlich sein.

Die *klassische Indikation* zur Tracheotomie ist bei jeder *Erstickungsgefahr* infolge Verlegung der oberen Luftwege gegeben, wenn diese Verlegung durch keine andere Maßnahme überwunden werden kann, z. B. bei Tumoren der Schilddrüse und des Kehlkopfes, bei akuten Schwellungszuständen, Stimmbandlähmungen, angeborenen Stenosen und Mißbildungen. In der Traumatologie spielen Verletzungen im Schädel-, Gesichts- und Halsbereich, Ödeme, Hämatome und Verbrennungen eine Rolle für die Indikationsstellung. Eine akute Erstickungsgefahr soll in seltenen Fällen durch Einklemmung der Epiglottis in den Kehlkopfeingang infolge von Explosion hervorgerufen worden sein. Häufiger passiert dies mit Fremdkörpern (z. B. Zahnprothesen) durch ein Unfallereignis oder nach eingetretener Bewußtlosigkeit durch Aspiration. Auch ein im Oesophagus hinter dem Ringknorpel festsitzender, größerer Fremdkörper kann zu Erstickungserscheinungen führen (EMERSON). Praktisch hoffnungslos ist die Einklemmung eines größeren Fremdkörpers in der unteren Trachea, da der Patient meist erstickt, ehe es gelingt, den Luftweg freizumachen. Nach sofortiger Tracheotomie kann versucht werden, den Fremdkörper mittels heftiger ruckartiger Thoraxkompression in Kopftieflage über das Tracheostoma hinweg nach oben zu befördern. Der Verschluß eines Hauptbronchus durch Fremdkörper ist für eine gewisse Zeit mit dem Leben vereinbar. Fremdkörper (z. B. Zähne) in den tieferen Luftwegen sind zunächst ungefährlich, führen aber zu schweren sekundären Erscheinungen (Atelektasen, Retentionspneumonie), wenn sie nicht erkannt und entfernt werden. Eine Tracheotomie kann in solchen Fällen erforderlich werden.

Die sog. *erweiterte Indikation* zur Tracheotomie erstreckt sich heute auf fast alle Fachgebiete der klinischen Medizin. Sie dient der Prophylaxe und Therapie der *respiratorischen Insuffizienz* und spielt eine ganz besondere Rolle für die Freihaltung der Atemwege von Sekret und anderem Material. CH. JACKSON hat schon 1911 darauf hingewiesen, daß ein Patient in seinem eigenen Sekret „ertrinken" könne und von Tracheotomie und Bronchoskopie mit Erfolg Gebrauch gemacht. Dies gilt besonders für die postoperative Phase, wenn ein Patient infolge von Schmerzen, eingeschränkter Zwerchfellbeweglichkeit, oder aus anderen Gründen nicht ausreichend husten kann (ZUCKSCHWERDT; HUTSCHENREUTER; DUDLEY, BAKER und ANDERSON). Die tägliche Menge an Bronchialsekret bei tracheotomierten Patienten beträgt nach TOREMALM etwa 0,1—0,3 ml/kg Körpergewicht. Bei Lungenkomplikationen kann diese Menge um ein Vielfaches vermehrt sein.

Nach einer Zusammenstellung von ATKINS hatten an einer Gesamtzahl von 526 Tracheotomien die allgemeine Chirurgie mit 146 und die Neurochirurgie mit 126 Fällen den größten Anteil. Dabei ist bemerkenswert, daß unter den Indikationen die Sekretstauung mit 327 Fällen bei weitem an der Spitze stand. Eine weitere Indikation ist die paradoxe Atmung bei schweren Thoraxtraumen, die Verlegung der Atemwege durch Zurücksinken der Zunge, z. B. bei schweren Gesichtsverletzungen, ferner die Atemdepression und die Aspirationsgefahr bei Schädelhirntraumen mit Bewußtlosigkeit. Auch schwere Verbrennungen können bei Auftreten eines Ödems eine Tracheotomie erfordern (MONCRIEF). Auf die speziellen Indikationen der Tracheotomie bei der Poliomyelitis, Myasthenia gravis und anderen neurologischen Erkrankungen kann im Rahmen der Traumatologie nicht eingegangen werden.

Bewährt hat sich die Tracheotomie auch als Mittel für die kausale Therapie schwerer Folgeerscheinungen von Hirntraumen. Im ödematösen Gewebe ist die Zirkulation und damit der Sauerstofftransport gestört. Sauerstoffmangel begünstigt die Ödembereitschaft. Erschwerte Atmung kann zur Drucksteigerung im Thoraxraum führen und den Abfluß aus der oberen Hohlvene behindern. Zudem vermehrt die häufig vorhandene CO_2-Retention die Hirndurchblutung (ECKENHOFF). Die Folge solcher Störungen ist ein Circulus vitiosus, der durch adäquate Ventilation mittels Tracheotomie, O_2-Zufuhr und evtl. durch künstliche Beatmung wirksam bekämpft werden kann. Bei anhaltender Bewußtlosigkeit sollte innerhalb der ersten 24 Std eine Tracheotomie vorgenommen werden (TÖNNIS; KIA-NOURY und DEUBZER; HOMMEL und DIETRICH; KLINGLER; ZANDER und GRAF; HOSSLI).

Wegen der Gefahr der Larynxschädigung durch einen zu lange liegenden oro-trachealen Tubus galt die Tracheotomie bisher als Voraussetzung für eine längerdauernde künstliche Beatmung, z. B. bei schweren Thoraxtraumen und beim Tetanus. Ob sie durch die von STEAD neuerdings angegebene naso-tracheale Technik ersetzt werden kann, muß abgewartet werden.

Eine *Kontraindikation* gibt es nach CH. JACKSON nicht. Vorsicht ist geboten bei hämorrhagischen Diathesen.

Physiologie und Pathophysiologie. Die mit den verschiedenen Atemstörungen verbundenen physiologischen bzw. pathophysiologischen Prinzipien sind von COMROE, FORSTER, DUBOIS, BRISCOE und CARLSEN in anschaulicher Weise dargestellt worden. Die wichtigsten Probleme im Zusammenhang mit der Tracheotomie wurden von BEER und LOESCHCKE, WASSNER und L'ALLEMAND erörtert. Auf eine eingehende Darstellung kann hier verzichtet werden.

Bei gesunden Erwachsenen rechnet man mit einem Ruheatemvolumen von etwa 500 ml bei einem Totraum von etwa 150 ml, so daß die für den Gasaustausch allein maßgebende alveolare Ventilation pro Atemzug etwa 350 ml beträgt. Der Totraum kann durch die Tracheotomie um etwa 100—125 ml verkleinert werden (CARTER u. GIUSEFFI), die dann der alveolaren Ventilation zugute kommen, so daß eine bestehende Hypoventilation auf diese Weise ausgeglichen werden kann. Beim Erwachsenen läßt sich der Totraum nach RADFORD in etwa aus dem Körpergewicht errechnen (Totraum in ml = Körpergewicht in kg × 2,2). Unter gewissen Bedingungen, z. B. bei schweren Thoraxtraumen, kann der Totraum infolge von Verteilungsstörungen größer werden (HESSLER und REHDER).

Das Atemzugvolumen beim Neugeborenen beträgt nach SMITH etwa 15 ml, der Totraum 5 ml. Durch die Tracheotomie kann er um etwa 2 ml verkleinert werden. Weitere Werte für Kinder von 1—15 Jahren gehen aus der folgenden Tabelle hervor:

Tabelle 1. *Anhaltswerte für Totraumgrößen bei Kindern vor und nach Tracheotomie*
(modifiziert nach TOREMALM)

Jahre	1	2	3	4	5	10	15
Totraum	22	26	30	36	41	70	140
Totraum nach Tracheotomie	12	14	16	18	20	36	70

Durch die Ausschaltung des Nasen-Rachen-Raumes bei der Tracheotomie wird die Klimatisierung und Filterung der Atemluft wesentlich eingeschränkt. Dieser Umstand spielt für die Tracheo-Bronchitis nach Tracheotomie eine große Rolle. Erst nach Ablauf von mehreren Wochen bis Monaten übernehmen die tieferen Luftwege durch Adaptation die Aufgabe der oberen bis zu einem gewissen Grad (INGELSTEDT u. TOREMALM).

Die Luft in den Alveolen hat normalerweise eine Temperatur von 37° C und eine Wasserdampfspannung von 47 mm Hg, was einer absoluten Feuchte von 44 g/m³ entspricht. Theoretisch wären also 660 g Wasser nötig, um ein Tages-Atemvolumen von 15 m³ voll mit Wasserdampf zu sättigen. Zu einem kleinen Teil stammt dieses Wasser aus der Raumluft. Der größte Teil wird von den Schleimhäuten der oberen Luftwege abgegeben und nur etwa 100 g stammen nach TOREMALM unter Zimmerluftbedingungen aus Trachea und Bronchien. Bei der Ausatmung wird der Wasserdampf von den Schleimhäuten wieder teilweise reabsorbiert (20 bis

25% nach INGELSTEDT) und zwar wiederum zum größten Teil in den oberen Luftwegen. Der Wärmeinhalt der Atemluft wird mit etwa 390 Cal pro Tag angegeben. Auch davon werden bei der Ausatmung etwa 20—25% an die Schleimhäute der oberen Luftwege abgegeben.

Bei tracheotomierten Patienten ohne Fieber rechnet TOREMALM unter Zimmerluftbedingungen mit etwa 500 g Wasser, die für die Sättigung der Einatemluft pro Tag gebraucht werden und mit etwa 250 g bei Verwendung einer „*künstlichen Nase*". Ein von TOREMALM entwickelter Wärme- und Feuchtigkeitsaustauscher besteht aus einer eng gewickelten Rolle von sehr dünnem, gewelltem Aluminiumblech. Die große Metalloberfläche nimmt bei der Exspiration Wärme und Feuchtigkeit auf und gibt sie bei der Inspiration wieder an die Einatemluft ab. Die künstliche Nase der Fa. Dräger besteht aus feinen Drahtgittern und beruht auf demselben Prinzip.

Die Bedeutung der Klimatisierung der Atemluft in den oberen Luftwegen geht auch aus den Untersuchungen von DALHAMN an Ratten hervor. Bei etwa 30% rel. Feuchte sistierte die Ciliartätigkeit schon nach 3—5 min, bei etwa 50% nach 8—10 min und bei etwa 70% war während einer Beobachtungszeit von 60 min keine Beeinträchtigung der Cilientätigkeit festzustellen. Gegen Temperaturveränderungen sind sie dagegen weniger empfindlich. Dieser Umstand führt in Verbindung mit einer schweren Störung des Hustenmechanismus zu einer starken Beeinträchtigung der Expectoration, die durch Absaugen und Erzeugung künstlicher Hustenstöße nur unvollkommen ersetzt werden kann. Darin liegt die Gefahr der pulmonalen Infektion bei der Tracheotomie. Unter diesen Gesichtspunkten wird es auch verständlich, wie schwierig die Verhütung einer solchen Infektion z. B. bei der langdauernden künstlichen Beatmung eines curarisierten Tetanuspatienten sein kann.

Anatomie und Technik. Voraussetzung für die sachgemäße Durchführung einer Tracheotomie ist die genaue Kenntnis der *anatomischen und topographischen Verhältnisse*. Instruktive Darstellungen finden sich bei v. LANZ und WACHSMUTH, ferner bei JACKSON und JACKSON, HAMELMANN, KIA-NOURY und DEUBZER. Auf eine eingehende Schilderung aller technischen Einzelheiten und des Instrumentariums soll verzichtet werden. Einige anatomische Gegebenheiten sowie technische Fragen und Gesichtspunkte scheinen uns jedoch erwähnenswert. Es ist zu bedenken, daß der für die Tracheotomie in Frage kommende Abschnitt der Trachea zwischen Kehlkopf und Sternum in der Länge stark variieren kann. Konstitutionstyp und Alter spielen eine Rolle. Mit zunehmendem Alter tritt der Kehlkopf tiefer. Die Länge des Halsteils der Trachea beträgt nach v. LANZ und WACHSMUTH bei normaler Kopfhaltung beim Erwachsenen 6,5 cm und beim Kind mit 10 Jahren 4,5 cm. Als mittlere Weite der Trachea werden angegeben: 15—22 mm beim Mann, 13—18 mm bei der Frau, 8—11 mm beim 10jährigen Kind und 6—7 mm beim Säugling von 6 Monaten.

Bei der Lagerung zur Tracheotomie wird die Trachea durch Überstrecken des Halses und starke Dorsalflexion des Kopfes aus der oberen Thoraxapertur herausgezogen (v. LANZ und WACHSMUTH). Da sie sich bei der Zurücklagerung in die normale Kopfstellung wieder retrahiert, kann dies besonders bei tiefer Tracheotomie zu Komplikationen von seiten der Kanüle führen (GRAY, MEADE).

Wegen der häufigen Komplikationen bei der Nottracheotomie steht man heute mit wenigen Ausnahmen auf dem Standpunkt, daß die Tracheotomie als geplanter Eingriff unter optimalen Bedingungen im Operationssaal vorgenommen werden sollte. Von den meisten Autoren wird der Eingriff in Narkose und Intubation oder über dem Bronchoskop bevorzugt (JOHNSTON und HERCUS; HUTSCHENREUTER; DAVIS, KRETSCHMER und BRYCE-SMITH; TOREMALM; DAVISON; READING u. a.). Besonders bei Kindern ist diese Methode zu empfehlen, da bei

5*

der meist vorhandenen Unruhe und den kleinen anatomischen Verhältnissen Komplikationen durch Verletzung von Trachealhinterwand und Oesophagus vermieden werden können. Von manchen Autoren wird neben der Narkose die Lokalanaesthesie mit Adrenalinzusatz zum Zweck der Blutstillung empfohlen. Bei intaktem Kreislauf kann durch Erhöhung des Oberkörpers die oft vorhandene Stauung und damit die Blutung bei der Operation vermindert werden.

Der entscheidende Vorteil von Narkose und Intubation besteht darin, daß der Luftweg frei ist. Damit entfällt die sonst übliche Hast und der Eingriff kann mit größter Sorgfalt (Blutstillung) vorgenommen werden. Kreislauf und Atmung bleiben dabei ständig unter Kontrolle des Anaesthesiologen. Das Unterlassen der Intubation bei einem bewußtlosen Unfallpatienten ist nicht zu empfehlen, da bei Regurgitation oder Erbrechen während des Eingriffs Aspirationsgefahr besteht.

Neben der sonst und vor allem bei Nottracheotomien üblichen Längsincision der Haut wird aus kosmetischen Gründen vielfach die Querincision bevorzugt. Bei Überlagerung der Trachea durch Tumor, der für die Tracheotomie teilweise entfernt werden muß, mag sie in vielen Fällen den besseren Zugang bieten. Ansonsten ist zu bedenken, daß ein spannungsfreier Sitz der Kanüle in der Haut von Wichtigkeit ist und daß bei Verschluß der Wunde der obere oder untere Hautrand mitunter senkrecht incidiert werden muß, um dies zu erreichen (Hoover). Diese Erwägungen spielen auch eine Rolle bei der Frage, ob der Isthmus der Schilddrüse nach unten oder nach oben abzuschieben oder zu durchtrennen ist (Tracheotomia superior, inferior oder mediana; Abb. 22). Mit Rücksicht auf den richtigen Sitz der Kanüle schlagen viele Autoren vor, den Isthmus zu durchtrennen, falls er im Wege ist (JACKSON und JACKSON; KING und GLAS; DUGAN und SAMSON; ARDRAN und CAUST; NELSON und BOWERS). Im allgemeinen wird der Isthmus nach oben abgeschoben. KODICEK hält es für gefährlich, ihn nach unten zu drängen und durch den 3. und 4. Trachealring einzugehen, da er sich beim Herausrutschen der Kanüle retrahiert und so vor das Tracheostoma legen kann. Weitgehende Übereinstimmung besteht darüber, daß die Trachea im Bereich des 2.—5. Knorpelringes zu eröffnen sei, wobei beim Erwachsenen die Öffnung groß genug sein muß und ovalär excidiert werden sollte. Wegen der Stenosegefahr ist eine Excision aus der Trachealwand bei Kindern nicht zu empfehlen (GRAY; EISEMAN und SPENCER). Ringknorpel und erster Trachealring sind auf jeden Fall zu schonen. Bestehen Schwierigkeiten bei der Auffindung der Trachea, dann soll nach DENNECKE mittels Kanüle und wassergefüllter Spritze punktiert werden, wobei aspirierte Luft nur aus der Trachea stammen kann. JACKSON empfiehlt in solchen Fällen die Einführung eines beleuchteten Bronchoskops.

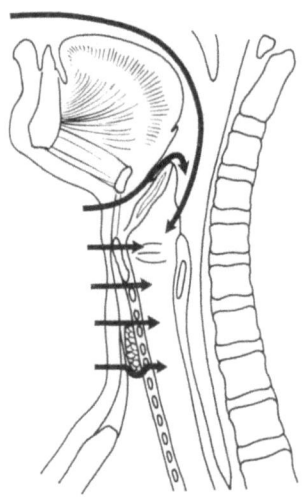

Abb. 22. Zugänge zu den oberen Luftwegen (aus „Praktische Anatomie" von v. LANZ u. WACHSMUTH, Bd. I, 2, S. 333, Springer 1955)

Erwähnt sei noch die *Lappentechnik* nach BJÖRK, die von manchen Autoren (JOHNSTON und HERCUS) bevorzugt wird. Durch hufeisenförmige Incision der Trachea entsteht ein schmaler türflügelförmiger Lappen, der sich zum Jugulum hin aufklappen läßt und direkt an die Subcutis des unteren Hautschnittrandes (nach Querincision der Haut) fixiert wird. Der Kanülenwechsel soll dadurch erleichtert werden.

Bei der *Nottracheotomie* ohne Assistenz empfiehlt JACKSON, die Trachea zwischen Daumen und Mittelfinger der linken Hand zu fixieren und dabei die beiderseits davon gelegenen Weichteile mit den großen Gefäßen in die Tiefe zu drücken. Der Zeigefinger dient zum Weghalten der Weichteile über der Trachea nach dem Hautschnitt. Der Kopf darf nicht verdreht sein und die Mittellinie ist streng einzuhalten.

ABBEY rät in Notfällen zur *Coniotomie*, da dieser Eingriff sehr schnell durchgeführt werden kann und die Gegend zwischen Schild- und Ringknorpel beim Erwachsenen praktisch immer zu palpieren ist. Der Zugang erfolgt von einem 2,5 cm langen Querschnitt über dem Ligamentum cricothyreoideum (Abb. 22). Um Komplikationen wie Narbenstenosen, Perichondritis und Entzündung der Stimmbänder zu vermeiden, muß alsbald eine reguläre Tracheotomie angeschlossen werden. Die Methode eignet sich wegen der unmittelbaren Nachbarschaft der Stimmbänder nicht für Kinder.

Eine Reihe von Instrumenten wurde für die *Stichtracheotomie* entwickelt. Erwähnt sei jedoch nur das Nottracheotom von SHELDEN, PUDENZ und TICHY (Abb. 23). Es besteht aus einer starken längsgeschlitzten Hohlnadel, die in die Trachea eingestochen wird. In der normal gebogenen Metallkanüle steckt ein Troikart mit zwei lanzettförmigen Messern an der Spitze, deren 4 Schneiden im Winkel von 90 Grad zueinander stehen. Die eine Lanzette ist länger und trägt einen Knopf an der Spitze, der in die Längsrinne der Kanüle paßt. Die Kanüle mit Troikart wird entlang der liegenden und fixierten Kanüle in die Trachea eingeführt, wobei die Messerschneiden an der Spitze der Kanüle den Weg bahnen. Wenn die Kanüle in der Trachea liegt, wird der Troikart entfernt. KIA-NOURY und DEUBZER berichten

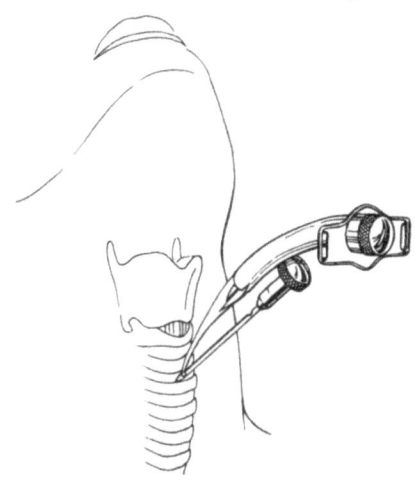

Abb. 23. Stichtracheotom nach SHELDEN, PUDENZ u. TICHY

über günstige Erfahrungen mit dem Instrument. SMITH beschreibt einen Todesfall nach der Anwendung des Tracheotoms durch Mediastinalemphysem infolge Verletzung der Trachealhinterwand.

Methoden wie die Längsspaltung des Kehlkopfes von der Incisura thyreoidea aus (Laryngofissur) bezeichnet BIESALSKI als sehr heroisch und mit zahlreichen Folgeerscheinungen kompliziert. Wenn irgend möglich, sollte auch in dringenden Notfällen der Kehlkopf geschont werden.

Fehler, Gefahren, Komplikationen. Fehler können schon vor der Tracheotomie begangen werden, wenn nämlich mit der Indikation zu lange gewartet wird (DUGAN und SAMSON; READING). NELSON und BOWERS schreiben allein 10 Todesfälle bei ihren 310 Tracheotomien diesem Umstand zu. DAVIS, KRETSCHMER und BRYCE-SMITH führen 4 Fälle von Exitus darauf zurück, daß vor der Tracheotomie nicht intubiert wurde und die Patienten erstickten, bevor der Eingriff durchgeführt werden konnte. Aber auch Fehler, die während der Operation und später begangen werden, ziehen eine Reihe von Komplikationen nach sich. Am stärksten belastet ist die Nottracheotomie und die Tracheotomie bei Kindern. Die Angaben über die Häufigkeit der verschiedenen Komplikationen schwanken ziemlich stark in der Literatur. Dabei ist zu berücksichtigen, daß es schwierig sein kann, zu entscheiden, ob eine Komplikation bzw. ein Exitus als Folge der Tracheotomie, einer fehlerhaften Nachbehandlung oder als solche der Grundkrankheit selbst aufzufassen ist.

KING und GLAS hatten bei 19 Nottracheotomien 42% Komplikationen mit einem Exitus und 19% bei 59 planmäßigen Eingriffen. NELSON und BOWERS beobachteten bei 310 Tracheotomien 22,5% Komplikationen als Folge der Tracheotomie, darunter 16 letale (5,2%). MEADE gibt bei 212 Tracheotomien 33% Komplikationen an mit 6 Todesfällen (20%). DUGAN und SAMSON hatten bei 461 Tracheotomien 10% Komplikationen mit 5 Toten (1,1%). BIESALSKI hatte bei 146 Tracheotomien 5 tödliche Komplikationen (3,6%) als direkte Folge der Tracheotomie; 4 davon waren Kinder.

ATKINS berichtete bei 526 Tracheotomien über 4 letale Komplikationen (0,8%). DAVIS, KRETSCHMER und BRYCE-SMITH hatten unter 155 Fällen 6 Exitus (3,9%) und HAMELMANN bei 265 Tracheotomien 8% Komplikationen mit 6 Todesfällen (2,3%), von denen 2 Fälle von Herzstillstand vom Autor nicht als Folge der Tracheotomie angesehen wurden.

Als tödliche Komplikationen werden genannt: Herausrutschen und Verstopfen der Kanüle mit Erstickung, Blutung mit tödlicher Aspiration, Kreislaufkollaps, Apnoe und Herzstillstand, ferner Mediastinalemphysem, Pneumothorax, Mediastinitis und Pneumonie. Daß es sich bei Tracheotomierten meist um Schwerkranke handelt, geht aus der hohen Gesamtletalität bei solchen Patienten hervor: 48% bei den Fällen von DUGAN und SAMSON, 57% bei denen von ATKINS und 64% bei denen von MEADE.

Nicht alle oben genannten Komplikationen verlaufen tödlich, können aber durchaus lebensbedrohende Situationen herbeiführen. Dies gilt besonders für die Komplikationen von seiten der Kanüle. Deshalb muß besondere Sorgfalt auf Sitz, Größe, Krümmung, Länge und Befestigung der Kanüle gelegt werden. Bei Kindern und Kleinkindern empfiehlt es sich, die Lage der Kanüle durch eine Röntgenaufnahme zu kontrollieren. Bei unruhigen Patienten und Kindern kann eine schlecht fixierte Kanüle beim Husten ganz oder teilweise herausrutschen (GRAY). Dies gilt besonders dann, wenn das Tracheostoma sehr tief angelegt und der Kopf bei der Operation extrem dorsalflektiert wurde. Dadurch wird die Trachea, wie bereits erwähnt, aus der oberen Thoraxapertur herausgezogen und kann von der Kanüle abgleiten, wenn der Kopf nach vorn gebeugt wird (GRAY, MEADE). Die Wiedereinführung der Kanüle kann erhebliche Schwierigkeiten bereiten, wenn die Tracheotomie sehr frisch ist und sich noch kein granulierender Weichteilkanal ausgebildet hat, wenn sich die einzelnen Schichten infolge ungünstiger Lagerung des Kopfes kulissenartig gegeneinander verschoben haben, besonders wenn die Kanüle längere Zeit entfernt wurde, wenn die Trachea nicht weit genug ovalär excidiert war, wenn für die Rekanülierung kein passender Mandrain (JACKSON) zur Verfügung steht und wenn der Isthmus bei der Tracheotomie stark verzogen, aber nicht durchtrennt wurde und nunmehr vor das Tracheostoma prolabiert.

Mit der Dislokation der Kanüle sind nicht selten weitere Komplikationen verbunden, nämlich subcutanes Emphysem, Mediastinalemphysem und Pneumothorax (READING; QUIST-HANSSEN; GRAY). Luft kann bei Stenose der oberen Luftwege durch Pressen, häufiger durch inspiratorischen Unterdruck von der Tracheotomiewunde aus unter die Haut und in das lockere Bindegewebe unter der mittleren Halsfascie gelangen und von da aus in das Mediastinum. Eine zu enge Hautnaht kann diesen Vorgang begünstigen. Ein Pneumothorax entsteht dann infolge Ruptur der Pleura mediastinalis. Eine direkte Läsion der Pleurakuppen bei der Tracheotomie ist selten (READING). Die genannten Komplikationen können aber auch schon während der Tracheotomie selbst auftreten, besonders wenn trotz Stenose der oberen Luftwege eine vorherige orotracheale Intubation unterlassen wurde. Es wird allerdings bezweifelt, daß sich die Entstehung eines Mediastinalemphysems in jedem Fall durch eine Intubation verhindern läßt (BERGSTRÖM und DIAMANT). Ferner ist daran zu denken, daß speziell bei Kindern Mediastinalemphysem und Pneumothorax bereits vor der Tracheotomie vorhanden sein können (QUIST-HANSSEN). Nach BERGSTRÖM und DIAMANT ist das Mediastinalemphysem sehr viel häufiger, als in der Literatur angegeben, da es nicht selten übersehen wird, wenn stärkere klinische Symptome fehlen. Dies gilt allerdings im wesentlichen für Kinder. Verstopfen der Kanüle durch eingetrocknetes

Sekret infolge mangelnder Anfeuchtung und Pflege oder durch Festsetzen von ausgehusteten Blutcoageln, Borken und anderen Fremdkörpern ist eine weitere häufige Komplikation der Tracheotomie, besonders nach Thoraxtraumen, Schädelhirntraumen, Aspiration und Pneumonie. Um die Atemwege in solchen Fällen freizuhalten, muß das obstruierende Material oft mehrmals täglich mittels Bronchoskopie entfernt werden.

Schwere tracheale Komplikationen nach Tracheotomien werden häufig durch die Kanüle selbst, ihre Manschette und durch falsche Lage des Tracheostoma verursacht. MOLLARET fand unter einem ausgesuchten Material von 447 Fällen 8% Stenosen. Ursache war meist die zu hoch angelegte Tracheotomie mit Beschädigung des Ringknorpels. Die Stenosen am Tracheostoma selbst überwiegen. Seltener sind sie unterhalb davon im Bereich der Manschette, hier infolge ischämischer Nekrosen. Ansonsten sind Stenosen vorwiegend mechanisch bedingt; jeweils durch Kontakt zwischen Trachealwand und Kanüle am Ostium selbst oder am inneren Kanülenende bei schlechtem Sitz (Abb. 24) kommt es zur Granulationsbildung mit Einengung des Lumens. Weitere Veränderungen sind Wandulcerationen und Metaplasien. Die Verhältnisse wurden von BIGNON und CHRÉTIEN anhand von Obduktionen genauer untersucht. Bei der Entstehung derartiger Veränderungen spielen infektiöse und entzündliche Prozesse eine wichtige Rolle. Ein Ulcus kann bei ständigem Druck an einer Stelle schon nach 20 Std vorhanden sein (KING und GLAS).

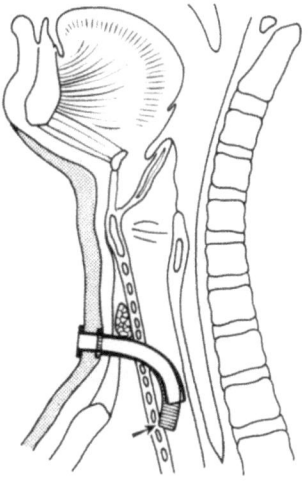

Abb. 24. Richtige und fehlerhafte Lage einer Kanüle in der Trachea [nach HAMELMANN: Chirurg 35, 122 (1964)]

Druck gegen die Hinterwand der Trachea kann eine oesophagotracheale Fistel verursachen. Eine Verletzung von Trachealrückwand und Oesophagus passiert mitunter schon während der Operation selbst, vor allem bei unruhigen Patienten und Kindern. Wegen der Gefahr der Mediastinitis müssen derartige Läsionen sofort versorgt werden.

Ständiger Druck des unteren Kanülenendes gegen die Vorderwand der Trachea bei schlecht sitzender Kanüle (Abb. 24) kann infolge Ulceration zur Arrosionsblutung großer Gefäße führen. DAVIS und SOUTHWICK beschreiben 2 Fälle von tödlicher Blutung aus der Arteria anonyma, 2 und 5 Wochen nach der Tracheotomie. In beiden Fällen war von Anfang an eine kräftige Pulsation der Kanüle zu beobachten bis zum Auftreten der Blutung, was die Autoren für pathognomonisch ansehen. Sie empfehlen, eine kürzere Kanüle oder eine aus biegsamem Material einzulegen. Bei der Autopsie fand sich in beiden Fällen ein anomaler Verlauf der A. anonyma dextra. Die Tamponade der Blutung kann durch einen Manschettentubus versucht werden.

Bei Kindern ist der Abstand zwischen Tracheostoma und Carina relativ kurz, so daß die Kanüle mit ihrem unteren Ende aufsitzen kann. Dies löst einen ständigen Hustenreiz aus. Abgleiten einer zu langen Kanüle in einen Hauptbronchus (meistens rechts) führt zur Atelektase der anderen Seite und ist lebensgefährlich (WINTER und GILMORE).

Irritation der Trachealschleimhaut wird neben mechanischen auch durch chemische Reize verursacht, da das Material von Kanülen, selbst wenn es sich um Silber handelt, nicht indifferent ist. Es wurden Reizerscheinungen an der Trachealschleimhaut und an der äußeren Haut im Bereich des Tracheostoma beschrieben (SALT, PARKHOUSE und SIMPSON).

Eine zwar seltene, aber trotzdem ernsthafte Komplikation im Zusammenhang mit der Tracheotomie ist der kardiovasculäre Kollaps, verbunden mit Apnoe und eventuellem Herzstillstand. Die Pathogenese dieses Ereignisses ist nicht einwandfrei geklärt und offenbar auch nicht einheitlich. Klinische Beobachtungen sprechen dafür, daß Patienten in schlechtem Allgemeinzustand, bei denen über längere Zeit eine ventilatorische Insuffizienz mit CO_2-Retention vorhanden war, prädisponiert seien (GREENE). Das rasche Abfluten von CO_2 verursacht kardiovasculäre Erscheinungen mit Arrhythmien, Blutdruckabfall und ischämisch bedingtem Versagen des Atemzentrums. Darüber hinaus gibt jedoch DIDIER eine Reihe von Faktoren an, die für die Entwicklung des Kollaps eine Rolle spielen können, nämlich Narkosemittel, tracheale Reflexe, Hyperkaliämie, Blutverlust, Carotis-Sinus-Reflexe, Pneumothorax, Mediastinalemphysem und Luftembolie. Unerläßlich ist die laufende Überwachung von Blutdruck, Atmung und Puls während und nach der Operation. Ein vorausgegangener Blutverlust muß ersetzt werden.

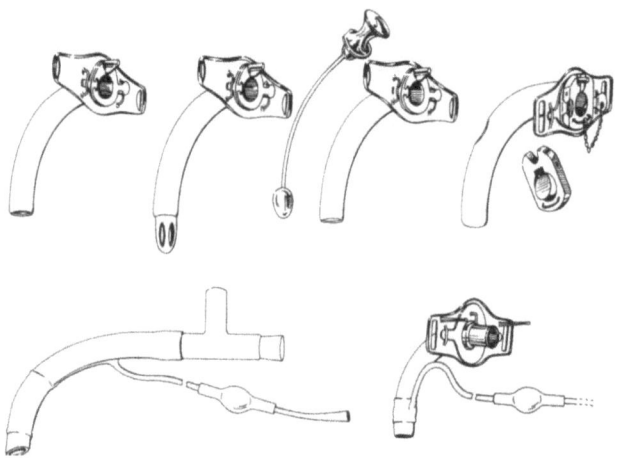

Abb. 25. Kanülen und Tuben. Obere Reihe von links: Kanüle nach LÜER, nach KRIESHABER, nach JACKSON (mit Mandrain), Sprechkanüle. Untere Reihe: Endotrachealtubus von RÜSCH (mit T-Stück). Engström-Kanüle mit aufgezogener, aufblasbarer Manschette

Kanülen. Die traditionellen Silberkanülen wurden zum großen Teil im vergangenen Jahrhundert entwickelt (ŠERCER, KODICEK). Die heute am meisten gebräuchlichen Modelle stammen von LÜER, KRIESHABER, JACKSON und ENGSTRÖM. Sie sind zum Teil Modifikationen der klassischen Silberkanüle. Bereits 1870 verwandte TRENDELENBURG erstmals eine Trachealkanüle mit aufblasbarer Gummimanschette, um Aspiration während der Operation zu vermeiden.

Die *klassische Silberkanüle* (Abb. 25) besteht aus Außenkanüle mit Innenkanüle, die mit der ersteren verriegelt ist und sich zum Reinigen herausnehmen läßt. Die Außenkanüle ist beweglich mit einem Schild verbunden, das mit Bändchen um den Hals befestigt wird. Die ganze Kanüle ist kreisförmig gebogen. Dies ist die Voraussetzung dafür, daß die beiden Teile ineinander geschoben werden können. Ihre Länge entspricht etwa einem Viertel vom Kreisumfang. Die *Kanülen von* KRIESHABER *und* JACKSON sind mit vorne abgerundeten Mandrains versehen, die anstelle der Innenkanüle eingeschoben werden (Abb. 25) und das Einführen der Kanüle wesentlich erleichtern. Dies ist besonders wichtig für den Kanülenwechsel. Bei der *Engström-Kanüle* ist die Innenkanüle über das Niveau des Schildchens verlängert (Abb. 25), so daß sie an Beatmungsgerät angeschlossen werden kann. Mittels aufschiebbarer und aufblasbarer Gummimanschette kann eine solche Kanüle für die künstliche Beatmung gegen die Trachea abgedichtet werden (Abb. 25). Silberkanülen sind in verschiedenen Längen und Krümmungen und in allen für Erwachsene, Kinder und Säuglinge passenden Größen erhältlich.

Eine Modifikation der Silberkanüle ist die *Sprechkanüle* (Abb. 25). Ihre Innenkanüle besitzt am äußeren Ende ein abnehmbares Klappenventil, das nach innen aufgeht. Beide Kanülen haben an ihrer Außenkrümmung korrespondierende Öffnungen für die Ausatemluft in Richtung Kehlkopf. Die Inspiration erfolgt also über das Klappenventil durch die Kanüle, die Exspiration bei geschlossenem Ventil durch den trachealen Schenkel der Kanüle über die genannten Öffnungen und evtl. an der Kanüle vorbei zum Kehlkopf. Die Kanüle funktioniert nur bei Spontanatmung. Eine Sprechkanüle für die künstliche Beatmung in Verbindung mit einem Bird-Respirator wurde vor kurzem beschrieben (HESSLER, REHDER und CARVETH).

Neben den starren Metallkanülen gibt es biegsame Modelle aus Gummi, Latex und Kunststoffen, die zum Teil mit einer aufblasbaren Manschette ausgerüstet sind, wie der *Trachealtubus von* RÜSCH aus Gummi mit Spezialüberzug (Abb. 25). Der *Radcliffe-Tubus* nach SPALDING und CRAMPTON SMITH (Abb. 26) ist rechtwinkelig gebogen und aus Kunststoff. Er läßt sich wohl etwas schwieriger einführen, garantiert aber einen guten Sitz in der Trachea infolge seiner anatomisch günstigeren Formgebung. Aus der großen Zahl von Modellen sei nur noch die *Kanüle von* KISTNER *und* HANLON erwähnt (Abb. 27). Sie besteht aus einem kurzen geraden

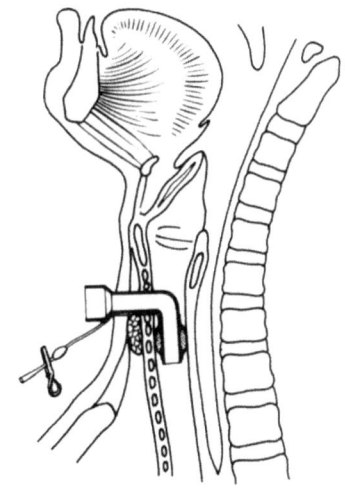
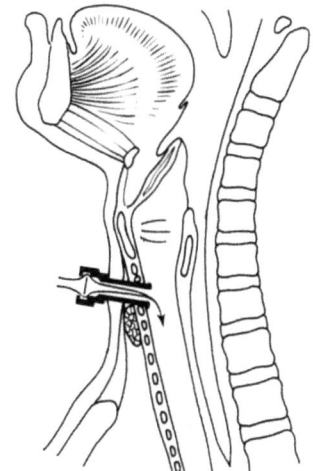

Abb. 26. Radcliffe-Tubus nach SPALDING und CRAMPTON SMITH

Abb. 27. Trachealtubus nach KISTNER u. HANLON mit Sprechventil

Rohr, das mit einer Ringnute in der vorderen Trachealwand steckt und so eine Verbindung zwischen Haut und Trachea herstellt. Mit einem entsprechenden Ventil funktioniert sie auch als Sprechkanüle.

Neben den schon erwähnten Gesichtspunkten wie Länge, Größe und Krümmung kommt es vor allem auf die entsprechende Weite einer Kanüle an, um zu großen Widerstand bei der Atmung zu vermeiden. Dies spielt besonders bei kleinen Kindern und bei der künstlichen Beatmung eine Rolle. Nach GRAY sollte die lichte Weite einer Kanüle für Säuglinge bis zu 6 Monaten nicht unter 4 mm betragen. Ansonsten muß jede Kanüle, auch beim Erwachsenen, individuell angepaßt werden. Daher sollen bei jeder Tracheotomie Kanülen in mehreren Größen und Weiten zur Verfügung stehen.

Der Einfluß von verschieden großen Widerständen auf die Luftströmung in der menschlichen Trachea wurde von ZECHMAN, HALL und HULL untersucht. Durch Einschalten eines Widerstandes in eine einzelne Atemphase oder in beide gleichzeitig wurde die betreffende Phase verlängert und die Strömungsgeschwindigkeit herabgesetzt. Entsprechend den verwandten 4 Widerständen von 0,10, 0,22, 0,32 und 0,43 mm $H_2O/cm^3/sec$ stieg auch der Wert für die Mehrarbeit bei der Atmung fast linear an. Dabei nahm die Lungenventilation ab und es kam zu einer Vermehrung von CO_2 in den Alveolen.

Nachbehandlung und Pflege. Der Erfolg der Tracheotomie und damit das Schicksal des Patienten hängt weitgehend von der richtigen Nachbehandlung und Pflege ab. Es erscheint paradox, meint READING, daß ein Kind nach einer Tracheotomie mehr in Gefahr ist, an einer Asphyxie zu sterben, als vorher. So kann durch grobe Fehler und Nachlässigkeit der Zweck einer Tracheotomie, wie etwa die Verhütung einer pulmonalen Infektion bei Sekretstauung geradezu ins Gegenteil verwandelt und eine Pneumonie provoziert werden. Andererseits sind schwerverletzte oder bewußtlose Patienten in hohem Maße pneumoniegefährdet. Es ist daher verständlich, wenn heute Beatmungsstationen nur im sterilen Kittel mit Mütze und Mundtuch betreten werden dürfen.

Es wurde schon erwähnt, daß die Anfeuchtung der Atemluft beim Tracheotomierten eines der wichtigsten Probleme darstellt. Völlig unzureichend ist das Bedecken des Kanüleneingangs mit feuchter Gaze. Auch der Bronchitiskessel gilt heute als überholt (TOREMALM, OLSEN), allein schon wegen der Wärmeerzeugung, die bei hochfiebernden Patienten eine außerordentliche Belastung darstellt. Sauerstoff aus Flaschen ist trocken und wird, selbst wenn man ihn in Form von feinsten Bläschen durch Wasser perlen läßt, vollkommen unzureichend angefeuchtet.

Für die Vernebelung von Wasser in Luft oder Sauerstoff stehen heute andere Methoden zur Verfügung. Wesentlich ist dabei die Größe der entstehenden Wasserteilchen. Die günstigste Verteilung liegt zwischen 0,5 und 2,5 μ (MITCHELL, zit. nach OLSEN). Die einfachste Methode ist die Düsenvernebelung mittels hohem Druck. Die Wirksamkeit des Nebels wird durch Erwärmung wesentlich gesteigert, da die Wasserteilchen länger in der Schwebe bleiben und so bis in die untersten Luftwege transportiert werden. Wenn die Körpertemperatur höher ist als die der Einatemluft, muß dieser, auch wenn sie bereits mit Feuchtigkeit gesättigt ist, Wasser in feinster Verteilung zugegeben werden. Auf diese Weise kann sie sich bei steigender Temperatur durch Verdunstung des mitgeführten Wassernebels selbst voll mit Wasserdampf sättigen, ohne daß diese Feuchtigkeit den Schleimhäuten oder Sekreten in den Luftwegen entzogen werden muß (HELMHOLZ). Dies gilt besonders dann, wenn das Sekret bereits eingedickt ist, oder schon Krusten und Borken entstanden sind. Bewährt hat sich die Kombination von Wärmeverdunstung bei entsprechend hoher Temperatur mit zusätzlicher Vernebelung von Wasser, so daß die am Tracheostoma ankommende Einatemluft schon fast vollkommen klimatisiert ist. Beim Erwachsenen kann ein Aerosol mit Maske oder Zelt und beim Kleinkind mittels Haube oder Incubator appliziert werden. Durch Düsenvernebelung lassen sich auch Medikamente wie Bronchodilatatoren, Antibiotica und Netzmittel verabreichen. Nach OLSEN wird der endobronchialen Applikation von Antibiotica heute nicht mehr eine so große Bedeutung beigemessen, da die parenterale Verabreichung mindestens ebenso wirksam ist und Resistenzen bei Keimen in den Luftwegen beobachtet wurden. Außerdem führen manche Breitbandantibiotica zu Reizerscheinungen.

Neuerdings sind *Ultraschallvernebler* entwickelt worden, die eine sehr feine und gleichmäßige Teilchengröße liefern (HERZOG, NORLANDER und ENGSTRÖM). Leistungsfähige Geräte sind bei uns noch in der Entwicklung. Bei den Apparaten für die künstliche Beatmung sind Anfeuchtungsvorrichtungen im allgemeinen eingebaut.

Eine leichte Tracheitis ist mit jeder Tracheotomie verbunden. Sie nimmt bei entsprechender Pflege nur selten schwere Formen mit Krusten- und Membranbildung an. Die Entstehung einer Infektion muß soweit wie möglich verhindert werden. Dazu gehören Pflege der Wunde, regelmäßiger Kanülenwechsel und Vermeidung von Läsionen der Trachealschleimhaut durch die Kanüle, durch Manschettendruck oder durch unvorsichtiges Absaugen. Von Anfang an empfiehlt TOREMALM regelmäßige Trachealabstriche. Ist z. B. bei der künstlichen Beatmung das Aufblasen der Manschette erforderlich, dann darf dies nur mit einem Druck geschehen, der eben ausreicht, um während der Inspiration keine Luft entweichen zu lassen. Eine besondere Gefahr in bezug auf das Einschleppen einer Infektion und die Verletzung der Trachealschleimhaut bedeutet unsachgemäßes Absaugen mit ungeeigneten Hilfsmitteln. Das Absaugen der Trachea mit unsterilen Kathetern und ohne Handschuhe sollte unter allen Umständen vermieden werden. Dies gilt besonders für chirurgische Stationen, bei denen mit einer erhöhten Gefährdung durch resistente Keime gerechnet werden muß. DUDLEY, BAKER und ANDERSON beobachteten vor allem Staphylococcus aureus und E. coli. Wir selbst haben eine Tetanuspatientin nach dreiwöchiger Beatmung durch Pyocyaneuspneumonie verloren.

Zum *endotrachealen Absaugen* eignen sich am besten Gummikatheter mit leicht abgebogener Spitze (nach STÄHLER) in Größen von 12 bis 16 Ch. Sie müssen zwei gegenüberliegende Öffnungen nahe der Spitze haben, um das Ansaugen von Schleimhaut zu vermeiden. Der Sog darf nicht zu stark sein, etwa 3,5 m H_2O (BRIDGE). In die Saugleitung soll ein Y-Stück eingeschaltet sein, das beim Einführen des Katheters offen bleibt und zum Saugen jeweils mit dem Finger verschlossen werden kann. Absaugkatheter müssen steril sein und nach einmaligem Gebrauch jeweils erneut sterilisiert werden. Nach WEYL ist das endotracheale Absaugen nicht immer ein harmloser Eingriff. Bei Patienten mit vorgeschädigtem Herzen und bei bestehender Hypoxie kann es zu Tachykardien und Rhythmusstörungen kommen. BRIDGE fand, daß die Methode des endotrachealen Absaugens zwar sehr wirksam ist in bezug auf die Entfernung von Sekret, daß sie aber durch wiederholte Traumen der Schleimhaut zu pathologischen Veränderungen mit nachfolgender Entzündung am Bronchialsystem führen kann (Bronchitis, Tracheitis, entzündliche Narbenbildung und Stenosen). Als Erreger fanden sich Staphylococcus aureus und hämolytische Streptokokken. Es ist nur in wenigen Fällen möglich, mit einem Katheter vom Tracheostoma aus in den linken Hauptbronchus zu gelangen (OPIE und SMITH). Eine Bronchoskopie ist daher nicht immer zu umgehen. In vielen Fällen von Sekreteindickung, Borken- und Pfropfenbildung muß das Material mitunter mehrmals täglich bronchoskopisch entfernt werden. Da diese Erscheinungen durch Fieber und Wasserverlust begünstigt werden, ist auf ausreichende Flüssigkeitszufuhr, am besten in Form von Infusionen zu achten. Neben Netzmitteln im Aerosol wird die Instillation von physiologischer Kochsalzlösung, Trypsin und anderen Fermenten empfohlen (DAVISON; TOREMALM; MEADE; SEGAL, TRAVERSE u. DULFANO).

Ein weiteres wichtiges Hilfsmittel zur Freihaltung des Bronchialsystems ist die *Lagerungsdrainage*. Sie spielt eine große Rolle bei der Pflege von Bewußtlosen und von Tetanuspatienten, die künstlich beatmet werden müssen. Dabei kann die Expektoration durch Erzeugung von künstlichen Hustenstößen mit entsprechenden Apparaten unterstützt werden (OEHMIG u. STOFFREGEN).

Bei Schluckstörungen infolge von Gesichts- und Kieferverletzungen oder bei längerdauernder Bewußtlosigkeit muß ein Patient mittels Sonde ernährt werden. Auch dabei können Komplikationen auftreten. SCHWARTZ, DEVINE und ERICH berichten über 5 Trachealstenosen infolge Sondendruck am Ringknorpel aus einem Material von 142 Trachealstenosen, die an der Mayo Clinic innerhalb von 18 Jahren beobachtet wurden.

Dekanülierung und erschwertes Décanulement. Eine Trachealkanüle soll möglichst frühzeitig wieder entfernt werden. Maßgebend für den Zeitpunkt sind klinischer Zustand und Atemverhältnisse. Wenn keine nennenswerte pulmonale Infektion und keine stärkere Sekretion aus dem Bronchialsystem bestehen und wenn Zeichen von Atemnot fehlen, ist die Dekanülierung angezeigt. Der Übergang zur normalen Atmung macht weniger Schwierigkeiten, wenn man die einfache Silberkanüle zunächst durch eine Sprechkanüle ersetzt und sie nach einiger Zeit zustöpselt. Bleibt die Atmung in den nächsten 24 Std frei, kann die Kanüle im allgemeinen entfernt werden. In Zweifelsfällen ist auch hier die wiederholte Bestimmung der Blutgase eine wertvolle Hilfe. Die Dekanülierung sollte im Operationssaal vorgenommen werden, um eine evtl. nötige Rekanülierung sofort und sicher durchführen zu können (DIAMANT, KINNMAN und OKMIAN). Ein Stridor nach Entfernung einer Kanüle ist oft durch Granulationen, Strikturen, Malacien usw. bedingt. Die Dekanülierung kann bei Kindern erhebliche Schwierigkeiten bereiten, und dies um so mehr, je länger die Kanüle gelegen hat. Auf die zugrunde liegenden psychologischen und pathophysiologischen Störungen und die dabei üblichen therapeutischen Kunstgriffe soll hier nicht eingegangen werden. Sie gehören ebenso wie die oft schwierige und langwierige Behandlung von laryngealen und trachealen Stenosen und Granulationsbildungen nach Tracheotomien in das Fachgebiet des Laryngologen.

Die Anaesthesie in der Unfallchirurgie
Von D. Wiebecke

Bei der Behandlung eines Unfallverletzten kommt der Mitwirkung des Anaesthesiologen, insbesondere in der primären Phase, eine entscheidende Bedeutung zu. Sein Aufgabengebiet läßt sich hier, bewußt vereinfachend, in drei Hauptabschnitte unterteilen. Der erste umfaßt die Wiederbelebung eines Verunfallten, bzw. die vordringlichsten Maßnahmen zur Lebenserhaltung, im Angelsächsischen mit "Preserving life" bezeichnet. Hierzu gehört insbesondere die Aufrechterhaltung von Atmung und Kreislauf. Dies sind im Grunde genommen auch allgemeinärztliche Aufgaben, doch ist der Anaesthesiologe dank seiner speziellen Ausbildung hierfür in erster Linie zuständig. Ganz ausschließlich obliegt ihm dagegen als zweites die Vorbereitung und Durchführung der Anaesthesie.

In der postoperativen Phase fällt ihm abschließend die Überwachung des Patienten hinsichtlich Atmung und Kreislauf zu.

Die wichtigsten Besonderheiten, Komplikationen und Gefahren, denen der Anaesthesiologe im Rahmen dieser Aufgaben Rechnung tragen muß, sollen in der Folge erörtert werden.

Die Aufrechterhaltung von Atmung und Kreislauf

Ein nicht unerheblicher Teil der Unfallverletzten wird mit akut lebensbedrohlichen Störungen seitens der Atmung oder des Kreislaufs in die Klinik eingeliefert. Die sachgemäße Behandlung solcher Komplikationen ist von höchster Dringlichkeit und absolut vorrangig! Damit in diesen Fällen nicht wertvolle Zeit unnötig verlorengeht, sollte zu jedem Schwerverletzten sofort ein Anaesthesiologe oder zumindest ein mit den Prinzipien der Wiederbelebung vertrauter Arzt hinzugezogen werden.

Schwere, unfallbedingte respiratorische Insuffizienzen können z. B. verursacht werden durch Schädelhirntraumen, durch schwere Verletzungen im Gesichts- und Halsbereich, durch Thoraxtraumen der verschiedensten Art, durch Pneumothorax, Spannungspneumothorax, Hämatothorax, Bronchusabrisse, Zwerchfellrupturen, Rippenserienfrakturen usw., durch Verlegung der oberen Luftwege, insbesondere durch Aspiration von Blut, Mageninhalt, Sekreten, Fremdkörpern, durch Verletzungen der HWS mit Querschnittslähmungen, ferner durch massive pulmonale Fettembolien. In all diesen Fällen liegt die therapeutische Forderung auf der Hand: Ein bestehendes Atemhindernis muß sofort beseitigt werden (Technik hierzu s. Kapitel über Wiederbelebung), darüber hinaus hat man für eine ausreichende Ventilation der Lunge Sorge zu tragen. Im allgemeinen wird man so vorgehen, daß man den Patienten möglichst umgehend endotracheal intubiert, sorgfältig absaugt und — sofern die Spontanatmung dann noch nicht ausreicht — ihn künstlich beatmet. Welche Form der Beatmung man hierbei zu wählen hat, IPPB, PNPB oder Wechseldruckbeatmung, ob man assistiert oder kontrolliert beatmet, hängt ganz von der Art der vorliegenden Verletzungen und vom Allgemeinzustand des Patienten ab. Das soll später diskutiert werden.

Einer unfallbedingten, *akuten, zirkulatorischen Insuffizienz* liegt in der Regel ein peripheres Versagen, meistens ein Schockzustand zugrunde. Dieses kann sekundär ein zusätzliches Versagen des Herzens verursachen. Ein primäres Herzversagen wird dagegen seltener beobachtet. Seine häufigste und in diesem Zusammenhang zugleich wichtigste Ursache besteht in einer anhaltenden Hypoxie! Bezüglich der Therapie des Schocks und des Herzstillstandes wird auf die entsprechenden Kapitel verwiesen. An dieser Stelle soll lediglich auf einen Sonderfall eingegangen werden, nämlich auf das Vorliegen einer anhaltenden, schweren, nur operativ zu beseitigenden Blutung, wie sie z. B. bei stumpfen Bauchverletzungen auftreten kann. Hier bildet sich nämlich häufig ein Circulus vitiosus aus. Transfundiert man solche Patienten auf, so steigt dadurch der Blutdruck, was wiederum eine verstärkte Blutung zur Folge hat. Für solche Fälle empfiehlt MOORHEAD, ohne Rücksicht auf bestehenden Schockzustand, sofort mit der Operation zu beginnen und mit der Transfusion solange zu warten, bis es dem Chirurgen gelungen ist, die Blutungsquelle zu beseitigen. Dieses Verfahren lehnen wir mit WOLFSON als zu riskant ab. Wir sind im Gegenteil der Meinung, daß man zunächst einmal versuchen muß, den oben angeführten Circulus vitiosus dadurch zu unterbrechen, daß man (vorausgesetzt, daß Transfusionsblut in genügender Menge zur Verfügung steht) das Blut schneller zuführt, als es verlorengeht. Nach Besserung der Kreislaufverhältnisse kann die Operation dann nämlich mit einer wesentlich besseren Prognose begonnen werden. Lediglich wenn man den Eindruck gewinnt, daß es zufolge abundanter Blutung auch durch massive Transfusion (s. u.) nicht möglich ist, den Kreislauf aufzufüllen oder wenn sich das Befinden des Patienten noch weiter verschlechtert, wird man ohne Rücksicht auf den Allgemeinzustand sofort mit der Operation beginnen. Unterdessen wird jedoch ununterbrochen weitertransfundiert, um das an sich schon sehr hohe Risiko des Eingriffs nicht noch unnötig zu vergrößern!

Zur forcierten Blutübertragung legt man unter Verwendung möglichst weitlumiger Kanülen zwei bis drei, unter Umständen auch vier intravenöse Transfusionen an. Gegebenenfalls muß dabei auf die Venae sectio zurückgegriffen werden, da die Venen eines ausgebluteten Patienten häufig völlig kollabiert sind. Die Transfusion erfolgt unter Anwendung von Druck. Auf diese Weise gelingt es nach unseren eigenen Erfahrungen, innerhalb 5 min etwa 1,5—2 l Blut zu transfundieren. Die Drucktransfusion ist bei Verwendung von Konservenflaschen immer mit dem Risiko einer massiven Luftembolie verbunden. Sie muß deshalb ununterbrochen überwacht werden, d. h. eine Hilfsperson muß mit einer Klemme in der Hand ständig daneben stehen! Lediglich bei Verwendung von Blutbeuteln entfällt diese Vorsichtsmaßnahme. Bei solchen massiven, extrem schnellen Übertragungen sollte das Konservenblut außerdem aufgewärmt werden (im Wasserbad bei 37° C). Würde man es kühlschrankkalt übertragen, so bestünde die Gefahr des Herzversagens zufolge Unterkühlung (HOWLAND, BOYEN und HOWLAND). Wegen seiner erheblichen Acidität sollte es ferner gepuffert werden, dies kann mit $NaHCO_3$ (HOWLAND: 44,6 mÄ. pro 5 Kons. Blut) oder besser noch mit THAM (Trishydroxyaminomethan) geschehen. Zur Verhinderung einer Citratintoxikation, die bei lebergeschädigten Patienten, bei Patienten im Schockzustand oder bei kleinen Kindern immerhin denkbar wäre (WOLFSON, BUNKER u. a.) empfehlen die meisten Autoren übereinstimmend 10 ml einer 10%igen Calciumgluconat-Lösung nach jedem Liter Citratblut. HOWLAND hält diese Calciumapplikation allerdings in den meisten Fällen für überflüssig, wenn nicht für schädlich, GAIN bezweifelt ihren Nutzen. Die Gefahr einer Kaliumintoxikation wird allgemein als gering angesehen, wenngleich nicht für ausgeschlossen erachtet. Die rechtzeitige Diagnose kann praktisch nur aus dem EKG gestellt werden, das bei allen massiven Transfusionen laufend beobachtet werden sollte. Therapie: Kurzfristige Unterbrechung der Bluttransfusion und Verabfolgung einiger Konserven eines Plasmaexpanders, gegebenenfalls Injektion von Calcium.

Die intraarterielle Transfusion ist im Laufe der letzten Jahre wieder weitgehend verlassen worden. WOLFSON u. a. erblicken in ihr gegenüber dem intravenösen Verfahren keinerlei Vorteile. WYLIE und CHURCHILL-DAVIDSON halten sie lediglich dann für empfehlenswert, wenn es möglich ist, das Blut bei offenem Thorax direkt in die Aorta zu übertragen, in allen anderen

Fällen halten auch sie die intravenöse Applikation für das Mittel der Wahl. SCHNEIDER schreibt der intraarteriellen Transfusion eine günstige Wirkung bei schon länger bestehendem Schockzustand zu, bei der akuten Blutung hingegen sei sie der intravenösen nicht überlegen. Im übrigen konnten die meisten Argumente, die früher einmal für dieses Verfahren angeführt wurden, nämlich eine Verbesserung der Gehirn- und Coronar-Durchblutung, Entlastung des rechten Herzens u. a. m. späteren Nachprüfungen im wesentlichen nicht standhalten (ALRICH und MORTON, CASE et al., MALONEY et al., RICHARDS und HANSEN). Hiervon abgesehen ist die Methode umständlich und zeitraubend und stets mit der Gefahr einer Gliedmaßengangrän behaftet.

Die Verwendung sog. Blutersatzmittel — hierzu zählen neben menschlichem Plasma und Serum in den verschiedensten Aufbereitungsformen vor allem die Plasmaexpander — stellt eine wertvolle Aushilfe dar, wenn zur Auffüllung des Kreislaufs Vollblut nicht sofort oder nicht im erforderlichen Umfang zur Verfügung steht. In größeren Mengen verabfolgt, können sie jedoch, insbesondere bei Fortbestehen einer starken Blutung, einen erheblichen Abfall des Hämatokrits herbeiführen. Die Sauerstoffversorgung des Organismus kann dann unter Umständen auf einen unterkritischen Wert absinken. Die Bezeichnung „Blutersatzmittel" ist deshalb unzutreffend und irreführend! In Wirklichkeit kann man verlorengegangenes Blut eben nur durch Zufuhr von Blut vollwertig ersetzen (s. hierzu auch Kapitel über Schock).

Anaesthesiologische Gesichtspunkte bei der dringlichen Operation

Ein Teil der Unfallverletzten muß bereits innerhalb der ersten Stunden nach der Krankenhausaufnahme einer unaufschieblichen Operation unterzogen werden. Solche kurzfristig angesetzten, dringlichen Eingriffe sind — abgesehen von einfachen Wundversorgungen — stets mit einem erheblich erhöhten Risiko verbunden. Zunächst einmal haben wir über unfallunabhängige Begleitkrankheiten der betreffenden Patienten sowie über deren Vorerkrankungen häufig nur recht unzureichende Kenntnisse. Die Erhebung der Anamnese sowie eine gründliche präoperative Durchuntersuchung, gegebenenfalls unter Hinzuziehung anderer Fachärzte, muß zumeist unterbleiben. Die Vorbehandlung beschränkt sich häufig auf eine unter Zeitdruck durchgeführte Schockbekämpfung. Deren Ergebnis besteht dann bestenfalls in einer notdürftigen Wiederherstellung der Zirkulation. Dies darf nicht darüber hinwegtäuschen, daß der Kreislaufzustand des Patienten trotzdem immer noch sehr labil sein kann und daß demzufolge Belastungen, wie sie Narkose und Operation darstellen, sehr leicht ein erneutes Versagen herbeiführen können.

Es ist ferner zu bedenken, daß der Magen dieser Pat. in der Regel nicht leer ist (s. u.), eine Narkose ist in solchen Fällen deshalb auch mit dem Risiko einer Aspiration verbunden.

Unter diesen Umständen erhebt sich die Forderung, einen Verletzten nach Möglichkeit nicht innerhalb der ersten 24 Std nach dem Unfallereignis zu operieren. Sofern es sich jedoch um unaufschiebliche Eingriffe handelt, sollte man versuchen, diese in Lokal- oder Leitungsanaesthesie vorzunehmen. Nicht geeignet ist in diesen Fällen zumeist die Spinal- oder Epiduralanaesthesie, da sie zufolge gleichzeitiger Grenzstrangblockade einen erheblichen RR-Abfall verursachen kann, der bei bereits bestehender Kreislaufinsuffizienz ein bedrohliches Ausmaß annehmen kann (Ausfall der Kompensationsmechanismen). Sollte eine Operation in Allgemeinnarkose noch am Unfalltage unbedingt erforderlich sein, dann muß die Leitung der Anaesthesie in die Hand eines erfahrenen Anaesthesiologen gelegt werden!

Die Vorbereitung der Narkose bei einem Unfallverletzten umfaßt die Prämedikation, die Aspirationsprophylaxe sowie vorbeugende Maßnahmen zur

Aufrechterhaltung des Kreislaufs. Zu den letzteren zählt insbesondere die Schockbekämpfung, ferner — im Falle eines zu erwartenden größeren Blutverlustes — die rechtzeitige Bereitstellung ausreichender Mengen von Transfusionsblut.

Die Prämedikation muß in jedem Falle individuell festgelegt werden! Allgemein üblich ist die Verabfolgung eines Vagolyticums in Form von Atropin oder Scopolamin. Es sei jedoch darauf hingewiesen, daß der Nutzen dieser Medikamente in den letzten Jahren wohl erheblich überschätzt wurde. Während man ihre prophylaktische Anwendung vor einer Allgemeinnarkose früher in jedem Fall als obligat ansah, setzt sich jetzt auf Grund umfassender Untersuchungen (EDMOND und EGER) in zunehmendem Maße die Ansicht durch, daß ihre schematische Anwendung sicher nicht gerechtfertigt ist, da sie in manchen Fällen mehr Schaden als Nutzen erbringt. Auf eine präoperative Verabfolgung von Opiaten sollte wegen der unerwünschten hämodynamischen Wirkung bei allen schwerverletzten und schockierten Patienten grundsätzlich verzichtet werden! Die prophylaktische Applikation von Antiemeticis der Phenothiazinreihe (nach erfolgter Magenentleerung langsam i. v.) muß von Fall zu Fall erwogen werden. Der Nachteil dieser Medikamente besteht vor allem in ihrer ausgeprägten, schwer zu beeinflussenden Kreislaufwirkung (STEWART, WOLFSON, WYLIE u. CHURCHILL-DAVIDSON). Diese kann insbesondere durch Opiate und durch Halothan noch potenziert werden.

Die Wiederherstellung adäquater Kreislaufverhältnisse (s. diesbezüglich Kapitel über Schock) ist die Grundvoraussetzung zur Narkose. Ein bestehender Schockzustand muß vor deren Einleitung zumindest unter Kontrolle gebracht worden sein. Ausnahmen von dieser Regel bilden lediglich die relativ seltenen Fälle abundanter, durch Transfusion nicht auszugleichender Blutungen (s. o.) sowie schwere intrathorakale Blutungen mit Kompression der Lungen oder des Mediastinums (WOLFSON), schließlich noch Herzbeuteltamponaden.

Aspirationsprophylaxe

Die Möglichkeit des Erbrechens oder Regurgitierens[1] bei der Einleitung der Narkose, im Verlaufe derselben, oder beim Wiedererwachen und damit die Gefahr der Aspiration ist immer dann gegeben, wenn der Magen des betreffenden Patienten nicht völlig leer ist. Dies ist bei einem Verletzten, der kurz nach einem Unfall einer dringlichen Operation unterzogen werden muß, nur äußerst selten der Fall. Sein Magen enthält in der Regel eine größere Menge festen und flüssigen Materials in Form von Speiseresten, Sekreten, verschlucktem Blut etc. Aus dem Zeitpunkt der letzten Nahrungsaufnahme kann man diesbezüglich nur sehr unsichere Rückschlüsse ziehen! Die Entleerungszeit des Magens beträgt unter physiologischen Bedingungen im allgemeinen $2^1/_2$—6 Std, unter krankhaften Umständen (z. B. bei Vorliegen einer Atonie, Hyperacidität, Pankreopathie einer Gastroptose, Pylorusstenose, u. a.) kann sie weit über diesem Durchschnittswert liegen. Ganz regelmäßig findet man jedoch Verzögerungen der Magenentleerung im Gefolge eines schweren Unfalls, da die Peristaltik durch das Schockgeschehen nachhaltig gehemmt wird. Hieraus geht hervor, daß der aktuellen Zeit, die seit der letzten Nahrungsaufnahme vergangen ist, praktisch keine Bedeutung zukommt. Lediglich die Zeitspanne, die zwischen ihr und dem Unfallereignis lag, ermöglicht einen vorsichtigen Rückschluß auf den Füllungszustand des Magens. Sichere Aussagen

---

[1] Die Regurgitation stellt einen passiven Vorgang dar. Bei Erschlaffung der Cardia- und Oesophagus-Muskulatur läuft der Mageninhalt, der Schwere folgend, aus. Ganz anders verhält es sich mit dem Erbrechen, das durch eine koordinierte Kontraktion der Bauch- und Zwerchfellmuskulatur zustande kommt. Hieraus folgt, daß die Regurgitation nicht in Fuß-tief-Lage, das Erbrechen nicht bei völlig gelähmter Muskulatur auftritt (KNAPP und BEECHER, MORTON und WYLIE).

hierüber sind in keinem Falle möglich. Aus diesem Grunde ist bei allen Patienten während der ersten 24 Std nach einem schweren Unfallereignis grundsätzlich mit einem vollen Magen zu rechnen (WOLFSON). Eine zuverlässige Methode, ihn vollständig zu entleeren, gibt es nicht (s. u.). Der Anaesthesiologe hat deshalb Maßnahmen zu treffen, die eine Aspiration selbst im Fall des Erbrechens oder Regurgitierens unter der Narkose so weit wie überhaupt möglich verhindern. Als Methode der Wahl bietet sich hier die endotracheale Intubation mittels Manschettentubus an. Sie verleiht von allen derzeit bekannten Methoden den wirksamsten, wenngleich auch keinen absoluten Schutz (s. u.). Zu ihrer praktischen Durchführung stehen uns mehrere Methoden zur Verfügung, von denen die wichtigsten in der Folge erwähnt werden sollen. Grundsätzlich ist zu unterscheiden zwischen der sog. Wachintubation in Schleimhautanaesthesie und der Intubation in Allgemeinnarkose. Einen Sonderfall stellt die Intubation eines Bewußtlosen dar, die oft ohne medikamentöse Hilfe gelingt.

Die Wachintubation in Schleimhautanaesthesie bietet bei richtiger Durchführung eine weitgehende Sicherheit. Die Wahrscheinlichkeit, daß der Patient in der kurzen Zeitspanne, die zwischen Wirkungseintritt der Schleimhautanaesthesie, d. h. Ausfall der Schutzreflexe und dem Aufblähen der Tubusmanschette verstreicht, erbricht und bei erhaltenem Bewußtsein massiv aspiriert, ist wohl nicht sehr groß. Das Verfahren findet lediglich deshalb weniger Anklang, weil es mit Unannehmlichkeiten für den Pat., unter Umständen auch mit Schwierigkeiten für den Anaesthesiologen verbunden ist.

Technik: Nach erfolgter Magenentleerung (s. u.) und Wirkungseintritt der Prämedikation wird mittels eines Pantocain-Sprays die Schleimhaut des Zungengrundes, des Gaumens, der Uvula und der Epiglottis anaesthesiert. Sodann stellt man sich mit einem Laryngoskop den Kehlkopfeingang dar, fordert den Pat. auf, tief einzuatmen und sprayt im gleichen Moment direkt in die Stimmritze. Das Einführen des Tubus — dieser wird vorher noch mit einem anaesthesierenden Gel bestrichen — gelingt dann zumeist mühelos. Die Narkose wird anschließend sofort eingeleitet.

Zur Intubation in Verbindung mit der Narkoseeinleitung sind mehrere Methoden beschrieben worden, wir bevorzugen das folgende Verfahren: Der Patient wird in Rücken- und Kopftieflage gebracht, sodann wird der Magen mit Hilfe eines nicht zu dünnen Schlauches (7 mm nach INKSTER, WYLIE und WYLIE und CHURCHILL-DAVIDSON) abgesaugt. Dies kann durch mehrmaliges Kippen des Patienten in Fußtief-, rechte und linke Seitenlage untersützt werden. Darüber hinaus empfehlen WYLIE und CHURCHILL-DAVIDSON nötigenfalls Spülungen mit kleinen Wassermengen (10—20 ml). Häufig wird durch die Einführung des Schlauches Erbrechen ausgelöst. Man muß den Kopf dann zur Seite drehen, damit der Patient nicht aspiriert. Besondere Vorsicht ist diesbezüglich beim Bewußtlosen geboten!

Die von HOLMES vorgeschlagene Applikation von Apomorphin zur aktiven Entleerung des Magens stellt für den Patienten, insbesondere für einen Schwerverletzten wohl eine unzumutbare Belastung dar. Darüber hinaus hat Apomorphin eine ausgeprägte blutdrucksenkende Wirkung und fördert in unerwünschter Weise die Salivation.

Ist es gelungen, den größten Teil des flüssigen und breiigen Materials aus dem Magen zu entfernen, so hat man hierdurch die Gefahr des Regurgitierens und Erbrechens schon weitgehend vermindert, wenn auch noch keineswegs beseitigt. Der Schlauch wird vorerst im Magen belassen.

Der Patient erhält jetzt seine Prämedikation und wird mit Rücksicht darauf, daß er bis zur Beendigung der Intubation nicht passiv beatmet werden soll — Gefahr des Erbrechens durch Aufblähen des Magens! (WYLIE) — zunächst gut oxygeniert. Dies geschieht, indem man ihn mittels dicht aufsitzender Maske reinen Sauerstoff atmen läßt. Die O_2-Inhalation wird 7 min vor Einleitung der Narkose begonnen und später bis zum Eintritt der Apnoe fortgesetzt. Inzwischen überprüft der Anaesthesiologe noch einmal seinen Apparat, das Laryngoskop und den Sauger und versichert sich der Assistenz einer geschulten Hilfsperson.

Die Narkoseeinleitung erfolgt mit Hilfe eines kurzwirkenden Barbiturates. Unmittelbar vor dessen Verabfolgung wird der Magen noch einmal abgesaugt und der Op.-Tisch anschließend um mindestens 20° fußwärts (WYLIE) gekippt. (Vorsicht bei Pat. im Schockzustand! Auf den Kreislauf achten!) Durch diese Maßnahme soll sowohl ein einfaches Regurgitieren als auch ein Überlaufen des Magens zufolge intragastraler Drucksteigerung (ANDERSEN) verhindert werden. SELLICK empfiehlt außerdem eine Kompression des Oesophagus durch Druck auf den Ringknorpel (erst möglich, wenn Pat. bewußtlos). Die Injektion des Barbiturates muß bei Pat., die sich im Schockzustand befinden, besonders langsam erfolgen. Wegen der verlängerten Kreislaufzeit besteht die Gefahr der Überdosierung! Im allgemeinen kommt man bei Schwerverletzten mit 0,1—0,2 g Thiopenthal aus. Sobald der Pat. schläft, wird ein schnellwirkendes Muskelrelaxans i. v. injiziert, z. B. 50 mg Succinylbischolinchlorid.

MULLANE empfiehlt das Relaxans gegebenenfalls sogar vor dem Barbiturat oder gleichzeitig mit ihm zu verabfolgen. Dadurch soll die hinsichtlich des Erbrechens gefährlichste Zeitspanne, die zwischen dem Beginn der Barbituratwirkung und dem Eintritt der vollständigen Muskelerschlaffung liegt, soweit wie möglich reduziert werden.

Man wartet, bis die Muskulatur völlig erschlafft ist, entfernt erst jetzt die Maske und intubiert so schnell wie möglich. Die bereitstehende Hilfsperson bläht sofort die Tubusmanschette auf. Der Patient wird unverzüglich beatmet und in die waagrechte Position zurückgekippt. Es sei noch darauf hingewiesen, daß jegliche Manipulation am Bauch, wie z. B. das Reinigen der Haut, bis zur Beendigung der Intubation unterbleiben muß, da durch Druck auf die Magengegend Erbrechen ausgelöst werden kann!

INKSTER empfiehlt bei Vornahme der Intubation nach der oben beschriebenen Methode den Pat. nicht in Fuß-tief-, sondern in Kopf-tief-lage zu bringen. Dadurch sei eine Aspiration weitgehend unmöglich gemacht, außerdem sei diese Position für den Kreislauf des Patienten wesentlich günstiger.

BOURNE bringt den Pat. vor Narkosebeginn in linke Seiten- und Kopf-tief-lage. Er nimmt Erbrechen und Regurgitation in Kauf, da in dieser Position die Möglichkeit der Aspiration ausgeschlossen ist. Die Methode habe sich besonders in der Geburtshilfe bestens bewährt. Bei Verletzten sei sie indessen manchmal nicht anwendbar.

Bei Verletzungen der HWS muß die Intubation selbstverständlich mit größter Vorsicht erfolgen! Ist ihre Durchführung ohne stärkere Umlagerung des Kopfes nicht möglich, so empfehlen FOLDES u. a. die Tracheotomie als den weniger riskanten Eingriff.

Die Aspiration, ihre Folgen und Behandlung

Tritt Erbrechen oder Regurgitieren bei der Narkose auf, so besteht (sofern der Patient nicht endotracheal intubiert ist) infolge Ausfalls der Schutzreflexe die große Gefahr der massiven Aspiration von Mageninhalt. Ein solches Ereignis gehört zu den gefürchtetsten Zwischenfällen in der Anaesthesie. Je nach Menge und Beschaffenheit des aspirierten Materials kann es zu einer weitgehenden oder sogar völligen Verlegung der Atemwege kommen. Diese an sich schon höchst gefährliche Situation wird häufig durch einen hinzukommenden Laryngospasmus und Bronchospasmus noch weiter verschlimmert. Durch Magensäure, die in die Bronchien gelangt, kann darüber hinaus ein akutes exsudatives Ödem der Lunge (MENDELSON) ausgelöst werden. In einer solchen Lage kommt es auf sehr schnelles Handeln und souveräne Beherrschung der Situation an. Operation und Narkose müssen augenblicklich unterbrochen werden. Der Patient wird sofort in Kopf-tief-Lage (Trendelenburg-Lage) gekippt, Mund und Rachen werden schnell vom Erbrochenen gesäubert. (Eine Hilfsperson kontrolliert wegen der Gefahr des Herzstillstandes ununterbrochen Puls und Blutdruck!) Man beatmet den Patienten mittels Maske zunächst einmal mit reinem Sauerstoff, sodann wird schleunigst ein Endotracheal-Tubus eingeführt. Nach erneuter Beatmung werden Trachea und Hauptbronchien mit Hilfe eines möglichst weitlumigen Katheters sorgfältig abgesaugt. Die Vornahme einer Bronchialspülung mit physiologischer Kochsalzlösung ist empfehlenswert (WYLIE und CHURCHILL-DAVIDSON). Gegegebenenfalls muß nach Besserung des Allgemeinzustandes noch eine Bronchoskopie durchgeführt werden, insbesondere beim Auftreten von Atelektasen. Die Fortsetzung von Narkose und Operation darf erst nach Wiederherstellung adäquater Atmungs- und Kreislaufverhältnisse erfolgen. Der Eingriff ist auf das unbedingt Notwendige zu beschränken.

Hat der Patient die akuten Folgen der Aspiration überstanden, so droht ihm anschließend eine Pneumonie, unter Umständen ein Lungenabsceß. Diese Komplikationen können jedoch durch geeignete prophylaktische Maßnahmen (Antibiotica, Cortison, Inhalation, Bronchialtoilette, evtl. Tracheotomie) weitgehend verhindert werden.

Besonderheiten der Nahrkoseführung bei einem Schwerverletzten

Die Führung der Narkose bei einem schwerverletzten Patienten unterscheidet sich nicht grundsätzlich von der üblichen Methodik. Sie wirft jedoch einige besondere Probleme auf. So erhebt sich die Frage, ob es erforderlich ist, diese Pat. künstlich zu beatmen, oder ob ihre Spontanatmung auch während der Narkose ausreicht. Hierbei ist zu beachten, daß die Spontanatmung als die einzig physiologische Form gegenüber allen Arten der künstlichen Beatmung an sich erhebliche Vorteile aufweist, besonders unter hämodynamischen Aspekten. Allerdings geht aus den Arbeiten von FREEMAN und NUNN hervor, daß beim hämorrhagischen Schock der funktionelle Totraum im Verhältnis zum Atemvolumen (V_D/V_T) auch bei Spontanatmung erheblich größer wird. Um das auszugleichen, müssen diese Patienten unter Umständen ein Mehrfaches ihres normalen Atemvolumens bewegen. Es ist deshalb klinisch schwierig zu beurteilen, ob ihre Atmung für den adäquaten Gasaustausch ausreicht. Hierzu wären fortlaufende Blutgasanalysen erforderlich. Der Großteil der hier zur Diskussion stehenden Patienten bedarf erfahrungsgemäß während der Narkose der künstlichen Beatmung. Hier erhebt sich die Frage, wie diese ausgeführt werden soll. Soll man assistiert oder kontrolliert, manuell oder maschinell, mit IPPB, PNPB oder mit Wechseldruck beatmen? Man wird dies individuell und den Gegebenheiten entsprechend entscheiden müssen. Auf jeden Fall hat man zu bedenken, daß nach den Untersuchungen von GERST et al. und REHDER et al. auch bei künstlicher Beatmung während einer hämorrhagischen Hypotension mit einem Anstieg des funktionellen Totraumes gerechnet werden muß. Man muß deshalb ein entsprechend größeres Atemvolumen wählen, um hierfür zu kompensieren und eine CO_2-Retention zu verhindern. Die Beatmung erfolgt in allen Fällen entweder mit reinem Sauerstoff oder wenigstens mit einem Luft-Sauerstoff-Gemisch, das mindestens 30%, besser 40% Sauerstoff enthält. Die Sauerstoffbeatmung kann insbesondere für ausgeblutete Pat. von lebensrettender Bedeutung sein (NUNN und FREEMAN).

Bei Zertrümmerungen der Brustwand kommt ausschließlich die kontrollierte Beatmung mit IPPB in Betracht. Diese Pat. sollen außerdem hyperventiliert werden! Auf die mögliche Entstehung eines Spannungspneumothorax ist insbesondere im Anfangsstadium der künstlichen Beatmung sorgfältig zu achten.

Bei Vorliegen von Schädelhirntraumen empfiehlt sich Beatmung mit PNPB oder mit Wechseldruck. Hierdurch wird der mittlere intrathorakale Druck niedriggehalten, was im Hinblick auf die Entstehung eines Hirnödems wichtig ist. Diese Patienten sollten aus dem gleichen Grund hyperventiliert werden. Die Beatmung mit PNPB oder mit Wechseldruck ist — sofern hiergegen keine Kontraindikationen aus anderen Gründen bestehen — außerdem die Methode der Wahl bei atmungsinsuffizienten Patienten, die sich gleichzeitig in einem oligämischen Schockzustand befinden. Beatmet man solche Pat. nämlich mit IPPB, so wird dadurch der an sich schon verminderte venöse Rückfluß zum Herzen noch unnötig weiter gedrosselt (STOFFREGEN, BRECHER, MUSHIN et al.). Dies kann unter Umständen zum völligen Zusammenbruch des Kreislaufs führen.

Aus dem gleichen Grunde muß die Inspirationsphase kürzer gehalten werden als die Exspiration. Es empfiehlt sich ein Verhältnis von 1:1,5 bis 1:2. Bei manueller Beatmung bedeutet das: Die Kompression des Atembeutels muß schnell erfolgen. Ist das erforderliche Gasvolumen in die Lungen eingetreten, läßt man sofort die Ausatmung beginnen. Würde man die Lungen nach Beendigung der Inspiration noch eine Zeitlang gebläht halten, so hätte dies keine nennenswerte Verbesserung des Gasaustausches, wohl aber eine erhebliche Behinderung des Kreislaufs zur Folge (MUSHIN et al.). Bei emphysematösen Pat. hingegen darf die Einschaltung der neg. Phase nur mit großer Vorsicht erfolgen. Durch den exspiratorischen Sog kann es hier nämlich leicht zum Kollaps der pathologisch veränderten kleinkalibrigen Luftwege kommen. Dadurch bildet sich dann unter Umständen ein Rückschlagventilmechanismus (Air-trapping) aus, der zu einer hochgradigen Überblähung der Lunge führen kann. Das gleiche kann auch bei Anwendung zu hoher pos. Drucke geschehen.

Die Wahl des Anaestheticums hat verschiedene Gesichtspunkte zu berücksichtigen, insbesondere den Kreislaufzustand des Pat. sowie die Art und voraussichtliche Dauer des geplanten Eingriffs. Sie hat sich ferner danach zu richten, ob der Pat. künstlich beatmet werden soll oder nicht, bzw. ob gleichzeitig Muskelrelaxantien angewendet werden sollen. Die wichtigsten Vorzüge und Nachteile der z. Z. gebräuchlichsten Inhalationsanaesthetica sollen hier kurz diskutiert werden.

Lachgas. Es ist in Verbindung mit einem ausreichenden Anteil von Sauerstoff (ein Verhältnis N_2O/O_2 von 3:1 darf nicht überschritten werden!) wohl das ungefährlichste Anaestheticum. Es hat einen schnellen Wirkungseintritt, die Erholungsphase ist sehr kurz. Sein Nachteil besteht in seiner geringen narkotischen Wirksamkeit, selbst in hohen Konzentrationen. Man muß also auf die Vorzüge eines hohen Sauerstoffanteiles in der Einatmungsluft (s. o.) verzichten. In Verbindung mit Muskelrelaxantien dürfte es gleichwohl zur Unterhaltung der Narkose bei schwerverletzten und schockierten Patienten meistens ausreichen.

Cyclopropan ist selbst in niedrigen Konzentrationen ein starkes Anaestheticum mit raschem Wirkungseintritt. Bei Verwendung von O_2 als Trägergas hat man daher den Vorteil eines hohen Sauerstoffanteils in der Einatmungsluft. Dem Cyclopropan wird von vielen Autoren (PRICE et al., JONES et al., LURIE et al., ETSTEN, HERSHEY et al.) eine ausgesprochen günstige Wirkung auf den Schockzustand zugesprochen. Nach den Untersuchungen der genannten Autoren erhöht es das Herzminutenvolumen und den peripheren Widerstand und somit den Blutdruck. WYLIE und CHURCHILL-DAVIDSON sprechen ihm eine leichte Verminderung des HMV und eine leichte Blutdruckerniedrigung zu, halten es indessen ebenfalls zur Anwendung im Schockzustand für geeignet. Cyclopropan verursacht eine ausgeprägte Atemdepression. Die Pat. müssen deshalb unter allen Umständen beatmet werden! Geschieht dies nicht, so kommt es schnell zu einer CO_2-Retention, in deren Gefolge sehr leicht Herzrhythmusstörungen auftreten können (PRICE et al.). Die Hyperkapnie spielt auch bei der Entstehung des sog. Cyclopropanschocks die entscheidende Rolle (BUCKLEY et al.). Cyclopropan ist hochexplosiv, seine Anwendung erfordert umfangreiche Vorsichtsmaßnahmen!

Äther ist ein starkwirkendes Anaestheticum selbst in niedrigen Konzentrationen. Bei Verwendung von O_2 als Trägergas bietet seine Anwendung deshalb ebenfalls den Vorteil eines hohen alveolären Sauerstoff-Partialdruckes. Dank seiner großen therapeutischen Breite ist Äther nach N_2O immer noch das sicherste gebräuchliche Anaestheticum. Er senkt den Blutdruck geringfügig, steigert indessen das HMV, d. h. er erhöht den Blutfluß (JANES et al.). Er stellt deshalb nach GOULD, WYLIE und CHURCHILL-DAVIDSON, WOLFSON u. a. auch im Schockzustand ein durchaus geeignetes Anaestheticum dar. Seine Nachteile sind der langsame Wirkungseintritt, die lange Erholungsphase mit Nausea und Erbrechen sowie seine hohe Explosivität.

Halothan ist selbst in sehr niedrigen Konzentrationen ein stark wirkendes Anaestheticum. Bei Verwendung von O_2 als Trägergas erreicht man mit ihm den höchsten alveolären Sauerstoff-Partialdruck. Bei schnellem Wirkungseintritt gewährleistet es eine gute Steuerbarkeit der Narkose. Halothan verursacht eine Atemdepression, die Pat. müssen deshalb beatmet werden! Es kann leicht überdosiert werden, insbesondere besteht die Gefahr des plötzlichen Blutdruckabfalles zufolge starker Erniedrigung des peripheren Widerstandes! Das HMV wird durch Halothan mäßig herabgesetzt. Dies wird von JOHNSTONE u. a. jedoch nicht auf eine Myokarddepression (SEVERINGHAUS) zurückgeführt, sondern vielmehr als eine Folge des (auf Grund der Vasodilatation) verminderten venösen Rückflusses angesehen. Was seine Anwendung im Schock anbetrifft, so bezeichnen es JOHNSTONE und ebenso KATZ wegen seiner durchblutungsfördernden Wirkung als das Anaestheticum der Wahl. FREEMAN, WYLIE und CHURCHILL-DAVIDSON u. a. äußern keine Bedenken gegen seine Anwendung bei richtiger Handhabung. WOLFSON hält es mit Einschränkung für geeignet. Alle Autoren stimmen jedoch darin überein, daß Halothan nicht in die Hand unerfahrener Anaesthesisten gehört.

Zur Potenzierung der Narkose bzw. zur Einsparung von Anaestheticis wird neuerdings die Verwendung von Chlorpromazin und seinen Analogen, auch bei schockierten Patienten empfohlen. WOLFSON, der in solchen Fällen selbst über gute klinische Erfahrungen berichtet, weist in diesem Zusammenhang auf tierexperimentelle Untersuchungen von HERSHEY u. Mitarb. hin. Diese zeigten, daß entblutete Tiere, denen man vor dem Aderlaß Chlorpromazin gegeben hatte, eine höhere Überlebensrate aufwiesen.

Um auftretende Störungen seitens des Herzens oder des Kreislaufs rechtzeitig zu erkennen, ist eine ununterbrochene Pulskontrolle während der Narkose unbedingt erforderlich. Darüber hinaus wird mindestens alle 5 min der Blutdruck gemessen. Bei auftretenden Blutungen muß das verlorengehende Volumen zeit- und mengengerecht ersetzt werden. Man darf mit der Transfusion nicht etwa abwarten, bis der Blutdruck abfällt. Schwere Blutungen sind insbesondere bei stumpfen Bauchtraumen zu erwarten (Technik der Transfusion s. o.). Auch bei der Versorgung von Schädelhirntraumen muß jederzeit mit dem Auftreten schwerer Blutungen gerechnet werden. Diese können besonders bei Sinusverletzungen ein ganz enormes Ausmaß annehmen. Vor jeder Kraniotomie müssen deshalb unbedingt 1—2 leistungsfähige Infusionen angelegt werden. Im übrigen ist hier, wie immer in der Hirnchirurgie, besonders darauf zu achten, daß der intrakranielle Druck möglichst niedrig gehalten wird (s. o.). Nach Beendigung der Narkose soll der Pat. deshalb auch möglichst schonend extubiert werden, um keine Hustenstöße und damit intrathorakale Drucksteigerung zu provozieren.

Schädelverletzungen können im Prinzip auch in Lokalanaesthesie operiert werden. Es muß dann jedoch damit gerechnet werden, daß ein Patient, der vorher bewußtlos war, im Verlaufe der Operation (z. B. nach Ausräumung eines Hämatoms) aufhellt oder gar erwacht. In solchen Fällen muß dann eine Allgemeinnarkose unter ungünstigen Umständen schnell improvisiert werden (WYLIE und CHURCHILL-DAVIDSON).

Nach Beendigung der Narkose darf der Patient erst dann extubiert werden, wenn er ausreichend atmet und seine Schutzreflexe wieder vorhanden sind.

Die postoperative Überwachung von Atmung und Kreislauf

Patienten, bei denen postoperativ noch mit Störungen seitens der Atmung oder des Kreislaufs zu rechnen ist, sollten auf einer eigens eingerichteten Wachstation mit entsprechend geschultem Personal untergebracht werden.

Während Störungen der Atemtätigkeit meistens rechtzeitig erkannt werden, kann es leicht geschehen, daß der Patient unbemerkt wieder sukzessive in einen Schockzustand gerät. Die Ursache hierfür ist zumeist in postoperativen Nachblutungen zu suchen, die z. B. bei verschiedenen Knochenbrüchen, insbesondere bei Beckenfrakturen ein ganz beachtliches Ausmaß annehmen können. Hat ein Pat. prä- oder intraoperativ größere Mengen an Plasmaexpandern erhalten, so ist daran zu denken, daß deren hämodynamische Wirksamkeit nur 3—4 Std anhält. Dadurch kann ebenso wie im Fall der postoperativen Blutung ein erneutes Volumendefizit entstehen, welches durch weitere Infusionen bzw. Transfusionen ausgeglichen werden muß.

Schädigungen durch äußere Hitzeeinwirkung
Von H. Hüner

Bei der Schädigung durch äußere Hitzeeinwirkung unterscheidet man zweckmäßigerweise die durch klimatische Faktoren hervorgerufenen *allgemeinen Überwärmungsschäden* von den eigentlichen *Verbrennungen*, die primär durch lokal umschriebene und höhergradige Energieeinwirkung verursacht worden sind.

Allgemeine Überwärmungsschäden

Eine allgemeine Überwärmung führt dann zu Schädigungen, wenn sich Wärmeproduktion und -abgabe nicht mehr die Waage halten können. Da die Indifferenzzone (= Zone der ausgeglichenen Wärmebilanz) des Menschen relativ gering ist — für nackte Männer zwischen 29 und 31° —, eine Wärmeabgabe nur in relativ geringem Maß über Strahlung, Sekretion und Verdunstung durch Haut und Atmung erfolgen kann, ist die Wärmetoleranz des Organismus nicht allzu groß. Sie wird bestimmt durch die Energieproduktion — abhängig von Ruhe oder Arbeit —, Art der aufgenommenen Nahrung, endokrine Einflüsse, Fieber usw. — und ist neben der Außentemperatur abhängig vom Grad der Luftfeuchtigkeit und der vorhandenen Luftströmung (Bewindung).

Von den durch exogene Überwärmung entstandenen Krankheitsbildern sind im wesentlichen zu nennen:

Die Hitzekrämpfe treten infolge starker körperlicher Belastung bei hohen Außentemperaturen auf (Heizerkrämpfe) (MADSEN).

Pathogenetisch liegt ihnen ein hochgradiger NaCl-Verlust durch Schweißsekretion und eine daraus resultierende Wasserverschiebung vom extra- in den intrazellulären Raum zugrunde (LADELL).

Klinisch kommt es nach allgemeinen Prodromi und Muskelfibrillieren zu lokalisierten Muskelkrämpfen, die über den Muskel hinwegwandern. Die befallene Muskelpartie zeigt bretthharte Konsistenz und ist schmerzhaft.

Therapeutisch wird neben Verbringen in eine kühle Umgebung die Gabe von NaCl (oral 0,1%ig, i. v. als physiologische Lösung) empfohlen.

Die Hitzeerschöpfung = Hitzekollaps tritt unter ,,Grenzbedingungen" auf und stellt ein Krankheitsbild zwischen Hitzekrämpfen, die sie begleiten, und der exogenen Hyperthermie, in welche sie übergehen kann, dar (GROSSE-BROCKHOFF).

In ihrer *Pathogenese* spielt der Zusammenbruch des Kreislaufs, der den Anforderungen des Wärmeausgleiches über die subpapillären Plexus nicht mehr gewachsen ist, die Hauptrolle.

Das resultierende *klinische Bild* entspricht einem peripheren Gefäßkollaps mit mangelndem Rückfluß zum Herzen. Dementsprechend stehen nach einer initialen Leistungssteigerung der Thermoregulation mit Hautrötung und Schweißausbruch die Zeichen des Kreislaufversagens im Vordergrund: Schwäche, Schwindel, Übelkeit, Erbrechen, Pulsanstieg und Blutdruckabfall, Beschleunigung der Atmung, Abnahme der Urinsekretion usw.

Therapeutisch empfiehlt sich wiederum das Verbringen in kühle Umgebung, evtl. feuchte Kompressen, kalte Bäder und Flüssigkeitszufuhr unter NaCl-Zusatz.

Die exogene Hyperthermie = Hitzschlag stellt die gefährlichste Form einer Hitzeschädigung bei verhinderter Wärmeabgabe und gleichzeitig vermehrter Wärmezufuhr von außen dar. Da es dabei charakteristischerweise zu einer plötzlichen Steigerung der Körpertemperatur auf extreme Werte kommt, ist in der *Pathogenese* wahrscheinlich eine direkte Hitzeeinwirkung auf das Zellprotoplasma mit Störung der Enzymsysteme, besonders zentraler Regulationszentren, von primärer Bedeutung. Hypoxische Schädigungen durch Kreislaufversagen folgen und potenzieren die Schädigung.

Klinisch wird dementsprechend neben dem Temperaturanstieg auf 41—43° eine vorwiegend zentrale, cerebrale Symptomatik beobachtet, wobei das rasche Aufhören der Schweißsekretion, das zu einer Steigerung der Wärmeretention führen muß, ebenfalls als zentral ausgelöst erklärt wird. Leichtere Bewußtseinsstörungen bis zu tiefem Coma oder deliranten Zuständen, Cheyne-Stokesche Atmung, epileptiforme Krämpfe, Reflexstörungen sind Folge der im Cerebrum zu beobachtenden anatomischen Veränderungen: Hirnödem, Hyperämie und Blutungen. Der sich ausbildende Circulus vitiosus: Hitzeschädigung — Stoffwechselstörungen — Kreislaufschädigungen — oligämische Hypoxidose — Substratinsuffizienz — bezieht schließlich alle Organe ein: Lungenödem, Herzinsuffizienz, Nierenversagen müssen den letalen Ausgang beschleunigen.

Ziel der *Therapie* ist es, die Wärmestauung zu beseitigen. Das erfolgt am besten durch ein Eiswasserbad bis zur Abkühlung der Temperatur auf 39,5°. Zusätzliche Digitalisierung und kleine, zurückhaltende Infusionen (physiologische NaCl-Lösungen oder Plasma) werden empfohlen.

Die Schädigung durch lokalisierte äußere Hitzeeinwirkung
Die Verbrennung

Die Verbrennung, eine durch Wärmeeinwirkung entstandene Schädigung der Körperoberfläche, wird in Ausdehnung und Tiefe von Art, Dauer und Intensität der einwirkenden Energie bestimmt. In direkter Abhängigkeit von ihrem Ausmaß wird der Organismus in seiner Gesamtheit derart geschädigt, daß die resultierende *Verbrennungskrankheit* in den Mittelpunkt klinischer Betrachtung tritt. Es soll deshalb im folgenden eingehender auf die ihr zugrunde liegenden patho-physiologischen Veränderungen hingewiesen werden.

Ätiologie. Nach der verursachenden Noxe sind thermische und elektrothermische von Verbrennungen durch energiereiche und lichtenergetische Strahlungen zu unterscheiden.

Die *eigentliche thermische Verbrennung* erfolgt durch strahlende Hitze, heiße Flüssigkeiten, sog. Kontaktverbrennungen oder auch Reibungsverbrennungen.

Besondere Probleme werfen *Kombinationsverletzungen* auf, wie sie z. B. bei Explosionen durch Druck-, Splitter- und Wärmewirkung, insbesondere aber bei Atomexplosionen infolge der Summation von Druck, Hitze und radioaktiver Strahlung entstehen. Dabei steht der Effekt der einzelnen schädigenden Momente in direkter Abhängigkeit von der Entfernung des Geschädigten vom Explosionszentrum.

Verbrennungen bei Verkehrsunfällen stellen ebenso wie Verbrennungen bei Schußverletzungen meist nur *Nebenverletzungen* dar.

Verbrühungen durch Flüssigkeiten mit chemisch definierten Beimengungen (Waschlaugen, industrielle Bäder) erfordern spezielle Beachtung.

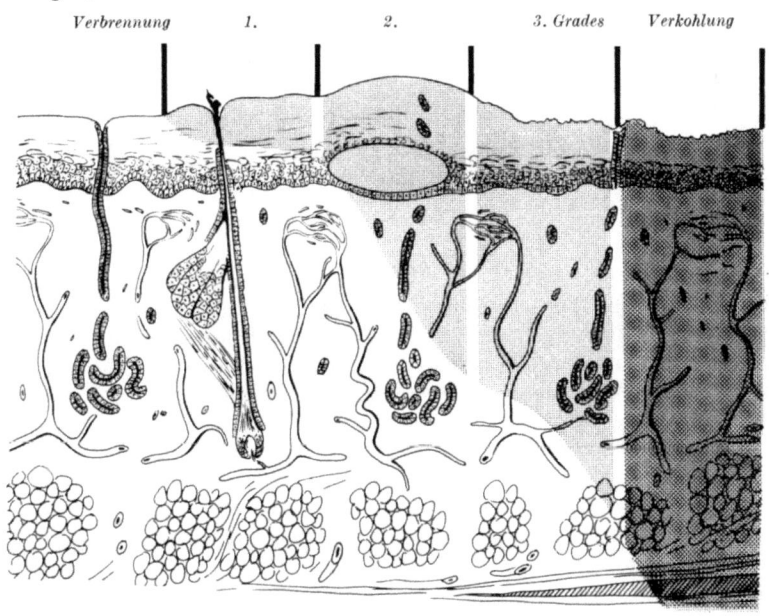

Abb. 28. Tiefeneinwirkung des lokalen Hitzeschadens (schematisch)

Eine Klassifikation der schädigenden Noxen für die einzelnen Lebensalter ergibt in etwa:

Kinder unter einem Jahr erleiden meist Kontaktverbrennungen (Wärmflaschen, Heizkissen usw.), vom 1.—6. Lebensjahr Verbrühungen (umgestoßene Töpfe, Sturz in Waschlaugen und ähnliches). Zwischen dem 7. und 14. Jahr spielen Zündhölzer und Explosivstoffe eine große Rolle. Für Erwachsene schwankt die Häufigkeit von Haus- und Betriebsunfällen als Ursache von Verbrennungen nach der soziologischen Struktur. Insgesamt überwiegen häusliche Unfälle aber bei weitem.

Verwertbare Statistiken über die *Häufigkeit von Verbrennungen* oder deren Relation zu anderen Unfällen existieren nicht. Übereinstimmend wird aber die überwiegende Beteiligung von Kindern und Jugendlichen (57—67%) mitgeteilt. In gleicher Weise besteht Einigkeit in der Ansicht, daß 70% aller häuslichen Unfälle vermeidbar wären.

Pathogenese. *Der örtliche Wärmeschaden.* Bei der Betrachtung der Pathogenese der Verbrennungskrankheit ist davon auszugehen, daß lebende Strukturen zum größten Teil aus Eiweiß bestehen, womit der Hitzetoleranz der Gewebe Grenzen gesetzt sind. Ebenso erfordert die erhebliche Reaktionsbereitschaft des Kreislaufs auf Temperaturänderungen Berücksichtigung.

Obwohl die Haut infolge ihrer guten Durchblutung zum Wärmeausgleichen zwischen Körperinnerem und Außenwelt befähigt ist, hat sie für äußere Temperaturänderungen eine relativ enge Toleranzzone:

Bereits bei Temperaturen über 47 Grad reagiert das Gefäßsystem mit kurzdauernder Kontraktion und folgender anhaltender Dilatation: Erythem und Hyperaesthesie der *Verbrennung I. Grades.*

Von etwa 55 Grad an treten degenerative Protoplasmaveränderungen an den Basalzellen der Epidermis auf: Blasenbildung und interstitielles Ödem sowie Hyperaesthesie der *Verbrennung II. Grades.*

Temperaturen von über 68 Grad erzeugen irreversible Coagulationsnekrosen: Perlartig weiße Nekrosen bis Verkohlungen und Anaesthesie der *Verbrennungen III. Grades* (Abb. 28).

In Abhängigkeit von der Calorienzufuhr in der Zeiteinheit entstehende leichte, serös-entzündliche Veränderungen bis zu schwersten, durch Eiweißcoagulation bedingte Gewebsnekrosen sind demnach das pathologisch-anatomische Substrat des örtlichen Verbrennungsschadens.

Verbrennungskrankheit

Auch wenn man berücksichtigt, daß die Haut nicht nur bedeckendes und Sinnesorgan ist, sondern darüber hinaus als Ausscheidungsorgan und Organ der physikalischen Wärmeregulation stoffwechselaktive Funktionen hat, erscheint die Intensität der Beziehungen zwischen örtlicher Schädigung und Reaktion des Gesamtorganismus zunächst nicht verständlich. Sie wird erst durch die im geschädigten Gewebe, mehr noch in dessen Umgebung ausgelösten biochemischen Prozesse erklärt.

In den bis zur Nekrose veränderten Gewebspartien sind alle fermentativen Prozesse erloschen. In ihrer Umgebung wird aber eine Aktivierung des Zellstoffwechsels beobachtet:

Eine durch O_2-Mangel an der Grenze zwischen lebendem und totem Gewebe verursachte Acidose inaktiviert Fermentinhibitoren. Dadurch enthemmte gewebs- und bluteigene proteolytische Fermente (Trypsin, Kathepsin, Plasmin) induzieren einen autolytischen Gewebszerfall, dessen Produkte heute als Vermittler der pathologischen Wechselwirkungen verstanden werden (Abb. 29).

Diesen Stoffen — ob es sich nun um biogene Amine (Histamin, Adrenalin, Serotonin) oder die Menkin-Stoffe (Leukotaxin, Exudin), das Kallidin (WERLE) oder Bradykinin (ROCHA E SILVA) handelt — ist eine intensive Kreislaufwirkung mit Erhöhung der Capillarpermeabilität und Störung der Mikrozirkulation eigen. In der konsekutiven Volumenminderung, Viscositätsänderung und Blutverteilungsstörung muß das agens movens der Verbrennungskrankheit gesehen werden.

Damit ist die Verbrennungskrankheit in ihrem Wesen als sog. *Autolysekrankheit* zu erklären, wobei nicht hypothetische Verbrennungstoxine, sondern regulär im Organismus vorhandene, stoffwechseleigene Substanzen als Initiatoren des pathophysiologischen Geschehens wirken. Allein ihr in Abhängigkeit von Ausdehnung und Stärke der lokalen Schädigung unterschiedlich massiver Anfall bestimmt die Alteration des Gesamtorganismus (s. Tab. 1).

Im weiteren Ablauf der Krankheit ist mit der Wirkung von Bakterientoxinen aus infizierten Brandwunden sowie Produkten der im Gefolge des abnormen Eiweißabbaues einsetzenden Autoimmunisation zu rechnen, deren Schädlichkeiten wiederum im wesentlichen kreislaufgerichtet sind.

Damit wird deutlich, daß im Zentrum des Krankheitsgeschehens der Kreislauf steht. Da er primäres Erfolgsorgan der durch die thermische Schädigung in Gang gesetzten pathophysiologischen Abläufe ist, beherrscht sein Verhalten das klinische Bild.

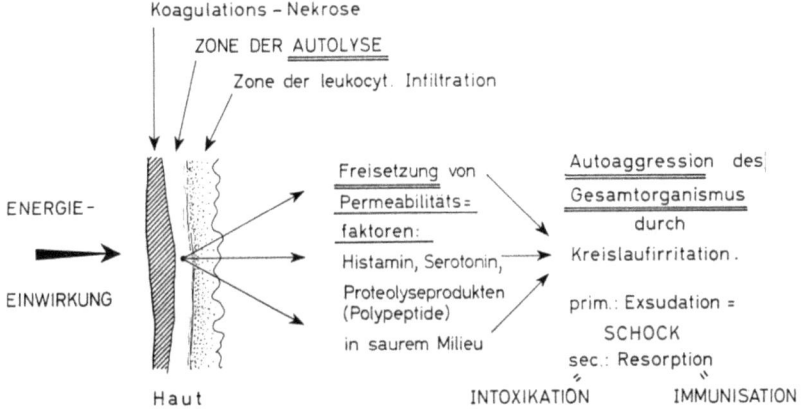

Abb. 29. Rückwirkung des lokalen Hitzeschadens auf den Gesamtorganismus im Sinne einer Autoaggression

Tabelle 1. *Entstehung und Wirkungsweise der Entzündungsstoffe* nach MENKIN

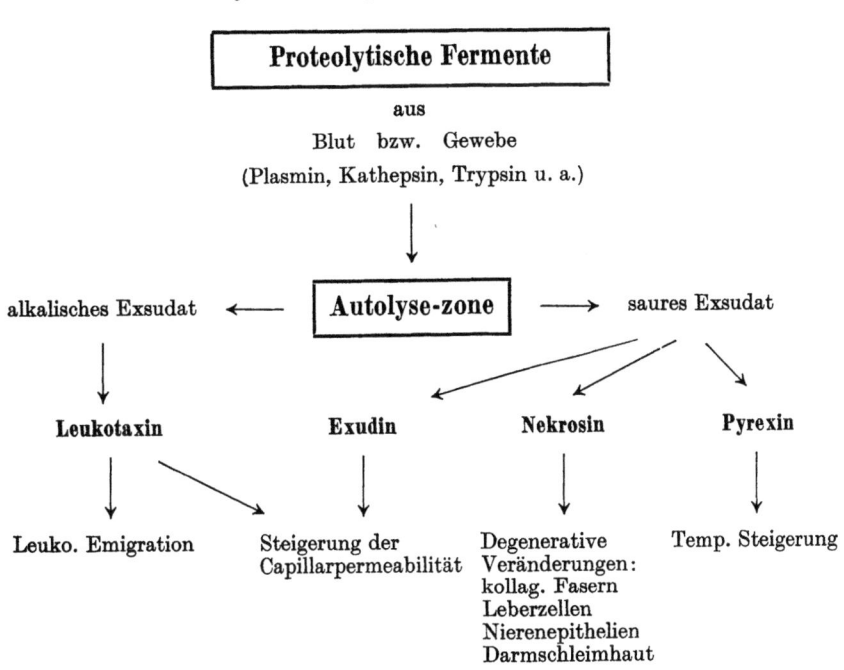

Klinik. Die *klinischen Erscheinungen* werden durch Ausdehnung und Tiefe der lokalen Schädigung bestimmt. Es erscheint uns deshalb sinnvoll, nach einem Vorschlag von BARNES u. a. eine Gruppeneinteilung durchzuführen, die die übliche Einteilung nach Schädigungsgraden (1 = Erythem, 2 = Blasenbildung, 3 = Nekrose) und Prozenten (Neunerregel nach WALLACE, Abb. 30) vereint. Demnach wäre in

Gruppe 1 die Verbrennung von <15% 1. und 2. Grades bzw. <5% 3. Grades, in
Gruppe 2 die Verbrennungen von 15–30% 1. und 2. Grades bzw. 5–15% 3. Grades und in
Gruppe 3 Verbrennungen von >30% 1. und 2. Grades bzw. >15% 3. Grades zu erfassen.

Diese Einteilung berücksichtigt, daß die Gefährdung des Geschädigten in Abhängigkeit von Ausdehnung und Tiefe wächst.

Im Ablauf des Krankheitsgeschehens lassen sich nahezu gesetzmäßig einander folgend 4 ineinander übergehende Stadien unterscheiden (Tab. 2).

Tabelle 2. *Die Verbrennungskrankheit. Beziehungen zwischen lokalem Ablauf, Allgemeinreaktion und Therapie in zeitlicher Folge*

	Lokaler Ablauf	Allgemeinreaktion	Therapie allgemein	Therapie lokal
0—48 Std.	Brandwunde → nach Fläche und Tiefe ↓ Gewebszerfall ↓ Biogene Amine, biol. akt. Polypeptide Gefäßreaktion Atonie oder Spasmen + Capillar-Permeabilitäts-Steigerung ↓	Verbrennungskrankheit ↘ Schmerz Neurogener Schock ↘ Schock u. Ödemstadium → Volumenmangel mit Ödemen u. Schädigung der Schockorgane durch Hypoxie	Substitution Flüssigkeit Elektrolyte Eiweiß (Blut) unterstützt durch Antibiotica, Antihistaminica, Fermentinaktivatoren N N-Steroide Vitamine	Offene Wundbehandlung unterstützt durch Gele oder Spray mit antibiotischem Zusatz
2.—5. Tag	Eiweißabbau und Ödemresorption ↓	Rückresorptionsstadium Autointoxikation u. Schädigung parenchymatöser Organe durch Proteolyseprodukte u. bakterielle Toxine. — Wasserintoxikation!	Cave Flüssigkeit Eiweiß! Antibiotica Fermentinaktivatoren N N-Steroide Vitamine	Ablösung der Borken, evtl. Abdauung; Nekroseabtragung; plastische Defektdeckung
ab 4. Tag	Demarkation-Regeneration →	Infektions- u. Reparations-Stadium toxische Organschädigung ⎱ Eiweißmangel- ⎰ bei massiver kachexie ⎱ Infektion Autoimmunisation	Eiweiß Antibiotica anabole Hormone	
nach Mon.	Narben-Keloide-Kontrakturen		Korrekturplastik	Bäder Massagen Aktive Übungstherapie

1. Stadium: *posttraumatischer Schock:*

Sofort nach dem Trauma entwickelt sich ein Schock mit Zeichen psychischer und somatischer Erregung. Dieser initiale, posttraumatische Schock ist als Summe der durch Schmerz und Schreck ausgelösten Reaktionen sicher nerval-reflektorisch zu erklären, wobei ein Sympaticotonus vorherrscht, der Kreislauf zentralisiert ist, aber kaum je ein Exitus beobachtet wird.

2. Stadium: *Volumenmangelschock:*

Abhängig von der Intensität der Verbrennung schlägt der posttraumatische Schock innerhalb weniger Stunden unter erheblicher Exsudation aus der Brandwunde und allgemeiner Ödembildung in einen Volumenmangelschock um, der schließlich unter Blutdruckabfall zum irreversiblen Kollaps werden kann. Die anfänglich leicht cyanotische Verfärbung der Haut weicht einer Totenblässe, der kleine, weiche, beschleunigte Puls wird fliegend, die erschwerte Atmung abgeflacht. Das Bewußtsein trübt sich bis zum Koma. Bei axillaren Temperaturen von 35° und weniger finden sich Kerntemperaturen von 41—44°. In diesem Stadium kann jederzeit der Exitus letalis eintreten.

Die Ursache für diesen prekären Verlauf liegt letztlich an der Änderung der Blut-Gewebs-Schranke. Der enorme Rückgang der zirkulierenden Blutmenge, insbesondere des Plasmavolumens kann auch bei ausgedehnten Verbrennungen nur zum Teil durch die direkte, mechanische Traumatisation der Gewebe mit Aufreißen von Blut- und Lymphspalten und den Abfluß von Blutflüssigkeit nach außen erklärt werden. Im wesentlichen sind dafür die aufgeführten biologisch-chemischen Prozesse verantwortlich. Die Wirkung der biogenen Amine und ähnlicher Stoffe bleibt dabei keinesfalls auf den Ort der Schädlichkeit beschränkt. Auch in Leber und Niere ist eine vermehrte Permeabilität der Capillaren nachweisbar, wodurch der transcapilläre Wasseraustausch bis auf 200% des Normalen ansteigen kann.

Diese Ödemphase beginnt wenige Minuten nach der Verbrennung, hat ihren Höhepunkt nach etwa 48 Std und dauert bis zu 72 Std an. Der eingetretene Plasmaverlust — bis zu 57% des Volumens innerhalb weniger Stunden — steht in gewisser Abhängigkeit zur Art und Tiefe der Verbrennung: So neigen z. B. Verbrühungen, ebenso wie Verbrennungen II. Grades zu wesentlich stärkerer Exsudation nach außen, während bei tiefen Verbrennungen die autolytische Schädigung mit innerer Ödembildung stärker in Erscheinung tritt.

Volumenmangel mit Hämokonzentration und Zentralisation des Kreislaufes führt zur Minderdurchblutung parenchymatöser Organe, die gleichzusetzen mit deren hypoxischer Schädigung ist. So werden über eine energetische Insuffizienz lebenswichtige Funktionen der Zellen unterbunden. Bereits von ZINK nachgewiesene pathologisch-anatomische Veränderungen an Myokard, Leber, Niere, Gehirn sind morphologische Substrate derartiger Stoffwechselhemmungen. Daraus resultierende funktionelle Ausfälle differieren je nach den betroffenen Organen in ihrer Symptomatik, weisen aber gerade dadurch auf die Universalität des Hitzeschadens hin.

3. Stadium: *Rückresorption und Intoxikation:*

Besonders deutlich tritt dies zu Tage, wenn im 3. Stadium mit der Stabilisierung des Kreislaufs die Rückresorption der interstitiellen Ödeme einsetzt. Die Einschwemmung enormer Mengen von Flüssigkeit und toxischer Produkte der Proteolyse stellt erhebliche Anforderungen an Herz und Kreislauf, Leber und Niere.

Die Symptomatik dieses Rückresorptions- und Intoxikationsstadiums ist durch sich entwickelnde oder bereits vorhandene Organschäden bestimmt: *Hirn-*

und *Lungenödem* werden besonders im Kindesalter angetroffen und stellen häufige, dramatisch einsetzende und rasch zum letalen Ausgang führende Komplikationen dar. Die *Zellinsuffizienz der Leber* muß deren Entgiftungsfunktion hemmen. Als besonders anfällig für O_2-Mangel erweisen sich die *Nieren*, deren Funktionsbeeinträchtigung über Anurie zur *Urämie* führt.

Das bedeutet aber nicht weniger, als daß die Prognose des Leidens in dieser Phase sowohl im Hinblick auf momentane wie auch Spätschäden entschieden wird.

4. Stadium: *Ausheilungs- und Reperationsstadium:*

Die letzte Phase beginnt lokal mit der Regeneration der gesetzten Verbrennungsschäden und führt — je nach deren Tiefe — zu weitgehender Restitution oder ausgedehnten Narbenbildungen.

Eine *Infektion* der ausgedehnten Wundpartien ist praktisch nicht zu vermeiden. Sie stört nicht nur den lokalen Heilungsablauf, sondern setzt durch Bakterieninvasion und Toxineinschwemmung eine zusätzliche Allgemeinschädigung, so daß man dieses Stadium auch als das Stadium der Infektion bezeichnet hat. Über 50% der Letalität in diesem Stadium gehen auf eine nicht mehr zu beherrschende Sepsis zurück.

An der bakteriellen Besiedlung der Wunden sind immer Staphylokokken (Hospitalismus!), oft Streptokokken, Enterokokken und Bacterium pyocyaneum beteiligt. An spezifischen Infektionen werden Diphtherie, Scharlach und gelegentlich ein Erysipel beobachtet. Eine besondere Rolle spielt der Tetanus, der bei Brandwunden, auch kleinsten Ausmaßes, durch entsprechende Verschmutzung auftreten kann.

Die besondere Gefährdung der Reparationsphase liegt darüber hinaus in der zunehmenden allgemeinen Resistenzschwäche: Das RES erschöpft sich rasch. Die Infektanämie, die Hypoproteinämie und Vitaminmangelzustände können bis zur Wundkachexie fortschreiten.

Phlegmonen, metastasierende Abscesse und Furunkulosen bedrohen den Rekonvaleszenten. Thromboembolische Schübe, intestinale Ulcera- oder diffuse Blutungen, cerebrale Blutungen stellen noch nach Wochen ernste Komplikationen dar.

Therapie. Die Therapie der Verbrennungskrankheit wird von der jeweiligen Phase des Krankheitsablaufes ebenso wie vom jeweiligen Stand unserer Kenntnisse über deren pathophysiologische Grundlagen bestimmt. Dementsprechend unterscheiden wir Maßnahmen der 1. Hilfe von solchen endgültiger Versorgung, Maßnahmen zur Bekämpfung der Verbrennungskrankheit von solchen der lokalen Wundbehandlung, wobei die einzelnen, sich ergänzend, ineinander übergehen. Zwei Grundsätze sind zu beachten:

1. Die Erhaltung des Lebens geht vor kosmetischen Erwägungen; und daraus folgernd:
2. Die Schockbekämpfung duldet keinen Aufschub, da wenige Stunden für den Eintritt irreversibler Schäden genügen.

Die **erste Hilfe** erschöpft sich im Einzelfall — erst recht bei Massenkatastrophen — in der Schmerzbekämpfung und in der lokalen Abdeckung.

Erstere muß durch intravenöse Injektionen eines stark wirkenden Analgetikums (etwa Dolantin, Cliradon, kein Morphium!) nie durch intramuskuläre oder subcutane Verabreichung (keine Resorption im Schock!) erfolgen.

Die lokale Abdeckung geschieht am einfachsten und zweckmäßigsten durch sterile Tücher, vorbereitet Wundverbände (etwa Metalline), notfalls frische Schrankwäsche. Diese Maßnahme ist völlig ausreichend und nimmt der späteren

Behandlung nichts vorweg. Nicht mehr zur Anwendung kommen sollen heute alle sog. Brandbinden, Salben, Öle, Fette usw., da sie die Versorgung im Krankenhaus erschweren oder gar unmöglich machen.

Wenn Flüssigkeit gegeben werden soll, dann läßt man trinken oder gibt eine intravenöse Infusion, beides mit Elektrolytzusatz, etwa in Form der Haldaneschen Lösung.

Beste 1. Hilfe ist aber die möglichst schnelle Verbringung in eine Klinik: alle Verbrennungen von über 20% bei Erwachsenen, bei Kindern schon von über 10% gehören in klinische Betreuung. Dabei sollte man eher zu großzügig mit der Einweisung sein, da im Augenblick sowohl Allgemeinzustand als besonders auch lokale Verhältnisse, insbesondere im Hinblick auf die Tiefe der Schädigung häufig täuschen.

Klinische Versorgung. Zunehmende Erkenntnisse der Pathophysiologie der Verbrennungskrankheit brachten es mit sich, daß in der akuten Krankheitsphase die Allgemeintherapie völlig in den Vordergrund der klinischen Maßnahmen trat. Daß das zu Recht geschah, zeigt der Rückgang der Letalität. Da es heute gelingt, auch schwerste Verbrennungen über Tage am Leben zu erhalten, ist die starke Minderung der Frühletalität zwangsläufig mit einem gewissen Anstieg der Spätletalität zwischen dem 10. und 21. Tag erkauft. Dementsprechend zeichnet sich allmählich eine Verschiebung der Problematik der Therapie der Verbrennungskrankheit zu neuen Fragestellungen ab.

Die Allgemeintherapie der Verbrennungskrankheiten steht und fällt mit der Stabilisierung des Kreislaufs. Da bisher weder der Abstrom von Plasma über die Wundfläche noch die allgemeine Capillarpermeabilität entscheidend zu beeinflussen sind, ist die Erhaltung des Zirkulationsvolumens nur durch Flüssigkeits-, Eiweiß- und Mineralzufuhr zu erreichen. Im Grund gelten hierfür die gleichen Regeln, die jede Schocktherapie beherrschen. Es sei deshalb unter Hinweis auf das entsprechende Kapitel nur die besondere Problematik des Verbrennungsschockes berücksichtigt.

Sie beginnt mit der Festsetzung der erforderlichen Menge und Art der Substitution, die erfahrungsgemäß in gewisser Abhängigkeit von Ausdehnung und Tiefe der Verletzung steht. Von den verschiedenen Substitutionsformeln, die dies berücksichtigen, hat sich die von EVANS im allgemeinen durchgesetzt.

Demnach sind pro Prozent verbrannter Körperoberfläche und pro Kilogramm Körpergewicht je ein ml kolloidale und kristalline Lösung, dazu 2000 ml 5%ige Traubenzuckerlösung innerhalb von 24 Std zu verabreichen. Davon — wegen der massiven Anfangsverluste — die Hälfte innerhalb der ersten 8 Std. Um eine Überwässerung zu vermeiden, werden Prozente über 50% verbrannter Körperoberfläche nicht mehr berücksichtigt. In den folgenden Tagen reduziert sich die Menge auf $1/2-1/3$ des Anfangsvolumens.

Die Zufuhr erfolgt über eine intravenöse Dauertropfinfusion, die bei Kindern mit Verbrennungen über 12%, bei Erwachsenen mit solchen über 18% immer anzulegen ist.

Für Kinder gelten wegen ihrer verschiedenen Körperproportionen für die Abschätzung der verbrannten Fläche, wegen ihrer anderen Oberflächen-Massenverhältnisse für die Berechnung der zuzuführenden Flüssigkeitsmenge besondere Maßstäbe (Abb. 30). Besonders bei Säuglingen und Kleinkindern bedarf der instabile Flüssigkeits- und Salzhaushalt zusätzlicher Berücksichtigung (einen Anhalt geben die beiden Schemata auf Tab. 3 und 4).

Zur Zusammensetzung der Infusionslösungen sei nur soviel bemerkt: Große Mengen Dextroselösungen bringen die Gefahr der Wasserintoxikation mit Quellung der Erythrocyten, möglicherweise Hirn- und Lungenödem mit sich. Große

KÖRPERPROPORTIONEN

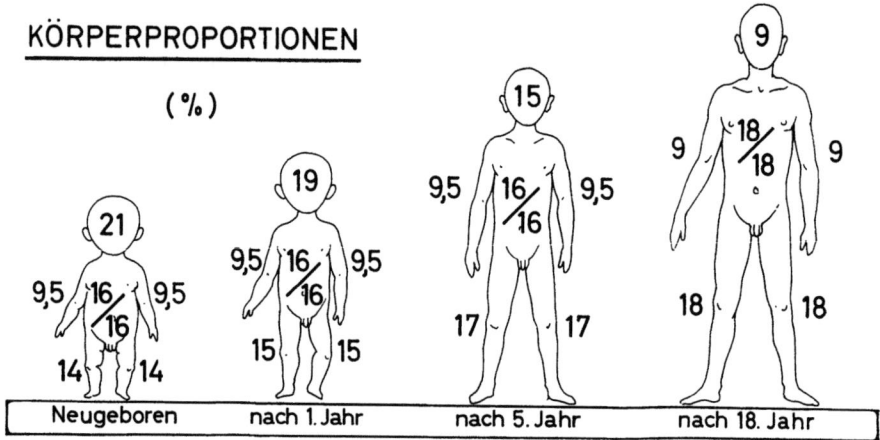

OBERFLÄCHE/kg Körpergewicht ◀— Erwachsener 200 cm²
                                                        Kind   500–700 cm²

GESAMTWASSERGEHALT ▶ Erwachsener : Kind = 2 : 1

Abb. 30. Änderung der Körperproportionen analog dem Alter. Beziehungen zwischen Oberfläche, Gewicht und Wassergehalt bei Erwachsenen und Kindern

Tabelle 3. *Substitutionsschema bei kindlichen Verbrennungen für die ersten 48 Stunden*
Modifiziert nach EAGLE

Verlust: 1a. Plasma über die Wundfläche | *Ersatz:* 30 ml/% verbrannter/m² ges.
                                                                                               Körperoberfl.
        1b. Plasma in das Interstitium   Körpergewicht × 1/10
        2. Perspiratio insensibilis   1000 ml/m² Körperoberfl. × 2
        3. Urinausscheidung   1000 ml/m² Körperoberfl. × 2

Durchschnittliche Körperoberfläche (nach GROB)

          Neugeborenes   etwa 0,25 m²
         2jähriges Kind   etwa 0,5 m²
         9jähriges Kind   etwa 1,0 m²
         Erwachsener   etwa 1,7 m²

Harnausscheidungssoll bei Kindern (nach WALLACE)

          bis 1 Jahr   8—20 ml/Std
         1— 5 Jahre   20—24 ml/Std
         6—10 Jahre   26—30 ml/Std
         über 10 Jahre   40 ml/Std

Tabelle 4. *Berechnungsschema*
Flüssigkeitsersatz bei kindlichen Verbrennungen für die ersten 48 Std

Name....... Datum....... Alter....... Größe....... Gewicht....... Oberfläche.......

     1a. 30 ml × ..... (%) × ..... (m²)   = ... ml
       b. ..... kg × 1/10   = ... ml
     2. 1000 ml × ..... (m²) × 2   = ... ml
     3. 1000 ml × ..... (m²) × 2   = ... ml

                48-Std-Gesamtmenge   = ... ml

davon: Blut (tiefe Verbr. 23 ml/kg = ... ml
            (oberfl. Verbr. 7 ml/kg= ..... ml

Verbrennungslösung   davon je ¹/₃
  (0,6% NaCl, 2% Protein,   1.— 8. Std = ...ml = ...Tr./min
   5% Glucose)   = ... ml   9.—24. Std = ...ml = ...Tr./min
Peroral (5% Glucose)   = ... ml 25.—48. Std = ...ml = ...Tr./min

Mengen physiologischer NaCl-Lösung bedeuten einen Chloridüberschuß, der die Alkalireserve (Acidose s. o.!) vermindert.

Spezifische Elektrolytinfusionen erfolgen in Abhängigkeit vom Jonogramm nach den jeweiligen Erfordernissen. Besonders Kalium, welches zunächst durch Freiwerden aus dem Zellzerfall meist erhöht ist, darf nur bei intakter Ausscheidung gegeben werden.

Als geeignete kolloidale Lösungen sind zu nennen: Eiweißhydrolysate und Amino-Säure-Gemische, Plasma bzw. Serum und Humanalbumin (Regulation des osmotischen Druckes!).

Unter der Vorstellung, daß dabei Antitoxine gegen Verbrennungstoxine im weitesten Sinne übertragen würden, haben insbesondere russische Kliniker Serum von Personen, welche eine Verbrennung überstanden hatten, übertragen. Ihre positiven Berichte ließen sich bisher durch das Experiment nicht untermauern.

Über die Notwendigkeit bzw. Zweckmäßigkeit der Vollbluttransfusion in der Schockphase herrscht keine Einigkeit: Wir sind der Ansicht, daß im Schock nur bei extrem ausgedehnten Verbrennungen III. Grades, bei welchen mit dem Untergang großer Erythrocytenmengen durch Hitze und Hämolyse gerechnet werden muß, Blut gegeben werden sollte.

In allen übrigen Fällen würde die Vollbluttransfusion nur eine Verstärkung der ohnehin vorhandenen Hämokonzentration und Aggregation corpusculärer Elemente bedeuten. Hier sind niedermolekulare Plasmaexpander angebracht (Rheomakrodex und Sludge-Phänomen s. oben).

Kriterium des Erfolges der Infusions- und Substitutionstherapie ist der klinische Befund: Kreislaufverhältnisse (RR, Puls), Blutzusammensetzung (Hämatokrit, Hb, Erythrocyten, Leukocyten, Gesamteiweiß) geben Anhaltspunkte, ständige Kontrollen der Elektrolyte Hinweise auf notwendige Substitution. Wesentlichstes Kriterium ist aber die Ausscheidung (Dauerkatheter!): Harnvolumina unter 30–50 ml pro Stunde (bei Kindern je nach Lebensalter 10–30 ml) zeigen unzureichende, über 100 ml pro Stunde überschießende Substitution an. Isosthenurie, Rest-N- und Kaliumanstieg sind Alarmzeichen akuten Nierenversagens (extrarenale Dialyse!).

Bestimmungen der Alkalireserve und Blutgasanalysen gehören zur Therapie jeder ausgedehnteren Verbrennung, da die metabolische Acidose wegen ihrer Gefahr, insbesondere für die Niere, unbedingt beseitigt werden muß (Natriumbicarbonat, THAM).

Zusätze, die zu Infusionen gegeben werden, dienen verschiedensten Vorstellungen: *Antibiotica* zur allgemeinen Infektionsprophylaxe (Pneumonie, Harninfekt durch Dauerkatheter, Phlebitis durch Dauerinfusion, Abschirmung gegen Wundinfekte) sind immer angezeigt.

Ob durch *Antihistaminica* und *Calcium* ein Einfluß auf die Gefäßpermeabilität gewonnen werden kann, bleibt dahingestellt.

Nebennierenrindensteroide sind im Schock sicher indiziert. Obwohl klinisch häufig Zeichen einer Nebennierenrindeninsuffizienz gefunden werden, wird gegen eine Dauermedikation angeführt, daß bei der Obduktion an Verbrennung Verstorbener nur selten eine Atrophie der Nebennierenrinde gefunden würde. Dies erklärt sich aber sicher daraus, daß das ACTH als Eiweißkörper bei der gesteigerten Fermentaktivierung zum Teil zerstört wird und damit die Nebennierenfunktion ausfällt, ohne daß eine echte Organerschöpfung vorliegt.

Wir sind deshalb dazu übergegangen, Nebennierenrindensteroide über die Schockphase hinaus zu verabreichen, wobei wir in der üblichen Dosierung (3 bis 5 mg/kg Körpergewicht) keinen Einfluß auf die Antikörperbildung und die Wundheilung im Sinne eines antiphlogistischen Effektes erwarten.

In letzter Zeit hat ein *Fermentinaktivator* unter der Vorstellung in der Therapie Eingang gefunden, daß dadurch die Fermentaktivität gebremst werden könnte. Dieses Polypeptid (Handelsname Trasylol) inaktiviert Trypsin, Kallikrein und Plasmin. Dies würde bedeuten, daß weniger toxische Eiweißspaltprodukte anfallen, womit eine erhebliche Entlastung des Organismus im Intoxikationsstadium erreicht würde. Im Experiment läßt sich tatsächlich eine Verminderung der Stickstoff-Ausscheidung im Urin und eine signifikante Erhöhung der Überlebensrate erzielen. Dosierungsfragen sind noch offen.

Eigene Untersuchungen lassen die Anwendung von *Heparin* im Hinblick auf die erhöhte Blutviscosität und dadurch bedingte Blutverteilungsstörungen diskutieren.

Bei der gesamten Substitutionstherapie ist aber nicht zu vergessen, daß die effektvollste Substitution immer durch die perorale Zufuhr erreicht wird. Es ist daher so bald als möglich die Normalernährung wieder aufzunehmen, wobei die zugeführten Flüssigkeitsmengen – keine elektrolytfreien Lösungen! – von der intravenösen Zufuhr abzuziehen sind. Im übrigen ist die Unterbringung im *Sauerstoffzelt* bei Zimmertemperatur, gegebenenfalls die *Unterkühlung* angebracht.

Während die 2. Krankheitsphase aktives Vorgehen fordert, sind in der Rückresorptions- und Intoxikationsphase der Aktivität Grenzen gesetzt. Nun hängt viel davon ab, ob es gelang, durch regelrechte Schockbekämpfung eine Organschädigung zu vermeiden, so daß die erhöhten Anforderungen der Entgiftung und Ausscheidung gemeistert werden.

Die Ödemausscheidung kann durch Diuretica (etwa Esedrix) gefördert werden. Zur Beherrschung des Hirnödems hat sich Urea Lyophil Sandoz 1 g/kg bewährt.

Im übrigen ist besonderer Wert auf Eiweiß- und Elektrolytsubstitution zu legen, da diese mit der Flüssigkeit vermehrt ausgeschieden werden.

Gleiche Sorgfalt erfordert im Stadium der Regeneration die Hebung der allgemeinen Resistenz. Nun erscheinen Bluttransfusionen, Gaben von Anabolica zum Ausgleich der meist negativen Stickstoffbilanz, Gamma-Globulin-, Vitamin- und Eisenzufuhr sowie eine eiweißreiche, hochcalorige, schlackenarme Diät angebracht Sie soll 2500–5000 Calorien enthalten und wird notfalls durch eine Magensonde verabreicht.

Lokalbehandlung: Da das Hauptaugenmerk in der modernen Therapie der Verbrennungskrankheit zwangsläufig auf die Erhaltung des schockgefährdeten Lebens gerichtet ist, mußte die lokale Versorgung viel von ihrer ursprünglichen Aktivität verlieren. Demgemäß wurden eine Reihe heroischer Behandlungsmethoden verlassen und wichen einer zurückhaltenderen lokalen Therapie, deren Ziele sind:

1. Möglichst rasche Austrocknung der Wundfläche und damit Reduzierung des Flüssigkeits-, Eiweiß- und Salzverlustes.

2. Verminderung des Anfalles toxischer Abbauprodukte bzw. Herabsetzung von deren Resorption.

3. Weitgehende Sterilhaltung der Wunde und rasche Demarkation.

4. Möglichst keloid- und narbenfreie Wundheilung.

5. Schonende und schmerzfreie Durchführbarkeit notwendiger lokaler Behandlungsmaßnahmen.

Es gibt wohl kein Mittel, das allen diesen Forderungen gerecht würde. Daher gilt auch für die lokale Wundbehandlung, daß ein phasengerechter Wechsel therapeutischer Maßnahmen wesentlich ist.

Heute wohl am häufigsten in der ersten Phase geübt ist die „*offene Wundbehandlung*". Sie kommt den Erfordernissen nach einer schonenden und übersichtlichen lokalen Versorgung des mit dem Schock ringenden Kranken am weitesten entgegen.

Der Verbrannte wird nackt auf sterile Tücher gelagert. Bei Verbrennungen von Vorder- und Rückseite, Streck- und Beugeseite soll in nicht zu großen Abständen die Lage gewechselt werden.

Trotz entsprechender Raumtemperatur bringt die unvermeidliche Abkühlung der Körperoberfläche mit der Senkung des Stoffwechsels (Van't Hoffsche Regel) eine Reduzierung fermentativer Prozesse, d. h. einen verminderten Anfall auteolytischer Produkte und durch Engerstellung der Hautplexus eine Reduktion der Sekretion, aber auch der Resorption mit sich. Mit dieser Erkenntnis wurde die ursprüngliche Überwärmungstherapie zugunsten einer gemäßigten Hypothermie verlassen. Von einzelnen Autoren wird eine Eiswasserbehandlung wieder propagiert.

Bei freiem Luftzutritt trocknet das über die Wundflächen ausgeschiedene Plasma rasch ein. Verstärkt wird diese Wirkung durch das Auftragen spezieller Puder, Gele oder Sprays. Dadurch bildet sich eine nach innen und außen abdeckende Borke, die einen temporären physiologischen Schutz bietet.

Wir verwenden seit Jahren den Terracortril-Spray, der so lange stündlich aufgetragen wird, bis trockene Verhältnisse vorliegen. Ob dabei dem Cortison ein spezieller antiphlogistischer Effekt zukommt, bleibt dahingestellt. Auch der Gefahr der Wundinfektion, die bei offener Behandlung erheblich ist, kann durch den Zusatz antibiotischer Substanzen sicher nur in begrenztem Maße begegnet werden. Während Luftentkeimung durch Vollklimatisierung mit steriler Belüftung nur in entsprechenden Zentren möglich ist, kann eine peinlich genaue Asepsis bei der Betreuung immer eingehalten werden.

Gerade die Keimfreiheit der Wunde ist für die Vermeidung bakterieller Intoxikation ebenso wesentlich, wie sie die Voraussetzung der narbenfreien Wundheilung darstellt. Die Wundinfektion ist der bedeutendste Grund, daß partielle Verbrennungen zu vollständigen, alle Hautschichten betreffenden werden.

Es wird deshalb sehr viel für eine primäre Deckung der Wunden mit Eigen- oder in verschiedener Form konservierter Fremdhaut plädiert. Sie würde tatsächlich einen idealen „Verband" darstellen.

Dazu ist zu sagen: Verbrennungen II. Grades heilen unter dem Schorf innerhalb von 10—14 Tagen nahezu ohne Narbenbildung ab. Eine plastische Deckung kommt also nur für III.-gradige Verbrennungen in Frage. Es ist aber außerordentlich schwierig, wenn nicht unmöglich, im Augenblick die Grenze zwischen II.- und III.-gradig verbrannter Fläche festzulegen. Verschiedene Farbstoffmethoden, bei denen die Anfärbung der verbrannten Partien ausbleibt, bilden hierbei eine wesentliche Hilfe.

In Fällen, in denen die plastische Deckung am notwendigsten wäre, nämlich bei großflächigen Verbrennungen, verbietet sich die Autoplastik wegen zu großer Belastung und wegen des meist nicht mehr tragbaren zusätzlichen Hautverlustes. Bei der Übertragung von Fremdhaut, auch konservierter Fremdhaut, ist zu beachten, daß sie eine zusätzliche Belastung durch immunbiologische Reaktionen 10—21 Tage nach der Transplantation bringt. Dies ist aber der Zeitpunkt, in welchem nach unserer Erfahrung die kritische Phase für Schwerstverbrannte infolge Resistenzschwäche, andauernder Intoxikation und einsetzender Autoimmunisation beginnt.

Wir gehen daher so vor, daß wir vom 7.—10. Tag an mit dem gewaltlosen Ablösen der Schorfe mit indifferenten Ölen vom Rande her beginnen. Darunter liegt bei II.-gradigen Verbrennungen zu diesem Zeitpunkt bereits eine epithelisierte Fläche. In Partien tiefer Hitzeeinwirkung wird die Nekrose fermentativ abgedaut (Fibrolan, Trypure, Streptokinase), was innerhalb von 3 Tagen meistens gelingt. Nach kurzer granulationsfördernder Verbandsbehandlung werden kleinere

Partien vom 14. Tag an autoplastisch gedeckt. Bei ausgedehnten tiefen Schäden begnügen wir uns zu dieser Zeit mit der Deckung gefährdeter Partien, wie freiliegender tieferer Strukturen, tiefer Verbrennungen im Gesicht, über Händen und Gelenken. Mit diesem Verfahren der verzögerten, primären Autotransplantation lassen sich zufriedenstellende Resultate erzielen.

Die sekundäre Transplantation wird nur bei schwerinfizierten, großen, granulierenden

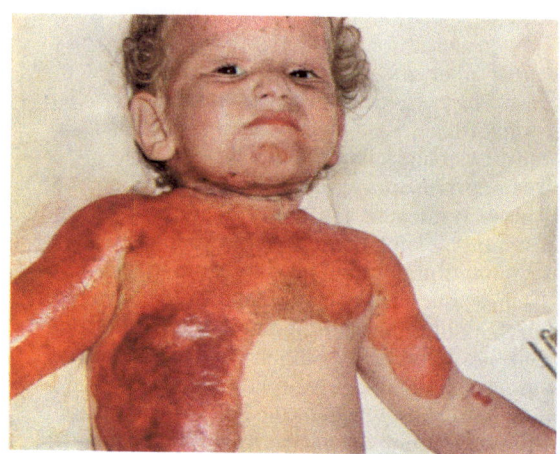
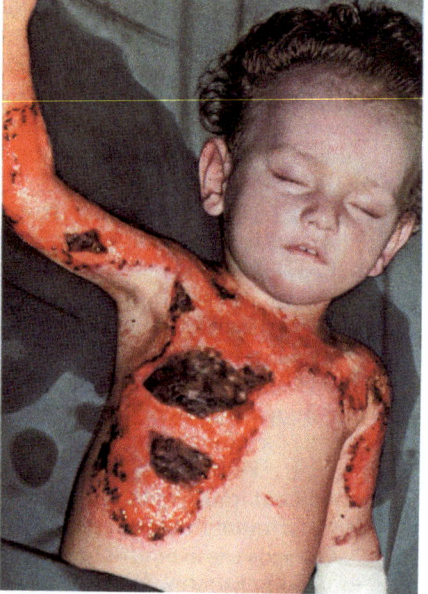
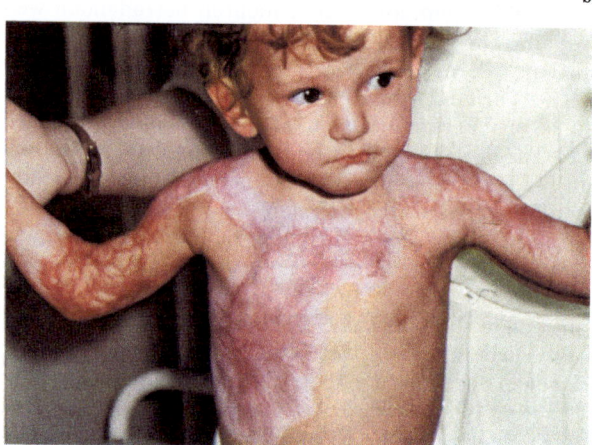

Abb. 31a—c. H. H., 2 J., Verbrennung I.—III. Grades. Lokalbefund: a in frischem Zustand, b nach weitgehender Lösung der Nekrosen, c im Narbenstadium (nach plastischer Korrektur an beiden Schultern)

Wundflächen nach etwa 6 Wochen durchgeführt. Bis dahin werden granulierende Flächen mit Verbänden behandelt, wobei der lokalen Antibioticaanwendung der Vorzug vor der allgemeinen zu geben ist.

Durch dieses Vorgehen wird es besser als durch Versuche medikamentöser Beeinflussung (Cortison, Hyaluronidase) gelingen, die funktionell schwer beeinträchtigenden, kosmetisch entstellenden lokalen Spätschäden — Narbenkontrakturen und Keloidbildungen — zu vermeiden. Während man bei ersteren sich rasch zur Korrekturoperation entschließen sollte, ist bei letzteren eine gewisse Zurückhaltung geboten, da besonders bei Jugendlichen eine Tendenz zur Spontanrückbildung beobachtet wird (s. hierzu Abb. 31a, b, c und Kapitel über „Deckung von Hautdefekten" im speziellen Teil, S. 380).

Die Schädigung durch elektro-thermische Einwirkungen

Die elektro-thermische Verbrennung erfolgt nach physikalischen Gesetzen durch Einwirkung von Elektrizität. In Abhängigkeit von Stromart, Stromstärke, Kontaktzeit und Stromweg tritt eine Kombinationsverletzung durch spezifisch-elektrische und thermische Einwirkungen auf.

Ätiologie. Das Eintreten einer elektro-thermischen Schädigung hat zur Voraussetzung, daß zwei Pole, zwischen denen ein elektrisches Spannungsfeld liegt, berührt werden. Im Hauptschluß geschieht dies durch Berührung beider Pole oder auch nur eines Poles bei guter Erdung, im Nebenschluß durch Berührung zweier verschiedener Punkte desselben Leiters. Ohne direkten Kontakt erfolgt die Schädigung durch Überschlagen von Flammenbogen oder Blitzschlag.

Zu den physikalischen Grundlagen ist im wesentlichen festzustellen, daß Wechselströme in der gebräuchlichen Frequenz (40—60 Perioden/sec) gefährlicher sind als Gleichströme gleicher Stärke (Gefahren: Muskelzuckungen, Kammerflimmern!), während Hochfrequenzströme (500000 Hertz) wegen des hohen Schwellenwertes dieser Stromart für Nerv und Muskel ungefährlich sind (Verwendung zu Heilzwecken als „Diathermie"). Für die Stromstärke gilt, daß Niederspannungsströme (100—1000 V) vorwiegend spezifisch-elektrische Schädigungen setzen (Herzflimmern, Elektroschock), bei Hochspannungsunfällen die Folgen der thermischen Schädigung im Vordergrund stehen. Daß der Dauer der Stromeinwirkung eine Bedeutung zukommt (unter $^1/_{10}$ sec in der Regel keine ernsthaften Schädigungen) ist verständlich.

Der elektrothermische Schaden wird zudem bestimmt durch den Weg, den der durchfließende Strom im Körper nimmt, und zwar einmal topographisch im Hinblick auf die im Stromfluß liegenden Organe, zum anderen physikalisch durch den aus der verschiedenen Leitfähigkeit der durchströmten Gewebspartien resultierenden Widerstand und die dadurch ausgelöste, verschieden starke lokale Wärmeentwicklung.

Gelegenheit zu Kontakt mit elektrischen Leitern ergibt sich heute infolge der weit fortgeschrittenen Elektrifizierung von Industrie, Landwirtschaft und Haushalt nahezu überall, so daß die früher allein bekannte Stromschädigung durch Blitzschlag ursächlich an Bedeutung verloren hat.

Häufigkeit. HOLLE schätzt die in Deutschland jährlich eintretenden Stromschädigungen auf 2500, von denen 150 tödlich verlaufen. Verwertbare Statistiken liegen insbesondere von Versicherungsgesellschaften bzw. Berufsgenossenschaften vor, so die von LOB aufgeführte, der Ber.Gen. für Feinmechanik und Elektrotechnik Braunschweig: von 1948—1951 waren 1,34% aller Unfälle elektrische. Während aber die Gesamtletalität der registrierten Unfälle nur 0,56% betrug, lag die der elektrischen bei 7,3%.

Pathogenese. Für die Genese der zu erwartenden physiologischen und morphologischen Veränderungen sind einerseits *spezifisch-elektrische* und *elektro-dynamische*, zum anderen *elektro-thermische* Momente verantwortlich.

Erstere führen durch *Elektrolyt-Verschiebungen*, wie sie infolge der Durchströmung der Organe mit elektrischer Energie auftreten, bei Überschreitung der Reizschwelle zu entsprechenden Funktionssteigerungen oder -ausfällen.

Die resultierenden Muskelzuckungen sind Grundlage nahezu aller elektrospezifischen Schädigungen. Die Bedeutung, welcher dabei Stromart und Stromstärke zukommt, ist in dem Schema von KOEPPEN erfaßt (Tab. 5).

Daneben werden sog. *elektrodynamische* Schäden beobachtet, die aber schon mehr Beziehung zur elektrothermischen Wirkung haben: Durch den Dampfdruck zum Sieden gebrachter Gewebsflüssigkeit treten explosionsartige Gewebssprengungen auf (Zerreißung von Gelenken, Abriß von Gliedmaßen usw.).

Tabelle 5. (Nach KOEPPEN)

Stromstärkebereiche	Gleichstrom =	Wechselstrom ~	Physiologische Reaktionen der einzelnen Stromstärkebereiche
I	unterhalb etwa 80 mA	unterhalb etwa 25 mA	0,01—1 mA: Geringe Muskelkontraktionen in den Fingern. Blutdrucksteigerung in Abhängigkeit von der Stromstärke. 1—5 mA: Nervenerschütterungen in den Fingern bis zum Unterarm. Kein Einfluß auf die Herzschlagfolge und das Reizleistungssystem. 5—15 mA: Loslassen des Kontaktes gerade noch möglich. 15—25 mA: Selbständiges Lösen vom Kontakt nicht mehr möglich
II	zwischen 80—300 mA	25—80 mA	25—80 mA: Noch ertragbare Stromstärke, ohne daß Bewußtlosigkeit eintritt. Blutdrucksteigerung, Herzunregelmäßigkeit, reversibler Herzstillstand bei höherer Stromstärke über etwa 50 mA, dann auch schon Bewußtlosigkeit
III	zwischen 300 mA und 3—5 A	80 mA	über 80 mA bis 3—5 A: Herzkammerflimmern in Abhängigkeit von der Einwirkungsdauer, in der Regel Bewußtlosigkeit kurzfristige elektrische Schläge unter etwa 0,3 sec: kein Herzkammerflimmern
IV	oberhalb 3—8 A		über 5—8 A: wie Stromstärkebereich II, Blutdrucksteigerung, Herzstillstand, Arrhythmien, Lungenblähung, in der Regel Bewußtlosigkeit

Für den Eintritt *elektrothermischer* Schädigung ist die in Abhängigkeit von dem Gewebswiderstand sich entwickelnde Joulesche Wärme verantwortlich (Joulesches Gesetz: $W = c \cdot I^2 \cdot R \cdot t$). Diese ist an Grenzflächen (Haut — Übergang Muskel zur Fascie — in Gelenken usw.) am größten, weshalb auch hier die intensivsten Schädigungen zu erwarten sind.

Auch bei der elektrothermischen Schädigung werden vom Erythem bis zur vollständigen Verkohlung alle morphologischen Veränderungen beobachtet, wobei mit zunehmender Spannung die Intensität der Schädigungen wächst. Ihre Folgen in pathophysiologischer Hinsicht entsprechen zunächst sowohl in Genese wie in Rückwirkung auf den Gesamtorganismus im Sinne einer Autolysekrankheit vollständig den für die rein thermische Schädigung besprochenen.

Zwei Besonderheiten sind jedoch zu vermerken: Einmal die Freisetzung hoher Mengen von Pigmenten, insbesondere Myoglobin durch den besonders ausgeprägten Muskelzerfall, der wiederum durch die Tiefe der Gewebsschädigung verursacht ist: Sie ist nicht nur durch die direkte Verkochung betroffener stromdurchflossener Muskelpartien zu erklären. Vielmehr ist die gute Leitfähigkeit der

Gefäße für eine Ausweitung der Stromwirkung in Tiefe und Fläche verantwortlich. Da dabei Gefäßwand und Gefäßinhalt selbst mit Endotheldegeneration, Sequestration der Gefäßschichten und Thrombosierung beteiligt sind, treten sekundäre Schäden (ischämische Nekrosen) der umliegenden Gewebe auch in Gebieten auf, die nicht direkt im Stromfluß liegen.

Die nephrotoxische Wirkung der Myoglobinämie (Crush-Syndrom) ist bekannt. Da sie aber von der Pigmentkonzentration abhängig ist, kann durch Vermeidung eines Volumenmangels nicht nur ein Verdünnungseffekt erzielt, sondern auch die Gefahr der Nierenschädigung verringert werden (ALLGÖWER).

Nebenverletzungen aller erdenklichen Art werden durch Fall, Sturz und Schlag im Gefolge des Elektroschockes, insbesondere auch nach Ausschaltung der Stromquelle oder spontaner Trennung vom Kontakt beobachtet.

Klinik. Es erscheint zweckmäßig, zunächst die Symptomatik in Abhängigkeit von den einzelnen Organläsionen zu besprechen:

ZNS und Herz stehen bei den Schädigungen durch die gebräuchlichen Ströme (Stromstärke III nach KOEPPEN) im Zentrum des pathologischen Geschehens. Durch die spezifisch-elektrische Einwirkung werden am ZNS zunächst funktionelle Störungen (Elektronarkose und Elektroschock) durch neurologische Reiz- und Ausfallserscheinungen ausgelöst. Ihre Grundlage ist in direkter Elektrowirkung ebenso wie in der mit der allgemeinen Muskelkontraktion einhergehenden Blutdrucksteigerung (Stauungsblutungen und Ödeme) zu suchen. Daneben treten bei höheren Stromstärken direkte Hitzeschäden des Gehirnes und seiner Blutleiter, als Folgen des allgemeinen Gewebsunterganges sekundär toxische Schäden auf (JENNY). Commotionelle oder contusionelle Bilder durch Sturz nach elektrischem Schlag sind davon abzutrennen. Periphere Nerven werden nicht nur in ihrer Funktion gestört, sondern auch in ihrer Substanz durch thermische, mechanische und toxische Momente geschädigt.

Am *Herzen* führt die elektrospezifische Wirkung, abhängig von Stromstärke und Kontaktzeit, zu reversiblem Herzstillstand oder irreversiblem Kammerflimmern. Unter besonderen Umständen kommt es zum Sekundenherztod. Vermehrte Blutfülle durch Druckerhöhung infolge Anstieges des peripheren Widerstandes wirkt auch hier als zusätzliche Noxe (Einzelheiten s. in dem wiedergegebenen Schema).

Die durch den Stromdurchfluß ausgelösten *Muskel*kontraktionen (Dauerspasmen oder Zuckungen) können als Agens im Gefolge der spezifisch-elektrischen Wirkung auftretender Verletzungen und funktioneller Störungen angesehen werden. Durch die gleichzeitige abrupte Anspannung von Agonisten und Antagonisten kommt es nicht nur zu Muskel- und Sehnenausrissen, sondern auch zu Frakturen, Gelenkdistorsionen und -luxationen. Am deletärsten muß sich der Krampf der Atemmuskulatur (Atemstillstand!) auswirken. Nach strömungsphysiologischen Gesetzen bewirkt eine generalisierte Muskelkontraktion außerdem eine Blutdruckerhöhung mit Blutverteilungsstörungen und Stauungserscheinungen.

Das *pathologisch-anatomische Substrat* elektrothermischer Einwirkungen am Muskel gleicht dem der schweren Verbrennung: Zerstörung der Fibrillenstruktur und hyaline Entartung.

Die Bedeutung der direkten Schadenseinwirkung auf das Gefäßsystem wurde bereits geschildert, die auf den *Kreislauf* als ganzes (Volumenmangel) durch Extravasation von Flüssigkeit infolge von Permeabilitäts- und Verteilungsstörungen entspricht der bei rein thermischen Schädlichkeiten.

In der *Haut* treten die Beziehungen zwischen Stromstärke und Widerstand am deutlichsten in Erscheinung. In Abhängigkeit von der entwickelten Jouleschen

7a

Wärme werden Strommarken gesetzt, die, in ihrer Konfiguration oft recht charakteristisch, typischen thermischen Schädigungen entsprechen (Abb. 32a u. b). Bei hohen Spannungen entstehen tiefe Defekte mit totalen Sequestrierungen ganzer Körperabschnitte. Betroffen und bis zur Verkohlung zerstört können alle in der

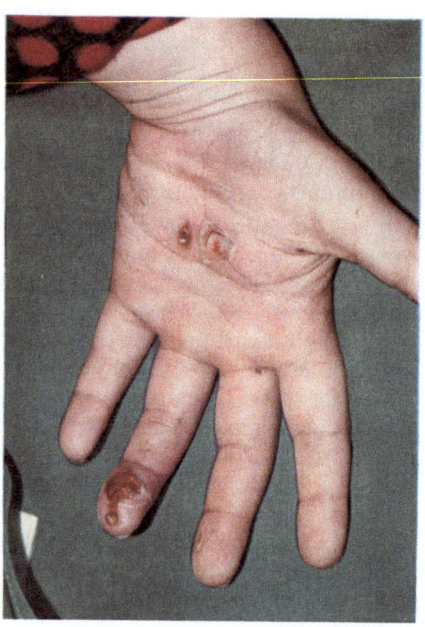

a

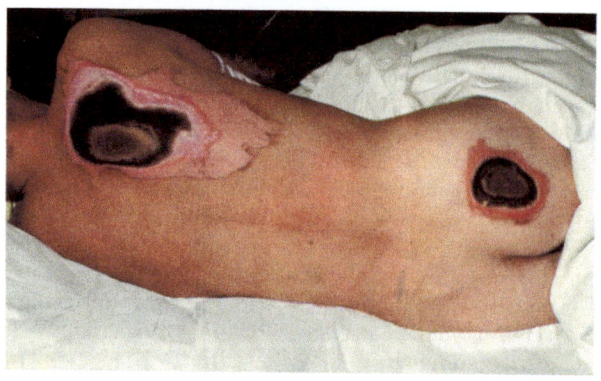

b

Abb. 32. Strommarken bei a Niederspannungs- und b Hochspannungsschädigungen

Strombahn liegenden Organe werden. Dies gilt besonders für Flammenbogen, bei denen die elektrische Komponente hinter der thermischen völlig zurücktritt.

Das *klinische Bild* der im Anschluß an elektrothermische Schädigungen auftretenden Regulationsstörungen kann analog den rein thermischen Verletzungsfolgen in einzelne Stadien eingeteilt werden.

1. *Das Schockstadium* wird nahezu völlig von der spezifisch-elektrischen Wirkung beherrscht. Im Gegensatz zur Verbrennung ist aber die Mortalität in

diesem Stadium relativ hoch (JENNY von 40 Fällen 17 mit letalem Ausgang im Schockstadium!). Als Todesursache rangiert an erster Stelle die kardiale Schädigung, an zweiter der Atemstillstand.

Überlebende sind über kürzere oder längere Zeitspannen bewußtlos, zeigen immer eine retrograde Amnesie. Krämpfe setzen mit Unterbrechung des Kontaktes aus. Der Blutdruck ist, wenn nicht Kammerflimmern vorliegt, infolge der Widerstandssteigerung erhöht.

Dieser Elektroschock geht bei geringeren Irritationen in eine allgemeine Restitution, bei schweren in kurzer Zeit in das

2. Stadium des *Volumenmangelschocks* über:

Er entspricht in seinen klinischen Erscheinungen dem bei Verbrennungen mit allen Konsequenzen für Kreislauf und Parenchymorgane. Es ist aber zu beachten, daß infolge der intensiven direkten Gefäßschädigung der Flüssigkeitsabstrom ins Gewebe wesentlich voluminöser sein wird und dazu auch die corpusculären Elemente des Blutes stärker in Mitleidenschaft gezogen werden. Als zusätzliche Gefahren drohen Arrosionsblutungen, als erschwerend sind die genannten Nebenverletzungen, nach denen gesucht werden muß, anzusehen.

3. Auch im *Intoxikationsstadium* muß bei Hochspannungsverletzten mit einem stärkeren Anfall proteolytischer Abbauprodukte und der nephrotoxischen Wirkung des Myoglobins gerechnet werden. Die Gefahr der Organschädigungen und das daraus resultierende Versagen der Organfunktion ist insbesondere bei ungenügender Substitution erheblich.

Für all diese Stadien, insbesondere aber für die

4. *Reparationsphase* gilt, daß das Ausmaß der tatsächlichen Schädigung anfangs noch schwerer als bei der Verbrennung abzuschätzen ist. Während an der Haut häufig nur die Strommarken zu erkennen sind, können darunter ausgedehnte Muskelpartien zerstört sein, wobei der Gewebsuntergang in Abhängigkeit von fortschreitenden thrombotischen Prozessen auch nach Tagen noch fortschreitet.

Ihre Degeneration und nachfolgende Schwellung führt bei intakter Haut infolge Zirkulationsbehinderung zu zusätzlichen trophischen Störungen. Die notwendigen operativen Entlastungsmaßnahmen erhöhen die potentielle Infektionsgefahr mit konsekutiver Allgemeinintoxikation.

Dementsprechend wird nur bei oberflächlichen Schädigungen eine Restitution, meist aber eine feuchte Gangrän mit — im günstigsten Fall — sekundärer Wundheilung zu erwarten sein.

Auf die erhöhte Gefährdung durch zunehmende Resistenzminderung bis zur Wundkachexie sei hingewiesen. Schließlich muß noch erwähnt werden, daß insbesondere an Gehirn, peripheren Nerven und Herz, grundsätzlich aber an allen betroffenen Organen bleibende Ausfallserscheinungen zu erwarten sind, auf die besonders KOEPPEN hingewiesen hat.

Die **Therapie** des elektrothermischen Unfalles erfordert schon bei der *Ersten Hilfe* aktives und konsequentes Handeln.

Als oberster Gundsatz gilt die sofortige Unterbrechung der Stromzufuhr bzw. des Kontaktes (cave unsachgemäßes Berühren des Verletzten bevor dies geschehen ist!). Sodann sind alle Maßnahmen der Wiederbelebung (s. entsprechendes Kapitel) unverzüglich einzuleiten, wobei die Beatmung (Mund-zu-Mund) wirkungslos bleiben muß, wenn die Herzaktion ausfällt! (extracorporale Herzmassage!). Beatmung und Herzmassage müssen während des sofort vorzunehmenden Transportes in die Klinik fortgesetzt werden.

In der Klinik wird die *Allgemeintherapie* nach den im Kapitel „Verbrennungskrankheit" besprochenen Grundsätzen durchgeführt. Da eine Substitution nach einem Berechnungsschema wegen der meist nicht zu erkennenden Ausdehnung nicht möglich ist, wird sie ganz nach dem erzielten Erfolg gesteuert (Kontrolle von Blutbild, Hämatokrit, Blutelektrolyten, Kreislaufverhältnissen, Urinausscheidung). Auf die Bedeutung einer ausreichenden Flüssigkeitszufuhr für die Entstehung einer Crush-Niere wurde bereits hingewiesen (notfalls rechtzeitig Dialyseverfahren anwenden).

Im übrigen sind auch hier Versuche mit Fermentinaktivatoren, hochdosierte Antibioticagaben, evtl. Nebennierenrindenpräparate usw. angebracht. Vor Gabe von Anticoagulantien ist zwischen den Gefahren einer Blutung und einer fortschreitenden Thrombosierung abzuwägen. Wir selbst geben keine Anticoagulantien, da unseres Erachtens die fortschreitende Thrombosierung bei ausgedehnter mechanischer Gefäßläsion durch Anticoagulantien nicht zu verhindern ist.

Therapeutische Konsequenzen aus cerebralen (EEG) oder kardialen (EKG) Komplikationen sollten nur nach einem Konsil mit den entsprechenden Fachkollegen gezogen werden. Die Behandlung schwerer Nebenverletzungen ist möglichst zurückhaltend nach allgemeinen Richtlinien vorzunehmen.

In der *Lokalbehandlung* kann auf die Wundsekretion und Infektion nach Lage der Dinge kaum ein Einfluß genommen werden. Dafür muß Augenmerk auf rechtzeitige Entlastung der meist durch Ödem maximal gestauten Extremität durch tiefe Fascienspaltung zur Vermeidung ischämischer Schäden gelegt werden.

Neben pyogenen Infektionen spielen putride, dazu Tetanus und Gasbrand eine größere Rolle als bei den relativ offen zutage liegenden Wunden der banalen Verbrennungen. Notfalls muß man sich rechtzeitig zur Amputation entschließen, bevor irreversible Allgemeinschäden auftreten.

Die Beseitigung oder Korrektur bleibender Schäden einzelner Organe oder Gliedmaßen konfrontiert den Arzt mit speziellen Problemen, die oft nur durch geschulte Fachkräfte gelöst werden können.

Schädigungen durch äußere Kälteeinwirkung

Von H. Hüner

Niedrige Außentemperaturen führen in Abhängigkeit von der Ausdehnung der kälteexponierten Körperoberfläche entweder zum *lokalen Kälteschaden* oder zur *allgemeinen Unterkühlung*. Während bei der lokalen Erfrierung oder Gefrierung die Körpertemperatur konstant bleibt, geht die allgemeine Unterkühlung mit einer Auskühlung des Körperkernes einher. Diese beeinflußt mit zunehmender Temperatursenkung alle Organsysteme und führt schließlich zum Tode.

Allgemeine Unterkühlungsschäden

Ätiologie

Eine allgemeine Unterkühlung entsteht dann, wenn der Wärmeverlust in der Zeiteinheit die Wärmeproduktion übersteigt. Kombinationen mit lokalen „Erfrierungen" sind häufig. Die Menge der abgegebenen Wärmeeinheiten (Calorien) wächst mit der Abnahme der Außentemperaturen. Sie wird wesentlich von der Leitfähigkeit der umgebenden Medien mitbestimmt. So ist die Konvektion der Körperoberfläche im Wasser um ein Vielfaches größer als in der Luft. Feuchte Kälte, insbesondere bei Wind, entzieht dem Körper schon bei Temperaturen oberhalb des Gefrierpunktes mehr Wärme als trockene Kälte tieferer Temperaturgrade (*Cave* nasse Kleidung!).

Neben diesen exogenen spielen endogene, z. B. konstitutionelle Momente und allgemeine Widerstandsschwäche ebenso wie die Reaktionsfähigkeit des Organismus in Abhängigkeit von Schlaf- oder Wachzustand eine Rolle. Eine gewisse Abhärtung gegen Kälte kann durch entsprechendes Training erzielt werden. Situationen, die zu einer Allgemeinunterkühlung führen, sind im Frieden relativ selten (Schiffbrüchige und Überlebende von Flugzeugabstürzen, Hochgebirgstouristen), in Kriegszeiten häufig gegeben.

Die Erfahrungen der Winterfeldzüge und Flüchtlingstrecks gaben Anlaß, die *akute Unterkühlung* von einem *langsam entstehenden Kälteschaden* zu trennen, in dessen Genese die allgemeine körperliche Erschöpfung eine wesentliche Rolle spielt (siehe bei GROSSE-BROCKHOFF).

Pathogenese

[Zahlreiche Arbeiten der letzten Jahre zum Thema der „therapeutischen Hypothermie" brachten eine sich zum Teil widersprechende Fülle von Befunden. Sie auf die akute Unterkühlung zu übertragen, ist aus verschiedenen Gründen nicht möglich: Einmal wurden die Ergebnisse an Kranken, also vorgeschädigten Individuen gewonnen. Alle, auch die tierexperimentellen Studien erfolgten aus naheliegenden Gründen unter „unnatürlichen Bedingungen" (Narkose, Beatmung, Infusionen usw.). Die folgenden Ausführungen stützen sich daher auf ältere Arbeiten, in welchen die Kriegs- und Nachkriegserfahrungen ausgewertet sind (GROSSE-BROCKHOFF, STAEMMLER, KILLIAN, SIEGMUND, BÜCHNER u. a.)]

Der Mensch als homoiothermes Wesen ist allein schon wegen der Temperaturabhängigkeit fermentgesteuerter Stoffwechselprozesse darauf angewiesen, seine Körpertemperatur in relativ engen Grenzen konstant zu halten. Da die Indifferenzzone klein ist (s. S. 85), muß bereits bei geringen Schwankungen der Umgebungstemperatur eine Anpassung über *körpereigene Regulationsmechanismen* erfolgen: Dies geschieht auf *chemischem Wege* durch Wärmeproduktion im Körperinneren im Gefolge exothermer Stoffwechselvorgänge, auf *physikalischem Wege* durch Wärmeabgabe über die Körperoberfläche. Mittler zwischen Produktionsstätten in parenchymatösen Organen und Muskulatur und Abgabestätten an Haut und Schleimhäuten ist *der Blutkreislauf*, der durch Transport und Verteilung für einen Ausgleich zwischen dem im strengen Sinne isothermen Körperkern und der bis zu einem gewissen Grade poikilothermen Körperoberfläche sorgt. Besonders gute „Abstrahler" sind infolge ihrer Durchblutungsverhältnisse und ihrer relativ großen Oberfläche die Extremitäten.

Gesteuert werden Produktion und Abgabe durch ein im Hypothalamus angenommenes *Wärmezentrum*, welches wiederum auf Impulse der *Thermoreceptoren* der Haut einerseits und die *Bluttemperatur* andererseits reagiert (siehe Abb. 33).

Zur *Korrektur eines Wärmeverlustes*, der außer von den genannten Faktoren von der Isolationsfähigkeit des Körpers (subcutanes Fettgewebe) und der Relation Volumen: Oberfläche (besonders ungünstig bei Kleinkindern) abhängt, stehen dem Organismus demnach zwei Möglichkeiten zur Verfügung: Steigerung der Wärmeproduktion durch Steigerung des Stoffwechsels im Körperkern und Drosselung der Wärmeabgabe durch Minderung der Durchblutung der Körperschale.

Ersteres wird im wesentlichen durch das für den Frierenden typische „Muskelzittern", letzteres durch Änderung der peripheren Zirkulation mit Engstellen der hautnahen Capillargebiete und Öffnen der arteriovenösen Kurzschlüsse erreicht (Abb. 34). Gleichzeitig bringt die Umstellung des Blutrückflusses von den oberflächlichen auf die tiefen Begleitvenen über einen Gegenstrom-Wärmeaustausch zwischen Arterien und Venen eine zusätzliche Calorienersparnis (Einzelheiten siehe bei ASCHOFF).

Trotz dieser gegenregulatorischen Maßnahmen, mit denen der kälteexponierte Organismus antwortet, bleibt die „Regulationsbreite", d. h. die Temperaturspanne, in welcher ein Ausgleich möglich ist, gering. In besonderem Maße gilt dies für Kinder und Greise. Bei anhaltender Kälteeinwirkung kann eine zunehmende

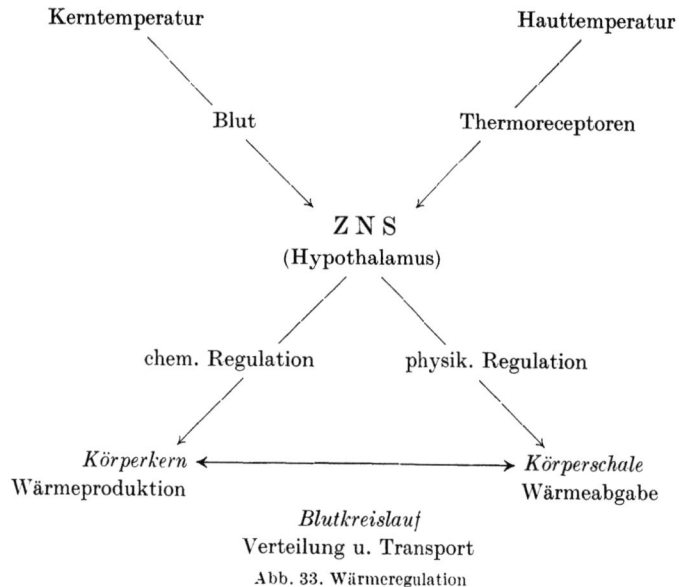

Abb. 33. Wärmeregulation

Abkühlung des Körperkernes nicht vermieden werden. Deren Rückwirkung auf einzelne Organe und Organsysteme unterliegt in Relation zu der herrschenden Kerntemperatur einer gewissen Gesetzmäßigkeit:

Ein erstes Stadium *erhöhter Reizbarkeit* geht in ein solches *verminderter Ansprechbarkeit* und schließlicher *Lähmung* über (siehe Tab. 1). Diese Lähmung beruht beim akut Unterkühlten nicht auf einer energetischen Insuffizienz durch Glykogen- oder O_2-Mangel, wie sie WERZ 1943 in seiner Theorie von der hypoxydotischen Genese des Kältetodes darstellte. Vielmehr wird die Erregungsbildung an lebenswichtigen Zentralstellen der Medulla und am Herzen infolge kälteverursachter fermentchemischer Veränderungen allmählich eingestellt und das Übertragersystem gestört. Es liegt eine direkte Kälteschädigung des Atem- und Kreislaufzentrums, die von einer bestimmten Temperatur an auch auf erhöhte O_2- oder CO_2-Spannung nicht mehr ansprechen, vor. Am Herzen greifen mit dem kältebedingten Ausfall des Sinusknotens heterotop gebildete Reize um sich (Kammerflimmern!).

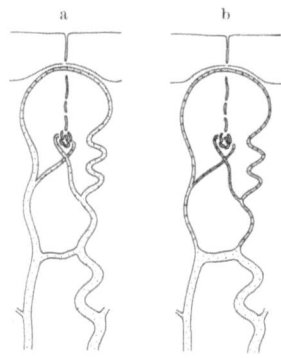

Abb. 34. Zustand der Kreislaufperipherie. a Unter normalen Bedingungen. b Unter Kälteeinfluß (in Anlehnung an KILLIAN)

Der akut Unterkühlte geht demnach an Herz- oder Atemstillstand zugrunde. Daß dabei auch eine terminale Hypoxie beobachtet wird, versteht sich von selbst (GROSSE-BROCKHOFF).

Die energetische Versorgung bleibt bei der akuten Unterkühlung, bei der die gegenregulatorische Phase des erhöhten Energieverbrauches rasch durchlaufen

Tabelle 1. *Systematik des allgemeinen Kälteschadens*

Temperatur (rectal)	Stadien	Reaktionslage	klinisches Bild	
			akute Unterkühlung	chronische Unterkühlung
37,5 bis 34°	Phase der gesteigerten Erregbarkeit = höchste Abwehrbereitschaft	Steigerung des Energiestoffwechsels und Kreislaufumstellung (peripherer Spasmus)	Bewußtsein klar, Psychische Erregung, Schmerzempfindung; Muskelzittern; Herzfrequenz erhöht (nur bis 34 Grad!); RR leicht erhöht; Atmung vertieft und Frequenz gesteigert; Reflexe gesteigert; Hautfarbe weiß	Kataleptisches Bild (allgemeine Verlangsamung, Stumpfheit, verwaschene Sprache, vermehrte Salivation, Spontanabgang von Stuhl und Urin)
34 bis 27°	Phase der herabgesetzten Erregbarkeit = Erlahmung der Abwehr	Rückgang des Energiestoffwechsels und Tonusminderung des Kreislaufs	Bewußtsein getrübt, Schmerzempfindung herabgesetzt; Muskelstarre; Herzfrequenz gesenkt (Arrhythmie, heterope Reizbildung); RR in Abhängigkeit von CO_2-Konzentration noch erhöht; Atmung flach und langsam (vermindertes Minutenvolumen); Reflexerregbarkeit herabgesetzt; Erste Störungen des Energiestoffwechsels Hautfarbe blaß — cyanotisch	Allgemeiner körperlicher Zusammenbruch; Muskelstarre; Hypotonie, Bradykardie, Arrythmie; Abflachung der Atmung; Energiestoffwechsel erschöpft
27 bis 22°	Phase der Lähmung = Erlöschen der aktiven Funktionen	Energiestoffwechsel unter dem Ruhewert und Kreislaufstillstand, Zustand des Scheintodes	Muskelrigidität gelöst; Blutdruck und Puls nicht mehr meßbar; Reflex- und Schmerzerregbarkeit erloschen; Energie- und Elektrolytstoffwechsel gestört; Anämie, Störungen der Blutgerinnung; Haut wächsern blaß mit deutlichen livores	

wird, bis zum terminalen Stadium ausreichend. Da der intermediäre Stoffwechsel entsprechend der Van't Hoffschen RGT-Regel bei der Unterkühlung auf ein Minimum reduziert wird, ist die verminderte Durchblutung auch in tiefer Hypothermie dem Bedarf des Gewebes noch angepaßt. Zudem ist das O_2-Bindungsvermögen des Blutes in Hypothermie erhöht, so daß auch bei herabgesetztem Partialdruck die Sättigung gewährleistet ist. Auch die O_2-Ansammlung im Gewebe erfährt keine Störung. Erst bei sehr tiefen Temperaturen fallen die energieliefernden Prozesse, die zur Erhaltung der differenten Zellstruktur dienen, infolge fermentativer Insuffizienz aus.

Dem entspricht auch, daß an den Organen an akuter Kälteschädigung Verstorbener keine histologisch nachweisbaren Veränderungen gefunden werden.

Da die Überlebenszeit des Gehirnes — als wichtigstes Kriterium — mit sinkender Kerntemperatur zunimmt, kann der akut unterkühlte Scheintote durch sinnvolle Maßnahmen innerhalb eines relativ langen Zeitraumes reanimiert werden, ohne daß bleibende Ausfallserscheinungen befürchtet werden müssen.

Ganz anders liegen die Verhältnisse bei der *langdauernden Unterkühlung*, wobei körperlich bereits Vorgeschädigte infolge allgemeiner Widerstandsschwäche oder konstitutioneller Momente meist niedrigeren Außentemperaturen erliegen: Der schon vor Einsetzen des Kälteschadens bis an die Grenze des Erträglichen belastete Stoffwechsel verliert durch die langanhaltende Frierreaktion seine restlichen Reserven. Ein rasch einsetzender Glykogenschwund in Muskulatur und Leber macht eine gegenregulatorische Kompensation schon sehr bald unmöglich. Infolge des O_2-Mangels treten rasch irreversible Schäden auf, wodurch innersekretorische und parenchymatöse Organe der Kälteaggression nicht mehr gewachsen sind. Schon im 1. oder 2. Stadium tritt der Tod meist an einer Herzinsuffizienz unter den Zeichen einer *allgemeinen energetischen Insuffizienz* ein. Dementsprechend finden sich morphologische Substratveränderungen: Verfettung der Herz- und Skeletmuskulatur, der Leberparenchymzellen, der Kupfferschen Sternzellen, der Harnkanälchen usw. Sie erklären auch, warum beim Überlebenden häufig mit bleibenden Schädigungen zu rechnen ist.

Klinik

Aus den pathologisch-physiologischen Überlegungen kann abgeleitet werden, daß das klinische Bild vom Grad der Unterkühlung, d. h. der herrschenden Kerntemperatur bestimmt wird. Eine bereits von WINTERNITZ 1884 gegebene Einteilung in 3 Stadien darf auch heute noch als zweckmäßig gelten, wenn man sich im klaren ist, daß keine absolute Proportionalität zwischen der jeweiligen Organtemperatur und dem Organfunktionszustand gegeben ist.

Das gilt für die akute Unterkühlung insofern, als nicht nur die absolute Körpertemperatur, sondern auch die Schnelligkeit der Abkühlung die verbleibende Funktionsfähigkeit der Organe bestimmt. So können bei rascher Abkühlung mit Vermeidung der Gegenregulationen bei relativ tiefen Temperaturen noch Lebenszeichen gefunden werden.

Die bei der chronischen Unterkühlung mitbeteiligten Faktoren der allgemeinen Erschöpfung verzerren die temperaturabhängige Symptomatik: frühzeitiges Versagen der Reaktionen bei relativ hohen Kerntemperaturen im Stadium I und II sind charakteristisch, wobei stuporöse Bilder auftreten.

In Ergänzung zu der in Tab. 1 gegebenen Übersicht ist auszuführen:

Der *Stoffwechsel* steigt im Stadium I rapid an, um dann zunehmend abzufallen. Dabei ist der Glykogenverbrauch erheblich gesteigert. In Abhängigkeit von Intensität und Dauer der Abwehrreaktion tritt eine zunehmende Glykogenverarmung der Gewebe ein. Die Adenin-Verbindungen in ihrer Gesamtheit nehmen ab. Physiko-chemische Veränderungen der Muskelproteine sind beschrieben.

Das *Herz* antwortet auf den Kältereiz zunächst mit einer kurzfristigen Frequenzsteigerung, die aber nur bis 34 Grad geht. Dann nehmen Frequenz und Herzminutenvolumen ab. Erregungsbildung und Reizleitung werden gestört. Heterotope Reizbildung führt schließlich zum Herzflimmern.

Am *Kreislauf* wird zunächst eine geringgradige Steigerung des Blutdruckes mit Verkleinerung der Amplitude, später ein zunehmender Blutdruckabfall beobachtet. Mit der Durchblutungsdrosselung der Haut geht eine relative Mehrdurchblutung der Muskulatur

(Muskelzittern!) einher. Schließlich folgt eine druckpassive Minderdurchblutung aller Organe, wobei es aber nie zu einem vollständigen Sistieren der Durchblutung, vor allem der Coronarien kommt.

Die *zirkulierende Blutmenge* ist infolge initial gesteigerter Diurese und Austritt von Blutflüssigkeit ins Gewebe vermindert. Mit dem Hämatokrit nimmt die Blutviscosität zu. Ödeme treten auf. Die Gerinnungsfähigkeit des Blutes ist herabgesetzt.

Bei der *Atmung* fällt ganz besonders die anfängliche reflektorische Steigerung auf, die ihr Maximum bei etwa 34 Grad hat. Unter 30 Grad werden Atemvolumen und Frequenz ständig kleiner. Dies ist insofern wichtig, als der O_2-Verbrauch im ersten Stadium bis zum Siebenhundertfachen gesteigert sein kann, um bei 30—33 Grad umzuschlagen und bei 27 Grad nur mehr 50% des Ruheumsatzes zu betragen. Eine respiratorische Acidose ist zu erwarten. Ob auch eine metabolische Acidose auftritt, ist zweifelhaft, da die Milchsäurebildungsfähigkeit der Muskulatur mit fallender Temperatur abnehmen soll.

Elektrolytverschiebungen werden bei der akuten Unterkühlung nicht beschrieben. Bei der chronischen gehen sie denen des Hungerstoffwechsels parallel.

Dysregulationen des *Hypophysen-, Nebennieren-* und *Schilddrüsen*systems treten bei chronischer Unterkühlung infolge der Allgemeinerschöpfung in Erscheinung.

Therapie

Alle therapeutischen Bemühungen müssen beim *akut Unterkühlten auf die sofortige Unterbrechung weiterer Wärmeverluste und die möglichst rasche Wiedererwärmung gerichtet sein*. Dies geschieht durch aktive Wärmezufuhr und Stimulation der körpereigenen Schutzreaktionen.

Die *erste Hilfe* soll sich darauf beschränken, nasse Kleider zu entfernen. Einhüllen in Decken und dergleichen ist gefährlich. Die Weitstellung der Peripherie, die mit Wegfallen des Kältereizes einsetzt, muß dem Körperkern über eine bessere Durchblutung der Schale Wärme entziehen, ohne daß diese durch erhöhte Produktion ersetzt wird: Die Kerntemperatur sinkt weiter ab.

Deshalb ist die sofortige Verbringung in überheizte Räume, am besten aber in ein heißes Vollbad angebracht, dessen Temperatur von etwa 34° innerhalb weniger Minuten bis 43° erhöht wird. Es gewährleistet aktive Wärmezufuhr von außen, indem die Körperoberfläche aus einem „Kühlkörper" in einen „Heizkörper" verwandelt wird (GROSSE-BROCKHOFF).

Als zusätzlicher Reiz hat sich das Auflegen von Eisbeuteln auf die Stirn (höchste Thermoreceptorenzahl im Trigeminusbereich!) bewährt: Bei geringstem Wärmeentzug wird die stärkste reaktive Stoffwechselsteigerung erzielt.

Ein Aufwärmeversuch vom Kern her durch Trinken heißer Flüssigkeiten hat wenig Aussicht auf Erfolg (1 l Flüssigkeit von 50° enthält nur 16 Kcal!). Die Zufuhr von energiereichen Lösungen, etwa hochprozentigem Traubenzucker oder Alkohol, erscheint sinnvoller. Vorsicht ist aber mit Alkoholgaben ohne gleichzeitige Wärmezufuhr geboten: Durch Eröffnung der Gefäßperipherie droht neuer Wärmeentzug!

Wenn irgend möglich, soll der Unterkühlte aktive Muskelarbeit leisten, da sie den besten Energiespender darstellt.

Kritische Situationen ergeben sich beim rückläufigen Passieren der einzelnen Stadien aus erneutem Energieverlust durch langanhaltende Frierreaktion mit Auftreten von Kammerflimmern, plötzlichem „Wiedererwärmungskollaps" infolge Nachlassens des peripheren Widerstandes und des Schlagvolumens.

Zur Vermeidung dieser „Wiedererwärmungsschäden" ist die assistierte Beatmung mit CO_2-Anreicherung zur Stimulierung des Atemzentrums oder O_2-Zufuhr zur Deckung des Defizits geboten. Der Wert medikamentöser Therapie ist zumindest fraglich. Weckamine bleiben im Lähmungsstadium ohne Erfolg. Später bergen sie wegen der nicht gleichmäßig wiederkehrenden Ansprechbarkeit einzelner Zentren die Gefahr von Regulationsstörungen. Sympathicolytika und Ganglioplegika können zur Vermeidung überschießender Reaktionen in der Wiedererwärmungsphase Anwendung finden. So unterdrückt z. B. das Chlorpromacin Kältereaktionen sehr stark. Sie bedürfen aber einer genauen Steuerung durch Erfahrene. Blutgerinnungsstörungen, die auf die vermehrte Heparinausschüttung während der Wiedererwärmung zurückzuführen sind, werden mit Protaminsulfat abgefangen.

In der Therapie *der chronischen Unterkühlung* bei Erschöpften muß naturgemäß *die Wiederauffüllung der Energiereserven* durch Glucose- oder Sorbit-Infusionen *an erster Stelle stehen.* Eine sofortige, rasche Wiedererwärmung würde wegen des unvermeidlichen Calorienverlustes unweigerlich zum Zusammenbruch führen. Die Wiedererwärmung wird daher protrahiert durchgeführt, wobei Plasmainfusionen ein Kreislaufversagen infolge Volumenmangels verhindern. Cardiaca und Corticoide werden empfohlen. Im übrigen gelten alle Regeln der Schocktherapie.

Nach den bei der „therapeutischen Hypothermie" gewonnenen Erfahrungen ist die sicherste Methode zur Vermeidung der Gefahren der Wiedererwärmungsphase die tiefe Narkose. Abgesehen davon, daß unseres Wissens noch keine entsprechenden Erfahrungen für eine derartige Therapie der Unterkühlungsschäden vorliegen, ergibt sich daraus eine nur von geschulten Kräften zu lösende Problematik.

Lokale Unterkühlungsschäden

Der lokale Kältereiz führt — im Gegensatz zum Wärmereiz — im allgemeinen nicht unmittelbar zu einer Zellschädigung. Erst bei längerdauernder Einwirkung wird eine solche — bei sehr tiefen Kältegraden in Form einer „Gefrierung" — beobachtet. Die nach umschriebener Kälteexposition auftretenden pathologischen Gewebsveränderungen können daher nur bedingt als „Kälteschäden" betrachtet werden. Im wesentlichen gehen sie auf Stoffwechselstörungen während der Wiedererwärmung zurück, weswegen KILLIAN den Begriff des „Wiedererwärmungsschadens" schuf.

Ätiologie

Zu „*Gefrierungen*", die Temperaturen um — 6° und mehr voraussetzen, kommt es in unseren Breiten nur selten. Ausnahmen bilden sog. Kontakt- oder Momentanerfrierungen durch Kohlensäureschnee, flüssige Luft, Berühren von Metallen bei tiefen Temperaturen.

„*Erfrierungen*" entstehen am häufigsten bei Temperaturen, die weit oberhalb des Gefrierpunktes des Blutes liegen.

Eine ungünstige Konstellation verschiedener Noxen ist für ihr Zustandekommen wichtiger als der absolute Kältegrad. Neben exogenen Momenten — Dauer der Exposition, Leitfähigkeit umgebender Medien, Windgeschwindigkeit, Luftdruck — sind endogene von ausschlaggebender Bedeutung: *Die Widerstandsfähigkeit der betroffenen Gewebspartien hängt wesentlich von deren Durchblutung ab.* Vegetative Dysregulationen oder organische Gefäßprozesse prädisponieren zum Kälteschaden ebenso wie die unmittelbare Nachbarschaft von Knochen („Kältespeicher") oder ein großer Krümmungsradius der Oberfläche. So sind Nase, Ohren, Finger, Knie- und Knöchelgegend, Ferse, Zehen in erster Linie betroffen. Feuchte, insbesondere auch schnürende Kleidung erhöht die Gefährdung.

Lokale Kälteschäden werden auch im Frieden nicht nur bei bestimmten Berufsgruppen (Fischereiarbeiter) immer wieder beobachtet. Im Krieg war besonders die Naßerfrierung im Schützengraben und bei Geretteten aus Schlauchbooten, die lange im Wasser getrieben hatten, bekannt.

Pathogenese

Grundlage aller Schäden nach umschriebener Einwirkung einer Temperatur, welche keine sofortige Gefrierung verursacht, ist die *lokale Kreislaufumstellung:*

Als Antwort auf den Kältereiz tritt eine Drosselung der arteriellen Zufuhr mit gleichzeitiger Engstellung der Peripherie als Schutzreaktion zur Vermeidung eines Wärmeverlustes des Körperkernes ein. Auf die Bedeutung der arteriovenösen Anastomosen wurde bereits verwiesen (s. S. 105). Besteht der Kältereiz fort, folgt eine Weitstellung der Peripherie bei anhaltend gedrosselter Zufuhr. Konstriktion und Dilatation sollen phasenartig wechseln (Phasenreflex nach LEWIS) und einen lokalen Kälteschaden durch vorübergehende Vermehrung der Wärmezufuhr hinauszögern (ASCHOFF). Strömungsdynamisch muß die Dilatation der Peripherie zu einer erheblichen Stromverlangsamung, einer peristatischen Hyperämie führen. Schließlich werden auch großlumige zuführende Gefäße durch einen „Sekundärspasmus" verschlossen. Die Peristase weicht einer Ischämie mit Seggregation der Elemente des Blutes und Plasmadiapedese (siehe Abb. 35).

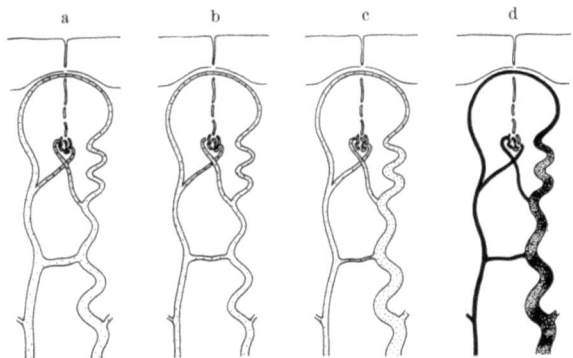

Abb. 35. Verhalten der Kreislaufperipherie nach KILLIAN. a Normalzustand. b Zustand der hellen Röte. c Zustand der blauen Röte. d Zustand der Ischämie und Blutseggregation

Als Folge dieser Durchblutungsstörung wäre eine energetische Zellinsuffizienz und eine Anhäufung von Stoffwechselschlacken, also ein „Erstickungsstoffwechsel" zu erwarten. Da aber der O_2-Bedarf des Gewebes parallel der Temperatur gesenkt ist, reicht das O_2-Angebot trotz gedrosselter Durchblutung für einen Stoffwechsel, der nur der Strukturerhaltung dient, aus (s. allgemeine Unterkühlung S. 106 und 107).

Diesen Resistenzanstieg der Zelle gegen O_2-Mangel in Kälte demonstrierte ALLEN schon 1939: Nach Anlegen einer Esmarchschen Blutleere trat eine Nekrose der abgeschnürten Rattenextremität bei 40° Temperatur nach 2 Std, bei 34° nach 7 Std, bei 15° nach 36 Std und bei 1° erst nach 97 Std auf. In der Zwischenzeit wurde die Methode als „Kälteanaesthesie" ausgebaut, wobei auch nach stundenlanger Ausdehnung (angeblich bis 90 Std) keine Gewebsschäden beobachtet wurden, sofern die Wiedererwärmung vorsichtig erfolgte!

Da auch eine direkte Kälteschädigung der Zellen nach den Erfahrungen der Refrigerationstherapie verneint werden muß, folgert KILLIAN: „Der kritische Sauerstoffmangel ... tritt erst während der Wiedererwärmungsphase auf, und zwar dadurch, daß der Stoffwechsel im Erfrierungsgebiet wieder in Gang kommt, bevor der arterielle Spasmus gelöst ist und die Capillaren ausreichend durchblutet werden, also das Sauerstoffangebot dem Bedarf adäquat ist."

In der aus der lokalen Hypoxämie resultierenden energetischen Insuffizienz mit Ablagerung von Milchsäure und Phosphatfraktionen in der Muskulatur, Störungen des Mineralhaushaltes, besonders des Kalium-Natrium-Verhältnisses, Veränderungen des Zelleiweißes und der Plasmafraktionen, Vermehrung histaminähnlicher Substanzen muß die Ursache des Gewebsunterganges gesehen werden. Verstärkt werden die degenerativen Veränderungen durch eine „akute thrombotische Angiopathie" (SIEGMUND), welche sich besonders ungünstig in der Reparationsphase auswirkt, da sie den Eintritt regelrechter Durchblutungsverhältnisse unmöglich machen kann.

In dieser Ausschließlichkeit läßt sich die Theorie vom „Wiedererwärmungsschaden" sicher nur für die lokale Unterkühlung unter Ruhebedingungen, d. h. im Experiment oder in der Refrigerationstherapie aufrecht erhalten. Normalerweise wird der kälteexponierte Körperteil belastet, so daß eine Divergenz zwischen Angebot und Bedarf und damit auch Gewebsschäden schon im Verlauf der Unterkühlung selbst zu erwarten sind. Bei langanhaltender Kälteeinwirkung werden auch bereits vor der Wiedererwärmung Ödeme beobachtet, welche ebenso wie die Angiopathie auf eine schon in der Unterkühlungsphase beginnende Gefäßwandläsion hindeuten. Eine bereits zu diesem Zeitpunkt vorhandene ernste Störung des Mineralstoffwechsels und der gerichteten Permeabilität wird somit für die Unterkühlung unter den Bedingungen des Alltags wahrscheinlich.

Nicht nur in der Genese der Kälteschäden ist noch manche Frage offen. Auch über den Zusammenhang zwischen Intensität der Kälteeinwirkung, d. h. Grad der Temperatur und Dauer der Exposition, und Stärke des resultierenden Schadens bestehen noch Unklarheiten. Die folgende Einteilung hat daher nur beschränkt Gültigkeit.

Löst sich der Spasmus nach kurzer Dauer der Kälteeinwirkung, stellt sich die Durchblutung rasch wieder her: Erythem der *Erfrierung I. Grades*.

Bleibt die peristatische Hyperämie nach Aufhören der Kälteeinwirkung längere Zeit bestehen, kommt es zur Plasmadiapedese: Blasenbildung der *Erfrierung II. Grades*.

Erfolgt schließlich kein Ausgleich zwischen Stoffwechselbedarf und Energieangebot, da die Durchblutung nur langsam oder überhaupt nicht wieder in Gang kommt, treten irreversible Gewebsschäden auf: Nekrose und Gangrän der *Erfrierung III. Grades*.

Die am Ort der Kälteeinwirkung selbst an den einzelnen Geweben zu beobachtenden pathologisch-anatomischen Veränderungen sind abhängig von deren „Kälteempfindlichkeit", wobei unter dieser bei der Unterkühlung ohne Gefrierung im wesentlichen die jeweilige Gewebsresistenz gegen die Hypoxämie zu verstehen ist.

Am Beginn aller Störungen stehen plasmatische Durchtränkung und Diapedeseblutungen in allen Organen.

In erster Linie werden die *Nerven* mit Markscheidenzerfall und Peri- und Endoneuritis betroffen. Am *Knochen*, der ebenfalls als sehr kälteempfindlich gilt, findet sich eine porotische Atrophie bis zur Auflösung mit späterer Regeneration vom Periost aus. An den *Gefäßen* werden Schädigungen der Wand, insbesondere eine plasmatische Auflösung der Endothelmembran, und des Inhaltes in Form von Thrombosierungen beschrieben. Die *Muskelfaser* zeigt Atrophie bis Nekrose, die *Haut* atrophische Veränderungen all ihrer Elemente mit späterer Hyper- und Parakeratose.

Eine *allgemeine Kältekrankheit* im Sinne der Verbrennungskrankheit als Autolysekrankheit wird im Gefolge der lokalen Gewebsschädigung nicht beschrieben. Für den Zeitraum der Kälteexposition selbst sind autolytische Stoffwechselstörungen wegen der Reduzierung enzymatisch gesteuerter Prozesse nicht zu erwarten. Bei sachgemäßer Wiedererwärmung fehlen die Voraussetzungen für solche, da keine Schädigungen mit konsekutivem Gewebszerfall auftreten.

Wohl aber scheint uns eine bedingte Parallelität bei eingetretenen, ausgedehnten lokalen Kälteschäden des II. und III. Grades gegeben. Auch hier muß es an den Grenzgebieten zwischen geschädigtem und reaktionsfähig gebliebenem Gewebe zu einer gesteigerten Proteolyse kommen, deren Produkte — biogene Amine und Polypeptide verschiedener Provenienz — nicht ohne Rückwirkung auf den Gesamtorganismus bleiben können (Einzelheiten siehe Verbrennungskrankheit S. 88). Der resultierende Schock wird unseres Erachtens im wesentlichen durch die Plasmadiapedese in den anoxischen Gewebspartien ausgelöst und durch die gefäßaktiven Produkte gesteigerter Proteolyse unterhalten. Es liegt demnach wieder ein *Volumenmangelschock* vor. Die häufige Kombination von lokalen und allgemeinen Kälteschäden macht aber die Differenzierung zwischen Autolyse- und Kältefolgen schwierig.

In der Genese der „Gefrierung", die bei Temperaturen unter − 6° auftritt, spielt einmal die Bildung von Eiskristallen beim Einfrieren, die von elektrolytfreiem Schmelzwasser beim Auftauen zum anderen eine Rolle. Erstere bewirkt eine mechanische Zerstörung der Strukturen, letztere eine völlige kolloidale Entmischung, so daß das Gewebe zu einer amorphen Masse zerfällt. Wenn Eiskristall- und Schmelzwasserbildung vermieden werden, kann das Gewebe Temperaturen bis zum absoluten Nullpunkt ohne strukturelle Schädigungen vertragen (Gewebskonservierung durch Gefriertrocknung = Lyophilisierung).

Klinik

Eine Einteilung der klinischen Symptomatik der Folgen der lokalen Kälteeinwirkung muß auf den pathogenetischen Grundlagen erfolgen. Es erscheint daher notwendig, *zwei grundsätzlich voneinander verschiedene Phasen* zu trennen.

Die *erste Phase* umfaßt die Zeit der Kälteeinwirkung selbst und die während dieser auftretenden klinischen Zustandsbilder. Ihr Kriterium ist das Aussehen der Haut (s. hierzu auch Abb. 35), als deren erste, noch physiologische Reaktion die „Gänsehaut" infolge der Kontraktion glattmuskulärer Elemente anzusehen ist.

Im *Stadium I* ist die Haut trocken, kalt, zeigt eine *helle Röte* als Ausdruck einer umschriebenen Arterialisierung des venösen Blutes bei raschem Durchstrom.

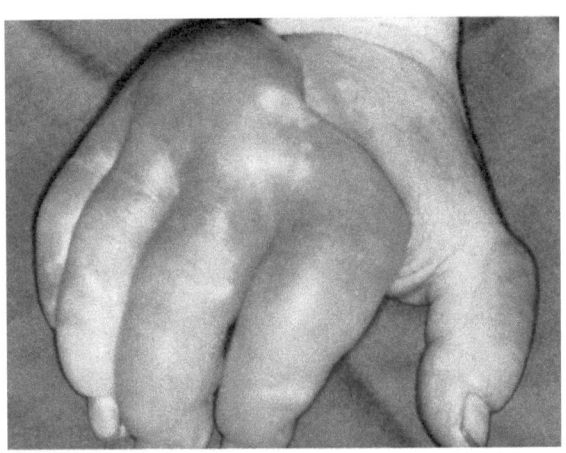

Abb. 36. J. B. sog. Erfrierung II. Grades der Hand

Im *Stadium II* ist die Haut trocken, kalt, mit *blauer Röte* als Ausdruck einer peristatischen Hyperämie bei insgesamt reduziertem Stoffwechsel.

Im *Stadium III* ist die Haut trocken, kalt und leichenblaß, eventuell marmoriert als Ausdruck einer *kompletten Ischämie*.

An subjektiven Empfindungen bestehen während dieser Phase brennende, prickelnde Schmerzen, Steifheitsgefühle, später Sensibilitätsstörungen bis zur Kälteanaesthesie. Gerade das rasche Nachlassen des initialen Schmerzes verführt den Betroffenen zu einer Verkennung der Situation, so daß es häufig zu einem ungewollten Übergang in das die Substanz bereits gefährdende Stadium III kommt.

Der *2. Phase* sind die bisher als Erfrierungen I.—IV. Grades beschriebenen Zustandsbilder zuzuordnen, die sich mit Aufhören der Kälteeinwirkung, besonders bei rascher Wiedererwärmung einstellen.

Dabei hat die *Congelatio erythematosa (I. Grad)* noch am meisten Beziehungen zu den Veränderungen der ersten Phase: Die betroffenen Extremitäten imponieren mit Rötung und Schwellung als Wurstfinger, Schwellhand oder -unterschenkel. Es bestehen Hyp-, An- oder Paraesthesien. Nach vorübergehender peristatischer Hyperämie mit geringem Plasma- und Eiweißaustritt reguliert sich die Durchblutung rasch und sorgt für vollständigen Abtransport des Exsudats.

Bei der *Congelatio bullosa (II. Grad)* bilden sich infolge degenerativer Veränderungen an den Basalzellen der Epidermis konfluierende Blasen, deren Inhalt nicht selten hämorrhagisch tingiert ist (Abb. 36). Gleichzeitig treten aber auch schon Schädigungen der tieferliegenden Gewebspartien mit chronischem Ödem auf. Torpide Kältegeschwüre, die nur zögernd unter Narbenbildung mit Kontrakturneigung und Sensibilitätsausfällen heilen, werden beobachtet. Gelegentlich bleiben Kausalgien als Folge weitreichender Nervenschädigungen zurück.

Die *Congelatio gangränosa (III. Grad)* ist durch tiefgreifende Nekrosen gekennzeichnet, die alle Strukturen einschließlich des Knochens erfassen können

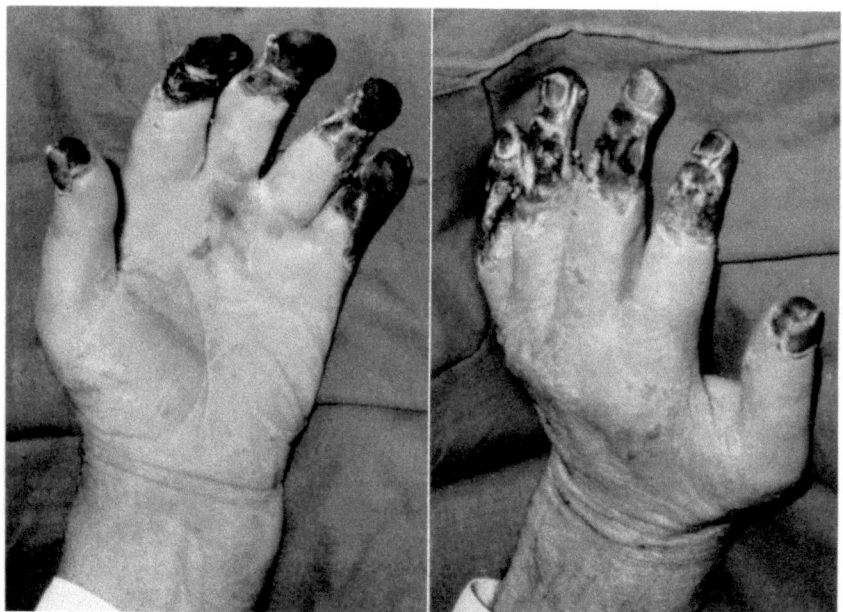

Abb. 37. A. B. sog. Erfrierung III. Grades der Hand

(Abb. 37). Die endgültige Ausdehnung des Schadens läßt sich erst nach Tagen erkennen. Da die Granulationsgewebsbildung, welche die Demarkation einleitet, wegen der Gefäßschädigung nur langsam in Gang kommt, zieht sich diese oft wochenlang hin. Eine Zone entzündlicher Reaktion grenzt schließlich das gesunde Gewebe meist scharf gegen die im günstigsten Falle in Mumifikation übergehenden geschädigten Partien ab. Häufig treten putride Infektionen mit rasch fortschreitender Gangrän auf. An die besondere Gefährdung durch anaerobe Erreger muß immer gedacht werden.

Die *Congelatio totalis (IV. Grad)* ist aus der üblichen Einteilung am besten ganz auszuklammern, da sie die eigentliche „Gefrierung" des Gewebes darstellt. So lange die Kälteeinwirkung anhält, kommt der Zustand der Haut dem des Stadiums III am nächsten: Sie ist leichenblaß, trocken, eiskalt. Die Konsistenz des Gewebes ist steinhart; Nasenspitze, Ohren, Finger können abbrechen! Nach oder bei der Wiedererwärmung zerfallen die Weichteile in eine strukturlose Masse. Partien, die ihre Struktur wahren, zeigen hochgradige degenerative Veränderungen: Atrophie, Hyperkeratosen, Kontrakturen und funktionelle Ausfälle mit Anaesthesie und Parese.

Da die Haut gegen Kälte sehr widerstandsfähig ist, muß bei allen Erfrierungsgraden damit gerechnet werden, daß die Schädigung tieferer Strukturen weiter nach proximal reicht, als die Hautläsion vermuten läßt, womit auch die bekannt schlechte Heilungstendenz eine hinreichende Erklärung findet. Grundsätzlich gilt auch heute, daß *die pathologisch-anatomischen Schäden*, insbesondere auch am Gefäßsystem *auf den Ort der Kälteeinwirkung und dessen unmittelbare Umgebung begrenzt bleiben*. Von einer Generalisation kann in der Regel nicht die Rede sein. (Auf die Diskussion über den sog. ,,invisiblen Kälteschaden" und die sich daraus ergebenden gutachtlichen Folgerungen wird verwiesen.)

Die lokalen Schädigungsfolgen können aber in Abhängigkeit von ihrer Tiefe und Ausdehnung zu *pathophysiologischen Rückwirkungen auf den gesamten Organismus* führen. Auch wenn in der Genese des lokalen Kälteschadens ein anderer Ablauf als bei der Verbrennung vorliegt, ist doch mit Einsetzen des autolytischen Gewebszerfalles eine Kreislaufirritation zu erwarten. In der Klinik wird deren Symptomatik (Einzelheiten siehe Verbrennungskrankheit S. 88) aber nur in den Fällen klar zu Tage treten, in welchen nicht gleichzeitig ein allgemeiner Kälteschaden vorliegt.

Therapie

Die therapeutischen Bemühungen wechseln je nach der vorliegenden Phase:

Bei der *frischen, örtlichen Unterkühlung* müssen sie darauf gerichtet sein, die *Ausbildung von ,,Wiedererwärmungsschäden"* einzudämmen, am besten zu verhindern. Das kann nur durch Vermeidung eines peripheren Sauerstoffdefizites während der Erwärmung erreicht werden. Das bedeutet, daß der kältereduzierte Stoffwechsel der Peripherie so lange aufrecht erhalten werden muß, bis der Gefäßspasmus beseitigt und damit ein entsprechendes O_2-Angebot gewährleistet ist.

Die betroffene Körperpartie wird daher weiter in einem Milieu von $+5$ bis $+10°$ gehalten (Eiswasserbad, Eisbox; cave Druck wegen der hohen Nekrosegefährdung der unterkühlten Gewebe!). Gleichzeitig setzt wie beim allgemeinen Kälteschaden eine zentrale Aufheizung durch Bäder, Heizkästen, Diathermie, gegebenenfalls Fiebertherapie ein. Die körpereigene Regulation sorgt bei steigender Kerntemperatur vorzüglich für die Lösung der arteriellen Spasmen. Diese Spasmolyse kann durch gefäßerweiternde Mittel (Eupaverin, Ronicol, Complamin usw.) vielleicht, durch eine Sympathicusblockade sicher forciert werden. Erst wenn die Gefäßdilatation von zentral nach peripher fortschreitet — kenntlich an Hautfarbe und -temperatur —, wird das unterkühlende Medium millimeterweise nach peripher verlagert, bis — oft erst nach Stunden — die Durchblutung auch in den Acren gesichert ist.

Kommt der Unterkühlte in der 2. Phase mit *bereits ausgebildeten Schäden II. und III. Grades* zur Behandlung, treten lokal die *allgemeinen Regeln der Wundbehandlung* in Kraft: Nach Eröffnung der Blasen offene Wundbehandlung zur Erzielung einer raschen Austrocknung und Erleichterung der Wundbeobachtung (*Cave*: anaerobe Infektion!), Ruhigstellung unter Vermeidung von Druck und von Hochlagerung, allgemeine und lokale Infektionsprophylaxe. Auch hierbei ist vor lokaler Wärmeanwendung, soweit sie nicht einer beschleunigten Demarkation dienen soll, zu warnen. Zentral angreifende gefäßerweiternde Maßnahmen werden empfohlen. Nach Einsetzen der Demarkation werden je nach Ausdehnung und Tiefe des Schadens plastische Korrekturen oder die Amputation erforderlich.

Die *Allgemeintherapie* richtet sich nach dem vorliegenden klinischen Bilde — allgemeiner Kälteschaden oder Schockzustand toxischer Genese — und ist entsprechend konsequent durchzuführen, wie in den einschlägigen Kapiteln ausführlich dargelegt ist.

Schädigung durch ionisierende Strahlen

Von G. Viehweger

Als ionisierende Strahlung kennen wir die Röntgen- und γ-Strahlen (elektromagnetische Wellen) und die Corpuscularstrahlen (α- und β-Strahlen). Dieselben können von außen in den Körper gelangen; die Einwirkung von innen setzt die Aufnahme von radioaktiven Substanzen (Inkorporierung) voraus, wobei vorwiegend Corpuscularstrahlen wirksam werden. Die Anwendung der Röntgenstrahlen und des Radiums in Medizin und Technik hat eine neue Schädigungsmöglichkeit durch diese Strahlen mit sich gebracht. Die eigentliche Strahlenwirkung, die Ionisation, bleibt bei der Applikation in den Körper unsichtbar, dagegen werden die von der Strahlung ausgelösten, sekundären Veränderungen zum Teil sichtbar. Bei lokaler Anwendung von ionisierenden Strahlen ist der graduelle Unterschied der Reaktion von der absorbierten Dosis abhängig. Sie wird bestimmt von der Strahlenart, der Strahlenmenge, der Größe des Bestrahlungsfeldes und von der Einwirkungsdauer. Die Reaktion bei lokaler Strahlenanwendung reicht von der reversiblen, begrenzten, jedoch in ihrer Stärke schon unterschiedlichen Entzündung bis zur Nekrosebildung; die chronische Entzündung mit Ulceration kann ihrerseits zu einer malignen Entartung führen.

Lokale Schäden an der Haut und den tiefer gelegenen Geweben als Folge einer hohen Dosierung sind sowohl in der Diagnostik als auch in der Therapie bekannt. Die primäre Strahlenwirkung erfolgt an den Desoxyribonucleoproteinen des Zellkernes, was zu Störungen an den Chromosomen, der Zellteilung und der Kernform führt. Weiter treten Schädigungen der Zellmembran und des Protoplasmas auf, wodurch die Permeabilität der Zellmembranen gestört wird. Störungen der Zellfunktion führen zu pathologischen Reaktionsabläufen und zur Freisetzung von Radiotoxinen.

Bei der Einwirkung ionisierender Strahlen auf den ganzen Körper — Ganzkörperbestrahlung genannt — rufen die auf einmal eingestrahlten Dosen eine so umfassende Schädigung des Gesamtorganismus hervor, wie sie uns von keiner Krankheit bekannt ist. Ursache hierfür ist die mehr oder weniger starke Schädigung jeder Körperzelle. Der durch den Insult ausgelöste Reaktionsablauf ist nach dem heutigen Stand unserer Kenntnisse nur in sehr bescheidenem Umfange beeinflußbar.

Die Gefahr einer Ganzkörperbestrahlung ist bei Reaktorunfällen oder bei der Explosion von Atombomben gegeben. Während die kleine Zahl von Geschädigten bei einem Unfall am Reaktor durch Spezialisten einer möglichst optimalen Therapie zugeführt wird, ist Ausmaß und Art der Schäden durch eine nucleare Explosion für uns kaum zu überblicken. Die folgenden Ausführungen basieren auf den Arbeiten von BECK-DRESSEL-MELCHING, GRAUL und KUNITSCH sowie von SCHUBERT und HÖHNE im Handbuch der Inneren Medizin.

Durch die zunehmende Anwendung ionisierender Strahlen in Technik und Wissenschaft muß die Möglichkeit einer Schädigung durch ionisierende Strahlen in Form einer Ganzkörperbestrahlung in vermehrtem Maße in Rechnung gestellt werden. Während bei Reaktorunfällen eine Schädigung vorwiegend durch ionisierende Strahlung in Betracht kommt, muß bei thermonuclearen Explosionen zusätzlich mit einer mechanischen Verletzung und Verbrennung gerechnet werden.

Die Behandlung der *mechanischen Verletzungen* als Folge der Druckwelle einer entsprechenden Explosion erfolgt nach den allgemeinen Regeln der Chirurgie.

Die *Verbrennungen*, die durch eine blitzartige Einwirkung von infraroten, sichtbaren und ultravioletten Strahlen ausgelöst werden, befinden sich an den Stellen, die dem Explosionsherd zugewandt waren. Die schädigende Reichweite dieser Strahlen beträgt 4000 m und mehr. Es handelt sich vorwiegend um Verbrennungen zweiten Grades. Helle und nichtanliegende Kleidung stellen einen wirkungsvollen Schutz dar. Hinsichtlich der Behandlung dieser Verbrennungen wird auf das Kapitel über Hitzeschäden S. 85 verwiesen.

Die Schädigung durch *ionisierende Strahlung* erfolgt während des Explosionsblitzes bis zu einer Entfernung von mehreren Kilometern vom Explosionszentrum und später durch den Fall-out. In einem dem Explosionszentrum nahen Bereich werden vor allem durch die Wirkung schneller Neutronen sowie durch die Druck- und Hitzewelle fast 100% der Lebewesen und Pflanzen vernichtet. Im weiteren Umkreis kommt der γ-Strahlung die Hauptwirkung zu.

Bei einer homogenen Ganzkörperbestrahlung ist eine Behandlung nur dann erfolgversprechend, wenn die Dosis unter 1200 rem lag. Die eingestrahlte Dosis nach einem nuclearen Unfall kann nach unseren heutigen Kenntnissen in den ersten Stunden in vielen Fällen nur annähernd geschätzt werden. Die Reaktion auf diesen Insult führt im ganzen Organismus zu sehr komplexen Reaktionsabläufen, die unter dem Begriff des „akuten Strahlensyndroms" zusammengefaßt werden. Da zur Zeit praktisch jede Möglichkeit fehlt, exakte Angaben über die erfolgte Strahlenbelastung zu bekommen, muß die Diagnose einer Strahlenschädigung in Form einer Ganzkörperbestrahlung auf Grund bestimmter Allgemeinsyndrome gestellt werden. Es sind dies: Anorexie, Übelkeit, Erbrechen, Mattigkeit, Schwindel, Kopfschmerzen, Durchfälle. Der Zeitfaktor und die Stärke der Allgemeinreaktion lassen gewisse Schlüsse hinsichtlich der absorbierten Strahlendosis und der Prognose zu. Die genannten Faktoren erlauben es auch, den Strahlengeschädigten einer bestimmten Gruppe zuzuordnen, danach die Höhe der eingestrahlten Strahlendosis zu schätzen und so eine entsprechende Therapie einzuleiten. Auf Grund der Allgemeinerscheinungen lassen sich drei Gruppen unterscheiden:

	Allgemeinerscheinungen	Ganzkörperbestrahlung
Gruppe 1:	am 1. Tag nur leicht	etwa 100—200 rem
Gruppe 2:	am 1. Tag stark	etwa 200—600 rem Überleben möglich
Gruppe 3:	Bereits in den ersten Stunden	über 600 rem Überleben möglich, wenn Dosis nicht über 1200 rem.

Die Behandlung besteht zur Zeit nur in der Unterstützung der natürlichen Abwehrkräfte, was eine symptomatische und vielseitige Therapie verlangt.

Bei Gruppe 1 soll die Behandlung in körperlicher Schonung, Vitamingaben und leichter Kost unter Verabreichung von Antihistaminica und Antiemetica bestehen.

Bei Gruppe 2 ist angezeigt: Äußerste Ruhe, wenn möglich Nahrungskarenz oder protein- und vitaminreiche und zugleich schlackenarme Kost. Gaben von Morphin und Phenothiazinen, evtl. vorsichtige Gaben von Corticosteroiden, von denen dem Desorycorticosteron der Vorzug gegeben werden sollte. Antibiotica sollten erst dann gegeben werden, wenn es zu einer Leukopenie kommt (ab 4. bis 9. Tag). Ihre gezielte Medikation gegen die aus Nase, Rachen, Faeces und Urin gezüchteten Keime ist empfehlenswert. Bei beginnenden Hämorrhagien sind Gaben von Toluidinblau oder Protaminsulfat (als Heparinantagonist) angezeigt oder auch Infusionen von Thrombocyten.

Bei Gruppe 3 ist zusätzlich zu den Maßnahmen der Gruppe 2 noch Infusion von Knochenmarkzellen erforderlich.

Eine spezifische Wirkung gegen Strahleninsulte, eine sog. strahlenprotektive Wirkung, ist von einzelnen Sulfhydrilverbindungen bekannt. Voraussetzung ist jedoch meistens, daß diese Verbindungen vor der Bestrahlung genommen werden. Einige dieser Verbindungen können auch dann noch wirksam sein, wenn sie kurz nach dem Strahleninsult aufgenommen werden.

Wunde, Wundversorgung, Wundinfektion
Von G. Böttger

Wunde

Als Wunde bezeichnet man eine Trennung der äußeren Gewebsschichten des Körpers oder seiner Schleimhaut und im weiteren Sinn auch die zumeist indirekt verursachte Verletzung innerer Organe. Eine Wunde stellt immer die Folge einer äußeren Gewalteinwirkung dar. Ihre Tiefe, ihre Form und der Grad des dabei auftretenden lokalen Gewebsschadens sind abhängig von der *Intensität, der Richtung und der Art der einwirkenden Gewalt*. Ausmaß und Traumatisierung werden besonders am Schädel und an den Extremitäten noch mitbestimmt durch die an diesen Körperregionen verschiedene Dicke des Weichteilmantels und dessen Beziehung zu dem festen Widerlager des Knochens.

Je nachdem ob es sich um eine *stumpfe* oder *scharfe* Gewalteinwirkung handelt, werden *Quetsch- oder Platzwunden, Rißwunden, Rißplatzquetschwunden* und *Schürfwunden* sowie *Schnittwunden* (lappenförmige Wunden), *Stichwunden* oder *Wunden mit Gewebsdefekten* unterschieden. Hinzu kommen bei kombinierter Scharf-Stumpf-Gewalt, *Schuß-, Biß- und Spießungswunden*. Besonders berücksichtigt werden sollten Trümmerwunden mit ausgedehnter Gewebszerstörung, wie sie bei schweren Verkehrsunfällen immer häufiger beobachtet werden und im Hinblick auf Infektionen besonders gefährdet sind.

Quetsch- und Platzwunden werden durch eine senkrecht oder schräg die Haut treffende stumpfe Gewalt hervorgerufen. Die Wundränder sind mehr oder weniger gezackt und zeigen in ihrer unmittelbaren Umgebung Schürfungen und feine Blutunterlaufungen. Die Blutung aus diesen Wunden ist meist gering. Diese Wundformen werden vor allem da gefunden, wo der Weichteilmantel über dem Knochen gering ausgebildet ist (Schädel, Vorderseite des Unterschenkels usw.). Immer findet sich bei diesen Wunden eine mehr oder minder ausgeprägte Schädigung durch Quetschung und Zermalmung von umgebendem Gewebe.

Rißwunden entstehen ebenfalls als Folge stumpfer Gewalteinwirkungen durch gegeneinander wirkende Kräfte im Sinne der Dehnung und Zerrung. Ihr Aussehen gleicht denen der Quetschwunden, jedoch fehlt die Traumatisierung der Wundränder.

Die *Riß-Platz-Quetschwunde* wird am häufigsten beobachtet. Der durch stumpfe Gewalt gesetzte örtliche Gewebsschaden ist groß. Diese Wunden bilden deshalb einen idealen Nährboden für Eitererreger, besonders auch für Anaerobier und begünstigen in jeder Weise das Angehen einer Infektion.

Die durch scharfe Gewalteinwirkung verursachten *Schnitt- und Stichwunden* sind wegen der weitgehend fehlenden Traumatisierung des umgebenden Gewebes prognostisch sowohl hinsichtlich der drohenden Infektion als auch der Heilung sehr viel günstiger.

Je nach der Lokalisation und Tiefe der Wunde kann die Blutung manchmal erheblich sein.

Die *Stichwunde* ist rein äußerlich von einer Schnittwunde nicht zu unterscheiden. Da sie sich vornehmlich gegen die Tiefe richtet, ist ihre Abgrenzung ohne Kenntnis des verursachenden Werkzeugs kaum möglich. Immer ist deshalb auf *Begleitverletzungen*, z. B. von Gefäßen, Sehnen, Nerven usw., auf Mitverletzungen tiefgelegener Organe und auf die Eröffnung von Körperhöhlen, Gelenken usw. zu achten. Bei der Beurteilung einer solchen Wunde fallen deshalb ihre Lokalisation und die Stichrichtung besonders ins Gewicht.

Die *Schuß-, Spießungs- und Bißwunden* sind als Folge einer kombinierten scharfen und stumpfen Gewalteinwirkung prognostisch besonders ungünstig, da sie (vor allem erstere) oft bei größerer Ausdehnung in die Tiefe mit erheblicher örtlicher Gewebsläsion einhergehen und Infektionen Tür und Tor öffnen. Neben der Gefahr der Begleitverletzungen und Mitverletzungen lebenswichtiger Organe kommt diesen Gewebszerreißungen die größte Bedeutung zu, und sie sind bei der operativen Versorgung besonders zu berücksichtigen.

Bei *Bißwunden* ist neben der örtlichen Traumatisierung immer mit einer primären hochvirulenten Infektion zu rechnen, die bei manchen Tierbissen eine besondere Spezifität bedeuten kann (z. B. *Lyssa* durch Hunde-, Katzen-, Fuchsbisse).

Grundsätzlich ist zu sagen, daß Wunden an den distalen Extremitätenregionen, besonders an Unterschenkeln und Füßen, wesentlich häufiger infiziert werden und vereitern als solche im Kopf- und Rumpfbereich und an den Armen.

Die *geschlossenen Verletzungen* der Haut und Weichteile (Prellungen, Kontusionen, Decollement usw.) werden im allgemeinen Teil der Extremitätenverletzungen besprochen.

Es muß darauf hingewiesen werden, daß die bei diesen Verletzungen nicht selten vorzufindenden Exkorationen (Schürfungen) immer auch eine Eintrittspforte für schwerwiegende Infektionen, wie z. B. den *Tetanus*, darstellen können.

Wundversorgung

Die häufigste Komplikation im Heilungsverlauf einer akzidentellen Wunde stellt die Infektion dar. Die Ursache hierfür ist in einer primären Besiedlung der Wundflächen mit Umweltkeimen zu suchen, die durch den verletzenden Gegenstand oder vom Boden her eingeschleppt werden. Besonders begünstigt wird die Entwicklung eines Infektionsprozesses durch starke lokale Gewebsschädigung (Quetschung, Zermalmung) oder durch in den Wundbuchten zurückbleibende Fremdkörper.

Die wichtigste *vorbeugende Maßnahme* gegen eine immer drohende Wundinfektion besteht deshalb in einer *frühzeitigen exakten Wundausschneidung* mit Schaffung glatter Wundflächen und im Hinblick auf die Gefahr einer sekundären Keimbesiedlung in dem möglichst *primären Verschluß* der Wunde durch Naht.

Bei jeder Verletzung ist der Zeitraum zwischen Entstehung und Behandlungsbeginn für die anzuwendenden therapeutischen Maßnahmen von ausschlaggebender Bedeutung. Während bei frischen Wunden grundsätzlich die operative Behandlung im Vordergrund steht, kommt bei veralteten (meist infizierten) Verletzungen im wesentlichen ein konservatives Vorgehen in Form der offenen Wundbehandlung in Frage.

Die *primäre Wundausschneidung* nach FRIEDRICH ist die wichtigste Maßnahme bei der Behandlung der frischen Gelegenheitswunde. In den meisten Fällen läßt sich hierdurch das die Wundheilung verzögernde und die Infektion begünstigende, geschädigte Gewebe beseitigen und die Mehrzahl der eingedrungenen Keime entfernen.

Diese Wundexcision ist jedoch nur innerhalb der ersten 6 bis höchstens 12 Std nach der erfolgten Verletzung erfolgversprechend, da es nach den klassischen Versuchen von FRIEDRICH (1898) nach dieser Zeit bereits zu einer erheblichen Vermehrung der Keime und zum Vordringen derselben in den Organismus gekommen ist. Von dieser Regel ausgenommen sind offene Hirnwunden und jene Verletzungen, die zu einer Eröffnung von Körperhöhlen geführt haben.

Nach Möglichkeit ist immer die sofortige operative Versorgung der Wunde mit primärem Nahtverschluß anzustreben. Jede Verzögerung über die 6–12-Std-Grenze hinaus bedeutet eine unmittelbare Bedrohung für den Patienten und sollte dringend vermieden werden.

Unter günstigen Bedingungen ist auch bei Wunden, die bereits 12–24 Std alt sind, noch eine Wundausschneidung vertretbar, es darf dabei jedoch *kein* sofortiger Nahtverschluß durchgeführt werden. Allenfalls können bereits Nähte für eine zum späteren Zeitpunkt ausführbare „*verzögerte primäre Naht*" gelegt werden.

Bei bestehender *Infektionsgefahr* ist die Wunde entweder *offen* zu behandeln oder in günstigeren Fällen mit wenigen Situationsnähten unter Einlegen einer kurzfristigen Drainage zur Sekretableitung teilweise zu schließen. Ebenso muß bei Einschleppung hochvirulenter Keime (z. B. Bißverletzungen) eine offene Wundbehandlung durchgeführt werden.

Hinsichtlich der *primären Wundnaht* soll nach HEGEMANN ein sofortiger Wundverschluß unterbleiben

1. bei Wunden, aus denen Fremdkörper (Geschosse, Holzstücke, Steine u. a.) nicht restlos entfernt werden konnten;

2. bei taschenreichen Wunden mit großen Trümmerzonen, die sich nicht befriedigend operativ säubern lassen, weil die Ausschneidung an funktionswichtigen Gebilden haltmachen mußte;

3. bei Wunden, die schon bei der Wundausschneidung Entzündungszeichen, z. B. graue Wundbeläge, aufweisen;

4. bei Wunden, die überhaupt nicht oder erst später als 12 Std nach dem Unfall excidiert werden konnten;

5. bei Berufsverletzungen von Personen, die mit infiziertem organischen Material zu tun haben (Chirurgen, Pathologen, Abdecker, Kanalreiniger usw.).

6. Bei allen Bißwunden und

7. bei allen Kriegswunden.

In den Fällen, wo bei der Erstversorgung der Wunde ein primärer Nahtverschluß nicht möglich war, kann innerhalb von 3–6 Tagen (höchstens bis zu 10 Tagen) nach der Verletzung eine sog. *verzögerte primäre Naht* ausgeführt werden (s. Abb. 38).

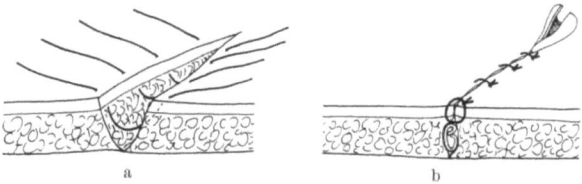

Abb. 38a u. b. „Verzögerte primäre Wundnaht". a Zustand nach Ausschneidung der Wunde mit Herstellung glatter Wundflächen. Ein primärer Wundverschluß ist wegen drohender Infektionsgefahr nicht möglich. Zur Durchführung der „verzögerten Naht" sind Nähte als Einzelknopfnähte bereits gelegt. b Verschluß der Wunde 3—6 (höchstens 10) Tage nach der Verletzung über einer eingelegten Lasche

„Diese schon von früheren Chirurgengenerationen (v. BERGMANN, KOCHER) geübte und von FRANZ und KIRSCHNER nachdrücklich empfohlene Methode ist im zweiten Weltkrieg mit solchem Erfolg ausgebaut worden, daß man sie auch in der Friedenschirurgie häufiger anwenden sollte als das heute allgemein üblich ist" (HEGEMANN). Voraussetzung hierfür ist eine Wundfläche, die frei von Nekrosen und Gewebstrümmern ist.

Bei der *operativen Versorgung* von Gelegenheitswunden wird man in der Regel mit einer Lokalanaesthesie auskommen, bei ausgedehnten Verletzungen mit großen Trümmerzonen oder multiplen Wunden ist jedoch eine Allgemeinnarkose vorzuziehen. Bei der Versorgung von Extremitätenverletzungen in Gebieten mit nahe beieinanderliegenden funktionswichtigen Gebilden (Sehnen, Nerven, Gefäße) hat sich das Anlegen einer *pneumatischen Blutleere* außerordentlich bewährt. Sie gewährleistet eine ungleich bessere Übersichtlichkeit und trägt zur schonenden Darstellung und Versorgung etwaiger Sehnen- oder Nervendurchtrennungen usw. in entscheidendem Maße bei. Zudem gelingt die Entfernung von Schmutzteilchen wesentlich vollständiger als in einem blutüberlaufenen Operationsfeld.

Jede Wundversorgung muß unter *streng aseptischen Kautelen* durchgeführt werden. In der Umgebung der Wunde befindliche Haare sind durch Rasur zu entfernen. Die Vorbereitung des Operationsgebietes mit Hautdesinfektion und steriler Abdeckung erfolgt in analoger Weise wie bei aseptischen Eingriffen. Nach den gleichen Grundsätzen muß sich der Operateur verhalten. Die Benetzung der Wunde mit Hautdesinfektionslösungen ist wegen ihrer gewebsschädigenden Wirkung zu vermeiden. Nach Umspritzung der Wunde mit Anaesthesielösung wird zunächst der Wundrand in 2—3 mm Breite (bei schwerer Gewebsschädigung entsprechend ausgedehnter) excidiert. Danach erfolgt die schrittweise Entfernung des darunterliegenden Gewebes. Alle traumatisierten Gewebsteile und jegliche Schmutzteilchen bzw. Fremdkörper müssen vollständig excidiert und entfernt werden. Dabei sind nach Möglichkeit alle Wundtaschen und Wundbuchten zu beseitigen und *glatte Wundflächen* zu schaffen. Die Verwendung von Gefäßligaturen sollte wegen des Fremdkörperreizes auf ein Minimum beschränkt werden. Um infektiöses Material nicht in die Tiefe zu verschleppen, ist ein mehrmaliger *Wechsel der Instrumente* erforderlich. Die Wundausschneidung sollte vornehmlich mit dem Messer erfolgen. Jegliche gewebstraumatisierenden Maßnahmen wie Quetschung oder Einreißung der Wundränder mit groben Instrumenten sind zu vermeiden. Unter Schonung funktionswichtiger Gebilde wie Sehnen, Nerven und Gefäße werden alle Wundbuchtungen aufgesucht und sorgfältig gesäubert.

Diese unter dem Begriff der *atraumatischen Operationstechnik* zusammengefaßte Wundzurichtung gewinnt bei tieferen Verletzungen der distalen Extremitätenanteile besondere Bedeutung, da hier Wundheilungsstörungen in der Regel einen längeren, wenn nicht gar dauernden Funktionsausfall bedingen können (s. Abb. 39). Bei stärkeren Hautverschmutzungen ist deshalb hier als vorbereitende Maßnahme eine sorgfältige Waschung des Operationsgebietes mit der 1%igen Lösung einer quartären Ammoniumbase angezeigt.

Der Wundexcision sind jedoch aus anatomischen Gegebenheiten (Schonung funktionswichtiger Gewebesysteme) gewisse *Grenzen* auferlegt. Während man bei der Excision der Haut äußerst sparsam vorgehen sollte, um einen möglichst spannungsfreien Nahtverschluß zu gewährleisten, ist Bindegewebe, Fett und Muskulatur in ganzer Ausdehnung des lokalen Gewebsschadens *radikal* zu entfernen. Ebenso sind *Schleimbeutel* bei ihrer Verletzung immer vollständig zu excidieren, da ihre Neigung zu Infektionsprozessen außerordentlich groß ist. Dagegen müssen *Sehnen* dringend geschont werden. Das *peritendinöse Gewebe* ist wegen der in ihm verlaufenden sehnenernährenden Gefäße nur sehr sparsam auszuschneiden, um Sehnennekrosen zu vermeiden. Sehnenscheiden dagegen können ohne folgenschwere Funktionseinbuße der Sehnen nach den gegebenen Erfordernissen entfernt werden. *Nerven* sind äußerst vorsichtig zu behandeln und sollten nur *oberflächlich* gesäubert werden. Hinsichtlich der Gefäß-Nerven- und Knochenverletzungen wird auf die einschlägigen Kapitel verwiesen. Bei *Gesichtswunden* sollte die Hautexcision aus kosmetischen Gründen so sparsam wie möglich ausgeführt werden (bei periorbitalen Verletzungen wird dabei auf eine Rasur der Augenbrauen verzichtet).

Bei *frischen Verletzungen* kann die Wunde innerhalb der 6–8 Std-Grenze nach vollständiger Ausschneidung durch Naht primär verschlossen und nach Jodierung

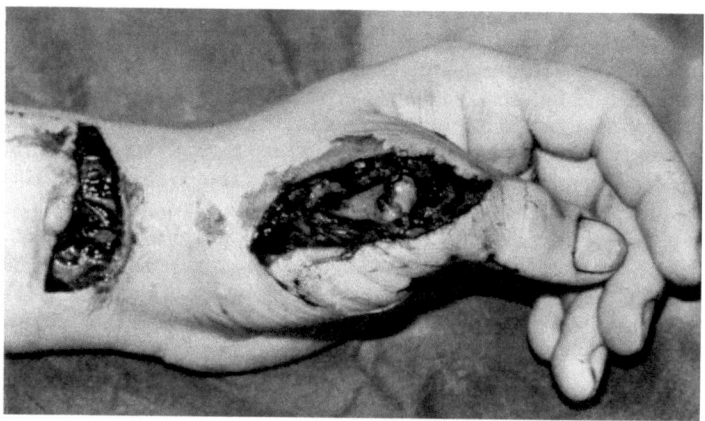

a

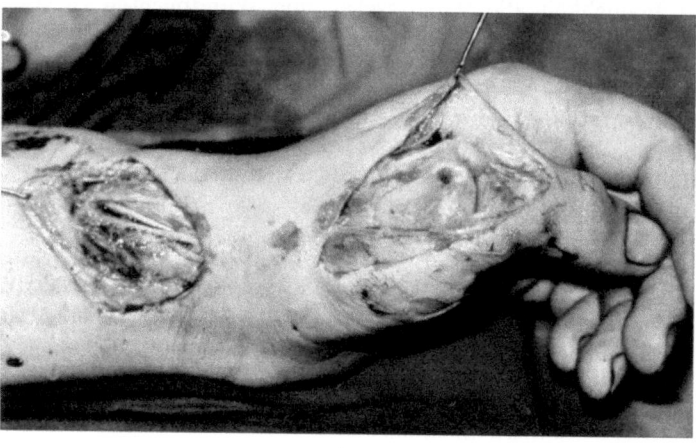

b

Abb. 39a u. b. Primäre Wundversorgung. a 21jähriger Mann. Landwirtschaftlicher Unfall mit ausgedehnten Quetschwunden der li. Hand und des li. Vorderarmes mit Zerreißung des Strecksehnenapparates und Eröffnung des Daumengrundgelenks. b Zustand nach primärer Wundexcision mit radikaler Entfernung des geschädigten Gewebes unter Darstellung und Schonung der deutlich sichtbaren Radialisnervenäste

mit trockenem, sterilen Klebeverband abgedeckt werden. Dabei soll man nach Möglichkeit auf versenkte Nähte verzichten. Der Wundverschluß hat möglichst *spannungsfrei* zu erfolgen, da jede Spannung Durchblutungsstörungen und damit eine vermehrte Infektionsgefahr heraufbeschwört. Gegebenenfalls werden zur Vermeidung dieser Komplikationen hautplastische Eingriffe notwendig, in manchen Fällen reichen schon zusätzliche Entspannungsnähte aus. Bei Gesichtsverletzungen hat sich im Hinblick auf entstellende Narbenbildungen die *atraumatische Intracutannaht* besonders bewährt (Nahttechnik s. Abb. 40).

Auf eine anschließende, möglichst *exakte Ruhigstellung*, besonders bei Wunden an den Extremitäten und in Gelenknähe, darf keinesfalls verzichtet werden. Bei Mitverletzung funktionswichtiger Gebilde (Sehnen, Knochen usw.) ist die Ruhigstellung durch *gefensterten Gipsverband* am sichersten gewährleistet. Bei ausgedehnteren Wunden an den distalen Extremitätenabschnitten ist zusätzlich eine *Hochlagerung* zur Verbesserung der Durchblutungsverhältnisse durchzuführen.

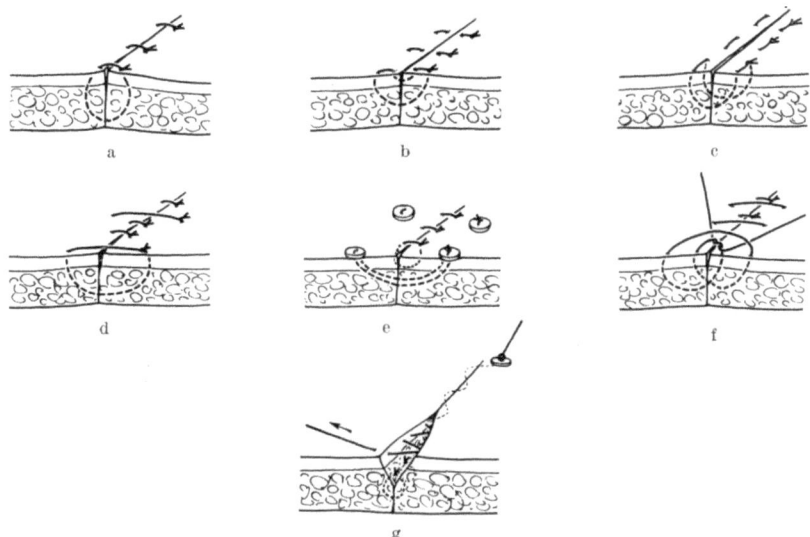

Abb. 40a—g. Die gebräuchlichsten Nahtmethoden. a Einzelknopfnaht. Sie stellt für die primäre Wundnaht die wichtigste Nahtmethode dar. Die fortlaufende Naht hat den Nachteil, daß bei auftretender Wundinfektion und dadurch notwendig werdender Entlastung der Wunde die ganze Naht entfernt werden muß. b Matratzen-Einzelknopfnaht in vertikaler Richtung. Die Vorteile dieser Nahttechnik bestehen in der sicheren Adaptation der Wundränder und in der Gewähr für eine gute Anlagerung der Wundflächen, vor allem bei sehr fettreichem Unterhautzellgewebe. c Matratzen-Einzelknopfnaht in horizontaler Richtung. d Eingeschaltete tiefer- und weitergreifende Entlastungsnähte, sog. Pfeilernähte, in einer Einzelknopfnahtreihe bei stärkerer Spannung der Wundränder. e Sicherung einer Einzelknopfnahtreihe durch mit Metallplatten gestützte tiefergreifende Matratzendrahtnähte zur Entspannung der Wundränder. f Sogenannte Flaschenzugnaht. g Intracutannaht. Als atraumatische Draht- oder Zwirnnaht findet sie vornehmlich Verwendung bei Gesichtswunden zur Vermeidung entstellender Narben

Bei Wunden, bei denen auf Grund von größeren Gewebsdefekten ein Verschluß nicht möglich ist, kommen *hautplastische Eingriffe* in Frage, die in dem allgemeinen Kapitel der Extremitätenverletzungen näher beschrieben sind.

Von der routinemäßigen *prophylaktischen* Anwendung von *Chemotherapeuticis* und *Antibioticis* bei der Behandlung von Gelegenheitswunden ist abzuraten, da die Infektionsquote nach allgemeiner Erfahrung hierdurch nicht beeinflußt werden kann. Eher schädlich als günstig wirkt sich wegen auftretender aseptischer Wundheilungsstörungen die lokale Verabreichung von Antibiotica oder Sulfonamiden, besonders in Puder- oder Salbenform, aus (Fuss). In allen Fällen jedoch, wo eine exakte Wundausschneidung aus anatomischen Gründen oder wegen der Ausdehnung der Verletzung nicht *vollständig* möglich war oder von vornherein eine hohe *Virulenz der Keime* angenommen werden muß, ist die parenterale oder orale Antibiotica-(Sulfonamid)Prophylaxe angezeigt. Das gleiche gilt, wenn durch die Gewalteinwirkung große Körperhöhlen, Sehnenscheiden, Gelenke, Liquorräume usw. *eröffnet* werden. Selbstverständlich ist die sofortige Verabreichung von Antibioticis in hoher Dosierung bei Verletzungen des Magen-Darm-Traktes, der Respirationsorgane und des Urogenitalsystems.

In den letzten Jahren hat ein neues Prinzip bei der Behandlung frischer Wunden, vor allem in der Handchirurgie, Geltung gewonnen, das von ISELIN unter dem Begriff der „urgence differée" oder der *„Dringlichkeit mit aufgeschobener Operation"* inauguriert wurde. Diesem Verfahren liegen folgende Überlegungen und Erkenntnisse zugrunde:

Bei der üblichen und allgemein akzeptierten Therapie der primären Wundversorgung nach FRIEDRICH bestehen die Nachteile der Zeitgebundenheit und nicht selten des Zwanges, den Eingriff auch unter unbefriedigenden Notfallbedingungen durchführen zu müssen. ISELIN hat nun bei der Versorgung schwerer Handverletzungen zeigen können, daß durch eine besondere Wundbehandlung die bisher für die Operation als kritisch betrachtete 6—8 Std-Zeitgrenze ohne Schaden für den Patienten weit, d. h. um Stunden oder sogar Tage, überschritten werden darf. Der Schwerpunkt liegt auch hier auf der Dringlichkeit der möglichst frühzeitigen Wundversorgung. Der Unterschied zu der bisherigen Auffassung besteht lediglich darin, den operativen Eingriff solange *aufzuschieben*, bis *optimale* Bedingungen für seine Druchführung gegeben sind. Dieser Zeitpunkt ist dann erreicht, wenn bestimmte Forderungen beachtet werden, deren Erfüllung für den weiteren Verlauf von besonderer Bedeutung ist. Sie bestehen in der *Überwindung des Schocks*, einer ausreichenden *Sedierung*, in einer weitgehenden *Reinigung der oft stark verschmutzten Haut*, in der Bereitstellung eines geeigneten *Operationsteams* evtl. unter Hinzuziehung eines spezial ausgebildeten Operateurs und in der Vorbereitung des Operationssaales, so daß der Eingriff unter aseptischen Bedingungen ausgeführt werden kann.

Die Behandlung muß so schnell wie möglich nach dem Unfall begonnen werden und geht im einzelnen folgendermaßen vor sich:

1. Schockbehandlung nach dem üblichen Verfahren und fortlaufende allgemeine Sedierung für die nächsten Tage.

2. Sorgfältige Reinigung der Haut durch Bürstenwaschung mit 1%iger Lösung einer quartären Ammoniumbase in Leitungsanaesthesie oder Allgemeinnarkose. Anlegen eines antiseptischen Verbandes und Ruhigstellung auf einer Schiene. Täglich 1—2maliger Verbandswechsel.

3. Parenterale Antibioticabehandlung in ausreichend hoher Dosierung.

4. Nach ISELIN eiweiß- und Vitamin C-reiche Ernährung zur Besserung der allgemeinen Reaktionslage.

5. Nach Erzielung optimaler, lokaler und Allgemeinbedingungen Durchführung des operativen Eingriffs.

Die *Vorteile* dieses Verfahrens werden in der Schaffung einer idealen Ausgangsposition gesehen, die besonders bei schweren Gleichzeitverletzungen mit Wiederherstellung von Sehnen-, Nerven-, Knochen- und Hautschäden prognostisch von wesentlicher Bedeutung ist.

Wenn von ISELIN dieses Vorgehen ursprünglich fast ausschließlich für Handverletzungen empfohlen wurde, gewinnt die Methode auch in der übrigen Extremitätenchirurgie bei *komplexen Traumafolgen* (offene Schaft- und Gelenkfrakturen mit ausgedehnten Weichteilschäden und Einhergehen schwerster Schockzustände) zunehmend an Bedeutung.

Sicher wird für das Gros der Gelegenheitswunden die Friedrichsche primäre Wundversorgung das Verfahren der Wahl bleiben. Bei ausgedehnten Verletzungen mit schwer beherrschbaren Schockzuständen jedoch, kann die „aufgeschobene Operation" eine wertvolle Bereicherung bedeuten und die funktionellen Endresultate sehr verbessern, in manchen Fällen evtl. sogar Amputationen verhüten.

Hinsichtlich der Durchführung der immer notwendigen Tetanusprophylaxe wird auf das Kapitel „Tetanus" verwiesen.

Bei *Bißverletzungen* ist immer die Möglichkeit einer virusbedingten *Lyssainfektion* in Erwägung zu ziehen. In Zweifelsfällen sollte immer eine entsprechende lokale und aktive Immunisierung durchgeführt werden.

Bei rechtzeitig *aktiv Immunisierten* beträgt die Mortalität an Tollwut nur 0,3—0,6%, bei nicht oder zu spät Geimpften dagegen etwa 10%. Die Immunprophylaxe ist bei der Tollwut deshalb so wirksam, weil es mit Hilfe des Impfstoffes im Gegensatz zum Tetanus gelingt, schon innerhalb der Inkubationszeit einen aktiven Schutz zu erzielen.

Bei Verdacht auf eine Lyssainfektion hat sich nach STARKE folgende Wundbehandlung bewährt: Intensives und vollständiges Auswaschen der Wunde mit 1%igem Zephirol, 3%igem Hydramon und einer sonstigen quartären Ammoniumbase oder einer 20%igen Seifenlösung sowie eine totale Wundexcision mit Offenlassen der Wunde.

Für die Tollwutschutzimpfung steht uns die Tollwut-Vaccine der Behringwerke zur Verfügung. Je nach Schwere der Bißverletzung werden 5—6 Injektionen zu je 4 cm³ Impfstoff in 24stündigen Intervallen subcutan verabreicht. Kommt es dabei zu lokalen Reaktionen, sollen die Zwischenzeiten auf 48 Std erhöht werden. Einen Monat bzw. 30 Tage nach der letzten Impfung muß eine weitere Injektion mit 4 cm³ Impfstoff appliziert werden.

Eine Tollwutprophylaxe muß nach MOHR (Richtlinien vom Tropeninstitut Hamburg) immer durchgeführt werden:

1. wenn eine Person von einem sicher tollwutkranken Tier gebissen wurde,
2. wenn eine Person von einem tollwutverdächtigen Tier gebissen wurde, das kurze Zeit nach dem Biß eingegangen ist und bei dem im Magen Holz oder andere Fremdkörper gefunden wurden oder sonstige Zeichen für das Vorliegen einer Tollwut sprechen,
3. wenn eine Person in einem Gebiet, in dem Tollwut herrscht, von einem Tier ohne ersichtlichen Grund angefallen wurde, das Tier aber entkam,
4. wenn die gebissene Person ein Kind ist, das über die näheren Umstände des Bisses keine genauen Angaben machen kann,
5. wenn angenommen werden muß, daß der Speichel eines verdächtigen Tieres mit einer frischen Wunde, auch wenn es sich nicht um eine Bißwunde handelt oder mit Hautabschürfungen einer Person in Berührung gekommen ist (z. B. beim Abhäuten eines tollwutverdächtigen Tieres). Auch Schlachter und Abdecker, die mit einem wutkranken Tier in Berührung gekommen sind, sollten geimpft werden.

Auch leblose Gegenstände, die das tollwutkranke Tier mit seinem Speichel begeifert hat, können den Menschen, der sich an solchen Gegenständen verletzt, infizieren. Auch dann ist eine Impfung angebracht.

Immer sollte in Zweifelsfällen der Bißverletzte zur Durchführung der *aktiven Immunisierung* in eine Krankenhausspezialabteilung eingewiesen werden.

Wichtig ist noch ein Hinweis auf *Tintenstift- und Leichtmetallverletzungen*. Wenn solche Patienten auch seltener in der chirurgischen Sprechstunde erscheinen, so muß doch vor allem der praktische Arzt die Gefahren kennen, die von diesen Verletzungen ausgehen können.

Im Gewebe zurückbleibende *Tintenstiftteile* verursachen durch in ihnen enthaltene basische Anilinfarbstoffe Ödeme, Nekrosen, Gewebseinschmelzungen und lange eiternde Entzündungen und können auch zu allgemeinen Intoxikationserscheinungen führen. Durch Tintenstift hervorgerufene Wunden bedürfen deshalb einer *gründlichen Excision* mit Entfernung aller, meist gut sichtbarer Farbstoffteilchen.

Leichtmetallverletzungen führen zu Gewebsschädigungen und langwierigen eitrigen Infektionen mit schlechter Heilungstendenz. Als Ursache kommt einmal die rauhe Oberfläche der Metallteilchen, die den Keimen eine gute Haftmöglichkeit bietet, in Frage, zum anderen wird bei den häufig Magnesium enthaltenden Legierungen im Gewebe Wasserstoff abgespalten, der seinerseits durch Schaffung von Eiweißzerfallsprodukten noch zusätzlich eine Infektion begünstigt. Alle durch Leichtmetall verursachten Wunden sollen deshalb sehr *sorgfältig excidiert* werden, wobei jegliche Metallreste entfernt werden müssen. Die Wunde ist nach der Wundtoilette *offen* zu lassen.

Wundinfektion

Jede durch ein scharfes oder stumpfes Trauma entstandene akzidentelle Wunde ist primär als infiziert zu betrachten. Die Keime werden dabei unmittelbar je nach dem Verletzungsmechanismus direkt in die Wunde eingeimpft. Bei allen Wunden aber kann es durch nachfolgende unsachgemäße Manipulation, etwa nicht sterile Verbandstoffe oder durch Einwandern pathogener Keime auf dem Blutweg oder vom Wundrand her zu einer zusätzlichen sekundären Keimbesiedlung kommen. Vermehrte Infektionsgefährdung besteht für die durch mehr oder weniger stumpfe Gewalteinwirkung entstandenen Wunden, bei denen durch umfangreiche Zermalmung von Weichteilen tiefgreifende Taschenbildungen entstanden sind. Eine ausschlaggebende Bedeutung für das Zustandekommen einer Infektion kommt neben der Art und Virulenz der primär eingeschleppten Keime auch der Verschmutzung der Wunde durch Fremdkörper zu. Holzsplitter, Kleiderfetzen, Erdbröckel oder Metallteile verursachen von sich aus bereits eine Fremdkörperreaktion, die zusätzlich verstärkend zu der infektionsbedingten Entzündungsreaktion hinzukommt. So ist bei Verletzungen im Straßenverkehr, vor allem aber in landwirtschaftlichen Betrieben mit Verschmutzung durch besonders infektiöses Material in Form von Tierdung, Acker- oder Gartenerde, eine besonders große Infektionsgefahr verbunden. Das gleiche gilt für Bißverletzungen, während glattrandige Schnitt- oder Hiebwunden und Verletzungen in eisenverarbeitenden Betrieben im allgemeinen weit weniger infektionsgefährdet sind. Eine sachgemäße Wundversorgung wird in den meisten Fällen das Angehen und das Fortschreiten der primär gesetzten Infektion verhindern oder doch wenigstens in Schranken halten können. Ist es dennoch nach einer Verletzung zu einer Wundinfektion gekommen, die sich durch die klassischen Zeichen der Entzündung manifestiert, dann hat die Behandlung nach allgemein-chirurgischen Grundsätzen zu erfolgen.

Wiederauftretender Schmerz nach Abklingen des primären Wundschmerzes, Rötung und Schwellung deuten darauf hin, daß eine Infektion in der Wunde um sich greift. Auftretende schmerzhafte Schwellung der regionären Lymphknoten (Lymphadenitis) und Rötung sowie Druckschmerz im Verlauf der Lymphbahnen (Lymphangitis) weisen ebenfalls in diese Richtung.

Eingehende Beobachtung, unter Umständen täglich mehrmals wiederholte Verbandwechsel der infektionsverdächtigen Wunde sowie Überwachung von Puls und Temperatur sind unerläßlich, um schwerere Schäden abzuwenden. Therapeutisch kommen zunäst antiphlogistische Maßnahmen, wie feuchte Verbände mit Alkohol und Borwasser, unterstützt durch Antibiotica oder Chemotherapie in Betracht. Vor allem aber ist der verletzte Gliedabschnitt ruhig zu stellen (Gipsschiene, evtl. gefensterter Gips) und durch Hochlagerung einer entzündungsbedingten Schwellungsneigung vorzubeugen. Primär angelegte Wundnähte sind bei eingetretener Wundinfektion teilweise oder ganz zu öffen, um eine Retention von Wundsekret und Eiter zu verhindern. Nötigenfalls ist durch Drainagen für den sicheren Eiterabfluß Sorge zu tragen. In besonderen Fällen (infizierte Frakturen) leisten Spüldrainagen mit antibiotischen Lösungen Gutes.

Je nach Art der Infektionserreger und der durch sie bedingten Lokal- und Allgemeinreaktion des Organismus ist im Rahmen der Wundinfektion die *pyogene* von der *anaeroben* Infektion abzugrenzen.

Als *pyogene Infektion* bezeichnet man eine Infektion durch banale Eitererreger. Die häufigsten Keime dieser Gruppe sind die Staphylokokken und Streptokokken, das Bacterium coli commune und das Bacterium pyocyaneum.

Die *Staphylokokken* (hämolysierende oder nicht hämolysierende St. aureus, albus, citreus) vermögen chemotaktisch Leukocyten anzulocken und verursachen deshalb eine reichliche dick-rahmig-gelbe Eiterbildung. Sie kommen ubiquitär vor und finden sich regelmäßig als Saprophyten auf der äußeren Haut. In Wunden gelangend, werden sie pathogen, breiten sich jedoch im allgemeinen wenig im Gewebe aus und führen häufig durch eitrige Einschmelzung zu Absceßbildungen. In den letzten Jahren haben sich zunehmend resistente Staphylokokkenstämme herausgebildet.

Die *Streptokokken* (hämolysierende, nicht hämolysierende, aerobe und fakultativ anaerobe Formen) vermögen hochgiftige Toxine zu bilden und führen unter dünnflüssiger grau-gelber Eiterbildung mehr zu phlegmonösen Entzündungsformen und Gewebsnekrosen. Sie sind als Saprophyten auf den Schleimhäuten der oberen Luftwege und des Darmkanals weit verbreitet. Ihre Empfindlichkeit gegen Antibiotica ist groß. Resistente Stämme werden weniger beobachtet als bei Staphylokokken.

Das *Bacterium coli* (Escherichia coli) gehört als notwendiger und ständiger Bewohner des Dickdarmes zu den am weitest verbreiteten Erregern. Bei Mischinfektionen können Kolibakterien ausgedehnte Nekrosen und Phlegmonen verursachen. Gegen Streptomycin und andere Antibiotica sind sie gut empfindlich.

Das *Bacterium pyocyaneum* ist ebenfalls weit verbreitet und findet sich als harmloser Saprophyt auf der Haut und im Magen-Darm-Trakt. Zusammen mit anderen Keimen kommt dieser Erreger in verschmutzten Wunden vor. In Krankenhäusern spielt er als "hospitalisierender" Keim eine bedeutende Rolle und wird bei Mischinfektionen am häufigsten nachgewiesen. Die Infektion mit Bacterium pyocaneum ist durch eine blau-grüne Farbstoffbildung (Pyocyanin, Fluorescin) leicht erkennbar. Der Eiter ist durch einen faden, süßlichen Geruch gekennzeichnet. Bei der Bekämpfung sind Borsäurepräparate immer noch äußerst wirksam.

In fast allen Fällen von Wundinfektionen handelt es sich um *Mischinfektionen* mit einer Reihe verschiedener Erregerarten, die sich gegenseitig im positiven oder auch negativem Sinn beeinflussen können. Meist gewinnen die banalen Eitererreger die Oberhand.

Die *Inkubationszeit* bei Wundinfektionen, die für klinisch-therapeutische Belange von besonderer Bedeutung ist, wurde nach den klassischen Versuchen von FRIEDRICH mit 6 Std ermittelt. Diese von FRIEDRICH für anaerobe Erdkeime gefundene Zeit läßt sich jedoch universell nicht auf die banalen Eitererreger übertragen. Gewöhnlich wird hierbei eine Inkubationszeit von 12—15 Std angegeben. Dabei sind die Beschaffenheit der Wunde, die Anzahl, Art und Virulenz der eingedrungenen Keime ausschlaggebend für das Angehen und die weitere Entwicklung der Infektion.

Eine besonders charakteristische Form der Wundinfektion stellt das *Erysipel* (Wundrose) dar. Es ist dies eine auf dem Lymphweg sich ausbreitende Infektion der Haut bzw. der Schleimhaut, die in der Regel durch hämolytische Streptokokken verursacht wird. Als Eintrittspforte dienen unbedeutende Verletzungen, wie Risse, Rhagaden, Schürf- und Kratzwunden; aber auch Operationswunden und tiefere Verletzungen können Ausgangspunkt der Infektion werden. Stets ist eine Kontinuitätstrennung der Haut Voraussetzung für die Erkrankung. Auch das sog. "idiopathische Erysipel" ist immer traumatischen Ursprungs.

Auf andere Personen übertragen, vermögen die Erreger Phlegmonen zu erzeugen. In vielen Fällen besteht eine eindeutige individuelle Disposition. Die Erkrankung hinterläßt keine — allenfalls eine kurzfristige lokale — Immunität. Die Rezidivneigung ist bei vorhandener Disposition groß.

Die *Inkubation* beträgt Stunden bis wenige Tage. Die *Erkrankung* beginnt meist akut mit Schüttelfrost, hohem Temperaturanstieg und gelegentlich auch Erbrechen. Um die Eingangspforte bildet sich eine scharf gegen die normale Haut abgesetzte erhabene Rötung der Haut heraus, die in zentrifugaler Richtung fortschreiten kann. Subjektiv wird über ein Spannungsgefühl, über Juckreiz und Brennen geklagt. Die Ausbreitung der Infektion erfolgt häufig schon in Stunden und dringt besonders in lockere Hautbezirke vor, macht dagegen oft an behaarter oder straff mit der Unterlage verbundener Haut halt und kann auf die Schleimhäute, besonders im Gesichtsbereich, übergreifen. Während die Rötung bei weiterem Fortschreiten in der Peripherie besonders stark ausgeprägt ist, erfolgt im

Bereich der Eintrittspforte eine allmähliche Abblassung. In der Regel sind die regionären Lymphknoten geschwollen.

Nicht selten entwickeln sich in dem erkrankten Hautbereich seröse Blasen *(E. bullosum)*, die später in Eiterung und Nekrosen übergehen können *(E. gangränosum)*.

Im weiteren Verlauf zeigt die Fieberkurve remittierenden Charakter, die Allgemeinerscheinungen sind dabei verhältnismäßig gering. Nach 6—8 Tagen beginnt die Rötung abzublassen, gleichzeitig fallen auch die Temperaturen ab und die Krankheit ist überwunden.

Die häufigste Lokalisation ist der Kopf (Kopf-Gesichts-Erysipel), nicht selten werden die unteren Extremitäten ergriffen, wobei außer Verletzungen auch Geschwürsbildungen als Eintrittspforte in Frage kommen.

Bei Rezidiverkrankungen ist meist der Verlauf milder. An Komplikationen sind akute hämorrhagische Nephritiden, Pneumonien, selten auch Endokarditis und Perikarditis beschrieben. Die Prognose ist bei normalem Verlauf günstig.

Die *Behandlung* wird konservativ, vorwiegend lokal mit antiphlogistischen, feuchten Verbänden, bei Extremitätenerysipel zusätzlich durch Hochlagerung und Ruhigstellung auf Schienen durchgeführt. Die medikamentöse Allgemeinbehandlung erfolgt durch Sulfonamide und Antibiotica.

Die anaerobe Infektion beansprucht wegen ihrer schwerwiegenden Folgen besondere Beachtung.

Die *putriden Infektionen* werden durch Fäulniskeime, die häufig aus dem Boden stammen und durch Schmutz oder Staub in Wunden gelangen, hervorgerufen. In vielen Fällen kommt es dabei zu einer Mischinfektion mit Proteus, Pyoceaneus, Colibakterien, Saprophyten und Eitererregern. Bei den meisten Fäulnisbakterien handelt es sich um fakultative oder obligate Anaerobier. Aus der großen Gruppe dieser Keime werden der Streptococcus anaerobius putridus (SCHOTTMÜLLER) und der Bacillus sporogenes am häufigsten beobachtet. Die Bac. proteus vulgaris, coli und pyoceaneus wachsen sowohl unter aeroben als auch unter anaeroben Bedingungen und bilden ein Zwischenglied zwischen pyogener und putrider Infektion.

Das Angehen einer putriden Infektion ist abhängig von dem Milieu, in das die Keime hineingelangen. Voraussetzung sind *anaerobe Wundverhältnisse*, die sich vornehmlich bei starker Schädigung (Quetschung) des Gewebes mit lokalen Durchblutungsstörungen, bei Vorhandensein von nekrotischen Gewebsteilen und bei Wundsekretverhaltungen darbieten. Im besonderen Maße disponiert sind verschmutzte und traumatisierte sowie Verbrennungs- und Erfrierungswunden, wobei letztere durch starke Nekrosebildung den Fäulniskeimen besonders geeignete Wachstumsbedingungen schaffen.

Klinisch ist das Bild der einfachen putriden Infektion leicht erkennbar. Es kommt zu einer schwarz-bräunlichen Verfärbung des durch Fäulnis zerstörten Gewebes mit nur spärlicher serös-schmutzig-grauer Eiterentwicklung, wobei in unmittelbarer Umgebung der infizierten Wunde auch geringe Gasbildung auftreten kann. Der Wundfoetor hat fauligen Charakter. Die Wundreaktion ist gering und begrenzt. Die Allgemeinerscheinungen mit nur leichter Temperaturerhöhung und kaum vorhandener Pulsbeschleunigung sind wenig ausgeprägt. Ein Tiefergreifen des Prozesses wird bei alleiniger Infektion mit putriden Erregern kaum beobachtet.

Bei Hinzutreten einer *Mischinfektion* mit pyogenen Keimen kann sich jedoch eine fortschreitende, oft gefährliche *putride Phlegmone* entwickeln. In schnell sich abschließenden Wundhöhlen (z. B. nach Spießungsverletzungen) vermag eine mischinfizierte putride Infektion zu einem schweren septischen Zustandsbild zu führen, wobei suzätzlich Fäulnisalkaloide und Eiweißabbauprodukte eine Allgemeinschädigung des Organismus verursachen.

Die *Behandlung* besteht in einer exakten chirurgischen Wundrevision mit sorgfältiger Entfernung der Nekrosen, ausreichender Drainage und offener Wundbehandlung. Phlegmonen müssen breit eröffnet werden. Je nach dem klinischen Bild wird weiterhin eine lokale oder zusätzliche allgemeine *gezielte* Therapie mit *Sulfonamiden* bzw. *Antibiotica*, möglichst nach vorheriger Austestung der Keime, durchgeführt.

Gasbrand (Gasödem)

Der Gasbrand oder das Gasödem stellt ein schweres und lebensbedrohliches Krankheitsbild dar. Die Letalität wird sowohl nach Kriegs- als auch nach Friedensverletzungen mit etwa 50% angegeben. Im Kriege war sie eine der gefährlichsten und gefürchtetsten Wundinfektionskrankheiten (nach KUNTZEN erkrankten bis 1% und mehr der Schußverletzten an Gasbrand und etwa 50% der Fälle verliefen tödlich). In Friedenszeiten tritt die Erkrankung zwar seltener auf, gewinnt aber mit Zunahme der schweren Verkehrsunfälle mehr und mehr an Bedeutung. In der Mehrzahl der Fälle werden dabei die unteren Extremitäten betroffen.

Ätiologie und Pathogenese. Die bakteriologische Ätiologie des Gasbrandes wurde vor allem durch ZEISSLER geklärt, der nachweisen konnte, daß die Mehrzahl der Gasödeme des Menschen komplizierte *Mischinfektionen* darstellen. Bei den Erregern handelt es sich um ubiquitäre Erdkeime, die in fast allen Erdsorten gefunden werden. Sie wachsen ausschließlich unter anaeroben Bedingungen. Als häufigster Erreger der Erkrankung beim Menschen muß nach wie vor der *Welch-Fraenkelsche Gasbacillus* (Clostridium perfringens) gelten. Nach KUNTZEN wird er in 100% der Erdproben und in 100% der untersuchten Krankheitsfälle gefunden.

In der Regel wird der Fraenkelsche Bacillus begleitet von verwandten, ebenfalls anaeroben Keimen (ZEISSLER) wie dem *Novy-Bacillus* (Clostridium novyi), Erreger des malignen Ödems, in 64% in Erdproben, in 40% in gasinfizierten Wunden; dem *Clostridium septicum*, Vibrio septique (PASTEUR), *Pararauschbrandbacillus*, in 8% in Erdproben, in 20% in gasinfizierten Wunden; dem *Clostridium histolyticum*.

Allen diesen Erregern ist gemeinsam, daß sie gefährliche *Toxine* (α-, β-, γ-, ϑ-Toxine) und *Fermente* (Kollagenase, Hyaluronidase, Lecithinase) produzieren, die für die Lokalerscheinungen und die Allgemeinschädigung des Organismus verantwortlich zu machen sind. Die Wirkung dieser Toxine und Fermente auf die Gewebe besteht vor allem in einer Proteolyse, Hämolyse und wohl auch Lipolyse. Dem Fraenkelschen Bacillus wird vor allem die Produktion des α-Toxins (Lecithinase) zugeschrieben, das zu den Muskelveränderungen im Sinne einer Myonekrose führt.

Voraussetzung für das Angehen einer Gasbrandinfektion ist das Vorhandensein eines für die Entwicklung der Keime geeigneten Terrains. Während der B. perfringens hinsichtlich der Anaerobiose nicht sehr anspruchsvoll ist, verlangen die sauerstoffempfindlichen Novy- und Pararauschbrandbacillen zum Wachstum ein entsprechend niedrigeres Redoxpotential, wie es nur im Rahmen eines größeren Traumas entstehen kann (GRUMBACH).

Eine besondere Disposition ergibt sich bei Wunden mit starker Gewebsschädigung (Quetschungen, Muskelzerreißungen, lokale Zirkulationsstörungen, Nekrosen) oder mit eingedrungenen Fremdkörpern wie Erdbröckeln, Holzsplittern, Kleiderfetzen sowie bei Verletzungen mit einhergehenden Durchblutungsstörungen (Gefäßverletzungen) und bei Schußwunden. In ganz seltenen Fällen sind Gasbranderkrankungen nach intramuskulären Injektionen und nach aseptischen Operationen beschrieben worden.

Obwohl viele Wunden mit Gasbranderregern oberflächlich besiedelt werden, geht die Infektion glücklicherweise in den meisten Fällen nicht an. Wie beim Tetanus kommt es jedoch auch vor, daß mehr oder weniger lange Zeit ruhende Infektionen durch mechanische Einflüsse (Knochenrepositionen, Osteotomien usw.) aktiviert werden und dann oft besonders foudroyant verlaufen (GRUMBACH).

Bakteriologische Studien im 1. und 2. Weltkrieg (ZEISSLER) ergaben als Begleitanaerobier neben dem Fraenkelschen Gasbacillus den Novyschen Bacillus zu 64%, den Tetanusbacillus zu 27%, den Pararauschbrandbacillus zu 8%, den B. Botulinus zu 6% und B. histolyticus zu 2%.

Nach BINGOLD ist der Gasbrand als *septische* Erkrankung aufzufassen. FRAENKEL sah den Beginn der Gasbacilleninfektion zunächst im lebenden Muskel. Nach Entwicklung der Keime zwischen den Muskelfasern geht die Ausbreitung vor allem in den Interstitien und entlang der Gefäß-Nervenscheiden vor sich. Im weiteren Verlauf kommt es zu Fibrinniederschlägen und Ödembildung, während Leukocyten nur spärlich nachzuweisen sind. Unter zunehmender Ödem- und Gasbildung wird schnell die Einwirkung der Toxine auf das Muskelgewebe sichtbar. Der Muskel bekommt eine graue Verfärbung und sieht zundrig, wie gekocht, in fortgeschrittenen Fällen unstrukturiert und zerfließlich aus.

Klinisches Bild. Plötzlich auftretende, starke Schmerzen im Bereich einer Verletzung sollten immer an eine Gasbrandinfektion denken lassen und zu einem sofortigen Verbandswechsel (bei zirkulären Gipsanordnungen Abnahme des Gipsverbandes) mit sorgfältiger Wundinspektion Anlaß geben. *Der akute heftige Schmerz stellt ein Frühsymptom der Erkrankung dar.* Die von der Infektion betroffene Körperregion weist eine pralle Schwellung auf, die Umgebung der Wunde zeigt eine geringere entzündliche Reaktion im Sinne einer Rötung. In späteren Stadien treten in der Haut teils fleckförmige, teils streifige grau-blaue oder schmutzig-braune, durch Hämolyse bedingte Verfärbungen auf. Das in der Wunde nur spärlich vorhandene Sekret ist trüb-braun-wäßrig, nicht selten mit Gasblasen untermischt und durch einen *charakteristischen faden, süßlichen Geruch* gekennzeichnet. Gasbildung und Ödem treten in den einzelnen Fällen in recht unterschiedlicher Stärke auf. Die Gasbildung läßt sich im Gewebe perkussorisch durch Beklopfen des betroffenen Körperabschnittes mit einem Metallspatel o. ä. nachweisen, wobei ein charakteristischer Schachtelton hörbar wird. Bei der Palpation läßt sich jenes typische Knistern auslösen, das vom Hautemphysem her bekannt ist. Im Röntgenbild ist oft eine durch die Gasansammlung in den Muskelsepten bedingte Fiederung der Muskulatur und Gasbildung im Unterhautzellgewebe erkennbar. In den meisten Fällen kommt es bei fortschreitender Infektion durch Eindringen der Gasbacillen in die Blutbahn zur Bakteriämie, und Keimabsiedlungen in anderen Körperteilen können die Folge sein. So gewinnt der Gasbrand auch als septisches Krankheitsbild größte Bedeutung. Metastasen können vor allem an durch Druck oder Trauma geschädigten Körperstellen beobachtet werden, wie z. B. das Auftreten von septischen Herden im Bereich einer Blutleere, die für eine Amputation angewandt wurde.

Das *Fortschreiten* einer Gasbrandinfektion kann außerordentlich schnell vor sich gehen. Schon in Stunden wird eine Extremität unter starker Gas- und Ödembildung von dem Prozeß ergriffen und zum Absterben gebracht. Wird ein Übergreifen der Infektion auf den Rumpf nicht durch schnelle Amputation der betroffenen Gliedmaße verhindert, ist die Prognose weitgehend infaust.

Neben diesen lokalen Veränderungen führt der Gasbrand durch Toxinwirkung (wohl auch durch seine Bakteriämie) zu schweren *Allgemeinerscheinungen*. Die von der Infektion befallenen Kranken zeigen die Symptomatik schwerster *Intoxikation*. Sie sehen verfallen aus, der *Puls* ist sehr frequent und klein, die Gesichtsfarbe fahl, blaß-gelblich, die Augen liegen tief. Der Gesichtsausdruck ist ängstlich, es bestehen eine allgemeine Unruhe, Schwitzen und häufig Brechreiz. Der Blutdruck sinkt kontinuierlich ab. Die Temperatur kann wenig erhöht, aber auch normal sein.

Prognostisch außerordentlich ungünstig ist ein auftretender Ikterus als Ausdruck einer toxisch bedingten Hämolyse oder Leberschädigung. Der Tod tritt unter den Zeichen des Kreislaufversagens ein.

Die *Diagnose* ist im fortgeschrittenen Stadium auf Grund der Hautveränderungen, der Schwellung und der Gasbildung und für den Erfahrenen auch durch den charakteristischen Geruch des Wundsekretes leicht zu stellen. Dagegen kann das Erkennen des Frühstadiums – zu einem Zeitpunkt, wo weder Hautveränderungen noch stärkere Allgemeinerscheinungen nachweisbar sind – schwierig sein. Der *akute Schmerz* und das *Ansteigen der Pulsfrequenz* sollten nach einer Verletzung immer an eine Gasbrandinfektion denken lassen und Anlaß zu wiederholten, kurzfristigen Wundinspektionen geben.

Differentialdiagnostisch muß der „maligne" Gasbrand gegenüber der *gashaltigen Phlegmone* abgegrenzt werden. Der Nachweis von pathogenen Gasbrandbacillen in der Wunde ist dabei nicht entscheidend für die Diagnose, und es muß eindringlich davor gewarnt werden, allein auf Grund dieser Feststellung eine eingreifende chirurgische Therapie mit evtl. Amputation einer Gliedmaße einzuleiten. Letztlich ausschlaggebend ist allein der klinische Verlauf, der allerdings einer äußerst kritischen und sorgfältigen Beobachtung bedarf. Aufschlußreicher als der bakteriologische Nachweis ist nach EUFINGER das Vorhandensein von nichteitrigen Muskelnekrosen und die Feststellung der Gasbrandbacillen an einem von der Verletzung weiter entfernten Ort.

Therapie. Jede Gasödeminfektion erfordert eine unverzügliche chirurgische Behandlung. Über das Ausmaß der dabei durchzuführenden Maßnahmen entscheiden allein die bei der Wundrevision nachweisbaren Gewebsveränderungen. Bei beginnender Infektion oberflächlicher Wunden wird man sich mit einer lokalen radikalen Ausräumung des Krankheitsherdes begnügen können. Immer sollten dabei die Fascien und Muskellogen breit eröffnet werden, um den Befund auch zur Tiefe hin abzugrenzen und wenn nötig, erkranktes Muskelgewebe zu excidieren. Der wichtigste Grund für die breite Fascieneröffnung liegt in der Entlastung und in der Schaffung aerober Verhältnisse. Der hohe durch die Gasbildung im Muskel verursachte Gewebsdruck bedingt eine erhebliche Verschlechterung der Durchblutung und fördert damit das für die Entwicklung der Erreger günstige anaerobe Milieu. Immer muß die Ausschneidung des Infektionsherdes bis ins Gesunde durchgeführt und die ganze vom Gasödem betroffene Region breit eröffnet werden. Die Incisionswunden bleiben offen und werden mit Wasserstoffsuperoxydkompressen (2–3%ige Lösung) ausgelegt, zusätzlich wird eine lokale und allgemeine Behandlung durch *Antibiotica* und *Sulfonamide* eine in der Regel vorhandene Mischinfektion zu beeinflussen suchen. In den folgenden Stunden und Tagen ist das Wundgebiet sorgfältig zu beobachten, um eine etwaige Progredienz des Prozesses nicht zu übersehen. Als zusätzliche Maßnahme wird in letzter Zeit eine O_2-Überdruckbeatmung in einer Druckkammer zur besseren Sauerstoffversorgung des Gewebes empfohlen.

Ergibt sich bei der Wundrevision, daß die Infektion weite Gebiete einer Extremität befallen hat und evtl. zusätzlich durch die Schwere der Verletzung (offene Trümmerbrüche usw.) die spätere Gebrauchsfähigkeit der Gliedmaßen in Zweifel gezogen werden muß, sollte die sofortige Amputation durchgeführt werden. Die gleiche Indikation muß bei Ausbreitung des Prozesses auf den ganzen Extremitätenquerschnitt gestellt werden. Auch hier bleiben die Amputationsstümpfe offen. Bei dem Eingriff sollten Traumatisierungen durch Anlegen einer Blutleere wie auch jegliche Irritationen, z. B. durch Applizierung von Injektionen an der erkrankten Extremität, streng vermieden werden.

Die *antitoxische Serumbehandlung* ist nach Manifestation der Infektion in ihrem Erfolg äußerst unsicher und auf Grund der drohenden allergischen und anaphylaktischen Reaktionen auch problematisch und gefährlich, zumal im Erkrankungsfall Dosierungen gewählt werden müssen, die bei bestehender Überempfindlichkeit akut lebensbedrohliche Folgen haben können. Das polyvalente

Gasödemserum der Behringwerke enthält: 20000 IE gegen Fraenkel-Bacillen, 12500 IE gegen Pararauschbrandbacillen, 15000 IE gegen Novybacillen und 1000 IE gegen den Bacillus histolyticus. Alle 4 Std sollen 20–50 cm^3, im ganzen 500–1000 cm^3, intravenös appliziert werden.

Die Beobachtung, daß die therapeutische Wirksamkeit der Gasbrandseren an sich beschränkt ist und mit der Verzögerung ihrer Anwendung schnell abnimmt, wurde damit erklärt, daß das Toxin rasch gebunden wird und seine Affinität zum Gewebe wesentlich größer ist als zum Antitoxin. Des weiteren wurde angenommen, daß der Zustrom des Antitoxins auch noch durch starke Exsudatbildung in den Intercellularräumen mechanisch behindert sei.

Der Erfolg dieser Behandlung kann jedoch dann günstig sein, wenn das Serum bis zu 6 Std nach Feststellung der Diagnose appliziert wird (LANGLEY und WINKELSTEIN).

Des weiteren sollen *Antibiotica* und *Sulfonamide* in hoher Dosierung eingesetzt werden. Bei in vitro-Versuchen erwiesen sich Penicillin, Chloromycetin und Tetracyclin als die auf die Anaerobier allgemein und auf die Clostridien im besonderen wirksamsten Präparate. Einige Autoren sahen gute Erfolge durch lokale Röntgenbestrahlungen. Bei der in der Regel nachweisbaren Anämie und dem Eiweißverlust sind Bluttransfusionen angezeigt.

Die wichtigste prophylaktische Maßnahme ist in der primären sorgfältigen Wundversorgung zu sehen (BÖHLER). Dem *Penicillin* wird als frühzeitiges Prophylaktikum eine gewisse Wirkung zugestanden. Die *passive Immunisierung* als Routinemaßnahme hat sich nicht durchgesetzt, kann aber bei ausgedehnten Trümmerverletzungen mit starker Verschmutzung, wenn möglich noch unter dem Schutz der Narkose empfohlen werden. Zur *aktiven Immunisierung* wurden Toxoide aus allen wesentlichen Toxinen hergestellt und auch mit Erfolg eingesetzt. Für Friedensverhältnisse wird jedoch wahrscheinlich die aktive Immunprophylaxe kaum in Frage kommen.

Tetanus

Der *Wundstarrkrampf (Tetanus)* ist eine schwere Wundinfektionskrankheit, die durch das Toxin der Tetanusbacillen hervorgerufen wird. Das *klinische Bild* ist durch tonische, nicht selten auch durch zusätzliche klonische Kontraktionszustände der willkürlichen Muskulatur charakterisiert. Die Voraussetzung für die Erkrankung beim Menschen ist stets das Vorhandensein einer Wunde in Haut oder Schleimhaut. Durch sie dringen die Tetanuskeime in den Organismus ein, verbleiben jedoch nach heute allgemeingültiger Auffassung am Invasionsort, vermehren sich hier und entfalten von da aus ihre Giftwirkung. Die Tetanuserreger verursachen von sich aus keine örtlichen Wundheilungsstörungen, sondern rufen lediglich nach verschieden langer Zeit durch Toxinwirkung die Krampferkrankung hervor. Einer Wunde kann man deshalb nie ansehen, ob sie tetanusgefährdet ist. Auch Ausdehnung und Grad der Verschmutzung lassen keine derartigen Schlüsse zu. Das Angehen einer Infektion wird jedoch grundsätzlich begünstigt durch starke lokale Gewebsschädigung mit zusätzlicher Nekrosebildung, durch die Anwesenheit von Fremdkörpern (besonders Holzsplittern, Kleiderstücken, Erde usw.) und durch das Hinzutreten einer Mischinfektion mit aeroben Eitererregern.

So wenig der Angriffspunkt und der Transportweg des Toxins im Organismus bisher endgültig geklärt werden konnten, so gering ist auch das Wissen über die Art der Giftwirkung auf die Zelle bzw. das Nervensystem.

Welche Wege das Gift im Organismus auch nimmt und auf welche Weise das Nervensystem beeinflußt werden mag, offenbar wird das Toxin an Gewebszellen irreversibel fixiert.

Die *Inkubationszeit* des Tetanus schwankt zwischen 3 und 60 Tagen, bei der Mehrzahl der Fälle zwischen 4 und 14 Tagen, bei über 100 Fällen der Würzburger Klinik zwischen 2 Tagen und 6 Wochen.

Die Dauer der Inkubation ist nach H. SCHMIDT abhängig von der Zahl der in der Wunde befindlichen Keime, der Schnelligkeit ihrer Vermehrung und der damit im Zusammenhang stehenden Toxinmenge (PILLEMER).

Krankheitsbild und Klinik: Die Prodromalerscheinungen, die dem klassischen Bild des manifesten Wundstarrkrampfes vorausgehen, sind verhältnismäßig gering und uncharakteristisch. Außer allgemeinen Erscheinungen wie Mattigkeit, Kopfschmerzen, Schlaflosigkeit, Schwindel und dem während des späteren Verlaufs besonders auffälligen Schwitzen (ROSE) können auch lokale Erscheinungen in Form von ziehenden und schmerzhaften Sensationen sowie Reflexsteigerungen in den der Verletzungsstelle benachbarten Muskeln auftreten (GOLDSCHNEIDER, MÜLLER).

Das *klinische Bild* des ausgebrochenen Wundstarrkrampfes wird von einer allgemeinen *tonischen Muskelstarre* beherrscht. Der Mensch erkrankt fast ausschließlich in Form des *generalisierten, deszendierenden Tetanus*. Dabei werden die Muskelgruppen in einer ganz bestimmten Reihenfolge von Krämpfen ergriffen, nämlich Kaumuskeln, die vom Facialis innervierte Muskulatur, Nacken, Rücken, Extremitäten, Rumpf und zuletzt Zwerchfell und Atemmuskulatur.

Der Krampf der Kaumuskulatur führt zur initialen charakteristischen Kieferklemme. Diesem für das Krankheitsbild typischen *Trismus* gehen in der Regel subjektiv eine Steifigkeit und schnelle Ermüdbarkeit der entsprechenden Muskulatur voraus. Nach ROSE ist objektiv schon frühzeitig der starre vordere Rand des kontrahierten Masseters zu tasten. Fast gleichzeitig mit der Kaumuskulatur wird die Facialismuskulatur ergriffen und führt zu jener maskenartig-grinsenden Verzerrung des Gesichtes, die als *Facies tetanica* oder *Risus sardonicus* bezeichnet wird.

Den fast regelmäßig initialen Befall der Kau- und Gesichtsmuskulatur führte ZUPNIK darauf zurück, daß in diesem Bereich die Antagonisten ganz oder fast ganz fehlen. Hervorzuheben ist, daß die gleichen Muskelregionen auch bei anderen Affektionen wie Myasthenie und Curarisierung zuerst ergriffen werden.

Die *tonische* Muskelstarre, oft überlagert von zusätzlichen tetanischen Paroxysmen, schreitet je nach Schwere der Intoxikation schnell oder weniger schnell deszendierend weiter fort und greift auf den ganzen Körper über, wobei die oberen Extremitäten häufig frei bleiben. Da muskelmechanisch die langen Rückenstrecker im Hals- und Lendenbereich überwiegen, kommt es bald zur Nackensteifigkeit mit dauernder Beugung des Kopfes nach hinten *(Opisthotonus)* und überstreckter lordosierter Lendenwirbelsäule. Im Krampfanfall wird diese Lage noch gesteigert, so daß bisweilen der Kranke nur mit Kopf, Nacken und Fersen aufliegt. In der Regel tritt frühzeitig ein ausgeprägter Krampfzustand der Bauchmuskulatur ein. Wegen des längeren Hebelarmes der ventralen Muskulatur gegenüber der Rückenmuskulatur kommt es dann zu einer Kyphosierung im Bereich der Brustwirbelsäule, und Krampfanfälle haben auf diese Weise nicht selten, vornehmlich bei Jugendlichen, Deckplatteneinbrüche, ja sogar Kompressionsfrakturen der Brustwirbelkörper im Gefolge.

Die *klonischen* Krämpfe einzelner Muskelgruppen oder der gesamten Körpermuskulatur treten nur bei schweren Verlaufsformen des Tetanus auf. Dabei kommt es häufig auf äußere sensorische oder taktile Reize zu plötzlichen Krampfparoxysmen, die äußerst schmerzhaft sind und jenes qualvolle Bild des Tetanuskranken vermitteln. Das Bewußtsein ist vollkommen klar; erst im fortgeschrittenen Stadium kann eine gewisse Benommenheit eintreten. Die einzelnen Krampfanfälle dauern mehrere Sekunden an und können sich mit zunehmender Schwere des Krankheitsbildes in rascher Reihenfolge wiederholen. Der Zustand kann noch verschlimmert werden, wenn auch die Schlundmuskulatur ergriffen wird und jeder Versuch der Nahrungsaufnahme zu heftigen Schlingkrämpfen führt. Eine unmittelbar bedrohliche Situation tritt ein, wenn das Zwerchfell und die Atemmuskulatur von den Krämpfen mitbetroffen werden. Der Thorax wird in Inspirationsstellung fixiert, die Glottis ist geschlossen. Die Gesichtsfarbe wird hochgradig cyanotisch und nicht selten kann in einem solchen Anfall der Erstickungstod eintreten. Wird ein solcher Krampfanfall überwunden, so kann die chronische Atmungsbehinderung schließlich zu einer respiratorischen Acidose führen.

Die Körpertemperatur liegt bei fehlenden Komplikationen um 38°, leichte und mittelschwere, ja sogar schwere Fälle können aber auch völlig afebril verlaufen. Ein prognostisch ungünstiges Zeichen stellt eine wohl zentral bedingte Temperatursteigerung dar, wobei nicht selten Werte bis 40 und 41° gemessen werden.

Das Blutbild weist beim Wundstarrkrampf im Gegensatz zu anderen Infektionskrankheiten keine Besonderheiten auf, gelegentlich werden Leukocytosen beobachtet. Eine Linksverschiebung tritt erst bei hinzukommenden Komplikationen (Pneumonie) auf. Das gleiche gilt für die Liquoruntersuchung. Eine Druckerhöhung kann bei schweren Verlaufsformen jedoch beobachtet werden.

Der *lokale Tetanus* ist eine seltene und meist flüchtige Form des Wundstarrkrampfes, der nur begrenzte, der Verletzung benachbarte Körperpartien ergreift.

Zu dieser Form gehört der *Kopftetanus* (ROSE, BRUNNER), der von Gesichtsverletzungen ausgeht und in der Regel auf das Versorgungsgebiet der Hirnnerven beschränkt bleibt. Der Rosesche Typ ist dabei durch einen doppelseitigen Trismus und durch eine Facialislähmung auf der verletzten Seite gekennzeichnet. In seltenen Fällen können auch andere Hirnnerven (III, IV und VI) befallen werden und zu Ptosis, Strabismus, Anisokorie und Miosis führen. Die Brunnersche Form des Kopftetanus läßt dagegen die Facialislähmung vermissen.

Als *Komplikationen* des Kopftetanus sind Krämpfe der Schlundmuskulatur bekannt geworden, die wegen der Ähnlichkeit mit der Lyssa von ROSE als *Tetanus hydrophobicus* bezeichnet wurden. In einem nicht geringen Prozentsatz kann der lokale und insbesondere der Kopftetanus in einen allgemeinen Tetanus übergehen. Die Mortalität beim Kopftetanus betrug bei NEUMANN 57% (141 Fälle), wobei die Fälle mit Facialislähmung besonders gefährdet sein sollen.

Entscheidend für den *Verlauf einer Starrkrampferkrankung* sind die ersten 4—5 Tage nach ihrem Beginn. Nach dieser Zeit ist zumeist der Höhepunkt der Krankheit überwunden und die Aussichten auf Heilung werden mit jedem Tage günstiger. Die Schwere und Häufigkeit der Krampfanfälle gehen allmählich zurück und im Laufe der nächsten 2—5 Wochen klingen auch die Muskelerscheinungen ab. Wenn keine sonstigen Komplikationen, wie Wirbelkompressionsfrakturen mit Gibbusbildung usw. aufgetreten sind, kommt es zu einer vollständigen Restitutio ad integrum.

Nur in ganz seltenen Fällen kann die tonische Muskelstarre über Monate, in extremen Einzelfällen über Jahre bestehen bleiben (*Tetanus chronicus* nach ROSE). Nach Abklärung vor allem hinsichtlich psychogener und funktioneller Überlagerungen sollte jedoch immer an ein Fortbestehen einer latenten Infektion gedacht werden.

Bei den schweren Verlaufsformen des Tetanus tritt der Tod durch ein zentrales Versagen aller Regulationen (Hyperthermie usw.), durch Erstickung im Krampfanfall oder durch akuten Herztod ein.

Die weitaus gefährlichsten Komplikationen des Wundstarrkrampfes stellen die *entzündlichen Lungenerkrankungen* dar, vor allem Pneumonien auf dem Boden von Atelektasen, fortgeleitet von Tracheobronchitiden oder als Aspirationspneumonien. Ihnen fallen auch heute noch ein großer Teil der Tetanuskranken zum Opfer. Ursache der Aspiration ist vor allem das Versagen laryngealer und pharyngealer Reflexe im Gefolge des Krampfgeschehens und der Intoxikation.

Außer den Lungenkomplikationen werden Veränderungen am Bewegungsapparat beobachtet, wie die schon erwähnten Wirbelfrakturen, Rupturen im Bereich der Muskulatur, tetanogene Kyphosen und gelegentlich Gelenkkontrakturen bei chronischem Tetanus. Diese Komplikationen stellen heute unter der neuzeitlichen Tetanustherapie Seltenheiten dar. Zu erwähnen ist noch das mögliche Auftreten eines Spontanpneumothorax oder eines Mediastinalemphysems im Gefolge des Krampfanfalles, vor allem bei älteren Patienten mit Lungenemphysem. Ganz vereinzelt werden nach überstandenem Tetanus Lähmungen beschrieben, die nicht mit jenen, im Gefolge einer serogenetischen Polyneuritis entstandenen, verwechselt werden dürfen.

Die *Prognose* des Wundstarrkrampfes ist auch heute noch sehr ernst. Die Mortalität von 40—50% konnte bislang trotz umfangreicher symptomatischer Behandlungsmaßnahmen nicht wesentlich gesenkt werden.

Die *Länge der Inkubationszeit* als Kriterium für den zu erwartenden Schweregrad der Erkrankung findet in der Praxis nur wenig Befriedigung. Auch die *Lokalisation des Invasionsherdes* hat sich für praktische Belange bei der Beurteilung der Prognose als unzureichend herausgestellt. Weitaus bedeutsamer hinsichtlich prognostischer Aussagen erscheint die Heranziehung der *Symptomatik* vor Beginn der klinischen Behandlung und die Beurteilung, mit welcher Geschwindigkeit die Krankheitserscheinungen sich entwickeln. COLE hat hierfür als Maßstab die Zeit angegeben, die zwischen den ersten Anzeichen eines Trismus und den ersten Krampfanfällen vergeht. Je kürzer diese Zeitspanne, um so schwerer ist der zu erwartende Krankheitsverlauf.

Auch PERDRUP, MOLLARET sowie DEVENS und SCHOSTOCK haben dieses Kriterium berücksichtigt, wobei ersterer für den jeweiligen Schweregrad der Erkrankung das Produkt aus Inkubationszeit und Intervall zwischen Inkubationszeit und Krampfbeginn für besonders bedeutungsvoll hielt.

Klinisch sind *Puls- und Temperaturanstieg sowie Krampfzustände der Atem- und Schluckmuskulatur* prognostisch besonders ungünstig. Kinder und alte Menschen sind in besonderem Maße gefährdet.

Differentialdiagnose. So unverkennbar das ausgeprägte Bild des Wundstarrkrampfes ist, so gering und schwer deutbar können die initialen Symptome sein. Erschwert wird die Diagnose besonders dann, wenn keine sichtbare Verletzung vorausgegangen ist oder bei Fällen von Spättetanus. Die Prodromalerscheinungen sind eher geeignet, von der Erkennung des Krankheitsbildes abzulenken. Ein *Trismus* ist nicht selten Ausdruck *entzündlicher Prozesse* im Kieferbereich, wie Peritonsillarabscesse, Mundbodenphlegmonen, retinierte Weisheitszähne, Kieferhöhlenempyeme usw. Anfallsweise auftretender Trismus mit ein- oder beidseitiger Kieferklemme kommt auch als extrapyramidale, myoklonieartige oder dystonische Hyperkinese vor. Dabei zeigt sich jedoch meistens ein Übergreifen auf die Halsmuskulatur (ERBSLÖH). Als neurologische Ursache eines Trismus kommen auch lokale Prozesse am motorischen Trigeminus wie *Neurinome* und *Kleinhirnbrückenwinkeltumoren* in Betracht. Die Nackensteifigkeit kann mit einer *Meningitis* verwechselt werden. Der negative Liquorbefund gibt hier den notwendigen Aufschluß. Bei der *Tetanie* und *Spasmophilie* sind im Gegensatz zum Tetanus das Chvosteksche und Trousseausche Zeichen positiv. Bei der schon in Zusammenhang mit dem Tetanus hydrophobicus erwähnten *Lyssa* fehlt zwischen den Krampfzuständen die tonische Muskelstarre. Die *Trichinose* würde im Blutbild eine Eosinophilie aufweisen. Erwähnt sei noch, daß Überdosierungen von *Phenothiazinen* und deren Derivaten (z. B. OMCA) zu einem tetanusähnlichen Bild mit Reaktionen des extrapyramidalen Systems führen können.

Eine kausale *Therapie* des manifesten Tetanus steht bis heute immer noch aus. Die therapeutischen Ziele liegen deshalb in einer fortlaufenden Verbesserung der *symptomatischen Behandlungsmaßnahmen*. Diese erfordern jedoch einen großen Aufwand und entsprechend geschultes Personal sowie den Einsatz eines für Spezialuntersuchungen geeigneten Labors. Es ist deshalb grundsätzlich zu empfehlen, jeden Tetanuskranken in eine entsprechend ausgerüstete Klinik zu überweisen — noch ehe es zu Komplikationen gekommen ist. Wesentlich für die Therapie ist die rechtzeitige Erkennung des jeweiligen Schweregrades der Erkrankung, wobei nochmals auf die Bedeutung der Anlaufzeit hingewiesen wird.

Als erste Maßnahme muß die *chirurgische Beseitigung des Infektionsherdes* angestrebt werden. Dabei darf man sich nicht nur auf augenfällige Traumatisierungen beschränken, sondern muß auch alle als vermutbar angesehenen Eintrittspforten der Erreger entfernen, soweit dies im chirurgischen Rahmen möglich ist.

Zu den Sofortmaßnahmen gehört weiterhin die *Immuntherapie*. Erscheint die Entfernung des Infektionsherdes als gesichert, genügt in der Regel die Gabe von 40—60000 IE antitoxischen Serums (TAT-Fermoserum) über 2—3 Tage, um etwaige, noch im Blut kreisende Toxine zu binden.

Nur wenn die Eintrittspforte der Bacillen unbekannt ist, oder nicht radikal ausgeschaltet werden kann, wäre theoretisch die Fortführung der Serumbehandlung zweckmäßig. Bei kritischer Betrachtung haben sich jedoch die Behandlungsergebnisse weder durch eine Änderung der Dosierung noch durch die Art der Verabreichung letzten Endes verbessern lassen. Der Grund hierfür liegt in der bereits erfolgten irreversiblen Bindung der Toxine an das Nervensystem beim Auftreten der ersten Krankheitssymptome. Zu dieser Unsicherheit kommen noch die Gefahren der Serumübertragung wie anaphylaktischer Schock und Serumkrankheit. Serumreaktionen werden selbst nach Einführung fermentierter Seren noch mit 20—40% angegeben.

Wesentlich größere Vorteile würde die therapeutische Bluttransfusion mit menschlichem Antitoxin bringen. Diese Maßnahme erfordert jedoch einen Spenderstamm, der aktiv gegen Tetanus immunisiert ist. In der Schweiz, Österreich und anderen Ländern wurden solche Transfusionen schon mit Erfolg durchgeführt.

Die von RAMON inaugurierte *aktive Immuntherapie* mit Tetanustoxoid wäre theoretisch imstande, die Erfolge in der Tetanusbehandlung zu verbessern. Die bisher mitgeteilten Ergebnisse erlauben jedoch noch keine sicheren Schlüsse. Da das Toxoid dem Kranken sicher nicht schadet, auf der anderen Seite aber vielleicht eher ein günstiger Einfluß auf den Krankheitsverlauf erzielt werden könnte, erscheint seine Anwendung durchaus gerechtfertigt. Die Verabreichung von *Sulfonamiden* und *Antibioticis* ist immer indiziert, wenn eine chirurgisch nicht radikal zu beseitigende Mischinfektion vorliegt und es deshalb um die Beeinflussung des tetanogenen Terrains geht. Auf das Toxin an sich ist durch Antibiotica keine Wirkung zu erzielen. Selbstverständlich sind diese jedoch für die Bekämpfung der infektiösen Komplikationen des Wundstarrkrampfes unerläßlich.

Die weitere Therapie ist abhängig von dem jeweiligen Schweregrad der Erkrankung. Bei *leichten Verlaufsformen* genügen in der Regel neben den genannten Maßnahmen die Unterbringung in einem separaten Dunkelzimmer und eine sedative Behandlung mit Barbituraten, Magnesiumsulfat oder Phenothiazinen.

Ganz andere Gesichtspunkte gelten für die *schweren Formen*. Die Sorge um die Atmung und die Unterdrückung der Krampfanfälle stellen hier das zentrale Problem dar. Die Einführung der *Tracheotomie* versprach zunächst einen Fortschritt. Sie gewährleistet eine sichere Verhinderung der Aspiration und bietet mit der Möglichkeit der leicht durchführbaren Bronchialtoilette gute Voraussetzungen zur Vorbeugung von Pneumonien und Atelektasen sowie für die Verbesserung der alveolären Ventilation.

Die Einführung der *systematischen Curarisierung* und der *künstlichen Dauerbeatmung* (LASSEN, MOLLARET u. a.) bedeutete daher den größten Gewinn in der Tetanusbehandlung der letzten Jahre. *Opisthotonus* sowie *Krampfanfälle mit Cyanose* sollten heute die sofortige Tracheotomie, Muskelrelaxation und kontrollierte Langzeitbeatmung mittels eines Beatmungsgerätes indizieren, wobei volumengesteuerten Respiratoren (Engström-Respirator, Poliomat Draeger, Respirator nach BENNETT oder BIRD) der Vorzug zu geben ist.

Die *Behandlung* eines vollcurarisierten und künstlich beatmeten Tetanuspatienten verlangt jedoch eine äußerst sorgfältige Dauerüberwachung durch geschultes, ärztliches und pflegerisches Personal.

Der sichere Ablauf der Atemfunktion erfordert eine fortlaufende *Kontrolle der Blutgase* (Standardbicarbonat), des *Blut-Ph* und der *alveolären CO_2-Konzentration*. Die Hauptaufmerksamkeit gilt der Vermeidung von Kohlensäureretention und Hypoxämie. Mit der Beatmung ist die regelmäßige, möglichst aseptische Durchführung der *Bronchialtoilette* eng verknüpft. *Lagedrainagen* und Klopfmassagen sind dabei unerläßlich. Bei Auftreten von Atelektasen wird evtl. die gezielte Absaugung durch *Bronchoskopie* notwendig. Regelmäßig angefertigte Röntgenaufnahmen geben über eintretende Lungenkomplikationen rechtzeitig Aufschluß.

Entwickelt sich eine medikamentös nicht beeinflußbare *Hyperthermie*, kann die sofortige Einleitung der physikalischen Abkühlung auf normale Körpertemperaturen empfohlen werden. Wesentlich ist weiterhin die Überwachung des *Elektrolythaushaltes*. Zu dessen Steuerung genügt in der Regel ein Jonogramm des Blutes und des Harns. Eintretende Störungen werden entsprechend ausgeglichen. Die *Nahrungs- und Flüssigkeitszufuhr* muß bei dem muskelgelähmten Patienten über eine durch die Nase eingeführte Sonde erfolgen. Bei der Herstellung der etwa 2500 Calorien enthaltenden Sondennahrung sollte auf hohen Eiweißgehalt geachtet werden. In schweren Fällen hat sich die Anlegung einer *Magenfistel* zur künstlichen Ernährung bewährt.

Die *Stuhlregulierung* hat durch regelmäßige, evtl. hohe Einläufe zu erfolgen. Das Einlegen eines *Dauerkatheters* gewährleistet die sichere Überwachung der Urinausscheidung. Zur *Thromboseprophylaxe* werden elastische Beinbandagen empfohlen.

Wesentlich sind nicht zuletzt *allgemein pflegerische Maßnahmen* zur Verhütung eines Dekubitus und die tägliche gründliche Reinigung der Mundhöhle zur Vermeidung von Infektionen.

Auf diese Weise ist es in letzter Zeit möglich geworden, auch die schweren, früher weitgehend infausten Verlaufsformen mit Aussicht auf Erfolg zu behandeln. Allerdings handelt es sich dabei bislang nur um Einzel- oder kleine Serienerfolge, wobei die Durchführung der Behandlung im Hinblick auf den großen Aufwand in der Regel an zentrale Kliniken gebunden ist.

Prophylaxe: Im Hinblick auf die hohe Mortalität des Wundstarrkrampfes stehen die Fragen seiner Verhütung immer wieder im Mittelpunkt der Diskussionen. Die Durchführung der Tetanusprophylaxe setzt im Einzelfall das Wissen um den Wert und auch die Gefahren der jeweils anzuwendenden Maßnahmen voraus.

Die wichtigste Sofortmaßnahme ist die *operative Wundversorgung*. Richtig ausgeführt kann damit in vielen Fällen durch Entfernung etwaiger Fremdkörper und sorgfältiger Excision traumatisierter Gewebsteile die radikale Beseitigung eines Infektionsherdes erzielt werden. Für oberflächliche, glatte Verletzungen mag deshalb die Auffassung von BÖHLER und BÜRKLE DE LA CAMP ihre Berechtigung haben, daß sich hier eine zusätzliche Serumprophylaxe erübrige. Es ist jedoch verständlich, daß aus anatomischen Gegebenheiten bei einer Vielzahl von Wunden, auch bei sorgfältigstem chirurgischen Vorgehen, eine vollständige Beseitigung der Infektionsquelle nicht zu erreichen ist. Letzten Endes kann deshalb die ausschließliche operative Wundbehandlung eine sichere Ausschaltung der Tetanusgefahr nicht gewährleisten.

Die passive Immunisierung besteht in der Übertragung von antitoxinhaltigem Tierserum, einem heterologen Serum, das auf dem Wege der Hyperimmunisierung von Großtieren (Pferd, Rind, Hammel) gewonnen wurde (E. v. BEHRING u. KITASATO). Heute wird im allgemeinen die subcutane oder intramuskuläre Injektion von 1500–3000 IE (internationale Einheit) empfohlen.

Um die durch das artfremde Eiweiß der Tierseren bedingte, stark allergisierende Komponente herabzusetzen, wurden durch fermentativen Abbau der Serumeiweiße und zusätzliche selektive Adsorption oder Hitzedenaturierung eiweißverarmte und hochkonzentrierte Seren gewonnen, die bis 3000 IE pro cm^3 enthalten können.

Nach intravenöser oder subcutaner Verabreichung ist das Antitoxin schon nach wenigen Minuten im Blut nachzuweisen. Im Verletzungsfalle stehen also nach passiver Immunisierung die vom Tier erzeugten Antikörper dem Organismus zur Toxinneutralisation sofort zur Verfügung. Unter günstigen Voraussetzungen bietet die Serumprophylaxe demnach einen sofort einsetzenden Schutz gegen die im Blut kreisenden Toxine.

Leider haben sich im Laufe der Jahre jedoch erhebliche *Nachteile* und *Gefahren* herausgestellt. Sie bestehen in der begrenzten Schutzdauer, der Unzuverlässigkeit der Wirkung und den teilweise erheblichen Gefahren durch das artfremde Eiweiß.

Bei der üblichen Dosierung von 1500–3000 IE beträgt die Schutzdauer nur 8 bis maximal 14 Tage. Durch Erhöhung der Schutzdosis läßt sich der Antitoxintiter im Blut nur wenig beeinflussen. Der Versuch, den Serumschutz durch erneute Serumverabreichung zeitlich auszudehnen, führt zu einem noch schnelleren Schwund der Antitoxine und damit zu einem Verlust des passiven Schutzes. Die Schutzdauer beträgt nach REGAMEY nach der 2. Injektion nur noch 5 Tage und nach der 3. Injektion nur 3–4 Tage.

Die *giftneutralisierende Wirkung* des Antitoxins vermag sich jedoch nur auf das im Blut kreisende Toxin zu erstrecken; eine Bindung des an die Nervenzelle fixierten Toxins erscheint jedoch nicht möglich. Diese Zellbindung erfolgt nach WRIGHT schon in Minuten bis Stunden. So spielt hinsichtlich der Wirksamkeit der passiven Immunisierung der *Zeitfaktor* (ECKMANN) offenbar eine bedeutende Rolle. Zahlreiche trotz Serumprophylaxe beobachtete Todesfälle würden für diese Annahme sprechen.

Die Sicherheit der passiven Immunisierung wird noch dadurch in Frage gestellt, daß das injizierte Antitoxin *in Schüben* ins Blut abgegeben wird (PELLOJA), daß aber die Neutralisierung einer im Blut vorhandenen Toxinmenge nach DANYSZ durch *fraktionierten Antitoxinzustrom* unvollkommen bleibt.

Erfolgt die Toxinstreuung jedoch erst später, wie es offensichtlich nicht selten der Fall ist, dann ist das Antitoxin bereits ausgeschieden und es kommt zum *postserischen Tetanus*. Zu diesen Unsicherheiten treten noch die *Gefahren der Serumübertragung*. Als heterologes Eiweiß kann jedes Immunserum zu *allergischen* und *anaphylaktischen* Reaktionen und zu der sog. *Serumkrankheit* führen. Dieser Hinweis ist insofern wichtig, als auch lange zurückliegende heterologe Seruminjektionen (z. B. gegen Typhus oder Diphtherie) bei Wiederimpfungen berücksichtigt werden müssen. Bei Bestehen einer primären Serumallergie oder bei vorausgegangener Sensibilisierung ist die Möglichkeit eines anaphylaktischen Schocks evtl. mit tödlichem Ausgang gegeben.

Als *Verhütungsmaßnahmen* müssen durchgeführt werden: Sorgfältige Erhebung der Anamnese unter Berücksichtigung allergischer Erkrankungen wie Asthma bronchiale, Heuschnupfen, Milchschorf usw. und der Erfragung vorausgegangener Serumgaben. Bei geringstem Verdacht oder zweifelhafter Vorgeschichte sollten der Intracutan- oder Ophthalmotest bzw. die fraktionierte Serumapplikation angewandt werden. In Zweifelsfällen oder nicht eindeutigen Testbefunden ist es angezeigt, ganz auf die Serumprophylaxe zu verzichten. Die Todes- und Schockfälle nach Seruminjektionen sind ernsthafte Mahnungen (BÜRKLE DE LA CAMP).

Zusammenfassend ist festzustellen, daß die passive Immunisierung zwar unter günstigen Voraussetzungen in einem eng begrenzten Zeitabschnitt den Ausbruch einer Tetanuserkrankung verhindern kann, daß eine zuverlässige Wirkung jedoch nicht vorhanden ist. Neben der Unsicherheit bestehen die großen Gefahren der Anaphylaxie und Allergie, deren Auftreten im Einzelfall nie vorauszusehen ist.

Die *aktive Immunisierung* gewährleistet den zuverlässigsten Schutz gegen den Ausbruch des Wundstarrkrampfes. Das im Rahmen einer regelrecht durchgeführten Schutzimpfung verabreichte Toxoid führt zu einer intensiven und dauerhaften Immunität. Von zu vernachlässigenden Ausnahmen abgesehen, bietet diese weitgehende Sicherheit gegen den Tetanus. Im Verletzungsfalle kann die einmal erreichte Grundimmunität auch nach vielen Jahren durch weitere Zufuhr von Toxoid (injection de rappel, Boosterinjection) innerhalb weniger Tage erheblich gesteigert werden. Der Tetanus-Adsorbat-Impfstoff (Tetanol, Tetatoxoid) ist der ungefährlichste und sicherste aller Impfstoffe. Er kann unbedenklich und uneingeschränkt auch bei Allergikern und Tuberkulösen verwendet werden. Die in ganz vereinzelten Fällen beobachteten Störungen des Immunisierungsverlaufs bei Vorliegen einer *Hypo- oder Agammaglobulinämie* spielen im Hinblick auf die gesamten Fragestellungen um den Wundstarrkrampf nur eine untergeordnete Rolle.

Zur Erzielung einer sicheren *aktiven Grundimmunität* gehören mindestens *zwei* Toxoidinjektionen, die zeitlich etwa 4—6 Wochen auseinanderliegen müssen. Der auf diese Weise erreichte Antitoxintiter sinkt jedoch nach Monaten bis Jahren kontinuierlich wieder ab, so daß im Erkrankungsfall kein sicherer Schutz mehr besteht. Eine Auffrischungsimpfung stellt jedoch in wenigen Tagen diesen Schutz wieder her. Nach der Auffassung vieler Autoren erscheint es zweckmäßig, auch ohne den Zwang einer Verletzung in jedem Fall im Laufe der ersten Monate oder Jahre nach erfolgter Grundimmunisierung eine injection de rappel zu verabreichen. Danach bleibt die Fähigkeit der „grundimmunisierten" Zellen, auf weitere Auffrischungsimpfungen in kurzer Zeit Antikörper zu bilden, bis auf zwanzig Jahre und wahrscheinlich länger bestehen.

Im Verletzungsfall als *sicher immun* gilt (ECKMANN, BÜRKLE DE LA CAMP):
1. wer innerhalb der letzten 6 Monate zwei Toxoidinjektionen im Abstand von mindestens 3 Wochen, die letzte davon wenigstens vor 5 Tagen erhalten und
2. wer innerhalb des letzten Jahres mindestens 3 Toxoidinjektionen in Intervallen von wenigstens 3 Wochen bekommen hat.

Alle übrigen müssen als nicht geschützt angesprochen werden.

Bei lang anhaltendem *traumatischen Schock* und bei großem *Blutverlust* ist mit einer *verzögerten Antikörperbildung* zu rechnen. In solchen Fällen sollte man auch bei Vollimmunisierten eine Auffrischungsdosis geben.

Der *Simultanprophylaxe*, einer auf RAMON zurückgehenden Impfmethode, liegt das Bestreben zugrunde, durch Kombination der passiven und aktiven

Immunisierung bei den Patienten gleichzeitig eine Sofortprophylaxe und einen dauernden Schutz für die Zukunft zu erzielen.

Im Laufe der Jahre sind folgende Argumente gegen die Simultanprophylaxe vorgebracht worden:

1. Die *Hemmung und Verkürzung* der passiven Immunisierung gegenüber der alleinigen Serumprophylaxe.
2. Die *Beeinträchtigung* der aktiven Immunisierung durch Verzögerung und Abschwächung der Antikörperproduktion.
3. Das Auftreten eines *schutzlosen Intervalls* zwischen abklingendem passiven Schutz und sich aufbauender aktiver Immunisierung.
4. Die *Unsicherheit* eines genügend wirksamen Dauerschutzes.

Zusammenfassend ist hierzu folgendes zu sagen. Bei Anwendung von Adsorbat-Impfstoffen kommt eine hemmende Wirkung auf das applizierte Serum kaum zur Beobachtung oder sie kann als sehr geringfügig betrachtet werden. Ebenso wird die aktive Immunisierung bei Antitoxindosen von 1500—3000 IE nicht wesentlich gestört, eine nachteilige Abschwächung tritt jedoch bei höheren Serumgaben deutlich in Erscheinung. Das Auftreten eines schutzlosen Intervalls läßt sich nicht verhindern. Die erzielbare Grundimmunität steht derjenigen nach aktiver Impfung nicht nach.

Nach den umfangreichen günstigen Erfahrungen mit der Simultanprophylaxe und den Untersuchungen vieler ausländischer und deutscher Autoren sollte diese Impfmethode heute den ersten Platz bei der Bekämpfung des Tetanus einnehmen. Für die Grundimmunisierung sollten *drei* Injektionen verabreicht werden.

Über die ebenfalls von RAMON empfohlene *aktive Schnellimmunisierung* läßt sich noch kein abschließendes Urteil bilden. Es soll mit diesem Impfverfahren durch Verkürzung der Impfintervalle und Erhöhung der Zahl der Toxoidinjektionen möglich sein, einen schützenden Antitoxintiter schon vor dem 20. Tag nach Immunisierungsbeginn zu erzielen. Das schutzlose Intervall läßt sich jedoch nicht beseitigen.

Abschließend sei folgendes gesagt:

1. *Die aktive Immunisierung zum Zeitpunkt der Wahl gewährleistet bei gefahrloser Impfung den sichersten Schutz gegen den Ausbruch einer Tetanuserkrankung.*
2. Die *passive Immunisierung* kann im Verletzungsfall nur in einem begrenzten Zeitraum und unter der Voraussetzung günstiger Umstände einen Wundstarrkrampf verhindern. Ihre Wirkung ist jedoch unsicher und die Gefahren allergischer und anaphylaktischer Reaktionen durch das artfremde Eiweiß machen ihre Anwendung problematisch.
3. Die *Simultanprophylaxe* ist als die zur Zeit wirksamste Maßnahme gegen den drohenden Wundstarrkrampf anzusehen. Eine absolut sichere Ausschaltung der Tetanusgefährdung ist jedoch nicht möglich.
4. Jeder Arzt sollte sich im Verletzungsfall der anzuwendenden Maßnahmen bei seinem Patienten bewußt sein. *Die Einleitung einer aktiven Immunisierung sollte immer angestrebt werden.*

Spezieller Teil

Schädel — Hirnverletzungen

Von J. Gerlach und H.-P. Jensen

Als Schädel-Hirnverletzungen bezeichnet man alle traumatischen Schädigungen des Gehirns, seiner Häute und Gefäße, der Konvexität und Basis des Hirnschädels und der bedeckenden Weichteile.

Die Zusammenfassung von Verletzungen so verschiedenartiger anatomischer Gebilde in einen Begriff ist auf Grund der engen topographischen Beziehungen eine klinische Notwendigkeit, da kombinierte Verletzungen mehr die Regel als die Ausnahme sind. Pathologischanatomisch und pathophysiologisch sind die Traumafolgen für die einzelnen Regionen und Gewebsarten jedoch verschiedenartig. In der klinischen Bedeutung und den Auswirkungen auf den Gesamtorganismus nimmt die Hirnschädigung den ersten Platz ein.

Hirnverletzungen
Definitionen

Zur Bezeichnung der verschiedenen Verletzungsformen und ihrer Folgen wurden pathologisch anatomische, pathophysiologische und klinische Begriffe eingeführt. Sie werden nicht immer in gleicher Bedeutung gebraucht und sollen deshalb zunächst definiert werden.

Gedeckte Hirnverletzung

Verletzung des Gehirns, seiner Häute und Gefäße ohne Verbindung der intraduralen Verletzungen mit der Außenwelt.

Offene Hirnverletzung

Hirnverletzung, bei welcher eine offene Verbindung zwischen Durainnenraum und Außenwelt entstanden ist. Entscheidend ist dabei die Duraverletzung. Zerreißungen der Dura bei Schädelfrakturen im Konvexitätsbereich ohne Hautwunde werden jedoch zu den gedeckten Verletzungen gerechnet. Bei den Schädelbasisfrakturen mit Duraverletzung kann eine Verbindung des Durainnenraumes mit den lufthaltigen Schädelhöhlen (Stirnhöhlen, Siebbeinzellen, Mastoidzellen) und damit ohne Hautverletzung nach außen entstehen. Solche Verletzungen gehen meist mit Liquorfluß aus Nase oder Ohren einher und müssen stets als offene Hirnverletzungen gewertet werden.

Die Unterscheidung von gedeckten und offenen Hirnverletzungen ist von größter klinischer Bedeutung, weil bei den offenen Verletzungen die Gefahr der Infektion (Meningitis, Encephalitis, Hirnabsceß) besteht und sie stets einer operativen Behandlung bedürfen.

Commotio cerebri

Traumatische Schädigung des Gehirns durch einmalige, kurzdauernde Gewalteinwirkung, die vom Schädel übertragen wird und ohne anatomisch nachweisbare Befunde zu mehr oder weniger starken Beeinträchtigungen von Hirnfunktionen führt. Die typischen klinischen Symptome sind Bewußtlosigkeit oder Bewußtseinsstörung, Kreislaufschock und andere vegetative Störungen. Sie werden auch als Commotionssyndrom bezeichnet.

Contusio cerebri

Hirnverletzung mit primären substantiellen, anatomisch nachweisbaren Schäden, wie Rindenprellungs- oder Quetschungsherden, Blutungen in das Mark der Großhirnhemisphären, in den Hirnstamm sowie Blutungen in die weichen Häute.

Die Begriffe Commotio und Contusio cerebri werden besonders häufig in unterschiedlicher Bedeutung gebraucht. Mit ihnen sollen funktionelle und anatomische Schädigungen des traumatisierten Gehirns unterschieden werden. Sie erweisen sich in der Klinik jedoch nicht als brauchbar, da diese Unterscheidung besonders im akuten Stadium einer Hirnverletzung sehr oft unmöglich ist. Außerdem sind die funktionellen Störungen nicht immer reversibel, d. h. sie können auch zu anatomischen Läsionen führen und andererseits können anatomische Läsionen vorliegen, ohne daß klinische Störungen von Hirnfunktionen nachweisbar sind.

Dilaceratio cerebri

Im Unterschied zur Hirncontusion handelt es sich hierbei um eine anatomische Kontinuitätstrennung des Hirngewebes, welche nicht nur durch perforierende Verletzungen in Form einer Hirnwunde, sondern auch bei gedeckten Verletzungen meist infolge von Blutungen entstehen kann.

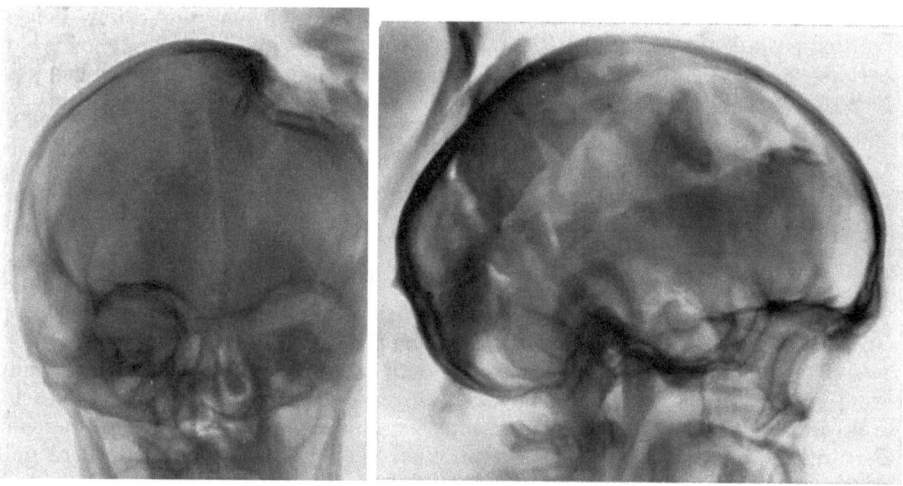

Abb. 41. 26jähriger Mann mit Schädelimpressionsfraktur, ausgedehnter lappenförmiger Ablederung der Kopfschwarte und tiefer Hirnzertrümmerung links fronto-parieto-occipital infolge eines Verkehrsunfalles mit Gewalteinwirkung von oben links. Nach operativer Versorgung wurde die Verletzung 2 Tage überlebt (vgl. auch Abb. 42 und 43.)

Der *Verletzungsmechanismus* ist für Art und Ausmaß der Schädigung bedeutungsvoll. Eine umschriebene oder eine scharfe, d. h. auf eine sehr kleine Auftrefffläche einwirkende Gewalt führt häufiger zu offenen Hirnverletzungen mit umschriebenen Zerstörungen der Hirnoberfläche. Eine stumpfe, breitflächig auftreffende Gewalteinwirkung verursacht dagegen meist gedeckte Hirnschäden. Wichtig ist dabei, ob der von der Gewalt getroffene Kopf frei beweglich oder fixiert ist. Trifft eine Gewalt den frei beweglichen Kopf (Schlag oder Sturz), so wird das Gehirn gegen die Schädelwand geschleudert und gerät als Ganzes in Schwingung (Beschleunigungserschütterung nach DENNY-BROWN). Bei einem Stoß gegen den aufliegenden, fixierten Kopf (z. B. Überfahrenwerden), laufen die Traumamechanismen gewöhnlich langsamer ab und es kommt zu einer sog. Kompressionserschütterung (Compression concussion).

Eine durch das Gehirn hindurchgehende Druckwelle versetzt es erst bei der Reflexion an der Schädelwand in Schwingung. Während bei beweglichem Kopf der Schädelknochen und die Dura gewöhnlich intakt bleiben und die Zerstörungen oft fern von der Auftreffstelle in typischer Weise als Gegenstoßherde an der gegenüber liegenden inneren Schädelfläche entstehen, oder auch beim commotionellen Syndrom anatomische Schäden überhaupt fehlen können, werden bei fixiertem Kopf der Knochen und auch die Dura an der Auftreffstelle häufiger verletzt und ein anatomischer Hirnschaden liegt gewöhnlich in der Nähe dieser Stelle.

Contre-coup-Verletzungen, sowohl in Form von Hirncontusionsherden als auch von Contre-coup-Frakturen des Schädels sind schon im Altertum bekannt gewesen (HIPPOKRATES, CELSUS, SORANUS von EPHESUS, GALENUS, ORIBASIUS u. a. m., vgl. E. GURLT, s. Abb. 41, 42 u. 43). Über die Mechanik ihrer Entstehung gibt es viele Theorien. Bemerkenswert sind die Vorstellungen von SCHNEIDER (1948), FRIEDE (1955) u. a., wonach das Gehirn bei dem Trauma eine Beschleunigung von über 5000 m/sec^2 erfährt und sich dabei wie eine von einer elastischen Membran umgebene Flüssigkeitskugel verhält. Am Gegenpol der Traumaeinwirkung entsteht ein Vakuum, da hier die konvexe Hirnoberfläche die Tendenz zu einer Niveaubildung hat. Der so entstehende „Sog" und die Verformungstendenz der Hirnoberfläche sollen die Contre-coup-Contusionen verursachen. Die Contusionsherde an der Stelle der Gewalteinwirkung entstehen dagegen infolge der direkten lokalen Druckwirkung.

Die *traumatischen Hirnschäden* kann man in primäre und sekundäre gliedern. Bei der Commotio sind die Primärschäden nach SPATZ sog. „spurlose Vorgänge", die sich jenseits des lichtmikroskopisch Sichtbaren abspielen. Im Experiment wurden reversible Membranpotentialstörungen an den Ganglienzellen mit verminderter Sauerstoffaufnahme nachgewiesen. HALLERVORDEN und QUADBECK haben die Vorstellung entwickelt, daß kolloidchemische Vorgänge

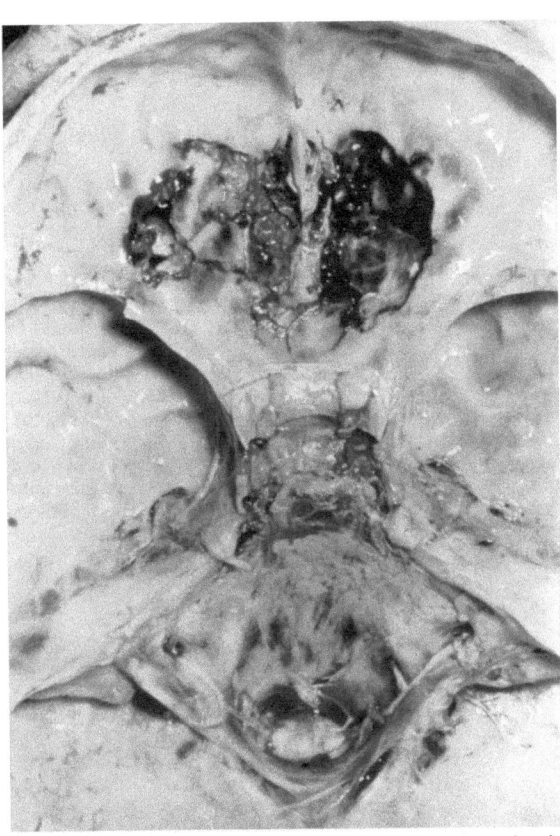

Abb. 42. Bei der Obduktion fand sich eine schwere fronto-basale Contre-coup-Fraktur im Bereiche beider Orbitadächer und des Siebbeines (vgl. Abb. 41 und 43)

im Protoplasma im Sinne der Thixotropie für die funktionellen Störungen eine Rolle spielen könnten. Hierbei handelt es sich um die Fähigkeit eines kolloidalen Systems, durch den Einfluß mechanischer Energie reversibel aus dem Gel-Zustand in den Sol-Zustand überzugehen, ohne daß dabei Wärme verbraucht oder abgegeben wird. Nach Untersuchungen von BORNSTEIN, WARD JR. u. a. ist nach Hirntraumen das im Liquor enthaltene Acetylcholin im Verhältnis zur Schwere der Verletzung und des klinischen Bildes vermehrt. BECKER und GERLACH wiesen im Tierexperiment nach Traumatisierung des Gehirns Permeabilitätsstörungen der Bluthirnschranke nach. Sekundär können auch bei der Commotio cerebri anatomisch nachweisbare Parenchymschäden entstehen, vor allem im Zusammenhang mit dem Hirnödem und der Schrankenstörung, nach der es auch zu Diapedeseblutungen kommt.

Rindenprellungsherde entstehen durch Zerreißung meningealer Gefäße und führen zu kennzeichnenden Gewebsnekrosen durch Hypoxie. Zunächst kommt es zu Blutungen in oberflächlichen Rindenabschnitten und im Arachnoidalraum. Erst nach 2—3 Tagen entsteht eine keilförmige Nekrose, deren Basis an der Windungskuppe liegt und deren Spitze in die Marksubstanz reicht. Der weitere Verlauf vollzieht sich über Einschmelzung des Hirngewebes,

Abbau durch Körnchenzellen, Reaktionen der Nachbarschaft und gliöse Reparation. Als Endstadium findet sich eine kelchartige Aussparung mit lockerem bindegewebigem Netzwerk, das von Liquor erfüllt ist. Ist die Nekrose entlang einer Windung besonders entwickelt, so entsteht das Bild einer Rinne und einer gespaltenen Windung (Schizogyrie). Gebiete mit dünnem Liquormantel werden bevorzugt von Contusionen betroffen, wie die Unterflächen und Pole des Stirn- und Schläfenhirns (Prädilektionsstellen erster Ordnung). Der breite Liquormantel der Cisternen schützt die dort gelegenen Hirngebiete. Contusionsherde können auch fern der Konvexität und ebenfalls in typischer Lokalisation auftreten (Prädilektionsstellen zweiter Ordnung nach WELTE): Solche Herde liegen etwa am Uncus gyri hippocampi gegenüber dem freien Tentoriumrand, ferner gegenüber dem Rand der Falx im Gyrus cinguli und am Balken, entlang der Mantelkante durch Zerrung der Brückenvenen, in den oberflächlichen Schichten der Pedunculi, in der Fossa interpeduncularis, in der Brücke und der Vierhügelregion.

Hirnzerreißungen kommen bei offenen und bei gedeckten Verletzungen vor. Bei den gedeckten Schädelhirnverletzungen werden sie allerdings seltener beobachtet. Nicht ungewöhnlich ist der Balkenriß. Er betrifft häufiger die hintere als die vordere Balkenhälfte und für seine Entstehung werden verschiedene Möglichkeiten erörtert. Man hat daran gedacht, daß die Balkenverletzung durch Verschiebung des Gehirns gegen die Falx entsteht, die messerartig in den Balken eindringen könnte. Eine weitere Entstehungsmöglichkeit wäre durch Zug bei einer Verschiebung beider Hemisphären gegeneinander.

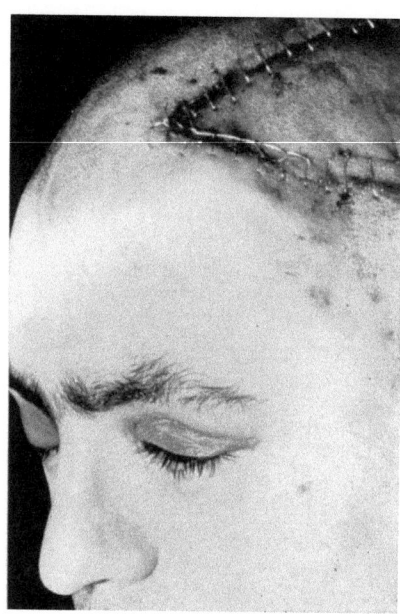

Abb. 43. Das Leichenfoto zeigt noch den traumatischen Enophthalmus durch Fraktur des Orbitabodens mit Prolaps des retrobulbären Fettgewebes in den Sinus maxillaris (vgl. Abb. 41 und 42)

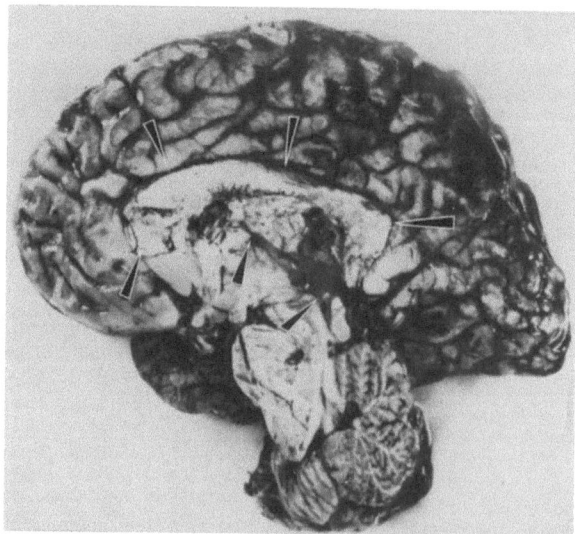

Abb. 44. 21jähriger Mann, der mit seinem Motorrad in rascher Fahrt auf ein parkendes Fahrzeug auffuhr, 12 m weit pfeilartig durch die Luft flog und mit dem Kopf auf die Windschutzscheibe eines entgegenkommenden Pkw aufschlug. Infolge schwerer gedeckter Hirnverletzung mit Areflexie und Streckkrämpfen verstarb er 1 Tag nach der Verletzung. Eine Schädelfraktur war röntgenologisch nicht nachweisbar. Die Obduktion ergab u. a. eine Totalruptur des Balkens (von den Pfeilspitzen umgrenzt). Hirnbasiswärts sieht man die glatte Ebene des Schnittes, durch den die Teilung des Gehirns in 2 Hälften vervollständigt wurde (nach GERLACH, JENSEN u. JAKOB)

In einer dritten Theorie wird die Ansicht vertreten, daß die Steigerung des Liquordruckes von innen her zur Balkenruptur führen könnte. Hiergegen spricht, daß man bei einer solchen Liquordrucksteigerung zuerst eine Ruptur der weniger widerstandsfähigen Teile der Wände des 3. Ventrikels, wie z. B. des Bodens annehmen sollte (KRAULAND).

Die traumatischen *intracerebralen Blutungen* bei gedeckten Schädelhirnverletzungen hat man nach verschiedenen Grundsätzen eingeteilt (PETERS), so etwa nach der Blutungsquelle in arterielle und venöse, nach Größe und Form in punktförmige, flächenhafte und konfluierende und nach der Lokalisation. Nach der Entstehung ist es wichtig, rhektische Blutungen, die mechanisch entstanden sind, und diapedetische als Folge sekundärer funktioneller Kreislaufstörungen zu unterscheiden. Im Marklager gelegene Ringblutungen sind nicht selten auf Fettembolie zurückzuführen (vgl. Komplikationen). Rhexisblutungen entstehen sofort nach dem Unfall, während diapedetische eine Latenz haben und deshalb eine gewisse Überlebenszeit des Verletzten voraussetzen. Zum Teil finden sich Markblutungen in der Stoßrichtung der Gewalteinwirkung, oft an der Gegenstoßstelle. PETERS fand sie wahllos im Marklager beider Groß- und Kleinhirnhemisphären verteilt. Im Hirnstamm fanden SPATZ, WELTE und PETERS ausgedehnte Blutungen in der Umgebung des 3. Ventrikels und des Aquäduktes, in der Brücke jedoch nur bei Verletzten, die sofort nach dem Trauma verstorben waren. Sie konnten diese Blutungen nur als Rhexisblutungen erklären, wahrscheinlich durch Zerreißen kleiner Gefäße bei einer Verschiebung verschiedener Gewebsstrukturen gegeneinander. Eine solche Erklärung nimmt auch KRAULAND an, der streifenförmige, der Faserrichtung entsprechende Blutungen am Boden des 3. Ventrikels, in den Hirnschenkeln,

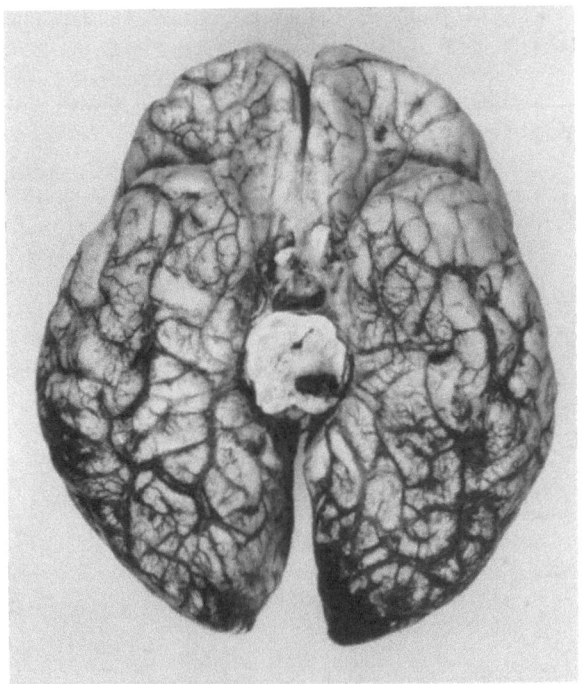

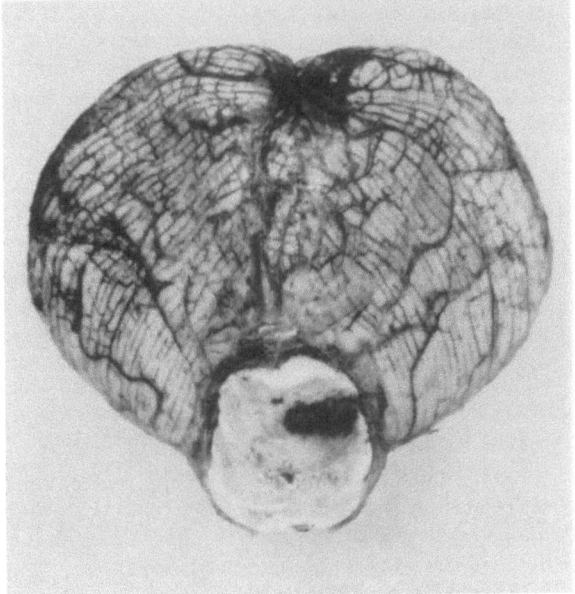

Abb. 45. Hirnstammblutung bei einem 20jährigen Mann, der eine schwere gedeckte Schädelhirnverletzung mit Schädelbasisfraktur 8 Tage überlebte

im Bereiche der Fossa interpeduncularis, im Ursprungsbereich des 3. Hirnnerven und in den oralen Brückenteilen fand. Man kann annehmen, daß der Hirnstamm bei einer heftigen Gewalteinwirkung auf den Kopf erheblich gezerrt wird (KRAULAND).

Klinisches Bild der gedeckten Hirnverletzung

Das Schädelhirntrauma verursacht unmittelbar einen völligen Ausfall oder eine graduelle Beeinträchtigung wichtiger Gehirnfunktionen und einen Kreislaufschock. Die Symptome der Hirnschädigung und des Kreislaufschocks überschneiden sich teilweise und beeinflussen sich wechselseitig. Gemeinsam bestimmen sie das akute Krankheitsbild und dessen weiteren Verlauf, wenn keine Komplikationen hinzutreten.

Bei schwerer stumpfer Gewalteinwirkung auf das Gehirn tritt sofort völliger Verlust des Bewußtseins ein. Die Muskulatur ist ohne jeden Tonus. Sämtliche Reflexe und Reaktionen auf äußere Reize fehlen. Die Pupillen sind eng, in schwersten Fällen weit und ohne Reaktion. Die Atmung ist frequent, oberflächlich, häufig unregelmäßig. In Rückenlage sinkt der Zungengrund zurück und beeinträchtigt die Atmung, die dann schnarchend wird. Übergang in zentrale Atemstörung (pathologisch regelmäßige Atmung, periodische Atmung, Schnappatmung, evtl. Atemstillstand) bedeutet eine schlechte Prognose, besonders wenn gleichzeitig Streckkrämpfe beobachtet werden.

Die Haut ist blaß, kalt, feucht und klebrig. Der oft kaum fühlbare Puls ist beschleunigt, klein, schlecht gefüllt und häufig unregelmäßig. Der Blutdruck ist erniedrigt mit kleiner Amplitude (Kreislaufzentralisation nach DUESBERG u. SCHRÖDER). Absinken auch des diastolischen Blutdruckes (Entspannung- oder paralytischer Kollaps) zeigt eine ernste Gefahr an. In der Regel besteht der Kreislaufkollaps nach Hirntraumen nur wenige Stunden (CAMPBELL). Bei längerem Bestehen muß an andere Verletzungen im Körper oder größeren Blutverlust gedacht werden.

In diesem akuten Stadium kann der Tod eintreten. In der Regel bilden sich die Symptome jedoch in kürzerer (wenige Minuten bis Stunden) oder längerer Zeit (mehrere Stunden bis Tage) zurück. Zuerst kommt es gewöhnlich zur Normalisierung der Hautdurchblutung und zum Wiederauftreten der Reflexe. Der Puls wird kräftiger, regelmäßig und meist relativ verlangsamt. Die Bradykardie hält wenige Stunden, in schweren Fällen mehrere Tage an. Gleichzeitig mit dem Kreislauf normalisiert sich die Atmung. Die Temperatur ist nach anfänglicher Erniedrigung am ersten Tage, gelegentlich bis zum dritten Tage auf 38—39° erhöht. Die Bewußtlosigkeit bildet sich über ein mehr oder weniger lang anhaltendes Stadium der Somnolenz zurück. Der Patient wird erweckbar, reagiert auf Schmerzreize und es treten spontane Bewegungen auf, die mehr und mehr zweckmäßigen Charakter annehmen. Motorische Unruhe, Erregungszustände und delirantes Verhalten können kurz- oder längerdauernd auftreten. Meist treten mit der Aufhellung des Bewußtseins subjektive Beschwerden auf, vor allem Kopfschmerzen, Übelkeit, Brechreiz und Erbrechen, das gewöhnlich bald wieder abklingt, jedoch in schweren Fällen auch länger bestehen kann. Außerdem finden sich Vasolabilität der Haut, Schweißausbrüche, Pulsfrequenzschwankungen bei Lagewechsel und andere Zeichen vegetativer Funktionsstörungen.

Mit großer Regelmäßigkeit finden sich in den ersten Stunden und Tagen nach Rückbildung des akuten Schocks flüchtige neurologische Ausfälle, die nur bei regelmäßig wiederholten neurologischen Untersuchungen erkannt werden. Hier sind zu nennen: Nystagmus, selten spontan, meist als horizontaler Blickrichtungsnystagmus, gelegentlich mit rotatorischer Komponente. Die Rückbildung erfolgt meist nach Tagen oder Wochen, darüber hinaus bleibt er noch gelegentlich bei Lagewechsel nachweisbar. Leichte Blickparesen sind gelegentlich von nystagmoiden Zuckungen begleitet. Augenmuskelparesen können in den ersten Tagen durch mangelnde Impulsgebung vorgetäuscht werden, Reflexdifferenzen durch ungleichmäßige Rückbildung der Muskelatonie über ein mehr oder weniger lang anhaltendes Stadium der Muskelhypotonie mit Abschwächung der Eigenreflexe. Flüchtige Paresen oder sonstige Herdsymptome auf Grund reversibler Funktionsstörungen des Groß- und Kleinhirns treten, ähnlich wie nach cerebralen Anfällen oder bei Zirkulationsstörungen vorübergehend auf, sind jedoch stets verdächtig auf eine organische Hirnverletzung. Cerebrale Anfälle sind besonders im Kindesalter nicht selten und können herdbetont sein.

Bei richtiger Bewertung dieser Symptome im einzelnen und unter Berücksichtigung des Allgemeinzustandes kann der Erfahrene entscheiden, ob es sich dabei um Zeichen einer intrakraniellen Komplikation handelt oder nicht. Er wird dann den Patienten vor unzweckmäßigen diagnostischen Maßnahmen oder operativen Eingriffen bewahren, die besonders im Schockzustand schwerwiegende Folgen haben können, da das traumatisch geschädigte Gehirn ganz besonders empfindlich reagiert.

In den leichteren und leichtesten Fällen gedeckter Hirnverletzung ändert sich das geschilderte Bild in dem Sinne, daß die Symptome weniger vielfältig sind und rascher abklingen: Die Bewußtseinsstörung ist das Hauptkriterium für das Vorliegen einer gedeckten Hirnschädigung, sie kann nur Sekunden andauern und muß nicht in völligem Bewußtseinsverlust bestehen. Auch qualitative Bewußtseinsveränderungen kommen vor. Die Bewußtseinsstörung kann auch ganz fehlen, dann aber kann die Diagnose eines commotionellen Syndroms nicht gestellt werden. Unter den vegetativen Erscheinungen werden Kreislaufregulationsstörungen fast nie vermißt.

Schweregrade

Die *klinische* Beurteilung von Hirnverletzungen erfolgt allein auf Grund *klinisch* feststellbarer Befunde. Die Differentialdiagnose zwischen morphologisch faßbaren Veränderungen (Contusio, Dilaceratio) und rein patho-physiologischen Vorgängen (Commotio) kann zu Lebzeiten nur in seltenen Fällen mit Exaktheit gestellt werden und sagt nichts über den Schweregrad der Verletzung aus! Man muß unbedingt den weit verbreiteten Fehler vermeiden, eine Contusio als höheren Schweregrad als eine Commotio anzusehen. Auch eine Commotio kann zum Tode führen, während Contusionen oder Dilacerationen nicht selten klinisch folgenlos abheilen. Commotio und Contusio können gleichzeitig vorliegen!

Die Bestimmung des Schweregrades einer Hirnverletzung soll auch prognostisch etwas über das Ausmaß evtl. zu erwartender Dauerschäden aussagen. Da Art und Ausmaß einer Hirnverletzung klinisch hauptsächlich an der Rückbildung der Funktionsstörungen erkannt werden können, erfolgt die Einteilung nach Vorschlag von TÖNNIS, LOEW, LAUX u. BUES u. a. nach der Rückbildungsdauer der Symptome:

Hirnschädigung 1. Grades (rein funktionelle Betriebsstörungen): Bewußtlosigkeit bis zu 1 Std, Bewußtseinsstörung bis zu einem Tag, leichte neurologische oder vegetative Störungen bis zu 4 Tagen. Die subjektiven Beschwerden bessern sich bald. Nach mehreren Monaten, längstens 1—2 Jahren besteht keine Beeinträchtigung der Arbeitsfähigkeit mehr.

Hirnschädigung 2. Grades: Bewußtlosigkeit bis zu einem Tage, Bewußtseinsstörung bis zu 4 Tagen, leichte neurologische oder vegetative Störungen über 4 Tage bzw. schwere bis zu 4 Tagen, Abklingen der objektiv nachweisbaren Ausfallserscheinungen im Verlaufe der ersten 3 Wochen. Subjektive Beschwerden können länger, bei etwa 20% der Fälle sogar dauernd bestehen bleiben und eine mäßige Einschränkung der Arbeitsfähigkeit bedingen. Schwere Beeinträchtigungen sind selten.

Hirnschädigung 3. Grades: Bewußtlosigkeit über einen Tag bis zu einer Woche, Bewußtseinsstörung über 4 Tage, schwere neurologische oder vegetative Störungen über 4 Tage, objektiv nachweisbare Ausfallserscheinungen länger als 3 Wochen. Bei etwa einem Drittel dieser Verletzten finden sich bleibende subjektive Beschwerden erwerbsbehindernden Ausmaßes. Schwere Beeinträchtigungen finden sich bei 15—20% der Verletzten.

Hirnschädigung 4. Grades: Bewußtlosigkeit über eine Woche, schwerstes allgemeines Bild. Prognose stets dubiös.

Innerhalb dieser Grade können Verschiebungen auf Grund der Art und Schwere kurzdauernder Zustandsbilder erfolgen (epileptische Anfälle oder Streckkrämpfe, intrakranielle Komplikationen usw.!).

Symptomatologie

Bewußtseinsstörung

Die unmittelbar mit dem Trauma einsetzende Bewußtlosigkeit ist ein Kardinalsymptom der gedeckten Hirnverletzung. In manchen Fällen kann sie allerdings fehlen, verzögert oder in geringerer Intensität auftreten. Verzögertes Auftreten der Bewußtlosigkeit wird besonders häufig bei Kindern beobachtet. Andererseits ist dabei stets, besonders bei Wiederauftreten von Bewußtlosigkeit nach einem freien Intervall, an eine intrakranielle Komplikation zu denken, vor allem, wenn noch weitere Symptome darauf hinweisen. Mit gewissen Vorbehalten kann in vielen Fällen die Dauer der Bewußtlosigkeit für die Beurteilung des Schweregrades der Hirnverletzung herangezogen werden. Dabei muß aber die Intensität und die Art der Bewußtseinsstörung berücksichtigt werden.

Quantitative Bewußtseinsstörungen. Das Bewußtsein hängt von einem aktivierenden System ab (MAGOUN), der Formatio reticularis, einem Schrittmachermechanismus, der die Hirnrinde in einem Wachzustand hält. Bei Läsionen im unteren Hirnstamm (infratentoriell: Brücke oder Medulla oblongata) ist die Bewußtseinsstörung gewöhnlich tief und mit einer Atem- und Kreislaufstörung verbunden. Bei Läsionen des oberen Hirnstammes und Mittelhirns ähnelt die Bewußtseinsstörung mehr dem Schlaf und kann von tonischen Anfällen oder Symptomen einer „Enthirnungsstarre" begleitet sein. Stets ist die Schnelligkeit des Auftretens einer Läsion von Wichtigkeit, ganz gleich, wo das reticuläre aktivierende System geschädigt wird.

Somnolenz: Zustand von Benommenheit, Umnebelung, schläfriger Teilnahmslosigkeit oder Apathie.

Sopor: Schlafähnlicher Zustand, aus dem der Patient durch stärkere Reize (Anruf, Wachschütteln, Stechen, Kneifen) vorübergehend erweckbar ist. Er reagiert auf die Reize mit Abwehrbewegungen, Herumwälzen, Gesichtsverziehen, Murmeln unartikulierter Worte, auch Schimpfen. Die Pupillen reagieren meist träge.

Koma: Tiefste Bewußtlosigkeit, aus der der Patient auch durch stärkste Reize nicht erweckbar ist. Cornealreflexe erloschen, auch Sehnenreflexe und Pupillenreaktionen fehlen meist. Untersichlassen von Stuhl und Urin. Häufig bestehen auch zentrale Atemstörungen und Kreislaufstörungen.

Qualitative Bewußtseinsstörungen (exogene Reaktionstypen nach BONHOEFER).

Amentielles Syndrom: Verwirrtheit (Inkohärenz) des Denkens mit Ratlosigkeit, oft illusionären Verkennungen der Umwelt, Neigung zu wahnhafter Verarbeitung von Wahrnehmungen.

Delirantes Syndrom: Stärkere Desorientiertheit, Verwirrtheit, illusionäre oder wahnhafte Verkennungen mit mehr oder weniger deutlicher Bewußtseinstrübung und vorwiegend optischen Halluzinationen, schreckhafte oder ängstliche Erregung, motorische Unruhe mit Greif- oder Zupfbewegungen an der Bettdecke (Flockenlesen), leisem Murmeln bis zu schweren Erregungszuständen, lautem Schreien und Gewalttätigkeiten.

Dämmerzustände: Einengung des Bewußtseins, wobei die Orientierung erhalten und das äußere Verhalten geordnet sein kann, so daß der Anschein zielbewußten Handelns erweckt wird. Der Kranke wird von einer kleinen Gruppe von Gedanken, Gefühlen und Antrieben beherrscht, während andere seelische Regungen, insbesondere sittliche Gegenantriebe ausgeschaltet sind. Es kommt daher oft zu sinnlosen oder triebhaften Handlungen, sexuellen Entgleisungen, Gewalttaten usw. Hinterher besteht Erinnerungslosigkeit für diesen Zustand.

Amnesie: Erinnerungslosigkeit für den Zeitabschnitt einer Bewußtseinsstörung infolge der damit verbundenen Auffassungsstörung; höchstens unklare, schattenhafte oder unvollständige, bruchstückhafte Erinnerungen an das in diesem Zeitabschnitt Erlebte.

Retrograde Amnesie. Amnesie, die in die Zeit vor Auftreten der Bewußtseinsstörung zurückreicht, also z. B. in die Zeit vor dem Trauma. Meist liegt dann eine schwere Hirnschädigung vor.

Vegetative Symptome

Kreislauf. Der akute Kreislaufschock im Initialstadium unterscheidet sich nicht wesentlich von den Schockzuständen bei anderen Verletzungen. Wegen der großen Empfindlichkeit des traumatisch geschädigten Gehirns gegen Sauerstoffmangel ist dabei außerdem auf die gleichzeitige Verminderung der Sauerstoffträger im Blut (Erythrocyten, Hb) und auf periphere und zentrale Atemstörungen zu achten. Geht eine anfängliche Bradykardie bei fortbestehender tiefer Bewußtlosigkeit oder mit erneuter Vertiefung der Bewußtseinsstörung in eine Pulsbeschleunigung über, so besteht der Verdacht auf eine Komplikation im Sinne einer Hirndrucksteigerung (Hirnödem, intrakranielle Blutung).

Im Rückbildungsstadium besteht noch längere Zeit eine orthostatische Kreislaufinsuffizienz, welche mit dem Schellongtest festgestellt werden kann. Dieser gibt gleichzeitig einen objektiven Anhalt für die notwendige Dauer der Bettruhe:

Nach Feststellung der Ausgangswerte des Blutdruckes und der Pulsfrequenz im Liegen werden Blutdruck und Pulsfrequenz während einer orthostatischen Belastung durch 10 min langes Stehen laufend registriert. Absinken des systolischen Blutdruckes während des Stehens um mehr als 20 mm Hg bei gleichbleibendem oder steigendem diastolischen Blutdruck (hypotone Reaktion) oder gleichzeitigem Absinken des diastolischen Blutdruckes (hypodyname Reaktion), bzw. Ansteigen der Pulsfrequenz um mehr als 20 Schläge je Minute (tachykarde Reaktion) sind typische pathologische Befunde.

Atmung. Nach klinischen und experimentellen Untersuchungen unterscheidet FROWEIN verschiedene Atemformen bei schweren Hirnverletzungen. Bei *„unregelmäßiger, normaler Atmung"* besteht eine regellos wechselnde Tiefe der einzelnen Atemzüge, hauptsächlich im Inspirium aber auch im Exspirium bei mehr oder weniger inkonstanter Atemfrequenz. Als Ursache einer *„stark unregelmäßigen Atmung"* nehmen BIRKMAYER und WINKLER eine Hypertonie des Sympathicus an. Nach KNIPPING et al. und FROWEIN ist dieser Atemtyp durch Sauerstoff nicht zu beeinflussen. Hierher gehört auch die sog. *ataktische Atmung*, die HOFF u. BRECKENRIDGE neben der Schnappatmung beschrieben haben und als äußersten Grad einer Isolierung der Medulla von allen modulierenden Einflüssen höherer Zentren ansehen. Der von CHEYNE erstmalig beschriebene Atemtyp mit regelmäßigem Wechsel von Atemperioden, Amplitude und Apnoeperioden wird als *„periodische Atmung"* bezeichnet. Sie geht regelmäßig mit anderen vegetativen Veränderungen einher, wie Blutdruckschwankungen, periodische Bradykardie, Pupillenveränderungen, Hypoperistaltik, Erbrechen, schwankender Bewußtseinslage mit Verschlechterung während der Apnoe, gelegentlich auch mit Streckkrämpfen. KNIPPING rechnet diesen Atemtyp noch zu den cerebralen Arrhythmien, zumal unter Sauerstoffatmung keine Besserung eintritt. Als häufigste und wichtigste Form fand FROWEIN bei schweren Hirnschädigungen eine *„pathologisch regelmäßige Atmung"*, die geradezu maschinenmäßig gleichmäßig in Atemtiefe und auch Atemzugfolge abläuft. Dieser Atemtyp soll auftreten, wenn die autonomen automatischen Schrittmacher der Atmung im caudalen Hirnstamm noch intakt, aber die von höheren Hirnabschnitten zufließenden modulierenden Impulse ausgefallen sind.

Zweifellos wird dieser letztere Atemtypus in der Klinik leicht übersehen. Physiologisch ist er beim Kind in tiefem Schlaf (ECKSTEIN und ROMINGER). KNIPPING et al. fanden diese Atmung beim diabetischen Koma, MARCKWALD experimentell nach Abtrennung des verlängerten Markes in Höhe der Tubercula acustica bei unverletzten Nervi vagi. Sie findet sich auch in tiefer Narkose und bei intensiver Verabreichung von Ganglienblockern, besonders bei künstlicher Hypothermie (JENSEN u. JENSEN). Plötzlicher Atemstillstand bei schweren Hirnschädigungen erfolgt sicherlich häufig aus diesem Atemtypus heraus.

Bei der „wogenden Atmung" ist die Frequenz gleichmäßig, die Amplitudengröße aber regelmäßig verändert. Sie steht zwischen der periodischen und der regelmäßigen Atmung. Auch die „Seufzeratmung" ist relativ regelmäßig, jedoch wird sie von isolierten großen Atemzügen mit schneller Ein- und Ausatmung (Seufzern) unterbrochen. ECKSTEIN und ROMINGER beschrieben sie im Frühstadium der tuberkulösen Meningitis bei Kindern. Im agonalen Zustand findet sich häufig „Schnappatmung", wobei unter krampfhafter Mitwirkung der Atemhilfsmuskulatur plötzlich tief ein- und danach ebenso plötzlich abrupt ausgeatmet wird (BUCHER). Der Thorax scheint dabei in einen tonuslosen Zustand zusammenzufallen. Der „Atemstillstand", die alarmierendste Atemstörung, entwickelt sich entweder allmählich nach immer langsamer werdenden Schnappatmung oder auch nach schweren Hirntraumen plötzlich. Unerwartet und nach vorher scheinbar unauffälliger Atmung tritt er bei Patienten mit intrakranieller Drucksteigerung ein. Fehlen vorausgehende Störungen des Bewußtseins, des Muskeltonus und des Kreislaufes, so ist als Ursache eine isolierte Schädigung der Medulla oblongata, z. B. durch einen cerebralen Druckconus anzunehmen (RIESSNER u. ZÜLCH, GÄNSHIRT, TÖNNIS). Tritt zu gleicher Zeit oder kurz vor dem Atemstillstand eine Mydriasis mit reaktionslosen Pupillen auf, so ist die Prognose infaust und auch mehrtägige Beatmungsversuche erweisen sich als erfolglos (KLINGLER, LINDGREN, WERTHEIMER u. DESCOTES, FROWEIN).

Temperatur. Posttraumatische Hyperthermie ist häufig bei Kindern. In den ersten 3 Tagen nach dem Trauma sind Temperaturen bis 39° jedoch nicht beunruhigend. WOODHALL mißt der Hyperthermie größere Bedeutung bei und nimmt eine relativ ungünstige Prognose bei Temperaturen über 39° an, allerdings in Verbindung mit Tachykardie, schneller unregelmäßiger Atmung und tiefer Bewußtlosigkeit. Seit der Anwendung von Ganglienblockern haben sich die Aussichten dieser Patienten gebessert. ZÜLCH weist auf den Unterschied der hypothalamischen und der spinalen Hyperthermie bei Halsmarkverletzungen hin. Letztere geht nicht mit Tachykardie und Tachypnoe einher und beruht auf einer Abtrennung des peripheren Wärmeabgabemechanismus von dem „hypothalamischen Thermostaten" und stellt damit eine einfache Wärmestauung dar. Bei der hypothalamischen Hyperthermie kommt es dagegen durch eine fehlerhafte Einstellung des zentralen „Temperaturreglers" zu echter Wärmebildung durch vermehrte Verbrennung.

Erbrechen. Wiederholtes Erbrechen ist nach Hirnverletzungen häufig, besonders bei beginnender Aufklarung des Bewußtseins. Als Einzelsymptom ist es nicht wichtig, sondern nur die Gefahr der Aspiration und der Verlegung der Luftwege zu beachten. Bei länger anhaltendem Erbrechen ist der Wasserverlust von Bedeutung und auch die mögliche Störung des Elektrolythaushaltes.

Stoffwechsel und Hormonhaushalt (vgl. Zwischenhirnstörungen, S. 52). Störungen des Stoffwechsels und des Hormonhaushaltes sind als primäre Hirntraumafolgen selten von größerer Bedeutung. Vorübergehende Polyurie, Oligurie, Glykosurie, Herabsetzung der Libido und Potenz und Menstruationsstörungen werden beobachtet. Infolge fehlender oder unzureichender Nahrungs- und Wasserzufuhr im Stadium der Bewußtlosigkeit und bei anhaltendem Erbrechen stellen sich besonders beim Kind Wassermangel und Elektrolytveränderungen sehr schnell ein. Eine gesteigerte Aktivität der Nebennierenrinde im akuten Stadium wiesen WERTHEIMER und DESCOTES, BRILMAYER, FROWEIN u. EULER, HARTENBACH nach. Bei einer direkten Verletzung des Hypothalamus kann Diabetes insipidus auftreten (FORD, GAGEL). Aber auch ohne diese können bei schwersten

Verletzungen hypothalamische Stoffwechselstörungen beobachtet werden (wir verloren ein Kind mit schwerer Hirnstammläsion an einem zum Tode führenden Marasmus [vgl. Abb. 46] und bei 2 Kindern bildete sich eine schwere hypothalamische Adipositas aus).

Posttraumatisches Hirnödem, -schwellung

In der Umgebung von Quetschherden ist schon wenige Minuten nach der Verletzung anatomisch ein Ödem nachweisbar, welches von hier aus mehr oder weniger weit in die Hirnsubstanz fortschreitet und meist vom 3. Tage an zu zunehmendem Hirndruck führt (TÖNNIS). Höhepunkt meist am Ende der ersten Woche nach dem Trauma. Eine Hypoxydose kann allerdings in wenigen Minuten bis Stunden zu einer erheblichen Hirnschwellung führen. Zu starken Hirnschwellungszuständen neigen besonders Kinder. Ödem und Schwellung können zu einer erheblichen Parenchymschädigung, unter Umständen sogar zu einer örtlichen Nekrose führen (posttraumatische Hirnatrophie!).

Wichtigste Zeichen des *Hirndruckes* sind Kopfschmerzen, zunehmende Bewußtseinstrübung bei gleichzeitiger Veränderung von Blutdruck, Pulsfrequenz, Atmung und Temperatur; Pupillenverengerung (oft einseitig), später Pupillenerweiterung mit Abnahme der Reaktion auf Licht, gelegentlich Abducensparese, supranucleäre Augenmuskellähmungen, Blickschwäche nach oben und besonders im Kindesalter cerebrale Herdsymptome und Krampfanfälle. Eine Stauungspapille entsteht meist erst nach längerer Zeit, kann jedoch bei Kindern schon nach wenigen Tagen beobachtet werden. Für die Beurteilung ist der zeitliche Ablauf in der Verschlechterung einzelner Symptome und die Kombination untereinander wichtig. Stets ist auch an die Möglichkeit einer intrakraniellen Blutung zu denken.

Cerebrale Herdsymptome

Herdsymptome sind bei längerem Bestehen Ausdruck einer substantiellen Hirnschädigung. Dabei kann bei gedeckten Verletzungen und vor allem bei verzögertem Auftreten nicht entschieden werden, ob es sich um Folgen einer primären Hirncontusion oder um sekundäre Schäden bei einem Hirnödem und lokalen Durchblutungsstörungen handelt. Innerhalb von Stunden oder wenigen Tagen nach dem Trauma entstehende Herdsymptome in Verbindung mit Hirndruckzeichen sind stets verdächtig auf eine intrakranielle Blutung.

Anosmie findet sich ein- oder doppelseitig bei Verletzung des Bulbus olfactorius oder Abriß der Fila olfactoria, oft in Verbindung mit Prellungsherden im Bereiche der frontobasalen Rinde. *Augenmuskellähmungen* treten bei peripheren Läsionen der Nervi oculomotorius, trochlearis und abducens als Syndrom der Fissura orbitalis superior auf, seltener bei Mittelhirnschädigungen; *Blickstörungen* im Initialstadium und meist nur kurz anhaltend bei Läsionen im frontalen, occipitalen oder temporalen Blickzentrum bzw. im Bereiche des Mittelhirndaches. *Gesichtsfeldausfälle* sind selten und weisen auf Herde in der Sehbahn oder Sehrinde hin. *Einseitige Amaurose* mit Opticusatrophie (periphere Sehnervenschädigung) ist verdächtig auf eine Fraktur im Canalis opticus. *Zentrale Facialisparesen* (Stirn- und Augenast frei) sind selten isoliert, gewöhnlich mit Hemiparese, mindestens mit einer gleichseitigen Armlähmung verbunden, während periphere Facialisparesen (einschließlich Stirn- und Augenast) oft bei Felsenbeinfrakturen vorkommen und meist mit einer Hörstörung einhergehen. Neben dieser *Innenohrschwerhörigkeit* ist einseitige Schwerhörigkeit bei Verletzung des Mittelohres mit Hämatotympanin typisch. *Gleichgewichtsstörungen* mit Nystagmus und evtl. systematisiertem Schwindel sind kennzeichnend für eine *Vestibularisschädigung,* welche auch nach Abklingen durch Prüfung der calorischen Erregbarkeit nachgewiesen werden kann.

Hemiparesen mit entsprechenden Veränderungen des Muskeltonus und der Reflexe sind in verschiedensten Ausprägungen häufig, nicht dagegen posttraumatische Aphasie und Apraxie. (Bei isolierten schlaffen Armlähmungen muß stets auf stumpfe Verletzung des Plexus brachialis bzw. cervicalen Wurzelausriß geachtet werden). *Extrapyramidale* (choreatische und athetotische) *Bewegungsstörungen* bei Schädigung der Stammganglien sind selten, werden aber gelegentlich im Kindesalter beobachtet, wie auch akute cerebellare Ataxie (GEISLER, JENSEN, VUCKOWICH).

Wichtig sind die klinischen Symptome infolge einer Schädigung des Zwischenhirns, des Orbitalhirns und der Schläfenlappenbasis, da Verletzungen im Bereiche der Hirnbasis häufig sind. Die Erkennung dieser Symptome ist schwierig, erfordert sehr eingehende und über längere Zeitabschnitte wiederholte Untersuchungen. Nach KRETSCHMER wirken sich die *Zwischenhirnstörungen* auf dem Gebiete des Stoffwechsels und der vegetativen Regulationen, des Trieblebens und des Temperamentes aus.

Die meisten hypothalamischen Steuerungen zeigen einen polaren Charakter, so daß bei Störungen eine Verschiebung sowohl nach dem einen oder anderen Extrem stattfinden kann (Polyurie — Oligurie, Schlafsucht — Schlaflosigkeit usw.) oder auch beide Extreme ausgelöscht werden und die Funktion als Ganzes „unterminiert" ist. Dabei werden vom Zwischenhirn nicht in erster Linie Einzelfunktionen gesteuert, sondern hochintegrierte Reaktionskomplexe, welche in zielgerichteter Koppelung verschiedene Komponenten (vegetative, psychische, motorische usw.) umfassen. Es handelt sich dabei um potentiell fertig bereitliegende Leistungen. Daraus ergibt sich, daß bei schweren Schädigungen des Zwischenhirns die vitalen Einzelfunktionen von untergeordneten Zentren selbständig weitergeführt werden können. Es kommt lediglich zu einem Verlust an integrierender Gesamtsteuerung, der meist erst in Erscheinung tritt, wenn zusätzliche Belastungen auftreten („unterminierte Funktion"). Klinisch können z. B. durch vegetative Funktionsprüfungen (Reiz- und Belastungsversuche) derartige kompensierte Störungen aufgedeckt werden (FROWEIN, HARRER, JENSEN u. a.). Im einzelnen finden sie sich auf folgenden Gebieten: *Wasserhaushalt* (Polyurie — Oligurie, Polydipsie — Oligodipsie, Diabetes insipidus), *Kohlenhydratstoffwechsel* (Hyper-Hypoglykämie, Diabetes mellitus ?), *Lipoidstoffwechsel* (Fettsucht — Magersucht), *Wärmehaushalt* (Hitze-Kältegefühl), *Appetenz* (Polyphagie — Inappetenz), *Darmmotilität* (Durchfälle — Verstopfung), *Sexualtrieb* (vermehrte — verminderte Libido und Potenz), *Aggressivität* (Aggressionstrieb — Fluchttrieb), *Schlaf-Wach-Regulierung* (Schlafsucht — Schlaflosigkeit, evtl. Narkolepsie), *Stimmung* (depressiv-euphorisch), *Antrieb* (Apathie — Polypragmatische Enthemmung), *Zeitsinn* (Zeitlupen-Zeitrafferphänomen). Bei ausgeprägten Zwischenhirnläsionen findet sich im Luftencephalogramm meist eine Erweiterung des 3. Ventrikels.

Orbitalhirnsyndrome äußern sich in einer Veränderung des Charakters, der Affekte und des Antriebs (KLEIST) und können im einzelnen nach KRETSCHMER folgendermaßen analysiert werden:

Störung der dynamischen Steuerung: Kann alle seelischen Gebiete betreffen (Gedankenabläufe, Affekte, Rede- und Handlungsfolgen). Manchmal ist der Ablauf stoßweise, etwa mit Abreißen der Gedanken, hart herausfahrenden Urteilen, heftigen, rasch verpuffenden Handlungsansätzen. Häufig bestehen ständiger Rededrang oder Crescendophänomene, wobei z. B. eine Rede ruhig anläuft, allmählich immer rascher und lauter wird, nicht mehr gestoppt werden kann bis zu einem Erschöpfungsstadium, wobei heftige Kopfschmerzen auftreten.

Verschiebung der Affektskalen: Patienten können ohne Affekt, trocken, monoton, pausenlos reden, ohne Kontakt mit dem Gesprächspartner zu haben und ohne sich unterbrechen zu lassen. Sie haben dabei kein Krankheitsgefühl. Leicht gereizte, protestierende Haltungen können anklingen. Auch euphorische, mit dem Gefühl der Leichtigkeit einhergehende Stimmungen kommen vor, die einem manischen Syndrom ähneln können, ohne eigentlich flott und ideenflüchtig zu sein.

Dissoziierung zwischen Schmerzwahrnehmung und personeller Resonanz: Schmerz wird wahrgenommen wie jeder andere Sinneseindruck, ohne jedoch den zugehörigen, quälenden Begleitaffekt auszulösen. Das Deprimierende und Quälende an den bestehenden Kopfschmerzen (Resonanz in der Gesamtpersönlichkeit) stellt sich häufig erst später ein und ist dann nicht Zeichen einer nachträglichen Verschlechterung, sondern — im Gegenteil — Zeichen einer langsamen Rückbildung der Orbitalhirnsymptomatik. Es können also in den ersten

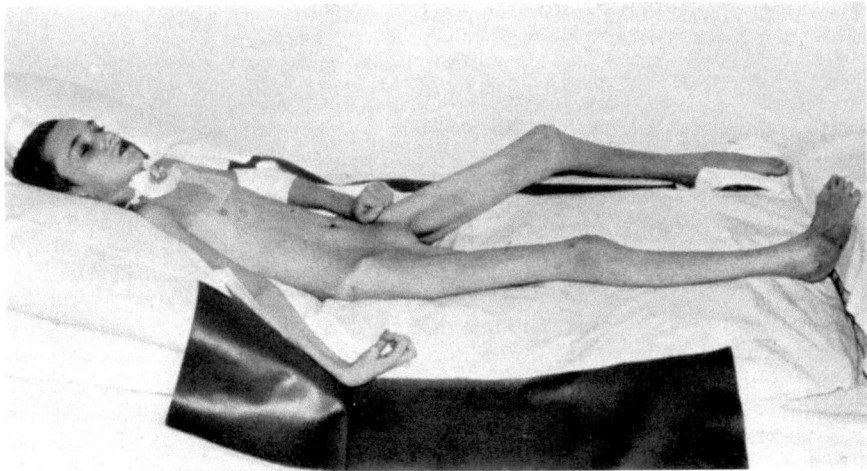

Abb. 46. 10jähriges Mädchen mit diencephalhypophysärer Störung nach schwerer gedeckter Hirnverletzung. Es bestand eine Tetraspastik, und trotz reichlicher Nahrungszufuhr kam es zu hochgradigem Marasmus, woran das Kind schließlich starb

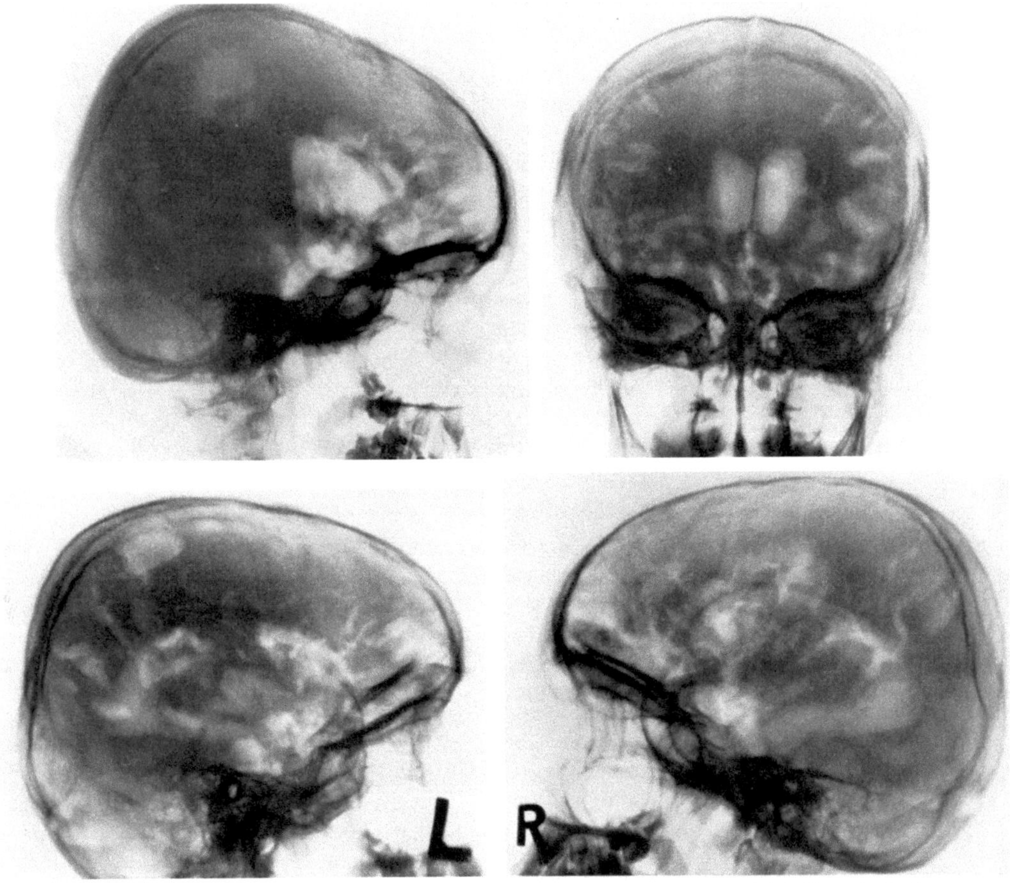

Abb. 47. Die Schädelübersichtsaufnahmen des Falles von Abb. 46 zeigten lediglich eine parietale Fissur. Im Luftencephalogramm einige Wochen nach dem Unfall stellten sich stark erweiterte periphere Liquorräume besonders frontal, fronto-basal und im Bereiche der basalen Cisternen dar. Auch die Hirnkammern waren erweitert

Wochen und Monaten nach der Hirnverletzung die traumatischen Kopfschmerzen durch ein Orbitalhirnsyndrom überdeckt werden!

Sphärische Desintegration: (Unter Sphäre soll der „Dunstkreis" verstanden werden, der neben der bewußten Vorstellung und dem Gefühl bei jeder Rede oder Handlung mit anklingt und mitanklingen muß, wenn Wort oder Handlung in der Situation, in die sie hineintreffen, richtig liegen sollen.) Wenn das „sphärische" Bild der Gesamtsituation nicht mehr zuverlässig die endgültige Rede oder Handlung beeinflußt, d. h. sich nicht mehr bremsend und mitgestaltend mit ihr zu einem abgerundeten und wohl abgestimmten ganzheitlichen Akt integriert, dann entstehen Störungen, die als Entgleisungen auf dem Gebiet des Taktgefühls und der ethischen Steuerung in Erscheinung treten (Patienten finden nicht den richtigen Ton gegenüber Vorgesetzten oder Untergebenen; Beleidigungen, Unhöflichkeiten führen zu Schwierigkeiten in der Gesellschaft).

Das *Syndrom der Schläfenlappenbasis* (Uncinatussyndrom) zeigt sich in Form von Geruchs- und Geschmackshalluzinationen mit oder ohne Irradiierung in die Sexualsphäre, besonders in Form von Uncinatusanfällen, verbunden mit unwillkürlichen Bewegungen des Riechens, Schnüffelns, Schmatzens. Dabei besteht manchmal eine traumhafte Bewußtseinstrübung, in der dem Kranken die Gegenstände seiner Umgebung weit entfernt, zugleich aber vertraut und bekannt erscheinen (Déjà vu-Erlebnis).

Wegen der Suggestibilität gerade der Hirnverletzten erfordert die Untersuchung auf derartige psychische Störungen besondere Erfahrung! Es sollte daher bei entsprechendem Verdacht stets ein Psychiater zu Rate gezogen werden.

Cerebrale Anfälle

Bei schweren Hirnverletzungen und tiefer Bewußtlosigkeit innerhalb der ersten Tage nach dem Trauma treten, insbesondere in Verbindung mit Atemstörungen und daraus folgender Hypoxidose, *Streckkrämpfe* auf. Es sind tonische Anfälle mit vorwiegender Streckung der Extremitäten, auch Beugung und Torquierung der Arme mit brettharten Muskelspasmen und stellen ein Symptom der *Enthirnungsstarre* dar (bretthartе Spastik der Muskulatur, Beine gestreckt, meist überkreuzt, Füße in Spitzfußstellung, Arme gebeugt, Finger eingeschlagen, Kopf nackenwärts gestreckt, Pupillen erweitert, Augenstellung divergent). Meist bestehen außerdem Schweißausbrüche, Blutdrucksteigerung und Hyperthermie. Derartige Zustände haben stets eine ernste Prognose! *Generalisierte epileptische Anfälle*, häufig mit Seitenbetonung aber auch in Form von reinen Herdanfällen (Jackson-Anfälle) sind im akuten Stadium, besonders im Kindesalter, nicht selten und erfordern stets eine entsprechende antiepileptische Therapie.

Besonderheiten der kindlichen Hirnverletzungen im akuten Stadium

Das bei älteren Kindern und Erwachsenen mit dem Schädelhirntrauma in typischer Weise schlagartige Einsetzen von Hirnfunktionsstörungen (Bewußtlosigkeit, Atonie, Areflexie usw.) ist offenbar an eine bestimmte, feste Konsistenz der Schädelkapsel gebunden und wahrscheinlich durch wellenmechanische Vorgänge nach Art gedämpfter Schwingungen (Schaltenbrand, Denny-Brown) verursacht. Bei der weichen Konsistenz des Säuglingsschädels gelten andere physikalische Gesetze. Langsamer entstehende (in Sekunden bis Minuten) und verzögert einsetzende allgemeine cerebrale Funktionsstörungen sind hier die Regel und beruhen wohl bereits auf einer regulativen Reaktion des Gehirns.

Wahrscheinlich auf Grund des höheren Wassergehaltes besitzt die Hirnsubstanz beim Kind eine geringere Festigkeit (Klein) und deshalb bei lokaler Traumatisierung auch eine erhöhte Vulnerabilität. Substantielle Schäden sind daher an der Oberfläche der Hirnrinde häufiger, auch flächenhaft ausgedehnter, jedoch seltener tief in das Mark hineinreichend. Meist erschöpft sich dabei das Trauma am Ort der

Gewalteinwirkung, so daß allgemeine, sog. commotionelle Symptome (sofort einsetzende Bewußtlosigkeit) auch bei schwerer lokaler Schädigung oft fehlen (JENSEN und GEISLER).

Die Hirngefäße, insbesondere die kleinen Gefäße der Hirnrinde, weisen eine lebhaftere Reagibilität auf, so daß traumatische Einwirkungen häufiger umschriebene, auch ausgedehntere, lokale Durchblutungsstörungen verursachen. Auf zentrale Kreislaufregulationsstörungen bei Jugendlichen wies TÖNNIS schon 1950 hin.

Besonders bei Kindern tritt auch bei gedeckten Schädelhirnverletzungen ohne Blutverlust im akuten Stadium stets eine erhebliche und lang anhaltende Anämie auf, mit Verminderung der Erythrocytenzahl unter 3 Millionen mm^3 und Abfall des Hämoglobins unter 10 g-% bereits am ersten Tage (TÖNNIS et al.). Gleichzeitig kommt es zu einer Verminderung des Hämatokritwertes, der einen Verdünnungseffekt des Blutes anzeigt (PAMPUS, SMOLIK).

Hirnvolumenschwankungen durch Ödem oder Schwellung sind lokal und auch generell wesentlich ausgedehnter und laufen in viel kürzerer Zeit ab als beim Erwachsenen. Damit sind erneute lokale aber auch allgemeine cerebrale Durchblutungsstörungen verbunden, die nicht selten fokale oder auch allgemeine cerebrale Ausfallserscheinungen verursachen, manchmal Stunden oder erst Tage nach dem Trauma. Im selben Ausmaße, wie das kindliche Gehirn mit Ödem oder Schwellung reagieren kann, ist es auch gegen Wasserentzug empfindlich (JENSEN u. KOOS) und dabei ist besonders auf den hohen Wasserbedarf des Kindes hinzuweisen. KLEIN warnt vor zu intensiver Entwässerung bei bestehendem Hirnödem und vor allem vor der Anwendung von Urea, weil es dann zu schweren und oft definitiven Regulationsstörungen kommen kann.

Diese Besonderheiten des kindlichen Gehirns und seiner Reaktionen begründen gewisse Unterschiede zum klinischen Bild der Hirnverletzungen bei Erwachsenen.

Die Elektrencephalographie bei gedeckten Hirnverletzungen

Zur Erkennung und Beurteilung von Folgen der Schädelhirnverletzungen wird im zunehmenden Maße die hirnelektrische Untersuchung herangezogen. In den seltensten Fällen wird es möglich sein, kurze Zeit nach einem Schädelhirntrauma das Hirnstrombild zu registrieren. Daher haben auf diesem Gebiete nur die experimentellen Untersuchungen bewiesen, daß sofortige Veränderungen des Hirnstrombildes nach Schädelhirntraumen auftreten (STEINMANN). Auch in der Klinik ist durch die Untersuchungen von DOW, ULETT und RAAF gesichert worden, daß EEG-Veränderungen nach leichten gedeckten Hirnschäden innerhalb von 30 min nach dem Trauma abklingen können. In anderen Fällen tritt ein normaler Grundrhythmus wieder nach wenigen Stunden, spätestens jedoch nach Tagen ein (STEINMANN und TÖNNIS 1952). Nach contusionellen Schäden sind die EEG-Veränderungen vielseitiger und fehlen fast niemals. In der ersten Zeit machen sie sich häufig nur durch Allgemeinveränderungen in Form einer unregelmäßigen Alphawellenfolge meist kleiner Amplituden, die auf Augenöffnen und Augenschließen nur andeutungsweise reagieren, bemerkbar (STEINMANN). Falls überhaupt lokale EEG-Veränderungen erkennbar sind, müssen sie nicht sehr ausgeprägt sein. Auch eine schwankende Bewußtseinslage kann sich mitunter am Auftreten monomorpher Deltawellen zu erkennen geben (STEINMANN). Bei schwerem Schocksyndrom wird der Grundrhythmus vorzugsweise durch solche Wellen niedriger Amplitude gebildet. Prognostisch sind diese Kurvenbilder ungünstig (DAWSON, WEBSTER und GURDJIAN). Der EEG-Befund wird mit zunehmendem Hirnödem am Ende der ersten Woche ausgeprägter und verschlechtert sich, es können vorher nicht erkennbare Herderscheinungen auftreten (STEINMANN). In anderen Fällen werden zu diesem Zeitpunkt anfängliche Herdveränderungen durch Allgemeinveränderungen überdeckt. Meist bessert sich am Ende der zweiten Woche nach einer Verletzung der EEG-Befund, abgesehen von sehr schweren Traumen. Die contusionellen Schädigungen der orbitalen Stirnhirnrinde und der temporo-basalen Rinde machen sich gewöhnlich nicht in Herdveränderungen, sondern in einem allgemein verlangsamten Grundrhythmus bemerkbar. Rindenprellungsherde dieser Gegenden können also nur dann elektrencephalographisch nachgewiesen werden, wenn sie sich auf andere Rindenbezirke an der Konvexität, die der Ableitung zugänglich sind, auswirken (STEINMANN). Wie groß ein Rindenprellungsherd sein muß, um auch dort überhaupt nachweisbar zu werden, steht noch nicht fest. Bei schweren Contusionen geht die Rückbildung langsam vor sich, sie beginnt stets mit den Allgemeinveränderungen, während sich die Herdveränderungen über Monate oder Jahre halten können, das umgekehrte gilt für die erwähnten basalen Verletzungen (STEINMANN). STEINMANN fand bei 385 gedeckten Schädelhirntraumen nach 2 Jahren nur noch in 13% der Fälle Herdbefunde. Solche Herderscheinungen finden sich am häufigsten in den Temporalgebieten. Contusionelle Kleinhirnschädigungen sind im EEG bisher nicht nachgewiesen worden. Bei dieser Untersuchungsmethode kommt es in der Hauptsache auf Verlaufsuntersuchungen während der ersten Tage und Wochen nach dem Trauma an. Eine Beziehung zu den klinischen Befunden ist nicht konstant, während neurologische Ausfälle nur teilweise mit abnormen Hirnstrombildern verbunden sind, umgekehrt finden sich bei geringfügigen klinischen Erscheinungen oft pathologische Hirnstromkurven (STEINMANN). Die Beurteilung des kindlichen EEG bietet besondere Schwierigkeiten, da man neben dem Hirnstrombild auch noch das Lebensalter berücksichtigen muß. Auch beim Kind gehen meist allgemeines Ausmaß der EEG-Störungen der Schwere der Verletzung parallel (STEINMANN). Der Prozentsatz pathologischer Spätveränderungen ist bei Kindern höher als bei Erwachsenen und die Verlaufsbeobachtung ebenso wichtig. Die EEG-Veränderungen nach offenen Hirnverletzungen bieten keine prinzipiellen Unterschiede gegenüber den Befunden bei Contusionen.

Das EEG bietet eine gute Hilfe zur Erkennung von Komplikationen der Hirnverletzung. Beim Absceß finden sich hochgradige Allgemeinveränderungen, so lange keine Abkapselung stattgefunden hat. Das Strombild wird von langsamen Wellen beherrscht. Die Allgemeinveränderungen werden durch Herdveränderungen abgelöst, wenn sich die Infektion mit Kapselbildung lokalisiert. Zur Diagnostik der intrakraniellen Blutungen läßt sich das EEG dann verwerten, wenn wiederholte Untersuchungen durchgeführt werden können. Es liegen mehr Befunde für die subduralen Hämatome als für die epiduralen vor. Die Veränderungen des Hirnstrombildes bestehen meist in verschiedenartiger Frequenzverlangsamung, seltener werden örtliche Depressionen oder Normalbefunde beobachtet (STEINMANN). Besonders wichtig ist die Untersuchung des Hirnstrombildes bei der traumatischen Epilepsie und gehört deswegen bei der Begutachtung von Hirntraumafolgen zu den unerläßlichen diagnostischen Maßnahmen. Im anfallsfreien Intervall findet man unspezifisch Herd- und Allgemeinveränderungen und krampfspezifische Hirnstrombilder, die man nach KORNMÜLLER als Krampfströme bezeichnet. Keineswegs sind die EEG-Veränderungen immer herdförmig, manchmal wechseln sie zwischen Allgemein- und Herdbefunden. Daher genügt eine einzelne Untersuchung zur Stellungnahme niemals. Die Krampfpotentiale können fern der Verletzungsstelle auftreten und haben nur bei Absencen auch im anfallsfreien Intervall ein spezifisches Bild. Eine Entscheidung der Frage, ob etwa ein Schädelhirntrauma durch ein schon vorher bestehendes Anfallsleiden verursacht worden ist oder ob umgekehrt die Anfälle als Traumafolge anzusehen sind, ist auch durch das EEG nicht sicher möglich. Der Verdacht, daß ein Anfallsleiden schon bestanden hat, muß auftauchen, wenn bei Längsschnittuntersuchungen wiederholt krampfspezifische Hirnströme auftauchen (STEINMANN). Im ganzen betrachtet, stellt das EEG eine wichtige Untersuchungsmethode bei allen Formen von Hirnverletzungen und ihren Komplikationen und in jedem Stadium dar. Mit seiner Hilfe kann aber keine Diagnose gestellt werden, da die Hirnstrombilder unspezifisch sind und nicht nur nach Verletzungen, sondern bei jeder anderen cerebralen Affektion in gleicher Weise auftreten können. Ein Fehlurteil ist nur vermeidbar, wenn die Methode im Rahmen aller anderen diagnostischen Möglichkeiten zur Anwendung kommt (STEINMANN).

Diagnose und Differentialdiagnose der gedeckten Hirnverletzungen

Die Diagnose ergibt sich meist schon aus der Art des Unfallereignisses. Entscheidendes Symptom ist sofortige Bewußtlosigkeit, in leichteren Fällen auch Bewußtseinstrübung oder seltener kurzer Dämmerzustand, in dem der Kranke handlungsfähig und für die Umgebung nicht ohne weiteres auffällig sein muß, wofür jedoch hinterher Amnesie besteht. Weiterhin vegetative Störungen in Form von Kreislaufschock, Atemstörungen, Erbrechen usw., sowie evtl. neurologische oder psychische Ausfallserscheinungen. In seltenen Fälle gehen substantielle Hirnschäden mit neurologischen oder psychischen Ausfallserscheinungen auch ohne primäre Bewußtlosigkeit einher. Eine Unterscheidung zwischen reversibler und irreversibler Hirnschädigung und die Beurteilung des Schweregrades einer Hirnschädigung ist nur durch wiederholte Verlaufsuntersuchungen und -beobachtungen möglich.

Differentialdiagnose:

Eine cerebrale *Luftembolie* nach Thoraxverletzungen, Lungenschüssen usw. kann schlagartig zu tiefer Bewußtlosigkeit und häufig zu Krampfanfällen führen. Innerhalb von wenigen Minuten kann unter den Zeichen eines Kreislaufkollapses und Atemstörungen der Tod eintreten. Werden die ersten Stunden nach einer akuten Luftembolie überlebt, ist die Prognose besser, wenn auch die Bewußtlosigkeit mehrere Tage anhalten und erneut generalisierte oder fokale Krampfanfälle auftreten können. Bleibende Ausfallserscheinungen sind nicht selten.

Cerebrale Fettembolie kommt nach Frakturen der langen Röhrenknochen, auch nach stumpfen Traumen mit Quetschungen der Weichteile, Verbrennungen usw. vor. Meist treten nach einem freien Intervall von Stunden bis Tagen in mehr oder weniger schubförmigem Verlauf Kopfschmerzen, Schwindelerscheinungen, Müdigkeit und Bewußtseinsstörungen bis zu tiefer Bewußtlosigkeit auf. Infolge diffuser Hirnschädigungen können die verschiedensten neurologischen Ausfallserscheinungen beobachtet werden. Im Augenhintergrund finden sich charakteristische Embolien der Retinagefäße (BRAUN).

Posttraumatische Carotisthrombosen sind meist Folge direkter stumpfer Verletzungen am Hals mit Einrissen der Intima. Gelegentlich treten sie auch bei indirekten Verletzungen durch Zerrung, Drehung oder Stauchung des Halses auf. Hauptsymptome sind kontralaterale Hemiparesen und Hemihypästhesie, wobei meist Arm und mimische Muskulatur stärker betroffen sind als das Bein, Abfall des Netzhautarteriendruckes auf der Seite der Thrombose (Messung mit dem Ophthalmometer nach BAILLARD), Palpationsbefunde am Hals und die Arteriographie klären die Diagnose.

Aneurysmablutungen, besonders Rupturen großer sackförmiger Aneurysmen der basalen Hirnarterien können zu plötzlicher Bewußtlosigkeit mit Hinstürzen führen. Eine Arachnoidalblutung mit Nackensteifigkeit, blutigem Liquor usw. steht im Vordergrund.

Bei *cerebralen Anfallsleiden* kann es durch plötzliches Hinstürzen im epileptischen Anfall zusätzlich zu einer Hirnverletzung kommen. Die Abgrenzung der Ursache (erst Anfall oder erst Unfall) ist oft schwierig, besonders wenn das akute Geschehen nicht beobachtet wurde.

Andere *Zustände von Bewußtlosigkeit*, wie hypoglykämischer Schock, Urämie, Vergiftungen, Apoplexie usw. lassen meist ein geeignetes Trauma vermissen.

Therapie der gedeckten Hirnverletzungen

Die erste Sorge gilt stets der Atmung. Der Verletzte wird auf die Seite gelagert, damit Speichel, Blut und beim Erbrechen Mageninhalt abfließen und nicht aspiriert werden. Da bei tiefer Bewußtlosigkeit Husten-, Würg- und Schluckreflex fehlen, sammelt sich in Rückenlage Schleimhautsekret sehr schnell in den Luftwegen an und muß abgesaugt werden. Durch Zurücksinken des Zungengrundes entsteht eine weitere Atembehinderung, die durch Vorschieben des Unterkiefers und evtl. instrumentelles Vorziehen der Zunge beseitigt wird. Bei länger anhaltender tiefer Bewußtlosigkeit, beim Auftreten von Streckkrämpfen, bei zentraler Atemstörung und bei nicht sofort zu beseitigender peripherer Atemstörung sollte unverzüglich eine Tracheotomie durchgeführt werden, welche eine Bronchialtoilette mit genügender Gründlichkeit erlaubt und den Atmungstotraum verkleinert. Tracheotomierte Patienten erfordern eine intensive und sorgfältige Pflege mit häufigem Absaugen, Inhalieren, zweistündigem Umlagern und häufigem Wechsel der Trachealkanüle. Endotracheale Intubation ist nur eine Notlösung, da der Tubus spätestens nach 24 Std wieder entfernt werden muß wegen der Gefahr von Dekubitalgeschwüren an der Glottis und Trachea. Bei Cyanose mit Blutdruckanstieg und Tachykardie ist zusätzlich Sauerstoff zu verabreichen.

Die nächsten Behandlungsmaßnahmen gelten dem Kreislaufschock. Der Verletzte gehört in ein warmes Bett. Jede zusätzliche Belastung des Kreislaufes muß sorgfältig vermieden werden. Anfertigung von Röntgenbildern und operative Versorgung von Wunden (mit Ausnahme von stark blutenden Wunden) sind kontraindiziert, so lange noch Schocksymptome bestehen. Wärmezufuhr von außen, möglichst bequeme Ruhelagerung, evtl. Schmerzbekämpfung und leichte Sedierung führen in den meisten Fällen zu einer schnellen Erholung des Kreislaufes. In schwereren Fällen ist eine intravenöse Infusion von Plasmaexpandern und bei deutlicher Anämie von Vollblut erforderlich. Bei Zeichen eines Entspannungskollapses und bei zentralen Atemstörungen können „Ganglienblocker" verabreicht werden (vgl. auch Schockbekämpfung, S. 33).

Nach Durchführung der ersten dringlichsten Hilfsmaßnahmen beginnt die sorgfältige und lückenlose Registrierung aller vitaler Funktionen, wobei Blutdruck, Frequenz und Rhythmus von Puls und Atmung und die Temperatur zunächst mindestens in halbstündigem Abstand gemessen und aufgeschrieben werden. Diese Registrierung ist wichtig, da bei Auftreten von Komplikationen die frühzeitige Erkennung lebensrettend sein kann. Bleiben die Meßwerte konstant und bessert sich gleichzeitig der Allgemeinzustand und die Bewußtseinslage laufend, so können die Abstände der Messungen vergrößert werden. Außerdem können dann Röntgenaufnahmen des Schädels oder sonstige zusätzliche Untersuchungen durchgeführt werden, sowie beim Vorliegen offener Hirnverletzungen, diese versorgt werden. Bei Mehrfachverletzungen ist die Reihenfolge der Versorgung sorgfältig abzuwägen.

Neben der laufenden Beobachtung sind auch in mehr oder weniger kurzen Abständen eingehende neurologische und allgemein körperliche Untersuchungen erforderlich. Es ist auf die Entstehung eines Pneumo- oder Hämatothorax besonders bei Rippenfrakturen, von Atelektasen oder einer Bronchopneumonie zu achten. Der Bauch ist auf intra- und retroperitoneale Blutungen und den Füllungszustand der Blase zu untersuchen. Bei Harnverhaltung soll katheterisiert, jedoch kein Dauerkatheter gelegt werden. Neurologische Ausfallserscheinungen sind mit dem Zeitpunkt der Feststellung zu notieren!

Bei länger anhaltender Bewußtlosigkeit ist parenterale Ernährung durch intravenöse Infusionen notwendig, wobei auf genügende Eiweiß- sowie Elektrolytzufuhr geachtet werden muß. Spätestens nach 48 Std Zufuhr hochwertiger Nahrungsmittel mittels Magensonde! Frühzeitig rectale Einläufe zur Ingangsetzung normaler Darmtätigkeit.

Bei motorischen Unruhezuständen kann die Verabreichung kleiner Dosen von Barbituraten, Psyquil, in schweren Fällen dazu auch kleine Dosen von Pantopon-Skopolamin notwendig werden (bei Verabreichung von Morphinpräparaten, die möglichst vermieden werden sollten, muß wegen der Atemdepressionswirkung sehr vorsichtig dosiert werden!). Oft sind Schmerzen, unbequeme Lagerung im Bett oder eine überfüllte Harnblase die Ursache von Unruhezuständen und die Verabreichung von Analgetika, Verbesserung der Lage oder Katheterismus führen sofort zur Beruhigung. Fesselung des Kranken sollte unter allen Umständen unterbleiben, da die Unruhe besonders beim Wiedererwachen durch ständiges Sichwehren vermehrt wird und zu einer Überbelastung des Kreislaufes führt. Die beste Überwachung eines unruhigen Kranken ist die dauernde Beaufsichtigung durch eine geschulte Pflegeperson, die bei den meist schubweise auftretenden Unruhezuständen den Kranken vorsichtig anfaßt und seine Bewegungen abbremst und ihn vor Selbstverletzungen schützt!

Bei cerebralen Anfällen wird in regelmäßigen Abständen Luminal gegeben und zwar auch noch längere Zeit nach Abklingen der Anfälle. Bei gehäuft auftretenden Anfällen, beim Status epilepticus und bei Streckkrämpfen kann die Einleitung einer Barbituratnarkose notwendig werden. Wenn eine intrakranielle Blutung ausgeschlossen ist, kann auch eine Liquordruckentlastung durch Lumbalpunktion vorteilhaft sein.

Bei sicher nachgewiesenem Hirnödem wird eine hypertonische Sorbitlösung (50—100 cm^3 40%ige Lösung) intravenös injiziert. Die Wirkung hält jedoch höchstens 6—8 Std an und die Injektion muß dann wiederholt werden. Jede Osmotherapie soll kritisch und wohldosiert durchgeführt werden, weil der erhöhte intrakranielle Druck (besonders bei Kindern!) schnell in einen Unterdruckzustand umschlagen kann und weil ein bestehendes intrakranielles Hämatom sich durch die Drucksenkung vergrößern kann (TÖNNIS). Die Anwendung von Urea ist bei posttraumatischem Hirnödem wegen der großen Gefahr umfangreicher Nekrosenbildung möglichst zu vermeiden. THOMALSKE empfiehlt die perorale Verabreichung von Glycerin, 1,0—2,0 g/pro kg Körpergewicht gemischt mit gleichen Teilen physiologischer Kochsalzlösung, evtl. durch Magensonde.

Bei stärkerer Temperatursteigerung muß zunächst die Ursache gesucht werden (Pneumonie, Wundinfektion, Meningitis, bei Kindern auch Dehydratation usw.). Ist die Hyperthermie allein Folge einer schweren Hirnverletzung und nimmt sie bedrohliche Ausmaße an, so wird eine künstliche Temperatursenkung mit ausreichender Applikation von Phenothiazinen in Verbindung mit peripherer Abkühlung durch Eisbeutel, Ventilatoren usw. durchgeführt.

Bei länger bestehender Bewußtlosigkeit, länger anhaltenden Kreislaufstörungen und bei Verdacht auf offene Hirnverletzung (Blutaustritt aus Nase und Ohren, Liquorfistel) sind Antibiotica zu verabreichen.

Die wesentlichste Behandlung auch leichter gedeckter Hirnverletzungen besteht in strenger Bettruhe, die nach dem Grad der Rückbildung der Symptome bemessen wird, wofür die Kreislauffunktionsprüfung nach SCHELLONG einen groben Anhalt gibt. Zu kurz bemessene Bettruhe kann den Heilverlauf verzögern und über verstärkte vasomotorische Regulationsstörungen u. U. zu irreversiblen Gewebsschädigungen führen. Zu lange Bettruhe nach leichter gedeckter Hirnverletzung ist auch aus psychologischen Gründen unzweckmäßig, da es zu einer Überbewertung der Unfallfolgen und zu Neurotisierung kommen kann.

Nach weitgehendem Abklingen der subjektiven Beschwerden und vegetativen Störungen wird langsam und systematisch mit zunehmenden Belastungen begonnen (Bewegungsübungen im Bett, Aufsetzen, Aufstehen, Spaziergänge von zunehmender Dauer, Entlassung ins häusliche Milieu, teilweiser, schließlich völliger Berufstätigkeit). Der Patient muß darüber aufgeklärt werden, daß jede derartige Leistungssteigerung zunächst eine Zunahme bzw. Wiederauftreten der Beschwerden zur Folge haben kann. Für das Ausmaß der Belastung können keine schematischen Richtlinien aufgestellt werden. Es muß individuell verfahren werden, worin eine große verantwortungsvolle ärztliche Aufgabe liegt. Medikamentös können Sedativa sowie tonisierende Medikamente, vor allem bei vegetativ labilen Patienten günstig wirken. Mit Analgeticis sollte man wegen der Gefahr der Gewöhnung und des Abusus zurückhaltend sein. Zu warnen ist insbesondere vor der routinemäßigen Injektion hypertoner Zuckerlösungen, da ,,drückende Kopfschmerzen" durchaus nicht immer Folge eines Hirndruckes sind, sondern auch bei Unterdruckzuständen vorkommen, die dann durch die Behandlung noch verstärkt werden. Möglicherweise kann sogar der Bildung eines traumatischen, chronischen subduralen Hämatoms Vorschub geleistet werden. Bewährt haben sich auch physikalische Maßnahmen, wie Bürstenmassagen, hydrotherapeutische und krankengymnastische Behandlung. Bei Lähmungserscheinungen Massage und systematische passive und aktive Bewegungsübungen, Gehschulung und Krankengymnastik. Bei sonstigen cerebralen Herderscheinungen planmäßiger Unterricht im Sprechen, Lesen, Schreiben, Rechnen, Zeichnen und Basteln zum systematischen Wiederaufbau der verlorenen Funktionen, wozu sehr viel Geduld und Ausdauer gehört. Fortbildung im alten, oder Umschulung auf einen neuen Beruf können erforderlich sein. Arbeitstherapie durch handwerkliche Betätigung in Werkstätten und Leistungssport zur motorischen Übung und Wiedergewöhnung an eine geregelte Tätigkeit, sowie zur Wiedererweckung von Lebensfreude und Selbstvertrauen durch sichtbare Fortschritte und Leistungserfolge ergänzen diese Maßnahmen. Bei psychogenen Überlagerungen organischer Störungen sowie rentenneurotischer Entwicklung ist eine psychotherapeutische Behandlung angezeigt. Berufsberatung und schließlich passende Arbeitsvermittlung sind weitere wichtige sozialmedizinische Aufgaben.

Die Beurteilung und Behandlung der Schädelhirnverletzungen erfordert spezielle Erfahrungen und häufig eine enge Zusammenarbeit verschiedener Fachärzte. In den beiden Weltkriegen und namentlich im letzten war die Behandlung der Hirnverletzten nach der Entwicklung der Neurochirurgie bei allen kriegführenden Staaten, in Deutschland in erster Linie durch TÖNNIS, sehr gut organisiert und erfolgte nach eingehenden Richtlinien in neurochirurgischen und neurologischen Sonderlazaretten. Im Frieden ist die Aufgabe der Organisation der Versorgung dieser wichtigen Verletzungsgruppe örtlich unterschiedlich gelöst. Während in Nord- und Südamerika, in den skandinavischen Ländern, in England, in Frankreich und den Beneluxstaaten die operative Erstversorgung der offenen Hirnverletzungen und der Komplikationen der gedeckten, sowie die Versorgung aller Spätfolgen meist durch den Neurochirurgen erfolgt, liegt diese Therapie in Spanien, Italien, der Bundesrepublik, sowie in den Ostblockländern vielfach in der Hand des Allgemeinchirurgen, der mit dem Neurologen, dem Ohren- und Augenarzt zusammenarbeitet. Jedoch machen sich zunehmend Bestrebungen bemerkbar, daß die Behandlung der genannten Verletzungsarten und vieler Spätfolgen von Hirntraumen von Neurochirurgen übernommen werden, da gerade die Hirnverletzungen bei hohen Ansprüchen an die Güte der Versorgung das gesamte diagnostische und therapeutische Rüstzeug und die Erfahrung der Neurochirurgie verlangen. Die gute Zusammenarbeit mit dem Chirurgen, der auch weiterhin die große Zahl der unkomplizierten Fälle und der Mehrfachverletzten mit gedeckten Schädelhirntraumen betreuen wird, mit dem Otologen, Ophthalmologen, Kieferchirurgen, und dem Psychiater und Neurologen bei Beteiligung ihrer Fachgebiete kann allein ein optimales Ergebnis sichern.

Komplikationen bei gedeckten Hirnverletzungen

Beim Epiduralhämatom handelt es sich um eine arterielle Blutung zwischen Knochen und Dura durch Verletzung der Arteria meningea media oder eines ihrer Äste. Selten sind andere Blutungsquellen, etwa die großen Blutleiter oder der Schädelknochen bei Frakturen. Die an der Innenfläche des Schädeldaches festhaftende Dura wird durch den arteriellen Druck des Hämatoms abgelöst und wölbt sich gegen das Gehirn vor, wodurch in kurzer Zeit erheblicher Hirndruck entsteht. Bei gleichzeitiger Verletzung der Dura kann sich das Hämatom auch in den Subduralraum ergießen, häufiger, bei gleichzeitigem Bestehen eines klaffenden Frakturspaltes dringt es unter die Kopfschwarte. Die Lokalisation ist typischer Weise im Bereiche des Meningeastammes (temporal, vor dem Ohr), kann aber auch frontal, occipital, temporo-basal oder auch im Bereiche der hinteren Schädelgrube sein. Bei atypischem Sitz ist die Diagnose oft schwierig!

Symptome: Akuter Hirndruck mit entsprechenden Blutdruck- und Pulsfrequenzveränderungen innerhalb der ersten 24—48 Std nach dem Trauma, selten später. Nach einem mehr oder weniger freien Intervall setzt zunehmende Bewußtseinstrübung bis zu tiefer Bewußtlosigkeit ein. Das freie Intervall ist häufig durch eine initiale Bewußtseinsstörung überdeckt. — Pupillenstörungen erst auf der Seite des Hämatoms, bald darauf auch auf der Gegenseite, erst Verengerung der Pupille bei erhaltener Lichtreaktion (wird meist übersehen!), danach zunehmende Pupillenerweiterung bis zu maximaler Mydriasis mit fehlender Lichtreaktion (Clivuskantensyndrom durch Vordringen des Gyrus hippocampi in den Tentoriumschlitz

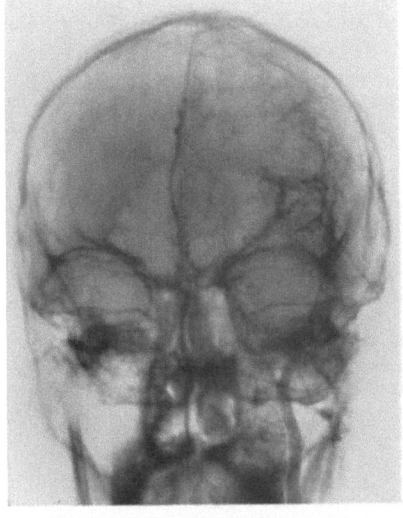
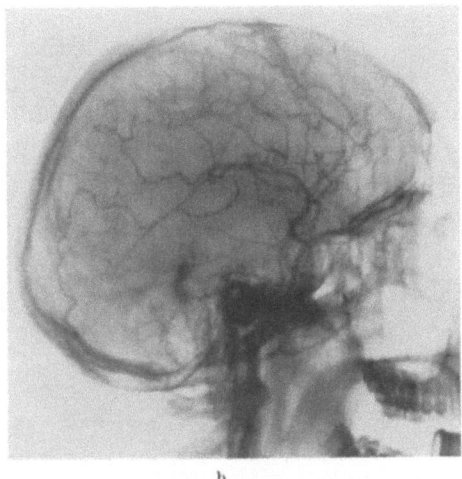

Abb. 48a u. b. Epiduralhämatom bei einem 16jährigen Mann, der aus 6 m Höhe abstürzte. Schädelfissur links parieto-temporal, Querfortsatzabbrüche LW 1—3 (vgl. Abb. 87). Wegen zunehmender Hemiparese rechts erfolgte eine Carotisangiographie links: a Verlagerung der A. cerebr. ant. nach rechts, Anhebung der A. cerebr. med., Abdrängung der Hirnrindengefäße von der Schädelkalotte. b Deutliche Anhebung des Anfangsteils der A. cerebr. med. durch temporo-basal gelegenes Epiduralhämatom

und Verlagerung des Mittelhirns nach der Gegenseite und nach dorsal. Infolge des raumfordernden intrakraniellen Prozesses kommt es zu einem Zug am gleichseitigen Nervus oculomotorius und zu einer Druckschädigung des Nerven an der Clivuskante mit den klinischen Zeichen einer infranucleären Lähmung). — Außerdem können in wechselndem Ausmaß Herdsymptome auftreten, wie Paresen und Pyramidenbahnzeichen an den kontralateralen Extremitäten, bei starker intrakranieller Massenverschiebung auch an den homolateralen Extremitäten durch Läsion des kontralateralen Hirnschenkels am Tentoriumschlitz. Motorische Reizerscheinungen in Form von Zuckungen der kontralateralen Gesichtshälfte, des Armes oder Beines, herdepileptische Anfälle, auch generalisierte Anfälle werden beobachtet; weiterhin auch Störungen der konjugierten Augenbewegungen, aphasische, apraktische oder sonstige Herderscheinungen, die jedoch meist in der zunehmenden Bewußtseinsstörung untergehen. — Im Röntgenbild sieht man häufig eine Schädelfraktur, wobei die Frakturlinie eine Gefäßfurche schneidet. Die *Diagnose* wird gesichert durch eine Carotisangiographie. Im sagittalen Strahlengang findet sich eine Abdrängung der Hirngefäße von der Schädelkalotte. Bei basalem oder occipitalem Sitz kann die Arteria cerebralis media angehoben sein. Die Arteria cerebralis anterior ist zur Gegenseite verlagert. Fehlt die Verlagerung der Anterior, so muß an ein doppelseitiges Hämatom gedacht werden. — Bei sehr akutem Verlauf kann sofortiges Anlegen von Probebohrlöchern notwendig werden, und zwar zunächst im Bereiche einer verdächtigen Fraktur, sonst über dem Stamm der Arteria meningea media (3 cm vor und 3 cm oberhalb des äußeren Gehörganges!). Bei negativem Befund werden weitere Probebohrlöcher occipital, frontal und über der hinteren Schädelgrube (3 cm hinter und 3 cm oberhalb der Mastoidspitze!) angelegt.

Therapie: Osteoclastische Trepanation von mindestens Fünfmarkstückgröße. Nach Absaugen des Hämatoms wird das blutende Gefäß aufgesucht, coaguliert, geclipt oder umstochen. — Ist der Stamm der A. meningea media am Austritt aus dem Foramen spinosum gerissen, so kann Verschluß der Knochenöffnung mit Wachs nötig werden. Epidurale Drainage für 24 Std ist in jedem Falle ratsam. Meist kommt es sofort nach der Entlastung zur Erholung des Patienten.

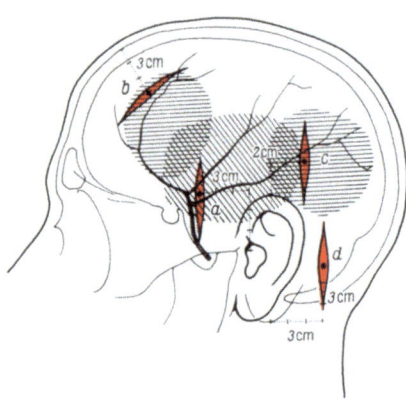

Abb. 49. Typische Lokalisation für Probebohrlöcher bei Verdacht auf Epiduralhämatom (nach HOLLE-SONNTAG-JENSEN)

Die *Prognose* ist abhängig von der gleichzeitig bestehenden Hirnverletzung, bei frühzeitiger Operation im allgemeinen günstig, wird aber bei verspäteter Operation sehr schnell infaust.

Epiduralhämatome im Kindesalter sind entgegen früheren Anschauungen relativ häufig. PIA berichtet über eine Zusammenstellung von 190 Epiduralhämatomen, wovon 59 (31%) Kinder unter 15 Jahren waren. Besonders betroffen sind Kinder bis zu 5 Jahren, mit Ausnahme von Säuglingen (KLEIN). — Großenteils fehlen bei Kindern Schädelfrakturen, dagegen sind Nahtdiastasen häufig, die im Röntgenbild leicht übersehen werden. Bei der noch biegsamen Schädelkalotte und der besonders innigen Verbindung von Dura und Knochen können Zug- und Scherkräfte zu Gefäßrupturen führen. Es sind aber auch venöse Blutungen bei Kindern die Ursache, besonders bei der Lokalisation des Hämatoms nahe der Sagittalnaht. — Meist besteht ein Cephalhämatom oder ein subaponeurotisches Hämatom über der Naht oder Fraktur, welches beträchtliche Ausmaße annehmen kann, so daß anstatt von Hirndruckzeichen Anämie und ein Blutungskollaps das klinische Bild beherrschen können. Damit unterscheidet sich die Symptomatologie wesentlich von der im Erwachsenenalter.

Im eigenen Krankengut von 14 Kindern unter 15 Jahren mit Epiduralhämatomen fehlte die Bewußtseinstrübung nach einem freien Intervall in 8 Fällen. Eine gleichseitige Mydriasis bestand nur bei 5 Kindern und eine kontralaterale Parese bei 6 Kindern. Das entspricht auch den Erfahrungen anderer Autoren (McKISSOCK et al. 1960, KLEIN 1962, TÖNNIS et al. 1963, PIA 1964).

Auch die Lokalisation ist weniger typisch. Da die Dura im Bereiche der Schädelnähte fest verwachsen ist, überschreitet das Hämatom selten die einzelnen Knochenränder, findet sich aber relativ häufig frontal, occipital und subtentoriell. Ein akuter Verlauf beruht bei Kindern häufiger auf der Neigung des Gehirns zu schneller und starker Ödembildung, als auf der Raumforderung des Hämatoms. — Die Prognose ist dagegen günstiger als bei Erwachsenen.

Akute subdurale Blutungen finden sich in dem capillaren Spalt zwischen Dura und äußerem Blatt der Arachnoidea. Sie entstehen bei Verletzungen von Hirnrindengefäßen bei gleichzeitig eingerissener Arachnoidea, durch Abreißen von

Brückenvenen, bei Sinusverletzungen oder durch Eindringen eines Epiduralhämatoms bei verletzter Dura. Bei schweren Geburtstraumen können sie auch in Verbindung mit Tentoriumrissen durch Verletzung der Vena magna Galeni entstehen und führen dann meist zum Tode. Das akute subdurale Hämatom breitet sich oft über die ganze Hemisphäre aus. Allein führt es selten zu Hirndruckerscheinungen, die vor allem dann fehlen, wenn es durch rein venöse Blutungen entsteht, da diese durch den normalen intrakraniellen Druck bald zum Stehen kommen. Die Symptome sind im allgemeinen Folge der gleichzeitig bestehenden Hirnverletzung. — Die *Therapie* ist hauptsächlich auf die Hirnverletzung ausgerichtet und im allgemeinen konservativ. Zurückhaltung in der Osmotherapie ist geboten, damit venöse Blutungen nicht provoziert werden. Evtl. können Hämostyptika verabreicht werden. Eine Operation bei gleichzeitig bestehender Hirnverletzung führt zu vermehrter Hirnödembildung, wobei es beim Aufsuchen der Blutungsstellen besonders leicht zu zusätzlichen Verletzungen der Hirnrinde kommt. Bei der Versorgung offener Schädelhirnverletzungen muß dagegen stets der Subduralraum wegen der Infektionsgefahr revidiert und das Hämatom ausgeräumt werden.

Chronisches subdurales Hämatom: Dieses ist, im Gegensatz zur akuten subduralen Blutung, stets durch mehr oder weniger dicke Membranen abgekapselt. Die Entstehungsweise ist nicht einheitlich und zweifellos gibt es auch nicht traumatische subdurale Hämatome in Form der Pachymeningosis hämorrhagica interna. WEBER, ROSENMUND und DUCKERT konnten durch eingehende Analysen des Inhalts von Subduralhämatomen Erwachsener verschiedener Genese deren Entstehung durch rezidivierende Blutungen nachweisen. In vielen Fällen liegt sicherlich eine primäre Erkrankung der Dura vor, z. B. in Form einer Pachymeningosis dissecans (WEPLER) und das Trauma führt nur zu einer Verschlimmerung, d. h. zu venösen Blutungen in einen vorgebildeten Spaltraum der Dura. Die Membranbildung stellt dann lediglich eine besondere Reaktion und Umwandlung der Dura dar. In anderen Fällen kommt es beim Trauma zunächst zu einer kleinen subduralen Blutung aus oberflächlichen Hirnrindengefäßen oder Brückenvenen (KRAULAND), welche durch Membranbildungen abgekapselt wird. Die Vergrößerung des Hämatoms kann dann durch sekundäre Blutungen aus Gefäßneubildungen des Organisationsgewebes der Membranen erfolgen, weiterhin durch ein osmotisches Druckgefälle, vorwiegend aber wohl infolge intrakranieller Unterdruckzustände. Bei den schon normalerweise bestehenden Hirndruckschwankungen in Abhängigkeit von der Atmung, Lagewechsel, Durchblutungsveränderungen usw., die unter krankhaften Verhältnissen z. B. nach Hirntraumen erheblich verstärkt sein können (Schock, orthostatische Kreislaufregulationsstörungen, Aliquorrhoe, unzweckmäßige Osmotherapie!), kommt es im Stadium des verminderten Hirndruckes zu einem Nachsickern in das Hämatom und damit zu einer Volumenvergrößerung desselben. Bis zu einem gewissen Grade wird der Schädelinhalt sich dem Wachstum des Hämatoms anpassen, bis es zu einer Dekompensation und damit zu einer manifesten Hirndrucksteigerung kommt. Bei dem vorangegangenen Hirntrauma handelt es sich häufig um sehr leichte Verletzungen, sog. Bagatelltraumen. Von WEPLER wird allerdings die Bedeutung der Bagatelltraumen bestritten. — Die *Symptomatik* ist meist uncharakteristisch. Entsprechend dem Wachstumsmechanismus des Hämatoms sind die Symptome durch einen Wechsel von Zu- und Abnahme, im ganzen jedoch durch eine Progredienz gekennzeichnet. Es finden sich meist wechselnde Kopfschmerzen, Schwindelgefühl und Übelkeit, Bewußtseinstrübungen, Pulsfrequenz- und Blutdruckschwankungen bis zum Auftreten eines subakuten oder chronischen Hirndrucks, gelegentlich mit Stauungspapille. Lokale cerebrale Symptome sind selten. Der

Liquor ist meist unverändert oder leicht xanthochrom. Die ersten Erscheinungen treten Wochen oder Monate nach dem Trauma auf. Im Endstadium kommt es stets zu zunehmender Bewußtseinstrübung, die in typischer Weise anfangs noch wechselt, dann aber allmählich in Koma übergeht. — *Die Diagnose* wird durch die

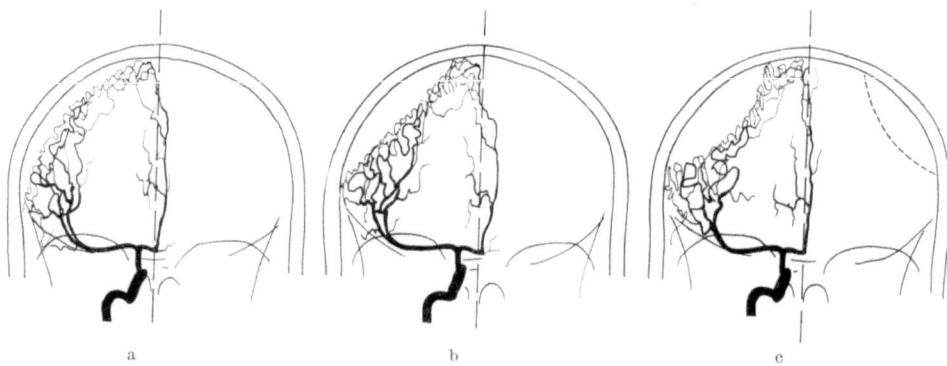

Abb. 50a—c. Schema der serienangiographischen Veränderungen bei Subduralhämatom in Abhängigkeit von der Dauer des Bestehens (nach NORMAN). a Seitverlagerung der A. cerebr. ant. und konvex-konkav (sichelförmig) begrenzter gefäßfreier Raum zwischen Schädelkalotte und Hirnoberfläche bei einem bis etwa 3 Wochen alten subduralen Hämatom. b Stärkere Seitverlagerung der A. cerebr. ant. mit plankonvex begrenztem gefäßfreien Raum bei etwa 4—8 Wochen bestehendem subduralen Hämatom. c Geringe oder fehlende Seitverlagerung der A. cerebr. ant. bei doppelseitigem Hämatom. Nach 2—6 Monaten nimmt der gefäßfreie Raum eine bikonvexe Begrenzung an

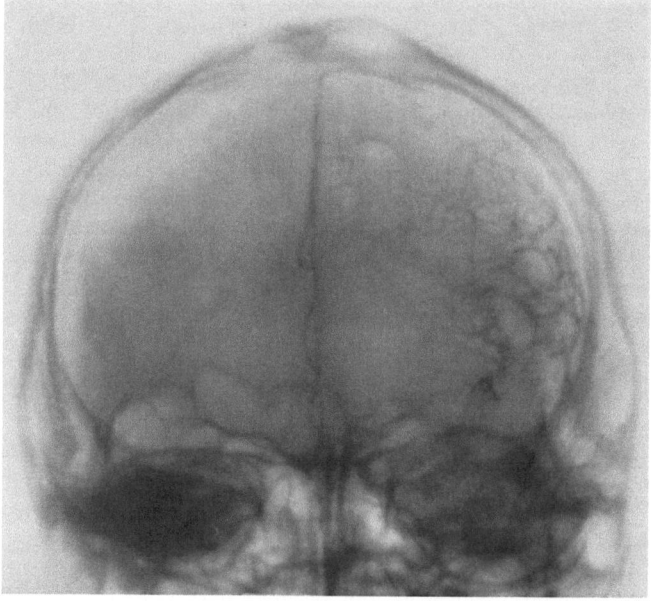

Abb. 51. Carotisangiogramm bei 38jährigem Mann, der 10 Tage zuvor ein leichtes Schädelhirntrauma erlitten hatte. Krankenhausaufnahme erfolgte wegen rechtsseitiger Ischias, gelegentlichen plötzlich einschießenden Schmerzen im Nackenhinterhauptbereich und beginnender linksseitiger Stauungspapille. Im Angiogramm angedeutete Seitverlagerung der A. cerebr. ant. und geringe Abdrängung der Hirnrindengefäße von der Schädelkalotte (sichelförmig!)

Carotisangiographie gesichert. Im Sagittalbild findet sich eine Abdrängung der Hirnrindengefäße von der Schädelkalotte. NORMAN wies eine charakteristische Form des gefäßfreien Raumes in Abhängigkeit vom Alter des Hämatoms nach.

Bei den relativ frischen bis zu 3 Wochen alten subduralen Hämatomen war der gefäßfreie Raum konkav konvex begrenzt, d. h. das Hämatom lag sichelförmig über der Hemisphäre und dehnte sich von parietal bis nach temporal aus, wobei es stets bis zur Mittellinie reichte. In dieser Zeit bestehen meist noch keine eindeutigen Membranen. 3—8 Wochen alte Hämatome sind nicht mehr so diffus und flächenhaft ausgebreitet, sondern haben, durch Membranen abgekapselt, schon mehr eine Kugelform angenommen, d. h. der gefäßfreie Raum stellte sich plankonvex dar. Bei noch älteren Hämatomen (2—6 Monate) ist die Kugelform ausgeprägter, so daß ein bikonvexer gefäßfreier Raum entsteht. Dabei rückt

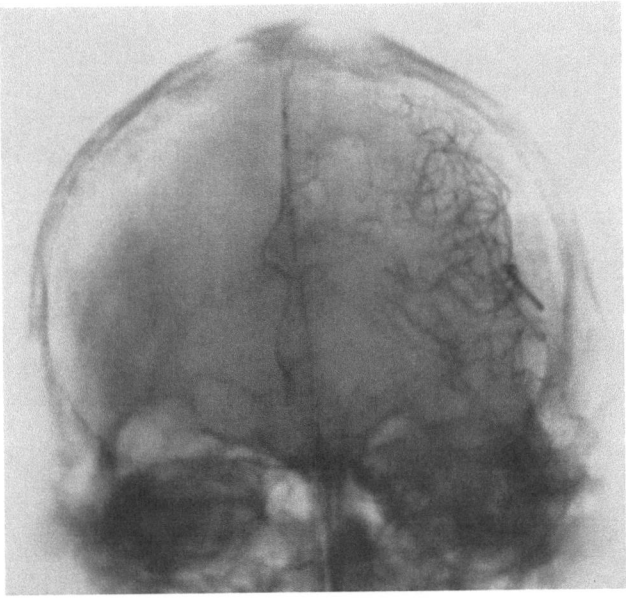

Abb. 52. Wiederholung des Carotisangiogramms nach 18 Tagen (Pat. von Abb. 51), da sich der Patient zunächst nicht zur Operation entschließen konnte. Deutliche Zunahme der Seitverlagerung der A. cerbr. ant. und des gefäßfreien Raumes zwischen Schädelkalotte und Hirnoberfläche

das Hämatom immer mehr in die Parietalgegend und parasagittal legt sich die Hirnoberfläche wiederum an die Schädelkalotte an. Die Arteria cerebralis anterior ist bogenförmig oder auch parallel zur Gegenseite verschoben. Ist sie jedoch mittelständig, so muß, wegen des Verdachtes auf doppelseitiges Hämatom, auch die andere Seite arteriographiert werden. — Die *Therapie* ist stets operativ. Manche Autoren begnügen sich mit der Entleerung des Hämatoms von einem temporo-parietal gelegenen erweiterten Bohrloch. Wir bevorzugen, wie PUTNAM u. CUSHING 1925 empfohlen haben, eine osteoplastische Kraniotomie und möglichst vollständige Entfernung des Hämatoms einschließlich der Membranen. Da das komprimierte und meist stark deformierte Gehirn nach der Entlastung oft nur geringe Tendenz zur Entfaltung zeigt, wird schon vor der Operation eine intravenöse Infusion mit hypotoner (0,6%) Kochsalzlösung gegeben, bei älteren Patienten gleichzeitig mit Unterstützung des Herzmuskels durch Strophanthin. Der Infusion können auch antidiuretische Mittel (Hypophysin, Adiuretin) beigesetzt werden. Die Infusionsbehandlung wird später mit physiologischer Kochsalzlösung mindestens für die Dauer von 3 Tagen fortgesetzt. Während der Operation kann der Liquorraum auch direkt durch lumbale Injektion von Ringerlösung aufgefüllt werden. Vor dem Verschluß der Dura wird die Wundhöhle mehrfach mit körperwarmer Ringerlösung ausgespült, um Reste des Hämatoms und der Membranen

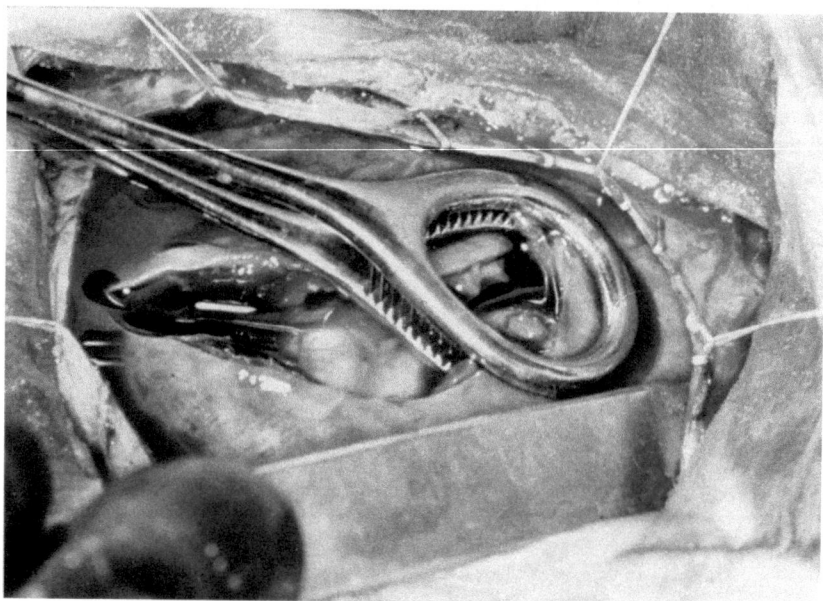

Abb. 53. Operationssitus nach lappenförmiger Eröffnung der Dura. Darstellung und Ablösung einer dicken äußeren Hämatommembran

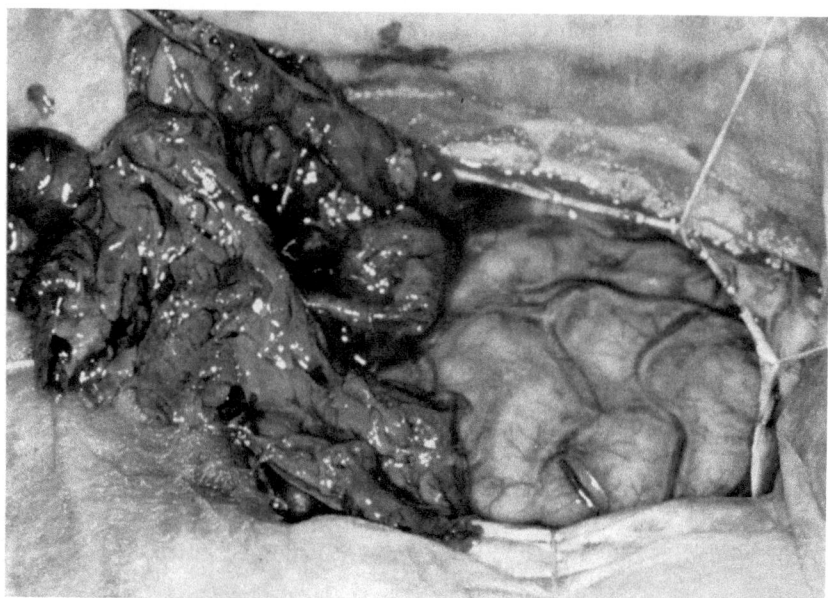

Abb. 54. Rechts sind äußere und innere Hämatommembran abgelöst. Der Hämatomsack enthält ausgedehnte coagulierte und organisierte Blutmassen, welche durch Ausspülung lediglich von einem Bohrloch aus nicht hätten entfernt werden können (Abb. 53 u. 54 gleicher Fall wie Abb. 51 u. 52)

zu entfernen, und für 24 Std mit einer subduralen Gummilasche drainiert, damit die Spülflüssigkeit bei der Entfaltung des Gehirns abfließen kann. Der Wundverschluß erfolgt in typischer Weise unter Einlegen eines epiduralen Drains, welches 48 Std liegen soll. — Die *Prognose* ist bei nicht zu später Operation und guten Kreislaufverhältnissen günstig.

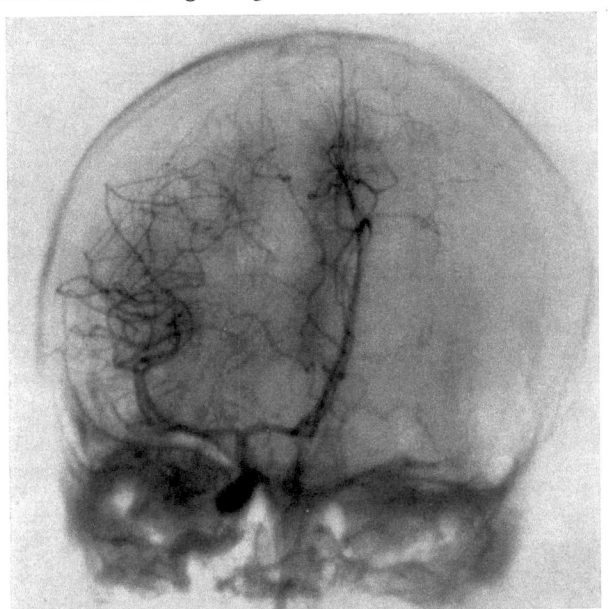

Abb. 55. Carotisangiogramm bei 23jährigem Mann 6 Wochen nach einem Autounfall mit leichtem Schädelhirntrauma. Deutliche Verlagerung der A. cerebr. ant. zur Gegenseite und plankonvexer gefäßfreier Raum zwischen Schädelkalotte und Hirnoberfläche

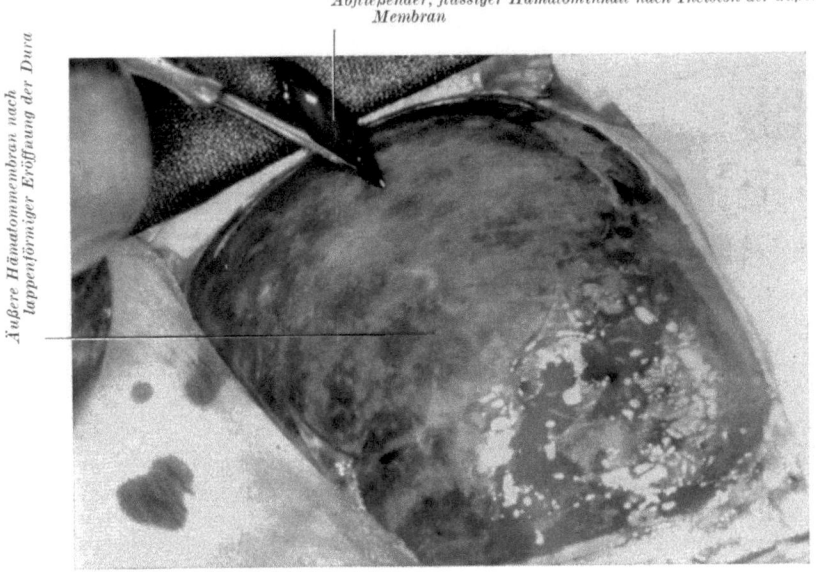

Abb. 56. Nach lappenförmiger Eröffnung der Dura liegt eine blauschwarze, dicke äußere Membran des Hämatoms vor. Bei Incision der Membran spritzt unter Druck stehendes altes Blut hervor

Subduralhämatome im Kindesalter sind im 1. Lebensjahr häufig, später dagegen selten. Da sie auf Grund verschiedener Ätiologie und in verschiedenen Formen

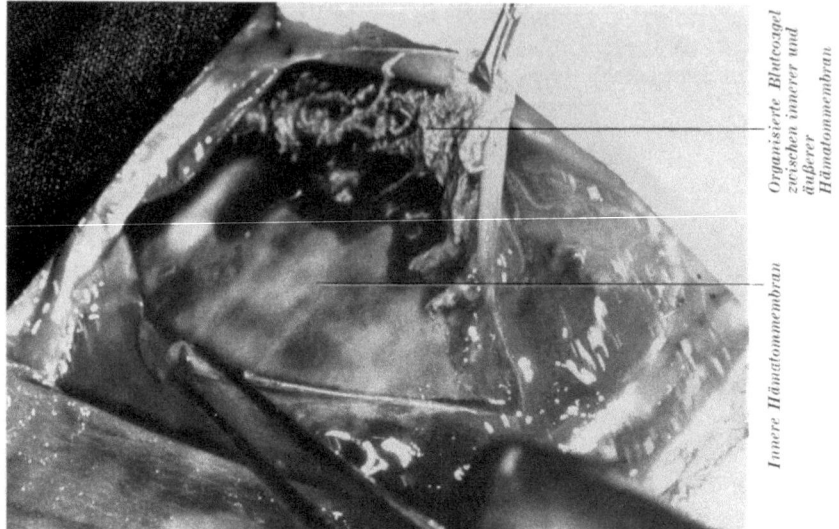

Abb. 57. Nach Entleerung des flüssigen Inhalts wurde die äußere Membran gespalten und ausgedehnte coagulierte und organisierte Blutmassen wurden sichtbar. In der Tiefe ist die relativ dicke innere Membran über der Hirnoberfläche zu sehen

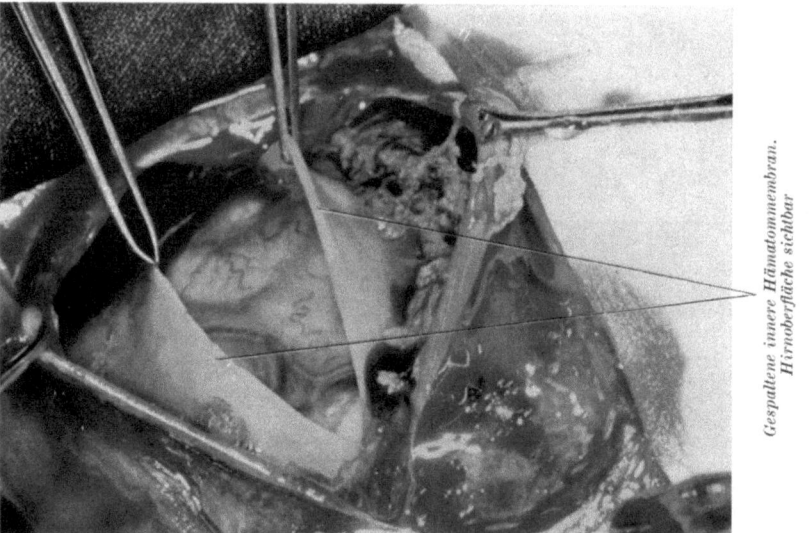

Abb. 58. Nach Spaltung auch der inneren Membran wird die Hirnoberfläche sichtbar (Abb. 56, 57 u. 58 gleiche Fall wie Abb. 55)

(Hämatom bis Hydrom) auftreten, werden sie als *subdurale Ergüsse* bezeichnet. Als Geburtsschäden werden sie nach starker Deformierung des Schädels beobachtet. Sie entstehen durch Abriß der Brückenvenen, selten durch Verletzung der Sinus oder bei einem Tentoriumriß durch Verletzung der Vena magna Galeni. Aber auch sehr leichte Schädeltraumen, die den Eltern manchmal gar nicht bekannt wurden, können Subduralergüsse verursachen. Allerdings spielen neben dem Trauma meist andere dispositionelle Faktoren eine wesentliche Rolle, wie Permeabilitätsstörungen der Hirn- und Hirnhautgefäße, Störungen der Blutgerinnung, Veränderungen der intrakraniellen Druckverhältnisse, vorwiegend im

Sinne von Unterdruckzuständen, z. B. bei allgemeinen oder cerebralen Kreislaufstörungen, bei Exsiccose, nach zu ausgiebigen Lumbalpunktionen. Häufig sind sie auch in Verbindung mit anderen cerebralen kongenitalen Schäden. Die Lokalisation und Ausbreitung ist vorwiegend frontal, parietal und temporal, weniger occipital und in vielen Fällen doppelseitig. Im akuten Stadium besteht im Subduralraum ein Erguß von reinem Blut. Bald kommt es zu einer rötlich-braun bis braun-schwärzlichen Verfärbung und bei längerem Bestehen findet sich nur noch eine xanthochrome Flüssigkeit mit mehr oder weniger roten Blutkörperchen, jedoch stets mit hohem Eiweißgehalt, daneben auch alle Grade von Blutcoagula bis zu grau-grün gefärbten Fibrinmassen. Innerhalb einer Woche bis zu 10 Tagen beginnt sich eine Membran von der Innenfläche der Dura aus zu bilden. Diese kapselt den Erguß mit einer meist dickeren äußeren und dünneren inneren Membran ab. Bei dem schnellen Wachstum des Säuglingsgehirns fesseln die Membranen die Hemisphären und es kommt rasch zu erheblicher Atrophie der Hirnrinde unter dem Erguß, mitunter auch infolge druckbedingter Durchblutungsstörungen zu einer Markatrophie mit Ventrikelerweiterung. — Die *Symptomatologie* ist wenig charakteristisch und durch Erbrechen, allgemeine Reizbarkeit, mangelhafte Gewichtszunahme, cerebrale Anfälle, Schläfrigkeit und Anfälligkeit für banale Infekte gekennzeichnet. Häufig finden sich auch erhöhte Temperaturen, Hyperreflexie, Spastizität der Beine, jedoch nur selten Lähmungserscheinungen. Die Fontanellen können gespannt und vorgewölbt sein und der Kopfumfang vergrößert. Gelegentlich besteht eine Anämie. Netzhautblutungen sind häufiger als Stauungspapille. Auffallend selten lassen sich Schädelfrakturen oder Nahtdehiszenzen nachweisen. — Die *Diagnose* wird durch eine Fontanellenpunktion gestellt. — Auch die *Therapie* erfolgt mit wiederholten Fontanellenpunktionen und Entleerung der subduralen Flüssigkeiten. Wenn die Ergüsse jedoch nach 2 bis 3 Wochen nicht abgeklungen sind, erfolgt osteoplastische Trepanation und möglichst weitgehende Entfernung der Membranen. — Die *Prognose* ist bei frühzeitiger Behandlung günstig.

Verletzungen der großen Hirnschlagadern sind bei gedeckten Schädelhirnverletzungen relativ selten. Durch eingedrungene Knochensplitter bei Impressionsfrakturen oder bei Splitterbruch des Orbitaldaches kann die Arteria cerebralis anterior, bei Schädelbasisfrakturen (Keilbein und Felsenbein) können die Arteria carotis interna und die Arteria basilaris verletzt werden. Auch ohne Frakturen werden Verletzungen der Gefäße durch Zerrung bei Schleuderbewegungen des Gehirns beobachtet. Bei starken Halswirbeldistorsionen kann die Arteria vertebralis geschädigt werden. — Bei Abriß einer großen Arterie oder Einriß der Gefäßwand entsteht durch die massive Blutung meist eine Hirnstammtamponade mit cisternalem Liquorblock, Hyperthermie, Nackensteifigkeit, doppelseitigen Pyramidenbahnzeichen, Kreislauf- und Atemstörungen und meist tritt sehr bald durch Atemlähmung der Tod ein. — Häufiger sind, besonders bei Zerrung, Intimaeinrisse, die ausheilen können, oder auch zu Thrombosierung und Gefäßverschluß oder zu Aneurysmabildung führen können.

Die Verletzung der Arteria carotis interna während ihres Verlaufes im Sinus cavernosus führt zu einer *arteriovenösen Fistel*. Das arterielle Blut pulsiert in den Sinus cavernosus und kann über verschiedene Wege abfließen, nämlich über die Vena ophthalmica superior, Vena angularis und die Vena facialis; über die Vena anastomotica Trolard in den Sinus sagittalis superior; über den Sinus basilaris und eine anastomosierende Vene in die Vena basilaris Rosenthali und zusammen mit der Vena magna Galeni in den Sinus rectus; sowie über die Sinus petrosi und die basalen Sinus und Venengeflechte. Der arterielle Druck pflanzt sich in diese Venen fort, die teilweise hochgradig erweitert werden können. Als *Symptome* treten meist etwa 24 Std oder einige Tage nach der Verletzung ein pulsierender Exophthalmus auf, der laufend zunimmt, Kopfschmerzen, meist pulssynchrones Rauschen im Kopf und in den Ohren, homolaterale Augenmuskelparesen, meistens mit Ptose

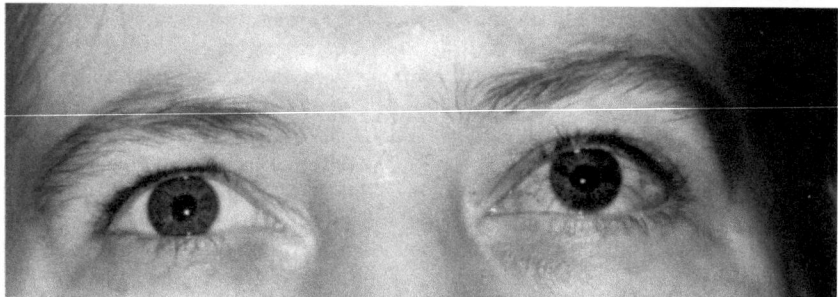

Abb. 59. Vermehrte Injektion der Conjunctiva und pulsierender Exophthalmus bei einer 32jährigen Frau mit Schädelbasisfraktur

beginnend, zunehmende venöse Stauung im Bereiche der ganzen Orbita (Lidödem, Chemosis, vermehrte konjunktivale Injektion, vermehrte Venenfüllung und -schlängelung im Augenhintergrund). Bei

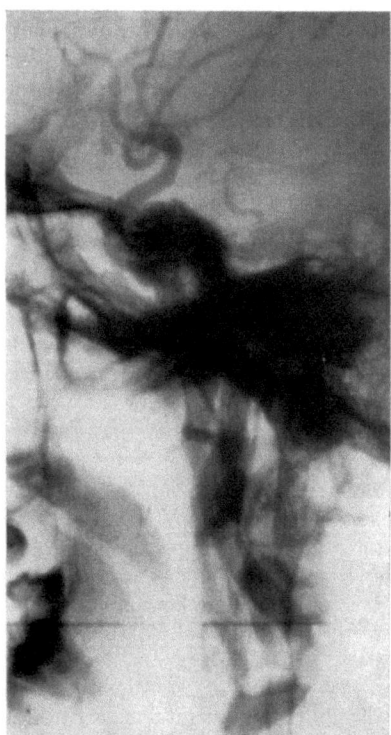

Abb. 60. Ausschnitt aus dem seitlichen Carotisangiogramm mit Darstellung der Carotis-Cavernosusfistel bei der Patientin von Abb. 59

Auskultation an der Schläfe ist ein pulssynchrones Rauschen zu hören, welches bei Kompression der Carotis am Hals schwächer wird oder sistiert. In den ersten Wochen bis zu 2 Monaten nehmen die Symptome im allgemeinen zu. In seltenen Fällen können sie erst einige Wochen nach dem Trauma ganz plötzlich entstehen. Es besteht Erblindungsgefahr des betroffenen Auges durch Ernährungsstörung, intraoculäre Blutung, Trübung der brechenden Medien oder Ulcus corneae. Auch kann es zu cerebralen Ernährungsstörungen durch Thrombose und nachfolgende Embolie kommen. — Die *Diagnose* ist bei den sichtbaren Symptomen leicht. Es ist die Abnahme des pulssynchronen Rauschens durch Carotiskompression am Hals zu prüfen. Gelegentlich findet sich eine Minderung der Symptome bei Kompression der kontralateralen Carotis und nicht der homolateralen (TÖNNIS)! Stets soll eine Carotisangiographie bds. durchgeführt werden. — Die *Therapie* besteht zunächst in einer zweizeitigen Unterbindung der Arteriacarotis am Hals, wobei in der ersten Sitzung die Arteria carotis communis freigelegt und zunächst für mindestens 10 min mit einer Gefäßklemme komprimiert wird. Dabei wird kontrolliert, ob der kollaterale Hirnkreislauf zur Ernährung der gleichseitigen Hirnhälfte ausreicht, oder ob Ausfallserscheinungen auftreten, außerdem ob das pulssynchrone Geräusch verschwindet. Wenn keine Ausfallserscheinungen auftreten, wird die A. carotis communis unterbunden (bei jüngeren Patienten ist der Internakreislauf über die Kollateralen der A. carotis externa mit dem Gefäß der Gegenseite meist ausreichend, jedoch nicht immer

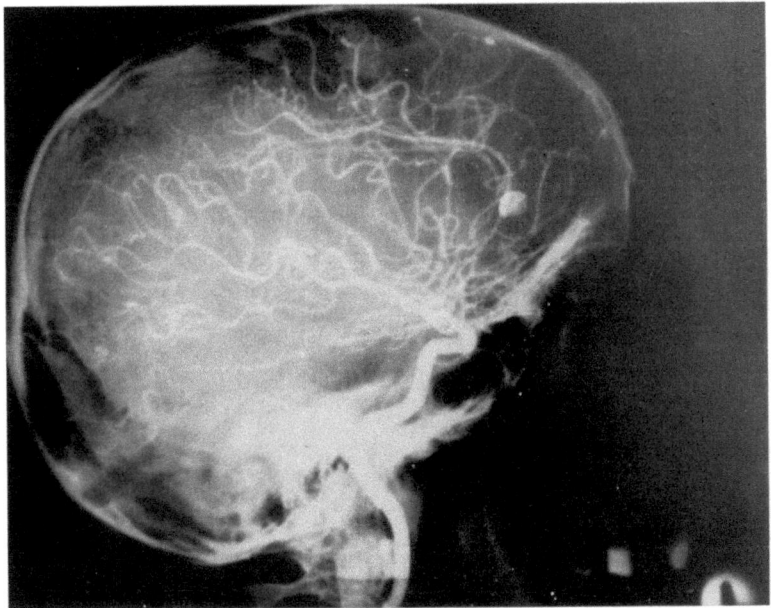

Abb. 61

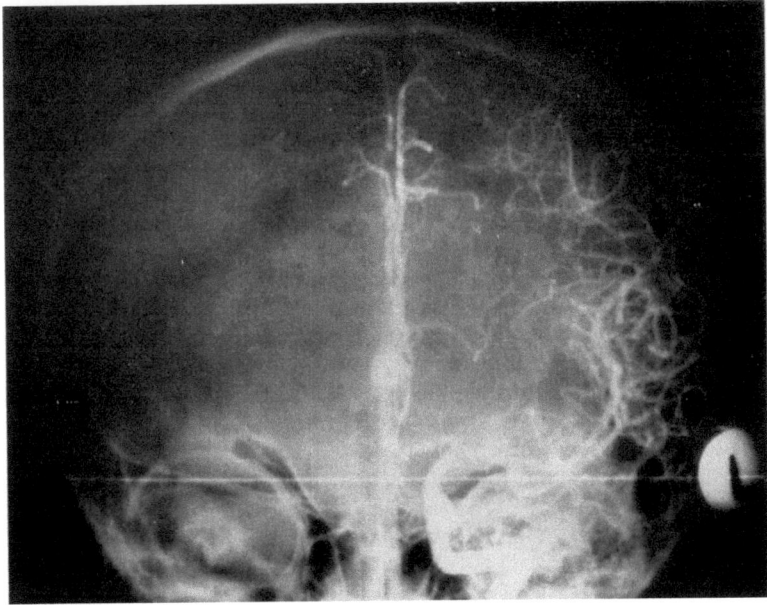

Abb. 62

Abb. 61 u. 62. Carotisangiographie bei einem 33jährigen Mann mit Subarachnoidalblutung und leichter linksseitiger Hemiparese nach mittelschwerem gedeckten Schädelhirntrauma. Es stellt sich ein sackförmiges Aneurysma der A. cerebr. ant. dar

bei älteren Patienten!). In seltenen Fällen genügt die Unterbindung der A. carotis communis. Meistens muß nach 8—10 Tagen in derselben Weise nach vorübergehender Abklemmung auch die A. carotis interna unterbunden werden. Genügt die Internaunterbindung am Hals auch nicht, so muß das Gefäß intrakraniell unmittelbar unterhalb seiner Aufzweigung in die Arteria cerebralis media und Arteria cerebralis anterior freigelegt und proximal vom Abgang der A. ophthalmica unterbunden werden. — Spontanheilungen durch Thrombosierung der Fistel kommen vor (gelegentlich nach Arteriographie!), sollten jedoch wegen der Erblindungsgefahr nicht abgewartet werden.

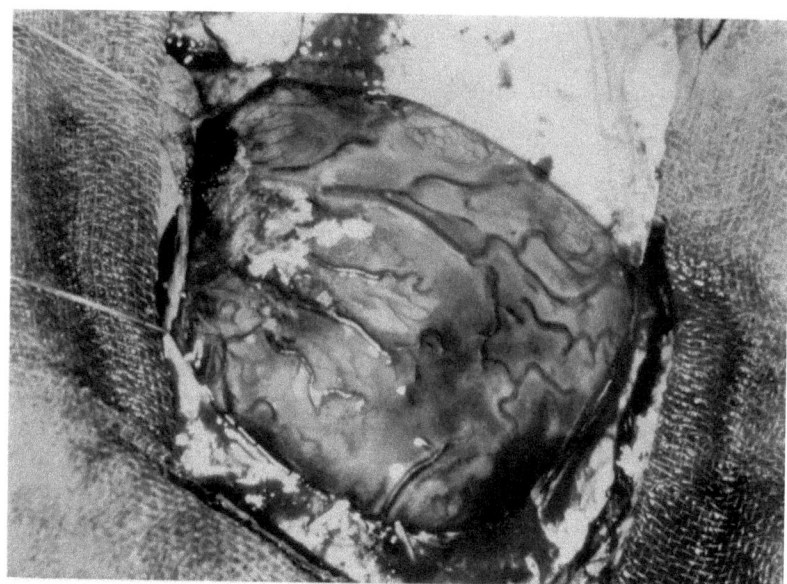

Abb. 63. Bei der operativen Freilegung findet sich ein subarachnoidales und intracerebrales Hämatom rechts frontal als Folge einer traumatisch ausgelösten Ruptur des vorher schon bestandenen Aneurysmas (vgl. Abb. 61 u. 62)

Subarachnoidalblutungen finden sich nach Hirncontusionen, bei Verletzungen cerebraler Gefäße und gelegentlich bei Schädelbasisfrakturen. *Symptome:* Der Liquor ist blutig und wird nach einigen Tagen xanthochrom. Meist bestehen Nackensteifigkeit, Kopfschmerzen, gelegentlich in die Arme ausstrahlende Schmerzen, später Rückenschmerzen und zuletzt gelegentlich ein Ischiassyndrom durch Reizung der Meningen und Nervenwurzeln durch die Blutbeimengung. — Leichte Subarachnoidalblutungen kommen gewöhnlich in den ersten Tagen zum Stehen und bedürfen keiner besonderen *Therapie*. Eine nicht zu ausgiebige Lumbalpunktion kann oft die Beschwerden lindern. Bei starken Subarachnoidalblutungen, z. B. infolge der Verletzung einer großen Hirnschlagader, kann eine Hirnstammtamponade eine Entlastungstrepanation der hinteren Schädelgrube und Ausräumung des Hämatoms notwendig machen.

Intracerebrale Blutungen sind als Diapedeseblutungen in Form sekundärer traumatischer Hirnschädigungen häufig. Gelegentlich finden sich ringförmige Blutungen im Marklager bei Fettembolien. Rhexisblutungen als Folge direkter Verletzung von Hirngefäßen können zu Hirndrucksteigerung und sonstigen Herdsymptomen führen. Umstritten ist eine nach Tagen oder Wochen auftretende Blutung, die sog. posttraumatische Spätapoplexie (BOLLINGER). Die *Therapie* ist im allgemeinen konservativ. Nur in seltenen Fällen müssen raumbeengend wirkende intracerebrale Hämatome nach arteriographischer Lokalisation operativ ausgeräumt werden.

Liquorzirkulationsstörungen. Liquordrucksteigerungen entstehen als Symptome einer allgemeinen intrakraniellen Drucksteigerung, oder bei vermehrter Liquorproduktion durch traumatische Reizung der Plexus chorioidei oder bei verminderter Rückresorption. Einschwemmung von organischen und anorganischen Gewebsbestandteilen aus Contusionsherden führt zu einer Verschiebung des onkotischen und osmotischen Druckgefälles und damit zur Vermehrung der Liquormenge (posttraumatische meningeale Reaktion nach TÖNNIS). Diese findet sich regelmäßig 3—4 Tage nach einer substantiellen Hirnverletzung und kann zu Kopfschmerzen, Nackensteifigkeit, Pulsverlangsamung, evtl. Temperatursteigerung bis 38 oder 39°, selten aber zu gröberer Bewußtseinsstörung führen. Bei der Lumbalpunktion ist der Liquordruck erhöht, oft findet sich eine Blutbeimengung im Liquor, außerdem eine Eiweiß- und Zellvermehrung. Gewöhnlich klingt die meningeale Reaktion nach 1—2 Wochen ab. Trotz Normalisierung der Liquorzusammensetzung kann der Druck noch längere Zeit erhöht bleiben. Möglicherweise durch konstitutionelle Besonderheiten bleibt die Gleichgewichtslage im Liquorsystem und die Anpassungsfähigkeit an atmosphärische und statische Druckveränderungen längere Zeit (Monate) gestört. Bei stärkerer Liquordrucksteigerung können Entlastungspunktionen, Flüssigkeitsbeschränkung sowie intravenöse Injektionen 40%iger Sorbitlösung als Behandlung notwendig werden.

Liquorunterdruck (Aliquorrhoe) entsteht bei verminderter Liquorproduktion möglicherweise durch traumatische Lähmung des Plexus chorioideus, bei vermehrtem Liquorverlust (Liquorfistel bei Schädelbasisfrakturen) und bei allzu intensiver, entwässernder Behandlung. Als *Symptome* finden sich Kopfschmerzen, Ohrensausen, Schwindelgefühl, Erbrechen, wobei die Symptome beim Aufrichten aus dem Liegen zunehmen und sich bei Jugulariskompression bessern. Im Liquor findet sich meist eine Eiweißvermehrung, geringe Zellvermehrung, gelegentlich Xanthochromie oder Blutbeimengung. Als *Therapie* empfiehlt sich Flachlagerung, reichliche Flüssigkeitszufuhr, intravenöse Infusionen evtl. mit hypotoner Kochsalzlösung und bei akuten Zuständen Auffüllung des Liquorraumes mit Ringerlösung nach Lumbalpunktion.

Eine *traumatische Arachnopathie* entsteht bei Verletzungen der Arachnoidea oder Reizung durch Blut, Hirngewebstrümmer usw., meist jedoch infolge von Entzündungen. — Verklebungen im Subarachnoidalraum und schwielige Verdickungen der Arachnoidea mit und ohne Cystenbildung finden sich häufig in der Umgebung von Contusionsherden bzw. Hirnwunden und im Bereiche der Zisternen. Es kann zu Störungen der Liquorzirkulation und der Hirndurchblutung mit folgender Hirnatrophie kommen. Größere Cysten führen gelegentlich zu Hirndrucksymptomen, auch zu cerebralen Herderscheinungen und epileptischen Anfällen. Verklebungen in der Cisterna chiasmatis (Arachnitis opticochiasmatis) führen zu Gesichtsfeldausfällen, Opticusatrophie und unter Umständen schließlich Erblindung. Bei Verklebungen in der hinteren Schädelgrube kann ein Verschluß der Foramina Luschkae und Magendii durch eine Abflußbehinderung des Ventrikelliquors einen Hydrocephalus internus occlusus verursachen. Die *Diagnose* kann meist durch eine Luftencephalographie gestellt werden und bei einem Hydrocephalus durch die Ventrikulographie. In schweren Fällen ist eine operative Entfernung der Membranen und Cysten, besonders bei Verklebungen in der hinteren Schädelgrube, erforderlich, um eine freie Liquorpassage wiederherzustellen.

Verklebungen zwischen Arachnoidea und Dura finden sich gelegentlich ebenfalls in der Umgebung von Contusionsherden, wahrscheinlich auch nach akutem Subduralhämatom. Durch eine Behinderung der freien Hirnpulsation sollen diese häufige Ursache posttraumatischer lokalisierter Kopfschmerzen sein (PENFIELD). Mit einer Subdurographie lassen sich die Verklebungen darstellen. Oft lösen sie sich bereits bei dieser Untersuchung. PENFIELD empfiehlt einen lumbalen Liquorluftaustausch bei Seitlagerung des Patienten, wobei das schmerzende Gebiet oben liegt. Dabei soll die Luft aus einem Riß der Arachnoidea in den Subduralraum austreten und die Adhäsionen sprengen.

Ein *subduraler Liquorerguß* entsteht bei Einrissen der Arachnoidea und gleichzeitig bestehendem Hirnunterdruck. Der Liquor sammelt sich im subduralen Raum an und wird später bindegewebig abgekapselt. Die Symptomatologie kann der eines chronischen Subduralhämatoms entsprechen.

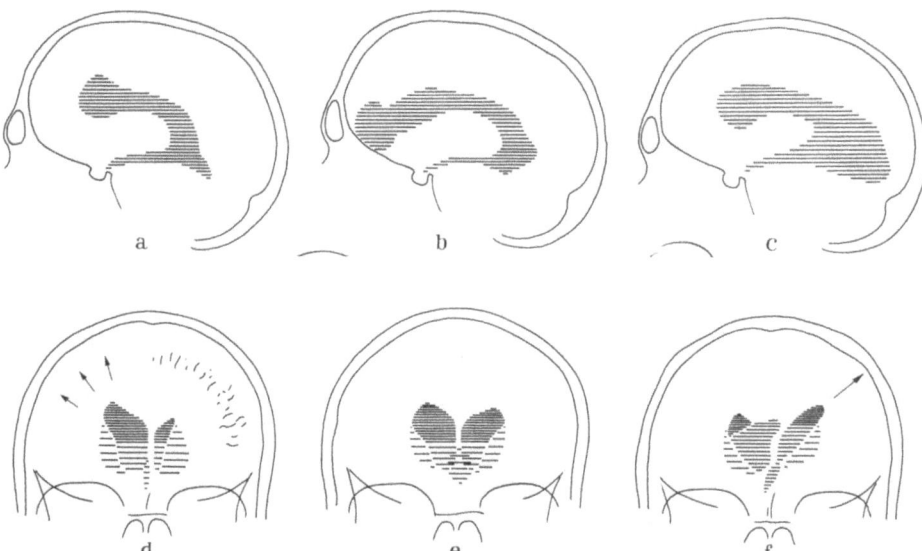

Abb. 64a—f. Häufigste Ventrikelveränderungen im Luftencephalogramm nach Hirnverletzungen (aus HOLLE-SONNTAG-JENSEN, nach KAUTZKY u. ZÜLCH). a Zipfelförmige Ausbuchtung. b Zystische Ausweitung im Fronto-Basalgebiet. c Erweiterung des Vorder- und Hinterhorns. d Halbseitige Kammererweiterung mit gleichseitiger „Verlötung" der Arachnoidalräume. e Allgemeine Ventrikelerweiterung. f Verziehung des ganzen Ventrikelsystems in Richtung auf die Verletzungsstelle (Hirnduranarbe)

Ein „*Spannungshydrocephalus*" (HEPPNER, ROWBOTHAM) kann sich bei einem akuten traumatischen Hirnödem mit Tentoriumschlitzeinklemmung über einer oder auch beiden Großhirnhemisphären entwickeln (Hydrocephalus externus!). Durch einen Ventilmechanismus im Bereiche der basalen Zisternen sammelt sich der Liquor im Subarachnoidalraum, oder bei Verletzung der Arachnoidea auch im Subduralraum an und kann wegen der veränderten Druckverhältnisse nicht mehr abfließen. Möglicherweise besteht durch die Pulsation der Arteria cerebralis posterior dabei ein zusätzlicher Pumpmechanismus (DOTT). Kritische Symptome in Form zunehmender Hirndruckerscheinungen bei anhaltender Bewußtlosigkeit entwickeln sich meist zwischen dem 3. und 9. Tage nach dem Trauma. Es kann eine subtemporale Entlastungstrepanation, evtl. mit Tentoriumspaltung notwendig werden.

Die *posttraumatische Hirnatrophie* ist eine umschriebene oder diffuse Verminderung des Hirngewebes mit kompensatorischer Erweiterung der inneren und äußeren Liquorräume. Sie entsteht beim Zugrundegehen von Hirngewebe infolge posttraumatischer Durchblutungsstörungen, traumatischer Gefäßverschlüsse, Durchblutungsstörungen in der Umgebung von Hirnnarben, bei lange bestehendem

Hirndruck, Hirnödem oder Schwellung und durch direkten Substanzverlust infolge von Hirncontusion oder -wunde.

Als *Symptome* finden sich bei umschriebenen Prozessen je nach der Lokalisation cerebrale Herderscheinungen und bei diffuser Atrophie häufig allgemeine Störungen im Sinne des „posttraumatischen Allgemeinsyndroms" (O. FOERSTER) bzw. einer „Hirnleistungsschwäche" (POPPELREUTER, REICHARDT). — Die *Diagnose* kann durch ein Luftencephalogramm bestätigt werden. Es finden sich diffuse oder umschriebene Erweiterungen der Ventrikel oder Subarachnoidalräume, luftgefüllte Cysten, zipfelförmige Ausweitungen der Ventrikel, auch Verlagerungen des ganzen Ventrikelsystems. Die Art der Veränderungen richtet sich nach dem Hirnschaden, jedoch sind gewisse Prädilektionstypen bekannt:

Eine zelt- oder zipfelförmige Ausweitung eines Ventrikels findet sich hauptsächlich am Dach des Seitenventrikels in Richtung auf einen umschriebenen Zerstörungsherd.

Eine große cystische Ausweitung der Hirnkammern in der Nähe der großen Marklager, d. h. am Vorder-, Unter- oder Hinterhorn, ist meist Folge des Einbruches eines Erweichungsherdes in den Ventrikel (TÖNNIS), meist nach vorhergegangenem starken lokalen Ödem um einen großen Contusionsherd. Bei Kindern häufig infolge von Zangenschädigung bei der Geburt.

Nach Ödem oder Hypoxämie vorwiegend eines Hirnlappens beobachtet man eine Erweiterung eines Ventrikelabschnittes, vorwiegend im Bereiche des Vorder-, Unter- oder Hinterhorns. Es kann aber auch zu einer diffusen Erweiterung eines ganzen Seitenventrikels nach Markschwund der Hemisphäre kommen.

Allgemeiner diffuser Substanzverlust, meist nach lang anhaltendem und starkem traumatischem Hirnödem führt zur Erweiterung des ganzen Ventrikelsystems.

Bei diffuser, halbseitiger Hirnschädigung kann es zu einer Verlagerung des ganzen Ventrikelsystems zur Herdseite kommen, besonders wenn die Rinde durch Adhäsionen an die Dura gefesselt ist.

Die Beurteilung der luftencephalographischen Bilder bei posttraumatischer Hirnatrophie ist wichtig für die *Begutachtung* des Ausmaßes eines organischen Hirnschadens. Bei bestehender traumatischer Epilepsie kann eine dabei festgestellte Hirnduranarbe oder eine lokale Arachnopathie operativ entfernt und die Epilepsie unter Umständen geheilt werden. Die Abgrenzung der traumatischen Hirnatrophie gegen andere Formen der Hirnatrophie und hirnatrophischen Prozesse ist oft schwierig. Nach SCHÖNBAUER kann die posttraumatische Hirnatrophie gelegentlich nach Monaten oder Jahren noch fortschreiten.

Offene Hirnverletzungen
Allgemeine Unterschiede zu den gedeckten Hirnverletzungen

Im Gegensatz zu den gedeckten besteht bei den offenen Hirnverletzungen stets die Gefahr der Infektion (Meningitis, Encephalitis, Hirnabsceß usw.), welche als wichtigste Komplikation zu den Symptomen einer allgemeinen Hirnschädigung hinzukommt und das Krankheitsbild beherrschen kann. Die intakte Dura ist der wichtigste Infektionsschutz des Gehirns und seiner Liquorräume und kann im allgemeinen außer durch eine direkte Verletzung nur über eine Thrombophlebitis, z. B. als Folge einer Schädelosteomyelitis, von Krankheitserregern überwunden werden. Eine Ausnahme sind Durchwanderungsmeningitis bei Entzündungen der Schädelnebenhöhlen und hämatogene metastatische Hirnabscesse.

Form und Art einer *Hirnwunde* richtet sich nach dem Verletzungsmechanismus, z. B. durch stumpfe oder scharfe Gewalt, wobei die Hirnschußverletzungen eine Sonderstellung einnehmen. Die Heilungsvorgänge führen über Resorptions- und Reparationsvorgänge, die vom Mesoderm und Ektoderm ausgehen, zu einer vorwiegend bindegewebigen Narbe, wobei Blutungen, Infektionen usw. den Heilungsverlauf komplizieren können. Bei größeren Hirndefekten entstehen im Narbengewebe häufig Hohlräume (Pseudocysten), die keine Epithelauskleidung haben, mit Liquor oder einer mehr oder weniger eiweißreichen Flüssigkeit gefüllt sind und gelegentlich mit den Ventrikeln oder den äußeren Liquorräumen kommunizieren.

Cerebrale Ausfallserscheinungen sind sehr unterschiedlich und vielgestaltig, je nach Lokalisation und Ausmaß der Verletzung. Durch intracerebrale Blutungen, Hirnprolaps und verschiedene Arten der Infektion kann der primäre Hirnschaden im weiteren Verlauf noch zunehmen. Cerebrale Ausfallserscheinungen durch die lokale Verletzung können sich mit anderen Symptomen einer lokalen und allgemeinen Hirnschädigung kombinieren, jedoch können letztere auch vollständig fehlen. Aus den Weltkriegen sind Verwundete bekannt, die trotz einer Hirnschußverletzung noch selbständig den Hauptverbandsplatz aufgesucht haben. Die Schwere des initialen Zustandsbildes entspricht somit durchaus nicht immer der Schwere der Verletzung. Umfangreiche Schädelfrakturen gehen oft auch nur mit geringen Zeichen einer Hirnverletzung einher. Die Gewalteinwirkung kann sich offenbar bei der lokalen Zerstörung des Knochens oder umschriebener Hirngebiete erschöpfen und muß sich nicht in gleicher Weise, wie bei einer gedeckten Schädelhirnverletzung, oder einer solchen ohne Schädelfraktur, auf das Gesamtorgan auswirken. Damit ist das klinische Bild der offenen Hirnverletzungen außerordentlich vielgestaltig.

Eine Einteilung der offenen Schädelhirnverletzungen erfolgt zunächst nach dem Entstehungsmechanismus und nach Ort und Art der Verletzungen der umgebenden Gewebe (Schädel, Weichteile).

Offene Hirnverletzungen durch stumpfe Gewalt

Diese sind am häufigsten bei Motorrad- und Autounfällen, besonders im Bereiche der Stirn und vorderen Schädelbasis, durch Anschlagen des Kopfes gegen einen Baum, anderes Fahrzeug, bzw. die Windschutzscheibe oder das Armaturenbrett (s. Abb. 41—43). Weiterhin finden sie sich als Hufschlagverletzungen, durch herunterfallenden Balken, Dachziegel, durch Stockschlag oder auch beim Aufschlag auf einen festen Untergrund (Straße, Bordkante, besonders Treppenstufen).

Nach Art und Lokalisation der begleitenden Schädelfraktur sind zu unterscheiden:

Bei *Fissuren oder Spaltbrüchen* der Schädelkalotte besteht meist keine nennenswerte Dislokation des Knochens. Bei der Entstehung weichen die Frakturränder jedoch oft erheblich auseinander und es kann Dura und Gehirn durch den Frakturspalt austreten und eingeklemmt werden. Bei bestehender Kopfschwartenwunde ist der Frakturspalt stets genau zu revidieren. Ausgetretener Hirnbrei oder im Frakturspalt sichtbare eingeklemmte Dura ist für eine offene Hirnverletzung beweisend.

Röntgenübersichtsaufnahmen, evtl. Zusatzaufnahmen mit speziellen Projektionen, sollen die Frakturen möglichst vollständig zur Darstellung bringen.

Bei nachgewiesener Hirnverletzung und auch im Zweifelsfall bei ausgedehnten und klaffenden Frakturen muß revidiert werden. Nach Anlegen eines Bohrloches am Ende des Frakturspaltes wird dieser mit einer Knochenzange erweitert bis die Dura eindeutig übersehen wird. Bei einer Duraverletzung werden die Duraränder soweit dargestellt, daß sie gut genäht oder durch eine Plastik gedeckt werden können. Bei bestehender Hirnwunde werden die Trümmer abgesaugt und die blutenden Gefäße mit Elektrocoagulation oder Silberclips versorgt.

Bei *Splitter- und Stückfrakturen* mit stärkerer Verlagerung der Fragmente nach innen, bei *Impressionsfrakturen* ist stets eine offene Hirnverletzung anzunehmen. Auch hier können Hirnbrei und Durateile in der Wunde sichtbar werden. Bei unverletzter äußerer Haut tastet man unter Umständen eine Liquoransammlung oder Hirnbrei unter der Haut. Röntgenbilder, evtl. Tangentialaufnahmen, sollen genauen Überblick über die Frakturspalten und die Verlagerung der Knochenfragmente geben.

Bei der Versorgung soll möglichst die gesamte Fraktur freigelegt werden, wozu eine bestehende Kopfschwartenwunde meist erweitert werden muß. Häufig ist es zweckmäßig, einen basal gestielten Kopfschwartenlappen zu bilden. Oberflächliche, lose Knochensplitter werden entfernt. Große Knochenfragmente können aufgehoben und später, wenn sie nicht verschmutzt sind, wieder eingesetzt werden. Die Knochenlücke muß so weit erweitert werden, bis sämtliche Duraränder gut dargestellt sind.

Frakturen im Bereiche der großen Blutleiter (Sinus sagittalis superior, Sinus transversus und sigmoideus) sind stets verdächtig auf eine Sinusverletzung, besonders bei stärkerer Dislokation von einzelnen Knochenfragmenten und starken Blutungen nach außen oder in den intrakraniellen Raum. Sie müssen immer operativ versorgt werden, da bei Einengung eines Blutleiters oder bei Einspießung von Knochensplittern noch nach Wochen eine Sinusthrombose auftreten kann. Bei einem akuten Verschluß von großen Hirnvenen oder eines Sinus ist mit schweren cerebralen Durchblutungsstörungen und Ausfallserscheinungen zu rechnen, während es bei einem langsamen Verschluß, z. B. durch Tumordruck zur Ausbildung ausreichender Kollateralkreisläufe kommt. Die Unterbindung des Sinus sagittalis superior im vorderen Drittel wird meist ohne Störungen vertragen, jedoch können, besonders bei älteren Leuten vorübergehende oder bleibende psychische Veränderungen im Sinne eines Stirnhirnsyndroms auftreten. Die Unterbindung im mittleren und hinteren Drittel führt dagegen zu schweren Ausfallserscheinungen von seiten der Zentralregion, des Parietal- bzw. Occipitallappens, wobei doppelseitige Lähmungen besonders der Beine und Hirndruckerscheinungen im Vordergrund stehen und meist zum Tode führen. Bei Unterbindung des Sinus transversus und sigmoideus treten Ausfallserscheinungen von seiten des Occipitallappens und des Hirnstamms auf, die sich jedoch oft weitgehend oder vollständig wieder zurückbilden, wenn ein ausreichender Abfluß über den Sinus transversus der Gegenseite gewährleistet ist.

Bei der Versorgung einer solchen Verletzung im Sinusbereich ist mit größter Vorsicht vorzugehen und es muß mit starkem Blutverlust innerhalb kurzer Zeit gerechnet werden. Die Bereitstellung mehrerer Blutkonserven, das Anlegen einer zuverlässigen intravenösen Infusion und die Vorbereitung einer intraarteriellen Infusion sind Vorbedingung. — Durch Erweiterung der Kopfschwartenwunde oder Bildung eines Kopfschwartenlappens wird die Fraktur äußerlich in voller Ausdehnung freigelegt. Von 1 oder 2 Bohrlöchern neben dem Sinus wird mit einer schmalen Luerschen Zange der Knochen so weit reseziert, bis das über dem Sinus liegende Knochenfragment mobilisiert ist. Es kann dann mit einem Elevatorium vorsichtig angehoben werden. Ein in die Sinuswand eingespießter Knochensplitter wird erst dann herausgezogen, wenn die Dura der Umgebung breit freigelegt ist. Eine entstehende Sinusblutung wird zunächst durch Aufpressen von Marbagelan bzw. eines Fibrospumschwamms komprimiert. Kleinere Risse können durch eine Gefäßnaht versorgt werden, jedoch müssen Raffnähte, die zu einer

Verengerung des Lumens führen, unbedingt vermieden werden. Bei größeren Sinusrissen wird ein ausreichend großes Muskelstück auf die Verletzungsstelle aufgesteppt (vgl. Abb. 65). — Die Prognose ist stets abhängig von der Durchgängigkeit des Blutleiters.

Offene Stirnhöhlen- und Siebbeinfrakturen erfordern eine besondere Beachtung bei allen Wunden im Bereiche der Stirn und des Gesichtes. Wichtig sind stärkere Dislokationen von Knochenfragmenten im Bereiche der Stirnhöhlenhinterwand, der Crista Galli und der Siebbeinplatte. Nicht selten ist die frontale, sehr dünne Dura in eine Fissur der Stirnhöhlenhinterwand eingeklemmt, oder umgekehrt ist Stirnhöhlenschleimhaut durch einen Frakturspalt und einen Durariß in den Durainnenraum verlagert. Nicht immer erlauben Übersichts-Röntgenbilder eine ausreichende Beurteilung der Verletzung. Es muß deshalb bei der Wundversorgung der Knochen sorgfältig revidiert werden. (Alle Verletzungen mit Beteiligung der Nasennebenhöhlen und des Ohres erfordern eine enge, u. U. auch operative Zusammenarbeit mit dem H.-N.-O.-Fach!)

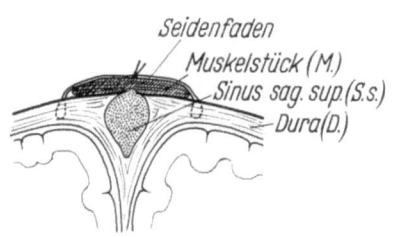

Abb. 65. Versorgung einer Sinusverletzung durch Aufnähen eines Muskelstückes (aus HOLLE-SONNTAG-JENSEN)

Therapie: Bei einer Fissur ausschließlich in der Stirnhöhlenvorderwand ist die Eröffnung der Stirnhöhle nicht notwendig. — Bei einer Impressionsfraktur der Stirnhöhlenvorderwand werden die lockeren Knochensplitter entfernt, wobei der Orbitalrand möglichst ganz erhalten bleiben soll, vor allem jedoch im Bereiche des medialen Drittels wegen der Funktion des Lidhebers und auch aus kosmetischen Gründen. Die Stirnhöhlenschleimhaut wird vollständig ausgeräumt und die Stirnhöhlenhinterwand sorgfältig revidiert. Findet sich hier eine Fraktur, so wird die darunter liegende Dura unbedingt freigelegt durch Entfernung freier Knochenfragmente oder Resektion des Knochens mit Luer bzw. Hohlmeißel. Auch kleinste Risse und Defekte der Dura müssen genäht, evtl. mit einem Fascien- oder Periostlappen plastisch gedeckt werden. Eine vorhandene Hirnwunde wird selbstverständlich vorher in der üblichen Weise versorgt, wozu jedoch meist eine Erweiterung des Zuganges notwendig ist. Vor Verschluß der Hautwunde muß für genügenden Abfluß aus der ausgeräumten Stirnhöhle in den Nasenraum gesorgt werden. Hierzu wird der Ductus nasofrontalis breit erweitert. Evtl. kann ein Gummidrain in die Stirnhöhle eingelegt und durch die Nase herausgeleitet werden. — Liegt die Impressionsfraktur hauptsächlich oberhalb der Stirnhöhlen, so erfolgt die Versorgung einer Fraktur der Stirnhöhlenhinterwand vom intrakraniellen Raum her. Es wird dann ein genügend großer Zugang durch eine frontale osteoplastische Kraniotomie geschaffen, welcher eine sorgfältige Versorgung der Dura und einer evtl. Hirnwunde erlaubt. Sehr kleine Defekte und Fissuren in der Stirnhöhlenhinterwand können mit Wachs oder Palavit verschlossen werden, ohne daß eine vollständige Ausräumung der Schleimhaut erfolgt. — Frakturen der Siebbeinplatte und Duraverletzungen in diesem Bereich sind häufig von der durch die Fraktur bestimmten Knochenlücke aus schwer zu versorgen und es ist eine Erweiterung des Zuganges notwendig. Freie Knochensplitter der Siebbeinplatte sollen unbedingt entfernt werden, da sie später sequestrieren und bei entzündlichen Begleiterscheinungen zu einer sekundären Duraschädigung führen können. Die Versorgung der verletzten fronto-basalen Dura ist oft schwierig, muß aber unter allen Umständen erreicht werden. Häufig ist ein großes Fascientransplantat aus Fascia lata notwendig, welches am frontalen

Durapol angenäht und basal nach hinten über die Duraverletzungsstelle geschlagen und soweit wie möglich an die Dura angesteppt wird. — Ist der Verschluß der Dura nicht dicht, so kommt es immer zu einer Liquorfistel, Pneumatocele, und anderen Komplikationen.

Gedeckte Stirnhöhlen- und Siebbeinfrakturen, d. h. Frakturen in diesem Bereiche ohne Hautverletzungen, sind ebenfalls als offene Hirnverletzungen zu betrachten, wenn eine Liquorfistel, eine intrakranielle Pneumatocele (vgl. Abb. 72) oder eine Meningitis besteht. — Liquorfluß aus der Nase (Liquorrhinorrhoe) findet sich häufig bei Schädelbasisfrakturen und kann jederzeit zu einer Meningitis, Encephalitis oder einem Hirnabsceß führen. Der Liquor kann sich zunächst in den Nebenhöhlen ansammeln und von da aus in die Nase gelangen (die Stirnhöhlen und vorderen Siebbeinzellen münden im mittleren Nasengang, die hinteren Siebbeinzellen im oberen Nasengang und die Keilbeinhöhle im Recessus sphenoethmoidalis). Selten gelangt auch Liquor bei Felsenbeinfrakturen über das Mittelohr und die Tuba Eustachii in den Epipharynx. Bei stark zurückgebeugtem Kopf in Rückenlage füllt sich meist zuerst das Nasenloch auf der Seite der Fraktur mit Liquor. Der Liquorfluß verstärkt sich bei doppelseitiger Jugulariskompression. Bei einer Rhinoskopie kann gelegentlich der Liquorfluß beobachtet werden.

Therapie: Zur Vorbeugung einer Meningitis müssen in jedem Falle einer Liquorfistel sofort Antibiotica gegeben werden. Findet sich lediglich eine Fissur in der Siebbeinplatte, dann empfehlen manche Autoren zunächst eine konservative Behandlung mit Bettruhe bei strak zurückgelagertem Kopf und Verbot von Nasenschneuzen, Pressen und Rauchen. Nie darf die Nase austamponiert werden. Kommt der Liquorfluß nicht innerhalb weniger Tage zum Stehen, ist die operative Versorgung notwendig. Wie KRÜGER u. a. empfehlen wir in jedem Falle einer Liquorfistel und Siebbeinfraktur die operative Behandlung, da die Zerstörungen des Siebbeins meist stärker sind, als nach den Röntgenaufnahmen angenommen wird. TÖNNIS weist darauf hin, daß bei Stückfrakturen der Siebbeinplatte ausgesprengte Knochenfragmente später sequestrieren und dann noch nach Jahren zu Liquorrhoe, Pneumatocele, Meningitis und Hirnabsceß führen können. Die Röntgenuntersuchung muß meist durch Schichtaufnahmen ergänzt werden. — Zur operativen Versorgung genügt eine einseitige frontale osteoplastische Trepanation, wenn die Liquorfistel nur einseitig im Bereiche der Stirnhöhlen, der Siebbeinplatte oder der vorderen Siebbeinzellen liegt. Die Dura wird dann vorsichtig vom Orbitaldach nach der Mitte hin abgelöst, bis man auf die Knochenöffnung stößt, in welche die Fistel mündet. Ist die Knochenlücke klein, kann sie mit Wachs verschlossen werden. Größere Lücken werden mit einem

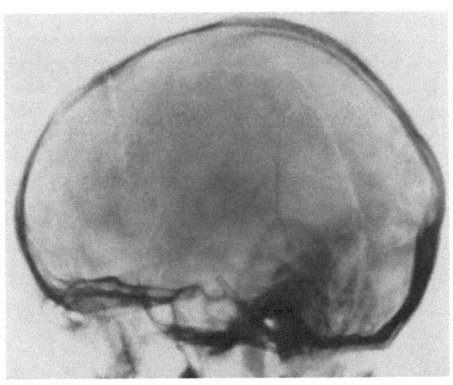

Abb. 66. Parieto-temporale geringgradige Impressionsfraktur bei 10jährigem Knaben nach Verkehrsunfall. Großes Kopfschwartenhämatom hinter dem rechten Ohr und vorübergehende Liquorotorrhoe. Über dem Ohr sind die Frakturränder übereinandergeschoben (Verdichtungslinie!), dahinter besteht ein klaffender Frakturspalt (vgl. Abb. 67—69)

Muskelstückchen, einem Tantalplättchen oder einem schnell härtenden Kunstharz (Palavit) verschlossen. Die Duralücke wird dicht genäht, bzw. bei größerem Defekt mit einem Fascienlappen plastisch gedeckt. Gelingt der Duraverschluß jedoch nicht, oder besteht der Verdacht auf eine Hirnduranarbe, eine intradurale Infektion

(Absceß, Granulationsgewebe usw.), so wird intradural vorgegangen. Nach Eröffnung der Dura wird der Stirnlappen so weit zurückgedrängt, bis die Fistel dargestellt ist. Zur Deckung der Lücke kann im Bereiche der Siebbeinplatte die Durabekleidung der Crista Galli oder ein Stück der Falx cerebri umschnitten und über den Defekt

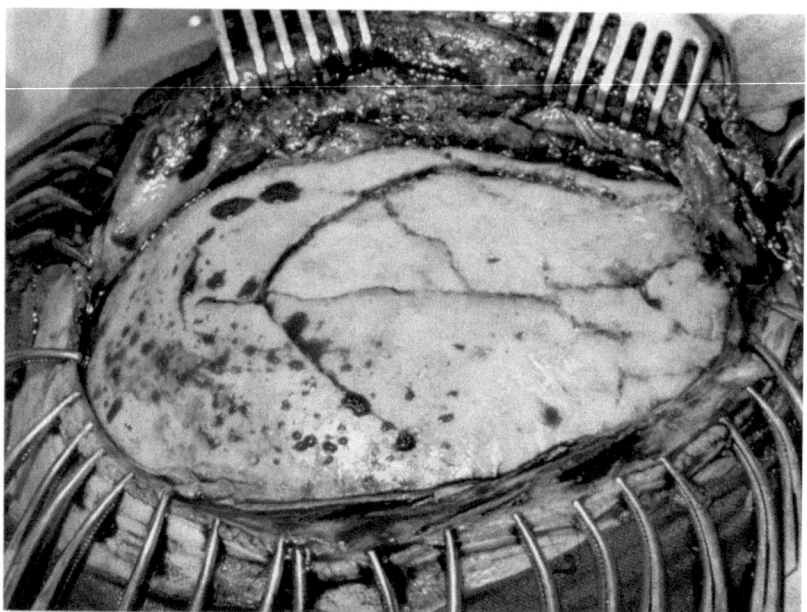

Abb. 67. Freigelegte Fraktur rechts parieto-temporal. 2 Frakturlinien verlaufen basal in den Warzenfortsatz

Frakturfläche der Felsenbeinpyramide

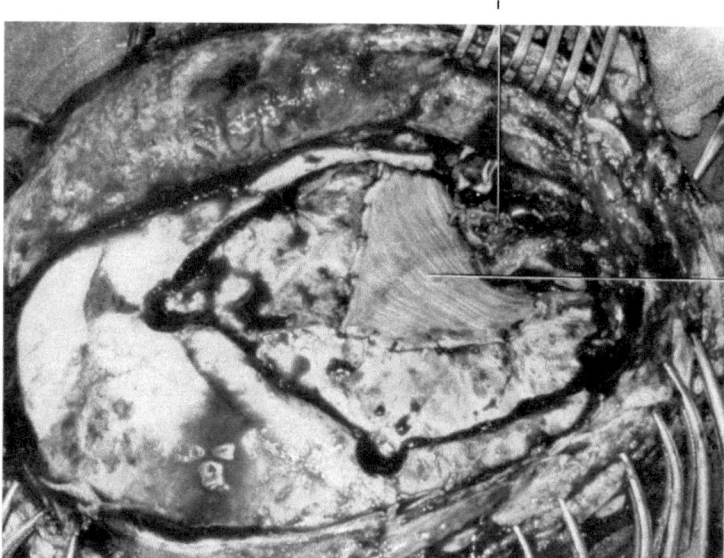

Abb. 68. Nach Aussägen des imprimierten Frakturfragmentes zeigt sich das Vorliegen einer Querfraktur der Felsenbeinpyramide. Ein Riß im Sinus petrosus superior wurde genäht und ein 4 cm langer und 1 cm breiter Duradefekt an der Vorderseite der Felsenbeinpyramide durch ein Transplantat aus Fascia lata gedeckt, welches über die Oberkante der Felsenbeinpyramide nach hinten geschlagen wurde, womit weitere Duradefekte im Bereiche der Frakturlinien gedeckt wurden

geklappt und genäht werden. Auch kann ein freies Fascientransplantat oder ein Muskelstückchen benutzt werden. – Liegt die Fistel jedoch im Bereiche der hinteren Siebbeinzellen, der Keilbeinhöhle oder beiderseits der Crista Galli in der Siebbeinplatte, bzw. bds. der Falx in der Stirnhöhlenhinterwand, so ist eine bifrontale osteoplastische Trepanation erforderlich, um einen ausreichenden Zugang zu bekommen. Die Dura wird bds. des Sinus sagittalis möglichst weit basal eröffnet, der Sinus nach Unterbindung und die Falx durchtrennt. Die beiden Riechnerven müssen ebenfalls kurz hinter dem Bulbus olfactorius durchtrennt werden. Nach Zurückdrängen beider Stirnlappen werden die Sehnerven und das Diaphragma sellae sichtbar. Die Fistel wird dann aufgesucht und, wie oben beschrieben, verschlossen. Bei Frakturen der Keilbeinhöhle liegt die Fistel gelegentlich unter einem Sehnerven. Es wird dann ein Fascienlappen unter dem Sehnerven hindurchgeschlagen. Gelegentlich kann eine Versorgung von der Keilbeinhöhle aus durch den Otologen notwendig sein.

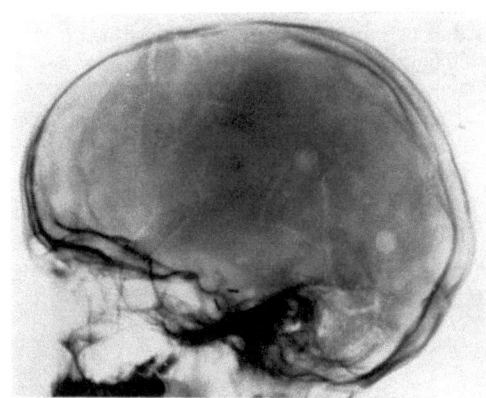

Abb. 69. Postoperatives Röntgenbild nach Frakturversorgung (vgl. Abb. 66)

Bei *Felsenbeinfrakturen* finden sich häufig tagelang sickernde Blutungen aus dem Ohr, wobei das Trommelfell defekt ist, oder die Verletzung bis in den äußeren Gehörgang geht. Schwere, sprudelnde Blutungen aus dem Ohr deuten auf eine Verletzung des Sinus sigmoideus oder selten auch der Arteria carotis hin. Bei einer Fraktur der Paukenhöhle und unverletztem Trommelfell kommt es zu einem Hämatotympanon. Das Blut kann auch durch die Tuba Eustachii in den Rachen abfließen. Häufig sind Ausfall des Nervus statoacusticus und periphere Lähmungen des Nervus facialis, wegen des langen Verlaufes dieser Nerven in seinem engen Knochenkanal. – Bei einer Verletzung des Nervus facialis im Canalis Fallopii zwischen Chorda und Stapediusabgang kommt es zu einer halbseitigen Gesichtslähmung, Ageusie (Geschmacksverlust der vorderen $2/3$ der Zunge) und Beeinträchtigung der Speichelsekretion. Bei einer Verletzung zwischen Stapediusabgang und Ganglion Geniculi tritt außerdem noch eine Hyperacusis hinzu.

Beweisend für eine offene Hirnverletzung sind Liquorausfluß (Liquorotorrhoe) und Hirnbreiausfluß aus dem Gehörgang. Eine Liquorfistel findet sich meist bei Fraktur der Vorderwand der Felsenbeinpyramide (mittlere Schädelgrube) seltener der Hinterwand (infratentoriell, hintere Schädelgrube). – Röntgenaufnahmen nach STENVERS und evtl. Schichtaufnahmen des Felsenbeines können die Fraktur lokalisieren. – Häufiger als bei den fronto-basalen Verletzungen kommt der Liquorfluß aus dem Ohr innerhalb der ersten 1–3 Tage spontan zum Stehen. Niemals darf der Gehörgang gespült oder tamponiert werden. Bei längerem Bestehen der Liquorfistel als 3 Tage und in jedem Fall von Gehirnbreiaustritt ist eine operative Versorgung erforderlich.

Bei der Fraktur der Vorderwand der Felsenbeinpyramide erfolgt der Zugang von temporal, bei einer Hinterwandfraktur von der hinteren Schädelgrube aus, evtl. aber auch transtentoriell von einem temporalen Zugang. Die Duralücke muß meist mit einem Fascientransplantat gedeckt werden (s. Abb. 66—69).

Traumatologie   12a

Bei *Frakturen des Opticuskanals* kommt es zwar selten zu einer offenen Hirnverletzung. Wegen einer oft dringlichen Operationsindikation sollen sie jedoch hier erwähnt werden. Es kann dabei zu einer Kompression oder direkten Verletzung durch Knochensplitter des Fasciculus opticus in seinem knöchernen Kanal kommen. Die Symptome sind dann einseitige Amaurose, leichte Erweiterung der Pupille des erblindeten Auges mit aufgehobener direkter und erhaltener indirekter Lichtreaktion. Am unverletzten Auge ist die direkte Lichtreaktion erhalten und die indirekte aufgehoben. Bei Röntgenaufnahmen nach RHESE findet sich eine Einengung des Opticuskanals bzw. eine Fraktur.

Die *Therapie* muß so frühzeitig wie möglich einsetzen. Nach frontaler osteoplastischer Trepanation wird die Dura vom Orbitaldach abgelöst. Entlang der Keilbeinflügelkante geht man bis zur inneren Öffnung des Opticuskanals vor. Etwas vor dieser wird das Orbitaldach mit dem Hohlmeißel rinnenförmig vorsichtig reseziert und von hier aus das Dach des Opticuskanals mit sehr feiner Knochenzange entfernt, wobei beonders auf eingespießte Knochensplitter zu achten ist. – Die *Prognose* ist nur günstig, wenn die Operation innerhalb der ersten 48 Std erfolgt und die anatomische Opticusschädigung unerheblich ist.

Offene Hirnverletzungen durch scharfe Gewalt

Diese Verletzungen werden z. B. durch Messerstiche, Hieb mit Axt oder Spitzhacke, gelegentlich auch durch abfliegende spitze Maschinenteile oder Holzsplitter bei Kreissägearbeiten verursacht. Eine Sonderform stellen die Pfählungsverletzungen der Schädelbasis durch Eindringen spitzer Gegenstände in die Orbita (Abb. 72), Nase oder Mund dar, welche besonders bei Kindern relativ häufig sind. Beim plötzlichen Fallen nach rückwärts stoßen sich die Kinder

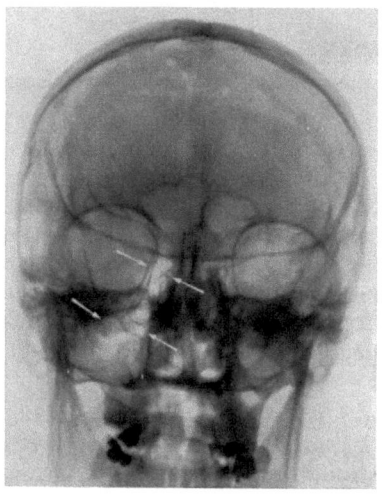
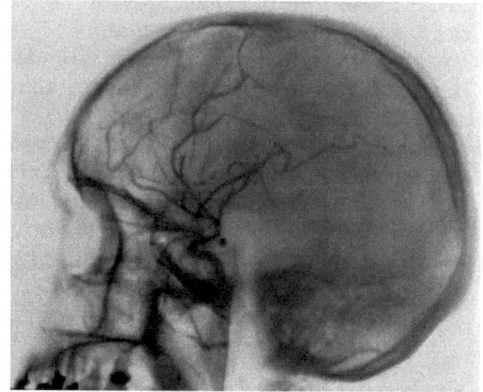

Abb. 70   Abb. 71

Abb. 70 u.71. Fronto-basale Pfählungsverletzung bei einem 22jährigen Mann nach Sturz auf einem Neubau in ein Steckeisen. Ein 10 mm starkes Eisenrundstück war unterhalb des rechten Auges eingedrungen, durch die rechte Kieferhöhle, die hinteren Siebbeinzellen in die Keilbeinhöhle und durch die hintere Sellalehne an der linken Seite des Clivus in den intrakraniellen Raum vorgestoßen. Der Nervus oculomotorius links und der Pedunculus links waren verletzt und es bestand der Verdacht auf ein traumatisches sackförmiges Aneurysma, welches sich im Arteriogramm dargestellt hatte

unter Umständen eine in der Hand gehaltene Gabel oder ein Messer in das Orbitaldach. Beim Sturz mit dem Fahrrad drang einem Jungen der Griff der Handbremse durch die Orbita in den intrakraniellen Raum. Auch Skistockverletzungen sind nicht selten (vgl. Abb. 74). Als ungewöhnliche Ursache ist die Selbstverstümmelung bei Psychopathen oder Geisteskranken zu nennen, durch Einschlagen von Nägeln bzw. Drahtstiften in den eigenen Schädel, oder Tötungsversuche an Neugeborenen durch Einstechen von Nadeln in die Fontanelle (GERLACH u. JENSEN).

Die *Symptome* dieser Verletzungen sind abhängig von Ausdehnung und Lokalisation. Häufig sind die primären Störungen gering und es treten erst nach Stunden oder Tagen Kopfschmerzen, Nackensteifigkeit und Temperatursteigerungen infolge subarachnoidaler Blutungen oder Meningitis, bzw. Hirndrucksymptome infolge eines kollateralen Hirnödems auf. Größere, raumbeengende intracerebrale Hämatome sind selten und bei Verletzungen der großen Hirnarterien

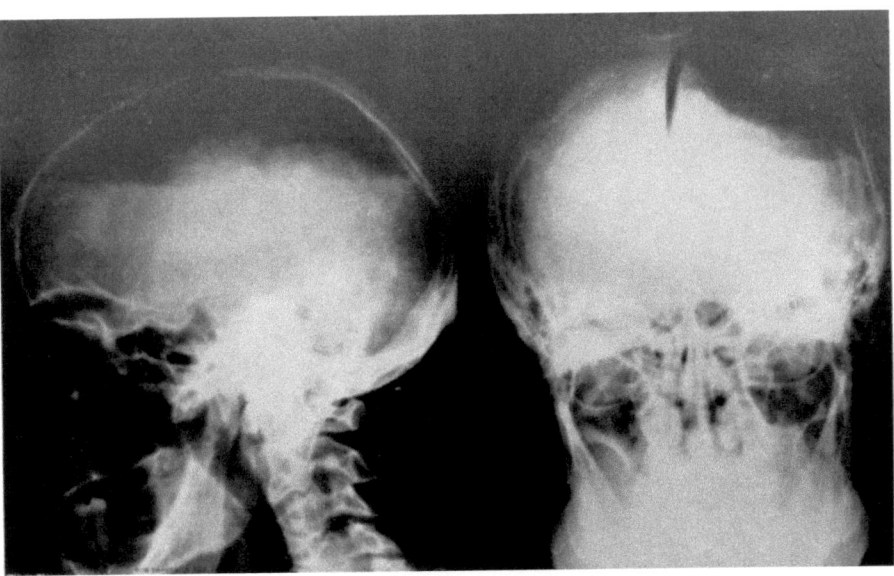

Abb. 72. Intrakranielle Pneumatocele bei 57 jährigem Mann nach Mistgabelstichverletzung durch das linke Orbitaldach ohne Augenverletzung

meist schnell zum Tode führend. Die perforierenden Verletzungen der Schädelbasis, insbesondere des papierdünnen Orbitaldachs sind oft wegen geringgradiger äußerer Wunden schwer zu erkennen. Bei jeder Stichverletzung im Bereiche der Augen, besonders der Oberlider, des Naseninnenraums und des Rachens muß jedoch an die Möglichkeit der Perforation der Schädelbasis gedacht werden. Liquorfluß, oder bei Mitverletzung der Nebenhöhlen auch eine intrakranielle Pneumatocele, wie auch ein blutiger Liquor bei der Lumbalpunktion beweisen die offene Hirnverletzung. — Röntgenaufnahmen lassen die Verletzungen der Schädelkalotte leicht erkennen, während feine Frakturen und Perforationen im Bereiche des Orbitaldaches, des Siebbeins usw. meist nur schwer nachweisbar sind. Spezialaufnahmen und evtl. Schichtaufnahmen sind hier erforderlich.

Jede perforierende Hirnverletzung muß operativ versorgt werden. Der Zeitpunkt der Versorgung richtet sich nach dem Kreislauf und dem Allgemeinzustand. Bei den frontobasalen Pfählungsverletzungen erfolgt die Versorgung nach frontaler osteoplastischer Trepanation. Vorgehen vgl. S. 178ff!

Schußverletzungen des Gehirns

Den Schußverletzungen kommt auch klinisch unter den offenen Hirnverletzungen eine Sonderstellung zu, wegen der Vielgestaltigkeit und häufig großen Ausdehnung der Hirnschädigung und wegen der Vielfalt der damit verbundenen Komplikationen. Die Behandlung solcher Verletzungen erfordert das ganze Rüstzeug

184 Spezieller Teil

der Neurochirurgie und kann als typisch für die Versorgung aller offenen Hirnverletzungen angesehen werden. Unsere heutigen Kenntnisse über die Besonderheiten der Hirnschußverletzungen beruhen hauptsächlich auf den Erfahrungen des letzten Weltkrieges, die in Deutschland besonders von TÖNNIS systematisch ausgewertet wurden. Die Therapie und die Erfolgsaussichten sind abhängig von

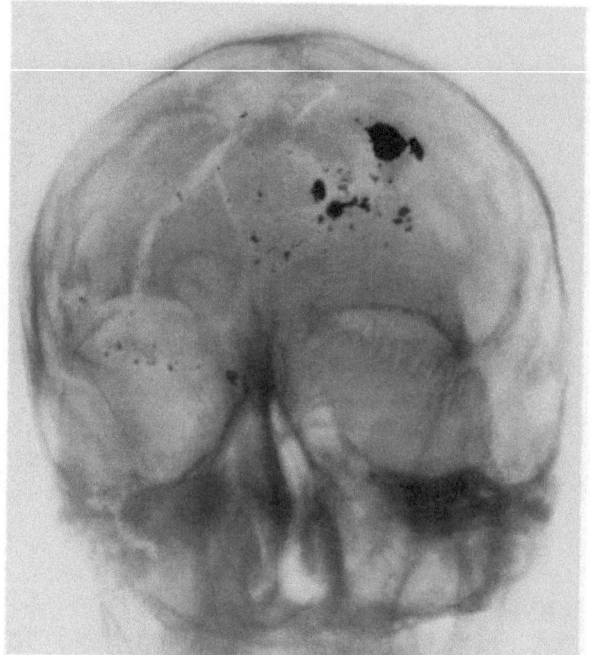

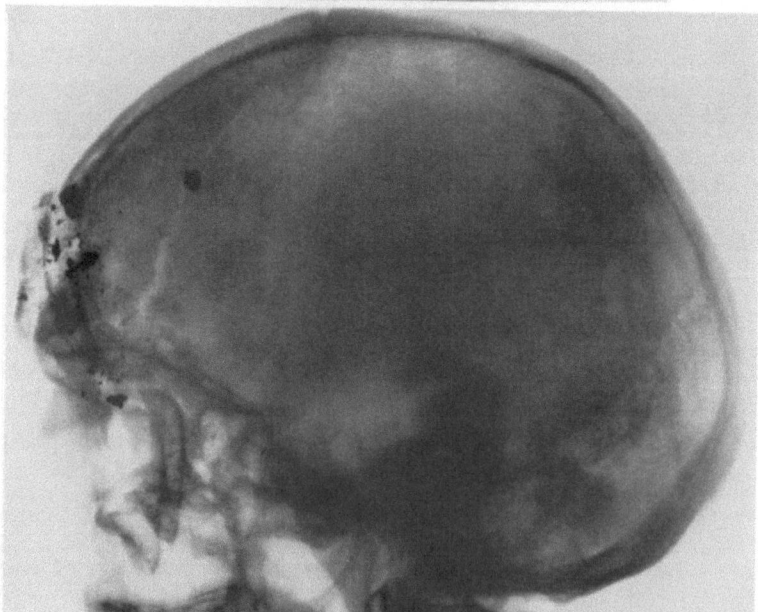

Abb. 73a u. b. Impressions- und Steckschußverletzung durch Kleinkalibergewehr bei einem 50jährigen Mann in suicidaler Absicht. Das Bleigeschoß ist zersprengt und einzelne Splitter sind in das Schädelinnere eingedrungen

der Art, der Ausdehnung und der Lokalisation der Verletzung, sowie vom Zeitpunkt der Versorgung. Die einzelnen Formen werden nach klinischen Gesichtspunkten gegliedert, wobei einmal zu unterscheiden ist zwischen den Schußverletzungen des Schädeldaches und denen des Schädelgrundes. Innerhalb dieser beiden großen Gruppen ist weiterhin folgende Unterscheidung zu treffen:

Bei *Impressionsschüssen* kommt es zu einer Einsprengung von Knochensplittern, wobei das Geschoß selbst entweder gar nicht in den Schädel eintritt (Streifschuß, Prellschuß, Tangentialschuß) oder im Bereiche des Trümmerherdes liegen bleibt. Die Gewebszertrümmerung liegt an der Oberfläche des Gehirns, ist örtlich begrenzt und allseitig von unverletztem Mark umgeben. Dadurch erfolgt meist eine relativ rasche Abriegelung der Wunde gegenüber dem übrigen Gehirn, weshalb die Prognose im allgemeinen günstig ist. Ist die Dura dabei nicht eröffnet, so unterscheidet man nach dem klinischen Bild Impressionsschüsse ohne neurologische Ausfälle, oder solche mit neurologischen Ausfällen. Bei Duraeröffnung ist die Feststellung wichtig, ob eine verlegte Knochenlücke, oder eine offene Knochenlücke mit Hirnprolaps vorliegt. Auch bei verlegter Knochenlücke kann die Verletzung kompliziert sein durch intracerebrale Blutung, ausgedehnte Zertrümmerung der Hirnoberfläche, durch eingedrungene größere Knochen- oder Geschoßsplitter und durch Ventrikeleröffnung.

Bei *Steckschüssen* tritt das Geschoß in das Schädelinnere ein und durchschlägt in manchen Fällen auch die Dura und den Knochen der Gegenseite (kontralateraler Steckschuß). Es kann auch an dem Knochen der Gegenseite abprallen und von hier aus in einer anderen Verlaufsrichtung erneut in das Gehirn eindringen (innerer Prellschuß). Eine schlechte Prognose haben die Steckschüsse, bei denen der Schußkanal durch den Hirnstamm verläuft. Nach der Lage des Geschosses unterscheidet man demnach Steckschüsse mit gleichseitiger Einschußöffnung, solche mit gegenseitiger Einschußöffnung und solche mit Hirnstammverletzung.

Durchschüsse sind durch eine meist kleinere Einschuß- und größere Ausschußöffnung gekennzeichnet. Zwischen beiden Öffnungen ist ein gradliniger, etwa zylinderförmiger Hirntrümmerherd anzunehmen. Nach dem Verlauf des Schußkanals unterscheidet man zwischen Diametral- und Segmentalschüssen.

Je nach der Rasanz eines Geschosses kommt es neben den örtlichen Einwirkungen auf den Schädelknochen auch zu einer Seitenstoß- und Sprengwirkung auf den ganzen Schädel. Deshalb sind auch häufig Biegungs- und Berstungsbrüche gleichzeitig vorhanden (vgl. S. 193).

Die *Hirnwunde* enthält gewöhnlich zertrümmerte Hirnsubstanz, eingesprengte Fremdkörper (Geschoß, Knochensplitter, Haare, Haut usw.) und Blutcoagula. Die Größenschätzung des Hirntrümmerherdes erfolgt nach dem Röntgenbild entsprechend der Knochenlücke und der Lage von intracerebralen Knochensplittern bzw. Fremdkörpern. Liegen diese jedoch weit von der äußeren Wunde entfernt, so sind die Zerstörungen meist sehr erheblich und können nach dem Röntgenbild allein nicht sicher abgeschätzt werden.

Innerhalb der ersten 4 Tage kommt es in einer unversorgten Hirnwunde zu fortschreitender Verflüssigung der zertrümmerten Hirnsubstanz, die dann wie Eiter aussehen kann. Blutcoagula verändern sich in dieser Zeit jedoch nicht und bleiben glänzend schwarz. Durch Zirkulationsstörungen, Blutungen und Quetschungen in der Nachbarschaft der Wunde entsteht ein kollaterales Ödem, welches sich mehr oder weniger weit im unverletzten Gehirn ausbreitet. Hirndruckerscheinungen entstehen dabei selten vor dem 3. Tage nach der Verletzung und können danach bei geschlossener Dura bzw. verlegter Knochenlücke zu „Einklemmungserscheinungen" führen. Bei offener Schädellücke verursacht eine intrakranielle Drucksteigerung einen Hirnprolaps, der sich meist vom 2. Tage nach der Verletzung an entwickelt.

Der Hirnprolaps verändert in den ersten Tagen laufend sein Aussehen. Am ersten Tage ist das Mark leuchtend weiß und Blutungen setzen sich scharf gegen die Umgebung ab. Am 2. Tage zeigen sich Austrocknungserscheinungen und der bedeckende Verbandsstoff klebt an. Am 3. Tage kommt es zu oberflächlichen Zersetzungserscheinungen mit einem charakteristischen Geruch. Bakterielle Entzündungen spielen dabei eine untergeordnete Rolle. Am 4. Tage wird die Oberfläche schmierig. Am 6. und 7. Tage entstehen eitrige Beläge und Nekrosen. Von der 2. Woche an entwickelt sich meist eine fortschreitende Markencephalitis. Bei einer mit Knochensplittern verlegten Schädellücke kann ausfließender Hirnbrei gelegentlich einen Hirnprolaps vortäuschen. Während man ersteren mit einem sterilen Tupfer abwischen kann, ist das bei einem echten Hirnprolaps, der mit der Hemisphäre verbunden ist, nicht möglich.

Mit den Auswirkungen einer *Infektion* der Hirnwunde ist meist im Verlaufe der 2. Woche nach der Verletzung zu rechnen. Eine echte Eiteransammlung findet sich in der Hirnwunde erst am Ende der 2. Woche. Besteht dabei eine Verhaltung, so wird diese als „*Frühabsceß*" bezeichnet.

Die gefürchtete *Markencephalitis* bildet sich im Verlaufe der 2. Woche. Bei geringer Ausdehnung der Hirnwunde und bei geschlossener Dura bzw. verlegter Knochenlücke bleibt sie meist örtlich begrenzt, wobei es zur Ausbildung einer Wucherungszone und später zu einem Granulationswall kommt. Bei offener Knochenlücke und bestehendem Hirnprolaps schreitet die Markencephalitis jedoch unaufhaltsam in die Tiefe fort, um meist am Ende der 3. Woche zu einer Ventrikelinfektion zu führen.

Unmittelbar von der Verletzungsstelle aus treten Erreger, wahrscheinlich gefördert durch die Hirnpulsation, in den Liquorraum ein und führen zu einer „*direkten Meningitis*". Subdurale und subarachnoidale Hämatome begünstigen das Angehen dieser Infektion. Eingeschränkt wird die Ausbreitung der Meningitis durch das Anpressen der Hirnoberfläche an die Duraöffnung infolge eines zunehmenden Hirnödems, und andererseits durch die Ausbildung eines Verklebungsringes zwischen den Meningen und der Dura um die Wunde herum. Die direkte Meningitis entsteht innerhalb der ersten 2 Wochen und breitet sich bei basalen Verletzungen, besonders bei eröffneten basalen Cisternen schneller aus als bei Verletzungen der Konvexität. Eine „*indirekte Meningitis*" entsteht meist schlagartig über die Infektion der Ventrikel und zwar einmal nach primärer Ventrikelverletzung etwa am 5. oder 6. Tage (diese führt häufig am 9.–11. Tage nach der Verletzung zum Tode), andererseits nach Durchwanderung einer Markencephalitis frühestens in der 3. Woche, oder nach Durchbruch eines ventrikelnahen Abscesses, dann jedoch nicht vor der 4. oder 5. Woche. Die indirekte Meningitis hat stets eine besonders ernste Prognose.

Eine eitrige, *toxische Meningitis* verursacht stets ein schweres Krankheitsbild. Es kommt zu hohem Fieber, gelegentlich Schüttelfrost, häufig nach 2–3 Tagen zu einem Herpes labialis, gelegentlich auch zu Hautexanthemen und Gelenkschwellungen. Weiterhin bestehen heftigste Kopfschmerzen, Schwindel, Erbrechen, Bewußtseinsstörungen bis zu Bewußtlosigkeit, häufig delirante Unruhe oder psychomotorische Erregungszustände. Stets sind Blutdruck und Puls labil, häufig kommt es auch zu peripheren Durchblutungsstörungen. Typisch sind Nackensteifigkeit, Opistotonus (Anspannung der Rückenmuskeln), Kahnbauch (Einziehung der Bauchdecken durch Anspannung der Bauchmuskeln) und Beugehaltung der Beine im Kniegelenk. Weiterhin bestehen starke Druckempfindlichkeit des Schädels und der Wirbelsäule, sensorische und sensible Überempfindlichkeit gegen Licht, laute Geräusche und Berührung und gelegentlich eine Steigerung der Sehnenreflexe. Kernigsches Symptom: starke Schmerzen bei passiver

Streckung der Beine im Kniegelenk unter gleichzeitiger Beugung im Hüftgelenk. Brudzinskisches Symptom: bei passiver Kopfbeugung erfolgt reflektorisch Beugung der Beine im Hüft- und Kniegelenk zur Entspannung der gereizten Rückenmarkswurzeln. — Etwas seltener werden beobachtet: Zähneknirschen, Kaumuskelkrämpfe, Gesichtsverziehungen, Zuckungen, fokale oder generalisierte Krampfanfälle (besonders bei Kindern), flüchtige Augenmuskelparesen, Stauungspapille, Neuritis optica, Schwerhörigkeit, auch flüchtige zentrale Paresen, unter Umständen Aphasie oder auch hochgradige Abmagerung, Albuminurie, Glykosurie und Schlafsucht, beim Übergreifen auf das Rückenmark (Meningomyelitis) auch Fehlen der Sehnenreflexe. — Gesichert wird die Diagnose durch den Nachweis einer starken Leukocytose im Liquor, häufig auch Leukocytenvermehrung mit Linksverschiebung im Blut und erhöhte Blutsenkungsgeschwindigkeit, sowie den bakteriologischen Nachweis der Erreger im Liquor.

Differentialdiagnostisch ist die echte toxische Meningitis stets von einer meningealen Reaktion (TÖNNIS) abzugrenzen, welche durch die Einschwemmung von Blut und Gewebstrümmern in den Liquorraum entsteht, oder auch von Bakterien, mit denen „der Organismus jedoch fertig wird" (vgl. S. 173).

Allgemeine Therapie der offenen Hirnverletzungen, einschließlich der Hirnschußverletzungen

In jedem Falle einer offenen Hirnverletzung wird möglichst frühzeitig ein Breitbandantibiotikum gegeben. Bei bestehender Infektion ist nach bakteriologischer Untersuchung und Testung ein spezifisch wirksames Antibioticum vorzuziehen.

Bei Hirnwunden kann noch innerhalb der ersten Woche nach der Verletzung die Primärversorgung erfolgen, da sich in dieser Zeit noch keine nennenswerten infektiösen Reaktionen eingestellt haben. Nach breiter Freilegung der Hirnwunde unter Darstellung der Duraränder im gesamten Verletzungsbereich wird alles infektionsbegünstigende Material, wie Hirnbrei, Fremdkörper, Knochensplitter, Hämatome usw. ausgeräumt und eine sorgfältige Blutstillung durchgeführt. Ein bestehender primärer Hirnprolaps wird abgetragen. Stets ist die Dura dicht zu verschließen, unter Umständen unter Verwendung eines Transplantates aus Periost oder Fasciengewebe. Bei unsicherer Duranaht wird diese durch Aufsteppen eines möglichst gestielten Periostlappens, welcher aus der Umgebung vom Schädeldach entnommen wird, gesichert.

Die bestehende Schädellücke bleibt offen und kann später plastisch gedeckt werden. Lediglich bei nicht verschmutzten Wunden können große Knochenfragmente wieder eingepaßt und mit einigen Draht- oder Perlonnähten an den festen Knochenrändern befestigt werden. Solche Knochensplitter sollen zuvor in eine Antibiotica-Lösung eingelegt oder sterilisiert werden.

Die Kopfschwartenwunde wird, evtl. nach Excision zerfetzter Ränder und nach Einlegen eines epiduralen Drain primär verschlossen. Bei größeren Kopfschwartendefekten ist gelegentlich eine Lappenverschiebung notwendig, wobei die Wundränder über dem Knochendefekt spannungsfrei genäht werden sollen.

Ein sekundärer Hirnprolaps wird stets konservativ behandelt, da die begleitende Markencephalitis meist bereits gegen das gesunde Hirngewebe abgekapselt ist. Unter strengen aseptischen Kautelen werden feuchte Verbände angelegt und täglich Lumbalpunktionen durchgeführt, wobei so viel Liquor abgelassen wird, daß der Prolaps einsinkt. Kommt es dabei nicht zum Einsinken des Prolapses, so kann ein Frühabsceß in der Nachbarschaft die Ursache sein. Dieser wird eröffnet und entleert und mit einer Schwammtamponade offen gehalten. Die Tamponade muß täglich gewechselt werden, wobei gleichzeitig durch

Lumbalpunktionen die Absceßhöhle zur Entfaltung und ein außerdem noch bestehender Prolaps zum Einsinken gebracht werden. Findet sich bei der Revision kein Frühabsceß, so ist die Ursache des Hirnprolapses eine fortschreitende Markencephalitis, welche prognostisch stets ungünstig ist. Die weitere Behandlung bleibt konservativ, da eine Resektion des Prolapses das Fortschreiten der Markencephalitis noch weiter fördert.

Bei ,,meningealen Reaktionen" sind täglich Lumbalpunktionen durchzuführen und zwar jeweils bis zum Ausgleich des Liquordruckes auf normale Werte. Die Leukocytenzahl im Liquor ist genau zu registrieren. Werte bis zu 10000/3 Leukocyten müssen noch nicht Folge einer toxischen Meningitis sein.

Bei infektiöser, toxischer Meningitis werden täglich ausgiebige Lumbalpunktionen durchgeführt, wobei der abfließende Liquor jeweils durch entsprechende Mengen Luft ersetzt wird (Ausblasung!). Eine Röntgenkontrolle (Pneumencephalographie) kann dabei zweckmäßig sein. Wegen der dabei meist auftretenden Rücken- und Kopfschmerzen sollte diese Behandlung in intravenöser Kurznarkose durchgeführt werden. Neben einer allgemeinen, möglichst spezifischen antibiotischen Behandlung ist die direkte Einbringung von Antibiotica in den Liquorraum überflüssig und sollte vermieden werden, da sie zu Verklebungen und Arachnopathien führen kann. Die Blutliquorschranke ist bei Meningitis auch für sonst schwerer liquorgängige Antibiotica durchgängig. — Motorische Unruhezustände erfordern wegen der damit verbundenen Kreislaufbelastung unbedingt eine medikamentöse Ruhigstellung mit Barbituraten, besser mit Ganglienblockern, wie Psyquil oder auch einer Kombination von Megaphen, Atosil und Dolantin, wegen der gleichzeitig damit verbundenen Dämpfung der vegetativen Reaktionen. Stets ist auf reichliche Flüssigkeitszufuhr durch intravenöse Infusionen zu achten unter Zusatz von Vitaminen, evtl. auch Plasma und Blutinfusionen.

Bei der Behandlung einer indirekten Meningitis nach Ventrikelinfektion infolge Durchwanderungsencephalitis muß man mit den Ausblasungen zurückhaltender sein, da diese den encephalitischen Prozeß unter Umständen fördern können.

In der Nachbehandlung primärer Verletzungen der Ventrikel oder der Zisternen werden frühzeitig Lumbalpunktionen durchgeführt, wegen der zu erwartenden starken meningealen Reaktionen, bzw. dem frühzeitigen Auftreten einer toxischen Meningitis.

Komplikationen der offenen Hirnverletzungen

Hirndruck

Bei akuten Hirndruckerscheinungen innerhalb der ersten 48 Std nach der Verletzung handelt es sich meist um eine intrakranielle arterielle Blutung, innerhalb des 7. bis 8. Tages um die Folgen eines Hirnödems, und in der 2. und 3. Woche um eine infektiöse Komplikation (infektiöses Ödem, eitrige Meningitis oder Ventrikelinfektion mit Verlegung der Liquorwege und Entwicklung eines Hydrocephalus internus occlusus).

Bei verschlossener oder durch Knochensplitter, Dura und Hautfetzen verlegter Duraknochenlücke wirkt sich eine intrakranielle Drucksteigerung genauso aus wie bei gedeckter Schädelhirnverletzung. Bei ungenügend versorgter Duraknochenlücke kann es zu einer Insuffizienz der Duranaht und zu sekundärem Hirnprolaps kommen, welcher prognostisch günstiger als der primäre ist, da sich bereits ein Abwehrwall um die Hirnwunde gebildet hat (siehe oben).

Blutungen

Ein *Epiduralhämatom* führt bei offenen Schädelverletzungen nicht zu Hirndruckerscheinungen, da das Blut nach außen abfließt. Es wird daher wie jede andere Blutung bei der primären Wundversorgung behandelt.

Ein *akutes Subduralhämatom* kann selten in Verbindung mit einem sich entwickelnden Hirnödem gegen Ende der ersten Woche nach der Verletzung zu Hirndruckerscheinungen führen. Außerdem stellt es bei offener Schädelverletzung einen besonders guten Nährboden für Bakterien dar, weshalb es stets bei der primären Wundversorgung mit ausgeräumt wird.

Intracerebrale Blutungen aus großen cerebralen Arterien sind meist infolge akuter Hirndrucksteigerung und umfangreicher Zerstörungen des Hirngewebes innerhalb der ersten 48 Std tödlich. Schnellste operative Darstellung der Blutungsquelle mit Sauger und Spateln und Verschluß des blutenden Gefäßes mit Silberclips muß stets versucht werden.

Subarachnoidalblutungen vgl. S. 172.

Sinusblutungen vgl. S. 177.

Infektionen

Bei jeder offenen Hirnverletzung ist mit meningealen Reaktionen, Meningitis und Encephalitis zu rechnen, so daß diese nicht als eigentliche Komplikationen angesehen werden können (vgl. S. 186).

Ein *epidurales Empyem* entsteht meist als Folge einer Schädeldachosteomyelitis. Es besteht die Gefahr einer Thrombophlebitis der Duravenen und

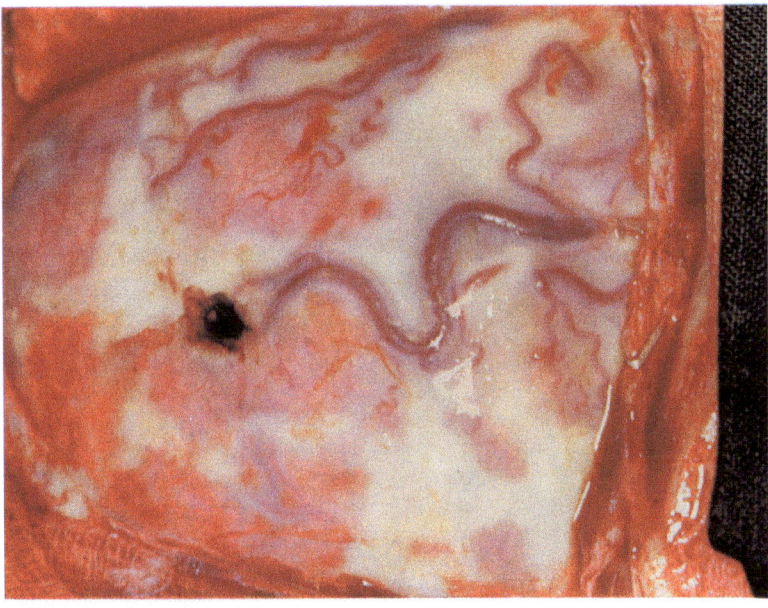

Abb. 74. Subarachnoidales Empyem 12 Jahre nach unversorgter perforierender fronto-basaler Skistockverletzung. Der Skistock war durch die mediale Orbitawand sowie die vorderen Siebbeinzellen in den intrakraniellen Raum gedrungen

Sinus, einer Nekrose der Dura und des Übergreifens der Infektion auf den intraduralen Raum. Der osteomyelitische oder nekrotische Knochen wird dabei in ganzer Ausdehnung entfernt und das Empyem, bzw. die meist außerdem vorhandenen entzündlichen Granulationen vollständig ausgeräumt.

Ein *subdurales Empyem* entsteht entweder nach Durchwanderung einer epiduralen Infektion oder durch Infektion eines akuten subduralen Hämatoms. Stets besteht die Gefahr einer eitrigen Meningitis (s. Abb. 74), Encephalitis und eines Hirnabscesses. Nach einer Kraniotomie muß die vollständige Ausräumung versucht werden. Eine intensive antibiotische Behandlung ist hier besonders wichtig.

Bei einem *Spätabsceß* handelt es sich um eine abgekapselte Einschmelzung nach traumatischer Markencephalitis oder um einen Fremdkörperabsceß, um eingedrungene Knochensplitter, Granatsplitter usw., die bei der Erstversorgung nicht entfernt wurden. Gerade die letzteren können oft noch nach Jahren oder Jahrzehnten in Erscheinung treten (Abb. 75 u. 76). Der Spätabsceß führt, wie der Hirntumor, zu lokalen und allgemeinen Hirndruckerscheinungen, sowie zu cerebralen Ausfallserscheinungen entsprechend seiner Lokalisation. Bei bestehender traumatischer Knochenlücke fällt dann häufig eine mangelnde Hirnpulsation auf, gelegentlich auch ein lokales Kopfschwartenödem und eine Klopfschmerzhaftigkeit an der alten Verletzungsstelle. Nicht selten sind Spätabscesse auch in der Tiefe, bzw. an der Basis, ausgehend von bisher nicht entdeckten Schädelbasisfrakturen. Die genaue Lokalisation eines Spätabscesses erfolgt durch Arteriographie, evtl. auch Encephalographie. Therapeutisch ist die operative Totalentfernung ohne Verletzung der Absceßkapsel anzustreben. Bei sehr großen Abscessen kann nach Freilegung der Absceßkapsel und sorgfältiger Abdeckung der Umgebung mit Watte der Eiter durch Punktion entleert und die Absceßhöhle mit einer kleineren Menge eines Antibioticums aufgefüllt werden.

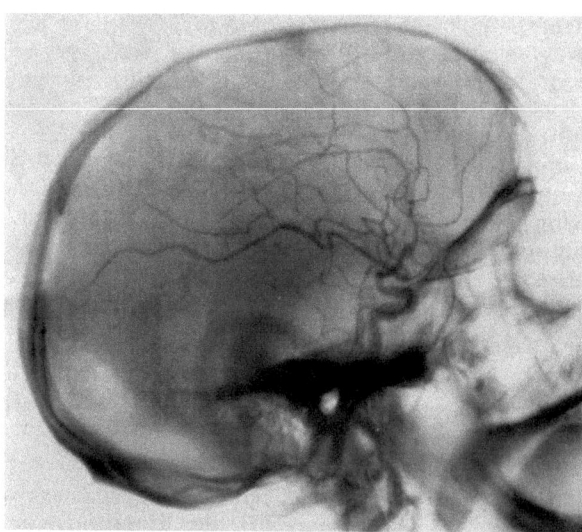

Abb. 75. Carotisangiogramm bei einem 61jährigen Mann wegen Spätepilepsie, 43 Jahre nach einer Granatsplitterverletzung aus dem ersten Weltkrieg. Ein Trepanationsdefekt im hinteren Parietalbereich und ein kleiner intracerebraler Granatsplitter sind sichtbar. Die A. cerebr. med. ist insgesamt leicht angehoben

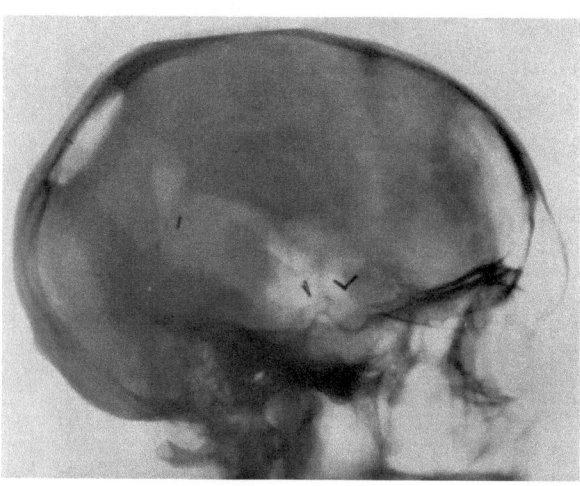

Abb. 76. Bei der Operation fanden sich perlschnurartig aneinander gereihte kirschkern- bis walnußgroße Hirnabscesse, die von einer Hirnduranarbe im Trepanationsbereich bis zum Schläfenlappenpol reichten. Die postoperative Röntgenaufnahme zeigt die luftgefüllte Wundhöhle nach Entfernung der Abscesse und einige Silberclips

Traumatische Epilepsie

Als *Frühepilepsie* werden generalisierte oder fokale Anfälle bezeichnet, die während der Wundheilung oder im Rahmen von Komplikationen, wie Epiduralhämatom, Subduralhämatom, Hirnschwellung, Frühabsceß usw. auftreten. Sie werden besonders häufig bei Verletzungen der Parietalregion, dabei meist in Form herdförmiger Anfälle, oder bei temporalen Verletzungen beobachtet.

TÖNNIS berichtet über eine statistische Auswertung von 1050 Kopfschußverletzten: In 11,5% der Fälle trat eine Frühepilepsie auf (bei ausschließlich Weichteilverletzungen in 8%, bei extraduralen Verletzungen in 9,3% und bei intraduralen Verletzungen in 12%).

Die Statistik zeigt, wie auch die Beobachtungen bei gedeckten Schädelhirnverletzungen, daß nicht immer Komplikationen die Ursache der Anfälle sind. Immerhin muß aber stets nach Komplikationen gesucht werden und diese müssen gegebenenfalls beseitigt werden.

Eine *Spätepilepsie* kann Monate, Jahre oder auch erst Jahrzehnte nach der Verletzung auftreten und ist meist Folge einer Hirnduranarbe, einer Arachnoidalcyste, eines Hirnabscesses, gelegentlich auch einer Spätmeningitis. Im Falle eines Hirnabscesses ist seine operative Entfernung angezeigt. Bei einer Epilepsie infolge von Narbenbildungen kommt eine operative Behandlung nur dann in Frage, wenn die Anfälle schwer und häufig und durch Medikamente nicht zu beeinflussen sind, oder wenn fortschreitende Wesensveränderungen einen operativen Eingriff rechtfertigen. Vorbedingung der Operation ist eine eindeutige Lokalisation des Krampfherdes durch Beobachtung des Anfallcharakters (Herdanfälle), durch Feststellung etwaiger herdbedingter cerebraler Ausfallserscheinungen sowie durch luftencephalographische, subdurographische oder arteriographische Darstellungen. Von besonderer Bedeutung ist die elektroencephalographische Untersuchung, wobei ein Krampffocus bei wiederholten Ableitungen immer wieder an derselben umschriebenen Stelle bestehen muß. Weiterhin wird die Operationsindikation vom Ort des Herdes mitbestimmt, insbesondere in bezug auf postoperativ zu erwartende Ausfallserscheinungen. Bei Herden in der Zentralregion oder im Bereiche der Sprachzentren wird man zurückhaltender sein, bei Herden im Stirnhirn, im rechten Schläfenlappen bei Rechtshändern oder im Occipitallappen wird man sich eher zur Operation entschließen können.

Zur Operation bei Narbenepilepsie wird eine Kraniotomie über dem Krampfherd durchgeführt und die Dura vorsichtig, möglichst ohne Piaverletzung eröffnet. Verwachsungen der Dura werden vorsichtig gelöst. Durch direkte elektroencephalographische Ableitungen (Corticographie) wird der Krampfherd an der freigelegten Hirnoberfläche noch einmal genau bestimmt und abgegrenzt. Stimmt die corticographische Lokalisation mit den sichtbaren organischen Veränderungen überein, so wird die Narbe radikal exstirpiert; dabei wird gelegentlich ein Ventrikel eröffnet. Es kommt dann zwar meist zu stärkeren postoperativen meningealen Reaktionen, aber andererseits verhindert der Ventrikelliquor erneute Verklebungen der Wundränder mit der Dura. Nach PENFIELD genügt jedoch die Entfernung der anatomisch veränderten Bezirke nicht. Vielmehr muß im Wundbett und in der Umgebung mit elektroencephalographischen Ableitungen nach weiteren Krampfherden gesucht werden, die dann ebenfalls entfernt werden. Derartige Krampfherde sind häufig Folge einer Durchblutungsstörung in der Nachbarschaft des Narbengewebes und können die Epilepsie weiter unterhalten.

Bei Hirnverletzten des 1. Weltkrieges beobachtete CREDNER von 1990 Fällen epileptische Anfälle in 38,2%, ASCROFT von 317 Fällen in 34%. RUSSEL fand von 820 Hirnverletzten des 2. Weltkrieges in 43% epileptische Anfälle und WALKER and JABLON bei 739 Verletzten in 28%. Nach CAVENESS and LISS traten bei 407 Hirnverletzten des Korea-Krieges in 23,8% epileptische Anfälle auf.

Schädelverletzungen

Bei Knochenbrüchen ist ganz überwiegend der gebrochene Knochen die Hauptsache, dagegen ist dies bei Schädelbrüchen nicht der Fall und stattdessen steht die Hirnschädigung im Vordergrund (KÖBKE). Nach vielfachen Erfahrungen können schwere und auch dauernde Schäden des Gehirns mit Rindenprellungsherden und zentralen Blutungen ohne jeden Schädelbruch eintreten, ausgedehnte Schädelverletzungen demgegenüber können die Energie der einwirkenden Gewalt aufnehmen und Fernwirkungen auf den Schädelinhalt können völlig fehlen. Insofern schützt der Schädel seinen Inhalt (PETERS). Der Aufbau des Schädelknochens aus seinen drei Schichten und die Rundung des Gewölbes machen den Schädel gegenüber einwirkenden Gewalten elastisch. Erst wenn diese Elastizität überwunden wird, entstehen Brüche.

Entstehung: Für das Zustandekommen einer Schädelfraktur sind einmal Form und Alter des Schädels selbst und andererseits Art sowie Intensität einer von außen einwirkenden Gewalt bedeutungsvoll.

Besondere Formveränderungen, z. B. im Rahmen der Kraniostenosen, bei Schädeldefekten, Asymmetrien oder Atrophie einzelner Schädelknochen, und Erkrankungen wie Osteomalacie, Rhachitis, Osteogenesis imperfecta, Chondrodystrophie, abgelaufene Osteomyelitis und alte Frakturen können die Festigkeit des Schädelknochens stören. Beim Kind werden die Traumafolgen am Schädel weitgehend durch den Entwicklungsgrad der einzelnen Schädelknochen und des ganzen Schädelgefüges bestimmt. Wegen einer größeren Elastizität sollen Schädelfrakturen im Kindesalter nach RETTIG, RICKHAM und HOOPER seltener als bei Erwachsenen sein. Im Gegensatz dazu wiesen MORRISON, ROSKIN und SCHIFF darauf hin, daß gerade bei Säuglingen und Kleinkindern häufig Bagatelltraumen schon zu Schädelfrakturen führen. Im Alter ist der Schädelknochen spröder und neigt deshalb mehr zu Splitterungen.

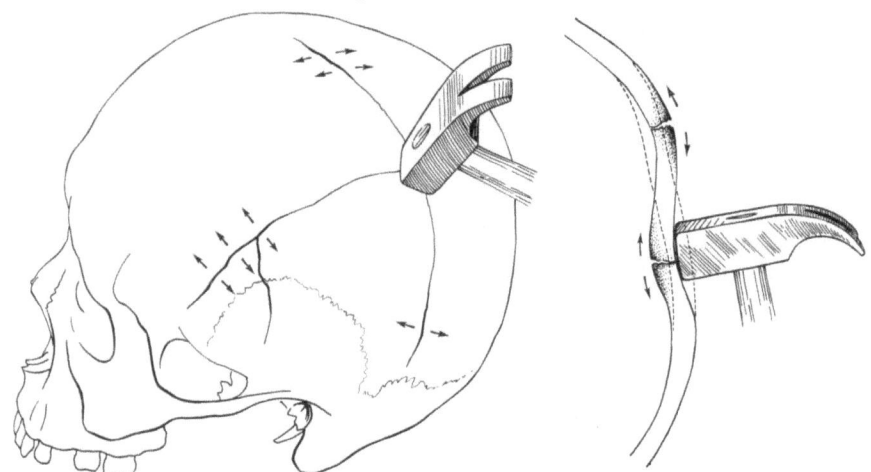

Abb. 77. Schädelfrakturenentstehung nach GURDJIAN. Bei einem parietalen Schädeltrauma kommt es am Ort der Gewalteinwirkung zur Einbiegung des Knochens und in der Umgebung zu Ausbiegungen. Diese Verformungen des Schädeldaches führen zu typischen Berstungsfrakturen, die auf den Ort der Gewalteinwirkung zulaufen. Bei der dargestellten Anordnung entstehen die stärksten Spannungen im Knochen parieto-temporal (3 Pfeile), danach hoch parietal (2 Pfeile), danach parieto-basal (1 Pfeil)

Nach Art des Traumas ist zu unterscheiden zwischen einer breit eingreifenden, stumpfen Gewalt, die zu einer Deformierung des ganzen Schädels führt, während eine eng begrenzte scharfe Gewalt einen eng umschriebenen Bezirk deformiert bzw. perforiert. Die an den Seitenflächen des Schädelgewölbes ansetzenden horizontalen Traumen gefährden den Schädel mehr, als die vertikalen. Weiterhin ist von Bedeutung, ob der Kopf freischwebend der Gewalt ausweichen kann, oder ob er zwischen 2 gegenüberliegenden Polen deformiert wird. Im ersteren Falle entstehen im allgemeinen *Biegungsbrüche*, wobei die Frakturlinien meist vom Ort der Gewalteinwirkung sternförmig ausstrahlen. Im zweiten Falle (Überfahren des auf dem Boden liegenden Kopfes) führt die Formveränderung des Gesamtschädels zu *Berstungsbrüchen*, wobei parallel zur Pollinie meridianartig verlaufende Fissuren auftreten. Der Entstehungsmechanismus ist jedoch klinisch an der Fraktur meist nicht zu erkennen.

GURDJIAN, WEBSTER und LISSNER haben die Verformungen der Schädelkalotte und die Frakturentstehung bei umschriebener Gewalteinwirkung experimentell untersucht. Außen- und Innenseite der Kalotte wurden mit einer Lackschicht überzogen ("stresscoat"), die bei konvexer Verbiegung des Knochens springt. — Bei einem Stoß von genügender Intensität kommt es zu einer lokalen Einbiegung der Kalotte an der Aufschlagstelle und die Lackschicht springt an der Kalotteninnenseite. Gleichzeitig entsteht aber auch eine Ausbiegung der Kalotte in der Umgebung der Aufschlagstelle mit entsprechendem Lackspringen an der Außenseite. Gerade an diesen Ausbiegungsstellen entstehen häufig Fissuren, die von hier in Richtung zu der Stelle der primären Traumaeinwirkung verlaufen. Die Autoren stellten typische Lokalisationen der Frakturentstehung in Abhängigkeit von der Intensität der Gewalteinwirkung fest (vgl. Abb. 77).

Die lokale Zerstörung nimmt mit dem Quadrat der Geschwindigkeit zu, mit dem eine gleichbleibende Masse auf den Schädel einwirkt.

Ein Infanteriegeschoß, welches aus nächster Nähe bis etwa 100 m Entfernung abgefeuert wird, führt zu einer Zerreißung der ganzen Schädelkapsel, bei einer Entfernung von 500 bis 1500 m zu einer mehr oder weniger starken Splitterung und über 1500 m zu einem Lochschuß, über 2000 m zu einem Steck- oder Prellschuß. Beim Schuß aus nächster Nähe kann unter besonderen Bedingungen bisweilen eine Exenteratio cranii, d. h. ein Herausschleudern des ganzen, unter Umständen nur wenig versehrten Gehirns aus der zertrümmerten Schädelkapsel erfolgen (Krönleinscher Schädelschuß). Kleinere Pistolengeschosse verursachen meist Steck- oder Lochschüsse. Die Eintrittsstelle am Knochen ist bei Durchschüssen kleiner und weniger gesplittert als die Austrittsstelle.

Von direkten Gewalteinwirkungen ist die Schädelkonvexität naturgemäß mehr betroffen als die Schädelbasis, während die Basis häufiger Spannungsveränderungen ausgesetzt ist. Die dabei häufig zu beobachtenden Fissuren haben bestimmte Prädilektionsgebiete entsprechend dem Relief der Schädelbasis (s. Abb. 78).

Formen: Fissuren und Spaltfrakturen sind haarförmige Kontinuitätstrennungen ohne Dislokation oder mit geringem Klaffen des Frakturspaltes. Bei Biegungsbrüchen gehen sie gewöhnlich in großer Zahl vom Ort der Gewalteinwirkung aus. Bei Berstungsbrüchen sind sie häufiger im Bereiche der Schädelbasis als am Kalottendach. Im Augenblick der Gewalteinwirkung können die Frakturränder stark auseinanderklaffen und hinterher wieder zusammenschnellen. Dabei kann die Dura zerreißen und eingeklemmt werden, bzw. können bei gleichzeitig bestehender Kopfschwartenwunde auch Fremdkörper (Mütze, Haare, Verunreinigungen usw.) in das Schädelinnere dringen oder eingeklemmt werden.

Bei Neugeborenen und Kleinkindern verlaufen Fissuren bevorzugt entsprechend den radiären Knochenstrukturen und enden meist an den Schädelnähten. Beim Einbrechen der Fissur in eine Schädelnaht kann es besonders bei Kindern und Jugendlichen zu einer *Nahtsprengung* kommen, was nach HOOPER in 75% aller kindlichen Schädelfrakturen beobachtet werden kann. Nach TÖNNIS und KLEINSASSER sollen traumatische Nahtsprengungen allerdings nur bei Impressionsfrakturen vorkommen, wenn eine Frakturlinie in das Nahtbindegewebe hineinzieht. Die Nahtdehiszenz soll dann im 2. bis 5. Lebensjahr mindestens 3 mm, später mindestens 2 mm betragen. Oft brechen aber auch bei Berstungsbrüchen die Fissuren in eine Naht ein (HOOPER, WERKGARTNER), wobei am häufigsten die

Coronarnaht und die Lambdanaht betroffen sind (GROB, WERKGARTNER, FRIEDMANN), während die Sagittalnaht nur selten eine Sprengung aufweist.

Die „wachsende Fraktur des Kindesalters" (PIA und TÖNNIS) ist die wichtigste Sonderform der Spaltbrüche am noch wachsenden Schädel. Sie entsteht bei gleichzeitiger Verletzung der Dura besonders im frühen Kindesalter, häufig auch bei intakter äußerer Haut. Arachnoidea, Liquor und auch Hirngewebe können dann

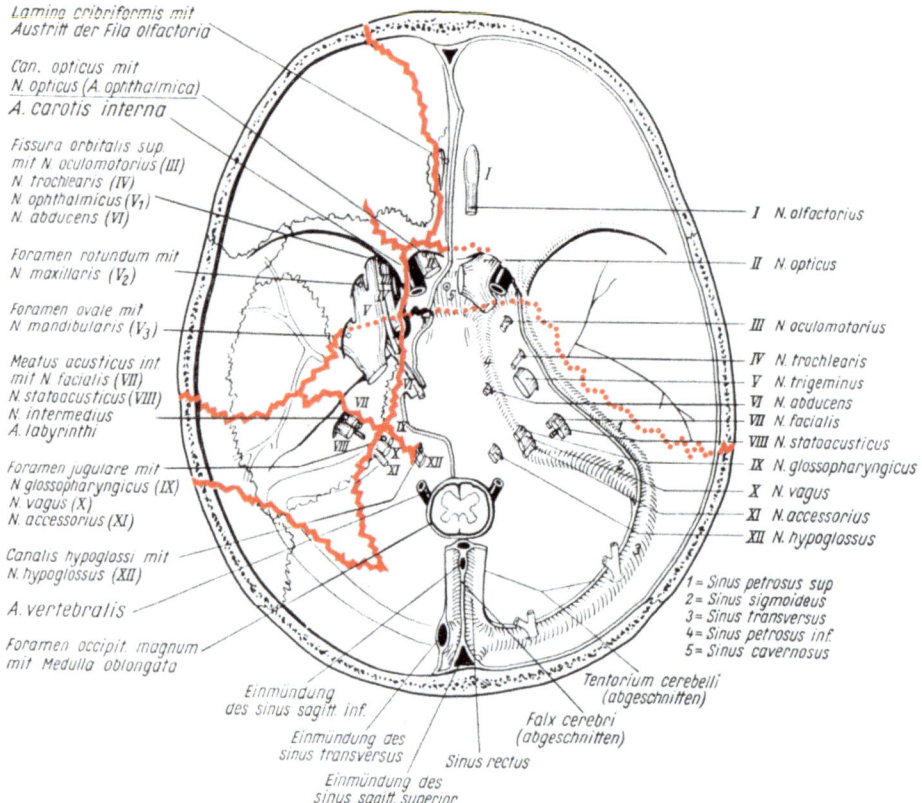

Abb. 78. Typische Schädelbasisfrakturen. Schädelbasis links ohne Dura, rechts mit Dura. Topographie der Hirnnervenaustrittsstellen und der basalen Hirnsinus (aus HOLLE-SONNTAG-JENSEN)

durch den Frakturspalt nach außen unter das Periost oder die Galea dringen: Meningocele spuria, Cephalocele traumatica (BILLROTH, CONNER, SMITH, VON WINIWARTER, HENOCH, BALLANCE, DYKE, SCHWARTZ). Eine Frakturheilung ist dann unmöglich und außerdem entsteht infolge des schnellen Schädelwachstums besonders in den ersten 2 Lebensjahren und infolge resorptiver und destruktiver Vorgänge an den Knochenrändern ein in seiner Größe zunehmender Knochendefekt. Wegen der Gefahr einer dabei fortschreitenden Hirnschädigung oder des Auftretens einer traumatischen Epilepsie infolge einer Hirnduranarbe, ist stets eine operative Versorgung des Duradefektes und gelegentlich auch eine Schädeldachplastik erforderlich.

Bei Stück- oder Splitterbrüchen sind einzelne Knochenfragmente ausgesprengt, so daß sich die Bruchlinien gegenseitig schneiden (vgl. Abb. 67). Sie entstehen im allgemeinen als Biegungsbrüche. Eine nennenswerte Dislokation der einzelnen

Fragmente braucht nicht vorzuliegen, besonders wenn diese mit dem Periost, bzw. der unverletzten Dura noch in Verbindung stehen. Aber auch dann ist mit einer mehr oder weniger ausgedehnten lokalen Hirnschädigung unterhalb der Fraktur zu rechnen.

Eine größere klinische Bedeutung haben die *Impressionsfrakturen*, wobei Knochenfragmente in das Schädelinnere disloziert sind. Man unterscheidet eine Depressionsfraktur (vgl. Abb. 41) mit Pyramiden- oder kegelförmig eingedrückten Fragmenten und eine eigentliche Impressionsfraktur, bei der die Fragmente

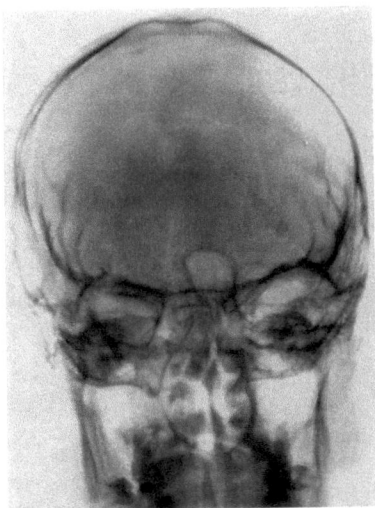
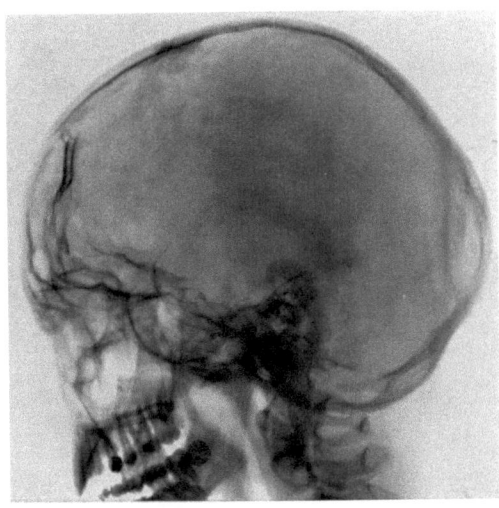

Abb. 79. Bifrontale Impressionsfraktur nach Motorradunfall bei einem 16jährigen Mann mit ausgedehnter bifrontaler offener Hirnverletzung, Eröffnung der Stirnhöhlen und des Siebbeines sowie Orbitaldachfraktur rechts

parallel zur Oberfläche verlagert sind (Abb. 79). Die Form der Fraktur ist weitgehend abhängig von der Art der Gewalteinwirkung und daher evtl. forensisch von Bedeutung. — Eine operative Versorgung ist in den meisten Fällen erforderlich, einmal wegen der raumbeengenden Wirkung der Fraktur selbst und andererseits wegen der meist damit verbundenen Dura- und Hirnverletzung (vgl. S. 176ff).

Eine Sonderform stellt die *Teevansche Fraktur* dar, wobei allein die Tabula interna gesplittert und häufig auch imprimiert ist. Sie entsteht bei der Biegung des konvexen Schädeldachs nach innen, wobei die Tabula interna am stärksten der Dehnung ausgesetzt ist und es hier zuerst zu einer Kontinuitätstrennung kommt. Nach JONASCH sollen die Teevanschen Frakturen am häufigsten bei Kindern bis zum 4. Lebensjahr sein, während HOOPER sie seltener bei Kindern als bei Erwachsenen gesehen hat.

Loch- oder Stanzfrakturen entstehen durch scharfe, spitze Gegenstände, die mit der nötigen Gewalt auftreffen und ein Loch aus dem Schädelknochen ausstanzen. Das ausgestanzte Knochenfragment ist nach innen verlagert (Schußfrakturen, Verletzungen durch Messerstich, Spitzhacke usw.). Je schärfer der aufschlagende Gegenstand ist, um so glatter durchschneidet er das Schädeldach. Durch stumpfe Gegenstände kommt es zu einer Schubwirkung auf die Umgebung der Aufschlagfläche und damit zu sternförmigen Fissuren und Splitterungen um das ausgestanzte Loch herum. Diese Splitter sind oft kegelförmig in Form einer Depressionsfraktur in das Schädelinnere verlagert.

Im Kindesalter sind die charakteristischen Muster der Impressionsfrakturen seltener zu beobachten (HOOPER), dagegen finden sich andere Formen, die beim Erwachsenen nicht möglich sind:

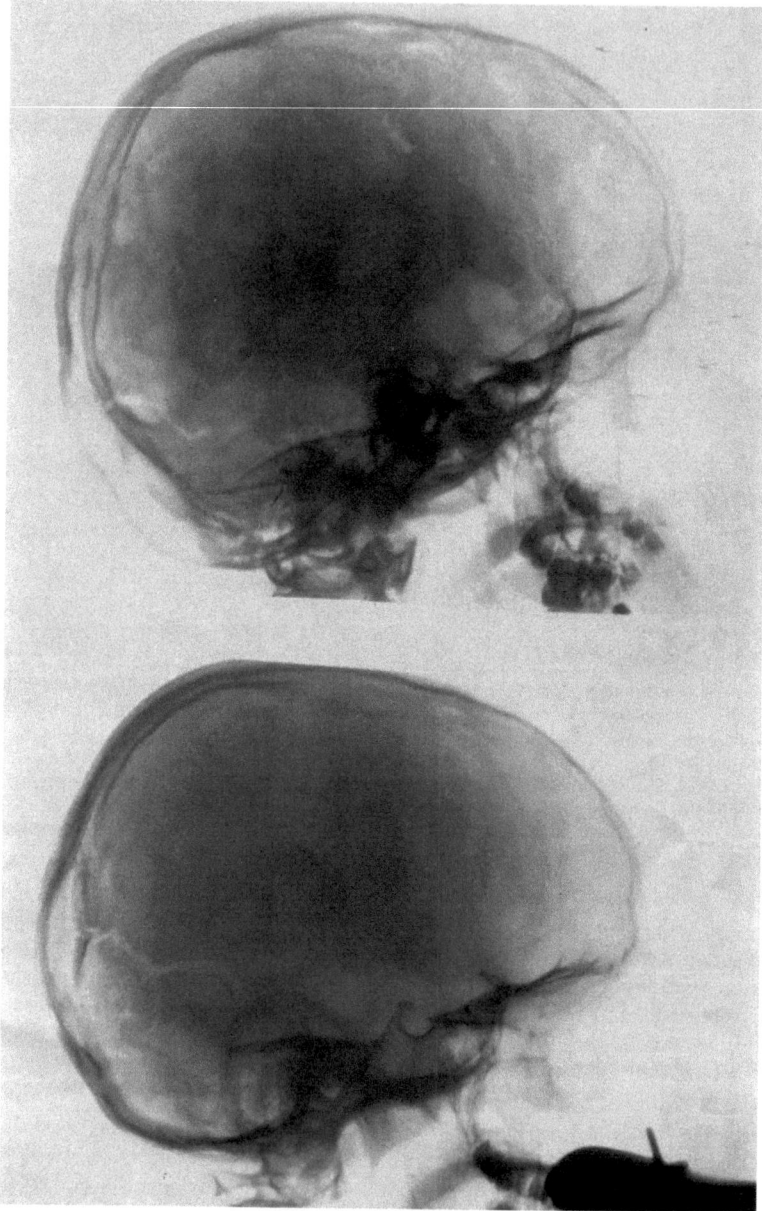

Abb. 80. Parieto-occipitale Impressionsfraktur links mit gedeckter Hirnverletzung bei 8jährigem Knaben nach Sturz auf den Hinterkopf. Bei unterschiedlicher Projektion der Röntgenbilder kann eine solche Fraktur übersehen werden

Die *Celluloidballimpression* (GROB) bei Kindern ist eine Eindellung des Knochens ohne Fraktur. Im allgemeinen ist sie sofort reversibel und dann röntgenologisch nicht nachweisbar. Es kommt aber häufig dabei zu einem ausgedehnten

Contusionsherd. Überschreitet die Celluloidballimpression eine bestimmte Größe und Tiefe, so kann sie auch ohne Fraktur bestehen bleiben. Die Eindellung kann andererseits auch mit verschiedenen Frakturarten kombiniert sein.

Klinische Bedeutung der Schädelfrakturen

Die Verletzungen des Schädels erlangen im allgemeinen erst durch die Mitverletzungen benachbarter Gebiete, wie Hirnhäute, Hirnnerven, Gehirn, Nebenhöhlen, Augen, Ohren, äußere Weichteile usw. eine klinische Bedeutung. Ihre Diagnose ist daher hauptsächlich zur Bestimmung von Art und Ausmaß der Mitverletzungen wichtig.

Bei *Konvexitätsfrakturen* weisen Formveränderungen des Schädels auf Impressionsfrakturen, evtl. auch auf Stück- und Splitterfrakturen hin. Weichteilhämatome können jedoch Frakturen vortäuschen. Bei unverletzter Kopfschwarte zeigt eine sicht- oder tastbare Hirnpulsation eine Stückfraktur an. Gelegentlich ist auch Hirnbrei oder Liquor unter der Kopfschwarte zu tasten. Auch kann ein Frakturspalt manchmal direkt palpiert werden. Gelegentlich besteht bei Perkussion des Schädels das Geräusch eines „gesprungenen Topfes".

Besteht gleichzeitig eine Weichteilwunde, so müssen die Wundränder stets genügend gespreizt und der Knochen revidiert bzw. die Dura-Hirnverletzung versorgt werden.

Röntgenaufnahmen sollten mindestens in 2 Ebenen, besser in 4 Ebenen ($a-p$, $p-a$, seitlich rechts und seitlich links anliegend) angefertigt werden. Die Kalottenfrakturen stellen sich als feine bis grobe, glattrandig begrenzte Aufhellungslinien dar, während die Gefäßfurchen durch ihre typische Lokalisation, leicht welligen Verlauf und Verzweigungen erkannt werden. Auf der plattennahen Schädelseite sind die Frakturen schärfer dargestellt als auf der plattenfernen Seite. Zur genauen Lokalisation können atypische Projektionen oder stereoskopische Aufnahmen notwendig sein. Bei geringgradigen Impressionsfrakturen, insbesondere bei der Teevanschen Fraktur sind meist tangentiale Aufnahmen erforderlich.

Schädelbasisfrakturen sind durch Inspektion, Palpation und Perkussion nicht feststellbar und entziehen sich auch oft der Röntgendiagnose. Sie können dann nur durch indirekte Symptome erkannt werden:

Blutunterlaufungen (Sugillationen) finden sich bei Frakturen der vorderen Schädelgrube an den Augen als sog. *Brillenhämatom*. Das Blut ergießt sich erst in das Orbitalfett, dann in die Augenbindehaut und zuletzt in das lockere Gewebe der Augenlider. Größere Blutansammlungen in der Orbita führen zu einer Protrusio bulbi. Bindehautblutungen beginnen am inneren Augenwinkel und das Lidhämatom im Bereiche des Unterlides und ist scharf gegen die Wange abgesetzt. Stets muß eine direkte Verletzung der Orbita ausgeschlossen werden! Das Brillen- oder (einseitig) Monokelhämatom infolge Basisfraktur entsteht frühestens nach einem Intervall von einigen Stunden, bzw. 1—2 Tagen.

Bei Frakturen der mittleren Schädelgrube finden sich gelegentlich Sugillationen am Warzenfortsatz und am Hinterrand der Ohrmuschel und steigen von hier entlang dem Musculus sternocleidomastoideus abwärts. Gelegentlich finden sich muköse Sugillationen in der Rachenwand.

Blutaustritt aus Mund, Nase und Ohren kann auf eine Basisfraktur hinweisen, besonders bei tagelang sickernden Blutungen. Häufig haben sie jedoch eine lokale Ursache. Bedeutungsvoll ist stets Blutaustritt aus dem Ohr bei Felsenbeinfrakturen (vgl. S. 181).

Liquor- und Hirnbreiausfluß aus Nase und Ohren sind stets beweisend für eine Schädelbasisfraktur mit Duraverletzung. Der Liquor tropft häufig in großen Mengen ab und kann durch den geringen Eiweißgehalt (geringe Trübung beim Kochen) und hohen Kochsalzgehalt (starker Niederschlag mit Argentum nitricum-Lösung) gegen Lymphe aus dem Ohrlabyrinth und Serum eines extraduralen Hämatoms unterschieden werden.

Sofortige und totale periphere *Lähmungen von Hirnnerven* sprechen für eine Basisfraktur. Langsam einsetzende und unvollständige Hirnnervenlähmungen sind häufiger bei basalem Hämatom, traumatischem Hirnödem, später auch Folge entzündlicher Reaktionen. Häufig sind Facialis- und Statoacusticuslähmungen bei Felsenbeinfrakturen, Geruchsverlust bei Frakturen der vorderen Schädelgrube, Verletzungen des Sehnerven (evtl. Opticusscheidenhämatom) bei Frakturen des Opticuskanals, Abducenslähmungen, seltener Lähmungen des Oculomotorius, Trochlearis und Trigeminus bei Frakturen der mittleren Schädelgrube. Glossopharyngicus-, Vagus- und Accessoriusschädigungen treten gelegentlich bei Frakturen im Bereiche des Foramen jugulare auf.

Zur *Röntgendiagnose* werden Schädelbasisaufnahmen mit hängendem Kopf im axialen Strahlengang angefertigt, die jedoch Frischverletzten meist nicht zumutbar sind. Bei Felsenbeinfrakturen sind auch Spezialaufnahmen nach STENVERS, bei Orbitafrakturen Spezialaufnahmen nach RHESE und bei frontalen Frakturen Nebenhöhlenspezialaufnahmen im occipitomentalen Strahlengang notwendig. Auch Schichtaufnahmen können aufschlußreich sein.

Eine intrakranielle Pneumatocele ist für eine Fraktur beweisend.

Therapie der Schädelfrakturen

Die *Therapie* der Schädelfrakturen richtet sich nach den Mitverletzungen der Umgebung, insbesondere des Gehirns. Es wird deshalb auf die entsprechenden Abschnitte dieses Beitrages verwiesen. Bei größeren Schädellücken kann eine plastische Deckung aus kosmetischen Gründen notwendig werden. Eine Verletzungsgefahr des Gehirns besteht nur bei sehr großen Lücken, bei schlechter Vernarbung und bei besonderer Lokalisation, wie Stirn, Hinterkopf oder im Bereiche der Hirnsinus. Bedeutungsvoller ist oft die ständige Sorge des Patienten vor einer Verletzung. Beschwerden wie Kopfschmerzen, Schwindelgefühl usw. stellen dann eine Indikation dar, wenn sie durch festen Gegendruck auf die Schädellücke zu mildern oder zu beheben sind. Cerebrale Herderscheinungen und Epilepsie werden jedoch meist durch subdurale Prozesse und nicht durch die Schädellücke verursacht.

Schädeldachplastik

Vorbedingung sind stets normale Haut- und Duraverhältnisse. Die Haut darf nicht unter Spannung stehen. Breite Hautnarben sollen excidiert werden, wobei der Defekt wenn nötig durch Schiebelappen oder Rundstiellappen gedeckt werden muß. Narben oder Defekte der Dura werden durch Fascienplastik ersetzt. Unter Umständen können die Korrekturen zugleich mit der Knochenplastik vorgenommen werden. Bei Verwendung körperfremden Materials soll der Knochenrand ,,zur Ruhe gekommen" sein. Die Deckung erfolgt daher frühestens 3 Monate nach der Defektentstehung, wenn die ursprüngliche Wunde per primam, bzw. nach 6—8 Monaten, wenn sie per secundam geheilt war.

Methoden:

Autoplastik: Deckung mit körpereigenem Material, speziell Knochen. Vorteil ist die gute Verträglichkeit und Einheilungstendenz, ein Nachteil dagegen die zusätzliche Wunde durch Knochenentnahme, schwierige Form- und Fixierbarkeit und daher nicht immer befriedigendes kosmetisches Ergebnis. Wegen der Hirnpulsation verfällt ein ungenügend fixiertes Transplantat der Resorption.

Verwendet wurden: Ein gestielter Haut-Periost-Knochenlappen aus dem Schädeldach der Umgebung (WAGNER 1889, MÜLLER-KÖNIG 1890, NICOLADONI 1895). — Ein gestielter Periostknochenlappen aus der Umgebung des Schädeldachs (GARRE, VON HACKER, DURANTE 1912). Beide Methoden eignen sich nur für kleine Defekte. — Freie Transplantation von Tibia mit Periost (SEYDEL 1889), Rippe mit doppeltem Periost (KAPPIS 1905), Schulterblatt mit doppeltem Periost (RÖPKE 1912), Beckenkamm bzw. -schaufel (MAUCLAIRE 1914, KLAPP 1917, REHN 1932, LEXER 1934).

Homoplastik. Deckung mit Knochen von anderen Menschen bzw. menschlichen Leichen. Die Transplantate können konserviert, auch in Kunststoff eingebettet (CARSTENSEN u. JENSEN), in einer „Knochenbank" in jeder Form und Größe bereitgehalten werden. Neben den Nachteilen der Autoplastik ist die Verträglichkeit nicht so gut wie bei dieser.

Die *Heteroplastik* mit tierischen Knochen hat heute keine Bedeutung mehr.

Die *Alloplastik* mit körperfremdem Material wird am häufigsten durchgeführt. Je nach Art des verwendeten Materials besteht der Vorteil großer Festigkeit, guter Formbarkeit, sowie leichter Verarbeitung. Andererseits besteht bei manchen Materialien der Nachteil einer Gewebsunfreundlichkeit und daher schlechter Einheilung, evtl. auch Fremdkörpergefühl bei zu großem Gewicht. Als Material wurde verwendet: Gold (PETRONIUS 1565), Celluloid (FRANKEL 1890), Elfenbein (DAVID 1898), Silber (IMBERT und RAYNAL 1910, HEIDENHAIN 1925), Plexiglas (KLEINSCHMIDT, O. 1940, ELKINS und KAMERON 1946).

Heute werden wegen besonders guter Verträglichkeit entweder Metallegierungen wie Vitallium, Tantal (REEVES, WEBSTER und GURDJIAN 1945) oder acrylische Harze (WEBSTER, GURDJIAN, BRAUN) verwendet. Bei Verwendung von Vitallium oder Tantal müssen entsprechende Metallplatten von verschiedener Form und Größe bereitgehalten und auf, bzw. in den Knochendefekt eingeschraubt oder verbolzt werden. Das Verfahren ist einfach, das Material jedoch teuer. Die Eröffnung der Diploe durch die Befestigungsschrauben bringt eine erhöhte Infektionsgefahr mit sich.

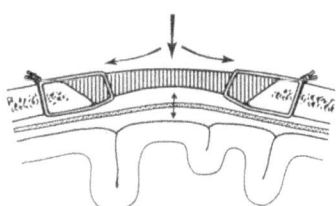

Die acrylischen Harze zeichnen sich durch gute Verträglichkeit, sehr gute Anpaßbarkeit, auch bei unregelmäßigen Defekten aus, weshalb die kosmetischen Ergebnisse besonders günstig sind. Außerdem sind sie billig und eine Eröffnung der Diploe ist nicht erforderlich. Kunstharzprothesen können nach einem Wachsabdruckmodell der Knochenlücke angefertigt werden (KRÜGER, OTTO, LEHMANN, VOGT, SIMON), wozu in Deutschland Paladon oder Thermopont verwendet wird. Nach dem Wachsabdruck wird die Prothese gegossen, gehärtet und sterilisiert, was etwa 1—2 Std dauert. Die Hautwunde wird in dieser Zeit situiert und bei einem zweiten Eingriff wird

Abb. 81. Schema einer Paladonplastik zur Deckung eines Schädeldefektes (nach G. SIMON). Durch die breite Auflagerung der Plastik auf die Knochenränder leitet sie einen von außen kommenden Druck nach dem Prinzip der Bogenbrücke auf die Knochenränder ab, ohne an Stabilität einzubüßen. Durch die gute Formbarkeit des Materials kann für genügenden Kompensationsraum zwischen Dura und Plastik gesorgt werden. Seitlich ist die Plastik mit Drahtnähten am Knochenrand fixiert

die Prothese eingesetzt. Für die Schnellmethode mit autopolymerisierendem Kunstharz (WORINGER) wird in Deutschland Palavit verwendet. Nach Freilegung der Knochenlücke und Abdecken der Dura mit Wattelagen und einer Amnionfolie zum Schutz gegen die entstehende Polymerisationswärme wird die Masse aus einem Puder (polymer) und einer Flüssigkeit (monomer) angerührt, in die Knochenlücke eingegossen und gut an die Ränder anmodelliert. Nach einigen Minuten kann die erstarrte Plastik herausgehoben, mit Schere, später Fräse nachbearbeitet und nach Entfernung der Wattelagen und der Amnionfolie direkt eingesetzt werden.

Alle Kunststoffplastiken werden vor dem Einsetzen mit zahlreichen kleinen Löchern versehen, damit das darunter sich ansammelnde Sekret abfließen kann. In der Nachbehandlung sind gelegentlich Punktionen des Hautlappens zur Entleerung des Sekrets notwendig.

Verletzungen der Kopfschwarte

Die Weichteile des Schädels stellen ein Polster, und damit einen wichtigen energieabsorbierenden Schutz des Knochens bei Verletzungen dar. [Beim freien Fall eines weichteillosen Leichenschädels reichen 0,46 mkg zur Erzeugung einer Fraktur aus, während es bei einem Schädel mit Weichteilen erst bei 4,6—11,4 mkg zu einer Fraktur kommt! (GURDJIAN, WEBSTER und LISSNER)].

Die Form der Weichteilverletzungen ist abhängig von der Art des Traumas (stumpfe oder scharfe Gewalt), von der Intensität und Geschwindigkeit, sowie von der Auftreffrichtung. Es entstehen Schürfungen, Quetschungen, Hämatome oder Wunden.

Subcutane Hämatome sind besonders häufig bei Kindern und bilden eine schmerzhafte, umschriebene, harte Geschwulst, die anfangs stark prominent ist, sich aber bald unter blau-grünlicher Hautverfärbung zurückbildet.

Subaponeurotische Hämatome entstehen vorwiegend bei schräg oder tangential auftreffender Gewalt und erreichen besonders bei Säuglingen und Kleinkindern mitunter eine ungewöhnlich große Ausdehnung. Die Galea oder Kopfaponeurose ist mit der behaarten Kopfhaut unzertrennlich verwachsen, jedoch gegen das Schädelperiost durch eine breite Schicht lockeren Zellgewebes leicht verschieblich. Hier entstehen Gefäßabrisse bei starker Verschiebung durch scherende Gewalteinwirkung und dabei schwappende Hämatome. Sie sind in der Mitte weich und können durch subcutane Infiltration bzw. Ödem einen harten Rand aufweisen. Palpatorisch täuschen sie daher leicht eine Impressionsfraktur vor. Als Behandlung kommt ein Kompressionsverband in Frage und nur ausnahmsweise ist die Entleerung durch Punktion notwendig. Bei schneller Größenzunahme und Pulsation kann die Verletzung der Arteria temporalis oder occipitalis zur Freilegung und Gefäßunterbindung zwingen.

Ein *subperiostales Hämatom (Kephalhämatom)* entsteht beim Abscheren des Periostes vom Knochen. Es ist als charakteristische Geburtsverletzung bekannt, wird aber auch bei Schädelfrakturen besonders im Säuglings- und Kleinkindesalter beobachtet. Da das Periost fest mit den Schädelnähten verwachsen ist, überschreitet das Kephalhämatom niemals die Grenzen des betroffenen Knochens. Auch hierbei fühlt sich der Rand hart an, wobei bereits nach einer Woche Knochenneubildung in den Randzonen beobachtet wird. Bei gleichzeitig vorliegender Schädelfraktur muß stets auch an ein Epiduralhämatom gedacht werden. Die Rückbildung des Hämatoms ist dann auch häufig durch längeres Nachsickern von Blut durch den Frakturspalt verzögert, und es kann eine fortgeleitete Hirnpulsation sicht- oder tastbar sein. Liegt außerdem eine Duraverletzung vor, so wird das Hämatom häufig durch ein Liquorkissen ersetzt. Unversorgt kommt es zu einer verzögerten Knochenheilung und bei Kindern zur sog. „wachsenden Schädelfraktur".

Ein *Hautemphysem* kann fortgeleitet bei Verletzungen der oberen Luftwege entstehen, oder mehr lokalisiert nach Frakturen der lufthaltigen Schädelnebenhöhlen. Gelegentlich kommt es dann auch zu einer umschriebenen, abgeschlossenen subcutanen oder subperiostalen Luftansammlung, einer extrakraniellen *Pneumatocele*, die sich stetig durch Schlucken, Husten oder Schnäuzen nachfüllt. Die frontale Pneumatocele liegt als halbkugelige Geschwulst im Bereiche der Stirn und greift bei größerer Ausdehnung auf die angrenzenden Gebiete über. Durch starkes Pressen bei zugehaltener Nase kann sie meist willkürlich aufgeblasen und durch Kompression mit blasigen Geräuschen ausgedrückt werden. Die occipitalen Pneumatocelen haben häufig eine größere Ausdehnung im Bereiche der Schläfe oberhalb des Warzenfortsatzes und wandern in Richtung auf das Hinterhaupt zu. Wegen des langen Weges der Luft aus dem Rachen durch die Tuba Eustachii, Paukenhöhle und Warzenfortsatzzellen lassen sie sich meistens schwieriger verkleinern und sind nicht so leicht aufzublasen. Bei längerem Bestehen führt Knochenneubildung an den abgehobenen Periosträndern zu Randwülsten. Eine operative Versorgung des Knochendefektes ist stets erforderlich.

Schmalflächige, lineäre *Platzwunden* durch Bersten der Kopfschwarte bei umschriebener Gewalteinwirkung (Stockschlag, Aufschlag auf scharfe Kante) oder bei Abriß der Galea an der supraorbitalen Anheftung können gelegentlich mit Schnittwunden verwechselt werden. Sie haben jedoch stets mehr oder weniger zackige Wundränder mit Hautblutungen und feine Gewebsstränge zwischen den Wundrändern, was forensisch wichtig sein kann. Meist bluten sie auch weniger als Schnittwunden.

Flächenhafte, gelegentlich sternförmig zerfetzte *Quetschungen* entstehen bei breitflächig auftreffender Gewalt und weisen stets Sugillationen und Excoriationen auf.

Bei schräg auftreffender Gewalt können *lappenförmige Wunden* entstehen, wobei die Kopfschwarte zusammengeschoben ist, oder in streifigen Lappen herabhängt und häufig tiefe, mit Blut und Schmutz gefüllte Taschen vorhanden sind.

Ein großer Substanzverlust bzw. Skalpierung findet sich gelegentlich bei Arbeiterinnen an rotierenden Maschinen oder Transmissionsriemen, wenn ihr langes Haar erfaßt wird.

Schnitt-, Hieb- und Stichwunden bluten gewöhnlich stark wegen des großen Gefäßreichtums der Kopfschwarte. Wenn die Wundränder weit auseinanderweichen, ist die Galea mitdurchtrennt. Bei Stichverletzungen kann die Spitze des verletzenden Instruments am Knochen abgleiten und an entfernter Stelle wieder aus der Haut heraustreten, bzw. mehr oder weniger tief in den Knochen eindringen und evtl. an der Knochenoberfläche abbrechen.

Bei *Schußverletzungen* können Prellschüsse zu einer umschriebenen Nekrose führen. Bei Streif- oder Rinnenschüssen entsteht ein gradliniger Substanzverlust, oder wenn das Geschoß durch ein Segment der Kopfschwarte hindurchgeht, findet sich Ein- und Ausschuß mit einem in der Kopfschwarte liegenden Schußkanal. Stets besteht dabei der Verdacht auf eine Knochenverletzung, unter Umständen auch nur der Tabula interna!

Starkstromverletzungen können auch am Kopf mit tiefgreifender, unter Umständen den Knochen und das Gehirn beteiligender Nekrose einhergehen.

Bei der Versorgung von Kopfschwartenwunden müssen stets die Haare in genügendem Umkreis entfernt und die unmittelbare Umgebung der Wunde rasiert werden. Stark verschmutzte Wunden werden mit 1%iger Wasserstoffsuperoxydlösung gereinigt. Die Wundränder und die Umgebung werden desinfiziert. Stets erfolgt genaue Revision auf Fremdkörper, Knochenfissuren, Knochendefekte, Dura- oder Hirnverletzung durch breites Spreizen der Wundränder, evtl. unter Verlängerung durch Incision. Wundtaschen und vor allem Knochenfrakturen sollen niemals sondiert werden. Spritzende Gefäße werden umstochen. Bei zerfetzten Wundrändern erfolgt innerhalb der ersten 6—10 Std eine Friedrichsche Excision. Saubere, scharfrandige Wunden können direkt genäht werden, wobei die Nahttechnik entstellende Narben vermeiden soll. Bei Taschenbildungen oder stärkerer Verschmutzung wird ein Gummidrain eingelegt. Herabhängende Lappen werden stets situiert, damit der Knochen bedeckt ist. Bei größeren Defekten erfolgt eine plastische Deckung durch Lappenverschiebung oder Transplantation.

Prognose: Wegen der guten Blutversorgung haben Kopfschwartenwunden im allgemeinen eine gute Heilungstendenz, wobei Schnitt- und Stichwunden besser heilen als Quetsch- und Rißwunden. Bei Verletzung größerer Arterien kann es jedoch zu starkem Blutverlust kommen. Bei größeren Lappenwunden werden gelegentlich Nekrosen des Lappens beobachtet, wenn der Stiel schmal, gefäßarm, gequetscht oder wenn er scheitelwärts gerichtet ist, seltener wenn er im Verlaufe der großen Gefäße basiswärts liegt.

Wirbelsäulen- und Rückenmarksverletzungen

Von J. Gerlach und H.-P. Jensen

Wirbelsäulenverletzungen

Die Bedeutung der Wirbelsäule für die Statik und Dynamik des Körpers ist ebensogroß wie die ihrer Schutzfunktion für die eingeschlossenen Teile des Nervensystems. Hierin liegt ein wesentlicher Unterschied zu den entsprechenden funktionellen und topographischen Beziehungen zwischen Schädel und Gehirn. Steht bei den traumatischen Einwirkungen auf den Kopf stets die mögliche Hirnverletzung im Vordergrund, so werden die Verletzungen von Rückenmark und Nervenwurzeln vielfach nur als Komplikation einer Wirbelsäulenverletzung angesehen. Darin darf jedoch keine Abstufung der einzelnen Organschäden gesehen werden. Vielmehr sind die Folgen einer substanziellen Rückenmarksverletzung wesentlich schwerwiegender als die einer Wirbelfraktur.

Da die Wirbelsäule ein kompliziertes Funktionsgefüge darstellt, müssen die Verletzungen unter Berücksichtigung des gesamten Achsenorgans betrachtet werden. In diesem stellen die Wirbel die starren Bauelemente dar und werden durch die Zwischenwirbelscheiben, Gelenke, Bänder und Muskulatur zu einem tragfähigen, elastisch federnden, biegsamen und in sich beweglichen Organ verbunden. Das Gewicht des Kopfes, der Arme und des Rumpfes wirken als axialstauchende Kräfte, die durch die Gliederung in drei asymmetrisch gebogene Abschnitte in sich federnd, ohne Verbiegung der Gesamtwirbelsäule abgefangen werden. Im Gegensatz zu dem stabilen Gleichgewicht des Rumpfes beim Vierfüßler ist durch die Aufrichtung beim Menschen ein labiles Gleichgewicht gegeben, das eine wesentlich feinere Ausbalancierung erfordert. Jede Bewegung eines Wirbels wirkt sich dabei auf die benachbarten Wirbel, oft jedoch auf die gesamte Wirbelsäule aus. Jede Gleichgewichtsverlagerung von einem Bein auf das andere, jede Lageveränderung des Beckens, jede Bewegung des Rumpfes erfordert eine Anpassung der gesamten Wirbelsäule. Das enge Zusammenwirken aller Einzelelemente ist dabei von größter Wichtigkeit und wird durch die weitgehend selbsttätig geregelte Innervation der Rückenmuskulatur gewährleistet. Den spinalen, segmentalen Reflexbögen kommt dabei eine besondere Bedeutung zu, indem viele afferente Reize im gleichen Segment efferente Impulse auslösen, ohne daß dabei höhere Zentren des Nervensystems eingeschaltet werden. Die Muskelinnervation über das γ-System erfolgt nach Art eines peripheren Regelkreises, welcher eine feine Abstufung der Muskelfunktion in Abhängigkeit von der geleisteten Arbeit erlaubt und die Koordination der einzelnen Muskelelemente untereinander sichert. Diesem System ist die zentrale Innervation zur Erhaltung des Gleichgewichtes und zur Ausführung willkürlicher Bewegungen übergeordnet und löst stets komplexe Haltungs- bzw. Bewegungsmechanismen aus.

Verständlicherweise können sich traumatisch bedingte Funktionsstörungen an jedem einzelnen Glied dieses komplizierten Gefüges auswirken und beschränken sich keineswegs allein auf anatomisch nachweisbare Veränderungen am Wirbelsäulenskelet. Daran sollte man denken, wenn röntgenologisch eine traumatische Schädigung nicht nachgewiesen werden kann.

Mechanik der Wirbelsäulenverletzungen

Die Form und Lokalisation einer Verletzung ist einmal von der Art der Gewalteinwirkung abhängig, andererseits aber auch von dem Zustand der Wirbelsäule und den besonderen Gegebenheiten in den einzelnen Wirbelsäulenabschnitten. Die hervorragende Gerüstkonstruktion mit Wirbeln, Zwischenwirbelscheiben und Bändern und die hohe Verspannungsleistung der Rückenmuskulatur erlauben eine große Belastung, die KELLER auf über 1000 kg einschätzt. Infolge der funktionellen Segmentierung werden plötzliche Gewalteinwirkungen in Form einer kinetischen Kette stufenförmig abgebaut und damit unschädlich gemacht. Anlagemäßige oder erworbene Störungen, bzw. Fehler in der Konstruktion, in der Funktion und der Koordination dieses funktionellen Systems verursachen eine Schwächung der kinetischen Kette und damit eine erhöhte Verletzungsgefahr. Die Auswirkungen eines Traumas sind stets komplexer Natur und dabei entstehende Schäden finden sich häufig an verschiedenen Stellen.

Nach Art des Traumas unterscheidet man direkte und indirekte Gewalteinwirkungen, wobei letztere wesentlich häufiger sind. LOB nimmt indirekte Verletzungsmechanismen in 93% der Fälle an!

Eine indirekte Gewalt kann die Wirbelsäule in der Längsrichtung als reine Stauchung treffen (Fall aus großer Höhe auf die Füße oder das Gesäß), nach vorn beugen (taschenmesserartiges Zusammenklappen beim Auftreffen schwerer Massen auf Nacken oder gebeugt gehaltene obere Wirbelsäule im Bergbau), oder nach hinten überstrecken (aufschlagen des Gesichtes beim Sprung in zu flaches Wasser). Bei den Beuge- und Streckmechanismen werden stets gleichzeitig abscherende oder abschiebende Kräfte wirksam (Schubbruch nach SCHMORL). Weiterhin kann das Trauma eine Drehung der Wirbelsäule um die Längsachse bewirken. Wirbelfrakturen finden sich daher in Form von *Stauchungsfrakturen*, *Flexions-*, *Extensions-* und *Torsionsfrakturen*. Häufig sind mehrere Entstehungsmechanismen kombiniert.

Bei den seltenen direkten Verletzungen (durch Schlag, Sturz auf eine Treppenkante, Überfahren werden usw.) unterscheiden sich die Auswirkungen meist wenig von den indirekten Verletzungen. Es ist daher aus der Verletzungsart oft gar nicht der Verletzungsmechanismus erkennbar, da reflektorische Abwehrbewegungen und maximale Muskelkontraktionen zusätzliche Faktoren darstellen, die den ursprünglich direkten Verletzungsmechanismus in einen indirekten umformen.

Formen der Wirbelsäulenverletzungen

Es sind verschiedene Einteilungsprinzipien nach unterschiedlichen Gesichtspunkten bekannt (KOCHER, LIECHTI, WATSON-JONES, NICOLL, BÖHLER). Am gebräuchlichsten ist heute die Einteilung nach LOB, in der die klinischen Belange mit den pathologisch-anatomischen Grundlagen am besten in Übereinstimmung gebracht sind:

Kontusionen und Distorsionen ohne röntgenologisch faßbare Folgen am Wirbelsäulenskelet: Hierher gehören die zahlreichen Fälle von sog. Rückenprellung und Rückenquetschung, die meist infolge eines direkten Traumas durch Stoß, Schlag oder Fall entstehen. Schwerere Auswirkungen haben echte Distorsionen, besonders im Bereiche der Hals- und Lendenwirbelsäule, Subluxationen und spontan reponierte Luxationen. Eine sehr häufige Verletzung im Straßenverkehr, besonders bei Autofahrern ist das sog. Schleudertrauma der Halswirbelsäule (vgl. S. 211).

Als *Symptome* finden sich Schmerzen, gelegentlich auch Schwellungen und Blutergüsse, stets aber Bewegungseinschränkungen einzelner Wirbel bzw. ganzer Wirbelsäulenabschnitte. Der Zustand und das Verhalten der stammeigenen Rückenmuskulatur als Reaktionsort und Spiegel der Gefügestörung ist sorgfältig zu beachten. Klagen über Rückenschmerzen sind immer dann glaubhaft, wenn muskuläre Kontrakturen, Hartspann, echte Spasmen, insbesondere segmentale Muskelspasmen (JENSEN) nachweisbar sind. Unglaubwürdig sind die Beschwerden dagegen, wenn weder eine echte Bewegungshemmung, eine Wirbelblockierung oder mehr oder weniger tast- und sichtbare muskuläre Kontrakturen zu finden sind. Gelegentlich, besonders bei vorgeschädigter Wirbelsäule, werden auch Reizungen und Schädigungen der Nervenwurzeln oder des Rückenmarks beobachtet.

Eine *isolierte Zwischenwirbelscheibenverletzung* kann eine einzelne, mehrere benachbart liegende oder mehrere getrennt voneinander liegende Zwischenwirbelscheiben betreffen. Die Verletzung kann kombiniert sein mit Wirbelluxationen, Wirbelbogenbrüchen oder Wirbelkörperfrakturen in der Nachbarschaft bzw. fern von der verletzten Bandscheibe. An Leichenwirbelsäulen konnte GÖCKE solche Verletzungen durch Druck, Schlag, Zug und Überbiegung der Wirbelsäule nachweisen. HIRSCH und NACHEMSON zeigten, daß dabei durchaus nicht immer große Gewalteinwirkungen erforderlich sind. Anatomisch entstehen Risse und Spalten im Anulus fibrosus, oder Massenverschiebungen von Zwischenwirbelscheibengewebe (inneres Derangement) nach vorn, seitlich oder hinten. Die Veränderungen können den häufigen degenerativen Zuständen bei Chondrosis intervertebralis ähneln und andererseits begünstigen diese zweifellos die Verletzbarkeit der Bandscheiben. Je besser der Zustand des Bandscheibengewebes ist, um so mehr Bedeutung kommt dem Trauma bei Schädigungen zu. Sowohl der klinische Nachweis einer Bandscheibenverletzung, als auch der Nachweis des ursächlichen Zusammenhanges mit einem Trauma ist meist schwierig. Die routinemäßige Röntgenuntersuchung erlaubt die Diagnose im allgemeinen nicht. Nur bei ausgedehnten Zerquetschungen mit Austritt von Bandscheibengewebe kann sich eine Verschmälerung des Zwischenwirbelraumes zeigen. Nach hinten, in den Wirbelkanal ausgetretenes Zwischenwirbelscheibengewebe kann in seltenen Fällen im unmittelbaren Anschluß an ein Unfallgeschehen zu einer Schädigung des Rückenmarkes bzw. von Nervenwurzeln führen. Im allgemeinen ist zur *Diagnose* einer isolierten Bandscheibenverletzung zu fordern:

1. Das Vorliegen eines einwandfrei feststehenden Unfallereignisses, dessen Auswirkungen normale Belastungen übersteigt und welches eindeutige klinische Symptome verursacht.

2. Röntgenaufnahmen, die möglichst sofort oder in den ersten Tagen nach dem Unfall angefertigt worden sind.

3. Röntgenkontrollbilder in regelmäßigen Abständen von 1—2 Monaten, mindestens innerhalb des ersten halben Jahres, um etwa sich entwickelnde umschriebene spondylotische oder arthrotische Veränderungen feststellen zu können.

Der *isolierte Wirbelkörperbruch* entsteht durch Hyperflexion der Wirbelsäule und findet sich am häufigsten im Bereiche der Brustwirbelsäule. Es entsteht eine keilförmige Verschmälerung eines oder mehrerer Wirbelkörper, häufig mit Abstauchung der Randleisten und feiner Konturunterbrechung der Wirbelkörpervorderkante. Parallel zur Deckplatte besteht meist eine bandförmige Verdichtungszone. Die benachbarten Zwischenwirbelräume sind nicht erniedrigt und die Deckplattenbegrenzungen sind scharf. Wirbelbögen und -fortsatzfrakturen fehlen. Bei stärkerer Komprimierung des Wirbelkörpers kann jedoch eine leichte Subluxationsstellung der Wirbelbogengelenke auftreten. Durch Verkeilung der Fragmente ist die Fraktur oft stabil, unter Umständen auch belastbar, so daß sie gelegentlich nur zufällig entdeckt wird.

Wirbelkörperbruch mit Zwischenwirbelscheibenverletzung ist wesentlich häufiger als der isolierte Wirbelkörperbruch. Anatomisch finden sich in der Bandscheibe Risse und Spaltbildungen, welche die ganze oder Teile der Zwischenwirbelscheibe durchziehen. Der Faserring kann dabei von außen betrachtet

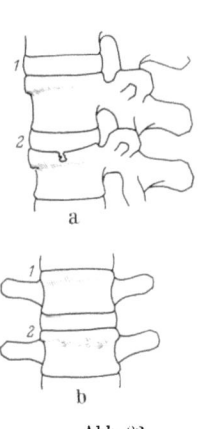

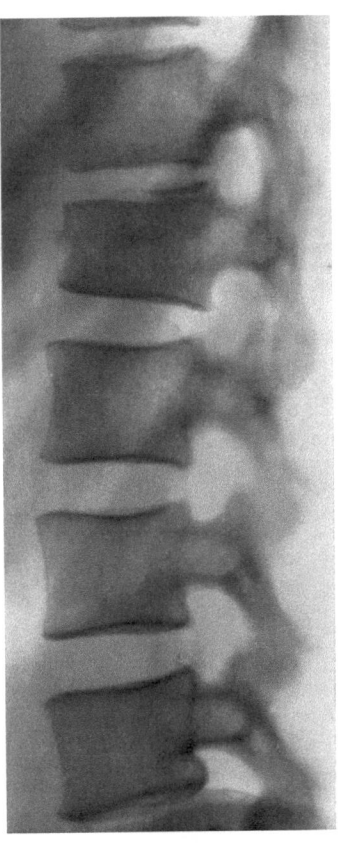

Abb. 82.   Abb. 83

Abb. 82. Schema der Wirbelkörperstauchung in seitlicher (a) und sagittaler (b) Ansicht. Bei *1* leichter Stauchungs-Beugungsbruch mit Überhängen der Deckplatte und Verdichtungszone. Bei *2* Abbruch der Randleiste und Bandscheibenverletzung bei erhaltenem Anulus. (Nach LOB, aus HOLLE-SONNTAG-JENSEN)

Abb. 83. Kompressionsfraktur des 1. Lendenwirbels mit keilförmiger Deformierung und Aussprengung eines Fragmentes aus dem ventralen kranialen Bereich bei einem 31jährigen Mann, der aus 15 m Höhe abstürzte. Klinisch bestand lediglich Druckschmerz am 1. LW

unbeschädigt, aber auch von einer der benachbarten Wirbelkörperrandleisten abgerissen sein. Der Wirbelkörper ist verschmälert, die Deck- und Grundplatten sind eingebrochen oder durch abscherende Kräfte nach vorn bzw. seitlich verschoben, können aber auch erhalten sein. Das Zwischenwirbelscheibengewebe dringt in die Risse oder Spalten der geborstenen Knorpelplatten, Deck- und Grundplatten bis in die Wirbelkörperspongiosa ein. Die Stabilität in dem betroffenen Bewegungssegment ist erheblich gestört, auch wenn es nicht zu stärkeren Verschiebungen kommt. Meist entsteht später eine umschriebene Spondylosis deformans.

Voll ausgebildete Wirbelsäulenverletzung. Bei dieser schwersten, instabilen Fraktur dringt immer Zwischenwirbelscheibengewebe in die Wirbelkörper ein. Die Deck- und Grundplatten brechen trichterförmig ein, oder die Wirbelkörper werden in mehrere Teile auseinandergesprengt. Sekundär kommt es zu Frakturen der Wirbelbögen oder Gelenkfortsätze, Zerreißungen von Bändern und Muskeln und unter Umständen zu einer Wirbelluxation. Der häufigste Entstehungsmechanismus ist eine extreme Flexion mit starker keilförmiger Verformung des Wirbelkörpers, Zerreißung der dorsalen Bänder und Zerrung der Bogenreihe. Bei der selteneren Hyperextensionsfraktur sind die starken ventralen Bänder zerrissen. — *Klinisch* findet sich ein Gibbus, wobei die Dornfortsätze auseinanderklaffen. Bei seitlich asymmetrischem Zusammenbruch entsteht eine Skoliose. Weit über den Frakturbereich hinaus sind Muskulatur, prävertebrales Bindegewebe und der Bandapparat von Blutungen durchtränkt. Auch im Wirbelkanal, im retropharyngealen, mediastinalen oder retroperitonealen Raum entstehen Hämatome. Rückenmarksschädigungen sind häufig. Bei retroperitonealen Hämatomen kommt es zu reflektorischen Störungen der Darmmotilität mit Meteorismus, paralytischem Ileus oder auch Harnverhaltung. Im Röntgenbild findet sich dann

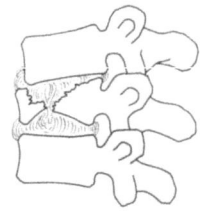

Abb. 84. Schema einer voll ausgebildeten Wirbelsäulenverletzung mit trichterförmigen Einbrüchen der Deck- und Grundplatten (nach LOB, aus HOLLE-SONNTAG-JENSEN)

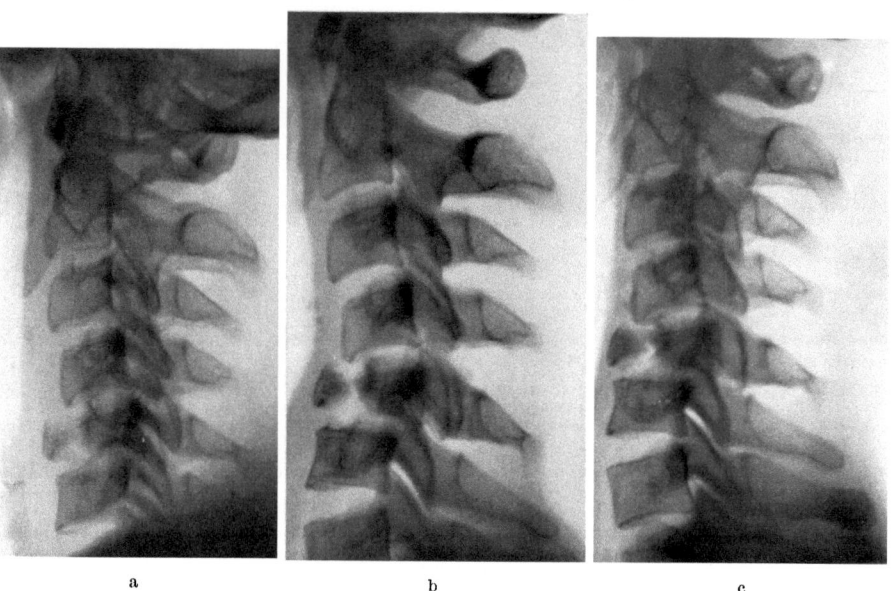

a b c

Abb. 85 a—c. Voll ausgebildete Wirbelsäulenverletzung mit Kompression des 5. Halswirbels bei einem 21 jährigen Mann nach einem Autounfall. Am Unfalltage (a) bestand Bewußtlosigkeit infolge einer gedeckten Schädel-Hirn-Verletzung, sowie eine Lähmung des rechten Armes und rechten Beines und eine Parese des linken Armes. Nach 3 Monaten zeigte das Röntgenbild (b) eine leichte Gibbusbildung und fehlende Heilungstendenz der Wirbelkörperfraktur. Nach einem weiteren Jahr (c) keine wesentliche Besserung des Röntgenbefundes. Zu dieser Zeit bestand noch eine spastische Hemiparese rechts mit einer Hemihypästhesie rechts ab D 4 abwärts und einer Hypästhesie im 7. und 8. cervicalen Dermatom rechts

eine Verbreiterung des Psoasschattens und im Bereiche der BWS ein paravertebraler Begleitschatten. Für die Fraktur selbst ist im Seitenbild eine spitzwinkelige oder bogenförmige Gibbusbildung charakteristisch. Im sagittalen Bild entsteht häufig die sog. Froschkopfform, durch Herausquetschen von Bruchstücken nach beiden Seiten (vgl. Abb. 97), oder seltener eine Keilform bei asymmetrischem seitlichen Zusammenbruch.

Eine Wirbelverschiebung entsteht durch Verschiebung einzelner Wirbelbruchstücke gegeneinander, wobei es, je nach der Beteiligung des Wirbelbogenanteiles auch zu einer Subluxation kommen kann. Die schwerste Form stellen die *Verrenkungsbrüche* dar, wobei erhebliche seitliche Dislokationen im Wirbelkörper selbst oder durch Zerreißung der Zwischenwirbelscheibe entstehen können. Während hierbei nicht immer das Rückenmark geschädigt sein muß, gehen Luxationsfrakturen mit sagittaler Verschiebung nach vorn oder hinten stets mit Lähmungserscheinungen einher (vgl. Abb. 95).

Echte Wirbelluxation. Verschiebung eines Wirbelkörpers und seiner Gelenkfortsätze aus der gelenkigen Verbindung mit dem benachbarten Wirbel ohne Knochenverletzungen; sie ist jedoch nur bei gleichzeitiger Zerreißung der Zwischenwirbelscheibe möglich und findet sich praktisch nur im Bereiche der HWS, da die Stellung der Gelenkfortsätze im Bereiche der BWS und LWS eine Luxation ohne gleichzeitige Fraktur unmöglich macht.

Isolierte Bogen- und Bogenfortsatzbrüche entstehen meist durch unmittelbare Gewalteinwirkung. Bei Bogenbrüchen kann es durch einzelne Knochensplitter zu Rückenmarksverletzungen kommen. Die Röntgendarstellung ist schwierig. Im unteren LWS-Bereich können Frakturen im Zwischengelenkstück zu dem Bild einer Spondylolisthesis führen. Isolierte

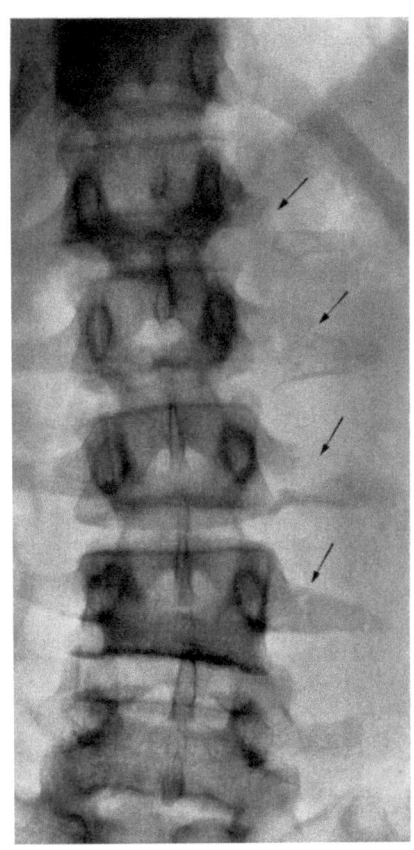

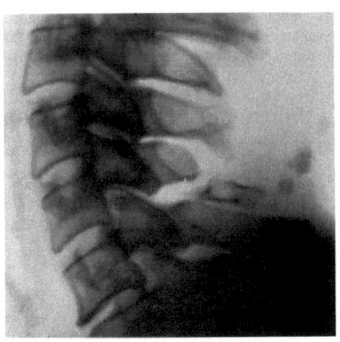

Abb. 86   Abb. 87

Abb. 86. Dornfortsatzabriß am 6. HW (Schipper-Krankheit) bei 56jährigem Mann als Zufallsbefund bei einer Begutachtung wegen eines leichten gedeckten Schädel-Hirntraumas

Abb. 87. Querfortsatzfrakturen von LW 1—4 und Subluxation der 12. Rippe, bei einem 16jährigen Mann, der aus 6 m Höhe von einem Baugerüst stürzte. Es bestand starke paravertebrale Druckschmerzhaftigkeit im LWS-Bereich und wegen einer Spannung der Bauchdecken sowie fehlender Darmgeräusche der Verdacht auf eine stumpfe Bauchverletzung

Gelenkfortsatzabbrüche sind selten, dagegen finden sie sich häufiger als Mitverletzungen bei ausgedehnten Bogenbrüchen. Dornfortsatzbrüche treten als Abrißbrüche durch Muskelzug auf (Abb. 86), vorwiegend am 7. Halswirbel oder 1. und

2. Brustwirbel als Ermüdungsfrakturen (Schipperkrankheit!). Querfortsatzabbrüche sind im Bereiche der LWS häufig infolge Muskelzugs oder durch unmittelbare Gewalteinwirkung (Abb. 87). Verwechslung mit Lendenrippen, Nierensteinen, Harnleitersteinen und verkalkten Drüsen sind möglich.

Offene Wirbelsäulenverletzungen. Durch Stich, Schuß oder umschriebene direkte Gewalteinwirkung sind die verschiedenartigsten Wirbelsäulenverletzungen möglich, die durch die äußere Wunde kompliziert sind. Bei den Schußverletzungen kann man, ähnlich wie am Schädel, Durchschüsse, Streif-, Tangential-, Steck- und Prellschüsse unterscheiden. In der Regel kommt es bei den Schußverletzungen zu einer Mitverletzung des Rückenmarkes. Selten können Rückenmarksverletzungen

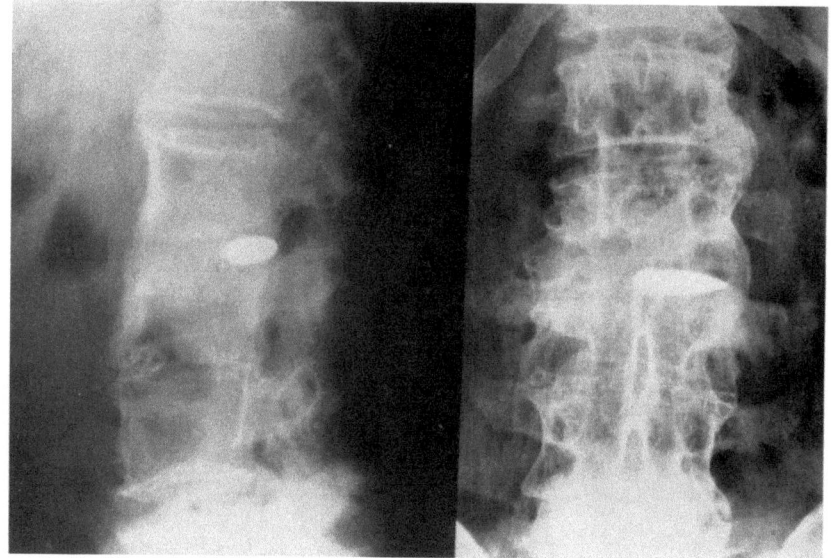

Abb. 88. Steckschußverletzung im Bereiche des Zwischenwirbelraumes LW 3/4 aus dem 2. Weltkrieg, mit traumatischer Blockwirbelbildung zwischen LW 3 und LW 5 und rezidivierender Spondylitis osteomyelitica

ohne Röntgenbefunde an der Wirbelsäule beobachtet werden, wenn das Geschoß z. B. durch ein Zwischenwirbelloch in den Rückenmarkskanal eindringt. An den Wirbelkörpern finden sich häufig Loch- oder Steckschüsse (Abb. 88) ohne nennenswerte Knochensplitterung, da das Geschoß leicht in den weichen spongiösen Knochen eindringt. Dem gegenüber kommt es bei Verletzungen der Wirbelbögen und -fortsätze zu Splitterungen, wobei Dura und Rückenmark oft direkt durch Knochensplitter verletzt werden.

Nach GUTTMANN müssen offene Wirbelsäulenverletzungen nach Abklingen des Schocks sofort operativ versorgt werden. Bei Schußverletzungen kann das schwierig sein, da oft lange Wundkanäle mit unregelmäßigen Wundhöhlen bestehen, in denen mehr oder weniger große Knochentrümmer liegen. Fremdkörper, zerfetzte Muskelteile und Knochentrümmer werden entfernt. Eine Duralücke muß stets verschlossen werden. Bei unverletzter Dura wird diese nur dann eröffnet, wenn offensichtlich ein subdurales Hämatom vorliegt. Stets ist eine antibiotische Behandlung notwendig.

Wirbelbrüche nach leichten Traumen. Im Gegensatz zu der früheren Ansicht, daß Wirbelfrakturen nur nach schweren traumatischen Einwirkungen auftreten können, wurden auch echte Wirbelfrakturen allein durch Stöße im fahrenden

Auto, bei Turnübungen, beim Sprung ins Wasser, beim Schwimmen, bei Abwehrbewegungen mit Körperdrehung, Diskuswerfen und als Verhebungsbruch beobachtet. Nach JUNGHANNS können an der gesunden Wirbelsäule nach so leichten Traumen nur dann Frakturen auftreten, wenn eine Unterbrechung oder Fehlsteuerung des in die Rückenmuskulatur geschickten Willensimpulses vorliegt, wodurch völlig ungewöhnliche statische Verhältnisse eintreten, die ungenügende muskuläre Abfederungen oder außergewöhnliche, der fließenden Bewegung entgegenwirkende Feststellungen einzelner Wirbelgruppen bedingen. Von diesen Frakturen sind „*pathologische Frakturen*" abzugrenzen, die bei krankhaft herabgesetzter Knochenfestigkeit durch leichte Traumen entstehen [Osteoporose, Sponpylitis, Tumoren (s. Abb. 89), von Recklinghausensche Erkrankung, Osteomalacie, Ostitis deformans Paget, Kahlersche Krankheit usw.].

Kümmelsche Krankheit. Verspäteter Wirbelkörperzusammenbruch nach meist nur geringen Traumen. Wahrscheinlich handelt es sich um einen Sonderfall bestimmter Verletzungen, die bei erhaltener Wirbelhöhe pathologische Veränderungen aufweisen, welche den späteren Wirbelzusammenbruch verursachen. Hierher gehören mehr oder weniger umfangreiche traumatische Wirbelnekrosen mit vermindertem Anbau neuen Knochens, Durchblutungsstörungen infolge direkter Gefäßschädigung, oder reflektorischer vasomotorischer Starre, Hyperämie ähnlich der Sudeckschen Dystrophie, Blutungen, frühzeitige Belastung mit Störung der Callusbildung, zu lange Bettruhe, traumatische Zwischenwirbelscheibenschädigung und damit Versagen des lastausgleichenden Systems der Zwischenwirbelscheibe bei herabgesetzter Tragfähigkeit des Wirbelkörpers, und besonders das Eindringen von Zwischenwirbelscheibengewebe in das Innere des Wirbelkörpers (traumatisches Schmorlsches Knötchen) und dadurch bedingte Behinderung der knöchernen Ausheilung und infolge dessen verringerte Belastungsfähigkeit des verletzten Wirbelkörpers. Meist sind mehrere der genannten Faktoren beteiligt.

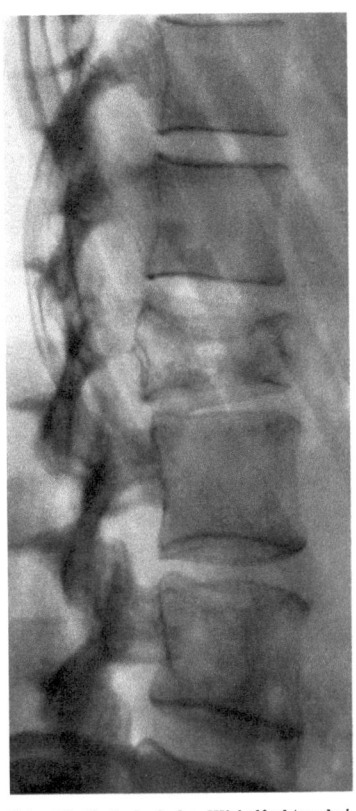

Abb. 89. Pathologische Wirbelfraktur bei 37 jähriger Frau mit Mamma-Ca.-Metastasen

Wirbelfrakturen durch Muskelkrampf können bei Tetanus, Eklampsie, Krampfbehandlung in der Psychiatrie (Elektroschock), gelegentlich auch bei Epilepsie beobachtet werden. Meist kommt es zu Kompressionsfrakturen zwischen 4. und 8. Brustwirbel. Der große ventrale Muskelzug zwischen Füßen und Kopf unter Zwischenschaltung der ebenfalls im Krampf befindlichen Zwischenrippenmuskeln bewirkt eine Beugetendenz der Wirbelsäule. Durch die mächtigen Rückenstrecker werden jedoch besonders Hals- und Lendenlordose fixiert, weshalb sich die beugende Kraft allein auf die Brustwirbelsäule auswirkt. Gelegentlich sind die Wirbelkörperfrakturen mit anderen Frakturen und Luxationen kombiniert, wie Querfortsatz-, Schenkelhals-, Oberarmfrakturen usw. Bei der Heilkrampfbehandlung sind 20—45% meist leichte Wirbelfrakturen beobachtet worden, die durch Anwendung von Muskelrelaxantien vermieden werden können. Muskelkräftige Männer sind häufiger befallen als Frauen.

Wirbelsäulenverletzungen im Kindesalter. Geburtstraumatische Verletzungen der Wirbelsäule gehen oft mit Verletzungen des Rückenmarkes einher und werden an den Symptomen einer Querschnittslähmung erkannt, allein auftretend jedoch meist übersehen. Die Ursachen sind geburtshilfliche Maßnahmen, insbesondere Zug am kindlichen Körper oder Kopf, aber auch Achsenknickung bei Wendungsversuchen oder post partum bei Wiederbelebungsmaßnahmen, vor allem den Schultzeschen Schwingungen. Nicht selten sind Rückenmarksverletzungen, auch -zerreißungen ohne Schädigung der Wirbelsäule, da die Neugeborenenwirbelsäule auf Grund starker Dehnbarkeit einer axialen Zugbelastung besser widersteht als das unelastische Rückenmark.

In einer Zusammenstellung von 120 geburtstraumatischen Querschnittslähmungen aus der Literatur einschließlich eigener Beobachtungen (JENSEN, RAITH) wurden 31 mal gleichzeitig sichere Wirbelsäulenverletzungen (Luxationen oder Frakturen) nachgewiesen. In 33 Fällen lag die Verletzung im Bereiche der oberen 2 Halswirbel mit 88% Letalität. 67 Verletzungen fanden sich im Bereiche der unteren 2 Halswirbel oder oberen 4 Brustwirbel mit 27% Letalität, während bei 20 weiter caudal gelegenen Verletzungen die Letalität nur noch 5% betrug. 60% der Geburten erfolgten aus Beckenendlage, 28% aus Kopflage und 12% aus Querlage. Nur in 4 Fällen handelte es sich um eine Spontangeburt. Die weitere Prognose ist abhängig vom Ausmaß und der Höhe der Querschnittslähmung und ist bei cervicalen Verletzungen im allgemeinen ungünstig.

Häufiger als im Erwachsenenalter werden Distorsionen oder leichte Subluxationen beobachtet (WITT), die stets ernst zu nehmen sind, da sich z. B. bei einem traumatischen Schiefhals schwere Verletzungen des 1. und 2. Halswirbels finden können. Subluxationen reponieren sich oft selbst und sind dann röntgenologisch nicht mehr nachweisbar. Fixierte Wirbelfehlstellungen kommen vor, sind jedoch wahrscheinlich seltener und in ihren Auswirkungen leichter als bei Erwachsenen.

Da die kindliche Wirbelsäule noch sehr flexibel ist, sind Wirbelfrakturen relativ selten. Auch die typische Verteilung der Verletzungen auf die einzelnen Abschnitte ändert sich mit dem Lebensalter. Im Säuglings- und Kleinkindesalter ist die Halswirbelsäule bevorzugt betroffen, wobei Mehrfachbrüche selten sind. Es finden sich Atlasluxationen, meist nach vorn mit Densabbruch, Brüche der Massae laterales, des hinteren Atlasbogens sowie des 2. Halswirbels. Bei der Fraktur des Dens epistrophei lassen sich entsprechend der Entwicklungsstufe 2 Typen unterscheiden: Vor dem 7. Lebensjahr kann es zur Apophysenlösung kommen und die Bruchlinie verläuft noch im Wirbelkörper des 2. Halswirbels. Nach diesem Zeitpunkt liegt die Bruchlinie weiter proximal im Halsgebiet des Zahnfortsatzes und die Heilung ist häufig nur bindegewebig, während im ersteren Falle eine knöcherne Vereinigung der Fragmente stattfindet. Frakturen der Brust- und besonders der Lendenwirbelsäule sind vor dem 8. Lebensjahr sehr selten. Erst nach dem 14. Lebensjahr werden häufiger Vorderkantenabbrüche der Wirbel beobachtet. Im allgemeinen sind die Frakturen auch weniger schwer und gehen nicht mit stärkeren Deformierungen einher, so daß man mit funktioneller Behandlung in den meisten Fällen auskommt, zumal die Ausheilung rascher erfolgt als bei Erwachsenen.

Schwieriger ist oft die *Differentialdiagnose* der Frakturen. Bogenbrüche dürfen nicht mit noch nicht geschlossenen Bögen verwechselt werden, oder persistierende Apophysen mit abgesprengten Knochenbrüchen. Auch können Erkrankungen der Wirbelsäule, die Spondylitis tuberculosa im Frühstadium, die Keildeformierungen bei der Scheuermannschen Adoleszentenkyphose oder die Vertebra plana osteonecrotica (CALVÉ) mit einer Fraktur verwechselt werden. Pathologische Frakturen finden sich gelegentlich beim eosinophilen Granulom, bei Wirbelkörperangiomen oder bei Leukämie, sehr selten infolge von Tumoren bzw. Tumormetastasen.

Besonderheiten in verschiedenen Wirbelsäulenabschnitten

Die *Halswirbelsäule* ist der beweglichste Teil des Achsenorgans und anatomische Besonderheiten, wie die hohen Zwischenwirbelscheiben bei verhältnismäßig niedrigen Wirbelkörpern, die Flachstellung der Wirbelbogengelenke und die Unkovertebralverbindungen sowie die häufigen Variationen und Fehlbildungen sind für die Verletzungsformen bedeutungsvoll und erschweren oft die röntgenologische Diagnosestellung. Distorsionen, Subluxationen, Luxationen und Luxationsfrakturen sind häufiger als isolierte Wirbelkörperfrakturen.

Die Beugungsverletzungen betreffen hauptsächlich die mittlere und untere Halswirbelsäule. Es reißen die Ligamenta flava, interspinalia und auch die mehr schlaffen Capsulae articulares. Neben Luxationen entstehen dann Bogenbrüche und Flexionsfrakturen der Wirbelkörper. Die Gefahr der Halsmarkschädigung ist bei jeder Wirbeldislokation groß.

Die Hyperextensionsverletzungen betreffen hauptsächlich den 1. und 2. Halswirbel, aber auch den mittleren und unteren Halswirbelsäulenbereich. Es kommt zu Zerreißungen der Bänder zwischen Hinterhauptschuppe und den oberen beiden Halswirbeln sowie des Ligamentum longitudinale ventrale. Erst in zweiter Linie reißen die Capsulae articulares, die Ligamenta flava und interspinalia. Dabei werden Abrißbrüche an den Vorderseiten der Wirbelkörper und Frakturen der Gelenkfortsätze beobachtet.

Alle Luxationen und Luxationsfrakturen ziehen neben Bandverletzungen auch Zerreißungen der Zwischenwirbelscheiben nach sich. Diese sind besonders bei degenerativen Vorschädigungen bedeutungsvoll und können durch Kompression des Rückenmarkes oder von Nervenwurzeln das Krankheitsbild beherrschen.

Bei bestehender Bandscheibenprotrusion kann bei Hyperextension der WS durch einen Kneifzangenmechanismus (KUHLENDAHL) zwischen den dorsalen Wirbelkörperkanten ein Bandscheibenprolaps in den Wirbelkanal erfolgen, ohne daß eine Wirbelverschiebung nachweisbar wäre. In ähnlicher Weise kann die vorübergehende Vorwölbung der Ligamenta flava, bzw. das bei forcierter Streckung starke Vorspringen der Bögen in den Wirbelkanal im mittleren HWS-Bereich zu einer Schädigung, unter Umständen vollständigen Abquetschung des Halsmarkes führen (TAYLOR). Eine typische Verletzung ist dabei die *akute zentrale Halsmarkschädigung* (SCHNEIDER et al.), wobei die Region der Hinterhörner, die medial gelegenen Anteile der Hinterstränge, der Pyramidenbahnen und des Vorderseitenstranges betroffen sind. Das klinische Bild wird beherrscht durch schmerzhaftes Brennen in Händen und Armen, vorübergehend gelegentlich auch in Beinen und Rumpf, verbunden mit einer parästhetischen Hyperpathie; schlaffe Lähmung der Hände und Vorderarme; Hypästhesie, besonders auch das Lage- und Bewegungsempfinden betreffend, im Bereiche der Hände, seltener im Bereiche des unteren Körperabschnittes. Meist vorübergehend, aber von unterschiedlicher Dauer finden sich Paresen der Beine mit Pyramidenbahnzeichen, Sphincterstörungen mit Harn- und Stuhlverhaltung, vegetatives Schocksyndrom. Stets bestehen Funktionsstörungen, insbesondere schmerzhafte Bewegungshemmungen im Bereiche der Halswirbelsäule. Schwere derartige Krankheitsbilder werden häufig als „Hämatomyelie" diagnostiziert, während sehr oft leichtere Störungen dieser Art übersehen werden, als psychogen abgetan oder als Folge eines begleitenden Schädelhirntraumas betrachtet werden.

Im Zusammenhang mit dem Überstreckungstrauma der HWS, welches vorwiegend bei Fall oder Sturz nach vorn, bei Kopfsprung in zu flaches Wasser usw. auftritt, sei das *Schleudertrauma der Halswirbelsäule* erwähnt, welches heute bei der steigenden Zahl von Verkehrsunfällen eine größere Bedeutung hat und bisher zu wenig beachtet wurde. Es handelt sich um ein Hin- und Hergeschleudertwerden des Kopfes (Peitschenschlag oder whiplash-Verletzung), welches bei Autoauffahrunfällen auftritt, wobei der Betroffene von hinten angefahren wird. Auch bei dem

Katapultstart von Fliegern findet man ähnliche Verletzungen. Der Verletzungsmechanismus ist charakterisiert durch ein ruckartiges und plötzlich unerwartetes, d. h. nicht gesteuertes oder vom Körper gebremstes Zurückschleudern des freigehaltenen Kopfes, während der Rücken an der Sitzlehne Halt findet. Der Rumpf und die Schultern werden plötzlich unter dem Kopf nach vorn weggerissen! Entsprechend dem Peitschenschlag folgt dann unmittelbar ein ebenfalls passives Nachvorngeschleudertwerden des Kopfes; es wird noch verstärkt, wenn ein von hinten angefahrener Kraftwagen vorn auf ein Hindernis prallt und der Betroffene am Sitz angeschnallt ist. Die abknickende passive Schleuderbewegung erfolgt hauptsächlich im Bereiche der Kopfgelenke (Atlanto-Occipital- und Atlanto-Epistrophealgelenke), wobei dieser Mechanismus jedoch häufig mit einer Extensionsverletzung im Bereiche der mittleren, besonders der unteren Halswirbelsäule kombiniert ist. Auch ohne Fraktur oder Luxation können hier 2 Symptomgruppen auftreten, das „suboccipitale Syndrom" (KUHLENDAHL) und ein unteres Cervicalsyndrom, unter Umständen in Form einer zentralen medullären Kontusion nach Art der Hyperextensionsverletzung. Im Bereiche der Kopfgelenke treten mehr oder weniger schwere Distorsionen, Gelenkkapselrisse und auch Blutungen in die Gelenke auf. Bewegungshemmungen des Kopfes werden häufig so weit kompensiert, daß sie nur bei einer eingehenden Bewegungsanalyse und an Muskelverspannungen, insbesondere den segmentalen Muskelspasmen erkannt werden. Das klinische Bild des suboccipitalen oder oberen cervicalen Syndroms ist charakterisiert durch ein meist mehr oder weniger freies Intervall von wenigen Stunden bis zum Einsetzen von typischen neuralgiformen Hinterkopfschmerzen bei sonst spärlicher „objektiver" Symptomatik. Nicht selten sind auch kurze Bewußtseinsstörungen, die gelegentlich in mehr oder weniger lang anhaltende Benommenheit übergehen. Schließlich werden in wechselndem Ausmaße alle Symptome des bekannten oberen Cervicalsyndroms beobachtet, wobei besonders das Bild der „Migraine cervicale" (BÄRTSCHI-ROCHAIX) die Differentialdiagnose gegen posttraumatische Beschwerden nach einem gleichzeitig nachweislich oder möglicherweise erlittenen Schädelhirntrauma erschwert.

Als mögliche Symptome des oberen Cervicalsyndroms seien genannt: neben doppel- oder einseitigen Nackenhinterkopfschmerzen migräneartige anfallsartige Kopfschmerzen oder mehr dumpf-drückende Schmerzen hinter der Stirn oder Augengegend, die auch langsam an- und abschwellen können. Schwindelgefühl, oft abhängig von der Kopfhaltung bzw. -lage oder von Lagewechsel. Ohrgeräusche von hohem Klangcharakter, meist einseitig, gelegentlich auch leichte Schwerhörigkeit. Gelegentlich wird über Verschwommensehen oder subjektives Nachlassen der Sehschärfe geklagt, auch findet sich Nystagmus, vermehrte Conjunctivalinjektion, Bulbusdruckschmerz, seltener Pupillendifferenzen oder angedeutetes Hornersches Syndrom. Nicht selten sind Schlafstörungen in Form von Einschlafstörungen oder Durchschlafstörungen, sowie depressive Verstimmungen, unbestimmte Angstzustände, Konzentrationsschwäche und starke Ermüdbarkeit.

Es ist besonders zu betonen, daß die Beschwerden auch bei völlig negativen Untersuchungsbefunden oft außerordentlich hartnäckig und langdauernd sind!

Die Ursache der Occipitalneuralgie ist nach KUHLENDAHL eine Quetschung der Nervi occipitales, welche von den Hinterwurzeln des 2. Cervicalsegmentes gebildet werden und zwischen Atlasbogen und 2. Halswirbel dicht neben dem Wirbelgelenk das Ligamentum flavum durchbohren. Für die übrigen Symptome, insbesondere auch die Bewußtseinsstörungen nimmt KUHLENDAHL als Ursache eine Zerrung oder Quetschung der Arteria vertebralis im Bereiche ihrer Atlasschleife oder bei ihrem Durchtritt durch die Membrana atlanto-occipitalis an. Möglicherweise kommt es bei extremem Hintüberbeugen des Kopfes auch zu einer Durchflußdrosselung in den Carotiden, die über die Massa lateralis atlantis hinweg gespannt werden.

Schleudertraumen und Extensionsverletzungen der Halswirbelsäule sind häufige Begleiterscheinungen von Schädelhirntraumen. Da die Folgezustände differentialdiagnostisch oft schwierig abzugrenzen sind, wird der Empfehlung von JUNGHANNS unbedingt beigepflichtet, daß bei Schädelhirnverletzungen möglichst auch eine eingehende klinische und röntgenologische Untersuchung der Halswirbelsäule durchgeführt werden soll. Es könnte dann später festgestellt werden, ob sich infolge eines Schleudertraumas isolierte Bandscheibenschäden entwickeln, wofür die abscherende Gewalteinwirkung als Initialtrauma anzusehen wäre (BILLIG, JUNGHANNS, SAIS).

Besondere Wirbelfrakturformen finden sich im Bereiche der oberen 2 Halswirbel. Isolierte Atlasfrakturen betreffen die Massae lateralis oder die Atlasbögen, davon den hinteren mit einer Prädilektionsstelle im Bereiche des Sulcus arteriae vertebralis etwa dreimal so häufig als den vorderen. Der röntgenologische Nachweis gelingt oft erst durch Schrägaufnahmen oder mit Hilfe der Tomographie. Abzugrenzen sind angeborene Spaltbildungen, welche im medianen Bereich des hinteren Bogens liegen und nach GEIPEL in 3,1% an gesunden Wirbelsäulen vorkommen. Rückenmarksschädigungen sind dabei selten, da der Wirbelkanal sehr weit ist und durch die Bänder und Sehnenansätze die Bruchstücke des Atlas vom Rückenmark weggezogen werden. Klinisch finden sich Steifigkeit und Nackenschmerzen, häufig auch Occipitalneuralgie. Bei der Heilung entstehen häufig Pseudarthrosen, da die Callusbildung meist nur gering ist.

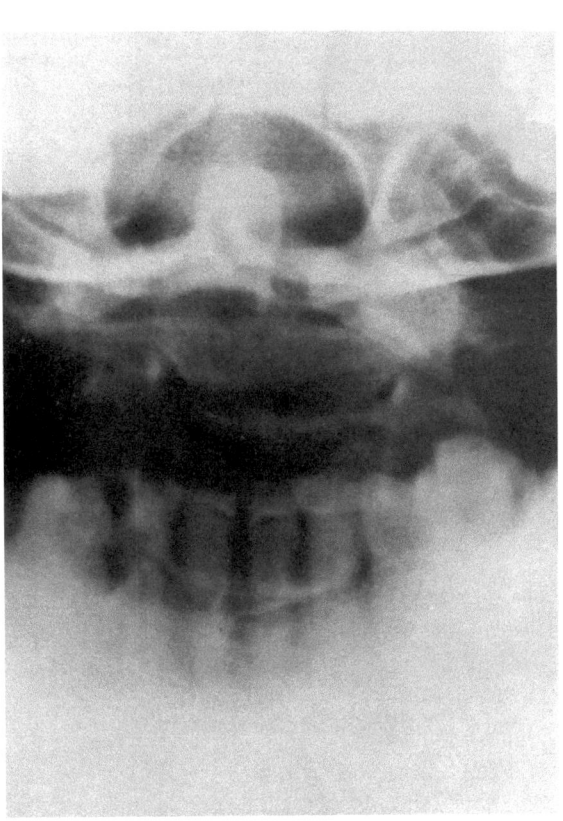

Abb. 90. Atlasbogenfraktur mit Luxation nach dorsal und lateral (vgl. auch Abb. 106)

Am Epistropheus sind die Frakturen des Zahnfortsatzes von besonderer Bedeutung, da infolge des Stabilitätsverlustes Luxationen nach vorne oder hinten schwerste Gefahren für das Halsmark mit sich bringen. Bei übermäßiger Beugung oder Streckung stemmt sich der Dens gegen das Ligamentum transversum, welches ihn am vorderen Atlasbogen fixiert und eine Fraktur erfolgt meist im Halsbereich. Schwerere Folgen entstehen bei gleichzeitigem Riß des Ligamentum transversum. Gleichzeitige Luxationen des Atlas erfolgen meist nach vorn, seltener nach hinten oder zur Seite, bzw. in Form einer Rotationsluxation. Bemerkenswert ist, daß Densfrakturen gelegentlich infolge sehr leichter Traumen auftreten. Die klinische Symptomatologie ist sehr unterschiedlich. Meist bestehen

Hinterkopfschmerzen, Schluckbeschwerden und Nackensteifigkeit. Gelegentlich sind die Beschwerden so gering, daß die Fraktur erst viel später zufällig entdeckt wird. Andererseits können schwerste Lähmungszustände durch eine Halsmarkverletzung entstehen. Die knöcherne Heilung der Densfrakturen bleibt infolge mangelhafter Blutgefäßversorgung oft aus. Bei Bildung einer instabilen Pseudarthrose kann noch nach längerer Zeit der Atlas nach vorne rücken, wobei unter Umständen nach einem anfänglich harmlosen Zustand plötzlich schwere Lähmungen auftreten. Der abgebro-

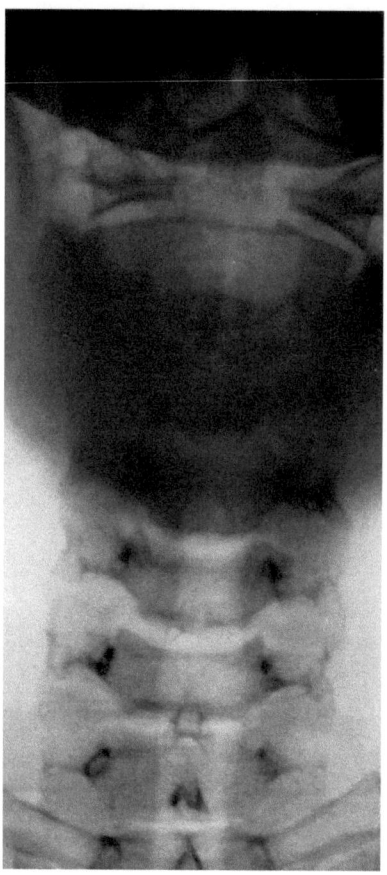
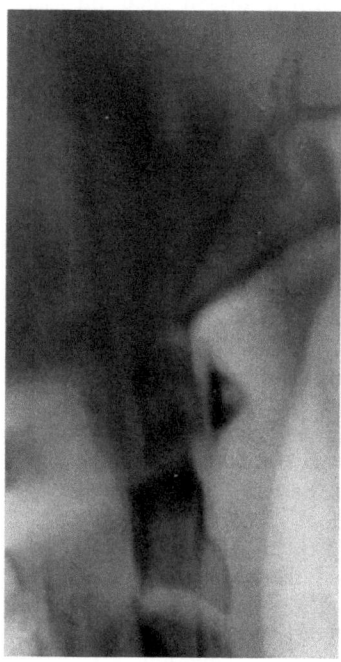

Abb. 91   Abb. 92
Abb. 91. Densfraktur bei 18jährigem Mann
Abb. 92. Im seitlichen Schichtbild ist eine Ventraldislokation des Dens epistrophei (vgl. Abb. 91) deutlich zu erkennen

chene Dens kann auch völlig resorbiert werden (transdentale Luxation nach KIENBÖCK). Andere Frakturen des Epistropheus sind selten. Es sind Vertikalbrüche durch den Körper oder Wirbelbogenbrüche. Abbruch des Wirbelbogens an der Basis mit Verschiebung des Epistropheuskörpers und des Atlas nach vorn findet sich als „Genickbruch" beim Erhängen mit Fall in die Schlinge (WOOD-JONES).

Luxationen und Subluxationen des Atlas gegen das Hinterhaupt sind selten. Zwischen Atlas und Epistropheus entstehen sie beim Zerreißen des Ligamentum transversum und führen ohne begleitende Densfraktur häufiger zu schweren Rückenmarksverletzungen. Meist handelt es sich um Rotationsluxationen. Differentialdiagnostisch sind pathologische Luxationen abzugrenzen. Beim Griselschen Syndrom (Torticollis nasopharyngien) handelt es sich um eine

Luxation des Atlas zur Seite mit gleichzeitiger Verdrehung. Infolge einer auf dem Lymphwege vom Nasenrachenraum voranschreitenden Infektion mit zunächst entstehender Kontraktur der tiefen Halsmuskeln und sekundärer Verschiebung des Atlas. Das Krankheitsbild findet sich meist bei Kindern, gelegentlich bei Erwachsenen als Folge einer Polyarthritis rheumatica chronica. Beim Hadleyschen Syndrom erfolgt eine Atlasluxation in der Sagittalrichtung. Auch hier nimmt man entzündliche Prozesse im Nasen-Rachen-Raum als Ursache an, die zu einer Lockerung oder Zerreißung des Ligamentum transversum oder zu einer Bursitis zwischen dem Ligament und Zahnfortsatz führen.

Die häufigsten Verletzungen des 3.—7. Halswirbels sind vollständige oder unvollständige Luxationen mit oder ohne

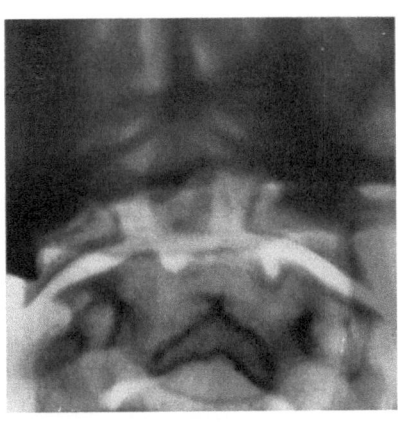
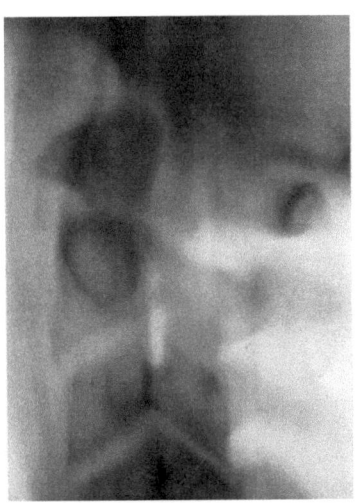

Abb. 93   Abb. 94

Abb. 93. Seitliche Dislokation des Dens epistrophei gegenüber dem Epistropheuskörper bei einem 51 jährigen Mann, der 2 Jahre zuvor von hinten angefahren wurde und dabei eine leichte, irreversible Querschnittsparese davontrug. Auf Grund der glatten Konturen der „Fraktur", die schon bei der ersten Röntgenuntersuchung unmittelbar nach der Verletzung festgestellt wurde, bestand der Verdacht auf eine Fehlbildung

Abb. 94. Seitliche Schichtaufnahme des Falles von Abb. 93

Bogenbrüchen, sowie Stauchungsbrüche des 5. und 6., weniger des 7. Halswirbelkörpers. Bei den Kompressionsfrakturen werden alle Grade von geringer Vorderkantenabsprengung bis zum völligen Zusammenbruch beobachtet. Bei der meist erfolgenden Ventralverschiebung des darüber gelegenen Wirbels kommt es zu einer reitenden Luxation, wenn die Gelenkflächen noch miteinander in Verbindung stehen, bzw. zur völligen Verrenkung, wenn sich die Gelenkfortsätze vor den Spitzen der Gelenkfortsätze des darunter gelegenen Wirbels verhaken. Häufig sind dabei Frakturen der Gelenkfortsätze oder der Wirbelbögen. Verrenkungen ohne Bogenbrüche sind besonders gefürchtet, weil der nach vorn verschobene obere Wirbel mit seinem Bogenanteil das Rückenmark oder die Nervenwurzeln quetscht, während bei einer „rettenden Bogenfraktur" (BÖHLER) die Fragmente am hinteren Bandapparat haften und sich nicht mit nach vorne bewegen. Häufig sind Rotationsluxationen, die als einseitige Verrenkungen schon nach leichten Traumen beobachtet werden. Kommt es nicht zur Rückenmarksverletzung, dann finden sich als klinische Symptome lokale Schmerzen, Fehlstellungen, muskuläre Verspannungen und evtl. radikuläre Symptome. Bei der einseitigen Drehverrenkung besteht eine Zwangshaltung des Kopfes mit Drehung nach der einen und Beugung nach der anderen Seite, wobei schmerzfreie Bewegungen nur nach der Beugeseite möglich sind.

Halsmarkverletzungen sind häufig. Röntgenologisch kann man bei einer Wirbelverschiebung um halbe Körperbreite ohne Bogenbruch eine Rückenmarksquetschung annehmen. Ein negativer Röntgenbefund kann infolge Spontanreposition einer Luxation vorliegen. Auf die Extensionsverletzungen des Rückenmarkes wurde schon hingewiesen. Stets ist die Unterscheidung zwischen totaler, subtotaler oder partieller Querschnittslähmung wichtig. Ein posttraumatisches Rückenmarksödem kann die Lähmungserscheinungen verstärken und auch weiter aufsteigen lassen, wobei es häufig durch Schädigung der Medulla oblongata zu

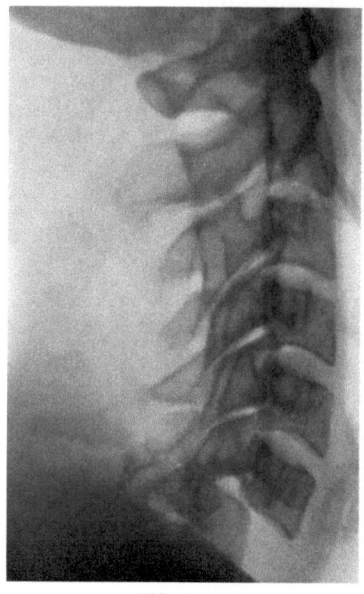 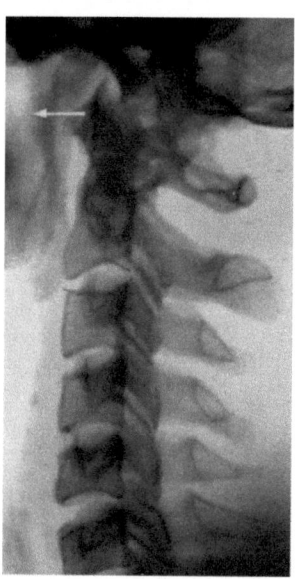

Abb. 95   Abb. 96

Abb. 95. Luxationsfraktur des 6. Halswirbels mit Abbruch der oberen Gelenkfortsätze von HW 7 und Abbruch des Dornfortsatzes von HW 6 nach Extensionstrauma bei einem 20jährigen Mann, der mit seinem PKW gegen einen Baum fuhr. Es bestand vollständige Querschnittslähmung infolge schwerer Quetschungsverletzung des Rückenmarks. Der Tod trat 7 Tage nach dem Unfall infolge einer Atemlähmung ein

Abb. 96. Atlasluxationsfraktur ohne Rückenmarksschädigung, die neben einer Schädelfraktur rechts temporo-parietal gleichzeitig bei dem Patienten von Abb. 97 und 98 bestand

Hyperthermie und schließlich Atemlähmung kommt (vgl. „spinale Wärmestauung" und „hypothalamische Hyperthermie", S. 150).

Als weitere Besonderheit im Bereiche der Halswirbelsäule beschreibt BLUMENSAAT die sagittale Längsfraktur der Halswirbelkörper infolge lotrecht einwirkender Gewalt. Dornfortsatzbrüche des 7., gelegentlich auch des 6. Halswirbels infolge unmittelbarer Gewalteinwirkung, durch Muskelzug oder als Überlastungsschäden (Ermüdungsbrüche) wurden schon erwähnt.

Im Bereiche der *Brustwirbelsäule* sind Verletzungen häufiger an den beweglichen Endpunkten als in der weniger beweglichen und durch den Brustkorb gestützten Mitte. Frakturen neigen hier weniger zu Dislokation und sind in ihren Auswirkungen meist harmloser. Es überwiegen die reinen Biegungsbrüche mit Kantenabscherungen, Deckplatteneinbrüchen und keilförmigen Kompressionen der Wirbelkörper. Allerdings finden sich auch Frakturen mit Aussprengung eines oberen hinteren Fragmentes, welches das Rückenmark gefährden kann. In erster Linie sind es jedoch stabile Brüche, bei denen die Hinterwand des Wirbelkörpers erhalten ist. Die häufigen krampfbedingten Wirbelkörperzusammenbrüche, meist zwischen 4. und 8. Brustwirbel wurden schon erwähnt.

In der *Lendenwirbelsäule* bestimmen im oberen Bereich die funktionellen Gegebenheiten des Übergangs von der weniger beweglichen BWS zur beweglicheren LWS und die hier breiteren Zwischenwirbelscheiben maßgebend die Form der sehr häufigen Verletzungen. Die Frakturen des 1. Lendenwirbels, des 12. Brustwirbels, danach

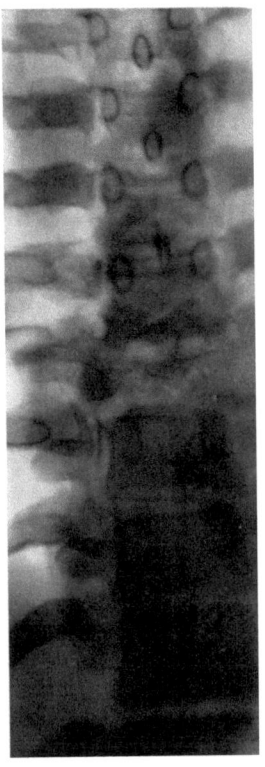
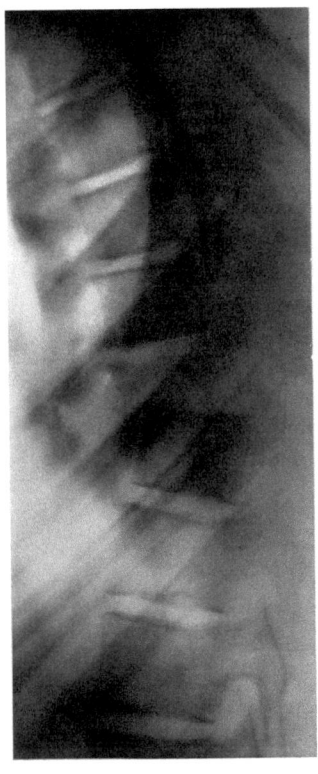

Abb. 97   Abb. 98

Abb. 97. Voll ausgebildete Wirbelsäulenverletzung mit Froschkopfform des BW 7 bei 23jährigem Mann nach schwerem Verkehrsunfall

Abb. 98. Seitliches Röntgenbild zum Fall von Abb. 97 mit Kompressionsfraktur des 7. BW und Gibbusbildung

des 2. Lendenwirbels bilden zusammen nach MAGNUS etwa zwei Drittel aller Wirbelsäulenfrakturen. Als typische Formen finden sich reine Wirbelkörperbrüche mit Einbrüchen der Deck- oder Grundplatten und mehr oder weniger deutlicher Keildeformierung der Wirbelkörper; Abbrüche von Stücken der vorderen und seitlichen Randleisten; hochgradige Verschmälerung der Wirbelkörper mit Bildung von vorderen und hinteren Keilfragmenten, wobei Einbrüche der hinteren Wand in den Wirbelkanal das Rückenmark gefährden. Begleitende Frakturen der Wirbelbögen und Gelenkfortsätze sind dabei häufig. Weiterhin finden sich

Abb. 99a u. b. a) Schema eines traumatischen Kantenabbruchs mit Verschmälerung des Wirbelkörpers, Vorstehen der Randleiste und Verdichtungszone am Frakturspalt. b) Nichttraumatische Kantenabtrennung mit normaler Wirbelkörperhöhe. Das dreieckige Kantenstück ergänzt die Wirbelkörperform. Keine Verdichtungszone (aus HOLLE-SONNTAG-JENSEN)

schwerste Spreng- und Zertrümmerungsbrüche mit trichterförmigen Einbrüchen der Deck- und Grundplatten und tiefem Eindringen von Zwischenwirbelscheibengewebe in die Wirbelkörper, sowie Verschiebungs- bzw. Luxationsfrakturen.

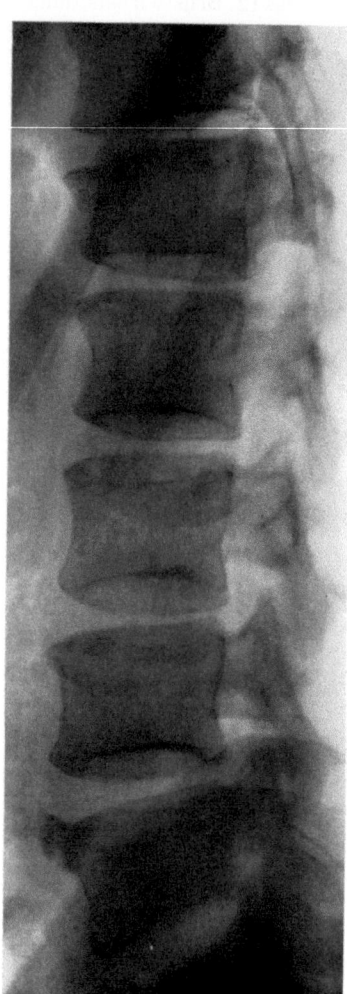

Abb. 100. Randleistenabbruch am 12. Brustwirbel mit Deckplatteneinbruch. Nichttraumatische Kantenabtrennung am oberen Wirbelkörperrand des 5. Lendenwirbels bei einem 45jährigen Mann nach einem Verkehrsunfall

Wegen der statischen und mechanische Besonderheiten dieses Gebietes ist therapeutisch möglichst eine dem physiologischen Zustand angepaßte Reposition anzustreben.

Die *Lenden-Kreuzbein-Gegend* ist häufigster Sitz von Fehlbildungen (Übergangswirbel, Spaltbildungen, Wirbelgleiten usw.) und unterliegt durch die aufrechte Haltung am Übergang von der beweglichen Wirbelsäule zum feststehenden Beckenring einer besonderen Belastung. Hinzu kommen schon frühzeitig auftretende degenerative Veränderungen, weshalb die Ursache von den sehr häufig traumatisch ausgelösten Schmerzzuständen schwierig zu beurteilen ist.

Allgemeines über Ausheilungsvorgänge

Beim *isolierten Wirbelkörperbruch* führt eine Ineinanderkeilung des Knochenbälkchenwerkes zu einer natürlichen Schienung. Wird ein solcher Wirbel zu seiner ursprünglichen Form auseinander gezogen, so entsteht ein klaffender, spaltartiger Hohlraum, der mit Blutgerinnseln und einem Brei aus zertrümmerten Knochenbälkchen angefüllt ist, was zu einer verzögerten Heilung und später zu verminderter Tragfähigkeit führen kann. Im Bereiche der zertrümmerten Knochenbälkchen entsteht endostaler Callus (Markcallus), welcher im Röntgenbild als Verdichtungsstreifen erscheinen kann. Meist handelt es sich bei den Verdichtungen jedoch — bei frischen Frakturen ausschließlich — um ineinandergestauchte Knochenbälkchen. Periostale Callusbildung ist wesentlich geringer als z. B. bei Extremitätenfrakturen. Immerhin werden Knochenlücken allmählich ausgemauert. Spondylotische Randwulstbildungen fehlen bei isolierten Wirbelkörperfrakturen. Die knöcherne Konsolidierung hängt vom Alter des Patienten sowie Art und Lokalisation der Fraktur ab, dauert aber durchschnittlich etwa 3 bis 4 Monate. Darüber hinaus geht ein langsamer Umbau der Spongiosastrukturen vor sich, die sich der veränderten Statik allmählich anpassen. Als Begleiterscheinung einer Wirbelkörperfraktur findet sich im Röntgenbild häufig der spindelförmige Schatten eines Hämatoms, der einem spondylitischen Senkungsabsceß ähnelt. Der Hämatomschatten pflegt nach einigen Wochen völlig zu verschwinden.

Das *Zwischenwirbelscheibengewebe* kann nach Verletzungen niemals durch anatomisch und physiologisch gleichartiges Gewebe ersetzt werden. Durch Bildung von Ersatzgewebe entstehen Narben, welche die Funktionstüchtigkeit der Bandscheibe vermindern. Die Einlagerung von anderen Gewebsarten, wie faserigem Bindegewebe, Knorpel- oder Knochengewebe kann nur nach Einwucherung von Blutgefäßen von außen her erfolgen, da die Bandscheiben im allgemeinen keine eigenen Blutgefäße haben. Es sind dazu Mitverletzungen der angrenzenden Spongiosa oder Einrisse der Längsbänder erforderlich. Bei starker Zerstörung der Bandscheiben kann es zu traumatischer Blockwirbelbildung kommen. Eine Spondylosis deformans traumatica bildet sich nach Einrissen des Anulus fibrosus als Ausdruck einer Störung des Bewegungssegmentes. Ausheilungsvorgänge im

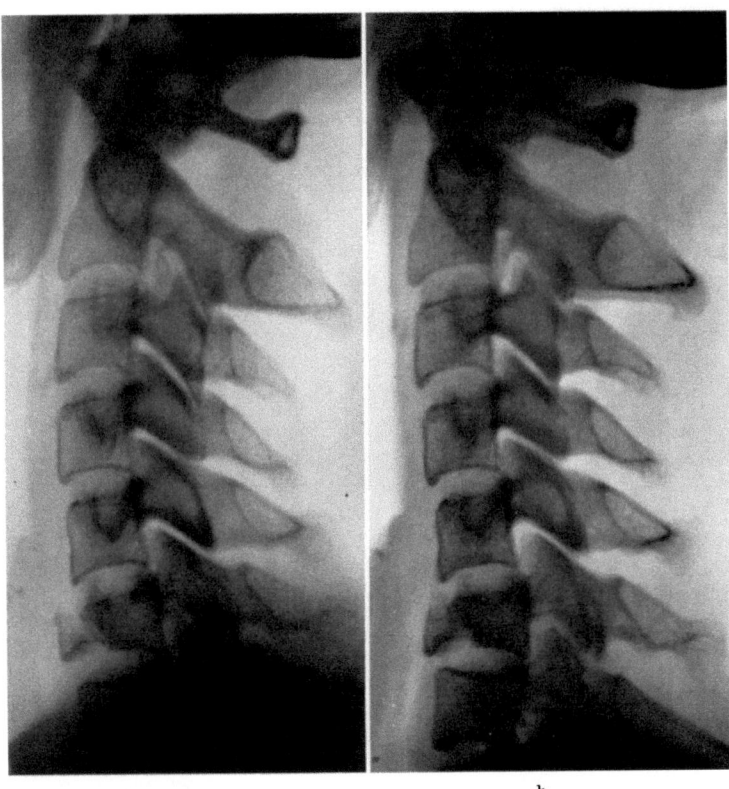

Abb. 101 a u. b. Kompressionsfraktur des 6. Halswirbels bei einem 35 jährigen Mann, der beim Geräteturnen auf den Kopf stürzte. Es bestanden keine Zeichen für eine Hirnverletzung, aber Nackenschmerzen, die in die Schultern ausstrahlten und ihn am folgenden Tage veranlaßten, in die Klinik zu kommen. a) Röntgenaufnahme am Tage nach dem Unfall. b) Deutliche Ausheilungszeichen 3 Monate nach dem Unfall

Zwischenwirbelraum sind röntgenologisch nur bei Einlagerung von Kalk- oder Knochengewebe zu sehen, nicht jedoch bei der Bildung von fibrösem oder gefäßreichem Narbengewebe. Dann entsteht höchstens eine Höhenverminderung oder eine unregelmäßige Begrenzung des Zwischenwirbelraumes. Stets besteht Ähnlichkeit mit den bekannten degenerativen Zwischenwirbelscheibenprozessen, wobei solche auch durch ein Trauma ausgelöst werden können. Eine Entscheidung ist meist nur durch systematische Verlaufsuntersuchungen möglich, wobei Röntgenaufnahmen unmittelbar nach dem Trauma von besonderer Wichtigkeit sind. Die Entstehung von degenerativen Veränderungen in mehreren übereinander liegenden Zwischenwirbelscheiben spricht gegen eine traumatische Genese.

Bei *kombinierten Wirbelkörper- und Zwischenwirbelscheibenverletzungen* verhindert das in die benachbarten Wirbelkörper eingedrungene Bandscheibengewebe die knöcherne Vereinigung der Wirbelkörperbruchstücke (vgl. Abb. 85a—c). Im Laufe der Zeit kann sich das vorgefallene Bandscheibengewebe bindegewebig umwandeln und gelegentlich finden sich strukturlose, unregelmäßige Kalkeinlagerungen. Die enchondrale Knochenentwicklung ist nur spärlich und beschränkt sich häufig auf die Entwicklung von Markcallussäumen, wodurch das Bandscheibengewebe am weiteren Vordringen in die benachbarten Spongiosaabschnitte verhindert wird. Erschwert sind die Heilungsvorgänge weiterhin durch Entstehung zum Teil ausgedehnter Knochen- und Knochenmarksnekrosen. Sie erfordern deshalb wesentlich längere Zeit und es ist durchschnittlich mit mindestens

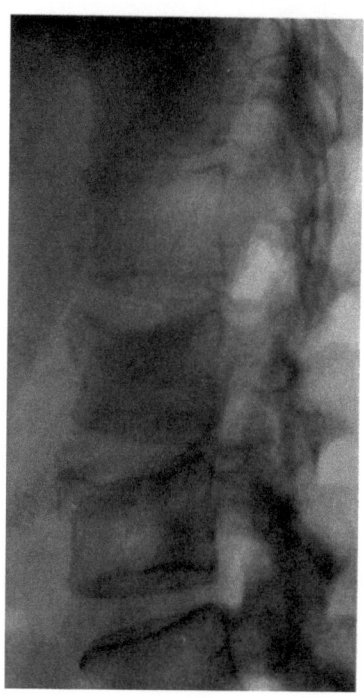
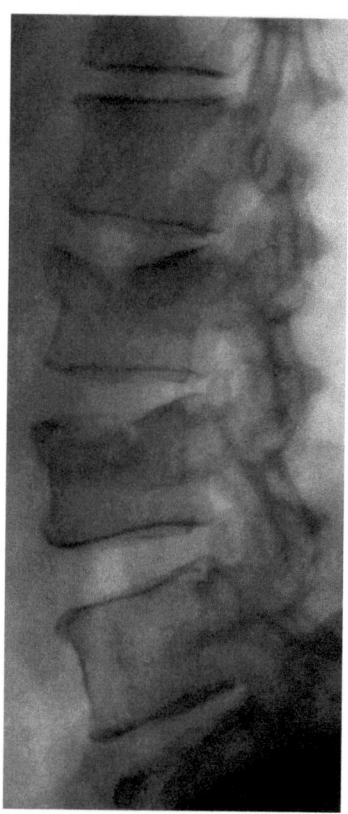

Abb. 102   Abb. 103

Abb. 102. Kompressionsfraktur von LWK 1 und 2, Abscherung der Randleiste von BWK 12 bei einer 64jährigen Frau. Röntgenaufnahme vom Unfalltage

Abb. 103. Deutliche Ausheilungszeichen bei der Patientin von Abb. 102, 4 Monate nach dem Unfallereignis

6 Monaten bis zu einer vollständigen Stabilisierung des verletzten Bezirkes zu rechnen.

Wirbelbogen- und Wirbelfortsatzfrakturen können durch Bildung von Periost- und Markcallus, sowie durch Knochenbildung aus den zerrissenen kurzen Bändern heilen. Überschießende Callusbildung bei Wirbelbogenfrakturen kann zu Bewegungsbehinderung, unter Umständen auch Rückenmarkskompression führen. Während die knöcherne Konsolidierung der Wirbelbögen und der Gelenkfortsätze für die Statik wichtig ist, sind Pseudarthrosenbildungen bei Dorn- und Querfortsatzbrüchen von untergeordneter Bedeutung.

Die Heilung von Wirbelluxationen ist einmal von der ordnungsgemäßen Wiedereinrichtung und Ruhigstellung abhängig, andererseits von den Heilungsvorgängen an den verletzten Bändern und Zwischenwirbelscheiben. Verknöcherungsvorgänge an den Bändern und die stets zu beobachtende Spondylosis deformans traumatica führen in Verbindung mit den Ausheilungsvorgängen der Bandscheibe fast immer zu einer Versteifung des Bewegungssegmentes.

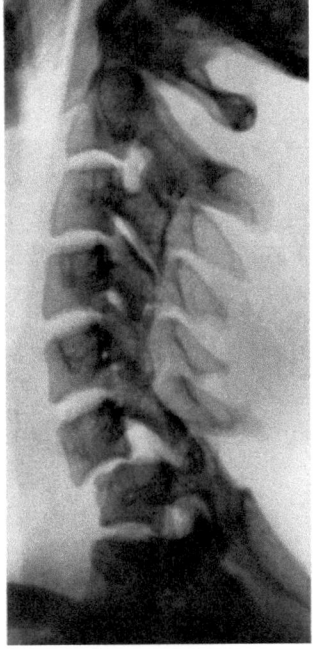
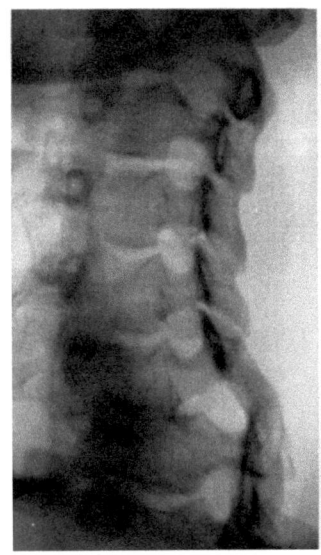
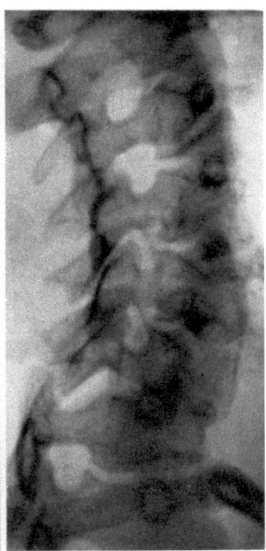

Abb. 104 Abb. 105

Abb. 104. Unbehandelte Luxation des 6. Halswirbels 1¹/₂ Jahre nach einem Unfall bei einer 23jährigen Frau, die ihre Arbeit als Kontoristin ausübte und nur gelegentlich über Nackenschmerzen zu klagen hatte, die in beide Arme ausstrahlten

Abb. 105. Die Schrägaufnahmen der HWS bei der Patientin von Abb. 104 zeigen rechts eine deutliche Einengung der Foramina intervertebralia zwischen 4. und 5., sowie 5. und 6. HW. Auf der linken Seite ist das Foramen intervertebrale zwischen 6. und 7. HW erweitert

Klinik und Diagnose der Wirbelsäulenverletzungen

Bei jedem Verdacht auf eine Wirbelsäulenverletzung ist durch eine sorgfältige neurologische Untersuchung zu klären, ob eine Schädigung des Rückenmarks oder der Nervenwurzeln vorliegt und bei allen diagnostischen Maßnahmen ist an die Möglichkeit von Nervenschädigungen zu denken, die besonders bei Luxationen und instabilen Frakturen durch unzweckmäßige Bewegungen und Belastungen entstehen können. Eine Untersuchung soll daher zunächst im Liegen, evtl. auch in Seiten- oder Bauchlage erfolgen, woran sich nach Ausschluß gröberer Verletzungen auch Untersuchungen im Sitzen und Stehen anschließen. Es können Spontan- oder Bewegungsschmerzen beobachtet werden, welche auf einen Wirbel lokalisiert oder im Bereiche eines umschriebenen Wirbelsäulengebietes auftreten. Größte Vorsicht ist bei der Auslösung von Druck- oder Klopfschmerzen und besonders von Stauchungsschmerz am Platze. Lokale Schwellungen oder Hämatome finden sich meist nur bei Wirbelbogen- oder Fortsatzbrüchen, während sie bei Wirbelkörperbrüchen von der Nackenmuskulatur überdeckt sind. Bei Halswirbelfrakturen können retropharyngeale Hämatome, bei Lendenwirbelfrakturen retroperitoneale Hämatome mit peritonitischen Reizsymptomen auftreten. Hämatome im Beckenbindegewebe oder im Douglasschen Raum finden sich bei rectaler

Untersuchung. Wichtig sind winkelförmige Knickbildungen (Gibbus) und Stufenbildungen der Dornfortsatzreihe in sagittaler oder seitlicher Ebene. Bei weniger lokalisierbaren Symptomen können Funktionsstörungen und Haltungsanomalien auf eine Verletzung schließen lassen. Es ist daher auf seitliche Abweichungen der Wirbelsäulenachse (Skoliose) oder Änderungen der physiologischen Lordose bzw. Kyphose zu achten. Besonders bei Distorsionen und „Rückenprellungen" finden sich häufig umschriebene Steifhaltungen einzelner Wirbelsäulenabschnitte, Muskelhartspann, umschriebene Muskelspasmen, im Stehen unter Umständen Schulterschiefstand oder Beckenschiefstand mit unterschiedlicher Ausprägung des Taillenreliefs, asymmetrisches Spiel der Rückenmuskulatur beim Gehen, Einschränkungen der groben Bewegungen im Sinne von Beugung, Streckung, Seitwärtsneigung und Rotation, sowie Einschränkungen der Wirbeleinzelbewegungen bei eingehender Bewegungsanalyse.

Die Röntgenuntersuchung ist bei jeder Wirbelsäulenverletzung unumgänglich und für die Diagnosestellung von ausschlaggebender Bedeutung. Zeitpunkt und Art der Röntgenuntersuchung richtet sich nach den klinischen Befunden. Auch hier ist an die Gefahr einer sekundären Nervenschädigung bei instabilen Frakturen und Luxationen zu denken. Übersichtsaufnahmen in 2 Ebenen der gesamten Wirbelsäule sind die Grundlage der Röntgendiagnostik. Ergänzungen durch Schrägaufnahmen, Fernaufnahmen oder Tomographie sind häufig erforderlich. Weitere Aufschlüsse können Funktionsaufnahmen geben, die jedoch im frischen Stadium nur mit größter Vorsicht durchgeführt werden dürfen. Spezielle Einstellungstechniken sind besonders auch bei den ersten 2 Halswirbeln notwendig.

Therapie der Wirbelsäulenverletzungen

Die Behandlungen der Wirbelsäulenverletzungen richtet sich nach Ort und Art der Verletzung und nach den begleitenden, insbesondere Rückenmarksverletzungen. Bei einfachen Kontusionen und Distorsionen ohne neurologische Ausfallserscheinungen ist stets eine funktionelle Behandlung vorzuziehen (JENSEN und HEINRICH), die bei starken Schmerzen im akuten Stadium mit einer Flachlagerung und passiven Bewegungsübungen beginnen sollte. In zunehmendem Maße wird dann zu aktiven Bewegungsübungen, schließlich einer systematischen Wirbelsäulengymnastik in Verbindung mit Massage der Rückenmuskulatur übergegangen. Bei fixierten Wirbelfehlstellungen (Wirbelblockierungen nach ZUKSCHWERDT) kann eine manipulative Lösung der Blockierung die Beschwerden sehr schnell beseitigen. Schmerzausschaltung durch Analgetica und die Verabreichung leichter Sedativa fördern den Heilungsverlauf. Radikuläre Reizerscheinungen bilden keine Gegenindikation für diese Behandlung.

Bei medullären Symptomen ohne röntgenologisch nachweisbare Befunde, wie sie beim Extensions- und Schleudertrauma der Halswirbelsäule beschrieben wurden, ist eine möglichst weitgehende Ruhigstellung der Halswirbelsäule, z. B. mit einem Schanzschen Watteverband angezeigt. Alle aktiven Maßnahmen, insbesondere auch eine Extensionsbehandlung sind mindestens für die Dauer des Bestehens der Rückenmarkssymptome unbedingt zu vermeiden.

Für die Behandlung der Kompressionsfrakturen der Wirbelkörper stehen 2 Verfahren zur Verfügung, einmal die Aufrichtung nach BÖHLER mit anschließender Fixierung im Gipskorsett, andererseits die funktionelle Behandlung nach MAGNUS. Zwischen diesen beiden Methoden steht die allmähliche Aufrichtung durch die Rauchfußsche Schwebelage. BÖHLER empfiehlt die Aufrichtung im ventralen Durchhang bei frischen Frakturen des 12. Brust- und der Lendenwirbel bei einem Gibbus von mehr als 10°. Voraussetzung ist, daß die Deck- und Grundplatten erhalten sind und daß es sich um junge und verhältnismäßig schlanke

Patienten handelt. Eine Ruhigstellung im Gipsmieder erfolgt für 3—5 Monate mit frühzeitigem Einsetzen von Übungsbehandlung und Belastung. Die Aufrichtung soll auch bei unvollständigen Lähmungserscheinungen erfolgen, wenn röntgenologisch sichergestellt ist, daß die hintere obere Wirbelkörperkante intakt ist. Bei Verrenkungen und Verrenkungsbrüchen der Halswirbelsäule mit oder ohne Lähmungen empfiehlt er die Aufrichtung in Extension. Nicht aufgerichtet werden dagegen die Frakturen des 1.—11. Brustwirbels, weil ihre Stellung meist nicht zu erhalten ist. Eine Gegenindikation sieht er in schwerem Schockzustand, schlechtem Allgemeinzustand, Alter des Verletzten über 60 Jahre, bei frühgealterten oder adipösen Patienten, bei pathologischen Frakturen, bei Frakturen, die älter sind als 14 Tage und bei Abbruch der hinteren oberen Wirbelkörperkanten, die bei der Aufrichtung das Rückenmark verletzen können.

Die Behandlung nach MAGNUS und BÜRKLE DE LA CAMP wird für alle Formen der Wirbelkörperfrakturen auch bei erheblicher Gibbusbildung empfohlen. Bei Lagerung auf flacher harter Unterlage wird auch eine gewisse Aufrichtung erzielt. SPEED, BINKLEY legen zur besseren Reklination noch ein Querkissen mit harter Füllung unter die Bruchstelle. Bereits nach der ersten Woche soll der Verletzte sich zur Seite drehen zur Massagebehandlung der Rückenmuskulatur. Systematische Arm- und Beinbewegungen beginnen nach 5—10 Tagen. In den ersten 5 Wochen sind Aufrichten, Hinsetzen oder Aufstehen streng verboten, danach zunächst Aufsitzen im Bett und später vorsichtige Gehversuche. Je nach Schwere des Falles kann nach 10—16 Wochen mit leichter Arbeit begonnen werden. Bei voll ausgebildeten Wirbelfrakturen oder bei Mitbeteiligung der Wirbelbögen ist Bettruhe von 5—6 Monaten notwendig.

Nach den bisher mitgeteilten Ergebnissen mit den verschiedenen Behandlungsverfahren kommt HOPF zu folgenden Empfehlungen der Wirbelbruchbehandlung:

1. Der einfache Wirbelquetschbruch mit Höhenverlust bis zu einem Drittel der Vorderkante wird mit 6—8wöchiger Bettruhe und funktioneller Behandlung nach MAGNUS behandelt. Bei der Lokalisation des Bruches oberhalb des 11. Brustwirbelkörpers kann die Zeitdauer der Bettruhe wesentlich verkürzt werden.

2. Bei der sog. voll ausgebildeten Wirbelsäulenverletzung soll die Bettruhe auf harter Unterlage mit funktioneller Behandlung über die Dauer von mehreren Monaten erfolgen.

3. Die Behandlung mit Rauchfußscher Schwebelage ist bei mittleren und schweren Wirbelquetschbrüchen und der voll ausgebildeten Wirbelsäulenverletzung mit oder ohne Rückenmarkssymptomen zweckmäßig. Die Dauer der Schwebelagerung beträgt 6—9 Wochen. Regelmäßige funktionelle Behandlung wird angewandt. Ältere Personen und schwerere Wirbelsäulenverletzungen halten weitere 2—3 Wochen Bettruhe, z. T. in Bauchlagerung.

4. Die Aufrichtung nach BÖHLER im ventralen Durchhang ist im Bereich des Brust-Lenden-Übergangs bei starker Keilform und Knickbildung, schlanken, nicht alten Verletzten und sicherer Beherrschung der Technik angezeigt. Die Dauer der Ruhigstellung im Gipsmieder beträgt so viele Wochen, wie die Knickung des Gibbus Winkelgrade hat, aber nicht mehr als 5 Monate. Die Aufrichtung ist ferner angezeigt bei Wirbelbrüchen mit Teillähmungen, vorausgesetzt, daß nicht die hintere obere Wirbelkante abgebrochen und das vordere Längsband gut erhalten ist.

5. Bei Kindern ist eine Reposition nicht notwendig, weil die Keilform gewöhnlich nicht erheblich ist. Es genügt im allgemeinen ein Hyperextensionsgipsverband für 6—8 Wochen (BLOUNT). Bei seitlichen Stauchungsbrüchen ist die Anlegung eines Gipskorsetts in überkorrigierter Stellung zu empfehlen, um einen Ausgleich der Deformität zu erzielen. Auch bei unstabiler Fraktur im Bereiche der Lenden-

wirbelsäule ist vollständige Wiederherstellung die Regel und Reposition nicht notwendig.

Bei Wirbelsäulenverletzungen mit Querschnittslähmungen ist schon die erste Hilfe am Unfallort bedeutungsvoll. Der Verletzte muß so rasch wie möglich in ein Krankenhaus transportiert werden, welches alle Möglichkeiten der Behandlung von Wirbelsäulen- *und* Rückenmarksverletzungen hat. Der Transport muß ganz besonders schonend erfolgen, wobei weitere Biegungen und Stauchungen beim Umlagern unbedingt zu vermeiden sind. Da diese Verletzten meist im schweren Schockzustand sind, muß zuerst eine entsprechende Kreislaufbehandlung erfolgen. Durch eingehende neurologische Untersuchungen ist nach Möglichkeit festzustellen, ob es sich um eine komplette oder partielle Querschnittslähmung handelt. Bei kompletter Rückenmarksdurchtrennung empfehlen BÖHLER und zahlreiche andere Autoren jegliche Repositionsversuche zu unterlassen. MAGNUS ist dagegen der Ansicht, daß die Wirbelsäulenverletzung stets so behandelt werden soll, als ob eine Heilung der Querschnittslähmung möglich wäre. Grundsätzlich steht bei diesen Patienten die Behandlung der Querschnittslähmung im Vordergrund.

Eine besondere Besprechung bedarf die Behandlung der Halswirbelluxationen und -frakturen. Nach den heutigen Erfahrungen sollten leichtere Subluxationen ohne Lähmungserscheinungen stets sofort durch manuelle Extension und Reposition beseitigt werden und danach die Halswirbelsäule mittels Schanzscher Wattekrawatte ruhiggestellt werden. L. BÖHLER empfiehlt auch die sofortige manuelle Reposition bei schweren Luxationen ohne totale Lähmung. Nach den Erfahrungen von BÜRKLE DE LA CAMP ist die Reposition von Halswirbelluxationen auch bei Bestehen kompletter Querschnittslähmung in jedem Falle so frühzeitig wie möglich anzustreben, wenn es der Allgemeinzustand des Patienten zuläßt. Nach sorgfältiger Röntgendiagnose empfiehlt er die Einrenkung in Vollnarkose, unter Umständen unter Anwendung von Muskelrelaxantien. Der Verletzte wird flach auf den Rücken gelagert. Der Operateur sitzt am Kopfende und hält den über den Tischrand hochgezogenen Kopf und Hals des Verletzten zwischen seinen Händen und auf seinen Knien. Hinter dem Operateur steht ein Assistent, der die Zügel einer angelegten Glisson-Schlinge hält, um unter Umständen eine leichte Extension ausüben zu können. Entsprechend der vorliegenden Luxation erfolgt die Einrenkung bei völliger Muskelentspannung, möglichst unter Kontrolle im Bildverstärker, durch Zug, Neigung und Drehung. Die erfolgte Einrenkung wird durch eine Röntgenaufnahme überprüft und durch einen Gipsverband gesichert, der den Brustkorb, den Hals und den Kopf in geringer Überstreckung der Halswirbelsäule fixiert. Der Gipsverband soll wenigstens 3 Monate liegen. Röntgenkontrollaufnahmen sind nach 1 Tag, nach 7 Tagen, nach 2 Wochen und dann alle 3 Wochen notwendig, um eine etwaige Stellungsänderung zu erfassen.

Die früher vielfach geübte Dauerextension mit der Glisson-Schlinge ist bei Luxationen und Luxationsfrakturen der Halswirbelsäule, ganz besonders bei gleichzeitig bestehender Querschnittslähmung abzulehnen, da es selbst bei geringer Zuganwendung leicht zu Drucknekrosen kommt, abgesehen von der großen Belästigung des Verletzten. Die Dauerextensionsbehandlung hat lediglich ihre Berechtigung bei veralteten Brüchen, bei denen eine manuelle Reposition meist nicht gelingt und durch einen Dauerzug noch eine Stellungsverbesserung zu erreichen ist. Es ist dann aber die Extension mit der Crutchfield-Klammer zu bevorzugen, welche jederseits des Kopfes mit einem Dorn in einer Verbindungslinie beider Ohren über dem Scheitel nach Anlegen von kleinen Bohrlöchern in die Scheitelbeine eingesetzt wird.

Bei Atlasluxationsfrakturen mit Densfraktur erfolgt die Reposition meist unter stärkerer Extension mittels Glissonschlinge im Liegen oder aber im Sitzen unter Gegendruck an Brust und Rücken, um dann in einem guten Thoraxkopfgipsverband fixiert zu werden. Bei Verhakung des dislozierten Dens kann das schwierig sein und größte Vorsicht ist zur Vermeidung einer Rückenmarksschädigung selbstverständlich. Die Fixierung erfolgt bei Densfrakturen mindestens

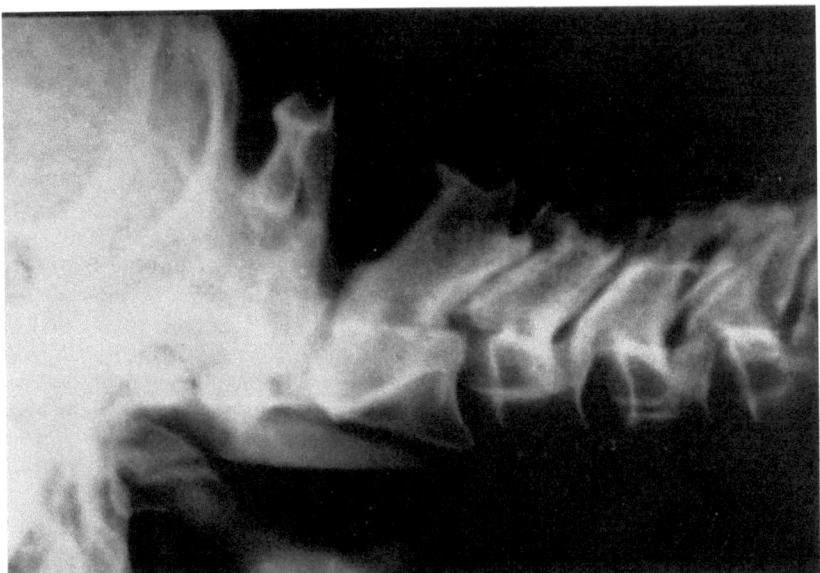

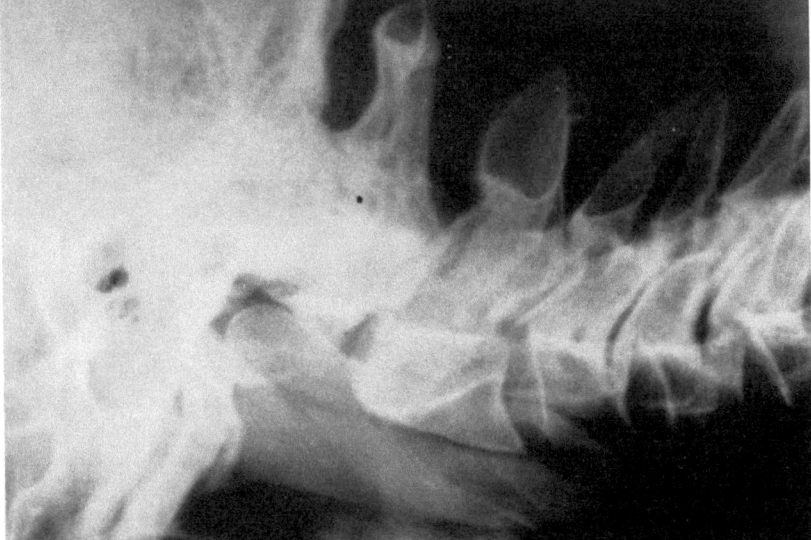

Abb. 106a u. b. Luxationsfraktur des Atlas vor der Reposition (a) und nach der Reposition (b) (vgl. Abb. 90)

für 3 Monate. Gelingt die manuelle Reposition jedoch nicht, so muß bei günstiger Lagerung ein Dauerzug mit der Crutchfield-Klammer angelegt werden.

Die Indikation zur operativen Behandlung von Wirbelsäulenverletzungen ist nur selten gegeben.

Bei Verrenkungsbrüchen mit Verhakung der Gelenkfortsätze kann eine operative Behandlung notwendig sein, wenn die Reposition nicht gelingt. Es werden die oberen Gelenkfortsätze des unteren Wirbels reseziert, bzw. bei Rotationsluxationen nur der Gelenkfortsatz, zu dem der Dornfortsatz des oberen Wirbels gedreht und verlagert ist. Nach Freilegung der Wirbelbogengelenke können aber auch unter starkem Gegenzug von oben und unten bei gleichzeitiger Kyphosierung die Gelenkfortsätze mit einem Elevatorium in ihre alte Lage zurückgehebelt werden.

Bei Bogenbrüchen und Frakturen des Zwischengelenkstückes mit röntgenologisch nachgewiesener oder verdächtiger Verlagerung in den Wirbelkanal kann eine Dekompressionslaminektomie erforderlich sein. Es ist dabei sorgfältig darauf zu achten, daß die Wirbelfragmente nicht weiter in den Wirbelkanal vorgeschoben werden. Zweckmäßigerweise wird die Frakturstelle breit freigelegt und der Wirbelkanal zunächst durch Laminektomie der benachbarten, nicht frakturierten Wirbelbögen eröffnet. Eine Spätlaminektomie kann indiziert sein, wenn Lähmungserscheinungen nach anfänglicher Besserung wieder schlechter werden, z. B. infolge reaktiv-entzündlicher Prozesse, bei Arachnopathien mit starken Verklebungen, bei vermehrter Callusbildung in Fällen von Wirbelbogenfrakturen oder bei Narbenbildungen und Fremdkörpern im Wirbelkanal. Versteifungsoperationen bei frischen Wirbelbrüchen haben keine guten Resultate ergeben. Lediglich bei instabilen und nicht zu fixierenden Luxationsfrakturen des 1. und 2. Halswirbels kann eine Spanversteifung indiziert sein. Die von CLOWARD angegebene Wirbelkörperverblockung scheint den bisherigen operativen Verfahren in der Behandlung von instabilen Luxationen und Luxationsfrakturen der mittleren und unteren HWS überlegen zu sein. Nach ventraler Freilegung der Verletzungsstelle wird mit einem speziellen Bohrinstrument ein zylindrisches Loch aus der verletzten Bandscheibe und den benachbarten Wirbelkörperdeck- und -grundplatten ausgefräst. Unter Extension wird dann die Wirbelluxation eingerichtet und durch eine Fusion der Wirbelkörper fixiert, indem ein Knochenbolzen (aus dem Beckenkamm oder Knochenbank) in den zylindrischen Kanal eingepaßt wird. Die mitgeteilten Ergebnisse sind vielversprechend, besonders auch bei Kompressionen des Rückenmarks oder von Nervenwurzeln.

Bei offenen Wirbelsäulenverletzungen, bei Schuß- und Stichverletzungen ist stets eine Wundrevision notwendig. Bei Durazerreißungen ist der Verschluß unter Umständen mit Hilfe eines Fascientransplantates zur Vermeidung einer Liquorfistel und einer sich daran anschließenden Meningitis anzustreben.

Verletzungen des Rückenmarkes

Durch seine Lage im Wirbelkanal und die engen Beziehungen seiner Nervenwurzeln und Gefäße zu den einzelnen Wirbeln ist das Rückenmark bei Wirbelsäulenverletzungen sehr häufig beteiligt. Häufig sind aber auch Verletzungen des Rückenmarkes bei Traumen im Bereich der Wirbelsäule ohne nachweisbare Wirbelsäulenverletzung. Eine Rückenmarksschädigung soll sich nach BODECHTEL bei genauer Untersuchung in bis zu 60% aller Wirbelsäulenverletzungen nachweisen lassen. Die Bedeutung der Rückenmarksverletzungen liegt darin, daß sie einerseits, vor allem bei den cranialen Rückenmarksabschnitten mit hoher Sterblichkeit belastet sind, andererseits zu schweren Ausfallserscheinungen und langem Siechtum führen können. Während in manchen Fällen die Erkennung und Lokalisierung der Rückenmarksschädigung sehr einfach ist, stellt vielfach die Diagnostik und die Prognosestellung bei Rückenmarksläsionen den Arzt vor schwierige Aufgaben.

Das Rückenmark kann unmittelbar durch Stich- und Schußverletzungen, ferner auch durch in den Wirbelkanal eingedrungene Knochensplitter oder durch Einengung des Wirbelkanals bei Wirbelbrüchen und -verrenkungen verletzt werden. Bei derartigen Verletzungen sind infolge des geringen Durchmessers des Rückenmarks die Ausfallserscheinungen meist massiv. Die Einteilung dieser unmittelbaren Verletzungen in „geschlossene" und „offene", entsprechend den gedeckten und offenen Hirnverletzungen, ist von geringer Bedeutung, da die offenen Rückenmarksverletzungen im Frieden selten sind.

Außer den unmittelbaren gedeckten Verletzungen gibt es noch die häufige Gruppe der mittelbaren, gedeckten Verletzungen.

Pathogenese

Die direkten Rückenmarksläsionen entstehen durch unmittelbare Gewebszerstörungen der eindringenden Fremdkörper oder Knochen sowie durch Einengung oder Aufhebung der Lichtung des Wirbelkanals, die indirekten teils als

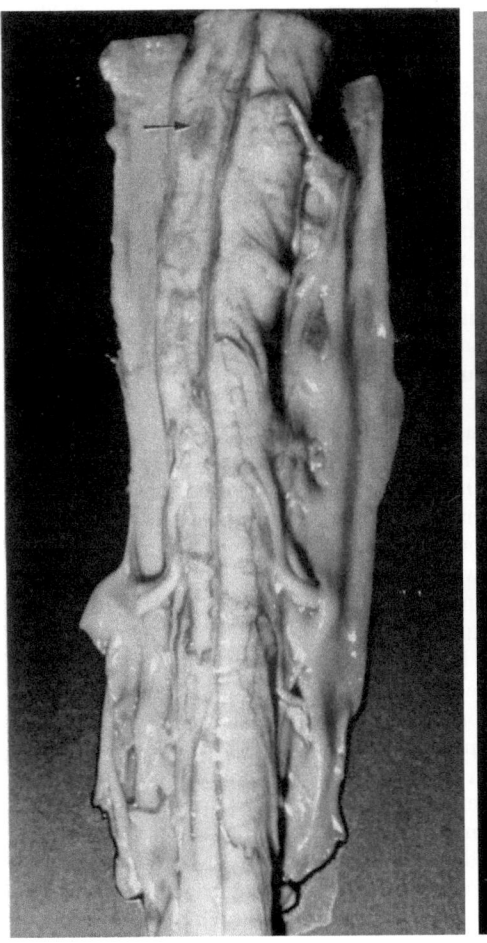 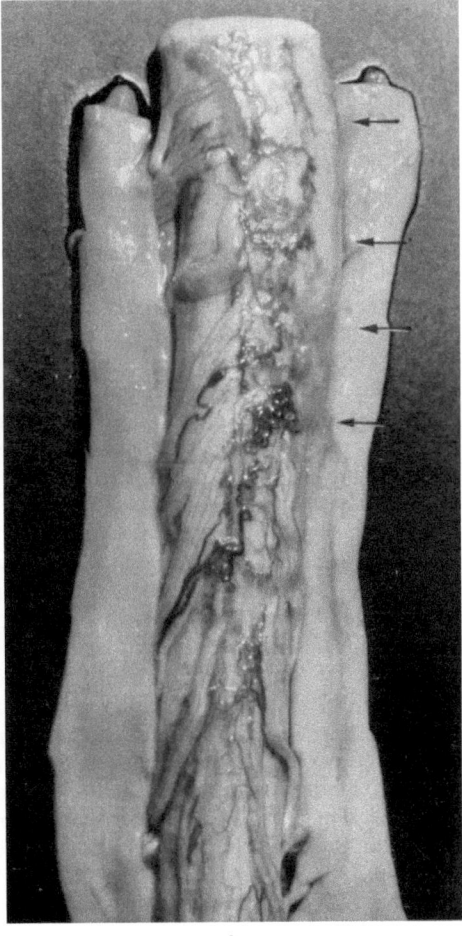

a b

Abb. 107. Ventrale (a) und dorsale (b) Ansicht des Halsmarkes bei einem 25jährigen Mann, der nach einem Verkehrsunfall eine offene Hirnverletzung und eine vollständige Lähmung des rechten Armes hatte. Es bestand ein Wurzelausriß im Halsmarkbereich rechts mit einer geringgradigen intramedullären Blutung im Bereiche des Vorderseitenstranges rechts (a Pfeil)

sog. Prellschädigungen (FOERSTER), teils durch Zug an den Wurzeln unter Umständen mit Ausriß derselben (s. Abb. 107) und durch Liquordruckschwankungen. Es kommt hierbei wahrscheinlich durch Reizung vasomotorischer Nerven zu Gefäßspasmen, Zirkulationsstörungen und Begleitödem. Entsprechend den Gegenstoßherden bei Hirnverletzungen finden sich Fernschäden am Rückenmark selten, z. B. bei Sturz auf die Füße oder das Gesäß im Halsmarkbereich.

Einteilung und pathologische Anatomie

Die Rückenmarksschädigung ohne pathologisch-anatomisch nachweisbare Zerstörungen wird als *Commotio spinalis* bezeichnet. Sie ist klinisch durch die Rückbildungsfähigkeit der Symptome gekennzeichnet.

Die *Contusio spinalis* oder Rückenmarksprellung bietet anatomisch den cerebralen Kontusionsherden ähnliche Bilder. Zu Beginn zeigen sich vor allem in der grauen Substanz intramedulläre Rhexisblutungen. Ziehen sich solche Blutungen über mehrere Segmente hin, so entsteht das Bild der *Hämatomyelie*, d. h. einer röhrenförmigen, in der Achse des Rückenmarks verlaufenden intramedullären Blutung. Innerhalb des ersten Tages kommt es dann rasch zur Nekrotisierung. Sie geht über den Bereich der Blutungen hinaus. Das Begleitödem der Nachbarschaft erstreckt sich über den ursprünglichen Kontusionsherd hinaus zunächst auf den gesamten Querschnitt des Markes, dann aber auch weiter nach cranial und caudal. Es bewirkt vielfach klinisch auch bei kleinen Kontusionen komplette, teilweise aufsteigende Querschnittslähmungen. Mitunter dehnen sich solche Kontusionsherde über eine Reihe von Segmenten aus, sie können sogar mehr als die Hälfte der gesamten Länge des Rückenmarkes einnehmen. Nach diesem ersten Stadium der Blutung, der Nekrose und des Ödems beginnt im zweiten Stadium nach einigen Tagen eine Wucherung von Gefäßbindegewebe am Rande der Herde, wobei mesenchymale Körnchenzellen nachweisbar sind. In diesem Stadium kann es auch bereits zu Entmarkung im Wurzelbereich, vor allem der Vorderwurzel, kommen. Im weiteren Verlauf bildet sich eine im Vergleich zu den Vorgängen am Gehirn mehr bindegewebige Narbe. Im Endstadium kann bei schweren Kontusionen mit ausgedehntem Gewebsuntergang das Rückenmark im Bereiche der Verletzungsstelle in einen kontinuierlichen Bindegewebsstrang, der von den verdickten weichen und harten Häuten umgeben ist, umgewandelt sein. Man findet histologisch in dieser Narbe längslaufende kollagene Bindegewebszüge mit einem dazwischenliegenden lockeren Maschenwerk, in dem sich lange Zeit Fettkörnchenzellen halten. Die Resorption der Blutungen ist im Rückenmark rascher und vollständiger als im Gehirn, so daß man nur selten Blutpigment antrifft. Im Randgebiet der beschriebenen großen Herde kommt es zu den sog. reinen Parenchymnekrosen FOERSTERs, in denen zwar die Ganglienzellen zugrunde gehen, die Glia jedoch unversehrt bleibt. Es entstehen hier die vom Gehirn her bekannten gliösen Narben, die allmählich ins gesunde Rückenmarksgewebe übergehen. Die Rückenmarksherde bei den Kontusionen sind meist nicht geschlossen, sondern man findet in der Nachbarschaft sog. Nebenherde, die als Rückenmarkscysten mit nekrotischem Inhalt beschrieben worden sind. Auf dem Schnitt lassen sie sich mit bloßem Auge erkennen. Im Markscheidenbild treten sie als ungefärbte Bezirke hervor. Am Rande solcher Cysten finden sich von der Glia stammende Körnchenzellen. Zu Gefäßbindegewebswucherungen kommt es hierbei nicht. Da es sich bei der fehlenden Resorption und narbigen Umwandlung um bleibende Befunde handelt, hat SPATZ von Dauernekrosen gesprochen. Die Cysten können durch Flüssigkeitsaufnahme so sehr an Umfang zunehmen, daß sie wie ein Tumor wirken und klinisch zu einer Zunahme der Ausfallserscheinungen führen können.

Klinisch sehr wichtig ist das Rückenmarksödem, das rasch auf- und absteigen kann und mitunter bedrohliche Ausfallserscheinungen hervorruft. Bei längerer Überlebenszeit hinterläßt das Ödem unter Umständen sog. ,,Lückenfelder" in der weißen Substanz, d. h. maschenartige Auflockerung des Grundgewebes mit reversiblen Achsenzylinderveränderungen. Nach den geschilderten Befunden ist verständlich, daß die Rückenmarkskontusion im Gegensatz zur Hirnkontusion viel stärkere klinische Erscheinungen verursacht, die sich meist nicht zurückbilden. Die Prognose der gedeckten Rückenmarksverletzungen schwerer Art ist deshalb schon aus pathologisch-anatomischen Gründen immer ernst. Bei cranialem Sitz in den oberen Halssegmenten bewirken solche Kontusionen oft den sofortigen Tod, bei weiter caudaler Lokalisation meist bleibende partielle oder totale Querschnittslähmungen.

Bei der *Dilaceratio spinalis*, der Rückenmarkswunde, kommt es zu einer Gewebsdurchtrennung, die sich mit Prellung der Umgebung kombiniert. Man findet neben der unmittelbaren Gewebszerreißung ein mehr oder weniger ausgedehntes Trümmerfeld mit Blutungen und in den Randgebieten die schon oben erwähnte Dauernekrose oder Nekrosecysten, die in größerer Entfernung von der Wunde cranial oder caudal auftreten und entsprechend klinische Ausfälle bewirken. Bei den offenen Rückenmarksverletzungen ist die Infektionsgefahr im Gegensatz zu den Hirnverletzungen geringer. Eine von der Läsion ausgehende Meningitis ist nur in etwa 20% der Fälle zu erwarten. Traumatische Rückenmarksabscesse sind außerordentlich selten. KLAUE fand sie unter 85 Fällen nur dreimal. Dementsprechend weiß man auch nichts von einem myelitischen Ödem, während die Myelitis phlegmonöser Art sehr selten ist. Bei allen Rückenmarksverletzungen der weißen Substanz entwickeln sich schon bald auf- und absteigende Degenerationen der afferenten bzw. efferenten Fasersysteme.

Bei den gedeckten Rückenmarksverletzungen findet man sowohl epidurale wie auch subdurale und subarachnoidale Blutungen. Im Gegensatz zu den Verhältnissen im Schädelinnenraum beweisen die subarachnoidalen Blutungen im Spinalkanal keineswegs eine Rückenmarkkontusion, sondern treten auch bei Commotio spinalis auf. Sie wirken ebenso wie die subduralen Blutungen fast niemals raumbeengend. Dagegen können die epiduralen Blutungen, die meist aus zerrissenen Venen an der Dorsalfläche des Epiduralraumes stammen, zu Rückenmarkskompression führen. Da sie sich aber wegen der besonderen anatomischen Verhältnisse des Epiduralraumes, der mit lockerem Fettgewebe ausgefüllt ist, leicht in der Längsachse des Wirbelkanals ausbreiten, sind klinische Erscheinungen im Frühstadium nicht immer zu erwarten. Sie treten eher durch später einsetzende Organisationsvorgänge in Erscheinung. Die Rückenmarksschädigungen durch den elektrischen Unfall und bei Blitzverletzungen äußern sich anatomisch meist als Zirkulationsstörungen mit Blutungen und Erweichungen, die das Vorderhorngebiet bevorzugen. Während beim Blitz sehr große Stromstärken und Spannungen wirksam sind, handelt es sich beim elektrischen Unfall meist um Spannungen unter 1000 V, oft mit niederen Stromstärken. Die Lokalisation der Zerstörungsherde ist außerordentlich wechselnd. Der pathologisch-anatomische Prozeß schreitet oft im Sinne gefäßabhängiger Herdbildung fort. Bei der sog. Caisson- oder Taucherkrankheit handelt es sich um Schädigung durch Druckschwankungen im Bereich der Atemluft, wenn der Druckabfall bei der sog. Ausschleusung aus Druckkammern zu rasch erfolgt. Im Stadium des erhöhten Außendruckes lagert sich Stickstoff an die Gewebe, unter Bevorzugung des lipoidreichen Nervengewebes, an, der bei Absinken des Druckes frei wird. Es treten zuerst feinere, dann gröbere Gasblasen im Blut auf, die zu Gasembolien führen. Dadurch werden erst die kleineren, dann auch die größeren Gefäße verstopft und es kommt zu gefäßabhängigen Nekrosen und Erweichungen. Hierbei ist das Rückenmark im Verhältnis von 10:1 zum Gehirn bevorzugt betroffen. Pathologisch-anatomisch findet man das Bild der gefäßabhängigen Nekrose, d. h. eine Rückenmarkserweichung, seltener auch Hämatomyelie. Es kann der ganze Querschnitt zugrunde gehen, wobei am häufigsten das Dorsalmark befallen ist. In weniger schweren Fällen beobachtet man kleinere oder größere Lückenfelder.

Von großer klinischer Wichtigkeit sind die Spätfolgen von Rückenmarksverletzungen. Es kann hier, am häufigsten durch Narbenbildung, zu einer sekundären Einschnürung und zu Durchblutungsstörungen mit hypoxämischen Schäden bis zu den schon beschriebenen Neroseherden kommen. Die nach einem längeren oder kürzeren Intervall manchmal plötzlich auftretende Querschnittslähmung, die man als spinalen Spätschaden bezeichnet hat, ist ebenfalls eine gefäßabhängige Störung, die wahrscheinlich auf Dekompensation anatomisch eingeengter Gefäße durch funktionelle zusätzliche Schäden zu einer Ernährungskatastrophe führt. Neben den Erweichungen treten auch hier wieder Spätblutungen auf.

Die *Pachymeningose* und *Arachnopathie* kommt sowohl bei offenen wie auch sehr häufig bei gedeckten Rückenmarksverletzungen vor. Der Grundprozeß ist eine zunehmende narbige Verschwielung der weichen Häute und auch der Dura, die im Gebiete der Arachnoidea zu umschriebenen Verwachsungen und Cystenbildung, Liquorzirkulationsstörung und durch die Einschnürung der Gefäße zu gefäßabhängigen Ernährungsstörungen führt. Die Veränderungen können umschrieben sein, aber auch sehr ausgedehnte Rückenmarksgebiete betreffen.

Klinisches Bild

Für alle Rückenmarksverletzungen muß der behandelnde Arzt bedenken, daß er aus dem komplizierten pathophysiologischen Verlauf, dem der Wandel der klinischen Symptome entspricht, jeweils nur die Befunde in einem bestimmten Zeitpunkt erfaßt. Daraus ergibt sich die Notwendigkeit, daß stets wiederholte Untersuchungen in anfangs sehr kurzen, später etwas längeren Zeitabständen erforderlich sind. Dabei hat der Kliniker die Aufgabe, sich möglichst ein Bild der anatomischen Läsion und des Stadiums ihrer oben beschriebenen Abläufe zu machen. Für alle Formen erheblicher Rückenmarksverletzungen gemeinsam ist das Bild des Initialstadiums, das man als das sog. spinale Schocksyndrom bezeichnet. Es besteht aus den Symptomen eines Querschnittsbildes, wobei die Lähmungen schlaffer Natur sind, normale und pathologische Reflexe fehlen, die Sensibilität caudal von der Verletzungsstelle aufgehoben ist und die Blasen- und Mastdarmtätigkeit versagt. Außerdem sind die Vasomotoren im betroffenen Bereich gelähmt. Alle diese Symptome können sich manchmal innerhalb von Minuten, von Stunden oder Tagen zurückbilden.

Klinisch kann man die seltenen *offenen Verletzungen* des Rückenmarkes meist unschwer erkennen. Der Nachweis von Fremdkörpern, d. h. etwa Messerspitzen oder Geschoßteilen im Wirbelkanal sowie eines Stich- oder Schußkanales nach dorthin, kann die Diagnose sichern. Bei den Schußverletzungen unterscheidet man Steck- und Durchschüsse sowie unmittelbare Verletzungen des Rückenmarkes durch den Schuß oder fortgeleitete stumpfe Gewalteinwirkung. Die Steckschüsse können intra- oder extradural sitzen. Das klinische Bild und die Lokalisation eines Fremdkörpers im Röntgenbild entsprechen sich oft nicht, da die Querschnittssymptome sehr oft in einem anderen, meist weiter cranialen Niveau festgestellt werden. Das klinische Bild tritt fast stets sofort nach der Verletzung ein. Zuerst sind schlaffe Lähmungen vorhanden, die Reflexe fehlen, die Sensibilität ist für alle

Qualitäten aufgehoben, die Blasen- und Mastdarmfunktion ist fast stets mitgestört. Die Schußverletzten und Stichverletzten neigen besonders zum Decubitus. Im weiteren Verlauf werden die Lähmungen je nach der Höhe des Segmentes spastisch, es kann zu Kontrakturen kommen. Bei den Stichverletzten ist nicht so selten das Syndrom von BROWN-SÉQUARD, d. h. der Halbseitenläsion des Rückenmarkes. Hierbei kommt es auf der Seite der Zerstörung caudal zu einem Ausfall der Pyramidenbahn und damit zu einer homolateralen Lähmung. Auf derselben Seite werden auch die ungekreuzt verlaufenden Bahnen der Tiefensensibilität betroffen, die ebenfalls homolateral gestört sind. Die gleichzeitige Schädigung des Vorderhornes hat in Schädigungshöhe eine schlaffe Lähmung der aus dem entsprechenden Segment innervierten Muskeln zur Folge. Auf der Herdseite bestehen beim Brown-Sequardschen Syndrom also 1. der Läsionshöhe entsprechende segmentale schlaffe Lähmungen, 2. peripher von der Verletzungsstelle eine spastische Lähmung und 3. Störungen der Tiefensensibilität und der Vasomotoren. Auf der Gegenseite ist durch die Unterbrechung der erst spinal im Segment kreuzenden unbedeutenden Pyramidenvorderstrangbahn nur eine geringfügige spastische Parese zu erwarten. Dagegen ist die kontralaterale Aufhebung der Temperatur- und Schmerzempfindung typisch, da die hiermit korrelierten Bahnen schon caudal der Verletzungsstelle im Rückenmark kreuzen. Die Berührungsempfindung, deren Korrelate gekreuzt und ungekreuzt geleitet werden, ist auf der Gegenseite meist kaum gestört. Auf der gleichen Seite kann mitunter eine Hemihyperaesthesie nachgewiesen werden. Im weiteren Verlauf kommt es auch häufig zur Arachnopathie in der Nachbarschaft, die zu Wurzelschmerzen und motorischen Reizerscheinungen führen kann.

Die Röntgenuntersuchungen der Wirbelsäule ist für die Diagnostik außerordentlich wichtig. Die Lumbalpunktion läßt mitunter ein Kompressionssyndrom erkennen. Die Myelographie kann zur Lokalisierung von Fremdkörpern im Wirbelkanal Bedeutung erlangen. Die offenen Halsmarkschädigungen führen fast regelmäßig nach wenigen Tagen zum Tode. In der Mehrzahl der übrigen Fälle sind die Querschnittslähmungen bleibend. Die Prognose ist nur etwas günstiger, wenn die Reflexe schon nach wenigen Tagen wiederkehren und die Blasen- und Mastdarmstörungen eine Rückbildung zeigen. Kommt es innerhalb weniger Wochen nicht zur Restitution, so ist mit Dauerschäden zu rechnen. Die später noch zu besprechenden verschiedenartigen Komplikationen bewirken oft noch einen ungünstigen Ausgang.

Im klinischen Bilde der *gedeckten Rückenmarksverletzung* ist eine Unterscheidung zwischen Commotio spinalis einerseits und Contusio spinalis, Hämatomyelie und Dilaceratio spinalis andererseits nur nach dem Verlauf möglich. Man hat deshalb an die Stelle der pathologisch-anatomischen Einteilung eine Einteilung nach dem Verlauf in reversible und irreversible Rückenmarksschäden gesetzt.

Bei der Commotio spinalis kommt es unmittelbar nach einem Trauma zu schlaffen Paresen oder Lähmungen, sensiblen Störungen und zu einer Blasen- und Mastdarmlähmung, die innerhalb von 1—2 Tagen abklingen. Im betroffenen Gebiet fehlen die normalen Reflexe.

Handelt es sich um eine Hämatomyelie oder um eine Rückenmarkskontusion sowie Dilaceratio, so werden die Lähmungen nach einer Reihe von Tagen spastisch, Pyramidenzeichen treten hinzu, sensible Störungen und Blasen- und Mastdarmlähmungen bilden sich nicht zurück. Die klinische Entscheidung der Frage, ob eine rückbildungsfähige oder bleibende Verletzung, eine totale oder eine partielle Unterbrechung des Markes vorliegt, ist für die Prognose und auch für das therapeutische Verhalten von größter Bedeutung. Sie läßt sich nur durch eine Längsschnittbeobachtung, d. h. durch häufige und zeitlich sorgfältig geplante neurologische Kontrolluntersuchungen treffen, die über die ersten Tage und Wochen durchgeführt werden müssen. Den bleibenden Läsionen liegt entweder ein substanzieller Zerstörungsherd im Mark oder ein Sekundärschaden nach Ödem oder Blutung zugrunde.

Bei der irreparablen kompletten Querdurchtrennung des Rückenmarks bestehen die Ausfallserscheinungen vom Augenblick des Unfallereignisses an. Zur Vorgeschichte ist dabei zu beachten, daß hier gelegentlich ein Phantomgefühl auftritt, das als Bewegungserlebnis der Extremitäten empfunden wird, dem keine wirkliche Bewegung entspricht. Auch bei völliger Unterbrechung des Rückenmarksquerschnittes kommt es zu einer gewissen Funktionswiederherstellung durch Ausbildung einer selbständigen Aktivität des Rückenmarkes als sog. Rückenmarksautomatismus. Dabei kehren zunächst die Fußsohlenreflexe wieder, dann die Beugesynergien im Sinne des Fluchtreflexes, später auch die Strecksynergien und die Patellar- und Achillesreflexe, letztere stets in gesteigerter Form. Der Ausfall des Zeichens von BABINSKI kann in manchen Fällen die Unterscheidung zwischen völliger und partieller Querschnittsläsion erleichtern. Bei der kompletten Querschnittsläsion wird eine träge, tonische Zehenbeugung beobachtet, während bei der partiellen das Babinskizeichen in der gewohnten Form auftritt. Ein Beugesynergismus kann nicht nur vom Fuß her, sondern aus dem ganzen Beinbereich ausgelöst werden. Bei kompletter Markläsion verläuft dieser Reflex einphasig, d. h. er beschränkt sich auf die Beugesynergie, bei der partiellen Markschädigung beobachtet man eine zweiphasige Reaktion, d. h. der Beugung folgt wieder eine Streckung. Für die totale Querschnittslähmung reversibler Natur spricht das L'Hermittesche Zeichen, welches darin besteht, daß der Patient bei bestimmten Bewegungen einen elektrischen Schlag empfindet, der von der verletzten Segmenthöhe aus nach caudal durch den Körper geht. Für eine totale Durchtrennung spricht auch ein anhaltender schlaffer Priapismus. Auch bei vollständiger Querschnittslähmung setzt eine reflektorische unwillkürliche Blasen- und Mastdarmentleerung wieder ein, während die Vasomotorenlähmung bleibend ist. Für eine partielle Rückenmarksschädigung spricht naturgemäß eine Asymmetrie der Lähmungen mit Rückbildungstendenz sowie ein frühzeitiges Auftreten pathologischer Reflexsteigerungen. Auch zeitweise auftretender Klonus und fibrilläres Zittern sind im Sinne rückbildungsfähiger Schädigungen zu deuten. Ein wichtiger Zeitpunkt für die Verlaufsbeobachtung ist die 3. Woche. Wenn 3—4 Wochen nach dem Trauma eine Rückbildung nicht einsetzt, so ist anzunehmen, daß die dann noch bestehenden Ausfallserscheinungen bleibende sein werden.

Im klinischen Bild der traumatischen Querschnittslähmung hat man in Läsionshöhe bei Zerstörung der Vorderhörner der grauen Substanz mit schlaffen Lähmungen, caudal davon durch die Pyramidenbahnschäden mit spastischen Lähmungen zu rechnen. Im einzelnen bieten die traumatischen Querschnittslähmungen nach den verschiedenen betroffenen Regionen noch erheblich unterschiedliche Symptome (BODECHTEL):

Bei den Halsmarkverletzungen unterscheidet man das Bild der cranialen, der mittleren und der caudalen Halsmarkläsion. Die craniale Schädigung ist oft mit einer Gehirnerschütterung kombiniert. Nach Abklingen der Bewußtlosigkeit bemerkt man, daß der Kopf steifgehalten wird. Es wird über Schwindelanfälle geklagt, der Puls ist unregelmäßig, der Blutdruck schwankt. Bei der cranialen Halsmarkläsion kommt es zur Tetraplegie oder Tetraparese und sehr oft zu Hyperthermie und Atemlähmung. Wenn die Schädigung erheblichen Grades ist, tritt rasch der Tod ein. Bei weniger schwerer Läsion beobachtet man eine schlaffe, oft auch schon von Anfang an spastische Parese der Beine und der

Rumpfmuskeln. Die Schultergürtelmuskulatur zeigt atrophische Lähmungen im Bereich des Sternocleidomastoideus, des Trapezius, Deltoideus und Pectoralis.
Bei Schädigung des mittleren Halsmarks ist gewöhnlich die Schultermuskulatur nicht beteiligt. Wider Erwarten sind Zwerchfellähmungen nicht häufig. Die caudale Halsmarkverletzung geht in das Bild der Verletzung des cranialen Dorsalmarkes über. Hier ist das Hornersche Zeichen typisch. Ferner läßt sich eine Lähmung der Hände mit Krallenhand und Muskelatrophie im Medianus- und Ulnarisgebiet feststellen. Symptome von seiten der Vorderhörner und Vorderwurzeln sind

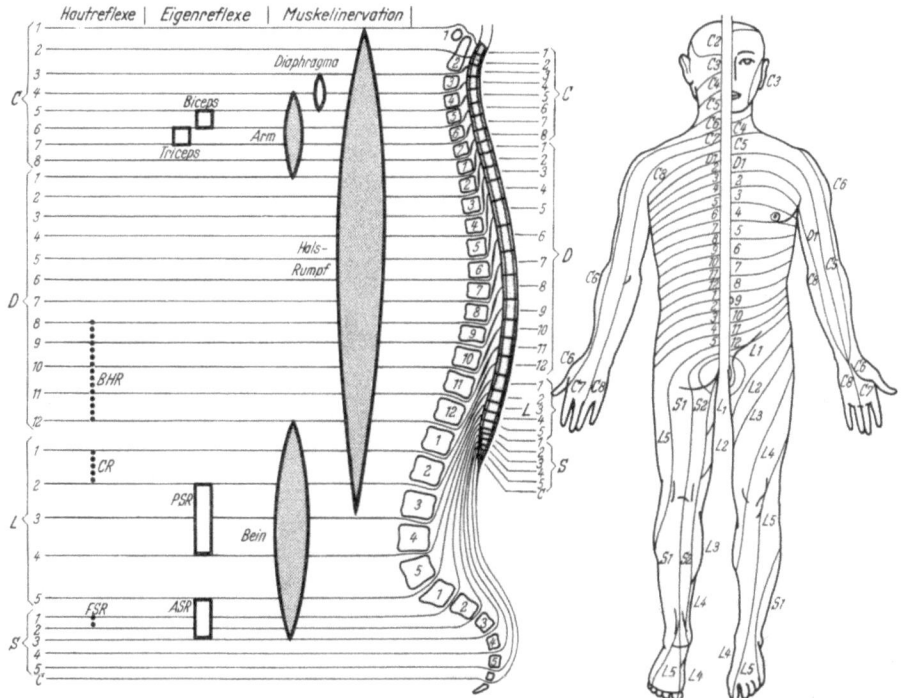

Abb. 108. Topographische Beziehung der Rückenmarkssegmente zu den Wirbelkörpern, segmentale Muskelinnervation und Segmentlokalisation der wichtigsten Haut- und Eigenreflexe sowie Segmentinnervation der Haut (nach Angaben und Darstellungen von CLARA, modifiziert nach JENSEN)

hier ausgeprägter als die sensiblen Störungen. Die Rückbildungstendenz bei den caudalen Halsmarkverletzungen ist nicht selten gut. Es bleibt aber ein Restbefund bestehen: Eine meist unvollständige spastische Paraparese bei gleichzeitiger Atrophie im Bereich der Muskulatur des gesamten Armes sowie Sensibilitätsstörungen als Rest totaler Anaesthesie. Die Dorsalmarkschädigung ist vor allem durch eine Lähmung oder Schwäche beider Beine gekennzeichnet, darüber hinaus durch eine leicht nachweisbare gürtelförmige hyperalgetische Zone, die die Segmenthöhe erkennen läßt, und durch eine Anaesthesie caudal von der Läsion. Zu achten ist auf Paresen der Bauch- und Rückenmuskulatur. Man sieht hier im oberen Grenzgebiet des Lähmungsbezirkes oft fibrilläre Zuckungen. Bei kompletter Bauchmuskellähmung ist das Abdomen vorgewölbt. Das Verhalten der Bauchhautreflexe läßt einen Schluß auf die Läsionshöhe zu. Hierbei ist zu beachten, daß die oberen Bauchhautreflexe in Th 8—9, die unteren in Th 10—12 lokalisiert sind. Das Bild der Conusläsion besteht in sensiblen Störungen im Bereich des 3. und 4. Sacralsegmentes, Blasen- und Mastdarmlähmungen und

Aufhebung der Sexualfunktion. Bei der benachbarten Lendenmarkschädigung dagegen kommt es zu schlaffer Lähmung beider Beine mit Areflexie bei erhaltenen Bauchhautreflexen. Die PSR fehlen meist, während die ASR gesteigert sein können. Die Lähmungen betreffen besonders die Fußheber. Die Conusläsion kann sich mit Caudawurzelläsionen kombinieren. Bei totaler Unterbrechung der Cauda sind die Beine gelähmt und zeigen Spitzfußstellung, die PSR und ASR fehlen. Die Sensibilitätsstörung erstreckt sich meist vom 2. Lumbal- bis zum letzten Sacralsegment. Die Blasen-, Mastdarm- und Sexualfunktionen sind gestört, es besteht große Neigung zu Decubitus am Kreuzbein und an den Fersen. Ist die Caudaläsion dagegen unvollständig, so sind die Ausfälle meist asymmetrisch, gelegentlich überhaupt nur einseitig. Hierbei sind ausstrahlende Schmerzen im Bereich des Pudendus und Ischiadicus besonders häufig.

Die Lumbalpunktion ist bei den traumatischen Rückenmarksschäden von großer Bedeutung. Bei frischen Verletzungen kann der Liquor blutig sein oder infolge einer Behinderung der Liquorpassage ein Kompressionssyndrom bieten. Die Liquordruckmessung und die Durchführung des Queckenstedtschen Versuches sind hierbei von besonderer Wichtigkeit. Die Myelographie kommt im Frühstadium gewöhnlich nicht zur Ausführung, hat jedoch große Bedeutung bei den Spätkomplikationen, vor allem für die Indikationsstellung zu operativen Eingriffen.

Differentialdiagnose der frischen Rückenmarksverletzungen

Treten bei geringfügigen Traumen Querschnittserscheinungen auf, so muß an die Möglichkeit von Gefäßmißbildungen im Wirbelkanal, akute Myelitis sowie Hämatomyelie aus den verschiedenen Ursachen vermehrter Blutungsneigung, ferner auch an eine Tumorblutung, in seltenen Fällen an eine tuberkulöse Spondylitis gedacht werden. Über die letztgenannte Erkrankung gibt das Röntgenbild bald Auskunft, wobei allerdings die Differentialdiagnose zwischen Wirbelfraktur und spezifischem Prozeß manchmal Schwierigkeiten machen kann. Die posttraumatische Meningopathie und Arachnopathie entwickelt sich meist nach einem etwas längeren Intervall nach einigen Wochen und macht sich durch Wurzelschmerzen, Paraesthesien, Blasen- und Mastdarmstörungen und schließlich Querschnittsbilder verschiedener Art, darunter auch nach Art des Brown-Sequardschen Syndroms bemerkbar. Ist die Liquorpassage, wie es die Regel ist, erheblich gestört, so wird der lumbale Liquor xanthochrom, der Eiweißgehalt nimmt stark zu, es treten leichte Zellvermehrungen bis zu 100/3 Zellen auf. Wichtig ist es, den zisternalen Liquor gleichzeitig zu kontrollieren. Er zeigt gewöhnlich nur eine geringe Eiweißvermehrung, oft aber auch eine deutliche Pleocytose. Hier liegt der differentialdiagnostische Unterschied gegenüber einem Tumor, bei dem der zisternale Liquor fast stets normal ist. Das Myelogramm zeigt in derartigen Fällen eine Reihe von Kontrastmitteldepots in perlschnurartiger Anordnung, wobei das Kontrastmittel in den cystenartigen Maschen der weichen Häute gelegen ist. Gegenüber entzündlichen Prozessen der weichen Häute ist die posttraumatische Arachnopathie nur nach der Vorgeschichte abgrenzbar. Auch gegen den Rückenmarkstumor läßt manchmal nur die Laminektomie eine Unterscheidung zu. Sie ist als Probelaminektomie angezeigt, wenn konservative Maßnahmen nicht zum Erfolg führen und wenn der Prozeß sich nicht über ein zu großes Gebiet des Rückenmarkes erstreckt.

Klinische Bilder der elektrischen Verletzungen und der Caisson-Krankheit

In manchen Fällen werden bei elektrischen Schäden des Rückenmarkes nur kurzdauernde Symptome beobachtet, die auch geringfügig sein können, etwa eine wochenlang anhaltende Areflexie oder geringfügige Gangstörung, in anderen Fällen kommt es zu partiellen Querschnittsläsionen und isolierten Schäden einzelner Muskelgruppen. Durch die Kombination mit cerebralen Schäden, vor allem der Oblongata und des Cerebellum entsteht ein mannigfaltiges Bild. Es kann sich hierbei ein fortschreitender spinaler Prozeß anschließen, der durch die Kombination der Symptome der Pyramidenbahnläsion und der Schädigung des peripheren Neurons an das Bild der amyotrophischen Lateralsklerose erinnert. Die Behandlung kann nur konservativ sein.

Bei der Caisson-Krankheit beginnen die klinischen Erscheinungen meist erst nach einer halben bis einigen Stunden. Nach dieser Latenz setzen sie aber plötzlich ein. Es kommt zu Atemnot, Cyanose und Benommenheit. Später treten heftige Schmerzen in Muskeln und Gelenken auf. Die Haut wird ödematös und cyanotisch. Unter Herzversagen kann der Tod eintreten. In leichteren Fällen zeigen sich Symptome zunächst von seiten der Gelenke und Muskeln. Bevorzugt ist das Hüftgelenk mit leichter Beweglichkeitseinschränkung. Sekundäre Arthritis (CHRIST) kann folgen. Von seiten des Rückenmarkes kommt es zunächst zu spastischen Paraparesen mit Reflexsteigerung und Pyramidenbahnzeichen sowie sensiblen Reizerscheinungen mit Paraesthesien. Objektive Sensibilitätsstörungen lassen sich nur selten nachweisen. Bevorzugt ist dann die Störung der Wärmeempfindung. Die Caisson-Krankheit betrifft im klinischen Bild vor allem das Dorsalmark mit entsprechenden Sensibilitätsausfällen, Lähmungen der Beine und Blasen-Mastdarm-Lähmung. Eine partielle bleibende Querschnittslähmung ist typisch. Isolierte Vorderhornschäden, ebenso wie Ataxie, sind selten. Die cerebralen Symptome sind gewöhnlich nur flüchtig. Wenn die lebensgefährliche erste Phase überstanden ist, dann ist die Prognose nicht ungünstig. Restsymptome der spinalen Schädigung bedingen Komplikationsgefahren. Auf die Prophylaxe dieser Krankheit ist durch strenge Einhaltung der vorliegenden Bestimmungen besonderer Wert zu legen. Bei den Taucherschäden handelt es sich um Gewerbekrankheiten und Berufsunfälle im gesetzlichen Sinne.

Therapie der Rückenmarksverletzungen

Für die Behandlung der offenen Rückenmarksverletzung ist eine Indikation zur Operation fast stets gegeben. Die Versorgung der äußeren Wunden erfolgt nach den üblichen Regeln. Darüber hinaus ist regelmäßig eine ausgedehnte Laminektomie erforderlich, um Steckschüsse und Knochensplitter aus dem Wirbelkanal und dem Bereich des Duralsackes zu entfernen. Epidurale und intradurale Hämatome werden ausgeräumt, das Rückenmark wird sorgfältig geschont. Rückenmarkswunden dürfen nur sehr vorsichtig von Gewebstrümmern und Blut befreit werden. Die Dura soll verschlossen werden, falls nötig mit Hilfe einer Plastik aus der Fascia lata. Ein Verschluß der Weichteilwunde ist unter epiduraler Drainage angezeigt. In der Nachbehandlung ist stets die Anwendung von antibiotischen Mitteln und Sulfonamiden angezeigt.

In sehr seltenen Fällen ist eine operative Behandlung der gedeckten Rückenmarksverletzungen angezeigt. Sie besteht beim Nachweis von körpereigenen Fremdkörpern (Knochen im Wirbelkanal mit Raumbeengung), bei irreponiblen Luxationsfrakturen der Halswirbelsäule oder wenn nach freiem Intervall zunehmende Ausfallserscheinungen bei gleichzeitiger Behinderung der Liquorpassage auf eine Raumbeengung, etwa durch ein Epiduralhämatom, hinweisen. Bei den Spätfolgen kann die Indikation zur Laminektomie bei den Myelopathien, den Meningopathien und Vasopathien bei umschriebenem Sitz der Läsion gegeben sein. Man kann dann vor allem cervical durch Mobilisierung des Rückenmarkes durch Durchtrennung der Ligamenta denticulata oft eine wesentliche Verbesserung der Durchblutung erreichen.

Ganz entscheidend wichtig für die Rückenmarksverletzungen ist die allgemeine Nachbehandlung und Pflege, die in der Mehrzahl der Fälle, in denen eine operative Behandlung nicht möglich ist, die einzigen therapeutischen Maßnahmen darstellen. Zunächst dient eine Lagerungsbehandlung der Ausheilung der Wirbelsäulenverletzung in günstiger Stellung sowie der Vorbeugung von Kontrakturen und Druckgeschwüren. Ein erheblicher pflegerischer Aufwand ist dazu nicht zu umgehen. Die Verletzten werden ohne Unterbrechung in zweistündigen Abständen umgelagert, zuerst in rechte, dann in linke Seitenlage, dann in Rücken- und dann in Bauchlage. Man kann dabei von Spezialbetten, insbesondere Drehbetten, Gebrauch machen. Meist sind 3—4 Pflegepersonen für die Umlagerung nötig, vor allem wenn Verschiebungen einer Wirbelfraktur vermieden werden sollen. Die Lagerung erfolgt stets in leichter Hyperextension der Wirbelsäule, die in der Seitenlage durch Rückenstützung von dorsal erreicht wird. Die Stellen, an denen sich bevorzugt Druckgeschwüre entwickeln, werden vom Auflagedruck freigehalten, die Fersen werden durch Watteverbände geschützt, die Kreuzbeingegend durch Gummiringe. Durch sorgfältige Hautpflege durch Abreibungen mit 35%igem Alkohol mit Zusatz von Glycerin und Tannin, sowie Puderanwendung werden Ulcera oft vermieden. An den Beinen müssen zur Vermeidung von Gelenkversteifungen und Kontrakturen die Gelenke in Streckung und Abduktion gelagert werden. So wird gleichzeitig dem häufigen Adductorenspasmus vorgebeugt. Da an den Füßen die Spitzfußstellung droht, ist es nötig, eine Dorsalflexion aufrecht zu erhalten. Alle Gelenke der gelähmten Gliedmaßen müssen mehrmals täglich passiv bewegt werden, wobei darauf Rücksicht genommen werden muß, daß Wirbelsäule und Rückenmark ruhiggestellt bleiben. Eine erhebliche Gefahr bildet auch die Thromboseneigung. Hier kann man durch leichte Streichmassage von distal herzwärts die Venen und Lymphbahnen entleeren. Entstehen Thrombosen und Thrombophlebitiden, so ist Hochlagerung, Alkoholverband und Hirudoidsalbe angezeigt. Nicht zu vergessen ist die Kontrolle des Blutbildes und der Abwehrlage, wobei die Bluttransfusion frühzeitig zur Anwendung kommen soll. Blasenlähmungen bringen stets die große Gefahr aufsteigender Harnwegsinfektionen mit Nierenkomplikationen, Steinbildung und weitergehenden Abscessen mit sich. Erstrebenswert ist es, eine automatische Blasen- und Mastdarmentleerung zu erreichen. Der Füllungszustand der Blase muß besonders im Frühstadium nach Rückenmarksläsionen beachtet werden. Man kann zuerst eine manuelle Auspressung versuchen, dann wird ein Katheterismus notwendig, der 3—4mal täglich durchgeführt wird. Der Dauerkatheter ist dringend zu vermeiden, da er zu Druckgeschwüren in der Harnröhre, Urinfisteln, Harnphlegmone, Divertikel- und Strikturbildungen führen kann. Das wiederholte Katheterisieren leitet auch hier die Entwicklung einer Blasenautomatie ein. Es wirkt der Schrumpftendenz entgegen. So lange eine Katheteranwendung nötig ist, muß unbedingt ein Infektionsschutz, meist durch Sulfonamide, manchmal auch durch Antibiotica, durchgeführt werden. Die Flüssigkeitszufuhr soll reichlich sein, um aufsteigenden Infektionen und Steinbildungen entgegenzuwirken. Zur Stuhlentleerung ist anfangs oft die digitale Ausräumung nötig, später kann man mit Prostigmin, Abführmitteln und Einläufen Erfolge erzielen. Die Anwendung eines Darmrohres ist bei Meteorismus angezeigt, von einer Wärmeapplikation auf den Leib soll man ganz allgemein bei Querschnittsverletzten im betroffenen Gebiet absehen, da die große Gefahr von unbemerkten Verbrennungen besteht. Eine eingehende Beschäftigung verdient die Verhütung des Decubitus. Der Decubitus ist, wie GUTMANN nach seinen großen Erfahrungen feststellt, stets die Folge mangelhafter Pflege. Die

Vermeidung ist einfacher als die Behandlung. Das Wesen des Decubitus ist eine ischämische Nekrose. Das erste Stadium ist eine leichte Rötung der Haut, der zunächst ein oberflächlicher Hautdefekt, dann ein Absterben des Unterhautzellgewebes folgt. Geht die Nekrose weiter in die Tiefe, so kommt es zum Zerfall von Fascien und Muskulatur, schließlich zum Freiliegen des Knochens und zur Knochennekrose. Hierbei kommt es fast stets neben der aseptischen Nekrose auch zu einer Infektion mit Osteomyelitis, Übergreifen in die Umgebung und allgemeiner Infektion als Sepsis mit den entsprechenden intermittierenden Temperaturen, Schüttelfrösten und dem allgemeinen Kräfteverfall. Die meist starke Absonderung aus infizierten großen Dekubitalgeschwüren kann zu einem Eiweißverlust von bis zu 50 g am Tage führen. Umlagerung und Druckentlastung dient nicht nur der Vorbeugung sondern auch der Behandlung des Decubitus. Die Durchblutung der Umgebung soll gefördert werden, damit Heilungsvorgänge eingeleitet werden können. Hierbei sind kleine Bluttransfusionen in wiederholter Anwendung von Nutzen, ferner eine Stützung des Kreislaufes und medikamentöse Therapie der Infektion durch Antibiotica oder Sulfonamide. Wenn sich die Nekrosen demarkiert haben, so werden sie chirurgisch abgetragen. Oberflächliche Ulcerationen werden mit Desitinsalbe, tiefe Dekubitalstellen mit feuchten Verbänden behandelt, wobei für dauernde Feuchtigkeit etwa durch Berieselung zu sorgen ist. Nach Reinigung großer Ulcera kommen dann granulationsanregende Salben, wie Lebertran, Bepanthen, Desitin und Granugenolöl in Betracht. Der Überhäutung dient die Pellidolanwendung. Bei komplizierenden Infektionen der Weichteile und des Knochens, bei der oft Fisteln auftreten, muß vor einer Behandlung die Ausdehnung des Prozesses, die Richtung und der Umfang von Fisteln sowie die Knochenbeteiligung durch entsprechende Röntgenbilder und Sondierungen festgestellt werden. Die Erreger sollen getestet werden, damit eine gezielte antibiotische Therapie möglich ist. Osteomyelitische Gebiete müssen im Gesunden ausgeräumt werden. Bei den etwas selteneren Druckstellen über dem Sitzbeinhöcker ist meist operative Behandlung erforderlich, da sich rasch eine Osteomyelitis entwickelt, die das Hüftgelenk erreichen kann. Die frühzeitige operative Behandlung ist hier unerläßlich.

Besprochen werden müssen noch die leider beschränkten therapeutischen Möglichkeiten bei schwersten posttraumatischen Muskelspasmen. Die Spasmen entwickeln sich ganz überwiegend im Bereiche der Beine. Im Vordergrunde stehen dabei Adductorenspasmen sowie Beugespasmen der Hüft- und Kniegelenke und Streckspasmen der Fußgelenke. Bei leichteren Graden lassen sich die Spasmen durch eine vorsichtige Gegenwirkung, die die Oberschenkel in Abduktion, Hüft- und Kniegelenk in Streckstellung und das Fußgelenk in Dorsalflexion bringt, überwinden. Mitunter können die zu erstrebenden Gelenkstellungen durch Schienenverbände aufrecht erhalten werden, wobei jedoch eine Decubitusgefahr besteht. Eine wirksame medikamentöse Behandlung der Spasmen ist bisher nicht gefunden worden. Bei hochgradigen Dauerspasmen treten einerseits orthopädische Operationen, wie die Tenotomie, andererseits Eingriffe am Nervensystem in die Erwägung. Die Adductorenspasmen können durch die Seligsche Operation, d. h. die Durchtrennung der Nn. obturatorii bekämpft werden. Die Foerstersche Durchschneidung der hinteren Wurzeln ist ebenso wie die Chordotomie nicht von dauerndem Erfolge. Die Myelotomie von BISCHOFF, bei der nach einer Laminektomie ein Längseinschnitt in der Lendenanschwellung knapp vor dem Denticulatum in Richtung nach medial und vorn bis zur Mitte des Rückenmarkes vorgenommen wird, hat vielversprechende Anfangserfolge gezeigt, jedoch sind weitere Erfahrungen mit dieser Methode nötig. Bei völligen Querschnittslähmungen mit kompletter Blasen-Mastdarm-Lähmung in sicher stationärem Zustand ohne

Rückbildungsaussichten kommen zur Behandlung von Spasmen Injektionen von 85%igem Alkohol in den Liquorraum des lumbalen Wirbelkanals nach der Methode von DOGLIOTTI in Betracht. Diese Methode sollte aber nur ausnahmsweise angewendet werden, wenn alle anderen Mittel versagt haben. Bei schwersten Schmerzzuständen nach traumatischen Rückenmarksläsionen, soweit sie nicht durch Spasmen hervorgerufen sind, kommt nach Versagen aller konservativen Maßnahmen die Chordotomie zur Ausführung, die stets einige Segmente über der Läsionsstelle, am besten im obersten Dorsalmark vorgenommen wird und in der Regel doppelseitig sein soll.

Einen großen Raum nehmen in der modernen Behandlung der Querschnittsgelähmten die Maßnahmen zur seelischen Führung ein, die neben der körperlichen Behandlung schon von Anfang an berücksichtigt werden müssen. Die vielfach jugendlichen Verletzten sind durch den Unfall und das Querschnittsbild in eine Inaktivität verbannt, die ihr ganzes Leben wesentlich beeinflußt. Es muß verhindert werden, daß sie in Fatalismus und Hoffnungslosigkeit verfallen, da man damit spätere Maßnahmen erschwert. Schon frühzeitig muß dem Patienten Lebensmut zugesprochen werden und es muß sein Wille und seine Mithilfe geweckt werden, seine ganze Kraft zur Genesung einzusetzen. Die nichtgelähmte oder nur teils gelähmte Muskulatur wird durch Übungs- und Beschäftigungstherapie frühzeitig in Anspruch genommen. Zunächst wird Atemgymnastik im Bett durchgeführt, später kann man Übungen mit Hanteln, Rollenzügen und Expandern folgen lassen. Die krankengymnastische Bewegungsübung und die Massage tritt hinzu. Sind die Wirbelsäulenbrüche ausgeheilt, so kann eine Beschäftigungstherapie verschiedener Art einsetzen und es ist dann auch mit einer systematischen Übung der Vasomotoren zu beginnen. Die Verletzten können im Bett aufgesetzt werden, später läßt man die Beine herunterhängen. Anfangs kommt es dabei nicht selten zu Schwindel und Kollaps. Man begegnet solchen Störungen durch Atemübungen sowie aktiven Bewegungen der oberen Extremitäten, um den Blutrücklauf zum Herzen zu beschleunigen. Auch ein Bandagieren der Beine kann bei Kreislaufschwäche von Nutzen sein. Sind die Lähmungen nicht hohen Grades, so sind Behandlungen im Wasser sehr wertvoll, da hier durch die Ausschaltung der Schwerkraft alle Muskeln, auch die stark geschwächten, durch aktive Bewegungen geübt werden können. Selbst bei den kompletten Querschnittslähmungen sollten Übungen im Stehen und Gleichgewichtshalt angestrebt werden. Man kann die Beine durch Anwickeln von Gipslongetten oder Holzbrettern stützen, um ein Zusammensinken in den gelähmten Gelenkbereichen zu vermeiden. Eine solche Maßnahme dient auch der Vorbereitung für das Gehen im Apparat und der Durchblutungsförderung im Bereiche der Beine sowie dem Ingangkommen der Blasenfunktion. Durch besondere Anleitung müssen die Patienten dazu gebracht werden, das aufgehobene Lagegefühl in den Beinen durch Beobachtung der Lageveränderung des Schultergürtels, der Rücken- und Bauchmuskulatur und des Beckengürtels zu ersetzen. Liegt eine vollständige Querschnittslähmung vor, so ist der Rollstuhl als Beförderungsmittel nicht zu umgehen. Die Verletzten sollen schon frühzeitig daran gewöhnt werden, wobei sie sich in kurzen Abständen hochstützen müssen, um Dekubitalulcera an der Sitzfläche zu vermeiden. Mit weiteren Übungen verhilft man den Patienten dazu, sich mit Hilfsgeräten im Rollstuhl zu erheben und kleinere Entfernungen zurückzulegen. In diesem Stadium ist die Mehrzahl der erforderlichen Maßnahmen orthopädischer Natur.

Es ist wünschenswert, im Gegensatz zu anderen Erkrankungen, die Querschnittsgelähmten in besonderen Abteilungen zusammenzufassen, da sie sich gegenseitig in ihren Bemühungen anspornen und fördern. In solchen Abteilungen ist auch eine soziale Wiedereingliederung vorzubereiten, wobei den Fähigkeiten und der beruflichen Vorbildung des einzelnen Rechnung zu tragen ist. Die organisatorische Aufgabe, die hiermit gestellt ist, ist in vielen europäischen Ländern, vor allem in England schon wirksam in Angriff genommen, während in der Bundesrepublik noch keine große derartige Abteilung eingerichtet worden ist. Es gibt aber bereits eine Reihe berufsgenossenschaftlicher Krankenhäuser, die hier bahnbrechend wirken.

Verletzungen der Halsgefäße
Von M. Sperling

Für die Verletzungen der Halsgefäße ergeben sich aus der Topographie und Physiologie einige Besonderheiten im Entstehungsmechanismus, der Symptomatologie und der Folgezustände. Auf die wichtigsten topographischen und physiologischen Beziehungen soll daher kurz eingegangen werden.

Arteria carotis communis und interna als Durchgangsgefäße zum Gehirn und Vena jugularis interna verlaufen in den großen Bindegewebsräumen des Halses, gleichfalls wie in einer Rinne, deren drei Wandungen trotz ihrer unterschiedlichen Gliederung insbesondere nach ventromedial jeweils als eine Einheit aufzufassen sind (LANZ-WACHSMUTH). Zum größten Teil werden die Begrenzungen des Stratum vasculare durch Muskelgruppen mit ihren Fascien gebildet, nur an der ventromedialen Wandung beteiligen sich — von der Fascia colli visceralis umschlossen — Schlund, Kehlkopf sowie Schilddrüsenlappen. Lediglich im Carotisdreieck liegen die im übrigen gut nach außen geschützten Gefäße oberflächlicher, nur von dem System der Fascia colli superficialis bedeckt; sie sind in diesem Bereich daher einer Verletzung leichter ausgesetzt.

Nach caudal setzen sich die Bindegewebsräume des Halses in das Mediastinum fort, wodurch die Möglichkeit der Ausbreitung von Hämatomen bei Verletzungen der Halsgefäße in den Mittelfellraum gegeben ist.

Die A. carotis externa mit ihren Ästen und die Vena jugularis externa weisen entsprechend ihrer Funktion als Versorgungsgefäße der Gesichts- und Halsregion einen oberflächlicheren Verlauf auf und sind daher zwangsläufig von Verletzungen häufiger betroffen als die tiefen Halsgefäße.

Für die Venen des Halses kommt in physiologischer Hinsicht den Halsfascien große Bedeutung zu. Durch ihre Bindegewebszüge insbesondere diejenigen der Fascia colli media aber auch der Fascia prävertebralis und Fascia colli superficialis zur Gefäßscheide und direkt zur Tunica adventitia der Vv. jugulares werden die Lumina der Halsvenen klaffend offen gehalten, ein Mechanismus, der den Abfluß des Blutes aus den Halsvenen, welcher nur durch Sog des mediastinalen Unterdruckes gewährleistet ist, unterstützt.

Die bindegewebige Verankerung der Gefäße und ihrer begleitenden Nerven erlaubt in gewissem Umfang eine Verlagerung der Gefäßnervenstränge, wie sie bei Bewegungen des Halses und Drehbewegungen des Kopfes notwendig ist. Zwar führt die im Rahmen von Drehbewegungen eintretende Dehnung zu einer Änderung der Strömungsgrößen, Überdehnungen der Gefäße mit Schädigung ihrer Wandung tritt jedoch unter physiologischen Bedingungen nicht ein.

Den zweiten zum Gehirn ziehenden Gefäßstrang des Halses bilden die *Vasa vertebralia*. Die Arteria vertebralis läßt sich in ihrem extrakraniellen Verlauf in drei Abschnitte einteilen (KÜTTNER, 1917): Der erste, in die tiefe Halsmuskulatur eingebettete Teil reicht vom Ursprung aus der Arteria subclavia bis zum Eintritt in das Foramen transversarium meist des VI. Halswirbels. In diesem Abschnitt ist die Wirbelarterie begleitet vom Truncus thyreocervicalis und der Vena vertebralis, in Höhe des Tuberculum caroticum des VI. Halswirbels nur durch die Fascia praevertebralis vom Grenzstrang und der Arteria carotis communis getrennt. In der 2. Strecke durchzieht die Arterie den Canalis costotransversarius vom VI. Halswirbel bis zum Atlas, begleitet von Fasern des sympathischen Geflechtes, im Bereich der unteren Halswirbel auch von zum Herzen ziehenden Acceleransfasern. Unter dem Atlas bildet die Arterie eine Reserveschlinge, die eine Überdehnung des Gefäßes unter normalen Kreiselbewegungen des Kopfes verhindert (LANZ-WACHSMUTH). In der 2. Strecke gibt die Arterie kleine Äste zur tiefen Halsmuskulatur und zum Rückenmark mit seinen Hüllen ab. Der Verlauf in seiner knöchernen Umhüllung stellt einesteils einen Schutz vor direkter traumatischer Schädigung dar, anderseits liegt jedoch gerade hierin eine Gefährdung für die Arterie bei

Verletzungen der knöchernen Umgebung, da ein Ausweichen des Gefäßes nicht möglich ist. Die 3. Strecke reicht vom Austritt aus dem Foramen transversarium des Atlas bis zum Eintritt in das Foramen occipitale magnum. Die Arterie verläuft in diesem Abschnitt zunächst im Sulcus arteriae vertebralis der Massa lateralis atlantis und tritt zwischen Atlas und Occiput in die Schädelhöhle ein. Zwischen Atlas und Foramen occipitale magnum entspringt aus der Arterie nur ein Gefäßast, der Ramus meningicus. In ihrem dritten Teil hat die Wirbelarterie enge topographische Beziehungen zu der A. occipitalis, einem Ast der A. carotis externa. Nach Eintritt in die hintere Schädelgrube zweigen von der A. vertebralis die A. cerebellaris inferior posterior zur Versorgung großer Teile der Medulla oblongata und des Kleinhirnes und die A. spinalis dorsalis und ventralis zum Rückenmark ab. Der Zusammenschluß der beiden Wirbelarterien zur unpaaren A. basilaris, deren Äste Rautenhirn, Medulla oblongata, Kleinhirn und Brücke versorgen, erfolgt in Höhe des caudalen Brückenrandes. Mit ihren beiden

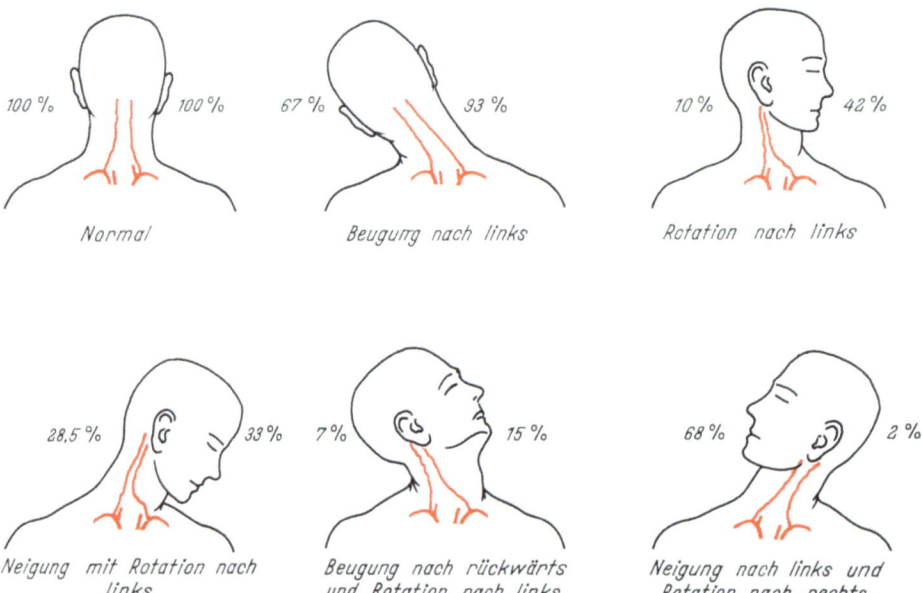

Abb. 109. Änderung der Durchströmungsgrößen der A. vertebralis bei verschiedenen Kopfhaltungen — ausgedrückt in Prozenten (nach CHRÁST und KORBIČKA) (Schematische Darstellung)

Endästen, den Aa. cerebrales posteriores schließt die A. basilaris über die unpaare A. communicans posterior den Circulus Willisii zu dem Versorgungsgebiet der A. carotis interna.

Die Vena vertebralis entsteht erst caudal des 6. Halswirbels durch Zusammenschluß eines die Arterie in der 2. und 3. Strecke begleitenden Netzes von Vv. comitantes vertebrales. Sie verläßt den Canalis costotransversarius meist erst nach dem VII. Halswirbel und vereinigt sich fast regelmäßig vor Eintritt in die V. subclavia mit der V. cervicalis profunda.

Arteria und Vena vertebralis weisen nicht selten anatomische und topographische *Varianten* auf (CHANAMIJAN, KILLIAN, 1950, LANZ-WACHSMUTH, PERRIG). ENDERLEN und JUSTI beobachteten sogar das Fehlen einer A. vertebralis. Die bedeutungsvollste Variante für Folgezustände nach Verletzungen einer Arterie ist die unterschiedliche Lumenweite. Nur in 29% ist das Lumen beidseits gleich, eine größere Lumenweite findet sich links in 45% und rechts in 26% (LANZ-WACHSMUTH). Von Bedeutung ist auch die Änderung der Durchströmungsgröße, die bei Drehbewegungen des Kopfes abnimmt (GEGENBAUER, GERLACH). Die auch von KUNERT bei Inklination gleichzeitig festgestellte vermehrte kontralaterale Gefäßfüllung als kompensatorischer Ausgleich konnten CHRAST und KORBIČKA nicht bestätigen. Die von ihnen gefundene Änderung der Durchströmungsgröße bei verschiedenen Kopfhaltungen ist in der Abb. 109 dargestellt.

Die offene Verletzung der Arteria carotis und Vena jugularis

Gegen scharfe Gewalteinwirkung, z. B. durch Messerstiche, perforierende Fremdkörper oder Geschosse bietet der Weichteilmantel um die A. carotis communis und interna sowie um die Vena jugularis interna keinen ausreichenden

Schutz. Die Vena jugularis externa und die A. carotis externa mit ihren Ästen sind, wie bereits erwähnt, infolge ihrer oberflächlichen Lage ohnedies einer direkten Gewalteinwirkung leichter ausgesetzt. Jedoch können andererseits die Gefäße dem Fremdkörper ausweichen. Im Vordergrund der *Symptomatik offener Carotisverletzungen* steht die Blutung, die in vielen Fällen in kurzer Zeit zum Tode führt. Von der Art des eindringenden Fremdkörpers und auch der Drehbewegung des Kopfes hängt es ab, ob die Blutung nach außen oder innen erfolgt. Pfählungsverletzungen führen ebenso wie die meisten Stichverletzungen zur Blutung nach außen. Ist der eindringende Körper klein (Geschosse, Metallsplitter oder auch die Punktionsnadel im Rahmen einer Carotisangiographie), so kann sich der Perforationskanal durch die Weichteile infolge Kontraktion der Muskulatur verschließen, eine Blutung nach außen ist dann nur gering oder tritt überhaupt nicht ein. Ebenso wird die Blutung nach außen fehlen, wenn zum Zeitpunkt der Verletzung der Kopf nach einer Seite gedreht war, so daß sich in Mittelstellung des Kopfes die Muskulatur über der Gefäßverletzung kulissenartig übereinanderschiebt und der Perforationskanal auf diese Weise nach außen verschlossen wird. Die Blutung erfolgt dann nach innen. Das Hämatom breitet sich entlang der A. carotis in den Bindegewebsräumen des Halses bis ins Mediastinum aus, wie es z. B. auch bei ungenügender Kompression nach Carotisangiographien beobachtet werden kann. Führt nicht schon ein ortsständiger Thrombus oder die Verschiebung bzw. Verklebung der äußeren Gefäßwandschichten und seiner Umgebung zur Blutstillung, so kann nach derartigen Gefäßverletzungen das Hämatom die spontane Hämostase auslösen, wenn der extravasale Druck dem intravasalen gleicht. Begünstigt wird die spontane Blutstillung durch den Blutdruckabfall, für dessen Eintreten die Irritation des Glomus caroticum bedeutungsvoll ist.

Liegt eine Verletzung von A. carotis und Trachea oder Oesophagus vor, oder ist die Pleurakuppe mitverletzt, so kommt es zur Blutung, unter Umständen zur Verblutung in diese Organe oder den Thoraxraum.

Die gleichzeitige Verletzung der A. carotis und der V. jugularis interna ist nach FROMME und HOTZ prognostisch zunächst als günstiger zu betrachten, da durch den Rückfluß des aus der Arterie austretenden Blutes in die unter negativem Druck stehende Vene die Gefahr der Verblutung nicht gegeben ist, wenngleich aus diesem arteriovenösen Kurzschluß sich später ganz erhebliche Belastungen für Herz und Kreislauf ergeben.

Cerebrale Ausfallserscheinungen werden bei der Carotisverletzung nur dann auftreten, wenn die Blutzirkulation zum Gehirn plötzlich unterbrochen ist. Diese sind besonders bei Verletzungen der A. carotis interna zu erwarten.

Die *Prognose* der offenen Carotisverletzung ist ganz abhängig vom Zeitpunkt der Operation und dem Ausmaß evtl. eingetretener cerebraler Ausfallserscheinungen.

Auch für die A. carotis gelten die allgemeinen Grundsätze zur Behandlung von Gefäßverletzungen. Die *provisorische Blutstillung* am Unfallort stellt für den Verletzten in vielen Fällen die einzige Rettung dar. Die Kompression der A. carotis communis läßt sich durch Fingerdruck gegen den Querfortsatz des VI. Halswirbels bewerkstelligen.

Für die Art der *definitiven Blutstillung* ist ausschlaggebend, daß das Ausmaß cerebraler Ausfallserscheinungen nach Unterbrechung der zum Gehirn ziehenden Gefäße weitgehend abhängig ist vom Alter des Patienten, der Lokalisation der Gefäßverletzung und der Geschwindigkeit der Drosselung der Gefäßdurchströmung. Die *Ligatur* stellt eine plötzliche Unterbrechung der Durchströmung dar. Die Unterbindung der A. carotis interna, die bei Jugendlichen unter normalen

Bedingungen meist keine Ausfallserscheinungen verursacht, ist bei älteren Patienten nahezu immer von zentralen Ausfällen gefolgt und kann unter Umständen zum letalen Ausgang führen, worauf bereits in der älteren Literatur hingewiesen wurde

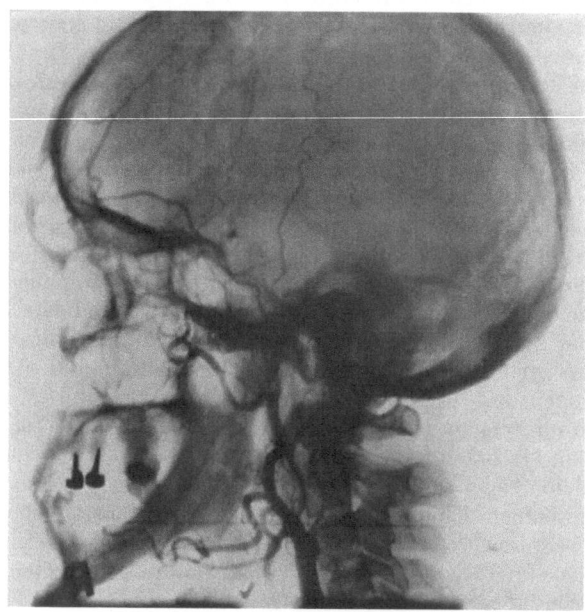

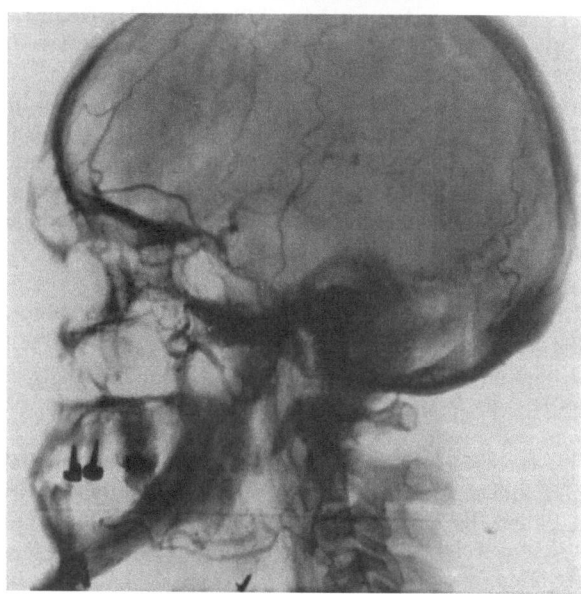

Abb. 110. Phasen aus einer Carotisangiographie mit Verschluß der A. carotis interna. Der intracranielle Interna-Abschnitt füllt sich über Kollateralgefäße der A. ophthalmica auf, wie dies auf der unteren Aufnahme deutlich erkennbar ist

(LÉNORMANT u. a.). Bei Jugendlichen kann der sich rasch einstellende Ersatzkreislauf — extracerebral über die A. carotis externa zur A. ophthalmica (Abb. 110) und intracerebral über den Circulus Willisii — den Ausfall der A. carotis interna kompensieren, dem älteren Patienten dagegen fehlt infolge der Physiosklerose und besonders bei Gefäßveränderungen im Rahmen einer Arteriosklerose die Möglichkeit der raschen Kollateraleröffnung. Die Ligatur der A. carotis interna sollte wegen der ungünstigen Prognose daher nur auf die äußersten Notfälle beschränkt bleiben. Die Häufigkeit cerebraler Ausfallserscheinungen nach Ligatur der A. carotis communis ist auch im fortgeschrittenen Alter weit geringer als nach Unterbindung der A. carotis interna. Ausfallserscheinungen treten meist nur dann ein, wenn durch aufsteigende Thrombosierung auch der Kollateralkreislauf über die A. carotis externa und ihre Anastomosen zur Gegenseite, der meist eine ausreichende Blutzirkulation zum Gehirn gewährleistet, unterbrochen

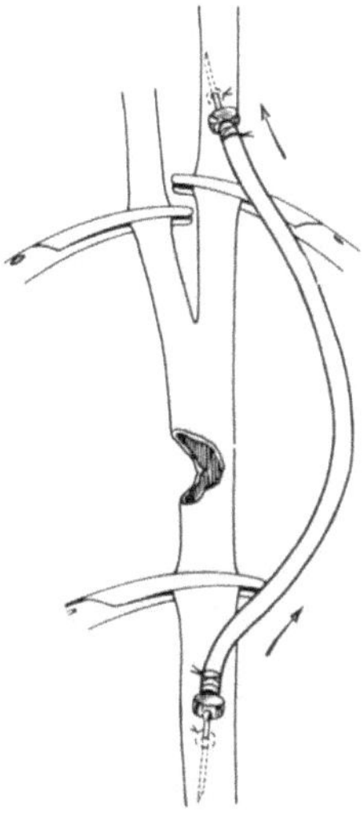

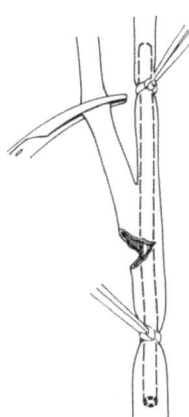

Abb. 111. Extraluminärer Shunt. Erhaltung einer Zirkulation durch Umleitung des Blutes außerhalb der Arterie

Abb. 112. Intraluminärer Shunt, die Blutzirkulation wird durch einen eingebundenen Katheter aufrechterhalten

wird. Durch gleichzeitige Unterbindung der A. carotis communis und der V. jugularis konnte der Hundertsatz von zentralen Ausfällen auf 5% gesenkt werden (HEIDRICH, RIEDINGER).

Selbst wenn die Ligatur der A. carotis interna zum Zeitpunkt der Verletzung im jugendlichen Alter ohne cerebrale Ausfallserscheinungen toleriert wird, so wäre es jedoch denkbar, daß mit fortschreitendem Alter durch zunehmende Gefäßveränderungen, Nachlassen der Herzleistung eine Dekompensation des Kollateralkreislaufes eintritt, die eine Mangeldurchblutung des Gehirnes zur zur Folge hat.

Daher ist für Verletzungen der A. carotis communis und besonders der interna die Wiederherstellung der Kontinuität — bei gegebenen lokalen und allgemeinen Voraussetzungen, auf die an anderer Stelle eingegangen wurde — heute die Methode der Wahl. Ob die primäre *Naht* oder die *Transplantation*, wofür sich die Vena saphena magna eignet, durchzuführen ist, hängt jeweils von der Größe des Defektes ab. Jeder wiederherstellende Eingriff an der A. carotis fordert eine vorübergehende Unterbrechung der Zirkulation, womit erneut die Gefahr einer cerebralen Ernährungsstörung verbunden ist, insbesondere, da rekonstruktive Eingriffe eine längere Operationszeit erfordern und die cerebralen Ausfallserscheinungen abhängig sind von der Dauer der Durchblutungsminderung. Durch Hypothermie kann die Gefahr einer cerebralen irreparablen Schädigung vermindert werden, jedoch wird dadurch auch der Beginn der Operation um die erforderliche

Zeit der Einleitung der Hypothermie verzögert. Da aber wegen der Gefahr cerebraler Ernährungsstörungen, die schon allein durch die Gefäßverletzung bedingt sein können, die Operation unverzüglich durchgeführt werden sollte, ist es zweckmäßig, die Zirkulation zum Gehirn während der Operation durch einen sog. extraluminären (Abb. 111) oder einen intraluminären Shunt (Abb. 112) aufrecht zu erhalten (DE BAKEY u. Mitarb., EISENMAN u. Mitarb.).

Zur Versorgung offener Verletzungen der A. carotis externa und ihrer Äste ist nur die Ligatur am Ort der Verletzung angezeigt, da periphere Ausfallserscheinungen wegen der innigen Verflechtung mit den Gefäßen der Gegenseite nicht auftreten.

Die gedeckte Carotisverletzung

Nach stumpfer Gewalteinwirkung stellt die traumatische *Carotis-Interna-Thrombose* eine Unfallfolge dar, die häufiger als die offene Verletzung dieses Gefäßes anzutreffen ist. Meist ist es die direkte Einwirkung der Gewalt auf das Gefäß, die zu Intimaläsionen und konsekutiver Thrombose führt. Als Ursache kommen auf den Hals einwirkende oder auch durch den Rachenraum eindringende Fremdkörper in Betracht. Am häufigsten sind Pfählungsverletzungen infolge Auffahrunfällen, bei denen die Weichteile des Halses schwer geschädigt, die Gefäße jedoch nicht eröffnet werden. Früher wurden Carotisthrombosen häufiger nach Strangulationen beobachtet. Raritäten des Unfallherganges stellen Streifungen mit einem Skistock am Hals (HAID), Stoß eines Kuhhornes durch den Mund, ebenso das Eindringen eines Skistockes (KIENER) bzw. einer Holzstange (GRUNERT und CIGANEK) durch den geöffneten Mund in den Rachenraum dar. HOUCK u. Mitarb. sahen eine Thrombose der A. carotis communis und interna nach einer Abscherfraktur von HWK II. Eine eigene Beobachtung und eine Mitteilung von GERSTENBRAND u. Mitarb. zeigen, daß Carotisthrombosen auch nach reinen Schädeltraumen auftreten können, ohne daß es im Bereich des Halses zu einer Gewalteinwirkung gekommen wäre. Auftretende Zugkräfte im Rahmen einer Überdehnung und Zerrung der A. carotis interna im extrakraniellen Abschnitt sind hierfür als auslösende Ursache anzunehmen, wobei die Überdehnung durch plötzliche Überstreckung des Halses mit Lateralflexion bei stumpfer Gewalteinwirkung auf den Schädel eintritt (CLARK u. Mitarb.). Ungewöhnlich ist der Entstehungsmodus einer doppelseitigen Carotis-Interna-Thrombose eines 60 jährigen Fallschirmspringers (OJEMANN und MOSER), bei dem offenbar die Stauchung im Rahmen eines Aufsprunges die Thrombosierung der Gefäße auslöste.

Eine weitere bevorzugte, aber intrakranielle Lokalisation von Verletzungen stellt der Carotis-Interna-Abschnitt im Canalis caroticus unterhalb des Siphons dar. Sowohl Frakturen seiner knöchernen Wandung als auch Zerrungen der Arterie, ausgelöst durch plötzlich gebremste Schleuderbewegungen des Gehirnes bei Fixation des Gefäßes in seiner knöchernen Umgebung während des Kopfaufpralles im Rahmen von Schädelprellungen (ISFORT) führen zu Einrissen der Gefäßinnenschichten mit nachfolgender Thrombosierung.

Die Carotis cavernosus-Fistel wurde unter den Schädelhirnverletzungen besprochen.

Traumatische Carotis-Interna-Thrombosen treten wahrscheinlich weitaus häufiger auf, als dies dem Schrifttum zu entnehmen ist (ISFORT, BRENNER u. Mitarb.). Eine Reihe derartiger Verletzungen verlaufen infolge der Suffizienz des Ersatzkreislaufes ohne klinische Erscheinungen. Dies mag die Beobachtung eines 43jährigen Patienten belegen, der 1941 eine Granatsplitterverletzung an der re. Halsseite erlitt. Die Beurteilung des Schußkanals läßt den Schluß zu, daß seinerzeit die A. carotis interna tangiert wurde. 23 Jahre nach der Verletzung kam es im Anschluß an die Senkung des Blutdruckes bei einem Hypertonus mit systolischen Werten von über 200 mm Hg zu einer progredienten Halbseitenlähmung. Es ist als wahrscheinlich anzunehmen, daß die Carotis-Thrombose nach der Granatsplitterverletzung auftrat und nur deshalb klinisch stumm bleiben konnte, weil der Ersatzkreislauf (extracerebral über die A. ophthalmica, siehe Abb. 110) ausreichend war. Erst im Rahmen der allgemeinen Blutdrucksenkung ist es offenbar zur Dekompensation des Kollateralkreislaufes mit den Zeichen der arteriellen cerebralen Mangeldurchblutung gekommen. Die im Schrifttum angeführten Carotisthrombosen weisen dagegen meist schwerste zentrale Ausfallserscheinungen auf. Dieser Umstand zeigte schon auf, daß das *klinische Bild der Carotisthrombose* äußerst variabel sein kann. In ihrem Erscheinungsbild wird der traumatische Carotisverschluß oft fehlgedeutet und verkannt, so daß häufig erst die Sektion die wahre Verletzungsfolge aufdeckt.

Im typischen Verlauf stellen sich nach einem annähernd beschwerdefreien Intervall von meist 4—24 Std, selten auch von mehreren Tagen nach dem Unfall, in welchem flüchtige Benommenheitszustände beobachtet werden können, neurologische Ausfallserscheinungen ein.

Das beschwerdefreie Intervall und die meist zunehmenden Ausfallserscheinungen erklären sich aus der Bildung des zunächst wandständigen, aber wachsenden und schließlich obturierenden Thrombus, der sich durch Apposition zwischen den beiden benachbarten Gefäßabgängen, d. h. herzwärts bis zur Teilungsstelle der A. carotis communis und nach peripher bis zum Abgang der A. ophthalmica weiter entwickelt. Erfolgt die komplette Obliteration rasch, so daß durch den Kollateralkreislauf der Gefäßausfall nicht kompensiert werden kann, so treten kontralaterale spastische Hemiparesen mit stärkerem Betroffensein von Arm und Kopf auf. Die geringeren Ausfallserscheinungen an der unteren Extremität erklären sich aus der teilweisen Versorgung des Beinzentrums durch die A. cerebralis anterior, die über die A. communicans anterior von der Gegenseite her versorgt werden kann. Kontralaterale Hemihypaesthesie, Hypoglossus- und Abducensparesen, sowie motorische und sensorische Aphasie bei Betroffensein der führenden Hirnhälfte sind weitere Symptome des Internaverschlusses bei ungenügendem Ersatzkreislauf. Die fortschreitende Thrombosierung über die A. ophthalmica hinaus (Unterbrechung des extrakraniellen Kollateralkreislaufes) und die sicherlich häufige embolische Verschleppung thrombotischen Materials in die A. cerebralis media hat dann die Zunahme zentraler Ausfallserscheinungen zur Folge.

Homolaterale Sehstörungen zeigen den Ausfall der A. centralis retinae meist infolge Thrombosierung der A. ophthalmica an (Verminderung des homolateralen Netzhautarteriendruckes!). Der thrombotische oder embolische Verschluß der A. cerebralis anterior bietet ein schweres klinisches Bild mit Bewußtlosigkeit, oft bis zum Tode, besonders wenn die führende Seite betroffen ist. Lähmungen des kontralateralen Beines, frontale Koordinationsstörungen, extrapyramidale Bewegungsstörungen, Geruchs- und Orientierungsstörungen sind weitere Symptome des Anteriorverschlusses. Der Totalverschluß der A. cerebralis media als Hauptast der A. carotis interna zeigt sehr massive Ausfallserscheinungen und führt meist zum Tode. Die Symptome des Mediaverschlusses sind kontralaterale Hemiplegie vorwiegend des Armes und Gesichtes, Hemianopsie, Hemianaesthesie und bei linksseitigem Verschluß für Rechtshänder Apraxie, Totalaphasie sowie Agnosie.

Für die Therapie und auch für die Prognose ist das Ausmaß der Thrombosierung von entscheidender Bedeutung.

Bei einem 20jährigen Patienten, der uns 7 Wochen nach einer Verletzung der linken Halsseite und linksseitiger Unterkieferfraktur mit der Frage eines rekonstruktiven Eingriffes der A. carotis interna überwiesen wurde, waren bei der Einlieferung in das erstversorgende Krankenhaus keinerlei neurologische Zeichen nachweisbar. Die penetrierende Verletzung der linken Halsseite reichte mit einer Taschenbildung, in welcher die anscheinend unverletzte A. carotis und V. jugularis interna freilagen, bis zum Kehlkopf. 8 Std nach dem Unfall kam es zu tonisch-klonischen Krampfanfällen mit Rechtsbetonung. Im Laufe der beiden folgenden Tage bildete sich langsam eine schlaffe Hemiparese rechts aus. 4 Wochen später wurde die erste Angiographie durchgeführt, die einen extrakraniellen Verschluß der A. carotis interna an typischer Stelle und einen Verschluß der cranialen Äste der A. carotis externa zeigte (Abb. 113).

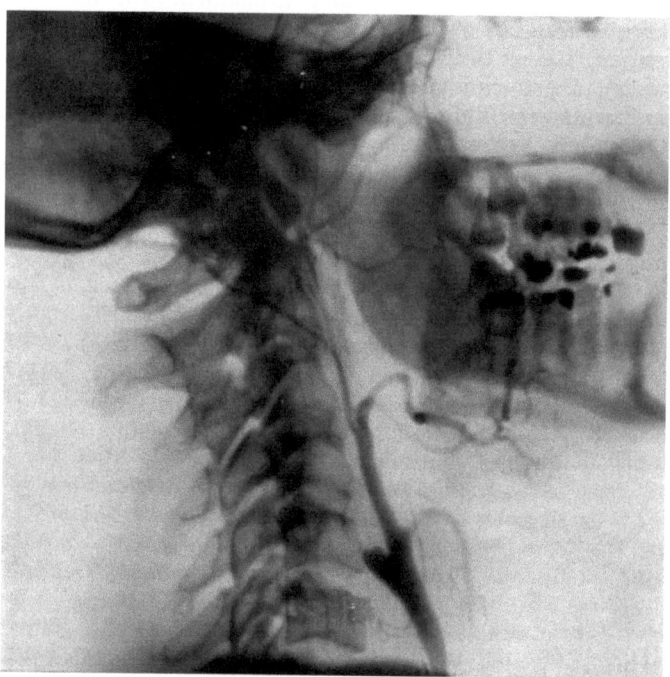

Abb. 113. Thrombose der A. carotis interna nach Verletzung der Halsregion. Der Verschluß der A. carotis interna ist an dem scharfen Kontrastmittelabbruch kurz nach der Carotisgabelung zu erkennen

Der vollkommen orientierte Patient bot bei der neurologischen Untersuchung eine rechtsseitige, spastische Hemiparese besonders der oberen Extremität mit Reflexsteigerung. Gesichtsfeldausfälle bestanden nicht. Weiterhin waren ausgedehnte, z. T. eingezogene, z. T. noch fistelnde Narben im linken Gesichts-Halsbereich zu erkennen. Die Halbseitenparesen mit Bevorzugung des Armes bei fehlenden Gesichtsfeldausfällen ließen klinisch den Schluß zu, daß die A. carotis interna zwischen dem Carotis-Sinus und der A. ophthalmica verschlossen war und nur ein ungenügender Kollateralkreislauf bestand. Die Angiographie zeigte einen Verschluß der A. carotis interna dicht oberhalb der Carotisgabelung sowie Verschlüsse der oberen Äste der A. carotis externa (hierdurch Einschränkung des extrakraniellen Kollateralkreislaufes). In einer späteren Füllungsphase stellte sich die A. carotis interna oberhalb des Orbitarandes dar; der Verschluß der A. carotis interna erstreckte sich also von der Carotisgabel bis zur A. ophthalmica.

Differentialdiagnostisch ist die traumatische Carotis-Interna-Thrombose gegen intrakranielle Komplikationen einer begleitenden Hirnverletzung und insbesondere gegen cerebrale Blutungen abzugrenzen. Der Carotisthrombose fehlt im klinischen Bild initial der Bewußtseinsverlust (BRENNER u. Mitarb.), jedoch kann ein solcher auch bei einem zusätzlichen Schädeltrauma vorliegen.

Die Klärung der Diagnose kann nur durch eine *Angiographie* erfolgen, die daher bei dem geringsten Verdacht sobald als möglich durchgeführt werden soll.

Nur die *frühzeitige Thrombektomie*, wie sie von HOUCK u. Mitarb. sowie von BRENNER u. Mitarb. empfohlen wird, kann überhaupt Aussicht auf Erfolg haben. Je mehr Zeit zwischen Auftreten der ersten Symptome und der Operation verstreicht, um so ungünstiger wird die Prognose, da sich die Thrombose weiter nach peripher ausbildet. Hat der Thrombus den intrakraniellen Internaabschnitt erst erreicht, so ist eine vollkommene Ausräumung des thrombotischen Materials nicht mehr möglich. Das Ausmaß der ischämischen Schädigung des Gehirnes ist von dem Grad und der Dauer der Mangeldurchblutung abhängig. Kommt der Verletzte erst in einem Spätstadium in Behandlung, so daß die cerebralen Schäden irreversibel sind und die Thrombose den intrakraniellen Internaabschnitt bereits befallen hat, so kann die Behandlung nur in der Verhütung einer zunehmenden Thrombosierung und embolischen Verschleppung thrombotischen Materials durch Anticoagulantien bestehen. Zur Förderung des Kollateralkreislaufes durch Ausschaltung vasokonstriktorischer Reflexe, die von dem thrombosierten Arteriensegment ausgehen, werden die cervicale Sympathicusblocke bzw. Sympathektomie oder die Resektion des thrombosierten Arteriensegmentes empfohlen (WANKE, ISFORT).

Die Verletzungen der Venen des Halses

Die isolierte Verletzung der Venen des Halses ist ein sehr seltenes Ereignis. Im allgemeinen handelt es sich dabei um Kombinationsverletzungen. Im wesentlichen sind es drei Gefahren, die aus einer Verletzung größerer Halsvenen drohen: die Luftembolie, die Blutung und die venöse Abflußstörung aus dem Gehirn. *Luftembolie* und *Blutung* sind abhängig von dem Venendruck. Der in den Halsvenen bestehende Unterdruck ist physiologischen Schwankungen unterworfen. So wirken dem negativen Druck Exspiration und hydrostatischer Druck entgegen, der unter extremen Bedingungen bei Kopftieflagerung und oberflächlicher Atmung zu einem positiven Druck in den Halsvenen führen kann. Dementsprechend besteht unter den letztgenannten Kriterien bei offenen Venenverletzungen des Halses die Gefahr der Blutung, während es bei negativem Halsvenendruck zu einer Luftembolie kommen kann. Begünstigend für das Eintreten eines solchen Ereignisses ist das Klaffen der V. jugularis, das durch ihre Verspannung zwischen den Halsfascien, insbesondere bei Kontraktion des M. omohyoideus, der als Spanner der Fascia colli media wirkt, bedingt ist.

Die *Thrombose* der V. jugularis interna wird meist, besonders wenn sie langsam erfolgt, symptomlos verlaufen, sie kann jedoch in seltenen Fällen auch Rückflußstörungen in Form passagerer starker motorischer Unruhe mit ödematöser Schwellung der entsprechenden Gesichtshälfte hervorrufen (SUGARBAKER und WILEY). In seltenen Fällen führt die Ligatur der V. jugularis interna besonders bei älteren Patienten zur tödlichen Blutstauung im Gehirn. Diese unterschiedlichen Folgen erklären sich aus den anatomischen Varianten der V. jugularis interna, die in etwa 64% linksseitig und in etwa 24% rechtsseitig wesentlich englumiger und nur in etwa 12% seitengleich stark ausgebildet ist (LINSER). Bei der Behandlung von Verletzungen der V. jugularis interna sollte daher, wenn möglich, die Naht angestrebt werden, insbesondere dann, wenn die Vene große Lumenweite aufweist. Eine englumige V. jugularis interna kann ebenso wie die V. jugularis externa bedenkenlos unterbunden werden.

Die Verletzungen der Vertebralgefäße

Frische Verletzungen der Vertebralgefäße werden nicht sehr häufig beobachtet. Der Grund hierfür liegt einerseits in der hohen unmittelbaren Mortalität. Meist führen lebensbedrohliche Nachbarschaftsverletzungen unmittelbar zum Tode

(KÜTTNER 1917). Andererseits können die Symptome der Kombinationsverletzungen diejenigen der Vertebralisbeteiligung überdecken (REHN) oder die Vertebralisläsion — und das trifft vorwiegend für die offenen Gefäßverletzungen zu — wird in ihrer wahren Natur nicht erkannt und zeichnet sich erst in einem Spätstadium als „Aneurysma der Halsgefäße" ab. So konnte PERRIG bis 1932 aus der Weltliteratur insgesamt nur 33 frische Vertebralisverletzungen außer 58 traumatischen Aneurysmen dieses Gefäßes zusammenstellen.

Am häufigsten ist die Arteria vertebralis in ihrer II. und III. Strecke betroffen (KILLIAN, 1950 KÜTTNER 1917). Bereits KÜTTNER weist darauf hin, daß die Verletzungen der Strecke I wegen der Nachbarschaft zu weiteren lebenswichtigen Organen (Pleura, N. vagus, Sympathicus, Vasa subclaviae, A. carotis) die gefährlichsten darstellen und deshalb ärztliche Hilfe oft nicht erreichen. Dennoch finden sich Mitteilungen im Schrifttum über Kombinationsaneurysmen zwischen A. vertebralis und A. carotis communis (BÄTZNER) und zusätzlich V. jugularis interna (KÜNTSCHER). Ein Kombinationsaneurysma, an dem A. vertebralis, Truncus thyreocervicalis, A. sublavia und V. jugularis beteiligt waren, wurde von HERLYN beschrieben. Selbst schwere Verletzungen, bei denen eine Reihe von Gefäßstämmen eröffnet waren, haben also Aussicht, das Trauma zu überstehen!

Unter den Ursachen, die zur Vertebralisverletzung mit Durchtrennung der Wandung führen, stehen die Stich-, Schuß- und Granatsplitterverletzungen oft kombiniert mit Frakturen der entsprechenden Wirbel an erster Stelle, jedoch können abgesprungene Maschinenteile den gleichen Entstehungsmodus darstellen.

Auch durch Pfählungs- oder penetrierende Verletzungen, z. B. durch einen Kuhhornstoß (Fall Pirogoff bei Perrig), kann die Wirbelarterie zerrissen werden. Frakturen der Querfortsätze haben zur Verletzung der Arterie geführt. Auch ist bei Absceßincisionen am Hals und bei Resektion des Atlasbogens die Wirbelarterie eröffnet worden (zit. bei PERRIG). In einem Fall (HUFSCHMID, zit. nach PERRIG) hatte sogar die plötzlich starke Beugung des Kopfes nach vorne — allerdings bei einem Arteriosklerotiker — zur Gefäßläsion mit nachfolgendem Aneurysma geführt.

Unter den *Symptomen* der offenen Vertebralisverletzung stehen diejenigen der *Nahwirkung* im allgemeinen im Vordergrund, sofern der Verletzte die ärztliche Behandlung erreicht. Das Hauptsymptom ist die Blutung. Nach außen ist sie je nach Art der Verletzung oft auffallend gering, da der Wundkanal eine dicke Weichteilschicht durchzieht und diese sich nicht selten kulissenartig übereinanderschiebt. Die Blutung nach innen breitet sich stets entsprechend dem Verlauf der prävertebralen Fascie nach ventrolateral aus. Durch diese Ausbreitungsrichtung wird meist zunächst an eine Verletzung der A. carotis gedacht. Es ist vereinzelt deshalb auch bei Operationen die — intakte — Carotis communis unterbunden worden! Als differentialdiagnostischer Hinweis muß daher die — kurzfristige — digitale Kompression der A. carotis communis in Höhe des Tuberculum caroticum (HW VI) gelten. Bei Verletzung der A. vertebralis bleibt die Pulsation des Hämatoms bestehen, während sie bei Eröffnung der Carotis sistiert!

Die Blutung aus der A. vertebralis führt zu einer sehr starken Imbibierung des Gewebes, aber nur in Ausnahmefällen zur Tamponade mit spontaner Blutstillung. Von der Lokalisation der Gefäßläsion hängt die weitere Ausbreitung des Hämatoms ab. Ist die Strecke I betroffen, so kommt es zum *Mediastinalhämatom* — röntgenologisch in der Verbreitung des Mittelfelles zu erkennen — klinisch verbunden mit Atemnot, unter Umständen mit tödlichen Kreislaufkrisen. Bei Verletzungen der Strecke II wird die Blutung durch die Fascia praevertebralis in den Retrovisceralraum abgedrängt und breitet sich in diesem nach caudal ebenfalls in das Mediastinum aus. Bevor jedoch das Hämatom das Mediastinum erreicht, wird es infolge der Druckwirkung auf den benachbarten Plexus brachialis bzw. die cervicalen Nervenwurzeln zu peripheren neurologischen Ausfallserscheinungen am Arm kommen. Von der Höhe des durch die Blutung verursachten Gewebedruckes wird das Ausmaß der Schädigung abhängig sein, dementsprechend werden Paralysen oder Paresen einzelner Muskelgruppen oder der gesamten oberen Extremität nachzuweisen sein. Auch Blutungen der Strecke I können eine Plexusschädigung verursachen. Differentialdiagnostisch läßt sich die primäre Plexusverletzung bzw. eine Wurzelschädigung durch Wurzelausrisse, auf die an anderer Stelle eingegangen wird, durch deren raschen Lähmungseintritt und die Konstanz der Ausfallserscheinungen gegen die sekundäre Plexusbeeinträchtigung infolge des Hämatoms abgrenzen. Verletzungen der A. vertebralis in ihrer III. Strecke lassen sich differentialdiagnostisch von Läsionen der A. occipitalis (Ast der A. carotis externa) unter Umständen ebenfalls durch Kompression der A. carotis communis gegen das Tuberculum caroticum unterscheiden. Die Blutung aus der Strecke III dringt meist gegen den Wirbelkanal vor und führt zur Kompression der Medulla oblongata mit Querschnittssymptomen. Sind gleichzeitig die Rückenmarkshäute eröffnet, was meist bei der Zertrümmerung des Atlas auftritt, so kann sich die Blutung im Rückenmarkskanal sowohl nach caudal als auch nach cranial unter Umständen sogar bis in die Ventrikel ausbreiten.

Bei gleichzeitiger Verletzung von Oesophagus, Trachea oder Pleura kann eine Blutung auch in diese Organe erfolgen und führt dann zu den entsprechenden Symptomen.

Unter *Fernwirkung* der Verletzung der A. vertebralis werden die Symptome verstanden, welche durch die Unterbrechung der Zirkulation zum „Endorgan" ausgelöst werden. Sie werden unter der traumatischen Vertebralisthrombose besprochen. Es sei nur an dieser Stelle bereits darauf hingewiesen, daß eine sich einstellende zentrale Atemstörung bei intakter Herztätigkeit prognostisch stets als ein äußerst ungünstiges Zeichen zu werten ist.

Spontane Blutstillung kann auch bei der offenen Arteria-Vertebralis-Verletzung eintreten, sie ist jedoch — wie bereits erwähnt — selten. Ihre Entstehung wird begünstigt durch Retraktion der Gefäßstümpfe und Einrollung der Intima mit nachfolgender Thrombosierung.

Nachblutungen nach spontaner Hämostase sind nicht selten beobachtet worden. Warnsignal einer beginnenden Nachblutung, die noch zu keinen äußerlich sichtbaren Erscheinungen geführt hat, stellen Paresen der oberen Extremität als Folge evtl. neuerlicher Kompressionserscheinungen auf Plexus brachialis bzw. Rückenmarkswurzeln dar. Jede Nachblutung ist als ernstes Ereignis zu werten, sie tritt meist um den 10. Tag auf und verläuft nicht selten tödlich. Nachblutungen sind auch nach 20 Tagen beobachtet worden.

Begleitverletzungen sind infolge der topographischen Lage der A. vertebralis nicht selten. Am häufigsten finden sich neben Verletzungen der Pleurakuppe oder der benachbarten Gefäßstämme (A. carotis, Truncus thyreocervicalis, Vasa subclaviae) solche des Plexus brachialis, des N. recurrens, des N. vagus, des Sympathicus (einseitiger Horner!) oder des Ductus thoracicus.

Nicht erkannte Verletzungen der A. vertebralis führen zur Aneurysmabildung: dem Vertebralisaneurysma ist ein rasches Wachstum und somit auch eine große Rupturgefahr eigen, es besteht daher eine absolute Indikation zur Operation.

Die Verletzung der A. vertebralis erfordert rasches Handeln. Nach dem Zustand des Verletzten richtet sich die Art der Versorgung. Die Operationen an der A. vertebralis stellen wegen der tiefen Lage des Gefäßes einen schwierigen Eingriff dar, der dementsprechend auch größere Operationszeit in Anspruch nimmt. Ist der Allgemeinzustand des Verletzten schlecht, so empfiehlt sich als Notmaßnahme die Tamponade mit einem Gazestreifen von außen. Die definitive Blutstillung muß sich sobald als möglich nach Besserung des Allgemeinzustandes anschließen. Die „lebende Tamponade" mit Muskelstückchen, wie sie von KÜTTNER (1930) auch als zusätzliche Maßnahme bei der Operation von Vertebralisaneurysmen angegeben wurde, soll hier nur erwähnt werden, sie stellt keine definitive alleinige Blutstillung bei Vertebralisverletzungen dar. Zur definitiven Versorgung von Blutungen aus der A. vertebralis ist ebenso wie zur Behandlung der Vertebralisaneurysmen nur die Ligatur vorzunehmen, wenngleich sich gelegentlich cerebrale Ausfallserscheinungen einstellen, besonders dann, wenn die kontralaterale Arterie nur gering oder gar rudimentär angelegt ist. Vor Operationen von Vertebralisaneurysmen empfiehlt sich daher auch die Angiographie der Gegenseite. Nach der Ligatur der Wirbelarterie kann es auch zur aufsteigenden Thrombosierung kommen, die sich bis in die A. basilaris fortsetzt und somit auch den arteriellen Zustrom der anderen Seite blockiert, was ebenfalls zu zentralen Störungen führt.

Wiederherstellende Eingriffe werden zwar in der Strecke I bei organischen Durchblutungsstörungen vorgenommen (DE BAKEY u. Mitarb., CRAWFORD u. Mitarb.), dürften aber bei der Erfordernis des raschen Handelns bei frischen Verletzungen und der in diesem Bereich stets bestehenden Begleitverletzungen undurchführbar sein. Vor dem Eingriff muß sich der Operateur entscheiden, ob die Ligatur am Ort der Verletzung oder am Ort der Wahl erfolgen soll. Beide Verfahren haben ihre Vor- aber auch Nachteile. Die Unterbindung loco laesionis, wie sie von KILLIAN (1950) gefordert wird, garantiert eine sichere Blutstillung, das Operationsgebiet ist jedoch stets mit Blut überschwemmt, wenn nicht das Gefäß auch in der Strecke I und III freigelegt und temporär abgeklemmt wird. Demgegenüber bietet die Ligatur loco electionis die Gewähr der Operation außerhalb des blutig durchtränkten Gewebes. Dieser Vorteil wird jedoch erkauft durch die Gefahr einer möglichen, wenn auch geringen Nachblutung aus den abgehenden Gefäßästen. Stets ist jedoch die Ligatur zentral und peripher der Verletzungsstelle vorzunehmen, da die Blutung aus dem peripheren Schenkel — gespeist durch die A. vertebralis der Gegenseite und die A. carotis interna über den Circulus Willisii — erheblich sein kann.

Für die Freilegung und Ligatur der A. vertebralis in ihren verschiedenen Abschnitten sind eine Reihe von Verfahren angegeben worden. Verletzungen der Strecke I erfordern einen breiten Zugangsweg. Die übersichtlichste Darstellung dieser Region ist durch das Vorgehen nach LEXER oder KILLIAN (1948) gewährleistet. Soll die Ligatur in Strecke I bei Verletzungen des 2. Gefäßabschnittes vorgenommen werden, so ist nach KLEINSCHMIDT das Verfahren von KOCHER mit Unterbindung der Arterie am Tuberculum caroticum zu empfehlen. Die Freilegung des Gefäßes nach v. MIKULICZ (Ligatur der A. vertebralis am Abgang aus der A. subclavia), nach HELFERICH (Ligatur nach Eröffnung des Foramen costotransversarium des HW VI, um Verwechslungen mit anderen Gefäßstämmen zu vermeiden) und nach DRÜNER (Ligatur nahe der A. subclavia) sei erwähnt.

Für die bereits von KÜTTNER 1917 geforderte Ligatur des zentralen und peripheren Stumpfes im Abschnitt II wurde von HERLYN ein Zugangsweg angegeben.

Die Operationsverfahren von KÜTTNER (1917 — Ligatur zwischen Atlas und Occiput), DRÜNER (1918 — Unterbindung zwischen Epistropheus und Atlas), ENDERLEN und JUSTI (Aufsuchen der Arterie zwischen Atlas und Occiput) und von KILLIAN (1950 — Ligatur der Arterie nach Eröffnung des Sulcus arteriae vertebralis atlantis) dienen der Freilegung des Gefäßes in ihrem 3. Abschnitt bei Verletzungen dieser Strecke bzw. zur peripheren Unterbindung der Arterie bei Verletzungen der Strecke II.

Die *Thrombose der A. vertebralis* ist abgesehen von der spontanen Hämostase bzw. nach Ligaturen nur als Folge stumpfer Gewalteinwirkung beobachtet worden. Schwere Kontusionen der HWS (PERRY und ALLEN) und — ebenso wie bei der traumatischen Carotisthrombose — plötzlich gebremste Schleuderbewegungen des Kopfes beim Aufprall (ISFORT) haben zu Intimaeinrissen mit nachfolgender Thrombose der A. vertebralis geführt. Ebenso wurden thrombotische Gefäßverschlüsse mit tödlichem Ausgang nach chiropraktischen Eingriffen an der Halswirbelsäule gesehen (PRATT-THOMAS und BERGER, BOUDIN und BARBIZET). Für die Entstehung von Thrombosen ist die Drosselung bzw. vollkommene Unterbrechung der Blutströmung in der Arterie bei Extrembewegungen des Kopfes im Halsbereich — vorwiegend die Kombination von Reklination und Lateralflexion — wie dies von KUNERT sowie CHRÁST und KORBIČKA nachgewiesen wurde, von Bedeutung. Besteht nun eine erhebliche Lumendifferenz zwischen den

Wirbelarterien und wird die lumenstärkere Arterie durch Extrembewegungen gedrosselt, so kann eine Stase im peripheren Gefäßgebiet eintreten, die unter Umständen zur Thrombosierung führt. Stärkere Drehbewegungen des Kopfes können bei erheblichen Kaliberunterschieden der Wirbelarterien bereits passagere Erscheinungen auslösen, die TIWISINA auf „funktionelle Vertebralisverschlüsse" zurückführt.

Der Ausfall einer Wirbelarterie, sei es durch Thrombose oder durch Ligatur, wird bei seitengleichem Lumen reaktionslos vertragen.

Das Ausmaß der cerebralen Ausfallserscheinungen wird durch die Ausdehnung der Thrombose und die Lokalisation embolisch verschleppter Thrombusmassen bestimmt. Die Symptomatik ist daher variabel. Von der Mangeldurchblutung sind Medulla oblongata und Kleinhirn betroffen. Die ersten Erscheinungen sind meist plötzlicher Schwindel mit Nystagmus zur Herdseite infolge einer labyrintheren Durchblutungsstörung (A. labyrinthi ist Endast der A. basilaris!), Lähmungen der caudalen Hirnnervengruppe (Facialis, Statoacusticus, Glossopharyngicus, Vagus). Doppelseitiger Horner kann auftreten. Es stellen sich zentrale Atemstörungen bis zum irreversiblen Atemstillstand ein. Pyramidenzeichen können infolge der Schädigung des oberen Cervicalmarkes (Aa. spinales) schon frühzeitig eintreten. Später kommt es zu Tetraparesen, tiefer Bewußtlosigkeit und zentraler Hyperthermie.

Die *Prognose* der Vertebralisthrombose ist ungünstig. Offenbar ist sie abhängig von der raschen Erkennung des Krankheitsbildes, damit durch sofort einsetzende Anticoagulantienbehandlung ein Fortschreiten der Thrombose verhindert bzw. eine Rekanalisation erreicht wird.

Die *Verletzung der Vena vertebralis* als isolierte Gefäßverletzung, d.h. ohne Beteiligung der Wirbelarterie, wurde nur einmal beobachtet (KÜTTNER 1917). In diesem Falle kam es bei gleichzeitiger Eröffnung der Pleura zur Verblutung in den Pleuraraum. Die Verletzung der Vv. comitantes oder der Hauptvene zusammen mit der A. vertebralis in den Strecken II und III ist die Regel. Die Ligatur der venösen Begleitgefäße und des Hauptvenenstammes führt zu keinen Ausfallserscheinungen.

Verletzungen im Thoraxbereich

Thoraxverletzungen

Von H.-J. Viereck

Die Zunahme der Thoraxverletzungen in den letzten 10 Jahren ist hauptsächlich durch Kraftfahrzeugunfälle bedingt. Eine Beteiligung des Thorax liegt hierbei in 10% der Unfälle vor, ihre Gesamtmortalität beträgt 14%. Ein Drittel der Verletzten stirbt noch am Unfallort, ein weiteres Drittel in den ersten Tagen. Früherkennung und -behandlung entscheiden oft schon am Unfallort den Verlauf schwerwiegender Verletzungen, deren endgültige Ausdehnung häufig erst vom Pathologen festgestellt werden kann. Die Behandlung erfordert das ganze Rüstzeug einer modernen chirurgischen Klinik.

Die Form der Verletzungen sowie ihre Art und Ausdehnung hat sich gegenüber früher gewandelt. Während Hufschlagverletzungen, Verschüttungen und Kompressionsverletzungen durch Puffer früher vorherrschten, waren es im Krieg penetrierende und Explosionsverletzungen. Heute überwiegen die Verletzungen durch das Kraftfahrzeuglenkrad.

Die Fortschritte in der Behandlung sind durch die Erfahrungen der Thoraxchirurgie und der Anaesthesie begründet. Hier sind besonders die Erkenntnisse der Patho-Physiologie der Atmung und des Gasstoffwechsels mit der Einführung der frühzeitigen Tracheotomie und Respirator-Behandlung sowie die Erkenntnisse der Schockbehandlung hervorzuheben. Die Anzahl der Verletzten, denen bei rechtzeitiger Diagnose und Behandlung geholfen werden kann, ist erheblich, so daß eine gesonderte Darstellung dieser Verletzungsfolgen im Rahmen der Traumatologie gerechtfertigt ist.

Die dringliche Erstversorgung

Die hohe Mortalität am ersten Tag ist durch die Beeinträchtigung bzw. Unterbrechung lebensnotwendiger Funktionen bedingt. Die Störung der Atmung und des Kreislaufes können nicht folgenlos für längere Zeit ertragen werden. Die Wiederherstellung dieser Funktionen schon am Unfallort ist deshalb für das Schicksal der Verletzten von entscheidender Bedeutung. Es ist wichtig, ohne große Hilfsmittel am Unfallort die Abwendung der akuten Lebensgefahr zu versuchen und Transportfähigkeit zu erreichen. Dabei müßten die örtlichen Gegebenheiten berücksichtigt werden, wie Transportdauer und Betreuung während des Transportes (Infusionen, Beatmung u. a.).

Das Trauma kann bei stumpfer Gewalteinwirkung erheblich sein, ohne daß besonders bei jugendlichen Patienten äußere Anzeichen für vorhandene intrathorakale Organverletzungen zu erkennen sind.

Ein Schock ist nach Blässe, Cyanose, kaltem Schweißausbruch, stoßweiser oberflächlicher Atmung und Pulsveränderungen in seiner Schwere zu beurteilen. Die Behandlung der Schocks steht bei der Erstversorgung im Vordergrund (siehe Kapitel Schock).

Zur Behandlung der Hypoxie müssen die Luftwege freigemacht, wenn vorhanden, Sauerstoff insuffliert oder mit Sauerstoff beatmet werden. Der Patient muß mit leichter Kopftieflagerung zur Verhütung einer Aspiration auf die Seite gelagert werden.

Diagnostik

Durch Inspektion, Perkussion und Auskultation muß schon am Unfallort die Abklärung der Ursache des Schocks beginnen. Die Palpation ermöglicht die Diagnose von Rippenfrakturen, Sternumfrakturen, Brustwandstückbrüchen und eines Brustwandemphysems. Durch diese Untersuchungen kann abgeklärt werden, ob ein Pneumothorax, ein Spannungspneumothorax oder ein Hämatothorax für den bestehenden Schock als Ursache in Betracht kommt oder ob durch anderweitige Verletzung des Abdomens oder des Kopfes der Schock ausgelöst wurde.

Ergibt die *Inspektion*, daß eine Thoraxseite geschont wird, dann weist dies auf Rippenfrakturen hin, deren Anzahl häufig größer ist, als es dem zu erhebenden Befund entspricht. Paradoxe Atmung ist bei ausgedehnten Rippenstückfrakturen nachweisbar. Inspirationsstellung einer Thoraxseite deutet auf einen Pneumothorax hin. Bei erschwerter Atmung und Verbreiterung der Intercostalräume einer Seite ergibt sich ein Hinweis für einen Spannungspneumothorax oder Hämatothorax.

Die *Perkussion* gibt uns einen Anhalt für die Verlagerung von Herz und Mediastinum beim Hämatothorax und beim Spannungspneumothorax. Zunehmende Herzdämpfung findet man beim Hämoperikard. Fehlende Herzdämpfung kann durch ein Mediastinalemphysem oder durch eine vordere Mediastinalhernie beim Spannungspneumothorax hervorgerufen sein. Für die Unterscheidung eines Hämatothorax von einem Pneumothorax ist die Perkussion die ausschlaggebende Untersuchung.

Sind bei der *Auskultation* beiderseits Rasselgeräusche zu hören, dann handelt es sich um eine Aspiration oder um ein Lungenödem. Beim Lungenkollaps fehlt das Atemgeräusch. Handelt es sich hingegen um einen innen offenen Pneumothorax, dann ist ein blasendes, schlürfendes, in- und exspiratorisches Geräusch zu hören. Es entsteht durch Verbindung der Pleurahöhle mit dem eröffneten Bronchialsystem. Je nach Größe der Lungenverletzung variieren die dabei zu beobachtenden klinischen Symptome. Ist das blasende, schlürfende Geräusch nur im Inspirium zu hören und sind gleichzeitig saugende Geräusche festzustellen, dann liegt ein

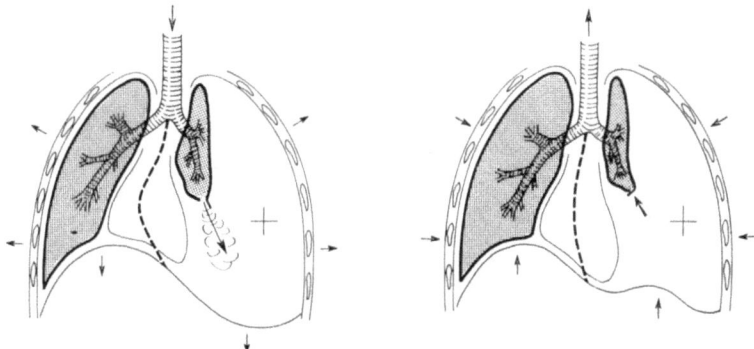

Abb. 114. Innen offener Pneumothorax mit Ventilverschluß und Verdrängung des Mediastinums durch Überdruck

Ventilpneumothorax vor. Die Luft strömt dabei im Inspirium in den Pleuraraum ein und kann im Exspirium nicht abgeatmet werden (Abb. 114).

Beim ausgedehnten Pneumothorax oder Spannungspneumothorax bringt die einfache Punktion rasche Hilfe. Die eingestochene Nadel kann mit einem Gummifingerling als Ventil für die Zeit des Transportes belassen werden. Noch sicherer ist eine Unterwasserdrainage nach BÜLAU.

Brustwandverletzungen

In der Häufigkeit stehen die *Rippenfrakturen*, die sowohl einzeln als auch als Serienfrakturen vorkommen, an der Spitze. Durch Mitbeteiligung von Gefäßverletzungen oder Lungenparenchymverletzungen kommt es zum Hämatothorax, zum Pneumothorax und zum Hautemphysem. Im Vordergrund der Behandlung der Rippenfrakturen steht:
1. Die Schmerzausschaltung.
2. Die Ruhigstellung.
3. Die Wiederherstellung der Atemmechanik.

Für einfache, einseitige, nicht durch Hautemphysem und Pneumothorax komplizierte Frakturen, ist ein Heftpflasterverband, der von der Wirbelsäule bis zum Sternum reicht, immer noch die sicherste Methode, die alle drei oben angegebenen Forderungen erfüllt. Das Zingulum ist wegen der Ruhigstellung beider Thoraxseiten aus atemphysiologischen Gründen abzulehnen.

Rippenfrakturen oder multiple Stückfrakturen führen zur *paradoxen Atmung* und in extremen Fällen zu *Brustwandflattern*. Die Lungenventilation ist durch das Pendeln der Atemluft in der Trachea und den großen Bronchien stark behindert. Kommt es zur Einwirkung auf das Mediastinum, besteht akute Lebensgefahr. Durch einen Pelottenverband aus Schaumgummi ist diese Brustwandverletzung zu versorgen. Besteht eine zunehmende Atembehinderung, muß ein Pneumothorax oder ein Hämatothorax ausgeschlossen werden. Die künstliche Beatmung mit Intubation und Respirator ist die beste Behandlungsmethode. Durch leichten

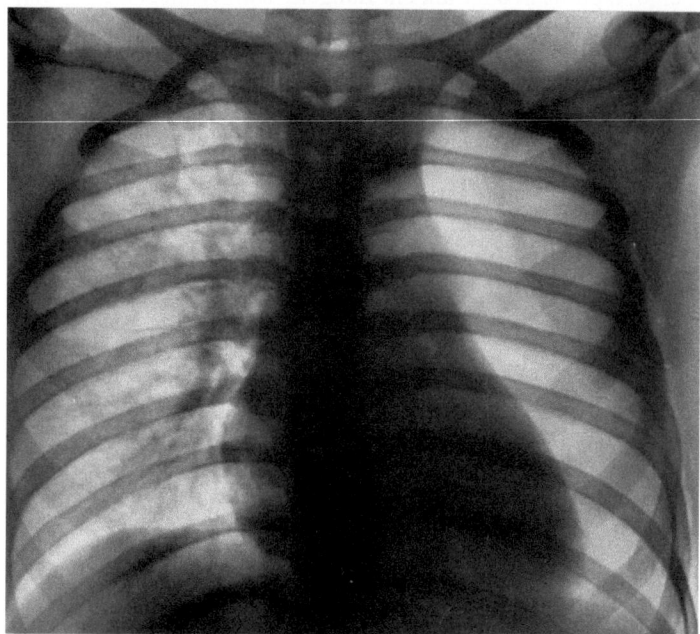

Abb. 115. Linksseitige Lungenatelektase mit multiplen Rippenfrakturen, Kontusionsblutung im re. Oberlappen, Rippenfraktur. Behandlung mit 3 tägiger Drainage, Lunge jetzt vollständig wieder ausgedehnt. Patientin steht noch in stationärer Behandlung. Die Brustkorbverletzung erfolgte durch Steuerradaufprall

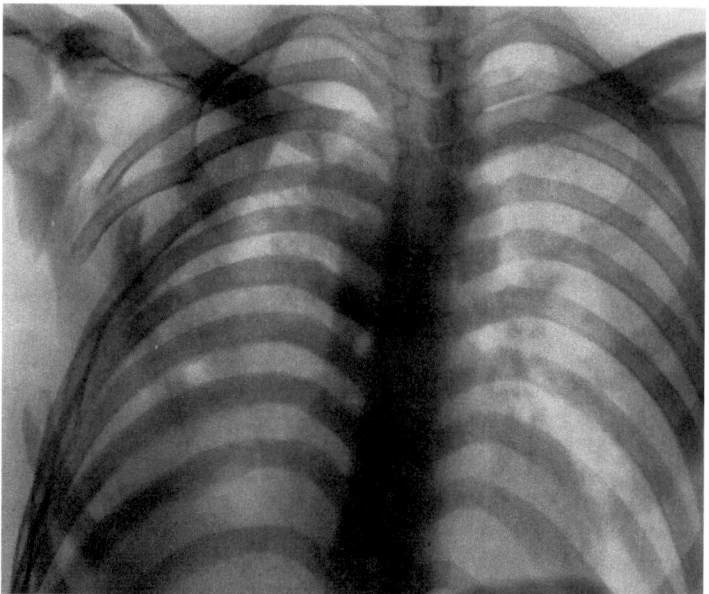

Abb. 116. Offene Thoraxverletzung rechts mit multiplen Stückfrakturen und Schultergelenksfraktur. Es handelt sich um eine Steuersäulenpenetration der rechten vorderen Brustwand. Die Behandlung erfolgte durch provisorischen Wundverschluß und Thoraxdrainage. Zur Abheilung war Empyemplastik erforderlich

Überdruck wird über den Respirator eine Stabilisierung der Brustwand erreicht. Diese Beatmung muß allerdings über mehrere Tage oder Wochen, bis ausreichende Spontanatmung gewährleistet ist, fortgesetzt werden (Abb. 117, 118 u. 119).

Ein *Hämatothorax* muß durch Punktion entleert werden. Eine Bülau-Drainage ist notwendig, wenn die Blutung weiter anhält. Forciertes Saugen ist am Anfang zu unterlassen bis die Blutung sicher steht. Die Wiederentfaltung der komprimierten Lunge und die Verklebung im Bereich etwa bestehender Parenchymdefekte mit der parietalen Pleura führen zur Blutstillung. Coagula können die Blutung unterhalten und fördern die Infektion. Deshalb soll die möglichst baldige

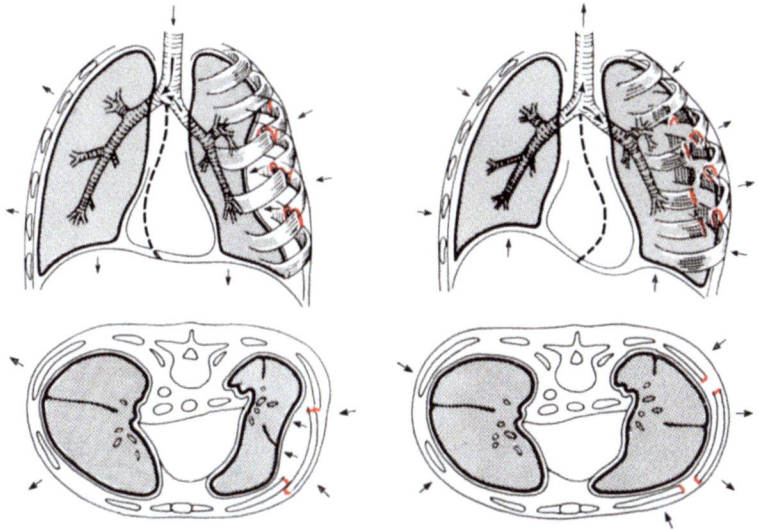

Abb. 117. Thoraxwandfraktur mit paradoxer Beatmung und Mediastinalflattern

Entleerung eines Hämatothorax erfolgen, auch wenn keine Verdrängungserscheinungen vorliegen. Gelingt dies nicht, ist die Frühdekortikation in den ersten Wochen nach dem Unfall anzustreben (Abb. 120).

Eine häufig als typische Kraftfahrzeuglenkrad-Verletzung auftretende Fraktur ist die *Sternumfraktur*. Sie ist in vielen Fällen mit Rippenfrakturen und Verletzung der Mediastinalorgane kombiniert. Die Diagnose ist durch Inspektion und Palpation zu stellen. Meistens handelt es sich um einen Querbruch an der Übergangsstelle vom Corpus zum Manubrium sterni. Das Manubrium ist beiderseits von der geschützten 1. Rippe und der Clavicula fixiert, während das Corpus nur durch die Knorpelspangen der Rippen gehalten, leicht nachgibt. Bei stärkeren Dislokationen und klaffendem Frakturspalt kann es zu erheblicher Atembehinderung kommen, die evtl. eine Respiratorbehandlung notwendig macht. Eine funktionsbehindernde Dislokation erfordert die Reposition und gelegentlich die Fixation durch Kirschner-Drähte oder Rush-Pin (MAURATH) (Abb. 121, 122).

Bei allen Brustwandfrakturen kann es zur Ausbildung eines *Hautemphysems* kommen. Es entwickelt sich häufig in kürzester Zeit und kann enorme Ausmaße annehmen. In diesen Fällen ist die Abgrenzung gegenüber einem mediastinalen Emphysem schwierig. Die unter die Haut eingedrungene Luft stammt immer aus einer Parenchymverletzung der Lunge. Dabei muß kein Pneumothorax entstehen, wie LENGGENHAGER im Modellversuch nachweisen konnte. Beim Thoraxtrauma schließt sich reflektorisch die Glottis. Damit steigt der intrapulmonale Druck.

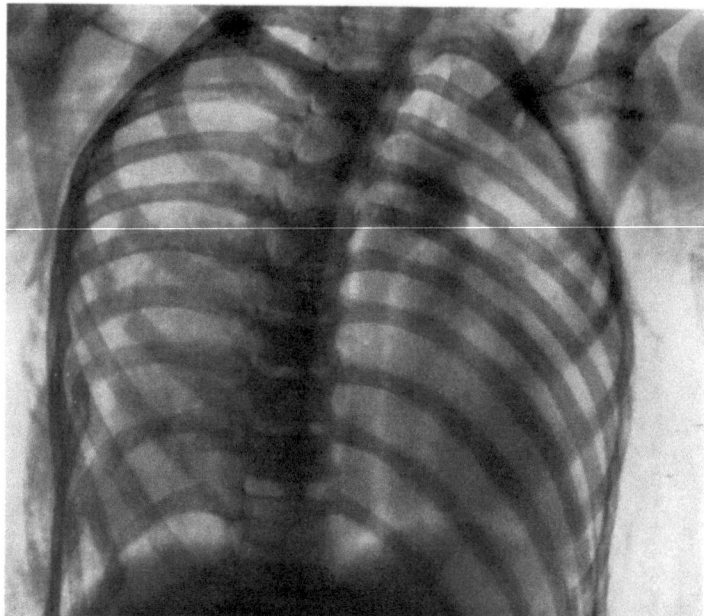

Abb. 118

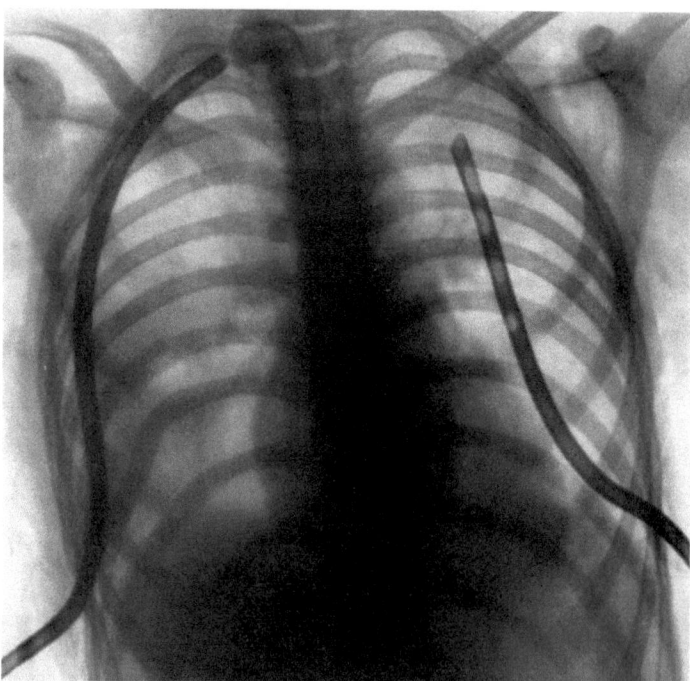

Abb. 119

Abb. 118 u. 119. Doppelseitiger Pneumothorax mit Lungenkontusionsblutung beiderseits. Serienrippenfraktur rechts. Thoraxkompressionsverletzung durch Überfahren eines 12jährigen Jungen. Behandlung erfolgte mit beiderseitiger Drainage, Tracheotomie, „Bird"-Respirator für 3 Tage, Tracheotomie nach 7 Tagen geschlossen. 5 Wochen nach dem Unfall Entlassung aus der Klinikbehandlung

Nach erfolgter Rippenfraktur wird die Lunge in den Frakturspalt hineingepreßt, von den zackigen Bruchenden erfaßt und das Lungenparenchym verletzt. Die

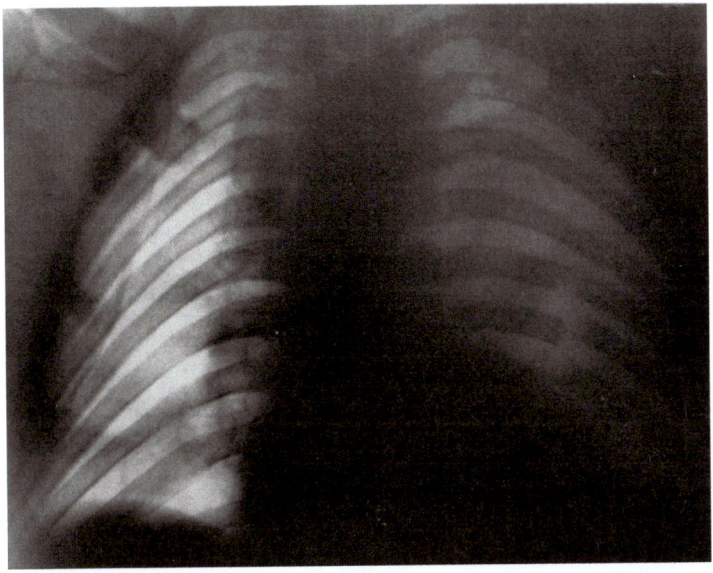

Abb. 120. Hämatothorax links mit Serienrippenfraktur. Gleichzeitige Verletzung des Abdomens mit Milz- und Gallenblasenruptur, Schädelkontusion. Behandlung erfolgte mit Tracheotomie, Pleurapunktion, Probetrepanation, Milzexstirpation, „Bird"-Respiratorbehandlung. Tod nach 14 Tagen an Bronchopneumonie. Es handelte sich um einen schweren Straßenverkehrsunfall

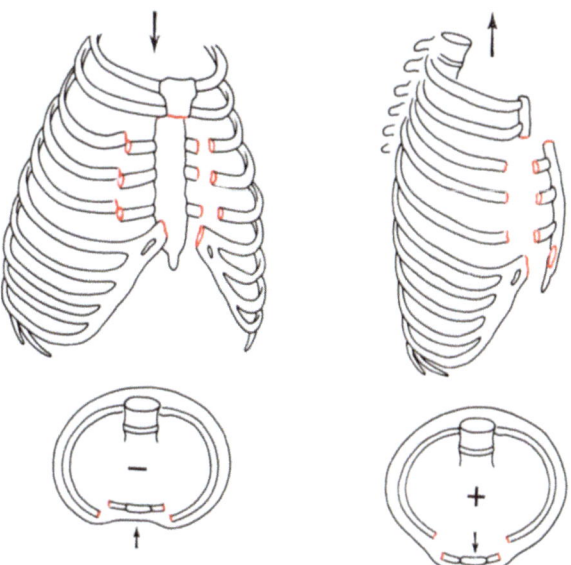

Abb. 121. Sternum- und Rippenfraktur mit paradoxer Beatmung

dabei entweichende Luft dringt je nach Sitz der Verletzungsstelle in das Subcutangewebe oder in den Pleuraraum ein. In den meisten Fällen ist gleichzeitig ein Pneumothorax vorhanden, der sich selten zum Spannungspneumothorax entwickelt,

Abb. 122. Sternumfraktur (links) durch Steuerradverletzung mit schwerstem Schockzustand mit Herzrhythmusstörungen. Behandlung erfolgte mit Reposition der Sternumfraktur mit Einzinkerhaken in Lokalanaesthesie (rechts), danach schnelle Besserung, 5 Wochen später Klinikentlassung

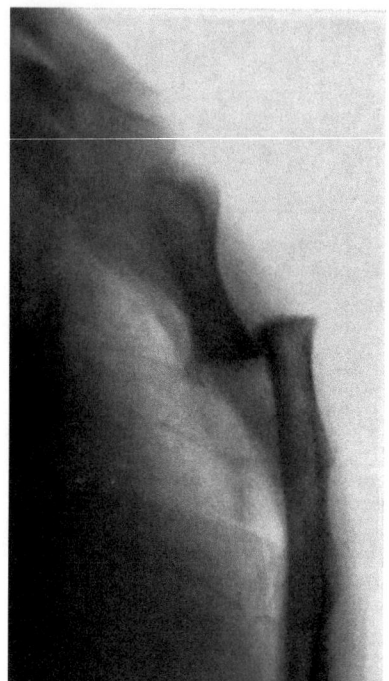
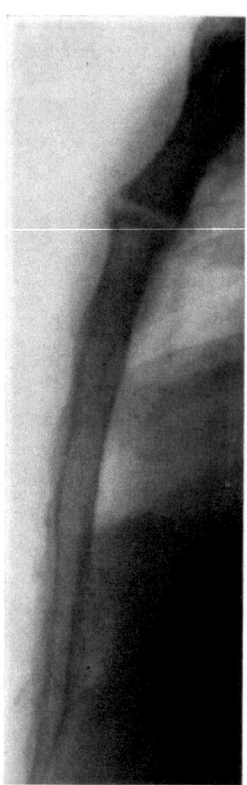

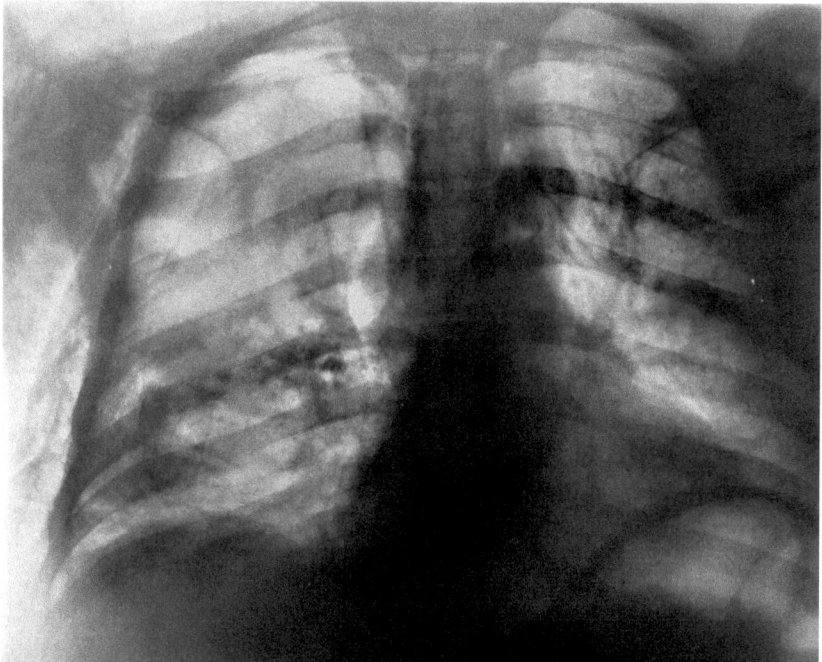

Abb. 123. Spannungspneumothorax rechts mit vorderer Mediastinalhernie und starkem Hautemphysem. Es handelt sich um eine Steuerradverletzung. Die Behandlung erfolgte mit rechtsseitiger Drainage, Tracheotomie, 9 tägiger „Bird"-Respiratorbehandlung, dann Sauerstoffzelt, nach 3 Wochen Tracheostoma geschlossen. 4 Wochen nach Unfall Klinikentlassung

weil die Luft unter Druck in das subcutane Gewebe ausweicht, wodurch eine Druckentlastung ermöglicht wird. Das umschriebene Hautemphysem bildet sich durch Resorption rasch zurück. Bei zunehmendem Emphysem liegt in der Regel ein Pneumothorax vor. Eine Probepunktion ist auf jeden Fall angezeigt, um einen Pleuraüberdruck auszuschließen. Das Hautemphysem kann mit großkalibrigen Nadeln oder mit Infusionskanülen, die mit mehrfachen seitlichen Öffnungen versehen sind, entleert werden (Abb. 123).

Die offene Thoraxverletzung

Zur Diagnose führt die durch die Thoraxwunde ein- und ausströmende Luft. Die Verletzung entsteht häufig durch penetrierende Pfählung. Gefahr droht durch das Mediastinalflattern und die im Bronchialsystem verbleibende Pendelluft.

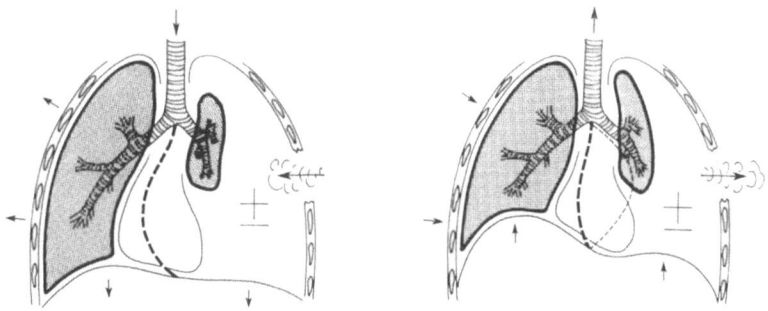

Abb. 124. Offener Pneumothorax mit Mediastinalflattern

Folgen sind Herzrhythmusstörungen und Ateminsuffizienz. Zur sofortigen Versorgung dient die Lagerung des Kranken auf die verletzte Thoraxseite, breite Tamponade der Wunde oder der Müllersche Handgriff, durch den die Lunge mit der Hand oder einem Instrument in die Thoraxwunde zum Verschluß derselben gezogen wird. Die weitere Versorgung besteht in einem luftdichten Verband und der Punktion des Pneumothorax bzw. der Anlage einer Unterwasserdrainage.

In der Klinik hat bei gleichzeitiger größerer Lungenparenchymverletzung die definitive Wundversorgung durch Thorakotomie zu erfolgen. Die Intubation bei ausgeschalteter Spontanatmung beseitigt die paradoxe Atmung und das Mittelfellflattern (Abb. 124). Je nach Ausdehnung der Parenchymwunde wird dieselbe durch U-Nähte oder durch Resektion des betroffenen Lungengewebes versorgt. Kleine Stich- und Schußverletzungen führen, falls keine größeren Gefäße getroffen sind, nicht zu lebensbedrohlichen Zuständen. Eine Indikation zum sofortigen Eingriff ist nur selten gegeben. Bei breitklaffender Wunde mit Nebenverletzung der Gefäße, des Oesophagus und Hämoperikard, ist die Thorakotomie erforderlich. Sie sollte sich auf die dringlichsten Maßnahmen beschränken. Fremdkörper sollen nur, wenn sie leicht und schnell auffindbar sind, entfernt werden. Allerdings ist die weitere klinische Beobachtung in allen Fällen dringend notwendig.

Tracheal- und *Bronchialverletzungen* entstehen durch flächenhafte, stumpfe Gewalteinwirkung, die die Mitte des Brustkorbes treffen und das Mediastinum auseinanderdrängen, so daß die überdehnten Bronchien einreißen können. Je nach Ausdehnung der Verletzung unterscheidet man zwischen *Bronchusruptur*, *Bronchusabriß* und *Bronchusfraktur*. Derartige Verletzungen sind selten und treten im allgemeinen nur bei jugendlichen Patienten mit elastischem Thorax auf. Sie entstehen durch Überfahren oder durch Sturz aus großer Höhe. Liegt die Bronchusverletzung im Bereich der Trachea oder vor der Umschlagstelle der Pleura, dann kommt es zur Ausbildung eines mediastinalen Emphysems. In allen anderen

Fällen entwickelt sich ein Pneumothorax. Ein Emphysem kann aber auch auftreten, wenn die Verletzung peripher gelegen ist oder mit einer Lungenverletzung kombiniert ist und wenn die Pleurablätter im Bereich der Verletzung mit der Brustwand verklebt sind, wodurch ein Pneumothorax verhindert wird. Die Luft dringt nach Verletzung der Pleura in das Mediastinum ein und kann dort an der oberen Thoraxapertur zur Einflußstauung im Bereich der Vena cava superior führen, vor allem dann, wenn eine Ventilbildung vorliegt und im Exspirium Luft in das Mediastinum gepreßt wird. Der verminderte venöse Rückfluß führt zu einer Herabsetzung des Schlagvolumens, das durch die kompensatorisch einsetzende Tachykardie noch weiter herabgesetzt wird. So entsteht ein Zustand, der in kurzer Zeit lebensbedrohlich werden kann. Das mediastinale Emphysem geht einher mit schwerster Atemnot, Beklemmungsgefühl, praller Füllung der Halsvenen und Absinken des Blutdruckes. Es führt zur Kompression der Vena cava superior und damit zur extraperikardialen Herztamponade. Die Kompressionswirkung zwingt zur Entlastung. Diese kann durch kollare Mediastinotomie, evtl. verbunden mit einer gleichzeitigen Tracheotomie, erfolgen.

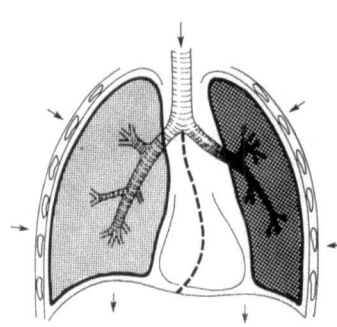

Abb. 125. Atelektase der li. Lunge durch Bronchusverlegung

Bei der Erstversorgung ist die sofortige Punktion des Pneumothorax lebensrettend. Beim Bronchusabriß muß in der Klinik die evertierende Naht des Bronchus mit nachfolgender Pleuradeckung durchgeführt werden. Während die Ruptur ohne klinische Folgen ausheilen kann, führt die Fraktur zu narbigen Stenosen mit Atelektasen. Bei der Versorgung einer Bronchialverletzung ist in den meisten Fällen eine Tracheotomie, evtl. mit gleichzeitiger kollarer Mediastinotomie kombiniert, notwendig. Durch das Tracheostoma kann mittels Bronchoskopie die endgültige Diagnose gestellt werden, denn die Verletzungsstellen liegen in der Regel in der Nähe der Bifurkation.

Beim Thoraxverletzten, insbesondere, wenn gleichzeitig eine Bewußtlosigkeit vorliegt, ist die Atelektase (Abb. 125) einer Lungenseite häufig, zur Behandlung sollte eine *Tracheotomie* frühzeitig angelegt werden (vgl. Tracheotomie im allgemeinen Teil).

Klinische Behandlung

Die Aufgabe der Klinik besteht darin, nach der Erstversorgung, die schon am Unfallort beginnen muß, mit allen ihr heute zur Verfügung stehenden Mitteln die Hypoxie zu beseitigen.

Das Schema soll die zentrale Bedeutung der Hypoxie in der Behandlung der Brustkorbtraumen aufzeigen. Die restriktive Ventilationsstörung läßt sich durch Sauerstoffgaben, Tracheotomie und, wenn erforderlich, durch Respiratorbehandlung beseitigen. Die Respiratorbehandlung erlaubt gleichzeitig durch intermittierende Drucksteigerung und damit Aufblähen des Lungenparenchyms eine ,,innere Stabilisierung" des knöchernen Thorax. Gleichzeitig vorliegende Atelektasen werden über das Tracheostoma durch Absaugen beseitigt, dies ist ein- bis zweimal täglich bronchoskopisch unter Sicht erforderlich und sollte mehrmals stündlich blind mit einem leicht gebogenen Katheter unter sterilen Kautelen erfolgen. Der Schock verlangt die Auffüllung des Kreislaufes unter Blutvolumenkontrolle. Durch die Beseitigung der Hypoxie wird der Acidose vorgebeugt und damit kann häufig die zum letalen Ausgang führende Acidose verhindert werden. Die Behandlung wird unter Einsatz wirksamer antibiotischer Mittel möglichst konservativ sein. Die *explorative Thorakotomie* ist bei unstillbarer Blutung, nicht zu beseitigendem Pneumothorax, bei Verletzung größerer Bronchien und bei großen, offenen, perforierenden Verletzungen angezeigt.

Unter den *Todesursachen* kommt der Aspiration und der schweren Blutung neben der Herz- und Mediastinalverdrängung die Hauptbedeutung zu. Ihre rechtzeitige Erkennung und Beseitigung kann mit Sicherheit zur Senkung der Mortalität beitragen (siehe Schema).

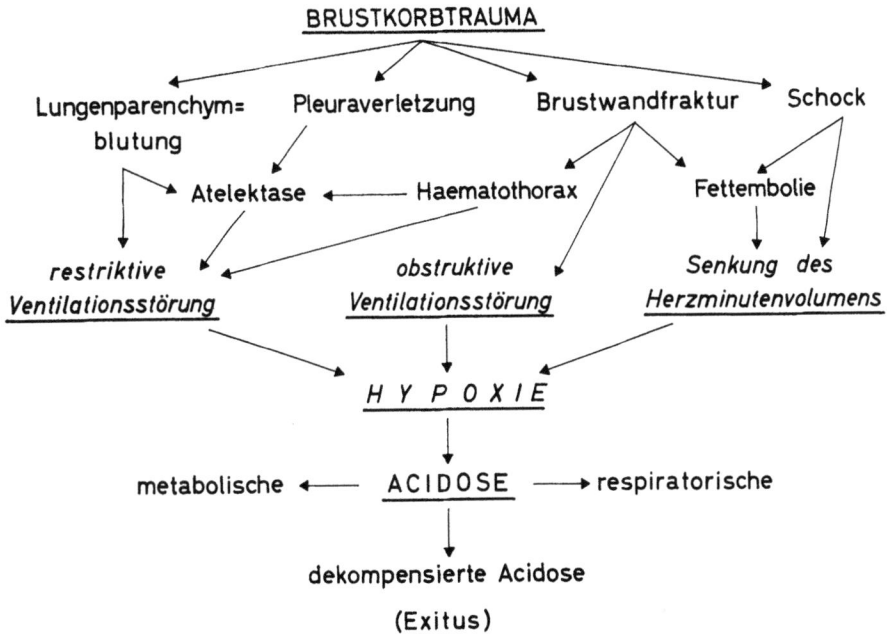

Herzverletzungen

Von H.-J. Viereck

Im Vordergrund dieser Verletzungen stand früher die Tötungsabsicht. Heute entstehen die Mehrzahl der Herztraumen durch stumpfe Gewalteinwirkung bei Verkehrsunfällen. Die Erfahrungen in der Herzchirurgie haben heute in der Versorgung solcher Verletzungen zu einem aktiveren Vorgehen geführt. Der Entstehungsmechanismus ist für die Beurteilung der Verletzungsfolgen und der Behandlung von Bedeutung.

Die *Herzprellung* durch Schlag oder Stoß führt zur Peri-, Epi- und Myokardverletzungen.

Hydraulische Sprengwirkung erzeugt Platzrupturen der Kammern und Vorhöfe sowie Sehnenfäden- und Papillarmuskelrisse.

Explosionsverletzungen führen zu Wandrupturen und Perikardeinrissen, ebenso wie die *penetrierenden Verletzungen*.

Decellerationsverletzungen bedingen Peri-, Epi- und Myokardverletzungen. Durch Schleuderbewegungen des Herzens kommt es zu Rupturen und Gefäßabrissen.

Die *Herzprellung* wirkt sich besonders ungünstig beim elastischen, jugendlichen Thorax aus. Die starke Deformierungsmöglichkeit des knöchernen Thorax bedingt beim Stoß von vorne eine Verletzung der Herzvorderwand. Wird das Herz gegen die Wirbelsäule gepreßt, sind Schäden an der Herzhinterwand möglich. Mit und ohne Verletzung des Perikards entstehen Myokard- und subendokardiale

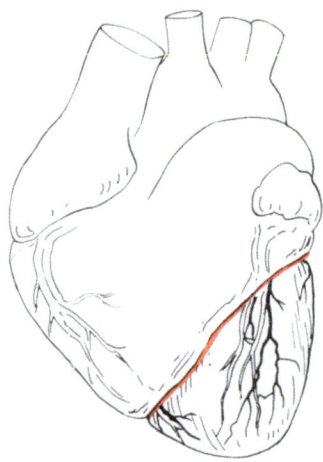

Abb. 126. Perikardriß mit teilweiser Herzluxation

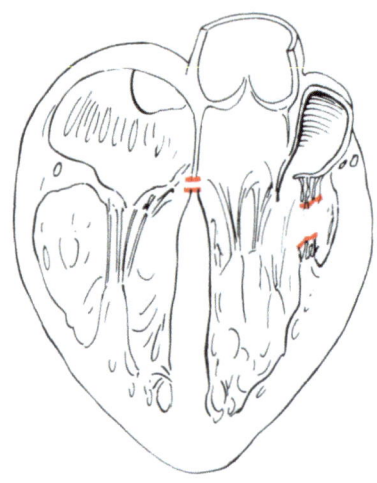

Abb. 127. Septumeinriß mit Papillarmuskelzerreißung und Klappeninsuffizienz

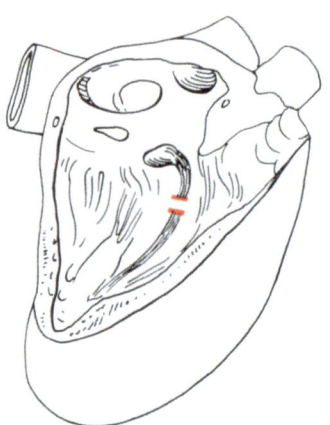

Abb. 128. Verletzung des Reizleitungssystems

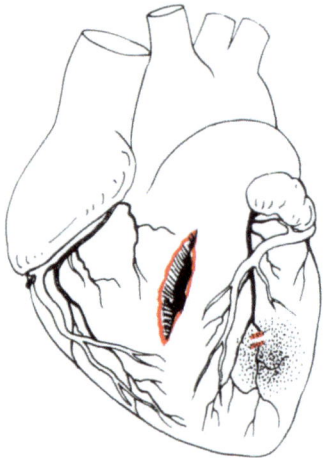

Abb. 129. Coronargefäßverletzung und Herzwandruptur

Blutungen. Sind die Coronargefäße betroffen, kommt es bei Intima- und Mediazerreißung zur Aneurysmenbildung und zu Rupturen. Je nach Lokalisation der Verletzung des Coronargefäßes bilden sich kleine oder große Infarktnekrosen. Bei jugendlichen Patienten ist eine folgenfreie Vernarbung möglich. Bei älteren, coronargeschädigten Patienten sind die Ausgleichsmöglichkeiten gering und die Verletzungen somit folgenschwerer. *Perikardverletzungen* erfolgen durch Schleuderbewegung des Herzens. Sie heilen unter Perikardverödung ab, ohne daß es zur Perikarditis mit Schwielenbildung kommen muß. Bei größeren Perikardeinrissen kann das Herz teilweise oder ganz in die Pleurahöhle luxieren.

Die *hydraulische Sprengwirkung* hängt in ihrer Auswirkung vom Füllungs- und Kontraktionszustand des Herzens ab. In der Systole ist die Verletzung der Artrio-Ventrikularklappen möglich. Meistens entsteht dann eine Klappeninsuffizienz durch Sehnen- oder Papillarmuskelzerreißung. In der Diastole kommt es zu Verletzungen der Aorten- und Pulmonalklappen. Durch den unterschiedlichen Druck in den Kammern kann eine Septumruptur oder Wandruptur entstehen.

Explosionen wirken sich besonders durch Druck auf das Abdomen aus. Es kommt zu peitschenhiebähnlicher Einwirkung des Zwerchfelles auf das Herz. Die Folgen sind Perikardrisse und Wandrupturen. Bei *penetrierenden Verletzungen* ist die Art, Form und die Richtung für die Verletzungsfolgen ausschlaggebend.

Durch *Decelleration* sind alle Verletzungsfolgen möglich. Zerreißung und Zerrung der Aufhängebänder verursachen an der Perikardgrenze Gefäßverletzungen und Wandrupturen des Myokards (Abb. 126—129).

Symptomatik

Der Verletzte sinkt wie leblos zusammen. Es treten sofort Pulsveränderungen auf. Durch Spasmen der Coronargefäße kommt es zur Herzinsuffizienz mit Einflußstauung und Herzvergrößerung. Eintretende Bewußtseinsstörungen können durch Mangeldurchblutung des Gehirns bedingt sein. Die Herzrhythmusstörungen können sich bis zum tödlichen Kammerflimmern entwickeln. Die Unterscheidung funktioneller von organischen Schädigungen ist schwierig. Die Hauptbeschwerden sind Luftnot, Herzschmerzen und ein starkes Angstgefühl. Tritt eine zunehmende Herzverbreiterung mit Einflußstauung auf, ohne daß ein juguläres Luftkissen nachweisbar ist, dann handelt es sich um ein Hämoperikard mit Herztamponade. Die Herzbeutelpunktion ist zur Diagnosesicherung erforderlich. Ursachen der Kreislaufinsuffizienz können sowohl die Entblutung als auch die extra- und intrakardiale Tamponade sein. Niedrige arterielle Druckwerte bei normalem oder erhöhtem Venendruck sichern die Diagnose.

Behandlung

Sehr genaue fortlaufende Beobachtungen mit Röntgenkontrollen, Blutdruckregistrierung und EKG-Verlaufskontrolle sind zur Beurteilung des Krankheitsverlaufes von ausschlaggebender Bedeutung. Durch Herzinsuffizienz entsteht eine Dilatation mit Stauung im kleinen Kreislauf, und schließlich kommt es zum Lungenödem. Nur bei bedrohlichem Absinken des Blutdruckes unter 80 mm Hg sind vorsichtige Infusionen zu empfehlen. Eine perikardiale Tamponade muß durch Perikardpunktion behandelt werden. Der Einstich erfolgt vorne neben dem Processus xiphoides. Die Nadel wird entlang dem Sternum in Knochenfühlung, in der Mittellinie nach oben vorgeschoben, bis der Herzbeutel erreicht ist. Nebenverletzungen der Lunge und der Coronarien können bei diesem Vorgehen vermieden werden.

Aktives Vorgehen ist bei der Entblutung ebenso wie bei nicht zu beherrschendem Hämoperikard notwendig. Die Mortalität ist bei frühzeitiger Operation niedriger als bei späterer operativer Versorgung. Ist es bereits zu einer manifesten Kreislaufinsuffizienz gekommen, dann ist eine operative Behandlung aussichtslos. Offene Verletzungen betreffen häufig die Kammern. Dabei ist die Feststellung der Art, Form und Richtung sowie der mutmaßlichen Stärke des Traumas für die Beurteilung wichtig (Abb. 130 u. 131).

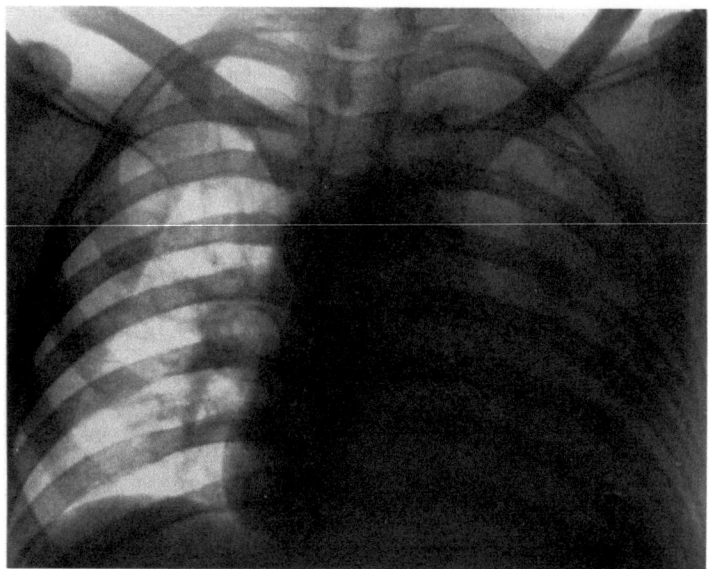

Abb. 130

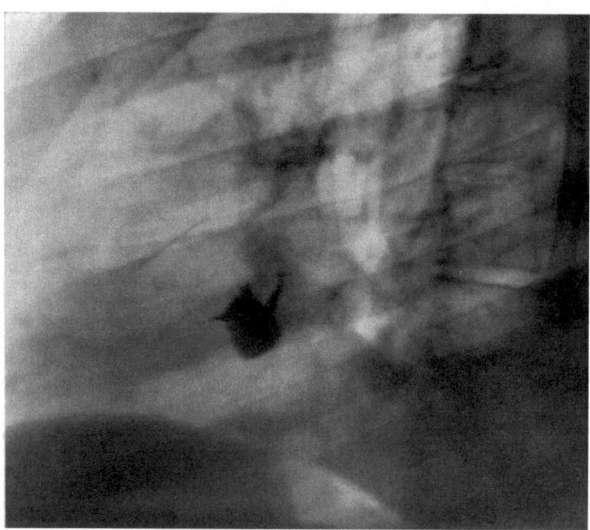

Abb. 131

Abb. 130 u. 131. Hämatothorax, Hämoperikard mit Myokardverletzung. Verletzung entstand infolge Rohrkrepierer bei Schießübung. Behandlung: Thoraxdrainage, Punktion des Hämoperikards, 6 Wochen später Thorakotomie und Entfernung des stark gezackten Stecksplitters aus dem Myokard. 9 Wochen nach Unfall Klinikentlassung

Technik der operativen Versorgung

Nach DERRA wird in Endotrachealnarkose im 5. ICR eingegangen. Eine vollständige Entleerung des Perikards von Blut ist dabei nicht erforderlich. Zunächst wird die Blutungsstelle aufgesucht. Kleine Einrisse im Myokard werden durch Fingertamponade gestillt und dann unter Fingerkompression mit atraumatischen Seidenfäden genäht. Größere Einrisse sind mit 2 seitlichen U-Nähten zur Adaptation der Wundränder zu versehen, anschließend wird das Myokard vernäht.

Bei Verletzung im Vorhofsbereich ist eine fortlaufende Matratzennaht der Einzelknopfnaht vorzuziehen. Kleine Coronarverletzungen werden durch Umstechung versorgt. Verletzungen größerer Coronaräste müssen durch Gefäßnaht wiederhergestellt werden. Fremdkörper sollen nur, wenn leicht erreichbar, entfernt werden, sonst, wenn notwendig, erst zu einem späteren Zeitpunkt. Intrakardiale Eingriffe unter Anwendung der Herz-Lungen-Maschine verbieten sich wegen der notwendigen Heparinisierung und der damit verbundenen Gefahr der Blutung aus Nebenverletzungen. Die Anwendung dieser Methode ist erst nach Abheilung der Nebenverletzungen möglich.

Perikardverletzungen sollten nur bei Herzluxationen vernäht werden. Im übrigen ist nur eine Blutstillung der eingerissenen Perikardgefäße durchzuführen ohne Verschluß der Einrißstellen. Neuerdings wurde von BORST vorgeschlagen, beim Hämoperikard von einem abdominalen Mittelschnitt aus, den retrosternalen Raum freizupräparieren, das Perikard zu fenstern und das Hämatom auszuräumen. Steht bei der weiteren Beobachtung die Blutung, wird eine Drainage eingelegt. Handelt es sich um eine anhaltende Blutung, muß der Zugang nach cranial durch eine longitudinale Sternumspaltung erweitert werden. Dieser Zugang gestattet eine gute Übersicht über das Herz und die zuführenden Gefäße sowie, wenn erforderlich, beider Thoraxhöhlen.

Die Erfahrungen der letzten Jahre haben gezeigt, daß bei aktivem Vorgehen in den ersten Stunden nach der Verletzung die Mortalität wesentlich geringer ist als bei einer späteren Operation. Die Art und Ausdehnung der Verletzung kann nur durch die operative Freilegung sicher beurteilt werden.

Verletzungen der Thoraxgefäße

Von A. Kolokythas

Einleitung

Das Ausmaß einer inneren Thoraxblutung wird bestimmt von der Größe und Anzahl der verletzten Gefäße. Der durch Blutung in die Pleurahöhle entstandene Hämatothorax führt je nach seinem Ausmaß zu einem partiellen oder totalen Kollaps der Lunge, wodurch die Atemfunktion in mehr oder weniger starker Weise beeinträchtigt wird. Vor allem bei einer zu einem Schock führenden massiven Blutung macht sich die Funktionsbeeinträchtigung infolge des Lungenkollapses in oft bedrohlicher Form bemerkbar. Die massive Blutung zwingt daher zu raschem chirurgischen Handeln, um das Leben des Verletzten zu erhalten, selbst wenn dies durch eine spätere größere Funktionseinbuße erkauft werden muß (RODEWALD und HARMS).

Hinsichtlich des Verletzungsmechanismus führen nicht nur penetrierende oder perforierende, sondern auch stumpfe Gewalteinwirkungen mit äußerlich geringfügigen oder kaum sichtbaren Schädigungen zu Blutungen in das Brustkorbinnere.

Die Statistiken sind in bezug auf die *Häufigkeit der Thoraxgefäßverletzungen* recht spärlich. Die Schwierigkeit liegt darin, daß fast ausschließlich multiple Verletzungen anderer Organe vorliegen. Oftmals ist die genaue Beurteilung des verletzten Gefäßes nur dem Pathologen möglich. So konnte AHRER eine Statistik aus 154 obduzierten Thoraxverletzungen aufstellen, bei denen die Todesursache eine Blutung war (Tab. 1).

71mal war die Blutung auf eine Verletzung der Thoraxgefäße zurückzuführen. Die Aortenverletzungen stehen mit 39 Fällen (=54,94%) an der Spitze. Es folgen die V. cava und Verletzungen mehrerer Gefäße mit jeweils 11,26%, danach die A. pulmonalis mit 9,86%, die

Intercostalarterien mit 7,04% und schließlich die A. mammaria interna und A. subclavia beide mit 2,82%.

Die Beteiligung der großen Gefäße an der primären Mortalität ist bei Thoraxverletzungen (Verblutungstod) erheblich. Sie stehen an zweiter Stelle nach den Herzverletzungen. Ihr Anteil an tödlichen Verkehrsunfällen beträgt 1% (BAUMGARTL).

Die Tatsache, daß Thoraxverletzte, insbesondere solche mit intrapleuraler Blutung besonders gefährdet sind, wird erhärtet durch eine zusammenfassende Betrachtung der *Überlebenszeit* solcher Verletzten. AHRER zeigt, daß etwa 40% der Gefäßverletzten sofort bei und weitere 28% unmittelbar nach dem Unfall sterben. 11% überleben den Unfall 1 Std und etwa 21% etwa 6 Std. Für die zuletzt erwähnte Gruppe, die 6 Std überlebten, hätte eine Überlebenschance bestanden. Daraus ergibt sich die Forderung, unverzüglich alle diagnostischen Möglichkeiten auszuschöpfen und durch Einsatz von chirurgischen Maßnahmen diesen Verletzten die Chance zum Überleben zu schaffen.

Tabelle 1. *Blutungsquellen mit großem Hämatothorax nach Brustkorbverletzung* (nach AHRER)

		%
Aorta	39	54,94
V. cava	8	11,26
mehrere Gefäße	8	11,26
A. und V. pulmonalis	7	9,86
A. intercostalis	5	7,04
A. mammaria interna	2	2,82
A. subclavia	2	2,82
	71	100

Thoraxgefäße können sowohl bei offenen als auch bei stumpfen Brustkorbverletzungen betroffen werden. Die Eröffnung der Brustwand zieht häufig auch Verletzungen der Thoraxwandgefäße (A. mammaria interna, Intercostalarterien, A. subclavia usw.) nach sich. Es können aber auch die großen Mediastinalgefäße verletzt werden (Schuß-, Stichverletzungen, Wirbelsäulen-, Rippenfrakturen), was häufig zum Tode führt. Bleibt nun der Thorax geschlossen, so können vor allem die Stammgefäße (Aorta, V. cava, A. und V. pulmonalis, V. azygos) verletzt und unter Umständen aber auch zusätzlich die Wandgefäße zerrissen werden. Die Symptomatik ist daher durch die Blutungen aus verschiedenen Gefäßgebieten sehr variabel.

Ursachen und Symptomatologie der Thoraxgefäßverletzungen. Früher galten als typische *Ursachen* für die Entstehung der Gefäßverletzungen Schuß- und Stichverletzungen, die zur Thoraxeröffnung führten. Heute dagegen sind die häufigsten Ursachen Verkehrs-, Betriebs- und Sportunfälle mit oder ohne Eröffnung des Brustkorbes. Seltener kommen Splittertraumen und da meistens penetrierende in Betracht. Bei all diesen Verletzungsarten können alle Gefäße der Thoraxwand sowie des Brustraumes betroffen werden.

Bei den *offenen Thoraxverletzungen* handelt es sich hauptsächlich um direkte, seltener um indirekte Gewalteinwirkung, die zur Gefäßverletzung führt. Die dadurch entstehende Blutung erfolgt entweder nach außen oder innen, seltener bilden sich intramurale Hämatome.

Bei Blutungen nach außen geben Lokalisation, Intensität der Blutung und Farbe (arteriell oder venös — V. pulmonalis für oxygeniertes hellrotes, Arteria pulmonalis dunkles Blut!) Hinweise auf die Blutungsquelle. Erfolgt die Blutung nach innen (Verlegung der äußeren Wunde durch zerfetzte Weichteile, Blutkrusten), so läßt sich nur aus der Deformierung der Brustwand, der Lokalisation von Hämatomen und traumatischen Schwellungen sowie der Rekonstruktion des Perforations-(oder Schuß-)kanals die Blutungsquelle vermuten.

Sicheres Zeichen für eine bestehende, aber nicht sichtbare, primäre Blutung, die selbst dem röntgenologischen Nachweis entgehen kann, ist der therapieresistente Schock, der lebensbedrohliche Verblutungsschock, welcher nicht selten mit Hirnanoxie und Bewußtseinsverlust einhergeht.

Die Gefäßverletzungen bei *stumpfen Thoraxtraumen* sind durch einen eigenen Entstehungsmechanismus gekennzeichnet und finden sich fast ausschließlich an der thorakalen Aorta; auf sie wird deshalb an anderer Stelle eingegangen.

Verletzungen der Thoraxwandgefäße

Die Zerreißungen der *Intercostalarterien* stellen die häufigsten Blutungsquellen insbesondere nach direkter Gewalteinwirkung dar (SCHMITZ). Unter Verwendung der Zahlen des Sektionsmaterials von WEBER (prozentual umgerechnet) fanden sich die Intercostalarterien als alleinige Blutungsquelle nach stumpfen Brustkorbverletzungen mit Hämatothorax in 29,4% der Fälle und mit Lungenrissen kombiniert in 35,7%; sie stehen somit an der Spitze der Ursachen des rasch entstehenden Hämatothorax (Tab. 2).

Tabelle 2. *Blutungsquelle bei 112 Hämatothoraces nach stumpfen Brustkorbverletzungen* (aus der Aufstellung von WEBER mit eigener prozentualer Umrechnung. — Herzrupturen wurden, wegen des raschen Verblutungstodes oder Herzstillstandes, nicht berücksichtigt)

		%
Intercostalarterien	33	29,4
Intercostalarterien und Lungenrisse . . .	40	35,7
Aorta	31	27,68
Lungenhilusgefäße (A. u. V. pulmonalis) .	4	3,57
Arteria carotis	2	1,72
Vena cava	1	0,89
Arteria mammaria interna	1	0,89
	112	100

Im Sektionsgut von AHRER standen die tödlichen Verblutungen aus den Intercostalarterien (Tab. 1) an 4. Stelle. Demgegenüber waren bei der tabellarischen Zusammenstellung der klinischen Fälle die Intercostalarterien bei offenen Thoraxverletzungen überwiegend für die intrathorakale Blutung verantwortlich. Die Hauptursache der Entstehung von Verletzungen der Intercostalarterien sind Rippenfrakturen, wobei die Gefäße durch die scharfen Fragmente durchspießt oder durchtrennt werden. Bei gleichzeitiger Verletzung des Rippenfells wird hierdurch der Abfluß des Hämatoms in den Pleuraraum ermöglicht. Die Blutung aus dem Wundkanal ist meist auffallend gering, vorausgesetzt, daß keine Verwachsungen der Pleurablätter vorliegen (KRAUSS).

Zur provisorischen Versorgung am Unfallort empfiehlt sich die Schürzentamponade nach VON LANGENBECK vor allem bei Stich- und Schußverletzungen mit starker Blutung und Pleuraeröffnung. Hierbei wird die Mitte eines sterilen Tuches oder eines Taschentuches in die Wunde eingeführt und mit Tupfern oder Watte mit einer Pinzette nachgestopft. Unter Drehung und Herausziehen des Stieles kommt es zur Kompression des Gefäßes und zur Blutstillung. Gleichzeitig wird der offene Pneumothorax provisorisch verschlossen (Abb. 132).

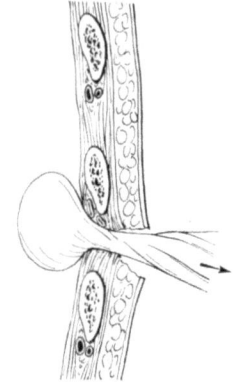

Abb. 132. Tamponade nach B. V. LANGENBECK bei Blutung der A. intercostalis oder mammaria interna (in Anlehnung an E. ROTTER)

Die definitive Versorgung besteht in der Ligatur der beiden Gefäßstümpfe nach übersichtlicher Eröffnung der Wunde, für welche unter Umständen die Rippenresektion erforderlich ist. Die spontane Blutstillung stellt Ausnahmen dar und kommt nur dann vor, wenn die Rupturierung der Intercostalarterie hinter dem Rippenknorpel erfolgt und zum mediastinalen Hämatom führt. Sie ist sogar einmal bei Durchbruch eines mediastinalen Hämatoms in die Pleurahöhle beobachtet worden (v. ARX).

Obwohl die *A. mammaria interna* (A. thoracica interna) hinter den Rippenknorpeln am Rande des Sternums liegend, außerordentlich gut geschützt ist, sind ihre Verletzungen nicht ganz selten. AHRER fand sie 2mal unter 71 starken Thoraxgefäßblutungen im Sektionsmaterial (Tab. 1), WEBER dagegen nur 1mal bei 112 stumpfen Thoraxverletzungen mit einem Hämatothorax von über 1000 cm^3 (Tab. 2). Im allgemeinen bewirken Stich- oder Schußverletzungen, die am Sternalrand abgleiten, ihre Zerreißung, seltener stumpfe Gewalten, wie Kompression des Thorax, Brustbeinfrakturen mit oder ohne Eröffnung der Pleura, insbesondere, wenn die Fragmente stark disloziert sind. Hierbei kann es sogar zu einer Zerreißung beider Aa. mammariae kommen (AHRER). Äußerst selten sind Mammariaverletzungen nach Rippenfrakturen, denn Rippen brechen bekanntlich bei Kompression an der stärksten Konvexität ihres Bogens und seltener vorne, nahe dem Sternum (MATTI) bei seitlicher Gewalteinwirkung. Wenn man nun berücksichtigt, daß einerseits die Knorpel der Rippen VI—VIII als die längsten des Brustkorbes am häufigsten einbrechen und andererseits das Brustbein meistens quer zwischen Manubrium und Corpus frakturiert, so wird verständlich, daß die A. mammaria interna bei stumpfen Thoraxtraumen in ihrer ganzen Länge verletzt werden kann. Nach SAUERBRUCH bietet die hinter der A. mammaria liegende Muskelplatte des M. transversus thoracis zwischen 3. bis 6. ICR einen gewissen Schutz vor der Eröffnung des Brustfelles. Die entstehende Blutung kann dadurch zum großen Mediastinalhämatom führen (HORN). Röntgenologisch ist dann fast ohne erkennbare Herzkonturen eine Verbreiterung des Mediastinalschattens zu sehen. Die Differentialdiagnose gestaltet sich in diesen Fällen schwierig. Die Mammaria-Interna-Verletzung kann klinisch als großes subcutanes Hämatom in Erscheinung treten; in der Regel werden solche Hämatome in einigen Wochen restlos resorbiert.

Da Blutungen aus der A. mammaria interna sehr massiv sein können, ist die sofortige Versorgung durchzuführen. Liegt eine Stich- oder Einschußstelle dicht neben dem Brustbein, so daß an eine Verletzung der A. mammaria interna zu denken ist, genügt die quere Erweiterung der Wunde (SAEGESSER) und die doppelseitige Ligatur des Gefäßes. Schwierigkeiten ergeben sich bei stumpfen Verletzungen mit Pleuraeröffnung. Das Gefäß bedarf wegen lebensbedrohlicher Blutung der Unterbindung. Das operative Vorgehen richtet sich nach der Verletzungsursache. Bei Sternumfrakturen wird der Brustkorb in Bruchhöhe eröffnet. Ist die Lokalisation der Verletzung nicht zu beurteilen, empfiehlt ZUCKSCHWERDT einen parasternal verlaufenden Schnitt. SAUERBRUCH sucht das Gefäß im 3. oder 4. ICR auf, weil diese die weitesten sind; er empfiehlt gegebenenfalls im 5. oder 6. ICR-Bereich ein bis zwei Knorpel zu resezieren, um die nötige Übersicht zu gewinnen.

Verletzungen der *A. subclavia* sind ebenso selten wie die Verletzungen der A. mammaria und kommen nur etwa in 3% der Thoraxgefäßverletzungen vor. Auf die peripheren Verletzungen dieses Gefäßes wird an anderer Stelle eingegangen.

Die traumatische Schädigung der endothorakalen Strecke findet sich bei Stich- und Schußtraumen, bei Frakturen der 1. Rippe (ADLER, AHRER) oder der Clavicula (AHRER) mit Eröffnung der Pleura, gelegentlich auch instrumentell bei Claviculaoperationen oder bei Apikolyse in der Thoraxkuppel. Obwohl etliche Todesfälle in der Literatur bekannt sind (AHRER), haben die Verletzungen der A. subclavia (FRANZ, THOMAN, WEBER), wie übrigens diejenigen der endothorakalen A. carotis communis und der V. anonyma (BILLROTH, HADDA, JEHN und MAYER, v. LANGENBECK) auch Aussicht, chirurgische Behandlung zu erreichen. Sie zählen jedenfalls zu den sog. großen Blutungen und sind wegen ihrer Topographie

Gegenstand der Thoraxchirurgie. Grundsätzlich soll bei der Verletzung der A. subclavia die Naht angestrebt werden, jedoch führt besonders bei Jugendlichen auch die Ligatur des intrathorakalen Subclaviaabschnittes zu keinen wesentlichen peripheren Ausfallserscheinungen.

Verletzungen der Stammgefäße

Wie bereits erwähnt, bedeuten Risse der großen Mediastinalgefäße nach Stich- oder Schußwunden praktisch den tödlichen Ausgang (LANDOIS, WEBER u. a.), weil die ungehinderte Blutung — die arterielle rascher als die venöse — relativ schnell zur Verblutung führt. Dazu muß gesagt werden, daß eine solche Verblutung fast ausnahmslos eintritt, wenn das Gefäß gänzlich durchtrennt worden ist. Daß umschriebene Gefäßperforationen nicht unbedingt gleichbedeutend mit dem sofortigen Tode sein müssen, haben vor allem Kriegserfahrungen gelehrt (DERRA, VALLE).

Die Blutung kann gestoppt oder verringert werden durch Überdeckung der Gefäßöffnung mit Adventitia oder Pleura (welche sogar zum spontanen Verschluß der Gefäßwunde oder zur Heilung führen kann — DERRA), durch Einrollung der Intima und Thrombusbildung, weiterhin durch Abdichtung der Gefäßwunde durch das Projektil (VALLE), vorausbestehende Pleuraschwiele (PERTHES) oder das eingedrungene Instrument.

In diesem Rahmen sei auf folgendes aus der Antike belegtes Beispiel verwiesen: der in der Schlacht bei Mantineia (368 v. Chr.) durch einen Speer in die Brust tödlich getroffene Epameinondas verzögerte seinen Verblutungstod, indem er das Geschoß in der Wunde beließ. Er starb aber sofort, als er den Speer herauszog (CORNELIUS NEPOS).

Blutungen aus unversiegelten, sogar extraperikardialen Wunden der Aorta können längere Zeit bestehen und doch noch erfolgreich operiert werden (KLEINERT 1958). Intraperikardiale Gefäßwunden haben größere Überlebensaussichten, weil die intraperikardiale Blutung durch Tamponade zur Blutstillung führt, sobald der intravasculäre mit dem intraperikardialen Druck ausgeglichen ist. Ungünstig wirkt hingegen die infolge des höheren intraaortalen Druckes durch aortale Blutung verursachte Herztamponade, wie BLALOCK bereits 1934 und später WEBER experimentell nachgewiesen haben. Die Herztamponade wird durch die Herzkompression lebensbedrohlich. Die Symptomatik hängt daher von der Stärke der Blutung ab. Typische Symptomenkomplexe gibt es nicht. Bei einem rasch sich entwickelnden Hämatothorax oder Hämoperikard mit zunehmender Verschlechterung des klinischen Bildes insbesondere nach penetrierenden Verletzungen muß stets an eine Beteiligung der großen Gefäße gedacht werden. Für die Prognose ist nicht nur die verlorene Blutmenge und das schlechte Aussehen des Patienten entscheidend. Selbst scheinbar moribunde Patienten sollten nicht als hoffnungslos behandelt werden (KRÖNKE). Insbesondere profuse Blutungen aus venösen Gefäßstämmen haben bessere Aussicht auf chirurgische Hilfe als arterielle Blutungen, da der Druck der Blutansammlung zur Kompression des Gefäßes und somit zur Blutstillung führt.

Die *Vena-Cava-Verletzungen* haben an Häufigkeit mit den Verkehrsunfällen zugenommen. So können bei schweren Verletzungen innerer Organe auch Einrisse der Vena cava kombiniert sein. Die häufigste Ursache ist die Dezellerationen bei Autokollisionen oder auch Sturz aus größerer Höhe. OCHSNER u. Mitarb., HEINRICHS und AHRER konnten Cavarisse nur bei Unfällen mit schwersten zusätzlichen Innenorganverletzungen (Aorten-, Herz-, Milz-, Leber- und Nierenrupturen) feststellen. Letzterer fand bei 317 Obduktionen bzw. Thoraxgefäßverletzungen 8 Risse der Vena cava. Von 85 Verletzten OCHSNERs u. Mitarb. (1961) erreichten lebend das Krankenhaus nur 39. Bislang sind in der Literatur nur 22 erfolgreich behandelte Fälle (davon 3 Vena-Cava-Superior-Verletzungen) bekannt.

BIGGER und WILKINSON waren die ersten, denen es 1933 gelungen ist, eine intraperikardiale Verletzung der Vena cava superior erfolgreich zu versorgen. Dies war nur dadurch möglich, daß die Blutung aus der Vena cava durch die Tamponade im Herzbeutel zum Stehen kam. HUDSON rettete 1952 eine 43jährige Frau 18 Std, nachdem sie durch das Geschoß einer 38-kalibrigen Pistole einen 1,5 cm langen Riß der Vena cava superior erlitten hatte. Die Lücke war durch ein Blutkoagel unsicher verschlossen. KRÖNKE veröffentlichte eine etwa 3 Std nach dem Unfall erfolgreich operierte Herzstichverletzung kombiniert mit einer Rißwunde der Vena cava inferior. Mit Erfolg hat auch VALLE während des Koreakrieges Cavaverletzungen operiert.

Die Zahl der erfolgreich behandelten Cavaverletzungen ist jedoch gering. Die Ursache hierfür liegt in der massiven Blutung, die in den meisten Fällen bereits tödlich verläuft, bevor der Verletzte in ärztliche Behandlung kommt. Es entwickelt sich ziemlich rasch ein rechtsseitiger Hämatothorax, der die Lunge nach posterior zu verdrängt. Im Röntgenbild läßt sich eine homogene, durch Blutansammlung bedingte Verschattung erkennen, die in den nach links verdrängten Mediastinalschatten übergeht.

Die Prognose hängt von dem Sitz der Ruptur und dem schnellen Eingriff ab. Handelt es sich um Verletzung des intraperikardialen Venenabschnittes, dann ist die Prognose insofern günstiger, als die Blutung infolge der Tamponade im Herzbeutel zum Stehen kommt. Diese spontane Hämostase stellt einen großen Zeitgewinn für den erforderlichen operativen Eingriff dar. Wegen des geringen Druckes in der Vena cava ist mit einer tödlichen Herztamponade infolge Herzkompression nicht zu rechnen. Besteht aber eine freie Ruptur in das Madiastinum oder zusätzlich in dem Pleuraraum, so ist eine Rettung des Verletzten, wenn überhaupt, nur durch die sofortige Operation möglich. Von einer postero-lateralen Thorakotomie aus, evtl. unter Resektion der 6. Rippe, kann die Vena cava erreicht und versorgt werden. Sind die lokalen Voraussetzungen für eine Venennaht gegeben, so ist diese vorzunehmen. Ist die Naht undurchführbar, muß die Vene ligiert werden. Allerdings darf eine Ligatur der Vena cava superior nur peripher der Mündung der Vena azygos vorgenommen werden, da sonst der Rückfluß des Blutes aus der oberen Körperhälfte zum rechten Vorhof unterbrochen ist (CARLSON, MARTORELL). Eventuell auftretende Stauungen der oberen Körperhälfte bilden sich innerhalb von 15 Tagen zurück (MARTORELL). Die Ligatur der Vena cava superior zentral der Azygosmündung führt meist zum Tode (nach STRAHBERGER in 76%). SAUERBRUCH verlor einen solchen Patienten innerhalb von 3 Std. Auch bei Verletzungen der Vena cava inferior muß im intrathorakalen Bereich stets die Wiederherstellung der Kontinuität angestrebt werden, da Unterbindungen der Vena cava inferior nur distal der Mündung der Vv. renales vorgenommen werden dürfen (OCHSNER u. Mitarb.), worauf an anderer Stelle hingewiesen wurde. Als Ultima ratio bei Venenrissen, die weder primär genäht werden können noch ligiert werden dürfen, empfiehlt sich die Verwendung einer alloplastischen Gefäßprothese, obwohl mit Sicherheit eine Thrombosierung derselben auftritt. Da diese jedoch langsam erfolgt, bildet sich ein reiches Kollateralvenennetz aus, durch welches der Rückfluß des Blutes zum Herzen gewährleistet ist (LAUSTELA und TALA). Die Möglichkeit sogar einer zumindest partiellen Rekanalisierung der Prothese ist nicht ausgeschlossen (CARSTENSEN und KOLOKYTHAS).

Die Verletzungen der *Vena azygos* sind äußerst selten. Wenn man von Schußund dorsalen Stichverletzungen absieht, kann unter Umständen das dünnwandige und bogenförmig über dem rechten Lungenhilus ruhende Gefäß bei starken Kompressionsvorgängen, insbesondere beim jugendlichen, elastischen Brustkorb zerrissen werden. Auch sind instrumentelle Verletzungen der Vena azygos nach

Mediastinoskopien bekannt geworden (STILLER, SEPPÄLÄ). Wir hatten die Gelegenheit, eine Verletzung der Vena azygos bei einem stumpfen Thoraxtrauma mit Lungen- und Milzrupturen zu versorgen. Es hatte eine massive Blutung aus der V. azygos und der Milz bestanden. Trotz Ligatur der V. azygos und der Milzexstirpation verstarb der Patient, da der bereits länger bestehende Blutungsschock irreversibel war. Die definitive Versorgung von Verletzungen der V. azygos besteht in der doppelten Ligatur.

Bei Verletzungen der *A. und V. pulmonalis* ist es von Bedeutung, ob die Hauptstämme oder nur einzelne Äste betroffen sind. Der Ausfall eines Astes der A. pulmonalis ist nicht von großer Bedeutung für die Oxygenierung des Blutes. Hingegen bedeutet die Ausschaltung der ganzen A. pulmonalis oder eines größeren Astes der V. pulmonalis, welche arterielles Blut transportiert, für den gesamten Lungenflügel oder Lungenlappen einen entsprechenden Funktionsausfall mit nachfolgender Schrumpfung. Bereits BRUNS und SAUERBRUCH sowie später KRAMPF konnten experimentell nachweisen, daß kleinere Äste der A. und V. pulmonalis unterbunden werden können. Demgegenüber zeigte TIEGEL, daß schon die Drosselung der pulmonalen Venen genügt, Stauungszustände in der Lunge herbeizuführen, die schließlich Schrumpfung bewirken.

Im älteren Schrifttum finden sich Berichte über „Heilung" nach Gefäßunterbindungen, obwohl das Schicksal der betroffenen Lungenabschnitte nicht weiter verfolgt worden ist. Das Ziel der Operation, durch Blutstillung — selbst auf Kosten eines Organverlustes — das Leben zu retten, konnte jedoch durch heroische Eingriffe erreicht werden. Von EISELSBERG gelang erstmals 1909 — von der Trendelenburgschen Operation abgesehen — die Naht eines großen Mediastinalgefäßes mit Erfolg. Er konnte eine 7—8 mm lange Stichverletzung der V. pulmonalis bei einem 43jährigen Morphinisten 15 min nach dessen Suicidversuch nähen. Nach ihm haben HOFMANN und KÜTTNER Pulmonalvenen durch Nähte versorgt, während HEILE, SAUERBRUCH, PRIBRAM und später JEHN und NISSEN die Unterbindungen von verletzten Hauptästen der Vena pulmonalis vornahmen.

Die Blutung der Hilusgefäße führt zu schnell wachsendem Hämatothorax und relativ rasch zum Tode. Die Symptomatik ist charakterisiert durch das völlige Verfallen des Patienten, Apathie, kalten Schweiß, Anämie, Pulsbeschleunigung, Zurückbleiben der Atmung auf der verletzten Seite mit perkutorisch nachweisbarer Dämpfung oft bis zur 3. Rippe. Die Differentialdiagnose gegen Herzverletzungen ist kaum möglich.

Therapeutisch ist die sofortige Thorakotomie durch vorderen Intercostalschnitt zwischen 3. und 4. Rippe mit Durchtrennung des Rippenknorpels (*Cave:* Mammaria interna!) und Versorgung des Gefäßes (A. pulmonalis ist vor der Vene zu suchen!) angezeigt. Die Ligatur darf durchgeführt werden an kleineren Ästen der A. oder V. pulmonalis, ebenso an einer Lappenarterie. Die Ligatur einer Lappenvene ist wegen der dadurch bedingten Infarzierung des entsprechenden Lungenlappens kontraindiziert. Ist gleichzeitig der zugehörige Bronchus durchtrennt, so ist die Resektion durchzuführen. Bei Verletzungen der Hauptäste von A. oder V. pulmonalis ist die Gefäßnaht anzustreben; ist diese undurchführbar, so muß die Pneumonektomie vorgenommen werden.

So waren JENNY, SCHOBER, HEBERER, LICHTENAUER, BAUMGARTL, KEMPF und DEISTER u. a. gezwungen, nach Gefäßverletzungen Lobektomien, STRAHBERGER nach einer Schußverletzung der li. A. pulmonalis und AKOVBIANTZ und AEBERHARD nach Pulmonalisverletzung bei einer Mediastinoskopie selbst die Pneumonektomie durchzuführen.

Verletzungen der thorakalen Aorta
Von A. Kolokythas

Die Eröffnung des Gefäßlumens der größten Schlagader des Körpers bringt die bedrohlichste Blutung überhaupt mit sich, welche in der Regel rasch zum Tode führt.

Die Verblutung wird durch den ständig hohen Blutdruck und den kontinuierlichen Blutstrom in der Aorta beschleunigt. Eine Chance zum Überleben hat der Verletzte nur dann, wenn eine Schranke die Blutung verhindert und dadurch Zeitgewinn für eine chirurgische Hilfe schafft. Die Forderung nach einem raschen und gezielten Vorgehen, wie schneller Transport in eine gut ausgerüstete Klinik und Einsatz aller Mittel zur Versorgung des Patienten, stellt sich von selbst. Das weitere Handeln wird entschieden von der Verletzungsart des Gefäßes, die auch für die Prognose maßgebend ist.

Verletzungen der Aorta bei offenem Thorax entstehen durch von außen in den Thorax eindringende Gegenstände (Schuß, abgesprungene Maschinen- oder Werkzeugteile, Stich). Während die Aorta bei Schußverletzungen dem Geschoß zur Seite ausweichen kann, kommt es beim Stich stets zur Verletzung der Wandung. Von außen auf die Gefäßwand treffende Traumen führen entweder zur *Streifverletzung* (erhaltene Innenschichten) oder zur *penetrierenden Aortenverletzung* (Eröffnung aller Wandschichten). Massive Blutungen aus der Aorta führen in kurzer Zeit zum Tode. *Überlebenschancen* bestehen nur dann, wenn es sich bei extraperikardialen Aortenverletzungen um kleine Gefäßwunden handelt (SAUERBRUCH) oder wenn es zur Versiegelung der Gefäßwunde entweder durch den in der Gefäßwand steckenden Fremdkörper (KÖNIG, VALLE) oder durch Thrombusbildung kommt. Wenn die Wundversiegelung auch nur temporären Charakter hat, so bedeutet sie — ebenso wie die Bildung einer arteriovenösen Fistel zwischen Aorta und A. pulmonalis bei gleichzeitiger penetrierender Verletzung dieser Gefäße (PERTHES) — Zeitgewinn für einen lebensrettenden Eingriff.

Die *spontane Blutstillung* ist gekennzeichnet durch einen symptomarmen Verlauf. Wegen der Gefahr der sekundären, meist tödlichen Blutung sollte unter Verzicht auf zeitraubende diagnostische Maßnahmen die Thorakotomie vorgenommen werden, wenn bei der Erstuntersuchung der Verdacht besteht, daß das Gefäß weiterblutet (massiver Hämatothorax mit Atemfunktionsstörungen, hämorrhagischer Schock bei zunehmender Verschlechterung des Allgemeinzustandes) oder wenn festzustellen ist, daß bereits eine erkennbare massive Blutung vorausgegangen ist (starke Hämatothoraxbildung, Erholung des Patienten aus dem Schock). Eine günstigere Prognose haben die intraperikardialen Aortenverletzungen, die infolge der geringeren Verblutungsgefahr eher die ärztliche Behandlung erreichen. Die Gefahr dieser Verletzungen liegt vorwiegend in der eintretenden Herztamponade.

Die *traumatischen Rupturen der thorakalen Aorta* entstehen im Gegensatz zu den scharfen Verletzungen, welche stets durch direkte Gewalteinwirkung verursacht werden, meist indirekt nach stumpfen Thoraxtraumen.

Die Rupturen der Brustaorta stellen in 11—21,5% die Todesursache stumpfer Thoraxverletzungen dar (ZELDENRUST und AARTS; WEBER; HEINRICHS u. SCHWERD).

Ursache der Aortenrupturen sind Straßenverkehrsunfälle, Sturz aus großer Höhe oder häusliche Unfälle, wobei die Verkehrsunfälle mit 73,5—95,5% (STRASSMANN 1947, ZEHNDER 1960, eigene Beobachtungen) die häufigste Entstehungsursache darstellen. In unseren eigenen Beobachtungen folgen Stürze aus großer Höhe (25%) und häusliche Unfälle mit 1,5%.

Etwa 10—20% der Verletzten überleben die primäre Ruptur verschieden lang. Über die Hälfte der Verletzten sterben sofort am Unfallort oder innerhalb der ersten 30 min nach der Verletzung entweder an Verblutung oder infolge der Begleitverletzungen. Als verhängnisvolle Komplikation wird das begleitende Schädel-Hirntrauma angesehen, das der notwendigen Diagnostik Grenzen setzt

(CARSTENSEN). Trotz schwerer Begleitverletzungen wurden jedoch Überlebenszeiten bis zu 21 Tagen beobachtet (EISEMANN u. RAINER, MCBURNEY u. VAUGHAN, PARMLEY u. Mitarb., RICE u. WHITTSTRUCK, SPENCER u. Mitarb., eigene Beobachtungen). Das Überleben ist abhängig von der Art der Ruptur (total oder partiell, komplett oder inkomplett) und von der „Barriere", die den primären Gefäßriß tamponiert. Gerade die Erholungsphase ist für das weitere Schicksal des Patienten maßgebend. Während dieser Zeit müssen alle Maßnahmen getroffen werden, um die Diagnose zu stellen und möglichst innerhalb der ersten Stunden den operativen Eingriff zu vollziehen. JAHNKE u. Mitarb. (Juli 1964) konnten beispielsweise innerhalb von 6 bzw. 14 Std zwei Patienten mit totaler Ruptur durch Operation retten.

Die weitaus häufigste *Lokalisation der Ruptur* der Aorta findet sich im Isthmusgebiet der absteigenden Aorta, dicht hinter dem Abgang der linken A. subclavia — Ruptur „loco classico" nach ZEHNDER (Abb. 133) — im medioposterioren Bereich und somit an der Stelle der stärksten Konvexität des Aortenbogens gegenüber dem Ansatz des Ligamentum Botalli. In wenigen Fällen wurde die Ruptur vor dem Abgang der A. subclavia gefunden. Es folgt in der Reihe der Häufigkeit die Lokalisation der Ruptur am aufsteigenden, dann am absteigenden Teil der Aorta und am Aortenbogen. Daneben werden Abrisse der A. anonyma vom Aortenbogen (PARMLEY u. Mitarb., BINET u. LANGLOIS, FENZ, JAHNKE u. Mitarb.) und multiple Intimarisse beobachtet.

Zur *Rupturentstehung* werden verschiedene Unfallmechanismen angegeben. Grundsätzlich sind Geschwindigkeit und Verzögerung die für die Entstehung einer Aortenverletzung notwendigen Faktoren.

Die verschiedenen *Mechanismen*, die zu einer Ruptur der Aorta führen, werden von ZEHNDER in 5 Gruppen unterteilt (Abb. 133):

1. *Kombinierte horizontale oder vertikale Dezelleration mit Thoraxkontusion:*

Aortenrupturen, die durch reine Dezelleration eintreten, finden sich nur nach Sturz aus großer Höhe oder Liftunfällen. Im reinen vertikalen Dezellerationsunfall wirkt nach ZEHNDER die Masse des Herzens als Zugkraft am Aortenbogen in einem Biegungsmechanismus, so daß durch die Beschleunigung der Abriß an der Stelle der größten Biegungsbelastung am Übergang des freien Aortenbogens in die fixierte Aorta descendens erfolgt. Die kritische Fallhöhe wird auf 15—10 m geschätzt (ZELLER). Der Rupturmechanismus der reinen horizontalen Dezelleration bei Autokollisionen (RICE u. WHITTSTRUCK) ist nach neuerer Anschauung

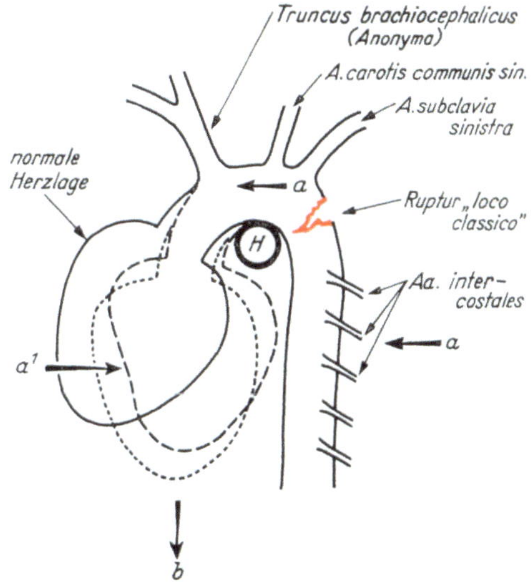

Abb. 133. Schematische Darstellung des Mechanismus der Ruptur der thorakalen Aorta mit ihrer klassischen Lokalisation: Aorta desc. fixiert durch die Intercostalarterien; kombinierte horizontale (a) oder vertikale (b) lineare Dezelleration mit Kontusion bzw. Kompression (a^1), Autokollision, Flugunfall; echte vertikale Dezelleration (b), Liftunfall. — Schleudern der Herzmasse nach vorne oder unten mit Überspannung der Aortenkonvexität und Biegungsmechanismus. H = Hilus als Hypomochlion

nicht anzunehmen; vielmehr handelt es sich, ebenso wie bei Flugunfällen, um einen Kombinationseffekt von horizontaler bzw. vertikaler Dezelleration und Kontusion.

2. *Sturz auf den flachen Rücken:*

Bei dem angefahrenen Fußgänger wird der Sturz durch die mitgeteilte Schleuderwirkung verursacht. Wegen des kurzen Bremsweges ist diese besondere Form der Dezelleration von großer Bedeutung für die Ruptur. Eine große Rolle spielt hier auch die Beschaffenheit der Aorta, die bei Arteriosklerotikern zum Abbrechen der starren Wandung führt.

3. *Verschüttungs- und direkte Kompressionsunfälle:*
Infolge Verschüttung im Bergwerk kann durch reinen Kompressionsmechanismus die Aorta rupturieren.

Oft sind gleichzeitig, von jugendlichen Patienten mit elastischem Thorax abgesehen, Brustwandfrakturen zu beobachten. Zu dem direkten Kompressionsmechanismus gehören die Eisenbahn-Pufferkompression und das Überrollen und Überfahren durch Fahrzeuge. Der anteriore-posteriore Kompressionsdruck des Brustkorbes wird auf den Aortenbogen übertragen. Dadurch entsteht größte Dehnungsbelastung der Aortenwand über der großen Konvexität. Darüber hinaus wird der Binnendruck der großen Hilusgefäße gesteigert, so daß

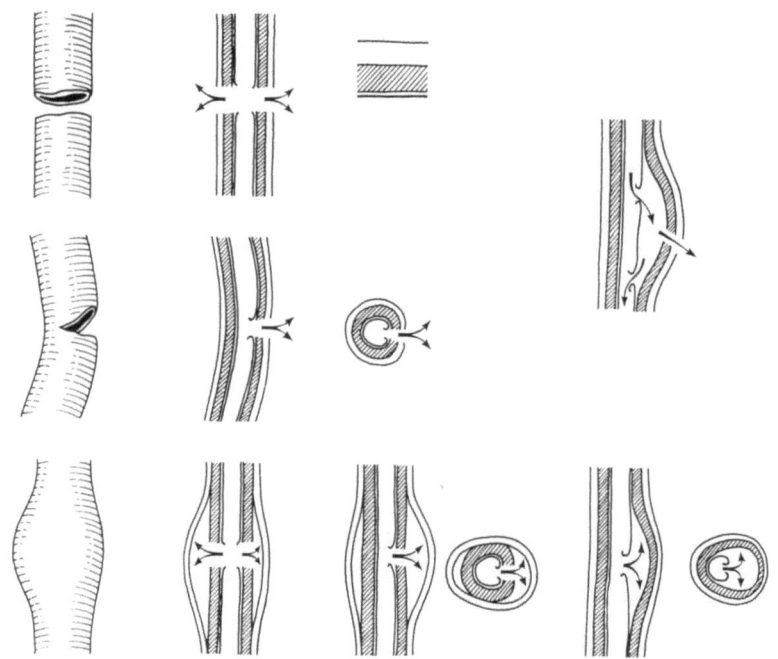

Abb. 134. Schematische Darstellung der traumatischen Rupturformen und des Aneurysma spurium. Obere Reihe. 1. und 2. Bild: totale Ruptur mit Schichtendarstellung, 3. Bild: schematische Darstellung der Gefäßschichten: Mittlere Reihe: 1. bis 3. Bild: partielle komplette Ruptur mit Schichtendarstellung. Bild rechts oben: Sekundärer Durchbruch eines Aneurysma dissecans in das Gefäßlumen oder in den Pleuraraum. Untere Reihe: 1. und 2. Bild: partielle inkomplette Ruptur mit vollständiger circumferentieller Durchtrennung von Intima und Media und subadventitieller Wühlblutung — spindelförmige aneurysmatische Erweiterung des Gefäßes (gedeckte Ruptur). 3. und 4. Bild: partielle inkomplette Ruptur mit partieller circumferentieller Durchtrennung von Intima und Media — sacculäre Erweiterung des Gefäßes (gedeckte Ruptur). 5. und 6. Bild: Einriß der Intima

der unter dem Aortenbogen liegende unnachgiebige Hilus als Hypomochlion wirkt. Die Spannung des Aortenbogens durch die Kompression unter Mitwirkung der geschilderten Faktoren führt zur Ruptur an typischer Stelle.

4. *Direkte stumpfe Gewalt gegen den Thorax:*
Stumpfe Gewalteinwirkung gegen den Thorax, Hufschlag oder ähnliche Vorgänge, bewirkt eine Kontusion auf die Brust, die eine anterior-posteriore Bewegung der Herzmasse an ihrem Gefäßstiel verursacht.

5. *Kompressionswelle* (Explosionsunfälle):
Bomben- oder Minenexplosionen, unter Umständen kombiniert mit Sturz, verursachen durch die Explosionswelle entsprechende Thoraxkompression mit stumpfer Wirkung.

Den verschiedenen Entstehungsmechanismen ist die Hyperflexion des Aortenbogens an seiner stärksten Konvexität mit Überbeanspruchung seiner Biegsamkeit und als Folge ein partieller oder totaler circumferentieller Querriß gemeinsam. Der Querverlauf des Risses stellt ein Charakteristicum der traumatischen Ruptur dar, im Gegensatz zu der Spontanruptur, die in Längs- oder Schrägrichtung durch Bersten von innen her erfolgt (ZEHNDER).

Die Aortenwand kommt dann zur Ruptur, wenn durch verschiedene Mechanismen der Widerstand des elastischen Gerüstes der Tunica media, nämlich der Lamellen mit ihren glatten Muskelfasern und mit der Membrana elastica interna, die zur Aufnahme der Längsspannung des Gefäßes dient (SPALTEHOLZ), überwunden wird.

Die traumatischen Rupturen können zu den verschiedenen *Rupturformen* führen (Abb. 134).

Unter *totaler Ruptur* wird ein circumferentieller Querriß aller 3 Wandschichten des Gefäßes verstanden (vollständige Gefäßdurchtrennung).

Die *partielle Ruptur* gliedert sich in eine *partielle komplette* Ruptur (seitliche Eröffnung des Lumens) (Abb. 135) und eine *partielle inkomplette* Ruptur. Die partielle inkomplette Ruptur kann einhergehen mit vollständigem oder partiellem circumferentiellem Riß einer (Intima) oder zweier (Intima plus Media) Schichten.

Sind eine oder zwei Gefäßwandschichten in der gesamten Circumferenz durchtrennt, tritt oft eine Dehiscenz der Gefäßstümpfe von mehreren Zentimetern auf (bis 7 cm bei einem Fall von JAHNKE u. Mitarb.).

Es kann zum *subadventitiellen Hämatom* kommen, wenn beide Innenschichten, Intima und Media, zerrissen sind. Das Hämatom breitet sich bei erhaltener Adventitia und Pleura paraaortal und mediastinal aus und führt zur Bildung eines „aneurysmatischen Sacks" mit Verdrängung von Trachea und Oesophagus nach rechts. *Dissezierende Wühlblutungen* bei erhaltener Adventitia und

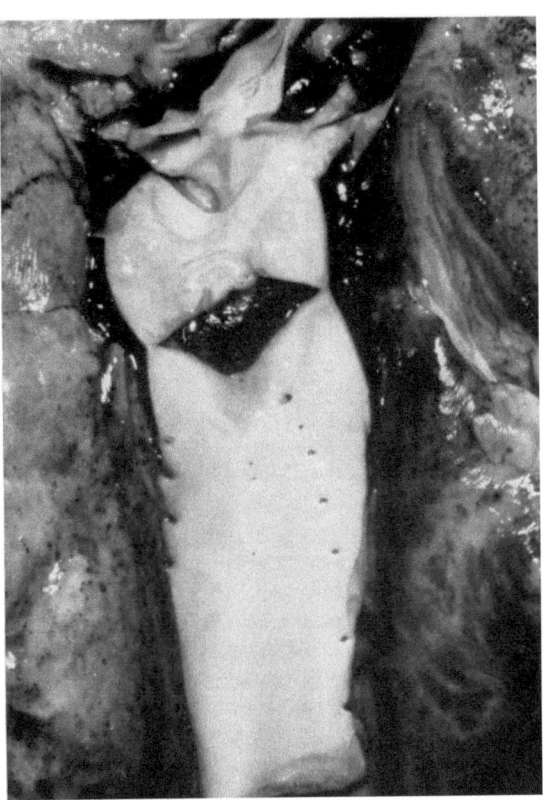

Abb. 135. Partielle komplette Aortenruptur: Querriß aller 3 Wandschichten und Eröffnung des Gefäßlumens

Pleura können intramural cranialwärts entlang der A. carotis und der A. subclavia sinistra sowie weit absteigend verlaufen und führen zur Kompression der genannten Gefäße. Bei beiden Formen, d. h. dem subadventitiellen Hämatom und der dissezierenden Wühlblutung, handelt es sich um *gedeckte Rupturen* der Aorta. Sie stellen die sog. *Frühfälle* dar. Im weiteren Verlauf dieser „Frühfälle" kommt es entweder nach Stunden, Tagen oder Wochen zu einem sekundären intrapleuralen Durchbruch des subadventitiellen und subpleuralen Blutsackes links suprahilär (ZEHNDER) — „zweizeitige Aortenruptur" — oder aber zur Bildung eines falschen Aneurysma *(Aneurysma spurium* als *fusiformes* nach vollständiger circumferentieller Durchtrennung von Media und Intima, als *sacculäres* nach partieller inkompletter Wandruptur). Seine Entstehung setzt längere Zeit voraus, die Aneurysmabildung wird deshalb als „Spätfall" bezeichnet.

Diagnostisch bereiten die traumatischen Aortenrupturen erhebliche Schwierigkeiten.

Die *Symptomatologie der Frühfälle* gestaltet sich entsprechend der Rupturformen unterschiedlich. Bei totalen oder partiellen kompletten Rupturen tritt sofort der Verblutungstod ein. Ausnahmen bilden Fälle mit kleineren seitlichen Rissen, bei denen die Blutung durch einen verschließenden Thrombus spontan zum Stillstand kommt. Die primäre Blutung erfolgt in den linken hinteren Pleuraraum, wodurch ein linksseitiger Hämatothorax mit Verdrängungserscheinungen (Dyspnoe, Pleuraschmerz) entsteht. Massive Blutungen führen zu einem schweren Blutungsschock sowie zur zunehmenden Kompression der linken Lunge (röntgenologisch: Mediastinalverschiebung nach rechts!).

Bei der *gedeckten Ruptur* im Bereich des absteigenden Aortenbogens gilt als konstantes Symptom ein interscapulärer Rückenschmerz, der aber insbesondere bei Autounfällen nicht als charakteristisches Symptom gewertet werden kann. Dieser Rückenschmerz, der als Druckempfindlichkeit im oberen BWS-Bereich imponiert und als WS-Fraktur interpretiert wird, ist Ausdruck des subadventitiellen dissezierenden Hämatoms (ZEHNDER). Gleichzeitig ist oft interscapulär oder über der Herzbasis vorne ein kurzes, systolisches Geräusch zu hören (JAHNKE u. Mitarb.).

Führende Symptome sind die Verbreiterung des oberen Mediastinums im Röntgenbild (Abb. 136) sowie die Verdrängung der Trachea nach rechts und des Oesophagus nach rechts und vorne. Oft kommt eine Doppelkonturierung des Aortenbogens in halbseitlicher Position zur Darstellung, die auf das mantelförmige Extravasat zurückzuführen ist.

Als inkonstante Symptome, die mit der weiteren Verbreiterung des Hämatoms zusammenhängen, zählen die „Hiatusdysphagie" im Bereich des Hiatus oesophageus und das Coarctationssyndrom mit Erhöhung des Blutdruckes in den oberen Extremitäten bis zu 200 mm Hg bei fehlenden Femoralispulsen, sowie Sensibilitätsstörungen bis zur Paraplegie der unteren Extremitäten. Die Aorta descendens kann durch Coagula bzw. durch das Hämatom eingeengt oder komplett blockiert werden. Die dissezierende Wühlblutung nach oben führt zur Einengung von A. carotis und A. subclavia mit Abschwächung des li. Radialispulses, gelegentlich Hornerschem Symptomenkomplex (Sympathicusreiz), seltener Heiserkeit (Trachealverschiebung) und ausstrahlenden Schmerzen in die linke Halsseite und den linken Oberarm. Die Verlegung der Blutzufuhr durch Kompression der A. carotis kann cerebrale Ausfallserscheinungen auslösen, welche oft fehlgedeutet und fälschlicherweise als Folge eines Schädelhirntraumas angesehen werden (CARSTENSEN).

Zur Klärung der Diagnose der Frühfälle ist, sofern es der Zustand des Patienten erlaubt, die Oesophaguskontrastdarstellung sowie die selektive Angiographie von der A. femoralis oder A. radialis (PINET) in künstlicher Hypotonie oder die Angiokardiographie mittels venösen Katheters (SOLOFF u. Mitarb., HEBERER) heranzuziehen. Die Angiokardiographie hat den Vorteil, daß während der Injektion des Kontrastmittels kein Druck auf die Rupturstelle ausgeübt wird.

Nach einem *freien Intervall* (erstes freies Intervall oder Frühintervall) von Stunden, Tagen oder sogar einigen Wochen, d. h. der Zeitspanne zwischen primärer und sekundärer Ruptur, tritt in den meisten Fällen ein „zweizeitiger" Durchbruch des Hämatoms in den linken Pleuraraum ein, der von ZEHNDER als „Pleuraapoplexie" bezeichnet wird. Die Symptome sind plötzlicher Schock mit linksseitigem Pleuraschmerz, Dyspnoe, Cyanose, Tachykardie, Unruhe und Verwirrtheitszustände, Bewußtlosigkeit — letztere als Ausdruck der Gehirnischämie. Die linke Pleurahöhle füllt sich mit Blut auf, die Kompression der Lunge und die mediastinale Verschiebung nehmen zu. Der Hämatothorax wirkt im günstigen

Falle als Tamponade, wobei gleichzeitig ein Ausgleich des arteriellen und intrapleuralen Druckes zustande kommt. Unter Umständen kann durch die Thoraxtamponade Zeit gewonnen werden, die sog. kritische Zeitspanne, die kostbar für einen rettenden Eingriff ist.

Als *Spätfälle* werden die Patienten bezeichnet, welche die primäre Ruptur oder sogar den sekundären Durchbruch des Hämatoms überlebten und nach

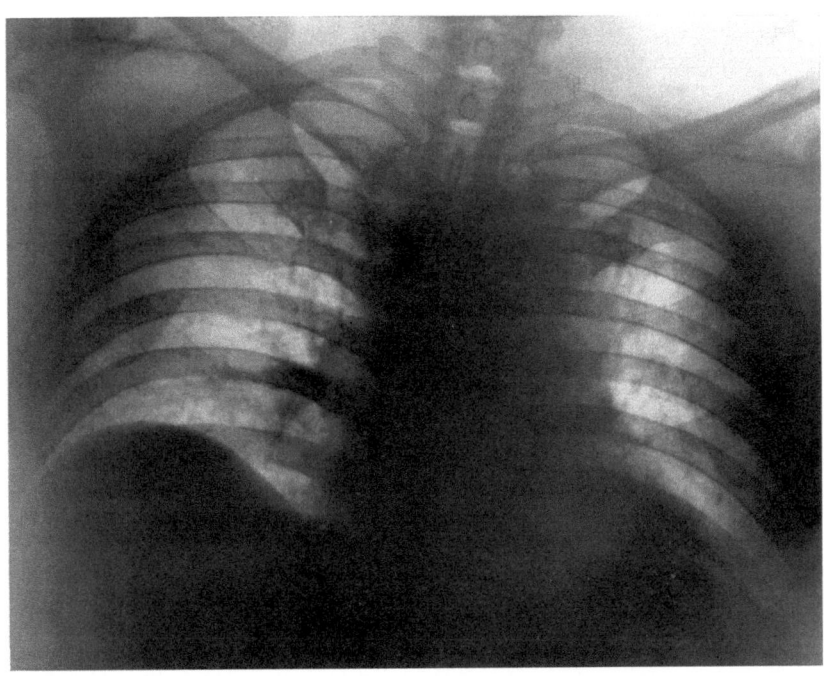

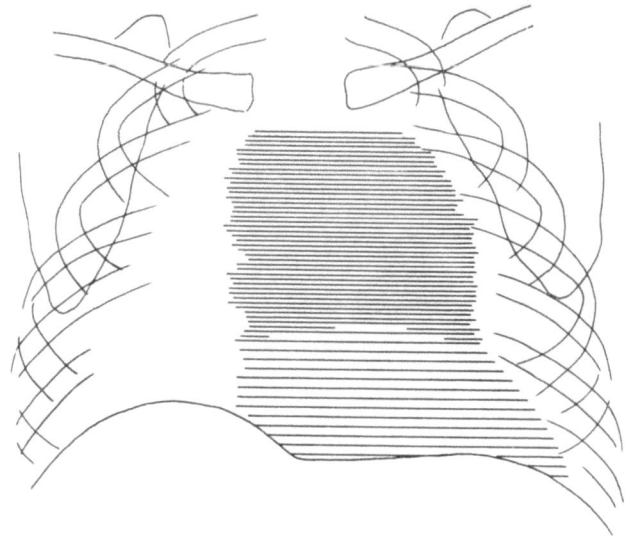

Abb 136. Oben Thoraxübersicht: totale Aortenruptur an typischer Stelle mit großem subadventitiellen Hämatom, 45 min nach dem Unfall (54jähriger Mann — Sturz aus 6 m Höhe — Überlebenszeit 2 Std). Starke Linksverbreiterung des cranialen und mittleren Mediastinalabschnittes mit unscharfer Begrenzung nach rechts und links. Konturen der Aorta nicht erkennbar. Unten: erklärende Skizze obigen Röntgenbildes

4 Wochen bereits mit „geheilter" Ruptur oder mit einem Aneurysma spurium in die zweite asymptomatische Periode (zweites freies Intervall oder Spätintervall) eintreten.

Die Behandlung der Aortenverletzungen richtet sich nach ihrer Art und Lokalisation; sie ist im allgemeinen nur in einer thoraxchirurgisch eingerichteten Klinik durchführbar. Kleinere Aortenwunden können durch direkte Naht versorgt werden. Bei totalen oder partiellen circumferentiellen Rupturen mit Aufsplitterung der Tunica media ist die einfache Naht unsicher. Läßt sich nach Anfrischen der Rupturstelle eine spannungsfreie End-zu-End-Anastomose nicht durchführen, so ist, ebenso wie nach Resektion von Aneurysmen bei Spätfällen, die Transplantation (Teflon- oder Dacronprothese) indiziert. Eingriffe, die eine längere Abklemmung der Aorta erforderlich machen, müssen entweder in Unterkühlung oder mit einem entsprechenden Bypassverfahren (HEBERER) bzw. einem sog. intraluminären Shunt (DERRA) durchgeführt werden, um eine ischämische Schädigung von Nieren oder Rückenmark zu vermeiden.

Verletzungen des Ductus thoracicus

Von K. H. Stahm

Zur *Anatomie und Physiologie* des Ductus thoracicus sei erwähnt, daß er als zentrales Sammelrohr des Lymphsystems aus etwa 75% der Körpermasse die Lymphflüssigkeit aufnimmt, während der nur wenige Zentimeter lange Truncus sympathicus dexter die Lymphe des rechten Armes, der rechten Brustkorbhälfte, der rechten Hals- und Kopfseite und eines Teiles der Leberkuppel sammelt. Seinen Ursprung nimmt der Gang etwa in Höhe der LWK 1—2 aus der Cysterna chyli, der Einmündungsstelle der beiden Trunci lymphatici lumbales und des unpaaren Truncus intestinalis, die den Lymphstrom aus den unteren Extremitäten, den Becken- und den Bauchorganen führen. Durch den Hiatus aorticus tritt er in die Brusthöhle ein und verläuft hier zunächst auf der rechten Vorderseite der Brustwirbel zwischen Vena azygos und Aorta, ventral vom Oesophagus bedeckt, cranialwärts, wendet sich dann in Höhe des 3.—4. Brustwirbelkörpers nach links, kreuzt den Arcus aortae und zieht im weiteren zwischen der linken Arteria carotis communis und der linken Arteria subclavia, biegt kurz vor dem Abgang der linken Arteria vertebralis ab und mündet in den Angulus venosus sinister bzw. in die Vena anonyma sinistra ein. Dabei erscheint der Hinweis nötig, daß atypische anatomische Verläufe nach MINKIN und ZUSCHNEID relativ häufig sind und somit eine besondere Gefahr für eine operative Verletzung bei intrathorakalen Eingriffen gegeben ist. Nach MINKIN, zit. nach FRITSCHE und HUTH, findet man den Lymphgang in atypischen Situationen entweder hinter der Speiseröhre und mit ihr fest verbacken oder in mehr oder weniger großer Entfernung und meist links von ihr. VAN PERNIS gibt an, bei 1181 Sektionen in 61,3% der Fälle eine regelrechte anatomische Situation mit einem singulären Ductus thoracicus, in 38,7% einen zwei- oder mehrfach angelegten Milchbrustgang angetroffen zu haben. Er fand anatomische Varianten vor allem bei doppelt oder mehrfach angelegtem Milchbrustgang, und zwar im Bereich der Kreuzungsstelle der Brustwirbelsäule, im Halsbereich vor oder hinter der Arteria subclavia sinistra absteigend und an der Einmündungsstelle in den linken Angulus venosus.

Die Lymphe entspricht in ihrer chemischen Zusammensetzung in etwa dem Blutserum und ist abhängig von der Nahrungsaufnahme und Muskeltätigkeit, sowohl was die Menge der Lymphproduktion als auch ihre chemischen Bestandteile angeht, gewissen Schwankungen unterworfen. Da der überwiegende Teil der mit der Nahrung aufgenommenen Fette unter Umgehung des Leberkreislaufes in den Milchbrustgang aufgenommen wird, wechselt das makroskopische Aussehen der Lymphe je nach der Fettaufnahme zwischen wasserklar und milchig-trübe. Dementsprechend schwankt der Fettgehalt des Chylus zwischen 0,4 und 4,0 g-%. Der Eiweißgehalt beträgt zwischen 1,0 und 6,0 g-%. Das spezifische Gewicht bewegt sich zwischen 1012 und 1020, der pH-Wert zwischen 7,34 und 7,41. Die geruchlose Lymphflüssigkeit ist steril und weist leichte bakteriostatische Eigenschaften auf.

Verletzungsmechanismen. Die an sich seltenen Verletzungen des Ductus thoracicus haben seit der Entwicklung der modernen Thoraxchirurgie als Folge thoraxchirurgischer Eingriffe an Häufigkeit zugenommen und hier sind es vorwiegend Dekortikationen, extrapleurale Pneumolysen, Thorakoplastiken, Eingriffe am

Oesophagus, am Sympathicus oder an den großen Gefäßen des Mediastinums, die gelegentlich zu Verletzungen des Milchbrustganges führen, während im Halsbereich in erster Linie Lymphknotenausräumungen und Operationen maligner und retrosternaler Strumen Ursache von Schädigungen des Milchbrustganges sein können. Ferner kommen Ductusläsionen als Folge von Schuß- und Stichverletzungen vor, hier allerdings selten isoliert, da meist andere Organe mitbetroffen sind. Auch können verschluckte Fremdkörper vom Oesophagus her zu Wandschädigungen des Lymphganges führen. Weiterhin sind stumpfe Traumen, wie Wirbelfrakturen und -luxationen, Thoraxprellungen, Überstreckungen der Wirbelsäule, Fall aus großer Höhe, schwere Hustenattacken und tonisch-klonische Krämpfe als Ursachen zu nennen. Hierzu schreibt MEADE, daß als pathogenetische Faktoren der Zerreißung des Ductus thoracicus ohne perforierende Verletzung die Überstreckung des Ductus, eine abnorme Fixation, eine angeborene oder erworbene Wandschwäche oder ein erhöhter Binnendruck in Frage kämen und daß wenigstens zwei dieser Faktoren zusammentreffen müssen.

Symptomatologie und Diagnose. Bei *intrathorakalen Verletzungen* des Ductus thoracicus entwickelt sich das Bild eines Pleuraergusses, gewöhnlich einseitig, wobei die befallene Thoraxseite auf Grund des anatomischen Verlaufes des Milchbrustganges auf die Höhe der Verletzungsstelle hinweist. Erst die Punktion des Ergusses und der Nachweis, daß es sich um Lymphflüssigkeit handelt, bestätigen das Vorliegen einer Läsion des Ductus. Wie oben erwähnt, kann das Aussehen des Chylus je nach der Nahrungsaufnahme klar oder trübe, bei Blutbeimengungen kakaofarben sein. Es ist charakteristisch für die Entwicklung des Chylothorax, daß zwischen Trauma und vollentwickeltem Krankheitsbild in der Regel ein Zeitraum von 2—10 Tagen verstreicht. Einmal kommt es nach frischen Traumen oder nach operativen Läsionen häufig zu vorübergehenden Verklebungen und Gerinnselbildungen an der Verletzungsstelle des Lymphganges, zum anderen geht die Lymphproduktion unter der Nahrungskarenz in den ersten Tagen nach schweren Traumen bzw. Operationen auf sehr geringe Mengen zurück. Mit Wiedereinsetzen der Nahrungsaufnahme kommt es zu erheblicher Steigerung der Chylusabsonderung und damit tritt das Bild des *Chylothorax* voll in Erscheinung. Massive Dämpfung über der befallenen Thoraxseite mit Verdrängung des Mediastinums, Kollaps des Lungenflügels, Engigkeitsgefühl in der Brust, Blutdruckabfall, kleiner frequenter Puls und kühle, blasse Haut bilden ein bedrohliches Bild. Besteht der Chylothorax über längere Zeit, so schwinden Lymphocyten und Eosinophile im Blutbild. Der Röntgenbefund entspricht etwa dem eines intrapleuralen Ergusses und bei der Entlastungspunktion wird man im allgemeinen die Diagnose Chylothorax stellen. Im Sediment des Punktates finden sich äther- und chloroformlösliche Fettkörperchen, die sich bei Zusatz von 1%iger Osmiumlösung schwarz, mit Sudan III rot färben. Die Möglichkeit weiterer diagnostischer Abklärung ist durch eine Sahnemahlzeit (200 g) mit Beimengung von 1 g Farbstoff D und C Nr. 6 gegeben. Es zeigt sich danach am folgenden Tag bei erneuter Punktion eine Grünfärbung des Punktates.

Nach der Entlastungspunktion stellt sich im allgemeinen eine schlagartige Besserung des bedrohlichen Zustandes ein. Die Schocksymptome schwinden, um beim Nachlaufen des Chylothorax ebenso rasch wieder aufzutreten. Werden keine Maßnahmen getroffen, diesen Zustand endgültig zu beheben, so kommt es infolge dauernden Chylusverlustes zur Fett-, Eiweiß- und Flüssigkeitsverarmung des Organismus mit zunehmendem Kräfteverfall und Oligurie. Bedenkt man dabei, daß MOST gelegentlich einer Verletzung des Ductus thoracicus nach Exstirpation carcinomatöser Supraclaviculardrüsen einen Lymphflüssigkeitsverlust von 4,5 bis 6 l innerhalb von 24 Std beobachtete, so erhellt daraus die Notwendigkeit einer möglichst raschen zuverlässigen Versorgung der Verletzung neben der Ausgleichung des Defizits des Eiweiß- und Flüssigkeitshaushaltes.

Therapie der Verletzungen des Ductus thoracicus. Erfolgt eine *offene Verletzung des Ductus thoracicus im Bereich des Halses*, dann ligiert man ihn zweckmäßigerweise direkt an der Verletzungsstelle mit Seide oder Zwirn, und zwar, wenn möglich, zentral und peripher. Findet man bei völliger Durchtrennung des Ganges den zentralen Stumpf nicht, so kann hier auf die Ligatur verzichtet werden, da der körpernahe Stumpf sich erfahrungsgemäß von selbst verschließt und ein retrograder Lymphtransport nicht stattfindet. Hingegen muß der körperferne Stumpf unter allen Umständen versorgt werden, um die Lymphorrhoe zum Stillstand zu bringen. Eine Naht des durchtrennten Lymphganges kommt heute nicht mehr in Betracht, da die Ligatur keine Lymphstauung zur Folge hat. Der weitere Lymphabfluß ist durch Anastomosen gewährleistet, und daher ist eine Unterbindung des Ductus thoracicus an jeder beliebigen Stelle möglich. Auch konnte kein Beweis dafür erbracht werden, daß die in früheren Jahren versuchte Nahtversorgung jemals wieder zur Durchgängigkeit des Lymphganges geführt hätte.

Bei *geschlossenen Verletzungen im Halsbereich* wird man versuchen, unter Einhaltung einer mehrtägigen Nahrungskarenz durch Punktionen und Kompression die Verletzungsstelle zur Verklebung und Ausheilung zu bringen. Ist unter dieser Therapie der Lymphaustritt nach ein bis zwei Wochen nicht zum Stillstand gekommen, so erscheint weitere konservative Therapie zwecklos. Die Verletzungsstelle muß dann operativ versorgt werden. Der Hautschnitt erfolgt entsprechend dem Verlauf des Ductus thoracicus auf der linken Halsseite parallel zum Hinterrand des Musculus sternocleidomastoideus. Nach Durchtrennung des Platysma und der oberflächlichen Halsfascie wird der Sternocleidomastoideus am clavicularen Ansatz eingekerbt und medianwärts verzogen, die Vena jugularis zum Angulus venosus freipräpariert und dort der Stamm des Ductus thoracicus aus dem umgebenden Fett-Drüsengewebe dargestellt und durch Ligatur versorgt. In gleicher Weise erfolgt die operative Versorgung bei offenen Verletzungen des Lymphganges im Halsbereich, die durch eine mehr oder weniger starke Lymphorrhoe gekennzeichnet sind.

Bei *intrathorakalen Verletzungen* des Ductus thoracicus besteht die vordringlichste Aufgabe darin, das bedrohliche Bild des ausgeprägten Chylothorax zu beherrschen. Man wird also zunächst durch Entlastungspunktion die Lymphflüssigkeit aus dem Pleuraraum entfernen und somit die Verdrängungserscheinungen und den Lungenkollaps zu beheben trachten. Fließt der Chylothorax rasch nach, wird man sich spätestens am nächsten Tag zur Anlage einer Bülau-Drainage entschließen. Gleichzeitig empfiehlt sich in diesen Tagen weitgehende Nahrungskarenz zur Einschränkung der Lymphproduktion. Die intravenöse Substitutionstherapie beschränkt sich auf Bluttransfusionen, auf Plasmainfusionen und solche mit kolloidalen Lösungen. Gegen Traubenzucker- und isotonische Kochsalzinfusionen bestehen wegen ihrer lymphsekretionsanregenden Wirkung Bedenken. Von der früher durchgeführten Chylusreinfusion ist man auf Grund von beobachteten anaphylaktischen Reaktionen abgekommen. Läßt sich der Chylothorax mit diesen konservativen Maßnahmen nicht beherrschen, so empfiehlt sich nach etwa 8—10 Tagen (TAUBER) in Anbetracht der drohenden Eiweiß- und Fettverarmung des Organismus eine operative Versorgung. Dabei kommt als Verfahren in erster Linie die *Unterbindung des Ductus thoracicus am Ort der Wahl*, d. h. dicht oberhalb des Zwerchfelles in Frage. Das Auffinden der Verletzungsstelle wird dadurch erleichtert, daß man etwa 6 Std vor dem Eingriff eine Sahnemahlzeit, die zur prallen Füllung des Ductus führt und vor Verwechslung mit benachbarten Nervenfasern schützt, verabreicht.

Es wird eine rechtsseitige Thorakotomie vorgenommen und im 6. oder 7. Intercostalraum eingegangen. Zur besseren Darstellung wird das Ligamentum pulmonale bis zur unteren Lungenvene durchtrennt und der Unterlappen nach oben hochgeschlagen. Über dem Oesophagus wird die mediastinale Pleura in einer Länge von etwa 10 cm parallel zur Vena azygos bis in Höhe des Zwerchfelles gespalten. Bei der Freipräparation wird der lateral hinten vom Oesophagus verlaufende Milchbrustgang isoliert — er unterscheidet sich vom Splanchnicus durch die prallweiche Konsistenz und die Knötchen, die durch die Klappen innerhalb des Ganges bedingt sind. Unter Vornahme einer Teilresektion wird mit Seide oder Zwirn doppelt ligiert und hernach die mediastinale Pleura darüber verschlossen. Zweckmäßigerweise gibt man das teilresezierte Stück zur histologischen Untersuchung.

Weniger günstig erscheint die *Ligatur am Ort der Verletzung*, wobei je nach Lage des Befundes links oder rechts thorakotomiert werden muß und in Höhe des 5.—6. Intercostalraumes eingegangen wird, nachdem ebenfalls etwa 6 Std zuvor eine Sahnemahlzeit zur Steigerung der Lymphsekretion gegeben wurde. Bei linksseitigem Chylothorax wird man die Verletzung des Lymphganges oberhalb des 4. Brustwirbelkörpers, bei rechtsseitigen unterhalb desselben zu erwarten haben, sofern nicht eine anatomische Regelwidrigkeit des Ductusverlaufes vorliegt. Man sucht die Einrißstelle der mediastinalen Pleura auf und findet die tiefste Verletzunsstelle des Lymphganges dort, wo die Lymphe abtropft. Nach Freipräparation wird der Ductus an seinem distalen Stumpfende sorgfältig ligiert. Auf die Unterbindung des proximalen Stumpfes kann, falls die Auffindung Schwierigkeiten macht, verzichtet werden, da sich der Stumpf spontan schließt und ein retrograder Lymphtransport nicht stattfindet.

Verletzungen des Oesophagus
Von K. H. Stahm

Bei einer Gesamtlänge von etwa 25 cm beginnt der Oesophagus hinter dem Ringknorpel in Höhe des 6. Halswirbels, verläuft auf der Vorderseite der Wirbelsäule, durchzieht den Thoraxraum, verläßt ihn durch den Hiatus oesophagicus des Zwerchfelles und mündet in Höhe des 9.—11. Brustwirbels in die Cardia ein. Etwa 5—8 cm seiner Länge entfallen auf die Pars cervicalis, bis zur Höhe der Incisura jugularis sterni reichend, weitere 16—18 cm auf die Pars thoracalis und schließlich 2—2,5 cm auf die Pars abdominalis, die sich vom Zwerchfellaustritt bis zur Cardia erstreckt. Auf Grund der Elastizität ihrer Wandung ist ihr Lumen Schwankungen unterworfen, die von den respiratorischen Druckschwankungen bestimmt werden. So erklärt sich, daß die Oesophaguswände im Halsteil aufeinander liegen, der Querschnitt also spaltförmig erscheint, während im Brustraum infolge des negativen Druckes ein freies Lumen vorhanden ist. Drei physiologische Engen finden sich im Verlauf der Speiseröhre: die obere, der Speiseröhrenmund, engt das Organ in seinem Anfangsteil sphincterartig ein, die mittlere teils anatomisch, teils funktionell bedingt, ist im Bifurkationsbereich und Aortenbereich gelegen und durch die Luftröhrenaufzweigung und den Aortenbogen mitverursacht, die untere findet sich am Hiatus oesophagicus des Zwerchfelles. Die 3—4 mm starke Wand des Oesophagus setzt sich aus drei Schichten zusammen, der Schleimhaut, der breiten submucösen Verschiebeschicht und der Muskelschicht. Die Schleimhaut, die eine eigene Muskelschicht, die Tunica muscularis mucosa, besitzt, ist durch einen besonderen Mechanismus vor Verletzungen durch verschluckte spitze oder scharfkantige Fremdkörper geschützt. Bei Druck eines spitzen Gegenstandes gegen die Schleimhaut kommt es an dieser Stelle in der daruntergelegenen Tunica muscularis mucosa zu einer Erschlaffung der Muskelzellen und damit zu einem Ausweichen der Wand, wodurch in vielen Fällen Verletzungen vermieden werden und der verschluckte Fremdkörper vom nächsten Nahrungsschluck erfaßt und weiterbefördert werden kann. Auf die daran anschließende lockergefügte Tunica submucosa folgt weiter nach außen die Tunica muscularis, die sich aus einer inneren Ringschicht und einer äußeren Längsschicht zusammensetzt, getrennt durch eine Lage elastischer Fasern und ein ganglöses Nervengeflecht. Während es sich in der Pars cervicalis um quergestreifte Muskulatur handelt, findet man in der Pars thoracalis im oberen Anteil quergestreifte und glatte, weiter nach caudal nur glatte Muskelfasern. Der Oesophagus ist mit lockerem Bindegewebe an seine Umgebung fixiert, dadurch ist die Elastizität des Organes gesichert. Den caudalen Abschluß bildet die Cardia. Die arterielle Blutversorgung der Speiseröhre erfolgt über die Arteria thyreoidea inferior, über die Rami tracheales et oesophagei der Aorta, über die Arteria gastrica sinistra und über die Arteria phrenica sinistra inferior, der venöse Abfluß vollzieht sich im oberen Bereich in die Vena cava superior im unteren in die Vena portae. Die quergestreifte Muskulatur im oberen Anteil wird von den Nervi laryngei recurrentes innerviert, die glatte Muskulatur im unteren Abschnitt vom sympatischen und parasympatischen Nervengeflecht.

Der Transport der Speisen beim Schluckakt erfolgt durch Kontraktionen der Oesophagusmuskulatur, er unterliegt, sobald die Schlundenge passiert ist, nicht mehr dem Willen. Bei aufrechter Haltung wird der Schluckvorgang durch die Schwerkraft beeinflußt, bei Übergang in die horizontale Lage treten die aktiven peristaltischen Kontraktionen der Muskulatur in den Vordergrund. Mit Beginn des Schluckaktes werden gleichzeitig die Sphinctermuskulatur des Oesophaguseinganges und der Musculus phrenico-oesophageus am Oesophagusausgang geöffnet und damit der Weg für die Passage freigegeben.

Perforierende Verletzungen des Oesophagus stellen grundsätzlich ernste Verletzungen dar, die dringend der chirurgischen Versorgung bedürfen und deren

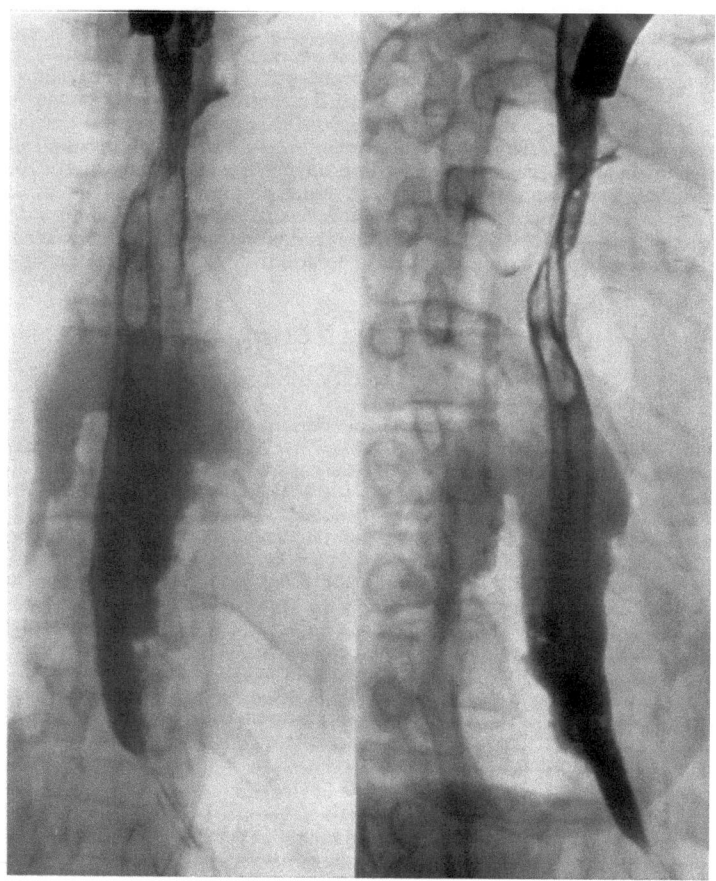

Abb. 137. Paroesophageales Kontrastmitteldepot nach instrumenteller Oesophagusperforation bei einer 57 jährigen Patientin

Prognose wesentlich davon abhängt, innerhalb welchen Zeitraumes vom Zeitpunkt der Verletzung an die fachgerechte Versorgung stattfindet. Allgemein läßt sich feststellen, daß Verletzungen durch Gewalteinwirkung von außen, wie Hieb-, Schuß-, Stich- oder Schnittverletzungen nur in seltenen Fällen den Oesophagus allein betreffen und hier meist die Verletzung der mitbetroffenen Hals- und Mediastinalorgane in der Dringlichkeit an erster Stelle steht.

Häufiger hingegen erfolgen *Verletzungen vom Lumen der Speiseröhre her*, bedingt durch scharfkantige Fremdkörper, die mit der Nahrung aufgenommen wurden oder durch Unachtsamkeit, insbesondere von Kleinkindern, verschluckt wurden. Bei perforierenden Verletzungen kommt es zu einer bakteriellen Infektion des Mediastinums, die sich über das umgebende lockere Bindegewebe rasch ausbreiten kann. Daneben gibt es Läsionen, die nur einen Teil der Oesophaguswand betreffen, die Schleimhaut als Innenverletzung oder die Muscularis als Außenverletzung.

Am häufigsten werden Läsionen der Speiseröhre durch verschluckte Fremdkörper verursacht, die durch ihre scharfkantige Form in die Schleimhaut eindringen oder infolge ihrer Größe durch Druckschädigung eine Verletzung der Wand setzen, auch kann die Läsion sekundär bei der Extraktion eines Fremdkörpers entstehen. Die Endoskopie kann besonders in der Hand des Ungeübten, (Abb. 137 u. 138) wenn bereits eine primäre Wandschädigung, beispielsweise bei Vorliegen eines Tumors, zur Verletzung führen, ebenso wie die brüske Bougierung oder Sprengung mit der Starkschen Sonde bei einer Stenose. Gefährdet ist dabei hauptsächlich der oberhalb der Stenose gelegene Abschnitt. Wie oben beschrieben, führen äußere direkte Gewalteinwirkungen durch Schuß, Hieb, Schnitt oder Stich wegen der geschützten Lage selten zur alleinigen Verletzung der Speiseröhre. Meist stehen

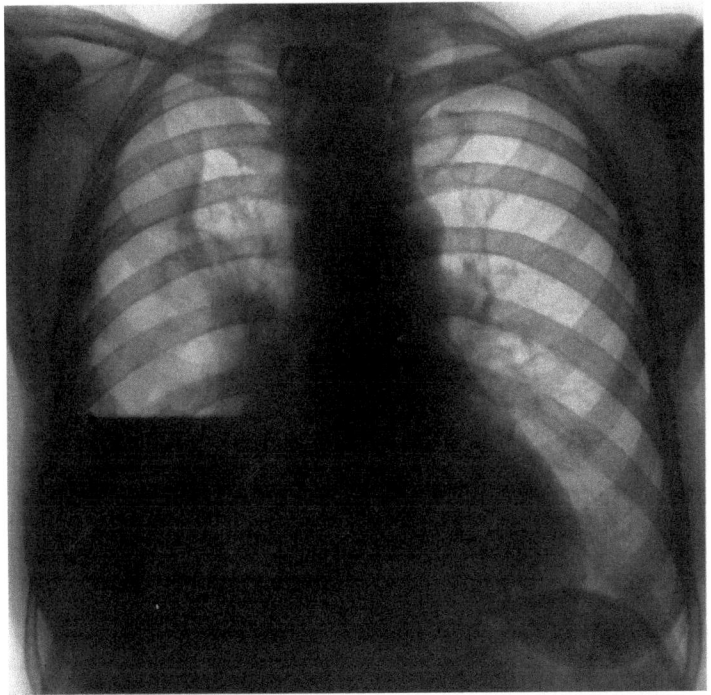

Abb. 138. Rechtsseitiges Pleuraempyem bei der gleichen Patientin als Folge der Oesophagusperforation

hier Schädigungen anderer benachbarter Organe im Vordergrund, an deren Folgen der Betroffene stirbt. Durch Überfahren mit Fahrzeugen sind bei Autopsien Berstungen des Oesophagus beobachtet worden, die PALMER auf Überdehnung durch hochgepreßten Mageninhalt bei Druck auf den Oberbauch und Sprengung der Cardiasperre zurückführt. Diese Berstungen finden sich daher im distalen Oesophagusabschnitt. MANGABEIRA-ALBERNAZ beschrieb traumatische Oesophago-Trachealfisteln, die bei heftiger Quetschung der Trachea gegen die Wirbelsäule zur Berstung der Hinterwand mit gleichzeitiger Verletzung des Oesophagus führten. Ferner können gelegentlich bei schwierigen operativen Eingriffen an benachbarten Organen Läsionen des Oesophagus auftreten.

Das *klinische Bild* der Oesophagusverletzung kann sehr variabel sein. Einerseits gibt der Verletzte heftige Schmerzen im Hals oder im Brustkorb mit Ausstrahlung in die Schulter oder in den Rücken an, Dysphagien, Vernichtungsgefühl, bei tiefer Lokalisation der Verletzung Schmerzen im Epigastrium und Peritonismus im Oberbauch, die differentialdiagnostisch an das Vorliegen eines Herzinfarktes, einer Ulcusperforation oder einer akuten Pankreatitis denken lassen. Häufig finden sich ausgeprägte Schocksymptome und Bluterbrechen. Andererseits wurden freie Intervalle von Stunden, Tagen, ja sogar Wochen berichtet, Fälle, bei denen unmittelbar nach dem Unfallereignis nicht einmal Schluckbeschwerden aufgetreten waren. Werden aus einer Wunde Speisereste oder Speichel abgesondert, so besteht an der Diagnose kein Zweifel. Weiterhin kommen Pneumothorax, Pleuraergüsse und Hautemphyseme bei begleitenden Pleuraverletzungen zur Beobachtung. Der weitere Verlauf ist durch eine rasch um sich greifende Infektion gekennzeichnet. Es entsteht das Bild der Mediastinitis, oft mit Mediastinalemphysem, schwere septische Krankheitsbilder, Mediastinalphlegmone, Pleuraempyem, multiple Abscesse im Bereich des Mediastinums und bei Einbruch in die Trachea entwickelt sich eine Aspirationspneumonie. Auch kann durch Druckusur eines Fremdkörpers die Aorta arrodiert werden und das ganze Geschehen mit einer tödlichen Massenblutung enden. Da die Zeitspanne zwischen Unfallereignis und aktiver Therapie entscheidend für die Prognose ist, ist es wichtig, neben der Diagnose die Höhe der Verletzungsstelle zu finden, um den operativen Zugang festzulegen. Zur röntgen-diagnostischen Erfassung der Verletzung gibt man zweckmäßigerweise peroral ein gewebsfreundliches, resorbierbares Kontrastmittel und sollte die Röntgenkontrastdarstellung bei negativem Untersuchungsergebnis nochmals wiederholen. Von Barium- und Lipiodolgaben wird abgeraten, gefährlich erscheint die diagnostische Abklärung mit Hilfe der Oesophagoskopie.

Über die *Therapie* perforierender Oesophagusverletzungen besteht noch keine einheitliche Auffassung. Während KARCHER 1954 und LHOTKA, CHMEHL, FRIEDBERGER, SMAT und BOREK 1961 für eine konservative Behandlung mit Antibioticis bzw. Sulfonamiden und Nahrungskarenz eintraten, geben amerikanische Autoren (PAULSON, SHAW und KEE 1960 und LILLINGTON und BERNATZ 1961) und skandinavische Autoren (RIETZ und WERNER) der operativen Versorgung mit Übernähung der Perforationsstelle den Vorzug. Auch WACHSMUTH, NISSEN, TAUBERT und ROSETTI sind der Meinung, daß eine frühzeitig erkannte Perforation operativ behandelt werden sollte.

Bei Verletzungen im *cranialen Anteil* der Speiseröhre, das heißt oberhalb des 4. Brustwirbelkörpers wird man den cervicalen Zugang wählen. Der Hautschnitt erfolgt auf der linken Halsseite am Vorderrand des Sternocleidomastoideus zwischen Os hyoides und Jugulum. Nach Durchtrennung von Platysma und der Fascia colli superficialis wird der freigelegte Sternocleidomastoideus lateralwärts verzogen, so daß der Gefäßnervenstrang zu übersehen ist. Der Musculus sternothyreoideus wird freigelegt, der craniale Bauch des Musculus omohyoideus und die mittlere Halsfascie werden durchtrennt. Man geht zwischen Gefäßnervenstrang und Schilddrüse in die Tiefe und durchtrennt dabei die doppelt ligierten Venae thyroideae mediae (cave Luftembolie!). Danach werden die quer über den Oesophagus verlaufende Arteria thyroidea caudalis und ihre Äste ligiert, dabei ist der Nervus recurrens zu schonen. Der Oesophagus wird dargestellt, die Verletzungsstelle mit feinen Einzelnähten aus chromiertem Catgut unter Vermeidung einer Einengung ihrer Lichtung versorgt. Da Oesophagusnähte zur Dehiszenz neigen, empfiehlt es sich, zur Sicherheit die Nahtstelle mit dem vorliegenden Schilddrüsenlappen zu decken. Ferner rät NISSEN, eine Duodenalsonde für die Dauer von 5 Tagen in den Magen einzulegen. Die Nahtstelle ist durch Einlegen einer Drainage zu sichern.

Bei *tieferliegenden Verletzungen*, also unterhalb des 4. Brustwirbelkörpers, erfolgt die Versorgung durch den transpleuralen thorakalen Zugang. Die Thorakotomie wird gemäß der anatomischen Situation rechtsseitig ausgeführt, es sei denn, daß eine dementsprechende Komplikation, z. B. eine linksseitige Pleuritis, eine linksseitige Eröffnung bestimmt. Bei Jugendlichen wird man im 5. Intercostalraum den Brustkorb eröffnen, beim älteren Patienten die 5. oder 6. Rippe resezieren und durch das Bett der Rippe eingehen. Die Perforationsstelle wird in der oben beschriebenen Weise vernäht und zur Deckung der Nahtstelle Pleura mediastinalis oder parietalis, bei tiefer Lokalisation ein gestielter Zwerchfellappen oder ein transdiaphragmal verlagerter Netzzipfel herangezogen, evtl. kommt im untersten Abschnitt auch eine Funduplikatio zur Deckung in Betracht. Zweckmäßigerweise wird man vor dem Thoraxverschluß die Pleurahöhle spülen und ein Antibioticum instillieren. Bei transpleuralem Vorgehen empfiehlt ROSETTI die Drainage der Pleura und des präoesophagealen Raumes, ferner Magensonde mit Dauersog und parenterale Ernährung für 5—8 Tage, NISSEN rät grundsätzlich zur Gastrostomie, bei Mediastinalemphysem zur collaren Mediastinotomie. Daneben erscheint die Gabe von antibiotischen Medikamenten in hoher Dosierung unerläßlich. Sehr tief gelegene Läsionen können, falls die Thorakotomie aus irgendwelchen Gründen kontraindiziert ist, von abdominal her versorgt werden.

Bei älteren Verletzungen wird man sich auf die Drainage und eine kombinierte antibiotische und Sulfonamidtherapie beschränken. Läßt die fortgeschrittene Entzündung oder der bedrohliche Zustand eine Thorakotomie nicht zu, so bleiben nur die Drainagebehandlung und die antibiotische Therapie und erforderlichenfalls die collare Mediastinotomie. Ein Pleuraempyem wird drainiert und gezielt antibiotisch behandelt, Mediastinalabscesse eröffnet man extrapleural mit Hilfe der paravertebralen Mediastinotomie nach QUÉNU und HARTMANN.

Über die *Oesophagusverätzung* soll in diesem Rahmen nur auf die akute Phase und ihre Therapie eingegangen werden. Die Verätzungen ereignen sich in erster Linie im Haushalt bei achtloser Aufbewahrung von Chemikalien, insbesondere von Säuren und Laugen, die sich in nichtbeschrifteten oder falsch beschrifteten Flaschen und Behältern befinden oder an Orten lagern, die Kindern leicht zugänglich sind. Über die Hälfte der Oesophagusverätzungen wird daher bei Kindern beobachtet. Wesentlich kleiner ist der Prozentsatz derer, die auf Suicidversuche zurückzuführen sind.

Handelt es sich bei der verschluckten Lösung um eine Lauge, so entwickelt sich pathologisch-anatomisch das Bild einer Colliquationsnekrose mit tiefgreifender Schädigung der Schleimhaut, die dabei ein sulzig gequollenes Aussehen annimmt. Weniger tiefgreifende Zerstörungen findet man im allgemeinen bei Säureverätzungen, die durch eine Coagulationsnekrose gekennzeichnet sind. Hier ist die geschädigte Schleimhaut mit trockenen, schwärzlichen Belägen bedeckt. Die Ausdehnung der Läsionen ist von verschiedenen Faktoren abhängig. Neben der Art der einwirkenden Chemikalie sind Konzentration der Lösung, Dauer der Einwirkung, die von der Schnelligkeit des Schluckaktes und der Menge der eingenommenen Flüssigkeit abhängt und daher in den einzelnen Abschnitten des Oesophagus verschieden ist, wesentlich. So ist die Passage am Übergang von der Pars cervicalis in die Pars thoracalis, im Bifurkationsbereich und im distalen Oesophagusabschnitt verlangsamt, andererseits kann der Schluckakt durch die Einwirkung des Ätzmittels reflektorisch gestört werden, so daß die Schleimhautzerstörungen hauptsächlich im cranialen Abschnitt gefunden werden. Infolge der Kontraktion der Muscularis finden sich die schwersten Schleimhautveränderungen auf der Höhe der Längsfalten. Je nach der Konzentration des ätzenden Giftes kann in leichteren Fällen das Bild der Entzündung mit Pseudomembranen oder in schwereren das der Nekrose überwiegen. Nach etwa einer Woche stoßen sich die Schorfe ab und es bleiben mehr oder weniger tiefe Schleimhautdefekte zurück. Bei leichteren Verätzungen können die Defekte durch Epithelregeneration ohne Hinterlassung strikturierender Narben ausheilen, tiefe Ulcera führen zu bindegewebigen Narben mit hochgradigen Strikturen.

Im allgemeinen bereitet die *Diagnostik bei Oesophagusverätzungen* keine großen Schwierigkeiten, da *die Vorgeschichte* und die *klinischen Erscheinungen* kaum einen Zweifel an der Erkrankung lassen. Je nach der Intensität der Schädigung kommt es zu leichteren Krankheitsbildern, bei denen der Betroffene über Schluckbeschwerden und Schmerzen im Verlauf der Speiseröhre klagt. Die Schleimhaut der Lippen, der Zunge und des Rachens weist entsprechende Veränderungen auf, die Salivation ist vermehrt. Bei schweren Verätzungen steht als lebensbedrohliche Komplikation der Schock im Vordergrund. Heftige Schmerzen im ganzen oberen Digestionstrakt und ausgeprägte Verätzungserscheinungen im Mund-Rachen-Bereich beherrschen das Bild. Bei gleichzeitiger Verätzung des Larynx besteht Erstickungsgefühl. Quälender Singultus und Erbrechen von Blut und abgestoßener Oesophagusschleimhaut sind ebenso charakteristisch wie anhaltende Diarrhoeen, die zu raschem Kräfteverfall führen und häufig enden diese schweren Verlaufsformen mitbedingt durch die Intoxikationserscheinungen der Gewebszerfallsprodukte letal. Durch Aspiration entstandene Pneumonien können ebenfalls den tödlichen Ausgang beschleunigen. — Bei leichteren Krankheitsfällen kann die Oesophagoskopie — sie sollte jedoch nur unter äußerster Vorsicht von kundiger Hand vorgenommen werden — zur Abklärung der Situation beitragen, ihr vorzuziehen ist die Röntgenkontrastdarstellung.

Die Behandlung frischer Oesophagusverätzungen. Handelt es sich um schwere Verätzungen, so gelten die ersten Behandlungsmaßnahmen der Beherrschung des Schockzustandes durch Infusionen, kreislaufstützende Medikation und Schmerzausschaltung sowie Überwachung der Nierenfunktion. Auch muß dafür Sorge getragen werden, daß die Atemwege, die infolge Aspiration verlegt sein können, freigehalten werden, notfalls muß der Patient tracheotomiert werden. Die Neutralisierung des Ätzgiftes sollte auf jeden Fall versucht werden, sofern die Einnahme des Ätzmittels nicht länger als sechs Stunden zurückliegt. Über den Sinn dieser Maßnahme gehen die Meinungen der Autoren auseinander, da KIVIRANTA feststellte, daß die Einwirkung des Ätzgiftes bereits nach 60 sec abgeschlossen ist. Ist die Art des Ätzmittels unbekannt, dann sollte man bei der Neutralisierung so verfahren, als läge eine Laugenverätzung vor, da es sich nach NACHLAS meist um eine solche handele. Bei Kindern wird man Orangen- oder Citronensaft geben, bei Erwachsenen halbverdünnten Haushaltsessig (NACHLAS), während man bei Säureverätzungen alkalische Mittel wie Bicarbonatlösung, Magnesia usta, milde Seifenlösungen oder Milch trinken läßt. Gegen phosphorhaltige Chemikalien wirkt sich die Einnahme einer Lösung mit 0,2 g Kupfersulfat, die zum Erbrechen führt, günstig aus. In jedem Fall gibt man dreimal täglich Olivenöl zu trinken, um die Gefahr der Oesophagusverklebungen zu vermindern, auch hat sich hier das Lutschen von Eiswürfeln als nützlich erwiesen, da es die Schleimhautschwellung herabsetzt. Intravenöse Glucoseinfusionen und Tropfeinläufe treten an die Stelle der oralen Ernährung, wobei eine gezielte Elektrolytzufuhr berücksichtigt werden sollte. Je nach Schwere der Verletzungen kann man eventuell vorsichtig eine Magensonde einlegen und versuchen, die noch im Magen enthaltenen Giftstoffe durch Aushebung und Spülung zu entfernen. Die überschießende Granulationsneigung, die die Anfangsstufe der späteren Narbenstriktur darstellt, wird durch Stereoidhormone in hohen Dosen gehemmt. So berichtet ROSENAU über gute Ergebnisse bei Kindern, die lediglich mit Cortisongaben und antibiotischer

Medikation erzielt wurden, während SALZER die Frühbougierung fordert und vorschlägt, wenn möglich bereits am 2.—6. Krankheitstag damit zu beginnen. NISSEN leitet die Bougierung am 8. Tag nach Vornahme eines Oesophagogrammes ein, vorausgesetzt, daß Temperatursteigerungen und Blutungen ausbleiben und läßt das größte einführbare Bougie jeweils 15 min liegen. Läßt sich die Dilatation nicht ohne Zunahme der entzündlichen Erscheinungen vornehmen, so entschließt er sich in der 4. Woche zur Gastrostomie, sofern die Inspektion der Pylorusgegend nicht den Verdacht auf eine Verätzung in diesem Bereich nahelegt. In dem Falle ergänzt er die Gastrostomie durch eine Gastroenterostomie. Auf die Wichtigkeit der antibiotischen Therapie, die grundsätzlich durchgeführt werden sollte, sei nochmals hingewiesen und hier sei die Kombination von Penicillin und Streptomycin empfohlen.

Verletzungen des Zwerchfells
Von H. Gieseler

Für die Mehrzahl der verschiedenen Verletzungsarten und -möglichkeiten des Zwerchfells besteht die allgemein gebräuchliche Bezeichnung „*traumatische Zwerchfellhernie*" zu unrecht. Unter einer Hernie versteht man seit Celsus-Tagen einen „äußeren oder inneren Leibschaden mit Ausbildung eines Sackes aus Weichgewebe, in dem Darmschlingen oder Netzteile austreten". Die Hernie setzt demnach definitionsgemäß einen Bruchsack voraus. Von einer *echten traumatischen Zwerchfellhernie* könnte man also nur dann reden, wenn in der Tat die Muskelschicht bzw. der sehnige Anteil des Diaphragma durchtrennt sind, während die unverletzten Peritoneum und Pleura einen Bruchsack bilden. Dieser ist aber bei der Mehrzahl der mit klinischen Erscheinungen einhergehenden *Zwerchfellrupturen* nicht nachweisbar, es handelt sich hier vielmehr um einen *Eingeweideprolaps durch einen traumatischen Zwerchfelldefekt* (GRUBER, KÖHNLEIN, HAUBRICH).

Grundsätzlich lassen sich nach Art des einwirkenden Traumas und Verletzungsmechanismus *offene* und *geschlossene* Zwerchfellverletzungen unterscheiden.

Die *offenen*, percutanen oder direkten Verletzungen des Zwerchfells entstehen in der Regel durch Hieb, Stich oder Schuß und können somit an jeder Stelle lokalisiert sein. In seltenen Fällen kann auch bei Rippenfrakturen durch die Anspießung eines Fragmentes das Zwerchfell verletzt werden. Viele, insbesondere kleine, unkomplizierte *Stichverletzungen* des Zwerchfells werden wegen ihrer Symptomenarmut nicht immer gleich diagnostiziert, insbesondere dann, wenn der Stichkanal temporär verklebt. Bei den *Zweihöhlenverletzungen* beherrscht der Vorfall von Netz bzw. der Intestinalprolaps in die Brusthöhle das klinische Bild, das somit meistens von der Symptomatik der mitverletzten Organe bestimmt und geleitet wird. Nicht allzu selten wird die Diagnose dieser Rupturform jedoch erst durch die Laparotomie oder Thorakotomie endgültig gestellt.

Für den Kliniker wichtiger und interessanter sind die *geschlossenen*, subcutanen oder indirekten Verletzungen des Zwerchfells als Folge einer stumpfen Gewalteinwirkung (Verschüttung, Pufferwirkung, Überfahrenwerden, Sturz aus großer Höhe, Explosion). Diese Verletzungen lassen nach ihrem indirekten Mechanismus eine Unterscheidung von Berstungsrupturen und Abrissen des Diaphragma zu, je nachdem, ob eine intraabdominelle oder intrathorakale Drucksteigerung vorlag. Bei der plötzlichen Druckerhöhung im Bauchraum reißen vornehmlich die sehnigen Zwerchfellanteile des Centrum tendineum, bei der Drucksteigerung im Brustraum die Muskelansätze an den unteren Rippen. Außerdem kann es zu Einrissen im Bereich der entwicklungsgeschichtlich bedingten Fusionsstellen der Zwerchfellabschnitte kommen (Abb. 139). In den meisten Fällen bleibt die schlingenbildende Muskulatur des Hiatus oesophagei intakt. ISELIN vergleicht das Zwerchfell mit einer nach cranial vorgewölbten, elastischen Membran, die in einem knöchernen Rahmen eingespannt ist. Bei Kompression dieses Rahmens oder Überdehnung der Membran wird ihre Elastizitätsgrenze überschritten, das Diaphragma reißt senkrecht auf die Zugrichtung ein. — Infolge des negativen Drucks im Thorax können je nach Größe der Zwerchfellücke Bauchorgane partiell oder total in den Thorax verlagert werden.

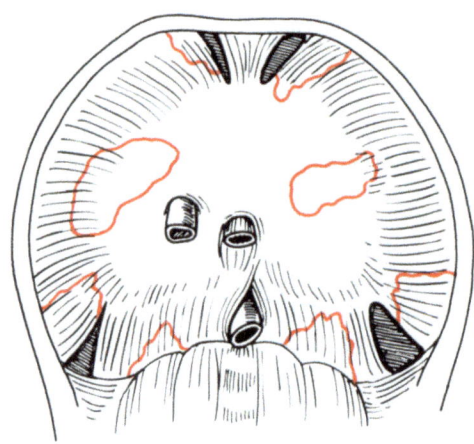

Abb. 139. Angeborene (schwarz) und erworbene (rot) Zwerchfellücken

Vom *klinischen Standpunkt* aus ist es zweckmäßig, bei den geschlossenen Verletzungen die *isolierte Ruptur des Zwerchfells* von den *Kombinationsverletzungen*, d. h. Zerreißungen des Zwerchfells mit gleichzeitigen Verletzungen anderer Organe, zu unterscheiden.

Die frühe und exakte klinische *Diagnose* einer stumpfen Zwerchfellverletzung bereitet große Schwierigkeiten. Zwei Gründe sind hierbei maßgebend:

1. Mit zunehmender Schwere der heutigen Rasanztraumen prägen die sich überschneidenden Verletzungssyndrome der betroffenen Organe ein vielgestaltiges klinisches Bild. Intrathorakale Verletzungen mit Pneu- oder Hämatothorax, Rippenfrakturen, Zerreißungen eines parenchymatösen Organs, wie Leber oder Milz, mit massiver intraabdomineller Blutung, die Perforation eines Hohlorgans (Magen, Darm, Harnblase) mit schneller Ausbildung einer diffusen Peritonitis, Frakturen verschiedener Knochen, Fettembolie, Schädelhirntraumen usw. können die Symptome einer Mitbeteiligung des Zwerchfelles sehr leicht überdecken.

2. Der zweite Grund für die oft schwierige Diagnosestellung, auch der isolierten Zwerchfellruptur, ist die Vielgestaltigkeit ihrer Symptome. Schon HARRINGTON sprach hierbei von einer „Maskerade des Oberbauches".

Die *Zwerchfellruptur als Kombinationsverletzung* wird, wenn nicht die Röntgenuntersuchung des Thorax bzw. des Abdomens Bauchorgane im Brustkorb bei fehlender Kontur des Diaphragma zeigen, in der Regel erst bei der Thorakotomie oder Laparotomie erkannt.

Ein Beispiel für viele möge die Problematik der Notfallsituation eines solchen Schwerstverletzten beleuchten:

J. Th., 59 J., Einweisung am 13. 1. 1964 in unsere Klinik als einer der wenigen Überlebenden eines schweren Massenverkehrsunfalles. Dem ersten klinischen Untersucher boten sich die Symptome des schwersten Schocks bei tachykardem, fadenförmigem Puls und kaum meßbaren Blutdruckwerten sowie starker Cyanose und Kurzatmigkeit, die sehr bald durch Schnappatmung abgelöst wurde, zunehmendem Hautemphysem mit Rippenserienbrüchen, bretthart gespanntem Leib, Frakturen eines Unterarmes und beider Oberschenkel mit großen, komplizierenden Wunden. Sofortige künstliche Beatmung mit Intubation und Schockbehandlung, vor allem durch Blutkonserven, besserten den Allgemeinzustand nur wenig. Wegen zunehmendem Spannungspneumothorax rechts Einlegen einer Bülaudrainage. Eine Thoraxaufnahme ergab den Verdacht auf eine linksseitige Zwerchfellruptur, wobei die Magenblase in Höhe des unteren Hiluspoles zu erkennen war. Obwohl der Zustand des Patienten desolat erschien, Entschluß zur Laparotomie, zumal zunehmende Oberbauchsymptome für eine komplizierende intraabdominelle Verletzung sprachen. Sie fanden ihre Bestätigung in einer Dünndarmruptur! Magen und Dünndarmschlingen waren durch einen kleinhandtellergroßen Defekt des linken Zwerchfells im Bereich des Centrum tendineum und des ventralen costalen Diaphragmaansatzes in den Thorax verlagert. Reposition und doppelte Naht des Zwerchfells — ohne plastische Deckung — beendeten die Operation, nachdem eine linksseitige Thoraxdrainage eingelegt war. — Der Patient erholte sich während der nächsten 2 Tage erstaunlich gut. 2 Tage nach der Erstversorgung bot der Patient plötzlich, obwohl er tracheotomiert war, wiederum bedrohliche Zeichen einer Ateminsuffizienz. Das Röntgenbild ließ einen erneuten Prolaps von Eingeweiden in den linken Thorax erkennen. Bei der sofort durchgeführten Relaparotomie fand sich eine Ruptur an dem alten Zwerchfelldefekt. Dieser wurde nach Reposition der Eingeweide durch einen Serosa-muscularis-Lappen aus der seitlichen Bauchwand gedeckt (Abb. 140, 141, 142 u. 143). Danach war der weitere Verlauf befriedigend. Der Patient ist mittlerweile entlassen.

Die Symptomatik der *isolierten Zwerchfellruptur* wird bestimmt durch die Größe des Zwerchfelldefektes und durch das Ausmaß des Prolapses von Baucheingeweiden in den Thorax bzw. von dem Eintreten oder der Zunahme einer Strangulation der prolabierten Organe. Dementsprechend sind zu unterscheiden: *pulmonal-cardiale* sowie *abdominelle* und *phrenale Syndrome*.

Der frische Unfallverletzte mit einer unkomplizierten isolierten Zwerchfellruptur gibt im allgemeinen nur geringe Schmerzen über der rupturierten Seite an. Sie können in die entsprechende Schulter ausstrahlen und sind als Phrenicusreiz zu deuten. Eine Zwerchfellverletzung kann ohne jede Folge ausheilen, wenn eine traumatisch entstandene Lücke verklebt (GRUBER). Bleibt jedoch ein Netzzipfel in der Lücke zurück, so stellt er ein „Leitband" für den Prolaps dar. Es entwickelt sich der „chronische, traumatische Zwerchfellbruch" mit oft langem, beschwerdefreiem Intervall (Koss u. Mitarb.).

Ein *ausgedehnter* Zwerchfelldefekt bietet die Voraussetzung für eine Größenzunahme des Prolapses. Es können nicht nur Netz und Magen, sondern auch Colon, Dünndarm, Milz und Leber in den Thorax prolabieren. Klinisch stehen meistens *pulmonale* Symptome in Form von Cyanose, Kurzatmigkeit und Druckgefühl im Vordergrund, die durch Atelektase der hochgedrängten Lungenanteile hervorgerufen werden. Außerdem kann es zu stenokardischen Beschwerden kommen, die offenbar durch Verlagerung des Herzens oder durch Alteration der Nn. vagi bei hiatusnahen Verletzungen bzw. durch die Verlagerung des Magens bedingt sind. Ein großer Prolaps vermag die ganze Pleurahöhle auszufüllen und einen Totalkollaps der Lunge sowie eine erhebliche Verdrängung von Herz und Lungen herbeizuführen. Die alarmierenden Zeichen der respiratorischen und kardialen Insuffizienz beherrschen das klinische Bild.

Demgegenüber wird bei *kleineren* traumatischen Zwerchfelldefekten die Symptomatik von der Stärke der *Strangulation* des prolabierten Organs bestimmt. Hier liegt ein pathomorphologisches Substrat vor, welches eine ganze Skala von klinischen Symptomen in verschiedenster Intensität auslösen kann. Es kann sich eine Teildilatation des Magens als Ausdruck einer inkompletten *Incarceration* eines Magenabschnittes, ein "upside-down-stomach", eine Teildrehung des Magens oder sogar ein Magenvolvulus entwickeln, Ereignisse, die vorwiegend bei linksseitigen Zwerchfellrupturen zur Beobachtung kommen. Als klinische — oft unterschwellige — Symptome stehen Druckgefühle im Oberbauch, Obstipation, Blähungszustände im Vordergrund, bedingt durch die teilweise oder anfallsweise auftretende Strangulation des Magens oder Darmes. Erst die Komplettierung der Incarceration mit ihren lebensbedrohlichen Krankheitszeichen des plötzlich auftretenden vernichtenden Schmerzes im Oberbauch oder Thorax, dem schnell zunehmenden Schockzustand, den Merkmalen des akuten Ileus sind dann die Alarmzeichen zur sofortigen chirurgischen Intervention!

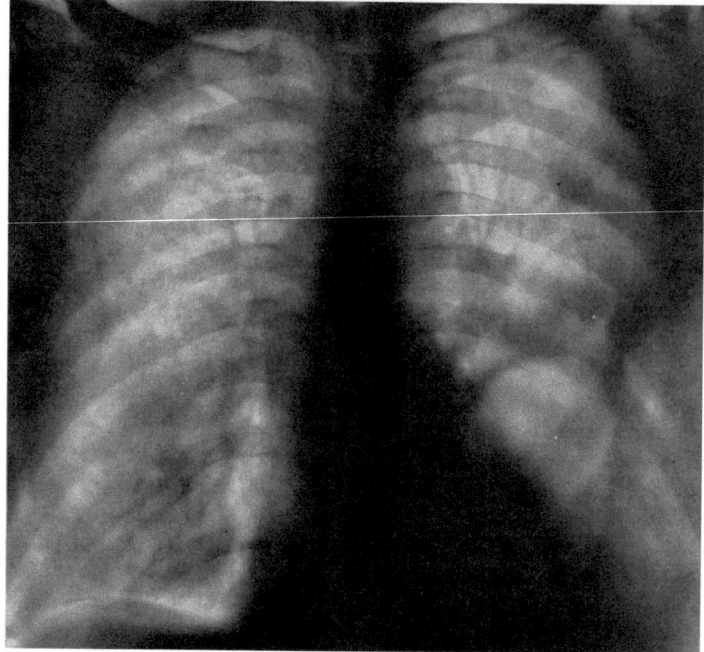

Abb. 140. Eingeweideprolaps in den linken Thorax als Folge eines Kompressionstraumas. — Zustand 2 Std nach dem Unfall

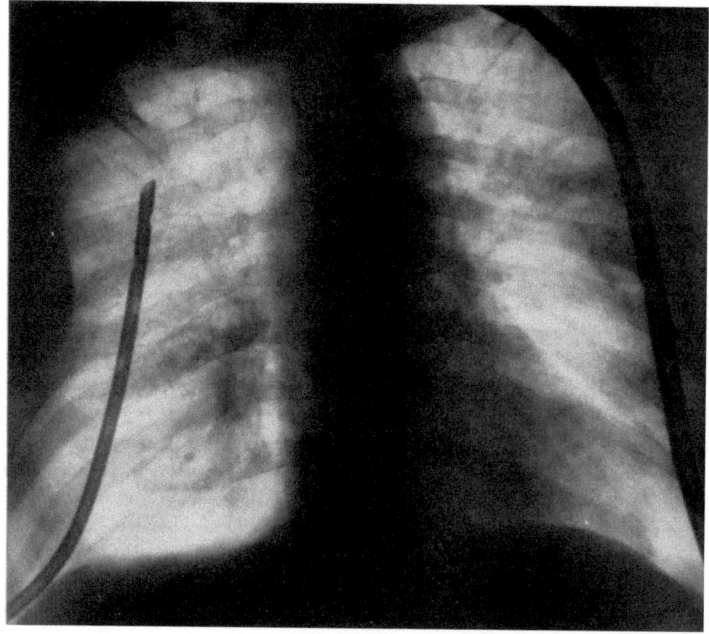

Abb. 141. Zustand nach operativer Versorgung (Reposition und Zwerchfellnaht). Zusätzliche Drainage rechts wegen Hämatothorax. (Weiterer Verlauf siehe Abb. 142 u. 143.)

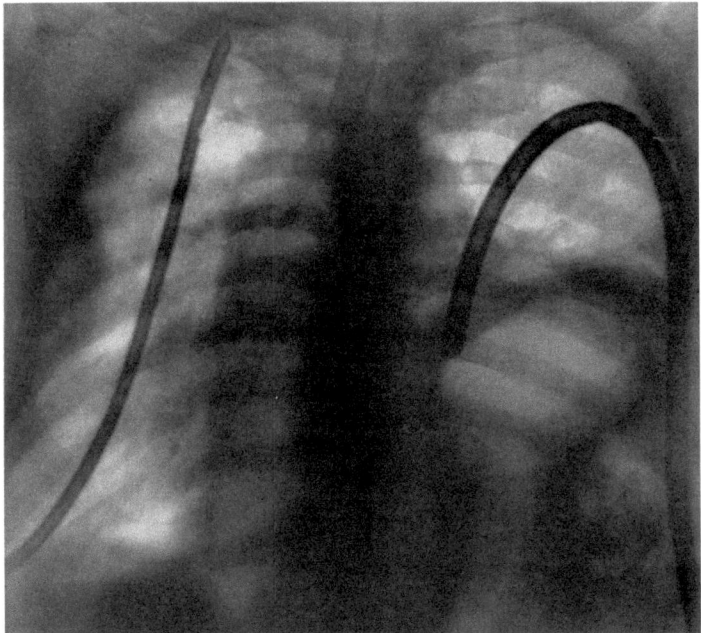

Abb. 142. Derselbe Patient wie Abb. 140 u. 141. 3 Tage später. Prolapsrezidiv links. Zustand rechts unverändert. Zweitoperation und plastische Deckung des Zwerchfelldefektes durch gestielten Serosa-Muscularis-Lappen aus der seitlichen Bauchwand

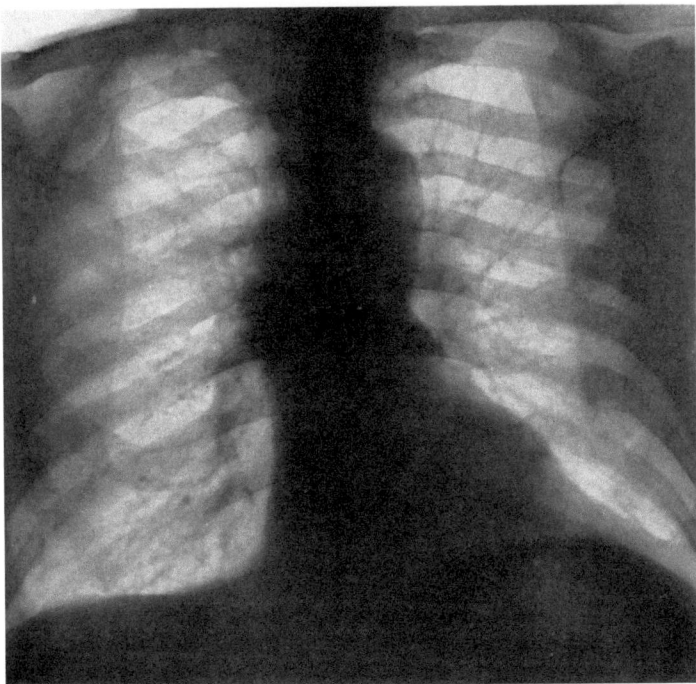

Abb. 143. Zustand des Patienten (siehe Abb. 140—142) 4 Monate nach dem Unfall. Lungen entfaltet, glatte Zwerchfellkonturen, Pleuraverschwartungen

Der aufmerksame Untersucher findet aber auch schon in früheren Stadien die pathognomischen Merkmale von Eingeweideverlagerungen in den Brustkorb, z. B. Aufhebung der Zwerchfellatmung und Darmgeräusche im Thorax. Eine entsprechende Röntgenuntersuchung mit gezielter Darstellung des Zwerchfells und eine Magen-Darm-Passage können die Diagnose endgültig klären.

Durch Strangulation oder Incarceration, wie auch durch rezidivierende, inkomplette Einklemmungen können kleinere oder größere *Blutungen* in das Magen-Darm-Lumen und auch in den Pleuraraum auftreten. Häufig entwickelt

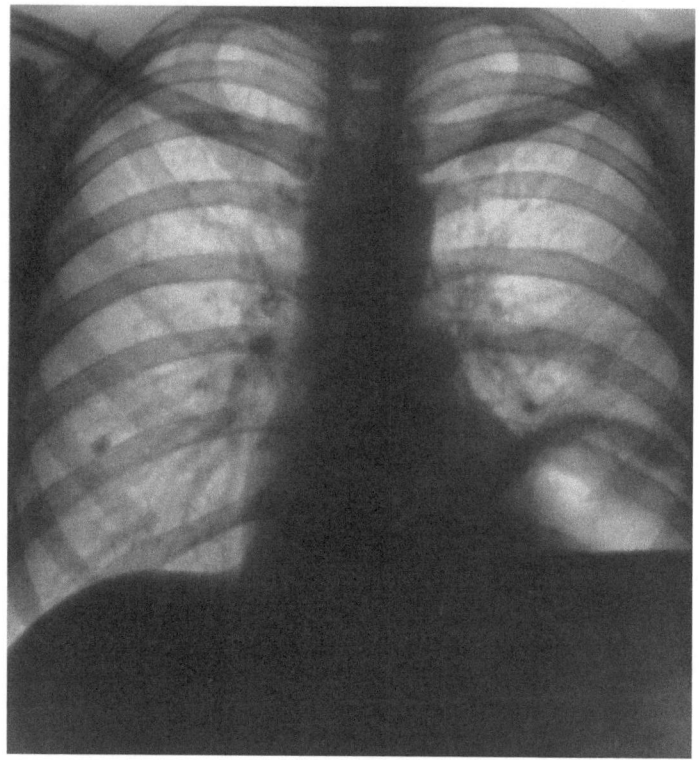

Abb. 144. Veraltete Zwerchfellruptur links mit deutlich sichtbarer Magenblase im linken Thorax. In einem auswärtigen Krankenhaus als Relaxatio des Diaphragma gedeutet. (Weiterer Verlauf siehe Abb. 145 u. 146.)

sich dann sekundär ein seröser Erguß. Lufthunger, Kurzatmigkeit, Husten und Cyanose sind die augenfälligen Zeichen eines solchen bedrohlichen Ereignisses. Verwechslungen eines vermeintlichen Pleuraergusses mit dem flüssigkeitsgefüllten prolabierten Magenfundus können durchaus vorkommen. Und so nimmt es nicht wunder, daß gelegentlich auch ein solcher ,,Erguß" punktiert wird (Koss u. Mitarb.) (Abb. 144, 145, 146).

Seltener ist bei einer Incarceration ausgedehnter Intestinalanteile das Bild des ,,Ileus bei leerem Abdomen".

Der größte Teil aller isolierten Zwerchfellverletzungen liegt auf der linken Seite. Rechtsseitiges Vorkommen von Rupturen wird zwischen 5% (Haubrich) und 13% (Kümmerle) angegeben. Die Ursache ihrer Seltenheit liegt offensichtlich in der Pufferwirkung der Leber bei indirekten Traumen. Meistens prolabiert nur ein Teil der Leberkuppe durch die traumatische Zwerchfellücke, verklebt mit der Umgebung und macht dementsprechend kaum oder gar keine Beschwerden.

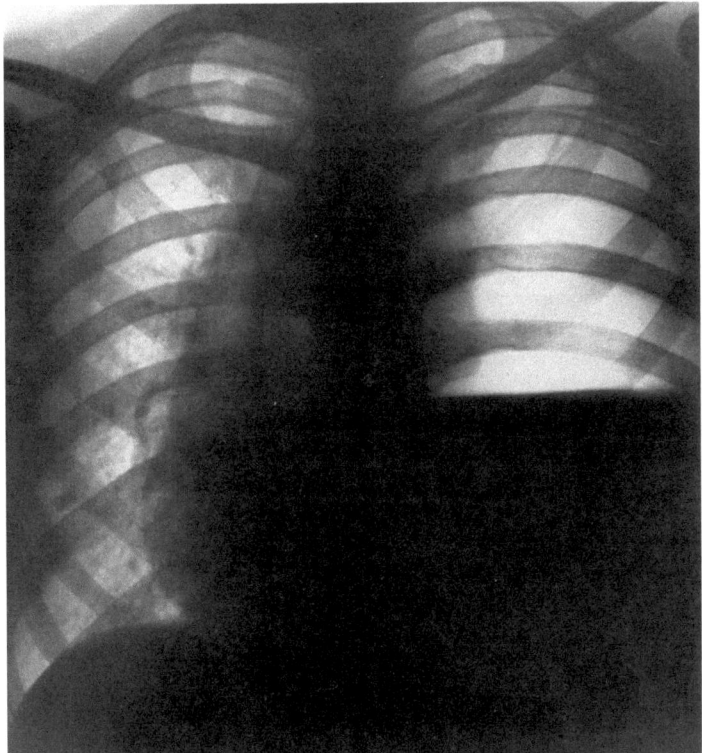

Abb. 145. Derselbe Patient wie Abb. 144. Partielle Atelektase der linken Lunge. Verlagerung des Mediastinums nach rechts im Anschluß an eine Oberarmoperation in Intubationsnarkose. Akutes Lungen- und Oberbauchsyndrom

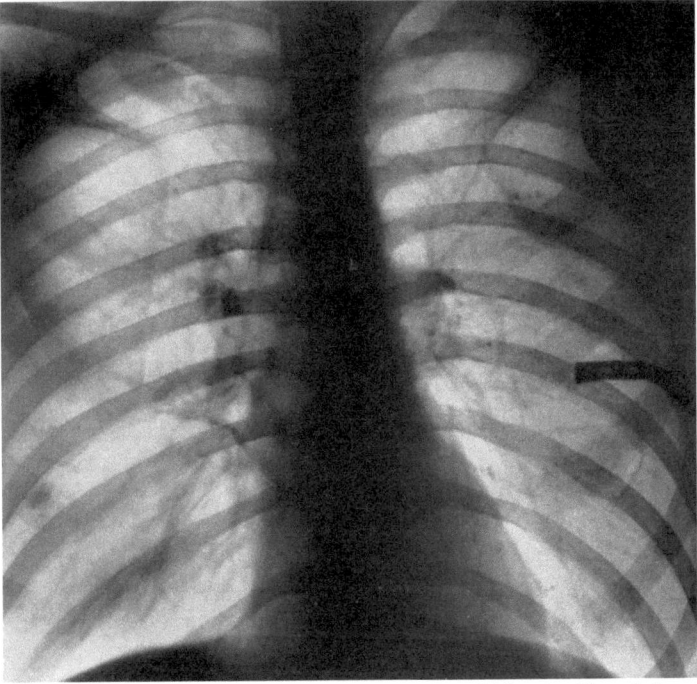

Abb. 146. Zustand nach operativer Versorgung der Zwerchfellruptur. Pleuradrainage

Kommt es selten einmal zur ,,rechtsseitigen phrenohepatischen Incarceration" (DUGAN u. MERRILL), sind naturgemäß entsprechende Oberbauchsymptome vorhanden und es entwickelt sich ein blutiger rechtsseitiger Pleuraerguß.

Ist schon die Diagnose der unkomplizierten rechtsseitigen Zwerchfellverletzungen sehr schwierig, wenn nicht unmöglich, so stellt ein komplizierender Pleuraerguß bei kompletter oder inkompletter Incarceration eines Leberabschnittes höchste Anforderungen an die *differentialdiagnostischen Erwägungen*. Welche Vielzahl an Ursachen beinhaltet die Differentialdiagnose der Verschattungen im rechten Herz-Zwerchfellwinkel! Man denke z. B. an die Ausbildung eines abgekapselten Hämatoms als Folge eines Hämatothorax, an die gerade in diesem Winkel oft entwickelten primären und sekundären Geschwülste. Auch parasternale Hernien im Foramen Morgagni oder im Trigonum sternocostale und nicht zuletzt eine Relaxatio des Diaphragma sind gegenüber einer traumatischen Zwerchfellücke abzugrenzen, Erkrankungen, die naturgemäß auch bei der Differentialdiagnose der linksseitigen Zwerchfellruptur erörtert werden müssen.

Besteht bei einem frischen Unfallverletzten der Verdacht auf eine Zwerchfellruptur, so sind neben der *Schockbekämpfung* und *-verhütung* die gleichen Maßnahmen zu beachten, wie bei einem Thoraxtrauma (S. 260). Bei den meisten Patienten stehen komplizierende Kombinationsverletzungen der Thorax- und Bauchorgane sowie der Extremitäten oder ein Schädel-Hirntrauma im Vordergrund, sodaß die operative Versorgung der Zwerchfellruptur zur Cura posterior wird.

Eine Heilung der traumatischen Zwerchfellrupturen *ohne Operation* ist grundsätzlich nicht möglich, weil durch den negativen Druck im Thorax die Eingeweide stets die Tendenz haben, in den Thorax zu schlüpfen. Auch kleinere Zwerchfellücken täuschen bei mehr oder weniger langem beschwerdefreien Intervall nur eine Heilung vor und können aus einem geringfügigen Anlaß (z. B. intraabdominelle Druckerhöhung bei der Gravidität) einreißen und ein akutes Geschehen provozieren.

Eine *konservative Therapie* ist nur ausnahmsweise bei sehr hohem Alter eines Patienten oder anderen schweren Begleiterkrankungen (z. B. kardiale Dekompensation) indiziert und auch nur dann, wenn ein breiter Defekt des Zwerchfells vorliegt, der die gefürchtete Komplikation einer Incarceration wenig wahrscheinlich macht. Berücksichtigt man die Tatsache, daß jeder traumatische Zwerchfelldefekt die Gefahr einer plötzlichen Strangulation eines intraabdominellen Organs, vor allem des Magens, verursachen kann – nach EPPINGER in 90% aller Fälle –, dann ist es berechtigt, die *Indikation* zur operativen Versorgung einer Zwerchfellverletzung als *absolut* zu bezeichnen, zumal in jedem Fall die Koordination der beiden funktionellen Einheiten Thorax–Abdomen gestört ist. Darüber hinaus ist die Indikation zur Operation eine *vitale*, wenn ein ausgedehnter Vorfall von Organen in den Brustraum akut erfolgt, eine schwere Ateminsuffizienz einsetzt, oder wenn eine Incarceration mit Blutung oder Perforation des Incarcerates auftritt (QUÉNU).

Das *operative Vorgehen*, abdominell bzw. thorakal, wird nach entsprechender Schockbekämpfung von der Art der Begleitverletzung abhängig zu machen sein. Bei der isolierten links- oder selten rechtsseitigen Zwerchfellruptur ist für den thorakalen oder abdominellen Zugangsweg das Alter und auch der Allgemeinzustand des Patienten, maßgebend. Wir empfehlen, zunächst immer mit einer *Laparotomie* zu beginnen, die auch meistens zur Versorgung des Zwerchfelldefektes ausreicht. Nur in seltenen Fällen ist eine zusätzliche links- oder rechtsseitige *Thorakotomie* notwendig. Die Thorakotomie sollte nicht in Verlängerung der Laparotomiewunde vorgenommen werden, um eine Durchtrennung des Rippenbogens und vor allem der Hiatusmuskulatur des Zwerchfells zu vermeiden (Abb. 147).

Von einer zusätzlichen Durchtrennung von Muskel- und Sehnenanteilen z. B. zur Darstellung des Befundes raten wir wegen der Gefährdung der Innervation dringend ab. Auch bei der Erweiterung des Risses im Zwerchfell zur Erleichterung der Reposition möge man sparsam verfahren. Die meisten Zwerchfelldefekte kann man nach Lösung der Verwachsungen und sorgfältiger Blutstillung durch eine ein- oder zweischichtige gedoppelte Naht sicher versorgen. Nur in den Randpartien können gelegentlich erhebliche technische Schwierigkeiten auftreten. Hier wird man um pericostale oder Rückstichnähte nicht herumkommen. Gerade bei vielen veralteten Fällen ist ohne percutane Phrenopexie nach REHN ein sicherer Verschluß der Brusthöhle kaum möglich. In manchen Fällen hat sich uns auch die von SCHWAIGER angegebene gestielte Zwerchfellentspannung und Serosa-muscularis-Lappenbildung aus der vorderen und seitlichen Bauchwand gut bewährt. Von der Verwendung alloplastischen Materials raten wir ab. Alle operativen Versorgungen von Zwerchfellrupturen werden heute durch die Intubationsnarkose und die routinemäßige Verwendung von Muskelrelaxantien sehr erleichtert. Eine sorgfältige und ausreichende Drainage ist in jedem Falle angezeigt, nicht nur um das Sekret abzuleiten, sondern auch um die Lungen wieder zur Entfaltung zu bringen und um Atelektasen und einen schädlichen Totraum zu vermeiden.

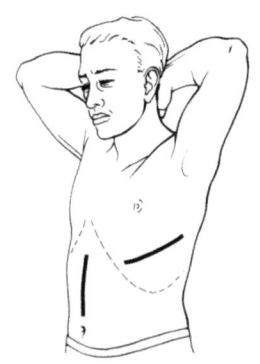

Abb. 147. Schnittführungen bei Versorgung einer Zwerchfellruptur durch Zweihöhleneingriff

Ein Hinweis auf eine leicht übersehene Komplikation sei abschließend gestattet: Nicht allzu selten tritt einige Tage nach der operativen Versorgung, insbesondere dann, wenn perikardiale Adhäsionen gelöst werden mußten, ein Herzbeutelerguß auf. Unklare Temperaturanstiege, Herzsensationen, Angstgefühle sind die Leitbilder für eine entsprechende klinische und röntgenologische Diagnostik (EKG, Röntgenschichtaufnahmen, Punktion).

Zur Beurteilung der *Operationsergebnisse*, wie auch für *gutachtliche Stellungnahmen* sind neben den üblichen Untersuchungsmethoden *Lungenfunktionsprüfungen* besonders aufschlußreich. Nur so können das Ausmaß der durch Pleuraadhäsionen und Zwerchfellfixationen bedingten Einschränkungen der Atemtätigkeit qualitativ erfaßt und objektive Unterlagen für das oft recht indifferente subjektive Beschwerdebild und für die Einstufung einer evtl. Erwerbsminderung gewonnen werden. Das zur Klärung des Kausalkonnexes bei jedem Verdacht auf eine traumatische Genese bei der operativen Versorgung einer „Zwerchfellhernie" auf Unfall- und Verletzungsschäden, z. B. Narben, Residuen alter Blutungen usw. zu achten ist, sei in diesem Zusammenhang noch einmal betont. In allen Zweifelsfragen kann die *histologische* Untersuchung eines aus dem Narbengewebe oder dem „Bruchring" excidierten Gewebeanteiles die versicherungsrechtliche Stellungnahme erleichtern bzw. maßgebend bestimmen.

Die *Traumatologie des Zwerchfelles* als der anatomischen Scheide des Brust- und Bauchraumes wird bestimmt von dem Ausmaß der Verletzung und der Zweihöhlenfunktion dieses Organes. Das Zwerchfelltrauma unserer Zeit ist die subcutane Ruptur durch den Verkehrsunfall! Seine Versorgung kann nur eine chirurgische sein: je früher diese einsetzt und je konsequenter sie durchgeführt wird, desto besser sind die Erfolge quoad vitam und quoad functionem. Auch hier hat sich die allenthalben spürbare aktivere Einstellung immer mehr durchgesetzt, nicht zuletzt beflügelt und gefördert von den Fortschritten der Thoraxchirurgie und dem intensiven Ausbau einer spezialisierten Organchirurgie des Oberbauches!

Traumatologie des Abdomen

Von K. Stucke

Allgemeiner Teil
Einleitung und Vorbemerkungen

Mag auch der Anfall an *abdominellen Traumen* im Krankengut einer Klinik insgesamt nicht sehr groß sein, so stimmt es bei kritischer Analyse der eigenen Fälle doch recht nachdenklich, daß das schon oft vorgebrachte, fast fatalistisch anmutende Zitat über den „von der Menschheit zu zahlenden tragischen Tribut an den Triumph der Technik" (K. H. BAUER), für den Würzburger Raum in ganz besonders krasser und eindeutiger Form zutrifft. Wir können uns auch des Eindrucks nicht erwehren, daß in dem von uns übersehbarem Bereich alle noch so energischen und vielfältigen Bemühungen um die Behebung der Mißstände einer unaufhaltsam fortschreitenden „Vollmotorisierung" nur in einem recht bescheidenen Maß zum Tragen kommen. Die Zahl und Schwere der Verkehrsopfer steigt hier noch stetig an (Abb. 148). Die Morbiditäts- und Mortalitätsrate der abdominalen Traumen entspricht dieser Situation und steht in einer echten Korrelation zur unbewältigten Gegenwart unserer Verkehrsmisere! Da nun das vorliegende Werk kein Hand- und Lehrbuch sein soll, sehe ich es als meine Hauptaufgabe an, im folgenden weniger allgemeinbekannte Probleme der Bauchtraumatologie abzuhandeln, als vielmehr durch die Herausstellung einiger besonders aktueller Fragen einen persönlichen Beitrag zur Klinik der abdominellen Verletzungen aus der spezifischen Sicht der Würzburger Klinik zu geben.

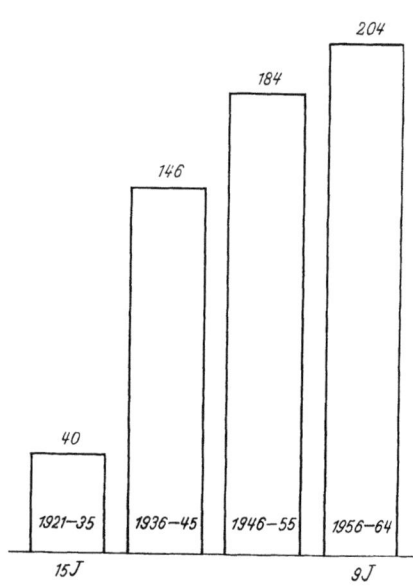

Abb. 148. Häufigkeit der stumpfen Bauchtraumen in der Chirurgischen Universitätsklinik Würzburg

Ursachen und Verletzungsmechanismen

Im Einzugsgebiet der Würzburger Chirurgischen Universitätsklinik standen bis vor einigen Jahren als *Ursachen* der stumpfen Bauchverletzungen die *Arbeitsunfälle* an erster Stelle. Hier bahnt sich ein bemerkenswerter Wandel an, der letztlich auf der Umstrukturierung der gesamten Lebensverhältnisse, insbesondere auf der zunehmenden Technisierung der landwirtschaftlichen Betriebe beruht. Differenziert man einmal die Unfälle nach ihrer Provenienz — Verkehr, Industrie oder Landwirtschaft — und analysiert sie in ihren Grundlagen, so verschieben sich die Zahlenverhältnisse ganz eindeutig. Rechnet man z. B. die immer mehr zunehmenden *Trecker- und Bulldogunfälle* nicht mehr zu den echten landwirtschaftlichen Unfällen und spricht ihnen den Charakter eines *Verkehrsunfalles* zu, dann rückt dieser, auch im Würzburger Bereich, zahlenmäßig als causa der stumpfen Bauchtraumen auf den 1. Platz. Die Überschneidung der Häufigkeitskurven von Betriebs- und Verkehrsunfällen fällt etwa in das Jahr 1960.

Die Eigenheiten des Würzburger Raums, z. B. die Unterschiede von Stadt und Land, die Dichte und soziale Struktur der Bevölkerung finden auch sonst ihren Niederschlag in der Zusammensetzung unseres Krankengutes, in der Unfallhäufigkeit und im Typ der Verletzung. So sind über die allgemeinen Unfallursachen der stumpfen Bauchtraumen hinaus als ein *ortsgebundenes* Spezificum die *Rückschlagverletzungen* hervorzuheben. Die auf dem Waldreichtum von Rhön und Spessart basierende Holzindustrie hat eben ihr eigenes unfallchirurgisches

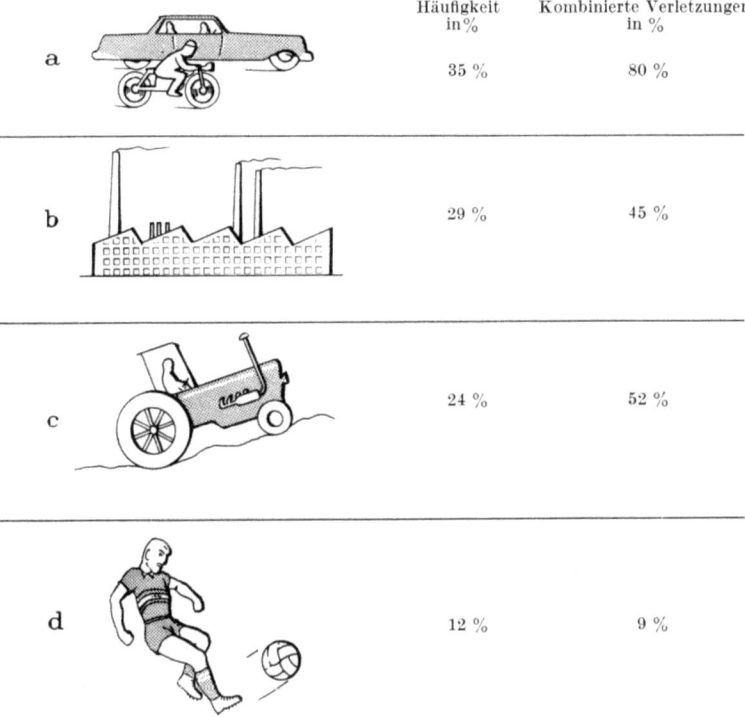

Abb. 149 Unfallursachen der stumpfen Bauchtraumen. Die Häufigkeit und die Kombinationen der Verletzungen sind in Prozentzahlen angegeben: a) Verkehrsunfälle, b) industrielle Betriebsunfälle, c) landwirtschaftliche Betriebsunfälle, d) Sport und Spiel

Gepräge! Beim Längsschnitt von Holz, bei der Arbeit an Kreissägen, Hobelmaschinen und Drehbänken, wie aber auch an Treibriemen können ganze Werkstücke, ausgerissene Anteile, abgespaltene Splitter oder Säumlinge mit großer Wucht zurückgeschleudert werden (STUCKE u. BAYREUTHER). Die Durchschlagskraft ist bei der kurzen Entfernung und der hohen Geschwindigkeit sehr beträchtlich. Häufig tritt der Tod gleich an der Unfallstelle ein. Die vorgeschriebenen Schutzvorrichtungen, wie z. B. der sog. Spaltkeil an Sägemaschinen, wird, da er bei der Arbeit als störend empfunden wird, gern zur Seite gelegt. Wir selbst erlebten in den letzten Jahren 3 schwere abdominelle Traumen durch Rückschlag! (Abb. 149)

Hervorzuheben ist weiterhin der relativ große Anteil von *Sportunfällen* in unserem Krankengut. Die Auswertung der einschlägigen Vorkommnisse der Jahre 1951—1960 zeigte, daß bei etwa 1080 Sportverletzungen in 7,1% der Rumpf beteiligt war. Bei weiterer Aufschlüsselung stellte sich heraus, daß das *Fußballspiel* als die gefährlichste Sportart anzusehen ist. Hier machen die Rumpfverletzungen sogar 8,8% aus. Rippenfrakturen, Prellungen des Oberbauches, der Nieren und des Beckens durch Fußtritte und direkte Ballschüsse kommen insbesondere bei den ländlichen Sportvereinen vor (REICHERT).

Bemerkenswert hoch — 12%! — ist auch der Anteil der *Kinder* am Gesamtkrankengut der stumpfen Bauchtraumen. In den Jahren 1946—1960 fielen unter den Kinderunfällen in 2,5% stumpfe Bauchtraumen an. 22 von 34 Patienten erlitten Verkehrsunfälle, allein 15 wurden von Kraftwagen angefahren. In 6 Fällen entstanden durch „Sturz aus der Höhe" innere Verletzungen. 3 Kinder verstarben nach kombinierten bzw. komplizierten Verletzungen (WEINBERG).

In der *Friedenschirurgie* stehen die *geschlossenen, stumpfen* oder *subcutanen Verletzungen* des Bauches an erster Stelle. Demgegenüber haben die *scharfen, penetrierenden* oder *offenen* Verletzungen in Friedenszeiten geringere praktische Bedeutung. Bei den stumpfen Traumen ist es tunlich, zwischen umschriebenen, örtlich auftreffenden und breitansetzenden Gewalteinwirkungen zu unterscheiden. Auch heute noch ist der erste Typ insgesamt sehr viel häufiger, namentlich bei den Kontusionen, wie sie beim Spiel und Sport und beim Betriebsunfall vorkommen. Dabei möge man jedoch berücksichtigen, daß es keinen Verletzungstyp und Verletzungsmechanismus gibt, der mit absoluter Sicherheit und Regelmäßigkeit zu einer Organverletzung der Bauchhöhle führt, wie auch andererseits kein Trauma zu klein ist, um nicht eine intraabdominelle Verletzung setzen zu können (SPATH). Ganz allgemein darf man sagen: Je örtlicher und punktförmiger die ansetzende Gewalt einwirkt, um so wahrscheinlicher liegt eine isolierte Organverletzung vor. Hingegen sind schwerere und kompliziertere Verletzungen zu erwarten, je breiter und tangentialer sie auftrifft.

Als *Unfallmechanismen* unterscheiden wir nach den allgemeingültigen Vorstellungen a) die *Quetschung*, b) die *Berstung*, c) den *Abriß*. Eine Kombination dieser Wirkungsmechanismen ist bei den heute vorherrschenden Massentraumen des Verkehrs die Regel.

a) Die *Quetschung* ist der häufigste Verletzungsmechanismus. Durch die auftreffende Gewalt wird die vordere Bauchwand gegen die Wirbelsäule bzw. den Beckenrand gepreßt, so daß dann alle intraabdominellen Organe und auch die retroperitonealen Anteile des Duodenums, das Pankreas und der Choledochus in seinem retroduodenalen Anteil abgeschert oder zerquetscht werden können.

b) Die *Berstungsrupturen* des Magen-Darm-Kanals und der parenchymatösen Organe werden durch eine Steigerung des abdominellen Druckes verursacht. Zunächst wird im Digestionstrakt die Elastizitätsgrenze der Serosa, dann der Muscularis mucosae und schließlich der Schleimhaut selbst überschritten. Die Muskelschicht erweist sich hierbei oft als recht widerstandsfähig, so daß zunächst eine komplette Durchtrennung aller Darmwandschichten ausbleiben kann. Später ist jedoch durch eine Ernährungsstörung bzw. eine auftretende Peritonitis eine Zweit- oder Spätperforation möglich. Durch Berstung entstehen auch die Darmrupturen bei Hernienträgern, bei denen der Inhalt des Darmes unter der auftreffenden Gewalt nicht ausweichen kann und der Darm durch die plötzliche, reflektorisch durch das Trauma ausgelöste Druckerhöhung platzt.

c) Dem *Abriß* durch Zug sind sowohl die parenchymatösen Organe wie auch der Magen-Darm-Kanal ausgesetzt. Durch senkrecht oder parallel zur Darmwand ansetzenden Zug reißt das Organ an seinen Fixations- und Anheftungsstellen ab. Die Art und das Ausmaß der Ruptur richten sich a) nach der auftreffenden Gewalt und b) dem Füllungszustand des Darmes. Besonders gefährdet sind die Übergänge des Darmes von einem fixierten in einen beweglichen Anteil, z. B. die Flexura duodenojejunalis bzw. das oberste Jejunum, das Ileocoecum, das Colon ascendens und descendens und die Flexura sigmoidea.

Zweckmäßig unterscheiden wir mit SPATH bei den stumpfen Bauchverletzungen: *1. Isolierte Organverletzungen, 2. kombinierte Verletzungen*, wenn mehrere Bauchorgane durch das gleiche Trauma betroffen werden und *3. komplizierte Verletzungen*, bei denen überdies auch schwere Verletzungen außerhalb der Bauchhöhle (Schädel, Thorax, Wirbelsäule, Extremitäten usw.) vorliegen. — In der

Nomenklatur dieser Verletzungen gibt es insofern gewisse Unstimmigkeiten, als viele Chirurgen die hier als „kompliziert" angeführten Verletzungen mit den „kombinierten" Traumen identifizieren.

Über die *Häufigkeit* des *Organbefalls* findet man im Schrifttum außerordentlich unterschiedliche Angaben. In unserem Krankengut dominieren weitaus die Verletzungen der *Bauchdecken* und des uropoetischen Systems, das hier nicht besprochen werden soll. Dann erst folgen die Traumen der „lebenswichtigen" Organe: Magen-Darm-Kanal, Leber, Milz, Pankreas und Zwerchfell (Abb. 150). Einmalige und mehrfache Kombinationen sind insbesondere bei den Rasanztraumen des Verkehrs fast obligat, so daß man hier schon von „Polytraumatisierten" (KOURIAS) sprechen kann. In etwa 20—30% der Fälle ist mehr als ein Bauchorgan verletzt. Die Verkehrsunfälle treffen vorwiegend Menschen zwischen 20 und 40 Jahren. Das Geschlechtsverhältnis beträgt 4 ♂ : 1 ♀!

Kriegs- und Friedensverletzungen des Bauches unterscheiden sich in manchen wesentlichen Punkten. Dies gilt insbesondere für die *offenen* oder *penetrierenden* Verletzungen. So sind im modernen Krieg die *Stichverletzungen* verhältnismäßig selten, während sie in Friedenszeiten doch immer wieder einmal anfallen. Im Krieg herrschen andererseits bei den Bauchverwundungen die *Rauhgeschoß*verletzungen mit etwa 80% vor, die kraft ihrer Explosivität, Rasanz und Form äußerst schwere und multiple

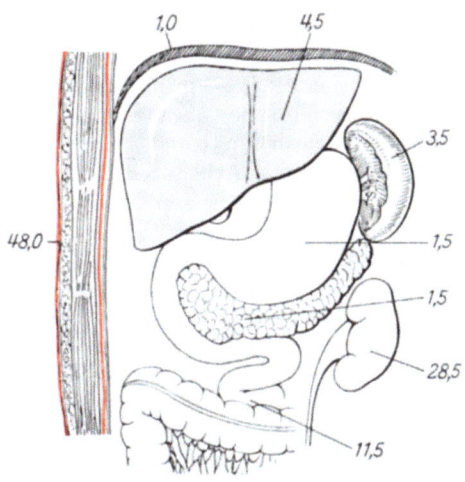

Abb. 150. Prozentuale Häufigkeit des Organbefalls bei stumpfen Bauchtraumen. Die gleichzeitigen mehrfachen Kombinationen sind nicht angeführt

Traumen setzen. Im Frieden sehen wir hingegen fast ausschließlich Verletzungen durch *glatte* Mantelgeschosse im Gefolge von Verbrechen, Polizeiaktionen, bei Unachtsamkeit im Militärdienst, Jagdunfällen und im kindlichen Spiel. Schußverletzungen machen bei uns jetzt insgesamt 7% aller abdominellen Traumen aus.

Auch für die *Schußverletzungen* ist es zweckmäßig, die aus der Kriegschirurgie überkommenen Einteilungen beizubehalten:

a) *Prellschuß*, ohne direkte Verwundung; b) *Streifschuß*, dessen Ein- und Ausschuß durch eine aufgefurchte Wundrinne miteinander verbunden ist; c) *Durchschuß* mit nachweisbarer Ein- und Ausschußöffnung; d) *Steckschuß*; e) *Abschuß* im Sinne einer Organamputation. Eine neuzeitliche Variante stellen die *Bolzenschußverwundungen* dar. Die bei *Sprengungen* in Bergwerken und Straßenbau usw. vorkommenden Verwundungen ähneln den Granatsplitterverletzungen im Kriege. Schließlich sind noch *Querschläger* zu erwähnen (HERNANDEZ-RICHTER).

An 2. Stelle stehen die *Stichverletzungen*, die in ihren Folgen und Auswirkungen oft schwer zu übersehen sind. Der Stich kann sehr wohl am Darm abgleiten, vermag andererseits aber auch eine Perforation zu setzen.

Auf die *klinische Symptomatik*, die Diagnostik und Therapie sowie die auftretenden *Komplikationen* der penetrierenden und perforierenden Verletzungen wird im „Speziellen Teil" näher eingegangen. Daß hier die Röntgenuntersuchung von besonderer Bedeutung ist, liegt auf der Hand, weil ja bei allen offenen Verletzungen durch eine Mitbeteiligung des Magen-Darm-Kanals fast immer „freie

Luft" im Bauchraum nachzuweisen sein wird. Die bei den stumpfen Bauchverletzungen so häufig aufkommenden Zweifel über die Zweckmäßigkeit und den Zeitpunkt einer Laparotomie entfallen bei den penetrierenden und perforierenden Verletzungen des Bauchraumes. Hier ist die Indikation zur operativen Intervention in jedem Falle gegeben. Es handelt sich nur darum, daß man sie zum günstigsten Zeitpunkt und unter optimalen Bedingungen durchführt!

Die *Behandlung* und Versorgung aller Bauchtraumen ist nun auch heute noch keineswegs überall gleichmäßig, geschweige denn standardisiert. Sie wird weitgehend von der Qualität des erstbehandelnden Chirurgen bestimmt! Dabei scheint es nicht unwichtig zu sein, ob er über Kriegserfahrungen verfügt, die er, wenn auch unbewußt, in die Praxis der Friedenschirurgie transferiert und an die jüngere Chirurgengeneration weitergibt. Von dem traurigen Massenexperiment des Krieges — the military surgery is the surgery of trauma in epidemic proportions (CHURCHILL) — profitiert die Traumatologie des Friedens! Das gilt sowohl für die geschlossenen als auch die offenen Verletzungen. Letztere werden nach den im Krieg bewährten Grundsätzen versorgt. Die Behandlungsergebnisse sind jedoch durch die zivilen Arbeitsbedingungen des Chirurgen, wie auch die Art der Verletzungen ungleich bessere als unter Kriegsverhältnissen.

Die *Mortalität* bei unseren 204 *stumpfen Bauchtraumen* der Jahre 1956—1964 ist mit 11,8% erfreulich gering. Ein Vergleich mit anderen Statistiken ist aber kaum möglich, da sich das Krankengut von Land zu Land recht verschieden zusammensetzt und die Kriterien für die Analyse sehr voneinander abweichen (KOURIAS). Wenn sich nun trotz der zunehmenden Schwere der Verletzungen unsere Behandlungsergebnisse im letzten Jahrzehnt auf der früheren Höhe halten konnten, so dürfen wir diese Tatsache wohl nicht zuletzt der Nutzbarmachung kriegschirurgischer Erfahrungen und dem systematischen Ausbau der Erst- und Allgemeinbehandlung wie auch einer gewissen Spezialisierung zuschreiben. Die Würzburger Chirurgische Klinik ist in diesem Sinne als ein „Schwerpunkt-Krankenhaus" (HOLLE) anzusehen, in dem unter einem Dach ein Team von Spezialisten je nach Dringlichkeit die Versorgung übernimmt und auf einer gemeinsamen Wachstation in Kontrolle behält. Nicht zuletzt hat jedoch die Erkenntnis, daß jeder Verdacht auf ein Bauchtrauma sehr ernst zu nehmen ist und der Verletzte möglichst schnell und reibungslos vom Unfallort zur Klinik transportiert werden muß, dazu beigetragen, die Ausgangsbedingungen für eine erfolgreiche Behandlung wesentlich zu verbessern.

Alle *stumpfen Bauchverletzungen* gehören, auch wenn nur der geringste Anhalt für eine intraabdominelle Läsion besteht und irgendwelche Nebenverletzungen vorliegen, in die *1. Dringlichkeitsstufe* einer rationellen ärztlichen Versorgung. Ihre Auslese (Triage), z. B. bei Massenkatastrophen, ist Sache eines erfahrenen Chirurgen (NISSEN, KRAUSS).

Die *Pfählungsverletzungen* werden wegen ihrer Eigenart hier nicht besprochen, wie auch betreffs der Traumatologie des Digestionstraktes durch *Fremdkörper* und *Verätzungen* auf die einschlägigen Kapitel im „Speziellen Teil" verwiesen werden kann.

Spezieller Teil

Allgemeine Symptomatologie

Die Symptomatologie der *stumpfen Bauchtraumen* ist äußerst buntscheckig und vielseitig. In bewußter Vereinfachung können wir hier die *allgemeinen* von den *örtlichen* Symptomen abtrennen. Die allgemeinen Symptome lassen sich unter den komplexen Oberbegriff des „*Schocks*" subsummieren.

In der *Pathophysiologie* der Bauchtraumen nimmt das Schockgeschehen eine Zentralstellung ein. Jeder Bauchverletzte ist in des Wortes ursprünglichster und echtester Bedeutung irgendwie — mehr oder weniger — „schockiert". Mechanische Einwirkungen (choc, shock = Stoß, Schlag) auf das Abdomen lösen vasovagale Reaktionen aus, so daß wir hier gleichsam den in die Praxis übertragenen Modellfall des Goltzschen Klopfversuches vor uns haben. Auch wenn wir den Begriff „Schock" in seiner modernen, sehr viel weitergefaßten Interpretation als ein komplexes Krankheitsbild des Gesamtorganismus betrachten, so wird man gerade bei Bauchtraumen den neurogenen Einflüssen eine relativ große Bedeutung in der Gesamtheit der verschiedenen schockauslösenden Ursachen zusprechen müssen. Hier ist die zusätzliche Etikettierung „traumatisch" als nähere Kennzeichnung der übergeordneten Begriffsfassung „Schock" durchaus angebracht. Das darf uns jedoch nicht dazu verführen, das Trauma als einen dosierten stress zu werten. Es ist in seinen endgültigen Auswirkungen letztlich nicht zu übersehen, da die Wucht und Intensität der Gewalteinwirkung, die jeweilige Körperhaltung, der Tonus und die Elastizität der Bauchdecken, der Füllungszustand der Eingeweide zum Zeitpunkt des Unfalles meistens nicht mehr exakt rekonstruiert und so für den Therapieplan gebührend in Rechnung gestellt werden können. Bedenken wir, daß sich beim Bauchtrauma ein Schock durch die verschiedensten funktionellen und morphologischen Veränderungen, z. B. durch eine mangelhafte Sauerstoffversorgung der Gewebszellen, durch akute oder auch weniger akute hämodynamische Störungen der Capillardurchblutung, durch eine bedrohliche Verminderung des Stromzeitvolumens und konsekutive Störungen des Stoffwechsels entwickeln und ein völliger Zusammenbruch des Kreislaufes eintreten kann, so wird evident, daß alle jeweils auftretenden Symptome in ihren gegenseitig sich überschneidenden Wechselbeziehungen nur schwerlich exakt zu objektivieren und auszuwerten sind. Alle für die Entstehung eines Schockes möglichen Einflüsse wirken sich in ihren Endeffekten stets gleich aus! Der Ablauf, die Intensität und die Dauer der pathogenetischen Mechanismen können sich jedoch in den mannigfachsten Variationen kundtun (AHNEFELD u. ALLGÖWER, MARGGRAF, UEBERMUTH u. a.). Eine rationelle Therapie ist aber nur dann möglich, wenn man ihre auslösenden Ursachen und ihre Wirkungsbreite einigermaßen exakt bestimmen kann. Nehmen wir als Beispiel die Nachwirkungen eines den Bauch treffenden Boxschlages. Hier sollen ja bestimmte, durch das sportliche Reglement gesetzte Grenzen nicht überschritten werden. Wenn es zum Kennzeichen eines disziplinierten Boxkampfes gehört, die Schlagempfindlichkeit ganz bestimmter Körperpartien (Leber, Nieren, Plexus solaris) in das kämpferische Kalkül einzubeziehen, um so den Gegner temporär kampfunfähig zu machen, so geschieht dies im Bewußtsein einer wohldosierten Handlung. Man weiß: Von diesem Schlag erholt sich der Kontrahent bald wieder, ohne daß Dauerschäden zurückbleiben. Aber schon dann, wenn die Auseinandersetzungen nicht mehr gesteuert bzw. wenn durch ungehemmte und unfaire Schlagaustausche die Schwellenwerte überschritten werden, ist es schwierig, den hieraus resultierenden Reaktionsablauf des in seiner Gesamtheit alterierten autonomen Nervensystems exakt unter Kontrolle zu behalten. Bei wüsten Streitigkeiten und beim Unfall vollends, der ja als eine plötzliche und völlig unvorhergesehene Gewalteinwirkung den Organismus schlagartig überfällt, werden alle reflektorischen und automatischen Sicherungen brüsk durchschlagen. Alle Möglichkeiten, etwa durch ein Anspannen der Bauchpresse, Schläge oder Stöße abzufangen bzw. ihre Wucht zu mildern, entfallen hier mehr oder weniger. Der Organismus versucht nun, durch ein System verschiedener körpereigener Regelkreise — bzw. er wird durch eine entsprechende Therapie in eine gleichsinnige Lage versetzt — und mit einer Vielzahl von

Rückkoppelungseffekten das Mißverhältnis in der Regulation des Kreislaufes aufzuheben und diesen zu stabilisieren. Liegen jedoch über die irreversiblen Auswirkungen eines sog. vagotonisch-neurogenen Schocks hinausgehende pathologisch-anatomische Organschäden in Form von Blutergüssen, Kontusionsherden, Rupturen der parenchymatösen Organe bzw. des Magen-Darm-Traktes vor, dann ergibt sich eine allgemeine Schocksituation, in der es äußerst schwierig ist, das führende Symptom rechtzeitig zu erfassen und eine entsprechende zielgerichtete Behandlung einzuleiten. Dies ist insbesondere bei den kombinierten bzw. komplizierten Massentraumen des Verkehrs der Fall, wo Mehrfachverletzungen verschiedener Organe und Körperregionen vorliegen. Wir werden uns hier auf den äußeren Aspekt des Patienten ebenso wenig wie auf das Messen von Kreislauffunktionsgrößen, z. B. des Blutdruckes, der Pulszahl und der Atemfrequenz und auch nicht auf die Bestimmung der Temperatur, der Urinmenge und die Laborwerte, z. B. des Hämoglobins und des Hämatokrits, verlassen können. Es ist hinreichend bekannt, daß uns diese Daten bei Bauchtraumen gerade in der Frühphase oft völlig im Stich lassen und daß der zu erwartende Blutverdünnungseffekt durch Rückresorption aus den extravasalen Räumen erst nach einigen Stunden nachweisbar ist (MARGGRAF u. a.).

Ziehen wir als Beispiel für die diagnostische Bedeutung der *Blutbildveränderungen* die *Leukocytose* bei stumpfen Bauchverletzungen heran, so können wir BERMANN u. Mitarb. kaum zustimmen, wenn sie eine Erhöhung der Leukocytenwerte gleichsam als ein untrügliches pathognomonisches Zeichen einer Leber- oder Milzruptur mit stärkerer Blutung in den Bauchraum ansprechen. Von der Leukocytenzahl bei stumpfen Bauchverletzungen, ihrem Anstieg oder Abfall etwa die Indikation für die Laparotomie abhängig machen zu wollen, wäre verfehlt (BENZER, SCHUMANN, eigene Beobachtungen u. a.). Prellungen, Blutergüsse in die Bauchdecken, Peritoneum und Retroperitoneum und entzündliche Irritationen kommen für dieses Phänomen ebenso in Betracht wie eine mehr oder weniger starke intraabdominelle Blutung oder freiwerdende Antigene und Auswirkungen von Nebenverletzungen, z. B. Schädelhirntraumen und Frakturen.

Individuelle Unterschiede in den Reaktionsabläufen, die Wirkungen einer indifferent angesetzten Schocktherapie, der Ersatz des Blutvolumenverlustes durch Gaben von Blut, Plasma, Serum, Albuminen, die Verschiebungen des Elektrolyt- und Säure-Basengleichgewichtes, der Effekt der Schmerzbekämpfung usw., sie alle schaffen so wenig genormte klinische Situationen, daß sie mit den üblichen Methoden und Mitteln der *Labordiagnostik* kaum exakt zu fassen sind.

Aber auch die *klinische Symptomatologie* ist bei den kombinierten bzw. komplizierten Traumen in ihrer buntscheckigen Vielgestaltigkeit oft nur schwer übersehbar, insbesondere dann, wenn neben einem Oberbauch- bzw. Brustkorbtrauma andere schwere Verletzungen, z. B. eine Commotio oder Contusio cerebri mit Bewußtlosigkeit oder zusätzliche Frakturen der Extremitäten vorliegen. In diesen Konfliktsituationen kann bei sorgfältiger Auswertung der klinischen Symptomatik und in kontinuierlicher Verlaufskontrolle der Herz- und Kreislaufverhältnisse die Dringlichkeit einer operativen Intervention nicht aufgeschoben bzw. „verwartet" werden, wenn auch nur der geringste Verdacht auf eine Perpetuierung eines hämorrhagischen Schockes besteht. In etwa 60—70% der Fälle ist der Schock reversibel, so daß eine kurzfristige Beobachtungszeit angezeigt und erlaubt ist. Das Ergebnis der Schockbekämpfung kann somit *diagnostisch* und *indikatorisch* verwertet werden. Tritt z. B. nach kurzer Erholung ein Schockrezidiv auf, so ist die Probelaparotomie absolut angezeigt! Synchron mit den sofort anlaufenden diagnostischen Maßnahmen ist unmittelbar nach der

Aufnahme im Krankenhaus eine „symptomatische Standardtherapie" bei jedem Abdominaltrauma einzuleiten. Diese muß folgende Leitregeln beachten:
1. Indifferente Schocktherapie mit Blut- und Plasmatransfusionen.
2. Sorgfältige Aspirationsprophylaxe, Freihalten der Luftwege, Bronchialtoilette, Sauerstoffgaben.
3. Absaugen des Magens.
4. Schmerzbekämpfung, jedoch Zurückhaltung mit Morphingaben. Sedierung!
5. Keine Corticosteroide.
6. Provisorische Versorgung von Nebenverletzungen nach Maßgabe ihrer Dringlichkeit.
7. Rechtzeitige definitive Versorgung der intraabdominellen Verletzungen nach zielstrebiger Vorbehandlung.
8. Normalisierung des Elektrolyt- und Wasserhaushaltes.
9. Infektionsprophylaxe und -behandlung durch Gaben von Antibiotica mit breitem Wirkungsspektrum.

Alle diese Maßnahmen werden heutigen Tages in den meisten größeren Krankenhäusern *gemeinsam vom Chirurgen und Anaesthesisten* durchgeführt. Nur so kann die präoperative Vorbereitung optimal gestaltet und die Gefahr potentieller Zwischenfälle bei der operativen Versorgung kleingehalten werden. Als Komplikationsmöglichkeit ist vornehmlich das „Problem des vollen Magens" zu nennen. Das Risiko einer Aspiration von Speiseresten, Schleim oder Blut ist bei gleichzeitiger Bewußtlosigkeit recht groß. Alle Angaben über den Termin der letzten Nahrungsaufnahme sind wenig verläßlich und nur mit ausgesprochener Vorsicht aufzunehmen. Bedenken möge man ferner, daß die *Peristaltik* durch das Schockgeschehen, wie aber auch durch die unmittelbaren Einwirkungen der Unfallverletzungen auf die Bauchorgane nachhaltig gestört sein kann. Der Magen kann unter traumatologischen Bedingungen nur schwer vollständig entleert werden. Deshalb muß man versuchen, mittels Spülungen, mehrmaligem Kippen bzw. wechselnden Lagerungen des Patienten das Absaugen zu unterstützen. Erst dann kann nach entsprechender Prämedikation die endotracheale Intubationsnarkose im geschlossenen System und mit Manschettentubus eingeleitet werden.

Wir müssen gerade bei den Bauchverletzungen stets darauf achten, daß hier die Gefahr, den Patienten allzu lange „symptomatisch" bzw. „*schockmonoman*" zu behandeln, recht groß ist. So erlebt man es immer wieder, daß durch die massive Flüssigkeitssubstitution der Blutdruck ansteigt und die Blutungen aus den verletzten Organen gleichsam im Sinne eines circulus vitiosus verstärkt bzw. unterhalten werden. Trotzdem wird eine Stabilisierung des Kreislaufes nicht oder nur schwerlich erreicht. Es erhebt sich dann die Frage, ob man nun die Transfusionen stoppt und so schnell wie möglich durch einen operativen Eingriff die Blutungsquelle zu verschließen versucht (MOORHEAD) oder ob man sich bemüht, durch schnellere Infusionen mehr Flüssigkeit zuzuführen, als verlorengeht (WOLFSON). Sicherlich hätte man dann bessere Ausgangsbedingungen und eine bessere Prognose. In der Regel kann man aber hier niemals schematisch verfahren, sondern wird einen *individuellen* Kompromiß zu schließen haben. Unter diesem Gesichtswinkel sind auch die *intraarteriellen* Infusionen (VOSSSCHULTE, ZUSCHNEID u. a.) zu bewerten, mit denen wir gerade bei schwersten Blutungen aus der Leber in einigen Fällen einen imponierenden Erfolg hatten. Durch intraaortale Infusion konnten wir bei gleichzeitiger provisorischer Versorgung der Leberwunde einen sich im Stadium 5 des Schocks befindenden, fast moribunden Patienten retten. Liegen stärkere Blutungen aus der Leber oder Milz vor, so empfiehlt es sich, um allzu hohe Natriumcitratkonzentrationen und Calciumtoxikationen zu vermeiden,

Gaben von Plasmaexpander, z. B. Haemaccel, Macrodex, Plasmagel usw. in die laufenden Bluttransfusionen einzuschalten.

Betreffs der weiteren *anaesthesiologischen* Gesichtspunkte und Probleme bei den Dringlichkeitsoperationen der Bauchtraumen kann auf die entsprechenden Kapitel verwiesen werden.

Örtliche Symptomatik und Diagnostik

Die „*örtlichen*", d. h. die *abdominellen* Symptome, sind bei den stumpfen Bauchtraumen oft recht indifferent. In „klassischen" und klinisch einigermaßen verwertbaren Formen bieten sie sich eigentlich nur bei den direkten, d. h. punktförmig ansetzenden Gewalteinwirkungen in den Frühstadien an.

Zu nennen sind an *örtlichen Symptomen:*
1. Druck- oder Prellmarken bzw. sichtbare Blutergüsse in den Bauchdecken.
2. Schonatmung.
3. Abwehrspannung und Druckschmerz des Bauches.
4. Das Verhalten der Darmtätigkeit *(Peristaltik)*.
5. Fernsymptome
   a) Schulterschmerz,
   b) Hodenhochstand,
   c) Saegessersches Zeichen.
6. Urinbefund.
7. Rectaler bzw. gynäkologischer Befund.
8. Röntgenologischer Nachweis von Luft im Bauchraum.
9. Intravenöses Pyelogramm.
10. Beschaffenheit des erbrochenen oder abgesaugten Mageninhaltes.
11. Bluterbrechen, Blutabgang aus dem Darm.
12. Punktionsbefund.

Die *örtlichen Krankheitszeichen* hängen naturgemäß von der Schwere des Traumas, der allgemeinen Schocksituation und den Reaktionen des Peritoneums auf die Blutungen aus den parenchymatösen Organen und den Austritt von Magen-Darm-Inhalt, Urin und Sekreten bei Blasen-, Leber-, Gallenwegs- und Pankreas-Zerreißungen ab. Die Befunde können sich in einer ausgesprochenen Vielfältigkeit und Buntscheckigkeit manifestieren, in ihren verschiedenen Verlaufsformen überschneiden, summieren und potenzieren. Im fortgeschrittenen Zustand sind sie keineswegs mehr organspezifisch und bieten dann mehr oder weniger das Ausdrucksbild eines indifferenten „akuten traumatischen Abdomens". Bei kritischer Analyse lassen sich zwar durch die Auswirkung der Einzelerscheinungen per exclusionem sicherlich einige wertvolle Feststellungen treffen, zuverlässig allein ist jedoch das Verhalten der *Peristaltik.* Demgegenüber treten alle übrigen Inspektions- und Palpationsbefunde an Bedeutung zurück. Nehmen wir z. B. das Symptom der Bauchdeckenspannung: Es kann durch ein örtliches Hämatom, andererseits durch reflektorisch ausgelöste Schmerzen von der Peripherie her oder eine Änderung des Atemtypus und schließlich durch einen langsam sich entwickelnden peritonitischen Reizzustand bedingt sein. Durch eine schwere Schocksituation bzw. bei Übersedierung des Patienten kann zwar die Peristaltik in ihrem Charakter und ihrer Stärke beeinflußt werden, sie bleibt aber, liegt keine intraperitoneale Verletzung vor, immer, wenn auch nur unterschwellig, nachweisbar. Ist jedoch der Schock behoben und klingen die Auswirkungen der Sedierung ab, dann stellt sich bei unfallverletzten inneren Organen auch die Darmtätigkeit wieder ein. Ihre kontinuierliche Beobachtung, möglichst durch den gleichen

Arzt, und die Koordinierung dieses führenden Symptoms mit den übrigen Krankheitszeichen z. B. der Reversibilität bzw. der Perpetuierung des Schocks entscheiden für oder gegen eine exspektative Therapie. *Sistiert die Peristaltik, ist die absolute Indikation* für eine baldige *chirurgische Exploration* gegeben! Die Umfangsmessung des Bauches, die Röntgenuntersuchungen, der Rectal- und Urinbefund sind in der Gesamtperspektive nur ergänzende Teilfaktoren. So wissen wir, daß gerade bei den Massentraumen des Verkehrs vorübergehend eine Hämaturie auftreten kann. Ebenso ist auch der fehlende Nachweis von freier Luft bei der Röntgenübersichtsaufnahme keineswegs ein Beweis für die Unverletzheit des Magen-Darm-Kanals.

Ein Wort noch zur *Punktion des Bauches*, die in der UdSSR und den USA als wertvolle diagnostische Maßnahme angesehen wird. Wir möchten ausdrücklich davor warnen, den Aspirationsbefund etwa als bestimmend und entscheidend für die Indikation zur Laparotomie ansehen zu wollen. Wenn man sich schon zur Punktion entschließt, dann ist es gar nicht einzusehen, warum nicht laparotomiert wird. Nicht umsonst hat jeder Chirurg eine wohlbegründete Aversion gegen „blinde" Punktionen. Bei den stumpfen Bauchtraumen können sie keine Klarheit bringen, tragen viele potentielle Gefahren in sich und entheben einen doch nicht der Notwendigkeit einer späteren Probelaparotomie. Damit soll andererseits der „*Probelaparotomie um jeden Preis*" beileibe nicht das Wort geredet werden. Wir sehen jede chirurgische Intervention, insbesondere bei den kombinierten und komplizierten Traumen, keineswegs als eine Bagatelle an. Der Tendenz, bei jedem stumpfen Bauchtrauma prinzipiell „nachzusehen" — to have a peek (SHAFTAN) — fällt man aus naheliegenden Gründen gern anheim. Man macht es sich aber sicherlich zu leicht, wenn man schlichtweg deklariert, daß eine Laparotomie nicht schade. Diese Einstellung bedeutet zweifellos eine allzu grobe und nicht ungefährliche Simplifikation. Bedenken wir, daß bei Verkehrsverletzungen in gut der Hälfte der Fälle lediglich die Bauchdecken kontusioniert und bei einer weiteren beträchtlichen Anzahl allein das Retroperitoneum bzw. das uropoetische System betroffen sind, so wird gerade dann, wenn auch der Thorax mitbeteiligt ist, die Laparotomie mit all ihren Nachwirkungen zum komplizierenden Faktor. Dies gilt insbesondere für die extremen Altersstufen der Säuglinge und Kleinkinder, zum anderen der Greise. Der von amerikanischer Seite gegebene Hinweis, daß der Operationsstress in etwa 20—30% bei fehlindizierten Laparotomien als sichere Todesursache anzusehen ist, spricht im gleichen Sinne. Man kann und darf es sich, wenn bei den kombinierten Verletzungen die Symptome schwerer Läsionen der Extremitäten, von Bewußtseinstrübungen, Fettembolien und Alkoholeinflüssen sich gegenseitig überschneiden, mit der Probelaparotomie nicht allzuleicht machen. Große Täuschungs- und Irrtumsmöglichkeiten können auch dadurch entstehen, wenn der alten Grundforderung, sich beim „akuten Abdomen" mit der Verordnung von Sedativa, Morphinen und Opiaten größter Zurückhaltung zu befleißigen, nicht entsprochen wird. Mit UEBERMUTH möchten wir jedoch auf der anderen Seite unmißverständlich den Standpunkt vertreten, daß sich der diagnostische Ehrgeiz in keinem Fall eines akuten Bauchtraumas damit begnügen darf, nur zu einer Wahrscheinlichkeitsdiagnose zu kommen. Es ist wichtig, die Frühsymptome richtig zu erfassen und zu deuten, um Zeit zu erjagen. Unter keinen Umständen darf entschlußmüde darauf gewartet werden, daß eine ausgeprägte Symptomatologie vorliegt. „Dann ist es kein Kunststück mehr, innere Organverletzungen festzustellen." Sicherlich spielt die Erfahrung des Chirurgen in jedem Falle eine besondere Rolle. Dogmen, ob und wann man laparotomieren soll, können nicht aufgestellt werden. Die *Indikationen* werden um so abgewogener und die Prognosen um so günstiger sein, je sorgfältiger und subtiler der Patient überwacht wird. Daß man im Zweifelsfall lieber einmal mehr als einmal weniger laparotomieren soll, ist selbstverständlich! Aber es liegt auch in der Natur der Sache, daß der Chirurg gerade beim stumpfen Bauchtrauma den Subjektivismen sinnlicher Wahrnehmungen des auskultierenden Ohres, des inspizierenden Auges und der palpierenden Hand und allen ihren Imponderabilien in einem ungleich höherem Maß ausgesetzt ist als bei allen anderen Ursachen eines „akuten Abdomen"!

Die *Laparotomie* selbst ist nach entsprechender Vorbereitung zum bestmöglichen Zeitpunkt „großzügig" vorzunehmen. Es ist falsch, mit einer kleinen Schnitteröffnung des Abdomen sein Auskommen haben zu wollen. Die notwendige Übersicht und Revisionsmöglichkeit aller Organe muß immer gewährleistet sein! Der mediane Mittelschnitt um den Nabel herum, der nach oben und unten verlängert werden kann, dürfte jeder Situation am besten gerecht werden. Die Intervention selbst hat sich nicht darauf zu beschränken, das Abdomen auszutasten oder es mit der Versorgung des als schwerstverletzt imponierenden Organs, sei es Leber oder Milz, bewenden zu lassen. Gesetz und Regel ist es, bei jeder stumpfen Bauchverletzung sämtliche Organe und das ganze Abdomen genauestens zu kontrollieren. Durch Inspektion und Palpation ist die Leber nicht nur an der Unterseite, sondern nach Durchtrennung der Ligamente auch in den oberen Anteilen zu überprüfen. Die Zwerchfellkuppen sind zu inspizieren, die Bursa omentalis ist zu eröffnen. Den Retroperitonealraum und die großen Gefäße muß man sich vor Augen führen und schließlich den ganzen Magen-Darm-Trakt mittels Eventeration sorgfältig kontrollieren. Dazu gehört auch die Inaugenscheinnahme des Mesenteriums. Nur durch eine exakte totale Überprüfung können peinliche Überraschungen vermieden werden!

Verletzungen der Bauchdecken

Trifft bei *subcutanen* oder *geschlossenen* Traumen die einwirkende Gewalt die *Bauchdecken* punktförmig, z. B. ein Kuhhornstoß, ein Pferdehufschlag, ein Fußtritt bei Streitigkeiten oder beim Fußballspiel, ein Anprall gegen eine Wagendeichsel oder die Lenkstange eines Mopeds, so läßt sich das Ausmaß dieser Verletzung meistens relativ gut abgrenzen und lokalisieren und ihre Prognose besser und sicherer beurteilen. Diese Feststellung enthebt uns jedoch — auch bei einem Bagatelltrauma — nicht der Schwierigkeiten einer verläßlichen und eindeutigen Objektivierung der tatsächlichen Verletzungsfolgen. Erschwerend kommt hinzu, daß bei vielen Verletzungen benachbarter Körperregionen, z. B. des Brustbeins, der Rippen, der Flanken, der Nierenlager, der Wirbelsäule und des Beckens Schmerzen in den Oberbauch „ausstrahlen". Hierbei ist man sich nie ganz sicher, ob diese *Schmerzprojektion* auf eine intraabdominelle Verletzung zurückzuführen bzw. eine solche mit im Spiel ist. Je umfangreicher und diffuser die Laesionen sind und je tangentialer sie den Bauch treffen, um so dubiöser wird ihre exakte Beurteilung!

Tabelle. *Stumpfe Bauchdeckenverletzungen*

Unfallart	Zahl	Kombinierte Verletzungen
Verkehr	27	16
Betrieb	36	15
davon Bulldog und Traktor	(13)	(12)
Sport	8	0
Spiel	8	0
Schlägereien	11	1
Hausunfälle	12	2

In unserem Krankengut von 102 *Bauchdeckentraumen* der Jahre 1956—1964, die also fast die Hälfte aller unserer stumpfen Bauchtraumen ausmachen, waren in gut einem Drittel der Fälle die Bauchdecken nur minimal verletzt. Die oft sehr starke Schmerzprojektion ging meistens von sehr viel gravierenderen Schädigungen anderer Organe aus!

In unserem *Krankengut* der Jahre 1956—1964, das nach seinen Ursachen in vorstehender Tabelle aufgeschlüsselt ist, erscheinen uns folgende Fakten bemerkenswert:

1. Bei den *kombinierten* Verkehrsverletzungen handelt es sich fast immer um Pkw-Unfälle. Hier standen Extremitäten- oder Schädelhirntraumen im Vordergrund, die Bauchdecken waren nur in minderem Maße beteiligt. Die isolierten Bauchdeckenverletzungen kamen fast ausschließlich durch Einrammen eines Lenkrades bei Mopedfahrern zustande.

2. Unter den *landwirtschaftlichen Betriebsunfällen* registrierten wir — trotz des allgemein beobachteten Rückgangs dieses Verletzungstyps — immerhin noch 8 Kuhtritte oder Hufschläge, die isoliert die Bauchdecken getroffen hatten.

3. Besonderes Interesse verdienen in unserem Krankengut *Bulldog- oder Traktorverletzungen* in landwirtschaftlichen Betrieben. Bei 12 von 13 Vorkommnissen handelte es sich um kombinierte Verletzungen des Rumpfes mit differentialdiagnostisch oft recht schwieriger Abgrenzung der Schmerzprojektion. Als Unfallmechanismen sind das Überfahrenwerden und der Sturz zwischen Fahrzeug und Anhänger hervorzuheben. Besonders häufig sind mitfahrende Kinder betroffen.

4. Bei den *Sportunfällen* ist bemerkenswert, daß immer isolierte Verletzungen vorlagen, in 7 Fällen durch Fußtritte beim Fußballspielen, in 1 Fall durch einen scharfen Wurf eines Handballs gegen den Bauch.

5. Unter den *Hausunfällen* ist interessant, daß es sich bei der Mehrzahl (10 von 12) der Fälle um Stürze auf Treppen handelte.

6. *Alkoholische Einflüsse* konnten bei den Schlägereien immer und bei den Verkehrsunfällen in 30% der Fälle mit einiger Sicherheit festgestellt werden.

Ganz besondere diagnostische und damit auch indikatorische Schwierigkeiten kann die Beurteilung der *Bauchdeckenhämatome* machen. Hier sagt der Inspektions- und Palpationsbefund über das effektive Verletzungsausmaß wenig aus. Letztlich wird man sich auch hier von dem Verhalten der *Peristaltik* als führendem Symptom leiten lassen. Welche Konfliktsituation aufkommen kann, wenn durch ein Kompressionstrauma sowohl die Bauchdecken als auch der Rücken bzw. die Wirbelsäule betroffen werden, möge nachstehender Fall illustrieren:

J. M., 74(!) Jahre, Landwirt. Am 10. 6. 1964 Einklemmung zwischen einer Scheunenwand und einem LKW. Sofort heftige Schmerzen im gesamten Brustkorb, Bauch und Becken. Einlieferung in die Klinik im schweren Schockzustand. RR 90, Puls 120. Ausgedehntes Hämatom über der linken Darmbeinschaufel. Röntgenbild: Beckenringfraktur. Abdomen schmerzhaft gespannt, insbesondere im linken Mittel- und Unterbauch. Keine sichere Peristaltik. Rectal: o. B. Urin: Einige Erythrocyten. Nach ausgiebiger Schockbekämpfung wegen der fehlenden Peristaltik, der starken Bauchdeckenspannung unter Verdacht auf innere Blutung bzw. Darmperforation einen Tag später Probelaparotomie. In den Bauchdecken ausgedehntes, verflüssigtes Hämatom, Abdomen frei, jedoch großes, durch das hintere parietale Bauchfell durchschimmerndes beidseitiges Retrohämatoperitoneum. Drainage im Cavum Retzii und in den Bauchdecken. Glatter Heilverlauf. Entlassung 5 Wochen später nach Abheilung der Beckenringfraktur. Nachuntersuchung im Januar 1965: Noch gewisse statische Beschwerden. Abdomen o. B. Subjektives Wohlbefinden.

Kritisch ist zu diesem Fall zu sagen, daß retrospektiv die Laparotomie nicht notwendig gewesen wäre. Wir ließen uns jedoch in unserer Indikation von der Zunahme der abdominellen Beschwerden, der Irreversibilität des Schocks und insbesondere von dem Sistieren der Peristaltik leiten.

Bei 2 weiteren von 102 Bauchdeckencontusionen haben wir bei der Laparotomie ebenfalls keinen intraabdominellen Befund erhoben. Hier hatte die Peristaltik zeitweilig sistiert, in einem Falle fand sich ein großes retroperitoneales Hämatom, im anderen ein Bluterguß im Mesenterium. Diese beiden „frustranen" Eingriffe wurden ohne Komplikationen überstanden. Wir können somit die von anderer Seite gemachten Erfahrungen bestätigen, daß bei vermeintlicher Beschränkung der Traumaeinwirkungen auf die Bauchdecken eine konservative Behandlung gestattet ist a) bei Reversibilität des immer vorhandenen Schocks und b) bei erhaltener oder gleichbleibender bzw. wiedereinsetzender Peristaltik. Die frühzeitige Laparotomie ist angezeigt, wenn diese sistiert oder nicht sicher vorhanden ist. Sie ist nicht ungefährlich, insbesondere bei kombinierten Verletzungen, wie die von amerikanischen Autoren mitgeteilte Mortalitätsquote derartiger Eingriffe erkennen läßt. Besondere Schwierigkeiten macht die Verifizierung eines *Dekollements* bzw. einer *traumatischen Bauchwandhernie*, wie nachstehender eigener Fall beweist:

E. S., 48 Jahre, Kraftfahrer. Am 6. 5. 1960 von einem Tieflader eingequetscht. Schwere Kontusion der Bauchwand. Einweisung in die Klinik. Am Unterbauch finden sich bis zur Wirbelsäule reichende subcutane Hämaton und Hautabschürfungen. Schmerzen im Bereich der Wirbelsäule. Keine Peristaltik. Röntgenbild: Querfortsatzfrakturen LWS rechts. Sprengung des rechten Ileosacralgelenkes, Ausrißfraktur aus dem linken Darmbein. Zunächst konservative Behandlung. Schockzustand konnte behoben werden. Die Peristaltik kam bald wieder in Gang. Im Urin waren vorübergehend Erythrocyten nachweisbar. 3 Wochen nach dem Unfall beim Abtragen von Hautnekrosen am linken Unterbauch massiver Prolaps von Dünndarmschlingen! Bei der sofortigen operativen Versorgung zeigte sich eine komplette subcutane Zerreißung der gesamten Bauchdecken im linken Unterbauch. Die seitliche Bauchmuskulatur war von der Beckenschaufel abgeledert. Gleichzeitig bestand ein Abriß des linken und ein Einriß des rechten M. rectus abdominalis. Die Muskulatur war weitgehend retrahiert und narbig geschrumpft. Die Wundversorgung und der Verschluß der Bauchdecken (Drahtnähte) machte erhebliche technische Schwierigkeiten, zumal der Darm bis unter die linke Glutaealmuskulatur ins Retroperitoneum prolabiert war. Der Patient überstand die Belastung zunächst gut. Einige Tage später Exitus letalis durch eine massive Lungenembolie bei Beckenvenenthrombose.

Alle *offenen Bauchdeckenverletzungen* beinhalten eine recht schwierige Problematik, da ihr Charakter und ihr Ausmaß im Grunde ja nur durch einen operativen Eingriff festgestellt werden kann. Bei jeder scharfen Bauchdeckenverletzung, auch wenn sie oberflächlich erscheint und die subjektiven Beschwerden gering sind oder bagatellisiert werden, z. B. nach Streitigkeiten oder kriminellen Ereignissen, ist es tunlich, die Mitbeteiligung des Peritoneums und intraabdominaler Organe anzunehmen. Wir beobachteten im letzten Jahrzehnt 7 entsprechende Vorkommnisse. Es handelte sich um oberflächliche Verletzungen durch Glasscherben, um eine Ritzung der Bauchdecke durch eine Gitterspitze, eine Absprengung von einem Schleifinstrument und in 2 Fällen um alte bzw. reinflammierte Granatsplitterverletzungen.

Bei allen *Stichverletzungen* sollte man es sich zur Regel machen, genauestens den Stichkanal zu kontrollieren, auch wenn nach Herausziehen des verletzenden Instrumentes, z. B. des Messers, die äußere Wunde klein erscheint. Da Stichverletzungen die ganze Bauchwand durchsetzen können, sind sie in jedem Falle zu revidieren. Liegt eine Verletzung des Peritoneums vor, ist die Probelaparotomie großzügig anzusetzen, um eine genügende Übersicht zu bekommen.

Zu den *Fremdkörpereinspießungen*, z. B. durch Einstecken von Nähnadeln in die Kleider usw., von denen gelegentlich berichtet wird, können wir keinen eigenen Beitrag liefern. Zu nennen sind noch die Verletzungen der Bauchdecken durch *Verbrennungen* und *Verbrühungen* mit ausgedehnten Keloidbildungen bzw. ihre mittelbaren Folgen, die aus der Entnahme von autoplastischem Material zur

Deckung von Haut- und Weichteildefekten an anderen Körperregionen resultieren. Diese werden in dem einschlägigen Kapitel „Verbrennungen" abgehandelt.

Traumatische Hernien

Echte traumatische Hernien sind entgegen der in Laienkreisen verbreiteten Ansicht, daß die Mehrzahl aller Bruchformen durch ein Trauma oder durch schweres Heben verursacht wird, relativ selten. Nach den sehr umfassenden und exakten Untersuchungen GUMRICHs und FÄRBERs kann allenfalls der „Rißbruch" im Sinne PAALZOWs als Unfallfolge angesehen werden, wenn alle Voraussetzungen für die Anerkennung eines unfallbedingten Kausalkonnexes befriedigend erfüllt sind. Es sind zu fordern:

1. Die eindeutig erwiesene Tatsächlichkeit eines Unfallereignisses im Sinne des Gesetzes.

2. Eine nachweisbare Zerreißung des Gewebes und eine eindeutige Blutung sofort nach dem Unfall.

3. Entsprechende subjektive Beschwerden und objektive Krankheitserscheinungen, die den Betroffenen unmittelbar aus der Arbeit heraus zu einem schwerkranken Patienten machen.

4. Das Vorliegen eines Bruches nach dem Unfall.

Wir haben in den letzten Jahren in unserer Gutachtenpraxis nur eine einzige Hernie als Unfallfolge anerkannt, bei der alle hierfür notwendigen Kautelen eindeutig vorlagen. Es handelte sich um einen „Rißbruch" in der rechten Leistenbeuge nach einem direkten Kuhhornstoß. Sofort nach dem Unfall trat eine pflaumengroße, druckschmerzhafte Anschwellung und ein starkes Hämatom auf. Die Arbeit mußte sofort eingestellt werden.

Auf die weitere Problematik des *Komplexes „Hernie — Trauma"* soll hier nicht näher eingegangen werden. Wir möchten lediglich darauf hinweisen, daß ein „Preßbruch" nach einem Hebetrauma, wie auch die Einklemmung eines bereits vorhandenen Bruches durch eine körperliche Anstrengung oder bei Betätigung der Bauchpresse usw. allenfalls als eine vorübergehende, jedoch niemals als eine wesentliche Verschlimmerung eines anlagebedingten Leidens angesehen werden kann.

Verletzungen des Bauchfells

Bei jedem *stumpfen Bauchtrauma* kann das *Peritoneum* mitverletzt sein, beteiligt ist es regelmäßig bei den Rupturen der inneren Bauchorgane. Isolierte Bauchfelläsionen sind hingegen äußerst selten (SCHWAIGER). Wird bei stumpfen Bauchtraumen die Kontinuität des parietalen Peritoneums aufgehoben bzw. reißen die Serosablätter, die Ligamente, die Umschlagfalten, das Mesenterium und ihre Gefäße ein, so entsteht ein *Hämoperitoneum*, das sich in seiner Symptomatik von Verletzungen der parenchymatösen Organe, z. B. von Sickerblutungen aus der Milz, und des Digestionstraktes nur schwierig abgrenzen läßt.

Bei den *perforierenden* und *penetrierenden Verletzungen*, durch Messerstiche, kann das verletzende Instrument an den Darmschlingen abgleiten, so daß das Intestinum nicht in jedem Falle mitverletzt zu sein braucht. Bei *Schußverletzungen* ist hingegen in der Regel mit einer intraabdominellen Verletzung und damit auch des Peritoneums zu rechnen. Allenfalls bei den sog. „Glücksschüssen", wie etwa bei folgendem Fall, werden keine Bauchorgane verletzt.

V. M., 4 Jahre. Am 12. 4. 1964 Schußverletzung durch den Vater beim Schießen auf Vögel. Die Eintrittspforte des Kleinkalibergeschosses befand sich in der vorderen rechten Achsellinie. Das Projektil lag bei der Röntgenuntersuchung im Abdomen. Nach den vorhandenen Befunden mußte es längs der vorderen Thoraxwand in den Bauchraum eingedrungen sein.

Bei der Aufnahme kein wesentlicher Schockzustand. Die bereits versorgte Wunde ist reizlos, der Leib weich. Kein Anhalt für eine Peritonitis. Die Peristaltik ist normal. Das Geschoß saß, wie spezielle Röntgenuntersuchungen zeigten, an der vorderen Bauchwand. Da keine eindeutige Organverletzung bestand, verhielten wir uns exspektativ. Komplikationsloser Heilverlauf (Abb. 151)!

Dieses Vorkommnis ist sicherlich eine Ausnahme! Bei den penetrierenden oder perforierenden Verletzungen ist an sich eine chirurgische Intervention unumgänglich. Man möge sich bei allen offenen Verletzungen davor hüten, die Weichteilwunde nur oberflächlich zu inspizieren oder gar sie zu sondieren bzw. den Versuch zu machen, prolabierte Netz- oder Eingeweideanteile zu reponieren.

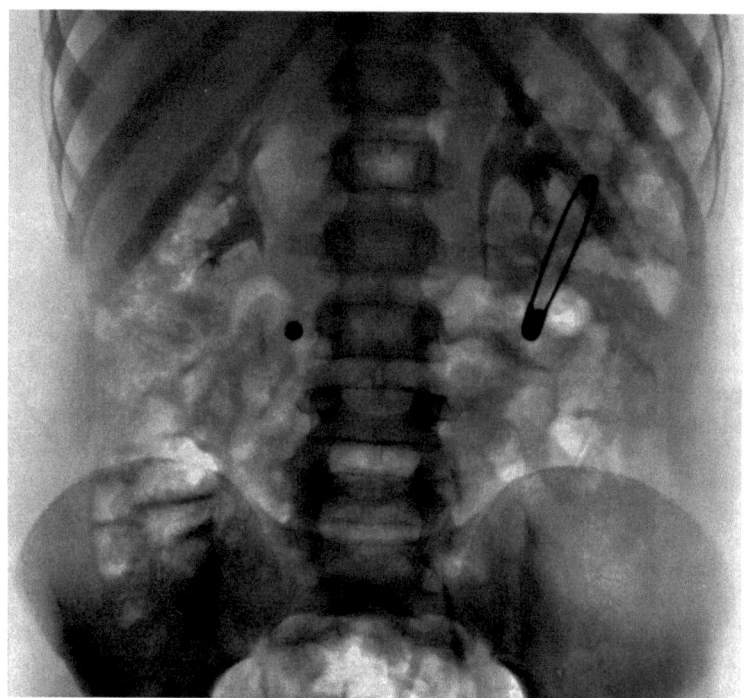

Abb. 151. Schußverletzung des Abdomens. Keine Organverletzung

Die *Wundversorgung* erfolgt nach den allgemeinen Regeln der abdominellen Chirurgie. So werden bei Einrissen des Peritoneums und Mesenteriums die Gefäße umstochen, Serosadefekte atraumatisch vernäht und gegebenenfalls ein nicht mehr ernährter oder gefährdeter Darmanteil reseziert.

Sehr viel schwieriger ist die Beurteilung und damit auch die Behandlung bei bereits bestehender *fibrinöser* oder *purulenter Peritonitis*. Die bis zu diesem Zeitpunkt meistens „zweigleisig" laufende allgemeine und örtliche Therapie muß sorgfältig aufeinander abgestimmt werden. Neben der üblichen Schockbekämpfung, der Normalisierung des Elektrolyt- und Wasserhaushaltes und massiven Antibioticagaben ist der *Verschluß* der *Infektionsquelle* als vordringlich anzusehen. Je nach Befund wird man die Perforationen übernähen, den Darm vorlagern oder resezieren und in jedem Falle ausgiebig und großzügig drainieren. Liegt bereits eine sehr ausgedehnte und weitfortgeschrittene Peritonitis vor, kann das Aufsuchen der Wunde operationstechnisch schwierig werden. Der Chirurg gerät hier zwangsläufig in die Konfliktsituation, ob er das Gesetz der Wundruhe verletzen und durchbrechen oder auf die Versorgung verzichten soll. Die Art des Vorgehens muß sich jeweils nach dem Allgemeinzustand und dem Verletzungsmodus richten. Die Operation sollte in jedem Falle möglichst klein und möglichst schonend sein. Ist der Prozeß noch einigermaßen lokalisiert, wird man selbstverständlich nicht die schützenden Abdichtungen des Netzes und der Darmschlingen lösen und damit den Infekt weiter in die freie Bauchhöhle hineintragen. Das Vorgehen hängt also letztlich davon ab, ob der Eingriff den Patienten stärker belastet und ihm mehr schadet als nützt. Die Operation muß so groß wie nötig und so klein wie möglich gestaltet werden. Läßt sich kein sicherer Verschluß der Infektionsquelle erreichen bzw. wäre diese nur durch brüske Manipulationen, z. B. Eventerationen des Darmes, Lösungen von Verklebungen usw., zu erreichen, dann ziehen wir es vor, in den gefährdeten Bezirk lediglich Rohr und Streifen einzulegen. Das Exsudat wird, wenn es sich „anbietet", ausgetupft. Spülungen führen wir nur durch, wenn sie ohne wesentliche Belastungen des Patienten und ohne zusätzliche Schädigung des an sich schon stark strapazierten Peritoneums möglich sind. Die oft vertretene Auffassung, daß die Bauchhöhle in solchen Situationen primär verschlossen werden sollte, haben wir uns bisher nicht zu eigen machen können. Gerade in diesen Situationen hängt viel von der Erfahrung des Operateurs ab, ob, wie und wo er drainiert, ob er einen Streifen einlegt oder auf ihn verzichtet. Für sehr wesentlich halten wir die *Ableitung* der *Magen-Darm-Sekrete* mit der Miller-Abbot-Sonde oder, wenn diese nicht einlegbar ist, mittels eines Magenschlauches. Als weitere Entlastungen kommen das Darmrohr und evtl. die Anlegung von *Fisteln* in Betracht. Wir sind uns über die Problematik dieses Vorgehens, insbesondere bei einem schon ausgebildeten paralytischen Ileus, durchaus im klaren. Die Behandlung kann in keinem Falle schematisiert werden. Es können auch keine Faustregeln ausgegeben werden, wie man sich im Einzelfalle verhalten soll. Deshalb können diese Ausführungen allenfalls als Leitsätze dienen.

Neben den operativen Maßnahmen sind selbstverständlich alle übrigen therapeutischen Hilfsmittel, die der Peritonitisbekämpfung dienen können, unverzüglich und konsequent einzusetzen. Breitband-Antibiotica, Leberschutzstoffe, die Nierentätigkeit anregende Medikamente, eine ausreichende Flüssigkeitszufuhr, die Normalisierung des Elektrolyt- und Wasserhaushaltes gehören heute zu der Standardtherapie jeder Peritonitis.

Wird der Organismus mit der Infektion fertig und stellt sich ein *Absceß* bzw. kapselt sich ein Empyem in einem stillen Winkel des Abdomens ab (K. H. BAUER, SCHWAIGER), z. B. an den Prädilektionsstellen im Subphrenium, im subhepatischen Raum, wie auch an der vorderen seitlichen Bauchwand oder im Douglas, wird die Prognose sehr viel günstiger. Der Eiterherd ist dann baldmöglichst zu eröffnen.

Die Operationswunde muß in jedem Falle sorgfältig beachtet, d. h. täglich kontrolliert werden, da wir mit einem Nachsickern von Blut bzw. der Perforation eines infizierten Hämatoms, gleichsam als einem Akt der Selbstdrainage, rechnen müssen. Durch frühzeitige Eröffnung, sukzessives Ziehen der Nähte und operative Entlastung kann so der prognostisch ungünstige „Platzbauch" vermieden werden. Wir möchten gerade bei den stumpfen Bauchtraumen, die ja in der Regel Kombinationsverletzungen darstellen, auf die z. T. recht fatalen Scheinwirkungen massiver Antibioticagaben, der Sedierung und der kontinuierlichen Infusionsbehandlung hinweisen. Hierdurch können z. B. neben den intra- und retroperitonealen Absceßbildungen die bei allen Oberbauchtraumen nicht seltenen pulmonalen und pleuralen Exsudationen leicht übersehen werden. Da der schwergeschädigte Patient nur mühsam aufgerichtet, geschweige denn umgelagert werden kann, wird man in vielen Fällen auf eine Perkussion oder Auskultation der Lungen verzichten müssen. Ein *begleitender Hämato-, Sero- oder Pneumothorax* wird deshalb gerade bei Leber- und Pankreastraumen um so später oder gar nicht erkannt, da die klinischen Symptome und die subjektiven Beschwerden häufig sehr diskret sind. Nur durch wiederholte, gleichsam routinemäßig anzusetzende *Röntgenaufnahmen* im Bett kann die nötige Abklärung über die Mitbeteiligung des Brustraums gewonnen werden (Abb. 152). Die hiervon ausgehenden Komplikationen sind prognostisch im allgemeinen ungünstig. Ihre frühzeitige Erfassung und ihre konsequente Bekämpfung, eine Punktion oder die Entlastung von

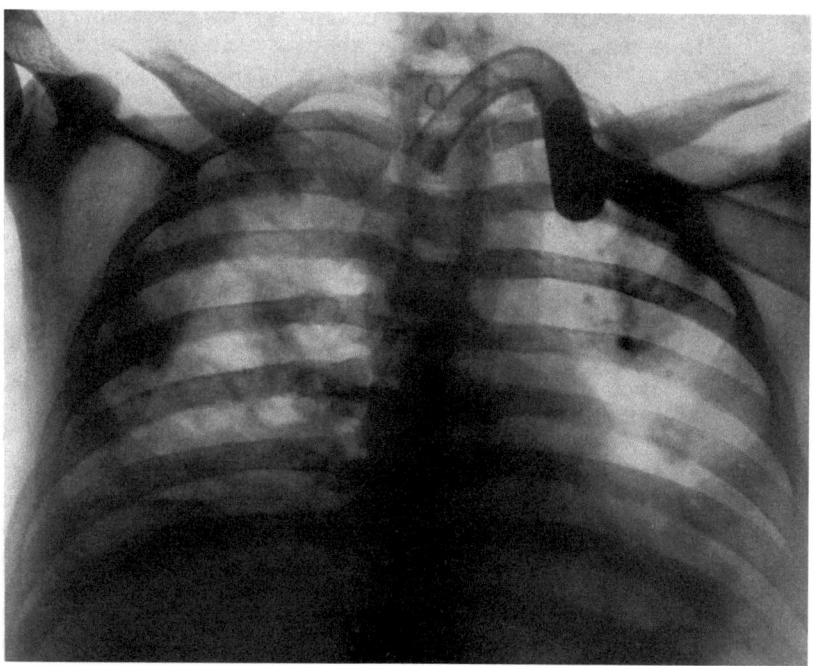

Abb. 152. Massentrauma des Oberbauches mit Beteiligung des Thoraxraumes

Empyemen usw., führt oft den entscheidenden Umschwung im Allgemeinbefinden des Patienten herbei. Abschließend dürfen wir feststellen, daß sich die Ergebnisse der Peritonitisbehandlung in den letzten Jahren weniger durch operativ-technische Fortschritte als durch den Ausbau einer sachgemäßen Nachbehandlung gebessert haben. ,,Die Letalität der traumatischen Peritonitis ist jedoch nach wie vor erschreckend hoch" (WACHSMUTH)!

Die *Traumatologie des Retroperitonealraums* ist weitgehend identisch mit der des uropoetischen Systems, so daß auf das einschlägige Kapitel verwiesen werden kann. Besondere pathogenetische Probleme bietet hier die akute oder chronische *Retroperitonitis*, die sich über die anatomischen Verbindungen des mesenterialen Bindegewebes und die sonstigen Kommunikationen vom Abdomen her in das Retroperitoneum schleichend entwickeln kann. Traumatische Hämatome, Eiterbildungen nach Verletzungen intraabdomineller Organe, wie auch die Flüssigkeitsansammlungen von Verdauungssäften und Sekreten, können die Darmtätigkeit beeinträchtigen. Ein paralytischer Ileus auf dieser Grundlage wird nur allzu leicht übersehen (ZUKSCHWERDT, STELZNER u. a.)!

Betreffs der *Zwerchfellverletzungen* kann auf das entsprechende Kapitel verwiesen werden. Weitere Ausführungen zu diesem Thema finden sich in dem Abschnitt unseres Beitrages: „Zweihöhlen- und Kombinationsverletzungen".

Verletzungen des Magens

Unter den traumatischen Schädigungen des Abdomen haben die *stumpfen Verletzungen des Magens* eine relativ geringe Bedeutung. Als *Ursachen* kommen Tritte beim Fußballspiel, ein Hufschlag, ein Boxhieb, ein Sturz auf eine Wagendeichsel oder ein Lenkrad usw. in Betracht. Trifft den Magen eine größere stumpfe Gewalt, so birst er vorwiegend an den ihn fixierenden Stellen, d. h. an der Kardia, der kleinen Kurvatur und dem Pylorus. Für das Zustandekommen einer Magenläsion sind der Füllungszustand, die Beschaffenheit der Bauchdecken, das

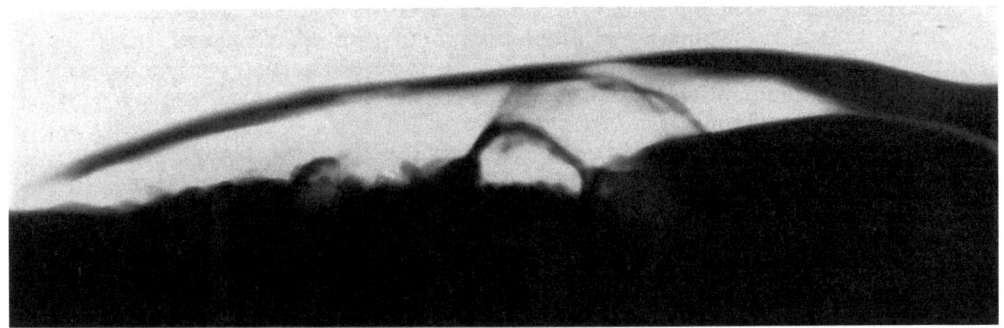

Abb. 153. Wandständige „freie Luft" bei Darmverletzung. Patient in Horizontallage

Vorhandensein oder Fehlen einer reflektorischen Bauchdeckenspannung zum Zeitpunkt des Unfalls, pathologische Veränderungen am Magen, z. B. eine alte Ulcusnarbe, eine Hiatushernie, eine Verlagerung durch Verwachsungen usw. von Bedeutung. Eine Ruptur braucht nun keineswegs sehr groß oder gar komplett zu sein. Sehr häufig treten lediglich Schädigungen der Serosa auf. Andererseits ist es auch gar nicht so selten, daß der Magen nur an einer kleinen Stelle einreißt und die Schleimhaut durch die Rupturstelle vorquillt und prolabiert. Dann ist eine Art Ventilverschluß möglich, der zu diagnostischen Irrtümern und indikatorischen Fehlbeurteilungen führen kann. Hier kann es nach einem freien Intervall später zu einer sog. „zweizeitigen" Ruptur kommen.

Die *klinische Symptomatik* einer Magenruptur hängt also von der Art und Schwere der Verletzung, ihrer Lokalisation und nicht zuletzt von den Nebenläsionen ab. Bei einem umschriebenen Trauma liegen die Verhältnisse relativ einfach. Hier besteht ein typisches Oberbauchsyndrom mit örtlichen Prellmarken, Muskelhämatomen, Bauchdeckenspannung und evtl. ausstrahlenden Schmerzen in den Rücken bzw. die linke Schulter und entsprechenden Reaktionen der Darmtätigkeit. Röntgenologisch läßt sich bei der Leeraufnahme häufig eine Luftsichel im Subphrenium oder bei Horizontallagerung an der vorderen Bauchwand feststellen (Abb. 153). Ihr Fehlen ist jedoch kein sicherer Beweis gegen eine Magenverletzung! Die Exploration mit dem Magenschlauch ist ausgesprochen gefährlich. Ist die Rupturstelle klein bzw. durch einen Prolaps verschlossen, kann sehr wohl völlig normal aussehender Magensaft abgesaugt und dadurch ein harmloser Befund vorgetäuscht werden. Blutige Beimischungen sind ebenfalls nicht beweisend für oder gegen eine Ruptur. Sie können von einer einfachen Magencontusion herrühren, wie sich andererseits auch Blut durch die rupturierte Magenwand in die freie Bauchhöhle ergießen kann. Darum verbietet sich auch eine Röntgenkontrastdarstellung des Magens. Sie ist unsicher und gefährlich. Rein theoretisch könnte auch nur durch eine Prallfüllung ein einigermaßen beweisendes diagnostisches Substrat gewonnen werden. Zu warnen ist auch vor der nicht harmlosen endoskopischen Untersuchung!

Offene Verletzungen des Magens sind im Frieden relativ selten. Allenfalls kommen Stich- oder Schußverletzungen, insbesondere durch Jagdunfälle in Betracht. Perforierende Verletzungen bei stumpfen Gewalteinwirkungen, z. B. durch Überfahrenwerden, fallen praktisch kaum an. Sind die Magenverletzungen isoliert, ist die Prognose im allgemeinen günstig.

Die *Behandlung der Magenverletzungen* und insbesondere der Rupturen kann nur eine chirurgische sein. Dabei ist darauf zu achten, daß nach Versorgung der Magenwunde Nebenverletzungen nicht übersehen werden. Sehr häufig liegen gleichzeitig Läsionen der Milz wie auch des Pankreas und der Leber vor. Regelmäßig ist bei Verletzungen der *Magenvorderwand* auch die *Rückwand* durch die eröffnete Bursa omentalis zu inspizieren. Die chirurgische Therapie richtet sich nach den Regeln der Magenchirurgie! In den meisten Fällen wird man mit einer doppelten Übernähung und einer guten Serosadeckung sein Auskommen haben. Ist diese nicht möglich oder ist die Ernährung der Magenwand gestört, ist eine Magenresektion entweder nach Billroth I oder Billroth II durchzuführen. Die Magenwunde kann gegebenenfalls mit einem aufgesteppten Netzzipfel abgesichert werden. Eine Tamponade ist nicht angezeigt, man sollte jedoch zur Sicherheit bei jeder Magenverletzung zumindest für 48 Std *drainieren*. Nach der operativen Versorgung, die bei den offenen und stumpfen Verletzungen nach den gleichen Schulregeln durchgeführt wird, ist der Magen genügend lange ruhigzustellen. Spülungen der Bauchhöhle mit warmer physiologischer Kochsalzlösung zur Entfernung von Speiseanteilen können nützlich sein. Bewährt haben sich uns intraabdominelle Gaben von Antibiotica und Trasylol. Nach der operativen Versorgung ist der Magen von allen Sekreten dauernd zu entlasten, wobei die intermittierende Absaugung zur Vermeidung von Atemstörungen, Bronchopneumonien usw. zweckmäßiger ist als der kontinuierlich liegende Magenschlauch. Von Magenspülungen nehmen wir Abstand. In der *Nachbehandlungsphase* ist auf *Abszeßbildungen*, insbesondere im *subphrenischen Raum* und in der Operationswunde, selbst zu achten. Als Besonderheit der Magentraumen sei auf die Mitbeteiligung des Thoraxraumes (Mediastinalemphysem, Pleuraergüsse usw.) bei Verletzungen im Cardiabereich ausdrücklich hingewiesen (HOLLE). Im übrigen gelten für alle Magenrupturen die von der freien Magenperforation her bekannten Behandlungsprinzipien.

Als *Traumen* des Magens im weiteren Sinne sind auch die von seinem Lumen ausgehenden Läsionen aufzufassen: *Perforationen* nach Sondierungen, Bougierungen von Stenosen und endoskopischen Untersuchungen kommen als „iatrogene Unglücksfälle" immer wieder vor. Sie sind meistens am Übergang vom Oesophagus zur Kardia lokalisiert. Auch bei einer länger liegenden Schlauchdrainage, bei Spülungen und sonstigen Fremdkörpereinwirkungen können Perforationen eintreten. Da diese Ereignisse jedoch über den Bereich der eigentlichen Traumatologie hinausgehen, sollen sie hier nicht weiter abgehandelt werden.

Verätzungen

Ein äußerst schwieriges und wichtiges Kapitel der Traumatologie des Magens sind die *Verätzungen* durch *Laugen* oder *Säuren*. Sie erfolgen entweder in suicidaler bzw. krimineller Absicht oder durch Irrtümer und Verwechslungen bei Genuß vermeintlich harmloser Flüssigkeiten, bei Alkoholabusus und psychopathischen Fehlreaktionen. Die Verätzungen der Mundhöhle, des Rachens und der Speiseröhre stehen im Vordergrund, während die des Magens oft nur eine sekundäre Rolle spielen, es sei denn, die ätzende Substanz hätte in den oberen Partien des Digestionstraktes keine längere Verweildauer gehabt, so daß sie erst im Magen zur vollen Wirkung kommt!

Als *Verätzungsmittel* sind zu nennen: Seifensteinlösung, Natrium- und Kalilauge, Lysol, Karbolsublimat, Salmiakgeist, Chloroform, Wanzentinktur, Kupfervitriol, Salzsäure, Schwefelsäure, Salpetersäure, Essigsäure, Phosphorsäure, ungelöschter Kalk (zitiert nach SCHULZ VAN TREECK). Diese Substanzen werden sehr häufig im Haushalt in nicht oder falsch beschrifteten Bier- oder Weinflaschen aufbewahrt.

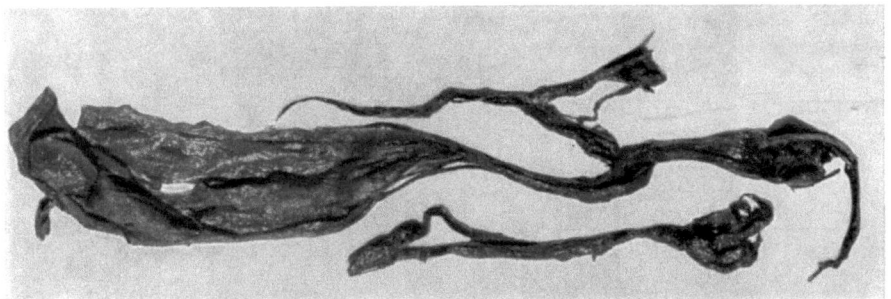

Abb. 154. Aus dem Anus abgestoßener Schleimhautsequester des Magens nach Verätzung

Das *Ausmaß der Schädigung* hängt davon ab, ob der Magen vor der Verätzung leer, wie er gefüllt war, ob sofort ein Erbrechen eingetreten ist und schließlich von der Menge und Konzentration des Verätzungsmittels. Neben dem unteren Teil des Oesophagus, der Kardia und des Pylorus als natürlichen Engen ist insbesondere die Magenstraße betroffen. Das Verhalten des Verletzten nach der Verätzung ist recht unterschiedlich. Manche Patienten gebärden sich sehr ängstlich, andere schweigen verbissen oder verstört, wieder andere äußern starke Schmerzen und krümmen sich in Krämpfen. Akute Schleimhautschwellungen und blutige Absonderungen können auftreten. In der Regel werden jedoch die Verätzungen erst durch ihre Folgezustände offenbar. Spontane Perforationen sind relativ selten.

Besteht keine unmittelbare Lebensbedrohung und läßt die Schocksituation es zu, kann man versuchen, durch Spülungen mit physiologischer Kochsalzlösung, aufgelöster Tierkohle usw. den Magen zu entlasten. Anstelle der Oralernährung sind Infusionen zu geben, der Patient ist zu sedieren. Alle Bemühungen, die Verätzung durch Antidote zu neutralisieren, sind meistens zum Scheitern verurteilt. Wenn die ätzenden Mittel den Magen erreicht haben, kommen derartige Versuche in der Regel zu spät. Dann kann man abwarten, ob und wie weit die Schorfbildungen zurückgehen, ob Blutungen oder Ulcerationen auftreten. Auf alle Fälle ist eine Ruhigstellung des Magens angezeigt. Diese kann evtl. durch einen durch die Nase geführten, bis in das Duodenum vorgeschobenen Gummischlauch oder eine Kunststoffprothese erreicht werden. Ansonsten ist eine *temporäre Jejunumfistel* angezeigt; sie darf jedoch nicht zu spät angelegt werden. Gleichzeitig muß eine *parenterale Dauerernährung* durchgeführt werden, die alle Grundnahrungsstoffe enthalten sollte. Anabolica sind in dieser Zeit nützlich, während von der Behandlung mit Corticosteroiden Abstand genommen werden sollte. Sie können die Perforationsgefahr geradezu heraufbeschwören. Mit der Zeit stoßen sich kleinere Fetzen oder sogar ganze röhrenförmige Partien (Abb. 154) des Magens ab. Nekrosen und Destruktionen der Schleimhaut in Form einer Gastritis dissecans treten in der Regel nach der Demarkation etwa am 8. bis 12. Tage auf. Spontane Perforationen in die Bauchhöhle, insbesondere bei stark konzentrierten Säuren, können eine sofortige chirurgische Intervention erforderlich machen. Als

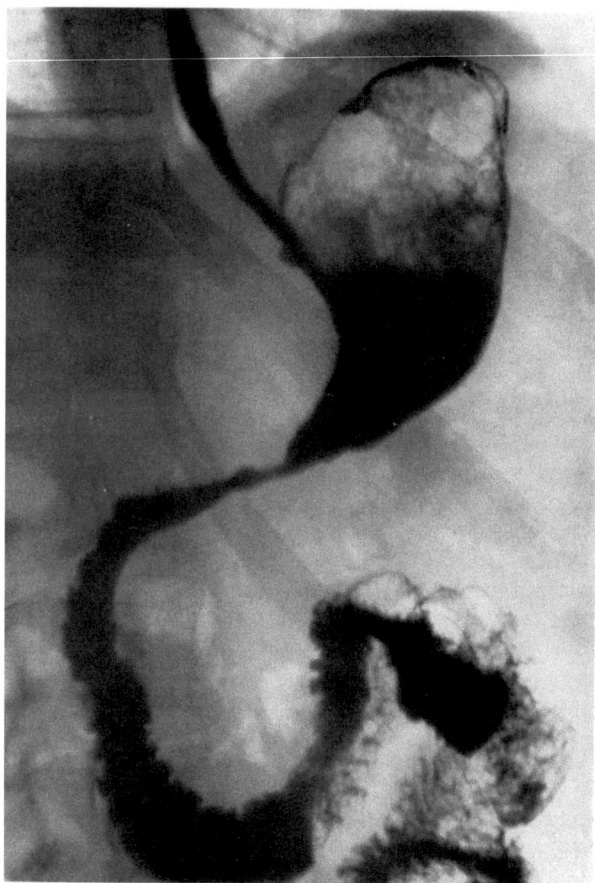

Abb. 155. Schrumpfmagen bei ausgedehnter Verätzung des Magens

Spätfolgen sind stenosierende Vernarbungen im Bereich der Kardia, des Pylorus und an der Magenstraße in Form einer *Linitis plastica* zu beachten (ZUKSCHWERDT), für die dann später korrigierende Eingriffe, seien es modifizierte Resektionen mit schlauchförmiger Resektion oder ein typischer Billroth II in Betracht kommen. Strikturen der Kardia lassen sich in der Frühphase, d. h. nach Abklingen der akuten Erscheinungen und Abstoßen der Schorfe durch eine Bougierung manchmal vermeiden.

Wir haben in der letzten Zeit 2 schwere Fälle von *Verätzungen* behandelt, die wegen ihrer klinischen Besonderheiten recht interessant sind:

1. G. B., 38 Jahre, Arbeiter. Am 10. 1. 1963 trank B. in suicidaler Absicht ein Wasserglas voll konzentrierter Salzsäure. Sofort starke Schmerzen und Erbrechen, längere Zeit bewußtlos. Einweisung in ein auswärtiges Krankenhaus. Infusionen, lokale Spülungen, Bougierung, breiige Kost. 14 Tage später Schluckbeschwerden. Am 1. 2. 1963 stößt sich ein etwa 30 cm

langer nekrotischer Schleimhautsequester aus dem Anus ab (Abb. 154). — Einweisung in die Klinik. Zunge etwas verdickt, schmutzig weiß belegt, Leib weich. Röntgenbefund: Enggestellter Oesophagus, Stenose der Kardia, geschrumpfter Magen ohne Schleimhautzeichnung und mit ausgesprochener Wandstarre. Engstellung der Pars horizontalis duodeni (Abb. 155). — Infusionsbehandlung, Vitamine, Buscopan. Keine weiteren Schleimhautabgänge. Verlegung in die HNO-Klinik zur Bougierungsbehandlung. Trotzdem weitere Schrumpfung des

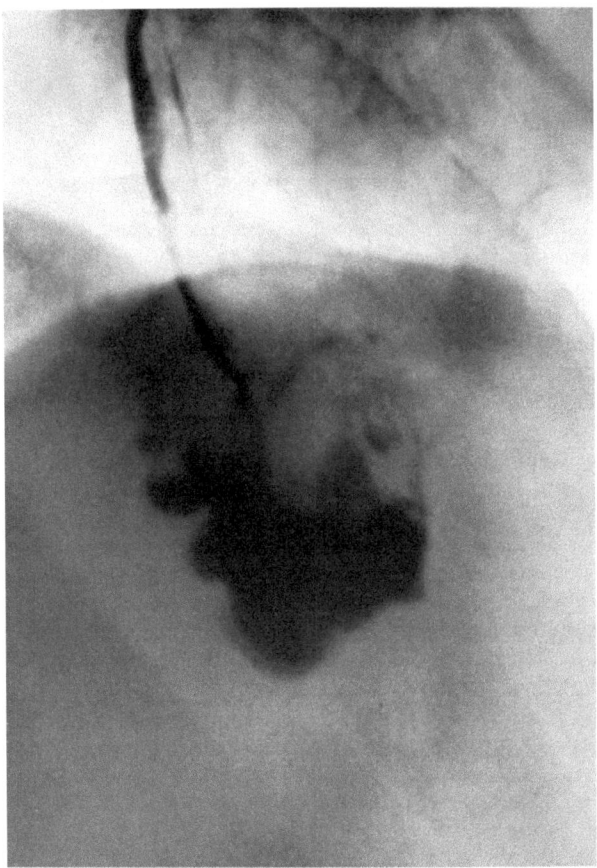

Abb. 156. Schrumpfmagen nach Verätzung

Oesophagus, erhebliche Gewichtsabnahme. 9. 4. 1963 Laparotomie: Magen völlig geschrumpft und starr (Abb. 156). Jejunostomie. Nach vierwöchiger künstlicher Ernährung am 22. 5. 1963 Oesophagusplastik im Sinne einer End-zu-Seit-Anastomose mit der obersten Jejunumschlinge und Braunscher Enteroanastomose zwischen auf- und absteigenden Jejenumschenkel. 3 Wochen später Exitus letalis. Autopsiebefund: Hochgradige eitrige Myocarditis und Bronchopneumonie, Septikämie. Oesophagus- und Darmpassage intakt und frei durchgängig.

2. K. H., 32 Jahre, Bauarbeiter. Am 9. 11. 1963 erheblicher Alkoholabusus, zuletzt eine Flasche „Puschkin". Angeblich weiterer Genuß von alkoholischer Flüssigkeit unbekannter Art aus einer nicht etikettierten Flasche, „die ihm von einem Ausländer angeboten sei". Danach brennender Schmerz und Durst, der durch weiteres Trinken von Alkohol, Bier und Limonade gelöscht wurde. Nach einigen Stunden blutiges Erbrechen. 14 Tage später Aufnahme in einem Krankenhaus. Verlegung am 24. 11. 1963 in die Klinik. Nach 2 Tagen plötzlich erhebliche Hämatemesis, Teerstühle, Kreislaufkollaps. Bluttransfusionen, Absaugung des Magens, Anlage einer Jejenumfistel. Fortlaufende Infusionsbehandlung. Normalisierung des Elektrolyt- und Mineralhaushaltes. 9. 1. 1964 Bronchopneumonie. Starke Gewichtsabnahme trotz erhöhter Calorienzufuhr, Sonanahrung, Vitaminen, Kalisubstitution. 5. 2. 1964 Oesophagojejuno-

stomie mit Braunscher Anastomose. Jejunumfistel wird zur Ernährung belassen. 3 Wochen später Exitus letalis durch Kreislaufversagen. Autopsiebefund: Bronchopneumonie. Toxische Leberverfettung.

Im ganzen gesehen ist die *Prognose* aller Verätzungen recht dubiös. Mannigfaltige Störungen der Wegsamkeit, immer wieder auftretende entzündliche Reizzustände mit nachfolgenden Strikturen, schmerzhaften Spasmen und erheblichen funktionellen Ausfällen führen zu einem allmählichen Kräfteverfall, Dysproteinosen, Amyloidosen und damit zu einem fortschreitenden Siechtum. Die Therapie bei diesen Dauerpatienten kann nur eine *symptomatische* und *palliative* sein, insbesondere dann, wenn es nicht gelingt, durch großzügige Resektionen und Umgehungsanastomosen die Narbenbezirke des Digestionstraktes auszuschalten.

Stumpfe Verletzungen des Dünndarmes

Subcutane Verletzungen des Zwölffingerdarms haben im allgemeinen eine schlechte Prognose. Die hohe Mortalität von 80% wird durch den schweren Schockzustand, eine Reizung des Plexus solaris und insbesondere durch Spätkomplikationen, z. B. eine Retroperitonealphlegmone und durch Fistelabsonderungen aus dem Dünndarm bedingt (SPOHN). Nach UEBERMUTH entfallen 92% sämtlicher Darmrupturen auf den Dünndarm und 8% auf das Colon. Der retroperitoneale Anteil des Duodenums kann auf der rechten, genauso wie der Pankreasschwanz auf der linken Seite über dem Wirbelkörper abgequetscht werden. Am Übergang vom Duodenum zum Jejunum sind Abrisse durchaus möglich. Da in der Regel die *Läsionen des Duodenums* mit Verletzungen der Gallenblase, der Leber oder des Pankreas bzw. der Milz kombiniert sind, steht die klinische und röntgenologische Frühdiagnostik auf einem recht schwankenden Boden und ist in keiner Weise für das Duodenum spezifisch. Die Labordiagnostik läßt uns in diesen Stadien oft im Stich. Erst dann, wenn Bauchfellreizungen, galliges Erbrechen, Übelkeit, Lendenschmerzen auftreten und sich freie Luft im Röntgenbild zeigt, kommt der Verdacht auf eine intra- oder peritoneale Verletzung des Duodenums auf. Endgültige Gewißheit bringt im allgemeinen erst das Ergebnis der *Probelaparotomie*. In allen unklaren Fällen ist das Duodenum nach KOCHER freizulegen, um die ganze retroperitoneale Region gut übersehen zu können. Die Leber wird nach oben, das Colon nach unten, der Magen nach links gezogen und das Peritoneum daumenbreit nach rechts vom Duodenum an der Vorderseite der rechten Niere eingeschnitten. Je nach vorliegendem Befund wird man versuchen, einen etwaigen Defekt zu übernähen oder mit einer End-zu-End-Anastomose zu versorgen. Ist dies nicht möglich, ist zur Ausschaltung eine Magenresektion nach Billroth II vorzunehmen (STRUPPLER). Eine Gastroenterostomie bringt keine genügende Entlastung.

Für die *subcutanen Verletzungen des weiteren Dünndarms* ist der Füllungszustand des Darmes von großer Bedeutung. Trifft eine Gewalteinwirkung schräg oder tangential den Leib, erfolgt die Beschleunigung der Massen nach dem Gesetz der Trägheit oder Beharrung. Die Darmschlingen bewegen sich in Richtung des Stoßes weiter und reißen an den Ansatzstellen ein. Die Mehrzahl der Dünndarmrupturen liegt im oberen Jejunumabschnitt, etwa $1/2$ m aboral der Flexura duodenojejunalis (Abb. 157). Diese Häufung dürfte darauf beruhen, daß dieser Jejunumabschnitt regelmäßig der hinteren Leibwand bzw. der Wirbelsäule aufliegt und der Gekröseansatz im oberen Jejunumabschnitt nicht senkrecht, sondern tangential auf die Darmwand auftrifft (SPÄNGLER). Abquetschungen und scherende Zugkomponenten führen vor allem dann zu Rupturen des Darms und Mesenteriums, wenn der Körper bei einem Schleudermechanismus durch das Aufschlagen auf den Boden plötzlich abgebremst und die Dünndarmschlingen noch weiter bewegt werden. Für die Diagnostik gelten hier die gleichen Kriterien, wie wir sie bereits im allgemeinen Teil besprochen haben. Nur die exakte klinische und röntgenologische Verlaufskontrolle kann im allgemeinen die Frühsymptome einigermaßen sichern. Eine freie Luftsichel soll in etwa 41% der Fälle

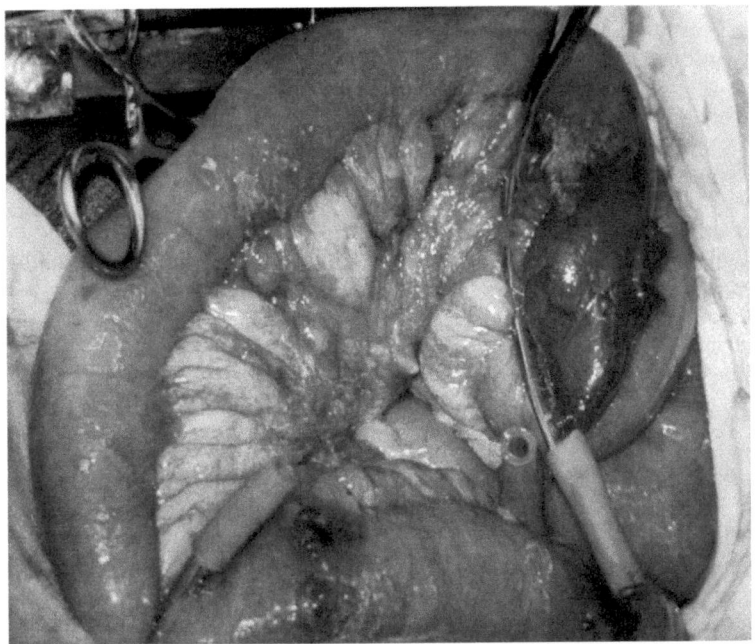

Abb. 157. Dünndarmruptur durch Rückschlagverletzung

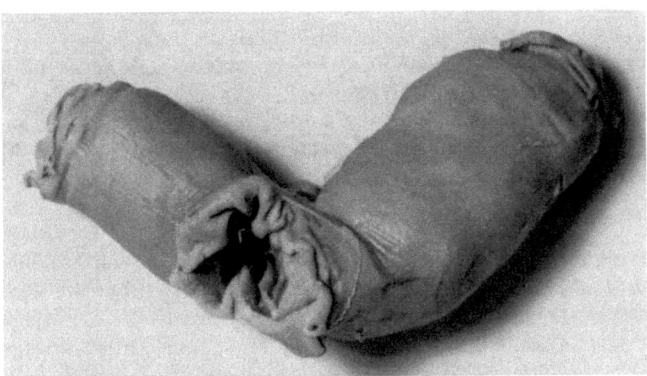

Abb. 158. Stumpfe Dünndarmruptur. Resektion. Heilung

von Darmrupturen nachweisbar sein (BOSWORTH). Diese ist meistens im Subphrenium lokalisiert, gelegentlich auch, wie Seitenaufnahmen zeigen, an der vorderen Bauchwand.

Die *Therapie* richtet sich nach den Gesetzen der konventionellen Darmchirurgie (Abb. 158). Einfache Rupturen, bei denen weniger als ein Drittel der Circumferenz verletzt ist, werden, wie üblich, quer vernäht. Liegt der Abriß zwischen Randarkaden und Mesenterialwurzel, bleiben dank des Kollateralkreislaufes gröbere Ernährungsstörungen der Darmwand und damit auch klinische Komplikationen aus. Erfolgt er aber zwischen den Randarkaden und dem Darmrohr, entsteht eine Darmgangrän mit ihren zwangsläufigen Folgen (SCHAEFER). Ist die Ernährung des Darmes irgendwie fraglich, ist eine großzügige Darmresektion angezeigt (BROSIG). Mit einer Versorgung der Darmperforation darf man es nicht bewenden lassen. Es ist ein altes chirurgisches Gesetz, daß man den ganzen Magen-Darm-Trakt von oben bis unten sukzessive revidiert. Die jeweils vorgelagerte Darmschlinge wird in warme Kochsalzkompressen eingehüllt und nach der Inspektion sofort wieder in den Bauchraum zurückverlagert. Diese Kontrolle muß möglichst schnell und schonend, ohne Zerrung am Mesenterium und trotzdem sicher vorgenommen werden. Niemals darf man die Verdachtsdiagnose einer Darmverletzung aufgeben, wenn kein Darminhalt in der Bauchhöhle anzutreffen ist. Allerkleinste Perforationen, Penetrationen, Schleimhautprolapse sind in Rechnung zu stellen. Anschließend ist der Darm mittels einer eingelegten Miller-Abbot-Sonde zu entlasten und ruhigzustellen. Von Dünndarmfisteln ist wegen des allgemeinen Wasser- und Flüssigkeitsverlustes abzuraten. Spülungen der Bauchhöhle führen wir nur bei groben Verschmutzungen durch. Wir geben jedoch in die Bauchhöhle ein hochwirksames Breitband-Antibioticum und Trasylol.

Verletzungen der Appendix

Direkte stumpfe Verletzungen der *Appendix*, z. B. eine traumatische Zerreißung oder ein isolierter Abriß (SCHIMA), sind sicherlich ausgesprochen selten. Ein großer Teil der berichteten Fälle von traumatischer Appendicitis sind bei kritischen Beurteilung keine Verletzungsfolge. Die Frage der Koinzidenz eines akuten entzündlichen Geschehens mit einem Bagatelltrauma wird in der Regel bei einer Gelegenheitsursache nicht sorgfältig geprüft. Als Formen der traumatischen Appendixruptur sind beschrieben (GUTZEIT):
1. Perforation durch direktes Trauma mit Zerreißung der Wand von außen nach innen.
2. Perforation durch eingepreßten Cöcalinhalt.
3. Zerreißung durch Torsion oder Knickung bei bestehenden Adhäsionen.
4. Zerreißung durch Beckenfragmente.

Daß Appendixrupturen bei einem Coecum fixum wie auch bei Adhäsionen nach alten Entzündungsvorgängen oder bei Hernien möglich sind, kann man sich sehr wohl vorstellen.

Verletzungen des Dickdarms

Die *stumpfen Verletzungen von Colon und Rectum* haben bei den Verletzungen des Verkehrs allgemein sehr zugenommen. Wir selbst sahen im letzten Jahrzehnt nur 2 stumpfe Dickdarmverletzungen im Rahmen einer Polytraumatisierung (Abb. 159). Die Läsionen des Dickdarms, zu denen auch die *perforierenden Traumen*, die *Artefakte* und die *iatrogenen Unglücksfälle* gehören, lassen sich nach WILDEGANS folgendermaßen einteilen:

I. *Geschlossene* (subcutane) durch
1. stumpfe Gewalteinwirkung
2. Steigerung des intraintestinalen Druckes,
3. Apparate oder Instrumente,
4. Fremdkörper,
5. Parasiten.

II. *Offene* (penetrierende) durch
  1. Schnitt und Stich,
  2. Pfählung,
  3. Schuß.

Auf die Beteiligung des Dickdarms bei *subcutanen Zwerchfellrupturen* soll ausdrücklich hingewiesen werden. Entsprechende Vorkommnisse sind im Kapitel

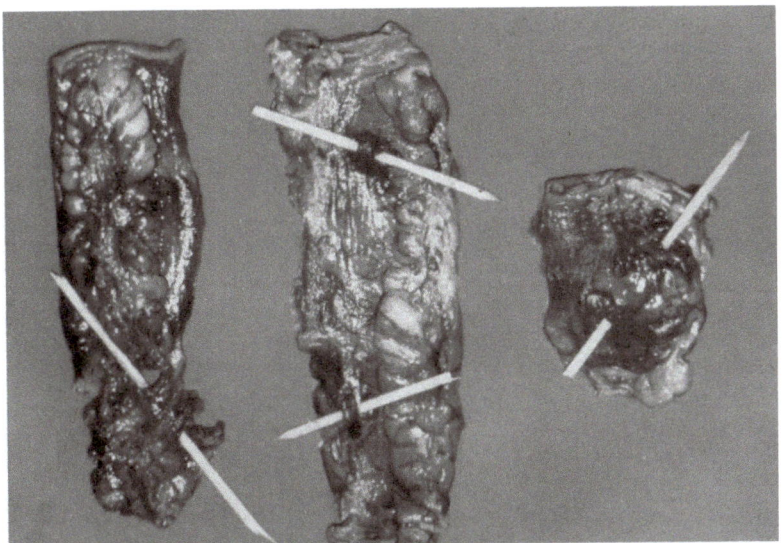

Abb. 159. Zustand nach Perforation des Dickdarms an mehreren Stellen

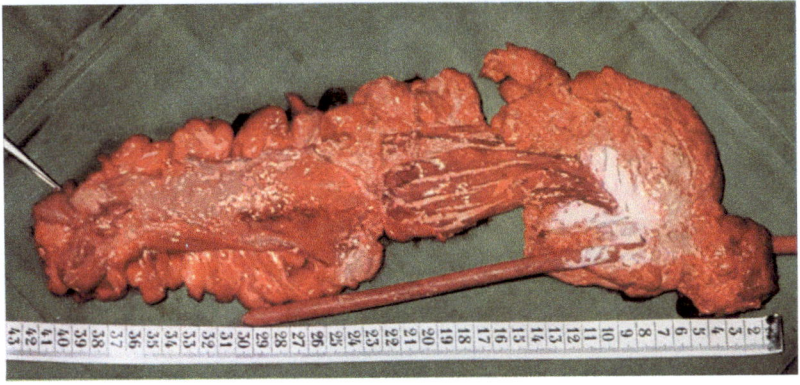

Abb. 160. Perforation des Dickdarms bei der Röntgenkontrastdarstellung eines Sigma-Carcinoms

„Zwerchfellrupturen" verzeichnet. Von Zerreißungen des Dickdarms durch *Preßluft* sind mehr als 100 Beobachtungen bekannt, insbesondere aus dem Straßen-, Schiffs- und Bergbau, aus Gußputzereien usw. Sehr viel häufiger, als man gemeinhin annimmt, sind Verletzungen durch *Apparate* oder *Instrumente*, z. B. bei diagnostischen Maßnahmen und in der Krankenpflege. Perforationen des Dickdarms traten früher bei subaqualen Darmbädern relativ häufig auf, heute werden diese nur noch gelegentlich verordnet. Aber auch bei der Prokto- und Rectoskopie, bei Einläufen und Röntgenkontrastdar-

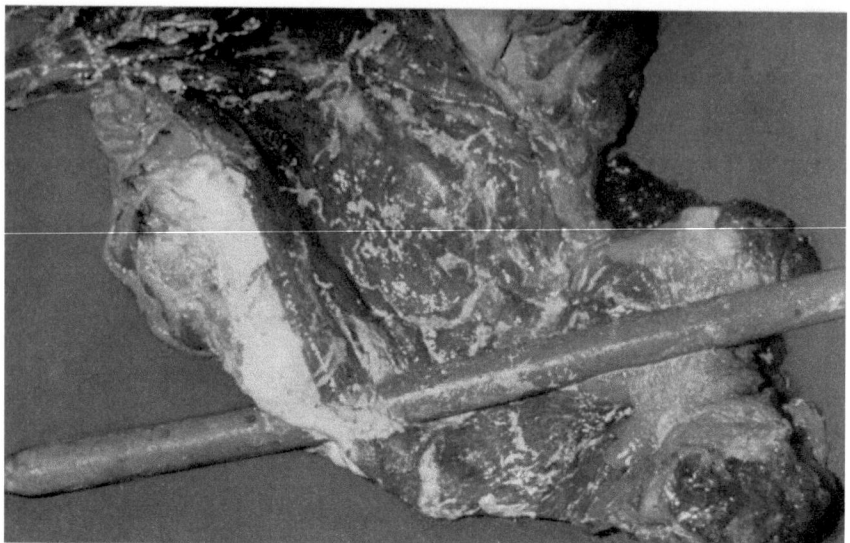

Abb. 161. Darmperforation. Großaufnahme (siehe Abb. 160)

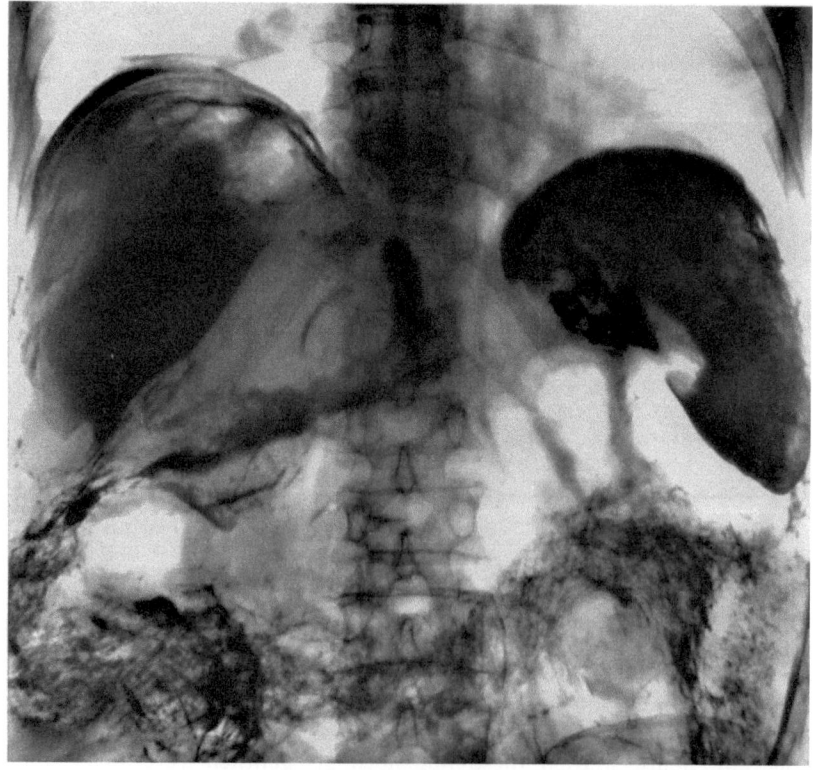

Abb. 162. Ansammlung von Röntgenbrei in beiden Subphrenien nach Perforation des Dickdarms

stellungen kommen derartige Verletzungen immer wieder vor. Der Durchbruch erfolgt meistens an einer bereits vorgeschädigten Stelle des Darmes, bei Stenosen, Überdehnungen und Divertikeln. KLEIN und SCARBOROUGH berichten über eine Vielzahl solcher Unglücksfälle bei Proktoskopien. Die Prädilektionsstellen der artefiziellen Rectumläsionen liegen nach WILDEGANS für das Darmrohr in der Höhe von 2—4 cm, für ein Thermometer von 5—6 cm, für das Rectoskop von 12—15 cm und das Sudabad von 15—25 cm. Wir selbst beobachteten im letzten Jahrzehnt zwei einschlägige Fälle:

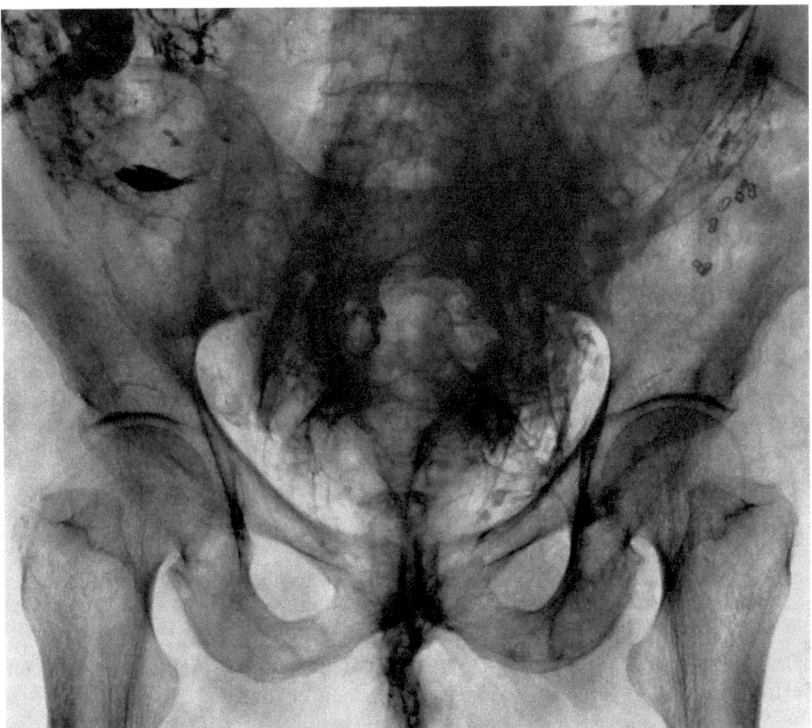

Abb. 163. Röntgenbreischlieren in der Darmbeinhöhle nach Sigmaperforation

1. A. B., 51 Jahre, Autoschlosser. Seit Herbst 1960 Miktionsbeschwerden, lästiger Harndrang, Frostgefühl, Gewichtsabnahme, Völlegefühl im Oberbauch, zunehmende Leibschmerzen. Am 25. 1. 1961 erhielt der Patient in einer anderen Klinik einen Reinigungseinlauf, danach verspürte er sofort heftige Leibschmerzen. Mehrmals Erbrechen. Patient wird übernommen. Paramediane Laparotomie links: Reichlich graue, trübe Flüssigkeit, die mit vielen Fibrinflocken durchmischt ist. Diffuse Peritonitis durch eine Perforation des Rectums am Übergang zum Sigma knapp oberhalb der peritonealen Umschlagfalte. Operative Versorgung, Ausspülung der Bauchhöhle. Anlegen eines Anus praeter sigmoideus. Instillation von Achromycinlösung. Drainage. Der Patient verstarb 5 Tage später unter den Zeichen einer Urämie bei Peritonitis.

2. L. E., 72 Jahre. Seit einigen Monaten Gewichtsabnahme. Kolikartige Leibschmerzen. Röntgenuntersuchung: Verdacht auf Rectumtumor. Einweisung in eine auswärtige Klinik. Dort Kontrasteinlauf zur röntgenologischen Darstellung des Darmes. Perforation des Rectums durch den eingeführten Gummischlauch in Höhe der Umschlagfalte. Chirurgische Versorgung einer kleinfingerkuppengroßen Perforationsstelle mit mehrschichtiger Naht (Abb. 160 u. 161). Am Übergang vom Rectum zum Sigma stenosierender maligner Tumor. Anlegen eines Anus praeter. Das aborale Recto-Sigmoid wird extraperitonealisiert. Ausspülung der Bauchhöhle. Ausgiebige Drainage. Patient erholte sich nach dem Eingriff zunächst gut. Einige Tage

später Beckenvenenthrombose. Allmählich zunehmende Verschlechterung. Lungenembolie. Exitus letalis.

Die *vollständige Entfernung* der Bariumbreimasse aus der Bauchhöhle durch manuelle Ausräumung und Spülungen usw. ist praktisch nicht möglich. Reste bleiben immer zurück und geben Anlaß zu peritonitischen Reizerscheinungen und Adhäsionen. Die *Prognose* ist deshalb bei diesen schwergeschädigten Patienten fast immer infaust (Abb. 162 u. 163).

Traumen bei Hernien

In dem Panorama der stumpfen Bauchverletzungen spielen die *Darmverletzungen bei Hernienträgern* zahlenmäßig nur eine untergeordnete Rolle. Auf der anderen Seite sind jedoch diese Verletzungen allein schon dadurch äußerst gefährlich, daß die im Bruchsack liegenden Schlingen durch ihre oberflächliche Lage relativ ungeschützt und somit recht exponiert sind. Es fehlt der Schutz der normalen Bauchdecke (DICK). Liegt eine irreponible oder durch das lange Tragen eines Bruchbandes verwachsene Hernie vor und ist die Beweglichkeit ihres Inhaltes eingeschränkt, so kann ein direktes Trauma, ein Fußtritt, ein Stoß, wie aber auch ein Abriß oder eine Quetschung eine Perforation herbeiführen. Zu warnen ist vor jeder Taxis oder Repositionsversuchen. Die Gefahr der Perforation des lädierten Darmstückes und einer Peritonitis ist groß. Wir selbst erlebten vor kurzem folgenden Fall:

M. W., 63 Jahre, Bauer. Seit 10 Jahren Leistenbruch. Durch Sturz auf eine Wagendeichsel Kontusion des Unterbauches. Bald darauf Übelkeit. 1 Tag später Überweisung in die Klinik. Befund: Leib bretthart gespannt und druckschmerzhaft, irreponible Leistenhernie rechts. Keine Peristaltik! Rectale Untersuchung: Leicht vorgewölbter, druckschmerzhafter Douglas. Röntgenübersichtsaufnahme: Freie Luftansammlung unter dem rechten Zwerchfell. Operation: Mediane Laparotomie. Nach Eröffnung der Bauchhöhle entleert sich trübseröses z. T. fibrinöses Exsudat. 20 cm vor der Einmündung des Ileums in das Coecum Perforationsstelle von Halbpfennigstück-Größe, die durch Lembert-Nähte verschlossen wird. Der Bruch wurde unversorgt gelassen. Die Peristaltik kam einige Stunden später in Gang. Komplikationsloser Heilverlauf. Auf einer späteren Röntgenkontrolle zeigte sich ein großes Konglomerat von Ileumschlingen in einem Bruchsack der rechten Leiste mit normal ablaufender Peristaltik.

Kritisch ist hierzu zu sagen, daß das Unterlassen der Bruchsackkontrolle sicherlich problematisch ist. Wir haben, da die zu- und abführenden Darmschlingen völlig normal aussahen und der Bruch äußerlich reizlos war, hiervon Abstand genommen. Instruktiv und lehrreich ist auch nachstehender Fall:

F. K., 70 Jahre, Rentner. Seit längerer Zeit rechtsseitiger Leistenbruch ohne Einklemmungserscheinungen. Im Schlaf aus dem Bett gestiegen, wobei er mit der rechten Leiste heftig gegen die Bettkante stieß. Pat. klagt 12 Stunden später über starke Schmerzen im rechten Unterbauch. Kein Erbrechen, Stuhlgang regelrecht. Handbreit oberhalb des Leistenbandes oberflächliche Hautabschürfungen, ausgedehntes Hämatom. Umschriebener Druckschmerz, mäßige Abwehrspannung. Leib weich, Peristaltik normal, Wasserlassen ungestört. Rectal o. B. 2 Tage später Zunahme des abdominellen Befundes, vermehrte Bauchdeckenspannung, Ausbreitung des Druckschmerzes, Sistieren der Peristaltik. Laparotomie: Am Übergang vom Jejunum zum Ileum geblähte Dünndarmschlingen. Fibrinöse Peritonitis mit stecknadelgroßer Perforationsstelle. Leicht infiziertes Exsudat im Douglas. Bruchsack leer. Auf Grund der vorhandenen Veränderungen wird angenommen, daß sich beim Sturz auf die rechte Leiste ein seit längerer Zeit bestehender irreponibler Leistenbruch „spontan" gelöst hat, wobei gleichzeitig eine Perforation des Darmes auftrat. 4 Tage später ausgesprochen toxisches Bild. Exitus letalis durch Kreislaufkollaps bei diffuser Peritonitis.

Auch aus unseren Beobachtungen darf man den Schluß ziehen, daß man sicherer geht, wenn man bei jedem suspekten Fall eine *Probelaparotomie* durchführt und den Darm genau revidiert. Ob zusätzlich eine Herniotomie vorzunehmen ist, muß man vom jeweiligen Befund abhängig machen.

Offene Darmverletzungen

Offene, d. h. *penetrierende* oder *perforierende Darmverletzungen* fallen hierzulande in Friedenszeiten nicht sehr häufig an. Wir selbst sahen in den letzten 10 Jahren 5 Schuß- und 6 Stichverletzungen. Unser Krankengut ist somit gegenüber dem amerikanischer Chirurgen, insbesondere in Texas, unbeträchtlich. Die Prognose der Verletzungen hängt von der Multiplizität der Läsionen, der Mitbeteiligung anderer Organe — Zweihöhlenschüsse! — und vom Zeitpunkt einer ordnungsgemäßen Versorgung ab. Die Behandlungsergebnisse haben sich überall seit dem 1. Weltkrieg stark verbessert (Abb. 164).

Interessant sind in diesem Zusammenhang Berichte amerikanischer Kliniker aus dem letzten Jahrzehnt. So teilen WILSON und SHERMANN mit, daß die Sterblichkeit schon

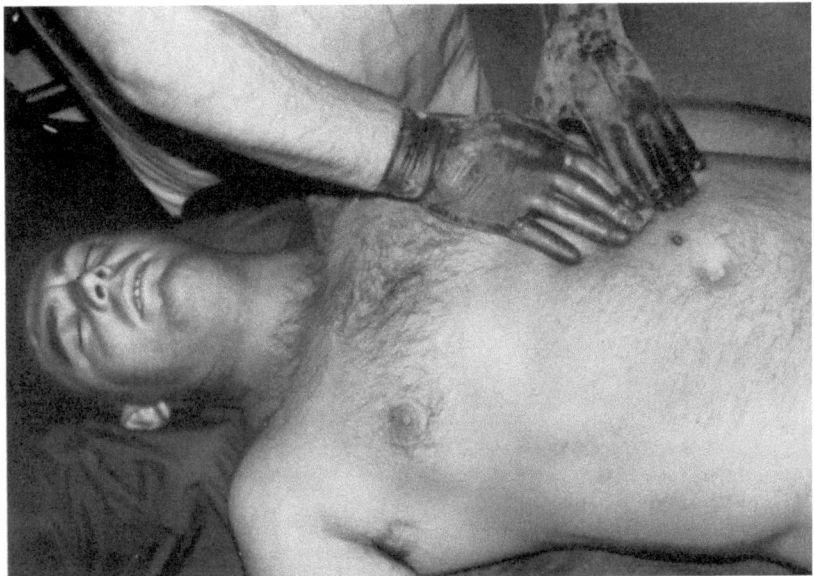

Abb. 164. Einschußmarke im linken Epigastrium bei Jagdunfall. Starke Abwehrspannung. Peritoneale Reizung!

unter den fast friedensmäßigen Lazarettbedingungen des Koreafeldzuges mit seinen idealen Transportverhältnissen nur noch 15% betrug. Dickdarmverletzungen weisen keine höhere Letalität als die des Dünndarms auf. BIGGS u. Mitarb. hatten bei 279 Colonverletzungen, von denen allein 176 durch Schuß und 83 durch Stich verursacht waren, eine etwa gleich hohe Gesamtmortalität. Sie führen diese guten Ergebnisse nicht nur auf den günstigeren Verletzungstyp, — Mantel- statt Rauhgeschossen — sondern auch auf die besser organisierte Schockbehandlung und Anaesthesie und die frühzeitige sachgemäße operative Behandlung zurück. Der Bauch wird in der Mittellinie eröffnet. Nach provisorischer Blutstillung und Ausschaltung des verletzten Darmabschnittes mittels Klemmen wird in jedem Fall eine zweischichtige Naht der Colonwand durchgeführt. Die amerikanischen Chirurgen scheuten sich auch nicht, in der gleichen Sitzung ein verletztes Dickdarmsegment zu resezieren und eine End-zu-End-Anastomose vorzunehmen. Regelmäßig wurde oberhalb der Verwundung eine Entlastungscolostomie angelegt und die Bauchhöhle mit Kanamycin ausgespült. Drainage am tiefsten Punkt.

Das *einzeitige Vorgehen* mit primärer *Colostomie* gilt als die Methode der Wahl und ist sicherlich viel günstiger als die Operation in mehreren Etappen. Ist man hierzu gezwungen, sind die Verhältnisse ja auch im allgemeinen sehr viel mißlicher. Bei ausgedehnten Zerstörungen des Gewebes, wie auch bei extraperitonealen Rectumläsionen wird man sich zur Vorlagerung des verletzten Darmabschnittes entschließen müssen, insbesondere dann, wenn weitere Verletzungen vorliegen und der Allgemeinzustand keine allzu große Belastung des Patienten zuläßt. Die retroperitoneale Drainage der Kreuzbeinhöhle hat sich nicht bewährt!

326 Spezieller Teil

Fremdkörper im Magen-Darm-Trakt

Ernsthafte Läsionen des Magen-Darm-Traktes durch *verschluckte Fremdkörper*, z. B. Nähnadeln, Haarklammern, Spielzeug, Zahnprothesen usw. sind verhältnis-

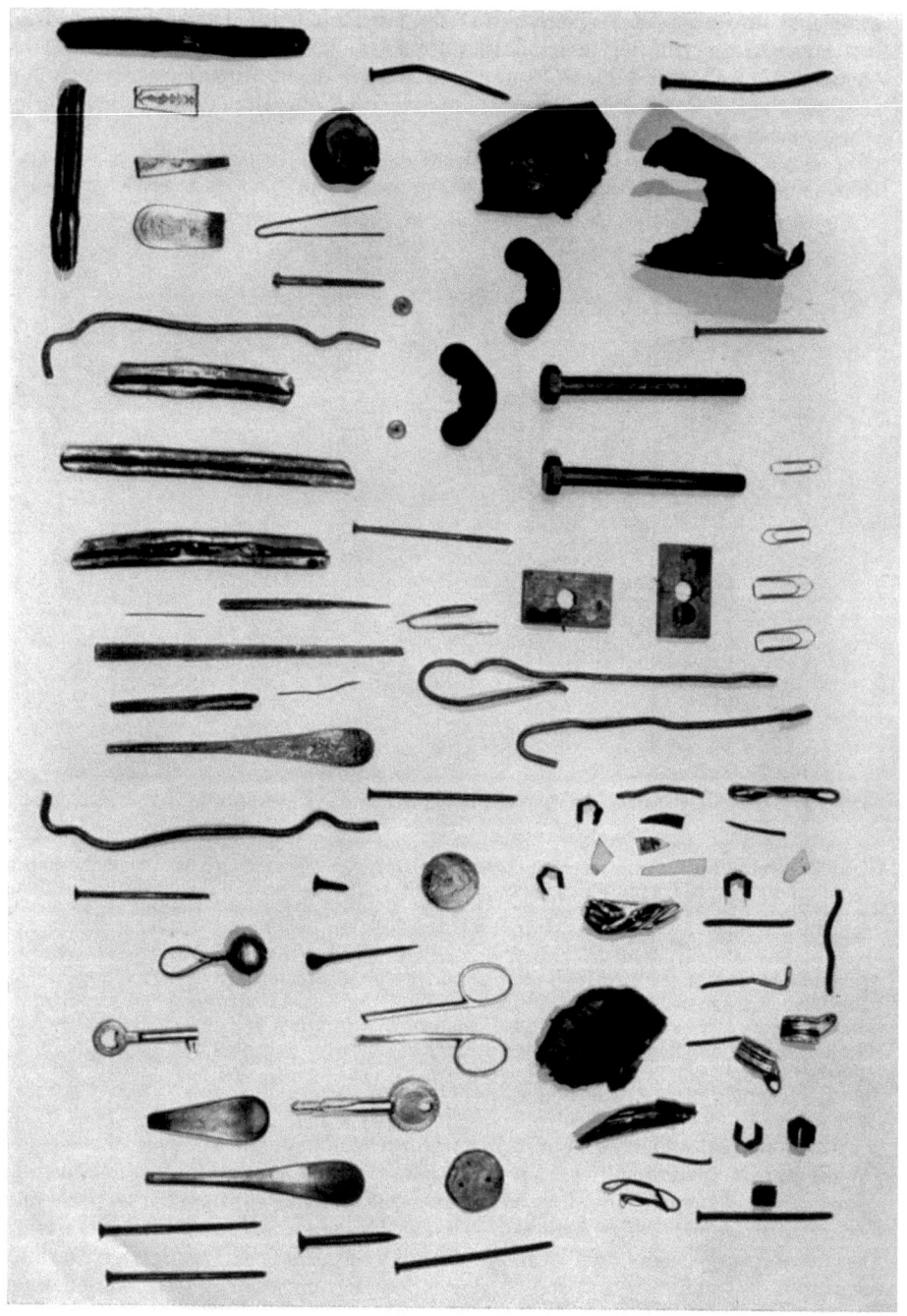

Abb. 165. Fremdkörper im Magen-Darm-Trakt — Sammlung der Chirurgischen Universitätsklinik Würzburg

mäßig selten. Hier gilt die allgemeine Regel, daß alles, was die Kardia passiert hat, auch den Magen wieder verläßt und auf natürlichen Wegen abgeht. Diese Regel ist jedoch nicht ohne Ausnahme! Mit Widerhaken und Ösen ausgestattete Fremdkörper können sich in der Magenwand einbohren oder anspießen und sie durchwandern. Die Angaben des Patienten, wann und wie die Fremdkörper in den Magen gelangt sind, können häufig nur mit Vorsicht verwertet werden. Dies gilt insbesondere für Kinder, Psychopathen und kriminelle Persönlichkeiten, die absichtlich Fremdkörper verschlucken, um sich hierdurch Erleichterungen

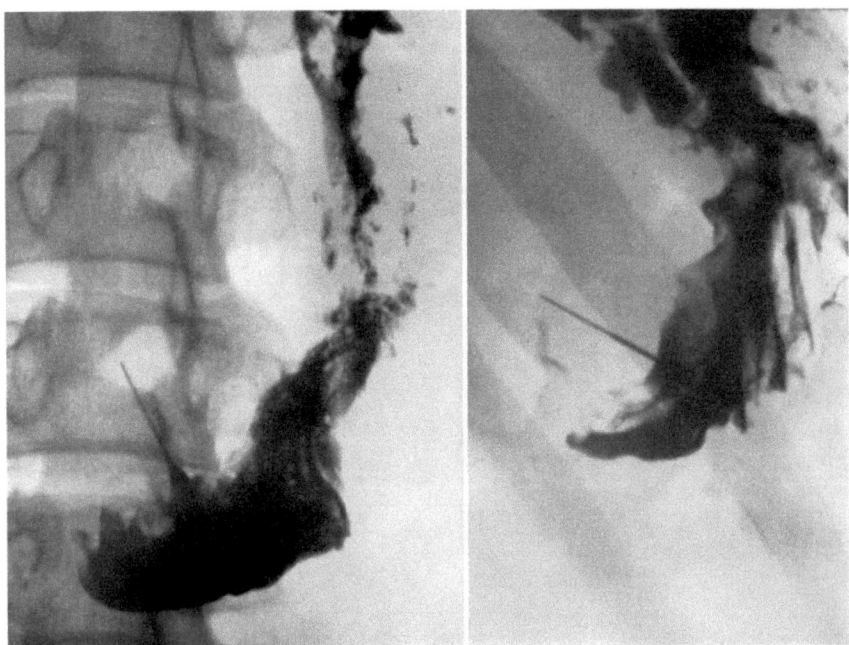

Abb. 166. Gedeckte Perforation einer eingespießten Pulpanadel im Bereich des Pylorus

in der Haft, Gelegenheit zur Flucht und andere Vorteile zu verschaffen. In manchen Gefängnissen, Zuchthäusern und ähnlichen Institutionen grassierte diese Unsitte in der Vorkriegs- und Kriegszeit sehr, und es war immer wieder grotesk und oft überraschend zu sehen, welch bizarre Fremdkörper, z. B. Messer, Gabeln, abgebrochene Löffelstiele, Drahtknäuel (Abb. 165), den Magen-Darm-Trakt zu passieren vermögen. Diese *Artefakte* führen erfahrungsgemäß, auch wenn sie noch so massiv sind, nur selten zu dem gewünschten Erfolg. Auf der anderen Seite können sehr wohl für die Zeit der Passage erhebliche Schmerzen, subjektive Beschwerden und Reizerscheinungen auftreten. Die *Diagnose* ist im allgemeinen einfach, wenn die Anamnese bekannt ist und wenn es sich um röntgenologisch darstellbare Metallgegenstände oder Knochen handelt. Ob man zur Sicherung bzw. zur Lokalisation des Fremdkörpers nach der Durchleuchtung einen Schluck Röntgenkontrastbrei geben soll, ist von Fall zu Fall zu entscheiden. Die *Behandlung* kann bei klinischer Beobachtung zunächst immer konservativ sein, wenn nicht schon primär eindeutige Reizerscheinungen einer Peritonitis oder ein Ileus bestehen. Spasmolytica, flüssige Kost, voluminöse Speisen, wie Sauerkraut, Kartoffelbrei usw., hüllen gleichsam die Fremdkörper ein und machen sie für die weitere Passage gleitfähig. Emetica und drastische Abführmittel sind zu widerraten, auch wenn die Peristaltik zeitweilig sistiert. Eine

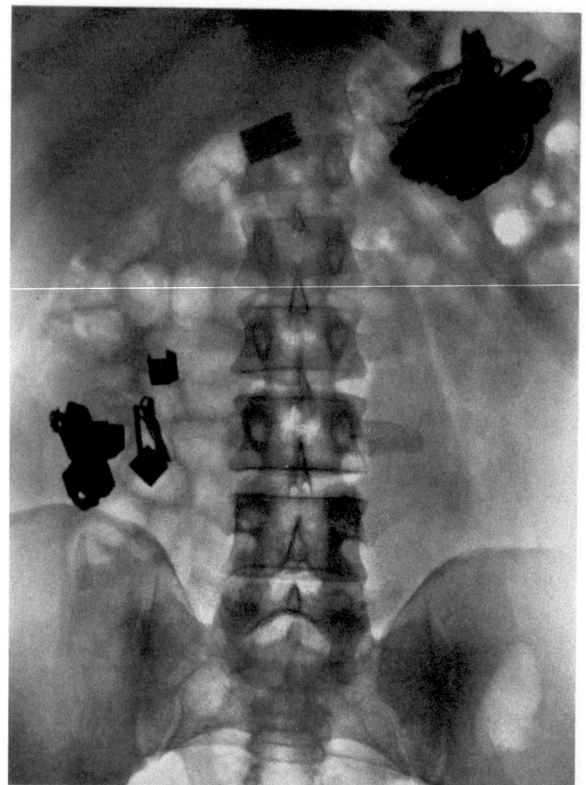

provozierte Hyperperistaltik setzt schmerzhafte Spasmen und beschwört die Gefahr einer Perforation herauf. Die fortlaufende klinische Beobachtung und die Überwachung der Passage verlangt viel Geduld und laufende Röntgenkontrollen. Der Stuhl sollte sorgfältig besichtigt werden. Daß diese Inaugenscheinnahmen nicht immer verläßlich sind, ist bekannt. Die Behandlung des Patienten

Abb. 167. Multiple Fremdkörper (Drahtschlingen, Schrauben usw.) im Magen-Darmtrakt; Suicidversuch.

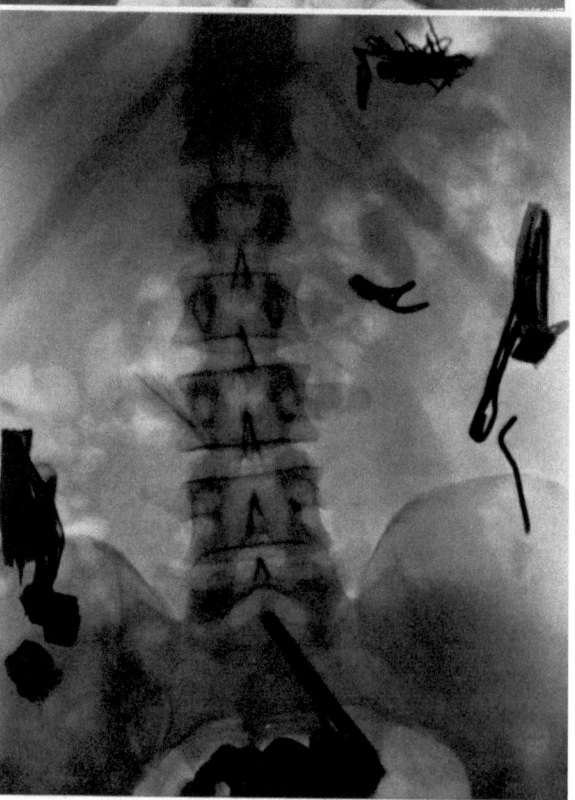

Abb. 168. Röntgenkontrolle des gleichen Falles (Abb. 167). Zunächst konservative Behandlung. Einige Fremdkörper müssen durch Laparotomie entfernt werden

sollte möglichst in einer Hand bleiben, um Änderungen des Bauchbefundes (Abwehrspannung, Druckschmerz, Peristaltik) einwandfrei beurteilen zu können. Mit der konservativen Therapie hat man im allgemeinen sein Auskommen, da sich die Mehrzahl der verschluckten Gegenstände, z. B. Nadeln, Klammern, Nägel usw. in die Richtung der Darmlängsachse einstellt und den Magen-Darm-Trakt ohne gröbere Verletzungen passiert. Wir haben in den letzten 15 Jahren nur in zwei Fällen laparotomieren müssen. Einmal handelte es sich um eine bei einer zahnärztlichen Behandlung verschluckte sog. Pulpanadel (Abb. 166), die, mit einem Widerhaken ausgestattet, den Pylorus bzw. das Duodenum durchbohrt hatte und im zweiten Falle um die Entfernung mehrerer an der Bauhinischen

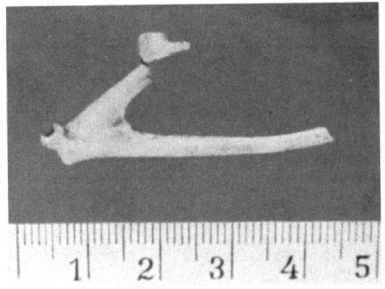 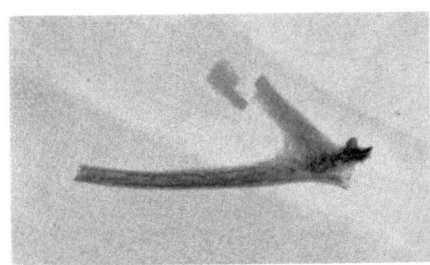

Abb. 169. Im Rectum eingespießter Hühnerknochen. Manuell entfernt!

Abb. 170. Röntgenbild eines im Dickdarm eingespießten Hühnerknochens (s. Abb. 169)

Klappe sich einklemmender Metallstücke nach einem kriminellen Artefakt. Hier mußten einige im Analsphinkterbereich festsitzende Fremdkörper manuell ausgeräumt werden (Abb. 167 u. 168). Das gleiche Vorgehen war auch bei einem eingespießten Hühnerknochen notwendig (Abb. 169 u. 170).

Bemerkenswert ist auch eine kürzlich beobachtete *Nadeldurchwanderung* im Bereich der *Appendix*. Der Patient wurde wegen Verdacht auf eine Appendicitis operiert. Zur Überraschung fand sich bei völlig normalem Wurmfortsatz eine die Darmwand penetrierende Nadel.

Abschließend sei noch von einem wegen seiner Eigenart wohl einzig dastehenden Fall berichtet:

K. K., 15 Jahre, Dachdeckerlehrling. 1951 mehrere Wochen stationäre Behandlung in einer Internen Abteilung wegen Verdacht auf Zwölffingerdarmgeschwür. Röntgenologischer Befund: Fremdkörper im Magen. Der Patient gab an, daß er bei den Amerikanern beschäftigt sei und ständig Kaugummi lutsche, die er dann verschlucke. Vermutungsdiagnose: *Kaugummi-Bezoar!* Bei der Gastrostomie fand sich ein gut tennisballgroßer, frei im Magen beweglicher, gelb-bräunlicher Kaugummi-Konglomerattumor im Gesamtgewicht von fast 15 g. Entfernung. Heilung (Abb. 171).

Intraperitoneale Gefäßverletzungen

Verletzungen der großen *intraperitonealen Gefäße*, insbesondere auch des Mesenteriums, werden meist sehr spät bzw. zu spät erkannt. Im allgemeinen wird man sich dann zur Resektion des nicht mehr genügend versorgten Darmstückes entschließen müssen. Die primäre Naht der Mesenterialgefäße ist, auch wenn es sich um sehr großkalibrige Äste handelt, sehr riskant. DE BAKEY konnte von 23 Patienten, bei denen 19 stark ausgeblutet waren, 7 heilen. Gelegentlich ist auch von einer guten Durchgängigkeit primär genähter Venen berichtet worden, z. B. der V. mesenterica superior (SCHVINGT und VIVILLE). Dieses Vorgehen erscheint jedoch zu heikel, als daß man es generell gutheißen oder befürworten könnte.

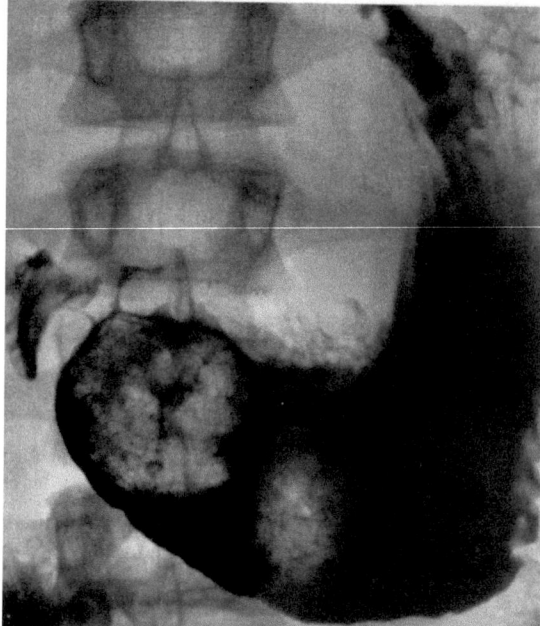

Die Tamponade hat sich nicht bewährt, sicherer ist die primäre, endgültige Versorgung der Gefäßverletzung.

a

Abb. 171a u. b. Kaugummi-Bezoar bei einem 14jährigen Jungen (s. Text)

b

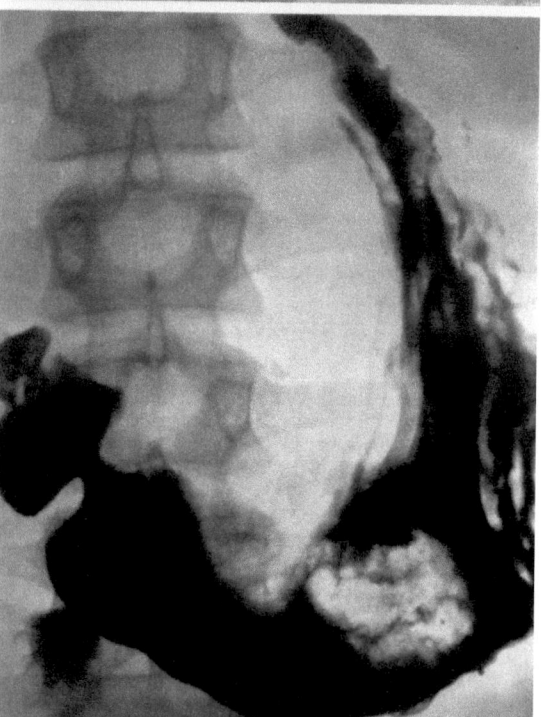

Verletzungen der Leber

Bei allen stumpfen und offenen abdominellen Traumen ist die Mitbeteiligung der *Leber* besonders gravierend. Die Rupturen dieses schweren, voluminösen, durch seine Größe und seine strotzende Blutfülle äußerst anfälligen Organs sind durch *abundante Hämorrhagien* gekennzeichnet. Ist die unmittelbare Lebensgefahr eines Verblutungstodes gebannt, so sind in jedem Fall mehr oder weniger nachhaltige *Schädigungen der zellgebundenen Leberfunktionen* in Rechnung zu stellen. Schon eine vorübergehende Störung der Normovolämie, aber noch mehr längerwährende Ausfälle in der Mikrozirkulation und eine nachfolgende Hypoxie können durch gegenregulatorische Anpassung nur eine Zeit lang ausgeglichen werden. Bleibt der Schockzustand erhalten bzw. geht dieser aus dem kompensierten Stadium in die dekompensierte Phase einer Hypoxie über, dann

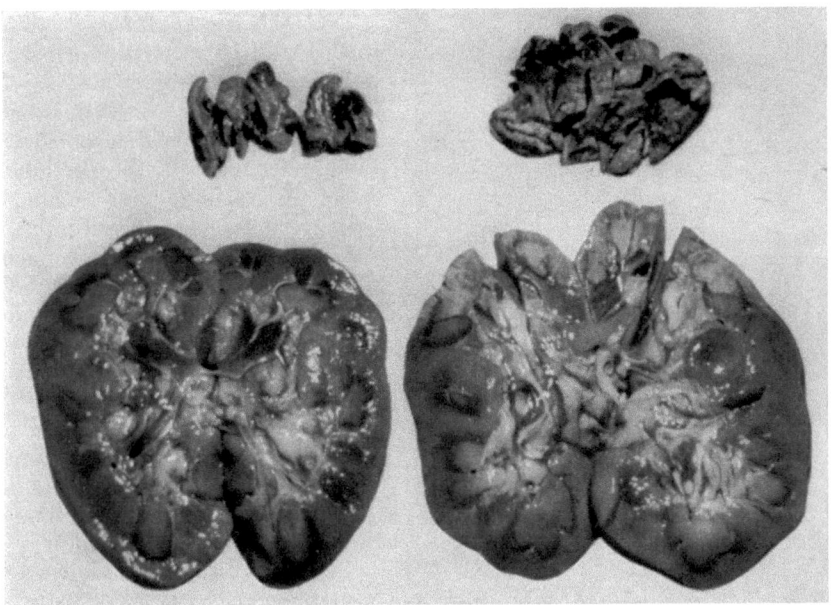

Abb. 172. Leber-, Milz-, Nieren- und Nebennierenruptur

sind *Rückwirkungen* auf den *gesamten Stoffwechsel* und die sonstigen mannigfaltigen Tätigkeitsbereiche der Leber unausbleiblich. Diese Fakten müssen um so mehr in den Vordergrund gerückt werden, als sich die Traumatologie der Leber in den letzten 2 Jahrzehnten grundlegend gewandelt hat. Während früher die isolierte Verletzung (Hufschlag, Fußtritt, Kuhhornstoß usw.) dominierte, stehen heute, im Zeitalter der generalisierten Technisierung und Motorisierung, die *kombinierten Traumen*, d. h. die Verletzungen der *Leber im Verein mit* denen anderer *intra- und extraabdominaler* Organe und Körperregionen im Vordergrund. Wir haben im letzten Jahrzehnt bei 15 Leberverletzungen nur noch 2 isolierte Rupturen beobachtet. Bei den anderen Fällen waren je 2mal die Milz und das Pankreas, 5mal die rechte Niere und 12mal die rechte Thoraxseite mitbeteiligt (Abb. 172). Bei 6 Patienten lag zusätzlich ein Schädelhirntrauma vor. Wenn trotzdem unsere *Gesamtmortalität* nur 34% betrug, so ist dieses Ergebnis bei der Schwere und Vielfalt der Kombinationen noch als relativ günstig zu bezeichnen.

Die *Vulnerabilität* der Leber beruht auf verschiedenen Momenten:

1. Die *Elastizität* und *Kompressibilität* der viscösen blutreichen Leber ist *beschränkt*.

2. Die *Mobilität* der Leber ist durch die *Fixationen* des *Bandapparates* eine *relative!* Bei Kompression der Bauchdecken mit Annäherung des Rippenbogens an die Wirbelsäule und das Becken bestehen nur limitierte Ausweichmöglichkeiten.

3. Der im Schrifttum immer wieder zu findende Hinweis, daß die Leber bei *Jugendlichen* durch ihre größere Elastizität weniger gefährdet sei als bei Erwachsenen, wird durch die *relative Größe der kindlichen Lebermasse* wieder aufgewogen. Die Vulnerabilität bei Kindern und Erwachsenen ist somit annähernd gleich groß.

Als *Unfallmechanismen* kommen auch für die Leber vornehmlich die Berstung, die Quetschung und die Prellung in Betracht. Sie können sich in allen Dimensionen überschneiden und kombinieren, z. B. die Prellung mit einer Abknickung (jack-knifing) und einem zusätzlichen Contrecoup. Die *Mortalität* der Leberverletzungen ist immer noch recht hoch. Sie beträgt — wenn eine operative Intervention nicht innerhalb der ersten 6 Std erfolgt — 40—50% und nach 25 Std sogar 87% aller Fälle (UEBERMUTH). Unbehandelt führt jeder größere Leberriß zum Tode! Dieser kann eintreten

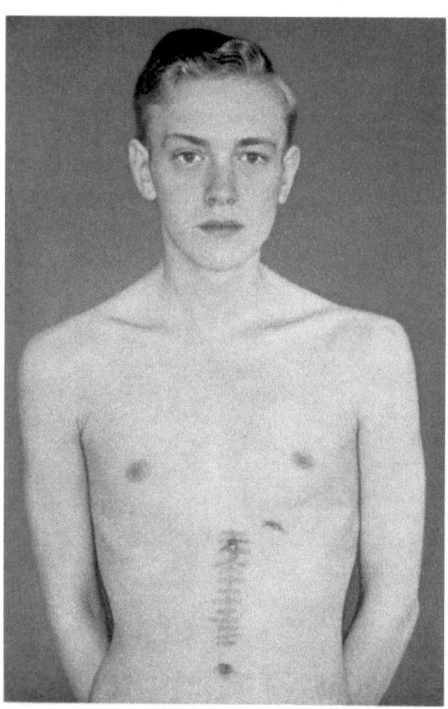

Abb. 173. 16jähriger Patient 4 Wochen nach traumatischer Amputation der linken Leber (siehe Präparat Abb. 174)*.

a) durch primäre Verblutung oder durch eine zweizeitige Ruptur,
b) durch die Mitwirkung der Nebenverletzungen,
c) durch eine Luftembolie,
d) durch eine Leber- und Niereninsuffizienz und
e) durch eine Peritonitis oder andere Spätkomplikationen.

Vom *klinischen* und *pathologisch-anatomischen* Standpunkt können die *Läsionen* der Leber *unterteilt* werden in: 1. *Commotio*, ohne nachweisbare anatomische Veränderungen, 2. *Contusio* mit Blutungsherden und Kapselschädigungen, 3. *inkomplette Rupturen* mit Parenchymschädigungen ohne Sprengung der Kapsel a) *zentral*, b) *subkapsulär* 4. *komplette Rupturen* des Parenchyms und der Kapsel. Sie reichen von kleineren Einrissen bis zu völligen Abrissen bzw. Selbstamputationen von Leberanteilen (Abb. 173 u. 174).

Die *Symptomatik* der Leberverletzungen wird bei den Rupturen von den *allgemeinen Krankheitszeichen* des *traumatischen hämorrhagischen Schocks* bestimmt. Ist hingegen die Läsion leichter, rücken die „örtlichen" *Symptome* stärker in den Vordergrund. Da die *rechte* Leber und insbesondere ihre Kuppe in fast 60—70% der Fälle lädiert sind, während die übrigen Organabschnitte anteilmäßig gleich häufig befallen werden, könnte man an sich eine eindeutige „*Rechts-*

---

* Für die Überlassung der Aufnahmen Abb. 173 und Abb. 174 bin ich Herrn Chefarzt Dr. F. WOLF, Krankenhaus „Bergmannsheil" II, Buer-Gelsenkirchen, zu Dank verpflichtet.

symptomatik" erwarten. Bei den vielfachen Kombinationen der Lebertraumen mit solchen des Retroperitoneum, der Nieren und des Brustkorbes können jedoch ein rechtsseitiger Schulter-, ein Phrenicusdruckschmerz, ein rechtsseitiger Hodenhochstand, ein abgeschwächtes Atemgeräusch, eine Einschränkung der Zwerchfellbeweglichkeit, Prellmarken der Bauchdecken, lokalisierte Abwehrspannung der Muskulatur usw. kaum noch als "*leberspezifisch*" angesehen werden. Eine frühzeitige *diagnostische* und *indikatorische Erfassung* des wirklichen Verletzungsausmaßes läßt sich nur durch die *Synopsis* der *allgemeinen* und *örtlichen Symptome* erreichen. Deshalb muß es in jedem Falle unser Bemühen sein, nicht nur eine Wahrscheinlichkeitsdiagnose zu stellen, sondern die Leberverletzung als die *führende Läsion* zu verifizieren und dann entschlossen zu handeln. Wir wiesen bereits darauf hin, daß uns in diesen Bestrebungen die *laborchemischen Befunde* nicht viel weiterbringen. Eine Steigerung der Leukocyten und eine Veränderung der Hämatokritwerte usw. sind in der kritischen Initialphase ebenso wenig zuverlässig wie die ganze Skala der Leberfunktionsteste. Sie alle vermitteln uns keine sicheren Aussagen, ob und in welchem Ausmaß die Leber tatsächlich lädiert wurde oder nicht. Von ihrem Ausfall etwa die *Indikation* zur Laparotomie abhängig machen zu wollen, wäre ausgesprochen gewagt.

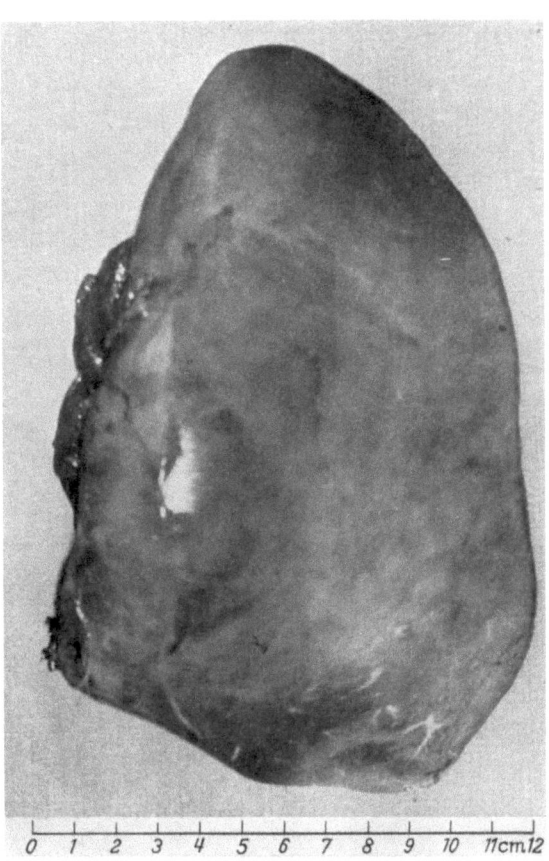

Abb. 174. Traumatische Amputation des linken anatomischen Leberlappens

Spezielle *Röntgenuntersuchungen*, z. B. Durchleuchtungen und Schichtaufnahmen zur genaueren Differenzierung der Beweglichkeit des Zwerchfells und zur Feststellung von Luft- und Flüssigkeitsansammlungen im *subphrenischen* Raum sind bei den meistens schwergeschädigten Patienten kaum möglich. Um so mehr gewinnt die *klinische Beobachtung* und Auswertung der Frühsymptomatik an Bedeutung. Die Auskultation des Bauches, die sinnlichen Wahrnehmungen, die palpierenden Hände des Chirurgen und die abwartende Verlaufskontrolle treten damit an die Stelle sonstiger objektiver Befunderhebungen. In einer derartig subjektiv gebundenen Situation wirkt sich ein Arztwechsel verheerend aus!

Die Frage, ob bei jedem *Verdachtsfall* einer Leberverletzung sofort eine Laparotomie durchgeführt werden soll oder ob wir es auf eine *Verlaufsbeobachtung* ankommen lassen, ist nicht generell mit Ja oder Nein zu beantworten. Liegt eine abundante Blutung vor und ist die Schockbekämpfung nicht von Erfolg bzw. besteht ein Schockrezidiv, so gibt es gar keine Diskussion über die *Notwendigkeit* einer *unverzüglichen Intervention.* Diese ist also bei jeder gesicherten kompletten Ruptur gegeben, auch wenn der Allgemeinzustand des Patienten nicht optimal ist. *Eine Besserung ist nur durch die Ausschaltung der Blutungsquelle zu erreichen.* Sehr viel schwieriger ist bereits die Indikationsstellung, wenn es sich um durch die räumlichen Verhältnisse beschränkte Blutungen, z. B. in das Subphrenium bei rechtsseitigen Kuppenverletzungen handelt. Hier wird die freie Bauchhöhle durch die Lebermasse und den Bandapparat eine Zeit lang abgeschirmt, so daß sich der

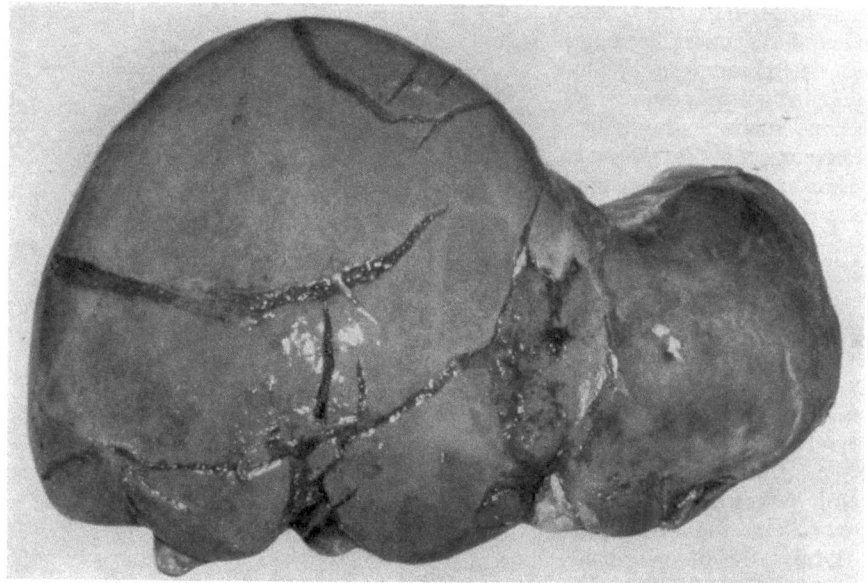

Abb. 175. Zustand nach multipler Ruptur der rechten Leber

Erguß selbst tamponieren kann. Auch bei *zentralen* und *subkapsulären* Rupturen wird man zunächst abwarten und es von der Verlaufsbeobachtung abhängig machen können, ob man operiert oder nicht. Auch bei den kombinierten und komplizierten Verletzungen kann man sich mit der operativen Eröffnung der Bauchhöhle Zurückhaltung auferlegen, wenn der Allgemeinzustand des Patienten schlecht und die Blutung nicht eindeutig nachweisbar ist. In solchen Fällen ist die Eröffnung des Bauchraumes beileibe keine harmlose Probelaparotomie und kann bei dem gerade noch kompensierten Kreislaufzustand der Anstoß zur Katastrophe sein. Wir werden also bei jedem Abdominaltrauma immer wieder und individuell uns fragen müssen, ob wir eine Notfallsituation oder eine Operation mit aufgeschobener Dringlichkeit vor uns haben. Auf der anderen Seite darf man sich bei *gegebener Indikation nicht durch eine Hämaturie* bzw. durch ein begleitendes *Schädelhirntrauma* von der Operation abhalten lassen (Abb. 175).

Über die *operativ-technischen* Fragen herrscht im allgemeinen Einigkeit. Man muß gerade bei den Leberwunden den Zugang gebührend groß ansetzen. Primär ist immer die *mediane Laparotomie* angezeigt. Stellt sich dann heraus, daß die rechte Leber in den oberen Anteilen verletzt wurde, so muß man den Mittelschnitt durch quere Incisionen erweitern, um die ganze Leber einwandfrei und übersichtlich darstellen zu können. Ist dieses nicht möglich, sollte man einen sog.

umgekehrten Y- oder Angelhakenschnitt entlang den Rippenbögen anlegen. Der Bandapparat ist zu lösen, um sich über die Wundverhältnisse in der Leberkuppe ausreichend orientieren zu können. Sind hiermit die oberen Leberabschnitte nicht genügend einsehbar, ist es besser, von einer *gesonderten Thorakotomie* aus nach Resektion der 8. Rippe den Brustraum zu eröffnen und dann gleichsam bimanuell vorzugehen. Eine kombinierte Thorakolaparotomie mit Durchtrennung des Rippenbogens und der Zwerchfellpfeiler hebt die Stabilität des Thorax auf und wirkt sich ungünstig für die postoperative Phase aus. Pleuropulmonale Komplikationen, insbesondere eine hypostatische Pneumonie und eine Pleuritis sind dann ungleich schwerer zu bekämpfen.

Bei allen unklaren Situationen läßt sich mit Hilfe der *intraoperativen Cholangiographie* (Biligrafin, Endografin FL usw.) eine gute Orientierung über die Art und das Ausmaß der Läsionen des Gefäß- und Gallengangsystems gewinnen.

In der *Versorgung der Leberwunde* unterscheidet man von altersher die sog. *temporäre* oder provisorische von der *endgültigen* Blutstillung. Als *provisorische Behandlungsmaßnahmen* kommen in Betracht:

I. Die Tamponade.
II. Die digitale Kompression
    a) der zuführenden Blutgefäße im Leberhilus oder der Aorta,
    b) der Leberwunde durch manuelle Kompression der Wundschnittränder,
    c) elastische Ligaturen
        1. durch Gummischläuche,
        2. durch gut fassende elastische Klemmen.

Ist die Blutung vorläufig gestillt und erholt sich der Patient, nachdem er entsprechend „auftransfundiert" ist, muß die Leberwunde endgültig versorgt werden. Je nach Situation wird man Matratzen- oder U-Nähte legen, um die Wundränder zu adaptieren. Durchgreifende Nähte mit Chromcatgut haben sich gut bewährt. Hierbei ist jedoch zu beachten, daß in dem brüchigen und geschädigten Gewebe die Nähte sehr leicht ausreißen. Als Widerlager bietet sich hier das *Netz* an. Dieser *lebende Tampon* hat obendrein ausgezeichnete blutstillende Eigenschaften. Mit einigen flachangesetzten Chromcatgutnähten kann ein *frei transplantierter Netzzipfel* als hämostyptische Plombe in den Wundkrater eingelegt und die Naht über dieser straff angezogen werden. Die Verwendung von anderen körpereigenen Materialien, z. B. Anteilen des Bandapparates oder eines heruntergeschlagenen Zwerchfellsehnenspiegels, der Gallenblase usw., wird nur in seltenen Fällen möglich sein. Homoio- oder alloplastische Transplantate, z. B. ein Perlonnetz, in dem die zertrümmerte Lebermasse wie in eine Art Aufhängematratze eingehüllt wird, haben sich nur in Einzelfällen bewährt. Die Gefahr der Sekundärinfektion ist groß. Vom Fibrospum, gelfoam und anderen blutstillenden Substanzen sind wir deshalb mehr oder weniger abgekommen. Hingegen haben wir vom Tabotamp (Ethikon) einen recht guten Eindruck. Lassen der Allgemeinzustand des Patienten und der örtliche Befund es zu, sollte man versuchen, die *geschädigten* und *ernährungsgefährdeten* Leberareale zu eliminieren, um die Sekundärgefahr einer Infektion und anderer Komplikationen herabzusetzen. Eine „*typische*" anatomiegerechte *Resektion* wird in der Regel nicht möglich sein und sollte auch nicht erzwungen werden. Die modernen Erkenntnisse der spezialisierten Leberchirurgie geben uns jedoch andererseits durchaus die Möglichkeit, „atypisch" alles nekrosegefährdete Lebergewebe zu entfernen. Diese bereits früher von uns (STUCKE 1958) empfohlene Konzeption hat sich auch vielen anderen Chirurgen bestens bewährt (POULOS, STEINER, MELNIKOV, LIN, HONJO usw.). Nach Abschluß der Operation müssen die supra- und subhepatischen Räume ausreichend *drainiert* werden. Hierfür ist die *Unterteilung der supra- und subhepatischen* Räume in *geschlossene Logen und*

Etagen nach den Vorschlägen von ROUX u. Mitarb. sehr nützlich. Ein Teil des Ligamentum rotundum wird nach unten geschlagen und mit dem Netz bzw. der vorderen Bauchwand vereinigt, wodurch die linke von der rechten Leber getrennt wird. Diese Separierung schafft eine Barriere gegen die freie Bauchhöhle und riegelt eine etwaige Eiteransammlung auf verhältnismäßig kleine Bezirke ab, so daß sie dann wie ein Empyem entlastet werden kann (Abb. 176). Von einer *Gazetamponade* raten wir ab. Sie hat allenfalls noch eine gewisse Berechtigung als vorläufige Blutstillung in Notsituationen. Der Gazestreifen saugt sich sehr schnell voll, leitet die Sekrete nicht mehr ab, trocknet ein, setzt Nekrosen und begünstigt sekundäre Infektionen.

Immer mehr setzt sich die Auffassung durch, daß der *Gallefluß* nach allen Leberläsionen nach außen *abgeleitet* werden sollte. In Konkurrenz stehen hier die

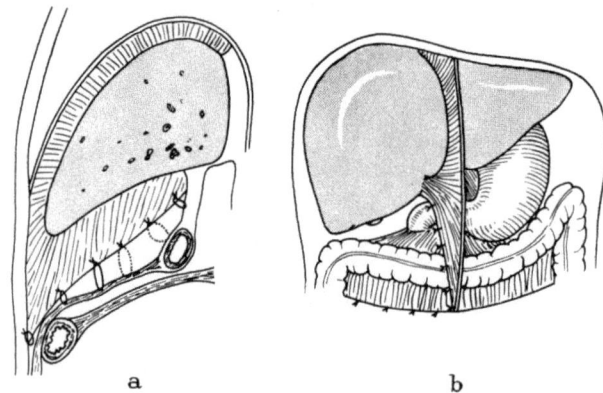

Abb. 176 a u. b. Unterteilung der supra- und subhepatischen Räume in verschiedene Logen nach ROUX u. MA, durch Abtrennung und Fixation des Leberbandapparates an das Bauchfell

temporäre Cholecystostomie und die Choledochus T-Drainage (MERENDINO u. Mitarb.). Diese Ableitung ist um so mehr angezeigt, als der durch die Zerstörung von Lebergewebe verminderte Gallefluß nicht ausreicht, um einen zur Überwindung des Sphincter Oddi notwendigen physiologischen Druck zu erzeugen. Dadurch wird die Gefahr eines Cholaskos und einer sekundären Pankreatitis heraufbeschworen.

Ist die Leber, die ja als ausgesprochenes „Schockorgan" gilt, verletzt, so ist die *Stoffwechselzentrale* des Organismus in ihrer Tätigkeit gehemmt und gestört. Schon aus der Vielfalt der physiologischen Aufgaben der Leber sind viele *Komplikationsmöglichkeiten* gegeben. Neben der unmittelbaren Lebensbedrohung durch einen nicht beherrschten hämorrhagischen Entblutungsschock, sind in Anlehnung an SPARKMAN und FOGELMAN folgende Komplikationen in Rechnung zu stellen:

I. *Blutungen.*
   A. Nicht beherrscht,
      1. kontinuierlich,
      2. verzögert,
      3. intrahepatisch.
   B. *Hämobilie.*
   C. *Blutungsbereitschaft* durch *Gerinnungsstörungen.*

II. *Nekrosen des Lebergewebes.*
   A. Nicht entfernte Leberfragmente.

B. Sequestrierung von Lebergewebe.
C. Lungenembolie von Gewebstrümmern.
III. *Infektionen.*
A. Diffuse Eiterungen.
B. Absceßbildungen,
1. subphrenisch,
2. intrahepatisch,
3. in anderen Bauchregionen.
C. Wundinfektionen.
IV. *Gallefluß.*
A. Gallige Peritonitis (Cholaskos).
B. Gallige Pleuritis.
C. Äußere Gallenfisteln.
D. Intrahepatische Cysten.
V. *Verschiedene Komplikationen.*
A. Schock.
B. Cerebrale Gefäßschäden.
C. Lungenkomplikationen.
D. Herz- und Kreislaufstörungen.
E. Leberschäden.
F. Tubuläre Niereninsuffizienz (lower nephron nephrosis).
G. Hepatorenales Syndrom.
H. Wundheilungsstörungen.

Von ihnen sind als unmittelbar lebensbedrohliche Ereignisse die *sekundären Blutungen* hervorzuheben. Die *zweizeitige* Ruptur und die sog. *posttraumatische Hämobilie* (SANDBLOM) sind in ihrer Pathogenese äquivalent und in ihrer klinischen Manifestation gleichermaßen dramatisch und lebensbedrohend.

Zweizeitige Rupturen

Zweitblutungen kommen entweder durch sog. *subkapsuläre* oder *zentrale* Parenchymrupturen zustande. Diese sind unseres Erachtens als verschiedene Stadien und Phasen eines gleichsinnigen pathomorphologischen Geschehens anzusehen. Sie begrifflich voneinander differenzieren zu wollen, ist nicht frei von Zwang und wird damit für den Kliniker fast zu einer Frage rein akademischen Charakters. Die Parenchymzertrümmerungen können klinisch lange Zeit kaschiert bleiben, sie manifestieren sich allenfalls mit einem indifferenten allgemeinen Unwohlsein, Mattigkeit, Störungen der Leber- und Nierenfunktionen und einer ausbleibenden Rekonvaleszenz. Die Körpertemperatur ist meistens nicht erhöht bzw. der reale Wert durch eine Antibioticamediaktion verschleiert. Insgesamt ist die *Symptomatik wenig exakt* und die Situation so unübersichtlich, daß der Gedanke, durch ein aktives chirurgisches Eingreifen einer drohenden Zweitblutung zuvorzukommen, wohl nur in den seltensten Fällen rechtzeitig aufkommt.

Die *zweizeitige Ruptur* der Leber kann schon durch geringfügige äußere Belastungen z. B. eine Änderung der Körperhaltung, wechselnde Füllungszustände des Magen-Darm-Kanals, Betätigung der Bauchpresse bei der Defäkation, aber auch ohne jeden greifbaren Anlaß ganz plötzlich auftreten. Die durch eine Parenchymblutung stark gespannte Leberkapsel reißt ein, gestaute Galle und Blut ergießen sich im Schwall in das Abdomen. Gegenüber der primären Leberruptur bestehen insofern keine analogen Verhältnisse, als die Zweitruptur gleichsam als die *Endphase* der *Autolyse* des *zertrümmerten Lebergewebes* angesehen werden kann. Sie ist somit der dramatische Abschluß eines langwierigen und komplikationsreichen Krankenlagers. Als Beispiel möge nachstehender Fall dienen:

F. W., Hausfrau, 53 Jahre. Am 5. 12. 1960 nach schwerem Verkehrsunfall im Schockzustand bewußtlos in die Klinik eingeliefert. Blutdruck peripher nicht meßbar, Puls nicht palpabel. Hämatome der rechten Gesichtshälfte, Schnittwunden an der Unter- und Oberlippe. Verdacht auf Oberbauchtrauma. Rechtes Nierenlager, rechte Thoraxhälfte, rechtes Becken und Gesäß erheblich druckschmerzhaft, ausgedehnte Hämatome. Prellungen der Extremitäten. Intensive Schockbekämpfung, danach Erholung. Bauchbefund unverändert. Primäre Wundversorgung. Intravenöses Pyelogramm: o. B. Erscheinungen von seiten der Commotio cerebri klingen allmählich ab. Wiedereinsetzende Peristaltik. Am *10. Tage nach dem Unfall plötzlich schwerer „Kreislauf"-Kollaps durch eine intraabdominelle Blutung!* Sofortige Laparotomie. Entleerung einer erheblichen Blutmenge. Unterhalb des Gallenblasenhalses 5 cm langer, stark

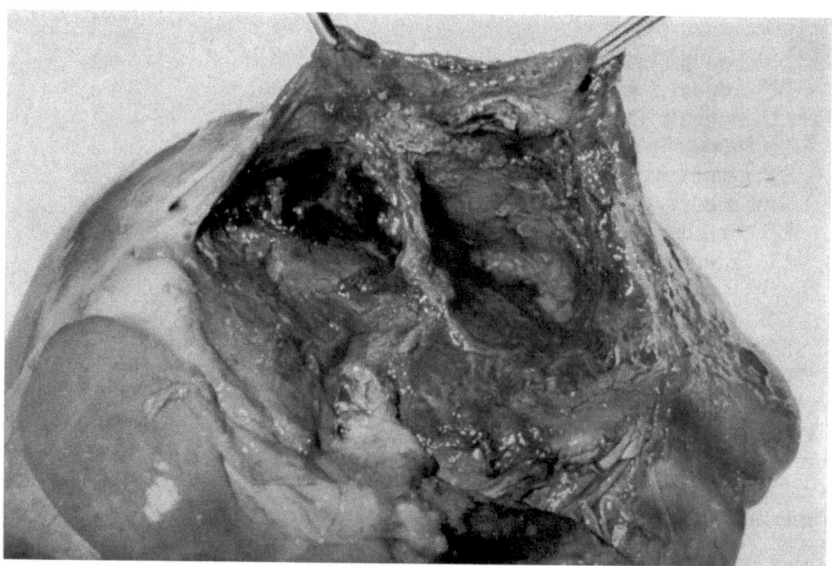

Abb. 177. Subkapsuläre Ruptur der Leber. Sektionspräparat

blutender Leberkapselriß. Umliegendes Lebergewebe z. T. nekrotisch, z. T. stark imbibiert. Vorübergehende Tamponade der Leberwunde. *Intraarterielle Infusion*, danach ausreichende Stabilisierung des Kreislaufes. Versorgung und Drainage der Leberwunde. Keine wesentliche Erholung. Zunehmender Ikterus. Pleuritis und Pneumonie bds. Nach weiteren 14 Tagen erneutes schweres Schocksyndrom. *Nochmalige Laparotomie.* Erhebliche Nachblutung aus einer großen, autolytisch zerfallenen Höhle in der rechten Leber. Größerer reparierender Eingriff nicht möglich. Leberhöhle austamponiert. Weiterhin symptomatische Behandlung. Nach 10 Tagen Exitus letalis infolge Herz- und Kreislaufversagen und hepatorenaler Insuffizienz (Abb. 177).

Dieser Fall bestätigt die allgemeine Erfahrung, daß, wenn sich eine unter Druck stehende, oft schon infizierte und mit Galle durchsetzte blutige Flüssigkeitsansammlung plötzlich in die freie Bauchhöhle entleert, der Patient erneut einer akuten Lebensgefahr ausgesetzt ist. Trotz unverzüglicher chirurgischer Intervention und des großzügigen Einsatzes aller Substitutions- und sonstigen therapeutischen Möglichkeiten ist die Prognose als ungünstig anzusehen. Der Eingriff muß tunlichst sehr schonend gestaltet werden, da es ja nur darauf ankommt, in diesem Moment die Blutungsquelle schnell und sicher zu verstopfen und dem Sekret Abfluß nach außen zu verschaffen. Allen belastenderen „endgültigen" Eingriffen ist der geschädigte Patient in diesem Stadium nicht mehr gewachsen.

Traumatische Hämobilie

Äquivalent der *Zweitruptur* ist die sog. *traumatische* oder *posttraumatische Hämobilie*. Sie stellt eine Art Selbstdrainage der nach einer Leberzertrümmerung im Parenchym auftretenden Blut- und Flüssigkeitsansammlung über die Gallenwege in den Darm dar. Diese pathologische Kommunikation zwischen den Gallenwegen und dem arteriellen bzw. venösen Gefäßsystem ist eine Komplikation, die noch Monate nach dem Trauma auftreten kann. Insgesamt sind bisher 30 echte traumatische Hämobilien publiziert worden. Ihr klinisches Bild ist gekennzeichnet durch nachstehende Trias: a) *Typische Anamnese eines stumpfen Bauchtraumas*, b) *kolikartige Schmerzen* im rechten Oberbauch, c) *massive Magen-Darm-Blutungen*. Die wahre Ursache dieses mit einem mehr oder weniger ausgeprägten Schockzustand ablaufenden Geschehens wird häufig zu spät erkannt. Alle konservativen Maßnahmen, z. B. die Verabfolgung von Hämostyptica, der Ausgleich des Blutvolumenmangels usw. haben nur symptomatischen Charakter. Einzig und allein die *rechtzeitige chirurgische Intervention* hat eine einigermaßen günstige Prognose. Die ideale Kausaltherapie wäre die Freilegung des Hämatomherdes und die Versorgung der Gefäße an Ort und Stelle bzw. die endgültige „Sanierung" in Form einer „*typischen*" oder „*atypischen*" Resektion. In der Praxis kann jedoch allenfalls die meist infizierte Wundhöhle tamponiert und drainiert werden. Dem schwergeschädigten Patienten ist in dieser Notsituation auch nur der kleinstmöglichste Eingriff zuzumuten. Die Gallengänge sind nach außen abzudrainieren, um Blutcoagula, nekrotisch zerfallenen Leberbröckeln und der Gallenstauung Abfluß zu verschaffen. In der Mehrzahl der bisher mitgeteilten Fälle kamen jedoch alle operativen Eingriffe zu spät.

Von den *weiteren Spätkomplikationen* sind insbesondere die von seiten des *Thorax* zu nennen. Bei Leberverletzungen ist eine Mitbeteiligung des rechten Brustkorbes fast unausbleiblich. Durch sorgfältige klinische und immer wiederholte *Röntgenaufnahmen im Bett* können hier pulmonale Komplikationen rechtzeitig erkannt werden. Eine konsequente Behandlung der broncho-pneumonischen Herde, der Pleuraexsudate, der Atelektasen durch Absaugen und Verflüssigung des Sekretes und durch Antibiotica usw. ist in jedem Falle geboten. Auf die Spätkomplikationen der *galligen Peritonitis* oder *Pleuritis* soll hier ebenso wenig eingegangen werden, wie auf die Behandlung der gerade bei den Kuppenverletzungen nicht selten *subphrenischen Spätabscesse* und der *äußeren* oder *inneren Gallenfisteln*.

Penetrierende Verletzungen der Leber

Bei den unter Zivilbedingungen selten anfallenden Schuß- oder Stichverletzungen der Leber sind — schon aus anatomischen Gründen — fast regelmäßig andere Bauchorgane mitbetroffen. Das Ausmaß der Läsionen und der Verlauf der Geschoßbahn können jedoch auf Grund der klinischen und röntgenologischen Kriterien nur vermutet werden. Eine endgültige Klärung erfolgt in der Regel erst bei der operativen Versorgung. Besonders gefährlich sind die *Zweihöhlen*schußverletzungen. Nur der geringere Anteil der Patienten erreicht die Klinik lebend. Hat das Geschoß zunächst den Brustkorb getroffen, wird die *thorakale* und alternierend beim Einschuß in das Abdomen oder Becken die *abdominale Symptomatik* überwiegen. Ein *Pneumoperitoneum ex pulmone* wird meistens durch die Leberbarriere verhindert, während sich andererseits ein Pneumo-, Sero- oder Hämatothorax bei allen Zweihöhlenverletzungen schnell entwickeln kann. Nach der üblichen Schockbekämpfung und dem Ausgleich von Ateminsuffizienzerscheinungen wird man, wenn die pulmonalen Störungen keine sofortige thorakale Intervention erheischen, tunlichst zunächst *laparotomieren*, um die Verletzungen der Bauchhöhle ordnungsgemäß übersehen und versorgen zu können. Gestatten die klinischen, röntgenologischen und operativen Befunde hinsichtlich der thorakalen Wundverhältnisse ein konservatives Verhalten, wird man die weitere therapeutische Taktik von der

Verlaufskontrolle und insbesondere den täglich zu wiederholenden Röntgenuntersuchungen abhängig machen können. Eine *grundsätzliche Thorakotomie befürworten* wir nur bei Verletzungen, die primär das Zwerchfell oder die Lunge getroffen haben.

Isolierte Steckschüsse der Leber sind eine ausgesprochene Rarität. Hier kann man sich, wenn keine gröberen Zertrümmerungen, Blutungen usw. vorliegen, bei der primären Wundversorgung konservativ verhalten, zumal wir aus Kriegserfahrungen wissen, daß die Mehrzahl der Lebersteckgeschosse reaktionslos einheilt (RESOW). Komplikationen, z. B. Leberabscesse, Pleuraempyeme, Verwachsungsbeschwerden usw., sind eine cura posterior!

Besondere Beachtung verdienen noch die sog. *Leberzwerchfellhernien*, die man begrifflich exakter als *Leberprolapse* bezeichnen sollte. Diese werden meistens erst nach Monaten oder Jahren bei Auftreten pleuropulmonaler Beschwerden oder Krankheitserscheinungen bzw. bei einer Gelegenheitsursache, einer Routine- oder Pflichtröntgenuntersuchung entdeckt. — Auf die *iatrogenen* Verletzungen, z. B. durch blinde Punktion oder bei Laparoskopien soll in diesem Rahmen nicht näher eingegangen werden.

Verletzungen der Gallenblase und Gallenwege

Als *Ursachen* der *subcutanen Gallenwegsverletzungen* kommen vornehmlich plötzliche Lageveränderungen oder Schleuderwirkungen der Lebermasse bzw.

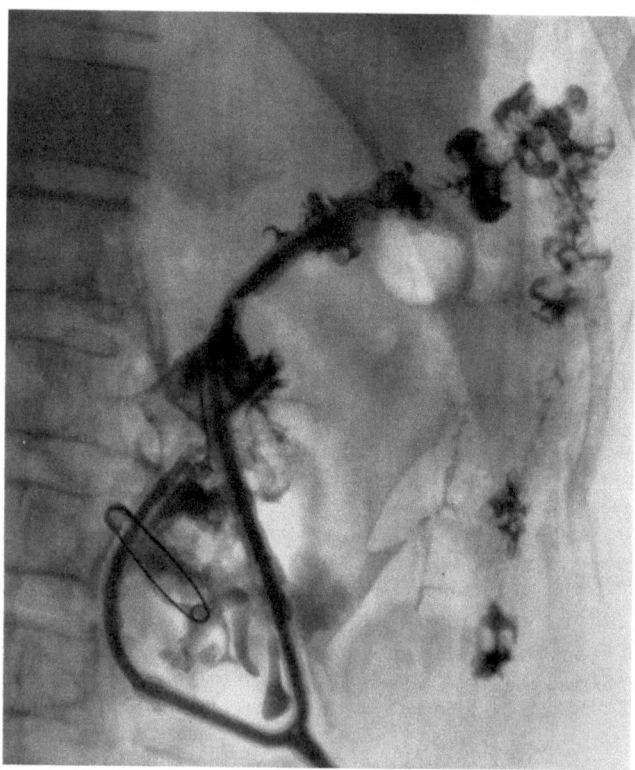

Abb. 178. Darstellung von Darmfisteln nach Gallenblasen- und Dünndarmrupturen. KM fließt z. T. über den Dünndarm nach außen ab, ein anderer Teil füllt das Colon transversum

Rupturen der Aufhängebänder in Betracht. Direkte Quetschungen und ein Kontrecoup durch Stoß gegen die linke Körperseite sind sehr viel seltener.

Gefährdet sind besonders Kinder durch die relativ schwere Lebermasse und die Elastizität des Bandapparates. Als korrespondierende Verletzung des Erwachsenen kann die Leberruptur angesehen werden. Ist die Gallenblase zerrissen — ein Befund, der meistens erst bei der Laparotomie erhoben wird — ist die *Cholecystektomie* die Methode der Wahl (Abb. 178). Liegen Verletzungen der extrahepatischen Gallenwege vor, ist die *Kontinuität* über einen Kehrschen T-Drain wiederherzustellen. Sind die Gallengänge lebernah durchtrennt, kann die von LAHEY und CATTELL angegebene Naht über einem Y-förmig gespaltenen, in je einen Hepaticusast eingeführten T-Drainschenkel empfohlen werden. Ist dieses nicht möglich, muß eine Hepaticoenteranastomose mit zusätzlicher Braunscher Anastomose angelegt werden. Die temporäre Ableitung der Galle nach außen ist ratsam. Wir selbst haben in den letzten 10 Jahren nur 2 Gallenblasenrupturen erlebt, bei denen in einem Falle die Cholecystektomie Heilung brachte, im anderen eine kleine Rupturstelle durch Naht versorgt werden konnte.

Penetrierende Verletzungen der Gallenblase und Gallenwege sind verhältnismäßig selten. Wir selbst haben über eine Schußverletzung der Gallenblase kurz nach dem Kriege berichtet (STUCKE). Wir empfahlen damals bei allen schweren Zerreißungen der Gallenblase, Durchschüssen, Verwundungen der A. cystica und des D. cysticus die *Cholecystektomie*. Einen Nahtverschluß der Gallenblase halten wir nur bei kleineren Verletzungen des Körpers bzw. der Kuppel für statthaft. Die Blutstillung und die Sicherung des Gallenabflusses sind auch hier vordringlich. Daß bei Steckschußverletzungen der Gallenwege Obstruktionen durch Geschoßverlagerungen und Verletzungen der extrahepatischen Gallenwege vorkommen können, ist bekannt. Dabei handelt es sich fast nie um echte Geschoßwanderungen im Sinne von STEFFENS, sondern um ein Weitergleiten von Lebersteckgeschossen auf vorgeschriebenen anatomischen Bahnen (STUCKE).

Postoperative Nachsorge nach Lebertraumen

Alle schweren Lebertraumen haben eine ungemein große Komplikationsbreite und -dichte. Schockzustände durch Verringerung der zirkulierenden Blutmenge und allgemeiner Sauerstoffmangel bei Blutungen lösen schon, *ohne Verletzung der Leber*, welche den „Hauptstoß" der traumabedingten Störungen des intermediären Stoffwechsels aufzufangen hat, nachhaltige Betriebsstörungen aus und können sogar zu tiefgreifenden morphologischen Leberveränderungen führen (POPPER und SCHAFFNER). Wird nun im Rahmen einer Polytraumatisierung *die Leber*, die an sich schon als „typisches Schockorgan" anzusehen ist, selbst *mitbetroffen*, so müssen ganz zwangsläufig die hieraus resultierenden Dysregulationen in den subtil aufeinander abgestimmten Funktionsabläufen um so gravierender und unübersichtlicher sein, je mehr andere Organe mitverletzt wurden. Alle diese Störungen und Kettenreaktionen lassen sich mit den üblichen Leberfunktionstesten und laborchemischen Methoden kaum exakt erfassen. Unsere Bemühungen um den Ausgleich und die Korrektur der jeweils vorherrschenden Störungen können deshalb nur sehr individuell und in elastischer Anpassung an das jeweils führende klinische Symptom erfolgen. Deshalb können auch hier nur einige für die postoperative Nachsorge zu beachtende *Leitsätze* gegeben werden: 1. Jeder *Leberverletzte* ist langzeitig quoad vitam et quoad sanationem *sehr gefährdet* und bedarf deshalb einer sofort einsetzenden und konsequent fortzuführenden *Intensivtherapie* auf der Wachstation. 2. Das tatsächliche Ausmaß des *Blutverlustes* bei einer Traumatisierung der mit einer „Luxusdurchblutung" ausgestatteten Leber wird primär häufig falsch eingeschätzt. Die Verluste sind um so weniger exakt zu übersehen, wenn schwere Kombinationsverletzungen vorliegen. Rufen wir uns

z. B. ins Gedächtnis zurück, daß der durchschnittliche Blutverlust bei intraabdominellen Verletzungen 2—3 l beträgt und dieser bei Eröffnung des Abdomens durch die Druckänderungen rasch ansteigt, daß bei Läsionen des Thorax und bei Traumatisierungen der Rückenweichteile und des Retroperitoneums der Blutverlust ebenfalls recht erheblich ist (REISSIGL), so kann eine Normovolämie nur durch eine einigermaßen exakte Registrierung, z. B. mit dem Volemetron, das sich uns gut bewährt, erreicht werden. 3. In der postoperativen Phase muß der *Ausgleich* des *Blut-* und *Flüssigkeitsverlustes* sehr sorgfältig kontrolliert werden. Neben Dextran- und Sterofundingaben, „Leber- und Nierencocktails" leisten uns Plasmaexpander, z. B. Rheo-Macrodex, Plasmagel, Hämaccel usw. ausgezeichnete Dienste. 4. Nach Bauchverletzungen hat es sich als zweckmäßig erwiesen, alle Infusionen über die *Brachialvenen* einlaufen zu lassen, da sehr wohl die V. cava mitverletzt sein kann, eine Komplikation auf die unlängst CARLSON u. Mitarb. aufmerksam machten und die wir selbst in einem eigenen Falle erlebten. 5. Die *Übertragung* von *Konservenblut* sollte bei allen Lebertraumen, auch in der postoperativen Phase, mit einer gewissen Vorsicht erfolgen. Hierdurch können proteolytische Reaktionen erneut in Gang gebracht und metabolische Acidosen verstärkt werden. Durch Citratintoxikationen tritt eine erhöhte Neigung zur Blutungsbereitschaft auf, die an sich schon bei allen Leberverletzungen durch die exzessive Fibrinolyse und den Gewebszerfall gegeben ist. Weiterhin sind Gerinnungsstörungen und die sog. Transfusionshepatitis hervorzuheben. Eine Virushepatitis bzw. eine Beteiligung des homologen Transfusionsblutes an der Entstehung postoperativer Frühikterusfälle (STOECKEL) bzw. die eines sog. bilirubinostatischen Ikterus (PICHELMAYR und STICH) sind gerade bei Lebertraumen besonders gefährlich. Einmaliger Gebrauch der Infusionsgeräte, Zurückhaltung in der Applikation von Blut, Ausweichen auf Plasmaexpander usw. sind einige der Möglichkeiten und Hilfsmittel, um eine Transfusionshepatitis, die sowohl in der ikterischen als auch in der anikterischen Form auftreten kann, zu vermeiden. 6. Eine *Reinfusion* des Leberblutes ist heute, im Zeitalter der Blutbanken und der wohlorganisierten Flüssigkeitssubstitutionen, nicht mehr diskutabel. 7. *Sicker-* oder *Nachblutungen* können durch Gaben von Vitamin K (Konakion), Protraminsulfat Novo usw. abgefangen werden. 8. Der Magen und Darm ist möglichst wenig zu belasten. Eine *parenterale Ernährung* sollte für mindestens 10 Tage durchgeführt werden. 9. *Leberschutzstoffe*, wie z. B. Hepsan, Purinor, Essentiale usw. sind laufend zu verabfolgen. 10. *Choleretica* bzw. Hydrocholeretica wie Felkreon, Cholagogum, Decholin sind routinemäßig zu geben, um den Gallenfluß in Gang zu bringen oder aufrecht zu erhalten. 11. Sehr bewährt hat sich uns das *Trasylol* zur Stärkung der allgemeinen Resistenz, zur Inhibierung proteolytischer Vorgänge, zur Durchbrechung anurischer Zustände und zur Vermeidung von peritonealen Adhäsionen. 12. Bei der Polytraumatisierung, die mit der Leberverletzung meistens einhergeht, sind schwere Gewebszertrümmerungen in Rechnung zu stellen. *Fettembolien* sind nicht allzu selten. Hier leistet das Lipostabil ausgezeichnete Dienste. 13. Zu einer routinemäßigen *Thromboembolieprophylaxe* mit Anticoagulantien haben wir uns gerade nach Lebertraumen bisher *nicht* entschließen können. 14. Auch in der Anwendung von Corticosteroiden sind wir ausgesprochen zurückhaltend. 15. Eine *Unterkühlung* bei Leberverletzungen führen wir nur dann durch, wenn die Körpertemperatur exzessiv ansteigt und durch sonstige Maßnahmen nicht mehr beherrscht werden kann. 16. Der Ausgleich des Blut- und Flüssigkeitsverlustes soll möglichst schonend durch eine allmähliche *Zufuhr* der *wichtigsten Nährstoffe*, Mineralien, Vitamine usw. herbeigeführt werden. 17. Das Auftreten metabolischer Acidosen läßt sich durch die Kombination des Trispuffers THAM mit Dextranlösungen verhindern *Störungen im Säurebasenhaushalt* müssen bald wieder neutralisiert werden, wobei man sich vor Überkorrekturen hüten soll. Fortlaufende Gaben von Humanalbuminen haben sich hierbei gut bewährt. 18. Besonders zu achten ist auf *pleuropulmonale Komplikationen*, die bei den routinemäßigen Antibioticagaben sehr wohl verkannt werden können. Wiederholte Röntgenkontrollen des Brust- und Bauchraumes sind angezeigt. 19. *Antibiotica* sollten ausreichend dosiert, nur gezielt und nicht ohne Austestung verordnet werden.

Verletzungen der Milz

Bei allen stumpfen Bauchtraumen ist nach LAVACCA, BÖHLER jr. u. a. die *Milz* in 30—50% der Fälle mitbetroffen. Diese Feststellung steht in einem scheinbaren Gegensatz zu der sonst allgemeinüblichen Auffassung, daß die Häufigkeit

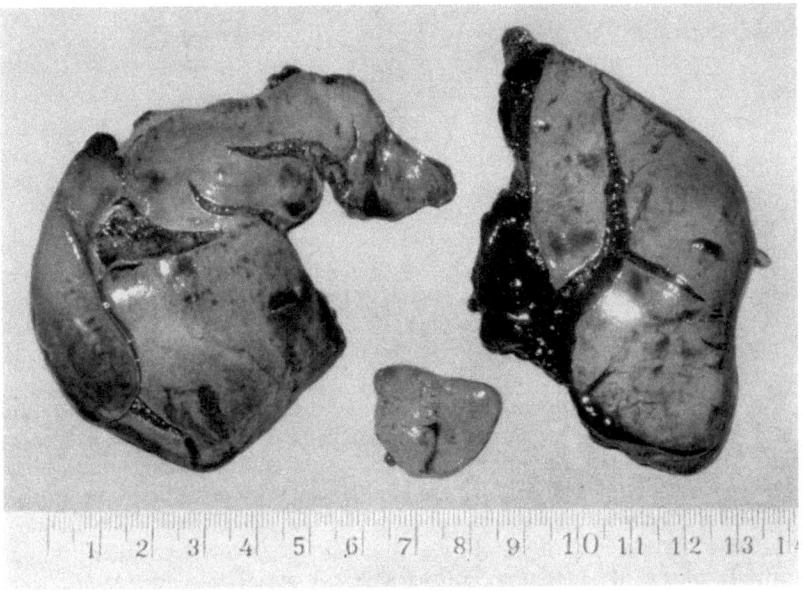

Abb. 179. Zertrümmerungsruptur der Milz bei einem 5jährigen Kind. Exstirpation. Heilung

der geschlossenen Milzverletzungen nicht sehr groß sei (Fuss). Der Anteil der Milzläsionen an den gesamten stumpfen Bauchtraumen wird nun in der Tat von den verschiedenen Autoren sehr unterschiedlich angegeben. Er reicht von 11,6% bei MÜLLER (KIRSCHNER) bis zu 47,6% bei WRIGHT und PRIGOT. Diese beträchtliche Divergenz ist dadurch zu erklären, daß für die *statistische Auswertung* die *verschiedensten Kriterien* herangezogen werden. So werden das eine Mal die isolierten Milzrupturen auf alle Bauchtraumen, zum anderen nur auf die intraperitonealen Verletzungen bezogen und schließlich nur die Mitbeteiligung der Milz im Rahmen einer Polytraumatisierung berechnet. Wir registrierten in den letzten 10 Jahren insgesamt 23 Milzrupturen, das sind 11% sämtlicher extra- und intraperitonealen stumpfen Bauchverletzungen. Bei den intraperitonealen Läsionen beträgt die Mitbeteiligung der Milz 38%. In 15 Fällen lagen multiple Massentraumen durch Verkehrsunfälle vor, bei denen die Milz mitbefallen war. Nur bei 8 Patienten = 3,5% sämtlicher Bauchtraumen war die Milz isoliert betroffen; ihre Läsion beherrschte ganz eindeutig das klinische Bild (Abb. 179). Daß eine traumatische Milzruptur in jedem Fall höchste Lebensgefahr bedeutet, wird dadurch erhellt, daß 50% der Verletzten unmittelbar oder innerhalb einer Stunde nach dem Unfall sterben. Nur die Hälfte aller Milzverletzten erreicht das Krankenhaus. Die Problematik der Milzverletzung liegt somit in ihrer *frühzeitigen Versorgung*. Diese Feststellung trifft sowohl für die *geschlossenen* als auch die *offenen* Läsionen durch Hieb, Stich oder Schuß zu. Letztere spielen in der Friedenschirurgie aber nur eine untergeordnete Rolle und sollen deshalb auch hier nicht ausführlicher abgehandelt werden. Als *Unfallmechanismen* unterscheidet man *direkte* und *indirekte Gewalteinwirkungen*. In der Praxis überschneiden sie sich häufig und sind, insbesondere bei den Verkehrstraumen, mit ihren vielfachen Prellungen und Quetschungen kaum noch voneinander zu trennen. Durch Contusionen des Rippenbogens bzw. der Thoraxwand, durch die Steigerung des intraabdominellen Druckes bei In- oder Kompression des Bauch- und Brustraumes kommt es zu einer Überbeugung oder Überstreckung der Milz, die durch ihre Fixation an den Aufhängebändern nur über geringe Ausweichmöglichkeiten verfügt (BROGSITTER).

In Übereinstimmung mit vielen anderen Autoren können wir feststellen, daß *isolierte Milzverletzungen* heute kaum noch vorkommen. Wir haben bei unseren 23 Milzverletzungen nur noch 8 mehr oder weniger isolierte Organverletzungen registriert. Als Begleitverletzungen sind *Schädelhirntraumen* und *Läsionen* des *uropoetischen Systems* nicht selten, eine *thorakale Beteiligung* ist fast bei jeder Milzverletzung obligat. Von unseren 15 Polytraumatisierten verloren wir 7 Patienten, bei denen in 5 Fällen eine Contusio oder Commotio cerebri, in 3 Fällen eine Mitbeteiligung der Leber und in 1 Fall eine zusätzliche Blasen- und Leberruptur vorlagen. Von den isolierten Milzverletzungen ist kein Patient verstorben! Das Verhältnis von Mann zu Frau beträgt 10:1. Die am meisten unfallexponierten Männer zwischen 15 und 50 Jahren stellen das Hauptkontingent der Milzverletzten (STREICHER).

Die *subcutanen Läsionen* der Milz werden unterteilt in a) *Commotio* durch einfache Prellung ohne nachweisbare morphologische Veränderungen, b) *Contusio* mit Teilzerstörungen und ausgedehnten subkapsulären Bluthämatomen, c) *partielle* und d) *komplette* Ruptur der Milz. Als Unterformen können hier die sog. *zwei-* oder *mehrzeitigen Rupturen* angesehen werden. Die *Symptomatik* der Milzläsionen hängt weitgehend davon ab, ob und wie weit die Nebenverletzungen in den Vordergrund rücken. Je nachdem, ob es sich um eine Contusio der Milz oder eine partielle oder komplette Ruptur handelt, wird das klinische Bild von der *intraabdominellen Blutung* und dem hieraus resultierenden *Schocksyndrom* beherrscht. Eine von GIESELER und WILHELM gegebene Übersicht der Symptome läßt deutlich erkennen, wie schwierig es bei dem jetzt vorherrschenden Unfalltyp, dem Massenverkehrstrauma, ist, die Milzverletzung als führende Läsion zu erkennen:

Inspektion. Blässe, Schweiß, Atmung (frequent, oberflächlich), Schonung linker Thoraxseite, Prellmarken, Schmerz (linker Oberbauch), Abwinkelung der Beine, Leibesumfang, Hodenhochstand links (HENSCHEN).

Palpation. Druckschmerz, Abwehrspannung, Douglas (Schmerz, Vorwölbung), Schulterschmerz links (KEHR), Phrenicusschmerz (SAEGESSER, DE QUERVAIN). Pulserhöhung, Kälte der Acren.

Perkussion. Schalldämpfung (re. Seitenlage). Zwerchfellhochstand, Meteorismus (Darmparalyse).

Röntgendiagnostik. Milzschattenvergrößerung, Zwerchfell (Stillstand, Hochstand, Beckenhochlagerung!), Verdrängung (Magen, linke Colonflexur).

Labordiagnostik. Leukocytose, Hämokonzentration (erste Blutungsphase), Hämoglobinabfall (zweite Blutungsphase).

Von allen diesen Krankheitszeichen sind bei kritischer Analyse nur recht wenige als „*milzspezifisch*" anzusehen. Als solche können allenfalls die im linken

Oberbauch liegenden Prellmarken der Bauchdecken und die in die sog. „Linkssymptomatik" einzureihenden Schulter- und Phrenicusschmerzen angesehen werden. Hingegen ist die immer wieder empfohlene *dringliche Röntgendiagnostik* in ihrer Treffsicherheit doch recht dubiös. Wenn wir bedenken, daß wir bei 18 unserer 23 Fälle eine Mitbeteiligung des Brustraums in Form von Prellungen, Rippenfrakturen, Hämato-, Pneumo- oder Serothorax zu verzeichnen haben, so spricht ein Hochstand des Zwerchfells und ein Pleuraerguß nicht eindeutig für oder gegen eine Milzbeteiligung. Zumindest sind diese Befunde für sie kein echtes pathognomonisches Merkmal. Untersuchungen, ob eine Vergrößerung des Milzschattens, eine Verlagerung und Verdrängung der linken Flexur nach caudal und rechts, eine Flüssigkeitsansammlung im Abdomen oder gar ein durch Ärophagie luftgefüllter Magen vorliegen, sind schon nicht mehr als dringliche Röntgendiagnostik anzusehen. Sie sind allenfalls im Rahmen einer exspektativen Verlaufskontrolle durchzuführen. Insgesamt müssen wir feststellen, daß alle *röntgendiagnostischen Untersuchungsverfahren* — dazu gehört auch die *Splenoportographie* — nur als ergänzende Maßnahmen anzusehen sind, die jedoch mit den klinischen Zeichen korrelieren müssen (Abb. 180).

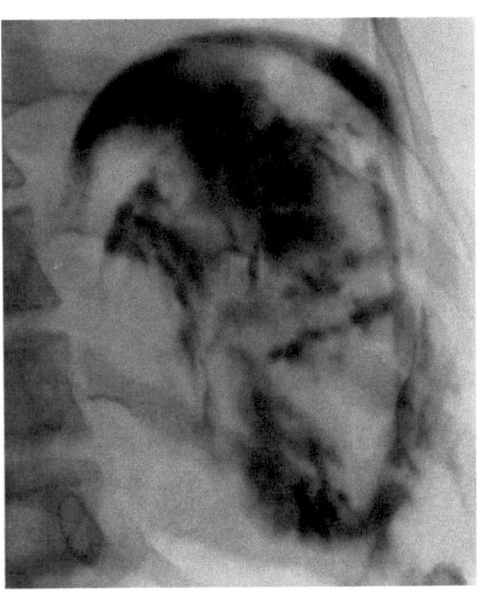

Abb. 180. Versuch einer Splenoportographie. Kontrastmittel liegt um die Milz herum bzw. im Subphrenium

Gegen eine *Probepunktion* der Bauchhöhle bei Verdacht auf Milzruptur, wie sie von vielen Seiten und unlängst wieder von Nguyen Trinh Co u. Mitarb. empfohlen wurde, haben wir grundsätzliche Bedenken. Wir halten alle Punktionen, insbesondere bei den schwergeschädigten Patienten, für so gefährlich und erachten ihren Aussagewert für so gering, daß wir dieses Verfahren nicht als Standardmethode anerkennen können. Auch von dem Wert *laborchemischer Untersuchungen* konnten wir uns nicht überzeugen. Durch die Verlaufskontrolle der Leukocyten ist allenfalls bei einer isolierten Milzruptur etwas zu erwarten. Hierdurch kann z. B. die *Phasenverschiebung* bei den Milzspätblutungen erfaßt werden. Wir möchten jedoch meinen, daß alle diese Zeichen, gerade bei den Mehrfachverletzten, wo viele Faktoren eine Leukocytose herbeiführen können, allzu uncharakteristisch und zu wenig zuverlässig sind, so daß ihr Aussagewert gegenüber der klinischen Symptomatik als absolut zweitrangig zu betrachten ist.

Ein aktuelles Problem der *Milztraumatologie* ist die von vielen Seiten registrierte *Zunahme* der sog. *zwei- oder mehrzeitigen Ruptur*. Durch Erhöhung der Bauchpresse, z. B. beim Wiederaufrichten aus dem Liegen, durch ein Bagatelltrauma, durch Husten und Niesen reißt die durch einen subkapsulären Erguß zum Platzen gespannte Kapsel ein. Das gestaute Hämatom ergießt sich in die freie Bauchhöhle. Diese Spätblutung kommt insbesondere nach primärer Selbsttamponade oder durch Thrombosierung, wie aber auch bei einer Scheinheilung eines Kapselrisses, z. B. durch Verwachsungen mit Netzzipfeln, zustande. Derartige Zweitblutungen sind bis zu 12 Monaten nach dem Unfallereignis aufgetreten (GOLDECK). In der Regel beträgt das freie Intervall einige Stunden bis allenfalls 2—3 Tage. Die klinischen Zeichen sind die einer foudroyanten Blutung in die freie Bauchhöhle. Sie sind prognostisch als sehr ernst zu bewerten, da sich ja der Patient meistens in einem Zustand der vita reducta (MASSHOFF) befindet. Oft wird es schwierig sein, eine *echte* von einer *scheinbaren zweizeitigen Milzruptur* zu unterscheiden. Die pathomorphologischen Übergänge sind sicherlich fließend (Abb. 181).

Daß gerade bei *Jugendlichen* die zweizeitigen Rupturen so bemerkenswert häufig anfallen, erklärt GROSS damit, daß sich die Relation zwischen Dicke der Kapsel und des Parenchyms

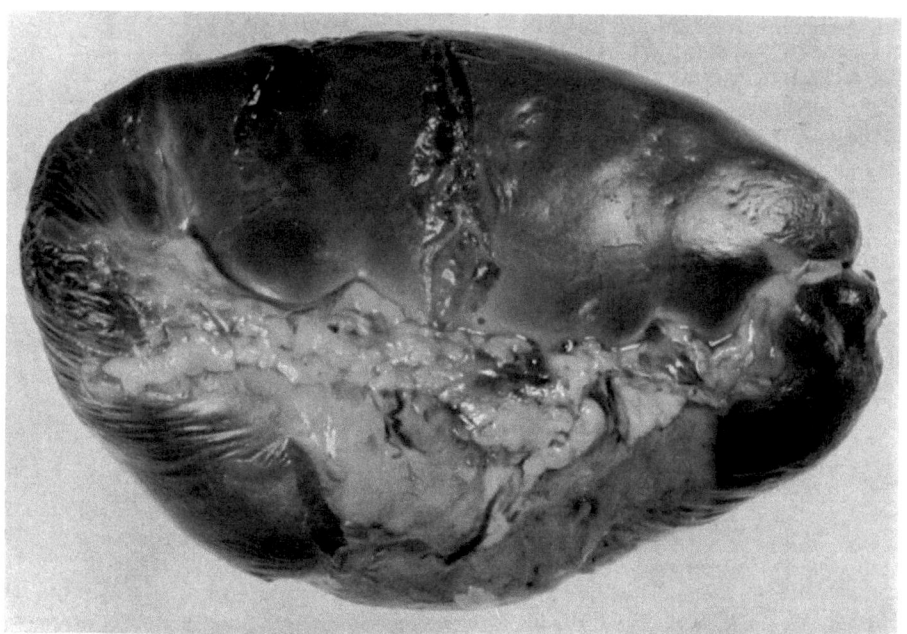

Abb. 181. Subkapsuläre Einrisse der Milz. Exstirpation nach Zweitblutung

erst im Laufe des Alters verschiebe. Je jünger die Kinder, um so mehr vermag die Kapsel den Druck einer aus dem Parenchym stammenden Blutung Widerstand entgegenzusetzen.

Wir beobachteten unter unseren 23 Fällen *4 zwei- bzw. mehrzeitige Rupturen*, 3 bei Kindern bzw. Jugendlichen. Bei einem älteren Patienten war es kaum zu entscheiden, ob eine zweizeitige oder eine primäre Ruptur vorlag, die nur durch die Nebenverletzungen verschleiert wurde:

G. S., 53 Jahre, Pat. wird im bewußtlosen Zustand eingeliefert. Nach Angaben der Begleiter sei er von einem PKW angefahren worden. Schweres Schädelhirntrauma mit subduraler Blutung, deshalb sofortige Trepanation. Pat. übersteht den Eingriff gut. 10 Std später Abpunktion eines Hämatothorax links. — Aus der Harnblase entleert sich reines Blut, so daß eine zusätzliche Beteiligung der linken Niere angenommen wird. Nach 24 Std plötzlich deutliche Zunahme des Leibesumfanges, starke Abwehrspannung, Sistieren der Peristaltik. Verschlechterung des Allgemeinzustandes. Schocksyndrom. Laparotomie: In der Bauchhöhle teils frisches, teils geronnenes Blut aus einem Riß am Milzstiel. Ektomie der Milz. 10 Tage später Exitus letalis unter den Zeichen einer Urämie.

Besondere Schwierigkeiten der Verifizierung einer Milzruptur machen diejenigen Patienten, die *gleichzeitig* ein *Schädelhirntrauma* erlitten haben. Wir hatten immerhin bei 12 von unseren 23 Fällen eine cerebrale Beteiligung. Vielfach verschob sich erst im Laufe von Stunden oder Tagen das klinische Bild zur *abdominellen* bzw. *thorakalen* Seite. Bemerkenswert erscheint uns folgender Fall:

W. G., 19 Jahre. Arbeiter. Verkehrsunfall. Beckenfraktur und Kontusion der linken Niere. Am 17. Tag nach Defäkation plötzlich starke Bauchschmerzen. Klinisch bietet sich das Bild einer freien Perforation. Bauchdecken stark gespannt. Druckschmerz im Oberbauch. Zunehmende Erscheinungen einer intraperitonealen Blutung mit Blutdruckabfall, Pulsbeschleunigung und Schocksyndrom. Sofortige Laparotomie: Milz in Blutcoagula eingebettet und in der Mitte quer durchgerissen. Mäßig starke Blutung. Ektomie, Heilung.

Die *Therapie* bei Milzläsionen steht fest! Sie besteht bei erkannter Ruptur in der lebensrettenden *Ektomie* des Organes. Wir legen die Bauchhöhle durch eine obere mediane Laparotomie frei, um von diesem Schnitt aus das Abdomen nach allen Richtungen genau und exakt revidieren zu können. Gegebenenfalls wird die Incision nach oben und nach unten oder zur Seite transrectal erweitert. Liegt eine foudroyante Milzblutung vor, versuchen wir möglichst schnell — gleichsam mit dem ersten Griff — das Organ zu luxieren und ihren Stiel „*milznah*" mit Klemmen zu belegen. Dann kann man eine Operationspause einlegen, um zunächst den bedrohlichen Blutvolumenmangel auszugleichen. Erst wenn wir den Patienten mit *Konservenblut*, das man entweder unter Druck intravenös oder falls notwendig, auch einmal intraaortal verabfolgt bzw. mit *Plasmaexpandern* (Macrodex, Hämaccel usw.) „auftransfundiert" haben, können wir in Ruhe und ohne Hast schulmäßig die Arteria lienalis in der Bursa omentalis und die übrigen Gefäße im Hilus unterbinden und die Milz aus ihrem Aufhängeapparat herauslösen. Die *Reinfusion* von Milzblut steht im Zeitalter der Blutbanken und anderer guter Substitutionsmöglichkeiten nicht mehr zur Debatte. Neuere *anatomische Forschungsergebnisse* über die *Gefäßarchitektur* des Milzhilus (KÖLE, GIESELER u. a.) könnten theoretisch dazu Veranlassung geben, die *Resektion* der verletzten Milz zu erwägen. Derartige Überlegungen darf man um so mehr anstellen, als die Querrupturen anfänglich nur wenig bluten. Sie stellen das Hauptkontingent der zur mehrphasigen Blutung neigenden Rißformen. In der Praxis lassen sich jedoch diese Theorien nicht realisieren. Jede Resektion ist allzu unsicher! Auch von *Nähten* der Milzkapsel, wie sie neuerdings wieder von NEFFTROV (1959) empfohlen wurde, ist ebenso wie von *Tamponaden* und *Aufsteppungen* von *Netzzipfeln* bei oberflächlichen Rissen abzuraten. Wir sind sehr skeptisch, ob es überhaupt eine Spontanheilung der Milzruptur gibt, und glauben vielmehr, daß es sich hier allenfalls um Scheinheilungen handelt. Nach der Ektomie inspizieren wir die Zwerchfellkuppe und den Phrenicocostalwinkel sorgfältig, um zusätzliche Verletzungen des Brustraums nicht zu übersehen. Die Bauchhöhle ist einer routinemäßigen Generalrevision zu unterziehen und abschließend die *Milzloge* zu *drainieren*. In der *postoperativen* Phase ist insbesondere auf eine Atonie des Magen-Darm-Kanals und auf Lungenkomplikationen zu achten.

Offene oder penetrierende Verletzungen der Milz kommen in Friedenszeiten nur selten vor. Wird die Milz von einem Schuß oder einem Stich getroffen, so ist nicht nur mit einer lebensbedrohlichen Blutung, sondern auch mit Begleitverletzungen anderer intraabdominaler Organe und einer Eröffnung des Phrenicocostalwinkels, also einer *Zweihöhlenverletzung* zu rechnen. Damit ergibt sich in jedem Falle quoad vitam eine ernste Prognose. Alle offenen Verletzungen der Milz erfordern eine sofortige operative Versorgung, sie sind somit dringlichste abdominale und thorakale Notfallchirurgie!

Verletzungen des Pankreas

In der akuten Traumatologie des Abdomens spielen die *Läsionen des Pankreas* keine sehr große Rolle, sie sind aber sicherlich sehr viel häufiger, als man nach den bisherigen Mitteilungen des Schrifttums anzunehmen geneigt ist. Die Seltenheit einer Pankreasläsion wird zunächst mit der geschützten Lage des Organs im retroperitonealen Raum begründet. Obendrein werden Verletzungen der Bauchspeicheldrüse gern übersehen, z. B. wenn Rupturen der Leber und Milz mit starken Blutungen oder eine Perforation des Digestionstraktes im Vordergrund stehen. Andererseits mehren sich die Stimmen, daß bei allen schweren Bauch- und Wirbelsäulentraumen, die mit einem Retrohämatoperitoneum einhergehen, das Pankreas mitbeteiligt ist und daß die sog. *Pseudocysten* in 20—25% auf *traumatischer Basis* beruhen.

Isolierte Verletzungen des Pankreas sind kurz im Anschluß an ein Trauma nur schwer zu verifizieren. Der *Verletzungsmechanismus* gilt als typisch. Das Pankreas wird bei der Kompression der Bauchwand über der linken Kante der Wirbelsäule abgequetscht und abgeschert (Abb. 182).

So liegen die Verletzungen der Bauchspeicheldrüse in der Mehrzahl der Fälle *loco typico* am Übergang vom mittleren zum peripheren Drittel. Dieser Unfallmechanismus macht es auch erklärlich, daß andere Organe, z. B. die Milz, die Leber, der Magen bzw. der Dünndarm an seinen Fixationsstellen mitverletzt werden (Abb. 183 u. 184). Wir selbst berichteten über einen Fall von Pankreasruptur mit Abriß der Flexura duodenojejunalis, der nach End-zu-End-Anastomose des Darmes und Resektion des peripheren Pankreasabschnittes ausheilte (STUCKE).

Nach dem Ausmaß der Verletzungen kann man eine *Klassifizierung* der Schweregrade und -Formen aufstellen, die sich für die Klinik als recht zweckmäßig erwiesen hat:

1. Die *Commotio*, d. h. die einfache Prellung des Organs, ohne nachweisbare anatomische Veränderungen.

2. Die *Contusio* mit Herdzeichen, Parenchymblutungen und leichten Verletzungen der Kapsel.

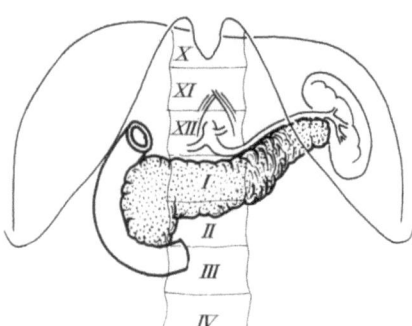
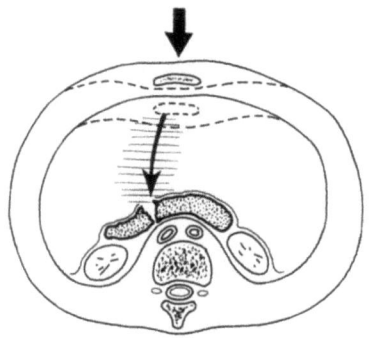

Abb. 182. Rupturmechanismus des Pankreas über der Wirbelsäule

3. *Rupturen:*

a) Die *inkomplette* oder *subkapsuläre* Ruptur, d. h. die Verletzung des Drüsenkörpers ohne Einriß der Kapsel,

b) die *partielle* Ruptur, d. h. die Durchtrennung des Parenchyms ohne Verletzung des großen Ganges, jedoch mit Einriß der Kapsel,

c) die *totale* Ruptur, d. h. die Zerreißung des Pankreaskörpers, der Kapsel und des Hauptganges, also die Zweiteilung des ganzen Organes.

Allen Verletzungsformen gemeinsam ist das Symptomenbild einer stumpfen Verletzung des Oberbauches. Da es sich meistens um Kombinationstraumen handelt, sind *typische Krankheitszeichen* kaum ausgeprägt. Stärkere intraperitoneale Blutungen liegen bei den Pankreasrupturen nicht vor. Die Bursa omentalis bzw. der Retroperitonealraum können sich selbst tamponieren. Die laborchemischen Befunde, insbesondere auch die Leukocytenwerte, wie die pankreasspezifischen Teste (Serum-Amylase usw.) sind in keiner Weise signifikant. In der Tat ist es auch so, daß die Ruptur eines Pankreas entweder erst durch eine auftretende Peritonitis oder bei der Generalrevision der Bauchhöhle entdeckt wird.

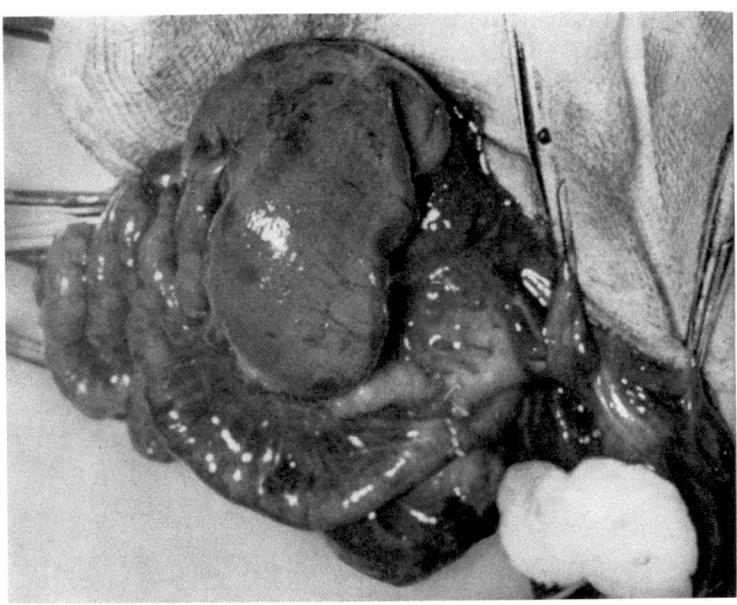

Abb. 183. Pankreasruptur und Abriß des Dünndarms an der Flexura duodenojejunalis. Nahtvereinigung. Pankreasschwanzresektion. Heilung

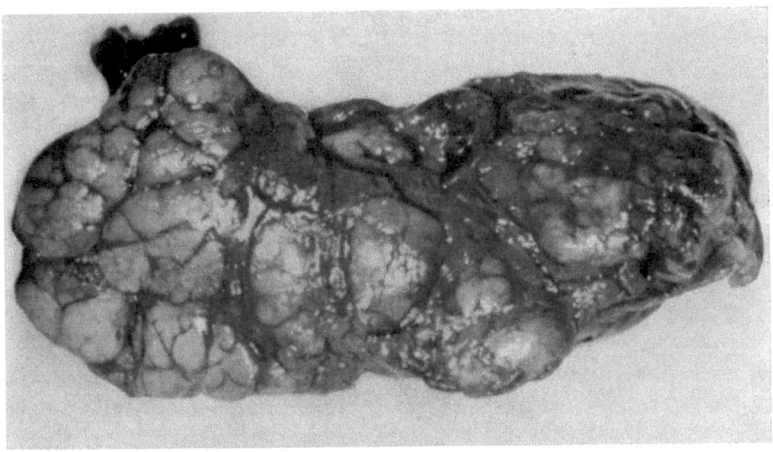

Abb. 184. Pankreasschwanz-Resektion nach Trauma

Die *Therapie* der schweren Pankreasläsionen kann nur eine chirurgische sein. In jedem Verdachtsfall muß man die Bursa omentalis eröffnen. Die Orientierung über das Ausmaß der Verletzung kann wegen der starken Sugillationen recht schwierig sein. Eine von vielen Autoren geforderte intraoperative *Pankreatographie* ist technisch in diesem Stadium keineswegs einfach. Für die *Prognose* entscheidend ist die Frage, ob der Pankreasgang erhalten ist oder nicht. Betreffs des therapeutischen Vorgehens und der operativen Taktik kann auf die Abbildung verwiesen werden (Abb. 185). Kapselschädigungen sind in jedem Falle sorgfältig, am besten mit einem Netzzipfel, der die Verletzungsstelle einhüllt, zu peritonealisieren (NISHIDA). Liegt eine totale Ruptur des Pankreasschwanzes vor, bzw. ist seine Ernährung gefährdet, sollte man sich zur *Resektion* entschließen. Sie wird ohne ernsthafte Folgezustände gut vertragen. Die vielfach diskutierte Frage, ob eine *Nahtversorgung* des Pankreasganges zweckmäßig sei, ist von Fall zu Fall zu entscheiden. Man möge bedenken, daß bei Erwachsenen der große Pankreasgang nur

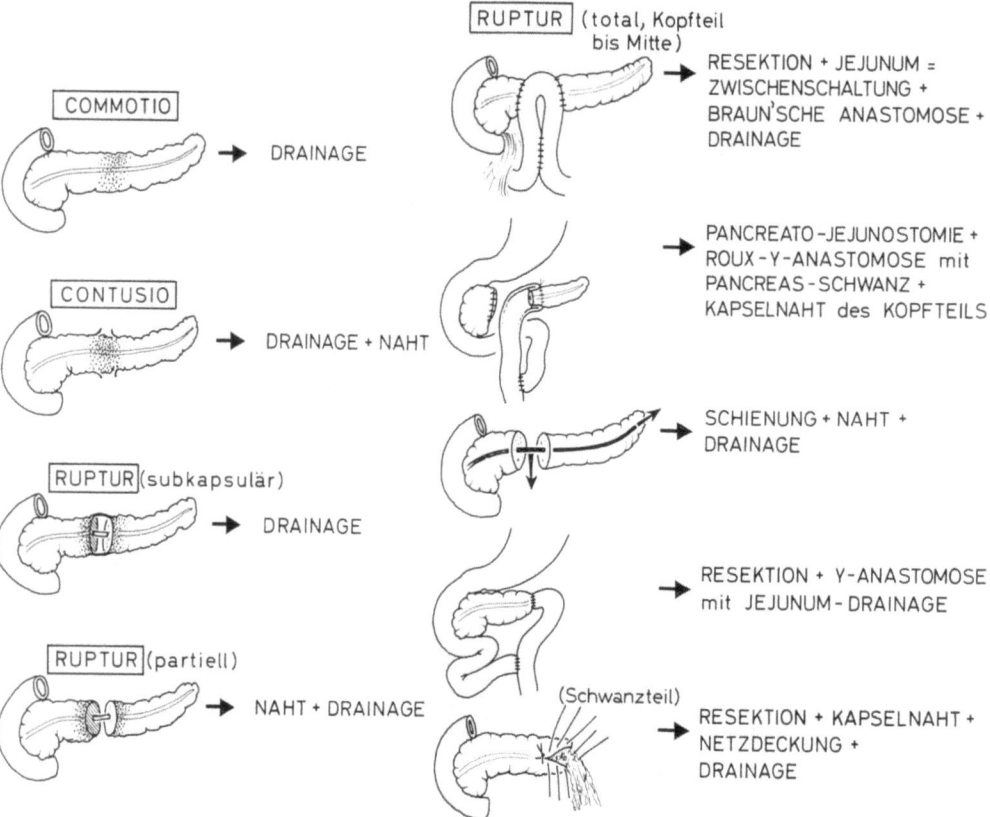

Abb. 185. Verletzungstypen des Pankreas (Commotio, Contusio, Ruptur) mit jeweiliger Angabe der Therapie

1,9 mm Durchmesser hat und daß meistens starke Quetschungen und Schädigungen vorliegen. Die Gefahr einer Nahtinsuffizienz durch Sekretstauungen ist groß. Erfolgversprechender ist eine Vereinigung der zerrissenen Gangenden über einer schienenden Prothese bzw. einem Ureteren-Katheter (KORB, SCHMID u. a.). Neben der *Resektion* und der *Nahtvereinigung* wird als 3. Behandlungsprinzip die *primäre Ableitung* a) nach außen, b) transpapillär, c) in das Jejunum diskutiert. Wir neigen jedoch mit vielen anderen Chirurgen dazu, bei allen typischen totalen Rupturen die von GARRÉ erstmalig angegebene Resektion des distalen Pankreasanteiles als die Methode der Wahl anzusehen (HUBLIN, ROSENTHAL, KÜMMERLE, STUCKE u. a.). In der postoperativen Nachsorge kommen uns die aus der aktiv-konservativen Therapie der Pankreatitis gewonnenen Erfahrungen zugute. Sie lassen sich in nachstehenden *Leitsätzen* zusammenfassen:

1. *Ruhigstellung des Pankreas!*
   a) Striktes Fasten für 8—10 Tage.
   b) Dauerabsaugung des Magens.
   c) Schmerzbekämpfung.
   d) Dauersaugdrainage der Wunde.
   e) Minderung der Drüsensekretion bzw. des Vagusreizes (Atropin, Diamox, Hypothermie).
2. *Flüssigkeitssubstituierung* und *Calorienbilanzierung* durch Infusionen von Kohlenhydraten (evtl. zusätzlich Insulin). Eiweiße, Fette, Mineralien, Vitamine usw.
3. *Trasylol.*
4. *Antibiotica.*
5. *Leberschutzstoffe.*
6. *Cave:*
   a) Sekretionssteigernde Substanzen (Coffein, Salzsäure, Secretin, Prostigmin usw.).
   b) Morphium.
   c) Corticosteroide.

Hierzu ist zu sagen, daß wir das *Trasylol* neuerdings in großen Dosen von etwa 2×40000 Einheiten pro die mindestens für 8 Tage anwenden. Wichtig ist ferner die Verabfolgung von Breitband-Antibiotica mit hochwirksamem Spektrum. Ferner geben wir „*Lebercocktails*" enthaltend Cebion-Forte, Synkavit, Pancortex, Methionin, Laevosan, wie auch „*Nierencocktails*" mit Natrium bic., Natrium sulf., Melcain, Gantrisin, Euphyllin, Polybion und Cebion in der üblichen Kochsalz-Traubenzucker-Lösung.

Offene Pankreasverletzungen

Offene Verletzungen des Pankreas sind in Friedenszeiten hierzulande kaum zu beobachten. Als Ursachen kommen Schuß-, Hieb- und Stichverletzungen in Betracht. Eine *Pfählungsverletzung* des Pankreas, wie sie unlängst von BSTEH mitgeteilt wurde, ist eine ausgesprochene Rarität. Die Versorgung der perforierenden Pankreasverletzungen deckt sich mit derjenigen der stumpfen Läsionen.

Zweihöhlenverletzungen

Die *stumpfen Zweihöhlenverletzungen* des Thorax und des *Abdomens* sind mit den *Zwerchfellrupturen* identisch, so daß auf dieses gesondert abgehandelte Kapitel verwiesen werden kann. Hier sei nur vermerkt, daß zwar die linksseitigen Läsionen zahlenmäßig überwiegen, andererseits aber die früher oft gegebenen Hinweise, daß durch die Pufferung der Leber eine traumatische Kommunizierung des rechten Brust- und Bauchraums fast unmöglich sei, sicherlich in dieser dezidierten Form nicht zu Recht bestehen. Rupturen des rechten Zwerchfells und Prolapse von Lebergewebe oder anderen intraabdominalen Organen springen klinisch zunächst nicht so in die Augen. Primäre Verlagerungen von Lebergewebe stellen so gravierende Verletzungen dar, daß sie meistens tödlich verlaufen.

Bei den *offenen Zweihöhlenverletzungen* des *Brust-* und *Bauchraumes*, die durch ihre lebensbedrohliche intraabdominelle Blutung, wie aber auch durch die gravierenden thorakalen Symptome, z. B. Spannungspneumothorax, Verlagerung von Bauchorganen in den Brustraum usw. imponieren, lassen sich mit GÜTGEMANN und RICHTER drei verschiedene Phasen unterscheiden:
   a) Die *unmittelbar bedrohlichen Komplikationen,*
   b) die *jenseits der 6. Stunde hervortretenden* und
   c) die *Spätkomplikationen.*

Die *Prognose* hängt weitgehend davon ab, ob es gelingt, in der ersten Phase die operative Intervention vornehmen zu können. Hier steht die unmittelbare Beherrschung foudroyanter Blutungen und die Versorgung der Thoraxverletzungen obenan. In der zweiten Phase bestimmen die beginnenden *Infektionen*, z. B. eine Peritonitis oder Pleuritis das Bild. In der Spätphase sind es *Wundheilungsstörungen*, ein Platzbauch, subphrenische Abszeßbildungen, Lungenatelektasen, Pneumonien, Pleuraverschwartungen, Ileuserscheinungen, deren Beherrschung das ganze Rüstzeug einer Klinik beanspruchen. Unter geordneten Friedensbedingungen sind, wie unlängst erschienene Berichte aus den Chirurgischen Kliniken Bonn (GÜTGEMANN und RICHTER) und München (HERNANDEZ-RICHTER) ausweisen, die Erfolgschancen sehr viel besser als unter Kriegsverhältnissen. Alle frischen Schußverletzungen werden meistens innerhalb der 6 Stunden-Grenze eingeliefert. Intubationsnarkose, konsequente Schockbekämpfung, Chemotherapie, dauernde Nachsorge in Wachstationen haben dazu geführt, die *Letalität* erheblich absinken zu lassen. In München betrug sie bei den *Schußverletzungen* nur 16,7%, obwohl es sich fast immer um Suicide handelte, also um eine gezielte Verletzungsform, die naturgemäß schwerere Schäden setzt als Zufallsläsionen. Bei der Versorgung muß man in jedem Falle *laparotomieren*, um von der Bauchhöhle her die meistens kommunizierenden pleuroperitonealen Zweihöhlenverletzungen exakt revidieren zu können. Von einer Durchtrennung des Rippenbogens und der Zwerchfellpfeiler ist abzuraten, da die aufgehobene Stabilität des Brustkorbes *posttraumatische Komplikationen* begünstigt. Die Thorakotomie muß jedoch groß genug sein, um die verletzten Brustorgane und das Zwerchfell übersichtlich darstellen und sicher versorgen zu können.

Schlußbetrachtungen

Die Traumatologie des Abdomens hat in den letzten 20—30 Jahren einen grundlegenden Strukturwandel erfahren. Früher standen die isolierten Organverletzungen, z. B. die Rupturen der Milz und der Leber, absolut im Vordergrund und die Diskussionen gingen im wesentlichen darum, wie die Schäden, die durch diesen präzise faßbaren lokalisierten Verletzungsmodus gesetzt wurden, optimal chirurgisch zu behandeln wären. An ihre Stelle tritt heute das Massen- und Rasanztrauma des Verkehrs mit einer *Polytraumatisierung*, die einmal mehr, einmal weniger den gesamten Organismus einbezieht. Bei einer Multipelverletzung tut sich gleichsam die Tür eines Schrankes auf und sein Inhalt wird gewaltsam heraus- und durcheinandergeschleudert. Eine Vielzahl pathophysiologischer Reaktionen setzt ein, bei denen zunächst noch das durch eine massive Blutung bedingte Schocksyndrom im Vordergrund stehen mag. Später sind es die Proteolysen, die Fermententgleisungen, die phlogistischen Wirkungen bakterieller Infektionen, Abbauprozesse, Denaturierungen, toxische Einflüsse, also ein Wechselspiel sich kreuzender und gegenseitig beeinflussender kataboler und anaboler Prozesse, bei denen wir Gefahr laufen, die jeweiligen Krankheitszusammenhänge nicht mehr richtig übersehen und einschätzen zu können. Darum kann auch heute eine ,,Traumatologie des Abdomen'' nur noch bedingt und mit großen Bedenken und Vorbehalten in der konventionellen Form einer Verletzungschirurgie von *Einzelorganen* des Bauches abgehandelt werden. Sie muß vielmehr sehr viel tiefergreifende Aspekte und Momente berücksichtigen, die über den engeren abdominellchirurgischen Sektor weit hinausgehen.

Wir Chirurgen sollten uns jedoch immer bewußt bleiben, daß gerade in der Bauchtraumatologie die ureigensten chirurgischen Überlegungen immer im Vordergrund stehen müssen. Hier gilt es, zur rechten Zeit das Richtige zu tun. Wird hier der günstigste Termin zur operativen Intervention verabsäumt oder verwartet, so tritt eine Vielzahl progressiver Komplikationen ein, die das bis dahin einigermaßen überschaubare klinische Bild noch mehr vernebeln. Beim Bauchtrauma wird die Mehrzahl der „krankmachenden" Faktoren durch eine Läsion von Organen, also ein echtes anatomisches Substrat, bedingt. Diese können nur mit „chirurgischen Mitteln" beseitigt oder geheilt werden, da bei ihrem Bestehenbleiben, z. B. der Folgen einer Ruptur oder Kontinuitätstrennung, ein ständiger Nachschub lebensgefährdender Effekte unausbleiblich ist. Wir stehen ja in der Tat bei schweren Rumpftraumen vor einer oft recht vieldeutigen und indifferenten Krankheitssituation, so daß wir ihr nur mit dem Verlegenheitsattribut „akutes traumatisches Abdomen" Rechnung tragen können. Bei den sich überschneidenden, summierenden und potenzierenden Auswirkungen einer Polytraumatisierung kommt dann nur allzu gern die Tendenz auf, lediglich die Symptome zu behandeln und einer therapeutischen Polypragmasie anheimzufallen. Diese ist einer kritischen Diagnostik der Verletzungen abträglich, die ja allein ein echtes Fundament für eine kausale Therapie darstellt. Daraus ergibt sich, daß für die „Traumatologie des Abdomen", so wie sie sich heute darbietet, nur der erfahrenste Chirurg zuständig und verantwortungsvoll tätig sein kann. Er muß sich in allen Sparten seines Faches gut auskennen und auch den durch eine langjährige Empirie erworbenen „klinischen Blick" besitzen, um in wohlabgewogener Synthese mit den Befunden der Laborchemie und allen sonstigen Untersuchungsergebnissen kritisch, aber souverän entscheiden zu können, ob und wann eine Laparotomie durchgeführt werden soll, wann und wie weit die „konservative Schockbekämpfung" noch sinnvoll ist und in welche Dringlichkeitsstufe der Versorgung der Multipelverletzte jeweils einzuordnen ist. In der Traumatologie des Abdomen muß der Chirurg nicht allzu selten rein intuitiv handeln und sich von den sinnlichen Wahrnehmungen des Ohres, der Augen und der palpierenden Hand leiten lassen. In dieser subjektiv gebundenen Situation wird er gern die kollegiale Mitarbeit aller anderen medizinischen Schwesterndisziplinen in Anspruch nehmen. In der ersten lebensbedrohlichen Phase und bei der operativen Intervention gehen die Tätigkeiten des Chirurgen mit der des Anaesthesisten Hand in Hand. In der postoperativen Nachsorge und im Stadium der Frühkomplikationen wird der Chirurg der unterstützenden Partnerschaft des Internisten bzw. Pädiaters, des Neurochirurgen, Urologen, Otologen, Ophtalmologen, Kieferchirurgen, Neurologen und Psychiaters nicht entraten wollen. In der Phase der Rehabilitation und Wiederherstellung funktioneller Störungen werden Chirurg und Internist, der Balneologe und evtl. der Orthopäde sich gemeinsam ärztlich betätigen. In allen Behandlungsphasen gleichmäßig ist der Chirurg auf die Kooperation mit dem Röntgenologen, dem Labor und der Krankengymnastik angewiesen. Alle diese Aufgaben kann nur ein gut ausgebildeter und erfahrener *Allgemeinchirurg* als primus inter pares sicher steuern und lenken. Er hat die Behandlungsdirektiven anzugeben und zeichnet für die Gesamtheit der Behandlungskonzeptionen verantwortlich.

Abschließend dürfen wir sagen, daß die Traumatologie des Abdomen, wie eh und je, ein, wenn auch ungewolltes, fast echtes biologisches Standardmodell für viele andere chirurgische Situationen und Probleme darstellt. Die hier gewonnenen Erfahrungen kommen zwanglos der Gesamtheit unseres Faches zugute, wie andererseits auch die modernen Erkenntnisse einer spezialisierten Organchirurgie und die Fortschritte einer sich immer mehr pathophysiologisch ausrichtenden Allgemeinchirurgie die Traumatologie des Abdomen stetig befruchten und bereichern.

Verletzungen der Aorta abdominalis, Vena cava caudalis und der Beckengefäße

Von M. Sperling

Verletzungen der Gefäße des Retroperitonealraumes kommen nicht häufig vor. Zu ihrer Entstehung führen meist von vorne auf den Körper einwirkende Gewalt oder Sturz aus großer Höhe. In der von vorne auftreffenden Gewalteinwirkung liegt auch die Ursache der häufigen abdominellen Begleitverletzungen, die bei perforierenden Traumen regelmäßig anzutreffen sind.

Die Verletzungen der Aorta abdominalis stehen denen des thorakalen Aortenabschnittes an Häufigkeit zurück. Dies erhellt aus der Beobachtung, daß in einem Sektionsgut von 11 Jahren im Gegensatz zu 76 thorakalen nur 7 adominelle Aortenrupturen Todesursache oder schwere Begleitverletzung nach stumpfen Traumen darstellten (DOTZAUER). Während die Aorta thoracalis „loco classico" infolge der Hyperflexion rupturiert (CARSTENSEN u. Mitarb., KÜMMERLE u. a.), also eine indirekte traumatische Schädigung darstellt, ist die Ursache abdomineller Aortenverletzungen meist ein direkt auf das Gefäß einwirkendes Trauma.

Aortenverletzungen, die durch *scharfe Gewalteinwirkung* infolge eindringender Maschinenteile, Stich oder Schuß verursacht werden, führen fast regelmäßig zur Eröffnung der Aorta. Die Beteiligung intraabdomineller Organe ist bei perforierenden Verletzungen die Regel (MORRIS u. Mitarb.).

Stumpfe Gewalteinwirkung, welche Ursache einer Läsion der Aorta abdominalis ist, kann durch Stoß und Schlag, durch Quetschung, Überfahrung oder Verschüttung ausgelöst sein.

Da die Aorta, ebenso wie die Vena cava caudalis in lockeres Bindegewebe eingebettet durch die paarigen Lumbal- und Visceralarterien auf der vorderen Circumferenz der Wirbelsäule fixiert ist, sind ihre möglichen Ausweichexkursionen begrenzt, so daß eine Quetschung gegen die Wirbelsäule erfolgen kann.

Ob es durch das stumpfe Trauma zur Innenschichtschädigung der Aorta mit ihren möglichen Folgen, Thrombose oder Aneurysma dissecans oder aber zur Ruptur aller Wandschichten kommt, hängt offenbar von der Geschwindigkeit der einwirkenden Kraft, der Höhe des Druckes und der Breite des einwirkenden Fremdkörpers ab. Mit der Ruptur, die meist durch Abscherkräfte ausgelöst wird, ist häufig auch eine Abscherung von Lumbalarterien verbunden.

Da es sich bei den zur Aortenverletzung führenden Traumen um die Einwirkung größerer Gewalt handelt, bestehen häufig auch intraabdominelle Begleitverletzungen. Nur wenn die Gewalt auf die mittleren und unteren Partien des Abdomens z. B. im Rahmen einer Überfahrung trifft, können, abgesehen von oberflächlichen Einrissen des Mesenteriums, Begleitverletzungen fehlen. Dünn- und Dickdarm vermögen dem auf die Bauchdecken ausgeübten Druck auszuweichen.

Aortenverletzungen, die mit einer Durchtrennung aller Wandschichten einhergehen, sei es eine freie Ruptur in den Retroperitonealraum oder in die Bauchhöhle, verlaufen in der Regel unmittelbar tödlich durch Verblutung. Vorübergehend kann jedoch besonders bei kleineren Gefäßverletzungen die Rupturstelle entweder durch Adventitia oder durch Peritoneum abgedeckt sein. Gerade diejenigen Verletzten verdienen besonderes klinisches Interesse, da sie bei rechtzeitiger Erkennung der Verletzung gerettet werden können. Bleibt jedoch die gedeckte Aortenverletzung unerkannt, so tritt meist nach einem unterschiedlich langen Intervall mit der *zweizeitigen Ruptur* die tödliche Verblutung ein.

Die primäre Ruptur mit Blutung in den Retroperitonealraum oder mit Bildung eines subadventitiellen Hämatoms ist gekennzeichnet durch Schockzustand,

Erbrechen, unter Umständen verbunden mit vorübergehendem Bewußtseinsverlust. In einem unterschiedlich langen Intervall tritt meist eine Erholungsphase ein. Zunehmend stellen sich jedoch durch das meist größer werdende Hämatom Rückenschmerzen und ischialgieforme Beschwerden durch Druck auf das Nervengeflecht ein. Sensibilitätsstörungen in beiden Beinen, Paraparesen können auftreten, die peripheren Pulse können fehlen. Eine stärkere arterielle Mangeldurchblutung wird meist vermißt, da die Zirkulation zur Peripherie nicht vollkommen unterbrochen ist. Je nach Stärke der Blutung variieren die Symptome und verkürzt sich die Zeit der zweizeitigen Ruptur.

Erfolgt die primäre Blutung nicht nur in den Retroperitonealraum, sondern auch in die Bauchhöhle, so steht das klinische Bild des „akuten Abdomens" im Vordergrund. Die Diagnose wird dann erst während der Operation durch den Nachweis des retroperitonealen unter Umständen pulsierenden Hämatoms gestellt.

Die einzige Chance für den Verletzten bietet in jedem Falle die sofortige Operation. Voraussetzung für eine übersichtliche Darstellung des Operationsgebietes ist ein breiter transperitonealer Zugangsweg durch entsprechend ausgedehnte Schnittführung. Die Aorta muß so hoch als möglich mit der Hand abgesichert werden, um eine mit der Eröffnung des Retroperitonealraumes eintretende Blutung sofort unterbrechen zu können. Da mit der Spaltung des Peritoneum parietale die Druckentlastung im Retroperitonealraum verbunden ist, wird die zweizeitige Ruptur ausgelöst. Bis zur Isolierung und temporären Abklemmung der Aorta durch Gefäßklemmen muß die manuelle Kompression der Aorta aufrechterhalten werden.

Nach Art und Ausdehnung der Gefäßverletzung richtet sich ihre Versorgung. Ist die seitliche oder zirkuläre Naht der Aorta — wie meist bei Verletzungen nach stumpfer Gewalteinwirkung — nicht durchführbar, so muß das verletzte Aortensegment reseziert und der entsprechende Defekt durch ein Transplantat überbrückt werden. Für die arteriellen Gefäße des Retroperitonealraumes hat sich der alloplastische Gefäßersatz am besten bewährt.

Die posttraumatische Aortenthrombose, die sich nach stumpfen Traumen entwickeln kann, zeichnet sich durch eine akute arterielle Mangeldurchblutung der unteren Extremitäten und nicht selten auch der caudalen Partien der vorderen Bauchwandung (Verschluß der A. epigastrica caudalis und A. epigastrica superficialis) aus. Abdominelle Symptome mit Darmatonie (plötzlicher Ausfall der A. mesenterica caudalis) können auftreten.

Mit der Ausbildung eines ausreichenden Kollateralkreislaufes ist wegen des schnell eintretenden Aortenverschlusses nicht zu rechnen. Die Wiederherstellung der Strombahn ist daher möglichst rasch durchzuführen. Bei ausgedehnter Innenschichtschädigung empfiehlt sich die Resektion der Aorta mit Zwischenschaltung eines Gefäßtransplantates, jedoch können in Einzelfällen bei umschriebener Intimaläsion gleich gute Resultate durch Thrombendarteriektomie erzielt werden.

Die Verletzungen der A. ilica communis und externa unterscheiden sich hinsichtlich ihrer Entstehung und ihrer Behandlung nicht wesentlich von denjenigen der abdominellen Aorta. Die A. ilica externa ist jedoch infolge ihrer oberflächlicheren Lage der Gefahr von Verletzungen stärker ausgesetzt als die übrigen retroperitonealen Gefäßabschnitte.

Blutungen aus den Beckenarterien sind bedrohlich, da das Durchflußvolumen — dem Kaliber entsprechend — groß ist. Der Blutungsschock ist daher führendes Symptom. Die Blutung breitet sich, wenn sie nicht — wie bei offenen Gefäßverletzungen nach außen oder in die Bauchhöhle erfolgt — zwischen der Fascie des

M. psoas und dem Peritoneum aus. Nervendruckerscheinungen werden im Versorgungsgebiet der Äste des N. genitofemoralis, also im Bereich der Genitale und der Streckseite des Oberschenkels nachweisbar sein. Eine manifeste arterielle Mangeldurchblutung des Beines ist nicht obligat. Sie kann fehlen, wenn die Blutzirkulation trotz der Verletzung der Beckenarterie nicht vollkommen aufgehoben ist, jedoch wird die Qualität der peripheren Pulse Seitendifferenzen aufweisen.

Demgegenüber ist die akute arterielle Mangeldurchblutung des Beines Hauptsymptom der traumatischen Thrombose der Beckenarterien.

An Nebenverletzungen können im retroperitonealen Raum solche des Ureters und auch der Blase auftreten.

Jede Verletzung der Beckenarterien muß möglichst rasch operativ versorgt werden. Eine provisorische Blutstillung kann durch Kompression der Aorta dicht unterhalb und links lateral des Nabels durchgeführt werden. Die definitive Blutstillung muß ebenso wie die Wiederherstellung der Strombahn bei der Thrombose der Beckenarterien nach den an anderer Stelle beschriebenen Richtlinien erfolgen.

Verletzungen der A. ilica interna und ihrer Äste werden fast ausschließlich durch scharfe Gewalteinwirkung von außen oder gelegentlich durch Beckenfrakturen (A. obturatoria) hervorgerufen. Blutungen nach außen sind nicht sehr häufig. Meist führt das Hämatom zu Druckerscheinungen vorwiegend auf den N. ischiadicus.

Die Therapie besteht in der Ligatur beider Gefäßstümpfe am Ort der Verletzung. Das Auffinden der Gefäßstümpfe wird in den meisten Fällen wegen der Blutung größere Schwierigkeiten bereiten. Deshalb ist die Unterbindung der A. ilica interna der Ligatur am Ort der Verletzung vorauszuschicken. Die alleinige Unterbindung der A. ilica interna birgt wegen der ausgedehnten Anastomosen dieser Region die Gefahr der Nachblutung in sich, sie ist daher zur definitiven Blutstillung unzureichend.

Verletzungen der Vena cava caudalis sind — von Komplikationen bei operativen Eingriffen insbesondere an den Nieren abgesehen — meist Folge einer direkten stumpfen Gewalteinwirkung bei Verkehrsunfällen oder eines Sturzes aus großer Höhe, wenngleich auch penetrierende Verletzungen zu Cavaläsionen führen können. Isolierte Cavarupturen sind nach Überfahrung beobachtet worden (SCHMIEDEN). Meist sind mit der Verletzung der Vena cava auch solche anderer Organe (Niere, Milz, Leber, Pankreas, Darm, Aorta) kombiniert (OCHSNER u. Mitarb.). Die Mortalität der Vena cava-Verletzung ist daher sehr hoch. Die Mehrzahl der Verletzten erreichen die ärztliche Behandlung nicht mehr, so waren in dem Krankengut OCHSNERs u. Mitarb. bereits 54% vor Einlieferung in das Krankenhaus verstorben.

Die Prognose der Cavaverletzung ist weitgehend abhängig von der Schwere der Kombinationsverletzung, der Lokalisation und der Größe des Cavarisses.

Die Symptomatik der Cavaverletzung wird bestimmt durch die Blutung, deren Intensität von der Größe des Cavarisses abhängig ist. Das klinische Bild wird daher beherrscht durch den Schockzustand, erheblichen Druckschmerz der Lumbalregion vorwiegend rechts bei geringem Druckschmerz des Abdomens und geringer oder fehlender Bauchdeckenspannung. Begleitverletzungen können jedoch die Symptomatik der Cavaruptur völlig überdecken. Meist wird wegen der intraabdominellen Kombinationsverletzung die Indikation zur Laparotomie gestellt und die Cavaruptur dann erst während des Eingriffes erkannt.

Die isolierte Verletzung der Vena cava caudalis zwingt dann zur Operation, wenn die Blutung nicht durch das retroperitoneale Hämatom spontan zum Stillstand kommt (OCHSNER u. Mitarb.). Bleibt der Schockzustand therapieresistent, so ist die operative Revision indiziert. Die Freilegung der Vena cava caudalis sollte stets transperitoneal erfolgen, um auch intraperitoneale Verletzungen zu versorgen bzw. sicher auszuschließen.

Die Versorgung einer verletzten Vena cava muß sich stets nach dem örtlichen Befund und der Beschaffenheit der Venenwandung richten. Bei seitlicher Venenwanderöffnung soll die Naht oder bei kleinsten Gefäßdefekten die zipfelige Ausbindung durchgeführt werden. Liegt eine totale Kontinuitätsdurchtrennung vor, so richtet sich die Art der Versorgung nach der Lokalisation der Verletzung. Ist die Vena cava cranial der Einmündung der Vv. renales durchtrennt, so muß die Strombahn wiederhergestellt werden (OCHSNER u. Mitarb.). Die zirkuläre End-zu-End-Vereinigung stellt das günstigste Verfahren dar. Die Annäherung der Venenstümpfe bereitet oftmals große Schwierigkeiten, da der Vena cava eine große Retraktionsfähigkeit eigen ist. Größere Defekte proximal der Vv. renales erfordern die Überbrückung durch Gefäßprothesen (homologe Aortentransplantate: DETERLING und BHONSLAY, Dacron: LAUSTELA und TALA). Die Gefahr der Thrombosierung derartiger Transplantate ist sehr groß. Da die Thrombosierung jedoch langsam erfolgt, führt die zunehmende Drosselung des venösen Rückflusses zur Ausbildung eines Kollateralkreislaufes zwischen den Vv. lumbales und Vv. thoracicae longitudinales (V. azygos und V. hemiazygos). Peripher der Nierenveneneinmündung kann die Ligatur der beiden Cavastümpfe vorgenommen werden. Ungünstige Folgeerscheinungen in Form von Ödemen, Varicen und trophische Störungen sind nach Cavaligaturen, die zur Behandlung von aufsteigenden Thrombosen oder Thrombophlebitiden durchgeführt wurden, nur in 30—60% aufgetreten (WANKE).

Die Gefahr der *Luftembolie* unmittelbar durch die Verletzung der Vena cava caudalis ist gering, da der intravasale Druck selbst bei abnorm tiefer Atmung den atmosphärischen überschreitet (ZOPFF und ENGELHARD). Für das Eintreten einer Luftembolie sind das Zusammenwirken verschiedener Faktoren notwendig: das Klaffen der Venenöffnung und gleichzeitiger Abfall des peripheren Blutangebotes (Abnahme der zirkulierenden Blutmenge, Verblutungsschock oder Gefäßdrosselung) (BROSCH, ZOPFF und ENGELHARD).

Eingriffe an der Vena cava erfordern jedoch die zumindest temporäre Unterbrechung der Zirkulation, wodurch erst die Bedingungen für eine Luftembolie geschaffen werden. Zur Vermeidung einer Luftembolie sollte daher der zentrale Gefäßschenkel stets zuerst abgeklemmt bzw. verschlossen werden.

Die Verletzungen der Beckenvenen stellen fast ausschließlich Begleitverletzungen meist nach scharfer Gewalteinwirkung dar. Dementsprechend besteht das Hauptsymptom in den Folgen der Blutung. Die anzustrebende Venennaht wird sich im allgemeinen nicht durchführen lassen. Die Wundverhältnisse fordern in den meisten Fällen die Ligatur des Gefäßes. Das Auffinden der Venenstümpfe kann jedoch schwierig, bei stark zerfetzten Wunden sogar unmöglich sein. In diesen Fällen muß die Blutstillung durch Tamponade erreicht werden.

Verletzungen des Urogenitalsystems
Verletzungen der Niere
Von H.-H. Teichmann

Die Skala der Nierenverletzungen reicht von der leichten Nierenkontusion über isolierte Einrisse der Nierenkapsel, oberflächliche oder durchgehende Verletzungen des Parenchyms bis zum partiellen oder totalen Abriß des Nierenstiels und völliger Zertrümmerung des Organes. Recht häufig werden isolierte Venenein- oder -abrisse, besonders der rechten Niere, beobachtet, während Verletzungen des Ureters in Form von Ein- oder Abrissen nur selten gefunden werden. Besondere Komplikationen bringt eine offene Nierenverletzung oder der Einriß des dorsalen Peritoneums mit sich (Abb. 186).

Ursächlich handelt es sich in der überwiegenden Zahl der Fälle um ein stumpfes Trauma des Bauches oder der Lendenregion durch Sturz oder Schlag, wobei es zu einer Kompression der Niere gegen die Wirbelsäule kommt. In anderen Fällen

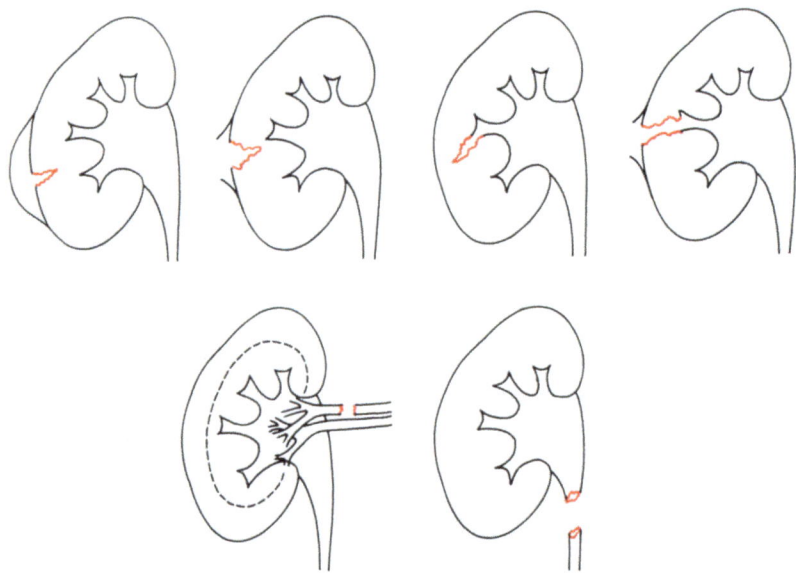

Abb. 186. Schematische Darstellung der Nierenverletzungen. Obere Reihe von li. nach re.: Parenchymeinriß bei erhaltener Nierenkapsel. Parenchymeinriß mit Nierenkapselverletzung und Ausbildung eines perirenalen Hämatoms. Parenchymverletzungen mit Einriß des Kelchsystems. Parenchymverletzung mit Einriß der Nierenkapsel und des Kelchsystems. Untere Reihe von li. nach re.: Arterienabriß (traumatischer Hochdruck). Harnleiterabriß (perirenale Urinphlegmone)

kann es durch das plötzliche Abgebremstwerden des Körpers aus großen Geschwindigkeiten, wie z. B. bei einem frontalen Autozusammenstoß oder bei einem Sturz aus größerer Höhe, zu Verletzungen der Nieren, insbesondere zu einem Nierenstielabriß kommen. Etwa 35% der Verletzungen treten in der Folge von Verkehrsunfällen auf, 12% haben ihre Ursache in Sportverletzungen, besonders häufig sind Fußballspieler betroffen, während weitere 10% als Folge von Schlägereien auftreten. 43% der Verletzungen ereignen sich bei häuslichen Unfällen, meist Sturz von einer Leiter oder Treppe. Eine direkte Verletzung der Niere durch Stich oder Schuß ist in Friedenszeiten äußerst selten.

Es ist besonders darauf hinzuweisen, daß gerade bei stumpfen Bauchverletzungen oder bei schweren Unfällen die Nierenschädigung von anderen Verletzungen, wie Zerreißungen der Leber, der Milz oder des Darmes, oder durch die Folgen eines Schädelhirntraumas maskiert werden kann. In einer nicht geringen Anzahl schwerer Unfälle findet sich in tabula eine vorher nicht erkannte Nierenbeteiligung.

Während die *Symptome* einer leichten Verletzung der Nieren unbedeutend sein können, wie etwa Druckschmerzhaftigkeit der Nierenregion oder Mikrohämaturie, in etwa 15% eines Nierentraumas kann die Hämaturie ganz fehlen, kann bei ausgedehnteren Traumafolgen ein schweres Krankheitsbild vorliegen. Neben den lokalen Symptomen der Nierenverletzung, der Hämaturie sowie Schmerzen und Anschwellung im Bereich des betroffenen Organs, kommt es zur Ausbildung allgemeiner Erscheinungen, im wesentlichen zum traumatischen Schock und zur Anämie. In der Regel treten die allgemeinen Symptome um so mehr in den Vordergrund, je schwerer die Verletzung ist. Die Entstehung großer retroperitonealer Hämatome kann zu lebensbedrohlichen Blutverlusten führen. Besonders gefährdet sind jene Patienten, bei denen durch Einreißen des Peritoneums oder aber bei Vorliegen einer offenen Nierenverletzung die Eigentamponade des retroperitonealen Hämatomes aufgehoben ist. Die Schwere der Hämaturie läßt nicht unbedingt Schlüsse auf die Ausdehnung der Verletzung zu. So kann z. B. ein kleinerer intrarenaler Parenchymriß zu einer Hämaturie führen, während andererseits die Hämaturie nur geringfügig sein oder ganz fehlen kann, wenn es bei der Verletzung zu einem Abriß der Nierenstielgefäße gekommen ist oder eine Durchtrennung der Kontinuität der ableitenden Harnwege vorliegt.

Die Möglichkeit der *diagnostischen Maßnahmen* richtet sich nach dem Schweregrad der Verletzung und dem Zustand des Patienten. Es sind hierfür folgende Möglichkeiten gegeben: Die Anamnese, der klinische Befund, labortechnische Untersuchungen und als wesentlichstes diagnostisches Hilfsmittel die röntgenologische Untersuchung, insbesondere das intravenöse Ausscheidungsurogramm. Zusätzlich ergibt sich die Möglichkeit einer retrograden Darstellung der ableitenden Harnwege in Form der Zielpyelographie bei der cystoskopischen Untersuchung.

Die *Anamnese* gibt Auskunft über die Art des stattgefundenen Traumas. Gleichzeitig können, wenn es der Zustand des Patienten ermöglicht, Hinweise auf ein evtl. bereits vor dem Unfall vorhandenes urologisches Leiden gewonnen werden.

Das Hauptaugenmerk bei der *klinischen Untersuchung* richtet sich zunächst auf die Betrachtung des Urins. Ist die spontane Entleerung der Blase, bedingt durch eine reflektorische Harnsperre oder, bei massiver Blutung, durch Coagelbildung im Blasencavum, nicht möglich, dann sollte man in jedem Falle den Blasenkatheterismus vornehmen, um Hinweise für den Grad der Hämaturie zu bekommen. Das Vorliegen wurmförmiger Blutgerinnsel ist hierbei ein sicheres Anzeichen für eine Nierenblutung. Die Schmerzen in der Nierenregion und das Fehlen von Beschwerden im Bereich der Blase und des äußeren Genitales weisen auf die verletzte Niere hin, ebenso wie eine durch das perirenale Hämatom bedingte zunehmende Schwellung der Nierengegend. Ihr Umfang gibt jedoch keinen sicheren Anhalt für das Ausmaß der Blutung, da das Hämatom bei einer Peritonealverletzung in die Bauchhöhle abfließen kann. Wesentlich deutlicher weist hier der Kollaps auf die Gefahr der Verblutung hin, so daß Puls und Blutdruck laufend beobachtet werden sollten.

Abdominale Symptome, wie die Spannung der Bauchdecken- und Lendenmuskulatur, können die Anschwellung zeitweise überlagern. Nicht selten findet sich eine aufgehobene Peristaltik, die durch die Blutinfiltrate im Mesocolon und der damit verbundenen Darmparese bedingt ist.

Die *Laboruntersuchung* des Urins zeigt bei Nierenverletzungen in der Regel neben dem positiven Erythrocytenbefund Leukocyten und eine positive Eiweißreaktion. Selbst der Zuckernachweis kann positiv ausfallen. Laufende Kontrollen der Erythrocytenzahl im venösen Blut sowie des Hämoglobingehaltes sind dringend angezeigt, um bei zunehmendem Blutverlust rechtzeitig eingreifen zu können.

Die *intravenöse Ausscheidungsurographie* ist das wesentlichste diagnostische Hilfsmittel, das man in allen Fällen anwenden sollte. Dieses Röntgenbild kann

Aufschluß über die Funktionstüchtigkeit des betroffenen Organs geben und es ist besonders wichtig für den Nachweis der Existenz und ausreichender Tätigkeit des Schwesterorgans, da hierdurch die weiteren Maßnahmen richtunggebend beeinflußt werden können. Voraussetzung für ein erfolgversprechendes intravenöses Ausscheidungsurogramm ist ein ausreichender Blutdruck, da bei einem zu niedrigen Filtrationsdruck in der Niere ja auch das Kontrastmittel nicht ausgeschieden werden kann und somit keine Anfärbung des Hohlsystems erfolgt.

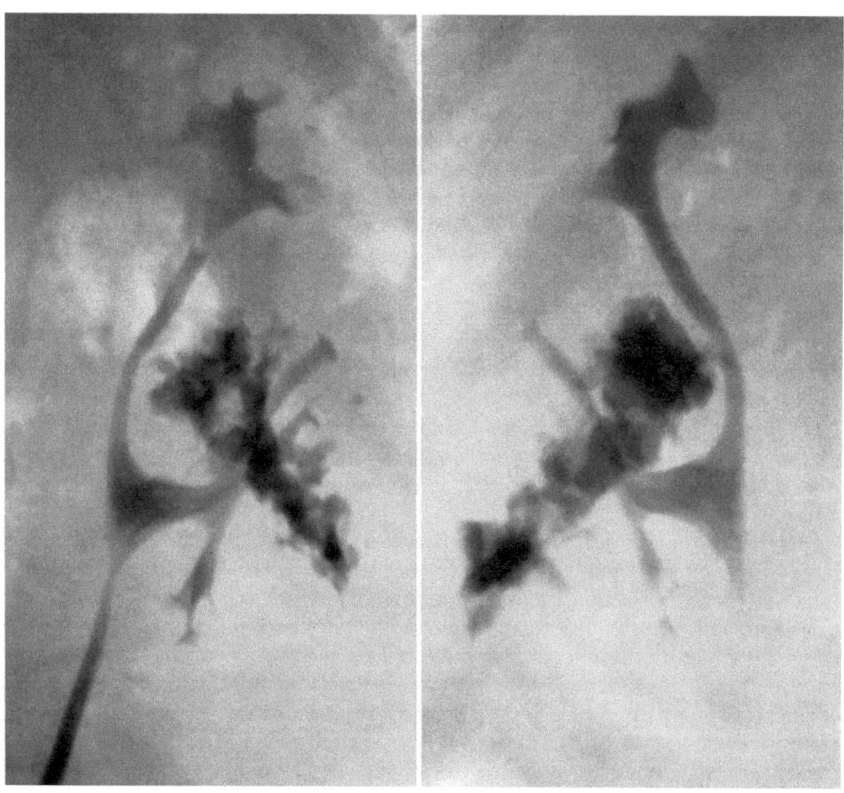

Abb. 187. Retrograde Zielpyelographie. Nierenruptur mit Kontrastmittelaustritt in das perirenale Gewebe

Bleibt das Ergebnis der intravenösen Ausscheidungsurographie unbefriedigend, so ergibt sich eine weitere Möglichkeit der diagnostischen Maßnahmen durch die Cystoskopie mit *retrograder Zielpyelographie* (Abb. 187). Kontrastmittelaustritte aus dem Hohlsystem, Deformierungen oder Kontrastmittelaussparungen, die durch Coagel bedingt sein können, sowie umschriebene Engstellungen im Bereich der Kelche und des Nierenbeckens weisen auf die Verletzung hin. Hierbei sollte man jedoch auch an Veränderungen, etwa im Sinne einer Entzündung, denken, die möglicherweise bereits vor dem Trauma bestanden haben und ein ähnliches Bild machen können. Auf die Bedeutung der Anamnese in diesem Zusammenhang wurde eingangs hingewiesen. Bei einem isolierten Abriß der Nierenstielgefäße kann das retrograde Zielpyelogramm völlig normal ausfallen. Um evtl. vorhandene Verletzungen des Harnleiters mitzuerfassen, wird der Ureterenkatheter bei der Untersuchung höchstens 15 cm hochgeführt. Gegegebenenfalls empfiehlt sich eine retrograde Füllung mit dem Woodruff-Katheter.

Gelingt es nicht, Klarheit über die Blutversorgung der Niere zu erlangen, dann kann die *Aortographie* in Form der retrograden Aortographie nach SELDINGER (die lumbale Aortographie verbietet sich meist bei diesen schweren Verletzungen) weiteren Aufschluß bringen. Kontrastmittelschäden der Niere sind bei der Verwendung von 60%igem Urografin, wie es hier benützt wird, nicht zu erwarten.

Differentialdiagnostisch ist bei einer Hämaturie an Blutungen aus anderen Abschnitten der ableitenden Harnwege zu denken. Schmerzen und Anschwellung in der Nierenregion können aber auch bedingt sein durch oberflächliche Blutergüsse oder traumatische Hernien sowie durch Verletzungen der großen Gefäße mit Blutaustritten in den Retroperitonealraum.

Die Therapie gliedert sich in operative und konservative Maßnahmen. Der Zeitpunkt der Operation richtet sich nach dem vorliegenden Befund. So ist die Indikation zur sofortigen Operation nur bei lebensbedrohlichen Blutverlusten gegeben. Kommt hingegen die Blutung spontan, etwa durch Tamponade durch das Hämatom, zum Stehen, dann sollte man beim Vorliegen ausgedehnterer Verletzungen der Niere die operative Revision erst nach der Bekämpfung des Schockzustandes und der Normalisierung der Kreislaufverhältnisse vornehmen. Die Notwendigkeit der operativen Versorgung ergibt sich aus der Gefahr des Auftretens einer Urinphlegmone sowie den möglichen Spätkomplikationen, die bei rein konservativem Verhalten auftreten können. Hierzu zählen, besonders bei Nierengefäßverletzungen, der Hochdruck (Goldblatt-Syndrom), die Fistelung, die Steinbildung, die Ausbildung von Pseudocysten und Hydronephrosen sowie das Auftreten von Infektionen und Pyonephrosen und schließlich die Ausbildung einer chronischen Pyelonephritis.

Rein konservatives Verhalten ist nur angezeigt, wenn keine wesentlichen Blutverluste eintreten und wenn es in der Folge nicht zum Auftreten fieberhafter Temperaturen kommt. In allen anderen Fällen ist operatives Vorgehen geboten. Die Freilegung der Niere kann transperitoneal oder vom Flankenschnitt nach VON BERGMANN-ISRAEL aus erfolgen. Bei der Eröffnung des retroperitonealen Raumes besteht, durch die Entlastung des Hämatoms bedingt, die Gefahr einer neuerlichen Blutung. Eine sofortige provisorische Blutstillung ergibt sich aus der Möglichkeit, vorübergehend den Nierenstiel gegen die Wirbelsäule zu komprimieren.

Das weitere operative Vorgehen richtet sich nach dem vorliegenden Befund sowie dem Allgemeinzustand des Patienten.

Die *Nephrektomie* ist überall da angezeigt, wo ausgedehnte Zertrümmerungen des Nierenparenchyms vorliegen, beim totalen Abriß der Niere und in den Fällen, die auf Grund des schlechten Allgemeinzustandes des Patienten nur einen möglichst kurzen operativen Eingriff erlauben. *Nierenteilresektionen*, insbesondere Polresektionen, sollten vorgenommen werden, wenn Absprengungen von Nierensegmenten, insbesondere Polabrisse, vorliegen und mit Sicherheit mit einer ausreichenden Ernährung des restlichen Organes bei gleichzeitig intakten ableitenden Harnwegen gerechnet werden kann. *Konservierende Maßnahmen* ergeben sich bei Vorliegen von Einrissen des Nierenparenchyms ohne Abtrennung einzelner Segmente vom Organ. Wenn die Blutversorgung der einzelnen Abschnitte gewährleistet erscheint, kann die ganze Niere mit resorbierbarem Material, in Form von starken Catgutfäden oder mit Hilfe des Marcilleschen Netzes, einem ebenfalls aus Catgutfäden geknüpften Netzes, oder aber mit Hilfe breiter Catgutbänder (Ribbongut-Methode nach LOWSLEY) umwickelt werden. Liegen nur einzelne mehr oder weniger tief greifende Parenchymeinrisse vor, so werden diese nach sorgfältigem Verschluß des Kelchsystems durch Matratzennähte versorgt. Hierbei sollte auf den gleichzeitigen Verschluß der Nierenkapsel geachtet werden. Handelt es sich um größere Organdefekte, die nicht völlig geschlossen werden können, so kann man Fett- oder Muskelgewebsstücke mit in die Naht einbringen. Verletzungen des Nierenbeckens werden mit Chromcateinzelnähten verschlossen und nötigenfalls die Kontinuität mit dem Harnleiter durch evertierende Einzelnähte über einer Schiene wieder hergestellt (Abb. 188).

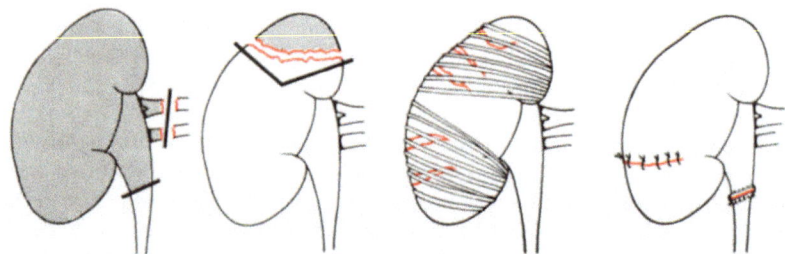

Abb. 188. Operative Maßnahmen bei Nierenverletzungen. Von li. nach re.: Nephrektomie. Nierenteilresektion. Umwickelung mit Catfäden bei multiplen Parenchymeinrissen. Versorgung einzelner Parenchymeinrisse durch Einzelknopfnähte und Versorgung eines Harnleiterabrisses mittels evertierender Einzelknopf-U-naht

Die *Nephrostomie* mit transrenaler Schienung ist für die Dauer von etwa 8 Tagen in jenen Fällen angezeigt, bei denen die Gefahr einer weiteren postoperativen Blutung besteht. Das Nierenlager ist in jedem Fall für einige Tage zu drainieren. Im weiteren Verlauf sollten noch regelmäßig Röntgenkontrollen vorgenommen werden, um evtl. auftretende Spätkomplikationen, wie sie oben angeführt wurden, rechtzeitig zu erkennen.

Verletzungen der Harnblase
Von H. Zillmer

Verletzungen der Blase sind häufiger, als man gemeinhin annimmt, obwohl die Harnblase durch ihre Lage im kleinen Becken sehr geschützt ist. — Überblickt man Statistiken von Blasenverletzungen, so ergibt sich daraus eine Mortalität bis zu 45%. Hierbei spielt die Verletzungsart eine Rolle. Bei den extraperitonealen Blasenverletzungen kommt es häufig zu der gefürchteten Urinphlegmone, während bei den intraperitonealen Blasenverletzungen die Peritonitis mit nachfolgender Intoxikation durch Resorption harnpflichtiger Stoffe im Vordergrund steht. Wenngleich in letzter Zeit durch Anwendung der Antibiotica die Mortalität gesenkt werden konnte, so geht aus diesen wenigen Zahlen doch bereits die Gefährlichkeit von Blasenverletzungen hervor und wirft ein Schlaglicht auf die große Gefahr, in der die Verletzten schweben. Es folgt daraus zwangsläufig die Notwendigkeit sinnvollen durchdachten Handelns.

Die Einteilung der *Formen von Blasenverletzungen* kann nach verschiedenen Gesichtspunkten erfolgen. So unterscheidet STAEHLER zwischen den *geschlossenen* und den *offenen Verletzungen* der Harnblase. BOSHAMMER spricht von subcutanen und offenen Harnblasenverletzungen. WILDBOLZ unterscheidet Verletzungen durch äußere Gewalt, welche subcutan oder offen sein können und Rupturen der Blase durch gesteigerten Innendruck. Verletzungen durch äußere Gewalt können auftreten als Folge von Beckenfrakturen, wobei die Blase durch Knochenfragmente angerissen oder angespießt wird, oder im Gefolge einer Schuß-, Stich- oder Schnittverletzung der Blase sowie bei Pfählungsverletzungen. Rupturen der Harnblase können erfolgen durch ein Trauma oder aber auch spontan bei pathologisch veränderter Blasenwand (Divertikel, Entzündung usw.). Am zweckmäßigsten erscheint die Einteilung nach *direkten* und *indirekten Verletzungen* der Harnblase. Hierbei kann es sich in beiden Fällen sowohl um eine intraperitoneale als auch um eine extraperitoneale Verletzung der Harnblase handeln.

Die *direkten Verletzungen* entstehen infolge Stich-, Hieb- oder Schnitt- oder aber auch infolge einer Schußverletzung, sei es Steckschuß oder auch Durchschuß. Auch infolge einer Pfählung kann es zur direkten Verletzung der Blase kommen. Diese Pfählungsverletzungen der Blase sind meist um so schwerer, als bei ihnen nicht nur eine isolierte Verletzung der Harnblase vorliegt, sondern diese meist noch mit einer mehr oder minder ausgedehnten Verletzung des Darmes einhergeht. Eine weitere direkte Verletzungsmöglichkeit der Harnblase stellen ausgedehnte Frakturen des Beckens dar, wobei es durch Knochenfragmente zur Anspießung oder Durchspießung und Zerreißung der Blasenwand kommen kann. Eine Einquetschung des Beckens infolge Überfahren- oder Überrolltwerdens oder aber auch bei der Arbeit eine Quetschung zwischen den Greifarmen eines Baggers oder Kranes ist häufig die Ursache ausgedehnter Beckenfrakturen mit Anspießung oder Zerreißung der Harnblase. Hierbei handelt es sich meistens um extraperitoneal gelegene Verletzungen, denen gegenüber die intraperitoneal gelegenen Blasenwandverletzungen zahlenmäßig in den Hintergrund treten. Der jeweilige Füllungszustand der Blase spielt dabei insofern eine Rolle, als die volle

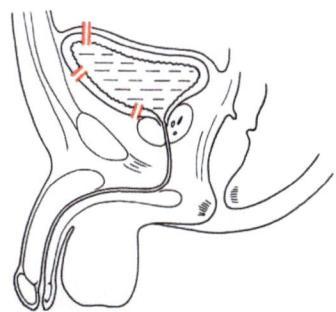

Abb. 189. Formen der Blasenverletzung, extra- und intraperitoneal, durch rote Doppelstriche gekennzeichnet

Blase leichter Wandverletzungen erleidet als die leere, da bei leerer Blase die Blasenwand eher in der Lage ist, auszuweichen und nicht so leicht durch Knochensplitter angespießt oder durchspießt werden kann. Der Füllungszustand der Blase im Augenblick der Verletzung ist aber auch insofern bedeutungsvoll, als die volle Blase das kleine Becken in größerem Umfange ausfüllt und das Peritoneum nach oben verdrängt. Daraus erklärt sich auch das Überwiegen der extraperitonealen Blasenwandverletzungen bei der direkten Verletzung.

Die *indirekten Verletzungen* der Harnblase entstehen als Ruptur der gefüllten Blase infolge plötzlich erhöhten Innendruckes. Hierzu kommt es meistens durch ein mit großer Gewalt geführtes stumpfes Trauma, etwa einen Schlag, Tritt oder Stoß gegen den Unterbauch oder aber auch eine Einquetschung des Beckens durch Überfahren oder Verschüttung oder aber durch eine Erschütterung infolge Aufprall beim Sturz aus größerer Höhe oder auf das Gesäß. Hierbei ist einmal der Zustand der Blasenwand vor dem Trauma, zum andern der Füllungszustand der Blase von entscheidender Bedeutung. So können etwa Entzündungen der Blasenwand oder Divertikelbildungen die Widerstandskraft der Harnblasenwand ganz bedeutend herabsetzen. Oft genügen dann schon relativ geringfügige Traumen, um zu einer Ruptur der Blasenwand zu führen. Auf die Möglichkeit der spontanen Ruptur der Harnblase durch Degeneration der Blasenwand bei Abflußbehinderung infolge Prostata-Hypertrophie, Harnröhrenstriktur oder aber auch infolge eines Nervenleidens sei hier nur hingewiesen.

Die Rupturstelle kann sowohl *intraperitoneal* gelegen sein, was meist der Fall ist, sie kann aber auch durchaus einmal *extraperitoneal* liegen (Abb. 189). Die Lokalisation der Blasenruptur ist weitgehend abhängig vom Füllungszustand der Blase zum Zeitpunkt des Traumas und von der Beschaffenheit der Blasenwand.

Es handelt sich um einen hydraulischen Effekt. Eine leere Blase wird durch ein stumpfes Trauma, und sei es mit noch so großer Gewalt, so gut wie nie rupturieren. Bei geringer Blasenfüllung kommt es oft zur extraperitonealen Ruptur, während bei prall gefüllter Blase die intraperitoneale Ruptur vorherrscht. Dabei ist zu bemerken, daß bei schwach gefüllter Blase die natürliche Elastizität ihrer Wand in der Lage ist, ein gut Teil des erhöhten Binnendruckes aufzufangen, während die prall gefüllte Blase, deren Wand stark gedehnt ist, natürlich viel eher rupturieren wird. Hierbei handelt es sich dann häufig um Rupturen im Bereiche des Blasenfundus, also intraperitoneal gelegene Rupturen.

Verhältnismäßig häufig kommt es zur Blasenruptur bei Betrunkenen, was wohl darauf zurückzuführen ist, daß im Alkoholrausch die Entleerung der Blase oft lange Zeit unterlassen wird. Betrunkene erleiden häufig stumpfe Traumen gegen den Unterbauch. Außerdem ist im Alkoholrausch die Widerstandsfähigkeit der Bauchdecken gering, weil ihre reflektorisch schützende Kontraktion bei Traumen sehr häufig unterbleibt.

Hinzuweisen ist noch auf eine besondere Art der Blasenverletzung, welche in einem *Abriß von der Harnröhre* besteht und bei Beckenfrakturen mit Verschiebung der Fragmente durch Zug am Ligamentum pubo-prostaticum auftreten kann.

Die Symptomatik der Harnblasenverletzung wechselt mit ihrer Lokalisation und ist nicht immer gleich. Extraperitoneale Verletzungen bieten eine andere Symptomatik als intraperitoneale Verletzungen. Gemeinsam ist beiden Verletzungsarten der Schock, welcher der Verletzung meist auf dem Fuße folgt. Weiterhin besteht bei beiden Verletzungsarten meist ein schmerzhafter Harndrang, bei Unvermögen Urin durch die Harnröhre zu entleeren. Gelingt dies doch, so sind es meist nur wenige Tropfen, die mit Blut vermischt sind. Man spricht daher auch von der „blutigen Anurie". Sind große Beckengefäße mit der Blase verletzt, so kann unter Umständen reichlich Blut durch die Harnröhre entleert werden. Fließt bei offenen Wunden im Unterbauch, z. B. Schuß- oder Stichwunden, Urin aus der Wunde, so ist dies noch nicht bewiesen für das Vorliegen einer Blasenverletzung, da auch isolierte Verletzungen des Harnleiters einmal zur Urinentleerung aus der Wunde führen können. Umgekehrt müssen offene Blasenverletzungen nicht immer Urinentleerung aus der Wunde zur Folge haben, da es durch Weichteilverschiebungen sehr wohl zum Verschluß der Blasenwunde kommen kann. Eine Urinfiltration ist dann meist die Folge.

Bei den *intraperitonealen Harnblasenverletzungen* kommt es zu einem Urinaustritt in die freie Bauchhöhle. Dementsprechend ist daher auch in den meisten Fällen eine Spannung der Bauchdecken vorhanden. Der Douglassche Raum ist bei Rectalpalpation vorgewölbt und druckempfindlich. Fast immer fehlt bei der Perkussion die Dämpfung, die man im Bereiche der gefüllten Harnblase erwarten muß, besonders, wenn die Patienten seit längerer Zeit kein Wasser mehr gelassen haben und Harndrang besteht. Meist ist auch Flüssigkeit im Abdomen nachweisbar, sei es durch Plätschergeräusch bei der Palpation, sei es durch eine bei Lagewechsel verschiebliche Dämpfung bei Perkussion der unteren Bauchregion. Durch einen durch die Harnröhre glatt eingeführten Katheter wird meist kein Urin entleert, sondern nur etwas Blut. Manchmal allerdings fließen aus dem Katheter geringe Mengen blutigen Urines, der aber aus der freien Bauchhöhle kommt, wenn der Katheter nämlich durch die Verletzungsstelle hindurch in die Bauchhöhle geraten ist. Man schließe deswegen immer eine Rö.-Untersuchung durch Kontrast-Darstellung der Harnblase an, um derartige Verletzungen nicht zu übersehen.

Bei den *extraperitonealen Blasenverletzungen* kommt es durch Urinaustritt in das perivesicale Gewebe zur Urininfiltration. Nicht selten entwickelt sich ein tastbares Urininfiltrat in der Blasengegend, das in den nächsten Stunden ein mehr oder minder ausgeprägtes Scrotalödem im Gefolge hat. Dementsprechend findet man bei Perkussion eine Dämpfung oberhalb der Symphyse, die aber nicht den normalen Blasengrenzen folgt, sondern über sie hinausgeht. Es besteht in diesem Bereich meist lebhafte Druckschmerzhaftigkeit, wobei keine diffuse Bauchdeckenspannung vorhanden ist. Bei der Rectalpalpation ist der Douglas nicht vorgewölbt, aber meist druckempfindlich. Häufig kommt es binnen einiger Stunden nach der Verletzung zur Ausbildung eines zunehmenden Scrotalhämatoms.

Diagnostik: Bei Einlieferung eines Verletzten mit dem Verdacht einer Blasenverletzung kommt es auf möglichst rasche Klärung der Diagnose an, da eine nicht

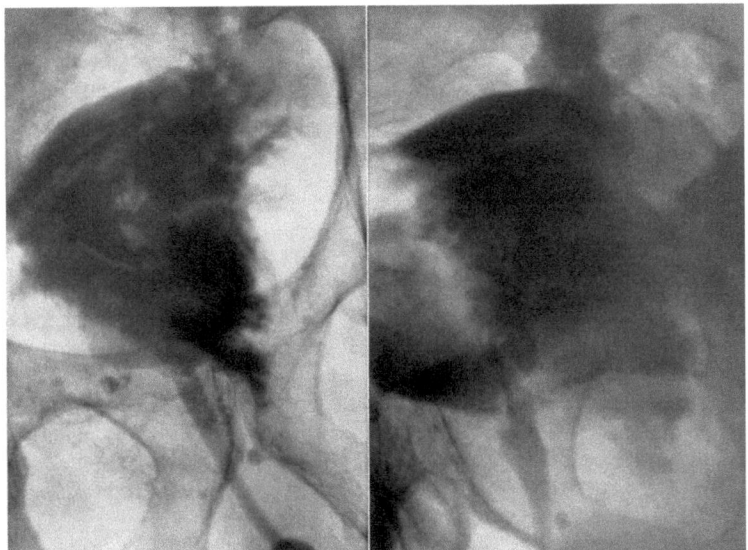

Abb. 190. Die Röntgenaufnahme zeigt die Kontrastdarstellung der rupturierten Blase. Man sieht deutlich den Kontrastmittel-Austritt über die Blasengrenzen hinaus in das perivesicale Gewebe

erkannte und nicht behandelte Blasenverletzung eine große Gefahr für den Verletzten bildet, die häufig zum Tode führt. Je frühzeitiger die Diagnose gestellt und danach gehandelt werden kann, um so günstiger sind die Erfolgschancen für den Verletzten. Besondere Aufmerksamkeit erfordern bei der Diagnostik die bestehenden Nebenverletzungen, die ebenfalls geklärt sein müssen, bevor aktiv gehandelt wird.

Als besonderer Hinweis für die spezielle Diagnostik bei Blasenverletzungen ist zu beachten:
Die klinische Untersuchung zum Ausschluß von intraabdominellen und anderen Nebenverletzungen. — Die Rö.-Aufnahme des Beckens zum Ausschluß von Beckenfrakturen, die oft im Vordergrund des Symptomenbildes stehen. — Die Rö.-Untersuchung der Harnorgane durch Kontrastdarstellung in Form des i. v. Ausscheidungsurogrammes und des Cystogrammes bzw. Urethrocystogrammes (Abb. 190).

Besteht bei der klinischen Untersuchung der Verdacht, daß es sich um eine isolierte Blasenverletzung handelt, so katheterisieren wir und schließen bei liegendem Katheter sofort eine Rö.-Untersuchung an. Dabei wird nach Durchführung des i. v. Ausscheidungsurogrammes ein Cystogramm durch Injektion eines Kontrastmittels in den liegenden Katheter angefertigt. Wir verwenden dazu

76%iges Urographin und haben damit recht gute Bilder bekommen. Der Infektionsgefahr kann durch Zusatz eines Antibioticums zum Kontrastmittel begegnet werden. Nachteiliges haben wir bisher durch Austritt von Kontrastmittel in das perivesicale Gewebe oder in die Bauchhöhle nicht gesehen. Wird durch die Cystographie der Beweis erbracht, daß keine perforierende Verletzung vorliegt, dann war die Kontrastdarstellung völlig harmlos. Beweist die Kontrastdarstellung eine Ruptur der Blasenwand, so ist sofortiges Handeln erforderlich und der Zeitgewinn ist dann unschätzbar. Der Unfallschock ist für die Durchführung der Kontrastdarstellung keine Kontraindikation. Die Cystographie mit Hilfe von Lufteinblasung in den Katheter, wie sie verschiedentlich beschrieben wird, scheint uns wegen der Gefahr der Luftembolie zu risikovoll.

Ergibt sich bei der klinischen Untersuchung der Verdacht, daß eine kombinierte Blasen-Urethra-Verletzung vorliegt, dann ist es besser, zunächst ein Urethrogramm durchzuführen, um über Sitz und Ausdehnung eventueller Harnröhrenverletzungen Aufschluß zu bekommen. Zur Kontrastdarstellung der Harnröhre eignet sich am besten ein viscöses gallertiges Kontrastmittel das Xumbradil.

Wurde durch Urethro- und Cystographie eine Harnröhren- und Blasenverletzung ausgeschlossen und die Hämaturie besteht fort, so muß man versuchen, cystoskopisch und durch retrogrades Pyelogramm eine weitere diagnostische Klärung über den Sitz der Blutungsquelle herbeizuführen.

Die *Therapie* jeder nachgewiesenen perforierenden Blasenwandverletzung besteht in der baldmöglichen operativen Versorgung. Die Verletzungsstelle der Blasenwand muß in jedem Falle mehrschichtig verschlossen werden, es müssen extravesicale Drainagen zur Ableitung sowie ein Dauerkatheter in die Blase gelegt werden. Außerdem muß eine Infektionsprophylaxe durchgeführt werden mit einem Breitbandantibioticum am besten Chloramphenicol, neben einer entsprechenden Infusionsbehandlung sowie eventuell Bluttransfusionen.

Die Freilegung der Blase erfolgt durch suprapubischen Medianschnitt. Es ist in jedem Falle der zumindest zweischichtige extramucöse Verschluß der perforierenden Blasenwunde mit Chromcatgut anzustreben. Eine Schleimhautnaht von innen ist nicht erforderlich. Ist die Blasenwandverletzung von außen nicht sicher zu übersehen, so muß die Blase eröffnet und von innen und außen versorgt werden. Nicht perforierende Verletzungen der Blasenwand, welche nur die Mucosa und Teile der Muscularis betreffen, können bei schwacher Blutung konservativ durch Dauerkatheter und Infektionsprophylaxe behandelt werden. Im Übrigen gilt aber der Satz, daß das vergebliche Freilegen einer Blase bei einer vermuteten Verletzung weniger gefahrvoll ist, als die Folgen einer übersehenen Blasenverletzung.

Wichtig ist, daß man die verletzte Blase nach ihrer Versorgung durch einen Dauerkatheter für 1—2 Wochen ableitet. Die Ableitung erfolgt transurethral und am besten eignen sich hierfür selbsthaltende Ballon-Katheter. Eine zusätzliche suprapubische Ableitung der Blase durch Dauerkatheter ist bei den üblichen isolierten Blasenverletzungen nicht erforderlich, sondern muß nur erfolgen bei Verletzungen im Bereiche des Blasenhalses, sehr ausgedehnten Blasenverletzungen und kombinierten Blasen-Urethra-Verletzungen (Abb. 191). In diesen Fällen wie auch bei isolierten Harnröhrenverletzungen hat sich uns der sog. Scheidewandkatheter von BOEMINGHAUS bewährt. Hierbei handelt es sich um einen Gummikatheterschlauch, dessen Lumen in der Mitte durch eine Scheidewand unterbrochen und geteilt ist und oberhalb und unterhalb dieser Scheidewand eine Öffnung hat. Dieser Katheterschlauch wird so in die versorgte Blase eingezogen, daß das untere Ende transurethral abgeleitet wird, während das obere Ende suprapubisch durch die Bauchdecken herausgeleitet wird. Auf diese Weise läßt sich die Blase leicht spülen und außerdem kann jederzeit bei Verlegung des Katheters ein neuer Katheter an den Liegenden angeschlossen und so in die Blase eingezogen werden.

Es empfiehlt sich gleichzeitig bei jedem Eingriff die Bauchhöhle zu revidieren, um Nebenverletzungen auszuschließen. Bei den intraperitonealen Blasenverletzungen muß außerdem nach zweischichtigem Verschluß der Blasenwunde mittels Chromcatgut zusätzlich noch die Peritonealisierung der Blasenwunde erfolgen.

Ebenso wichtig wie die Ableitung der Harnblase durch Dauerkatheter ist die Drainage des sog. Cavum Retzii. Wir verwenden dazu Polyvinyl-Kunststoffschläuche von 14 bis 15 Charr. Sie werden suprapubisch, bei sehr ausgedehnter Hämatombildung und fortgeschrittener Infektion zusätzlich auch noch re. und li. perineal als Longdrainage in Kunststoffbeutel abgeleitet. So hat man jederzeit eine Kontrolle, wie viel aus den Drainagen herausfließt, bzw. wann sie entfernt werden können. Im allgemeinen wird dies zwischen dem 5. und 10. Tag möglich sein.

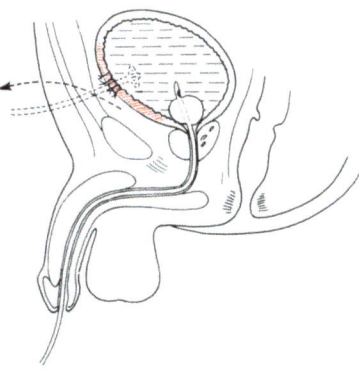

Abb. 191. Situation nach versorgter Blasenruptur. Urinableitung erfolgt durch Ballon-Katheter. Nur bei Verletzung im Blasenhalsbereich und sehr ausgedehnten Zerreißungen der Blase zusätzlich durch gestrichelt gezeichneten suprapubischen Katheter. Die Drainage des Cavum Retzii deutet der gestrichelte Pfeil an

Kombinierte Blasen-Rectum-Verletzungen z. B. bei Pfählungsverletzungen bedürfen der besonders exakten zweischichtigen Naht von Blase und Mastdarm (s. diesen), um das spätere Auftreten einer Blasen-Rectum-Fistel zu verhüten. Ausgiebige perivesicale suprapubische und perineale Drainagen und Ableitung der Blase durch Dauerkatheter sind auch hierbei unerläßlich.

Verletzungen der Harnröhre
Von H. Zillmer

Die Verletzungen der Harnröhre stehen unter den Verletzungen der Harnorgane an erster Stelle. Sie können von außen und von innen zustande kommen; *von außen* durch ein stumpfes oder scharfes Trauma, *von innen* durch eingeführte Fremdkörper. Die Mortalität der Harnröhrenverletzungen liegt zwischen 14 und 29%. Es handelt sich also auch hier um eine außerordentlich ernste Verletzung, die rasches chirurgisches Handeln erfordert, um gefahrvolle Komplikationen, wie z. B. das Auftreten einer Urinphlegmone zu vermeiden.

Die *Einteilung* der Harnröhrenverletzungen kann nach verschiedenen Gesichtspunkten erfolgen. Von der Morphologie her lassen sich unterscheiden die interstitielle Verletzung ohne Läsion der Schleimhaut, die partielle Mucosa- und Submucosaverletzung ohne Verletzung der übrigen Wandschichten, Verletzungen, welche sämtliche Wandschichten der Urethra durchsetzen und der vollständige Abriß mit Kontinuitätstrennung der Harnröhre. Außerdem kann man unterscheiden zwischen unkomplizierten Harnröhrenverletzungen ohne Beckenfraktur und komplizierten Harnröhrenverletzungen bei Vorliegen einer Beckenfraktur. — Nach der topographischen Lokalisation sind zu unterscheiden die Verletzungen der Pars perinealis oder bulbosa der Urethra meist nach direktem Trauma auf den Damm und die Verletzungen der Pars membranacea der Urethra nach Abriß vom prostatischen Anteil der Harnröhre meist bei Beckenbrüchen.

Eine andere Unterscheidungsmöglichkeit der Harnröhrenverletzungen ist durch ihre Entstehung gegeben. So kann man wie z. B. WILDBOLZ die Verletzungen von außen her z. B. Schnitt-, Biß-, Stich- oder aber auch Schußverletzungen sowie die sehr viel häufigeren Verletzungen durch stumpfe Gewalteinwirkung unterscheiden von den Verletzungen der Harnröhre von innen her durch eingeführte Fremdkörper, Katheter usw. Andere Autoren wiederum unterscheiden zwischen geschlossenen und offenen Harnröhrenverletzungen und Verletzungen der Harnröhre von innen her.

Zur *Entstehung* einer Harnröhrenverletzung kommt es am häufigsten durch Beckenfrakturen z. B. beim Überfahren- oder Überrolltwerden oder aber auch durch Einquetschung des Beckens bei Verschüttung usw. Nach BOSHAMMER gehen etwa 10% aller Beckenfrakturen mit einer Harnröhrenverletzung einher.

Ein Stoß oder Schlag gegen den Damm wie z. B. beim Reiten oder beim Fall mit gespreizten Beinen auf eine Kante, einen Balken oder eine Stange können eine Harnröhrenverletzung verursachen. Dabei wird die Harnröhre gegen den einen oder anderen Schambeinast gepreßt und reißt hierbei meist ein oder seltener ab. Kommt es zu einem alleinigen Einriß der Spongiosa, dem zerreißlichsten Teil der Urethrawand, so haben wir das Bild der sog. interstitiellen Ruptur der Harnröhre vor uns mit einem nach außen wie gegen das Lumen der Harnröhre abgeschlossenen Hämatom. Meist kommt es jedoch hierbei auch noch zu einem Einriß der Mucosa, was dann zum Eindringen von Urin in das Hämatom führt und später zur Divertikelbildung Anlaß sein kann.

Zur Entstehung einer Harnröhrenverletzung von innen her kommt es häufig beim Einführen von Metallinstrumenten durch Ungeübte (iatrogen) oder beim Einführen von Fremdkörpern in die Harnröhre zum Zwecke der Masturbation. Dabei können diese Instrumente vorzugsweise im hinteren Teil der Harnröhre besonders in der Pars prostatica einen falschen Weg (Via falsa, fausse route) nehmen indem sie die Harnröhrenwand durchbohren. Auch hierbei kommt es zur Bildung eines infizierten Hämatoms, welches mit der Harnröhre in Verbindung steht und zu späteren Divertikelbildungen Anlaß geben kann.

Die *Symptomatik* der Harnröhrenverletzung wechselt mit ihrer Lokalisation und ihrer Entstehung. Die infolge eines Beckenbruches oder von außen entstandene Verletzung der Harnröhre bietet eine andere Symptomatik als die von innen oder instrumentell entstandene Läsion.

Als *Kardinalsymptome der Harnröhrenverletzung* gelten:
1. Die Miktionsstörung bis zum Harnverhalt;
2. das perineal sichtbare Hämatom;
3. der lokale Druckschmerz;
4. die Blutung aus der Harnröhre, welche bei oberhalb des Spincter externus liegenden Verletzungen fehlt;
5. das retropubische Infiltrat.

Natürlich müssen diese Symptome bei Vorliegen einer Harnröhrenverletzung nicht alle vorhanden sein. Ihr Auftreten richtet sich, wie bereits erwähnt, je nach Art und Lokalisation der vorhandenen Harnröhrenverletzung. — Mehr oder minder ausgeprägte Miktionsstörungen, die bis zum Harnverhalt führen können, sind bei jeder Harnröhrenverletzung vorhanden. Auch die kleinste Schleimhautläsion im Bereiche der Urethra führt bereits zu einer schmerzhaften Beeinträchtigung der Miktion. Dieser durch die Schleimhautläsion bedingte brennende Schmerz bei der Miktion wird durch die später hinzutretende sekundäre Entzündung noch verstärkt. Außerdem kommt es durch Schwellung der Schleimhaut der Urethra sowie durch Druck von außen meist durch Hämatome in der Urethralwand zu einer zunehmenden Dysurie.

Bei stumpfen Traumen gegen den Damm oder auch bei Beckenfrakturen ist die Haut im Bereiche des Dammes meist nicht verletzt. Es kommt jedoch im Verlaufe der nächsten Stunden zur Anschwellung und Verfärbung der Perinealgegend durch ein Hämatom eventuell auch durch eine Urininfiltration, welche sich langsam auf das Scrotum und die Innenseite der Oberschenkel ausdehnen. Dies ist jedoch nur der Fall, wenn die Verletzungsstelle distal vom Diaphragma urogenitale liegt (Abb. 192 u. 193). Bei proximal vom Diaphragma urogenitale gelegener Verletzung breiten sich das Hämatom und die Urininfiltration mehr im kleinen Becken aus. Man spricht daher auch von extra-pelviner und intra-pelviner Infiltration. Schmerzen an der Verletzungsstelle und ein lokaler Druckschmerz

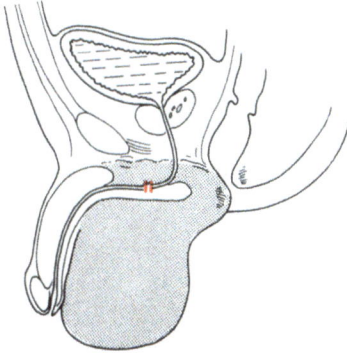
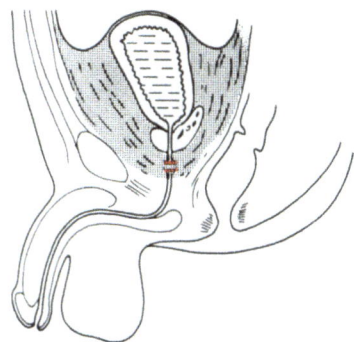

Abb. 192. Harnröhrenzerreißung distal vom Diaphragma urogenitale mit ausgedehnter Hämatombildung perineal und scrotal

Abb. 193. Harnröhrenzerreißung proximal vom Diaphragma urogenitale mit intra-pelviner Hämatombildung

sind fast in jedem Falle vorhanden. Anders verhält es sich mit der Blutung aus der Harnröhre. Sie kann bei proximal vom Sphincter externus gelegener Verletzungsstelle so gut wie ganz fehlen, während bei distal davon gelegener Verletzung in der Regel eine stärkere Blutung aus der Harnröhre besteht.

Bei offenen Harnröhrenverletzungen finden sich gewöhnlich alle Kardinalsymptome der Harnröhrenverletzung. Beim Versuch der Miktion treten meist erhebliche Schmerzen auf, und es kann zum Austritt von Urin aus der Wunde kommen.

Das Allgemeinbefinden der Patienten ist bei Läsionen der vorderen Harnröhre weniger in Mitleidenschaft gezogen als bei Verletzungen der hinteren Urethra.

Die *Diagnostik* bei Harnröhrenverletzungen besteht aus der *klinischen Untersuchung* (RR, Puls, Allgemeinbefund, Lokalbefund, Beckenfrakturen, Nebenverletzungen) und der *Rö.-Untersuchung* (Rö.-Aufnahme des Beckens, i. v. Ausscheidungsurogramm und Urethrogramm) (Abb. 194).

Besteht ein Harnverhalt, so wird man zunächst die Einführung eines Katheters in die Blase versuchen. Man verwendet dazu am besten einen Tiemann-Katheter von 18 Charr. Stößt dieser auf Widerstand und läßt sich nicht glatt einführen, so ist jede Gewaltanwendung zu unterlassen und ein Urethrogramm durchzuführen. Aber auch wenn man mit dem Katheter glatt in die Blase gelangt und hellen Urin gewinnt, empfiehlt sich bei Verdacht auf das Vorliegen einer Harnröhrenverletzung die Durchführung eines Urethrogramms. Partielle Rupturen aller Wandschichten der Urethra lassen unter Umständen eine glatte Katheterpassage zu und bleiben dadurch unerkannt. Durch die Urethrographie werden aber diese partiellen Rupturen der Harnröhre erfaßt und können sofort der geeigneten Behandlung zugeführt werden.

Traumatologie

Wegen ihrer Gefahrlosigkeit sollte die *Urethrographie* daher in jedem Verdachtsfalle zur Anwendung kommen. Als Kontrastmittel verwenden wir meist das gallertige Xumbradil, jedoch leisten auch flüssige Kontrastmittel, wie 76%iges Urografin, ebenso gute Dienste. Oberflächliche Schleimhautläsionen der Harnröhre kann man meist nicht damit erfassen. Sie bedürfen auch keiner Revision und können konservativ behandelt werden. Tiefere Einrisse aller Wandschichten der Urethra führen jedoch zur Extravasatbildung und damit zu einer klaren Diagnostik. Teilweise geäußerte Bedenken wegen der Infektionsgefahr und einer schädigenden lokalen Kontrastmittelwirkung durch Kontrastmittelaustritt in das

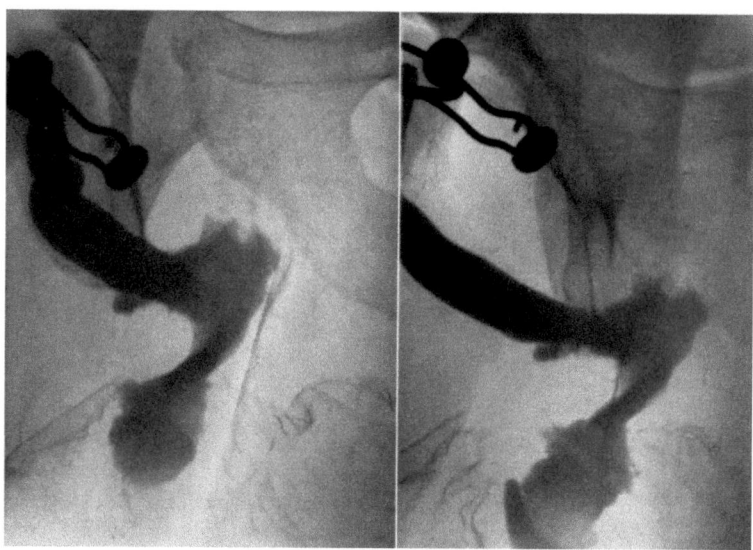

Abb. 194. Die Röntgenaufnahme zeigt eine Harnröhrenverletzung im Bereiche der Pars membranacea. Man sieht deutlich den Kontrastmittel-Austritt in das paraurethrale Gewebe

para-urethrale Gewebe kann man zerstreuen. Das Kontrastmittel wird rasch resorbiert, erkennbare Komplikationen haben sich dadurch bei uns bisher nicht ergeben. Einer Infektionsgefahr kann durch Zusatz eines Antibioticums zum Kontrastmittel begegnet werden. — Eine Blutung aus der Harnröhre stellt keine Kontraindikation für die Durchführung der Urethrographie dar.

Ziel der *Behandlung* muß immer die primäre Naht der Harnröhrenverletzung bzw. die Wiederherstellung der Kontinuität der Harnröhre sein. Wir streben daher die möglichst frühzeitige operative Versorgung der verletzten Harnröhre an. Das heißt nicht, daß wir in jedem Falle operieren. Die Indikation zum Eingriff wird bestimmt vom Ausmaß der Schädigung, die sich am deutlichsten durch den Röntgenbefund zeigt. Kleinere partielle Wandverletzungen der Urethra können durchaus einmal konservativ behandelt werden, falls Spontanmiktion möglich ist oder bald in Gang kommt. Ergibt die Urethrographie jedoch einen Kontrastmittelstop oder eine größere Extravasatbildung, so ist damit die Indikation zum baldigen operativen Eingriff gegeben, unabhängig davon, ob Hämatome oder Infiltrate vorliegen oder nicht.

Es empfiehlt sich, zunächst durch Sectio alta die Blase freizulegen und zu eröffnen. Vom Blasencavum aus versuchen wir einen durchgehenden Scheidewandkatheter, wie er von BOEMINGHAUS angegeben wurde, durch die Harnröhre hinauszuleiten. Gelingt dies nicht, so wird versucht, von der Harnblase aus und von der distalen Urethra aus gleichzeitig mit Hilfe von 2 gebogenen Metallsonden, sog. Beniqué-Sonden, die Verletzungsstelle aufzufinden und nach Umlagerung des Patienten in Steinschnittlage freizulegen. Dies geschieht am besten durch einen Längsschnitt im Bereiche der Raphe. Mit Hilfe der beiden eingeführten Beniqué-Sonden gewinnt man rasch und sicher Übersicht über die Verletzungsstelle. Eventuell spießende Knochenfragmente werden abgetragen. Danach wird versucht, den durchgehenden Scheidewandkatheter mit Hilfe der von distal eingeführten Sonde über die Verletzungsstelle hinüber durch die Harnröhre hinauszuziehen. Der Katheter wird so zurecht gerückt, daß seine Löcher in der Blase liegen (Abb. 195). Über dem liegenden Katheter werden dann die beiden Harnröhrenstümpfe oder die Verletzungsstelle mittels evertierender Chromcatgutnaht vereinigt. Der Schluß der perinealen Wunde erfolgt mehrschichtig. Beide Enden des Katheters werden in Kunststoffbeutel abgeleitet, um die Urinausscheidung beobachten zu können. Verletzungshämatome müssen ausgeräumt und ausgiebig perineal wie auch retropubisch drainiert und abgeleitet werden. In jedem Falle muß eine intensive Infektionsprophylaxe, am besten mit einem Breitbandantibioticum (wir verwenden Chloramphenicol) durchgeführt werden.

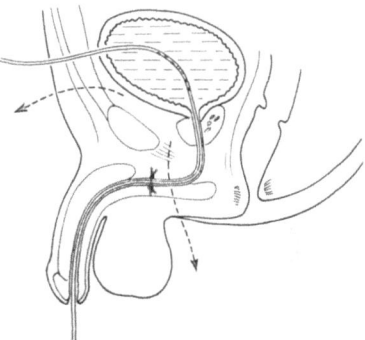

Abb. 195. Situation nach versorgter Urethra-Zerreißung mit liegendem Scheidewand-Katheter nach BOEMINGHAUS, der nach oben und unten ableitet. Die gestrichelten Pfeile deuten die erforderlichen Drainagen nach suprapubisch und perineal an

Vielfach wird dafür plädiert, den Defekt zu belassen oder aber durch eingelegte Epidermisstreifen, Muskellappen oder transplantierte Vena femoralis zu überbrücken. Für jede dieser Methoden gibt es beweisende Erfolge. Wir haben mit der primären Schienung und Naht der Verletzungsstelle gute Erfolge erzielt. Begnügt man sich mit einer suprapubischen Harnableitung und Drainage des traumatisierten Gebietes ohne Naht der Urethra, so kann die spätere Wiederherstellung der Kontinuität der Harnröhre ganz erheblich erschwert werden.

Die Tendenz zur Bildung einer Narbenstriktur ist um so geringer, je länger der Schienungskatheter postoperativ in der Harnröhre verbleibt. Es empfiehlt sich daher bei geschlossenen partiellen Verletzungen der Harnröhrenwand den Katheter 3 Wochen, bei kompletten Harnröhrenabrissen 4—6 Wochen und bei offenen Verletzungen der Urethra 6—8 Wochen zu belassen. Danach wird der durchgehende Scheidewandkatheter unter Belassung der angelegten Blasenfistel durch einen Stählerkatheter von 20 Charr. ersetzt. Bei glatter Einführung des Stählerkatheters werden Katheterpausen gemacht und zwar am

1. Tag eine Pause von 15 min, danach erneutes Einführen eines Katheters von 20 Charr.,
2. Tag eine Pause von 30 min,
3. Tag eine Pause von 1 Std,
4. Tag eine Pause von 2 Std,
5. Tag eine Pause von 5 Std,
6. Tag eine Pause von 10 Std,
7. Tag eine Pause von 24 Std,
8. Tag bleibt der Katheter über Nacht liegen, danach 2 Tage Katheterpause.

Hierauf wird der Katheter wieder über Nacht belassen und anschließend 4 Tage Katheterpause gemacht. Danach ist weitere ambulante Kontrolle und eventuelle Bougierung in zunächst 8 tägigen Intervallen für die Dauer eines $^1/_4$—$^1/_2$ Jahres erforderlich.

Nebennierenrindensteroid zur Vermeidung einer Narbenstriktur sollte erst nach vollständigem Abschluß der Wundheilung gegeben werden.

Kommt es trotz dieser Behandlung zur Ausbildung einer hochgradigen Striktur, so ist frühestens nach einem Jahr die Indikation zur Durchführung einer Harnröhrenplastik zu stellen. Sie wird nach oben dargelegter Therapie aber in den seltensten Fällen erforderlich werden.

Verletzungen des Scrotums und der Hoden
Von H. Zillmer

Schußverletzungen des Scrotums und der Hoden sind im Kriege nicht selten, während in Friedenszeiten vornehmlich Verletzungen durch stumpfe Gewalteinwirkung entstehen. Dabei sind die Verletzungen der Hoden selbst verhältnismäßig selten. Durch ihre Form und Lage sind sie imstande, bei stumpfen Traumen leicht auszuweichen. Im Vordergrund stehen die verhältnismäßig starken Blutungen nach Traumen in diesem Bereich und die außerordentliche Schmerzempfindlichkeit, die häufig zu einem erheblichen Schockzustand führt.

Die *Einteilung* der Verletzungen des Scrotums und der Hoden erfolgt nach der Art des Traumas. So kann man unterscheiden zwischen *stumpfen* Verletzungen durch Tritt, Schlag oder Fall und *scharfen* Verletzungen also Schnitt-, Stich-, Riß- oder Schußverletzungen. Andererseits unterscheidet man die *geschlossenen* Verletzungen des Scrotums von den *offenen*. Gemeinsam ist allen Verletzungen im Bereiche des Scrotums, daß sie meist eine größere Blutung im Gefolge haben. Nach dem Sitz der Blutung kann man unterscheiden zwischen dem extravaginalen Hämatom, also der Blutung zwischen die Tunica vaginalis communis und die Tunica propria des Hodens und dem intravaginalen Hämatom, also der Blutung zwischen die Blätter der Tunica vaginalis propria des Hodens. Zu letzterer kommt es meist, wenn ein stumpfes Trauma eine bereits vorhandene Hydrocele trifft.

Eine besondere Art der Hodenverletzung stellt die *Hodentorsion* dar. Hierfür ist die besondere Beweglichkeit des Hodens im Scrotalfach verantwortlich. Sie kann aber auch beim Leistenhoden auftreten. Je stärker die Drehung, um so mehr werden die zu- und abführenden Blutgefäße im Bereiche des Samenstranges gedrosselt, was unter Umständen binnen weniger Stunden zur Nekrose des Hodens führen kann.

Im Vordergrund der Symptome bei Verletzungen im Bereiche des Scrotums mit Traumatisierung der Hoden stehen meist allgemeine Erscheinungen wie ein gelegentlich mit Bewußtlosigkeit einhergehender Schock. Soweit es sich um offene oder scharfe Verletzungen des Scrotums handelt, kann es zu einem mehr oder minder ausgedehnten Vorfall oder einer Freilegung eines oder beider Hoden kommen. Aber auch Luxationen des Hodens in den Leistenkanal, unter die Bauchhaut, in die Bauchhöhle oder unter die Haut des Perineums kommen gelegentlich vor.

Nach stumpfen Traumen, welche das Scrotum treffen, entstehen in kurzer Zeit ausgedehnte Hämatome, die zu enormer Schwellung und blau-schwarzer Verfärbung des Scrotums führen können. Liegen sie extravaginal, so breiten sie sich nach dem Damm und der Leistengegend hin aus. Die Schwellung fühlt sich teigig weich an, der Hoden ist palpabel und vom Hämatom abgrenzbar. Das intravaginale Hämatom dagegen breitet sich nicht im Gewebe aus, sondern bleibt auf das Gebiet des Hodens beschränkt. Es ist im Gegensatz zum extra-vaginalen

Hämatom prall-elastisch, der Hoden selbst ist nicht palpabel. Häufig kommt es gleichzeitig zum Auftreten eines extra- und intravaginalen Hämatoms. Die Unterscheidung kann in diesen Fällen Schwierigkeiten machen, jedoch wird eine Punktion rasch Klarheit bringen.

Therapie. Offene Verletzungen des Scrotums sind nach den allgemeinen Regeln der Wundchirurgie zu versorgen. Bei Verletzungen der Tunica albuginea des Hodens kann versucht werden, diese durch Naht wieder zu verschließen. Ist die Hodenverletzung jedoch zu ausgedehnt oder sind Teile des Hodens völlig abgesprengt und seine Ernährung in Frage gestellt, so kommt nur noch die Exstirpation des Hodens (Semicastratio) nach schrittweiser Unterbindung und Durchtrennung des Samenstranges am höchst erreichbaren Punkt in Betracht.

Extra-vaginale Scrotalhämatome werden durch leichten Druckverband und feucht-warme Umschläge behandelt und werden verhältnismäßig rasch in einigen Tagen resorbiert. Ist dies nicht der Fall, so sollte man das Hämatom nach etwa 14 Tagen ausräumen. Kommt es zur Abszeßbildung im Bereiche des Hämatoms, so ist ausgiebige Incision und Drainage erforderlich. Das intra-vaginale Hämatom bedarf frühzeitiger Entleerung durch Punktion oder Incision, um der späteren Entwicklung einer Hämatocele und einer Hodenatrophie vorzubeugen.

Verletzungen des Penis

Von H. Zillmer

Verletzungen des Penis sind häufiger, als man gemeinhin annimmt. Im Vordergrund dieser Verletzungen steht häufig die erhebliche Blutung aus den Corpora cavernosa, die bei Blutungen nach außen zu erheblichen Blutverlusten führen kann und dann meist mit einem mehr oder minder ausgeprägten Schock einhergeht.

Man unterscheidet die *subcutane* und die *offene Verletzung* des Penis, wobei die offene überwiegt. — Zur Entstehung einer subcutanen Verletzung kommt es durch Quetschung des Penis in erschlafftem Zustande z. B. durch Schlag, Tritt oder Stoß. Sie ist sehr selten. Häufiger kommt sie in erigiertem Zustande beim Coitus in Form der sog. *Fraktura penis* vor. Dies ist dadurch zu erklären, daß die Tunica albuginea bei der Erektion dünner und damit leichter verletzlich wird. Sie kann daher bei einem plötzlichen Umknicken des Penis einreißen und führt dann meist zu ausgedehnten Hämatomen. — Zu erwähnen ist auch die Quetschung des Penis durch Umschnürung mit Bindfaden, Ring oder Haar, wie sie immer wieder aus masturbatorischen oder anderen Gründen erfolgt. Dies kann je nach Zeitdauer der Umschnürung zu erheblichen Weichteilschwellungen, nachfolgenden Nekrosen und damit zum teilweisen Verlust des Penis führen.

Offene Verletzungen des Penis entstehen durch Schuß, Stich, Schnitt, Biß oder Riß. In die Gruppe dieser offenen Verletzungen gehört auch die mehr oder minder ausgedehnte bis vollständige Ableerung der Penishaut, die sog. *Schindung* des Gliedes. Sie ist die charakteristische Treibriemenverletzung und tritt auf, wenn Kleidungsstücke einschließlich Penis von einer laufenden Transmission z. B. beim Ölen von Maschinenteilen erfaßt und heruntergerissen werden. Hierher gehört auch die sog. *Luxatio penis,* d. h. ein Zurückschlüpfen des Penis in das Scrotum oder hinter die Symphyse nach zirkulärem Abriß der Penishaut proximal der Eichel.

Die *Therapie* der Penisverletzung richtet sich nach Art und Schwere der vorliegenden Verletzung. Subcutane Verletzungen des Penis ohne Verletzung der

Tunica albuginea werden konservativ behandelt. Liegt dagegen ein größerer Einriß der Albuginea vor, so soll dieser baldmöglichst freigelegt und genäht werden. Ist darüber hinaus auch noch die Wand der Harnröhre verletzt, was allerdings äußerst selten der Fall ist, so muß auch noch zur Vermeidung einer Harninfiltration die Urethra freigelegt und genäht werden. Die Harnableitung erfolgt hierbei am besten durch Anlegen einer perinealen Fistel (Boutonnière).

Bei offenen Verletzungen des Penis mit Teilverlust des Gliedes (Amputationsverletzung) erfolgt die Versorgung nach allgemein chirurgischen Gesichtspunkten. Wichtig sind ausreichende Durchstechungsligaturen der Schwellkörper unter Mitfassung der Albuginea zur sorgfältigen Blutstillung. Die Harnröhrenwand soll etwas über das Niveau der versorgten Schwellkörperenden hinausragen und anschließend in die Haut eingenäht werden.

Die sog. *Schindung* des Gliedes erfordert baldmögliche Deckung mit Haut. Dies kann durch freie Transplantation eines Spalthaut- oder Vollhautlappens oder besser noch, falls möglich, durch eine Muffplastik im Bereiche des Scrotums, d. h. eine Verlagerung des Penis unter die Scrotalhaut erfolgen. In einer zweiten Sitzung erfolgt dann frühestens nach 4—6 Wochen die Abtrennung der Hautbrücke vom Scrotum mit Vereinigung beider Scrotalhautblätter am Penis volar durch Naht. Dadurch wird der restliche Defekt mit Scrotalhaut gedeckt und das Scrotum zur Peniswurzel zurückverlagert.

Die Luxatio penis erfordert möglichst sofortige Reposition des Gliedes und Naht des Hautschlauches, um eine Harninfiltration bei der Miktion zu verhüten. Dabei sollte man nicht versäumen, beiderseits seitlich für 24 Std subcutane Gummilaschen einzulegen, welche im Bereiche der Peniswurzel herausgeleitet werden. Kommt es zum Auftreten stärkerer Weichteilschwellungen, so empfiehlt sich die Anlegung einer Längsincision auf dem Dorsum penis zur Entlastung.

Pfählungsverletzungen

Von H. Gieseler

Der Ausdruck und Begriff Pfählung wurde im Jahre 1890 von Madelung in die Terminologie der deutschen Unfallheilkunde eingeführt. Unter Berücksichtigung der Form und Gestalt des verletzenden Gegenstandes sowie seines typisch lokalisierten Traumas beschreibt er „das Eindringen von stumpfen oder stumpfspitzen Pfählen in den Unterleib auf Fußlänge und darüber". Es ist die Definition für die von Lexer als *typisch* bezeichneten *Pfählungen*. Sie finden ihre Analogon in der Pfählung als Hinrichtungsart, die bis zum 19. Jahrhundert möglich war. Erinnert sei an die von Madelung erwähnte Schilderung des französischen Botanikers Pilton de Tournefort in seiner «Relation d'un voyage du Levant», bei der im 18. Jahrhundert auf Kreta Türken an aufrührerischen Griechen die Pfählung vollzogen.

Dieser typischen Verletzungsart stellt Lexer die *atypischen Pfählungen* gegenüber, die jede andere Körperregion verwunden können. Wegen der Vielzahl an Verletzungsmöglichkeiten unserer Gegenwart nimmt es nicht wunder, daß insbesondere Pfählungen des Halses, des Thorax und vor allem des Gesichtes in genügender Zahl beschrieben werden (Schmitt, Breitner, Wetzel u. a.). Diese atypischen Traumen, die nur einen geringen Prozentsatz aller Pfählungen ausmachen — insgesamt erlebten wir an unserer Klinik während der letzten 14 Jahre 8 Pfählungsverletzungen —, werden in den entsprechenden Kapiteln, soweit notwendig, beschrieben und sollen nicht Gegenstand dieses Beitrages bleiben.

Wenn den *Pfählungsverletzungen des Beckens* respektive des *Perinealbereiches* ein gesondertes Kapitel gewidmet wird, so sind hierfür zwei Gründe maßgebend: Einerseits bietet und verursacht dieses eigenartige Trauma trotz eines einzelnen verletzungsmechanisch wirksamen Momentes ausgedehnte Kombinationsverletzungen mit möglicher Eröffnung zweier Körperhöhlen, die dem ersten Untersucher und behandelnden Chirurgen in diagnostischer, therapeutischer und prognostischer Hinsicht größte Schwierigkeiten und Sorgen bereiten können. Und

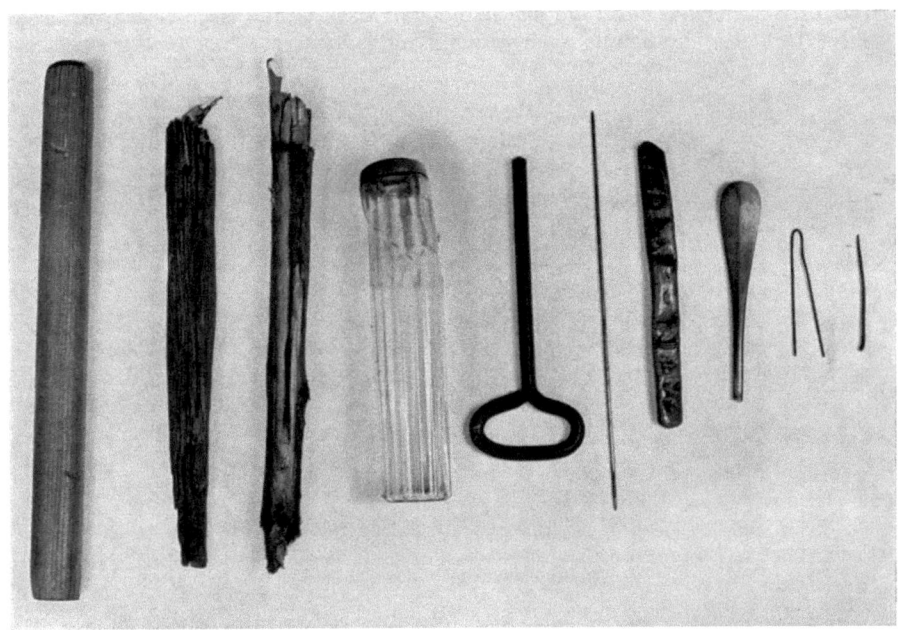

Abb. 196. Pfählende Gegenstände aus der Sammlung der Chir.-Universitäts-Klinik, Würzburg

hiervon abhängig würde andererseits die Beurteilung dieser Verletzungsart den jeweiligen Rahmen einer Traumatologie des Bauchraumes oder der des urologischen Sektors sprengen.

Pfählungsverletzungen gehören nach der allgemein-chirurgischen Systematik zu den *Stichverletzungen*, nur daß bei ihnen der verletzende Gegenstand pfahlartig, d. h. mehr oder weniger stumpf gestaltet ist. Das Ereignis unserer typischen Pfählung ist deshalb so gefürchtet, weil der pfählende Gegenstand (Stock, Stange, Pfahl, Wurzel, landwirtschaftliche Geräte, Skistöcke usw.) mit seinen spitzen oder zackigen Enden sehr oft tiefere Zerstörungen wichtiger anatomischer Gebilde und Organe mit der erwähnten Eröffnung einer oder zweier Körperhöhlen bewirkt, während die Eintrittsöffnung oft harmlos aussieht. Darüber hinaus wird die Wunde durch hochinfektiöses Material verschmutzt. Ähnlich den Stichwunden entstehen oft nur schmale, unübersichtliche Verletzungskanäle, deren Verlauf und Ausdehnung äußerlich niemals zu übersehen sind. Die Problematik dieser Verletzungsart und deren zunächst unabsehbaren Folgen wird vervollständigt durch Berücksichtigung, der von HELMIG erwähnten ,,aktiven`` und ,,passiven`` Pfählung im Augenblick der Unfallentstehung. Das Ausmaß des Traumas ist davon abhängig, ob im Zeitpunkt der Verletzung sich der Mensch in Ruhe oder in Bewegung befindet.

Es wird verständlich, daß das Studium der Kasuistik vieler Publikationen, wie auch die Betrachtung der pfählungsverletzenden Gegenstände aus der Sammlung unserer Klinik (Abb. 196) grotesk wirkt.

Grundsätzlich lassen sich nach Art des einwirkenden Traumas und Verletzungsmechanismus *penetrierende* und *perforierende Pfählungen* unterscheiden. Wir sind uns bewußt, daß die Differenzierung dieser typischen Verletzungen des Beckenraumes mit seiner Vielzahl an Organen und Organsystemen, die in engster topographischer Beziehung ihre Funktion erfüllen, sehr schwierig ist.

Bei der *penetrierenden Pfählung* dringt der verletzende Gegenstand durch die äußere Haut des Perineums oder seiner Umgebung, setzt hier eine gequetschte,

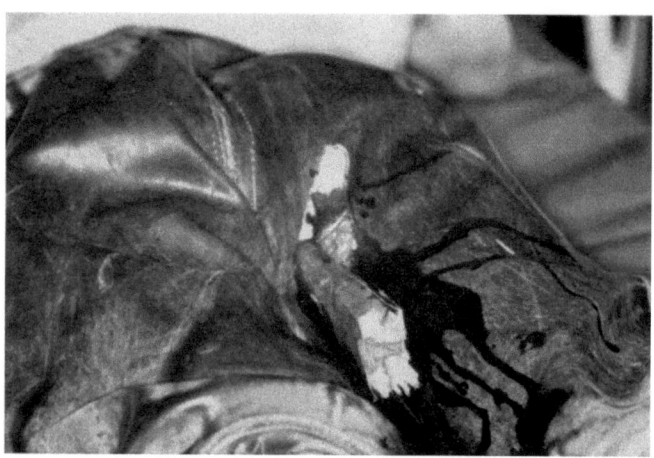

Abb. 197. Pfählungsverletzung durch die abgebrochene Sitzplatte eines Schlittens, die durch die Kleidung (Lederhose) in die Dammregion eingedrungen ist

verschmutzte, schnell blutig-ödematös imbibierte Wunde und gleitet auf dem Weg des geringsten Widerstandes entlang den Fascien, Knochen, Muskeln durch die prä- oder retroperitonealen Bindegewebsräume. Es findet keine Durchspießung oder Perforation eines Hohlorgans (Urethra-Blase, Prostata, Vagina-Uterus, Rectum, Arterien, Venen) statt. Auch das Peritoneum bleibt, dem pfählenden Gegenstand ausweichend, unverletzt. Ein oft beschriebenes, penetrierendes Trauma liegt auch dann vor, wenn nach Durchspießung des Scrotums der verletzende Körper dem Leistenkanal bis zur Einmündungsstelle des Samenstranges folgt, das Bauchfell nicht eröffnet, sondern retroperitoneal hochgleitet, ohne weitere schwerwiegende Verletzung zu verursachen (STIASSNY). Auch das Vordringen entlang dem Ramus horizontalis pubis unter dem Poupartschen Band bis zwischen die Bauchdeckenmuskulatur ist möglich (STIASSNY u. a.). Ebenso konnten wir eine unkomplizierte Anspießung der Labien mit oberflächlicher Läsion der Vagina ohne Perforation ihrer Wand oder ein Emporgleiten durch den Anus ins Rectum mit nur geringer Schleimhautverletzung beobachten.

Diese penetrierenden Traumen stellen erfreulicherweise den Hauptanteil der typischen Pfählung, und es ist immer wieder erstaunlich, wie relativ geringfügig die inneren Verletzungen trotz tiefer Einspießung des pfählenden Gegenstandes sind:

J. W., $8^{1}/_{2}$ J. alt, Krankenblatt-Nr. M 9276 E VIII 63, verunglückte beim Rodeln und spießte sich eine abgebrochene Sitzlatte des Schlittens in die rechte Gesäßseite. Bei der Klinikaufnahme ragte ein 4 cm breites, 20 cm langes Holzstück aus der rechten Nates heraus (Abb. 197, 198 u. 199). Die umgebende Haut war blutend aufgerissen. Die Untersuchung des

Rectums war unauffällig, der Urin nicht blutig. Nach Entfernung des etwa 12 cm tief eingespießten Holzstückes in Narkose fand man eine für 3 Querfinger passierbare Wundöffnung. Der weitere Wundkanal führt am unverletzten Rectum vorbei und endet unterhalb des Promontoriums. Es wird nach sorgfältiger Wundausschneidung alles zerfetzte und zerquetschte Gewebe entfernt und Drainagen in die Wundhöhle eingelegt.

Die *perforierende Pfählungsverletzung* ist eines der schwersten und gefürchtetsten Traumen. Das Ausmaß dieser Verletzung wird naturgemäß bestimmt durch die Form und Gestalt des pfählenden Gegenstandes und durch die Stärke und Wucht, mit der er — aktiv oder passiv — in den Körper getrieben wird. Da der Unfallpatient meistens unmittelbar nach erfolgter Pfählung in die Klinik eingewiesen wird, sind ausgeprägte klinische Symptome, die auf eine Verletzung einzelner Organe schließen lassen, nicht zu erwarten. Auch die Zerreißung eines größeren Gefäßes braucht nicht unbedingt eine sofortige massive Blutung zur Folge zu haben. Der eingedrungene Fremdkörper kann einerseits das eröffnete Gefäßlumen verschließen, andererseits verhindern Kontraktilität und mögliche Thrombosierung der Gefäße zumindest vorübergehend eine starke Blutung. Die Skala der Verletzungsmöglichkeiten dieser Pfählungen reicht von der Perforation eines einzelnen Hohlorgans des Beckens (z. B. Rectum) über die Durchspießung mehrerer Beckenorgane (Urethra-Blase, Prostata, Vagina-Uterus) mit Eröffnung

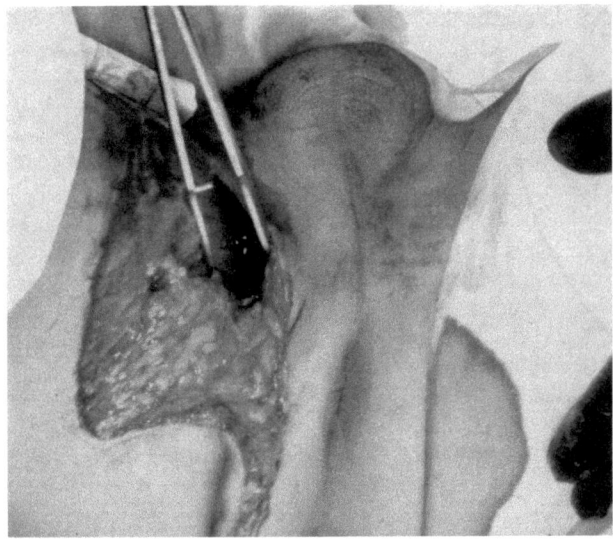

Abb. 198. Perineale Pfählungsverletzung nach Entfernung des eingedrungenen Holzstückes, vgl. Abb. 197

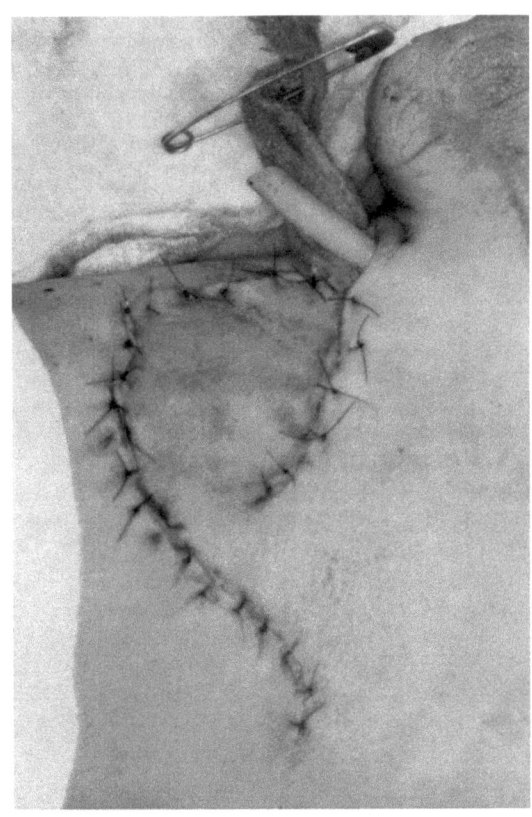

Abb. 199. Zustand nach operativer Versorgung der Verletzung durch Wundausschneidung. Naht und Drainage durch Streifen und Rohr, vgl. Abb. 197 und 198

des Peritoneums und schwerer intraabdomineller Verletzungen bis zur Durchdringung der Pleura und der Thoraxorgane.

Ist schon die genaue Diagnostik, Erkennung und Beurteilung der penetrierenden Pfählungen schwierig und verantwortungsvoll, so verlangen die Mehrfachverletzungen verschiedener Körperhöhlen zielsicheres sowie schnelles Eingreifen des behandelnden Chirurgen und stellen oft hohe Anforderungen an die apparativen und technischen Möglichkeiten einer Klinik, an den Anaesthesiologen, an die schnelle Beschaffung von Blutkonserven und -ersatzmittel.

Keiner Pfählungsverletzung ist äußerlich anzusehen, ob sie penetrierend oder perforierend ist und muß deshalb immer *operativ revidiert* werden. Schon zu Beginn der Operation müssen Infusions- und Transfusionsmittel ausreichend bereitstehen, da es zum Zeitpunkt der Entfernung des pfählenden Gegenstandes zu einer massiven Blutung eines verletzten Gefäßes kommen kann. Wie an unserem Beispiel geschildert, ist anschließend eine sorgfältige Wundversorgung und vor allem genaueste Revision des Wundkanales notwendig. Der von RÖDING mitgeteilte Fall, bei dem eine Pfählung des Scrotums stattfand, der verletzende Körper aber erst nach Unterminierung der vorderen Bauchwand die Peritonealhöhle eröffnete und eine Perforation der hinteren Duodenalwand verursachte, zeigt, wie notwendig die Beurteilung der Länge und Verlaufsrichtung des Wundkanals ist. Ist der pfählende Körper bei der Klinikeinweisung bereits entfernt, begnüge man sich nicht mit einer einfachen Inspektion der vielfach harmlos aussehenden äußeren Wunde. Auch die vielleicht noch durchgeführte digitale Rectumuntersuchung als alleinige diagnostische Maßnahme ist unzulänglich:

R. H., 17 Jahre alt, Krankenblatt-Nr. K 8974 E VIII 63, rutschte bei einer Sportübung aus und stieß sich das Ende eines hölzernen Turnstabes 6—8 cm tief durch die Turnhose in den Anus. Der Stab wurde sofort wieder herausgezogen und von den möglichen Verletzungsfolgen keine Notiz genommen. Mehrere Stunden später wurde wegen zunehmender Schmerzen im Enddarm ein Krankenhaus aufgesucht. Der Patient wurde nach kurzer Untersuchung entlassen mit der Verordnung Abführmittel einzunehmen. Wegen starker Leibschmerzen erfolgte am nächsten Tag die Überweisung in unsere Klinik. Bei der Laparotomie fand sich als Ursache einer diffusen Peritonitis eine markstückgroße Perforation des Rectosigmoids. Der Patient wurde geheilt.

Eine primäre rectoskopische Untersuchung hätte schon bei der ersten Untersuchung die Diagnose geklärt. Von der Durchführung eines Kontrasteinlaufes bei Verdacht auf eine Perforation des Dickdarmes raten wir zumindest bei Anwendung der gebräuchlichen Kontrastmittel dringend ab, da er schwerste therapieresistente Peritonitiden zur Folge haben kann. Erforderlichenfalls kann eine rectoskopische Lufteinblasung mit anschließenden Röntgenaufnahmen des Abdomens weitere Klärung bringen, sofern nicht schon auf einer Leeraufnahme des Abdomens freie Luft als Luftsichel erkennbar ist. Jede Verletzung des Analringes verlangt eine sorgfältige Überprüfung der Sphincterfunktion und nötigenfalls seine Rekonstruktion. Zeitraubende, größere rekonstruktive Eingriffe sollte man jedoch schon wegen der großen Infektionsgefahr des Operationsgebietes auf einen späteren Zeitpunkt verschieben. — Bei ausgedehnten Zerreißungen des Recto-Anal-Bereiches sollte mit dem Anlegen eines temporären Anus praeter naturalis nicht lange gezögert werden. — Entsprechend der rectoskopischen Untersuchungen bei Pfählungen des Enddarmes oder seiner Umgebung sind bei Verdacht auf Verletzung der Vagina, der Harnröhre oder Blase, Speculumuntersuchungen, Cystoskopien bzw. Urethrografien notwendig. Für die operative Versorgung der Pfählungen des Urogenitaltraktes gelten die in den entsprechenden Kapiteln angegebenen Richtlinien. Es können transurethrale Schienungen nach sorgfältiger Naht einer Wunde der Urethra genau so notwendig werden wie eine Sectio alta zur Anlegung einer temporären suprapubischen Blasenfistel.

Bei der Zerreißung größerer Gefäße sind die im Kapitel Gefäßverletzungen angegebenen Maßnahmen zu beachten. Massenligaturen ohne vorherige topographisch-anatomische Präparation mit sorgfältiger Darstellung eines verletzten größeren Gefäßes sind immer zu verwerfen.

Da jede Pfählungsverletzung als stark infiziert angesehen werden muß, darf der Wundverschluß nie ein primärer sein. Das Einlegen einer oder mehrerer Drainagen ist stets notwendig.

„Das Schicksal der Pfählungsverletzten hängt weitgehend von der Mitbeteiligung einer Körperhöhle ab" betont LADWIG und damit auch von der Entschlußkraft des behandelnden Chirurgen. Eine frühzeitige, wenn auch nur diagnostische Laparotomie ist indiziert, wenn bei der Revision des Wundkanals eine Verletzung des Peritoneums nicht sicher ausgeschlossen werden kann. Im übrigen gelten die gleichen Prinzipien, die im Kapitel „Traumatologie des Bauches" erörtert wurden. — Betont sei nur noch die genaue Inspektion der Douglas-Umschlagfalte, auf die besonders ZENKER hingewiesen hat.

Entsprechende Richtlinien gelten auch bei der Perforation des Brustraumes, ein seltenes Ereignis bei den typischen Pfählungsverletzungen.

Verletzungen der Extremitäten
Allgemeiner Teil
Von R. Schautz

Die Folgen äußerer Gewalteinwirkung auf eine Extremität sind abhängig vom Ausmaß der Schädigung ihrer sie aufbauenden organoiden anatomischen Strukturen (Knochen, Gelenke, Sehnen, Bänder und Fascien, Muskeln, Nerven, Gefäße usw.).

Abgesehen von penetrierenden Verletzungen wird das Vorliegen einer gröberen Schädigung deutlich am Eintreten einer Funktionsstörung, die durch klinische Prüfung der aktiven und passiven Beweglichkeit, der Sensibilität und der Durchblutung unter Zuhilfenahme röntgendiagnostischer Maßnahmen erfaßt werden kann.

Die aus dem Symptombild erschließbare Schädigung und die Beurteilung ihrer Heilungsaussichten im Hinblick auf die spätere Funktion bestimmen die Indikation für die notwendige Therapie.

So steht an der oberen Extremität die Erhaltung exakter Gelenkführung bei guter Motorik und darüber hinaus, speziell die Hand betreffend, Erhaltung und gegebenenfalls Wiederherstellung der Sensibilität im Vordergrund der Behandlung.

An der unteren Extremität ist richtungweisend die spätere statische Belastbarkeit mit guter Stand- und Gangfestigkeit bei Erhaltung oder Wiederherstellung der Gliedachse.

Eine durch direktes Trauma für alle Gewebsschichten bezeichnende Schädigung stellt die *Kontusion* dar. Sie kommt zustande durch mehr oder weniger starke Druckkräfte, die durch Quetschung zur Gewebeschädigung wechselnden Ausmaßes führen. Die betroffenen Regionen weisen in der Regel oft schon makroskopisch, bei geringerer Schädigung allerdings erst mikroskopisch erfaßbare, blutige Suggilationsherde auf. Die in der Folgezeit eintretende Schwellung im Kontusionsbereich oder der auftretende Erguß in einem durch eine Kontusion geschädigtem Gelenk (traumatischer Erguß) sind durch sekundäre entzündlich-exsudative Vorgänge bei der Reparation des Schadens zu erklären. Je nach dem

Ausmaß des Schadens werden die Symptome von einer lokalen Druckschmerzhaftigkeit bis zu deutlicher schmerzhafter Funktionsbeeinträchtigung reichen. Vorübergehende Ruhigstellung mit resorptionsfördernden und hydrotherapeutischen Maßnahmen, unter Umständen auch Kompressionsverbände unterstützen den Heilungsablauf.

Durch Einwirkung abnorm großer Zugkräfte treten an den verschiedenen organoiden Geweben Schäden in Form von *Dehnung* oder *Zerrung* bis zur *Zerreißung* auf. Nur wenn bleibender Funktionsausfall, wie etwa nach völliger Kontinuitätstrennung wichtiger anatomischer Strukturen zu erwarten ist, wird operatives Vorgehen angezeigt sein.

Tangentiale stumpfe Gewalteinwirkung (Überfahrenwerden) führt zur Verschiebung der Haut gegen ihre Unterlage (Fascie) mit Zerreißung der Subcutis, seltener auch Zerreißen tiefergelegener Bindegewebsschichten zwischen Muskulatur und Fascie oder Periost und Knochen. Das durch diesen Mechanismus entstehende *Decollement* ist gekennzeichnet durch ein ausgedehntes, flächenhaftes Blutextravasat, das deutliche Fluktuation zeigt. Hartnäckige Rezidivneigung, Gefahr der Hautnekrose und Gefahr der Infektion machen häufig nach erfolglos wiederholten Punktionen eine Incision, mit kurzfristiger Drainage, und Kompressionsverbände sowie Infektionsprophylaxe erforderlich.

Einreißen und Abreißen der Haut von der Unterlage führt zur *Hautablederung*, am Kopf zur „Skalpierung", am Penis und Skrotum zur „Schindung". Sofortige Deckung des entstandenen Oberflächendefektes durch Reimplantation der abgelederten Haut nach sorgfältiger Wundausschneidung, evtl. gestielte oder auch freie Hauttransplantation sind primär vorzunehmen.

Deckung von Hautdefekten

Von A. Wilhelm

Vorbemerkungen

Bei der Behandlung von frischen wie auch veralteten, insbesondere mit Defektbildung einhergehenden Hautverletzungen stellt der möglichst rasche Wundverschluß die vordringlichste Aufgabe dar. Erst die Vermeidung einer Sekundärheilung bzw. die rechtzeitige Abwehr all ihrer schwerwiegenden Folgen, vor allem bei gleichzeitigem Betroffensein von Knochen, Sehnen und Nerven, sichert ein funktionell gutes postoperatives Ergebnis und die für spätere wiederherstellende Eingriffe optimalen Voraussetzungen.

Der Wundverschluß kann je nach Art und Ausmaß des vorliegenden Defektes auf verschiedene Weise erreicht werden. Die einfachste Methode stellt die *direkte Hautnaht* dar, die jedoch nur bei Wunden ohne nennenswerten Gewebsverlust gelingt. Sie soll niemals erzwungen werden, sei es auf Kosten der Wundexcision oder aber einer zu großen Hautspannung, weil sonst Infektion, Dehiszenz, Nekrose und später Narbenbildung die unausbleiblichen Folgen darstellen. In Zweifelsfällen ist es daher zweckmäßiger, einen sog. *Hautersatz* durchzuführen. Hierfür gibt es verschiedene Methoden, deren Indikationen sich nach der flächen- und tiefenmäßigen Ausdehnung der Wunde, ihrem Alter und Zustand sowie ihrer Lokalisation, den vorhandenen Begleitverletzungen und nach den Ernährungsverhältnissen im Wundbereich richten. Von besonderer Bedeutung ist dabei die Frage, ob die Hautdecke lediglich geschlossen oder aber gleichzeitig gut ernährtes Fett- bzw. Füllgewebe verpflanzt werden muß, um freiliegende Knochen- und Gelenkabschnitte sowie Sehnen und Nerven zu schützen bzw. für sie Gleitgewebe zur Verfügung zu stellen. Auch sollte man stets beachten, daß die Haut nicht nur den Zweck der Deckung und Mobilität besitzt, sondern auch den der äußerst wichtigen Gefühlsfunktion. Dies ist besonders für mechanisch stark beanspruchte Körperregionen, in erster Linie für die Hand, dem „Tastorgan des Menschen", von Bedeutung. Bei all diesen therapeutischen Bemühungen sollte man aber stets versuchen, möglichst mit dem einfachsten und sichersten Verfahren zum besten funktionellen und kosmetischen Ergebnis zu kommen.

Über die Wahl des hautplastischen Verfahrens sollte möglichst schon vor Beginn der Operation entschieden werden. Das ist aber nicht immer möglich, da sich die *Lebensfähigkeit der verletzten Gewebe*, insbesondere bei schweren Verbrennungen und Extremitätenverletzungen, präoperativ nicht immer mit ausreichender Sicherheit beurteilen läßt. Sobald die Wundexcision beendet ist, deckt oftmals erst das Ausbleiben der reaktiven Hyperämie nach Lösen der Blutleere in einem vorher nicht erkannten Bezirk schlechte oder ungenügende Durchblutungsverhältnisse auf. Leider ist dieser Hinweis nur bei Extremitätenverletzungen zu erhalten, ohne jedoch absolut beweisend zu sein, wie z. B. die Durchblutungsverhältnisse an der Hohlhand unmittelbar nach beendeter Operation einer Dupuytrenschen Kontraktur lehren.

Eine relativ sichere Aussage über die Lebensfähigkeit von Gewebe kann man heute dagegen durch i. v. Verabreichung von bestimmten Farbstoffen treffen. Als geeignete und ungefährliche Farbstoffe werden neuerdings „*Disulphin-Blau*" und „*Kiton-Fast-Grün*" empfohlen, über die SORSBY 1937 erstmals berichtet hat. Durch diese Methode können nicht nur die der Nekrose anheimfallenden Hautbezirke, sondern auch die nicht mehr blutversorgten tiefer gelegenen Gewebsschichten an der fehlenden Anfärbung erkannt werden. Wegen der ein bis mehrere Tage anhaltenden intensiven Verfärbung der Haut, wodurch die Beurteilung des Patienten in der unmittelbaren postoperativen Phase erschwert sein kann, und der namentlich durch Schock verzögerten Ausscheidung sollte diese Vitalfärbung jedoch nur bei besonders indizierten Fällen vorgenommen werden.

Hat man sich über das Ausmaß des vorhandenen bzw. zu erwartenden Weichteildefektes Klarheit verschafft und für das entsprechende hautplastische Verfahren entschieden, dann muß als nächstes die Wunde excidiert bzw. die Empfängerstelle hergerichtet werden; das bedeutet Entfernung des nekrotischen und infizierten Gewebes und *Anfrischung aller Gewebsschichten* im Gesunden und ausreichend ernährten Gebiet. Auch granulierende Wunden sollen möglichst nicht unmittelbar bepflanzt werden, worauf schon LEXER hingewiesen hat, sondern erst nach scharfem Abtragen der in jedem Fall keimbesiedelten Granulationen. Die vorherige Entfernung der Granulationen ist aber nicht nur im Hinblick auf die Ausschaltung einer wesentlichen Infektionsquelle von Bedeutung, sondern auch für das spätere Resultat, da auf diese Weise eine Funktionsstörung, wie sie durch narbige Umwandlung belassener Granulationen häufig auftritt, vermieden wird. Selbstverständlich sind die Granulationen überall da zu belassen, wo nach ihrer Entfernung mit einer Verschlechterung der Einheilungsbedingungen für Hauttransplantate, wie z. B. über freiliegenden Knochenabschnitten, zu rechnen ist.

Beim Herrichten der Wunde ist auch auf den späteren *Narbenverlauf* zu achten. Die Narben sollen stets so zu liegen kommen, daß sie durch die funktionelle Beanspruchung nicht in ihrer Längsrichtung getroffen werden, da sonst eine Narbenkontraktur resultiert. Gegebenenfalls muß der Narbenverlauf durch lokale Verschiebung eines wundrandbildenden Weichteilabschnittes oder gar unter Opferung gesunden Gewebes korrigiert werden.

Für das Gelingen der Hautplastiken ist selbstverständlich *strengste Asepsis* erforderlich; ferner eine *gewebeschonende Operationstechnik* (LEXER), um zusätzliche Nekrosen und damit erhöhte Infektionsgefahr zu vermeiden. Besondere Sorgfalt ist außerdem einer möglichst *exakten Blutstillung* sowie der Vermeidung von Hohlräumen zu widmen, da Hämatome und Serome als eine der Hauptursachen für das sog. ,,Abschwimmen freier Hautplastiken" sowie für Infektionen und Dehiszenz in Frage kommen. Für die Blutstillung bei Operationen an der Haut sind feuchte Kompressen, das temporäre Anklemmen und Torquieren der Gefäße mit feinen Moskitoklemmen, die Elektrocoagulation, allerdings nur bei minuziösester Handhabung, und die lokale Wasserstoffsuperoxydbehandlung, sofern keine Muskeln, Sehnen und Nerven freiliegen, besonders zu empfehlen. Für die Einheilung der Hautplastik ist schließlich auch noch durch eine entsprechende Ruhigstellung des verletzten Körperabschnittes Sorge zu tragen.

Für den Verschluß eines durch Verletzung oder einen operativen Eingriff entstandenen Weichteildefektes, der sich durch eine direkte Naht der Wundränder nicht erzielen läßt, stehen uns heute grundsätzlich 2 Hauptformen der Hautplastiken zur Verfügung. Es handelt sich hierbei einmal um die sog. *gestielten Plastiken*, die man je nach der Beziehung ihrer Hebungsstelle zu der zu versorgenden Wunde in Nah- und Fernplastiken einteilt, zum anderen um die sog. *freien Plastiken*, die entweder in Form der Transplantation von Hautinseln oder von Hautlappen unterschiedlicher Dicke durchgeführt werden. Während die gestielten Plastiken aus der vollen Hautdicke einschließlich des subcutanen Fettgewebes bestehen und von der Lappenbasis her ihre eigene Blutversorgung mitbringen, bestehen die freien Plastiken lediglich aus Epidermis und einer unterschiedlichen dicken Coriumschicht, sind aus ihrer ursprünglichen Ernährung ausgeschaltet und damit auf einen besonders gut vascularisierten Empfängerboden angewiesen. Aus diesen Gründen sind die gestielten Lappen im Prinzip überall da indiziert, wo es gilt, einen über die Cutis hinausgehenden Defekt zu schließen und damit die Kontur oder die Funktion, vor allem tiefer gelegener Strukturen, wiederherzustellen und zu ermöglichen. Die freien Plastiken kommen dagegen vorzugsweise da zur Anwendung, wo lediglich die Hautdecke geschlossen werden muß.

Die Nahlappenplastiken

Bei diesen Verfahren wird ein Hautlappen aus der unmittelbaren Umgebung der Wunde verschoben. Sie gelten als einfachste Methode des Wundverschlusses. Aussehen und Beschaffenheit der Hautlappen entsprechen am besten den Anforderungen der Empfängerstelle. Ihre Möglichkeiten sind durch die Lage des zu verschließenden Defektes und dessen Größe begrenzt, auch wenn sich die Hebungsstelle des Nahlappens durch ein Hauttransplantat verschließen läßt.

Unter den lokalen Hautlappenverschiebungen stellt die Unterminierung der Wundränder das einfachste Verfahren dar. Von ihren Möglichkeiten sollte jedoch nur nach genauer Prüfung der lokalen Verhältnisse und reiflicher Überlegung Gebrauch gemacht werden, um sich bei ihrer vor allem an den Extremitäten nur sehr begrenzten Anwendbarkeit nicht den Weg für die übrigen Möglichkeiten der Gewebeverschiebung aus der Wundumgebung zu verbauen.

Es handelt sich hierbei im wesentlichen um drei im Prinzip verschiedene Lappentypen, nämlich den *Dehnungs-* oder *Vorschiebelappen*, den *Verlagerungs-* oder *Transpositionslappen* und den *Rotationslappen*. Sie können in ein- und mehrfacher Ausführung wie auch in Kombination durchgeführt werden, um einen bestimmten Defekt zu decken.

Bei den genannten Verfahren wird ein Weichteillappen epifascial so weit abgelöst, bis er sich unter Wahrung seiner Ernährung in den zu deckenden Defekt einnähen läßt. Voraussetzung hierfür ist nicht nur ein ausreichender arterieller Zufluß, sondern vor allem auch ein guter venöser Abfluß. Für die Hebung derartiger Lappen ergeben sich somit durch die besondere Anordnung der für die Versorgung der Haut und Subcutis in Frage kommenden Gefäße an den einzelnen Körperabschnitten verschiedene Bedingungen, die in erster Linie in dem möglichen

Verhältnis zwischen Lappenlänge und Basisbreite zum Ausdruck kommen. Im allgemeinen wird dieses Verhältnis mit 1,5:1 angegeben, kann aber bei besonders guter Vascularisation, wie etwa am Kopf, ohne weiteres auf 2:1 und, falls es gelingt, ein größeres arterielles subcutanes Gefäß mit einzubeziehen, unter Umständen bis auf 2,5:1 ausgedehnt werden (sog. Arterienlappen). Aus diesen Gründen ist es notwendig, vor jeder gestielten Hautplastik die beabsichtigte Schnittführung genau zu überlegen. Die Lappengröße ist dabei mindestens um ein Viertel größer als der zu deckende Defekt zu bemessen, da sich der Weichteillappen nach dem Auslösen zusammenzieht. Beim epifascialen Ablösen ist die der tiefen Fascie direkt anliegende Schicht der Subcutis schonend zu behandeln, da hier die ernährenden Hautgefäße verlaufen. Lediglich bei ganz kleinen Lappen darf man die Subcutis bis zur erforderlichen Dicke abpräparieren.

Da bei besonders großflächigen Verschiebelappen trotz günstiger Relation der Abmessungen mit der Gefahr der Nekrosenbildung gerechnet werden muß, empfiehlt es sich, eine

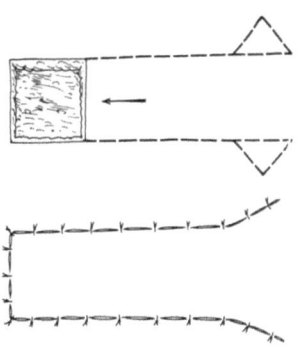
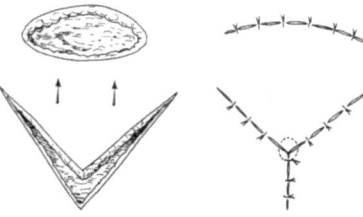

Abb. 200. Dehnungs- oder Vorschiebelappen   Abb. 201. Prinzip der V-Y-Plastik

verzögerte Lappenverschiebung durchzuführen. Dabei wird der vorgesehene Lappen entweder in ganzer Ausdehnung umschnitten und nur in den äußeren Bezirken mobilisiert oder umgekehrt von einer teilweisen Umschneidung aus epifascial vollständig abgelöst. Eine derartige Lappenvorbereitung kommt damit aber nur für die verzögerte und besonders sekundäre Wiederherstellung in Frage und bedeutet für den Patienten stets einen zusätzlichen Eingriff, während die größere Sicherheit dieses Verfahrens durch vermehrte Narbenbildung erkauft werden muß. Dies gilt auch für die verzögerte Zubereitung zu dicker Lappen durch Entfettung und temporäres Zurücknähen in ihre Hebungsstellen.

Bei der Deckung bestimmter Defekte an mechanisch stark beanspruchten Körperregionen ist auch die Möglichkeit der Wiederherstellung einer ausreichenden Schutzsensibilität mit in die Planung der Nahlappenplastik einzubeziehen. Die Bildung eines derartigen „neurovasculären" Verschiebelappens ist jedoch technisch nicht immer möglich. Als Beispiel sei hier lediglich die Deckung einer dorsalen Fingermittelgelenksregion durch einen seitlichen Verschiebelappen oder die dorso-radiale Nahlappenplastik vom Zeigefinger nach Empfehlung von HILGENFELDT erwähnt. Eine ganz spezielle Form stellt der sog. „neurovasculäre Insellappen" dar, wie er in der Handchirurgie Verwendung findet.

Der *Dehnungs-* oder *Vorschiebelappen* ist überall da durchführbar, wo die Haut der Unterlage locker aufsitzt und reichlich vorhanden ist, wie etwa am Handrücken, am Hals und an den Wangen. Der Haut-Subcutis-Lappen wird epifascial abgelöst und unter Ausnutzung seiner Dehnbarkeit in den zu deckenden Defekt vorgeschoben. Dabei wirft sich die Haut beiderseits an der Lappenbasis infolge der ungleichen Länge der Hautränder in Form einer Falte auf, eine kosmetische Unschönheit, die sich durch Excision eines dreieckigen Gewebskeiles, dem sog. Burowschen Dreieck, leicht beheben läßt. Dieses Verfahren kann bei einem entsprechend großen Defekt in symmetrischer Anordnung durchgeführt werden. Die technischen Einzelheiten gehen aus Abb. 200 hervor.

Eine besondere Form der Vorschiebeplastik stellt die sog. V-Y- oder Y-V-Plastik dar, die unter anderem beim Verschluß von Fingerkuppendefekten Verwendung findet. Bei dem Verschließen der Wunde ist vor allem der Spitzenbereich des dreieckigen Lappens wegen der besonderen Nekrosegefährdung schonend zu behandeln. Die günstigsten Ergebnisse erhält man durch eine intracutan gelegte Naht, wie sie in Abb. 201 dargestellt ist. Die seitlich folgenden Hautnähte dürfen nicht zu eng gelegt werden.

Bei dem sog. *Verlagerungs-* oder *Transpositionslappen*, auch einfach Verschiebelappen genannt, wird eine Wunde durch Einschwenken eines unmittelbar anliegenden Haut-Subcutis-Abschnittes geschlossen, und zwar auf Kosten eines neu entstehenden Defektes an der Hebungsstelle, der in gleicher Sitzung meist durch eine freie Hautplastik versorgt werden muß (Abb. 202). Bei geringer Dehnbarkeit ist es zweckmäßig, den Lappen etwas länger zu wählen.

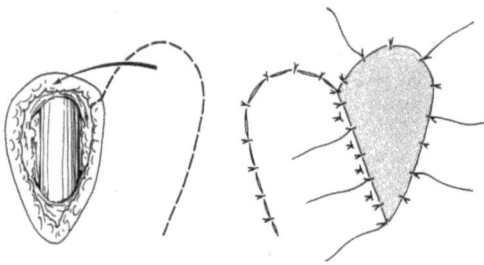

Abb. 202. Verlagerungs- oder Transpositionslappen. Hebungsstelle mit Hauttransplantat gedeckt

Eine besondere Form des Verschiebelappens stellt der sog. *Brückenlappen* dar. Es handelt sich um einen zweiseitig gestielten Nahlappen, der durch einen parallel zur Längsachse der Wunde gelegten Entlastungsschnitt entsteht. Ein vollständiges epifasciales Ablösen dieses Lappens von der Unterlage ist nicht immer erforderlich. Der neu entstandene Defekt wird wiederum durch eine freie Hauptplastik verschlossen (Abb. 203). Derartige Brückenlappen kommen vor allem bei Defekten über Gelenken und bei Amputationsverletzungen der Finger als sog. „Visierplastik" zur Anwendung. Der Brückenlappen kann auch in Form eines Fernlappens verpflanzt werden (s. u.).

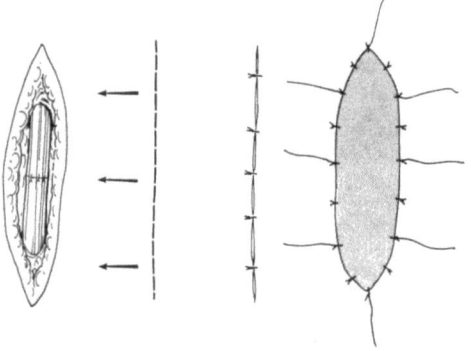

Abb. 203. Brückenlappen in der Anwendung als Nahlappenplastik. Der im Bereich des Entlastungsschnittes (gestrichelt) entstehende Defekt wird mit einem Hauttransplantat gedeckt

Die *Z-Plastik* stellt eine besondere Form der Weichteiltransposition dar. Ihr Prinzip beruht auf dem Austausch von jeweils 2 dreieckigen Lappen, wodurch man einen Hautgewinn in der Längsrichtung auf Kosten der Breite erzielt und, was für die Anwendbarkeit des Verfahrens mindestens ebenso wichtig ist, einen funktionell günstigen Narbenverlauf (Abb. 204). Die Z-Plastik ist daher besonders für die Beseitigung von streifenförmigen Narbenkontrakturen geeignet, vor allem im Bereich von Gelenken, wie z. B. der Schulter- und Ellenbogenregion sowie an den Fingern. Voraussetzung ist jedoch das Vorhandensein linearer Narben mit genügend verschieblichen und gesunden Weichteilen in ihrer Umgebung, wie dies optimal in Form der „Flügelfellbildung" geboten wird. Nach dem Vernähen der ausgetauschten Lappen noch vorhandene Defekte lassen sich mit freien Hautplastiken gut verschließen. Diese Kombination hat heute in der Extremitätenchirurgie sehr große Bedeutung erlangt.

Auch für die Verhütung von Narbenkontrakturen stellt die Z-Plastik ein wertvolles Verfahren dar, da es mit ihrer Hilfe gelingt, einen infolge Verletzung entstandenen oder aber bei einer Operation nicht vermeidbaren ungünstigen Wundverlauf sofort zu korrigieren, d. h. durch seitliche Entlastungsschnitte und Austausch der Lappen zickzackförmig umzuwandeln. Die spätere Narbe vermag sich dann jeder funktionellen Längsbeanspruchung nach Art eines Ziehharmonikabalges sofort anzupassen, und die Narbenkontraktur bleibt aus.

Die technische Durchführung der Z-Plastik geht aus Abb. 204 hervor. Der schraffiert gezeichnete Bezirk zwischen A und B möge den zu korrigierenden Wund- bzw. Narbenverlauf darstellen, der in der Längsrichtung einer ständigen Zugbeanspruchung unterliegt bzw. bereits zur Kontraktur geführt hat. Die notwendige Korrektur erfolgt durch 2 von den Punkten A und B ausgehende und zueinander parallel liegende seitliche Incisionen, deren Länge (AD und BC) dem zu korrigierenden Abschnitt (AB) entsprechen soll. Auf diese Weise entstehen 2 seitengleiche und gleich große dreieckförmige Lappen, die nach ausreichender Mobilisierung gegeneinander ausgetauscht werden. Dabei wird ein Hautgewinn in Richtung von AB erzielt, der um so größer ausfällt, je größer der Wechselwinkel α gewählt wurde. Die Winkelgröße sollte in Abhängigkeit von den Ernährungsverhältnissen des zur Verfügung stehenden Materials und der erforderlichen Weichteilverlängerung zwischen 30 und 60° liegen. Bei Vorliegen längerer Narben unterteilt man diese einfach durch mehrere hintereinandergereihte Z-Plastiken und zeichnet die hierfür erforderliche Schnittführung nach genauer Überlegung und Abmessung mit Hauttinte vor.

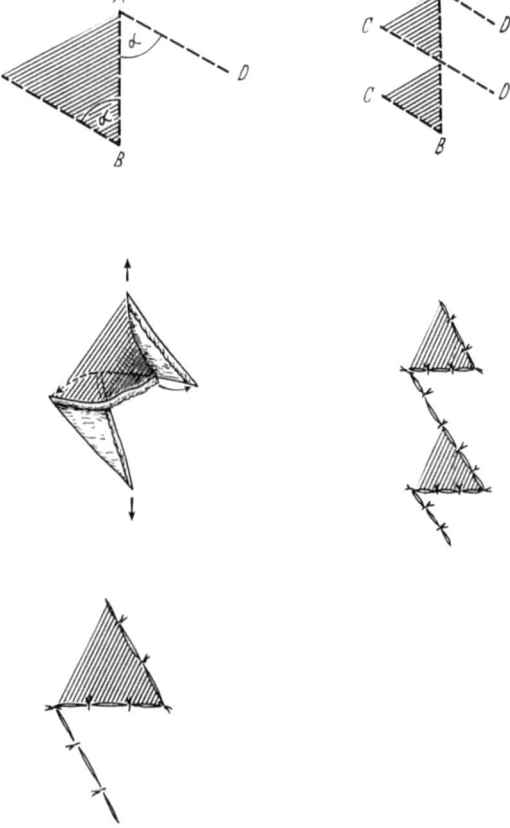

Abb. 204. Prinzip der einfachen (links) und mehrfachen (rechts) Z-Plastik

Bei der *Rotationslappenplastik* werden Haut und Subcutis bogenförmig umschnitten und unter leichter Drehung in den Defekt verschoben (Abb. 205). Die dabei auftretenden Spannungen verteilen sich bei der einfachen Rotation auf die Summe der Hautnähte, so daß auf jeden Gewebsabschnitt bzw. jede Einzelnaht nur eine kleine tragbare Zugbeanspruchung kommt.

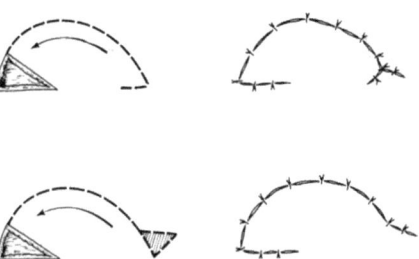

Abb. 205. Oben: Rotationslappen nach ESSER. Unten: Rotationslappen nach IMRE

Bei der Modifikation des Verfahrens nach ESSER wird versucht, durch einen sog. „Rückschnitt" eine Verlängerung des inneren Wundrandes und damit eine Veränderung der Spannung zu erzielen; der im Bereich des Rückschnittes entstehende Defekt wird dann nach dem V-Y-Prinzip in Form eines Abnähers oder durch ein kleines Transplantat verschlossen. Als Nachteil dieses Verfahrens muß die durch den Rückschnitt eintretende Verschmälerung der Lappenbasis angesehen werden. Dies wird bei dem Vorgehen nach IMRE dagegen vermieden. Der Spannungsausgleich erfolgt hier durch Verkleinerung des äußeren Wundrandes und damit Anpassung an die Wundrandlänge des Rotationslappens. Beide Verfahren bieten vielseitige Verwendungsmöglichkeiten, verlangen aber wie alle Hautplastiken eine genaue und sorgfältige Planung.

Die freien Hautplastiken

Hierbei werden Hautstücke fern der zu deckenden Wunde entnommen, dadurch von ihrer Versorgung abgeschnitten und dann im Wundbett zur Anheilung gebracht. Je nach Größe und Dicke der entnommenen Haut unterscheidet man zunächst die von REVERDIN angegebenen *Hautinseln*, bestehend aus Epidermis, der eine dünne bogig begrenzte Coriumschicht anhaftet, und die mit der vollen Coriumdicke versehenen Hautinseln nach DAVIS. Die Hautinseln werden auf einer Wunde verstreut aufgelegt und bilden Regenerationszentren, von denen aus sich die Wunde im Laufe der Zeit durch Epithelisierung schließt. Diesen Inselplastiken stehen die freien Lappenplastiken gegenüber, wobei eine Wunde entweder durch einen oder mehrere Lappen vollständig zugedeckt wird. Im einzelnen handelt es sich hierbei um den aus Epidermis und dem Papillarkörper bestehenden *Thierschlappen*, die sog. *Spalthautlappen*, bei denen ein unterschiedlich dicker Abschnitt des Coriums mitgenommen wird und schließlich den fettfreien *Vollhautlappen* nach WOLFE-KRAUSE.

Je nachdem ob eine frische oder granulierende Wunde zu decken ist, spricht man von einer *primären* oder *sekundären Hautplastik*. Dabei kann der Hautdefekt definitiv oder aber lediglich provisorisch verschlossen werden. Im letzteren Fall stellt die Hautplastik, meist handelt es sich um Reverdin- bzw. Thierschplastiken, nur einen behelfsmäßigen Wundverschluß dar, bis die Möglichkeit besteht, den Defekt unter günstigeren Bedingungen endgültig zu versorgen, sei es nach Beseitigung einer Infektion, um einen lokalen Faktor zu nennen, oder aber nach Bereitstellung einer funktionell und kosmetisch besseren Hautplastik, wie z. B. in Form eines Rundstiellappens.

Die freien Hautplastiken sind grundsätzlich überall da indiziert, wo nur Haut ersetzt werden muß; ferner bei allen Weichteildefekten, bei denen, vom Kosmetischen wie auch Funktionellen her gesehen, auf eine Wiederherstellung der Kontur bzw. auf einen Ersatz des subcutanen Fettgewebes verzichtet werden kann, wie z. B. bei den durch Hebung von Nahlappen entstehenden Weichteildefekten. Die Einheilung ist auf Fettgewebe, Spongiosa, Knochen, Fascien, Muskulatur, Sehnenscheiden, Periost und nicht zuletzt auf Granulationsgewebe möglich. Periostentblößter Knochen und Sehnen ohne Gleitgewebe bilden dagegen keinen geeigneten Pflanzboden. Die Dicke des Transplantates ist stets den vorhandenen Einheilungsbedingungen anzupassen. So wird man bei sehr ungünstigen Verhältnissen zunächst lediglich einen provisorischen Wundverschluß mit Reverdininseln oder Thierschlappen durchführen und später eine dem Ergebnis und den erwünschten funktionellen sowie kosmetischen Anforderungen gerechte hautplastische Korrektur. Bei ausreichenden Durchblutungsverhältnissen und erfolgreicher Vorbehandlung der Wunde kann die Hautdeckung dagegen definitiv, sei es durch Spalt- oder Vollhautlappen vorgenommen werden.

Die bei der *Einheilung eines Transplantates* sich abspielenden Vorgänge gleichen weitgehend denen einer Entzündung, wobei sich im gleichen Zuge degenerative und regenerative Erscheinungen an dem verpflanzten Hautstück abspielen (ENDERLEN, MARCHAND, LEXER, ANDINA u. a.). Der erste Kontakt zwischen Transplantat und Wundbett erfolgt durch eine Fibrinschicht, die sich schon nach kurzer Zeit aus dem Wundexsudat gebildet hat. Während dieser Zeit erfolgt die Ernährung des Lappens durch Osmose. Nach 24—48 Std beginnen die vom Wundgrund aussprießenden Capillaren durch die Fibrinschicht durchzuwachsen und gewinnen dann allmählich Anschluß an die in der Coriumschicht des Transplantates vorhandenen Gefäße. Die Vascularisation ist zwischen dem 2. und 3. Tag im wesentlichen vollendet. Der Gefäßanschluß muß in Anbetracht der begrenzten Überlebensfähigkeit der Haut rechtzeitig erfolgen, da sonst die für den Transplantationserfolg letztlich verantwortliche Keimschicht der Epidermis, das Stratum germinativum, zugrunde geht. Die kontaktbildende Fibrinschicht wird dann bis zum 9. bzw. 10. Tag vollständig organisiert, womit die Einheilung im wesentlichen beendet ist. Daran schließt sich die Wochen und Monate dauernde funktionelle Anpassung des Transplantates an, wobei die Reinnervation und die Wiederherstellung der elastischen Fasern im Corium eine besondere Rolle spielen.

Aus dem Gesagten ergibt sich ohne weiteres, daß *optimale Einheilungsbedingungen* nur dann vorliegen, wenn der Lappen überall und dauernd in innigem Kontakt mit einem gut durchbluteten Wundgrund gehalten werden kann. Hierzu sind die Bereitstellung einer möglichst ebenmäßigen Wundfläche, eine exakte Blutstillung sowie eine auf das Transplantat und den sezernierenden Wundgrund komprimierend einwirkende und ruhigstellende Verbandsanordnung notwendig. Je inniger dieser Kontakt gelingt, desto dünner wird die Fibrinschicht ausfallen, so daß die vom Wundgrund aussprossenden Capillaren um so früher Anschluß an die Gefäßreste des verpflanzten Coriums finden. Das Belassen von schlecht oder überhaupt nicht mehr durchblutetem Gewebe, Unebenheiten, mangelnde Kompression, dicke Fibrinschichten sowie ständige Scherbewegungen zwischen Transplantat und Wundgrund gefährden oder verhindern daher die Anheilung. Besonders nachteilig wirkt sich in dieser Hinsicht eine nur mangelhaft durchgeführte oder gar unterlassene Bekämpfung der Wundinfektion aus, wie sie in Form der Excision frischer Wunden oder aber der antibakteriellen Behandlung und der anschließenden chirurgischen Vorbereitung granulierender Wunden durchgeführt werden sollte. Zur Vorbereitung granulierender Wunden sei daher besonders an die zunächst durchzuführende mechanische und chirurgische Reinigung, die medikamentöse Abdauung nekrotischer Gewebsbezirke, wie etwa mit Hilfe von Fibrolan, Streptokinase sowie Trypure Novo, und vor allem an die feuchten Verbände erinnert. Die antibakterielle Behandlung sollte sich bei granulierenden Hautdefekten möglichst auf die Applikation einfacher, besonders gewebeschonender Medikamente beschränken. Eine gezielte antibiotische Behandlung ist nur bei stark infizierten Wunden oder aber bei chronisch eitrig-sezernierenden Wunden, insbesondere bei Mischinfektion notwendig. Erst wenn ein lückenloser Rasen hochroter, zarter Granulationen vorliegt, die nur noch spärlich eine dünnflüssige Sekretion aufweisen, sollte transplantiert werden.

Eine freie Hautplastik kann aber auch noch aus anderen Gründen mißglücken, und zwar durch Erschwerung der Lymphzirkulation, die in den ersten Tagen für die Ernährung des Transplantates von entscheidender Bedeutung ist. Durch die elastischen Fasern schrumpft das Transplantat nach seiner Entnahme, wobei sich die Lymphspalten verschließen. Dies wirkt sich verständlicherweise um so ungünstiger aus, je dicker der Lappen gewählt wurde. Um derartige Störungen zu vermeiden, ist es daher notwendig, dem Transplantat in seinem neuen Bett eine gehörige Spannung zu geben. Dies läßt sich durch Einnähen des Transplantates erzielen, wodurch der Retraktionsneigung begegnet wird, und durch richtige Wahl der Transplantatgröße, was auf sehr einfache Weise möglich ist. Man stellt sich mit Billroth-Batist, Adaptik oder irgendeiner Folie ein Abdruckmuster des zu deckenden Hautdefektes her, das, an der Entnahmestelle aufgelegt oder auf dem an der Dermatomtrommel bereits befindlichen Hautlappen abgezeichnet, die Entnahme eines gleich großen Hautlappens gestattet. Außer dem Spannungszustand des Transplantates können noch die in der Verbandsanordnung herrschenden Temperaturverhältnisse von Bedeutung sein, da es mit Erhöhung der Temperatur zu einer Steigerung des Stoffwechsels kommt. Von dieser Seite betrachtet, haftet dem sonst für Hauttransplantate idealen Druckverband, der bereits von LEXER angewendet wurde, der Nachteil einer feuchten Kammer, bedingt durch den hermetischen Luftabschluß, an. Die damit verbundene Wärmestauung läßt sich allerdings durch lokale Kälteapplikation beheben. Die Einheilungschancen sind aber nicht nur von der Beschaffenheit der Wunde und den übrigen genannten Faktoren abhängig, sondern auch noch von dem Transplantat selbst. Da die in den ersten 1—2 Tagen aus der Lymphzirkulation sich eregebende Ernährungsmöglichkeit nur der Epithelschicht zugute kommt, ist das mitverpflanzte Corium auf eine möglichst schnelle Gefäßversorgung angewiesen. Es ist deshalb notwendig, die Dicke des Corium stets den lokalen Verhältnissen der zu deckenden Wunden anzupassen. THIERSCH hat dies ebenfalls als erster erkannt; er beobachtete nämlich, daß die Anheilung eines Transplantates um so sicherer erfolgt, je dünner das Transplantat gewählt wurde. Auch fand er, daß die für die freie Verpflanzung wichtige Vitalität des Hauttransplantates lediglich der Epidermis zuzusprechen ist. Das besagt aber nicht, daß das mitverpflanzte Corium unwichtig ist, bildet es doch eine wichtige Unterlage für die Keimschicht und den Träger des für die Ernährung der Epidermis wichtigen Capillarnetzes, in das die Capillarsprossen des Wundgrundes einmünden.

Die *Hautinselplastik* nach REVERDIN ist technisch am einfachsten durchführbar, stellt an die zu deckende Wundfläche die geringsten Ansprüche und bedeutet für den Patienten die kleinste Belastung, da man lediglich für die Entnahme der Hautläppchen eine Infiltrationsanaesthesie benötigt. Diesen Vorzügen steht als Nachteil in erster Linie ein im Vergleich zu den Lappenplastiken funktionell und kosmetisch weniger günstiges Ergebnis sowohl an der Entnahme -als auch an der Pflanzstelle gegenüber. Sie eignet sich besonders zum Verschluß kleiner Wunden.

Die Entnahme der im Durchschnitt 3 mm großen Hautläppchen wird nach schonender Reinigung der Haut vorgenommen, und zwar hebt man sich mit einer eingespießten Nadel oder mit einer feinen chirurgischen Pinzette die Haut zeltartig ab und trennt sie dann mit einem Messer oder einer Schere ab. Die einzelnen Läppchen sollen in engem Abstand entnommen werden. Auch das Aufpflanzen der Inseln soll in dichter Anordnung geschehen, um einen möglichst schnellen Wundverschluß und eine belastungsfähige Hautdecke zu bekommen. Beim Verpflanzen, das am besten ein Assistent übernimmt, muß eine Infektion der Entnahmestelle vermieden werden. Die abschließende Versorgung derselben erfolgt bei richtiger Entnahmetechnik durch Abdeckung mit einer nichthaftenden Vaselingaze, worüber noch eine hauchdünn mit Leukomycin- oder Nebacetinsalbe bestrichene Kompresse gelegt werden kann. Wurden die Läppchen allerdings zu tief ausgeschnitten, dann soll man die Entnahmestelle nicht der sekundären Heilung überlassen, sondern durch eine Situationsnaht verschließen, wodurch sich kosmetisch ein wesentlich besseres Resultat erzielen läßt. Die Behandlung der mosaikartig bepflanzten Wunde kann entweder in Form der offenen Verbandsanordnung erfolgen, wobei die Wundfläche nach Auflegen eines Ringes mit einem dünnen Gazeschleier zeltartig abgedeckt wird, oder aber, was besonders bei stärker sezernierenden Wunden zu empfehlen ist, durch einen leichten Druckverband. Dabei wird die Wunde mit einer nichthaftenden Verbandslage (z. B. Adaptik) abgedeckt, um bei dem meist bereits schon nach 3—5 Tagen notwendigen Verbandswechsel die kleinen Hautinseln nicht abzuheben. In zweiter Schicht wird eine dünn mit Salbe bestrichene Kompresse aufgelegt und schließlich Verbandmull, worauf das Ganze mit einer elastischen Binde festgewickelt und anschließend noch mit einem abnehmbaren Gips ruhiggestellt wird. Bei Gefahr oder einer bereits eingetretenen Pyocyaneusinfektion kann man eine lokale Behandlung mit einer $1/2\%$igen Borsäurelösung durchführen. Über die Häufigkeit der Verbandswechsel entscheidet im wesentlichen die Wundsekretion. Läßt man den Verband zu lange liegen, dann kann man sehr häufig ein deutliches Nachlassen der Regenerationskraft der Transplantate beobachten, die dann nicht selten auch noch vom Rande her proteolytisch aufgelöst werden und schließlich wieder abschwimmen. Die lokale Behandlung muß daher bis zum Eintritt einer lückenlosen Hautdecke sorgfältig und konsequent durchgeführt werden.

Bei der sog. *Davisplastik*, die im Prinzip dem Verfahren von REVERDIN entspricht, werden ebenfalls Hautinseln verpflanzt, jedoch mit der gesamten Coriumschicht. Die Entnahmestellen sollten daher bei dieser Methode zur Erzielung eines besseren Spätergebnisses stets durch eine Naht verschlossen werden.

Die erstmals von THIERSCH angegebenen Hautlappen bestehen aus Epidermis und einer dünnen Schicht des unmittelbar anschließenden Coriums. Sie heilen auf frischen und granulierenden Wunden fast immer ein, liefern aber eine funktionell nicht allen Ansprüchen gewachsene Hautdecke, die zudem relativ stark Pigment einlagert und kosmetisch von allen Lappenplastiken das am wenigsten befriedigende Ergebnis liefert, während die Entnahmestelle am schnellsten zur Abheilung kommt, so daß sie unter Umständen schon nach etwa 10 Tagen wieder verwendet werden kann. Die *Thierschlappen* eignen sich daher besonders zum provisorischen Wundverschluß sowie zur Behandlung ausgedehnter Verbrennungen.

Die Entnahme der dünnen Lappen erfolgt mit dem sog. Thierschmesser, am besten von der äußeren Streckseite des Oberschenkels. Dabei wird die zuvor mit Alkohol und einem wenig reizenden Desinfizienz (Dibromol, Merphen, Zephirol usw.) gereinigte und steril abgedeckte Haut mit Hilfe von 2 quer aufgelegten Bürsten oder aber von einem Assistenten mit den bloßen Händen in der Längsrichtung angespannt. Dann setzt man das Transplantationsmesser flach auf die angefeuchtete Haut auf, von der durch sägende Bewegungen der Hautlappen abgetrennt wird. Er wird unter Wahrung der Infektionsschranke am besten sofort auf die zu deckende Wundfläche übertragen und hier mit der Epithelseite nach außen aufgelegt, ohne daß sich der Lappenrand einkrempelt. Um ein ungestörtes Abfließen der Wundsekretion zu ermöglichen, sollen die einzelnen Hautlappen so ausgebreitet werden, daß zwischen ihnen und gegenüber dem Wundrand ein mindestens 3 mm breiter Zwischenraum verbleibt. Da sich das Sekret ferner vor allem unter den größeren Lappen staut, schneidet man diese entweder in schmale Streifen, in briefmarkenähnliche Stücke oder perforiert sie an mehreren Stellen. Dann werden die ausgebreiteten Lappen mit feuchten Tupfern fest auf die Unterlage gedrückt, wobei zwischen ihnen und dem Wundgrund befindliche Luft und Sekret abfließen. Zum Schluß wird der innige Kontakt durch einen Kompressionsverband, der gleichzeitig die notwendige Immobilisierung gewährleistet, aufrechterhalten. Die Ergebnisse der Thierschlappenplastik lassen sich noch verbessern, wenn man die Transplantate nach Art der Spalt- und Vollhautlappen einnäht (siehe unten). Die Entnahmestelle wird gut mit Adaptik abgedeckt und dann mit einem leichten Kompressionsverband versehen. Die weitere Behandlung der gedeckten Wundflächen richtet sich im wesentlichen nach dem lokalen Befund, den man beim ersten Verbandswechsel, der meist nicht vor Ablauf des 5. Tages notwendig ist, findet. Über evtl. vorhandenen Sekretansammlungen oder Luftblasen wird das Transplantat eröffnet, nicht angegangene Hautbezirke entfernt man vorsichtig. Dann deckt man die Wunde wiederum mit einer Lage nichthaftenden Tülls ab. Darüber kommt eine hauchdünn mit antibiotischer Salbe (z. B. Leukomycin) bestrichene Gazelage und schließlich ein Kompressionsverband. Bei Vorliegen einer Pyocyaneusinfektion behandelt man lokal am zweckmäßigsten mit Borpuder, das aber auf alle Lagen des Verbandes verteilt werden sollte.

Wegen der besseren Saugfähigkeit kann man die erste über der nichthaftenden Tüllage befindliche Gazeschicht aber auch anfeuchten (WINKLER). Gut bewährt hat sich auch das Einlegen von mehrfach perforierten Gummischläuchen, um die einzelnen Schichten der Verbandsanordnung laufend, z. B. mit Borwasser, anfeuchten zu können (HEGEMANN).

Unter *Spalthautlappen* versteht man 0,3—0,8 mm dicke Hauttransplantate, die sich von den etwa 0,2 mm dicken Thierschlappen lediglich durch die etwas dicker gewählte Coriumschicht unterscheiden. Ihre Entnahme erfolgt mit besonders konstruierten Transplantationsmessern oder sog. Dermatomen, welche die Gewinnung von Hautlappen bestimmter Stärke gestatten. Bezüglich der Lappendicke ist stets zu beachten, daß das funktionelle und kosmetische Ergebnis um so günstiger ausfällt, je dicker der Lappen genommen wird, während die an die Einheilung zu stellenden Bedingungen mit zunehmender Lappendicke höher zu veranschlagen sind. Bei der Wahl der Lappenstärke ist auch das Alter des Patienten zu berücksichtigen. So sollen beim Kind nur etwa 0,3 mm dicke Transplantate entnommen werden. Auch bei älteren Patienten wird man wegen der Atrophie zu geringeren Schnittstärken greifen. Schließlich muß wegen der an den einzelnen Körperregionen unterschiedlichen Hautdicke auch die Lokalisation der Entnahmestelle berücksichtigt werden. Letztere ist aber auch noch hinsichtlich des Verwendungszweckes zu beachten. So wird man zur Deckung eines Hautdefektes im Lidbereich ein besonders geschmeidiges und zartes Transplantat, etwa von der Oberarminnenseite, wählen, während an der Hohlhand die widerstandsfähigere Haut des Oberschenkels oder Unterbauches wesentlich besseres leistet. Dabei sollte man stets versuchen, Haut da zu entnehmen, wo zurückbleibende Narben kosmetisch möglichst wenig stören. Die Unterbauch- und Gesäßregion sowie die Oberarminnenseite stellen in dieser Hinsicht, vor allem bei Frauen, geeignete Entnahmestellen dar.

Für die Gewinnung von Spalthautlappen eignen sich besonders die Transplantationsmesser von SCHEPELMANN, inzwischen von SCHINK modifiziert, und BLAIR, ferner das Dermatom von PADGETT und HOOD und schließlich das Elektrodermatom, bei dem ein scharfes, auswechselbares Messer nach dem Prinzip elektrischer Haarschneidemaschinen hin und her bewegt wird. Wir bevorzugen das Elektrodermatom von MOLLOWITZ, mit dem schnell und sicher 3—10 cm breite Hautlappen beliebiger Dicke an fast allen Körperregionen entnommen werden können; ferner das Dermatom nach PADGETT-HOOD, womit vor allem die Gewinnung breiterer Lappen leicht gelingt, wie sie besonders im Gesichts- und Handbereich aus kosmetischen und funktionellen Gründen erforderlich sind, um einen großen Hautdefekt mit nur einem Lappen zu schließen. Dieses Instrument erlaubt die Hautentnahme an sehr nachgiebigen Regionen und hat ferner den Vorteil, daß der entnommene und auf der Trommel etwa im ursprünglichen Spannungszustand haftende Hautlappen mit Hilfe eines seitenverkehrt aufgelegten Abdruckes direkt auf die Größe und Form der Wunde zurechtgeschnitten werden kann. Dabei ist der Lappen bei dünner geschnittenen Transplantaten wegen der stärkeren Schrumpfungstendenz etwas größer als der Abdruck zu nehmen; dies gilt auch dann, wenn der Lappen in eine Region eingesetzt werden soll, wo er, wie z. B. über Gelenken, in erhöhtem Maße Spannungen ausgesetzt ist.

Das Dermatom von PADGETT-HOOD besteht aus einer halbzylinderförmigen Trommel, an deren Außenseite ein auswechselbares Messer hin und her gezogen werden kann, das an einer verstellbaren und mit dem Griff der Trommel beweglich verbundenen Rahmenkonstruktion befestigt ist. Im Gegensatz zu allen anderen Verfahren wird hier der Hautlappen nicht durch Aufsetzen des Messers auf die angespannte Haut, sondern nach vorherigem Fixieren auf der Außenseite eines Halbzylinders gewonnen. Hierzu wird eine Spezialgummilösung auf der entfetteten Haut und auf der Trommel in der gewünschten Ausdehnung aufgetragen. Sobald die Lösung etwas angetrocknet ist und nicht mehr glänzt, wird der Anfang der Trommel nach Hochheben des Messers auf der Entnahmestelle fest aufgedrückt und danach ganz langsam abgerollt, während das Messer in sägenden Bewegungen folgt. Dabei soll die Haut in der jeweiligen Schnitthöhe stets leicht angehoben sein. Die Lappendicke muß laufend kontrolliert werden, um sie, vor allem bei Eröffnung der Subcutis, rechtzeitig korrigieren zu können. Bei Verwendung an Extremitäten soll das Instrument nicht in der Längsachse, sondern senkrecht zu ihr angelegt werden, da sich sonst beim Abrollen der Trommel die Haut an den Seiten mehr oder minder ablöst, was unter Umständen auf Kosten der gewünschten Lappengröße geht.

Der auf der Trommel haftende Lappen kann nun, wie oben schon erwähnt, passend zurechtgeschnitten werden. Will man allerdings die dabei abfallende Haut sparen, dann bestreicht man mit der Spezialgummilösung nur einen der Größe und Form der Wunde entsprechenden Hautbezirk (Zeichnung nach Muster) und deckt die Umgebung mit flüssigem Paraffin ab. Auf diese Weise haftet nur der gewünschte Hautbezirk an der Trommel und kann dann, falls er sich am Rand nicht löst, wunschgemäß abgeschnitten werden.

Nach Entfernung des Spalthautlappens wird die Entnahmestelle sofort versorgt. Zur Blutstillung genügen meist Kompressen mit physiologischer Kochsalzlösung; bei stärkeren flächenhaften Blutungen kommt man mit wasserstoffsuperoxydgetränkten Kompressen gut zurecht. Man läßt die Kompressen am besten solange liegen, bis der Spalthautlappen in seinem neuen Bett fertig eingenäht ist. Dann deckt man die Entnahmestelle mit einer Vaselingaze ab und legt anschließend einen leicht komprimierenden Verband an. Beim ersten Verbandswechsel nach 4—5 Tagen bleibt die unterste Verbandssicht liegen, um die Epithelialisierung der Wunde nicht zu stören. Die weitere lokale Behandlung erfolgt mit dem Terracortrilspray oder mit einer antibiotischen Salbe, womit die erste Gazeplatte dünn bestrichen wird.

Das Einnähen des Spalthautlappens in seinem neuen Wundbett gelingt leicht, wenn man ihn zuvor auf der Dermatomtrommel hinsichtlich der Wundgröße und Form hat herrichten können. Die Spannungsverhältnisse des Lappens nach Einnähen entsprechen dann praktisch genau denjenigen an der Entnahmestelle. Den mit einem Elektrodermatom oder einem Transplantationsmesser entnommenen Lappen legt man dagegen einfach auf die Wunde und schneidet ihn hier schrittweise während des Einnähens zurecht, wobei die Spannungsverhältnisse laufend überprüft werden. Die richtige Wahl der Hautlappenspannung erfordert bei dieser Technik Feingefühl und Erfahrung.

Über die präoperative und operative Vorbereitung des zu deckenden Defektes wurde oben bereits das Wichtigste gesagt. Das Einnähen des Spalthautlappens in die gesäuberte bzw. angefrischte, bluttrockene und gut vascularisierte Wunde erfolgt überall da, wo es auf ein sehr gutes kosmetisches Ergebnis ankommt, mit Einzelknopfnähten, wobei in Abständen von 1—2 cm jeweils ein Faden einer Knopfnaht für das spätere Einknüpfen einer Kompression lang belassen wird (Abb. 206, 256 u. 257). In allen anderen Fällen einer primären oder sekundären Spalthautlappendeckung eines umschriebenen Defektes legt man aus Zeitersparnis lediglich so viele Einzelknopfnähte, wie zum Einknüpfen der Kompression erforderlich sind, und näht dann das Transplantat durch eine fortlaufende Naht schlüssig an den Wundrand an. Dabei empfiehlt es sich, wie bei den Einzelknopfnähten, die Nadel stets zuerst durch das Transplantat und dann erst durch den Wundrand zu führen, um nicht bereits angeheftete Abschnitte wieder loszureißen. Als Nahtmaterial hat sich besonders atraumatische Seide, Stahldraht und vor allem „Pehafil" bewährt, das bei richtiger Knüpftechnik durchaus haltbare Knoten liefert und sich besonders bei Kindern viel leichter als gezwirnter Stahldraht entfernen läßt.

Der fertig eingenähte Hautlappen wird, soweit es sich nicht um kosmetisch wichtige Regionen handelt, durch mehrere Einstiche mit einem spitzen Messer in regelmäßigen Abständen perforiert, um für das Wundsekret einen besseren Abfluß zu schaffen. Die Perforation sollte aber nicht durch einfaches Sticheln des Transplantates erfolgen, da es sonst durch Verletzung des Wundgrundes zu gefährlichen Hämatombildungen kommen kann. Derartige Komplikationen lassen sich aber vermeiden, wenn man das Transplantat vor dem Durchstechen stets mit einer Pinzette zeltartig von der Unterlage abhebt. Diese Maßnahme ist besonders dann zu empfehlen, wenn mit einer vermehrten Wundsekretion oder gar Infektion gerechnet werden muß, wie z. B. bei großen Transplantaten, bei unebenem Wundgrund und bei sekundären Hautlappenübertragungen. Das Transplantat kann darüber hinaus aber auch noch durch Matratzen- oder Einzelknopfnähte gesichert werden, die den Lappen überall da, wo er sich vom Wundgrund abheben könnte, fixieren. Diese Maßnahmen verdienen außerdem um so mehr Beachtung, je schwieriger das Anlegen eines gut komprimierenden Verbandes gelingt.

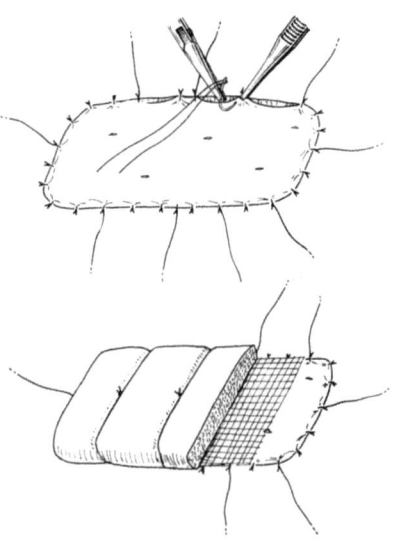

Abb. 206. Oben: Einnähen eines Hauttransplantates. Perforationen zum Ablaufen des Wundsekretes. Unten: Verbandstechnik im Stufenbild. Abdecken des Transplantates mit Adaptik o. ä. Einknüpfen einer Schaumgummikompression mit Hilfe der langgelassenen Fäden

Bei Kombination einer Hauttransplantation mit einer Nah- oder Fernlappenplastik ist darauf zu achten, daß unterminierte Weichteillappen gegenüber dem gedeckten Wundbezirk durch U-Nähte abgeschlossen sind, da sonst das manchmal reichlich anfallende Wundsekret unter das Transplantat gelangt und dadurch seine Einheilung gefährdet.

Während der Operation wird der Lappen ständig mit physiologischer Kochsalzlösung unterspült. Nach beendeter Naht und Perforation an mehreren Stellen streicht man den Lappen aus und drückt ihn auf der Unterlage fest. Dadurch werden Luft- und Flüssigkeitsansammlungen sowie Blutkoagel entfernt, und das Transplantat liegt überall schlüssig dem Wundgrund an, was an der rosigen Farbe und den durchscheinenden Strukturen, wie z. B. Venen, kenntlich wird. Dann deckt man das Transplantat form- und größengerecht mit einer Vaselingaze (Adaptik, Carbonet, Jelonet usw.) ab, um es bei den späteren Verbandswechseln nicht von der Unterlage abzulösen. Darüber kommen in gleicher Gestalt entweder eine dicke Schaumgummilage, ein Stahlwollekissen oder aber eine dicke Lage Gaze bzw. Watte, die unter Verwendung der langbelassenen Fäden zur Kompression eingeknüpft werden (Abb. 206). Bei Infektionsgefahr kann man zwischen Vaselingaze und dem Kompressionskissen noch ein Antibioticum in Salben- oder Puderform geben. Auch hat sich das Umlegen der eingeknüpften Kompression mit einem Salbenstreifen bewährt. Darüber kommt ein Kompressionsverband, bestehend aus Verbandmull und elastischer Binde, der an den Extremitäten noch durch eine abnehmbare Gipsschiene ergänzt wird. Wo das Einknüpfen einer Kompression aus irgendwelchen Gründen auf Schwierigkeiten stößt, wie etwa bei ausgedehnten Verbrennungen oder aber bei bestimmten Hautdefekten an der Hand, genügt es jedoch, über die erste isolierende Verbandsschicht eine mit einer antibiotischen Salbe versehene und dadurch auch geschmeidige und anpassungsfähige Mullage zu legen und das Ganze in Form eines Kompressionsverbandes ruhigzustellen. Das gleiche Ziel kann man auf wesentlich billigere Art und Weise auch durch angefeuchtete Watte, die sich besonders gut der jeweiligen Form anschmiegt, erreichen. Eine besonders anpassungsfähige Verbandsanordnung, wie sie beispielsweise für Hauttransplantate im Gesichtsbereich notwendig ist, kann man durch Watte, die in Flavin-Paraffin getränkt wurde, erreichen. Dieses Material kann selbstverständlich auch als Kompression eingeknüpft werden. Der ruhigstellende Verband bleibt zunächst etwa 8—12 Tage liegen, falls nicht Puls- oder Temperaturerhöhung oder Schmerz einen früheren Verbandswechsel notwendig erscheinen lassen. Die Verbandsanordnung wird dabei zunächst nur bis auf die eingeknüpfte Kompression entfernt. Erst wenn Geruch, Sekretion und entzündliche Weichteilveränderungen auf eine Komplikation hinweisen, werden die geknüpften Fäden durchschnitten, um die Kompression vorsichtig abheben zu können. Findet man oberflächliche Blasen, dann werden sie geöffnet. Auch eine leichte bläulich-livide Verfärbung des Transplantates bedeutet keine ernste Komplikation. Dagegen ist es sehr sorgfältig nach einem tiefer gelegenen Hämatom zu fahnden. Man schneidet darüber das Transplantat ein und entfernt die Blutkoagel, um ein weiteres Ablösen des Lappens zu verhindern. Bei einem großen Hämatom ist der Hautlappen in dem abgehobenen Bezirk zu entfernen. Das gleiche gilt auch für infizierte, nicht angegangene Hautbezirke.

Die weitere lokale Behandlung richtet sich nach dem jeweiligen Befund. Bei einem komplikationslos eingeheilten Transplantat entfernt man nach etwa 10—14 Tagen die gesamte Verbandsanordnung und das Nahtmaterial. Bei Hämatombildung muß die Kompression so lange aufrechterhalten werden, bis die Einheilung des nicht abgehobenen Transplantates gesichert erscheint; ein evtl. vorhandener Defekt muß in einer zweiten Sitzung nochmals gedeckt werden. Dagegen ist eine Infektion nach Entfernung des nekrotischen Hautmaterials chemotherapeutisch oder antibiotisch, möglichst unter Erhaltung der angeheilten Transplantatabschnitte zu bekämpfen. Maßgebliche Defekte werden ebenfalls zu einem späteren Zeitpunkt nochmals durch eine erneute Transplantation verschlossen.

Von großer Bedeutung ist die *Hauttransplantation für die Behandlung von Verbrennungen*, deren *wichtigste* Probleme wie auch Behandlungsmaßnahmen, mit Ausnahme des plastischen Hautersatzes, bereits in einem eigenen Abschnitt dargelegt worden sind; auch ist bezüglich der Indikationsstellung und des Zeitpunktes der Hauttransplantation bereits das Wichtigste gesagt worden.

Die lokalen Behandlungsmaßnahmen haben bei einer Verbrennung zunächst der Verhütung einer Sekundärinfektion zu gelten; erst danach treten Maßnahmen in ihr Recht, die bei erhaltenem Stratum germinativum die Epithelregeneration anzuregen vermögen und bei Zerstörung der Keimschicht auf einen hautplastischen Ersatz abzielen.

Bei einer umschriebenen drittgradigen Verbrennung kann man den verbrannten Hautbezirk bei gutem Allgemeinbefinden des Patienten und Fehlen einer Infektion sofort oder nach wenigen Tagen (Demarkation!) im makroskopisch sicher gesunden Gewebe ausschneiden und anschließend entweder durch ein freies Transplantat oder aber durch eine gestielte Lappenplastik ersetzen; letzteres gilt vor allem für tiefreichende Verbrennung, z. B. durch elektrischen Strom oder heißes Metall, wenn nach der Excision Sehnen, Nerven, Knochen und Gelenke freiliegen.

Auch bei ausgedehnten Verbrennungen muß die möglichst frühzeitige Deckung der transplantationsreif zubereiteten Wunden unbedingt angestrebt werden, da es nur auf diese Weise gelingt, die Dauer der sekundären Verbrennungskrankheit mit all ihren schwerwiegenden Folgen auf ein Minimum zu reduzieren. Während sich die erforderliche Hautdeckung bei weniger ausgedehnten Verbrennungen meist auf einmal durchführen läßt, empfiehlt es sich, bei ausgedehnten Verbrennungsflächen wegen des meist herabgesetzten Allgemeinzustandes und der zu großen Belastung, wie sie eine länger dauernde Narkose und der relativ erhebliche Blutverlust durch Debridement einer großen Wundfläche mit sich bringen würde, in mehreren Sitzungen zu verfahren. Dieses Vorgehen hat auch den Vorteil, daß ein und dieselbe Spenderstelle mehrmals benutzt werden kann; außerdem ist namentlich bei sehr großen Verbrennungsflächen die Größe des nach Entnahme der

Hauttransplantate entstandenen Wundfläche nicht ohne Bedeutung. Hinsichtlich der Dringlichkeit der Versorgung haben Verbrennungen im Bereich der Hand, der Gelenke und des Gesichtes als vorrangig zu gelten; erst danach sollte die Deckung von Verbrennungsflächen an den übrigen Extremitätenabschnitten und am Stamm vorgenommen werden.

Zur Deckung großer Granulationsflächen nach Verbrennungen nähen wir die Spalthautlappen lediglich in Abständen von mehreren Zentimetern mit Einzelknopfnähten auf der Unterlage an, um den günstigsten Spannungszustand der Transplantate aufrechtzuerhalten und tangential einwirkenden Kräften zu begegnen. Mit Rücksicht auf die spätere Narbenbildung sollen die einzelnen Spalthautlappen in Richtung der Spaltlinien angeordnet werden. Die Transplantate werden nach Einnähen in bestimmten Abständen mit einem spitzen Messer mehrfach perforiert, damit das unter ihnen sich ansammelnde Wundsekret sofort nach außen abfließen kann. Darüber kommen in dachziegelartiger Anordnung Adaptik oder ähnliches und in zweiter Schicht dünn mit einer antibiotischen Salbe (z. B. Leukomycin) bestrichene Gazelagen. Beide Schichten werden gut anmodelliert, mit mehreren Lagen Verbandmull bedeckt und dann mit elastischen Binden festgewickelt. Während diese Verbandsanordnung für großflächige Verbrennungen am Stamm durchaus genügt, stellen wir bei Betroffensein von Extremitätenabschnitten noch zusätzlich mit einer Gipsschiene ruhig.

Voraussetzung für das Gelingen dieser Methode ist das Vorhandensein einer transplantationsreifen Wunde; blaß aussehende, schmierig belegte und reichlich sezernierende Granulationen oder gar noch mit Nekrosen versehene Hautdefekte sind daher zur Deckung ungeeignet. Derartige Wunden bedürfen erst einer Vorbehandlung, wie sie weiter oben bereits geschildert wurde. Kommt man mit den erwähnten konservativen Maßnahmen nicht wie gewünscht zum Ziel, dann ist es zweckmäßiger, eine chirurgische Wundtoilette durchzuführen. Die Transplantation kann, falls keine wesentliche Infektion vorhanden war und ein gut ernährter Wundboden zur Verfügung steht, unmittelbar anschließend, sonst aber wenige Tage später vorgenommen werden. Letzteres empfiehlt sich auch dann, wenn nach Abtragen der Granulationen Schwierigkeiten bei der Blutstillung auftreten.

Da die Heilungsdauer großer Hautdefekte und das funktionelle Ergebnis von einer möglichst frühzeitigen Hauttransplantation abhängen, sollte man bei der Wundvorbereitung infolge einer zu konservativen Einstellung nicht zu viel Zeit verlieren; dies gilt besonders für die Entfernung von Nekrosen. Das Messer arbeitet auch hier schneller als das beste proteolytisch wirkende Medikament.

Den ersten Verbandswechsel führt man in diesen Fällen wegen der reichlichen Wundsekretion und der immer vorhandenen Gefahr einer Infektionsausbreitung bereits nach etwa 3—5 Tagen durch. Dabei sind die Transplantate nach ganz vorsichtigem Ablösen der Adaptikschicht, was bei dem Außmaß der Wundsekretion meist ohne Schwierigkeiten gelingt, auf Blasen- und Nekrosenbildungen sowie Sekretansammlungen genau zu untersuchen. Nach sorgfältiger Reinigung mit physiologischer Kochsalzlösung, Wasserstoffsuperoxyd oder Borsäurelösung wird die gesamte Wundfläche wieder in der oben angeführten Weise verbunden. Dabei hat sich gerade bei Verbrennungen eine testgerechte lokale Behandlung mit antibiotischen Salben bewährt. Bei einem Pyocyaneusinfekt ist die lokale Borsäurebehandlung immer noch das beste. Die Häufigkeit der erforderlichen Verbandswechsel richtet sich in erster Linie nach dem Ausmaß und der Art der Wundsekretion; meist genügt es, den Verband in 2—3 tägigen Abständen zu wechseln.

Zur Deckung von infizierten Hautdefekten sind noch eine Reihe von Modifikationen der Spalthauttransplantation angegeben worden, die im wesentlichen darauf abzielen, für die Wundsekretion bessere Abflußmöglichkeiten und dadurch günstigere Einheilungsbedingungen zu schaffen. Bei der Methode von GABARRO werden Spalthautlappen auf Briefmarkengröße zerkleinert und dann unter Belassung schmaler Abstände, sog. Sekretstraßen, auf die Wunde aufgetragen. Zur Fixation der nicht ausgespannten Transplantate dient ein Druckverband. Bei einer anderen Methode werden die Spalthautlappen in 1 cm breiten Streifen aufgelegt, wobei ein mit Einzelknopfnähten im Bereich der gesunden Haut fixierter Tulle-Gras-Schleier gegen Verschiebung schützen soll (THIELMANN). Günstige Erfolge lassen sich auch mit der Scherengittermethode erzielen (OPITZ und ZRUBECKY). Durch etwa 2 cm lange scherengitterartig angeordnete Incisionen erreicht man gute Sekretabflußverhältnisse und außerdem noch eine Vergrößerung des Transplantates.

Der *Vollhautlappen* von WOLFE-KRAUSE, auch Cutislappen genannt, bietet gegenüber den verschiedenen Epidermislappen den Vorteil der größten Widerstandsfähigkeit, der geringsten Schrumpfungsneigung und des besten kosmetischen Ergebnisses. Für seine komplikationslose Einheilung müssen allerdings höchste Ansprüche an den Pflanzboden gestellt werden. Er kommt damit vornehmlich für die Deckung aseptischer Wunden in Frage; dank der Antibiotica kann er allerdings auch auf sehr gut vorbereiteten granulierenden Wunden zur Einheilung gebracht werden. Seine Anwendung erhält eine weitere Einschränkung dadurch, daß die Entnahmestelle einen Defekt in ganzer Hautdicke aufweist, der nur dann glatt abheilt, wenn man entweder die Wundränder direkt vereinigen kann oder aber im Falle eines zu großen Defektes eine Deckung mit einem eigens entnommenen Spalthautlappen vornimmt. Die Cutisplastik ist daher besonders bei Hautdefekten im Gesicht, an der Hohlhand und an den Fingern indiziert; ansonsten vermag jedoch der $^3/_4$ dicke Spalthautlappen, dessen Entnahmestelle spontan abheilt, gleich Gutes wie ein Vollhautlappen zu leisten.

Es ist am zweckmäßigsten, den Vollhautlappen anhand einer Schablone gleich in der erforderlichen Größe und Form zu entnehmen, da das Transplantat dann unter günstiger Spannung eingenäht und an der Entnahmestelle unter Umständen für den Wundverschluß notwendige Haut gespart werden kann. Die Lappenentnahme soll schonend erfolgen. An der Unterseite noch haftendes Fettgewebe wird sofort mit einer gebogenen Schere abgetragen. Beim Annähen des Vollhautlappens an den stets angefrischten Wundrand ist auf eine genaue Adaptation zu achten. Die Nachbehandlung ist im wesentlichen die gleiche wie beim Spalthautlappentransplantat.

Fernlappenplastiken

Reichen die Möglichkeiten der eingangs geschilderten Nahlappenplastiken und der freien Hauttransplantationen zur Deckung eines Defektes nicht aus, dann treten die sog. Fernlappenplastiken in ihr Recht. Sie sind besonders dann angezeigt, wenn ein großer Substanzverlust, bestehend aus Haut und Subcutis, gedeckt werden muß, ganz besonders dann, wenn wichtige anatomische Strukturen freiliegen, sei es primär im Rahmen der Wundversorgung oder sekundär bei wiederherstellenden Eingriffen, wie z. B. nach radikaler Entfernung einer ausgedehnten und tiefreichenden Narbe.

Bei den Fernlappenplastiken wird das zu überpflanzende Haut- und Subcutangewebe fern der Wunde bereitgestellt, z. B. am Nachbarfinger, im Bauch- oder Thoraxbereich sowie am gegenseitigen Vorder- oder Oberarmabschnitt. Diese Plastiken bringen also ebenso wie die Nahplastiken ihre eigene Ernährung mit und verlangen eine Fixierung von Spender- und Empfängerstelle für die Dauer von mindestens 3 Wochen, bis die verpflanzten Weichteile im gedeckten Wundbereich genügend Anschluß an das ernährende Gefäßsystem gefunden haben. Daraus ergeben sich erhebliche Nachteile, von denen vor allem die lange Hospitalisierung und die Notwendigkeit von 2 oder mehreren Eingriffen, Schaffung zusätzlicher Narben und die Gefahr der Gelenkversteifung genannt und bei der Indikation und Planung stets berücksichtigt werden sollen.

Die Fernlappenplastiken sollen möglichst so angelegt werden, daß der zu versorgende Defekt bequem und unter möglichst physiologischen Gelenksstellungen herangebracht und gedeckt werden kann. Diesen direkten gestielten Hautplastiken stehen die sog. indirekten Hautlappenverpflanzungen gegenüber, bei denen Weichteilmaterial in Form eines Rundstiellappens von einer entfernteren Körpergegend, womöglich auch noch durch Vermittlung eines Zwischenträgers, z. B. der radialen Handwurzelregion, in mehreren Sitzungen an den gewünschten Ort gebracht wird; man spricht deshalb auch von sog. *Wanderlappen*.

Für die Versorgung frischer Verletzungen sind ausschließlich die *direkten Fernlappenplastiken* von Bedeutung.

Je nach Art der Stielbildung unterscheidet man mehrere Methoden. Bei dem einseitig gestielten *Flügellappen*, auch Türflügel-, Flach- oder planer Lappen genannt, grenzt der gedeckte Defekt unmittelbar an die Hebungsstelle. Der doppelt oder mehrfach gestielte Lappen wird als *Brückenlappenplastik* bzw. *Muffplastik* bezeichnet. Vernäht man diese Lappen schlauchförmig in sich, dann erhält man den ein- bzw. doppeltseitig gestielten *Rollappen;* der gedeckte Defekt und die Hebungsstelle sind hierbei getrennt.

Der *einseitig gestielte Flügellappen* kommt vorwiegend zur Deckung frischer flächenhafter Defekte an den Extremitäten, namentlich im Vorderarm- und Handbereich sowie am Unterschenkel und Fuß in Frage. Bei Verletzungen an der oberen Extremität kann man den Flügellappen entweder am Rumpf oder aber am gegenüberliegenden Vorder- und Oberarmabschnitt wählen. Im ersteren Fall bleibt eine Extremität frei, so daß sich der Verletzte weitgehend selbständig versorgen kann; der Lappen kann an einer bedeckten Körperstelle, z. B. im Brust- oder Unterbauchbereich, entnommen werden, und zwar in jeder beliebigen Größe. Als Nachteil muß allerdings die dem zu deckenden Defekt wenig entsprechende Qualität der Weichteillappen erwähnt werden, was besonders für die vom Unterbauch entnommenen Lappen gilt. Im zweiten Fall erhält man eine qualitativ bessere Weichteildeckung, jedoch auf Kosten der Ruhigstellung der unversehrt gebliebenen Extremität. Zudem können nur Lappen bis zu einer bestimmten Größe entnommen werden. Für Weichteildefekte an Fingern kommen außerdem noch Flügellappen von Nachbarfingern in Frage. Zur Deckung von Defekten an der unteren Extremität eignet sich, von der höchst unbequemen Entnahmestelle im Gesäßbereich abgesehen, vor allem der gegenüberliegende Ober- und Unterschenkelabschnitt („gekreuzter Beinlappen").

Die Entnahmestelle soll grundsätzlich so gewählt werden, daß der zu versorgende Extremitätenabschnitt direkt und für den Patienten möglichst bequem an die Lappenbasis herangebracht werden kann. Dabei soll gleichzeitig auf eine gute Gefäßversorgung geachtet werden. Am sichersten sind auch hier die sog. Arterienlappen, z. B. unter Ausnützung des thorakoepigastrischen Gefäßsystems. Bei Hebung von Lappen an den Extremitäten bieten sich bei proximal gelegenen Basen die günstigsten Verhältnisse hinsichtlich des arteriellen und venösen Gefäßsystems und nicht zuletzt des Lymphabflusses.

Der Weichteillappen wird, von der benötigten Stielbreite abgesehen, unter genauer Beachtung der zulässigen Relationen von Lappenlänge und Basisbreite um etwa ein Viertel größer als der zu deckende Defekt umschnitten und direkt epifascial abgelöst. Eine verzögerte Lappenvorbereitung kommt nur im Rahmen sekundärer Eingriffe in Frage und kann deshalb an dieser Stelle außer acht gelassen werden. Bei zu dicker Subcutis kann man in dem zur Deckung des Defektes bestimmten Bezirk u. U. eine teilweise Entspeckung vornehmen, vorausgesetzt, daß der Lappen nicht zu lang ist.

Vor dem Einnähen in den zu deckenden Bezirk müssen erst die Hebungsstelle des Lappens und seine Unterseite im Bereich des Stieles gedeckt werden, um eine Infektion zu vermeiden. Dies kann auf verschiedene Weise geschehen. Die einfachste Möglichkeit besteht in der Verwendung von ortsständigem Material, z. B. durch Unterminieren der Umgebung oder durch einen Vorschiebelappen (Abb. 207). Damit lassen sich allerdings nur die Hebungsstellen von kürzeren bzw. schmalen Flügellappen verschließen. Ansonsten muß die Deckung der Entnahmestellen, namentlich bei größeren Lappen, durch ein Hauttransplantat vorgenommen werden. Das Transplantat wird in typischer Weise in den bluttrockenen Wundgrund eingenäht und am besten mit einer eingeknüpften Kompression versehen. Die unbedingt notwendige Deckung des Lappenstieles kann entweder durch das Hauttransplantat (Abb. 207) oder aber durch einen im Bereich der Empfängerstelle gebildeten Gegenlappen geschehen. Für den Gegenlappen kann ohne weiteres narbig veränderte Haut verwendet werden, die später bei der Lappenabtragung mitentfernt wird. Das Einnähen des Lappens soll ohne Spannung geschehen. Bei großen Defekten empfiehlt sich das Einlegen von subcutanen Drainagen für die Dauer von 1—2 Tagen.

Eine einfache, freilich nur begrenzt anwendbare Modifikation der Flügellappenplastik stellt die sog. „*stiellose Methode*" von BLOCKER dar (Abb. 208). Hierbei wird nur eine Hälfte

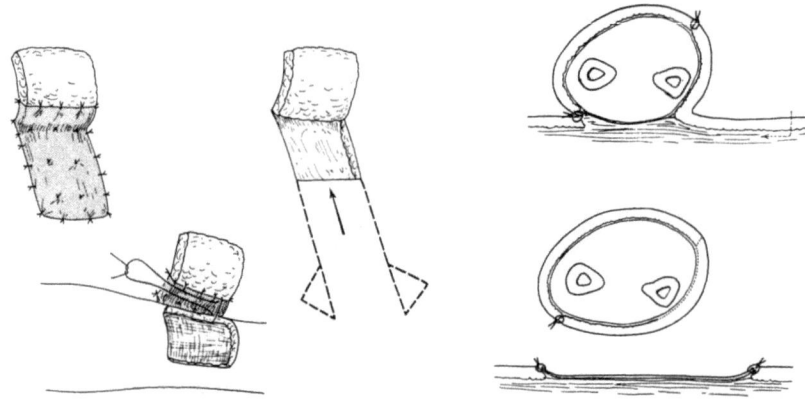

Abb. 207   Abb. 208

Abb. 207. Einseitig gestielter Flachlappen. Oben: Deckung der Hebungsstelle und der Lappenbasis durch ein Hauttransplantat (links) oder Wundverschluß durch einen Dehnungslappen (rechts). Unten: Einnähen des Lappens; das Hauttransplantat grenzt unmittelbar an den Wundrand

Abb. 208. „Stiellose" Methode der Flügellappenplastik nach BLOCKER. Die 2. Lappenhälfte wird erst nach etwa 4 Wochen abgelöst (Pfeil)

der Wundfläche mit einem Weichteillappen gedeckt, während die andere Hälfte mit dem durch die Hebung des Lappens entstandenen Defekt vernäht wird. Diese wird dann nach etwa 4 Wochen durch den anschließend an den ursprünglichen Hebungsbereich in erforderlicher Größe und Form verlängerten Flügellappen gedeckt, wobei der an der Empfängerstelle bereits eingeheilte Lappenabschnitt als neue ernährende Basis dient.

Zwei- oder mehrfach gestielte Lappen kommen als *Brückenlappen* bzw. *Muffplastik* zur Anwendung. Mit diesen Methoden lassen sich ausgedehnte Bezirke, z. B. im Vorderarm- und Handbereich ohne Schwierigkeiten schließen. Ihr Nachteil liegt in erster Linie in der Infektionsgefährdung der Hebungsstelle. Am günstigsten liegen die Verhältnisse dann, wenn zirkuläre Weichteildefekte gedeckt werden müssen, z. B. am Vorderarm durch einen Brückenlappen, da in diesen Fällen die Hebungsstelle ähnlich der Methode von BLOCKER zunächst nicht durch ein Hauttransplantat verschlossen werden muß (Abb. 209). Liegt dagegen ein nur einseitig begrenzter Weichteildefekt vor, dann kommt unversehrt gebliebene Haut auf den Wundgrund der Hebungsstelle zu liegen. Die dabei auftretende Infektion läßt sich auch durch vorherige Abdeckung

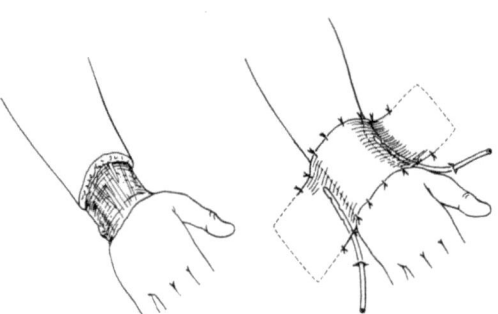

Abb. 209. Brückenlappen in der Anwendung als Fernlappenplastik zur Deckung eines zirkulären Defektes (links). Ausgiebige Drainage des Wundgebietes (rechts). Der Lappen wird am sichersten verzögert abgetrennt (gestrichelte Linie)

der Hebungsstelle durch ein Hauttransplantat nicht verhindern, da dieses meist nicht einheilt.

Vernäht man einen bis zu einem Größenverhältnis von 2,5:1 entnommenen Weichteillappen schlauchförmig in sich selbst und verschließt die Hebungsstelle direkt durch Unterminieren der Wundränder, dann erhält man einen *einseitig gestielten Rollappen*. Dieser ist in Form eines Arterienlappens, wie SHAW gezeigt hat, relativ sicher und ohne besondere Vorbereitung für die primäre Wundversorgung, vor allem im Vorderarm- und Handbereich geeignet. Der Arterienlappen wird nach SHAW in der Unterbauchregion mit distal gelegener Basis, also unter Ausnutzung der epigastrischen Gefäße, umschnitten und kann ohne Gefahr für die Ernährung nach innen wie auch nach außen gedreht werden (Abbildung 210). Man verlängert hierzu einfach die Längsincision auf der Seite weiter nach distal, nach der der Lappen zeigen soll. Der Stiel kann nach etwa 3 Wochen abgetrennt werden. Beim Daumenersatz sollte damit etwas länger zugewartet werden, da der Aufbau der Blutversorgung unter diesen Umständen mehr Zeit beansprucht.

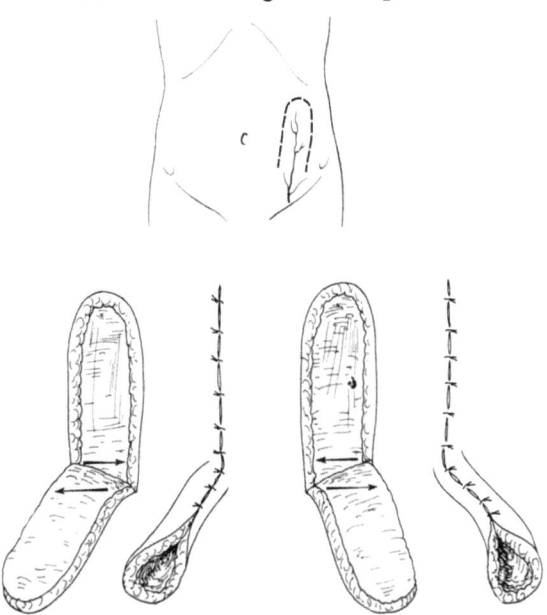

Abb. 210. Rundstiellappen in einer Sitzung nach SHAW. Oben: Schnittführung im Bereich der epigastrischen Gefäße. Unten: Drehung des Lappens nach der Seite des verlängerten Wundschenkels

Für die Ruhigstellung der Fernlappenplastiken genügen beim Erwachsenen meist Verbände mit elastischen und Stärkebinden, während bei Kindern ein Gipsverband meist nicht zu umgehen ist. Die Kontrolle des Verbandes beginnt unmittelbar nach beendeter Operation, da es bereits beim Betten des Frischoperierten zu einer Abknickung, Stauchung oder zu starken Spannung des Lappens kommen kann. Eine entsprechende Korrektur durch Lageänderung der herangebrachten Extremität ist daher sofort notwendig. Die Verbandswechsel sollen in der ersten Zeit täglich durchgeführt werden, um die Wunden ständig trocken zu halten; erst nach Aufhören der Wundsekretion darf in 2—3tägigen Abständen verbunden werden. Verständige Patienten kann man nach einer Woche bereits aufstehen lassen.

Auf den *doppelseitig gestielten Rollappen*, der 1917 von FILATOW und unabhängig von ihm auch von GILLIES angegeben wurde und im Prinzip nichts anderes als einen in sich vernähten Brückenlappen darstellt, kann an dieser Stelle nicht näher eingegangen werden, da er eigens vorbereitet werden muß und daher für die primäre Wundversorgung nicht in Frage kommt. Das gleiche gilt auch für die „verzögerte Bildung" der einzelnen geschilderten Lappenplastiken. Es wird daher hierzu auf die einschlägigen Lehr- und Handbücher verwiesen.

Verletzungen der Muskulatur
Von R. Schautz

Offene Muskelverletzungen entstehen von innen her bei Durchspießung von Knochenfragmenten durch die Haut, andererseits aber von außen durch tiefgreifende Schnitt- und Stichwunden, Schuß- und Bißverletzungen sowie bei offenen ausgedehnten Rißquetschwunden. Jede offene Muskelverletzung ist in besonderem Maß durch anaerobe Infektion (Gasbrand!) gefährdet.

Bei der Versorgung ist verschmutztes und zermalmtes Muskelgewebe sorgfältig zu excidieren. Stark verschmutzte Wunden, vor allem aber Bißverletzungen sind nach Excision tunlichst offen zu behandeln oder nur durch Situationsnähte bei eingelegter Drainage zu versorgen.

Nur bei glattrandigen Schnittverletzungen, die zu völliger oder weitgehender querer Muskeldurchtrennung geführt haben, ist die Wiedervereinigung der Muskelstümpfe durch adaptierende Achternähte unter Mitfassen der Fascie angezeigt.

Geschlossene Muskelverletzungen sind häufig in Form der *Muskelzerrung* als Sportverletzung. Sie entsteht durch Überdehnung des gespannten Muskels in der Längsrichtung. Weitergehende Schädigung bei gleichem Mechanismus führt zum *subcutanen Muskelriß*, der jedoch nur selten (Hochleistungssportler) am gesunden, häufiger am degenerativ-vorgeschädigten Muskel (ältere Menschen) eintritt. Die Ausheilung dieser immer mit augenblicklich einsetzendem und anhaltendem Schmerz einhergehenden Verletzungen erfolgt je nach dem Ausmaß der entstandenen Dehiszenz durch bindegewebige Narbenbildung.

Die *subcutane Muskelquetschung* entsteht durch stumpfe Gewalteinwirkung von außen, wobei die Muskulatur in der Regel gegen den Knochen gepreßt wird. Von der einfachen kontusionellen Schädigung mit blutigen Suggilationen bis zum kompletten Muskelriß, mit ausgedehnter Hämatombildung finden sich alle Übergänge. Bei ausgedehnter Muskelzermalmung durch Quetschung, wie sie beim Überfahren oder bei Verschüttungen eintreten kann, ist im weiteren Verlauf, nach Abklingen des primären traumatischen Schockzustandes mit dem Auftreten eines *Crush-Syndroms* zu rechnen. Das Crush-Syndrom ist Folge einer schweren allgemeinen Intoxikation durch den ausgedehnten Gewebszerfall, der u. a. mit Einschwemmung von Myoglobin und Adenosintriphosphorsäure einhergeht. Schwere tubuläre Nierenschädigung führt zu nachlassender Urinproduktion, bisweilen auch zu tödlicher Anurie (s. S. 30, Allg. Teil).

Die *ischämische Muskelkontraktur*, am Vorderarm und Hand als „Volkmannsche Kontraktur" hinlänglich bekannt, ist als Folge ischämischer Schädigung von Muskulatur und peripheren Nerven anzusehen. Die kollaterale Gefäßversorgung distaler Extremitätenabschnitte kann bei eintretender starker Schwellung, mitverursacht durch Hämatombildung infolge Verletzung größerer Gefäße, so stark gedrosselt werden, daß schwerste Ernährungsstörungen resultieren. Völliger Funktionsverlust und spätere Gebrauchsunfähigkeit der Extremität infolge narbiger Verschwielung und Veröden der Muskulatur sowie der Gleitfächer zwischen Sehnen und Muskulatur sind die weitere Folge. In besonderem Maß besteht die Gefahr einer ischämischen Schädigung bei Verletzungen im Bereich des Ellenbogengelenkes und in Kniegelenksnähe. Bei derartigen, mit starker Schwellung einhergehenden Verletzungen sind unnachgiebige und schnürende Verbände (cave zirkulärer Gips!) zu vermeiden. Klinische Kontrolle und ständige ärztliche Überwachung der Durchblutung, der Sensibilität und Motorik an den distalen Extremitätenabschnitten ist unerläßlich.

Beim Fortbestehen bedrohlicher Ernährungsstörung trotz konservativer Maßnahmen, wie ruhigstellende Lagerung und fixierende Schienung nach reponierter

Fraktur, evtl. auch intravenöser Gabe von Venostasin und Eispackungen ist, um durch Dekompression eine bessere Durchblutung zu erzielen, operatives Vorgehen angezeigt. Spaltung der Haut und der die Muskulatur einscheidenden, unnachgiebigen Fascie, evtl. Ausräumen eines Hämatoms und gegebenenfalls auch Excision zermalmter Muskulatur sind geeignet, den gefährdeten Extremitätenabschnitt zu retten.

In besonderem Maß neigen Muskelverletzungen und in der Muskulatur liegende Hämatome bei ihrer Ausheilung zu metaplastischer Knochenbildung in Form der *Myositis ossificans*. Die in der Muskulatur vor allem in Knochen- und Gelenknähe auftretenden Knochenspangen geben oft Anlaß zu erheblicher Funktionsstörung. Prädilektionsstelle an der oberen Extremität ist der Musculus brachialis, der nach stumpfen Verletzungen und Hämatombildung (nach Ellenbogenluxation) an der Beugeseite des Ellenbogengelenkes zu stark funktionsbehindernder Verknöcherung neigt. An den unteren Extremitäten ist es der Musculus vastus intermedius, der nach Traumatisierung und bei Hämatombildung nicht selten Verknöcherungen aufweist. Während an der oberen Extremität konservative vorbeugende Maßnahmen unter Vermeidung zusätzlicher Reize durch Ruhigstellung (für 3 Wochen nach einer Ellenbogenluxation) angezeigt ist, kann an der unteren Extremität das frühzeitige Ausräumen des Hämatoms mit anschließendem Kompressionsverband gelegentlich die Verknöcherung verhindern.

Verletzungen der Gefäße

Von M. Sperling

Verletzungen der Gefäße als Friedensverletzungen sind heute weit häufiger zu beobachten als in den vergangenen Jahrzehnten. Während früher Verletzungen von Arterien und Venen vorwiegend durch Stich oder Schuß verursacht wurden, ist die traumatische Gefäßschädigung in zunehmendem Maße als Kombinationsverletzung bei anderen schweren Traumafolgen anzutreffen.

Die anatomisch-topographische Lage der Gefäßstränge gewährleistet einen gewissen Schutz gegenüber äußerer Gewalteinwirkung, im Bereich der großen Körperhöhlen durch den Verlauf an der dorsalen Wandung, an den Extremitäten durch die Einbettung in den schützenden Weichteilmantel. Nur in wenigen Regionen des Körpers besteht durch den Gefäßverlauf bereits die Gefahr der Mitbeteiligung am Unfallgeschehen, und zwar an den großen Gelenken, dem Schulter- und Ellenbogengelenk, sowie am Kniegelenk. In diesen Bereichen sind bei Verrenkungen oder Verrenkungsbrüchen Gefäßzerreißungen nicht selten und uns auch aus älterer Literatur bekannt (STIMSON, KÖRTE u. a.).

Die bei Traumen der Gegenwart, insbesondere bei schweren Verkehrsunfällen, auf den Körper einwirkenden Kräfte sind jedoch geeignet, Schädigungen der Gefäße an jeder Körperregion hervorzurufen.

Zwei Faktoren bestimmen im allgemeinen Ausmaß und Art der Gefäßverletzungen, und zwar die Art der Gewalteinwirkung und der Zustand des Gefäßes selbst. Es ist nicht gleichgültig, ob ein gesundes Gefäß, insbesondere eine unveränderte Arterie von einem Trauma getroffen wird, oder ob diese Arterie arteriosklerotische, endangitische oder luetische Wandveränderungen aufweist. Während sich am gesunden traumatisch geschädigten Gefäß die Intima einrollt und somit zur Bildung eines endständigen Thrombus führt, der die weitere Blutung verhindert, kann bei wandstarren Gefäßen diese Intimaeinrollung nicht stattfinden. Verletzungen selbst kleinerer Arterien können daher von massiven Blutungen gefolgt sein (DIMTZA).

Die Gefäßverletzung stellt bei Betroffensein vorwiegend kleiner Arterien, wenn es sich nicht um die gleichzeitige Verletzung paariger Arterien (A. ulnaris *und* radialis bzw. A. tibialis anterior *und* posterior) handelt, lediglich eine Nebenverletzung dar. Bei Verletzung größerer Gefäße, die wegen ihrer topographischen Lage der Diagnostik schwerer zugänglich sind, und bei weiteren schweren Traumafolgen kann die Gefäßverletzung der raschen Erkennung entgehen. Nicht selten wird bei ausgedehnten Kombinationsverletzungen der Blutungsschock als solcher verkannt und als Unfallschock gedeutet. Erst die Therapieresistenz eines solchen Schockzustandes weist auf die Blutung hin und zwingt zur sofortigen Operation.

Die Mortalität bei Gefäßverletzungen nimmt mit abnehmendem Gefäßkaliber ab (MORRIS u. Mitarb.). Ausnahmen von dieser Regel machen die A. glutaea, obturatoria, vertebralis, mammaria interna, profunda femoris, sowie die nahe der Schädelbasis gelegenen Halsgefäße (Gesenius und Männlein), da diese chirurgisch schwerer erreichbar sind. Prozentuale Angaben über die Mortalität bei Gefäßverletzungen fehlen in der Literatur. Zweifelsohne spielen gerade bei Gefäßverletzungen eine Reihe äußerer Umstände eine Rolle für die Überlebenschance. Verletzte mit Blutungen aus Aorta, Vena cava oder Beckengefäßen überleben nur selten den Transport zur Klinik, da die Blutung am Unfallort nur in Einzelfällen erkannt wird und eine provisorische Blutstillung daher nicht erfolgt. Darüber hinaus ist die temporäre Blutstillung von Beckengefäßen und Aorta abdominalis – und nur für diesen Aortenabschnitt ist sie überhaupt möglich – nicht nur schwierig, sondern auch unsicher.

Durch ihre Symptomatik charakterisiert, lassen sich zwei große Gruppen von Gefäßverletzungen unterscheiden:

die geschlossene oder gedeckte und
die offene oder komplizierte Gefäßverletzung.

Beide Gruppen weisen Unterschiede in ihrer Entstehung auf und zeigen auch unterschiedliche Symptomatik.

Die *gedeckte Verletzung* ist definiert durch eine traumatische Schädigung der Gefäße ohne Eröffnung der über den Gefäßen liegenden Weichteilschichten, also ohne (mögliche) Blutung nach außen, ausgelöst durch stumpfe Gewalteinwirkung von außen (Quetschung oder Zerrung, Stoß oder Schlag), durch Dehnung bei Luxationen oder gelegentlich auch nach deren Reposition, oder aber durch scharfe Gewalteinwirkung von innen durch Knochenfragmente.

Die *offene Verletzung* weist eine Verbindung der Gefäßläsion nach außen auf bei gleichzeitiger Durchtrennung des Weichteilmantels. Sie entsteht meist durch scharfe Fremdkörpereinwirkung von außen infolge Schnitt-, Stich-, Schuß- oder Maschinenverletzung. Ausgedehnte Quetschungen oder Zerrungen mit großen Weichteilschäden können insbesondere an den Extremitäten ebenfalls mit Gefäßbeteiligung einhergehen. Nicht selten führen komplizierte Frakturen infolge Schädigung von Arterien oder Venen ebenfalls zur offenen Gefäßverletzung.

Einteilung der Gefäßverletzungen

Es erweist sich als zweckmäßig, bei den traumatischen Gefäßschäden zu unterscheiden:

Verletzungen der Gefäßwand
    Teilschädigung der Wand,
        komplette Wanddurchtrennung mit
            seitlicher Eröffnung des Gefäßrohres oder
            totaler Kontinuitätsdurchtrennung.
Traumatische Durchblutungsstörungen
    Spasmus,
    Kompression der Gefäße,
    „chronische Arterienkontusionen".

Verletzungen der Gefäßwand

Bei der Verletzung der Gefäße selbst sind entweder einzelne Wandschichten isoliert oder aber sämtliche Schichten der Gefäßwand traumatisch geschädigt.

Bei der *Teilschädigung der Wand* kommt der Intimaläsion die größte Bedeutung zu. Sehr selten ist der Einriß der Intima so klein, daß hieraus keine weiteren Folgen entstehen, durch Fibrinauflagerung und spätere Endothelauskleidung kommt es zur Restitutio ad integrum (HOLLE). Meist jedoch heilen die Einrisse der Elastica interna nicht folgenlos ab, die Gefäßinnenschicht rollt sich an der verletzten Stelle ein (Abb. 211), es treten Wirbelbildungen auf, die – je nach Kaliber des betroffenen Gefäßes und je nach Größe der eingerollten Intimazotte – zur Thrombose führen (BLOCK, DIMTZA und JENNY).

DIMTZA konnte beobachten, daß selbst kleine Endothelverletzungen stets die Ausbildung eines Thrombus zur Folge hatten, der bis zur nächsten, selten zur

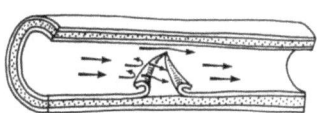
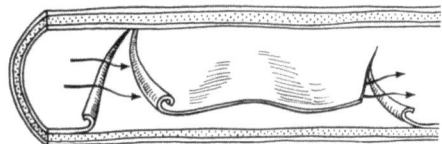

Abb. 211. Teilschädigung der Wand mit Intimaeinrollung

Abb. 212. Aneurysma dissecans

übernächsten Kollateralarterie reichte. Bei großkalibrigen Arterien wird zwar ebenfalls die Einrollung der Intima erfolgen; wegen der verhältnismäßig geringeren Einengung des Lumens durch die Intimazotte tritt jedoch keine Thrombose des Gefäßes ein. Dagegen kann die Gefäßinnenschicht peripher der Läsion mehr und mehr von der Media abgelöst werden, so daß sich ein Aneurysma dissecans bildet (Abb. 212). Dissezierende Aneurysmen können, insbesondere wenn sie weiter peripher erneut in das Gefäßlumen rupturieren, symptomlos verlaufen; sie können jedoch auch bei großer Ausdehnung das Gefäßlumen vollkommen verlegen und führen dann zu dem klinischen Bild des akuten Gefäßverschlusses.

Die gleichzeitige Ruptur von Intima und Media führt, sofern sie nicht die gesamte Zirkumferenz der Arterie umfaßt, zu gleichen Folgen wie die isolierte Intimaruptur. Es besteht jedoch darüber hinaus die Gefahr der Ausbildung von Aneurysmen (WAIBEL). Die Ruptur von Media und Intima in der gesamten Circumferenz hat meist die – zumindest zweizeitige – totale Gefäßruptur zur Folge, wenngleich die Adventitia allein auch im Bereich der Aorta dem Blutdruck standhalten kann, wie WILDER und FISHBEIN beobachten konnten.

Bei der *kompletten Wanddurchtrennung* ist das Gefäß eröffnet. Je nach Art des eindringenden Körpers und dessen Verlauf zum Gefäß kommt es dabei entweder zur seitlichen bzw. randständigen Eröffnung oder zur totalen Kontinuitätsdurchtrennung. Die komplette Wanddurchtrennung führt in jedem Falle zur Blutung. Von dem Kaliber des Gefäßes, der Größe der Verletzung bei seitlicher Eröffnung und der Beschaffenheit der Schlagader hängt der weitere Verlauf ab. Mit Ausnahme krankhaft veränderter Arterien tritt auch bei der kompletten Wanddurchtrennung die Einrollung der Intima ein. Je nach Ausdehnung des Gefäßrisses und Kalibergröße führen Intimaeinrollung und Begleitspasmus nach anfänglicher Blutung zur Thrombosierung und somit zur spontanen Blutstillung. Bleibt die spontane Hämostase aus – großkalibrige Arterien, ausgedehnter seitlicher Gefäßwandeinriß, wandstarre sklerotische Arterien –, so bildet sich im Bereich der Extremitäten ein an Größe zunehmendes unter Umständen pulsierendes Hämatom, das bei längerem Bestehen durch bindegewebige Abkapselung zum falschen Aneurysma wird. Bei festem Weichteilmantel kann unter Umständen das zunehmende Hämatom durch Tamponade eine Kompression des Gefäßes bzw. dessen Stümpfe herbeiführen und auf diese Weise sekundär eine Thrombosierung mit dem Effekt der spontanen Blutstillung auslösen. Sind Arterie und Vene in gleicher Höhe eröffnet, so entwickelt sich aus dem Hämatom nach bindegewebiger Abkapselung ein arteriovenöses Aneurysma. Auf die hieraus entstehenden Folgen wie Ektasie der zuführenden Arterie und der abführenden Vene, Rückwirkungen auf Herz und Kreislauf, Auswirkungen auf die peripher des arteriovenösen Aneurysma gelegenen Körperabschnitte (HEBERER, KLEINSCHMIDT und WACHSMUTH, RAU u. a.) kann in diesem Rahmen nicht eingegangen werden.

Traumatische Durchblutungsstörungen

Bei allen Gefäßverletzungen treten reflexbedingte *Gefäßspasmen* auf, die je nach Intensität des Traumas und Reaktionsbereitschaft des Patienten mehr lokalisiert oder mehr generalisiert sind (WAIBEL). Der traumatisch-segmentäre Gefäßkrampf wurde von KÜTTNER und BARUCH eingehend beschrieben. Wie FELLMANN zeigen konnte, muß die Gefäßwand selbst nicht unbedingt geschädigt sein. Verletzungen in der Umgebung von Arterien können derartige Spasmen auslösen.

SCHWARTZ u. Mitarb. konnten den experimentellen Nachweis führen. Durch einfache Manipulationen am Gefäß ohne dessen Beschädigung fanden sie eine Herabsetzung der Sauerstoffspannung im Muskel als Ausdruck einer kontraktionsbedingten arteriellen Mangeldurchblutung, die ausblieb, sobald die sympathischen Fasern blockiert wurden, und somit eine spastische Kontraktion nicht stattfinden konnte. Der arterielle Spasmus kann so stark ausgeprägt sein, daß das Gefäß als derber dünner Strang imponiert. MORRIS u. Mitarb. fanden in ihrem Krankengut in 2,2% der Fälle bei der Exploration einen reinen Gefäßspasmus ohne Verletzung der Gefäßwände.

Auch die *Kompression der Gefäße* führt zur traumatisch bedingten Durchblutungsstörung. Sie entsteht meist durch Ausbreitung massiver Frakturhämatome, die bei intaktem Weichteilmantel, insbesondere bei erhaltener Faszie einen starken Druck auf die Gefäße ausüben und so zur Kompression der Gefäße führen. Auch traumatisch bedingte Ödeme können den gleichen Kompressionsmechanismus auslösen. In Einzelfällen wird die Arterie ohne Schädigung ihrer Wandung durch stärker dislozierte Knochenfragmente gedrosselt, so daß auch hieraus eine periphere Mangeldurchblutung resultiert.

Auf die „*chronischen Arterienkontusionen*" sei in diesem Rahmen der Vollständigkeit halber nur hingewiesen. Unter chronischen Arterienkontusionen werden chronisch rezidivierende Beeinträchtigungen von Arterien verstanden, die dadurch ausgelöst werden, daß die Arterie bei jeder pulsatorischen Bewegung gegen ein Hindernis anschlägt. Derartige Hindernisse bilden Exostosen, überschüssige Callusmassen oder nicht achsengerecht ausgeheilte Frakturen. Auch bilden anatomische Varianten, z. B. Halsrippen, unter bestimmten Voraussetzungen Ursache für Irritationen der Gefäße. Unter diese Gruppe fallen das Skalenus-Halsrippen-Syndrom, bei dem tiefe Inspiration bzw. Hyperextension des Kopfes zur Kompression der Armgefäße — und des Plexus brachialis — durch Halsrippen oder den M. scalenus führt. Beim Costo-Clavicular-Syndrom erfolgt die Kompression der Arterie durch Clavicula und erste Rippe bei Dorsal- und Caudalverlagerung des Schultergürtels. Beim Heben des Armes bis zur Vertikalen werden beim Hyperabduktionssyndrom A. subclavia und Plexus brachialis zwischen Clavicula und erster Rippe sowie hinter dem M. pectoralis minor und dem Proc. coracoides eingeklemmt.

Auch sei an dieser Stelle auf den „Achselvenenstau" bzw. die „Überanstrengungsthrombose" hingewiesen, da die Thrombosierung der Achselvene, einhergehend mit plötzlicher ödematöser Schwellung und Cyanose des Armes oft nach ungewohnten Arbeiten mit dem betreffenden Arm, aber auch ohne erkennbare äußere Ursache aufzutreten pflegt.

Entstehung der Gefäßverletzung

Sowohl scharfe als auch stumpfe Traumen können zur Verletzung der Gefäße führen.

Ursache der *scharfen Gewalteinwirkung* sind von außen eindringende Fremdkörper. Die häufigsten Verletzungen dieser Art entstehen in Friedenszeiten durch Messerstiche, seltener durch Geschosse. Scharfe Maschinenteile und Werkstücke verursachen bei der Gewebsdurchtrennung nicht selten Gefäßverletzungen. So konnten wir eine Durchtrennung der Vasa popliteae bei relativ kleinem Weichteildefekt beobachten, die durch eine landwirtschaftliche Hackmaschine verursacht wurde.

Knochenfragmente vermögen durch ihre scharfen Kanten, besonders bei stärkerer Dislokation, oftmals zur Gefäßverletzung führen. Die scharfe Gewalteinwirkung hat meist die komplette Wanddurchtrennung zur Folge.

Als Mechanismus der *stumpfen Gewalteinwirkung* werden im allgemeinen Quetschung, Stoß, Schlag, Hieb oder Zerrung angegeben. Alle diese äußeren Einwirkungen lassen sich auf *Zug-* und *Druckkräfte* mit ihren entsprechenden Folgen zurückführen.

Druckkräfte kommen zur Wirkung bei Quetschungen, Stoß oder Schlag. Die einwirkende Kraft greift breitflächig am Gefäß an, die einander gegenüberliegenden Gefäßwände werden gegeneinander gepreßt; in Richtung der einwirkenden Kraft kommt es zur Verformung der feingeweblichen Strukturen des Gefäßes. Die Beanspruchung der Gefäßelastizität erfolgt senkrecht zur Gefäßachse. Nun ist die histologische Struktur insbesondere der Tunica media mit ihren elastischen und muskulären Fasern vorwiegend auf eine Querdehnung ausgerichtet. Der Intima fehlen dagegen verformbare Elemente; sie besteht aus Endothel. Das lockere Netz der Adventitia ist imstande — in gewissem Umfang — einer Dehnungsbeanspruchung in jeder Richtung nachzugeben. Einwirkende Druckkräfte werden daher zunächst Läsionen der Intima hervorrufen. Übersteigt das Maß der Gefäßverformung die Grenze der Dehnbarkeit der elastischen und muskulären Wandelemente, so reißt auch die Tunica media ein. An der Grenze der Dehnungsbeanspruchung kann es zur Schädigung der elastischen Fasern ohne Einriß derselben kommen, die zur Veränderung der elastischen Eigenschaften führt. Derartige geschädigte Wandabschnitte stellen einen Locus minoris resistentiae dar mit der Gefahr einer Bildung echter Aneurysmen. Die Verletzung der Adventitia durch stumpfe Gewalteinwirkung bedarf sehr großer Umformungskräfte, die Adventitia bleibt daher meist intakt.

Zugkräfte greifen am Gefäß bei Gliederzerrungen oder Luxationen an. Auch im Rahmen einer Luxationsreposition wird der verlagerte Gefäßstrang nicht selten über Gelenkanteile gespannt, wenn die Gelenkflächen bereits in gelenkgerechte Stellung übergehen. Auch hier kommt es zur Zugbeanspruchung der Gefäße. Wie oben erwähnt, erlaubt der strukturelle Aufbau der Media Verformungen in senkrecht zur Gefäßachse laufender Richtung. Die Längsdehnung von Gefäßen ist aber nur in weit eingeschränkterem Maße möglich. Unter einwirkenden Zugkräften reißt im allgemeinen daher nicht die Gefäßinnenschicht allein, sondern Intima und Media zusammen ein. Die Gefahr der Verletzung von Venen ist durch den zarteren Wandaufbau und das Fehlen einer kräftigen Lamina elastica bzw. muscularis naturgemäß größer als für Arterien.

Symptomatik

Die Symptomatik der Gefäßverletzungen ist vielgestaltig. Sie ist abhängig von der Art der Verletzung, von der Kalibergröße und der Art des Gefäßes. Nur wenige Symptome sind allen Verletzungsarten gemeinsam.

Die Symptome einer Teilschädigung der Gefäßwand ergeben sich — wie bereits erwähnt — aus der zum Verschluß des Gefäßes führenden Thrombose. Diese bildet sich jeweils zwischen zwei benachbarten Gefäßästen und überspringt nur selten einen Gefäßabgang. Die Thrombose kann sofort, oftmals aber erst im Verlauf der ersten 24 Std eintreten, dann wenn ein im Verletzungsgebiet ausgebildeter wandständiger Thrombus zum obturierenden wird. Aus diesem Grunde ist bei größeren Verletzungen die strenge Überwachung der arteriellen Zirkulation auch in der ersten posttraumatischen Phase dringend geboten (VOGT).

Sichere Zeichen einer geschlossenen oder offenen Schlagaderverletzung bei Teilschädigung der Wandung mit Thrombosierung des entsprechenden Gefäßsegmentes sind Blässe der Haut im Versorgungsgebiet verbunden mit Herabsetzung der Oberflächentemperatur, Parästhesien und Fehlen von Motorik und Sensibilität der Extremitäten (SPENCER). Die Verfärbung der Haut ist nicht obligat; sie fehlt, wenn das thrombosierte Gefäßsegment durch einen ausreichenden Kollateralkreislauf überbrückt wird. Unter gleichen Bedingungen ist die Temperaturdifferenz der Haut so gering, daß sie differentialdiagnostisch nicht zu verwerten ist. Bei den neurologischen Zeichen, der aufgehobenen Motorik und Sensibilität sind Nervenverletzungen streng abzugrenzen. Die ischämisch bedingte Parese und Anästhesie ist gekennzeichnet durch die meist zirkuläre Begrenzung des Übergangsgebietes. Der ischämische Schmerz tritt oft erst nach 12—24 Std auf, er stellt somit kein sicheres Frühsymptom dar. Auch das Fehlen peripherer Pulse ist für sich alleine nicht als sicheres Zeichen einer traumatischen Thrombose anzusehen. Es gewinnt erst dann an Bedeutung, wenn ein vorher tastbarer Puls peripher der Verletzungsstelle verschwindet. In jedem Falle sind die Pulse mit der kontralateralen Seite bezüglich ihrer Qualität zu vergleichen, da auch über einen kräftig ausgebildeten Kollateralkreislauf Pulsationen in der Peripherie nachgewiesen werden können. Schwierig ist die Beurteilung des peripheren Pulses im fortgeschrittenen Alter oder bei Vorliegen einer Endangitis, wenn bereits arterielle Durchblutungsstörungen bestanden haben.

Ein Aneurysma dissecans kann symptomlos bleiben, namentlich dann, wenn weiter peripher eine weitere Intimaruptur erfolgte, so daß eine auffallende Durchblutungsstörung nicht eintritt. Bleibt die periphere Intimaruptur aus, so wird der dissoziierende Prozeß weiterschreiten und zu einer Obturation des Gefäßes führen. Die hieraus resultierenden Symptome gleichen denen der akuten Thrombose.

Da das klinische Bild der Teilschädigung von Gefäßwänden sich so wechselhaft und differentialdiagnostisch oft schwierig gestalten kann, ist ein einzelnes der obengenannten Symptome für sich allein nicht als absolut beweisend anzusehen. Bei gleichzeitigem Nachweis von zwei oder mehreren Zeichen muß eine Gefäßverletzung als sicher gelten.

Bei der kompletten Wanddurchtrennung im Rahmen einer gedeckten Gefäßverletzung stellt das Hämatom das erste Anzeichen dar, wenn nicht durch Fascien oder kräftige Muskelgruppen dessen Ausdehnung verhindert wird (KREMER). Trotzdem stellt das Hämatom für sich allein kein sicheres Zeichen einer Schlagaderverletzung dar. Gerade bei Frakturen, die häufig Ursache der gedeckten kompletten Wanddurchtrennung sind, ist die Abgrenzung des reinen Frakturhämatoms von einer massiven arteriellen Blutung nur durch den Nachweis weiterer Symptome einer Gefäßverletzung möglich. Pulssynchrone Geräusche über der Verletzungsstelle (v. Wahlsches Zeichen) oder Pulsationen von Hämatomen stellen dagegen sichere Zeichen einer Verletzung dar. Die schon bei der Teilschädigung der Wandung, d. h. der akuten posttraumatischen Thrombose beschriebenen Symptome wie Blässe, Kälte, Aufhebung von Sensibilität und Motorik bzw. Parästhesien gelten ebenso wie das Fehlen des peripheren Pulses unter den vorgenannten Einschränkungen auch bei der kompletten Wanddurchtrennung als sichere Zeichen. Sie können aber fehlen bei der seitlichen Wanderöffnung, da die Blutzirkulation der Peripherie durch die Gefäßläsion nicht vollkommen unterbrochen sein muß. Erst die sekundäre Thrombosierung oder die komprimierende Tamponade durch das Hämatom verursachen die periphere arterielle Mangeldurchblutung. Unter der Ausbildung des Hämatoms verschlechtern sich gleichzeitig die Bedingungen zu einem Umgehungskreislauf, da die Kollateralarterien unter Kompression stehen. Ein zunehmendes Hämatom kann bei festem Weichteilmantel durch Tamponade ebenso wie die sekundäre Thrombosierung der Gefäßschenkel bei der kompletten Wanddurchtrennung zur Hämostase führen. Bleibt diese aus, so kommt es zum Blutungsschock. Auf den Schockzustand, seine Symptomatik sowie die Therapie wurde bereits an anderer Stelle ausführlich eingegangen.

Die komplette Wanddurchtrennung von Gefäßen in Körperhöhlen oder im Retroperitonealraum führt ausnahmslos zum Bild des Schockzustandes. Der Blutverlust bei derartiger Lokalisation nimmt größere Ausmaße an, die Möglichkeit der Tamponade fehlt.

Die Erkennung der Gefäßverletzung gestaltet sich im Schock schwierig. Die sicheren Zeichen der Gefäßverletzung wie Kälte und Blässe der Extremitäten sind gleichzeitig Ausdruck des Schockes. Das Fehlen der Leistenpulse ist nicht als sicheres Kriterium einer Verletzung von Aorta oder Beckengefäßen zu werten, da auch im Schock infolge der Zentralisation periphere Pulse fehlen können. Der Nachweis von Radialispulsen bei fehlendem Leistenpuls stellt unter Umständen ein diagnostisches Zeichen dar. Nur die neurologischen Ausfälle sind als sichere Kriterien der Gefäßverletzung in der Abgrenzung zum Schockzustand zu verwerten.

Die offene komplette Wanddurchtrennung ist gekennzeichnet durch die zumindest temporäre Blutung nach außen. Die Art der Blutung läßt bereits differentialdiagnostische Schlüsse zu, ob es sich um eine Verletzung der Arterie oder der Vene handelt. Bei Verletzungen der Vene ist das Blut dunkel, die Blutung gleichförmig; auch die venöse Blutung kann massiv sein. Die hellrote, manchmal spritzende, oftmals sich im Rhythmus aus der Wunde ergießende Blutung zeigt mit Sicherheit die Verletzung einer Arterie an. Oftmals steht die spritzende Blutung bei der Aufnahme in ärztliche Behandlung durch Thrombosierung und spastische Contraction der Arterien. Der Blutverlust führt in den meisten Fällen zum Schock, der bei der offenen kompletten Wanddurchtrennung ein Hauptsymptom der Verletzung darstellt. Die weitere Symptomatik, namentlich die Zeichen der akuten arteriellen Mangeldurchblutung, ergibt sich aus der durch die Wanddurchtrennung des Gefäßes bedingten Zirkulationsunterbrechung.

Spasmus und Kompression der Gefäße bieten die gleiche Symptomatik wie die akute posttraumatische Thrombose. Erst durch die weitere Diagnostik, die Angiographie, unter Umständen sogar erst durch die Freilegung des Gefäßes ist eine endgültige Abklärung der Diagnose möglich.

Isolierte Verletzungen von Venen verursachen im allgemeinen keine so ausgeprägte Symptomatik. Sie führen bei größeren Venen zu Rückflußstauungen mit ödematöser Schwellung, Blauverfärbung der entsprechenden Extremität, bei Wanderöffnung zusätzlich zur Hämatombildung bzw. im Rahmen einer offenen Verletzung zur Blutung nach außen.

Folgen der Gefäßverletzung

Die unmittelbaren Folgen: Hämatom, Blutung nach innen, Tamponade und Thrombose bei subcutanen Verletzungen, zusätzlich die Blutung nach außen bei der offenen Gefäßverletzung wurden in den Abschnitten über Verletzungsarten bzw. Symptomatik bereits erörtert.

Eine unmittelbare Folge von Venenverletzungen stellt die Luftembolie dar. Die Gefahr der Aspiration von Luft ist besonders bei der offenen Verletzung von Halsvenen oder der Vena cava gegeben. Die Aspiration kleinerer Luftmengen verursacht keine oder nur geringe Beschwerden. Größere Mengen führen zu Beklemmungsgefühl, Atemnot, Gesichtsblässe und Arrhythmie. Bewußtlosigkeit, weite Pupillen und Krämpfe sind meist Vorstadien des rasch eintretenden Todes.

Von den *mittelbaren Folgen* ist die Nachblutung wegen ihrer Gefahr an erster Stelle zu nennen. Sie tritt vom 3. Tag bis zur 8. Woche, meist jedoch in der 2. Woche auf (HOLLE). Der bei kompletter Wanddurchtrennung die Verletzungsstelle verschließende Thrombus, welcher zur spontanen Blutstillung führte, löst sich bei Lagewechsel des Patienten oder beim Transport, so daß nach einem Intervall erneut eine Blutung mit ihren Gefahren eintritt. Sowohl ein primäres oder im Rahmen einer Nachblutung auftretendes Hämatom vermögen zu Kompressionserscheinungen nicht nur der betroffenen Gefäße, sondern auch der regionären Nerven zu führen. Die Nervendrucksymptome sind differentialdiagnostisch gegen die ischämischen neurologischen Ausfälle abzugrenzen, während jenen zirkuläre Ausfallserscheinungen eigen sind, läßt sich die Symptomatik der Nervenkompression im entsprechenden Versorgungsgebiet dissoziiert in sensible und motorische Ausfälle differenzieren.

Eine mittelbare Folge stellt auch die Infektion eines Hämatoms dar, die vorwiegend bei offenen Gefäßverletzungen auftreten kann. Abgesehen von der Schwere der Infektion, die in dem Hämatom einen günstigen Nährboden findet, droht die Gefahr einer Nachblutung, da die proteolytischen Fermente der Erreger zu einem Abbau des obturierenden Thrombus führen.

Auch die Ischämie ist mittelbare Folge von Gefäßverletzungen. Je nach Ausmaß der arteriellen Mangeldurchblutung können alle graduellen Abstufungen von der Funktionsbeeinträchtigung bis zum Gewebetod auftreten.

Die Unterbrechung der Zirkulation einer Leitungsarterie führt zur Entwicklung eines Kollateralkreislaufes, dessen Leistungsfähigkeit abhängig ist einmal von anatomischen Gegebenheiten, d. h. dem regionär unterschiedlichen Vorliegen interarterieller Anastomosen und zum anderen von der Zeitspanne seiner Ausbildung. Bei langsamer Occlusion eines Gefäßes, etwa nach einer Intimaverletzung, dann wenn aus einem wandständigen ein obturierender Thrombus wird, verbleibt der Kollateralausbildung mehr Zeit als bei akuter Thrombosierung oder kompletter Kontinuitätsdurchtrennung. Von der Leistungsfähigkeit des Kollateralkreislaufes hängt das weitere Schicksal der Extremität ab. Ist durch den Kollateralkreislauf die Minimalversorgung der Gewebe zur Erhaltung der Lebensfunktion nicht gewährleistet, dann wird es zur peripheren Nekrose kommen. Die Leistungsfähigkeit des Kollateralkreislaufes kann jedoch so gering sein, daß zwar ein vollständiger Gewebetod nicht eintritt, die differenzierten Gewebe (Muskulatur, Nerven usw.) aber infolge narbiger Verschwielung funktionsuntüchtig werden. Auch die posttraumatischen Aneurysmen sind mittelbare Verletzungsfolgen.

Das Aneurysma spurium oder falsche Aneurysma entsteht durch bindegewebige Abkapselung eines nach vollständiger Wanddurchtrennung weiterhin mit dem Gefäßlumen in Verbindung stehenden Hämatoms (Abb. 213).

Das echte Aneurysma, Aneurysma verum, ist als Traumafolge selten. Schäden der Mediastruktur, jedoch ohne Durchtrennung der Wandschichten infolge stumpfer Gewalteinwirkung, haben — wie bereits erwähnt — eine Wandschwäche zur Folge, in deren Bereich die Gefäßwand allmählich dem ständigen Innendruck und der systolischen Dehnung des Gefäßes nachgibt und sich erweitert (Abb. 214).

Das arteriovenöse Aneurysma (Abb. 215) kann bei gleichzeitiger Verletzung von Arterie und Vene ebenfalls als mittelbare Folge angesehen werden, da erst die bindegewebige Abkapselung des Hämatoms letztlich zur überbrückenden Verbindung der Gefäße führt.

Arterielle Embolien aus posttraumatischen Aneurysmen und Thromboembolien aus dem arteriellen und venösen Schenkel traumatisch geschädigter Gefäße können als mittelbare Folge von Gefäßverletzungen auftreten.

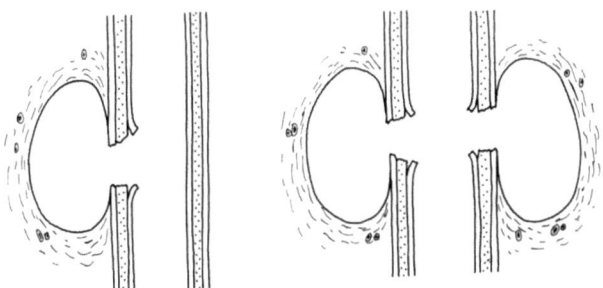

Abb. 213. Links Aneurysma spurium bei seitlicher Eröffnung des Gefäßrohres; rechts Aneurysma spurium bei totaler Kontinuitätsdurchtrennung

Begleitverletzungen sind im Rahmen der zu Gefäßverletzungen führenden schweren Traumen relativ häufig. Nicht selten sind die Folgen des Traumas so umfangreich, daß es besser ist, von Kombinationsverletzungen zu sprechen, insbesondere wenn schwere Körperschäden (Thorax- oder abdominelle Verletzungen) mit Verletzung von Schlagadern kombiniert sind. Die Art der Begleitverletzung ist weitgehend von der Art des Traumas abhängig. Bei Verkehrs- oder Betriebsunfällen werden gleichzeitige Frakturen dominieren, bei Schuß- oder Stichverletzungen dagegen Beteiligung benachbarter Organsysteme.

DIMIZA, der über 110 Arterienverletzungen nach Traumen in Friedens-

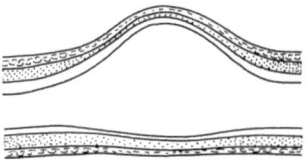

Abb. 214. Aneurysma verum

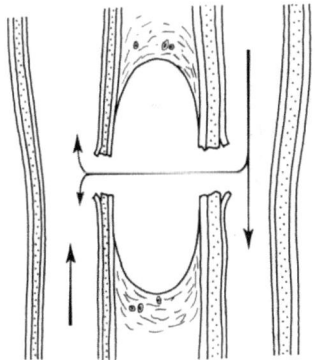

Abb. 215. Aneurysma arterio-venosum

zeiten berichtete, konnte bei 35% der Fälle Frakturen oder Luxationen beobachten, während bei MORRIS u. Mitarb., deren Krankengut vorwiegend aus Messerstichen und Pistolenschüssen bestand, die begleitenden Frakturen nur 10% betrugen, dagegen der Anteil an Nervenverletzungen mit etwa 24%, an Verletzungen größerer Venen mit 16%, an Sehnen mit 13% angegeben wurde. Insgesamt fanden sie bei 136 Gefäßverletzungen fast 95% Nebenverletzungen.

Die Indikation für das therapeutische Vorgehen ergibt sich aus der exakten diagnostischen Abklärung der Verletzungsfolgen. Grundsätzlich soll die Wiederherstellung der Kontinuität der Gefäße und die Normalisierung der Durchblutung angestrebt werden. Die offene Gefäßverletzung mit Blutung nach außen, also die komplette Wanddurchtrennung, sei es eine seitliche Eröffnung oder aber eine totale Kontinuitätsdurchtrennung, wirft in den meisten Fällen keine weitere Problemstellung auf. Für sie ist die zwingende Notwendigkeit der temporären Blutstillung am Unfallort und anschließend der definitiven operativen Behandlung im Rahmen der erforderlichen Wundversorgung gegeben. Liegt eine gedeckte komplette Wanddurchtrennung vor, so führt diese fast stets zum Hämatom, oft zum pulsierenden Hämatom. Wegen der Gefahren — Kompression von Gefäßen und Nerven, Infektion und Nachblutung – ist die möglichst frühzeitige Operation anzustreben (WACHSMUTH). Ist es nach einer kompletten Wanddurchtrennung zu spontaner Blutstillung durch Thrombosierung der Gefäßstümpfe oder des seitlichen Gefäßeinrisses nach vorheriger Blutung gekommen, so ist die frühzeitige Operation ebenfalls angezeigt, auch dann, wenn über einen Kollateralkreislauf eine ausreichende periphere Durchblutung gewährleistet ist. Die Gründe hierfür liegen in der Gefahr der Nachblutung mit ihren lebensbedrohlichen Folgen.

Liegt als Traumafolge jedoch eine Mangeldurchblutung der Peripherie vor, so kann diese sowohl durch eine Teilschädigung der Wand mit Thrombosierung eines Gefäßabschnittes, als auch durch Kompression oder Spasmus hervorgerufen sein. Klinische Untersuchung und Oszillographie vermögen keine weitere Differenzierung zu bringen. In diesen Fällen ist zunächst die Angiographie durchzuführen, durch welche ein möglichst großer Gefäßabschnitt dargestellt werden soll. Die umfangreiche Darstellung des Gefäßes läßt auch entfernt des Verletzungsgebietes bestehende Gefäßspasmen ausschließen und gibt Aufschluß über etwaige unfallunabhängige pathologische Gefäßveränderungen, die nicht selten die Art der Behandlungsmethode bestimmen. In den meisten Fällen ist durch die Angiographie die Art der Gefäßverletzung zu erkennen. Thrombosen zeigen einen glatten Abbruch des Kontrastmittels oft nach Abgang eines Gefäßastes. Ein Kollateralkreislauf kommt bei frischer Gefäßverletzung meist nicht zur Darstellung, da sich ein solcher noch nicht in ausreichendem Maße entwickelt hat und darüber hinaus der durch die Verletzung ausgelöste Begleitspasmus auf die Seitenäste der Arterien übergreift. Der Gefäßspasmus zeigt sich im Angiogramm in einer Engstellung des Gefäßes mit meist langstreckiger konischer glattrandiger Verjüngung des Gefäßrohres bis zum kompletten Verschluß. Die Kompression von Gefäßen durch Fragmente stellt sich im Angiogramm charakteristisch durch Abknickung dar, dagegen ist die Kompression durch Ödem oder Hämatom von dem Bild des spastischen Gefäßzustandes oft nicht zu trennen. In manchen Fällen wird die endgültige Abklärung der Verletzungsart erst durch die Operation möglich sein.

Die Indikation zur Gefäßfreilegung bei dem traumatischen Verschluß wird von dem Ausmaß der peripheren Mangeldurchblutung bestimmt. Verschiedene Autoren (J. BÖHLER, SPENCER, FOGELMAN) empfehlen in jedem Falle die Freilegung der Gefäße. Zeigt sich klinisch eine ausreichende Kollateraldurchblutung, die sich auch oszillographisch nachweisen läßt, und fehlen Zeichen einer Kompression, so ist mit einer zunehmenden Ausbildung des Kollateralkreislaufes und somit einer Verbesserung der Durchblutung zu rechnen.

Besonders gebietet der thrombotische Gefäßverschluß bei Jugendlichen Zurückhaltung in der operativen Behandlung. Der jugendliche ist viel eher als der erwachsene Organismus in der Lage, sich den veränderten Kreislaufbedingungen anzupassen; die Ausbildung eines Kollateralkreislaufes erfolgt wesentlich rascher und umfangreicher. Darüber hinaus können Resektionen thrombosierter Arterienabschnitte mit dem Ziel der Transplantation vor Abschluß der Wachstumsperiode nicht durchgeführt werden, da Transplantate nicht mitwachsen.

Bei dem reinen Gefäßspasmus sollte zunächst eine konservative Behandlung mit Papaverin und Sympathicusblockaden versucht werden. Führt der thrombotische Verschluß zu einer stärkerenperipheren Mangeldurchblutung oder erweist sich der Gefäßspasmus als therapieresistent, so ist die baldige operative Revision indiziert. Liegt eine Kompression der Gefäße durch Knochenfragmente vor, so ist die unverzügliche Gefäßfreilegung mit der primären Osteosynthese zu kombinieren. Auch die Kompression durch Ödem oder Hämatom erfordert frühzeitige Operation, da ein Umgehungskreislauf durch den bestehenden Druck im gesamten Querschnitt der Extremität nicht zur Ausbildung kommen kann.

Die Behandlung der Aneurysmen kann nur operativ erfolgen. Sie ist bei falschen und echten Aneurysmen angezeigt wegen der Gefahr der Perforation, Embolie oder Thrombosierung. Der beim arteriovenösen Aneurysma bestehende Kurzschluß zwischen arterieller und venöser Strombahn hat seine größte Bedeutung in den hämodynamischen Kreislaufveränderungen mit sekundärer kardialer Insuffizienz, so daß die Indikation zur Operation eine vitale darstellt, jedoch sollte die Operation frühestens nach 2–3 Monaten durchgeführt werden, damit sich ein ausreichender Kollateralkreislauf entwickeln kann.

Die Indikation zur Versorgung von Venenverletzungen ist wesentlich enger umrissen. Blutungen aus kleineren Venen stehen im allgemeinen unter Kompressionsverbänden. Bei offenen Verletzungen ist die operative Versorgung angezeigt. Umstritten ist die Frage, inwieweit die Kontinuität verletzter größerer Venen wieder hergestellt werden soll. WACHSMUTH unterstreicht die Notwendigkeit der Erhaltung von Venen nicht nur am Rumpf, sondern auch an den Extremitäten, wenn erhebliche Zirkulationsstörungen oder venöse Stase im Bereich der Glieder bestehen. FOGELMAN fordert die Restauration auch der Venen, wenn Arterien und Venen zugleich verletzt sind. So berichten SPENCER und GREWE über 3 Fälle, bei denen nach Wiederherstellung der Arterie und Ligatur der Vene wegen venöser Abflußstauung die Amputation erforderlich wurde.

Bei isolierter Verletzung von Venen muß die Durchgängigkeit im Bereich des Stammes wieder hergestellt werden. Die Erhaltung der Venen an den Extremitäten ist anzustreben, wenn auf Grund anatomischer Gegebenheiten mit venöser Abflußstörung zu rechnen ist (Vena axillaris, Vena femoralis communis), wenn Vene und Arterie gleichzeitig durchtrennt sind, wenn bereits venöse Zirkulationsstörungen bestehen und wenn mehrere Venen gleichzeitig verletzt sind.

Therapie der Gefäßverletzungen

Die Behandlung verfolgt im wesentlichen zwei Ziele: Die Wiederherstellung der Durchblutung der Peripherie und die Blutstillung bei vollkommener Durchtrennung der Wandung mit Blutung nach außen und innen.

Konservative Behandlung

Konservative Maßnahmen werden nur in wenigen Fällen in Frage kommen, nämlich bei reinen Gefäßspasmen und bei posttraumatischer Thrombose, wenn keine stärkere, die Peripherie gefährdende Mangeldurchblutung besteht. Auch vor Abschluß der Wachstumsperiode ist beim thrombotischen Verschluß die konservative Behandlung angezeigt.

Liegt ein Verschluß einer Leitungsarterie vor, so entscheidet der Kollateralkreislauf über das weitere Schicksal der Extremität. Für die Entwicklung des Umgehungskreislaufes, dessen Grundlage die in verschiedenen anatomischen Regionen unterschiedlich vorhandenen interarteriellen Anastomosen bilden, spielt neben dem Alter des Patienten die Zeit, welche dem Kollateralkreislauf zu seiner Entwicklung zur Verfügung steht, eine entscheidende Rolle. Es gilt als Regel, daß die Umgehungsbahnen — anatomische Grundlagen vorausgesetzt — sich um so leistungsstärker entwickeln können, je langsamer sich der Verschluß vollzieht. Zudem ist das jugendliche Gefäßsystem im Gegensatz zu den starren Gefäßen älterer Patienten weitaus besser in der Lage, sich den veränderten Verhältnissen anzupassen. Die konservativen Behandlungsmethoden sollen die Ausbildung des Kollateralkreislaufes unterstützen. Es ist bekannt, daß sich ein Umgehungskreislauf nur zwischen Gefäßschenkeln unterschiedlichen Druckes entwickelt.

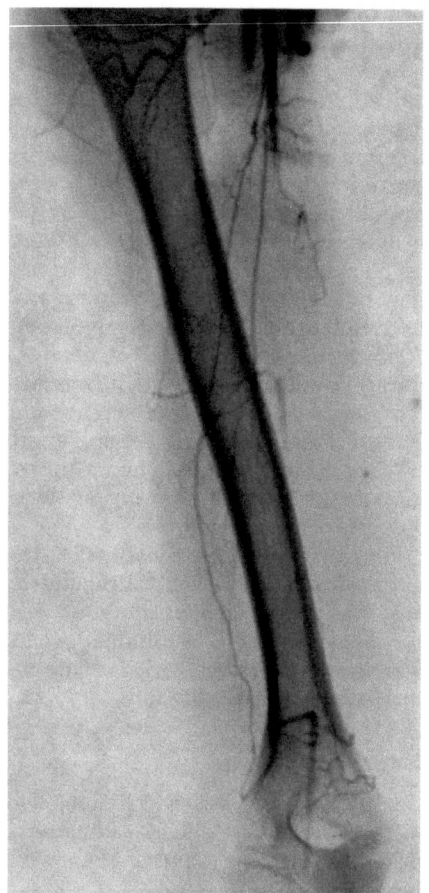

Der akute Verschluß führt schlagartig zum Absinken des Druckes im peripheren Gefäßabschnitt. Mit zunehmendem Kollateralkreislauf vermindert sich nun die Druckdifferenz zwischen zuführendem und abführendem Gefäßschenkel. Zunächst vorsichtige und später intensivere Umlagerungsübungen (RATSCHOW) — unter genauer Kontrolle der tatsächlichen Durchblutungsstörung und unter Vermeidung einer stärkeren Ischämie — erzeugen dann die gewünschte Druckdifferenz zwischen den Gefäßabschnitten, die eine weitere Verstärkung des Umgehungskreislaufes anregen. Umlagerungsübungen dürfen nur durchgeführt werden, wenn die Ruhedurchblutung ausreicht. Stärkere Ischämie der Extremitäten stellt eine Kontraindikation für diese Maßnahmen dar.

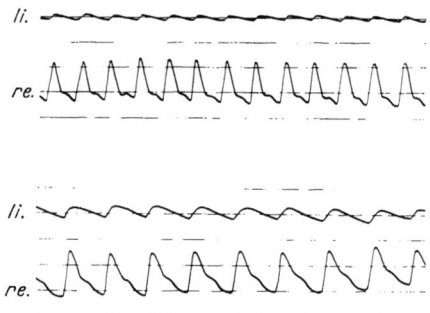

Abb. 216. Links Angiogramm eines 12jährigen mit thrombotischem Verschluß der A. brachialis; Rechts Pulsoscillogramm des gleichen Patienten am Handgelenk abgeleitet — oberer Bildanteil wenige Stunden nach dem Trauma unterer Bildanteil nach 2wöchiger konservativer Behandlung

Therapeutisch ist bei der akuten Thrombosierung die Behandlung mit Fibrinolysin bzw. fibrinolyseaktivierenden Stoffen oder — unter bestimmten Einschränkungen — mit Anticoagulantien angezeigt, um die thrombotischen Gefäßabschnitte zu rekanalisieren bzw. weitere durch den Thrombus in der Leitungsarterie verschlossene Seitenäste für den Umgehungskreislauf zu öffnen. Vor der Anwendung derartiger Medikamente muß jedoch eine komplette Wanddurchtrennung des Gefäßes mit Sicherheit ausgeschlossen sein, da sonst durch die Behandlung eine Nachblutung provoziert wird.

Die Verbesserung der Kollateraldurchblutung kann jederzeit klinisch durch Bestimmung der Venenfüllungszeit, der reaktiven Hyperämie oder oscillographisch kontrolliert werden. Die Abb. 216 zeigt das Angiogramm und Oscillogramm eines 11jährigen Jungen mit traumatischer Thrombose der A. brachialis. Die Arterie ist auf eine größere Strecke thrombosiert. Das Pulsoscillogramm läßt deutlich die vermehrte Durchblutung nach 2wöchiger konservativer Behandlung erkennen.

Ist die posttraumatische Durchblutungsstörung durch reine Spasmen ausgelöst, so empfiehlt sich zunächst der Versuch mit intravenöser Injektion hoher Dosen von Papaverin. Bessert sich die Durchblutung der Peripherie daraufhin nicht, so ist die Sympathicusblockade angezeigt. FELLMANN empfiehlt bei Gefäßspasmen nach stumpfen Traumen die Ausschaltung des Sympathicus durch Grenzstrangresektion und periarterielle Sympathektomie.

Die Sympathicusblockade läßt sich jedoch nur in einem geringen Prozentsatz durchführen, da Spasmen häufig im Schockzustand auftreten und letzterer eine Nervenausschaltung verbietet.

Erweist sich die konservative Behandlung als erfolglos, so wird man sich zur operativen Freilegung des Gefäßes entschließen, zumal Spasmen häufig mit Intimaläsionen vergesellschaftet sind. Der lokalen Applikation von Priscol und Papaverin schreibt J. BÖHLER die günstigste spasmolytische Wirkung zu. Tritt auch daraufhin keine Spasmolyse ein, so ist die Arteriotomie durchzuführen.

Operative Behandlung

Oftmals muß der definitiven die *provisorische Versorgung* der Gefäßverletzung am Unfallort vorausgehen, da die Blutung entweder nach außen oder innen eine temporäre Blutstillung erforderlich macht. Die einfachste Maßnahme dieser Art stellt die Elevation der betroffenen Extremität dar. Bei venösen und arteriellen Blutungen kleinerer Gefäße ist sie meist ausreichend. Die Elevation der Extremität ist jedoch ebenso wie die digitale Kompression der Arterie zentral einer stärkeren Blutung über einen längeren Zeitraum unter Umständen auch während eines Transportes nicht durchführbar. Der Kompressionsverband wird im allgemeinen zur provisorischen Blutstillung vollkommen ausreichend sein; nur selten wird eine Blutleere notwendig. Bei Anlegen einer Blutleere ist darauf zu achten, daß der Druck den systolischen übersteigt, da sich sonst eine venöse Rückflußstörung einstellt, die die Heilungsaussichten nach Wiederherstellungsoperationen der Arterie erheblich vermindern. Darüber hinaus kann bei der offenen Verletzung einer Vene die nicht richtig angelegte Blutleere zu vermehrter Blutung Anlaß geben, nämlich dann, wenn der arterielle Zufluß nur gedrosselt, der venöse Rückfluß jedoch vollkommen unterbrochen wurde. Die richtig angelegte Blutleere führt zum ischämischen Schmerz! Stets ist die Dauer der Blutleere zu kontrollieren, sie soll im allgemeinen 4 Std nicht überschreiten. Der provisorischen muß die *definitive Versorgung* möglichst bald angeschlossen werden.

Bei der operativen Gefäßversorgung ist die Entscheidung zu treffen, ob die Ligatur oder eine Wiederherstellungsoperation durchzuführen ist. Zweifelsohne stellt die Unterbindung das einfachste operative Verfahren dar; sie ist auch mit den geringsten postoperativen Komplikationen belastet. Die *Ligatur* wird grundsätzlich dann durchzuführen sein, wenn es sich nicht um eine sog. Leitungs- sondern Versorgungsarterie handelt (A. iliaca interna, A. femoralis profunda oder brachialis profunda u. ä.), oder aber wenn Leitungsarterien paarig angelegt sind, von denen eine erhalten ist (A. ulnaris oder radialis, A. tibialis posterior oder anterior). Unter ungünstigen lokalen Verhältnissen, etwa wenn ausgedehnte, verschmutzte oder gar infizierte Wunden vorliegen, kann unter Umständen die Ligatur auch von unipaaren Leitungsarterien erforderlich werden. Die Erhaltung der Extremität hängt dann weitgehend von dem Kollateralkreislauf ab. Anhaltspunkte für seine Leistungsfähigkeit geben die folgenden Kollateralzeichen:

Zeichen von MOSZKOWICZ: Elevation der Extremität bis sich Blutleere eingestellt hat, Umwickeln mit einer elastischen Binde, digitale Kompression der Arterie in Höhe der vorgesehenen Unterbindung, anschließend Entfernung der Binde, Hängenlassen der Extremität bei fortgesetzter Digitalkompression. Zeit bis zum Eintritt und Stärke der reaktiven Hyperämie lassen auf die Funktionstüchtigkeit des Umgehungskreislaufes schließen. Henle-Lexer-Coenensches Zeichen: Kräftige hellrote Blutung aus dem distalen Gefäßschenkel.

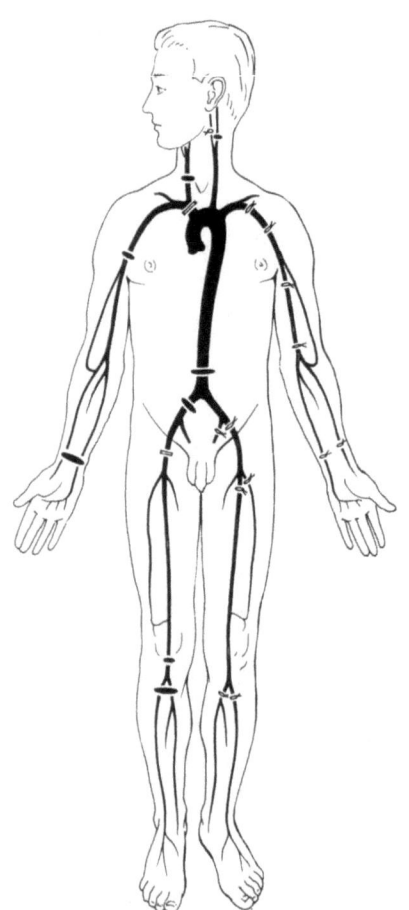

Abb. 217. Ligaturen der Arterien mit (weißer Kreis) bzw. ohne größere Gefährdung (Schlinge) für die Extremität bzw. nicht erlaubte Ligaturstellen (schwarzer Kreis)

Auf die Unzuverlässigkeit dieser Kollateralzeichen haben u. a. WACHSMUTH und J. BÖHLER hingewiesen. Daß trotz kräftiger arterieller Blutung aus dem distalen Gefäßstumpf schwere arterielle Mangeldurchblutung auftreten kann, zeigten SPENCER und GREWE, die bei 20 Arterienligaturen 9 Amputationen durchführen mußten; J. BÖHLER berichtete über 2 deutliche Durchblutungsstörungen bei 4 Ligaturen der A. cubitalis.

Wenngleich die Anzahl der mitgeteilten Fälle relativ gering ist, so ergibt sich doch ein hoher Prozentsatz (50%) schlechter Ergebnisse trotz positiver Kollateralzeichen.

Hieraus ist die Forderung zu stellen, wenn möglich, die Wiederherstellung größerer Leitungsarterien anzustreben, auch wenn die Kollateralzeichen für einen leistungsfähigen Umgehungskreislauf sprechen.

Die Abb. 217 gibt einen Überblick, welche Arterien ohne oder mit größerer Gefährdung für die Extremität ligiert werden können, bzw. wo Unterbindungen unbedingt zu vermeiden sind. Jedoch können traumaabhängige Bedingungen vorliegen, welche die Ausbildung eines Kollateralkreislaufes in ungünstigem Sinne beeinflussen, so daß Ligaturen auch an Stellen, welche auf Grund anatomischer Voraussetzungen ohne Gefährdung der Extremität durchgeführt werden könnten, ebenfalls vermieden werden müssen.

Bei Ligaturen von Arterien ist stets darauf zu achten, daß das Gefäß zwischen den beiden Ligaturen vollständig durchtrennt wird, da Ligaturen bei bestehender Gefäßbrücke zwischen den Stümpfen oft von Dauerschmerzen gefolgt sind.

Wiederherstellungsoperationen erfordern gewisse allgemeine und lokale Voraussetzungen. Welche Art der Wiederherstellungsoperation durchzuführen ist, muß in jedem Einzelfall besonders entschieden werden.

Schlechter Allgemeinzustand des Patienten verbietet langwierige wiederherstellende Eingriffe. Die definitive Blutstillung durch Ligatur oder evtl. die primäre Amputation ist dann der einzig lebensrettende Eingriff.

Einen weiteren wichtigen Faktor stellt die Zeit zwischen Unfall und endgültiger Versorgung dar. Im allgemeinen soll die Wiederherstellung der Strombahn nur innerhalb der 8 Std-Grenze erfolgen (J. BÖHLER, HEBERER, HOLLE u. a.). Die

Gründe für die zeitliche Begrenzung liegen nicht nur darin, daß nach 8 Std mit einer Thrombosierung der distalen Gefäßabschnitte zu rechnen ist (KREMER und BERGHAUS), sondern daß die Peripherie oft durch das Trauma vollkommen aus der Zirkulation ausgeschaltet ist und sich somit bereits ischämische Schäden an den Geweben mit Nekrosen manifestierten. Bei der Wiederherstellung der Kontinuität der Gefäße würde es in diesen Fällen zu einer Einschwemmung toxischer Zerfallsprodukte in den Körper kommen, die einen Schockzustand bzw. den Tod herbeiführen können.

Wird die Peripherie dagegen durch einen Kollateralkreislauf ausreichend ernährt, so daß es noch zu keinem Gewebetod gekommen ist, so ist die 8 Std-Grenze nicht bindend und kann ohne Einschränkung überschritten werden. Daß aber die Erfolgsaussichten nach Überschreitung dieser Grenze ganz erheblich absinken, zeigen die Ergebnisse von WERTHEIMER u. Mitarb.

Als lokale Voraussetzung für wiederherstellende Operationen nach Gefäßverletzungen gelten saubere Wundverhältnisse ohne manifeste Infektion. Eine sehr sorgfältige Wundexcision mit radikaler Entfernung aller traumatisch geschädigten Gewebeanteile ist vor jedem Eingriff am Gefäß durchzuführen. Die zur temporären Blutstillung angelegte Blutleere muß nach Aufsuchen und Abklemmen der Gefäßstümpfe entfernt und eine sorgfältige Blutstillung im gesamten Operationsgebiet durchgeführt werden. Das Grundprinzip jeder Manipulation am Gefäß selbst ist eine atraumatische Operationstechnik. Jede Traumatisierung von Arterien oder Venen durch scharfe Pinzetten oder Klemmen ist zu vermeiden, da hierdurch Intimaläsionen gesetzt werden, die ihrerseits zu Thrombosen führen und somit den Erfolg von vornherein in Frage stellen. Die verletzte Gefäßwand ist anzufrischen, Gefäßstümpfe sind bis ins Gesunde zu resezieren.

JAHNKE und SEELEY fordern die Resektion von je 1 cm der Stümpfe, um einwandfreie Verhältnisse an den Gefäßenden zu schaffen. Die Vereinigung von Gefäßenden muß spannungsfrei erfolgen. Durch Mobilisierung der Stümpfe lassen sich oft mehrere Zentimeter gewinnen, die eine End-zu-Endnaht ohne Spannung erlauben. Bei der Mobilisierung der Gefäßstümpfe ist jedoch darauf zu achten, daß nicht abgehende Gefäßäste zerstört werden, die unter Umständen bei Thrombosierung der Anastomose für einen Kollateralkreislauf wertvoll sind. Extreme Beugestellungen von Gelenken zur Annäherung von Gefäßenden sind zu vermeiden. Werden Gefäßenden unter extremer Gelenkbeugung vereinigt und die Gelenke nach Konsolidierung der Anastomose gestreckt, so führt die Zugbeanspruchung des Gefäßes zu Einrissen der Innenschichten mit nachfolgender Thrombosierung. Ist der Defekt zwischen den beiden Stümpfen zu groß, so darf die Naht — wie erwähnt — nicht auf Kosten einer Spannung erzwungen, sondern der Defekt muß durch ein Transplantat überbrückt werden. Für Nähte am Gefäß ist atraumatisches Nahtmaterial zu verwenden in einer dem Gefäßlumen angepaßten Stärke. Nach Fertigung der Anastomosen ist bis zur Abdichtung der Stichkanalblutung eine lockere Tamponade des Operationsgebietes mittels feuchtheißer Kompressen für 5—10 min erforderlich. Jede Wunde wird paravasal für 24—48 Std drainiert.

Während der Operation bzw. in der ersten postoperativen Phase ist durch Transfusionen und Infusionen für eine Stabilisierung des Kreislaufes zu sorgen, da ein Blutdruckabfall die Frühthrombose in dem restaurierten Gefäßabschnitt begünstigt.

Wiederherstellungsoperationen

Die Gefäßnaht

Bei seitlicher oder randständiger Wanddurchtrennung ist die *seitliche Gefäßnaht* anzuwenden. Verläuft die Verletzung quer zur Längsachse des Gefäßes, so soll die Quernaht nur durchgeführt werden, wenn die Verletzung nicht mehr als

$^{1}/_{10}$ der Circumferenz beträgt. Längere Quernähte führen zur Abknickung des Gefäßes mit dadurch bedingter Wirbelbildung und nachfolgender Thrombosierung.

Die seitliche Längsnaht hat stets eine Einengung des Lumens zur Folge. Um eine nachteilige Wirbelströmung mit ihren Folgen zu vermeiden, darf die Einengung nicht mehr als 20% des Gesamtlumens betragen.

Für jede seitliche Gefäßnaht eignet sich am besten die einfache fortlaufende Naht.

Das *Aufsteppen von Muskelstückchen* auf kleine Gefäßdefekte dient, wie EULIG nachwies, der Blutstillung, die zeitlich ausreichend ist, bis die bindegewebige Organisation des Gefäßdefektes abgeschlossen ist. Dieses Verfahren ist jedoch nur bei kleinsten Gefäßdefekten zu empfehlen.

Die *End- zu Endnaht*, d. h. die quere zirkuläre Anastomose ergibt die besten Resultate einer jeden Gefäßvereinigung, weil durch sie die Kontinuität in einer Form wieder hergestellt wird, die die geringsten Änderungen der Strömungsverhältnisse mit sich bringt. Jede zirkuläre Naht ist aber naturgemäß mit einer Einengung des Lumens verbunden. Diese Lumeneinengung gewinnt jedoch nur bei Gefäßen kleinen Kalibers an Bedeutung, die damit verbundene Gefahr einer Strömungsbehinderung nimmt mit Abnahme des Gefäßlumens zu. Die nahtbedingte Einengung des Lumens erfährt durch die spätere Narbenbildung der Vereinigungsstelle meist noch eine weitere Zunahme. Für engkalibrige Gefäße wurden daher mehrere Nahtmethoden zur Erweiterung der Anastomose angegeben, die weiter unten kurz beschrieben und skizziert sind.

Kommt es nicht zu einer Frühthrombose, d. h. einem Verschluß der Anastomose innerhalb der ersten 24 Std, der sich im allgemeinen plötzlich vollzieht, sondern zu einer Spätthrombose, deren Entstehung auf eine langsame Thrombosierung infolge Apposition an der Nahtstelle zurückzuführen ist, so hat die temporäre Durchgängigkeit der Vereinigungsstelle mit langsamer Drosselung des Blutstromes zur Peripherie dem Körper die Möglichkeit geboten, in der Zwischenzeit einen Kollateralkreislauf zu entwickeln, so daß der Gefäßvereinigung trotz des nachfolgenden Verschlusses ein positiver Effekt zukommt.

Eine Reihe von Nahtmethoden zur Vereinigung von Gefäßen wurden inauguriert, seit HALLOWEL am 15. 6. 1759 die erste Gefäßnaht an einer verletzten A. cubitalis am Menschen

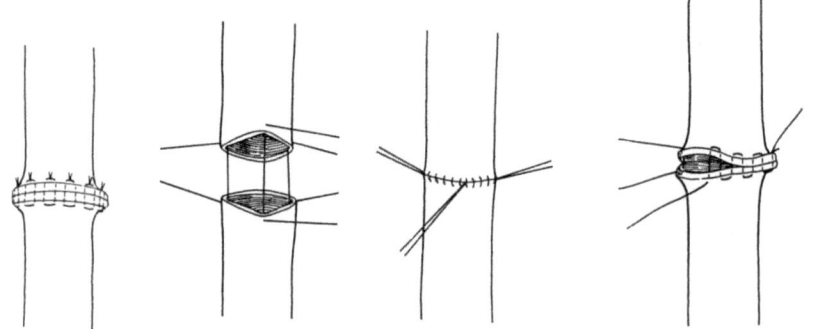

Abb. 218. Naht nach BRIAU-JABOULAY   Abb. 219. Naht nach CARREL   Abb. 220. Fortlaufende Matratzennaht

ausführte. Im wesentlichen haben sich von diesen Methoden — z. T. in Modifikationen — die Nahttechnik nach BRIAU-JABOULAY, nach CARREL und die von CLERMONT und DORRANCE angegebene fortlaufende Matratzennaht durchsetzen können. Die Nahtmethode hat letztlich bei exakter Ausführung keinen Einfluß auf die Anastomosenverhältnisse.

Die Naht nach BRIAU und JABOULAY besteht in einzelnen U-Nähten (Abb. 218), wobei jedoch bei Beginn der Naht jeweils zwei gegenüberliegende Nähte geknüpft werden sollen, zwischen denen die Gefäßstümpfe ausgezogen werden, um die Nähte der Vorderwand, als auch nach Drehung um die Gefäßachse diejenigen der Hinterwand exakt durchführen zu können. Diese Nahttechnik ist grundsätzlich — zumindest auf einer Seite des Gefäßes — bei dem noch wachsenden Organismus anzuwenden, da das Gefäßwachstum durch die Einzelnaht nicht behindert wird.

Die Carrel-Naht (Abb. 219) ist die am meisten angewendete. Zwischen 2 oder 3 Eckfäden, deren Abstand zueinander jeweils gleiche Länge betragen soll, wird nach Ausspannen der betreffenden Wandseite die Vereinigung durch fortlaufende überwendliche Naht gefertigt.

Auch die *fortlaufende Matratzennaht* (Abb. 220) sollte zwischen Eckfäden durchgeführt werden.

Die Erweiterung bei Anastomosen englumiger Gefäße suchte STICH ebenso wie DOBROWOLSKAJA durch schräges Anschneiden der Gefäßstümpfe zu erreichen, während von der letztgenannten Autorin die sog. „läppchenförmige Schnittführung" (Abb. 221) als die sicherste

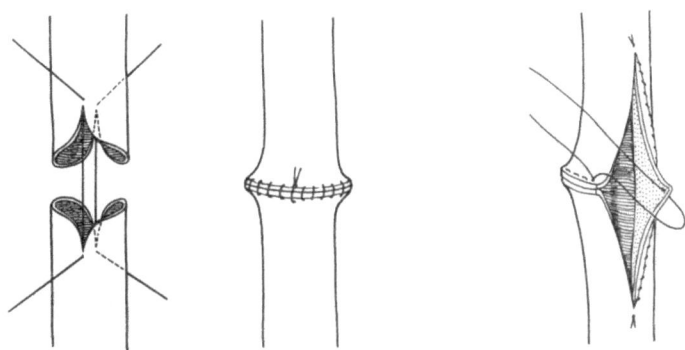

Abb. 221. Naht nach DOBROWOLSKAJA   Abb. 222. End- zu Endnaht mit Erweiterungsplastik

und einfachste Methode zur Vereinigung kleiner Gefäße angegeben wird.

Gute Resultate bei Anastomosen englumiger Gefäße lassen sich auch dadurch erzielen, daß die Gefäßstümpfe zunächst längsindiziert werden; die gesamte Circumferenz des Gefäßes wird dann als Hinterwand vereinigt, der entstehende Vorderwanddefekt durch ein Streifentransplantat zur Erweiterung der Anastomose verschlossen (SPERLING-SCHILLING) (Abb. 222).

Die Transplantation

Das Einsetzen eines Transplantates ist dann erforderlich, wenn der Defekt zwischen den Gefäßstümpfen so groß ist, daß sich eine spannungsfreie Anastomose nicht bewerkstelligen läßt. Derartige Gefäßdefekte, die oftmals größeres Ausmaß erreichen können, sind jedoch nicht stets Folge ausgedehnter Gefäßzerreißung. Schädigungen längerer Gefäßstrecken mit Thrombosierung oder nicht beeinflußbare Spasmen können die Resektion größerer Gefäßsegmente erforderlich machen. Das Einsetzen eines Transplantates ist jedoch nur zum Ersatz von Arterien indiziert. Während die Erhaltung von Venen, worauf bereits an anderer Stelle eingegangen wurde, nur unter bestimmten Voraussetzungen anzustreben ist, kann eine solche nur durch direkte Anastomose erzielt werden. Transplantate im venösen System haben sich bislang nicht bewährt (DETERLING u. Mitarb., LAUSTELA und TALA u. a.).

Das jeweilige Transplantat soll im Durchmesser der zu ersetzenden Arterie entsprechen. Bei kleineren Differenzen lassen sich diese durch schräges Anschneiden der zu anastomosierenden Arterie ausgleichen, jedoch muß bei dem schrägen Anschnitt darauf geachtet werden, daß kein zu spitzer Winkel der Anastomose entsteht, der zu Wirbelbildungen Veranlassung geben könnte. Eine Vereinigung ungleicher Lumina von Arterie und Transplantat kann auch durch End- zu Seitnaht erfolgen.

Bei englumigen Arterien empfiehlt sich die Zwischenschaltung des Transplantates mit End- zu Endvereinigung (Abb. 223), bei großkalibrigen Gefäßen kann das Transplantat im Bypass mit End- zu Seitanastomosen eingesetzt werden (Abb. 224).

Zur Transplantation stehen uns drei Arten von Materialien zur Verfügung: Die autologe Vene, die homologe Arterie und das alloplastische Material. Jede dieser Arten hat ihre Vor- aber auch ihre Nachteile.

Das *autologe Venentransplantat* hat seinen Vorzug darin, daß die überpflanzte Vene am Leben bleibt. Es gibt deshalb gute Resultate. Der Nachteil dieser Methode liegt in der zusätzlichen Belastung des Patienten durch die Entnahme der Vene. Grundsätzlich eignen sich Begleitvenen verletzter Arterien nicht zur Transplantation, da ihre Wandungen zu dünn und ihre Lumina zu klein sind. Es ist

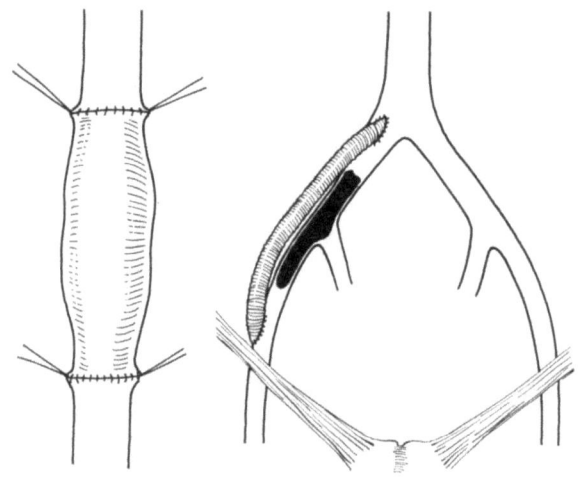

Abb. 223. Zwischenschaltung eines Transplantates

Abb. 224 Transplantat im By-pass

daher die Vena saphena magna zu verwenden, die dem unverletzten Bein zu entnehmen ist. Der Grund, die Vene der nicht verletzten Seite zu transplantieren, liegt in der Vermeidung einer zusätzlichen venösen Rückflußstörung zu der traumatisch bedingten Zirkulationsstörung. Die Vena saphena magna eignet sich wegen ihrer Kalibergröße nur zur Transplantation im Bereich der Extremitäten; zum Ersatz von Beckenarterien ist ihr Lumen zu klein. Beim Einsetzen des Venentransplantates ist darauf zu achten, daß die Vene wegen ihrer Klappen um 180° gedreht wird.

Das *homologe Arterientransplantat* hat den Vorzug, den Patienten nicht durch eine zusätzliche Entnahmeoperation zu belasten. Der homologen Arterie haften aber Nachteile an. Bei der überpflanzten Arterie handelt es sich um totes Gewebe, das langsam vom Wirtsorganismus bindegewebig substituiert wird. Oftmals erfolgt der Umbau nur unvollkommen. Mit diesem Umbau des Transplantates ist ein Verlust der elastischen Eigenschaften verbunden, auf den spätere Komplikationen wie Dilatation, Aneurysmabildung und Ruptur zurückzuführen sind. Eine weitere Komplikation droht in der Verkalkung der überpflanzten Arterie (LINDER u. a.). Das homologe Transplantat ist zudem — unabhängig von der Art der Konservierung — an eine Gefäßbank gebunden, die nur einer kleinen Anzahl von Kliniken zur Verfügung steht.

Der alloplastische Ersatz, für den in letzter Zeit ausschließlich Teflon oder Dacron Verwendung finden, bietet den Vorzug, jederzeit zur Verfügung zu stehen, jedoch hat sich das alloplastische Material nur zum Ersatz größerer Körperschlagadern durchsetzen können. Im Bereich der Extremitäten ist das Kunststofftransplantat durch eine Reihe von Komplikationen belastet, so daß seine Verwendung problematisch ist. Die Komplikationen bestehen vorwiegend in der Abknickung über den Gelenken, Thrombosen, Störungen der Neointimabildung, Einheilungsstörungen, Früh- und Spätinfektionen (BARTOS und LICHTENBERG, BLOOR, DENCK und HASLHOFER, EDWARDS, HEBERER, WAIBEL, WARREN u. Mitarb.).

Arteriotomie und Thrombektomie

Die Eröffnung der Arterie ist dann angezeigt, wenn das freigelegte Gefäß durch einen Thrombus eine Verdickung und Verhärtung mit bläulicher Verfärbung aufweist und keine Pulsationen zeigt, oder aber wenn seine Wandung als Folge einer Verletzung der Gefäßinnenschichten blutig imbibiert ist. Die Arteriotomie erfolgt durch einen Längsschnitt. Die Auslösung des Thrombus, die innerhalb der 6—8 Std-Grenze vorgenommen werden sollte, da in dieser Zeit zwischen Thrombus und Gefäßwand noch keine Verbindung besteht, gelingt am leichtesten mit einem Dissektor. Ist die Gefäßinnenschicht verletzt, so muß die Verletzungsstelle reseziert und anschließend durch End- zu Endnaht wieder vereinigt werden. Bei der Naht der längsverlaufenden Arteriotomie ist stets darauf zu achten, daß das Gefäßlumen nicht mehr als 20% eingeengt wird. Für Arterien mit einem geringeren Kaliber als das der A. femoralis im mittleren Drittel empfiehlt sich das Einsetzen eines Streifentransplantates aus einer Vene oder aus Kunststoff zur Erzielung des normalen Lumens.

Fasciotomie

Die Fascienspaltung stellt einen Eingriff dar, dem entweder für sich alleine oder aber in Kombination mit Eingriffen am Gefäß große Bedeutung zukommt. Eine traumatisch schwerer geschädigte Extremität wird meist von einer ödematösen Schwellung betroffen. Diese Schwellung kann unter Umständen erhebliche Ausmaße annehmen, in deren Folge es zur venösen Rückflußstörung, zur Drosselung kleinerer Arterien und nicht zuletzt zu einer Kompression auch der Leitungsarterien kommen kann. Die Häufigkeit peripherer Thrombosen ist fast stets auf die bestehende Schwellung zurückzuführen. Mangelhafte Rückbildung der peripheren Ischämie nach Gefäßnähten ist meist Folge der Drosselung kleiner Arterien in der Peripherie. Eine oft schlagartige Besserung der peripheren Durchblutung läßt sich in diesen Fällen durch die Spaltung der Fascie erreichen, auf deren Bedeutung bei frühzeitiger Durchführung von FOGELMAN und J. BÖHLER hingewiesen wurde.

Während der Anticoagulantienbehandlung als alleiniger Therapie, wie bereits erwähnt, in der Behandlung traumatischer Gefäßschäden nur geringe Bedeutung zukommt, empfiehlt sich die Verwendung gerinnungshemmender Stoffe während der Operation. Die Eingriffe an den Gefäßen erfordern die Unterbrechung der Zirkulation durch Gefäßklemmen. Zur Vermeidung endständiger Thrombenbildung in den Gefäßstümpfen ist die Injektion von Heparin sowohl in den zentralen als auch den peripheren Gefäßschenkel angezeigt.

Die postoperative Anticoagulantienbehandlung birgt stets die Gefahr der Nachblutung im Anastomosenbereich in sich, vor ihrer Durchführung ist daher zu warnen.

Verletzungen peripherer Nerven

Von A. Wilhelm

Für alle Eingriffe an peripheren Nerven ist die genaue Kenntnis ihrer anatomischen Topographie und Variationsmöglichkeiten, des histologischen Aufbaues und schließlich der im Rahmen der Degeneration und Regeneration am Nerven stattfindenden Vorgänge entscheidend wichtig. Exakte Diagnostik und Indikationsstellung, gewebeschonendes Operieren und kunstgerechte Handhabung der Nahtmethode bilden die Voraussetzung für ein gutes postoperatives Ergebnis.

Anatomische Vorbemerkungen

Die peripheren Nerven sind aus einer wechselnd großen Anzahl scheinbar vollkommen getrennter Nervenfaserbündel zusammengesetzt, in denen jedoch ein vielfältiger Faseraustausch stattfindet. Erst kurz vor Abzweigung der einzelnen Äste finden sich die in ihnen weiterziehenden Fasern zusammen. Die Nerven bestehen entweder aus sensiblen oder motorischen Leitungsbahnen, meist jedoch aus beiden, wie dies für die Hauptstämme an den Extremitäten zutrifft. In allen Fällen sind ihnen vegetative Nerven beigemengt, die man wegen der geringen Dicke ihrer Myelinscheide als marklose oder besser markarme Fasern den markhaltigen sensiblen und motorischen Fasern gegenüberstellt. Die sog. rein motorischen Nerven enthalten eigenartigerweise auch noch sensible Fasern zur Gelenkinnervation, die ihrer untergeordneten Bedeutung wegen bisher nur wenig bekannt geworden sind; derartige Gelenknerven konnten bei der Präparation der verschiedensten motorischen Nerven, wie z. B. des R. muscularis ni. mediani, des R. profundus ni. radialis usw. nachgewiesen werden (RÜDINGER, WILHELM u. a.). Jede einzelne Nervenfaser besteht aus einem Achsencylinder, dem sog. Neuriten, in dessen Neuroplasma die Neurofibrillen mit den zwischen ihnen in langen Reihen angeordneten Neurosomen verlaufen. Die äußerste Schicht, das sog. Axolemm, grenzt an die phosphatidreiche Markscheide. Diese auch als Myelinscheide bezeichnete Hülle weist in bestimmten Abständen Unterbrechungen in Form der Ranvierschen Schnürringe auf. Jeweils zwischen zwei derartigen Einschnürungen findet sich der Kern der nächstfolgenden Schwannschen Scheide, die in den myelinfreien Ringen unmittelbar an den Achsencylinder grenzt. Der Schwannschen Zellscheide folgt dann nach außen ein argyrophiles Grenzhäutchen und schließlich die vorwiegend aus längsverlaufenden kollagenen Fasern bestehende Henlesche Scheide, das sog. Endoneurium, in dem in Form eines Längsmaschennetzes auch die ersten, keineswegs spärlichen Gefäßcapillaren verlaufen, und zwar in einem Abstand von normalerweise 0,15 mm (LANG).

Mehrere Nervenfasern werden vom Perineurium zu einem Nervenbündel zusammengefaßt. Das Perineurium besteht aus einer zweischichtigen Membran, deren längsverlaufende kollagene Fasern, namentlich im Stratum fibrosum, einer Längszugbeanspruchung des Nerven entgegenzuwirken vermögen. Das zwischen den verschiedenen Nervenbündeln gelegene Bindegewebe enthält die Aa. nutritiae. Die den Chirurgen hauptsächlich interessierende Bindegewebsschicht stellt das Epineurium dar, welches mehrere Nervenbündel zu einem Nervenstamm zusammenfaßt. Diese Hauptnervenhülle kann man in eine äußere Verschiebeschicht, in der vergleichbar dem Paratenon die Längsverlagerung des Nerven erfolgt, und eine innere, vor allem aus longitudinal angeordneten kollagenen Fasern bestehende fibröse Schicht unterteilen (LANG). Sie ist damit ebenso wie das Perineurium auf Zugbeanspruchung konstruiert. Dadurch entsteht ein relativ zugfestes Gebilde, im Gegensatz zu den intradural verlaufenden Nervenwurzelabschnitten, deren leichte Verletzbarkeit bekannt ist. Die Hauptaufgabe der Nervenfasern stellt die efferente und afferente Erregungsleitung dar, die um so schneller erfolgt, je myelinreicher die Nervenfasern sind. Das dabei auftretende Aktionspotential kann gemessen werden (Elektroneurographie) und ermöglicht nicht nur eine genaue Überprüfung der Leitungsgeschwindigkeit, sondern auch eine exakte Beurteilung der Nervenregeneration.

Klinisch sind ferner noch gewisse Variationen der motorischen Innervation von Bedeutung, deren Unkenntnis leicht zu Schwierigkeiten in der Diagnose bzw. zur Fehleinschätzung einer nervalen Restitution führen kann. Es seien hier nur kurz die bekannten Variationsmöglichkeiten der Ulnaris-Medianus-Innervation des Daumenballens (v. LANZ u. W. WACHSMUTH, ROWNTREE, SEDDON u. a.) erwähnt. Wichtig ist ferner die Kenntnis der autonomen (Area propria) und kollateralen (Area collateralis) Innervationsgebiete der Hautnerven. Das kollaterale, auch als intermediäre Zone bezeichnete Gebiet wird gleichzeitig auch von benachbarten Nerven mitversorgt, durch deren „Subsidiärleistung" die Ausdehnung eines ursprünglich vorhandenen Sensibilitätsausfalles verkleinert werden kann. Nicht minder wichtig erscheinen bestimmte Variationen der Hautinnervation, wie z. B. an der Hand (HAYMAKER u. WOODHALL, SCHELLER).

Die besondere Unfallgefährdung bestimmter Nerven erklärt sich aus anatomisch-topographischen Besonderheiten. Als Beispiele seien die Schädigung des N. axillaris bei Schultergelenksverletzungen und -repositionen, des N. radialis bei Oberarmschaftbrüchen, des N. ulnaris bei Verletzungen vor allem im ulnaren Bereich des Ellbogengelenkes, des N. medianus und ulnaris an der Handwurzel und der volaren Fingernerven genannt; an der unteren Extremität ist die relativ häufige Schädigung des N. fibularis unterhalb des Fibulaköpfchens bekannt. Schuß-, Schnitt- und Stichverletzungen können Nerven freilich an fast jeder beliebigen Stelle treffen.

Einteilung und Ursachen der Nervenverletzungen

Traumatisch verursachte Nervenschäden stellen zwar kein allzu häufiges Ereignis, jedoch eine in jedem Fall schwere und ernst zu nehmende Verletzung dar. Je nach Art des vorausgegangenen Traumas unterscheiden wir grundsätzlich zwischen offenen und geschlossenen Verletzungen, wobei die Schädigung des Nerven auf direktem (durch Fremdkörper und stumpfe Gewalteinwirkung) und indirektem Wege (nach primärer Schädigung benachbarter Gewebe) erfolgen kann. Im Rahmen der Kriegschirurgie spielt noch eine sog. ,,Fernschädigung" des Nerven durch stumpfe Gewalt (FOERSTER, PERTHES, SCHELLER, STROHMEYER u. a.) eine besondere Rolle; ihr Zustandekommen ist im einzelnen noch nicht ganz geklärt. Die Schädigung des Nerven kann ferner komplett oder partiell sein.

Eine Einteilung nach dem pathologisch-anatomischen Ausmaß der Nervenschädigung hat SEDDON gegeben, woraus sich hinsichtlich der Prognose und Therapie klare Schlußfolgerungen ziehen lassen.

Die *Neurapraxie* stellt den einfachsten Grad der Nervenschädigung dar und entspricht ungefähr dem Bild der ,,Commotio nervi"; pathologisch-anatomisch handelt es sich um eine lokalisierte Fragmentation des Myelins, wie z. B. bei der Schlaflähmung. Klinisch findet sich eine vorwiegend motorische Lähmung, deren Rückbildung wenige Tage bis Wochen dauert. Bei erhaltener elektrischer Erregbarkeit der zugehörigen Muskeln sind Störungen der Sensibilität meist nur gering ausgeprägt.

Bei der *Axonotmesis* führt eine stärkere traumatische Einwirkung zur Unterbrechung der Achsencylinder, während die Kontinuität des Nerven infolge der unversehrten bindegewebigen Nervenhüllen erhalten bleibt. Die Regeneration erfolgt auch bei dieser Form der Nervenschädigung spontan, da die neu auswachsenden Axonen in ihren entsprechenden Hüllen ihr Erfolgsorgan wieder erreichen können. Klinisch bestehen motorische und sensible Ausfälle sowie vegetative Störungen, und zwar entsprechend der Anzahl der geschädigten Achsencylinder. Als Ursache kommen Quetschungs- und Überdehnungsverletzungen in Frage. Bei der relativ häufigen Kombination von Knochen- und Nervenverletzungen liegt meist nur eine Axonotmesis vor.

Die *Neurotmesis* ist eine komplette oder partielle Kontinuitätstrennung des Nerven. Ebenso wie bei der frischen Axonotmesis fallen hier die motorischen, sensiblen und vegetativen Funktionen aus. Eine Wiederherstellung der Funktion ist jedoch in diesem Fall nur durch einen operativen Eingriff möglich. Die Neurotmesis findet sich am häufigsten bei offenen Verletzungen und bietet dann therapeutisch in der Regel keine Schwierigkeiten. Problematisch können dagegen geschlossene Nervenverletzungen mit kompletter Lähmung aller Nervenfunktionen sein, da zunächst keine Möglichkeit besteht, eine vollständige Neurotmesis von einer partiellen in Kombination mit einer Schädigung des übrigen Nervenabschnittes im Sinne einer Axonotmesis zu unterscheiden. Für die Behandlung ist daher die Frage nach dem Vorliegen einer spontan reparablen oder einer irreparablen Nervenschädigung von vorrangiger Bedeutung. Einen sehr wichtigen Gesichtspunkt für die Einteilung von Nervenverletzungen spielt schließlich noch deren Alter; Indikation zur Nervennaht und deren Prognose hängen hiervon entscheidend ab.

Eine relativ häufige Ursache peripherer Nervenschäden bilden Schußverletzungen. So registrierte man auf amerikanischer Seite im letzten Krieg etwa 8000 Nervenverletzungen; im ersten Weltkrieg zeigten 15% der Extremitätenverletzungen eine Nervenbeteiligung (BUNNELL).

In Friedenszeiten führen vor allem Verletzungen durch bestimmte Materialien (Porzellan, Glas, Blech usw.) sowie Handwerkzeuge (Messer, Sägen usw.) und Maschinen (Schleif- und Sägemaschinen, Stanzen, Transmissionen usw.) zu Nervenschädigungen. Hierher sind auch Nervenverletzungen bei operativen Eingriffen zu zählen, und zwar durch Hakendruck oder falsche Schnittführung, wie z. B. am Oberarm (N. radialis), am Ellbogengelenk bei ventro-ulnarer Freilegung (N. medianus), am Radiusköpfchen (motorischer Radialisast) und bei Incisionen eitriger Prozesse im Bereich der Hand (R. muscularis ni. mediani, Fingernerven).

Von besonderem Interesse sind auch Verletzungen, die durch Überdehnung zu einer Nervenschädigung führen (Traktionslähmungen). So sieht man vor allem nach Motorradunfällen nicht selten eine Lähmung des Plexus brachialis, die meist durch Aufprall der Schulter auf ein Hindernis zustande kommt, wobei der Körper weiter nach vorwärts geschleudert wird. Außer der früher allein in Betracht gezogenen Zerrung soll es dabei nach STAHL jedoch auch zu einer Quetschung von Plexuswurzeln, namentlich von C 5 und C 6, auf den Querfortsätzen der Halswirbel kommen; außerdem sieht man gerade bei den Motorradunfällen nicht selten die prognostisch völlig infausten Wurzelausrisse. Manchmal führt auch ein Hyperextensions- und Rotationsmechanismus im Schultergelenk zur Plexusschädigung. Ebenfalls durch Zerrung entsteht die sog. Geburtslähmung; der gleiche Mechanismus ist letztlich auch für einen Teil der Narkoselähmungen verantwortlich zu machen. Isolierte Traktionslähmungen weiter peripher gelegener Nervenstränge gibt es bei Luxationsverletzungen im Schulter- und Ellbogengelenk, wobei vorzüglich der N. axillaris bzw. der N. ulnaris und medianus betroffen werden. Nach Sturz auf die Hand mit Überstreckung des Daumenstrahles kann es zu einer isolierten Schädigung des motorischen Medianusastes kommen. An der unteren Extremität lassen sich ebenfalls Beispiele für Traktionslähmungen anführen, wie die vorwiegende Schädigung des fibularen Anteiles des N. ischiadicus bei Luxationsverletzungen des Hüftgelenkes, die Läsion des N. fibularis bei der Versorgung von Oberschenkelfrakturen infolge zu starker oder brüsker Extension auf dem Operationstisch und das sog. ,,Ligamentous-peroneal syndrome" von PLATT, das durch eine plötzliche Adduktion des Unterschenkels mit Zerreißung der äußeren Kniegelenkskapsel zustande kommt.

Eine stumpfe Gewalteinwirkung kann aber außer durch Überdehnung auch infolge Quetschung und durch kurzfristig sowie chronisch wirkenden Druck eine Schädigung peripherer Nerven hervorrufen. Zu den Quetschverletzungen rechnen z. B. bestimmte Radialislähmungen bei Oberarmschaftbrüchen und Ulnarislähmungen nach Stoß, Schlag oder Sturz auf die Ellbogenregion.

Nervenverletzungen durch kurzfristige Druckeinwirkung finden sich bei den verschiedensten Frakturen und Luxationen; die Druckschädigung ist hierbei häufig auch mit einer Zerrung des Nerven kombiniert, wie beispielsweise bei

Schultergelenksverletzungen und Ellenbogenluxationen; manchmal kann der Nerv auch noch durch ein vorstehendes Knochenfragment angespießt sein.

Von besonderem Interesse sind Läsionen peripherer Nerven in räumlich festbegrenzten, sog. osteofibrösen Kanälen, wo sie einer plötzlichen Druck- bzw. Volumenzunahme nicht ausweichen können. Als Beispiel seien Ulnarisverletzungen bei Frakturen in der Nachbarschaft des Sulcus ni. ulnaris — die aus kollagenen Fasern bestehende Überdeckung des Sulcus wird hier im wesentlichen von dem Arcus tendineus musculi flexoris carpi ulnaris gebildet — und die Schädigung des N. medianus im Karpalkanal bei Radiusfrakturen in loco typico, vor allem durch ein nach volar ausgesprengtes Fragment, oder bei einer perilunären Luxation genannt. Von den eben aufgeführten mehr oder minder akut auftretenden Druckschäden sind die erst Jahre oder Jahrzehnte nach einer Verletzung der Nervennachbarschaft auftretenden Spätlähmungen, wie z. B. des N. ulnaris und medianus streng abzugrenzen, auf die jedoch hier nicht näher eingegangen werden kann.

Reine Druckschäden sieht man ferner infolge ungünstiger Lagerung auf dem Operationstisch (Narkoselähmungen, z. B. des Plexus brachialis, N. radialis, ulnaris und fibularis) oder auf einer Schiene sowie durch schlecht gepolsterte Gipsverbände (N. fibularis). Hierher gehört auch die Krückenlähmung. In versicherungsrechtlicher und therapeutischer Hinsicht nehmen diese Nervenläsionen eine Sonderstellung ein.

Durch länger anhaltende bzw. in kürzeren Zeitabständen wiederholte Druckschädigungen erklären sich im wesentlichen auch die professionellen oder Berufslähmungen (SCHELLER), wie z. B. Plexuslähmungen bei Lastenträgern (Möbelpacker, Tornisterträger usw.) oder bestimmte Ulnarisschädigungen im Sulcus ni. ulnaris, z. B. durch ständiges Aufstützen des Ellenbogens (Telefonistinnen, Schreibtischarbeiter usw.), und im Handwurzelbereich, sei es durch den Gebrauch von besonderen Arbeitsinstrumenten oder durch längeres Abstützen der Hände, wie z. B. beim Radfahren; an der unteren Extremität ist es wieder vor allem der N. fibularis, der bei Arbeiten in hockender Stellung geschädigt wird, und zwar durch Einklemmung zwischen Bicepssehne und Fibulaköpfchen.

An dieser Stelle müssen auch die sog. Schlafdrucklähmungen genannt werden, die bei besonders tiefem Schlaf (Alkohol, körperliche Übermüdung usw.) im wesentlichen durch das Ausbleiben der normalerweise durch Paraesthesien auslösbaren reflektorischen Änderung der Schlafhaltung zustande kommen. Das bekannteste Beispiel stellt die Radialislähmung dar, die als Tiergarten- oder Parklähmung, "weekend-paralysis" oder «paralysie des amoureux» bezeichnet wird, je nachdem ob sie durch das Herabhängen des Armes über die Rückenlehne einer Bank, über eine Stuhllehne oder über die Bettkante bzw. durch den Kopf des schlafenden Partners zustande kommt. Zu diesen Schädigungen rechnen auch die Ulnarisparesen bei Bettlägerigen (MUMENTHALER). An der unteren Extremität ist vorwiegend der N. ischiadicus betroffen; diskrete Störungen sind als „Einschlafen des Beines" jedem bekannt. Die Narkoselähmungen können ebenfalls als Schlafdrucklähmungen aufgefaßt werden.

Als Ursache einer allmählich einsetzenden Nervenschädigung muß schließlich noch der Narben-, vor allem aber der Callusdruck genannt werden. Die Plexusschädigung nach Claviculafraktur (Callus luxurians) kann hierfür als klassisches Beispiel gelten.

Durch *entzündliche Prozesse* in der näheren Umgebung eines Nerven kann es ebenfalls zu Funktionsstörungen kommen, und zwar primär durch Druck eines Exsudates bzw. durch das begleitende Ödem, wobei Zirkulationsstörungen eine große Rolle spielen; ferner sekundär durch das nach Abklingen der Entzündung sich ausbildende Narbengewebe. Ein direktes Übergreifen eines entzündlichen Prozesses auf einen benachbarten Nerven ist noch nicht bewiesen (SCHELLER). Dagegen kann es bei schweren Phlegmonen, namentlich in der Beugerloge des Vorderarmes, zur Nekrose und unter Umständen sogar zu einer Sequestrierung eines Nervenabschnittes kommen, wobei primär pathophysiologisch die Ischämie im Bereich des nervalen Gefäßsystems im Vordergrund stehen dürfte.

Ischämische Nervenschäden sieht man auch bei Verbrennungen, vor allem bei zirkulärer Ausdehnung und infolge Stromeinwirkung, im Rahmen der Volkmannschen Kontraktur und bei großen Hämatomen in weitgehend abgeschlossenen Fascienlogen. Die Dekompression durch Incision mit Längsspaltung der Fascie stellt in diesen Fällen eine adäquate Behandlungsmaßnahme und oftmals die einzige Rettung dar.

Die Möglichkeit einer direkten Schädigung peripherer Nerven durch toxisch wirkende Substanzen, durch Injektion an den Nerven oder dessen unmittelbare Umgebung herangebracht, können hier nur am Rande gestreift werden. Solche *Injektionslähmungen* kann man nach Verabreichung von Neosalvarsan, Calcium, Sulfonamiden, Irgapyrin, Trapanal u. a. beobachten. Der am Nerven entstehende Schaden kann von einer Ödembildung mit rückbildungsfähigen Veränderungen des Achsencylinders bis zur völligen Nekrose reichen.

Die *Häufigkeit von Nervenverletzungen* an der oberen Extremität erklärt sich aus der erheblichen Unfallgefährdung dieses Körperabschnittes. So entfallen nach WEXBERG 66,2% aller Nervenverletzungen auf Arm und Hände. KUHLENDAHL beobachtete in 10 Jahren 126 Nervenläsionen (88%) an der oberen Extremität und nur 17mal eine Schädigung der Beinnerven (12%). Am Arm handelte es sich im einzelnen um 25 Verletzungen des Pl. brachialis (18%), während die Schulternerven 7mal (5%), der N. radialis 20mal (14%), der N. ulnaris 55mal (38%) und der N. medianus 19mal (13%) betroffen waren. Auffallend gering ist in dieser Statistik die Anzahl von nur 5 kombinierten Lähmungen (etwa 3%). In dem Material von WEXBERG (148 Fälle, Kriegsmaterial) entfallen auf den N. radialis 37%, auf den N. ulnaris 26% und auf den N. medianus 26% der Verletzungen; davon bestand in 63% eine kombinierte Lähmung des N. ulnaris und medianus.

Besonders aufschlußreich sind auch die nach topographischen Gesichtspunkten aufgegliederten Zahlen von LARSEN und POSCH, die unter insgesamt 325 Fällen 155 Verletzungen an der Hand (48%) und 137 im Handwurzel- und Vorderarmbereich (42%) bei nur 33 Nervenverletzungen am Oberarm (10%) fanden.

Allgemeine Symptomatik

Verletzungen peripherer Nerven führen zu Störungen der Motorik, Sensibilität und Trophik. Die genaue Analyse dieser Veränderungen, die Lokalisation von Wunden bzw. Narben und die Erhebung einer genauen Anamnese vermögen Aufschluß über die Lokalisation der Nervenschädigung zu geben. Dabei sind zentrale Lähmungen durch Hirn- und Rückenmarksverletzungen auszuschließen bzw. abzugrenzen.

Störungen der Motorik. Die Unterbrechung der Leitfähigkeit eines peripheren Nerven führt zur vollständigen schlaffen Lähmung in der von ihm allein versorgten Muskelgruppe. Liegt dagegen nur eine partielle Nervenverletzung vor oder besteht eine Doppelinnervation, so ergibt die Untersuchung eine mehr oder minder starke Muskelaktion, die man heute zum exakten Vergleich der Untersuchungsergebnisse in 6 Stufen einteilt (BUNNELL). Man unterscheidet neben der völligen Lähmung die eben wahrnehmbare Kontraktion, die aktive Bewegung ohne störende Einwirkung der Schwerkraft, die aktive Bewegung gegen Einwirkung der Schwerkraft, die Kontraktion gegen Schwerkraft und Widerstand und schließlich die volle Muskelkraft. Die Schädigung der nervösen Versorgung eines Muskels kann sich auch durch die Verringerung der Bewegungsamplitude, eine vorzeitige Ermüdung und durch Beeinträchtigung der Geschicklichkeit zu erkennen geben. Die für die Beurteilung erforderliche Untersuchung darf sich aber nicht allein auf die Bewegungsfunktion und Muskelkraft stützen, sondern muß auch noch die Palpation des Muskelbauches und der zugehörigen Sehne einschließen.

Bei der Untersuchung der motorischen Funktion eines verletzten Nerven müssen Innervationsanomalien, die namentlich an der Hand eine Rolle spielen, berücksichtigt werden. Von besonderer Bedeutung sind ferner sog. Trickbewegungen, welche häufig durch die Wirkung von Muskeln mit ursprünglich anderer Funktion oder durch den Einfluß der Schwerkraft zustande kommen, um nur einige der möglichen Ursachen (POLLOCK) anzugeben. Als Beispiel sei die Adduktionsfähigkeit der Flexoren bei gebeugten Fingern im Falle einer Ulnarislähmung genannt;

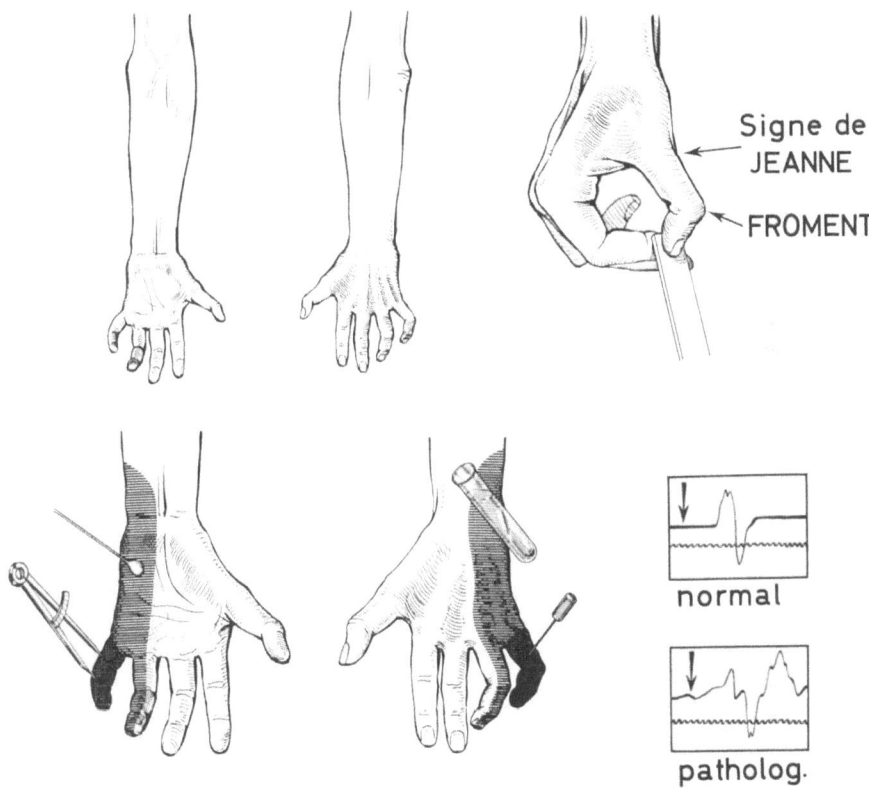

Abb. 225. Störungen der Motorik und Sensibilität, am Beispiel der Ulnarisparese erläutert. Li. oben: Atrophie der ulnarisinnervierten Vorderarm- und Handinnenmuskulatur, „Krallenhand". Re. oben: Trickbewegungen des Daumens. Li. unten: Prüfung der Sensibilität, Erläuterung im Text; Area proprea durch schwarze, Area collateralis durch dunkelgraue Rasterung hervorgehoben. Re. unten: Elektromyographie

ferner die Adduktionswirkung des M. flexor pollicis longus bei der gleichen Lähmung, wobei allerdings das Endglied gleichzeitig gebeugt wird (Fromentsches Zeichen) (Abb. 225).

Verletzungen von bestimmten peripheren Nerven führen zu typischen Lähmungsbildern und sind als solche, allerdings nur bei entsprechenden Bewegungen, leicht zu erkennen, wie die Fallhand bei Radialislähmung, die „Affenhand" bei Medianuslähmung und die „Krallenhand" bei Ulnarislähmung (Abb. 225). Ferner die Spitzfußstellung bei der Fibularislähmung und der Hakenfuß bei der Lähmung des N. tibialis.

Der motorisch nicht mehr innervierte Muskel verfällt der zunehmenden Atrophie, mit Degeneration der Endplatten. Dieser Prozeß erreicht nach über 1 Jahr seinen Höhepunkt und geht allmählich in die fibröse Muskeldegeneration über. Die antagonistisch wirkenden gesunden Muskeln gewinnen das Übergewicht und können, da ihnen der Gegenspieler fehlt, zu schweren Deformitäten führen. Deshalb ist es notwendig, von Anfang an eine systematische Bewegungs- und Elektrotherapie und eine elastische Schienenbehandlung durchzuführen.

Etwa 3—6 Tage nach einer Nervendurchtrennung reagiert der Muskel nicht mehr auf elektrische Reizung des distalen Nervenstumpfes, dagegen kann der Muskel zumindest noch direkt durch faradischen Strom erregt werden, bis sich schließlich nach 4—7 Tagen allmählich die sog. Entartungsreaktion mit Ausbleiben der Muskelreaktion auf faradischen Reiz und quantitativen Veränderungen der galvanischen Erregbarkeit ausbildet. Die charakteristische verlangsamte und wurmförmige Muskelreaktion erlischt im allgemeinen nach 2—3 Jahren, nämlich dann, wenn keine nennenswerte kontraktionsfähige Muskelmasse mehr zur Verfügung steht.

Außer der klassischen Untersuchungsmethode mit faradischem und galvanischem Strom gibt es noch weitere elektrodiagnostische Verfahren, wie die Bestimmung der für eine elektrische Reizung notwendigen Stromdauer, der sog. Chronaxiemetrie, und die kurvenmäßige Darstellung der bei der Reizung zwischen Stromstärke- und dauer sich ergebenden Beziehungen (Reizzeitspannungskurve); ferner die sog. Elektromyographie (BUCHTHAL), die heute zunehmend an Bedeutung gewinnt (Abb. 225). Sie erlaubt eine Differenzierung der verschiedenen peripheren Lähmungen und eine sehr frühzeitige Aussage über die Restitution, und zwar schon mehrere Wochen vor den ersten klinischen Anzeichen einer Rückkehr der motorischen Funktion. In Form des Elektroneurogramms vermag diese Methode auch sehr exakte Hinweise für die Höhenlokalisation des Nervenschadens zu geben, allerdings nur dann, wenn der Muskel noch indirekt erregbar ist (HOPF).

Störungen der Sensibilität. Nach Durchtrennung eines rein sensiblen oder gemischten Nerven treten in dem von ihm innervierten Hautbezirk Störungen aller Gefühlsqualitäten auf, von denen die Berührungs- und Schmerzempfindung für die Beurteilung von frischen Verletzungen von besonderer Bedeutung sind. Die Prüfung des Temperatursinns und der Tiefensensibilität, die auch über motorische Bahnen vermittelt wird, kommt dagegen namentlich bei veralteten Verletzungen in Betracht.

Während in den Autonomgebieten (Areae propriae) ein kompletter Sensibilitätsverlust besteht, findet sich in den angrenzenden intermediären Zonen (Areae colaterales) eine minder starke Störung der einzelnen Sensibilitätswerte. Das betroffene Gebiet ist unmittelbar nach der Verletzung am größten, verkleinert sich aber nach einigen Tagen dadurch, daß benachbarte Nerven die Funktion übernehmen.

Die Überprüfung der verschiedenen Gefühlsqualitäten ergibt unterschiedlich große Ausfallsgebiete, wobei insbesondere die Berührungsempfindung in einem größeren Bezirk als die Schmerzempfindung gestört ist. Die Berührungsempfindung prüft man mit Wattebäuschchen, von Freyschen Tasthaaren oder durch einfaches Berühren mit der Fingerbeere, die Schmerzempfindung mit Nadelstichen (Abb. 225). Subjektiv bestehen Taubheitsgefühl, Paraesthesien, z. B. in Form von Kribbeln, und unter Umständen äußerst lästige Schmerzempfindungen, die sich vor allem bei partiellen Verletzungen des N. medianus und des N. tibialis finden. Das Krankheitsbild der Kausalgie ist hiervon strikt abzugrenzen.

Auf eine genauere Wiedergabe der klassischen Untersuchungsmethoden der Neurologie, wie sie zur Beurteilung der einzelnen Qualitäten der Oberflächen- und Tiefensensibilität erforderlich sind, muß hier verzichtet werden.

Störungen der Trophik. Als Folge der Schädigung der in den peripheren Nerven verlaufenden vegetativen Fasern finden sich Veränderungen an den verschiedensten Geweben des betroffenen Gliedabschnittes. Unmittelbar nach der Verletzung kommt es zunächst zu einem kurzfristigen vasodilatatorischen Effekt, der allmählich in eine Vasokonstriktion übergeht; die anfangs rote und gut durchwärmte Haut wird damit bläulich, kühl und witterungsempfindlich. Als Folge der Minderdurchblutung zeigt sich ferner eine schlechte Heilungstendenz der durch den Sensibilitätsverlust schutzlos gewordenen Haut (trophisches Geschwür). Abgesehen von einer Hyperhidrosis, die bei manchen partiellen Nervenschäden auftritt und als Reizsymptom aufgefaßt werden muß, ist die Schweißsekretion im peripheren Versorgungsgebiet eines lädierten Nerven herabgesetzt, und zwar etwa entsprechend dem Ausmaß der Sensibilitätsstörung. Diese Tatsache dient als Grundlage verschiedener objektiver Sensibilitäts-Testmethoden (siehe unten). Die Verminderung bzw. das Fehlen der Schweißsekretion kann palpatorisch ganz einfach festgestellt werden. Die Haut fühlt sich nämlich trocken an, zudem wird sie infolge der trophischen Störungen allmählich glatt (Schwund der Papillarleisten an den Fingerbeeren) und verliert ihre normale Fältelung und Elastizität. Hinzu kommen noch Veränderungen im Bereich der Hautanhangsgebilde, vor allem in Gestalt von Veränderungen des Haar- und Nagelwachstums. Charakteristische trophische Störungen zeigen sich außerdem als Atrophie der Weichteile, wobei die Verminderung des subcutanen Fettes im Bereich der Finger- und Zehenendglieder meist sehr auffallend ist. Auch am Knochensystem kommt es zu entsprechenden Veränderungen; bei Verletzungen des N. medianus findet sich eine besonders stark ausgeprägte Osteoporose.

Bewertung der Sensibilität. Störungen der Sensibilität sind in Abhängigkeit von ihrer Lokalisation unterschiedlich zu bewerten. Am Ober- und Vorderarm sowie den entsprechenden Abschnitten der unteren Extermität kommt ihnen nur eine untergeordnete Bedeutung zu, wenn man von den mechanisch beanspruchten Regionen über dem Ellenbogen und der Ventralseite des Kniegelenkes absieht. An der Fußsohle dagegen wirken sich sensible Ausfallserscheinungen schon ungünstiger aus; bei vollständigem Sensibilitätsverlust kommt es zum trophischen Druckgeschwür. Von entscheidender Bedeutung sind Sensibilitätsausfälle aber an der Hand, besonders an den Fingerkuppen; das Fehlen des normalen Fingerspitzengefühles oder der „taktilen Gnosis" (MOBERG) führt zur weitgehenden Gebrauchsunfähigkeit der betroffenen Finger und bei der kombinierten Medianus-Ulnaris-Verletzung zum Verlust der Hand als Tastorgan des Menschen. Schon die Durchtrennung des N. medianus allein verursacht eine schwere Gebrauchswertminderung, da hierbei die für die feineren Griffqualitäten der Hand verantwortlichen Abschnitte an den Endgliedern der ersten drei Finger ausfallen. Die einander gegenüberliegenden Kuppenanteile von Daumen und Zeigefinger sind in dieser Hinsicht besonders wertvoll, da sie die für den Spitz- bzw. Feingriff „funktionell entscheidenden Zonen" darstellen. Der Verlust der sensiblen Ulnarisfunktion wirkt sich dagegen weniger nachteilig aus, weil praktisch nur der Kleinfinger in Mitleidenschaft gezogen wird; am schwersten wiegt noch der Sensibilitätsverlust an der Ulnarseite, da die Hand hier beim Auflegen durch das Fehlen der Schutzsensibilität in besonderem Maße Verletzungen ausgesetzt ist. Die Anaesthesie an der Radialseite des Kleinfingers behindert die Funktion der Hand weniger, während die sensiblen Störungen an der Ulnarseite des Ringfingers praktisch vernachlässigt werden können. Legt man daher bei der Beurteilung von Sensibilitätsstörungen rein funktionelle Gesichtspunkte, insbesondere die für die menschliche Hand charakteristischen Greifformen zugrunde, dann ergibt sich eine verschiedene „Wertigkeit der Sensibilität für die Funktion der Hand" (ZRUBECKY), die auch im anatomisch-histologischen Aufbau und der Anordnung der sensiblen Endorgane an den Greifflächen ihren Ausdruck findet.

Die Prüfung der Sensibilität soll grundsätzlich vor Beginn der chirurgischen Versorgung jeder Verletzung erfolgen, soweit auch nur der geringste Verdacht auf eine Nervenbeteiligung gegeben ist. Auch für sekundäre Eingriffe ist die vorherige Untersuchung der Sensibilität unerläßlich, da sich erst auf Grund ihres Ergebnisses ein genauer Operationsplan für die Wiederherstellung festlegen läßt.

Aus dem oben Gesagten ergibt sich ohne weiteres, daß für die speziellen Belange der Hand, dem „Erfolgsorgan" der oberen Extremität, eine exakte Sensibilitätsprüfung nicht nur alle verschiedenen Qualitäten der Oberflächen- und Tiefensensibilität zu berücksichtigen hat, sondern darüber hinaus auch noch eine Untersuchung nach funktionellen Gesichtspunkten; d. h. es ist wichtig zu wissen, ob der verletzte Handabschnitt ausreichend Hautgefühl besitzt, um feine Präzisionsarbeit durchführen zu können oder zumindest für Grobgriffe geeignet zu sein, oder aber auf Grund der fehlenden Sensibilität überhaupt nicht eingesetzt, sondern vielmehr als störend empfunden wird. Es interessiert uns also an der Hand in erster Linie der „funktionelle Gebrauchswert der Sensibilität", und zwar nicht nur für die Beurteilung des postoperativen Ergebnisses, sondern auch im Hinblick auf wiederherstellende Eingriffe und nicht zuletzt auch für die Begutachtung. Über den Gebrauchswert der Sensibilität geben verschiedene Untersuchungsmethoden Auskunft, die man in subjektive, funktionelle und objektive Teste unterteilen kann. Die Untersuchung kann sich auf die „taktile Gnosis" erstrecken, womit MOBERG die Summe aller Empfindungsqualitäten meint, die das „Fingerspitzengefühl" ausmachen, d. h. den „sehenden" Griff, der es erlaubt, Gegenstände nach Form und Größe, Konsistenz und Beschaffenheit der Oberfläche ohne Kontrolle der Augen zu erkennen. Hierzu bedarf es freilich noch der intakten Funktion des übergeordneten stereognostischen Zentrums, wie es im Bereich der kontralateralen Hirnrinde vorhanden ist.

Für die Untersuchung der „taktilen Gnosis" ist die Zweipunkte-Unterscheidung (2 PD) nach WEBER von besonderer Bedeutung (subjektive Untersuchungsmethode) (Abb. 225).

Bei dem Verfahren, das inzwischen durch ÖNNE verfeinert worden ist, wird der kleinste Abstand ermittelt, bei dem der Patient in etwa zwei Drittel der durchgeführten Versuche die Berührung mit einer oder zwei stumpfen Spitzen eines Zirkels oder einer geöffneten Papierklemme noch richtig unterscheiden kann. Als Normalwerte gelten 2—4 mm für den Zeigefinger und 3—5 mm für den Kleinfinger. Bei einer Zweipunkte-Unterscheidung über 10 mm besteht keine ausreichende „taktile Gnosis" mehr.

Die Aufleseprobe von MOBERG zählt zu den sog. funktionellen Sensibilitätstesten und gibt auf einfache Weise Aufschluß über den funktionellen Gebrauchswert der Hand.

Man läßt den Patienten abwechselnd mit der gesunden und der verletzten Hand kleine, unterschiedlich geformte Gegenstände von einer Tischplatte auflesen und in eine Schachtel oder in die Hand des Untersuchers legen. Dieser Versuch wird zunächst bei geöffneten und später auch noch bei geschlossenen Augen durchgeführt. Aus der Geschwindigkeit und der beim Auflesen gezeigten Geschicklichkeit sowie der zum Einsatz kommenden primären oder sekundären Greifformen, welche die geschädigte gegenüber der gesunden Hand, vor allem bei geschlossenen Augen zeigt, kann dann auf den Gebrauchswert der Sensibilität geschlossen werden. Hierbei sei erwähnt, daß jeder Patient sich bereits beim Auskleiden unbewußt einem funktionellen Sensibilitätstest unterzieht, bei dem entsprechende Störungen sofort zutage treten, wie etwa beim Aufknöpfen des Hemdes oder beim Öffnen der Manschettenknöpfe.

Von Interesse ist in diesem Zusammenhang ferner der Münztest von SEDDON, der inzwischen von ZRUBECKY nach Art der Mobergschen Aufleseprobe zum funktionellen Münztest erweitert worden ist. Hierher gehört schließlich noch das Erkennen von Zahlen, Figuren oder Buchstaben, die auf die Haut geschrieben werden (Hautschrift) und der Lokalisationstest (Topognosie).

Während die geschilderten subjektiven und funktionellen Sensibilitätsteste für die Untersuchung des frischverletzten Patienten praktisch nicht in Frage kommen, sind die objektiven Untersuchungsmethoden, die sich auf den Nachweis der Schweißdrüsensekretion stützen, für die Erkennung und Beurteilung von frischen Nervenverletzungen heute von großer Bedeutung; bei Bewußtlosen und kleinen Kindern ist hierdurch oftmals die einzige Möglichkeit für die Diagnose einer Nervenschädigung gegeben. Diese Methoden basieren auf der Tatsache, daß mit den peripheren Nerven auch sudomotorische Fasern verlaufen, nach deren Ausfall, etwa infolge Durchtrennung des Nervenstammes, die Schweißsekretion in dem

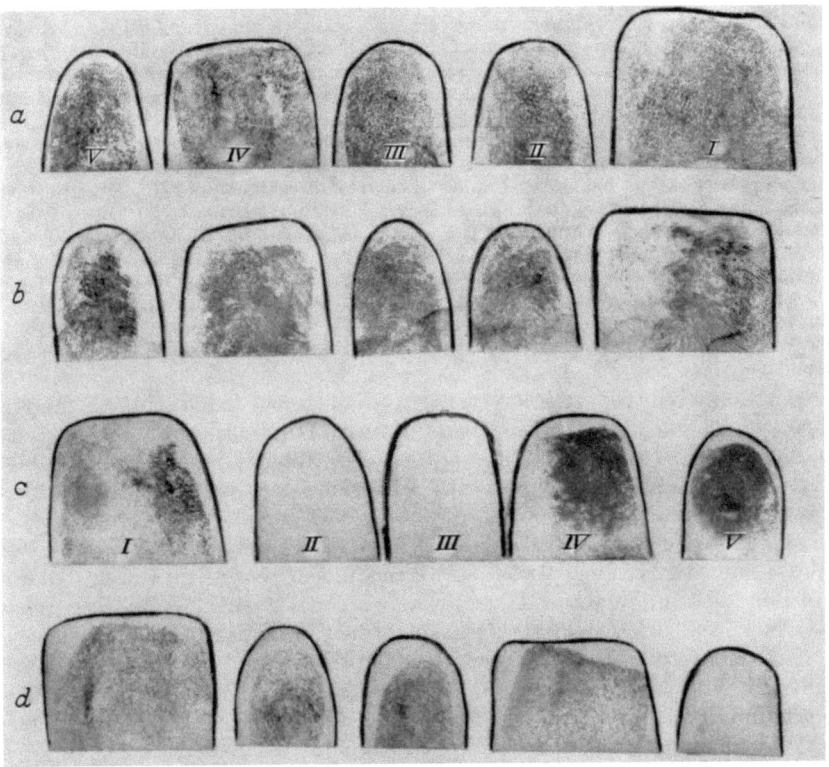

Abb. 226. Ninhydrintest nach MOBERG: normaler Fingerabdruck einer linken Hand (a); Durchtrennung des linken ulnovolaren Daumennerven (b); Medianuslähmung rechts, Abdruck des IV und V Fingers „überexponiert" (c); Ulnarislähmung rechts (d)

zugehörigen Hautbezirk ausfällt (DIEDEN, FOERSTER). Das Fehlen der Schweißdrüsenfunktion kann aber durch die Ninhydrinreaktion nachgewiesen werden, da der Schweiß normalerweise Aminosäuren enthält. Ursprünglich für den Nachweis von Fingerabdrücken für kriminalistische Zwecke verwendet (ODEN und HOFSTEIN), wurde dieses Verfahren dann von MOBERG für die routinemäßige Sensibilitätsprüfung an der Hand übernommen und ausgebaut (Abb. 226).

Bei dem Verfahren werden von allen Fingerbeeren beider Hände gesondert Abdrücke auf einem geeigneten Papier, das keinen tierischen Leim enthalten und vorher nicht berührt werden darf, genommen. Die mit dem Schweiß übertragenen Aminosäuren reagieren nach Eintauchen des Papierstreifens in eine 1%ige Ninhydrinlösung in Aceton, der vorher einige Tropfen konzentrierter Essigsäure zugegeben wurden, und anschließender Aufbewahrung in einem Trockenschrank bei etwa 110° C mit dem Ninhydrin. Die Fingerabdrücke stellen sich dabei durch die rötliche Färbung der abgedrückten Ausführungsgänge der Schweißdrüsen dar, auch ist die typische Anordnung der Papillarleisten zu erkennen. Die Abdrücke können dann durch eine 1%ige Lösung von Kupfernitrat in Aceton mit einem Zusatz von 5 ml aqua dest. pro 100 ml und wenigen Tropfen konzentrierter Salpetersäure fixiert und für viele Jahre aufbewahrt werden.

Für die technische Durchführung ist es wichtig, daß der Patient seine Finger nicht selbständig aufsetzt, sondern daß dies durch einen in dieser Untersuchung geübten Arzt unter gleichbleibendem Druck und ohne Berührung der zu untersuchenden Fingerbeere geschieht. Das von den Fingerkuppen berührte Gebiet wird mit einem Beistift umfahren, damit Defekte im Bild des Fingerabdruckes später besser erkannt werden können. Bei zu starker Schweißabsonderung müssen die Fingerendglieder erst mit Äther oder Alkohol gereinigt werden, da man sonst einen überexponierten Abdruck erhält, der sich nur schlecht bewerten läßt; insbesondere sollen auch keine verwischten Abdrücke genommen werden. Bei zu schwacher Schweißsekretion hingegen muß die Funktion der Drüsen durch körperliche Anstrengung oder psychische Alteration bzw. medikamentös angeregt werden.

Mit Rücksicht auf die Innervationsverhältnisse am Daumen und Ringfinger wird der Fingerabdruck hier im Gegensatz zum 2., 3. und 5. Finger durch Abrollen der Fingerbeere gewonnen, um den nach Ausfall der Medianusfunktion noch vorhandenen Sensibilitätsrest, den der N. radialis zu beiden Seiten des Daumenendgliedes bzw. der N. ulnaris an der Ulnarseite des Ringfingers innehat, mit zu erfassen (Abb. 226).

Bei normaler Sensibilität findet sich ein punktförmiger Abdruck der Papillarleisten mit den auf ihnen mündenden Ausführungsgängen der Schweißdrüsen. Eine zahlenmäßige Verminderung oder gar das Fehlen der Pünktchen sind beweisend für eine Schädigung der Sensibilität. So führt die Durchtrennung eines volaren Fingernerven bereits zu einem Ausfall der entsprechenden Seite des Fingerabdruckes (Abb. 226). Bei der Medianuslähmung fehlt der Abdruck der Zeige- und Mittelfingerbeere vollständig, während in den Intermediärzonen am Daumen und Ringfinger nur ein mehr oder minder starker Ausfall besteht; so fehlen die Schweißdrüsenpunkte in der Mitte der Daumenbeere weitgehend; der Befund am Ringfinger hängt von der Überlappung des N. ulnaris ab (Abb. 226). Die Durchtrennung des letzgenannten Nerven liefert am 4. Finger ein Bild im umgekehrten Sinne mit fehlenden Pünktchen am Kleinfinger.

Die Schweißdrüsenfunktion versiegt unmittelbar nach Unterbrechung der Nervenleitfähigkeit (DHUNÉR EDSHAGE und WILHELM) und erholt sich entsprechend dem Verlauf der Regeneration. Allerdings können hierbei infolge des schnelleren Wachstums der vegetativen Nervenfasern manchmal schon normale Fingerabdrücke erhalten werden, obwohl in dem zugehörigen Gebiet noch keine verwertbare Sensibilität besteht. Die Beurteilung der Funktion nach Nervennähten muß dann durch weitere Untersuchungen, vor allem durch die Aufleseprobe und die Zweipunkte-Unterscheidung ergänzt werden. Von dieser Ausnahme sowie von Abdrücken von Hauttransplantaten im Fingerbereich, in denen zwar die Schweißsekretion, nicht jedoch die „taktile Gnosis" wiederkehrt, abgesehen, stellt der Ninhydrintest eine einfache und objektive Methode zur (indirekten) Beurteilung der Sensibilität der Hand dar, sei es nach einer frischen oder alten Nervenverletzung, im Verlauf oder nach Abschluß der Regeneration. Ihr Wert als diagnostisches und Dokumentationsmittel ist ebenso groß wie der einer Röntgenaufnahme in der Unfallchirurgie und sollte daher auch im Rahmen einer Begutachtung routinemäßig Anwendung finden.

Für den Nachweis eines anhydrotischen Hautbezirkes sind noch andere Testverfahren angegeben worden, wie die Jod-Stärke-Methode von MINOR, der Quinizarintest von GUTTMANN und die Methode der elektrischen Hautwiderstandsmessung. Neuerdings wird auch die Feuchtigkeitsabgabe der Haut im Hinblick auf die Beurteilung von Sensibilitätsstörungen nach WAGENER elektronisch untersucht (SIMON).

Durch Untersuchung der Handbeschwielung und anderer Veränderungen, die für eine Benutzung der Hand bzw. Finger sprechen, kann objektiv lediglich festgestellt werden, ob eine für den Grobgriff ausreichende Sensibilität vorhanden ist. Dieses Urteil läßt sich durch Überprüfung der Hand während der Arbeit noch ergänzen. Das Fehlen von Schutzsensibilität ergibt sich objektiv aus dem Lokalbefund, der Folgen von Verbrennungen und anderen Verletzungen aufweist.

Heilungsvorgänge bei Nervenverletzungen und -nähten

Nach Durchtrennung eines Nerven kommt es am distalen Stumpf zur Wallerschen sekundären Degeneration, die regressive und produktive Veränderungen umfaßt. Die ersten morphologisch faßbaren Veränderungen betreffen die Achsencylinder, die zusammen mit ihren Myelinscheiden von der Durchtrennungsstelle bis zu den Endorganen hin degenerieren und vorwiegend durch Bindegewebszellen (Makrophagen) abgebaut werden. An diesem Abbau beteiligen sich in der ersten Zeit auch die Schwannschen Zellen, die sich später, etwa nach einer Woche, in den Neurilemmscheiden unter starker Vermehrung kettenförmig zu den „Hanken-Büngnerschen Bändern" anordnen. Durch die Ansammlung von Abbauprodukten und Makrophagen kommt es zunächst zu einer Schwellung des gesamten distalen Stumpfes, der nach einem Monat etwa bis auf das Doppelte verdickt sein kann (Abb. 267). Um diesen Zeitpunkt besitzen die meisten Nervenfasern des distalen Stumpfes keine Markscheiden mehr.

Die gleichzeitig am proximalen Nervenstumpf nachweisbaren Veränderungen sind von der gesetzmäßig ablaufenden Degeneration des distalen Nervenabschnittes wohl zu unterscheiden. Das Ausmaß der Nervenschädigung, die Entfernung der Läsion von der Nervenzelle (trophisches Zentrum) und die Lokalisation des Schadens im Bereich des gesamten Nervensystems bestimmen im wesentlichen die histopathologischen Veränderungen (KRÜCKE). Dabei zeigt sich an der Nervenzelle der geschädigten Faser ein charakteristischer Vorgang, der heute als Chromatolyse bezeichnet wird. Während die Nissl-Schollen staubartig zerfallen und im Zentrum der Zelle verschwinden, vergrößert und rundet sich die Ganglienzelle ab; ferner sieht man in ihr eine Verlagerung des Kerns und der Neurofibrillen an den Zellrand. Dieser Prozeß beginnt bereits nach 24 Std, erreicht im Verlauf der zweiten Woche seinen Höhepunkt und kann sich während der nächsten 3 Monate wieder zurückbilden. Als Folge der retrograden Degeneration oder besser „Reaktion" sieht man außerdem noch ein Anschwellen von Achsencylindern und eine interstitielle Flüssigkeitsansammlung am Ende des proximalen Nervenstumpfes. Markscheiden und Achsencylinder zeigen vom dritten Tage an Abbauvorgänge, die Schwannschen Zellen dagegen eine Proliferation. Diese Erscheinungen sind um so ausgedehnter, je stärker der Nervenabschnitt traumatisiert worden war.

Bei der Regeneration verdicken sich am proximalen Nervenstumpf die Achsencylinder an ihren Enden kolbenförmig, teilen sich mehrfach und wachsen aus, um die Verbindung mit dem distalen Stumpf wieder herzustellen. Dies ist ohne Nervennaht nur bei ganz kleinen Lücken zwischen den beiden Nervenenden möglich; ansonsten wachsen die Achsencylinder in das ungeordnete Bindegewebe ein, das den Nervenstumpf abdeckt, und bilden schließlich das Stumpf- bzw. Amputationsneurom. Im distalen Nervenstumpf kann man währenddessen eine Vermehrung der Schwannschen Zellen feststellen, die nicht nur zwischen den Nervenhüllen auftreten, sondern auch aus ihnen herauswachsen und auf diese Weise eine kleine Verdickung des distalen Nervenendes verursachen können, die als regeneratorische Überschußwucherung anzusehen ist. Besteht eine direkte Verbindung beider Nervenenden, beispielsweise durch Naht, dann wachsen die Achsencylinder in den distalen Stumpf entlang einer Leitstruktur ein, die vorher durch Verbindung der Schwannschen Zellen des proximalen Nervenendes mit den „Hanken-Büngnerschen Bändern" des distalen Nervenstumpfes gebildet wird. Der Achsencylinder stellt dann gemeinsam mit den Schwannschen Zellen wieder eine eigene Nervenscheide her; auch kommt es erneut zur Bildung von allerdings unregelmäßig angeordneten Schnürringen, zur Verdickung des Achsencylinders und schließlich zur funktionellen Anpassung, so daß unter günstigsten Bedingungen wieder ein normal aufgebauter Nerv entsteht, der sich gegenüber einem unverletzten lediglich durch die bleibende Vermehrung der endoneuralen und Schwannschen Zellen unterscheidet.

Das Endergebnis hängt davon ab, ob und wieviele Achsencylinder nach ausreichender Resektion im Gesunden und optimaler Adaptation der Stümpfe bzw.

der Nervenfaserbündel (Abb. 227) durch Vermittlung der genannten Leitstrukturen Aufnahme im distalen Nervenstumpf finden, und zwar in funktionell entsprechenden Bahnen. Bei gemischten Nerven kommt es darauf an, die richtige Rotation der Stümpfe zu finden, damit nicht motorische Bahnen von sensiblen Fasern reinnerviert werden und umgekehrt. Wesentlich ist auch der Zeitpunkt der Nervennaht. Das Ausmaß der Aktivität der Schwannschen Zellen und die Weite der Hüllen des distalen Stumpfes — hiervon hängt die Dicke des Achsencylinders sowie der Myelinscheide und damit die Funktion der Nervenfaser ab —, in welche die Achsencylinder einwachsen, sprechen für optimale Nahtbedingungen etwa 3 Wochen nach der Verletzung (NIGST). Bei später durchgeführten Nähten erhält man um so schlechtere Resultate, je länger die Verletzung zurückliegt. Dabei spielen auch die mit zunehmendem Alter der Verletzung infolge der Schrumpfung des distalen Nervenstumpfes schlechter werdenden Adaptationsmöglichkeiten der angefrischten Nervenenden eine Rolle. Nach 2—3 Jahren kann jedoch mit einer wesentlichen Erholung der Muskelfunktion nicht mehr gerechnet werden; die fehlende Reaktion des Muskels auf galvanischen Strom ist in dieser Hinsicht ein wertvoller Hinweis. Schutzsensibilität kann sich dagegen noch bis zu 5—6 Jahren nach dem Unfall einstellen.

Das funktionelle Resultat wird auch vom Alter des Verletzten entscheidend beeinflußt (LARSEN und POSCH u. a.). Auch ÖNNE hat dies erst vor kurzem in einer sorgfältigen Studie über die Erholung der Sensibilität und Schweißdrüsensekretion nach Nervennähten an der Hand nachgewiesen, wobei insbesondere die Zweipunkteunterscheidung als Maßstab für die Regeneration diente. Danach führen nur Nervennähte in einem Lebensalter von 3—6 Jahren zu einem idealen Ergebnis; von da ab nimmt die Erholung der Sensibilität kontinuierlich bis zum 20. Jahr ab, wobei die Millimeter-Werte der Zweipunkte-Unterscheidung etwa dem jeweiligen Lebensalter entsprechen. Bis zum 31. Lebensjahr ist noch mit brauchbaren, im allgemeinen aber schlechteren Sensibilitätswerten zu rechnen. In höherem Alter liegen die Chancen für eine funktionell ausreichende Wiederkehr der Sensibilität noch ungünstiger; es wurden für die Zweipunkte-Unterscheidung Werte um 30 mm gefunden. Eine Ausnahme hiervon zeigen die Digitalnerven, die noch bis zu einem Alter von etwa 50 Jahren mit Erfolg genäht werden können.

Die Regenerationsmöglichkeiten hängen auch noch von der Höhe der Schädigung ab. Sie sind um so ungünstiger, je weiter proximal die Verletzung liegt.

Die Geschwindigkeit der Nervenregeneration kann beim Erwachsenen mit etwa 1—2 mm pro Tag veranschlagt werden; für Verletzungen von Fingernerven rechnet man im allgemeinen mit einer Regeneration von einer Gliedlänge im Monat. Berücksichtigt man die sich daraus ergebenden Zeiten sowie die Überlebensdauer der motorischen und sensiblen Endorgane, dann ergeben sich für die einzelnen Nerven, und zwar wiederum abhängig von der Höhe der Verletzung, *kritische Zeitspannen* zwischen Verletzung und Nervennaht, nach denen mit einer brauchbaren Regeneration nicht mehr zu rechnen ist. Für die drei Hauptnervenstämme am Oberarm beispielsweise beträgt diese kritische Zeit 9 bis 12 Monate.

Schließlich spielt auch noch die Größe des Defektes eine Rolle, da sie durch Dehnung und Verlagerung des Nervens sowie entsprechende Entlastungsstellung der Gelenke nur bis zu einem bestimmten Grad mit Aussicht auf Erfolg ausgeglichen werden kann. Werden diese „biologischen Grenzen" (NIGST) überschritten, dann kommt es durch den Gebrauch der Extremität (Traktion) zu einer ausgedehnten intraneuralen Fibrose und damit zu einem Hindernis für die Regeneration. Ein Nerv darf daher nur in einem bestimmten Ausmaß reseziert werden.

Diese *kritische Resektionslänge* ist bei den einzelnen Nerven verschieden groß und hängt auch von der Höhe der Verletzung ab. Sie beträgt für den N. medianus 7—9 cm, für den N. ulnaris 10—13 cm, für den N. radialis 7,5—8 cm, für den N. fibularis 9 cm und für den N. tibialis 7—11 cm (zit. nach NIGST).

Die *Nervenregeneration* kann mit Hilfe der oben erwähnten Untersuchungsmethoden der motorischen, sensiblen und trophischen Funktionen verfolgt werden. Als erstes Zeichen einer sensiblen Restitution kann das Auftreten der Tiefenhyperpathie gewertet werden (SCHELLER). Gut brauchbar ist in dieser Hinsicht auch das sog. Hoffmann-Tinelsche Klopfzeichen. Dabei wird der Nerv, von distal beginnend, durch Beklopfen mit dem Finger geprüft, wobei die Höhe, bis zu welcher die sensiblen Neuriten ausgewachsen sind, durch das Auftreten von Paraesthesien bestimmt werden kann. Zweckmäßigerweise schützt man hierbei durch Auflegen einer Hand die Nervennahtstelle, um Irritationen derselben durch Fortleitung der Erschütterung und damit Fehleinschätzungen zu vermeiden. Durch das Klopfzeichen läßt sich auch die Lokalisation einer Nervennarbe auf einfache und sichere Weise bestimmen (SCHELLER).

Indikation zur Nervennaht

Da die Ausfallserscheinungen bei der Axonotmesis grundsätzlich denen nach Kontinuitätstrennung eines Nerven gleichen, ist die Indikationsstellung zur Operation namentlich bei geschlossenen Verletzungen nicht immer einfach und oft erst nach längerer Beobachtung des Verlaufes möglich. Wir stehen daher auf dem Standpunkt, daß die Indikation zur Operation nur in enger Zusammenarbeit mit dem Neurologen gestellt werden kann und sollte. Eine Ausnahme bilden die frischen offenen Nervenverletzungen. Hier sollte der Nerv im Rahmen der Wundversorgung grundsätzlich revidiert werden.

Bei Vorliegen einer mehr oder minder starken Einkerbung eines Nerven genügen meist einige epineurale atraumatische Nähte, um das gefürchtete randständige Neurom zu vermeiden. Findet sich dagegen eine komplette Durchtrennung, dann kann bei günstigen Wundverhältnissen die sog. *Primärnaht* des Nerven durchgeführt werden, wie sie vor allem von J. BÖHLER, BUNNELL; ENDER, KROTSCHEK und SIMON-WEIDNER; HOLLE, SONNTAG und JENSEN; ISELIN, KUHLENDAHL, ÖNNE, MOBERG, SCHELLER, SCHINK, WACHSMUTH, ZRUBECKY u. a. befürwortet wird. Neben ihren guten Enderfolgen stellen diese Autoren die relativ kurze Zeit der Wiederherstellung und die Vermeidung einer Zweitoperation als besonderen Vorteil heraus. Die Möglichkeit der primären Nervennaht ist daher für die obere Extremität, insbesondere für die Chirurgie der Hand von großer Bedeutung, da es hier in ganz besonderem Maße darauf ankommt, durch möglichst frühzeitige Wiederaufnahme der Bewegungsübungen Gelenkversteifungen zu verhüten und einen optimalen funktionellen Gebrauchswert der Hand zu erhalten, d. h. eine genügende motorische Funktion, vor allem aber eine gute Sensibilität im Bereich der Fingerbeeren. Der hierzu notwendige Eingriff setzt jedoch voraus, daß genügend operative Erfahrung und Zeit zur Verfügung stehen und mit hinreichender Sicherheit eine primäre Wundheilung erwartet werden kann.

Liegen ungünstige lokale Verhältnisse vor oder kann die Primärnaht nur nach ausgedehnter Mobilisierung der Nerven durchgeführt werden, dann erscheint es zweckmäßiger, die Nervenstümpfe bei der primären Wundversorgung lediglich zu adaptieren oder aber an einer weiteren Retraktion durch Situationsnähte zu hindern. Die endgültige Nervennaht kann dann nach SEDDON, ZACHARY und HOLMES, SPURLING, LYONS und WOODHALL u. a. nach 3—8 Wochen in Form der *frühen Sekundärnaht* mit ebenso gutem Resultat vorgenommen werden; ja es wird sogar behauptet, daß diese verzögerte Naht eine größere Erfolgssicherheit als die Primärnaht aufweist. SEDDON gibt hierfür folgende Begründungen:

1. Die interstitielle Schädigung an den Nervenstümpfen kann nach einer Frist von etwa 3 Wochen viel besser bewertet und bei der Stumpfanfrischung entsprechend berücksichtigt werden.

2. Die für die Nervennaht notwendige Mobilisierung der Nervenstümpfe kann zu diesem Zeitpunkt ohne Gefahr einer Wundheilungsstörung verantwortet werden.

3. Die an sich leicht zerreißliche Nervenscheide hat sich bis dahin verdickt und ermöglicht eine gute Naht.

4. Die nach der Primärnaht vorhandene äußere Narbe kann durch entsprechende Lagerung des Nerven in ein gesundes Bett vermieden werden.

Die Entscheidung, ob nun im Einzelfall die primäre Nervennaht oder aber die frühe Sekundärnaht durchzuführen ist, bleibt freilich oftmals eine reine Ermessensfrage. Es muß aber ausdrücklich darauf hingewiesen werden, daß die primäre Nervennaht ebenso wenig wie die primäre Sehnennaht eine zwingende Indikation darstellt, sondern zugunsten der ebenfalls erfolgreichen frühen Sekundärnaht ohne weiteres unterlassen werden darf. Damit ist grundsätzlich die Möglichkeit gegeben, Nervenverletzungen in jeder Weise unter optimalen Bedingungen zu versorgen.

Die Kenntnis der guten Erfolgsaussichten der frühen Sekundärnaht ist besonders für die Versorgung von ausgedehnten Verletzungen, bei denen alle Gewebe betroffen sind, von Wichtigkeit. Hierbei soll nämlich zunächst nur eine gesunde Hautdecke wiederhergestellt werden und die Ernährung des verletzten Gliedabschnittes, gegebenenfalls durch primäre Gefäßoperation, gesichert sein. Erst danach ist die Versorgung einer Nervenverletzung indiziert. Gleichzeitig vorhandene Knochen-, Gelenk- und Sehnenverletzungen sind hinsichtlich der Dringlichkeit zu einem späteren Zeitpunkt einzustufen. In bestimmten Fällen kann es jedoch notwendig sein, Frakturen primär zu versorgen, um damit die für die Nervennaht erforderliche Immobilisierung in ausreichendem Maße zu gewährleisten. Über die relativ häufige Kombination von Nerven- und Sehnenverletzungen ist bereits weiter oben das Wichtigste gesagt worden.

Bei Vorliegen einer veralteten, bereits infizierten Wunde sollte dagegen die Nervennaht auf alle Fälle auf einen späteren Zeitpunkt verschoben werden, und zwar entweder im Rahmen der sog. *„aufgeschobenen Dringlichkeit"* im Sinne ISELINS oder aber erst nach mehreren Wochen, am besten in Form der frühen Sekundärnaht. Bei länger anhaltenden Wundheilungsstörungen bleibt dann nur noch die Wahl der *späten Sekundärnaht*, die jedoch in Anbetracht der am Nerven und den Erfolgsorganen stattfindenden degenerativen Veränderungen stets so früh wie möglich durchgeführt werden sollte.

Im Gegensatz zu diesen Behandlungsrichtlinien, die nur für die typischen Friedensverletzungen gelten, sprechen die reichlichen Erfahrungen zweier Weltkriege (FOERSTER, TÖNNIS u. a.) für die konservative Behandlung der infolge Schuß- und Granatsplitterverletzung auftretenden Nervenschäden. So hat FOERSTER im ersten Weltkrieg bei über 2000 Nervenverletzungen auch ohne Operation eine Heilung in 60% und eine Besserung in 30% erzielt und deshalb empfohlen, bei Ausbleiben der Restitution erst nach einer Wartezeit von durchschnittlich 4—6 Monaten zu operieren, mit Ausnahme der Fälle, bei denen nach Art der Verletzung von vornherein eine spontane Erholung der Nervenfunktion unwahrscheinlich war. Diese zunächst abwartende Haltung hat sich trotz der Befürwortung der Frühoperation durch WILMS, VÖLCKER, GULEKE u. a. doch allgemein durchgesetzt und bildete auch im letzten Krieg die wesentliche Grundlage therapeutischen Handelns. Wie SCHELLER mit Recht betont, wird jedoch künftig auch auf diesem Gebiet die Verwendung von Antibiotica wohl zu einer wesentlichen Änderung der angegebenen Behandlungsrichtlinien führen. Die primäre Nervennaht dürfte allerdings nach wie vor nur in ganz seltenen Fällen berechtigt sein.

Bei *geschlossenen Nervenverletzungen* wird man sich zunächst abwartend verhalten. Die operative Exploration ist erst in dem Moment indiziert, wo die zu erwartenden Erholung ausbleibt. Die Länge der Wartezeit läßt sich dabei nach FOERSTER annähernd aus der Wegstrecke berechnen, die von den auswachsenden Nervenfasern bis zu dem am weitesten proximal gelegenen Erfolgsorgan zurückzulegen ist. Die geschlossenen Nervenläsionen können jedoch heute nicht nur hinsichtlich der Art der vorliegenden Schädigung, sondern auch in ihrer Regeneration dank der Möglichkeit der elektromyographischen Untersuchung wesentlich besser und vor allem früher beurteilt werden, so daß die bisher üblichen relativ langen Wartezeiten jetzt nicht mehr notwendig sind. Bei proximal gelegenen Verletzungen sollte die Exploration frühest möglich vorgenommen werden, da sich die Prognose durch zu langes Zuwarten weitaus schneller verschlechtert als bei peripher gelegenen Verletzungen.

Bei Kombination einer primären kompletten Nervenlähmung mit einer Fraktur sollte dagegen die sofortige Revision des Nerven mit gleichzeitiger Osteosynthese durchgeführt werden. Als Beispiele seien die Oberarmfraktur mit Radialislähmung, die auch von L. BÖHLER bei Verdacht auf Einklemmung zwischen den Bruchstücken in den ersten Tagen operativ angegangen wird, und die Frakturen am distalen Humerusende mit Ulnarisbeteiligung erwähnt.

Bei der Revision *veralteter Nervenverletzungen* können sich, falls eine vorherige elektromyographische Abklärung nicht möglich war, mehrere Probleme ergeben, deren optimale Lösung vor allem von einer richtigen Beurteilung des jeweils vorhandenen Befundes abhängt. Bei kompletter Nervendurchtrennung liegen die Dinge einfach; Anfrischen der Nervenstümpfe im Bereich gesunder Kabel und anschließende Adaptation der Stümpfe mit 6—7 × 0 atraumatischer Seidennaht epineural stellen die Routinebehandlung dar. Liegt ein laterales Neurom bei teilweise vorhandener Leitungsfähigkeit des Nerven vor, dann kommt ein sog. „inlay-Transplantat" (HEGEMANN, NIGST) in Frage, während bei vollständiger Leitungsunterbrechung eine Nervennarbe anzunehmen ist, die reseziert werden muß. Zeigt sich dagegen ein fusiformes Neurom, dann wird man sich entsprechend dem klinischen Verlauf und Befund entweder konservativ verhalten oder aber auf Grund weiterer Untersuchungen, wie Prüfung der Konsistenz und der Leitfähigkeit sowie Probeincision, doch zu einer Resektion entschließen. In gleicher Weise sollte auch bei einem etwas verjüngten oder unregelmäßig geschwollenen Nerven verfahren werden, in dem Narbengewebe nachweisbar ist. Ob man sich im Einzelfall, insbesondere bei sensiblen Reizzuständen, mit einer „*inneren*" *Neurolyse*, wobei nach vorheriger Aufschwemmung des Nerven mit physiologischer Kochsalzlösung die interfasciculär gelegenen Narben entfernt werden, begnügen kann oder aber die Resektion mit anschließender Naht durchführen muß, ist nicht immer leicht zu entscheiden, falls grob sichtbare Veränderungen am Nerven fehlen. In solchen Fällen kann die intraoperative Reizung des Nerven, selbstverständlich erst bei einem entsprechenden Alter der Verletzung, diagnostisch mit großem Vorteil verwendet werden. Häufig liegt auch eine Einmauerung des Nerven im Narbengewebe oder Callus vor. Über die weitere Behandlung kann hier erst nach Durchführung einer „*äußeren*" *Neurolyse* entschieden werden, die in vielen Fällen allein schon als therapeutische Maßnahme genügt und zum Erfolg führt.

Welche Nerven sollen überhaupt genäht werden? Die Beantwortung dieser Frage erstreckt sich heute nicht mehr allein auf die Hauptnervenstränge, sondern auch auf feinere Nervenzweige, sofern sie für die motorische und sensible Funktion der Extremitäten von Bedeutung sind, wie etwa der tiefe Ulnarisast, der Ramus muscularis nervi mediani und die Fingernerven. Darüber hinaus ist die Nervennaht am besten geeignet, das Stumpfneurom zu vermeiden (MOBERG). Unter diesem Gesichtspunkt erscheint auch die entsprechende operative Versorgung weniger wichtiger Hautnerven, wie etwa am Vorderarm, sinnvoll und angebracht. Selbst bei kleinkalibrigen Nerven, die sich nur mit zwei epineuralen Nähten vereinigen lassen, bestehen Aussichten auf Erfolg.

Technik der Nervennaht

Die heute routinemäßig geübte Technik der epineuralen Nervennaht mit Einzelknopfnähten ist in ihrem Prinzip bereits 1871 von HUETER angegeben worden.

Die Nervennaht (Abb. 227). Während die Darstellung eines Nerven bei frischer Verletzung meist keine Schwierigkeiten bereitet, soll der Nerv bei älteren Läsionen zunächst proximal und distal der Narbe im Bereich des Gesunden aufgesucht und erst dann von beiden Seiten her sorgfältig freipräpariert werden. Danach erfolgt mit Hilfe einer schwarzen Seidennaht die Markierung der richtigen Rotation, die für ein gutes Ergebnis besonders wichtig ist. Als weitere Merkmale zur Beurteilung der Adaptation der Nervenstümpfe können die ovaläre Form des Nervenquerschnittes, die Längsstreifung durch besondere Nervenbündel und Blutgefäße sowie die Anordnung der Kabel auf dem Querschnitt verwertet werden.

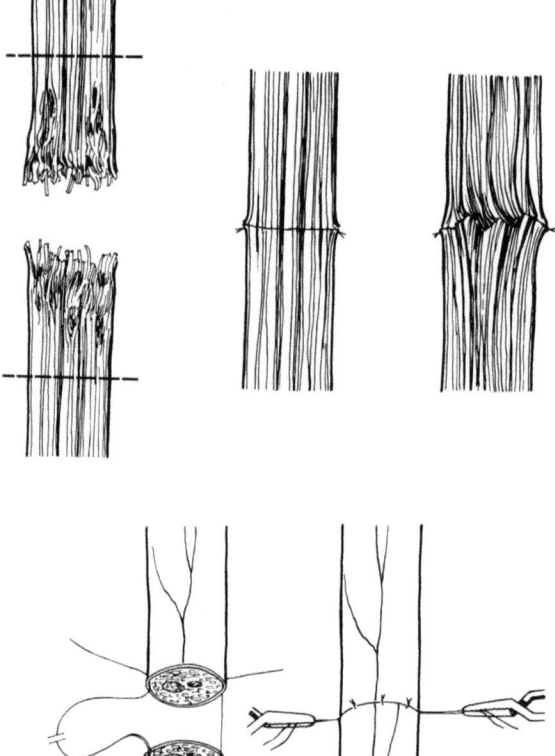

Bevor man den Nerven im Bereich gesunder Kabel mit einer Rasierklinge anfrischt bzw. reseziert, ist es namentlich bei frischen Verletzungen häufig notwendig, erst eine ganz schonende und allmähliche Dehnung, vor allem des proximalen Nervenabschnittes, durchzuführen, um eine spannungsfreie Nervennaht zu erhalten, die durch Entlastungsstellung der Gelenke allein nicht immer gelingt. Dabei können die Stümpfe durch Haltenähte an der erneuten Retraktion gehindert werden. Besonders geeignet ist hierfür auch das Fixieren der Stümpfe mit Hilfe feiner Nadeln, die an benachbarten Sehnen und Bändern verankert werden. Bei veralteten Nervenverletzungen erfolgt die Mobilisierung besser durch ausgedehntes Freilegen, um den meist auf größere Strecken verwachsenen Nerven durch übermäßigen Zug nicht noch zusätzlich zu schädigen. Nun wird seitlich je ein Haltefaden gelegt, der nur das Epineurium des proximalen und distalen Stumpfes faßt. Nach gleichzeitigem Knoten dieser beiden Fäden erfolgt zunächst die Naht der Vorderwand mit atrau-

Abb. 227. Technik der Stumpfanfrischung (oben) und Nervennaht (unten); Erläuterung im Text

matischen Seideneinzelknopfnähten oder aber in Form einer fortlaufenden Naht. Dann wird die Hinterwand dargestellt und in gleicher Weise versorgt. Hierzu muß der Nerv mit Hilfe der beiden seitlichen Haltefäden entsprechend torquiert werden. Anschließend wird er in ein möglichst narbenfreies und gut durchblutetes Bett zurückverlagert.

Wir führen die Nervennaht möglichst in Blutleere und unter Verwendung einer Lupenbrille durch. Die postoperative Ruhigstellung für die Dauer von 3 bis maximal 5 Wochen erfolgt mit Kompressionsverbänden und Gipsschienen.

Bei bestimmten Verletzungen kann ein wichtiger Nerv auch einmal an zwei weiter auseinanderliegenden Stellen durchtrennt werden. Dabei entsteht praktisch an Ort und Stelle ein „autoplastisches Transplantat", das meist wegen der Größe der Entfernung zwischen proximaler und distaler Verletzungsstelle zur Überbrückung des Defektes belassen werden muß. In diesen erfreulicherweise seltenen Fällen nimmt man zunächst nur proximal die Nervennaht vor, während die Stümpfe im distalen Verletzungsbereich lediglich adaptatiert werden; erst nach Vorwachsen der Achsencylinder bis zum distalen Ende des intermediären Nervenabschnittes wird auch hier die endgültige Nervennaht vorgenommen. Bei Verwendung von Millipore (siehe unten) kann die distale Naht auch sofort ausgeführt werden.

Die Nervennaht ist jedoch nicht immer in der oben geschilderten Form durchführbar, vor allem bei veralteten Verletzungen. Häufig zwingt dann ein mehr oder minder großer Defekt zu Hilfsmaßnahmen, damit sich die Stümpfe doch noch ohne schädliche Spannung vereinigen lassen. Von der bereits genannten schonenden Dehnung des Nerven und der Entlastungsstellung der Gelenke abgesehen, handelt es sich hierbei vor allem um die *ausgedehnte Mobilisierung* der *Nervenstümpfe*, meist von mehreren Zugangswegen aus, und die *Nervenverlagerung*, die insbesondere beim N. ulnaris eine große Rolle spielt. Dadurch können Defekte bis zur jeweiligen kritischen Resektionslänge (siehe oben) überbrückt werden. Darüber hinaus kommt nur noch die Verwendung eines *autoplastischen* oder *homologen Transplantates* in Frage, abgesehen von der seltenen Möglichkeit einer *gestielten Nerventransplantation* (STRANGE) und den *Anastomosenverfahren*.

Der Erfolg einer Nervennaht hängt, wie erwähnt, von vielen Faktoren ab, u. a. auch von der Form der nach Anfrischung vorhandenen Schnittfläche. Ideale Verhältnisse liegen dann vor, wenn die Enden aller Nervenbündel genau in einer Ebene liegen; auf diese Weise ist es möglich, die Faszikel exakt zu adaptieren. Sehr häufig werden die einzelnen Faserbündel aber trotz Verwendung schärfster Klingen in unterschiedlicher Höhe durchtrennt, so daß sie sich bei der anschließenden Naht abbiegen bzw. gegeneinander verwerfen und dadurch nur ungenügenden oder überhaupt keinen Kontakt mehr finden (Abb. 227); ein Neurom an der Nahtstelle (Abb. 228) und eine mangelnde oder fast fehlende Restitution sind dann die unabwendbaren Folgen. Dieser Fehler läßt sich nur durch Verbesserung der *Technik* der *Stumpfanfrischung* erzielen. In dieser Hinsicht kommt der Fixation des Nerven, ein bisher nur von wenigen Autoren gewürdigter Punkt (TARLOV, LARSEN), besondere Bedeutung

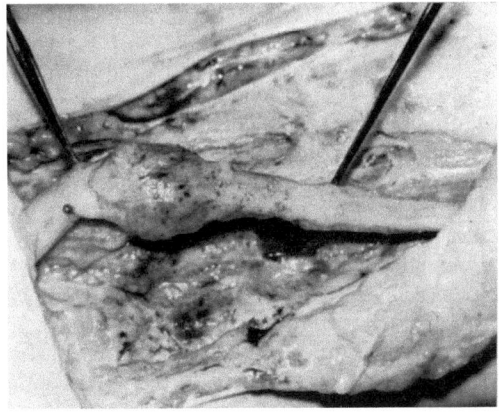

Abb. 228. Neurom nach primärer Naht des N. medianus in der Ellenbeuge

zu, um beim Anfrischen ein Ausweichen der Faszikel und damit ein Durchtrennen in verschiedenen Höhen zu verhindern. EDSHAGE hat sich dieser Frage besonders angenommen und einen speziellen „*Nervenhalter*" konstruiert und erprobt, mit dessen

Hilfe er glatte und ebene Schnittflächen erzielen konnte. Unabhängig davon sind auch wir diesem Problem nachgegangen und haben mit der Anfrischung des zuvor in Bienenwachs eingebetteten Nerven ebenfalls bessere Schnittflächen erhalten; die Resektionshöhe muß dabei zuvor bestimmt und dann auf dem Wachscylinder abgemessen werden.

Zur weiteren Verbesserung der Nervennahttechnik führten Joung und Medavar 1940 die sog. nahtlose oder Plasmanaht ein, wodurch die störende Fremdkörperreaktion des Nahtmaterials vermieden wird. Das Verfahren besitzt heute insbesondere in der Modifikation von Tarlov und Benjamin einige Bedeutung.

Weitere Versuche zielen darauf ab, Adhäsionen im Nahtbereich zu vermeiden, das von außen einwachsende Bindegewebe abzuschirmen und die wirr aussprossenden Achsencylinder nach Möglichkeit zu ordnen, und auf diese Weise zu einem besseren Ergebnis der Nervennaht zu kommen. Als geeigneter Weg schien vielen Autoren die sog. *Nerveneinscheidung*. Hierzu sind seit 1880 Versuche mit den verschiedensten Materialien unternommen worden, bis vor kurzem jedoch ohne überzeugenden Erfolg. Erst 1959 ging der Wunschtraum der Tubulisation der Nervennaht in Erfüllung, als Bassett, Campbell und Huspy über die Kunststoffiltermembran *Millipore* berichteten, die praktisch ohne Fremdkörperreaktion einheilt. Es handelt sich dabei um einen Cellulose-Acetat-Mikrofilter, dessen Fläche zu 80% aus Poren von einem durchschnittlichen Durchmesser von 0,45 besteht. Er gestattet damit die Diffusion von Extracellularflüssigkeit, während die Durchwanderung von Zellen verhindert wird. Die Membran wird nach Art eines Zigarettenpapieres um den Nerven gewickelt und mit einer oder mehreren Ligaturen fixiert (Abb. 267). Nach den bisherigen Ergebnissen, über die im deutschen Schrifttum J. Böhler, Hochuli und Segmüller, Schaaf und Zrubecky, Schink u. a. vor kurzem berichtet haben, kann durch dieses Verfahren eine mechanische Steuerung der auswachsenden Neurofibrillen erreicht und die Bildung von Neuromen an der Nahtstelle auf ein Minimum reduziert werden. Außerdem läßt sich damit zumindest bei Nähten von Fingernerven die Regenerationszeit deutlich verkürzen und eine qualitativ bessere sensible Restitution erreichen. Nach unseren Erfahrungen zeigen aber auch die Nervennähte am Vorderarm und Oberarm bessere Ergebnisse.

Von ganz besonderer Bedeutung ist die Möglichkeit der Tubulisation jedoch für die freie Nerventransplantation, da hierdurch die sog. sekundäre Narbenbildung im Bereich der beiden Nahtstellen sowie des Transplantates weitgehend vermieden werden kann. Auf diese Weise lassen sich nicht nur die Ergebnisse der autoplastischen Transplantate verbessern, sondern es ist vor allem auch gelungen, Homoiotransplantate bis zu einer Länge von 9 cm mit Erfolg zur Einheilung zu bringen. J. Böhler hat über 13 derartige Fälle berichtet.

Als Nachteil der Nerveneinscheidung muß einmal die etwas längere Immobilisierungsdauer, bei einfachen Nähten beträgt sie 3 bis maximal 5 Wochen und bei Transplantaten 3—4 Monate, erwähnt werden, zum anderen aber die Notwendigkeit eines zweiten Eingriffes, da die Membran wegen der Gefahr von Kalkablagerungen spätestens nach etwa 6 Monaten entfernt werden muß. An sich wird das Material vom Körper gut vertragen; mechanische Irritation führt jedoch zu unerwünschten Gewebsveränderungen, die sich insbesondere in der Nähe von Sehnen und Gelenken ungünstig auswirken können. Es ist daher zweckmäßig, die Kunststoffmembran unmittelbar nach Abnahme des ruhigstellenden Verbandes zu entfernen. Trotz strenger Beachtung dieser Vorschrift haben wir bisher aber stets eine gewisse bindegewebige Reaktion an der Außenfläche des Kunststoffes beobachten können, und zwar in Form einer dünnen, glatten Narbenschicht, die an den Enden der Millipore-Hülse manchmal ringförmig verdickt sein kann.

Die Anwendung von Millipore im Bereich mitverletzter Sehnen muß nicht unbedingt wesentliche Nachteile mit sich bringen, wenn man mit der möglichst frühzeitigen Entfernung des Materials bei Bedarf gleichzeitig eine Tendolyse vornimmt.

Weitere Versuche zur Verbesserung der Nervennahtergebnisse zielen schließlich darauf ab, die sog. primäre, d. h. endoneurale Narbenbildung in möglichst geringen Grenzen zu halten. Empfehlenswert ist hierfür die Verabreichung von Cortison, worüber NIGST in einer Monographie berichtet hat.

Nachbehandlung bei Eingriffen an peripheren Nerven

Während Eingriffe an peripheren Nerven in Form der Neurolyse und Verlagerung meist keine über den Rahmen der üblichen Wundbehandlung hinausgehenden Maßnahmen erfordern, ist für Nervennähte eine spezielle Nachbehandlung notwendig, die letztlich erst den vollen Operationserfolg gewährleistet. Über die ruhigstellende Verbandsanordnung ist weiter oben bereits das Wichtigste gesagt worden. Den ersten Verbandswechsel nimmt man in der Regel erst nach 3 Wochen vor. Bei ausgedehnten Resektionen wird die Extremität nur schrittweise zur Mobilisierung freigegeben; in allen anderen Fällen kann im Verlauf der vierten postoperativen Woche sofort mit der Nachbehandlung begonnen werden, wobei Milliporemembranen vorher zu entfernen sind. Die Hauptaufgabe der Nachbehandlung besteht darin, die gelähmte Muskulatur für die Reinnervation funktionstüchtig zu erhalten und später nicht mit der Mobilisierung versteifter Gelenke zu belasten. Hierzu müssen gelähmte Muskeln durch abnehmbare, womöglich elastische Schienen vor Überdehnung geschützt und durch eine systematische krankengymnastische Behandlung und vor allem durch direkte Elektrotherapie („Elektrogymnastik") in erfahrenen Händen vor der Atrophie bewahrt werden. Durch physikalische Maßnahmen ist gleichzeitig einer Tonussteigerung der Antagonisten und damit der Möglichkeit von Kontrakturen zu begegnen. Besondere Sorgfalt ist auch auf die Erhaltung einer freien Gelenkfunktion durch passive Bewegungstherapie zu verwenden. Sobald motorische Funktion zurückkehrt, wird mit zunächst vorsichtig dosierten aktiven Bewegungsübungen begonnen. Die Behandlung wird in dieser Weise solange fortgesetzt, bis ausreichende Muskelfunktion und, was vor allem für die obere Extremität wichtig ist, Sensibilität vorhanden ist. Dabei soll der Verlauf der Regeneration in regelmäßigen Abständen fachärztlich überwacht werden.

Sehnenverletzungen

Von A. Wilhelm

Der Erfolg der Sehnenchirurgie hängt in erster Linie davon ab, ob und inwieweit es gelingt, Gleitfähigkeit der verletzten und in ihrer Kontinuität wiederhergestellten Sehnen zu erhalten. Um dieses vorrangige Problem richtig beurteilen zu können, sind *anatomische Vorbemerkungen* angezeigt.

Sehnen bestehen aus straffem parallelfaserigem Gewebe, das sich im wesentlichen aus kollagenen Fasern zusammensetzt, die im Regelfall auf der einen Seite in entsprechende Muskelfasern übergehen, während sie auf der anderen direkt in den Knochen einstrahlen; eine zusätzliche Insertion am Periost erfolgt nur bei breitbasig endenden Muskeln. Jede Sehne wird von einem *Epitenon* umgeben, das in Form von Septen als *Endotenon* zwischen die in Bündeln angeordneten Sehnenfasern einstrahlt. Hier finden sich auch einzelne feine elastische Netze sowie Gefäße und Nervenfasern.

Der Erfolg einer isotonischen Muskelkontraktion ist in erster Lnie an ein einwandfreies *Gleitvermögen* der zugehörigen Sehne gebunden. Die Natur bedient sich hierzu zweier Mechanismen, je nachdem ob eine Sehne einen geraden oder abgewinkelten Verlauf nimmt. Im Bereich gerader Verlaufsstrecken finden wir die Sehne in ein lockeres, besonders differenziertes, mehrschichtiges Verschiebegewebe eingebettet, das sog. *Paratenon*. Es zeichnet sich durch einen besonderen Reichtum an elastischen Elementen aus, die mit der Sehne einerseits und deren benachbarten Strukturen andererseits fest verbunden sind. In Ruhe nach Art einer Feder stark gewunden, strecken sich die elastischen Fasern entsprechend dem Bewegungsausschlag der Sehne. Das Sehnengleiten erfolgt damit also im Paratenon selbst, wobei die einzelnen Verschiebeschichten der sich bewegenden Sehne gestaffelt nachfolgen. Durch diesen Mechanismus werden Reibungskräfte zerlegt und für jede Schicht vermindert. Derartige Paratenonbildungen finden sich am Vorderarm, in der Hohlhand, am Hand- sowie Fußrücken.

Wo ein Sehnengleiten in veränderlicher Richtung erfolgen soll, finden sich dagegen sog. *Sehnenscheiden*, die zusammen mit meist muldenförmig ausgestalteten Knochenabschnitten osteofibröse Kanäle bilden. Diese schreiben der Sehne bestimmte topographische, von der Gelenkfunktion weitgehend unabhängige Beziehungen vor, was für die Muskelfunktion von großer Bedeutung ist. Als Auskleidung dieser Fascienkanäle findet sich ein Stratum synoviale parietale, das in Form des äußerst zarten längsverlaufenden Mesotenon auf das viscerale Blatt der Sehne übergeht. Der so geschaffene peritendinöse Spaltraum ist von hochviscöser *Synovia* angefüllt. Für die Produktion und Resorption dieser Sehnenschmiere konnten in letzter Zeit analog zu den Verhältnissen an Gelenken besondere Capillarstrukturen in Sehnenscheidenzotten nachgewiesen werden (LANG).

Von besonderem Interesse sind die Sehnenscheiden im Bereich der Finger, wo sie, durch Führungsbänder verstärkt, die Beugesehnen in innigem Kontakt mit den Fingergliedern halten. Für wiederherstellende Eingriffe sind davon besonders die in Höhe des Grund- und Mittelgliedes vorhandenen Ringbänder von Bedeutung, von denen möglichst eines zur Führung eines z. B. frei verpflanzten Sehnentransplantates erhalten werden sollte. Auch am Daumenstrahl finden sich zwei entsprechende Ringbänder, und zwar über dem Grundgelenk sowie in Höhe der Trochlea des Grundgliedes. Während die Sehnenscheidensäcke des 2.—4. Fingers gewöhnlich in Höhe der Mittelhandköpfchen enden, gehen diejenigen von Daumen und Kleinfinger auf die beiden in dem osteofibrösen Canalis carpi gelegenen *Sacci carpales* über, von denen der ulnare sämtliche Beugesehnen der Langfinger einschließt. Der radiale, den langen Daumenbeuger umgebende Sehnenscheidensack kann bekanntlich in bestimmten Fällen mit dem ulnaren anastomosieren und damit zum Wegbereiter der sog. V-Phlegmone werden. Auch die Strecksehnen weisen im Bereich ihrer Fächer unter dem Retinaculum extensorum typische Sehnenscheiden auf, die durch Ergußbildung, sei es bei einer typischen Radiusfraktur oder einer Tendovaginitis, manchmal deutlich zum Vorschein kommen können.

Die *vasculäre* und *nervöse Versorgung* der Sehnen erfolgt von ihren Enden, vom Para- und Mesotenon aus; letzteres ist im Bereich der Fingerstrahlen nur als Vinculum brevis und longum angelegt. In Begleitung der Gefäße findet sich ferner das netzartig verzweigte Lymphsystem.

Einteilung und Ursachen der Sehnenverletzungen

Je nach Art der Mitbeteiligung der oberflächlichen Weichteile unterscheiden wir offene von geschlossenen Sehnenverletzungen, die partiell oder total erfolgt sein können und uns nach dem Unfall als frische oder aber zu einem späteren Zeitpunkt als veraltete Läsionen begegnen. Hiervon sind die sog. sekundären oder besser pathologischen Sehnenverletzungen strikt abzugrenzen. Eine derartige Einteilung ist in diagnostischer, prognostischer, therapeutischer und versicherungsrechtlicher Hinsicht von großer Bedeutung.

Als häufigste Ursache für die *offenen Sehnenverletzungen* finden sich Stich-, Schnitt- und Rißverletzungen, ferner schwere Quetschungen und Schindungen, vor allem in Form der Transmissionsverletzung. Besonders gefürchtet sind tangential einwirkende Traumen und Kreissägenverletzungen, da hierbei die Sehnen meist auf größeren Strecken verletzt bzw. defekt sind. Außerdem sieht man bei diesen beiden Läsionsformen häufig Abrißverletzungen am Sehnenmuskelübergang.

Es ist wichtig, daß sich die Untersuchung in diesen Fällen nicht allein auf die Beurteilung des Weichteilschadens beschränkt, sondern daß bereits vor der operativen Wundversorgung die Diagnose einer Sehnenverletzung gestellt wird. Die Untersuchung hat außer der röntgenologischen Abklärung des entsprechenden Skeletabschnittes auch noch nach etwaigen Nerven- und Gefäßverletzungen zu fahnden. Erst nach Abschluß einer subtilen präoperativen Exploration des betroffenen

Extremitätenabschnittes kann man Art und Ausmaß des operativen Behandlungsplanes in etwa festlegen und die geeignete Anaesthesieform wählen. Werden dagegen insbesondere Muskel-, Sehnen- und Nervenfunktionen in dieser Weise nicht überprüft, dann besteht die Gefahr, daß wichtige Verletzungen entweder überhaupt übersehen werden, was noch als relativ günstig angesehen werden kann, oder aber, da man sich nur auf eine kleine Wundversorgung in Lokalanaesthesie eingerichtet hatte, infolge der notwendigen Improvisationen nicht völlig sachgemäß behandelt werden. Das wenig günstige Resultat wird dann zu Unrecht meist der „primären Versorgung" zugeschrieben.

Es muß in diesem Zusammenhang jedoch ausdrücklich darauf hingewiesen werden, daß nach unseren heutigen Erkenntnissen weder die Unterlassung der primären Sehnennaht noch der Verzicht auf eine sofortige Nervennaht als „Kunstfehler" zu gelten hat, da die sekundäre Versorgung dieser Gebilde auch gute, in vielen Fällen sogar noch bessere Resultate liefert, worauf im einzelnen noch einzugehen sein wird. Es kann daher bei den offenen Sehnenverletzungen bereits eine primäre Wundheilung mit möglichst guter Haut-Subcutis-Decke sowie möglist geringer Narbenbildung als Behandlungsziel angesehen werden.

Unter den *geschlossenen Sehnenverletzungen* beanspruchen zunächst die sog. Sehnenzerrungen unsere Aufmerksamkeit; sie begegnen uns meist als Bagatelltraumen des täglichen Lebens sowie als Sportverletzungen. Hauptkennzeichen sind die umschriebene Druckempfindlichkeit und die Schmerzäußerung bei passiver Zugbeanspruchung, während die Funktion nur mehr oder minder gering schmerzbedingt behindert ist. Therapeutisch kommen neben den üblichen Maßnahmen der Schonung und Ruhigstellung vor allem lokale Applikationen von resorptionsfördernden und antiphlogistisch wirkenden Medikamenten (Venostasin, Hirudoid, Butazolidin u. a.) sowie die lokale Injektion von Cortisonderivaten in Frage.

Die Luxation von Sehnen stellt ein relativ seltenes Ereignis dar. Posttraumatisch findet sie sich vor allem im Bereich der Langfingerstrecksehnen in Höhe der Grundgelenke. Ursache ist ein meist radial gelegener Längsriß entlang des Strecksehnenzügels, der dann bei der Beugung vom Mittelhandköpfchen in die Zwischenfingerregion luxiert. Nach erfolgter Luxation kann das Grundglied aktiv nicht mehr gestreckt werden. Die Therapie ist einfach und besteht in einer fortlaufenden Naht des Risses mittels einer Drahtausziehnaht. Eine zusätzliche Fixation der Strecksehne, wie sie bei der sekundären Sehnenverrenkung infolge Gelenkachsenknickung, z. B. bei der Ulnardeviation polyarthritischer Finger, ausgeführt wird, ist dagegen nicht notwendig. Außer der Luxation der langen Bicepssehne nach ventral über das Tuberculum maius humeri ist noch die Fibularissehnenverrenkung nach Supinationstraumen im Sprunggelenk von Interesse. Die Behandlung besteht in der Fixation der Sehne im Sulcus musculi bicipitis bzw. in der Wiederherstellung des Retinaculums der Fibularissehnen.

Bei den gedeckten Sehnenverletzungen in Form der partiellen und kompletten Kontinuitätstrennung einschließlich des Sehnenab- bzw. -ausrisses unter Mitnahme eines mehr oder minder großen Knochenfragmentes haben wir uns im Hinblick auf den einzuschlagenden therapeutischen Weg sowie auf die Notwendigkeit der versicherungsrechtlichen Beurteilung stets die Frage vorzulegen, ob als Ursache ausschließlich ein einmaliges Trauma oder aber andere im Vordergrund stehende Faktoren, vor allem in Form einer Herabsetzung der Belastbarkeit des Sehnengewebes durch degenerative Veränderungen, in Frage kommen; mit anderen Worten, handelt es sich um eine traumatische oder aber spontane bzw. pathologische Sehnenruptur.

Für die Beantwortung dieser Frage ist eine sorgfältige Abklärung der Vorgeschichte und des Unfallherganges sowie eine genaue Beurteilung des klinischen und histologischen Befundes erforderlich. Liegt ein relativ schweres Trauma vor, das eine maximal angespannte Sehne entweder senkrecht an umschriebener Stelle trifft oder aber in der Längsrichtung zusätzlich einer plötzlichen Zugbeanspruchung aussetzt, dann besteht an einer traumatisch bedingten Sehnenruptur kein Zweifel, besonders dann natürlich, wenn es sich um einen jüngeren Patienten handelt. Als bekanntes und häufigstes Beispiel einer derartigen Sehnenverletzung darf die Ruptur des Strecksehnenzügels im Bereich des Fingerendgelenkes genannt werden, ferner der Abriß des Tractus intermedius an der Basis des Mittelgliedes mit dem nachfolgenden „Knopflochmechanismus", bei dem es zu einer Beugung des Mittelgelenkes und zu einer Überstreckung des Endgelenkes kommt. Relativ häufig sind auch Rupturen der Profundussehne, meist in Höhe des Mittelgliedes und im Insertionsgebiet; bei der Ausrißverletzung wird meist ein unterschiedlich großes Fragment mitgenommen, das dann auf der seitlichen Aufnahme in Höhe des Superficialissehnenschlitzes, wo der Profundussehnenstumpf gewöhnlich hängen bleibt, zur Darstellung kommt. Mitunter finden sich im Basisbereich der Endphalanx auch mehrere Trümmer, so daß nur noch die dorsale Hälfte der distalen Gelenkfläche erhalten ist. Als Ursache kommen bestimmte Quetschverletzungen, in der Längsrichtung des Fingerstrahles einwirkende Traumen und das „Fingerhakeln" in Frage. Weitere traumatische Sehnenverletzungen finden sich mitunter bei Schulterluxationen, wobei die kurzen Schulterdrehmuskeln ein- bzw. ausreißen; auch der Ausriß der distalen Bicepssehne stellt im Gegensatz zur Ruptur der langen Bicepssehne fast immer eine direkte Traumafolge dar.

An der unteren Extremität lassen sich ebenfalls entsprechende Beispiele anführen. Neben den im Jugendalter zu beobachtenden Abrißverletzungen im Bereich des Trochanter maior und minor und der Quadricepssehne von der proximalen Hälfte der Patella ist es vor allem die infolge einer plötzlichen Überdehnung durch Sturz nach vorn auftretende Ruptur der Achillessehne beim Skifahrer, die in den letzten Jahren zunehmend unser Interesse beansprucht. Diese für den Abfahrtsläufer fast typisch gewordene Verletzung ist als Folge der durch Spezialschuhe und -bindung erreichten festen Verbindung zwischen Fuß und Ski aufzufassen; dadurch müssen nämlich die bei dem Sturz, vor allem bei großer Geschwindigkeit auftretenden Drehmomente im Unterschenkelbereich abgefangen werden. Die Achillessehnenverletzung stellt hierbei nur eine der beiden Folgemöglichkeiten dar. Die zweite, weitaus häufigere Verletzungsart ist bekanntlich der supramalleoläre Trümmerbruch. Der Sehnenverletzung kommt nun insofern eine besondere Bedeutung zu, als sie den natürlichen Beweis erbracht hat, daß auch eine gesunde Achillessehne infolge eines einmaligen Traumas rupturieren kann. Obwohl hierdurch die bisher geltende Auffassung, daß vor allem die großen Sehnen unter normalen Bedingungen nicht reißen könnten, sondern erst nach einer Vorschädigung infolge degenerativer Veränderungen, ins Wanken geraten ist, wird man aber auch heute noch gut daran tun, Rupturen des Ligamentum patellae und der Achillessehne zunächst als Folge einer frühzeitigen Abnutzung oder Alterung aufzudassen, besonders dann, wenn ein bereits älterer Patient lediglich von einem Gelegenheitstrauma betroffen wurde. Ansonsten muß die Unfallzusammenhangsfrage stets individuell beantwortet werden (Begutachtung).

Die sog. *spontanen* oder *pathologischen Rupturen* stellen meist Sehnenverletzungen dar, die auf Grund einer erheblichen Beeinträchtigung der Belastungsfähigkeit infolge Zerschleiß, Abnützung und Alterung des Gewebes bereits bei einer über das Normale nicht hinausgehenden funktionellen Beanspruchung aufgetreten sind. Hierher gehören in diesem Sinne auch die sog. Spätrupturen nach zunächst nur partieller Verletzung sowie die sekundär traumatischen Sehnenrisse, wie z. B. die Ruptur der langen Daumenstrecksehne nach typischer Radiusfraktur, perilunären Luxationen, Distorsionen und direkten Traumen des Handwurzelbereiches. Der Riß des Extensor pollicis longus ist auch als Überlastungsschaden unter der Bezeichnung „Trommlerlähmung" bekannt. Weitere typische Lokalisationen pathologischer Rupturen sind, wie bereits genannt, die lange Bicepssehne, das Ligamentum patellae und die Achillessehne; ferner die Fingerbeugesehnen, und zwar nach Handwurzelverletzungen sowie im Verlauf einer spezifischen Beugesehnenscheidenentzündung. Auch andere Grundleiden, wie Rheumatismus, Typhus, Lues usw. können Ursache einer Spontanruptur sein.

Außer den eben besprochenen Kriterien spielt selbstverständlich auch noch das *Alter* der *Sehnenverletzung* eine große Rolle. So ist eine primäre Sehnennaht nur bei Vorliegen einer frischen Verletzung berechtigt, wobei uns die Beschränkung auf eine 6- oder 8-Std-Grenze weit weniger wichtig als das Ergebnis einer genauen Wundinspektion und -exzision erscheint. Haben wir auf Grund der lokalen Verhältnisse Bedenken gegen eine mit hinreichender Sicherheit erfolgende primäre Wundheilung oder liegt bereits eine Infektion vor bzw. eine veraltete, nicht behandelte Verletzung, dann werden wir uns auf die reine Wundbehandlung beschränken und versuchen, so schnell wie möglich eine Wundheilung zu erzielen, da ja immer noch die Möglichkeit der sekundären Sehnennaht bleibt. Diese kann noch bis zu 8 Wochen nach dem Unfall mit gutem Erfolg durchgeführt werden. Liegt die Verletzung dagegen schon länger zurück, dann muß man auf die Verwendung des proximalen Sehnenstumpfes bzw. des zugehörigen Motors wegen der inzwischen vorhandenen degenerativen Veränderungen und des Fehlens einer brauchbaren Sehnenamplitudenhöhe meist verzichten und durch Transposition der Sehne eines funktionell weniger wichtigen Muskel einen neuen Kraftspender schaffen.

Allgemeine Symptomatik

Das Erkennen der Verletzung einer funktionell wichtigen Sehne bereitet meist keine großen Schwierigkeiten. Weisen Art und Lokalisation der Wunde häufig schon allein auf eine mögliche Sehnenbeteiligung hin, so gibt sich diese bei Durchführung bestimmter Untersuchungsmethoden, wie sie DICK bereits für die Diagnose der Fingersehnenverletzungen angegeben hat, stets zu erkennen. Bereits die *Inspektion* vermag wertvolle Hinweise zu liefern, da sich Sehnenverletzungen in einer Änderung der Ruhestellung bestimmter Gelenke bzw. Gliedabschnitte zu erkennen geben können. Es sei hierzu beispielsweise auf das Herabhängen des Fingers bei Durchtrennung des Strecksehnenapparates in Höhe des Grundgelenkes oder aber an das Vorstehen eines Fingers bei Durchtrennung beider Beugesehnen hingewiesen. Charakteristisch sind ferner Veränderungen des Weichteilreliefs, wie z. B. die Verlagerung des kontrahierten M. biceps kranialwärts nach Ruptur der distalen Sehne oder aber die Veränderung der Tabatière nach Riß der langen Daumenstrecksehne. Hierzu lassen sich weitere Aussagen machen, wenn man den Verlauf der einzelnen Sehnen palpatorisch überprüft und den Patienten auffordert, gleichzeitig entsprechende Bewegungen zur Anspannung der einzelnen Sehnen durchzuführen. Die wichtigste Untersuchung stellt jedoch die Überprüfung der in einem Gelenk jeweils möglichen aktiven Beweglichkeit dar, wobei der an das zu überprüfende Gelenk proximal anschließende Skeletabschnitt vom Untersucher zu fixieren ist. Ist eine Sehne für sich allein für eine bestimmte Bewegung verantwortlich, dann gibt sich ihre Verletzung stets in einem entsprechenden *Funktionsausfall* zu erkennen. So führt die Durchtrennung des Flexor digitorum profundus zu einem Ausfall der Endgliedbeugung. Hat eine verletzte Sehne dagegen einen Synergisten aufzuweisen, dann ist meist nur eine entsprechende Minderung der Bewegungskraft festzustellen. Der Pat. führt hierzu am besten gegen den Widerstand der Finger des Untersuchers die in Frage kommenden Bewegungen durch, wobei die gesunde Seite stets zum Vergleich mit heranzuziehen ist. Eine Beeinträchtigung der Bewegungsumfanges kann unter Umständen vorhanden sein, was sich jedoch nur bei genauester und subtiler Untersuchung zu erkennen gibt. Als bekanntes Beispiel sei die fehlende Endbeugung in einem vorher intakten Langfingermittelgelenk bei Ausfall der Sublimissehne erwähnt, da die erhaltene tiefe Beugesehne in diesem Gelenk nur um knapp 90° beugen kann.

Vor Beginn der operativen Wundversorgung sollte aber noch zu einem weiteren wichtigen Punkt Stellung genommen werden, nämlich der Frage der *Lokalisation der Sehnenverletzung*, da sich daraus wichtige Hinweise für die Art der Behandlung und die Prognose ergeben. Hierauf wird bei der Besprechung der einzelnen Sehnenverletzungen noch gesondert einzugehen sein.

Nach diesen Gesichtspunkten geht man im Prinzip auch bei der Beurteilung veralteter Sehnenverletzungen vor, nur mit der Einschränkung, daß in diesen Fällen ein Funktionsverlust nicht unbedingt beweisend für eine Sehnendurchtrennung sein muß. Als weitere Ursache einer Bewegungsbehinderung müssen hierbei vor allem Adhäsionen antagonistisch wirkender Sehnen sowie der zu überprüfenden Sehnen selbst, und zwar proximal des in Frage kommenden Gelenkes in Betracht gezogen werden. Außer ,,Tenodeseneffekten'' ist auch noch mit der Möglichkeit von sog. Trickbewegungen zu rechnen, wie sie beispielsweise bei Ausfall des M. adductor pollicis durch den M. flexor pollicis longus in Form des Fromentschen Zeichens in Erscheinung treten. Täuschungen sind ferner bei Muskelzerreißungen mit nachfolgender Narbenbildung sowie bei Instabilität proximal gelegener Skeletabschnitte möglich. Schließlich muß auch immer an die Möglichkeit eines motorischen Ausfalls infolge Läsion des zugehörigen Nervens gedacht werden.

Heilungsvorgänge bei Sehnenverletzungen

Das Hauptproblem der Sehnenchirurgie stellen nach wie vor die *postoperativen Verwachsungen* dar. Zwar treten sowohl nach Naht als auch nach freien Sehnentransplantationen unter günstigsten Bedingungen, also besten lokalen Voraussetzungen und sorgfältiger Operationstechnik, schon physiologischerweise Adhäsionen auf, wodurch die Ernährung des betroffenen Sehnenabschnittes gewährleistet wird. Andererseits ist es aber gerade die in das Pathologische überschießende Narbenbildung, die so manchen Operationserfolg zunichte macht. Es ist daher notwendig, vor Besprechung der Operationsindikationen und -methoden auf die *Heilungsvorgänge* bei Sehnenverletzungen und -nähten näher einzugehen, da sich hieraus die Grenzen und Möglichkeiten der Sehnenchirurgie am besten beurteilen und abstecken lassen.

Wird eine Sehne durchtrennt, dann retrahiert sich der proximale Stumpf entsprechend der Kontraktionsfähigkeit des zugehörigen Muskelbauches, soweit er nicht durch Verbindungen mit anderen Sehnen (Juncturae tendineae) oder durch Muskelursprünge (Mm. lumbricales) daran gehindert wird. Erfolgt die Durchtrennung der Sehne in einem scheidenlosen Abschnitt, dann proliferieren die Stümpfe der Sehne wie auch das Paratenon. Das Auswachsen geschieht in Form eines Pseudopodiums, mit dem der gegenüberliegende Sehnenstumpf erreicht werden soll. Auf dem Wege dorthin verwächst das Pseudopodium mit der Umgebung und verankert auf diese Weise das Sehnenende. Auch bei der Naht von Sehnen unterschiedlicher Dicke, bei der ein Teil der dickeren Sehne unbedeckt bleibt, kann vom Epitenon dieser Stelle ein derartiges Pseudopodium auswachsen und durch Adhäsion mit der Nachbarschaft die Gleitbeweglichkeit der genähten Sehne ganz erheblich behindern; ferner kann hierdurch die Funktion der Antagonisten eingeschränkt werden. Es empfiehlt sich daher, das Kürzen von Sehnen oder aber das Ablösen einer zu verlängernden Sehne stets so vorzunehmen, daß sich die Sehnenwunde entweder selbst durch ihre besondere Lage oder aber durch wenige Situationsnähte verschließen läßt. Das Belassen einer querverlaufenden Sehnenwunde ist ungünstig.

Nachteilig können sich derartige Verwachsungen vor allem bei einem im Hohlhandbereich liegenden Profundussehnenstumpf auswirken, und zwar durch Behinderung der Flexionsmöglichkeit der übrigen tiefen Beuger. Der Bereich solcher Sehnenstümpfe ist häufig auch ausgesprochen druckschmerzhaft und behindert dadurch den festen Faustschluß. Die postoperative Revision zeigt dann einen sog. Pseudopodienschlauch, in dem sich das Sehnenende, meist von etwas Flüssigkeit umgeben, findet.

Im übrigen kommt es an den Sehnen durch Traumen und nachfolgende Inaktivität zu degenerativen Veränderungen. Die Sehnenstümpfe schwellen an, werden weich, bekommen einen gelblichen Farbton und zeigen schließlich eine verminderte Belastungsfähigkeit. Im gleichen Zuge verliert der zugehörige kontrahierte Muskel allmählich seine normale Dehnbarkeit. Nach 2 Monaten sind die degenerativen Veränderungen so weit fortgeschritten, daß eine direkte Sehnennaht nicht mehr in Betracht kommt.

Auch eine nur teilweise durchtrennte Sehne weist degenerative Veränderungen auf, so daß es früher oder später zu einer Ruptur kommen kann. Bei der Versorgung derartiger Sehnenläsionen sollte übrigens darauf geachtet werden, daß keine freien Sehnenteile zurückbleiben.

Wenn die Verletzung einer Sehne dagegen in ihrer Scheide erfolgt, dann zeigen die an ihren Enden abgerundeten Sehnenstümpfe keine Tendenz zur Proliferation und liegen somit beweglich in der Scheide. Ist die Verletzung jedoch sehr ausgedehnt oder tritt eine Infektion ein, dann kommt es auch in Sehnenscheiden zu Verwachsungen. Eine besondere Rolle spielt hierbei die Zunahme der Sehnendicke, wodurch es in dem volumenmäßig begrenzten osteofibrösen Kanal schließlich zu einer Ischämie des eingeklemmten Sehnenabschnittes mit nachfolgender Nekrose und Umwandlung in eine allmählich schrumpfende Narbe kommt. An diesem Vorgang beteiligt sich dann auch die Sehnenscheide selbst.

Wenn sich die Proliferationen der Enden einer durchtrennten Sehne gegenseitig finden, zusammenwachsen und schließlich kontrahieren, dann kann dadurch die Kontinuität auf natürlicher Weise wiederhergestellt werden. Dieser seltene Idealfall tritt jedoch nur dann ein, wenn die Sehnenenden durch entsprechende Entlastungsstellung in den Gelenken einander genügend weit genähert und lang genug ruhiggestellt werden, wie es die Ergebnisse der konservativen Behandlung der Strecksehnenzügelruptur im Bereich des Fingerendgelenkes beweisen. Ansonsten ist man gezwungen, die meist mehrere Zentimeter entfernt liegenden Sehnenstümpfe einander künstlich zu nähern, d. h. durch Naht zu adaptieren. Die Heilung, die ENDERLEN bereits 1893 anhand von tierexperimentellen Untersuchungen histologisch recht genau beschrieben hat, verläuft dann nach BUNNELL in 4 Stadien. In der ersten Woche sind die vereinigten Sehnenenden infolge der vermehrten Vascularisation geschwollen und von einer sulzigen, durchsichtigen Substanz in Form einer spindelförmigen Anschwellung umgeben, in die Bindegewebszellen einzuwachsen beginnen. Dieser sog. „fibroplastischen Schienung" folgt dann in der zweiten Woche der Höhepunkt der Bindegewebsproliferation. Gleichzeitig beginnen am 8. Tag Sehnenfasern und Sehnenzellen in das verbindende Gewebe einzuwachsen und überbrücken schließlich zwischen dem 10. und dem 14. Tag den Defekt. Infolge Vascularisation verwächst die spindelförmige Nahtstelle auch mit der Umgebung. In der 3. Woche entstehen dann die kollagenen Sehnenfasern, die den Defekt überbrücken, während in der 4. Woche Vascularisation und Schwellung zurückgehen; gleichzeitig löst sich die Sehne vom umgebenden Gewebe und wird damit allmählich wieder gleitfähig.

An dem Heilungsvorgang sind in erster Linie paratendinöses Gewebe, Epitenon, Endotenon und das intratendinöse Gefäßsystem beteiligt; die Sehnenzellen treten dagegen erst nach 2—3 Wochen in Erscheinung.

Operationsindikationen

Die Indikation zum therapeutischen Vorgehen ist nur bei Verletzungen funktionell wichtiger Sehnen gegeben. Bei Betroffensein des M. palmaris longus oder aber der oberflächlichen Kleinfingerbeugesehne werden wir daher stets von einer Sehnennaht absehen. Auch bei funktionell weniger wichtigen Sehnen, wie den übrigen oberflächlichen Beugesehen oder aber der Sehne des M. extensor carpi radialis longus, soll man auf eine Naht verzichten; das gilt besonders dann, wenn diese Sehnen allein betroffen sind und sich die Lokalisation der Verletzung oder aber die für die Heilung notwendige Ruhigstellung für die Funktion der Hand nachteilig auswirken sollte. Liegt nur eine partielle Sehnenverletzung vor, dann sollen im Rahmen der Wundausschneidung lediglich die meist ausgefransten Sehnenbündel abgetragen werden, um die Verwachsungsmöglichkeiten mit der Umgebung auf ein Minimum zu reduzieren. Bei glatter teilweiser Durchtrennung kann eine feine adaptierende atraumatische Seidennaht gelegt werden.

Eine *primäre Sehnennaht* kommt nur dann in Frage, wenn saubere, glattwandige Wundverhältnisse vorliegen und der Eingriff unter optimalen äußeren Bedingungen durchgeführt werden kann. Dabei muß die Operation jedoch zeitlich nicht unbedingt auf die 6—8 Std-Grenze begrenzt sein. Bei Vorliegen günstiger lokaler Verhältnisse kann nach BUNNELL sogar noch nach 12 Std bis unter Umständen 24 Std operiert werden. Ansonsten verbietet sich aber die sofortige Sehnennaht, vor allem bei ausgedehnten Wunden, die zuviel Traumatisation erfahren haben und Verschmutzung des Gewebes oder gar schon Anzeichen einer Infektion aufweisen. Äußerst ungünstige Verhältnisse finden sich ferner bei Weichteildefekten, zu deren Deckung größere hautplastische Maßnahmen erforderlich sind. Auch bei Vorliegen von Frakturen und schweren Gelenkverletzungen soll man die primäre Sehnennaht unterlassen, da wegen der längeren Ruhigstellung nicht frühzeitig genug mit der Mobilisierung der genähten Sehne begonnen werden kann. Findet sich eine derartige Verletzung an einem Langfinger, besonders in Kombination mit einer Läsion der beiden volaren Nervengefäßstränge, dann kommen überhaupt keine wiederherstellenden Eingriffe mehr in Frage, sondern nur noch die Amputation.

Die Indikation ist nach allgemeiner Erfahrung auch von der Lokalisation der Verletzung abhängig zu machen. Dies gilt insbesondere für die osteofibrösen Sehnenscheidenkanäle an den Fingern. Die Nahtergebnisse sind hier derartig schlecht, daß BUNNELL diesen Abschnitt zum „Niemandsland" erklärt hat. Bei Betroffensein beider Beuger wird die Wiederherstellung der Beugefähigkeit daher nach Abschluß der Wundheilung und Eintritt der freien passiven Gelenkfunktion im allgemeinen in Form der freien Sehnentransplantation durchgeführt.

Die *sekundäre Sehnennaht* bietet alle Vorteile eines geplanten Eingriffes und kann stets unter aseptischen Verhältnissen und günstiger Wahl des Zugangsweges durchgeführt werden. Auch weiß man, daß ihre Erfolgsaussichten mindestens ebenso gut sind wie die unter günstigen Bedingungen durchgeführten primären Nähte. Daraus ergibt sich, daß die primäre Naht offener Sehnenverletzungen an sich keine zwingende Notwendigkeit darstellt, vor allem dann, wenn an einer komplikationslosen Wundheilung auch nur die geringsten Zweifel bestehen oder aber mit einer übermäßigen Narbenbildung zu rechnen ist. Voraussetzung für ein günstiges Ergebnis einer sekundären Sehnennaht ist allerdings die rechtzeitige

Durchführbarkeit des Eingriffes, am besten 3—4 Wochen nach der Verletzung. Bis dahin müssen reizlose Wundverhältnisse und freie passive Gelenkbeweglichkeit vorliegen. Mit zunehmendem Alter der Verletzung werden die Voraussetzungen für eine End-zu-End-Naht schlechter, einmal wegen Fortschreitens degenerativer Veränderungen an den Sehnenstümpfen, zum anderen wegen Folgen der Muskelinaktivität, die sich in einem steigenden Sehnenamplitudenverlust zeigen.

Ungünstig ist auch die *Kombination von Sehnen- und Nervenverletzungen,* da man bei alleiniger Durchführung der primären Nervennaht infolge der hiernach notwendigen Ruhigstellung von mindestens 3 Wochen mit der sekundären Sehnennaht zeitlich leicht in Verzug geraten kann, so z. B. beim Auftreten einer Weichteilschwellung mit Behinderung der Fingerbeweglichkeit („Handfingersyndrom"). Wir versuchen daher, bei einer solchen kombinierten Verletzung die gleichzeitige primäre Versorgung durchzuführen, zumal die sofortige Naht von Sehnen und Nerven praktisch gleichen Indikationen unterliegt. Die alleinige Nervennaht nehmen wir dagegen nur dann vor, wenn zeitliche Gründe einer sorgfältigen Versorgung der Sehnenverletzung entgegenstehen oder aber die Sehnennaht auf Grund des lokalen Befundes im Augenblick nicht gerechtfertigt erscheint. Bestehen jedoch hinsichtlich der Wundheilung irgendwelche Bedenken oder sind Nerven- und Sehnenstümpfe sowie deren Gleitlager ausgedehnt lädiert, dann kommt nur die gleichzeitige sekundäre Versorgung in Betracht. Dieses Vorgehen hat den großen Vorteil, daß man bei der heutigen Technik der Nervennaht mit Milliporeumscheidung die Entfernung dieses Kunststoffilters, falls erforderlich, mit einer Tendolyse kombinieren kann. In Zweifelsfällen gilt selbstverständlich nach wie vor die Regel, daß die Versorgung einer Nervenverletzung, insbesondere an der oberen Extremität, stets als vorrangig zu betrachten ist.

Bei den geschlossenen Sehnenverletzungen, und zwar sowohl bei den traumatischen als auch bei den pathologischen Läsionen, besteht kein Anlaß für ein sofortiges therapeutisches Eingreifen. Freilich soll auch hier die Behandlung mit Rücksicht auf die auftretenden bzw. fortschreitenden degenerativen Veränderungen möglichst frühzeitig erfolgen. Konservative Behandlungsmethoden sind praktisch nur bei der relativ häufigen Verletzung des Strecksehnenzügels im Fingerendgelenkbereich angezeigt. Läsionen funktionell weniger bedeutender Sehnen, wie z. B. die spontane Ruptur der langen Bicepssehne, erfordern nicht unbedingt therapeutisches Eingreifen, vor allem beim älteren Patienten. Ansonsten gelten in etwa die gleichen Behandlungsprinzipien wie bei den offenen Sehnenverletzungen. So hat bei abgerissenen Sehnen die Reinsertion zu erfolgen, während bei Vorliegen stärkerer degenerativer Veränderungen entweder ein Transplantat zwischengeschaltet oder aber eine Sehnentransposition durchgeführt werden muß.

Allgemeine Behandlungsrichtlinien

Eingriffe an Sehnen sollten stets in Blutleere durchgeführt werden. Nur dann ist es möglich, das gesamte Ausmaß der Traumatisierung und Verschmutzung des Gewebes bei frischen Verletzungen zu übersehen und damit die Tiefe der notwendigen Wundexcision zu bestimmen. Auch bei veralteten Sehnenverletzungen ist nur in Blutleere das für den Erfolg des Eingriffes erforderliche sorgfältige und gewebeschonende Operieren durchführbar. Auf Verletzungen der Gleitflächen und Austrocknen des Gewebes muß besonders geachtet werden. Man verzichtet deshalb auf das übliche Tupfen und bespült die Wunde immer wieder mit physiologischer Kochsalzlösung. Die Sehnen dürfen nur an ihren Enden mit Pinzetten, Klemmen oder Faßzängchen gehalten und sollen ansonsten durch stumpfe Instrumente oder Haltefäden dirigiert werden. Während der Naht werden dann die traumatisierten Enden abgeschnitten. Das Zurückschlüpfen des proximalen Stumpfes verhindert eine senkrecht durch die Sehne eingestochene Nadel, die im umgebenden Gewebe verankert wird. Nach Beendigung der Sehnennaht heben wir die Blutleere auf. Für die Blutstillung genügt nach Abwarten der reaktiven Hyperämie meist das temporäre Abklemmen der Gefäße; sonst nehmen wir Unterbindungen mit feinstem Catgut vor.

Besonderes Augenmerk ist bei primären wie auch sekundären Eingriffen an Sehnen der Wahl der Schnittführung zu widmen. Die Incisionen sollten stets so angelegt werden, daß sie nicht direkt über den Sehnen, vor allem nicht in ihrer Längsrichtung zu liegen kommen und Anlaß für eine spätere Narbenkontraktur geben. Bei Vorliegen einer Wunde ist oftmals eine ausreichende Erweiterung zur besseren Übersicht notwendig. Die hierzu erforderlichen Incisionen werden jeweils von den Wundwinkeln aus vorgenommen, so daß Z-, stufen- oder winkelförmige Wundverläufe entstehen. Auch kann es vorkommen, daß ein ungünstiger Wundverlauf korrigiert werden muß, z. B. in Form einer Z-Plastik. Zurückgeschlüpfte Sehnenstümpfe lassen sich häufig durch entsprechendes Bewegen bestimmter Gliedabschnitte oder durch Druck auf die zugehörigen Muskelbäuche in das bereits erweiterte Wundgebiet zurückbringen. Gelingt das nicht, dann sollen die Sehnen von zusätzlichen, die Funktion nicht störenden Incisionen aus aufgesucht und dann mittels Sonden nach peripher geführt werden.

Nahtmethoden

Unter den bekannten *Nahtmaterialien* haben sich auch uns der schwedische rostfreie Stahldraht (7 ×0,05 mm) sowie die schwarze atraumatische Seide bestens bewährt. Dabei geben wir, wo immer möglich, dem Stahldraht den Vorzug, da er die beste Gewebsverträglichkeit bei hoher Zug- und Reißfestigkeit besitzt. In Form der ausziehbaren Naht stellt er das ideale Nahtmaterial dar, dessen Aufgabe ja mit dem Eintritt der Sehnenheilung beendet ist.

An dieser Stelle sollen nur die Prinzipien der wichtigsten Nahttechniken beschrieben werden. Auf ihre besonderen Anwendungsformen wie auch auf ganz spezielle Nahtmethoden wird bei der Besprechung der einzelnen Sehnenverletzungen einzugehen sein.

Von einer guten Sehnennaht müssen wir folgendes verlangen: gute Adaptation der Sehnenstümpfe; Verlagerung des Nahtmaterials in das Sehneninnere, um Verwachsungen infolge Fremdkörperreaktion möglichst gering zu halten; Haltbarkeit und technisch einfaches Vorgehen, ohne Abschnürung des Sehnengewebes. In dieser Hinsicht hat sich im Verein mit den an das Nahtmaterial zu stellenden Ansprüchen nach allgemeiner Ansicht die *ausziehbare Drahtnaht* nach BUNNELL am besten bewährt, deren Technik im folgenden beschrieben wird (Abb. 229).

Nach Fixation des proximalen Sehnenstumpfes und Fassen des Sehnenendes wird ein 25—30 cm langer Stahldraht an beiden Enden mit geraden Sehnennadeln armiert, etwa 15 mm proximal des Stumpfes quer durch die Sehne eingestochen und bis zur Hälfte durchgezogen. Ganz knapp distal der Ein- und Ausstichstelle werden dann beide Nadeln, sich schräg kreuzend, durch die Sehne gestochen. Dabei wird in eine der entstehenden Schlaufen ein etwa 20 cm langes Drahtstück bis zur Hälfte eingezogen, an beiden Enden mit einer feinen Klemme gefaßt und bei Gegenzug an der Sehnennaht zu einem Stück zusammengedreht. Hierdurch soll ein Einwachsen bzw. Verfangen von Gewebsteilen vermieden werden, die das Entfernen des Nahtmaterials behindern könnten. Nun führt man die beiden Sehnennadeln in peripherer Richtung noch ein- bis zweimal kreuzweise durch die Sehne, prüft das Gleitvermögen des Drahtes im proximalen Sehnenstumpf und trennt danach dessen Ende im Bereich des Gesunden ab. Die kurz proximal davon herausgehenden Drahthälften werden nochmals ins Sehneninnere eingestochen und dann angezogen, bis sich die Sehne leicht in Falten legt. Am distalen Sehnenstumpf führt man die beiden Nadeln ganz dicht an der Klemme, parallel und etwas einwärts der seitlichen Ränder liegend, in der Längsrichtung auf

2—3 cm ein. Hierzu wird die am Sehnenende liegende Klemme leicht gedreht und dabei die Sehne unter Spannung gehalten. Das traumatisierte Ende schneidet man wiederum glatt ab, während die beiden Drähte, am besten mit Hilfe nur einer Nadel, in distaler Richtung durch die Haut gestochen und hier entweder über einem Knopf geknotet oder mittels Bleikügelchen über einem Plättchen verankert werden. Zuvor ist die gute Adaptation der Stümpfe zu überprüfen. Manchmal kann es vorkommen, daß man zusätzlich noch eine oder zwei feinste atraumatische Seideneinzelknopfnähte zur besseren Adaptation der Stümpfe legen muß. Der Ausziehdraht wird in proximaler Richtung nach außen geleitet und hier zur Unterscheidung ohne Verankerung gelassen.

Eine sichere Adaptation der Stümpfe und sehr haltbare Naht liefert die Methode der *versenkten Naht* nach DYCHNO-BUNNELL (Abb. 230), die auch als „Schnürsenkelnaht" bekannt ist. Sie kann sowohl mit Seide als auch mit Draht durchgeführt werden. Im Bereich kritischer Zonen ist aus bereits erwähnten Gründen der Draht vorzuziehen. Ein nach Monaten auftretender Materialschaden in Form der multiplen Fragmentation ist erfahrungsgemäß für die Funktion nicht von Belang.

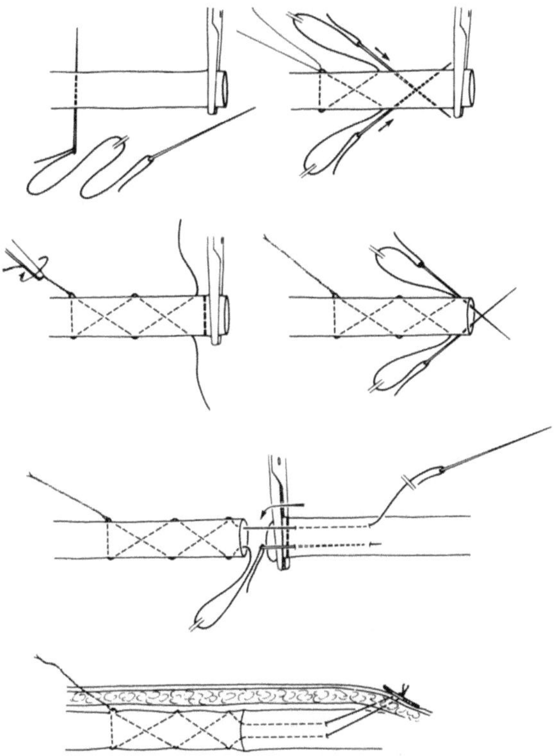

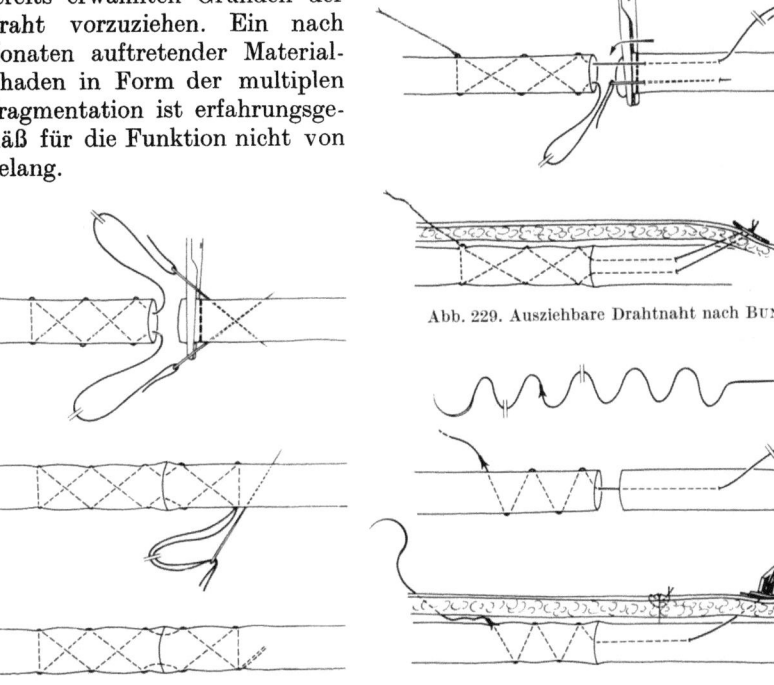

Abb. 229. Ausziehbare Drahtnaht nach BUNNELL

Abb. 230. Versenkte Naht nach DYCHNO-BUNNEL (Schnürsenkelnaht)

Abb. 231. Ausziehbare Drahtnaht nach LENGEMANN

Bei diesem Verfahren wird das beiderseits mit Nadeln armierte Nahtmaterial wiederum in gleicher Weise wie bei der eben beschriebenen Methode gekreuzt durch den proximalen Sehnenstumpf geführt und angezogen. Auch im distalen Sehnenstumpf verläuft die Naht gekreuzt. Der erste Einstich erfolgt dabei an beiden Seiten ganz knapp distal der Klemme. Um ein Anstechen der sich kreuzenden Fäden zu vermeiden, ist es zweckmäßig, bei allen derartig geführten Nähten die beiden Nadeln nur zum Teil durch die Sehne zu stechen und erst danach ganz durchzuziehen. Nach zweimaligem Durchstich wird das Gleitvermögen der beiden Drähte im distalen Stumpf überprüft und dessen Ende zwischen Klemme und erstem Einstich der Sehnennaht scharf abgetrennt. Entlang der angespannten Drähte schiebt man dann den distalen Stumpf bis an den proximalen zurück, sticht hierauf eine der beiden Nadeln quer durch die Sehne und verknüpft das Nahtmaterial unter gehöriger Spannung. Die überstehenden Nahtreste werden schließlich versenkt und hierzu in eine gemeinsame Nadel gefädelt, nochmals durch die Sehne gestochen und an der gegenüberliegenden Seite kurz abgeschnitten. Nach beendeter Naht sollen beide Sehnenstümpfe leichte Faltenbildung aufweisen, und das Nahtmaterial soll an der Oberfläche kaum mehr sichtbar sein.

Die Vorteile einer entfernbaren Naht wie auch der Einfachheit bietet das von LENGEMANN (Abb. 231) angegebene Verfahren.

Das Nahtmaterial besteht hier aus einem Stahldraht, der einen festverankerten Widerhaken und an seinen Enden eine gebogene und gerade Nadel trägt. Bei der Naht wird die gerade Nadel 3—4mal durch den proximalen, dann zentral durch den distalen Sehnenstumpf und schließlich durch die Haut gestochen. Danach fädelt man mit dieser Nadel ein zentral durchbohrtes Gummi- und Bleiplättchen und schließlich eine Bleikugel auf. Nach genügendem Anziehen des Drahtes, wozu fester Sitz des Widerhakens am proximalen Sehnenabschnitt und gute Adaptation der leicht gefälteten Sehnenstümpfe zu überprüfen sind, erfolgt dann die Fixierung der Naht. Hierzu wird die Bleikugel mit einer Flachzange, die gleichzeitig einen gewissen Druck auf das Bleiplättchen ausübt, zusammengepreßt, bis sich der Draht nicht mehr retrahieren kann. Abschließend sticht man die runde Nadel nach proximal durch die Weichteile und läßt ein genügend langes Drahtstück zur späteren Entfernung des Nahtmateriales überstehen.

Die eben geschilderten Nahtmethoden eignen sich besonders für Sehnen mit kreisrundem oder ovalärem Querschnitt. Die Verfahren der entfernbaren Sehnennähte können aber auch bei den im Querschnitt flachen Strecksehen mit gutem Erfolg angewendet werden; ferner die sog. Achter- und Einrollnaht. Bei den beiden letzten Methoden handelt es sich ebenfalls um entfernbare Nähte. Sie

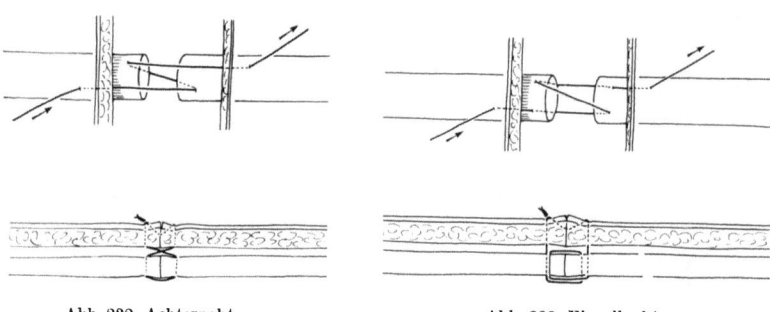

Abb. 232. Achternaht   Abb. 233. Einrollnaht

haben allerdings zur Voraussetzung, daß die Wunden genau in Höhe der Sehnenverletzungen und quer zur Sehne verlaufen.

Bei der *Achternaht* (Abb. 232) wird zuerst der proximale Wundrand und der distale Sehnenstumpf durchstochen, von hier aus der proximale Sehnenstumpf und schließlich der distale Wundrand. Dann wird die Naht bei gut entspannter Sehne angezogen, zurückgestochen und geknotet. Die Anzahl der erforderlichen Achternähte richtet sich nach der Breite der Sehne.

Die *Einrollnaht* (Abb. 233) beginnt mit dem Stich durch den proximalen Wundrand, dann wird die Nadel durch den proximalen und distalen Sehnenstumpf geführt und nach Wiederholung der Sehnendurchstiche in gleicher Richtung schließlich durch den distalen Wundrand nach außen geführt. Gute Adaptation der entlasteten Sehnenstümpfe, Rückstichnaht durch die Haut und Setzen des Knotens beenden diese Naht.

Häufig kommt man aber bei Strecksehen auch mit einfacheren Nahtmethoden aus, vor allem dann, wenn die Naht nicht unter zu großer Spannung steht und die Wundverhältnisse für eine Achter- und Einrollnaht ungünstig liegen. Es handelt sich um die einfache durchflechtende End-zu-End-Naht sowie die Einzelknopfnaht. Auch die Vereinigung von Sehnenstümpfen mittels U- und Vierecknähten hat sich bewährt. Neben ausreichender Stabilität der Naht sollte jedoch auch bei den Strecksehnen darauf geachtet werden, möglichst viel Nahtmaterial zu versenken.

Bei Sehnenverletzungen im Bereich bestimmter kritischer Zonen kommt, wie bereits betont wurde, für den allgemeinen Gebrauch weder primär noch sekundär eine End-zu-End-Naht in Frage. Die Wiederherstellung der Funktion erfolgt in diesen Fällen durch *freie Sehnentransplantation*, wobei die distalen Sehnenstümpfe in toto excidiert werden. Besonders geeignet sind hierfür dünne Sehnen, vor allem die Sehne des M. palmaris longus, die langen Zehenstrecksehnen und schließlich diejenige des M. plantaris longus. Die Ernährung dieser Transplantate erfolgt zunächst durch Diffusion und schließlich durch fortschreitende Vascularisation. Während die oberflächlichen Gewebeschichten immer erhalten bleiben, kann es zentral zu mehr oder minder ausgedehnten Nekrosen kommen, die allmählich durch lebende Sehnenzellen und Fasern ersetzt werden. Im allgemeinen sind solche Transplantate nach 3 Wochen ähnlich den bei den Sehnennähten geschilderten Vorgängen eingeheilt, so daß mit vorsichtigen Bewegungsübungen begonnen werden kann; volle Belastungsfähigkeit ist erst nach 5 Wochen gegeben.

Die Entnahme der Transplantate erfolgt in der Regel von kleinen Querschnitten aus, wobei ganz besonders auf die Unversehrtheit der Sehnenoberfläche zu achten ist. Für die Gewinnung der Plantaris-longus-Sehne hat sich uns der Sehnenstripper von PAUL BRAND besonders bewährt. Auf die gleichzeitige Mitverpflanzung von Paratenon verzichten wir.

Die Nähte bei der freien Sehnentransplantation sollten stets außerhalb kritischer Zonen gelegt werden. Besonders geeignet sind Sehnenabschnitte, wo die Nahtstellen noch zusätzlich mit Muskulatur eingescheidet werden können, wie etwa mit Hilfe der Mm. lumbricales bei der freien Beugesehnentransplantation.

Die freie Sehnentransplantation kann auch einmal zur Überbrückung eines Sehnendefektes notwendig sein. Derartige Defekte können entweder eine unmittelbare Traumafolge darstellen oder aber infolge der notwendigen Kürzung degenerativ veränderter Sehnenenden, insbesondere bei bereits eingeschränkter, aber noch ausreichender Elastizität des zugehörigen Muskelbauches, entstehen.

Bei nicht mehr ausreichender Muskelelastizität kann die Funktion schließlich noch durch *Transposition* einer funktionell weniger wichtigen Sehne auf den peripheren Sehnenstumpf wiederhergestellt werden. Bei genügender Länge läßt sich die neue Sehne sogar anstelle der alten reinserieren. Die letztgenannte Methode hat in funktioneller Hinsicht besondere Bedeutung, da sehr früh, etwa nach einer Woche, mit der Nachbehandlung begonnen werden kann. Diese Sehnentranspositionen können unter günstigsten Voraussetzungen auch einmal primär angewendet werden; in der Regel sind sie jedoch ebenso wie die freie Sehnentransplantation als sekundäre Maßnahmen anzusehen. Als Ersatzoperation bei irreparablen Nervenschäden hat die Transposition von Sehnen und Muskelansätzen besondere Bedeutung und ein breites Anwendungsgebiet erlangt.

Nachbehandlung bei Eingriffen am Sehnenapparat

Postoperativ stellen wir die Extremität in Entlastungsstellung der in Frage kommenden Sehnen soweit ruhig, daß aktive Bewegungen, die die Sehnennaht gefährden könnten, nicht durchführbar sind. Hierzu hat sich der sog. Kompressionsverband mit abnehmbarer Gipsschiene bestens bewährt. Durch gleichzeitiges Hochlagern können Weichteilschwellungen und Hämatome verhindert werden. Außerdem versuchen wir durch möglichst frühzeitige Aufnahme aktiver Bewegungsübungen in den freigelassenen Gelenken einem Immobilisierungsschaden vorzubeugen. Diese Maßnahmen können medikamentös, etwa durch i. v. Verabfolgung hoher Venostasindosen (20—30 cm^3), unterstützt werden.

Die Dauer der Ruhigstellung beträgt im allgemeinen 3 Wochen; nur bei Eingriffen an den Strecksehnen der Finger nehmen wir den Verband erst nach 4 Wochen ab. Während dieser Zeit sind nur geringfügige aktive Bewegungen erlaubt, die jedoch von den meisten Patienten bereits unbewußt durchgeführt werden, da es offenbar nicht möglich ist, die Muskulatur völlig und dauernd zu entspannen. Mit systematischen Bewegungsübungen beginnen wir erst nach Abnahme der Verbandsanordnung und entfernen dann eine Woche später das ausziehbare Nahtmaterial. Während der ersten Woche sind nur vorsichtige aktive Bewegungsübungen erlaubt, wobei ein Gelenk nach dem anderen eingeübt wird. Hierbei werden die jeweils proximal liegenden Abschnitte so festgehalten, daß die Sehnen stets unter günstigsten funktionellen Bedingungen zum Einsatz kommen können. In der zweiten Woche lassen wir die Bewegungsübungen unter langsam zunehmender Kraftaufwendung durchführen und beginnen gleichzeitig mit Beschäftigungstherapie. In der dritten Woche können die Übungen in der Regel ohne Einschränkung vorgenommen werden.

Die Nachbehandlung muß stets unter ärztlicher Aufsicht durchgeführt werden, am besten durch den Operateur selbst. In der ersten Woche sollte der Patient möglichst täglich angesehen werden, nicht nur um mit ihm die notwendigen Übungen zu besprechen und deren richtige Ausführung zu kontrollieren, sondern auch um evtl. auftretende Komplikationen sofort zu erfassen und entsprechend zu behandeln. Dies ist besonders bei ambulanten Patienten wichtig, die man erst dann für zunehmend größere Zeitabschnitte aus dem Auge lassen sollte, wenn sich herausstellt, daß die Grundsätze der erforderlichen Nachbehandlung verstanden und richtig befolgt werden. Dies erreicht man aber nur dann, wenn man immer wieder auf den Sinn der aktiven Bewegungsübungen hinweist, da der Erwachsene an sich zur passiven Mobilisierung neigt. Auch ist es wichtig, ihm klar zu machen, daß die tägliche Behandlung durch die Krankengymnastin allein zur Wiederherstellung einer normalen Sehnenfunktion nicht ausreicht, sondern daß hierfür in ganz besonderem Maße eigene mehrstündige Arbeit erforderlich ist.

Wenn das funktionelle Ergebnis nach Sehnennaht trotz fachkundiger und intensiver Nachbehandlung unbefriedigend bleibt, kann man in ausgewählten Fällen zur Verbesserung des Resultates noch eine *Tenolyse* versuchen. Sie führt jedoch nur dann zum Ziel, wenn die Adhäsionen auf eine kurze Strecke beschränkt sind und wenn es gelingt, die ausgelöste Sehne in ein narbenfreies Bett, am besten in Fettgewebe zu lagern. Steht nicht genügend Gleitgewebe zur Verfügung, dann können autoplastisches Material (tiefe Fascie, Paratenonfett) transplantiert oder alloplastische Gleitflächen aus Polyäthylen (MOBERG, MITTELMEIER) verwendet werden. Der Gefahr erneuter Adhäsionen kann auch auf medikamentösem Wege, und zwar durch lokale Applikation eines Cortisonderivates begegnet werden. Besonders entscheidend für den Erfolg der Tenolyse ist aber die möglichst frühzeitige Wiederaufnahme der Bewegungsübungen. Wichtig erscheint noch der Hinweis, die Tenolyse nicht zu früh vorzunehmen, da man in manchen Fällen erst im weiteren Verlauf der Nachbehandlung ein günstiges Resultat erhält. Der Eingriff soll daher bei Sehnennähten erst nach 3 Monaten und bei freien Sehnentransplantaten nicht vor 6 Monaten durchgeführt werden (VERDAN).

Verletzungen der Gelenke

Von R. Schautz

Beim Zustandekommen einer traumatischen Gelenkschädigung ist im Hinblick auf die diagnostische Abgrenzung und genaue Definition die Mechanik der Verletzung zu berücksichtigen. So sind Gelenkschäden, die durch abnorm starke Zugeinwirkung entstehen, abzugrenzen von Verletzungen, die durch überwiegende Druckeinwirkung auftreten. Nicht selten liegen Kombinationsverletzungen vor, die bei eintretendem Gelenkbinnenschaden eine feinere Differenzierung erschweren.

Eine durch überwiegende Zugeinwirkung indirekt entstehende Gelenkverletzung stellt die *Distorsion* dar. Sie ist zu unterscheiden von der *Kontusion*, die vornehmlich durch direkt einwirkende Druckkräfte entsteht.

Bei der *Distorsion* werden im wesentlichen der Bandapparat und die Kapsel des Gelenkes in Mitleidenschaft gezogen, je nach dem Ausmaß der Verletzung in Form einer Zerrung, Dehnung bis zur Zerreißung, analog den durch unphysiologische Zugeinwirkung eintretenden Muskelschäden. Lokaler Druck- und Dehnungsschmerz, gegebenenfalls auch abnorme Beweglichkeit des Gelenkes bei gegenseitiger Zugbelastung (Hyperab- oder -adduktion) weisen auf den entstandenen Kapsel- und Bandschaden hin. Beim Ausreißen eines Bandes an seiner knöchernen Insertionsstelle kann unmittelbar parossales Gewebe oder eine Knochenlamelle abgelöst werden, wie dies speziell an den Seitenbändern des Knie- und Ellenbogengelenkes beobachtet wird. Auch nach Ausheilung bleibt dann an dieser Stelle ein parossal liegender Röntgen-Schatten erkennbar, der auch späterhin die Art der Verletzung dokumentiert.

Die in der Folge eintretende Schwellung kann bei leichteren Verletzungen lediglich durch ödematöse Auflockerung des paraartikulären Gewebes bedingt sein, bei gröberen Schäden verwischen Hämatombildung und seröser oder blutiger Erguß im Gelenkinneren die Gelenkkonturen. Durch elastische und komprimierende Verbände kann die Schwellung verhindert bzw. rascher zum Abklingen gebracht werden. Schonung und Ruhigstellung des betroffenen Gelenkes fördern die Heilung des Schadens.

Die *Gelenkkontusion* ist charaktetisiert durch direkt von außen auf das Gelenk einwirkende Druckkräfte, hierbei können alle die Gelenkgegend umgebenden Gewebeschichten geschädigt werden, so daß unter Umständen besser von einer Kontusion der betroffenen Gelenkgegend gesprochen wird (Schulterkontusion, Kontusion der Kniegelenksgegend, Hüftkontusion usw.).

Was die unmittelbare Beteiligung des Gelenkes selbst angeht, so ist hervorzuheben, daß in erster Linie Kapselschäden durch Quetschung zu verzeichnen sind, wobei der Schaden sowohl an der äußeren fibrösen Schicht als auch an der inneren Schicht, der Synovialis, manifest werden kann. Örtliche Kapselverdickung mit lokal umschriebenem Druckschmerz weist auf eine im Vordergrund stehende Verletzung der äußeren Kapselanteile hin, während eine auftretende seröse oder hämorrhagische Ergußbildung im Gelenk selbst als „traumatischer Gelenkerguß" auf eine stärkere Mitbeteiligung der Synovialis schließen läßt.

Die *Stauchung (Commotio)* eines Gelenkes kommt durch indirektes Trauma bei vorherrschendem Druckmechanismus zustande. Sie ist charakterisiert in einem Aufeinanderprallen der knorpelig überdeckten Gelenkkörper bei in Richtung der Gliedachse einwirkenden Druckkräften. Gefährdet wird hierbei der hyaline Gelenkknorpel. In den Knorpelflächen können multiple kleine Risse auftreten, unter Umständen führt die Gewalteinwirkung zur Kompression angrenzender

Knochenspongiosa. Wiederholte, zunächst unterschwellige Traumen dieser Art verursachen bei besonderen Arbeitsgruppen (Preßluftarbeitern) schleichende Schäden an der Knorpelknochengrenze unter dem Bild der Osteochondritis dissecans (KÖNIG). Durch Absprengung oder spätere Ablösung von Knorpel- oder Knochenteilen aus ihrem Lager können „traumatische Gelenkmäuse" entstehen, die zu späteren Einklemmungserscheinungen Anlaß geben.

Die Kapsel bleibt bei reinem Stauchungsmechanismus intakt. Es besteht daher auch kein lokaler Druckschmerz, wohl aber findet sich in der Regel ein mehr oder weniger starker Gelenkerguß. An Stelle des lokalen Druck- oder Dehnungsschmerzes kann aber ein Stauchungsschmerz bei Nachahmung des Verletzungsmechanismusses ausgelöst werden.

Ruhigstellung und Entlastung des geschädigten Gelenkes, Kompressionsverbände, evtl. auch Gelenkpunktion zur Beseitigung hartnäckiger Gelenkergüsse kommen als therapeutische Maßnahmen in Betracht.

Die *Luxation* stellt eine im allgemeinen durch indirekt-hebelndes, nur selten durch direktes Trauma unter Einwirkung von Zug und Druckkräften entstandene komplette oder nur unvollständige *(Subluxation)* Fehlstellung der Gelenkkörper dar. Weitaus am häufigsten sind die Gelenke der oberen Extremität hiervon betroffen. Eine Luxation geht so gut wie immer mit einer Schädigung des Kapsel-Bandapparates, wie Zerrung, Überdehnung bis zur Zerreißung einher. Die komplette Luxation führt zur Aufhebung der Funktion des betroffenen Gelenkes, das bei deutlicher Deformität in abnormer Stellung federnd fixiert ist. Bei einer *Subluxation* hingegen, bei der noch ein partieller Kontakt der Gelenkflächen besteht, ist zumindesten die passive Beweglichkeit frei, ja, das Gelenk zeigt infolge der Lockerung des Kapsel-Bandapparates abnorme Beweglichkeit bei mangelhaftem Gelenkschluß.

Das Zustandekommen einer Luxation wird begünstigt durch geringen flächenmäßigen Kontakt der Gelenkenden und durch eine von vornehereingegebene größere Bewegungsfreiheit, wie das am Schultergelenk besonders deutlich wird.

Die *habituelle Luxation*, gekennzeichnet durch wiederholtes Auftreten der Verrenkung, auch ohne wesentliche Gewalteinwirkung bei alltäglichen Verrichtungen, ist oft Folge einer primären traumatischen Luxation. Sie wird bedingt durch eine Lockerung des Kapselbandapparates oder durch eine angeborene Disposition.

Jede Luxation ist so rasch als möglich zu reponieren. Voraussetzung hierzu ist bei großen Gelenken gute Muskelerschlaffung (Narkose — Muskelrelaxation). Anschließend empfiehlt sich Fixierung des Gelenkes durch retinierende Verbände, um den geschädigten Kapselbandapparat zur Ausheilung zu bringen. Wenn durch konservative Maßnahmen die Reposition nicht erzielt werden kann, ist die Luxation auf blutigem Wege einzurichten. Bei *veralteten Luxationen* kommt es zur Verödung des Gelenkes durch bindegewebige Pannusbildung. Kontraktur der Muskulatur und der Gelenkkapsel stehen einer unblutigen Reposition hindernd im Wege.

Besonderes Augenmerk ist den Begleitverletzungen zu widmen. Eingehende Prüfung der Sensibilität, der Durchblutung und Anfertigen guter Röntgenbilder vor und nach erfolgter Reposition sind erforderlich, um sich vor dem Vorwurf zu schützen, bei der Reposition zusätzliche Schäden gesetzt zu haben.

Die *Luxationsfraktur* ist als schwerster Schaden einer geschlossenen Gelenkverletzung anzusehen. Sie stellt eine Kombinationsverletzung dar, wobei die in das Gelenk verlaufende Fraktur häufig erst die Voraussetzungen für das Zustandekommen der Luxation schafft. Einwandfrei diagnostisches Erfassen ist oft nur durch das Röntgenbild möglich. In vielen Fällen weisen die Luxationsfrakturen an den einzelnen Gelenken typische Formen auf. Sie werden im speziellen Teil besonders aufgeführt.

Offene Gelenkverletzungen entstehen meist durch scharfe, seltener durch stumpfe Gewalteinwirkung; in letzterem Fall handelt es sich nicht selten um eine Kombinationsverletzung in Form eines Gelenkbruches (offene Fraktur der Patella, des Olecranon oder an den Malleolen). Je nach Art der Verletzung können eingedrungene Fremdkörper in das Innere des Gelenkes eingesprengt oder in dieses eingespießt sein. Bei Gelenkzertrümmerung, wie sie durch schwere Traumen (Schußverletzung) zustande kommen, finden sich aus der Umgebung völlig abgelöste Knorpel- und Knochenteile frei im Gelenk liegend.

Schmerzhafte Funktionseinschränkung, Ergußbildung, gelegentlich auch Abfließen von fadenziehender Synovia, weisen auf die Gelenkeröffnung hin, wobei allerdings berücksichtigt werden muß, daß Synovia auch aus einem gelenknaheliegenden Schleimbeutel (Bursa praepatellaris, Bursa olecrani) stammen und eine Gelenkeröffnung vortäuschen kann. In jedem Fall beweisend für eine offene Gelenkverletzung ist in die Gelenkhöhle eingedrungene Luft, die im Röntgenbild erkennbar wird.

Hervorzuheben ist, daß jegliche Wunde über einem Gelenk, wenn sie nach ihrer Tiefenausdehnung nicht ohne weiteres übersehbar ist, zu einer Gelenkeröffnung geführt haben kann. Eingehende operative Revision in Blutleere (cave Sondierung!) ist erforderlich, um eine Gelenkeröffnung auszuschließen.

Bei der primären Versorgung frischer Gelenkverletzungen ist auf saubere Wundausschneidung größter Wert zu legen. In das Gelenk eingedrungene Fremdkörper oder abgesprengte Knochen- und Knorpelstücke müssen entfernt und das Gelenk primär verschlossen werden (cave jegliche Drainage!). Ruhigstellung des verletzten Gelenkes im gefensterten Gips, der die Überwachung der Wunde und des Gelenkes selbst erlaubt, ist erforderlich.

Bei bereits eingetretener pyogener *Infektion eines Gelenkes* mit beginnendem oder schon ausgeprägtem *Gelenkempyem* leistet die antibiotische Therapie Gutes. Spülungen des Gelenkes durch eingestochene großkalibrige Kanülen oder Troikars mit reichlicher Menge (1000 cm³) antibiotischer Lösung und wiederholte Instillation von Penicillinlösung oder Lösung eines testgerechten anderen Antibioticums ermöglichen es, in den meisten Fällen die Infektion zu beherrschen. Bei fortschreitender Entzündung mit Übergreifen auf die Kapsel in Form einer *Kapselphlegmone* oder einer paraarticulären Phlegmone mit lokaler Abszedierung werden paraarticuläre Incisionen und intraartikuläre Drainage gegebenenfalls mit antibiotischer Dauerspülung erforderlich. Gelenkresektion oder Opferung der Extremität durch Amputation ist bei schwerster Infektion mit eintretender und das Leben des Patienten bedrohender Sepsis ultima ratio.

Defektheilung und *Heilungsstörungen* nach Verletzungen am Gelenk selbst oder in seiner unmittelbaren Nähe können in den mannigfachsten Formen zur Beeinträchtigung der Gelenkfunktionen führen.

Der *posttraumatische Gelenkerguß* ist durch eine wechselnd starke Vermehrung seröser Flüssigkeitsansammlung gekennzeichnet. Seine Ursache ist in einer Schädigung der Synovialis zu suchen, die mit überschießender Exsudation einen entzündlichen Reizzustand beantwortet. Ein derartiger Gelenkhydrops ist nach jeder durch stumpfes oder scharfes Trauma entstandenen Schädigung der Synovialis zu beobachten. Je länger die Reizwirkung auf die Synovialis anhält, um so größer wird die Gefahr narbiger Verschwielung durch Bindegewebsneubildung in der Synovialmembran, wodurch Sekretion und Resorption der Gelenkflüssigkeit eine Störung erfahren. Die Vermehrung neugebildeten Bindegewebes findet in einer Kapselverdickung ihren Ausdruck. Ein fortbestehender chronischer Gelenkerguß führt schließlich zur Überdehnung und Ausweitung der Gelenkkapsel und des Bandapparates, so daß ein *Wackelgelenk* oder bei noch ausgeprägterer Schädigung ein *Schlottergelenk* resultieren kann, sofern die Ursache für den mangelnden Gelenkschluß nicht in einer primär verletzungsbedingten Überdehnung oder Zerreißung des Bandapparates zu suchen ist.

Die *Arthrosis deformans*, bedingt durch konstitutionelle Faktoren und durch die an das Alter gebundenen Veränderungen am hyalinen Gelenkknorpel, kann durch traumatische Gelenkschäden oder infolge traumabedingter unphysiologischer Fehlbelastung eines Gelenkes (nach deform verheilten Knochenbrüchen) vorzeitig und verstärkt eintreten. Ein von einer Arthrosis deformans bereits betroffenes Gelenk ist infolge herabgesetzter Widerstandsfähigkeit des geschädigten hyalinen Knorpels für einwirkende Traumen anfälliger. Andererseits aber können degenerative Schäden am Gelenkknorpel als eindeutige Traumafolge im Heilungsablauf eines Gelenkschadens vor allem dann resultieren, wenn chronisch-rezidivierende Reize (Gelenkmäuse, Teile eines zerrissenen Meniscus) oder Fehlbelastung, das physiologische Gleichgewicht des Gelenkes stören. Aufbrauch des hyalinen Knorpels führt zur Verschmälerung des Gelenkspaltes, regenerative Knorpel- und Knochenapposition zu Randwulstbildungen. Bei klinischer Prüfung sind Reiben und Knirschen bei Bewegungen die objektiven Zeichen für das Vorliegen einer Arthrosis deformans. Auftretende Schmerzen, Ergußbildung nach vermehrter Belastung und eintretende Bewegungsbeeinträchtigung führen schließlich zu einer gebrauchswertmindernden Funktionsbeeinträchtigung des betroffenen Gelenkes.

Gelenkkontrakturen können durch bindegewebige Narbenbildungen der Haut und Subcutis als *dermatogene Narbenkontraktur*, bei Innervationsstörungen als *neurogene Kontraktur*, infolge Ausfalls der Muskulatur und Verlustes der Gleitfähigkeit in den Muskellagern als *myogene Kontraktur* und schließlich durch narbige Verschwielung des Kapsel- und Bandapparates, evtl. auch nach Beteiligung der knöchernen Gelenkanteile bei intraartikulären Frakturen als *arthrogene Kontraktur* eintreten. Zur Behandlung kommen Quengelverbände, Narbenexcision und plastische Operationen in Betracht.

Eine völlige Verödung mit Versteifung eines Gelenkes stellt die *Ankylose* dar. Während bei der *knöchernen (ossären) Ankylose* die Gelenkenden knöchern miteinander verwachsen sind, werden bei der *bindegewebigen (fibrösen oder desmogenen) Ankylose* die Gelenkkörper durch straffes, derbfasriges Bindegewebe miteinander verbunden. In diesem Fall sind noch geringfügige Wackelbewegungen im Gelenk möglich, die nicht selten von erheblichen Schmerzen begleitet werden *(schmerzhafte Gelenksteife)*. Ursächlich kommen für das Zustandekommen einer Ankylose vor allem infektiöse Gelenkerkrankungen in Betracht. Aber auch als Traumafolge nach Gelenkfrakturen ist eine derartige Gelenkversteifung gelegentlich zu beobachten, insbesondere dann, wenn eine das Gelenk zerstörende Bruchschädigung vorlag.

In besonders gelagerten Fällen bei groben Bruchschäden eines Gelenkes, nach denen eine auch nur geringgradige und schmerzfreie Beweglichkeit nicht mehr zu erwarten ist, vor allem aber bei hinzutretender Infektion des Gelenkes wird die Indikation zu einer *operativen Gelenkversteifung (Arthrodese)* gegeben sein. Bei der Vornahme einer Arthrodese ist dann darauf zu achten, daß das betreffende Gelenk in einer für die Funktion der Extremität günstigen Stellung versteift.

Die Beseitigung einer Ankylose ist nur durch plastische Operationsverfahren möglich, deren Dauererfolg aber fraglich ist. Bei älteren Patienten ist eine schmerzfreie Versteifung in günstiger Stellung jedem Mobilisationsversuch vorzuziehen.

Ein wichtiges Kapitel betrifft die Art und Form der Ruhigstellung der Gelenke. Sie sollte von Ausnahmefällen (Entlastung von Sehnen-, Gefäß- und Nervennähten) abgesehen, in einer sog. *„Funktionsstellung"* erfolgen. Diese Funktionsstellung entspricht nicht etwa der Mittelstellung eines Gelenkes, sie ist vielmehr die für die Funktion einer Extremität günstigste Winkelstellung der Gelenke, auch für den Fall einer eintretenden Defektheilung mit stärkerer Bewegungsbeeinträchtigung. Unter allen Umständen, vor allem bei älteren Patienten aber, sollen ruhigstellende Verbände in extremer Streck- oder Beugestellung vermieden werden.

Die *Sudecksche Dystrophie* als Ausdruck einer neurovasculär bedingten Durchblutungsstörung wird nicht nur nach Frakturen, sondern auch nach Gelenkverletzungen beobachtet. Dehnungen und Zerrungen am Band- und Kapselapparat sind nicht selten ursächlich für das Zustandekommen einer Sudeckschen Dystrophie anzuschuldigen. An der oberen Extremität sind die Gelenke der Hand, an der unteren Extremität ist das Knie- und Sprunggelenk häufiger beteiligt. Am Gelenk selbst treten zunächst die Symptome einer Entzündung auf: Ergußbildung, schmerzhafte Bewegungseinschränkung, bei vergleichender Temperaturprüfung deutliche Überwärmung des betroffenen Gelenkes. An den gelenknahen Knochenteilen manifestiert sich der Ablauf des Geschehens in drei röntgenologisch erfaßbaren unterschiedlichen Stadien. Gelingt es nicht, durch Schonung und Ruhigstellung sowie durch antiphlogistische Therapie dem Enzündungsablauf Einhalt zu gebieten, dann resultiert im irreversiblen 3. Stadium als Endausgang eine arthrogene Kontraktur infolge narbiger Schrumpfung der Gelenkkapsel und degenerativer Schädigung des Gelenkknorpels.

Die eigentliche Ursache für das Zustandekommen eines „Sudeck" ist noch nicht völlig geklärt; sicher spielt dabei die individuelle Disposition eine Rolle. Die Erfahrung aber zeigt, daß unzureichende Ruhigstellung der Verletzung und zusätzliche Reize, wie brüske Mobilisation eines verletzten Gelenkes, das Auftreten einer Sudeckschen Dystrophie begünstigen.

Einer Sudeckschen Erkrankung vorbeugend und die Heilung eines Gelenkschadens unterstützend sind Maßnahmen, die eine regelrechte Durchblutung fördern, zusätzliche schmerzauslösende Reize aber verhindern. Über das notwendige Maß hinausgehende Ruhigstellung von Extremitätenabschnitten ist unnötig und wirkt sich heilungsverzögernd aus; sie führt zur Minderdurchblutung und Inaktivitätsatrophie. Aktive durchblutungsfördernde Bewegungsübungen der von der Verletzung nicht betroffenen Gliedabschnitte sowie allgemeine Gymnastik wirken heilungsfördernd. Zu unterlassen ist vor allem schmerzauslösende, passive (medikomechanische) Bewegungstherapie. Die Übungsbehandlung soll vielmehr in Form einer vorsichtig beginnenden und einfühlenden aktiven Gelenkgymnastik „am Rande der Schmerzhaftigkeit" erfolgen. Wärmeapplikation (Bäder, Rotlicht, Blaulicht) kann hierbei unterstützend helfen.

Frakturen

Von R. Schautz

Nach seiner mikro- und makroskopischen Struktur stellt der Knochen einen festgefügten elastischen Körper dar, der einwirkenden Druck- und Zugkräften gegenüber eine beachtliche Belastbrkeit aufweist.

Seine maximale Druckbelastung wird mit 1265—1688 kg/cm^2 angegeben, die Zugfestigkeit mit 914—1245 kg/cm^2; Scher- und Torsionskräften gegenüber weist der Knochen eine wesentlich geringere Belastungsfähigkeit von 502 kg/cm^2 bzw. 401—934 kg/cm^2 auf. Als elastischer

Körper setzt der Knochen in physiologischen Grenzen einwirkenden deformierenden Kräften den sog. Deformierungswiderstand entgegen und er kehrt nach vorübergehender Deformierung wieder in seine ursprüngliche Form zurück.

Wird seine Druck- und Zugfestigkeit jedoch durch unphysiologisch hohe direkte oder indirekte Gewalteinwirkung überschritten, dann kommt es am normalen Knochengewebe zu einer Kontinuitätstrennung in Form der *traumatischen Fraktur*. Wirken wiederholte Traumen, die im einzelnen an sich noch nicht zu einer Fraktur führen, auf einen umschriebenen Knochenabschnitt belastend ein, dann kann eine *schleichende Fraktur*, die als *Ermüdungsbruch* anzusehen ist, entstehen. Als *pathologische Frakturen* oder auch als Spontanfrakturen werden Brüche bezeichnet, die unter alltäglicher physiologischer Belastung am pathologisch veränderten und somit vorgeschädigten Knochen (Osteoporose, Tumoren, Cysten, Osteomyelitis u. a.) zustande kommen.

Zur weiter abgrenzenden Begriffsbestimmung unterscheidet man bei den Knochenbrüchen je nach dem Verlauf der Bruchlinien besondere *Bruchformen*, woraus sich in vielen Fällen auch der *Bruchmechanismus* ablesen läßt; darüber hinaus aber ergibt sich nach der Stellung der Fragmente zueinander die *Dislokation*, die wiederum in manchen Fällen einen Rückschluß auf die Entstehungsweise der Fraktur möglich macht.

Bruchform, Bruchmechanismus und die auf die Fragmente einwirkenden dislozierenden Kräfte (Muskelzug) bestimmen weitgehend den einzuschlagenden Weg in der Therapie.

Im einzelnen werden in herkömmlicher Weise besondere Bruchformen abgegrenzt:

Unter dem Begriff der *subperiostalen Fraktur* werden alle jene Brüche zusammengefaßt, bei denen das dem Knochen aufliegende Periost intakt geblieben ist. Dies ist der Fall bei der *Knochenfissur*, die eine Kontinuitätstrennung des Knochengewebes darstellt, wobei aber keine Verschiebung der Fragmente vorliegt; auch bei der *Infraktion*, bei der der Knochen an- oder eingebrochen ist, bleibt in der Regel, ohne daß eine vollständige Kontinuitätstrennung besteht, das Periost erhalten.

Am *jugendlichen Knochen* finden sich als charakteristische Bruchformen der durch Kompressionswirkung entstandene *Wulstungsbruch* und bei Biegungsmechanismus auftretend der *Knickbruch* sowie der sog. *Grünholzbruch*. Bei letzterem ist allerdings nur ein Teil des Periostschlauches intakt, während an der Biegungskonvexität das Periost eingerissen wird.

Nach dem Verlauf der Bruchlinien unterscheidet man: *Querbrüche*, *Schrägbrüche* und *Schraubenbrüche*. *Stück-* und *Trümmerbrüche* sind durch das Vorliegen einer Vielzahl von Fragmenten gekennzeichnet.

Beim *Gelenkbruch* verläuft die Bruchlinie in den Gelenkraum; und der *Luxationsbruch* stellt die Kombination einer Gelenkfraktur mit gleichzeitig eingetretener und bleibender abnormer Stellung der Gelenkflächen dar.

Als gelenknahe Verletzung des jugendlichen Knochens ist die *traumatische Epiphysenlösung* anzusehen, bei ihr erfolgt die Kontinuitätstrennung allein in der Epiphysenfuge, während bei der *Epiphysenfraktur* die Kontinuitätstrennung nur zum Teil in der Epiphysenlinie, zum anderen Teil aber durch den angrenzenden (meist metaphysären) Knochen verläuft. Nicht selten resultieren nach diesen Verletzungen in der weiteren Folge Wachstumsstörungen.

Nach dem *Bruchmechanismus* werden bei den verschiedenen Brüchen unterschieden:

Der *Biegungsbruch*, charakterisiert durch Auftreten eines Biegungskeiles an der Biegungskonkavität;

der *Abscherungsbruch* mit meist glatter, der Richtung des einwirkenden Traumas entsprechenden Bruchfläche;
der *Dreh-* und *Torsionsbruch*, gekennzeichnet durch seine schraubenförmig verlaufende Bruchlinie;
der *Rißbruch* infolge übermäßiger Zugbeanspruchung entstehend;
der *Kompressionsbruch* als Stauchungsbruch bei abnormer Druckbelastung, vorwiegend am spongiösen Knochen eintretend;
der *Impressionsbruch* ebenfalls durch lokal umschriebene Einwirkung von Druckkräften entstehend, in seiner Sonderform als *Lochbruch*, vornehmlich an platten Knochen;
der *Berstungsbruch* infolge stumpfer Gewalteinwirkung am knöchernen Hirnschädel, oft nur in Form von Fissuren erkennbar;
der *Schußbruch*, meist mit Einsprengung von Fremdkörpern und Auftreten einer Trümmerzone, aus der durch Aussprengung von Fragmenten ein größerer Kontinuitätsdefekt als *Defektbruch* resultieren kann.

Vom *einfachen* oder *geschlossenen Bruch* ist zu unterscheiden der *komplizierte* oder *offene Bruch*, der infolge einer Durchspießung von innen her oder als Folge einer äußeren Verletzung mit der Außenwelt in Verbindung steht. Der offene Bruch ist in starkem Maß durch Einwanderung von Erregern infektionsgefährdet. Die Infektion eines Knochenbruches führt nicht nur zu schweren Heilungsstörungen, sie kann darüber hinaus auch die Erhaltung der Extremität in Frage stellen, ja selbst das Leben des Verletzten ernstlich gefährden. Auch dann wenn eine Infektion vermieden werden konnte, muß bei der offenen Fraktur mit einer Heilungsverzögerung gerechnet werden, weil das für den Heilungsvorgang wichtige Bruchhämatom abgeflossen ist.

Diagnostisch wichtige klinische Zeichen eines Knochenbruches

Fraglos gibt das Röntgenbild den sichersten Aufschluß über das etwaige Vorliegen einer Fraktur. In den meisten Fällen jedoch ist durch eingehende klinische Untersuchung, Kenntnis des Bruchmechanismus und Wissen um die häufigsten und typischen Frakturen die Diagnose eines Knochenbruches zu stellen. Neben unsicheren Frakturzeichen sind sichere, beweisende Symptome zu unterscheiden (L. BÖHLER).

Als *unsichere Knochenbruchzeichen* gelten *Hämatombildung* und *Schwellung*, *Schmerz* und *Funktionsausfall*. Im allgemeinen findet sich jedes dieser Zeichen bei einer frischen Fraktur. Diese Symptome können aber auch durch andere, den Knochen nicht unmittelbar betreffende Verletzungen verursacht sein.

Den *sicheren Knochenbruchzeichen* kommt für das Vorliegen eines Bruches gewissermaßen ein beweisender Wert zu; es kann eines dieser Symptome allein schon genügen, einen Knochenbruch zu verifizieren, so ist es verständlich, daß nicht bei jeder Fraktur immer alle aufgezeigten Symptome vorhanden sein müssen.

Als sichere, beweisende Knochenbruchzeichen werden *abnorme Beweglichkeit*, *Krepitation*, *Deformität* und das *positive Röntgenbild* angesehen.

Die *Deformität* als Abweichung von der normalen anatomischen Form ist bedingt durch die verschiedenen Arten einer Verschiebung (Dislokation) der Bruchstücke zueinander. In herkömmlicher Weise sind hier zu unterscheiden:

Die *Dislocatio ad axin;* sie kommt zustande durch das Auftreten einer Knickbildung der geraden Knochenachse. An den langen Extremitätenknochen resultiert dann eine abnorme *Varus-* oder *Valgusstellung* bzw. *Ante-* oder *Rekurvation*.

Die *Dislocatio ad latus* stellt eine seitliche, stufenförmige Unterbrechung im Verlauf der Knochenachse dar. Der Grad ihres Ausmaßes wird zweckmäßigerweise beim Röhrenknochen in Teilen seines Durchmessers angegeben, wie etwa Corticalisbreite, halbe oder ganze Schaftbreite. Zur sicheren Erfassung sind Röntgenbilder in 2 senkrecht zueinander liegenden Ebenen erforderlich.

Die *Dislocatio ad peripheriam* entsteht durch gegenseitige Verdrehung der Bruchstücke um die Längsachse. Am häufigsten findet sie sich bei Frakturen der langen Röhrenknochen. Die Rotationsverschiebung ist bei vergleichender Betrachtung der Extremitäten oft besser erkennbar als im Röntgenbild.

Die *Dislocatio ad longitudinem* kann mit einer Verlängerung als Dislocatio ad longitudinem *cum distractione* oder mit einer Verkürzung als Dislocatio ad longitudinem *cum contractione* einhergehen. Häufiger findet sich die Verkürzung als Folge eines durch Kompression entstandenen Defektes oder infolge des Zuges der über die Fraktur hinwegziehenden Muskulatur.

Die Knochenbruchheilung

Die Knochenbruchheilung erfolgt durch Callusbildung. Sie stellt wie jeglicher andere Heilungsvorgang im Organismus einen reparativ-regenerativen Vorgang dar, der in seinem Ablauf den verschiedenen Stadien einer aseptischen Entzündung entspricht. Vom Ausmaß der Schädigung einerseits und von den Abwehrkräften des Organismus andererseits wird die Dauer und die Qualität der Wiederherstellung abhängen. Ziel der Behandlung muß es sein, den entstandenen Schaden so gering als möglich zu halten und ihn womöglich zu verringern, um den Organismus durch allgemeine und lokale Maßnahmen in seiner Abwehrleistung zu unterstützen.

Die im Bereich eines Bruches sich abspielenden Heilungsvorgänge sind im Rahmen des aseptischen Entzündungsprozesses charakterisiert durch Exsudation und Resorption, die zum Abbau abgestorbener und geschädigter Gewebsteile in der Bruchzone führen. Unmittelbar in der Folge einsetzende Proliferation durch Neubildung pluripotenten jugendlichen Bindegewebes überbrückt den entstandenen Gewebsdefekt. Schließlich erfolgt durch Adaptation eine gerichtete Differenzierung des neugebildeten Gewebes zu lamellärem Knochengewebe, nicht zuletzt in Abhängigkeit von den auf dieses Gewebe einwirkenden mechanischen Kräften.

Aus didaktischen Gründen hat sich die Aufgliederung dieses komplexen Vorganges der Knochenbruchheilung in zeitlich aufeinanderfolgende Stadien eingebürgert. Morphologisch findet die Knochenbruchheilung in der Ausbildung von Knochencallusgewebe ihren Ausdruck. Dieses Callusgewebe weist im Verlauf des Heilungsvorganges unterschiedlichen Bau auf.

Eingeleitet wird dieser Heilungsvorgang durch Ausbildung eines *Wundleimcallus* mit beginnender Organisation des Frakturhämatoms durch einsprossende jugendliche Mesenchymzellen, die sich zu einem Granulationsgewebe formieren. Dieses Granulationsgewebe überbrückt den entstandenen Defekt unter Ausbildung von interstitiellen Fasersystemen als *Granulationscallus*. Exsudation, resorptive und proliferative Vorgänge kennzeichnen den Ablauf dieses Heilungsstadiums.

Der Granulationscallus differenziert sich dann weiter zu einem *knorpeligen Vorcallus* in der Form um, daß neben kollagenen Fasern knorpelige Gewebsformationen mit kalkeinlagernder osteoider Grundsubstanz auftreten.

Die Bildung des *knöchernen Callus* ist charakterisiert durch weitere Ausdifferenzierung des den Defekt überbrückenden Gewebes zu lamellär gebautem Knochen. Von entscheidender Bedeutung für die Differenzierung zu Knochengewebe ist hierbei, daß der Callus unter Druckspannung steht, während auftretende Zugkräfte (Torsions- und Scherkräfte) eine Fehldifferenzierung zu einem zwar straffen, aber nicht stabilen, narbig-fasrigen Bindegewebe begünstigen.

Der Abschluß der Knochenbruchheilung schließlich erfolgt unter funktioneller Beanspruchung; ihr entsprechend baut sich der zunächst in seinem Aufbau noch ungeordnete, knöcherne Callus zu organoidem Knochen um, indem der Knochen seine Grundeigenschaften für physiologische Zug- und Druckbelastung mit entsprechender Festigkeit, Elastizität und Biegungsstabilität wiedergewinnt.

Störungen der Knochenbruchheilung

Der zum knöchernen Durchbau und damit zur Konsolidierung eines Knochenbruches führende Heilungsverlauf kann in verschiedener Weise Störungen erfahren, wodurch neben einer Verzögerung der Knochenbruchheilung auch schwere Defektheilungen resultieren können. Als heilungsstörende Faktoren kommen ursächlich im wesentlichen 3 Noxen in Betracht: Die Infektion des Bruches, die Störung der Durchblutung und das Einwirken unphysiologischer mechanischer Belastung auf die Fraktur.

Durch das Auftreten einer *Infektion*, die vor allem bei offenen Brüchen beobachtet wird, erfahren die reparativ-regenerativen Entzündungsvorgänge eine erhebliche Änderung und Intensivierung mit abnormer Steigerung der Durchblutung, Vermehrung des Gewebeabbaues, unter Umständen auch eintretenden Gewebsnekrosen im Frakturbereich mit lokal umschriebener oder fortschreitender eitriger Abszedierung, die nach außen durchbrechend zu Fistelbildungen Anlaß gibt. Diese durch Keimeinschleppung von außen entstandene *posttraumatische Osteomyelitis* wird in ihrem Ausmaß und Verlauf mitbestimmt durch die Art der Erreger. Wenn auch seit Einführung der Antibiotica die schweren foudroyanten Infektionen eingedämmt werden konnten, und der Enzündungsablauf sich durch eine mehr blande und protrahiert-schleichende Form auszeichnet, so ist doch, wie A. WITT u. a. betonen, mit dem Auftreten resistenter und damit antibiotisch unbeeinflußbarer Keime zu rechnen.

Spüldrainagen mit testgerechten antibiotischen Lösungen können den Ausheilungsprozeß unterstützen. In jedem Fall aber ist durch chirurgisches Eingreifen dafür Sorge zu tragen, daß einer abszedierenden Eiterung Abfluß geschaffen wird. Sequester sollten nur dann entfernt werden, wenn sie, gekennzeichnet durch zunehmende Sklerosierung, von ihrer Umgebung weiter abgestoßen werden und nicht, wie das auch beobachtet werden kann, bei beherrschter Infektion wieder im Frakturbereich „eingebaut" werden.

Die *Störung der Durchblutung* spielt für auftretende Schäden im Heilungsverlauf einer Fraktur eine nicht zu unterschätzende Rolle. Wenn auch Nerven- und Muskelgewebe einer Mangeldurchblutung gegenüber, wie sie durch schnürende Verbände verursacht werden kann, weniger widerstandsfähig sind als Fascien-, Sehnen- und Knochengewebe, die als bradytrophe Gewebe gleichsam in der Lage sind, hungern zu können, so zeigen sich doch an dem von der regulären Durchblutung abgeschnittenen Knochengewebe Veränderungen, die zunächst durch eine Demineralisierung, im weiteren Verlauf aber durch vermehrte Kalkeinlagerung in Form einer Sklerosierung charakterisiert sind. Die Bruchheilung erleidet durch eine etwaige Mangeldurchblutung eine Verzögerung, wobei zusätzlichen mechanisch-störenden Einflüssen eine wesentliche Bedeutung zukommt.

Eine Störung in der Gefäßregulation, die nicht nur die Weichteile, sondern auch den Knochen betreffen kann, stellt die „Sudecksche Dystrophie" dar. Für das Auftreten dieser neurovasculären Regulationsstörung ist einer wiederholten Reizeinwirkung (mangelhafte Ruhigstellung, wiederholte Repositionsmanöver) auf die heilende Fraktur eine ursächliche und auslösende Wirkung zuzuschreiben (s. oben, S. 455).

Mechanische Störfaktoren wirken sich neben der Infektion und der Durchblutungsstörung in besonders ungünstiger Weise auf den Heilungsablauf einer Fraktur aus. Häufig treffen Störungen der Durchblutung und unphysiologische mechanische Belastung zusammen. Bei eingetretener Infektion wird das Hinzukommen einer oder beider der genannten Noxen in besonders nachteiliger Weise deutlich. Wie oben bereits angedeutet, hat das zur Ausbildung kommende Callusgewebe die Fähigkeit, sich entsprechend der mechanischen Beanspruchung unter Druckspannung zu Knochen oder unter Zugeinwirkung zu faserigem straffem Bindegewebe zu differenzieren. Ständig störende Reizeinwirkung, wie sie auch durch Mikrobewegungen im Sinne einer Torsions- oder Schubbewegung auftreten, führt, wie häufig zu beobachten ist, zu überschießender vermehrter Callusbildung in Form eines *„Reizcallus"*. Der knöcherne Durchbau der Fraktur unterbleibt jedoch, was im Röntgenbild am Fortbestehen der Bruchlinie deutlich wird (Abb. 234). Gelingt es in diesem Stadium gestörter Heilung den mechanisch störenden Faktor durch stabilisierende Ruhigstellung unter Gewährleistung erforderlicher Druckkräfte für angemessen lange Zeit, gegebenenfalls auch durch stabilisierende Osteosynthese auszuschalten, dann kann in der Regel die Ausheilung mit knöchernem Durchbau erzielt werden. Als Schulbeispiel mag die oft zu beobachtende Heilungsstörung der Unterschenkelfraktur im mittleren oder unteren Drittel dienen. Während die Fibula üblicherweise rasch und ungestört in kürzester Zeit fest verheilt, weist die Tibia eine Verzögerung in der

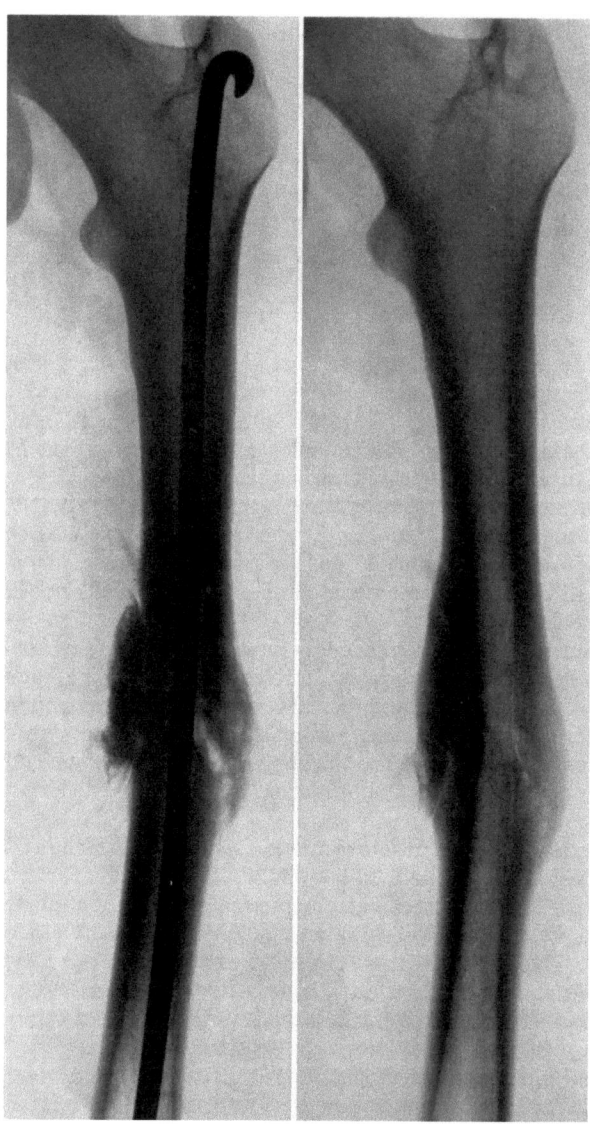

Abb. 234. „Reizkallus" bei ungenügend stabilisierter Oberschenkelfraktur durch Rush-Pin, 12 Wochen nach dem Unfall; knöcherner Durchbau 1 Jahr nach dem Unfall. (Methode der Wahl wäre absolut stabilisierender Küntscher-Nagel!)

Callusbildung auf, was durch die mangelhafte Blutversorgung des distalen Fragmentes nach Durchtrennung der Arteria nutritia erklärbar ist. Wird diese Fraktur nun frühzeitig, etwa im Gehgips belastet, dann wirkt die knöchern verheilte Fibula als Sperrknochen, sie verhindert die notwendige Druckspannung an der Tibia und führt durch federnde Mechanik zum Auftreten unphysiologischer Schub- und Zugkräfte am Callus der Tibia. Durch rechtzeitige Resektion der Fibula kann dieser federnde Sperrmechanismus beseitigt und einer Defektheilung vorgebeugt werden.

Bleiben auf die Dauer mechanische Störfaktoren wirksam, wozu sich auch noch Störungen in der Durchblutung gesellen, dann kommt es durch sklerosierendes Knochengewebe zur Abdeckelung der Fragmentenden, die durch derbes fasriges, Bindegewebe verbunden werden. Als Defektheilung resultiert eine *Pseudarthrose* (Abbildung 235).

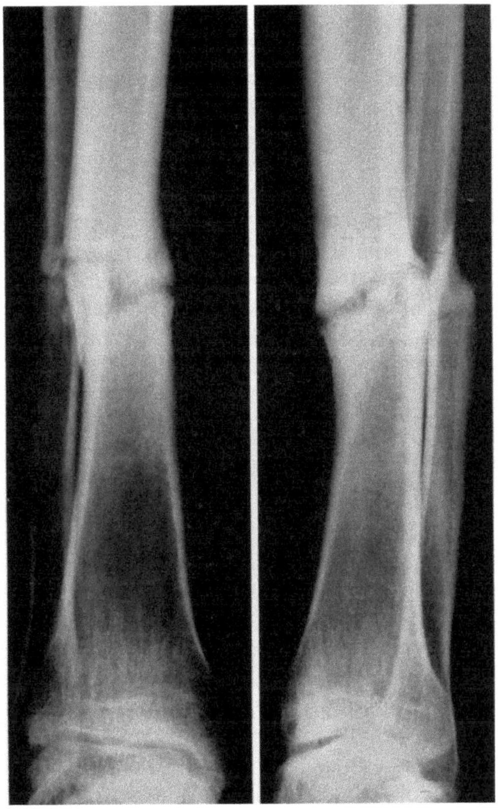

Besteht die Verbindung der dicht aneinanderliegenden abgedeckelten Bruchenden aus festem fasrigen Bindegewebe, dann liegt eine *straffe Pseudarthrose* vor, die nur geringe Wackelbewegungen erlaubt. Ist es aber zwischen den Bruchstücken zu einem größeren Substanzverlust gekommen, der durch minderwertiges narbiges Bindegewebe überbrückt wird, dann handelt es sich um eine *schlaffe* oder auch *Defektpseudarthrose*, die sich durch abnorm starke Beweglichkeit meist mit erheblicher Funktionsstörung des betroffenen Gliedes auszeichnet.

Die Ausbildung einer *Nearthrose* stellt ebenfalls eine Defektheilung

Abb. 235. Pseudoarthrose der Tibia bei knöchern verheilter Fibula, 12 Wochen nach dem Unfall

nach gelenknahen bzw. bei Gelenkbrüchen dar. Zwischen den beiden Bruchstücken entsteht dann ein mit Synovia erfüllter Gelenkspalt, und die abgedeckelten Fragmentenden werden von Knorpel überdeckt.

Ist die knöcherne Konsolidierung eines Bruches in funktionsstörender Dislokation der Fragmente erfolgt, dann liegt eine *Heilung in Fehlstellung (Fractura male sanata)* vor. Besonders ungünstig wirken sich Achsenknickungen und Rotationsverschiebungen aus, die durch unphysiologische Fehlbelastung benachbarter Gelenke zu vorzeitigem Aufbrauch des Gelenkknorpels führen und somit dem Eintreten und Fortschreiten einer Arthrosis deformans Vorschub leisten. Es muß jedoch betont werden, daß, wie aus der alltäglichen Praxis hinlänglich bekannt, nicht jede deform verheilte Fraktur mit einer wesentlich störenden Funktionsbeeinträchtigung einhergehen muß.

Allgemeine Grundsätze der Knochenbruchbehandlung

Von R. Schautz

Richtungweisend in der Knochenbruchbehandlung ist nach der Erhaltung des Lebens und neben der Erhaltung der verletzten Extremität das Ziel, den vollen Gebrauchswert des betroffenen Körperteils in möglichst kurzer Zeit wiederherzustellen.

Bekämpfung eines bestehenden Unfallschocks beim Frischverletzten und Sorge für geregelte Herz- und Kreislauftätigkeit sowie freie Atmung haben vor allen anderen therapeutischen Maßnahmen Vorrang. Rechtzeitige Fettembolieprophylaxe (Lipostabil) sollte bei allen gefährdeten Patienten nicht vergessen werden (s. Allg. Teil, S. 41).

Aus der Forderung nach möglichst rascher Wiederherstellung des vollen Gebrauchswertes eines verletzten Körperteils geht hervor, daß der Wiederherstellung der Funktion ein höherer Wert zukommt als der formgerechten anatomischen Wiederherstellung eines gebrochenen Knochens. Die Funktion eines Gliedes oder Körperteils wird nicht nur durch die Integrität des Knochens gewährleistet, sie hat darüber hinaus ein sinnvolles Zusammenwirken von freibeweglichen Gelenken, funktionstüchtiger Muskulatur und gleitfähigen Muskel- und Sehnenfächern zur Voraussetzung.

Um späterer Lebensbedrohung, etwaigem Gliedverlust und einer Defektheilung vorzubeugen, muß der *offenen komplizierten Fraktur* besondere Sorgfalt gewidmet werden. Die über einem offenen Bruch bestehende Weichteilwunde ist nach sorgfältiger Wundausschneidung primär zu verschließen, um eine von außen einwandernde Infektion zu verhindern. Der offene Bruch wird somit primär in einen geschlossenen umgewandelt.

Bei voller Anerkennung schulmäßiger Ausübung der Knochenbruchbehandlung sollte ein starrer Schematismus vermieden werden, denn jede Fraktur hat nach Art und Lokalisation ihre Besonderheiten, die neben dem Alter, der Konstitution und dem Allgemeinzustand des Verletzten für den einzuschlagenden Weg in der Behandlung berücksichtigt werden wollen. Es haben im Laufe der Zeit im speziellen eine Reihe z. T. divergierender Methoden ihre Verfechter in der Unfallchirurgie gefunden. Die allgemeinen Grundsätze in der Knochenbruchbehandlung aber lassen sich auf wenige gültige Regeln zurückführen (A. WITT). L. BÖHLER nennt sie die 3 Grundgesetze der Knochenbruchbehandlung;

1. die Einrichtung des Knochenbruches,

2. die Ruhigstellung,

3. selbständiges Üben unter Vermeidung von Schmerzen.

Die Reposition

Eine die Bruchheilung und die spätere Funktion voraussichtlich störende Dislokation der Fragmente muß durch die Reposition in möglichst schonender Weise behoben werden. Die Einrichtung einer dislozierten Fraktur gelingt beim frischen Bruch am leichtesten. Sie sollte daher so früh als möglich vorgenommen werden. Eine durch das Bruchhämatom verursachte Schwellung stellt keine Kontraindikation für die sofortige Reposition dar. Erst das Abklingen der Schwellung abwarten zu wollen, würde bedeuten, daß die Reposition zu einem späteren Zeitpunkt infolge Kontraktwerdens der Muskulatur oder etwa frühzeitig einsetzender Callusbildung (beim Jugendlichen) außerordentlich erschwert, wenn nicht überhaupt auf unblutigem Weg unmöglich wird.

In den meisten Fällen wird die unblutige Reposition ausführbar sein, sofern nicht ein absolutes Repositionshindernis vorliegt. Ein *Repositionshindernis* stellt die Interposition von Weichteilen, Fascien oder Sehnen dar. Eine auf die Fragmente auch durch Entspannungsstellung nicht ausschaltbare Zugwirkung kann ebenfalls repositionshindernd sein, wie dies für manche Abrißfrakturen in Gelenknähe und speziell für die Patellarfraktur mit gleichzeitigem Streckaponeurosenriß zutrifft. In diesen Fällen ist die blutige Reposition und die Fixierung der Bruchstücke durch eine Osteosynthese erforderlich.

Auf *unblutigem Weg* kann die Reposition entweder manuell erfolgen, was bei den meisten geschlossenen Brüchen möglich ist, oder die Brucheinrichtung muß unter Zuhilfenahme von Apparaten ausgeführt werden. Prinzipiell ist bei der Einrichtung eines Bruches immer das periphere, distale Fragment nach dem proximalen zu stellen und somit die Achse der des proximalen Fragmentes anzugleichen. Wenn sowohl die über die Fraktur hinwegziehenden Muskeln als auch die an einem der Fragmente unter

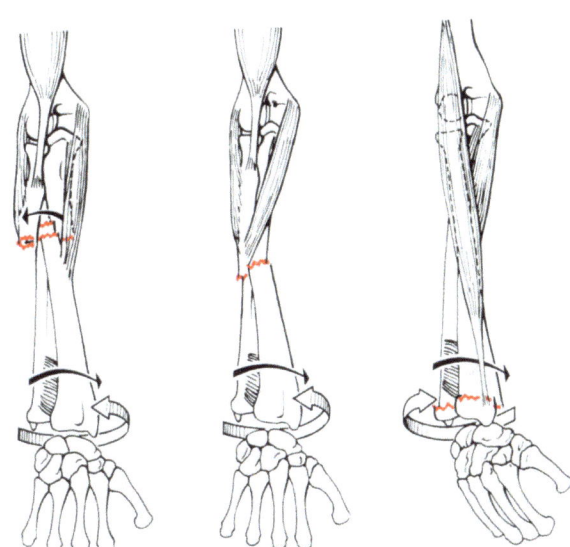

Abb. 236. Dislozierend wirkender Muskelzug bei Unterarmbrüchen (nach v. LANZ-WACHSMUTH). Die Reposition und Ruhigstellung beim Bruch im proximalen Drittel (Links) soll in Supinationsstellung, im mittleren Drittel (Mitte) in Mittelstellung, im distalen Drittel (Rechts) in Pronationsstellung erfolgen

Hebelwirkung ansetzenden Muskeln in ihrem Kräftespiel in einem Spannungsgleichgewicht stehen, kann die Gefahr erneut eintretender Dislokation vermieden werden. Dieser Tatsache ist in der Einstellung der Gelenke bei der Reposition und bei der anschließenden fixierenden Ruhigstellung Rechnung zu tragen.

Als Beispiel kann die Vorderarmfraktur in den verschiedenen Abschnitten gelten. Die durch die verschiedenen Muskeln bedingten dislozierenden Kräfte können hier durch Beugung im Ellenbogengelenk und entsprechende Pro- oder Supinationsstellung weitgehend ausgeschaltet werden, wie das in Abb. 236 veranschaulicht wird.

Außer der Kenntnis der dislozierenden Muskelkräfte ist das Wissen um den Bruchmechanismus für die Brucheinrichtung wichtig, denn die Reposition muß unter Ausschaltung des dislozierenden Muskelzuges in einer dem Bruchmechanismus gegensinnigen Weise ausgeführt werden.

Wie bereits betont, hat die Reposition einfühlend und schonend zu erfolgen, um nicht den entstandenen Schaden noch zu vermehren. So ist als vorläufige Maßnahme der ersten Hilfe bei Brüchen der Extremitäten die vorsichtige Redression des dislozierten Gliedabschnittes unter leichtem Zug vorzunehmen und anschließend mit dem gerade zur Verfügung stehenden Material (Kramer-Schienen, Pappdeckel, Holzleisten usw.) ruhigstellend zu schienen. Dabei muß darauf geachtet werden, daß die fixierende Verbandsanordnung nicht zu einer die Durchblutung drosselnden Schnürung führt.

Die endgültige Versorgung einer Fraktur sollte immer in einem Krankenhaus oder in einer hierfür eingerichteten ärztlichen Praxis erfolgen, wo die Voraussetzungen gegeben sind, unter aseptischen Kautelen in Lokalanaesthesie, Leitungsanaesthesie oder besser noch in einer zur Bewußtseinsausschaltung und Muskelerschlaffung führenden Allgemeinnarkose die Reposition vorzunehmen. Von großem Wert hat sich hierbei die Verwendung des Röntgenbildverstärkers erwiesen.

Die *apparative Reposition* empfiehlt sich als unblutiges Einrichtungsverfahren dann, wenn sich das rein manuelle Vorgehen als unzureichend erweist. Die hierfür

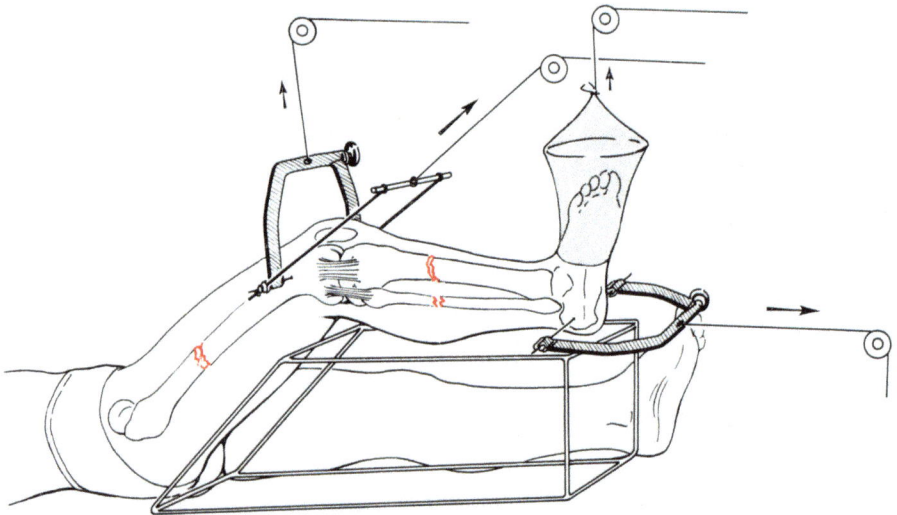

Abb. 237. Drahtzugverband bei Ober- und Unterschenkelfraktur. Durch die vertikale Aufhängung am Spannbügel des suprakondylären Drahtes ist eine gewisse Rotationsstabilität erzielt, während durch das Aufhängen am Fuß einer Spitzfußstellung und durch Verminderung des Aufliegedruckes einem Decubitus an Wade und Ferse vorgebeugt wird

Verwendung findenden Geräte greifen durch dosierten Druck oder Zug indirekt oder direkt an dem verletzten Knochen an. So kann mit Hilfe einer Schraubenzwinge komprimierend durch Druck von außen ein infolge eines Kompressionsbruches verbreiterter Tibiakopf reponiert werden. Durch indirekte am Kopf angreifende Zugbelastung können unter Verwendung einer Glisson-Schlinge oder Crushfield-Klammer Frakturen und Luxationen der Halswirbelsäule schonend reponiert werden. Durch Anwendung eines Flaschenzugsystems wird bei der Aufrichtung von Wirbelkörperfrakturen im dorsalen oder ventralen Durchhang auf indirektem Weg ein redressierender Effekt erzielt. Für die Brucheinrichtung an den Extremitäten haben sich die Böhlerschen Schraubenzuggeräte bewährt. Der Zug kann hier über gepolsterte Hand- und Fußlaschen oder aber direkt am Knochen über eingebohrte Kirschner-Drähte oder Steinmann-Nägel angreifen. Seitenverschiebungen der Fragmente lassen sich in diesen Geräten durch sinnvoll angelegte Querzüge bei gleichzeitig axialem Längszug ausgleichen. Eigens für Repositionszwecke konstruierte Tische mit Zusatzgeräten, erleichtern die Brucheinrichtung und ermöglichen die Retention des reponierten Bruches, bis dieser durch einen äußerlich stützenden und retinierenden Gipsverband oder durch eine Osteosynthese stabilisiert ist. Die durch den Knochen gebohrten Drähte oder durchgeschlagene Nägel können, um ein nachträgliches Abgleiten der Fragmente zu verhindern, mit eingegipst werden (Transfixation im Gips).

In manchen Fällen ist die Reposition nicht ohne weiteres in einer Sitzung durchführbar oder die Retention des Repositionsergebnisses läßt sich auf unblutigem Weg nicht ohne weiteres bewerkstelligen, was vor allem für die Schräg- und Torsionsbrüche der langen Röhrenknochen am Bein zutrifft. Für diese Verletzung empfiehlt sich zur konservativen Behandlung beim Erwachsenen die Verwendung eines Extensionsverbandes, der an eingebohrten Drähten oder durch den Knochen geschlagenen Steinmann-Nägeln angreift (Abb. 237).

Bei Kindern, insbesondere beim Kleinkind, sind Draht- oder Nagelextensionsverbände tunlichst zu vermeiden (Wachstumsstörungen, geringere Knochenfestigkeit) und nur in Ausnahmefällen zu empfehlen. An Stelle der Draht- oder Nagelextension hat sich gerade beim Kind der an den Weichteilen angreifende Heftpflasterzugverband bzw. der Schlauchzugverband bewährt (Abb. 238).

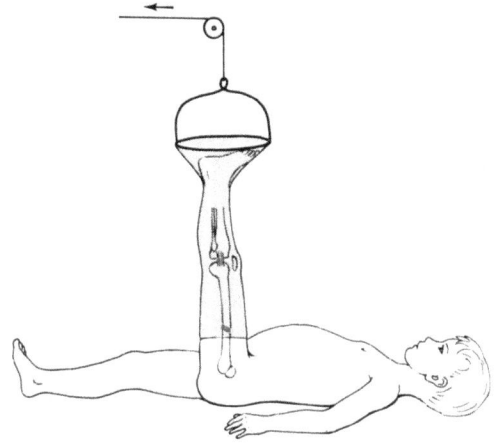

Abb. 238. Vertikalextension im Schlauchzugverband bei kindlicher Oberschenkelfraktur

Die ruhigstellende Retention

Sie ist ein integrierender Bestandteil der Knochenbruchbehandlung. Auf konservativem *unblutigem Weg* kann die Ruhigstellung in mehr oder weniger effektvoller Weise durch Lagerung, Schienenverbände, Streckverbände, vor allem aber durch den erhärtenden Gipsverband bewerkstelligt werden.

Die *Lagerung* bewährt sich vor allem bei Frakturen des Rumpfskeletes, Wirbelfrakturen, Beckenfrakturen, Scapulafrakturen und bei eingekeilten stammnahen Brüchen des Schenkelhalses und des Oberarmkopfes. Die Lagerung muß sinnvoll den gegebenen Erfordernissen angepaßt sein. Bei Wirbelfrakturen ist flache Rückenlage auf fester Matratze, gegebenenfalls mit einem im Frakturbereich eingeschobenen und reklinierend wirkenden Schaumgummikissen ausreichend. Bei eingekeilten Schenkelhalsfrakturen hat sich die Lagerung auf Braunscher- oder Kirschner-Schiene bewährt, wobei durch seitlich gelegte Sandsäcke oder Aufhängen des Fußes in einem Trikotschlauchzug Rotationsbewegungen verhindert werden können. Durch den Trikotschlauchzug am Fuß wird darüber hinaus das Eintreten einer Spitzfußstellung vermieden und der Fersendruck auf der Unterlage verringert (Abb. 237). Bei Brüchen der Scapula und eingekeilten Oberarmkopfbrüchen ist auf eine gute Funktionsstellung im Schultergelenk zu achten, die Lagerung sollte auf einer Abduktionsschiene erfolgen. Beim bettlägerigen Patienten ist dafür Sorge zu tragen, daß der Arm durch Unterlegen eines Kissens in leichter Abduktion und unter Vermeidung später funktionell störender Innenrotation gehalten wird (Abb. 239).

Die *Schienenverbände* dienen heute im wesentlichen nur noch bei der ersten Hilfe zu vorübergehender Ruhigstellung. Diese auf längere Zeit nicht ausreichend ruhigstellenden und für den Träger oft auch unbequemen Verbandanordnungen werden heute durch erhärtendes Verbandmaterial in Form des Gipsverbandes ersetzt. Wenn für längere Zeit die äußere Stützung eines Extremitätenabschnittes durch eine Schiene erforderlich ist, empfiehlt es sich, diese als abnehmbare Gipsschiene den jeweiligen Erfordernissen entsprechend anzumodellieren; durch richtige Technik und leichte Polsterung sind bei Gipsschienenverbänden lokale Druckschäden vermeidbar und — soweit von einem Schienenverband überhaupt zu erwarten — die bestmöglichste Ruhigstellung gewährleistet.

Der geschlossene *zirkuläre Gipsverband*, der nach Böhlerschen Grundregeln durch eingelegte Gipslongetten verstärkt werden kann, bietet die beste Gewähr für die Ruhigstellung im Rahmen der konservativen Knochenbruchbehandlung.

Als *gepolsterter Gipsverband* muß er vor allem bei frischen Verletzungen angelegt werden, wenn im weiteren Verlauf mit dem Eintreten einer Schwellung des verletzten Gliedabschnittes zu rechnen ist. In diesen Fällen empfiehlt es sich, den frischen, eben erhärteten Verband gleich längs zu spalten, um einer Schwellungsneigung Raum geben zu können. Besteht die Gefahr einer Schwellung nicht mehr, dann ist der Verband als *ungepolsterter Gipsverband* anzulegen, wobei allerdings besonders druckgefährdete Stellen am besten mit Filzstreifen gepolstert werden müssen.

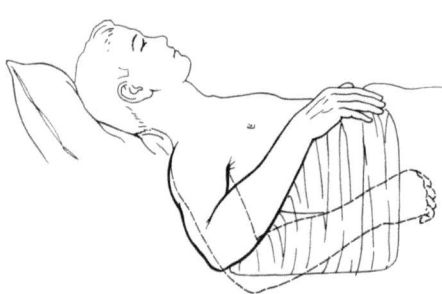

Abb. 239. Armlagerung bei bettlägerigen Patienten zur Vermeidung ungünstiger Adduktion und Innenrotationsstellung bei Verletzungen im Schultergelenkbereich

Beim Vorliegen von Weichteilwunden ermöglichen eingeschnittene Fenster (gefensterter Gips) deren Überwachung und lokale Behandlung, ohne daß der stützende Verband an Festigkeit einbüßt. Bei großen, über Gelenken liegenden Fenstern muß der Verband zur Bruchsicherung durch eine oder mehrere ausgebogene und das Fenster überbrückende Drahtleiter- oder Aluminiumschienen gestützt werden (Brückengips).

Der *Extensionsverband* dient, wie oben bereits erwähnt, nicht nur der Ruhigstellung. Er wirkt durch den Dauerzug darüber hinaus auch reponierend auf verkürzt dislozierte Frakturen ein, was bei überstarker Zugbelastung allerdings die Gefahr eines „Überziehens" der Fraktur in sich birgt.

Der Streckverband kann als *Heftpflasterzugverband* oder als *Schlauchzugverband* (Tubegauze, Stülpa) an den Weichteilen angreifend angelegt werden, was vor allem bei kindlichen Frakturen empfehlenswert ist. Eine bessere Zugwirkung auf die Fraktur wird erreicht durch direktes Angreifen des Zuges am Knochen, an unter peinlichster Asepsis eingebohrten Kirschner-Drähten oder Steinmann-Nägeln. Die typischen Angriffspunkte für die am Knochen angreifenden Extensionen zeigt Abb. 240 (vgl. auch Abb. 237).

Hat bei dieser Verbandsanordnung die Callusbildung an der Fraktur soweit eingesetzt, daß eine ausreichende Verfestigung erfolgt ist, d. h. daß ein verkürzendes Abgleiten der Fraktur nicht mehr zu befürchten ist, dann sollte der Streckverband durch einen geschlossenen Gipsverband ersetzt werden, denn die Gefahr einer Bohrdrahtosteomyelitis ist immer gegeben. Auch ist eine Bandschädigung an den zugbelasteten Gelenken bei allzulanger Einwirkung zu befürchten.

Die *operative Knochenbruchbehandlung* hat zum Ziel, in möglichst idealer Weise die Reposition mit der Retention zu vereinen. Wie jedes operative Verfahren birgt sie auch bei Beachtung peinlichster Asepsis die Gefahr einer Infektion in sich. Die Ausführung eines Osteosyntheseverfahrens ist an verschiedene Voraussetzungen gebunden, so an strengste Asepsis, an instrumentelle und apparative Ausrüstung und an die Beherrschung der Methode bei anatomiegerechter und gewebsschonender Operationstechnik.

Wenn beim Fehlschlagen konservativer Maßnahmen von einer Osteosynthese bessere anatomische Stellung und bessere ruhigstellende Retention sowie frühzeitiges Einsetzen funktioneller Übungsbehandlung erwartet werden kann, dann sollte mit der Indikation zur Osteosynthese nicht unnötig lange gezögert werden. Es muß aber betont werden, daß nach hinzutretender Infektion oder nach technisch unvollkommen ausgeführter Osteosynthese meist weit schlechtere Heilungsergebnisse resultieren als dies nach auch nur einigermaßen technisch ausreichender konservativer Behandlung zu beobachten ist.

Die Indikation zur Osteosynthese ist in jedem Einzelfall sorgfältig abzuwägen. So ist bei Kindern und Jugendlichen wegen der möglichen Wachstumsstörung bei ausgesprochen guter Heilungstendenz der Frakturen und später schneller funktioneller Angleichung mit der Indikation außerordentliche Zurückhaltung am Platz. Beim alten Patienten hingegen kann die Indikation zu operativem Vorgehen weiter gestellt werden, wenn durch das Osteosyntheseverfahren eine frühzeitige Mobilisation des sonst ans Bett gefesselten Patienten zu erwarten steht und damit Komplikationen, wie hypostatischen Pneumonien oder Thrombosen und Embolien vorgebeugt werden kann.

Langjährige Erfahrung und Erprobung haben nach Ausbau verschiedener Methoden der Indikation zur Osteosynthese für besondere Bruchformen gegenüber den konservativen Behandlungsverfahren eine Vorrangstellung gesichert. Dies gilt für den nicht eingekeilten Schenkelhalsbruch alter Patienten, der durch Nagelung oder Verschraubung stabilisiert, längere Bettruhe unnötig macht. In gleicher Weise hat sich, erweitert auf pertrochantere und subtrochantere Frakturen, die Osteosynthese durch zusätzliche Verwendung einer angeschraubten Lasche bewährt.

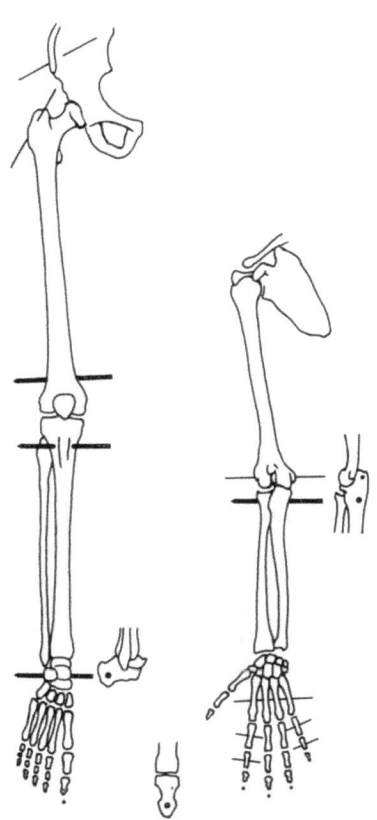

Abb. 240. Typische Lokalisation für Draht- oder Nagelextensionen an oberer und unterer Extremität

Auch für Querbrüche oder kurze Schrägbrüche im mittleren Drittel der langen Röhrenknochen ist die Osteosynthese durch Marknagelung zur Methode der Wahl geworden. An der unteren Extremität ist bei derartigen Bruchformen durch eine „stabile Osteosynthese" mit Hilfe des Küntscher-Nagels für den Femur oder des Herzog-Nagels für die Tibia sofortige Übungsbehandlung und frühzeitige Belastung der Extremität gewährleistet. Voraussetzung hierfür ist allerdings, daß der Marknagel formschlüssig in der Markhöhle sitzt, was nur durch vorherige Aufbohrung derselben erzielt werden kann. Ein Vorteil bei dieser Methode liegt darin, daß in vielen Fällen die Nagelung im geschlossenen Verfahren dann ausführbar ist, wenn unter Zuhilfenahme von Repositionsgeräten die Fraktur in günstige Stellung gebracht werden konnte.

Torsions- und Schrägbrüche mit breiteren Bruchflächen lassen sich durch senkrecht zur Bruchfläche eingebohrte Schrauben oder durch mehrfache Drahtumschlingungen zuverlässig fixieren, wodurch eine frühzeitige Übungsstabilität erreicht wird. Diesem Ziel dient in Modifikation des alten Lambotteschen Verfahrens neuerdings die Verwendung von Metallplatten, welche, die Fraktur unter Preßdruck setzend, mit dem Knochen verschraubt werden (AO-System).

Bei dem zur Streckinsuffizienz führenden und mit einer klaffenden Dehiszenz einhergehenden Rißbruch der Patella kann nur die Osteosynthese in Form einer Cerclage oder einer Drahtnaht mit der Naht des gerissenen Streckapparates die Streckfunktion wiederherstellen.

In gleicher Weise ist beim Rißbruch des Olecranons nur durch eine Osteosynthese mit Drahtnaht oder Verschraubung die stufenlose Wiederherstellung der Gelenkfläche und Fixation ausführbar. In manchen Fällen wird auch beim Abriß größerer Fragmente, wie etwa am Innenknöchel, an den Epikondylen oder der Tuberositas tibiae sich die Osteosynthese zur Fixierung mittels einer Schraube oder eines Nagels aus Metall oder Konservenknochen anbieten. Kleinere Fragmente können durch einen oder zwei gekreuzte Kirschner-Drähte oder durch einen feinen Knochenstift an ihrer gehörigen Stelle gehalten werden.

Die Verwendung von gekreuzten Kirschner-Drähten kann nicht nur bei Rißbrüchen, sondern auch bei anderen Frakturen, die nach Reposition sich nicht oder nur schwer retinieren lassen, angezeigt sein. Diese Form der Osteosynthese ist aber, wie auch WITT betont, keine absolut stabile; zusätzliche ausreichende Ruhigstellung im Gips ist unerläßlich. Dies gilt auch, mit wenigen Ausnahmen, für den größten Teil der durch Osteosynthese versorgten Brüche.

Ihre besonderen Probleme bergen die gelenknahen Frakturen und die Gelenkfrakturen in sich. Die konservative Behandlung dieser Bruchformen erfordern ein besonders gutes Einfühlungsvermögen bei der Reposition und spezielle Verbandsanordnungen zur Retention. Es erscheint daher in besonderem Maß verlockend, die Einrichtung und Fixation der Fragmente zur einwandfreien Wiederherstellung der Gelenkfläche und der Gliedachse auf blutigem Wege auszuführen.

In vielen Fällen ist die traumatisch bedingte Zerstörung einer Gelenkfläche auf unblutigem Wege nicht zu beseitigen. Das Fortbestehen einer Verformung oder in das Gelenk verlagerte Fragmente führen mit Sicherheit zu schweren Funktionsstörungen. Es ist daher beim Fehlschlagen eines konservativen Behandlungsversuches in diesen Fällen die Ausführung einer Osteosynthese angezeigt. Verschiedene Methoden konkurrieren miteinander. Zur Fixation kurzer gelenknaher Fragmente hat sich der Rush-Nagel bewährt. Er findet aber auch bei Brüchen des Vorderarmes in gleicher Weise Verwendung wie bei Frakturen am Unterschenkel im distalen oder proximalen Drittel. Hier läßt sich durch Verwendung von 2 Nägeln eine gute Stabilisierung erreichen, die allerdings nicht als absolut stabile Osteosynthese angesprochen werden kann. Das gleiche gilt für die suprakondyläre Fraktur am Femur. Auch hier können zwei von distal im geschlossenen Verfahren eingeschlagene Pins das infolge des Gastrocnemiuszuges leicht nach hinten abweichende Fragment fixieren und so längere Extensionsbehandlung unnötig machen. Wichtig ist bei Anwendung der Methoden von RUSH, wie bei jeder anderen Methode auch, daß das Grundprinzip genau beachtet wird. Vor allem der Schränkung des Nagels ist besonderes Augenmerk zu widmen, da sonst bei zu geringer Schränkung die Nagelköpfe in den Knochen oder in das Gelenk einwandern oder bei zu starker Schränkung aus dem Knochen herauswandern und unter der Haut erscheinen. Eine ausreichende Stabilisierung ist mit dieser Methode auch nur bei richtiger Wahl der Einschlagstelle, richtiger Nagellänge und Nageldicke sowie richtiger Nagelschränkung zu erzielen.

Wenn es infolge einer Kompressions- oder Scherwirkung zu einer Verbreiterung einer Gelenkfläche, wie in typischer Weise am Tibiakopf gekommen ist, dann können komprimierende Schrauben oder ein Doppelgewindebolzen gute Dienste leisten. Ist infolge der Kompressionswirkung ein Spongiosa- und Knorpeldefekt entstanden, dann empfiehlt es sich, diesen Defekt mit Knochentransplantaten auszufüllen, um die Gelenkfläche wiederherstellen zu können.

Grundsätzlich sollte man bei der Beurteilung schlechter Heilungsergebnisse nach Osteosynthesen überprüfen, ob nicht eine falsche Indikation, vor allem aber fehlerhaft ausgeführte Technik für den Mißerfolg anzuschuldigen sind. Jedes der verschiedenen Verfahren wird in der Hand des mit der speziellen Methode Vertrauten bei richtiger Indikation Gutes leisten können.

Die *Amputation eines Extremitätenabschnittes* wird in manchen Fällen nicht zu umgehen sein. Die Indikation zur Absetzung wird bestimmt von dem Ausmaß der Verletzung. Die Art des Knochenbruches, ausgedehnte Zermalmung der Muskulatur und Zerstörung der Hautdecke, vor allem aber die Unterbrechung der Blutversorgung durch irreparable Gefäßverletzungen und Innervationsverlust machen den Versuch der Erhaltung des befallenen Gliedabschnittes nicht nur sinnlos, sondern können bei hinzutretender, insbesondere anaerober Infektion das Leben des Verletzten gefährden. Die Absetzung an typischer Stelle, gleichsam am Ort der Wahl, ist nur dann erlaubt, wenn die Deckung des Stumpfes durch gut ernährte Weichteile und ohne Infektionsgefahr erfolgen kann. Andernfalls sollte die Amputation im Verletzungsniveau vorgenommen werden, wobei der Amputationsstumpf offen gehalten werden muß und die endgültige Versorgung einem späteren Zeitpunkt vorbehalten ist. Sind genügend gut ernährte Weichteile zur Deckung vorhanden und ist eine Infektion der Wunde nach Ablauf von 6 Tagen nicht eingetreten, dann kann der Stumpf durch sog. „verzögerte Naht" verschlossen werden.

Die funktionelle Übungsbehandlung

Jegliche Ruhigstellung eines Extremitätenabschnittes führt nach wenigen Tagen infolge Nichtgebrauchs der ausgeschalteten Muskelgruppen zu einer Inaktivitätsatrophie der Muskulatur. Störungen der Durchblutung in Form einer Minderdurchblutung sind auf eine gewisse Blutstagnation (venöse Stase) in der von der Funktion ausgeschalteten Muskulatur zurückzuführen. So wichtig wie die Ruhigstellung einer Fraktur für den ungestörten Heilungsverlauf selbst ist, so wichtig ist auch die Sorge für eine gute Durchblutung des Gesamtorganismus und der von der Ruhigstellung nicht betroffenen Extremitätenabschnitte. Durch aktiven Gebrauch des nicht unmittelbar von der Ruhigstellung betroffenen Bewegungsapparates ist dies am besten zu erreichen. Eine durch konservatives oder operatives Vorgehen richtig ruhiggestellte Fraktur ist schmerzlos und Bewegungen der von der Ruhigstellung ausgenommenen Gelenke und Muskeln können ohne Schmerzen zu verursachen ausgeführt werden. Auftretende Schmerzen bei Bewegungsübungen weisen auf eine ungenügende Ruhigstellung der Fraktur hin. Diese Schmerzen lösen neurovegetative Dysregulationen aus, die zu Heilungsstörungen an der Fraktur selbst und zu Funktionsstörungen an den mittelbar beteiligten Gelenken und Muskeln führen. Je rascher es gelingt, Muskeln und Gelenke in der Nachbarschaft der Fraktur durch Übung aktiv und schmerzfrei zu mobilisieren, um so rascher und ungestörter wird sich der Heilungsprozeß gestalten. Unterbleiben sollten im Rahmen der Behandlung einer frischen Fraktur alle passiven Bewegungen, wie sie durch mehr oder weniger sinnvoll konstruierte Apparaturen erzwungen werden können (Medicomechanik). Der Verletzte ist vielmehr durch Aufklärung und systematische Schulung dazu anzuhalten, sinnvoll die zur Bewegung freigegebenen Glieder und Gliedabschnitte zu gebrauchen.

Zu warnen ist vor Massagen. Sie sollten, wenn überhaupt, nur zur Beseitigung von frakturfern aufgetretenen Muskelhärten angewandt werden. Die Erholung vorübergehend ruhiggestellter und nichtinnervationsgestörter Muskulatur erfolgt unter aktiver Bewegungsübung in Form eines dosierten Muskeltrainings erfahrungsgemäß in kurzer Zeit. Das Übungstraining soll von den von der Ruhigstellung nicht betroffenen Muskelgruppen kontinuierlich in einfühlender Weise auf die der Fraktur nahegelegenen Muskeln übergehen. Hierbei empfiehlt sich mit isometrischen Spannungsübungen zu beginnen, um dann allmählich zu isotonischem Training überzuleiten. Dies gilt vor allem für große Muskeln, wie den M. deltoideus, M. quadriceps und M. glutaeus, die auch schon nach relativ kurzfristiger und nicht vollkommener Ruhigstellung der zugehörigen Gelenke eine erhebliche Inaktivitätsatrophie zeigen.

Bei Patienten, die von sich aus nur schwer oder widerwillig zu aktiver Mitarbeit zu bewegen sind, kann die „Schwellstrombehandlung" durch Anwendung neofaradischer Impulsfolgen die notwendige Heilgymnastik unterstützen. Durch die an- und abschwellenden elektrischen Einzelimpulse unterstützt diese „Elektrogymnastik" das aktive Muskeltraining.

Besonders wichtig ist die funktionelle Behandlung bei Lähmungen, die als Folge einer Begleitverletzung durch Nervenschädigung eingetreten sind. Es gilt in diesen Fällen vor allem die freie Beweglichkeit der Gelenke, die Gleitfähigkeit in den Muskel- und Sehnenfächern zu erhalten und unterstützt durch Elektrotherapie einer Inaktivitätsatrophie und Muskeldegeneration entgegen zu wirken, damit nach Regeneration des verletzten Nerven die Voraussetzungen für eine freie Funktion vorhanden sind.

Hydrotherapeutische Maßnahmen und Anwendung gleichmäßiger Wärme unterstützen durch Hyperämisierung den Heilungsvorgang. Die Verminderung des Körpergewichts im Unterwasserbad ermöglicht trainierend den aktiven Gebrauch der Extremitäten ohne große Kraftanstrengung. Wird bei der funktionellen Übungsbehandlung der Wille zu aktiver Mitarbeit beim Verletzten geweckt und wird unter Vermeidung schmerzauslösender Reize die Übungsbehandlung durch aktives Muskeltraining durchgeführt, dann können die Dauer der Wiederherstellung des Verletzten erheblich verkürzt und oft auch drohende Defektheilungen abgewendet werden.

Kindliche Frakturen
Von H. Hüner

Unvollständigkeit kindlicher Strukturen einerseits und ausgeprägte Regenerationsfähigkeit des kindlichen Organismus andererseits müssen sich, insbesondere bei *Skeletverletzungen* auswirken, so daß die Eigenarten kindlicher Frakturen etwa vom 4. Lebensjahr an weniger in Besonderheiten des Unfallmechanismus als in eben diesen Eigenschaften des kindlichen Skelets ihren Grund haben.

Vor dem 4. Lebensjahr überwiegen — außer den Geburtstraumen, die zu Frakturen und Epiphysenlösungen führen — Erstickungen (1. Lebensjahr), Verbrennungen (2.–3. Lebensjahr) usw. — also Unfälle ohne Skeletschädigung. Von diesem Zeitpunkt an dominieren dann Frakturen als Schädigungsfolgen (GAEDECKE: 39,5% aller bei Unfällen — ohne Verkehrsunfälle — erlittenen Verletzungen).

Besondere *diagnostische* Schwierigkeiten sind — abgesehen von den oben geschilderten — eigentlich nur bei gelenknahen Frakturen zu erwarten, bei denen es zwischen Epiphysenlinien und Frakturlinien zu differenzieren gilt (Vergleichsaufnahme der gesunden Seite!).

Das kindliche Skelet ist wegen seiner geringen Mineralisation relativ biegsamer als das des Erwachsenen und von einem relativ starken (3 Schichten!) Periostschlauch umhüllt. Elastizität des Knochens und Widerstandsfähigkeit des

Periostes bieten häufig einen absoluten Schutz vor dem Eintreten einer Fraktur, führen aber auch ebenso häufig zu besonderen, nur bei jungen Kindern vorkommenden *Frakturformen:* Der durch Stauchung entstandenen *Wulstfraktur* und der *Grünholzfraktur* (Abb. 241). Dabei erfolgt die Fraktur subperiostal ohne Aufsplitterung, bzw. wird nur die Konvexität des biegungsbelasteten Knochens zersplittert. Die total oder partiell erhaltene Kontinuität des Periosts verhindert die Dislokation.

Die *Epiphysenfuge* läßt am besten die Problematik der kindlichen Skeletverletzungen erkennen: wegen ihrer morphologischen Inhomogenität stellt sie den schwächsten Punkt des Skelets dar (jeder 6. Bruch des Kindes und Jugendlichen betrifft die Epiphyse). Festigkeit des Bandapparates einerseits und Gelenknähe der Epiphysenfuge andererseits werden zudem leichter zu einer Epiphysenlösung als zu einer Luxation führen.

Wegen der ihr innewohnenden funktionellen Potenz drohen bei Zerstörung der Epiphyse zudem unangenehme Spätkomplikationen. Wenn trotzdem nach traumatischen Epiphysenlösungen nur selten Wachstumsstörungen beobachtet werden (BERGENFELD nur in 5%), so deshalb, weil bei den häufigsten Frakturmechanismen (Abscherung — Abriß) die Kontinuitätstrennung in der metaphysär gelegenen Ossifikationszone erfolgt, die eigentliche knorpelige Proliferationszone aber intakt bleibt.

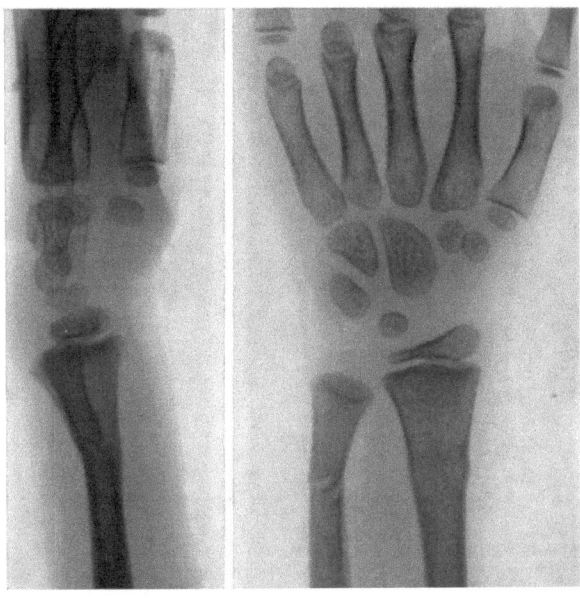

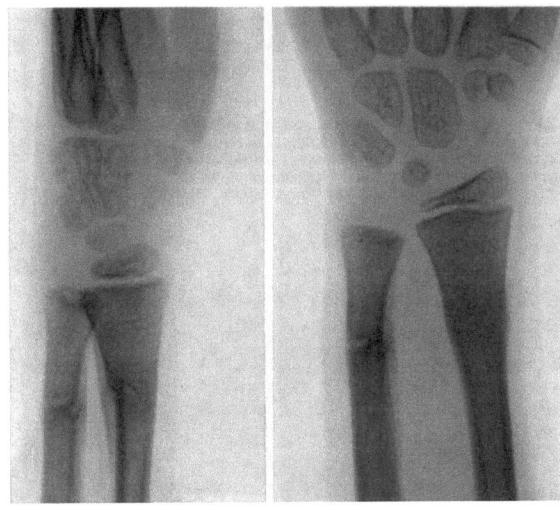

Abb. 241 a u. b. E. S., 7 Jahre. a Grünholzfraktur der Ulna und gleichzeitige Wulstfraktur des Radius links. b Nach 4 Wochen ist an der Form der Callusbildung die Tendenz zum Ausgleich der Dislokation deutlich zu erkennen

Wachstumsstörungen haben somit unter anderem zur Voraussetzung, daß die Epiphyse selbst, d. h. die Knorpelfuge zerstört wird. Dazu ist ein erhebliches

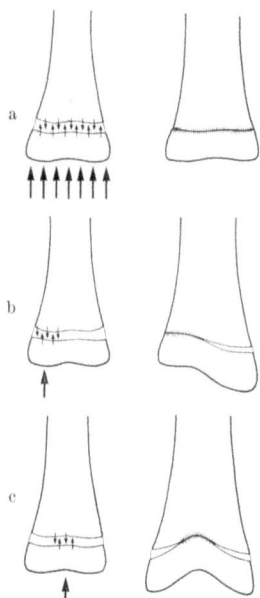
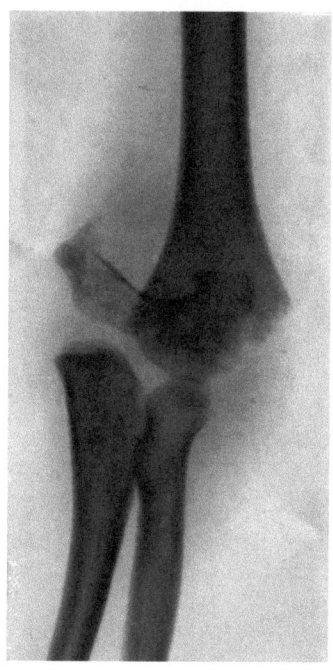

Abb. 242. Mechanismus einer a totalen, b lateralen, c zentralen Schädigung der Epiphyse durch axiale Gewalteinwirkung. Die Zerstörung der Wachstumsfuge führt zu einem totalen (a) oder partiellen (b und c) Wachstumsstillstand mit folgender Verkürzung (a) oder Deformierung (b und c) des betroffenen Gliedmaßenabschnittes

Abb. 243 a—c. H. H., 7 Jahre, a suprakondyläre Extensionsfraktur, b nach 8 Monaten knöcherne Konsolidierung in deutlicher Fehlstellung (dislocatio ad peripheriam), c nach 4 Jahren weitgehender Ausgleich der Form und Struktur infolge funktionellen Reizes

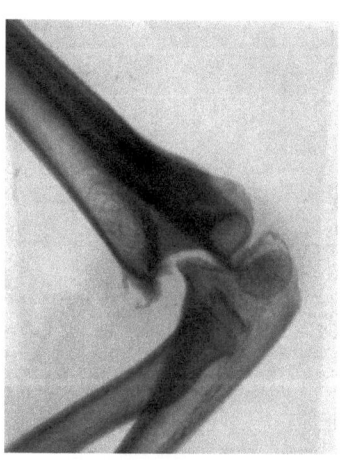
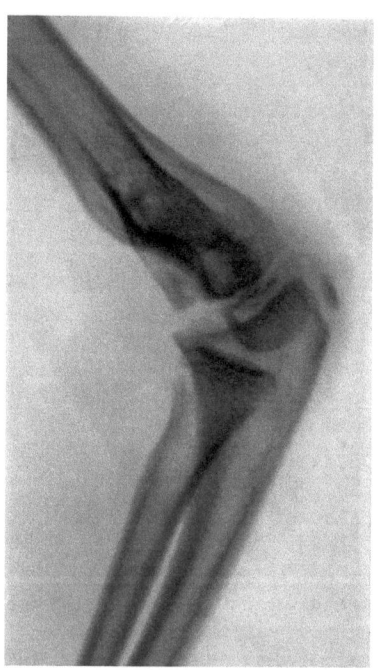

axiales Trauma, das Verödung der betroffenen Partien und damit *Wachstumsstillstand* zur Folge hat, notwendig. Ebenso können Ernährungsstörungen im Gefolge ausgedehnter Gefäßverletzungen oder Infektionen bei offenen Frakturen über Knorpelnekrosen den Funktionsausfall auslösen. Diese Wachstumsausfälle wirken sich besonders unangenehm aus, wenn sie nur umschriebene Partien der Epiphyse betreffen (Abb. 242).

Die Therapie der kindlichen Fraktur geht von den im Kapitel S. 462 gegebenen allgemeinen Grundlagen aus. Sie berücksichtigt aber die gesteigerte *Regenerationsbereitschaft* des wachsenden Organismus. Deren Ursache liegt in dem biologischen Phänomen, daß die Reizbarkeit eines Gewebes direkt proportional der Intensität seines Wachstumes ist (Murk-Jansensches Gesetz).

Da nun diese Reizbarkeit auf Grund der von der Neugeborenenperiode bis zur Adoleszens allmählich abnehmendem Wachstumsintensität gegeben ist, die Fraktur mit all ihren Begleit- und Folgeerscheinungen einen adäquaten Reiz darstellt, wird verständlich, daß kindliche Frakturen – in Abhängigkeit vom Alter – im allgemeinen in kürzerer Zeit zur knöchernen Heilung kommen, Pseudarthrosen kaum bekannt sind. Darüber hinaus führen funktionelle und formative Reize über einen mitunter erstaunlichen Umbau der Struktur häufig zu einer Restitutio ad integrum (s. Abb. 243).

In der gesteigerten Reaktionsbereitschaft liegen aber potentielle Gefahren: so müssen anhaltende oder wiederholte bzw. unphysiologisch starke Reize (wiederholte Repositionsmanöver, ungenügende Ruhigstellung, operative Maßnahmen, entzündliche Komplikationen) eine überschießende Reizantwort auslösen.

Unabhängig davon, ob diese Reize auf die Frakturstelle allein wirken, oder bei Frakturen in Epiphysennähe diese indirekt mit stimulieren, folgt daraus ein „*Reizwachstum*" mit Verlängerung des betreffenden Knochens. Dies muß sich besonders unangenehm an zweiknochigen Gliedmaßenabschnitten dann auswirken, wenn nur ein Knochen beteiligt ist. Ebenso wird der direkte Reiz auf die Epiphyse, solange die Proliferationszone nicht zerstört wird, ausgeprägte Wachstumsreaktionen hervorrufen. Erwähnt sei, daß bei der sog. Grünholzfraktur der nur einseitig gegebene Wachstumsreiz zu Deformierungen Anlaß geben kann.

Als Konsequenz für das *therapeutische Handeln* ergibt sich: es ist falsch und gefährlich, allzusehr auf die gesteigerte spontane Regenerationsfähigkeit zu bauen und es ist bei der Auswahl und Anwendung therapeutischer Maßnahmen darauf zu achten, daß zusätzliche Reize vermieden werden. Wir streben die sofortige und möglichst exakte, aber schonende *Reposition* an. Je anatomischer die Einrichtung, um so weniger Anlaß besteht zur Bildung eines überschießenden Callus, der immer Ausdruck eines fortbestehenden Reizes ist. Unbedingt ausgeglichen werden müssen die Dislocatio ad axin und die Dislocatio ad peripheriam. Eine Verkürzung von wenigen Zentimetern, die ohne drastische Maßnahmen nicht beseitigt werden kann, darf in Kauf genommen werden, da der sich bildende Reizcallus über das Reizwachstum für Ausgleich sorgt. Daß bei Epiphysenfrakturen die genaue Reposition in besonderem Maße anzustreben ist, versteht sich (Abb. 244 u. 245).

Ebenso wichtig ist die *Retention*, die nicht nur exakt, d. h. wirklich „ruhigstellend" sein, sondern auch ausreichend lange beibehalten werden muß. Die Beachtung dieser Forderung verhindert ständige oder neuerliche Irritation.

Besonders strenge Maßstäbe sind bei der Indikation zu allen *operativen Maßnahmen*, sei es die blutige Reposition oder die Osteosynthese in ihren verschiedenen Modifikationen, anzuwenden. In Epiphysennähe sind sie kontraindiziert. Im Schaftbereich müssen in den Fällen, in denen sie nicht umgangen werden können, versenkte Fremdkörper möglichst frühzeitig wieder entfernt werden.

474   Spezieller Teil

[Zum eingehenden Studium spezifisch-kindlicher Frakturformen (Grünholzfraktur – Epiphysenlösung – supracondyläre Fraktur usw.) und spezieller Behandlungsverfahren (Heftpflasterextensionen nach SCHEEDE bei Oberschenkelschaftfrakturen der Kleinkinder, Reposition und Fixation der supracondylären

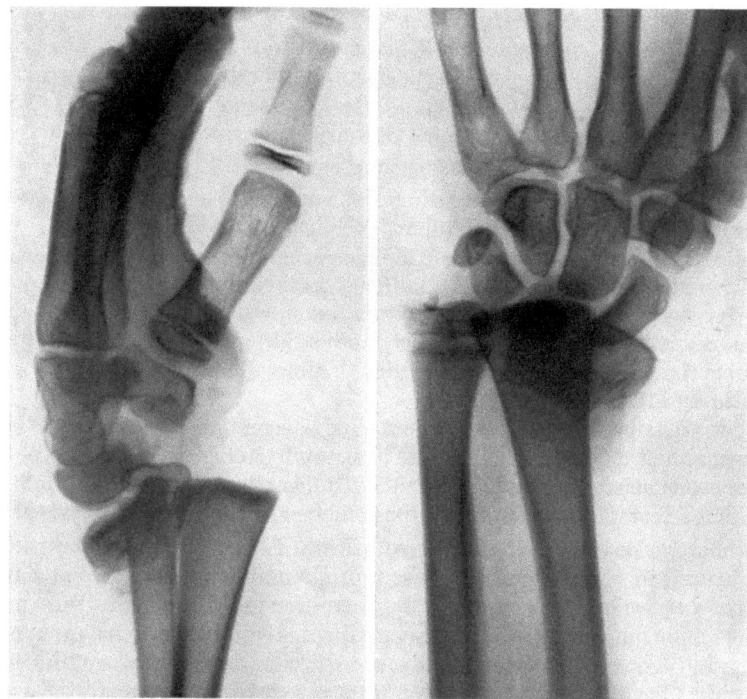

a

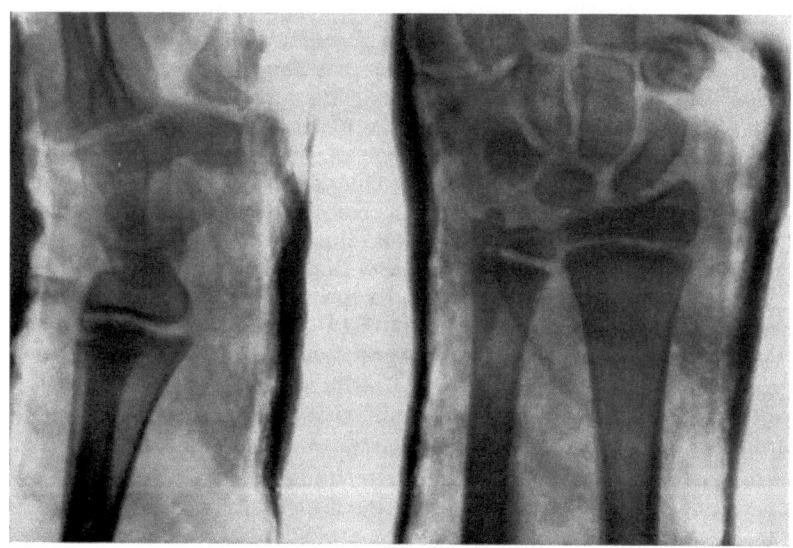

b

Abb. 244 a u. b. R. F., 14 Jahre, a Radius-Epiphysenfraktur links, b exakte Reposition

Extensionsfraktur nach BLOUNT u. a. m.) wird auf die ausgezeichneten Lehrbücher von BLOUNT, GROB, OBERNIEDERMAYR, die Monographie von RETTIG u. a. verwiesen.]

Eine *Nachbehandlung* bei Kindern wird von vielen als überflüssig abgelehnt, da das Kind — meist frei von Vorbehalten (Rente!) — seinem natürlichen Bewegungsdrang folgt. Wenn sie schon durchgeführt wird, dann muß sie in Form und Aufbau diesen Bewegungsdrang nützen, vom verletzten Glied ablenken und dessen unbewußten Gebrauch im Spiel fördern.

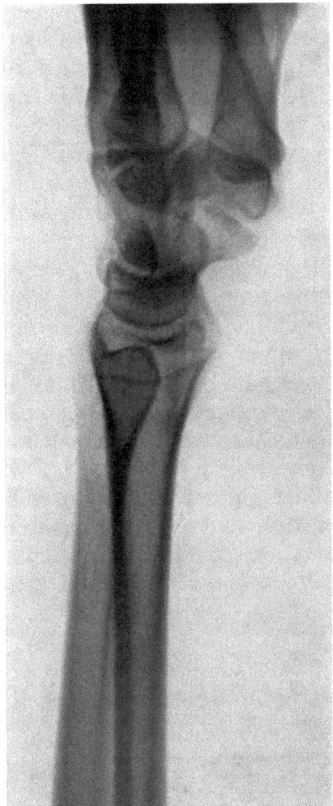
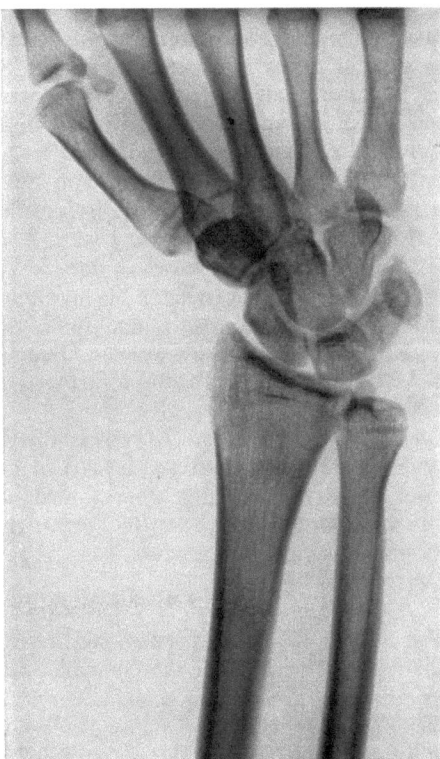

Abb. 245. Abheilung der Fraktur von Abb. 244 nach 4 Jahren ohne Wachstumsstörung

Lokalanaesthesie an den Extremitäten

Von J. Mahmoudi

Zur Schmerzausschaltung bei chirurgischen Eingriffen an den Extremitäten ist die *Lokalanaesthesie* neben der Allgemeinnarkose von großer Bedeutung. Durch die Entwicklung der modernen Anaesthetica und die günstigen topographisch-anatomischen Verhältnisse der peripheren Nerven, besonders an den oberen Extremitäten, erlaubt dieses Verfahren bei genügender Erfahrung eine gezielte Anaesthesie der verschiedenen Abschnitte der Extremitäten.

Im Gegensatz zur Allgemeinnarkose ermöglicht die Lokalanaesthesie eine sofortige chirurgische Versorgung der frisch eingelieferten Verletzten, ohne die für

Allgemeinanaesthesie erforderlichen Vorbereitungen. Die Lokalanaesthesie stellt ferner, besonders bei herz- und kreislaufgefährdeten Patienten, keine wesentliche Belastung dar. Ein weiterer Vorteil ist darin zu sehen, daß der Patient während der Operation oftmals Gelenk- und Muskelbewegungen aktiv durchführen kann, was besonders bei Verletzungen der Sehnen von Bedeutung sein kann. Weiterhin können mit Hilfe der Lokalanaesthesie manche kleinen Eingriffe an den Gliedmaßen ambulant vorgenommen werden und die Patienten können unmittelbar nach Eingriffen in Lokalanaesthesie die Klinik wieder verlassen. Eine Ausnahme bildet die Plexusanaesthesie wegen der, wenn auch relativ selten vorkommenden Komplikationsmöglichkeiten, von denen der Pneumothorax an erster Stelle steht. Aus der Vielzahl der angegebenen Lokalanaesthetica hat sich in der Allgemeinchirurgie das *Novocain* (P-Aminobenzoyl-Diäthylamin-Äthanol) vor allem für die Infiltrationsanaesthesie besonders gut bewährt. Bei geringer Toxicität besitzt das Novocain ein gutes Diffusionsvermögen. Seine Anwendungsmöglichkeiten sind jedoch in erster Linie durch die relativ kurze Anaesthesiedauer begrenzt. Dies gilt hauptsächlich bei ausgedehnten Eingriffen an den Extremitäten, wobei eine langandauernde Anaesthesie erforderlich ist. Die hierfür notwendigen Langzeitanaesthetica stehen uns in Form von *Scandicain* (in 1- und 2%iger Lösung), *Xylocain* (Diäthylamino-2-6-dimethyl-acetanilid) und *Hostocain* zur Verfügung. (Das Hostocain in 2%iger Lösung ist z. Z. in Erprobung.)

Durch *Zugabe* von *Suprarenin* der im Verhältnis 1:1000 verdünnten Lösung, und zwar von durchschnittlich 5 bis maximal 12 Tropfen, kann die Wirkungsdauer der Lokalanaesthetica, vor allem durch die verzögerte Resorption infolge von Vasoconstriction verlängert werden. Der Zusatz von Suprarenin ist jedoch bei allen Arten von Durchblutungsstörungen an den Extremitäten streng kontraindiziert.

Die Wahl der *örtlichen Betäubung* für die Chirurgie der Extremitäten hängt einerseits von der Lokalisation, der Art und dem Ausmaß der Verletzung, andererseits von der zu erwartenden Operationsdauer und dem Zustand des Patienten ab.

Die Lokalanaesthesie kann in Form der *Infiltrationsanaesthesie* und *Leitungsanaesthesie* durchgeführt werden.

Infiltrationsanaesthesie

Das Wesen der Infiltrationsanaesthesie besteht in Unterbrechung der Leitfähigkeit sensibler Nerven und sensibler Endorgane in einem örtlich begrenzten Körperbezirk. Für die chirurgische Versorgung von einfachen frischen Wunden, Punktionen, Exstirpation kleinerer Hauttumoren, Anlegen von Drahtextensionen, sowie für die Entfernung von oberflächlich sitzenden Fremdkörpern und Ausschneidung von kleinen Hauttumoren, ist die Infiltrationsanaesthesie gut geeignet. Bei infizierten Wunden und entzündlichen Hautveränderungen sollte die örtliche Betäubung wegen der Gefahr einer Keimverschleppung in Blut und Lymphbahnen dagegen unterlassen werden. Außerdem sollte man stark verschmutzte Wunden mit zerquetschten Rändern nicht in örtlicher Betäubung versorgen, da es durch das Aufquellen des Gewebes zu einer zusätzlichen Durchblutungsstörung des Wundbereiches mit erhöhter Infektionsgefahr kommen kann. Bei Wunden mit gleichzeitiger Verletzung von Sehnen, Nerven und Gefäßen, kommt die Infiltrationsanaesthesie nicht in Frage, weil derartige Verletzungen übersichtliches Arbeiten in Blutleere, bei guter Entspannung der Muskulatur erfordern.

Technik. Nach Desinfektion der Haut, infiltriert man das Wundgebiet fächerförmig mit einer Anaesthesielösung. Dazu wird die Injektionskanüle außerhalb der Wundpole, in einem Abstand von mindestens 2 cm eingestochen. Man setzt zunächst ein Hautquaddel, von hier aus wird das Operationsgebiet mit einer langen Kanüle rhomboitartig erst subcutan und evtl. auch subfascial umspritzt. Bei der Entfernung von Hauttumoren ist es zweckmäßig, den Tumor zu unterspritzen. Zur Versorgung von frischen Knochenbrüchen ist die Infiltrationsanaesthesie ebenfalls gut geeignet. Nach BÖHLER spritzt man etwa 10—40 cm³ einer Anaesthesielösung, ohne Suprareninzusatz, in das Bruchhämatom ein, dadurch erreicht man eine Schmerzbetäubung im gesamten Frakturbereich. Zur Reposition von Luxationen spritzt man ein Lokalanaestheticum in den Gelenkspalt, wobei eine schmerzlose Reposition erzielt werden kann. Dagegen ist diese Art Anaesthesie für die Reposition von Luxationen größerer Gelenke nicht geeignet, da man bei dieser Methode auf den starken Muskelzug stößt, der eine Reposition erheblich erschwert.

Leitungsanaesthesie

Bei der Leitungsanaesthesie wird die Nervenleitfähigkeit in der Höhe des Injektionsortes unterbrochen. Je nach Höhe der Injektionsstelle unterscheiden wir die Spinale-, Peridurale- und Plexusanaesthesie bzw. die gezielte Blockade eines peripheren Nerven. Bei der Leitungsunterbrechung der peripheren Nerven kann das Lokalanaestheticum *endo-* oder *perineural* eingebracht werden. Bei der endoneuralen Einspritzung erzielt man, bei exakter Technik, unter Umständen eine sofortige Betäubung im Versorgungsgebiet des betroffenen Nervenstammes. Bei dieser Art Anaesthesie sollen möglichst kleine Injektionsmengen verwendet werden. Dagegen tritt die Leitungsunterbrechung bei perineuraler Injektion wegen indirekter Diffusion der Anaesthesielösung, langsamer ein und benötigt größere Mengen des Betäubungsmittels.

Leitungsanaesthesie an den oberen Extremitäten

An der oberen Extremität haben sich folgende Leitungsanaesthesien bewährt:
A. *Leitungsanaesthesie des Plexus brachialis nach* KULENKAMPFF.
B. *Subaxilläre Leitungsanaesthesie nach* ACCARDA u. ADRIANI.
C. *Ulnarisblockade am Ellbogengelenk.*
D. *Leitungsanaesthesie am Handgelenk.*
E. *Leitungsanaesthesie an der Mittelhand und an der Fingerbasis nach* OBERST.

A. *Leitungsanaesthesie des Plexus brachialis nach* KULENKAMPFF. In der Hand des Geübten hat sich die Blockade des Plexus brachilis für die operative Versorgung von Verletzungen am Ellbogen-Vorderarm- und Hand-Bereich hervorragend bewährt. Besondere Bedeutung kommt dieser Anaesthesieform für die Versorgung von Frischverletzten zu, da hier bei gleichzeitig vorhandenen Verletzungen im Abdominal- und Schädelbereich, laufende suptile Überwachung erforderlich ist, was durch Wirkung einer Vollnarkose, zumindest in der ersten Stunde nicht möglich sein kann. Voraussetzung für den Erfolg der Plexusanaesthesie ist die Handhabung der richtigen Injektionstechnik. Nur dadurch lassen sich die bekannten Komplikationen wie Pneumothorax, Hämatothorax, Mediastinal- und Hautemphysem vermeiden. Ein gelegentlich auftretender Pneumothorax, der sich oft innerhalb weniger Tage spontan zurückbilden kann, muß allerdings auch bei genauer Befolgung der angegebenen Richtlinien von Geübten in Kauf genommen werden. Diese Art von Komplikation die sich, falls erforderlich, durch eine Punktionsbehandlung beheben läßt, stellt unseres Erachtens jedoch keinen schwerwiegenden Nachteil dar. Abgesehen davon konnten die übrigen Komplikationen bei mehrjähriger Anwendung dieses Verfahrens nicht beobachtet werden.

Eine häufig aus topographisch-anatomischen Gegebenheiten in Erscheinung tretende Mitbeteiligung des Sympathicus und des N. phrenicus klingt ohne nachteilige Folgen ab.

Mit Rücksicht auf die evtl. Komplikationsmöglichkeiten und Begleiterscheinungen, ist die Plexusanaesthesie bei pulmonalen Veränderungen, bei denen die Atmung der Gegenseite behindert ist, kontraindiziert. So z. B. bei Lungenemphysem, Pneumothorax, Phrenicuslähmung, Thorakoplastik, Lungen-Tbc, Pleuraschwarten, Segment- oder Lappenresektion der Lunge sowie bei Gefäßaneurysmen. Wegen der Phrenicusbeteiligung sollte daher auf eine beidseitige Plexusanaesthesie verzichtet werden.

Technik. Nach medikamentöser Vorbereitung (s. Narkosekapitel) führen wir die Anaesthesie am liegenden Patienten aus. Man läßt den Kopf des Kranken zur Gegenseite neigen. Durch Unterlegen eines Schaumgummikissens unter die Schulter und Herabziehen des betroffenen Armes, läßt sich das Schulterhalsdreieck besser darstellen (Abb. 246). In diesem Bereich bildet der laterale Rand des M. sternocleidomastoideus und scalenus anterior mit dem Schlüsselbein und der V. jugularis externa ein Dreieck. Innerhalb dieses Dreiecks, etwa fingerbreit oberhalb und etwas einwärts der Claviculamitte, fühlt man die Pulsation der A. subclavia. Mit dem Zeigefinger wird nun die A. subclavia nach medial gedrückt. Unmittelbar lateral und oberhalb des tastenden Fingers sticht man mit einer kurzgeschliffenen 12er Nadel an aufgeschraubter Spritze ein. Die Nadel wird dorsal-caudal auf den Querfortsatz des dritten Brustwirbels und medial auf die erste Rippe vorgeschoben. In einer Tiefe von etwa 2–3 cm erreicht man den knöchernen Widerstand der ersten Rippe, die den Hauptorientierungspunkt zur Vermeidung einer Verletzung der Pleurakuppe darstellt. Über der ersten Rippe sucht man durch Vor- und Zurückschieben der Nadel den Plexus. Über die richtige Lage der Nadel orientiert uns der Patient, indem er blitzartige Schmerzen im Arm und in der Hand angibt. Es wird jetzt der Plexus mit 20 cm^3 einer 2%igen Scandicainlösung infiltriert, wobei während der Injektion mehrfache Parästhesien, durch leichte Änderung der Injektionskanüle im Plexusbereich, über der 1. Rippe, erzielt werden müssen. Nach exakter Durchführung der Plexusanaesthesie tritt die Schmerzunempfindlichkeit des ganzen Armes nach etwa 5–10 min ein.

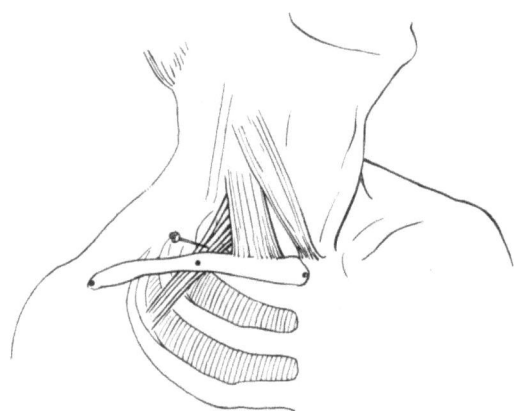

Abb. 246. Einstichpunkt im Bereich des Schulterhalsdreiecks bei der Plexusanaesthesie nach KULENKAMPFF

Die pneumatische Blutleere wird erfahrungsgemäß bereits vor Wiederkehr der Sensibilität im Vorderarm- und Handbereich als unangenehm und schmerzhaft empfunden. Als Ursache muß erstens die nichtbetäubten Nn. intercostobrachiales (dorsale Äste des Ramus cutaneus lateralis des 2. und 3. Intercostalnerven) und zweitens das Nachlassen der Plexusanaesthesie angesehen werden. Durch eine zirkuläre subcutane Infiltration eines Anaestheticums am Oberarm, werden die Nn. intercostobrachiales blockiert. Diese Infiltration kann prophylaktisch nach Durchführung der Plexusanaesthesie, vor dem Anlegen einer Blutleere vorgenommen werden.

B. *Subaxilläre Leitungsanaesthesie nach* ACCARDA *und* ADRIANI. Durch die Leitungsunterbrechung aller Hauptnerven im subaxillären Raum, erreicht man eine gute Schmerzausschaltung am ganzen Arm bis über den Ellbogen hinauf.

Der Vorteil dieses Verfahrens zeigt sich darin, daß man die Komplikationsmöglichkeiten der Plexusanaesthesie umgehen kann. Auf der anderen Seite ist die lange Wartezeit bis zum Eintritt der Anaesthesie am Arm als nachteilig anzusehen. (Sie beträgt nach TITZE 30—40 min.)

Technik. Die Anaesthesie wird in Rückenlage bei abduziertem Arm um 90° und leichter Beugung und Auswärtsdrehung des Ellbogens durchgeführt. Am Schnittpunkt von M. pectoralis major und der gut palpierenden A. brachialis setzt man zunächst ein Hautquad el. Von hier aus wird nun mit einer dünnen Kanüle entlang der A. brachialis in Richtung Achselhöhle eingestochen, wobei die Arterie mit dem Finger geschützt werden muß. Oberhalb bzw. radial der A. brachialis trifft man den N. medianus und N. muculocutaneus. Unterhalb bzw. ulnar der Arterie erreicht man den N. ulnaris, N. radialis, N. cutaneus brachii ulnaris, N. cutaneus antebrachii ulnaris und N. axillaris. Es wird jeweils oberhalb und unterhalb der A. brachialis 12—15 cm³ einer 2%igen Scandicainlösung injiziert.

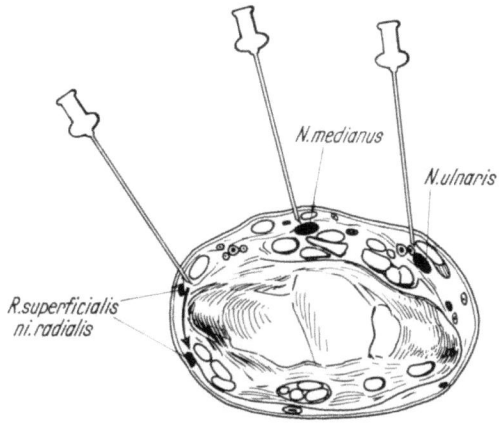

Abb. 247. Leitungsanaesthesie am Handgelenk. Im Querschnitt sind die Einstichpunkte für die Blockade des N. ulnaris und N. medianus sowie zur Ausschaltung des R. superficialis nervi radialis dargestellt

C. *Ulnarisblockade am Ellbogengelenk.* Aus topographisch-anatomischen Gegebenheiten ist am Ellbogengelenk lediglich der N. ulnaris einer gezielten Anaesthesie zugängig.

Technik. Bei halbgebeugtem Ellbogengelenk, wird der N. ulnaris bei Vorliegen normaler Verhältnisse aus seinem Sulcus hinter dem Epicondylus ulnaris humeri herausluxiert und hinter der Epicondylenspitze mit dem palpierenden Zeigefinger fixiert. Mit einer feinen Nadel wird nun direkt endoneural eingestochen und etwa 1 cm³ einer Anaesthesielösung injiziert. Die Anaesthesie ist unter Umständen nach 1 min komplett und umfaßt den Kleinfinger, die ulnare Seite des Ringfingers und den Hypothenar.

D. *Leitungsanaesthesie am Handgelenk.* Zur Schmerzausschaltung der Hand führen wir am Handgelenk die Blockade des *N. medianus, die Blockade des N. ulnaris* und die *Ausschaltung der subcutanen Äste des N. radialis* durch (Abb. 247).

Die Medianusblockade. Den N. medianus trifft man unmittelbar radial der Sehne des M. palmaris longus, etwa 2—3 cm proximal der Handgelenkbeugefalte. Man tastet zunächst die Sehne des M. palmaris longus ab und sticht unmittelbar radial der Sehne, bei etwas dorsal flektierter Hand, woldurch ein Ausweichen des N. medianus verhindert wird, ein. Sobald der Patient elektrisierende Schmerzen im Daumen, Zeige- und Mittelfinger angibt, wird eine Anaesthesielösung injiziert. Bei intraneuraler Leitungsunterbrechung benötigt man etwa 0,5—1 cm³ eines Anaestheticums. Die Anaesthesie tritt bei richtiger Injektionstechnik nach wenigen Minuten ein und umfaßt das Autonomgebiet des N. medianus.

Ulnarisblockade am Handgelenk. An der ulnaren Seite des Vorderarmes, etwa 2 cm proximal der Handgelenkbeugefalte oberhalb des Os pisiforme und radial der Sehne des M. flexor carpi ulnaris, sticht man mit einer 12er Kanüle ein. In einer Tiefe von etwa 1—1^1/$_2$ cm trifft man den N. ulnaris, wobei beachtet werden muß, daß die A. ulnaris nicht verletzt wird. Sobald der Patient Paraesthesien im Kleinfinger angibt, spritzt man kleine Mengen einer Anaesthesielösung ein.

Ausschaltung der Subcutanäste des N. radialis. Zusätzlich zur Medianus- und Ulnarisblockade ist eine Ausschaltung der Rami superficiales nervi radialis notwendig, um auch im Bereich des Daumenstrahles schmerzfrei operieren zu können. Man erreicht die Nerven durch fächerförmige subcutane Infiltration über dem Speichengriffelfortsatz. Die Betäubung tritt meist nach 5—10 min ein.

E. *Leitungsanaesthesie nach* OBERST: *a) Leitungsanaesthesie an der Mittelhand.* Die operativen Eingriffe am Daumen und an den Langfingern lassen sich durch die von OBERST angegebene Leitungsanaesthesie an der Mittelhand schmerzfrei durchführen. Ist der Prozeß dagegen weiter auf die distalen Fingerabschnitte,

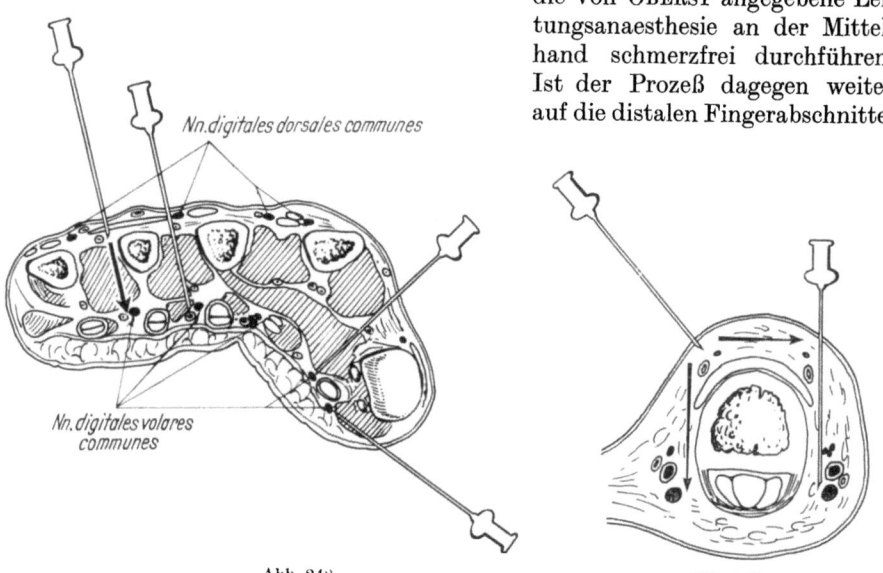

Abb. 248. Leitungsanaesthesie an der Mittelhand. Im Querschnitt ist die Nadelführung durch die Zwischenknochenräume dargestellt

Abb. 249. Leitungsanaesthesie an der Fingergrundgliedbasis nach OBERST. Nadelführung zur Anaesthesie der dorsalen und volaren Fingernerven. Im Querschnitt sind die Nerven durch schwarze Punkte bezeichnet

sowie das Mittelgelenk, beschränkt, genügt meist die Leitungsanaesthesie in Höhe der Fingergrundgelenkbasis.

Technik. Die Analgesie des zu operierenden Fingers erreicht man durch die Infiltration der betroffenen Zwischenknochenräume im Bereich der Mittelhand (Abb. 248). Hierdurch werden alle *Nn. digitales volares* und *dorsales* ausgeschaltet. Man führt die Injektionskanüle senkrecht vom Handrücken her in Richtung Hohlhand ein. Dabei wird die Nadel unter gleichzeitigem Ausspritzen des Anaestheticums langsam vorgeschoben, bis der Operateur volar mit seinem tastenden Finger das Hervorquellen der Anaesthesielösung spürt. Die Anaesthesie tritt nach etwa 5—10 min ein.

b) Leitungsanaesthesie an der Fingerbasis. Bei aseptischen Operationen am Fingerend- und -mittelglied und septischen Eingriffen nur am Fingerendglied, steht uns in der Leitungsanaesthesie nach OBERST, besonders in der ambulanten Praxis, ein sehr gutes Verfahren zur Verfügung. Bei dieser Art Schmerzausschaltung kann am Fingergrundglied eine Blutleere mit Hilfe eines Gummischlauches angelegt werden.

Technik. Mit 4—6 cm³ einer Anaesthesielösung ohne Suprareninzusatz wird das Fingergrundglied in Höhe der Interdigitalfalten seitlich von zwei dorsalen

Einstichpunkten aus umspritzt. Dabei blockiert man nach OBERST zunächst die dorsalen und dann die palmaren Fingernerven. Wir benutzen hierfür eine kurzgeschliffene Nadel von der Größe 14. Die Nadel wird seitlich am Fingergrundglied von der Streckseite her senkrecht zur Beugeseite vorgeschoben (Abb. 249). Dabei kontrolliert die linke Zeigefingerbeere des Operateurs das Vorführen der Nadelspitze. In einer Tiefe von etwa $1^1/_2-2$ cm, nachdem man die Punktion eines Gefäßes ausgeschlossen hat, setzt man ein Depot von 1 cm^3 der Anaesthesielösung. Beim Zurückziehen der Nadel wird weiter eine kleine Menge des Betäubungsmittels gespritzt. Bevor man die Nadel entfernt, wird sie in Richtung der Streckaponeurose, quer zur Fingerachse, eingeführt. Durch Infiltration von etwa 1 cm^3 der Anaesthesielösung gelingt uns die Leitungsunterbrechung und Blockade der beiden dorsalen Fingernerven. Die Anaesthesie tritt in etwa 10—15 min ein. Der Betäubungslösung darf kein Adrenalin zugesetzt werden, da bei Leitungsanaesthesie am Finger mit Adrenalinzusatz ischämische Fingernekrosen beobachtet worden sind.

Leitungsanaesthesie an den unteren Extremitäten

Die gezielte Schmerzausschaltung der peripheren Nerven ist am Bein aus topographisch-anatomischen Gründen wesentlich schwieriger als am Arm. Eine Blockade aller Beinnerven, vergleichbar der Plexusanaesthesie an der oberen Extremität, ist aus gleichen Gründen nicht möglich.

Zur völligen Schmerzausschaltung im Bereich der unteren Extremitäten muß man eine Leitungsblockade der Nervenwurzeln in Form einer Extra- bzw. Peridural- oder Intradural- bzw. Spinalanaesthesie durchführen. Wegen der bekannten Komplikationsmöglichkeiten finden diese Anaesthesieverfahren bei uns bei der Versorgung von frischen Verletzungen keine Anwendung. Es erübrigt sich daher an dieser Stelle auf die einzelnen Injektionstechniken einzugehen.

Die gezielte Anaesthesie der für die nervöse Versorgung des Beines in Frage kommenden *N. ischiadicus, N. obtoratorius, N. femoralis* und *N. cutaneus femoris lateralis* wird heute nur noch bei völlig desolaten Patienten, denen weder eine Intra- bzw. Extraduralanaesthesie, noch eine Vollnarkose zugemutet werden kann, verwendet. Das Verfahren setzt eine genaue topographisch-anatomische Kenntnis der zu blockierenden Nerven voraus und führt nur in geübter Hand zum gewünschten Erfolg.

Blockade des N. cutaneus femoris lateralis. Dieser Nerv, welcher die Haut der Außenseite des Oberschenkels innerviert, tritt dicht neben und medial von der Spina iliaca ventralis unter dem Ligamentum Poupartii hervor. Von hier läuft der Nerv eine kurze Strecke caudalwärts unter der Fascia lata und durchbohrt die Fascie meistens an mehreren Stellen, um in die Subcutis und zur Haut zu gelangen. Man trifft den Stamm des Nerven nach LÄWEN etwa 2 Qf breit nach innen und unten von der Spina iliaca ventralis. Hier infiltriert man etwa 4—6 cm^3 einer 2%igen Anaesthesielösung subcutan und subfascial (Abb. 250).

Blockade des N. femoralis. Zur Leitungsunterbrechung des N. femoralis wird unmittelbar unter dem Leistenband, etwa $1-1^1/_2$ cm lateral der Pulsationsstelle der A. femoralis, mit einer feinen Hohlnadel senkrecht in die Tiefe gestochen. Unterhalb der Fascia lata, in einer Tiefe von $2^1/_2-3$ cm, trifft man den Nerven. In dem Augenblick, wo die Nadelspitze den N. femoralis berührt, entsteht eine sehr charakteristische Zuckung in der Oberschenkelmuskulatur. Es werden jetzt etwa 5—8 cm^3 einer Anaesthesielösung eingespritzt.

Blockade des N. ischiadicus nach HAERTEL. Man trifft den N. ischiadicus an dem Schnittpunkt einer durch die Trochanterspitze gezogenen Horizontalen mit der Verbindungslinie des äußeren Randes der Tuber ossis ischii mit der Spina iliaca posterior (Abb. 251). Je nachdem man die Nervenplatte näher an dem Tuber ossis ischii oder weiter seitlich trifft, werden Paraesthesien in den äußeren Genitalien (N. pudendalis), in Gesäßgegend, Oberschenkel, Unterschenkel und am Fuß ausgelöst. Nach Erreichen des N. ischiadicus werden mit einer langen Hohlnadel etwa 20–30 cm³ einer 2%igen Anaesthesielösung eingespritzt. Die Anaesthesie tritt meistens nach etwa 25–30 min ein.

Blockade des N. obturatorius nach KEPPLER. Der N. obturatorius wird an der Stelle getroffen, wo er das Foramen obturatorium verläßt. Die Einstichstelle liegt etwa daumenbreit unter dem Tuberculum pubis. Nachdem man die Injektionsnadel bis auf den Knochen eingestochen hat, führt man sie längs des unteren

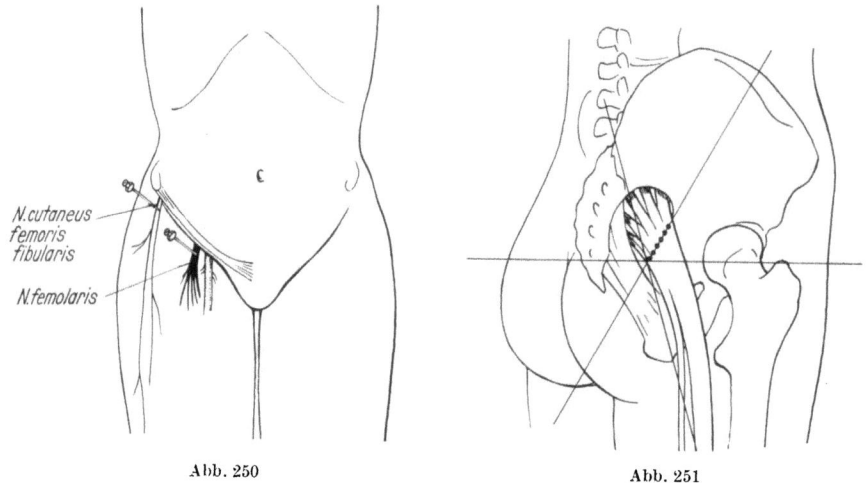

Abb. 250. Abb. 251.

Abb. 250. Injektionsstelle des N. cutaneus femoris lateralis nach LÄWEN. Man trifft den Nerven etwa 2 Qf breit nach innen und unten von der Spina iliaca ventralis. Einstichpunkt des N. femoralis unter dem Leistenband knapp lateral der A. femoralis

Abb. 251. Einstichpunkt zur Leitungsanaesthesie des N. ischiadicus nach HAERTEL

Randes des horizontalen Schambeinastes nach außen oben, bis zum Übergang in den absteigenden Sitzbeinast vor. Hier erreicht die Nadelspitze den Nervenstamm, bei dessen Berührung Zuckungen in der Adduktorenmuskulatur ausgelöst werden. Die Anaesthesie tritt nach Injektion von etwa 10–20 cm³ eines Anaestheticums ein und umfaßt das Autonomgebiet des N. obturatoruis.

Für die operativen Eingriffe am Unterschenkel genügt die Leitungsunterbrechung von N. ischiadicus und N. femoralis. Für Operationen am Fuß ist die Leitungsanaesthesie des N. ischiadicus ausreichend, wenn die Endausbreitung des *N. saphenus* oberhalb des Innenknöchels durch eine subcutane Infiltrationsanaesthesie ausgeschaltet wird.

Bei Operationen an den Zehen und am Mittelfuß kann die Leitungsanaesthesie nach OBERST, wie sie bereits an der Hand geschildert worden ist, angewendet werden.

Spezieller Teil
Verletzungen an der oberen Extremität
Deckung von Hautdefekten an der oberen Extremität
Von A. Wilhelm

Hautverletzungen spielen an der oberen Extremität eine besondere Rolle, da sich durch den täglichen Umgang mit Maschinen, Werkzeugen, bestimmten Materialien, wie beispielsweise Glas, sowie heißen und ätzend wirkenden Flüssigkeiten usw. gegenüber anderen Körperregionen eine unvergleichlich höhere Unfallgefährdung ergibt. Art, Alter und flächenmäßige Ausdehnung der Verletzung bestimmen unser Vorgehen. Bei dem Wundverschluß sollen neben kosmetischen Gesichtspunkten nicht nur die an eine Deckung der tiefer gelegenen Weichteile zu stellenden Ansprüche berücksichtigt werden, sondern auch die notwendigen Anpassungsmöglichkeiten des Hautmantels an die beiden funktionellen Extreme der Beuge- und Streckstellung der einzelnen Gelenke sowie des Handrückens und schließlich die ausreichende sensible Versorgung der Hautdecke an funktionell besonders beanspruchten und wichtigen Regionen. Darüber hinaus ist für den postoperativen Erfolg auch noch der Wundverlauf von entscheidender Bedeutung. Da alle in ihrer Längsrichtung beanspruchten Narben schrumpfen und schließlich zu dem gefürchteten Bild der Kontraktur führen, sollen ungünstig gelegene Wunden bereits bei der primären Versorgung korrigiert werden. Dies läßt sich im allgemeinen dadurch erreichen, daß man den Wundverlauf möglichst parallel zu den Langerschen Spaltlinien der Haut legt; ansonsten genügt es, den Wundverlauf bogen-, stufen- oder zickzackförmig zu gestalten, um die Gefahr einer dermatogenen Kontraktur zu umgehen. Die gleichen Gesichtspunkte gelten auch für die Begrenzung eines freien oder gestielten Hauttransplantates sowie für die Wahl operativer Schnittführungen bzw. Erweiterung akzidenteller Wunden. Ganz besonders ist darauf zu achten, daß Narben an den Streck- und Beugeseiten von Gelenken nicht in ganzer Ausdehnung in der Medianen zu liegen kommen.

Im Schulterbereich sollen die Narben daher möglichst senkrecht zu den Achselfalten verlaufen. Über dem Ellenbogengelenk werden querliegende Narben am wenigsten beansprucht; längsverlaufende Narben bzw. Incisionen ohne funktionelle Störungen sind an der Außen- und Innenseite des genannten Gelenkes möglich, an der Ventral- und Dorsalseite dagegen nur bei schrägem, bogenförmigem oder S-förmigem Verlauf. An der Hand ist die Vermeidung von narbenbedingten Funktionsstörungen besonders einfach, da wir hier wie an keiner anderen Stelle des Körpers bestens über die Richtung der Hauptzugbeanspruchung der Haut unterrichtet sind, nämlich durch das annähernd senkrecht hierzu angeordnete Faltenrelief der Haut, insbesondere durch den Verlauf der Beuge- und Streckfalten. Narben sollen daher möglichst parallel zu diesen Falten liegen oder aber zumindest nur unter einem spitzen Winkel über sie hinwegziehen. Muß dagegen ein Hautschnitt aus zwingenden Gründen einmal senkrecht zu diesen Orientierungslinien erfolgen, dann sollte er stets in der bereits genannten Weise modifiziert oder aber durch eine Z-Plastik korrigiert werden. Hierdurch wird die schädigende Zugbeanspruchung der Narbe aufgehoben bzw. durch die Reservelänge der entstehenden Narbe kompensiert. Besondere Beachtung verdienen an der Hand die sog. Zwischenfingerfalten, da es hier bei querverlaufenden Narben zur sekundären Syndaktylie kommen kann. Die funktionell günstigsten Ergebnisse erhält man dann, wenn die Narben entweder an der Dorsal- oder aber an der Volarseite der Zwischenfingerfalten weit proximal bogenförmig zu liegen kommen. Hierauf ist bei der plastischen Deckung von Hautdefekten besonders zu achten. Reine Längsschnitte ohne nachfolgende Störungen sind nur an den sog. Mittseitenlinien der Finger möglich, wie sie z. B. bei der Freilegung des Gefäßnervenbündels oder der freien Sehnentransplantation Verwendung finden. Bei der Wahl der Schnittführung bzw. des Wundverlaufes sind selbstverständlich auch die tiefer gelegenen anatomischen Strukturen zu berücksichtigen (Abb. 252).

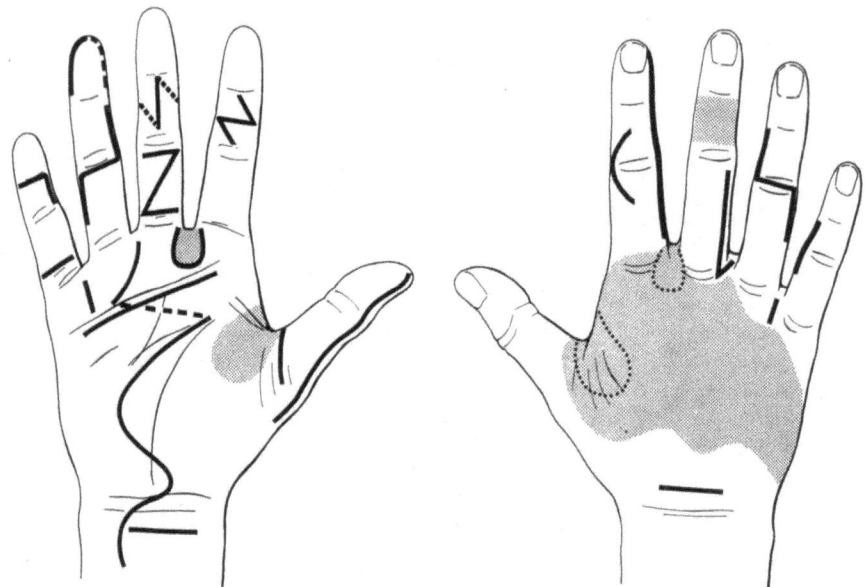

Abb. 252. Zweckmäßige Schnittführungen an der Hand. Eine in der Medianen verlaufende Wunde (Mittelfinger) wird durch eine Z-Plastik korrigiert. Die Begrenzungslinien von Hautplastiken (durch Grauton hervorgehoben) sollen geschwungen verlaufen und Zwischenfingerfalten gegebenenfalls zungenförmig bis auf die Gegenseite bedecken

Die Hautdefekte im Schulterbereich

Die sofortige Lagerung des Armes in Abduktionsstellung hat bei allen Weichteilverletzungen an der Schulter als vordringlichste Aufgabe zu gelten, um der Kontrakturneigung des Gelenkes und der umgebenden Weichteile von Anfang an entgegenzuwirken. Ebenso wichtig ist der möglichst frühzeitige Wundverschluß, besonders mit zunehmendem Alter des Patienten, um die Funktion dieses wichtigen Gelenkes zu erhalten bzw. eine narbige Adduktionskontraktur zu vermeiden.

Besonderes Interesse beanspruchen thermische und chemische Hautschäden. Die danach oft zur Behandlung kommenden Granulationsflächen sollen möglichst frühzeitig und vorrangig mit Spalthautlappen gedeckt werden, die man wegen der etwas schwierigen Immobilisation am besten durch einige Situationsnähte fixiert; hierdurch läßt sich ein Abheben des Transplantates in der Achselhöhle meist vermeiden. Die postoperative Lagerung des Armes erfolgt in Abduktionsstellung.

Häufig gelingt es aber nicht, ausgedehnte Narbenbildungen und Kontrakturen zu vermeiden, sei es, daß die Ausdehnung des Hautschadens und das schlechte Allgemeinbefinden eine rechtzeitige Deckung mit Hauttransplantaten verbieten, anderweitig vorrangig zu verschließende Hautdefekte bestehen oder aber aus technischen Gründen keine Transplantation durchgeführt wurde bzw. ohne Erfolg war. Der Endzustand kann dann von der lediglich kosmetisch störenden Narbenbildung über die streifenförmige Narbenkontraktur, die bei Sitz über den Achselfalten zur Flügelfellbildung führt, bis zur völligen narbigen Fixation des Armes, der sog. thorakobrachialen Synechie, reichen. Die Indikation zur operativen Behandlung ist gegeben, sobald eine wesentliche funktionelle Störung vorliegt. Die Narbenkontrakturen können je nach Art und Ausmaß der Veränderungen auf verschiedene Weise behoben oder zumindest funktionell korrigiert werden.

Bei Vorliegen eines Narben-Pterygiums kommt in erster Linie die Z-Plastik in ein- oder mehrfacher Ausführung in Frage; die erforderlichen dreieckigen Hautlappen werden hierzu großzügig angelegt, damit der ursprüngliche Narbenverlauf durch möglichst viel gesunde Haut unterbrochen wird. Eine Narbenexcision ist häufig nicht erforderlich. Trotzdem gelingt es manchmal aber nicht, nach Austausch der Lappen einen spannungsfreien Wundverschluß zu erzielen. Durch Einsetzen freier Hautplastiken kann hier aber erfolgreich Abhilfe geschaffen werden.

Bei breitflächigen Narben ist die Z-Plastik kontraindiziert, so daß hier zur Korrektur von den Möglichkeiten der Hauttransplantation sowie der Nah- und Fernlappenplastiken Gebrauch gemacht werden muß. Hauttransplantate, meist in Form dicker Spalthautlappen, sind dann anwendbar, wenn nach Durchtrennung oder Entfernung der Narben Nerven und Gefäße der Achselhöhle nicht freiliegen bzw. sich durch benachbartes Gewebe decken lassen. Meist genügt es, die Narben über den Achselfalten und der Achselhöhle in ganzer Dicke nahe am Thorax zu durchtrennen. Dann wird der Arm schrittweise in Abduktion gebracht, wobei weiteres Narbengewebe excidiert und abgelöst wird. In besonders ausgeprägten Fällen können die narbig geschrumpften Mm. pectoralis maior et latissimus dorsi die weitere Abduktion behindern und müssen dann unter Umständen eingekerbt werden. Nun wird die Wunde zur Transplantation vorbereitet. Für die Deckung genügt ein dicker Spalthautlappen, der auch im Wundbett an mehreren Stellen angenäht wird.

Zur Korrektur umschriebener Narbenbildungen können mit gutem Erfolg Nahlappenplastiken verwendet werden. Voraussetzung ist allerdings, daß für die Hebung des Lappens ein genügend großer, unversehrt gebliebener Hautbezirk zur Verfügung steht. Rotations- und Vorschiebelappen eignen sich besonders zur Narbenkorrektur im Bereich der Achselfalte, während sich eine auf die Axilla beschränkte Narbe gut durch einen Transpositionslappen von der Schultergelenksregion, der vorderen oder hinteren Thoraxwandung versorgen läßt. Die Hebungsstelle muß oft durch ein freies Hauttransplantat gedeckt werden.

Für besonders ausgedehnte und tiefreichende narbige Veränderungen, die sich durch die eine oder andere der genannten Methoden nicht versorgen lassen, bleibt schließlich nur noch die Möglichkeit des Hautersatzes durch einen doppelseitig gestielten Rollappen, der unter Umständen als Wanderlappen herangeführt werden muß.

Die Hautdefekte im Ellenbogenbereich

Die für die Schulter geschilderten Behandlungsrichtlinien lassen sich mit entsprechenden Abänderungen ohne weiteres auf die Ellenbogenregion übertragen. Das Hauptaugenmerk gilt hier der Olecranon-Gegend und der Beugeseite des Gelenkes, wo sich bevorzugt Hautverletzungen und deren Folgezustände finden.

Die Behandlung frischer Hautdefekte in Form der primären, verzögerten oder sekundären Deckung mit freien Hautplastiken stellt keine Schwierigkeit dar, da sich die Hautlappen gut adaptieren und fixieren lassen.

Unter den frischen Hautverletzungen beanspruchen die namentlich in den letzten Jahren an Häufigkeit zunehmenden Ablederungs- und Schindungsverletzungen, wie sie sich besonders bei Transmissionsverletzungen und nach Verkehrsunfällen finden, unser Interesse. Besonders ungünstig sind dabei jene Ablederungen, bei denen

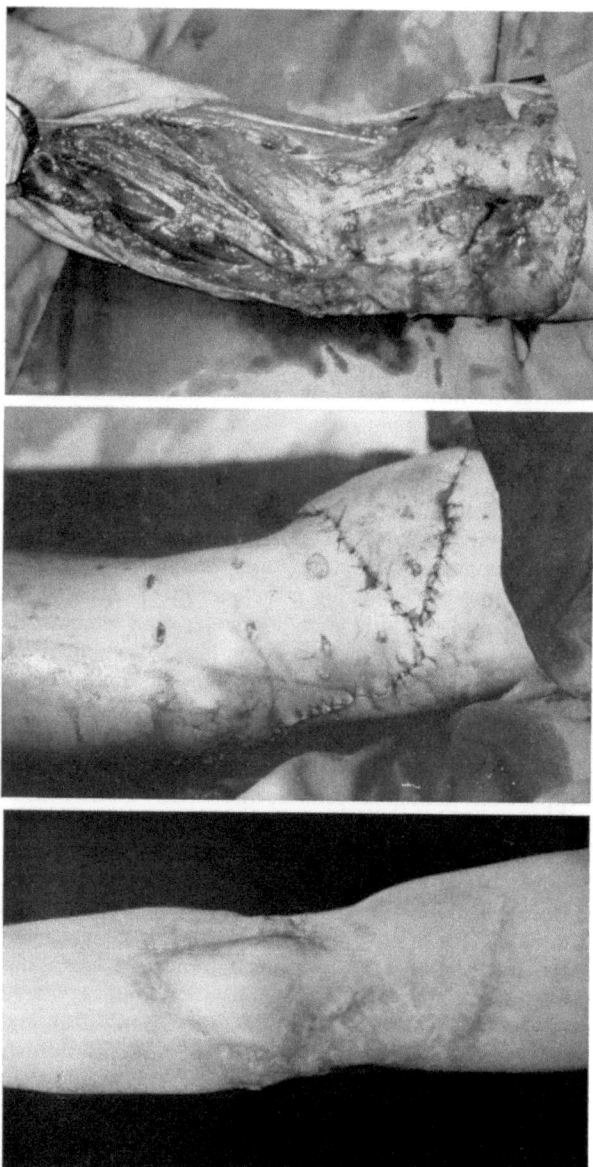

Abb. 253. Schwere Transmissionsverletzung des rechten Armes. Oben: Präoperativer Befund. Mitte: Wundverschluß nach Umwandlung der abgelederten, nicht mehr ausreichend ernährten Weichteile in Vollhautlappen. Unten: Ergebnis nach 3 Monaten, freie Funktion

die Haut proximal abreißt und dann nach distal abgeschoben wird, möglicherweise noch mit Zermalmung der darunter gelegenen Muskelmassen (Abb. 253). Diese Weichteillappen fallen nicht nur wegen der Folgen der direkten Traumatisation, sondern vor allem wegen der ungünstig gelegenen distalen Basis in einem mehr oder minder großen Abschnitt der Nekrose anheim, wenn man sie in der ursprünglichen Form zur Deckung der Wunde verwendet. Diese ernste Komplikation läßt sich allerdings vermeiden, wenn man die abgelederten Hautlappen durch vollkommene Entfernung des subcutanen Fettes zu Vollhautlappen umwandelt und dann erst in das sorgfältig vorbereitete Wundbett zurücknäht. Man erreicht auf diese Weise mit den einfachsten Mitteln den primären Wundverschluß und kann frühzeitig mit den Bewegungsübungen beginnen (Abb. 253). Zurückbleibende Narbenbildungen und Adhäsionen des Vollhautlappens mit tiefer gelegenen Strukturen können, soweit sie funktionell stören, durch sekundäre hautplastische Maßnahmen unter günstigeren Bedingungen und ohne Schwierigkeiten behoben werden.

Für die Deckung frischer wie auch durch Narbenexcision entstandener Defekte mit Freiliegen von Sehnen, Muskeln, Gefäßen und Nerven sind Nahlappenplastiken, auch in der Kombination mit Hauttransplantaten, wegen der ungünstigen Möglichkeiten der Lappenhebung nur begrenzt anwendbar. Außer der Z-Plastik kommen vor allem der Brückenlappen und der an der radialen Seite gehobene Verschiebelappen in Frage. Bei der Wahl der Schnittführung sind neben der Zugbeanspruchung der Verlauf des N. ulnaris im Sulcus und das Olecranon

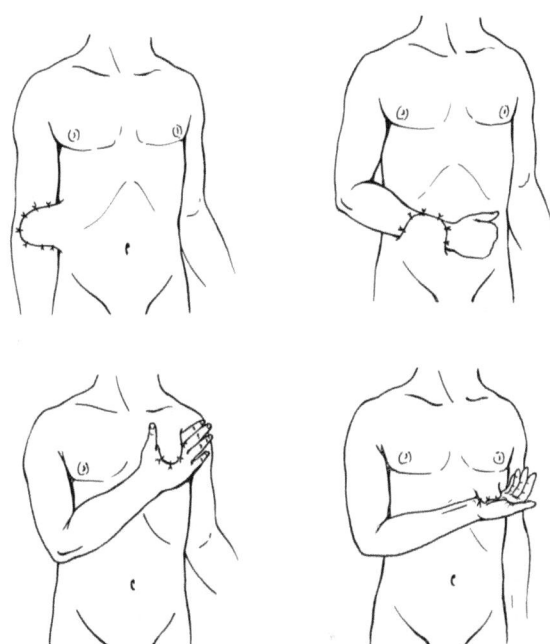

Abb. 254. Flügellappen als Fernplastik zur Deckung von Defekten in der Ellenbeuge (links oben), am Vorderarm (rechts oben), am Handrücken (links unten) und an der Hohlhand (rechts unten)

zu berücksichtigen, um spätere Störungen zu vermeiden. Zur Versorgung größerer Defekte kommen in erster Linie direkte, breitgestielte Flügellappen von der gegenüberliegenden Brust- und Bauchregion in Frage (Abb. 254). Die Hebungsstelle wird sofort mit einem Hauttransplantat verschlossen, falls es nicht gelingt, die Wunde nach ausgedehnter Unterminierung durch direkte Naht zu schließen. Die Lappenbasis läßt sich manchmal auf einfache Weise durch einen Gegenlappen von der Ellenbogenregion decken. Rundstiellappenplastiken kommen ausschließlich für die sekundäre Versorgung in Frage. Nach Entfernung des gesamten Narbengewebes und der oberflächlichen Fascie mit Durchtrennung des Lacertus fibrosus ist es oftmals nicht möglich, das an sich unversehrte Gelenk zu strecken, da eine Kontraktur des M. biceps vorliegt. Die notwendige Verlängerung kann durch eine Z-Plastik der Bicepssehne, durch Zwischenschaltung eines Transplantates oder aber Verlagerung des Sehnenansatzes erzielt werden. Als Ultima ratio darf eine Tenotomie vorgenommen werden.

Die Hautdefekte im Vorderarmbereich

Am Vorderarm muß von der Versorgung von Hautverletzungen die Wiederherstellung einer möglichst gut verschieblichen Hautdecke verlangt werden, damit die freie Beweglichkeit der Unterarmmuskeln und deren Sehnen erhalten bleibt. Bei intakter oberflächlicher Fascie liefert die primäre Deckung frischer Defekte mit Hauttransplantaten ausreichend gute Resultate; sobald der Weichteilschaden tiefer reicht, ist bei nicht zu großen Defekten eine Nahlappenplastik indiziert, deren Hebungsstelle sich meist nur durch ein Hauttransplantat verschließen läßt. Dies gilt auch für die Beseitigung von funktionell störenden Narbenbildungen, bei deren Excision man die oberflächliche Fascie häufig mitentfernen muß.

Bei größeren und ungünstig gelegenen frischen Defekten, wie etwa im distalen Vorderarmbereich, werden meist einseitig gestielte Lappen der Bauch- und Thoraxregion verwendet. Je nach Form und Ausdehnung sowie Lokalisation des Defektes kommen Flügel-, sog. „stiellose" Lappen, einseitig gestielte Rollappen und Brückenlappen (Muffplastik) in Frage (Abb. 208, 209, 210 u. 254). Während der „stiellose" Lappen, der sich vorzüglich zur Deckung längsverlaufender Defekte eignet, und die verschiedenen Brückenlappen auf Grund ihres äußerst günstigen Verhältnisses von Länge zur Breite des Lappens bzw. der mehrfachen Lappenbasis praktisch überall angelegt werden können, soll man bei der Hebung der übrigen Lappen die Ernährungsverhältnisse der Haut genau berücksichtigen, wobei in erster Linie das ausgedehnte, in der Längsrichtung des Stammes angelegte thoracoepigastrische Gefäßsystem in Frage kommt. Zur Vermeidung von Ernährungsstörungen ist es daher zweckmäßig, distal gestielte Lappen der caudalen epigastrischen Region zu entnehmen, während die proximal gestielten besser im oberen Bereich des Gefäßsystems angelegt werden. Für besondere Fälle stehen noch einseitig gestielte Lappen vom gegenüberliegenden Arm und vom gleichseitigen Oberschenkelabschnitt zur Verfügung. Wegen der funktionell äußerst ungünstigen Immobilisierung wird man von diesen Hebungsstellen zur Deckung von Vorderarmdefekten jedoch nur sehr begrenzt Gebrauch machen.

Für die sekundäre Deckung kommt außer den genannten Methoden und der verzögerten Hebung von einseitig gestielten Lappen auch noch der Rollappen in Frage.

Die Hautdefekte im Handbereich

Der möglichst schnelle Verschluß der sorgfältig excidierten Wunde mit nachfolgender primärer Wundheilung ist gerade bei Verletzungen der Hand als oberstes Behandlungsziel anzusehen, da es nur auf diese Weise gelingt, die für die Funktion der Hand so schädlichen Folgen einer Sekundärheilung, wie Verlust der Gleitfähigkeit von Sehnen, Bänder- und Kapselschrumpfung, Bildung von Narbenkontrakturen usw. zu verhindern. Dies ist bei Verletzungen, soweit sie ohne Defekte und Ernährungsstörungen einhergehen, durch die primäre Naht möglich. Bei Hautdefekten muß dagegen ein Hautersatz vorgenommen werden. Für die Deckung von Defektwunden, die noch ausreichend Füll- und Gleitgewebe zum Schutz und für die Funktion der wichtigen Strukturen aufweisen, genügen freie Hautplastiken vollauf. Tiefreichende Defekte mit Freiliegen und besonders bei gleichzeitiger Verletzung von Sehnen, Nerven, Knochen und Gelenken deckt man dagegen mit gestielten Hautplastiken. Die gleichzeitige Versorgung von Verletzungen tiefer gelegener Strukturen ist dabei um so mehr in den Hintergrund zu stellen, je ausgedehnter und schwerer der Weichteilschaden ist, um nicht durch unnötige Manipulationen und Versenken von Fremdkörpern den Ausbruch einer Infektion zu begünstigen und dadurch das mögliche Ergebnis der primären Wundversorgung zu beeinträchtigen und für wiederherstellende Maßnahmen ungünstigere Bedingungen zu schaffen. Jede Infektion bedeutet zumindest Narbenbildung und Adhäsionen, im schwersten Fall kann sie zur Nekrose und Sequestrierung von Sehnen, Nerven und Knochen führen.

Bei der Wahl des hautplastischen Verfahrens spielt die Lokalisation des Defektes eine große Rolle. So kommt der Hautdecke im Handrückenbereich nicht nur in kosmetischer Hinsicht eine erhebliche Bedeutung zu, sie muß auch genügend dehnbar sein, um sich den beiden funktionellen Extremen der Streckung und des Faustschlusses anpassen zu können. Demgegenüber hat die Haut auf der Volarseite in erster Linie mechanischen Einwirkungen zu widerstehen und die so

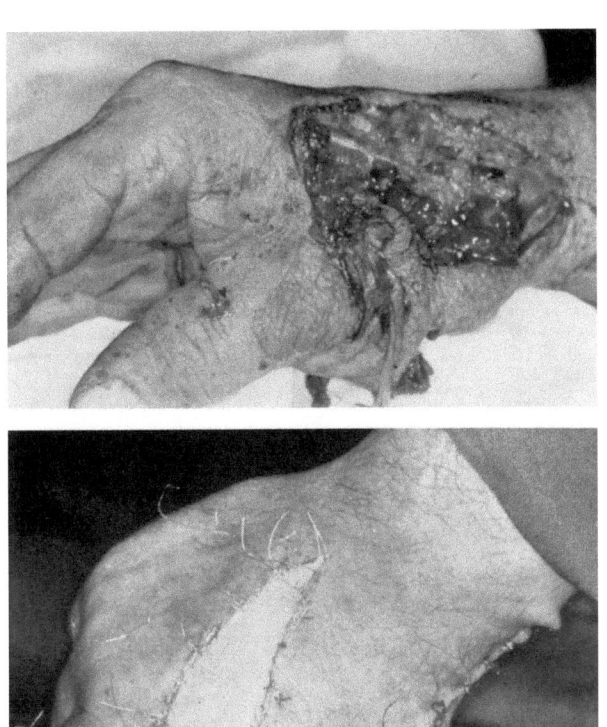

Abb. 255. Quetschverletzung des radialen Mittelhandabschnittes. Defektdeckung durch Verschiebelappen in Kombination mit einem Hauttransplantat

wichtigen Gefühlsfunktionen der Hand zu vermitteln. In dieser Hinsicht kommt den Fingerbeeren besondere Bedeutung zu, insbesondere der Haut an der Ulnarseite des Daumens und des Kleinfingers sowie der Radialseite der übrigen 3 Finger. An diesen Stellen ist es also mit dem Hautersatz allein nicht getan; erst die gleichzeitige „Mitverpflanzung" guter Sensibilität in Form neurovasculärer Hautlappen liefert die für die volle Funktion des Fingers notwendige hautplastische Defektdeckung.

Am *Handrücken* zeichnet sich die Hautdecke durch eine dünne Subcutis, Geschmeidigkeit, Elastizität und gute Verschieblichkeit aus. Kleine Hautdefekte lassen sich daher durch möglichst proximal gestielte Dehnungs- oder Rotationslappen gut verschließen. Für größere Defekte mit Freiliegen von Sehnen usw. ist die Verschiebelappenplastik in Kombination mit einer Spalthautlappentransplantation besonders geeignet (Abb. 255). Bei ausgedehnten Ablederungen näht man

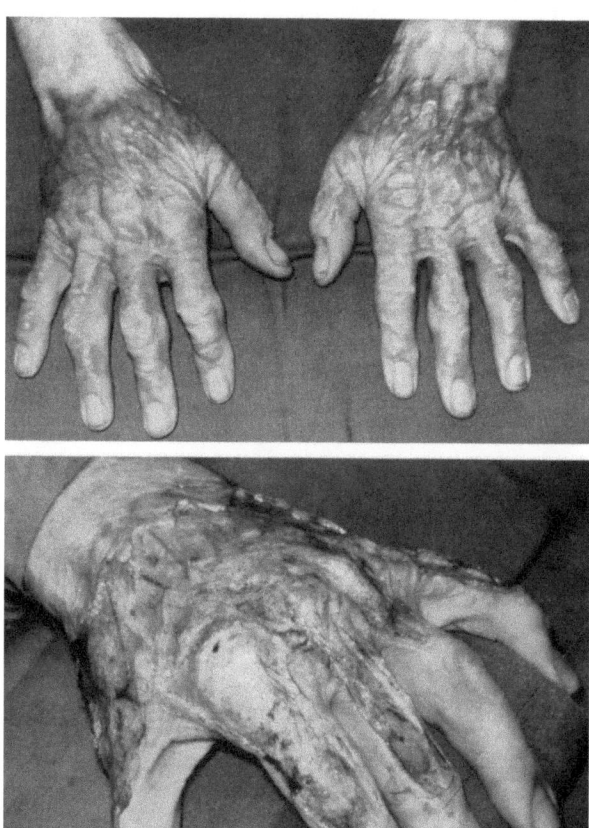

Abb. 256. Narbenkeloid (oben) nach Verbrennung beider Handrücken bei einem 60jährigen Mann. Excision der Narben

die nicht mehr ernährten Hautbezirke einfach als Vollhautlappen wieder zurück. Ausgedehnte Defekte, die unter Umständen den gesamten Handrücken betreffen, deckt man je nach den lokalen Verhältnissen mit einem mitteldicken oder dreivierteldicken Spalthautlappen. Voraussetzung hierfür ist jedoch die ausreichende Deckung des Strecksehnenapparates durch Füllgewebe, zumindest durch eine geschlossene Paratenonschicht, da es sonst durch umschriebene Hautnekrosen bzw. Verwachsungen der Sehnen zu schweren Funktionsstörungen kommt.

Besonderes Interesse beanspruchen unter den Handverletzungen ausgedehnte *thermische* und *chemische Hautschäden* mit Verlust der Keimschicht. Sie sollten so bald wie möglich durch Spalthautlappen gedeckt werden und nicht, wie es leider immer noch häufig geschieht, der sekundären Heilung durch Wochen und Monate währende Überhäutung des Granulationsgewebes überlassen werden. Wenn auch nicht in allen derartigen Fällen bereits während der konservativen Behandlung schwere Funktionsstörungen auftreten müssen, so stellt das Endresultat doch stets ein durch mehr oder minder starke Keloidbildung verdicktes

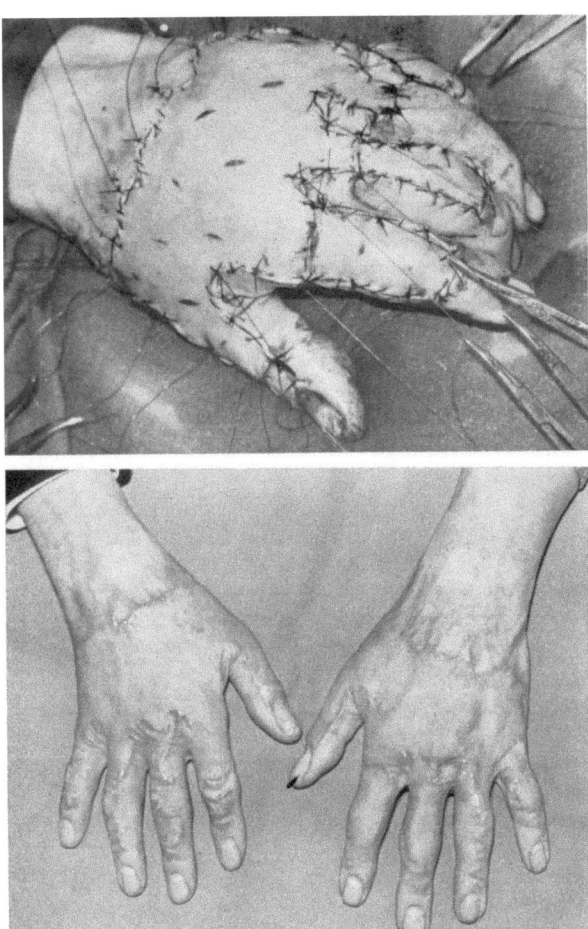

Abb. 257. Nach Excision des Narbenkeloids (Abb. 256) sofortige Deckung mit dicken Spalthautlappen (oben). Glatte Heilung und freie Funktion nach 6 Wochen (unten)

Narbenepithel dar (Abb. 256, 257), das sich durch Trockenheit, flächenhafte Schuppenbildung, Neigung zu Rhagaden und äußerst schlechte Widerstandskraft sowie infolge Mangeldurchblutung auch noch durch schlechte Heilungstendenz auszeichnet. Dieses Narbenepithel ist damit funktionell den meisten beruflichen Ansprüchen nicht gewachsen, umgreift den Handrücken wie ein Panzer und führt sekundär durch Narbenschrumpfung zur Bewegungsbeeinträchtigung; durch Behinderung des venösen und Lymphabflusses kann die Trophik der Hand, zumindest vorübergehend, gestört sein. Therapeutisch kommt in diesen Fällen nur die Excision der Narbenplatte in Blutleere mit anschließender Spalthautlappendeckung in Frage.

Beim Abpräparieren der Narben ist das Handrückenvenennetz so weit wie möglich zu schonen, damit postoperative Schwellungszustände vermieden werden und die für das Spätergebnis wichtige Venenzeichnung erhalten bleibt. In gleicher Weise muß bei der

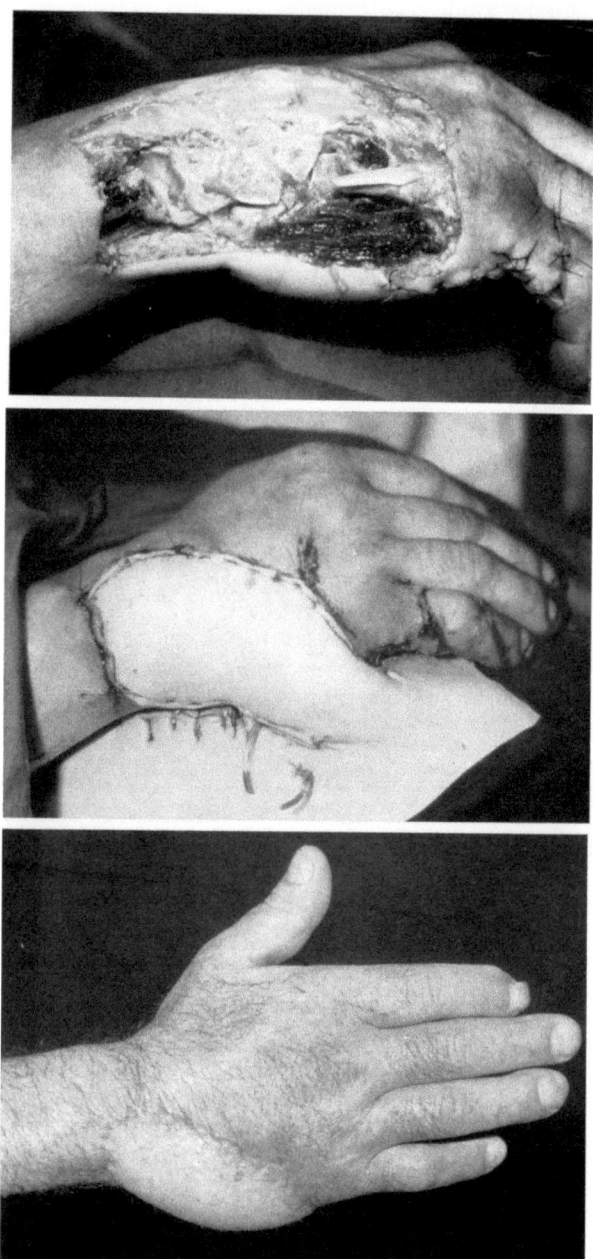

Abb. 258. Quetschverletzung im dorso-ulnaren Mittelhandbereich bei einem 59jährigen Mann mit Sehnen-, Knochen- und Gelenkbeteiligung. Deckung des schichtweise excidierten Defektes mit einem Rundstiellappen in gleicher Sitzung

Präparation über Sehnen auf die Belassung einer ausreichenden Gleitschicht geachtet werden. Beim Ausschneiden der Narben ist eine wellen- oder zickzackförmige Begrenzung des

Defektes, evtl. unter Opferung gesunder Haut, anzustreben, damit die spätere narbige Begrenzung des Transplantates der Vergrößerung der Handrückenoberfläche, wie sie beim Faustschluß zustande kommt, entsprechend nachgeben kann. Aus dem gleichen Grunde soll die erforderliche Transplantatgröße auch anhand des beim Faustschluß vorhandenen Defektes bestimmt werden (Abb. 256, 257). Erstrecken sich die narbigen Veränderungen funktionsbehindernd auf die Zwischenfingerfalten, dann führt man das Transplantat lappenförmig bis auf die Volarseite derselben (Abb. 252), wenn man nicht den etwas ungefährlicheren Weg einer späteren hautplastischen Korrektur der Zwischenfingerfalte vorziehen will (Abb. 259 u. 261). Bei Übergreifen auf die Fingersterckseiten soll das Transplantat entweder bis zur Mittseitenlinie reichen oder aber bogen- bzw. wellenförmig begrenzt werden.

Für die sofortige Deckung ausgedehnter tiefreichender Defekte mit völligem Freiliegen von Sehnen, Muskeln, Knochen und Gelenken kommen ausschließlich einseitig gestielte Fernlappenplastiken in Frage. Längliche Defekte an den Außenseiten lassen sich besonders gut und bequem mit dem Shawschen Lappen versorgen (Abb. 258). Ansonsten stellt der Flachlappen in seinen verschiedenen Variationen bei der primären Wundversorgung die Methode der Wahl dar. Da am Handrücken das kosmetische Ergebnis eine wesentliche Rolle spielt, wird man bei entsprechenden Fällen die Hebungsstelle trotz der vorübergehenden völligen Pflegebedürftigkeit am gegenseitigen Vorderarm wählen, wodurch man einen dem Pflanzboden nicht nur hinsichtlich der Beschaffenheit der Haut, sondern vor allem der Subcutis wesentlich besseren Hautersatz als bespielsweise durch einen Bauchhautlappen erhält. Freilich kann auch damit ein großer Schaden wiederum nur auf Kosten eines kleineren behoben werden. Ausgedehnte und tiefreichende Weichteildefekte nach Narbenexcision, für die von vornherein eine Hauttransplantation kontraindiziert ist, deckt man zweckmäßigerweise mit eigens vorbereiteten Fernlappen, die hinsichtlich der Ernährung und Einheilung wesentlich bessere Voraussetzungen mitbringen und besonders dann in Frage kommen, wenn gleichzeitig wiederherstellende Eingriffe an tiefer gelegenen Strukturen, wie z. B. eine autoplastische Knochentransplantation, erforderlich sind. Der doppelseitig gestielte Rollappen besitzt in dieser Hinsicht besonders vielseitige Anwendungsmöglichkeiten.

Die dicke und äußerst widerstandsfähige Haut der *Hohlhand* wird durch vertikal angeordnete Faserbündel, die gleichzeitig das stets reichlich vorhandene subcutane Fettpolster in ein druckverteilendes Kammersystem gliedern, fest mit der Hohlhandfascie verbunden. Die Haut ist daher hier nur sehr wenig verschieblich und somit für Nahlappenplastiken, mit denen ein Defekt geschlossen werden soll, ungeeignet, wenn man von der allerdings auch nur begrenzten Möglichkeit eines im dorso-ulnaren Mittelhandbereich angelegten Verschiebelappens absieht, wie er von v. SEEMEN für die Behandlung der Dupuytrenschen Kontraktur empfohlen wurde. Nur bei ganz kleinen, tiefreichenden Weichteildefekten, wie z. B. bei Verletzungen durch elektrischen Strom, kann man eine mit einem Hauttransplantat kombinierte Verschiebelappenplastik versuchen.

Im Gegensatz hierzu können Nahlappenplastiken mit dem Ziel einer Narbenkorrektur an der Hohlhand mit sehr gutem Erfolg vorgenommen werden; es handelt sich hierbei um die bereits klassisch gewordene Z-Plastik.

Die mit Defektbildung einhergehenden Verletzungen der vornehmlich auf Druck und tangential einwirkende Kräfte abgestimmten Konstruktion der volaren Haut und Subcutis verlangen einen möglichst vollwertigen hautplastischen Ersatz.

Bei fehlender Cutis sollen daher Vollhaut- oder mindestens dreivierteldicke Spalthautlappen transplantiert werden. Letztere heilen leichter ein, ohne der Vollhaut funktionell wesentlich unterlegen zu sein; außerdem kommt ihre Entnahmestelle spontan zur Abheilung. Für die Entnahme kleinerer Transplantate eignet sich besonders die Ellenbeuge und die kosmetisch günstigere Innenseite des Oberarmes sowie die Unterbauchregion. Das Hauttransplantat wird hier mit einem scharfen Messer entnommen. Bezüglich der Gewinnung größerer Transplantate mit sog. Dermatomen wird auf die Ausführungen im allgemeinen Teil verwiesen.

Das Einnähen des Transplantates soll unter physiologischer Flächenspannung (GEORG) erfolgen. Zur Vermeidung postoperativer Narbenkontrakturen müssen bei der Begrenzung des Defektes die von BUNNELL aufgestellten Richtlinien hinsichtlich der Schnittführung streng beachtet werden (Abb. 252). Der das Transplantat begrenzende Wundrand soll also möglichst keiner Zugbeanspruchung unterliegen. Trotzdem kann es aber bei Kindern infolge ungenügenden Wachstums der Narbe gegenüber der Skeletentwicklung und wachstumsbedingter Lageänderungen der Narben sekundär doch noch zu Kontrakturen mit entsprechenden Funktionsausfällen und sogar Veränderungen des Skeletwachstums kommen (MILLESI). Aus diesen Gründen sollen Kinder mit Handoperationen über längere Zeit nachuntersucht werden, um Korrekturen rechtzeitig vornehmen zu können. Vollhauttransplantate besitzen die geringste Schrumpfungstendenz und vermögen sich den Wachstumsvorgängen am besten anzupassen. Sie verdienen daher bei Kindern, einen geeigneten Pflanzboden vorausgesetzt, den Vorzug.

Termische und chemische Hautschäden kommen auch an der Hohlhand sehr häufig vor und verlangen oft einen entsprechenden Hautersatz. Unsere erste Aufgabe bei der frischen Verbrennung stellt die Verhütung einer Infektion dar. Nur kleine, gut abgegrenzte und hinsichtlich des Grades sicher beurteilbare Verbrennungen dürfen sofort excidiert und plastisch versorgt werden. Im allgemeinen gilt aber die Regel, erst nach Eintritt der Demarkation einer drittgradigen Verbrennung die Nekrose zusammen mit den evtl. vorhandenen Granulationen zu entfernen. Am Ende dieses Operationsaktes soll ein gut ernährter, bluttrockener Wundboden, in dem keine wichtigen Gebilde freiliegen, vorhanden sein (Abb. 259). Auch bei älteren Verbrennungen muß vorbereitend erst das gesamte granulierende Gewebe entfernt werden, da sonst aus ihm unter dem Hauttransplantat eine schrumpfende Narbe entsteht (BUNNELL, VERDAN u. a.). Für die verzögert-primäre wie auch sekundäre Deckung von Verbrennungen an der Hohlhand und der Fingerbeugeseite sollen möglichst dicke Spalthautlappen verwendet werden (Abb. 259). Unter besonders günstigen Umständen können auch Vollhauttransplantate zur Einheilung gebracht werden. Die Versorgung von gleichzeitig mitbetroffenen Zwischenfingerfalten kann in gleicher Sitzung geschehen. Reichen die Veränderungen jedoch volar nur bis zum Ende der Kommissur, dann erscheint es aus Sicherheitsgründen zweckmäßiger, die erforderliche Korrektur in einer zweiten Sitzung nachzuholen (Abb. 259). Die Ruhigstellung erfolgt wie üblich in einem Kompressionsverband. Mit der Wiederaufnahme der Bewegungsübungen kann nach durchschnittlich 12–14 Tagen begonnen werden.

Die häufig als Folgezustand nach einer Verbrennung vorhandenen flächenhaften Narben werden, sobald sie zur Kontraktur führen, operativ angegangen. Dabei ist es notwendig, nicht nur die Hautnarben, sondern auch alles darunter befindliche fibröse Gewebe zu entfernen. Erst danach lassen sich die kontrakten Fingergrundgelenke wieder strecken, und die wahre Größe des Defektes kommt zum Vorschein. Zur Defektdeckung kommen je nach den vorliegenden Erfordernissen dicke Spalthaut- oder Vollhautlappen in Frage. Reicht der Weichteilverlust tiefer als die Hohlhandfascie und liegen Sehnen sowie Nerven- und Gefäßstränge der Hohlhand frei oder bestehen gar mehr oder minder ausgedehnte Verletzungen an ihnen, dann kann man durch ein freies Transplantat im allerbesten Fall nur einen

Deckung von Hautdefekten an der oberen Extremität

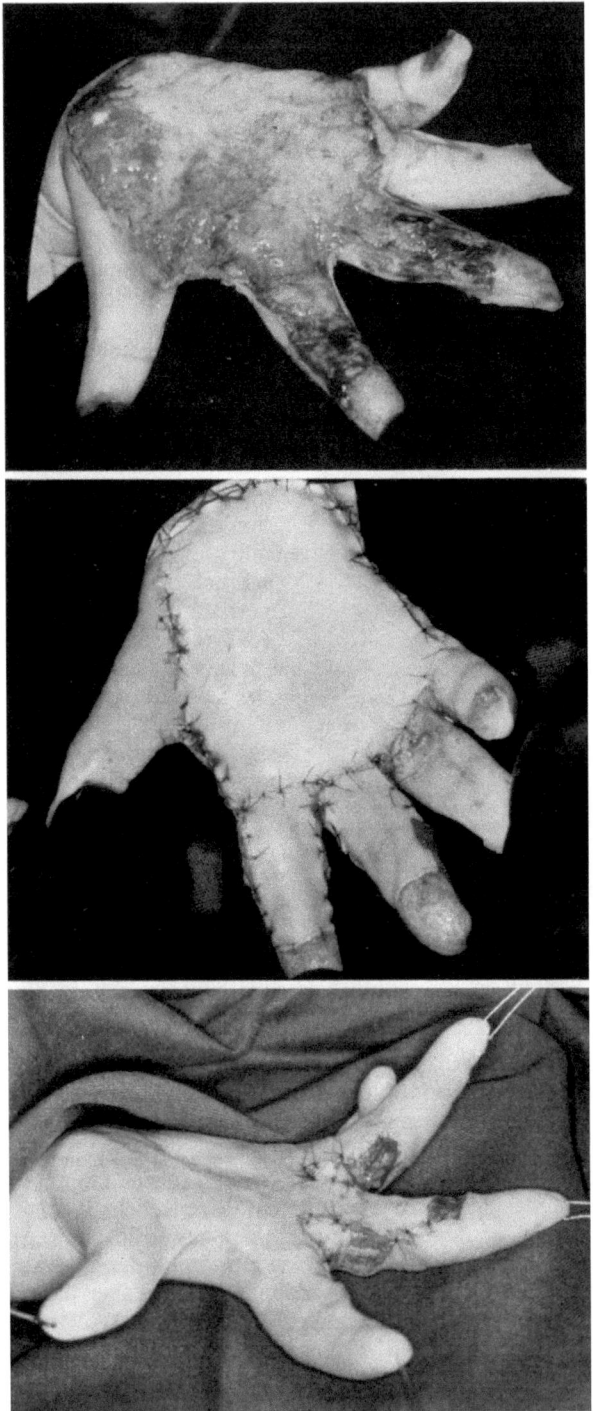

Abb. 259. 10 Tage alte drittgradige Verbrennung an der Hohlhand eines Kindes. Oben: Zustand nach Wundexcision. Mitte: Defektedeckung durch dicke Spalthautlappen. Unten: Freie Funktion nach kleiner Korrektur am Mittelfinger und Wiederherstellung der Zwischenfingerfalten durch seitliche Transpositionslappen nach BUNNELL in einer 2. Sitzung

provisorischen Wundverschluß erreichen. Die sofortige Deckung des Defektes durch einen gestielten Hautlappen vom Bauch, von der Brust oder vom gegenseitigen Arm stellt in diesen Fällen daher die Methode der Wahl dar. Der gestielte Lappen heilt wesentlich sicherer ein und bringt genügend Fettgewebe mit, die beste Voraussetzung für spätere Rekonstruktionen. Bei infizierten Wunden muß nicht nur auf eine optimale Vorbereitung des Wundgrundes, sondern auch auf gute Ernährungsverhältnisse des völlig spannungsfrei eingenähten Hautlappens geachtet werden; ferner ist für eine ausreichende Drainage, vor allem der Lappenhebungsstelle, und eine gezielte antibiotische Behandlung Sorge zu tragen. Bei Auftreten stärkerer entzündlicher Erscheinungen am Lappen hat sich uns die lokale Kälteapplikation zur Herabsetzung des Sauerstoffbedarfs gut bewährt. Über die verschiedenen Möglichkeiten der gestielten Lappenplastiken ist weiter oben bereits das Wichtigste gesagt worden.

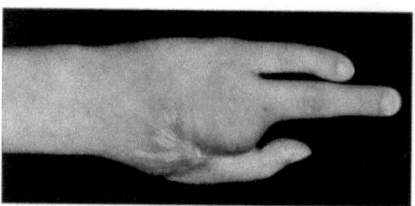
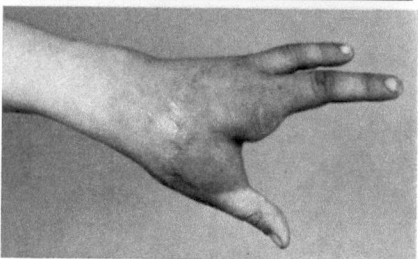

Abb. 260. Beseitigung einer Adduktionskontraktur des Daumens durch Narbenexcision und Auskleidung der neu geschaffenen Kommissur durch einen Rundstiellappen nach SHAW

Von besonderem Interesse sind Verletzungen der *Zwischenfingerfalten*, deren normale Funktion entweder primär durch völlige Zerstörung oder aber sekundär nach Abheilung ungünstig verlaufender Wunden verlorengeht. Als Verletzungsfolge kann sich im Bereich der ersten Interdigitalfalte die sog. Adduktionskontraktur des Daumens (Abb. 260) finden, während es an den übrigen Zwischenfingerfalten zur posttraumatischen oder sekundären Syndaktylie kommt. Prophylaktische Maßnahmen, wie etwa sofortige Korrektur eines ungünstigen Wundverlaufes zwischen Daumen und Zeigefinger mittels Z-Plastik oder lappenförmige Auskleidung der Interdigitalfalte mit einem Hauttransplantat (Abb. 252), bei der verzögert primären oder sekundären Deckung einer Verbrennung beispielsweise, sind nicht immer möglich. Häufig handelt es sich darum, den bereits eingetretenen Spätschaden zu beheben.

Für die Korrektur der einfachen querverlaufenden Narbe in Höhe der ersten Kommissur genügt eine großzügig angelegte Z-Plastik. Flächenhafte, jedoch nicht zu ausgedehnte Narben ohne stärkere Adduktionskontraktur des Daumens können durch einen Transpositionslappen von der dorsoradialen Seite des Zeigefingers behoben werden. Eine ausgedehnte Adduktionskontraktur des Daumens, die bis zur völligen Gebrauchsunfähigkeit des ersten Strahles führen kann (Abb. 260), macht dagegen ausgedehnte plastische Maßnahmen erforderlich. In den meisten Fällen führt die Entfernung der Narben allein nicht zu der gewünschten Abduktionsfähigkeit des Daumens. Hierzu muß vielmehr eine Tenotomie des kontrakten M. adductor pollicis vorgenommen werden, wobei jedoch die proximalen, dem Caput obliquum angehörigen Muskelabschnitte unversehrt bleiben sollen. Die Osteotomie im Basisbereich des Metacarpale I zur Verbesserung der Griffmöglichkeiten kommt nur bei sehr schweren Funktionsstörungen in Frage (WITT). Zur Deckung des großen Weichteildefektes muß in der Regel eine gestielte Fernplastik vorgenommen werden. Der Shawlappen eignet sich hierfür besonders gut. Ein Zuviel an subcutanem Fett schadet, im Gegensatz zur Hohlhand beispielsweise, nicht, da es den durch die Narbenexcision und Durchtrennung des M. adductor pollicis ohnehin frei gewordenen Raum zwischen I. und II. Metacarpale ausfüllt (Abb. 260). Die temporäre Verriegelung des I. Intermetacarpalraumes durch zwei Kirschnerdrähte zur Aufrechterhaltung der Abduktionsstellung des Daumens ist nicht immer erforderlich.

Auch die posttraumatischen Veränderungen an den übrigen Interdigitalfalten bedürfen einer Korrektur, um das funktionelle Spiel der Finger, insbesondere die Abspreizfähigkeit, wieder zu normalisieren. Die möglichst frühzeitig durchgeführte Korrektur verhindert die sog. Schwimmhautbildung, deren operative Behandlung sich wesentlich schwieriger gestaltet. Zur Wiederherstellung einer Kommissur im Bereich der Langfinger stehen uns mehrere Methoden zur Verfügung. Allen gemeinsam sind die Vertiefung der pathologisch veränderten Zwischenfingerfalte bis in normale Höhe und die anschließende Auskleidung mit breiten Nahlappen, wobei querverlaufende Narben in Höhe der Kommissur möglichst vermieden, zumindest aber unterbrochen (Iselin-Plastik) werden sollen. Auch Fernlappenplastiken werden für die Korrektur verwendet (GILLIES).

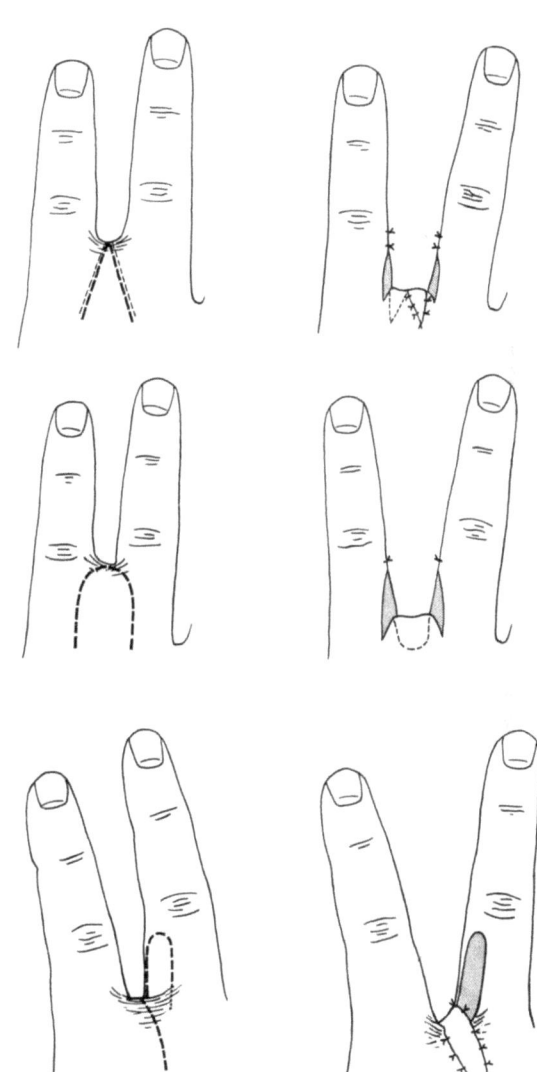

Bei dem Verfahren von COURTESY (Abb. 261) wird dorsal und volar ein ausreichend großes, bis fast zu den Mittelgelenksfalten reichendes dreieckiges Läppchen mit proximaler Basis umschnitten und nach Auftrennen der Finger nach Art des Zellerschen Läppchens zur Gegenseite eingeschlagen. Die seitlichen Hautdefekte bedeckt man mit Spalthautlappen. Das Verfahren setzt genügend narbenfreie Haut voraus.

Für die Korrektur der meist nur dorsal oder volar vorhandenen Schwimmhaut nach Verbrennungen ist das Verfahren von BUNNELL (Abb. 261) besonders gut geeignet, vorausgesetzt daß unversehrte Haut an den Seitenflächen der Fingergrundglieder zur Verfügung steht. Hier wird ein proximal gestielter, bis in Höhe des Mittelgelenkes

Abb. 261. Operationsmethoden zur Korrektur der Zwischenfingerfalten. Verfahren nach COURTESY (oben); Verfahren nach BUNNELL unter Verwendung eines dorsalen (Mitte) und seitlichen (unten) Lappens

reichender Transpositionslappen angelegt. Der Lappen wird dann nach Auftrennen der veränderten Kommissur je nach Lage des Falles entweder nach dorsal oder nach volar eingeschlagen. Zur Vermeidung von Rezidiven ist es wichtig, daß der Lappen bei Verwendung auf der Dorsalseite bis in Höhe der Grundgliedbasis und auf der Volarseite bis zum Monticulus reicht. Die Hebungsstelle versorgt man wiederum mit einem Transplantat.

Häufig steht in der Längsrichtung nicht genügend gesundes Material zur Verfügung. In diesen Fällen kann man nach ISELIN dorsal und volar einen möglichst breiten zungenförmigen Lappen bilden. Beide Lappen werden dann im Zwischenfingerraum vernäht. Die Deckung der seitlich verbleibenden Defekte mit Spalthautlappen unterbricht gleichzeitig den an sich ungünstigen queren Narbenverlauf.

Die Verwendung eines dorsalen mittelständigen und proximal gestielten Lappens, wie er von BUNNELL zur Korrektur der angeborenen Syndaktylie empfohlen wird, kommt für die Behandlung der erworbenen Form nur selten in Betracht (Abb. 261).

Zur Korrektur einer einzigen angeborenen Syndaktylie hat BUNNELL einen im distalen Mittelhandabschnitt quer angelegten Transpositionslappen mit Basis über dem befallenen Zwischenknochenraum angegeben. Dieses Verfahren kann auch bei einer erworbenen Schwimmhautbildung, vor allem bei Kindern, verwendet werden.

Voraussetzung für das Gelingen der geschilderten Plastiken einschließlich der Hauttransplantation ist präoperativ die erfolgreiche Behandlung einer nicht selten vorhandenen Interdigitalmykose, während intra operationem großzügiges Arbeiten verlangt werden muß, um Ernährungsstörungen durch ungünstige Spannungsverhältnisse zu vermeiden; insbesondere soll man, wenn schon transplantiert werden muß, keine Defektverkleinerung durch Abnäher vornehmen, sondern lieber gleich ein entsprechend großes Hauttransplantat einsetzen. Von besonderer Wichtigkeit ist ferner die postoperative Ruhigstellung. Durch Abspreizen der Finger wird ein für die Ernährungsverhältnisse ungünstiges Zusammenknicken der Nahlappen vermieden; gleichzeitig soll auf diesen kein wesentlicher Druck lasten, während die eingenähten Hauttransplantate einer gewissen Kompression bedürfen.

Eine weitere Möglichkeit für die Deckung von Weichteildefekten im Hohlhand- und Handrückenbereich ist nicht selten bei multiplen Fingerverletzungen gegeben, bei denen sich eine Rekonstruktion eines bestimmten Fingers nicht mehr lohnt. In diesen Fällen kann man den betreffenden Fingerstrahl aushülsen und dessen ernährte Haut als Nahlappenplastik verwenden. Schließlich kann auch noch durch Entfernung eines durch Amputation fingerlos gewordenen Mittelhandknochens Haut gewonnen werden. Für den Handarbeiter kommt dieses Verfahren aus bekannten Gründen jedoch nicht in Betracht.

Hautverletzungen an *Fingern* sind besonders häufig und verlangen eine sorgfältige Behandlung, um schwere Funktionsstörungen, sei es infolge einer Infektion, eines ungünstigen Narbenverlaufes oder aber eines nicht adäquaten Hautersatzes, zu vermeiden.

Flächenhafte Hautdefekte ohne Begleitverletzungen und ohne Freiliegen wichtiger Strukturen werden mit Hauttransplantaten versorgt. Dabei ist an der Volarseite aus bereits erwähnten Gründen dem dicken Spalthautlappen und wo möglich dem Vollhauttransplantat der Vorzug zu geben. Bei Verletzungen an der Streckseite reicht die lückenlose Bedeckung der Streckaponeurose durch Paratenon für die Einheilung eines mitteldicken Spalthautlappens vollständig aus. Bei länglichen Hautdefekten, ob primär durch eine Verletzung oder aber sekundär durch Narbenexcision entstanden, die sich insbesondere an der Volarseite über zwei Gliedabschnitte und mehr erstrecken, ist ganz besonders auf eine funktionell günstige Begrenzung des Defektes bzw. des Transplantates zu achten. Dies kann man entweder durch Vergrößerung des Defektes bis in den mediolateralen Bereich des Fingers oder aber durch zickzack- bzw. wellenförmigen Wundverlauf erreichen. Sehr gute Spätergebnisse liefert ferner die von ISELIN empfohlene Unterteilung der Wundfläche durch seitliche Verschiebelappen (Abb. 262). In der Medianen verlaufende Wunden sind bei entsprechender Länge, vor allem wenn sie über eine Beugefalte hinwegziehen, sofort durch eine Z-Plastik zu korrigieren. Dieses Verfahren stellt auch die Methode der Wahl bei der Beseitigung von linearen funktionsbehindernden Narben dar. Die erforderlichen seitlichen Entlastungsschnitte werden großzügig, möglichst bis in den seitlichen Fingerbereich angelegt, um große Lappen und damit genügend Reservelänge der späteren Narbe zu erhalten (Abb. 262). Bei besonders hochgradigen Fingerkontrakturen infolge medianer Narben kann jedoch durch die Z-Plastik allein oftmals nicht die gesamte Volarseite des gestreckten Fingers geschlossen werden, so daß nach dem Austausch der Z-Lappen noch verbleibende Zwischenräume ebenfalls mit Hauttransplantaten geschlossen werden müssen. Derartigen kombinierten Hautplastiken kommt in der Extremitätenchirurgie eine immer größere Bedeutung zu.

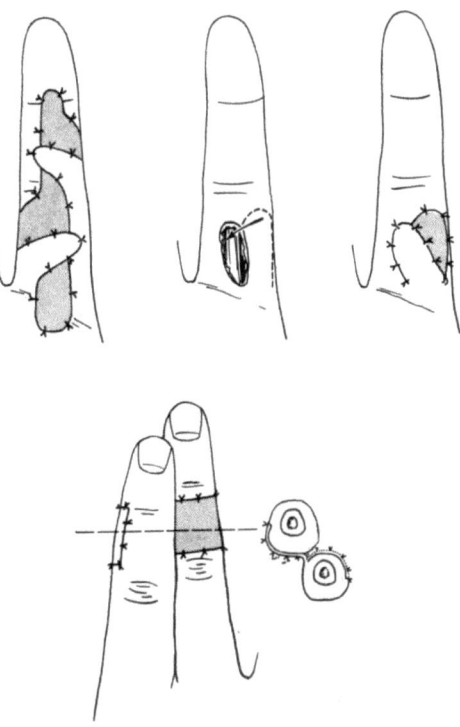

Sobald wichtige Strukturen vollständig freiliegen oder gar mitverletzt sind, treten Lappenplastiken in ihr Recht. Zur Deckung von kleinen umschriebenen Defekten ist der seitliche Fingerlappen nach BUNNELL besonders geeignet (Abb. 262). Speziell an der Streckseite der Fingermittelgelenke findet er als „neurovasculärer Lappen", z. B. bei Verbrennungen, Anwendung. Für größere Defektwunden hat TEMPEST den gekreuzten Fingerlappen angegeben (Abb. 262). Er wird stets an der Streckseite des Nachbarfingers gehoben und soll an seiner Basis möglichst das dorsale Nervengefäßbündel enthalten (VERDAN). Hebungsstelle und Lappenbasis werden mit einem Spalthautlappen gedeckt, der bis zum Wundrand des verletzten Fingers reicht. Beim Einnähen des Weichteillappens ist auf einen günstigen Narbenverlauf zu achten. Mit

Abb. 262. Operationsmethoden zur Deckung von Fingerdefekten; (oben links) Hauttransplantation. Bei länglichen Defekten hat sich die Unterbrechung durch seitliche Verschiebelappen nach ISELIN bewährt; (oben Mitte u. rechts) Seitlicher Verschiebelappen nach BUNNELL zur Deckung eines umschriebenen und tiefreichenden Defektes; (unten) Gekreuzter Fingerlappen nach TEMPEST

dieser Methode lassen sich vornehmlich volar gelegene Defekte gut versorgen, ohne daß am Spenderfinger eine bleibende Funktionsstörung zu befürchten wäre. Mitverletzte Finger sollen jedoch nicht zur Spende verwendet werden. Zur Deckung von streckseitigen Defekten können auch proximal gestielte dorsale Lappen vom Nachbarfinger Verwendung finden. Seitlich und distal gestielte Lappen eignen sich auch zur Versorgung von Fingerkuppenverletzungen (Abb. 263). Die Abtragung des Lappens wird in allen Fällen im Verlaufe der dritten postoperativen Woche vorgenommen.

Für die Deckung von Defekten auf der Volar- oder Dorsalseite aller Finger empfiehlt BUNNELL die sog. „Fäustlingsmethode". Hierbei werden die entblößten Fingerseiten mit einer Fernlappenplastik versorgt, während der Wundverschluß in den Interdigitalräumen zur gesunden Seite hin durch eine temporäre Syndaktylie (REICHERT) unter Verwendung der unversehrt gebliebenen Haut der Gegenseite geschieht.

Eine interessante Methode zur Behandlung eines Defektes und darüber hinaus zur Erhaltung des Fingers hat NEMETH mit der sog. Fingerverkürzung angegeben. Sie kommt dann in Frage, wenn von dorsal her der Finger im mittleren Bereich bis auf eine volare Hautbrücke, in der sich mindestens noch ein zur Versorgung des distalen Fingerabschnittes ausreichendes Gefäßnervenbündel findet, zertrümmert bzw. unter mehr oder minder starker Defektbildung verletzt ist. Nach schichtweiser Wundexcision und Entfernung der Knochenfragmente werden dann die beiden Knochenstümpfe in der für den späteren Gebrauch günstigsten Stellung durch einen oder zwei Kirschnerdrähte fixiert. Die postoperative Ruhigstellung ist bis zum Eintritt der knöchernen Konsolidierung erforderlich. Der zunächst sehr stark in Erscheinung tretende volare Weichteilbuckel verliert sich im Laufe der Zeit(NEMETH,SCHINK).

Einen zirkulären tiefreichenden Defekt an einem oder mehreren Fingern versorgt man am besten mit einem Brückenlappen bzw. einer Muffplastik. Günstige Ergebnisse liefern die relativ fettarmen Lappen von der gegenseitigen Vorder- und Oberarmregion.

Bei der typischen kompletten Fingerring-Ablederung kann zunächst ein Versuch mit Rückverlagerung der entfetteten Haut unternommen werden. Da die volare Haut ihrer Stärke wegen schlecht einheilt, kommen sekundär meist doch noch Hauttransplantationen oder gestielte Lappenplastiken in Frage. Bei gleichzeitiger Verletzung der Nervengefäßstränge und des Sehnenapparates ist die sofortige Amputation jedoch einer langwierigen, oft unbefriedigend bleibenden Wiederherstellung unbedingt vorzuziehen.

Ausgedehnte Ablederungen der Hand kann man primär ebenfalls durch Zurücknähen der vorher präparierten Haut versorgen, wobei anstatt der dicken Hohlhandhaut sofort ein gesondert entnommener dicker Spalthautlappen eingenäht wird. Bezirke mit qualitativ ungenügender Hautdecke lassen sich dann später mit gestielten Plastiken versorgen. Bei schlechten Ernährungsverhältnissen und bei Freiliegen wichtiger Gebilde kommt allerdings als ultima ratio nur noch eine Muffplastik in Betracht.

Amputationsverletzungen der Fingerkuppen und der weiter proximal gelegenen Abschnitte bedürfen nicht nur ihrer Häufigkeit sowie sozialen und beruflichen Bedeutung wegen einer gesonderten Besprechung, sondern vor allem in Anbetracht der Wichtigkeit einer kunstgerechten ärztlichen Versorgung. Das Behandlungsziel ist in jedem Fall ein gut abgerundeter, gepolsterter, nicht druckempfindlicher und ausreichend beweglicher Fingerstumpf mit guter Sensibilität. Der Wiederherstellung des „Fingerspitzengefühls" kommt dabei die entscheidende Rolle zu. Diese Aufgabe soll chirurgisch auf einfachste Weise, jedoch möglichst ohne Nachamputation, und in kurzer Zeit gelöst werden. Hierbei sollen Alter, Beruf und spezielle Wünsche des Patienten Berücksichtigung finden, ebenso funktionelle Wertigkeit und Anzahl der verletzten Finger.

Am einfachsten liegen die Dinge bei oberflächlichen Fingerkuppenverletzungen mit Erhaltensein der Keimschicht sowie bei ganz kleinen Defektwunden. Die konservative Behandlung in Form des Salbenverbandes bzw. der Wundverschluß durch wenige Situationsnähte genügen hierfür vollauf. Eine rasche Lösung des Problems bieten auch schwere kombinierte Weichteil-, Knochen- und Sehnenverletzungen, z. B. Walzen-, Stanz-, Säge- und Fräsverletzungen, deren Ausmaß meist von vornherein die Amputation und deren Höhe vorschreiben, wobei oft genügend ortsständiges Material für den primären Wundverschluß übrigbleibt. Ausnahmen hiervon sind bei Verletzungen des Daumenstrahles (s. unten) zu machen. Ansonsten soll der Wundverschluß durch Nachamputation nur bei alten Patienten, und zwar zur Vermeidung eines schwerer wiegenden Schadens an den nichtverletzten Fingerstrahlen infolge der Ruhigstellung, angewendet werden; ferner noch in all den Fällen, wo an Langfingern glatte Amputationen in funktionell ungünstigen Zonen, wie im Mittel- und Endgelenk sowie im Bereich der Trochlea des Grund- und Mittelgliedes, vorliegen. Auf die bekannten

Amputationsschemen von ZUR VERTH, KRÖMER und SCHINK wird hierzu verwiesen. Die Möglichkeit der Absetzung am Orte der Wahl verbietet sich jedoch bei Verletzung mehrerer Langfingerstrahlen, da es hier darauf ankommt, möglichst lange Stümpfe zu behalten. Auch empfiehlt es sich, bei schweren kombinierten Verletzungen mehrerer Finger Amputationen primär nicht definitiv zu gestalten, sondern möglichst jeden ernährten Hautabschnitt zu erhalten, da er unter Umständen im Rahmen einer sekundär erforderlichen Operation von großem Nutzen sein kann. Die Nachamputation ist schließlich auch noch bei Vorliegen schwerer Verletzungen im Schädel-, Thorax- und Abdominalbereich vertretbar.

Bei der Versorgung der Amputationsstümpfe müssen stets die beiden volaren Fingernerven aufgesucht, vorgezogen und gekürzt werden, damit das sich immer mehr oder minder stark ausbildende Stumpfneurom nicht in der Weichteilnarbe zur Entwicklung kommt bzw. im Stumpfbereich ständigen Irritationen durch Druck, Stoß, Schlag usw. ausgesetzt ist. Diese Maßnahme trägt in erster Linie dazu bei, gebrauchsfähige Amputationsstümpfe zu bilden und erspart dem Patienten unnötige Schmerzen, bis er sich schließlich doch entschließt, eine Korrektur zur Beseitigung des Neuroms durchführen zu lassen. Durchtrennte Sehnen sollen vorgezogen und nachgekürzt werden; dies ist besonders bei Beugesehnen von Wichtigkeit, deren Stümpfe in dem durch Füllgewebe besser geschützten Mittelhandbereich beim Zupacken weniger Beschwerden bereiten. Bei der Stumpfdeckung ist ferner darauf zu achten, daß das vorhandene Weichteilmaterial so verwendet wird, daß an den funktionell entscheidenden Zonen möglichst Haut mit guter Sensibilität zu liegen kommt, während Narben hier unerwünscht sind. Die besten Ergebnisse liefert bekanntlich der gut gepolsterte volare Hautlappen; die dabei seitlich entstehenden Pürzel werden durch Entfernung eines kleinen dreieckigen Hautareals beseitigt. Bei weitgehendem Verlust des Nagels und des Nagelbettes muß das noch vorhandene Nagelbett einschließlich der gesamten Matrix entfernt werden, da sonst ein störender Nagelrest entsteht. Von der Endphalanx soll mindestens ein Stumpf von 0,5 cm Länge erhalten werden, um die hier ansetzende Streck- und Beugesehne und damit die später so wichtige Beweglichkeit im Endgelenk nicht zu gefährden. Bei Amputationen in Höhe des distalen Interphalangealgelenkes entfernt man die Trochlea, um die funktionell und kosmetisch störende Verbreiterung des Knochens an dieser Stelle zu beseitigen. Bei Verletzungen in Höhe des Mittelgliedes ist es wichtig, die hier ansetzende Superficialissehne zu erhalten, da aktiv unbewegliche Mittelgliedstümpfe meist hinderlich sind und deshalb häufig nachamputiert werden müssen. Bei Amputationen im Grundgliedbereich soll man stets auf die Erhaltung des proximalen Abschnittes achten, weil sonst eine funktionell ungünstige Ulnardeviation des radialseitig benachbarten Fingers eintritt. Weiter proximal gelegene Amputationsverletzungen führen zu einer Störung des Mittelhandgewölbes, die sich besonders beim Handarbeiter nachteilig bemerkbar macht und vor allem zu einer gegenseitigen Behinderung der benachbarten Finger beim Faustschluß durch Verdrehen und Schrägstellen führt. Nachamputationen insbesondere des 3. und 4. Mittelhandknochens dürfen daher höchstens aus kosmetischen Erwägungen, nämlich zur Verschmälerung der Hand, und in ganz seltenen Fällen im Hinblick auf einen erforderlichen Hautersatz vorgenommen werden. Am 2. und 5. Mittelhandknochen führt man bei Frauen und Geistesarbeitern die schräge Resektion im proximalen Drittelpunkt durch und erreicht dadurch kosmetisch ein wesentlich besseres Ergebnis. Die dabei freiwerdenden Handbinnenmuskeln des 2. Strahles verpflanzt man, falls möglich, auf das Grundglied des Mittelfingers. Amputationsverletzungen in Höhe der Handwurzel sollen ebenso wie am Daumen nicht durch weiteres Kürzen, sondern plastisch versorgt werden.

Von den oben angegebenen Ausnahmen abgesehen, sollen heute Amputationsverletzungen an den Fingern bei nicht ausreichenden Weichteilen durch Hauttransplantate oder gestielte Lappenplastiken versorgt werden.

Für den Verschluß der recht häufigen Fingerkuppenverletzungen haben sich neben der relativ selten möglichen Wiedereinpflanzung einer tangential abgetragenen Weichteilkappe vor allem Hauttransplantate bewährt. Die bevorzugte Methode stellt die Abdeckung der völlig plan zugerichteten Amputationsfläche mit einem Vollhauttransplantat (MOBERG) dar (Abb. 263). Durch nachfolgende Schrumpfung des Transplantates werden in Laufe der Zeit sensibel versorgte Weichteile über den Knochenstumpf gezogen, so daß man schließlich einen gut brauchbaren Fingerstumpf erhält. Eine sofortige Abdeckung der Endphalanx durch Füllgewebe kann man nach KLEINERT durch Ablösen der Weichteile vom Knochenstumpf erzielen. Bei unsicheren Einheilungsbedingungen wählt man Spalthautlappen, die ebenfalls zu guten Ergebnissen führen können.

Bei wesentlichen Endglieddefekten an den einander zugekehrten Seiten von Daumen und Zeigefinger stellt die primäre Versorgung mit Hauttransplantaten meist nur eine provisorische Maßnahme dar. Durch eine plastisch-sensible Ersatzoperation (ZRUBECKY) kann an diesen funktionell wichtigen Zonen die zur Wiedererlangung eines feindosierten Spitzgriffes notwendige Sensibilität wiederhergestellt werden (s. unten).

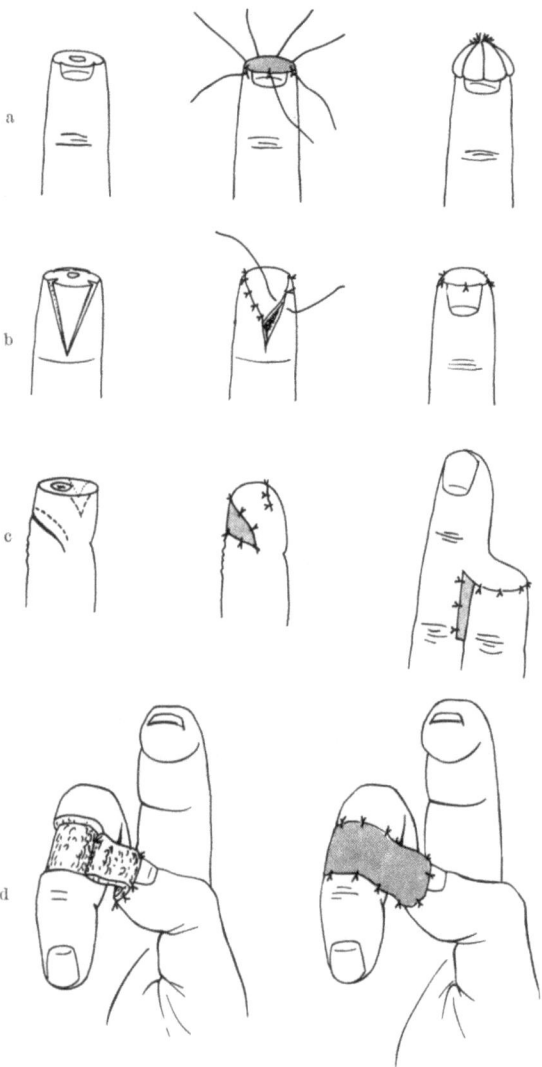

Abb. 263. Operationsmethoden zur Deckung von Amputationsstümpfen, insbesondere von Fingerkuppendefekten. a Deckung mit einem Vollhautlappen nach MOBERG. Einknüpfen der Kompression mit Hilfe der langgelassenen Fäden (rechts). b V-Y-Plastik nach TRANQUILLI-LEALI. c Dorsaler Visierlappen; rechts und d gekreuzte Fingerlappen nach TEMPEST

Der Gedanke, Fingerspitzendefekte durch Nahlappenplastiken zu versorgen, liegt den von KLAPP, TRANQUILLI-LEALI, GEISSENDÖRFER und KUTLER („Lahey"-Plastik) angegebenen Verfahren zugrunde. Infolge der geringen Verschieblichkeit der gebildeten Hautlappen führen diese Methoden nur bei Verletzungen in nächster Nähe der Fingerkuppe zum

Erfolg. Als unbestrittener Nachteil muß die Schaffung zusätzlicher Narben in dem funktionell so wichtigen Fingerbeerenbereich angesehen werden.

Bei *Kuppenverletzungen* an den drei ulnaren Fingern hat sich die volare V-Y-Plastik nach TRANQUILLI-LEALI als einfache Methode bewährt, die bei richtiger Schnittführung, wie erst neuerdings von ARBEITLANG und SCHIMA berichtet, normale Sensibilität, belastungsfähige Narben und ein sehr gutes kosmetisches Resultat ergeben kann. Voraussetzung für das Gelingen der Plastik ist die Bildung eines genügend großen dreieckigen Lappens, dessen Spitze bis nahe an die Endgelenksbeugefalte heranreicht. Ferner dürfen die Weichteilschnitte nicht zu tief geführt werden, da man sonst alle für die Sensibilität des Lappens wichtigen Nervenfasern durchtrennt. Der Lappen selbst wird dann möglichst ohne große Spannung vorgeschoben und fixiert. Den seitlichen Nähten kommt hierbei besonderes Gewicht zu, um den Lappen auszubreiten (WACHSMUTH).

Für etwas weiter proximal gelegene Amputationsverletzungen mit Verlust des Nagels sind dorsale Verschiebeplastiken, wie sie von VILLAIN als ,,Fähnchenlappen" und von BUNNELL (Abb. 263) in Modifikation des Klappschen Verfahrens als dorsaler ,,Visierlappen" angegeben worden sind, sehr zu empfehlen. Bei der Bildung des Visierlappens darf der Schnitt zur Vermeidung einer Nervenverletzung seitlich nicht zu weit herab und zu tief geführt werden. In beiden Fällen deckt man die Entnahmestelle wiederum mit einem Spalthautlappen.

Zum Verschluß von Endgliedverletzungen wird ferner die sog. ,,Hohlhandplastik" (BUNNELL, STRUPPLER u. a.) empfohlen. Es handelt sich hierbei um einen proximal gestielten Türflügellappen in Kombination mit einem Transplantat zum Verschluß der Hebungsstelle. Die für die Einheilung des Lappens erforderliche Ruhigstellung in Beugung für die Dauer von etwa 3 Wochen läßt dieses Verfahren für ältere Patienten nicht empfehlenswert erscheinen. Außerdem können Infektion und ungünstige Narbenbildungen die Funktion der Hand und das Endergebnis beeinträchtigen. Es ist daher zu überlegen, ob die bei diesen Verfahren ,,unvermeidliche Schädigung der Hohlhand den Vorteil einer wiederhergestellten Fingerkuppe aufwiegt" (WACHSMUTH).

Als beste Methode sieht BUNNELL die Stumpfdeckung durch einen ,,gekreuzten Fingerlappen" (CRONIN, TEMPEST) an. Die Stielbildung kann je nach Lage der Wundfläche proximal, distal oder lateral (Abb. 263) erfolgen. Ein Bohrdraht durch beide Finger hält die für die Einheilung notwendige Stellung aufrecht. Hebungsstelle und Lappenstiel bis zum Wundrand des verletzten Fingers deckt man wiederum mit einem Spalthautlappen. Die Ruhigstellung erfolgt, wie üblich, im Kompressionsverband. Die Stielabtrennung ist im Verlauf der 3. postoperativen Woche zulässig.

Fernplastiken unter Verwendung des gegenseitigen Vorderarmes bzw. von Bauch- oder Brusthaut nehmen wir nur bei multiplen Amputationsverletzungen vor.

Besondere Sorgfalt muß auf die Versorgung von *Daumenverletzungen* gelegt werden. Jedes Kürzen führt hier zu einem funktionell nicht wiedergutzumachenden Schaden. Als geeignete Behandlungsmethoden haben sich auch hier die Vollhautlappendeckung bei Verletzung der Kuppe sowie der radialen Seite bewährt. Sehr gute Ergebnisse liefert auch der gekreuzte Fingerlappen, der möglichst an der Streckseite des Mittelfingermittelgliedes mit radialer Basis gebildet werden soll (Abb. 263). Bei weiter proximal gelegenen Verletzungen kann auch die Radialseite des Zeigefingerstrahles als Hebungsstelle dienen.

Bei *Daumenamputationsverletzungen* mit ausgedehnter zirkulärer Weichteilablederung führt man sofort eine autoplastische Rekonstruktion durch einen Rundstiellappen vom Unterbauch (Shaw-Lappen), von der Außenfläche des gegenseitigen Oberarmes (Convers) oder von der Acromiopectoralgegend (Gillies) durch. Steht der amputierte Gliedabschnitt noch zur Verfügung, dann kann nach Gillies gleichzeitig eine Autotransplantation des sorgfältig gereinigten und bis auf Sehnen und Nerven abpräparierten Knochen-Gelenk-Abschnittes gewagt werden. Nach Fixieren des knöchernen Autotransplantates erfolgt dann die Naht der verwendbar gebliebenen Sehnen und Nervenstümpfe. In allen anderen Fällen sollte man die erst ab Amputation in Höhe der Grundgliedbasis unbedingt erforderliche knöcherne Aufstockung des Daumens mit Rücksicht auf die Asepsis im

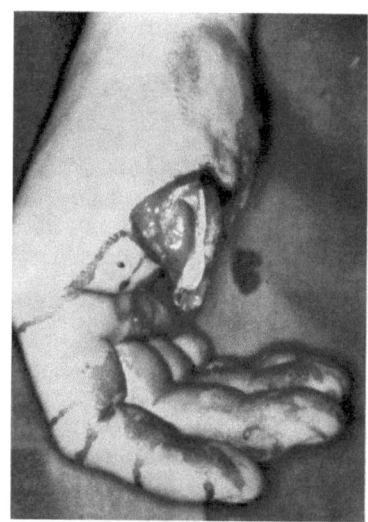 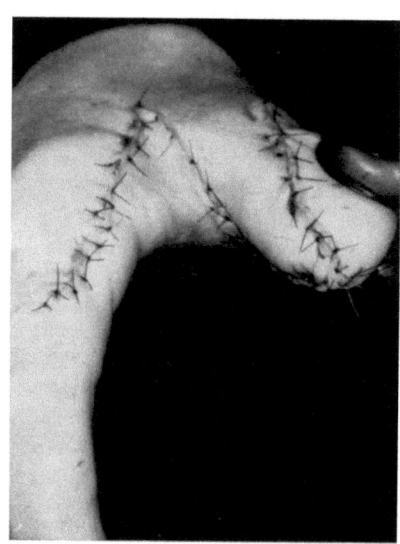

Abb. 264. Daumenamputationsverletzung mit Abriß der Weichteile in Höhe des Grundgelenkes. Primäre Versorgung durch einen Rundstiellappen nach Shaw. Später Einnähen eines neurovasculären Lappens nach Hilgenfeldt. Endergebnis: 2-PD von 10—12 mm

Rahmen eines sekundären Eingriffes vornehmen. Dies gilt auch für die noch notwendige Wiederherstellung der Sensibilität an der Kuppe und Ulnarseite des „blinden Daumenstumpfes", sei es durch eine neurovasculäre Nahlappenplastik vom Zeigefinger (Abb. 264) nach dem Verfahren von Hilgenfeldt oder durch einen neurovasculären Insellappen (Littler, Moberg, Tubiana u. Mitarb., Zrubecky), der meist von der Ulnarseite des Mittel- oder Ringfingers entnommen wird (Abb. 270). Auf weitere Fragen, Einzelheiten und spezielle Indikationen der verschiedenen Operationsverfahren zur Wiederherstellung eines ausreichend funktionstüchtigen Daumenstrahles kann an dieser Stelle nicht eingegangen werden. Es wird daher auf die einschlägige Literatur, vor allem auf das grundlegende Werk von Hilgenfeldt verwiesen.

Verletzungen des Fingernagels betreffen nicht nur den ästhetisch wichtigsten Teil des Fingers, sondern auch eine für die vollständige Sensibilität des Fingerendgliedes wichtige Struktur, die das an Nervenendigungen reiche Nagelbett gegenüber der Umwelt abschließt. Der Fingernagel soll deshalb nicht ohne zwingende Indikation entfernt werden. Bei einem subungualen Hämatom führen wir daher im Gegensatz zu der früher häufig geübten Extraktion lediglich eine Trepanation nach vorheriger Desinfektion durch. Einen abgehobenen Nagel bringt man, wenn irgend möglich, nach gründlicher Reinigung wieder an Ort und Stelle (Recht), wo er durch Nähte oder einen Leukoplaststreifen fixiert werden kann.

Bei gleichzeitiger Verletzung des Nagelbettes und womöglich auch der Endphalanx bildet er dann einen physiologischen Verband. Für das Ablaufen des Wundsekretes durch ein Bohrloch ist hierbei Sorge zu tragen. Bei Zertrümmerung, oder sobald Anzeichen für eine Infektion bestehen, wird der Nagel selbstverständlich entfernt. Ein von proximal her von der Endphalanx abgelöstes Nagelbett wird nach NICHOLS wieder unter den Nagelfalz zurückgeschoben und hier mit 2 U-Nähten fixiert. Bei Verlust von Nagel einschließlich Matrix und Nagelbett wird der Defekt durch eine gestielte Plastik verschlossen.

Gefäßverletzungen der oberen Extremitäten

Von M. Sperling

Direkte Traumen, insbesondere scharfe Gewalteinwirkungen, vermögen die Gefäße der Extremitäten an jeder Stelle zu treffen und zu verletzen. Lokalisation und Art der Gefäßverletzung bestimmen jeweils die Symptomatik, die an anderer Stelle besprochen wurde.

Im Zusammenhang mit bestimmten Traumafolgen können jedoch typische Gefäßverletzungen auftreten, so besteht für die *Vasa subclaviae* bei der seltenen Verrenkung des Sternoclaviculargelenkes nach hinten die Gefahr der Kompression. Pulslosigkeit am Arm und venöse Rückflußstörungen können Folgeerscheinungen sein (v. LANZ u. WACHSMUTH).

Gegen die Clavicula sind A. und V. subclavia durch den M. subclavius geschützt. In ihm verfangen sich in der Regel die Fragmente bei der relativ häufigen Claviculafraktur. In Einzelfällen können jedoch spitze Schlüsselbeinfragmente den Muskel durchspießen und sowohl zur totalen Durchtrennung der Arterie (SCHEFFLER) als auch zur Thrombosierung der Vene führen (STEINBERG).

Die Gefahr der Luftembolie ist bei komplizierten Verletzungen der V. subclavia infolge der festen Verspannung zwischen Periost der ersten Rippe und Fascienhöcker des M. subclavius, durch welche die Vene klaffend offen gehalten wird, gegeben.

Verletzungen der A. subclavia erfordern stets rasches Handeln, da Blutungen aus diesem Gefäß in kurzer Zeit tödlich verlaufen. Um eine übersichtliche Darstellung des Verletzungsgebietes zu erhalten, ist eine breite Freilegung der Vasa subclaviae erforderlich. Liegt die Verletzung im medialen Subclaviaabschnitt, so empfiehlt sich das Vorgehen nach LEXER mit Durchtrennung der Clavicula, der sehnigen Ansätze des M. sternocleidomastoideus und subclavius und mit Exartikulation im Sternoclaviculargelenk. Nach Durchtrennung des M. pectoralis minor läßt sich der Muskellappen mit dem sternalen Claviculaanteil nach lateral umschlagen, so daß die Gefäße und der Plexus brachialis bis zur hinteren Scalenuslücke freiliegen.

Das Verfahren nach GULEKE mit Durchtrennung des M. pectoralis major in seinem sehnigen Ansatz an der Crista tuberculi majoris humeri und des M. pectoralis minor nahe des Processus coracoideus dient der Freilegung des infraclaviculären Subclaviaabschnittes. Um einen besseren Zugang auch zu der supraclavicularen Subclaviastrecke zu erhalten, muß zusätzlich die Clavicula durchtrennt werden.

Die Wiederherstellung der Kontinuität der A. subclavia ist grundsätzlich anzustreben, insbesondere jedoch, wenn durch die Verletzung die Ausbildung eines Kollateralkreislaufes gefährdet ist. Diese Tatsache ist stets dann gegeben, wenn die A. subclavia zwischen den Abgängen des Truncus brachiocephalicus und der A. transversa colli verletzt ist. Die Ligatur der übrigen Subclaviaabschnitte führt — besonders bei Jugendlichen — zu keinen stärkeren Ernährungsstörungen der oberen Extremität, jedoch ist mit einer Minderung der Gebrauchsfähigkeit zu rechnen.

Eine Gefährdung der *A. axillaris* besteht bei Luxationen oder Luxationsfrakturen des Schultergelenkes. Die Arterie ist in ihrer Lage durch ihre Äste, insbesondere durch die A. circumflexa humeri dorsalis und die A. subscapularis fixiert. Während des Luxationsvorganges wird die Arterie durch den Humeruskopf abgedrängt, sie wird hierbei überdehnt und kann am Abgang der A. circumflexa humeri dorsalis einreißen. In der Regel kommt es gleichzeitig zum Ausriß der A. circumflexa humeri dorsalis aus der Wandung der A. axillaris.

Die Gefäßverletzung kann unmittelbare Unfallfolge sein; sie kann jedoch auch im Rahmen eines Repositionsmanövers vor allem nach veralteten Luxationen auftreten. Ebenso besteht bei der Mobilisation von posttraumatischen Gelenksteifen die Gefahr einer Gefäßzerreißung (KARITZKY). Nicht nur Gelenkkapsel und pericapsuläres Gewebe, sondern auch Arterie und Vene schrumpfen infolge einer länger dauernden Adduktion des Armes, einer Gelenkstellung, die zur Entspannung der Achselgefäße führt. Die Dehnung der Gefäße im Rahmen des Brisement forcé kann Einrisse der Gefäßwände, unter Umständen den totalen Gefäßabriß zur Folge haben.

Auch Thrombosen der A. axillaris, die zwei Tage nach Luxationsfrakturen des Humeruskopfes aufgetreten sind, wurden beobachtet (DAUBENSPECK).

Verletzungen der A. axillaris führen bei Eröffnung des Lumens zu massiven Blutungen. Nach einer Zusammenstellung KÖRTEs war es bei 49 Arterienverletzungen nach Schulterluxationen 16mal zur primären tödlichen Blutung gekommen.

Die Gefahr der Luftembolie besteht auch bei offenen Verletzungen der V. axillaris durch die Fesselung des Gefäßes in der Fascia coraco-clavicularis.

Die Erkennung der Gefäßverletzung bereitet im allgemeinen keine Schwierigkeiten, da sich ein — meist pulsierendes — Hämatom in der Axilla entwickelt, welches nicht selten Kompressionserscheinungen der begleitenden Nerven auslöst.

Jene Verletzungen der A. axillaris, welche im Abgangsbereich der A. circumflexa humeri dorsalis und der A. subscapularis lokalisiert sind, zwingen zur Strombahnwiederherstellung, da zwischen den angrenzenden Gefäßästen, d. h. der A. thoracoacromialis bzw. der A. thoracalis lateralis einerseits und der A. profunda brachii keine Anastomosen bestehen und somit die Möglichkeit einer Kollateralkreislaufentwicklung nicht gegeben ist.

Die übersichtlichste Darstellung dieser Gefäßstrecke wird mit der Durchtrennung der sehnigen Ansätze des M. pectoralis major et minor (GULEKE, ISELIN) erzielt. Die Nachbarschaft zu den Nn. medianus, ulnaris, cutaneus antebrachii und brachii ulnaris erfordert schonendes Operieren, um Verletzungen der Nerven zu vermeiden.

A. brachialis und cubitalis stehen bezüglich ihrer Häufigkeit an der Spitze der Gefäßverletzungen (HUGHES, MORRIS u. Mitarb., MOSIMANN und HOFSTETTER). Die häufigste Ursache ihrer Verletzung sind Oberarmfrakturen. Während Frakturen des Humerusschaftes nur sehr selten zu einer Gefäßbeteiligung führen, sind Gefäßverletzungen durch spitze Fragmente bei Brüchen des Oberarmhalses häufiger anzutreffen (DAUBENSPECK). Frakturen am distalen Humerusende, insbesondere die suprakondylären Extensionsfrakturen führen nicht selten zur Einklemmung der Gefäße zwischen proximalem Humerusfragment und Processus coronoideus ulnae (Abb. 265). Die Einklemmung der A. cubitalis führt, besonders wenn sie mehrere Stunden andauert, zu einer ischämischen Muskelkontraktur (BÖHLER).

Eine Durchspießung der Cubitalarterie durch das proximale Fragment suprakondylärer Frakturen kommt vor (DAUBENSPECK), ist jedoch sehr selten (BÖHLER); Auch Verrenkungen des Ellenbogengelenkes können eine periphere Mangeldurchblutung auslösen, besonders dann, wenn die Luxation nach dorsal erfolgt und somit die Arterie durch die Trochlea abgedrückt wird. Eine Änderung der Durchströmungsgrößen in den Cubitalgefäßen wird auch durch Extremstellung des Ellbogengelenkes verursacht. Starke Überstreckung des Ellenbogengelenkes reduziert den Blutstrom infolge Dehnung des Gefäßes (WACHSMUTH). Die Überstreckung, welche physiologisch bei Frauen und Kindern anzutreffen ist, kann nach Olecranonfrakturen auftreten (v. LANZ u. WACHSMUTH) und ebenfalls zur peripheren Mangeldurchblutung führen.

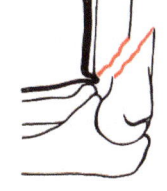

Abb. 265. Schematische Darstellung einer Kompression der A. cubitalis bei suprakondylärer Extensionsfraktur. Die A. wird zwischen der Spitze des proximalen Fragmentes und dem Proc. coronoideus ulnae eingeklemmt

Auch die Beugung des Ellenbogengelenkes bewirkt eine Drosselung der Durchblutung. Je stärker das Ellenbogengelenk gebeugt wird, um so größer ist die dadurch ausgelöste Kompression der Arterie. In Extremstellung kann sogar eine temporäre Blutstillung bei Blutungen am Vorderarm erreicht werden (ADELMANN).

Die Tatsache der Verminderung der peripheren Durchblutung in Beugestellung des Ellenbogengelenkes gebietet daher größte Sorgfalt in der Überwachung des Radialispulses nach Anlegen von Oberarmgipsen besonders in Spitzwinkelstellung und bei suprakondylären Extensionsfrakturen.

Die Mobilisation von Versteifungen des Ellenbogengelenkes stellt — ebenso wie im Bereich des Schultergelenkes — eine Gefährdung der Arterie dar, da das geschrumpfte Gefäß bei forcierter Stellungsänderung leicht einreißen kann.

Bei Blutungen aus der A. brachialis kann eine provisorische Blutstillung digital durch Kompression der A. subclavia gegen die erste Rippe oder durch Kompression der A. brachialis im proximalen Oberarmbereich gegen den Humerus erreicht werden. Bei der definitiven Versorgung der A. brachialis ist zu berücksichtigen, daß im Bereich der „lebenswichtigen Strecke", d. h. zwischen den Abgängen der A. circumflexa humeri dorsalis und der A. profunda brachii die Wiederherstellung der Strombahn, sei es durch Gefäßnaht oder Transplantation, unbedingt anzustreben ist, da zwischen diesen beiden Brachialisästen keine Anastomosen bestehen, die sich zu einem Kollateralkreislauf ausbilden können. Die Ligatur in dieser Strecke führt mit Sicherheit zur peripheren Nekrose.

Besondere Berücksichtigung muß eine relativ häufige Anomalie der A. brachialis, die „hohe Teilung" finden, da eine vorhandene A. brachialis superficialis Anlaß zu Verwechslungen beim Aufsuchen der Gefäße geben kann (v. LANZ u. WACHSMUTH). Als Leitgebilde beim Aufsuchen der A. brachialis dient der N. medianus, der stets vor der A. brachialis liegt. Verläuft ein arterielles Gefäß vor dem Nerven, so handelt es sich um eine A. brachialis superficialis.

Der *isolierten Verletzung* der *A. ulnaris oder radialis* kommt dann eine größere Bedeutung zu, wenn eine Gefäßanomalie der Vorderarmarterien vorliegt. Nicht selten übernimmt nur die A. ulnaris oder die A. radialis die Blutversorgung der Hand, während die andere Arterie nicht ausgebildet ist. Bei Blutungen aus einem von beiden Gefäßen ist die Ligatur am Ort der Verletzung durchzuführen. Ist jedoch nur *eine* Arterie angelegt und ist diese verletzt oder sind A. ulnaris und radialis besonders im distalen Vorderarmdrittel in Handgelenknähe gleichzeitig durchtrennt, eine Verletzung die relativ häufig durch Kreissägen verursacht wird, so ist die Kontinuität zumindest einer Arterie wiederherzustellen, wenn die Ernährung der Hand gewährleistet werden soll.

Nervenverletzungen an der oberen Extremität

Von A. Wilhelm

Die Verletzungen des Plexus brachialis

Die Einteilung in offene und geschlossene Plexusverletzungen ist in erster Linie im Hinblick auf die einzuschlagende Therapie von Bedeutung insofern, als nur offene Läsionen durch Stich- und Schußverletzungen sowie komplizierte Claviculafrakturen frühzeitig operativ behandelt werden dürfen. Dagegen sollen die geschlossenen Plexusverletzungen, die entweder direkt durch stumpfe Gewalteinwirkung oder häufiger indirekt durch Zugschädigung entstehen, anfangs grundsätzlich konservativ behandelt werden; die Sofortoperation stellt hier einen Indikationsfehler dar (WITT und SCHADER).

Zu den Ursachen der direkten geschlossenen Plexusschädigung zählen Schlag und Sturz auf das seitliche Halsdreieck, z. B. bei Verkehrsunfällen, wobei auch häufig in Kombination Verletzungen des Schultergürtels und der Halswirbelsäule zu beobachten sind; ferner das Einspießen von Fragmenten, besonders bei Claviculafrakturen und Knochenverletzungen im Bereich des Schultergelenkes. Die Mehrzahl der Plexuslähmungen beruht auf einer übermäßigen Beanspruchung durch Zug oder Zerrung; pathogenetisch handelt es sich hierbei also um Traktionsschäden. Das typische Beispiel liefert der Motorradunfall, bei dem der Fahrer mit der Schulter irgendwo hängen bleibt, die dann nach distal oder dorsal gerissen wird, während Kopf und Hals zur Gegenseite geworfen werden. Ein ähnlicher Entstehungsmechanismus liegt der sog. Geburtslähmung zugrunde. Eine häufige Ursache stellt ferner die Schulterluxation dar.

Auch länger einwirkender Druck, wie z. B. beim Tragen schwerer Lasten, kann zur Plexusschädigung führen („Tornisterlähmung"); ferner die ungünstige Lagerung des Armes bei Operationen (Narkoselähmung), wobei der Plexus zwischen Clavicula und erster Rippe eingequetscht wird. Der ständige Druck einer Achselkrücke stellt die Ursache der sog. „Krückenlähmung" dar.

Die sekundäre Plexusschädigung wird vorwiegend durch übermäßige Callusbildung nach Claviculafrakturen hervorgerufen.

Während bei offenen Verletzungen in der Regel recht unterschiedliche, von der Ausdehnung des lokal gesetzten Schadens abhängige Ausfälle zu finden sind, kann man bei den geschlossenen Plexusverletzungen 3 Typen herausarbeiten, für deren Zustandekommen in erster Linie die sich aus dem Unfallmechanismus ergebende Zugbeanspruchung des Plexus brachialis verantwortlich zu machen ist. Hierbei spielt auch die unterschiedliche Zugfestigkeit der einzelnen Plexuswurzeln noch eine Rolle. Genügend rasante Traumen können den Plexus freilich an jeder beliebigen Stelle zwischen Halswirbelsäule und Axilla schädigen.

Die bei weitem häufigste Form stellt *die obere Plexuslähmung* („Duchenne-Erb") dar. Sie entsteht dadurch, daß der Arm nach unten oder hinten und der Kopf von der Schultergegend weggezogen wird. Die Schädigung betrifft in erster Linie die 5. und 6. Cervicalwurzel oder den daraus entstehenden oberen Primärstrang, kann sich aber auch noch auf die 4. sowie 7. Wurzel erstrecken. Bei der typischen Erbschen Lähmung besteht ein Ausfall der Mm. deltoideus, coracobrachialis, biceps, brachialis, brachioradialis und supinator. Der Arm kann demzufolge in der Schulter nicht abduziert, im Ellenbogengelenk nicht gebeugt und nicht supiniert werden. Bei zusätzlichem Ausfall der Außenrotatoren des Schultergelenkes (Mm. supra-, infraspinatus et teres minor) steht der Arm in Innenrotation.

Bei der *mittleren Plexuslähmung* ist in erster Linie der N. radialis mit den Wurzeln C 5 bis C 8 betroffen; sie entsteht durch Druck von der Achselgrube aus gegen den Oberarmkopf („Krückenlähmung").

Die untere Plexuslähmung (Klumpke) ist wegen der geschützten Lage der betroffenen Wurzeln (C 8 und D 1) selten und wird durch einen Zug am Arm in cranialer Richtung verursacht. Bei ihr fallen sämtliche Handbinnenmuskeln sowie die Mm. flexor pollicis longus, flexor digitorum profundus et superficialis aus. Außerdem sieht man hierbei auch den Hornerschen Symptomenkomplex, falls die Schädigung die zugehörigen Rr. communicantes zum Grenzstrang mitbetrifft.

Die vollständige Plexuslähmung ist noch seltener als die vorher beschriebenen Formen und stellt meist die Folge eines schweren direkten Traumas dar. Der Arm hängt hierbei schlaff herab. Mitunter finden sich jedoch in den am weitesten cranial oder caudal gelegenen Wurzeln noch erhalten gebliebene Fasern zur Innervation der Schulter- bzw. Handbinnenmuskulatur (SCHELLER).

Die heute vorwiegend als Ursache in Frage kommenden Verkehrsunfälle führen jedoch nicht immer zu typischen Lähmungsbildern. Für die Therapie ist die Lokalisation der Verletzung in dem zwischen Foramina intervertebralia und Axilla gelegenen Abschnitt des Plexus brachialis von großer Bedeutung; man unterscheidet daher Läsionen im Gebiet der Plexuswurzeln, der Primärstränge und der Faszikel.

Verletzungen der Plexuswurzeln führen zu segmentalen Funktionsausfällen. Die prognostisch völlig infausten Wurzelausrisse aus dem Rückenmark (vgl. Abb. 107) gehen häufig mit medullären Symptomen einher und können durch eine Myelographie erfaßt werden; die leeren Wurzeltaschen kommen durch Anfüllung mit dem injizierten Kontrastmittel, vor allem bei Schrägaufnahmen, zur Darstellung. Einen Hinweis für einen Wurzelabriß vermag auch die Lumbalpunktion zu geben; allerdings sind die dabei gefundenen Blutbeimengungen nur bei Fehlen bzw. Ausschluß einer anderen Blutungsquelle (Schädelhirnverletzungen, Wirbelbrüche usw.) verwertbar. Häufig weist jedoch schon der klinisch-neurologische Befund auf eine irreparable Wurzelschädigung hin. In dieser Hinsicht sind vor allem Lähmungen des M. levator scapulae und der Mm. rhomboidei (N. dorsalis scapulae) sowie des M. serratus lateralis (N. thoracicus longus) zu verwerten, ferner Zwerchfellähmungen (N. phrenicus) und schließlich das Hornersche Syndrom.

Verletzungen der Primärstränge, die sich beim Überkreuzen des M. scalenus medius aus den 5 Spinalnerven bilden, können je nach Ausdehnung der Schädigung mit segmentalen Ausfällen einhergehen oder zu Lähmungen einzelner peripherer Nerven führen. Bei Betroffensein der Faszikel entsprechen die Funktionsausfälle dem Versorgungsgebiet der aus ihnen hervorgehenden peripheren Nerven. Die Höhe der Schädigung kann durch Untersuchung der Nerven in der Reihenfolge ihres Austrittes aus dem Plexus brachialis bestimmt werden. Nach den bereits erwähnten direkten Plexusästen (N. dorsalis scapulae usw.) zweigen sich als nächstes im Bereich der Primärstränge die Nn. suprascapulares et thoracales ventrales ab; etwas weiter distal, im Ursprungsgebiet des dorsalen Faszikels, folgen dann die Nn. subscapulares. Die Funktion dieser Nerven kann man sehr einfach überprüfen, indem man nacheinander die Schulter heben, in ihr außenrotieren, sie nach vorne bringen und schließlich in ihr innenrotieren läßt. Der Nachweis dieser Bewegungen läßt auf eine weiter peripher im Faszikelgebiet liegende Schädigung schließen.

Die Läsion des radialen Faszikels führt zum Verlust der Ellenbogengelenksbeugung (N. musculocutaneus) sowie zum Ausfall des M. pronator teres und flexor carpi radialis; sensibel besteht eine Störung im Bereich des Daumens und Zeigefingers (radiale Gabelzinke des N. medianus). Die Unterbrechung des dorsalen Faszikels führt zur totalen Axillaris- und Radialislähmung. Bei Durchtrennung des ulnaren Faszikels besteht neben einer Sensibilitätsstörung an der Innenseite des Armes eine komplette Ulnarislähmung und ein Ausfall der über die ulnare Gabelzinke des N. medianus verlaufenden Fasern für die Innervation der Mm. flexor digitorum profundus et flexor pollicis longus, des M. pronator quadratus sowie der oberflächlichen Daumenballenmuskulatur; die Funktion des oberflächlichen Fingerbeugers ist auch bei Verletzung des radialen Faszikels beeinträchtigt. An der Hand ist ein Sensibilitätsausfall an den ulnaren drei Fingern nachweisbar.

Die im supraclaviculären Abschnitt des Plexus brachialis abgehenden Nerven können auch isoliert ausfallen. Von besonderem Interesse ist hiervon der den M. serratus lateralis versorgende N. thoracicus longus, weil seine Verletzung zu einer wesentlichen Funktionsstörung führt, die als Scapula alata bekannt ist und besonders bei der Hebung des Armes nach vorn in Erscheinung tritt. Außer dem flügelförmigen Abstehen des Schulterblattes ist auch noch die Fähigkeit, den Arm über die Horizontale zu heben, beeinträchtigt. Als Ursache der Serratuslähmung kommen vorwiegend stumpfe Traumen, wie Stoß oder Schlag auf die Schulter sowie Tragen schwerer Lasten, und Zerrungen in Betracht; ferner akzidentelle Verletzungen, vor allem bei Mammaamputationen.

Diese kurzen Hinweise können nur als grobe Richtschnur für die Beurteilung einer Plexuslähmung dienen. Eine genauere Diagnostik und Lokalisation des Schadens sollte durch eine eingehende fachneurologische Untersuchung erfolgen.

Die Behandlung der geschlossenen Plexusverletzungen erfolgt zunächst auf konservativem Wege. Sie beginnt mit der Schmerzbekämpfung und der Lagerung des Armes zur Entspannung des Plexus. Diese wird durch Abduktionsstellung und leichte Anteversion bei rechtwinklig gebeugtem Ellenbogengelenk erreicht, wozu in Anbetracht der Länge der Behandlungszeit eigens angefertigte Abduktionsschienen verwendet werden sollten. Die weiteren Maßnahmen erstrecken sich, sobald es das Befinden des Patienten erlaubt, auf die Verhütung von Ödemen und Kontrakturen und eine systematische Pflege der Muskulatur.

Kommt es unter dieser Behandlung innerhalb von 3—6 Monaten zu keiner ausreichenden oder nur zu einer höchst unterschiedlichen Restitution, dann sollte mit der operativen Revision des Plexus brachialis nicht länger gezögert werden. Von diesem Vorgehen sind die durch Wurzelausrisse bedingten, irreparablen Lähmungen auszunehmen. Eine Sonderstellung nehmen ebenfalls die bei Schlüsselbeinfrakturen zu beobachtenden direkten Verletzungen des Plexus brachialis mit Kontinuitätstrennung ein. Hier sollte möglichst frühzeitig exploriert werden.

Die Behandlung der offenen Plexusverletzung in Form der primären Nervennaht ist nur in seltenen Fällen bei entsprechend günstigen Wundverhältnissen möglich. Im allgemeinen wird man aber die Wundheilung abwarten und dann nach 3 bis 8 Wochen die frühe Sekundärnaht ausführen. Der Plexus brachialis wird je nach Lokalisation und Ausdehnung des Schadens entweder supra- oder infraclaviculär oder aber in ganzer Ausdehnung nach vorheriger Osteotomie der Clavicula freigelegt. Wichtig ist in jedem Fall die übersichtliche Darstellung und das primäre Aufsuchen des Plexus im unversehrten Bereich. Operativ technische Einzelheiten der verschiedenen Zugangswege können hier nicht erörtert werden; auf die einschlägige Literatur (LANGE, NIGST, WACHSMUTH, WITT und SCHADER u. a.) sei daher verwiesen.

Sobald die Möglichkeiten der konservativen und operativen Behandlung einer Plexuslähmung erschöpft sind, kann die Funktion bei partiellen Plexusausfällen noch durch Eingriffe am Muskelsehnenapparat und an den Gelenken wiederhergestellt bzw. verbessert werden. Derartige „Ersatzoperationen" (siehe bei HOHMANN, HACKENBROCH und LINDEMANN; LANGE, NIGST, SCHINK, WACHS-

MUTH, WITT, WITT und SCHADER u. a.) sind jedoch nur bei Patienten bis zu einem Alter von etwa 50 Jahren indiziert und nur dann von Nutzen, wenn noch genügend Sensibilität an den Fingern vorhanden ist.

Die Verletzungen des Nervus axillaris

Eine traumatische Schädigung des N. axillaris findet sich relativ häufig bei Schulterverletzungen, und zwar besonders bei Luxationen des Humerus. Als Ursache werden ferner Druckschäden bei Bergleuten und Krückenträgern sowie Schußverletzungen beschrieben. Die Axillarislähmung findet sich auch als Schlaf- und Narkoselähmung und schließlich als Geburtslähmung. Die Kombination mit einer Schädigung anderer Nerven, vor allem des N. radialis, ist relativ häufig.

Klinisch steht zunächst die Lähmung des M. deltoideus und eine sensible Störung im Ausbreitungsgebiet des N. cutaneus brachii radialis im Vordergrund; die Parese des M. teres minor fällt dank der Funktion des synergistisch wirkenden M. infraspinatus nicht auf. Später zeigt sich dann durch die zunehmende Muskelatrophie ein Verschwinden der normalen Schulterwölbung; Schultereck und Oberarmkopf können deutlich hervortreten. Auch kommt es zu einer Lockerung des Schultergelenkes und in ganz schweren Fällen zu einer Subluxation, besonders dann, wenn auch noch andere für den Gelenkschluß verantwortliche Muskeln gelähmt sind.

Funktionell besteht bei der isolierten Axillarislähmung unter Umständen ein schwerwiegender Ausfall, da der Arm nicht bis zur Horizontalen gehoben werden kann. Oft ist die motorische Störung aber nur gering, da andere Muskeln ausgleichend einspringen können, wie der M. supraspinatus und die Pars clavicularis des M. pectoralis maior. Auch darf nicht vergessen werden, daß der M. deltoideus infolge der kollateralen Innervation seiner Pars clavicularis durch den N. thoracalis ventralis cranialis ja nicht vollständig gelähmt ist. Ein weiterer Ersatzmechanismus kann sich auch von seiten der Schulterblatt-Stellmuskulatur ausbilden insofern, als der im Schultergelenk durch die noch intakten Muskeln fixierte Arm durch sofortige Drehung der Scapula (M. serratus lateralis, oberer und mittlerer Abschnitt des M. trapezius) gehoben wird.

Die *Behandlung* ist zunächst in jedem Fall konservativ, wobei durch Lagerung des Armes auf einer Abduktionsschiene einer Überdehnung des gelähmten Muskels und der Schultergelenkskapsel vorzubeugen ist. Eine operative Behandlung (Nervennaht, Neurolyse; Anastomose mit dem N. subscapularis oder dem N. thoracodorsalis) kommt nur selten in Frage.

Die Verletzungen des N. musculocutaneus

Isolierte Verletzungen des Hauptstammes im proximalen Oberarmabschnitt sind selten. Als Ursache kommen in erster Linie Schulterverletzungen, Schuß-, Stich- und Schnittverletzungen in Betracht. Schädigungen des Hautastes, des N. cutaneus antebrachii radialis, kann man dagegen häufiger beobachten, vor allem bei Weichteilverletzungen der Ellenbeuge und nicht zuletzt als Folgeerscheinung paravenöser Injektionen bestimmter Medikamente.

Motorisch besteht eine Lähmung des M. biceps brachii und des M. brachialis, so daß die Beugung im Ellenbogengelenk nur noch mit stark herabgesetzter Kraft durch die beiderseits vom distalen Oberarmabschnitt entspringenden Vorderarmmuskeln erfolgen kann; die größte Wirkung vermag dabei noch der M. brachioradialis bei Mittelstellung des Vorderarmes zu entfalten. Mitunter kann aber noch eine schmale Portion des M. brachialis an der radialen Seite funktionstüchtig sein, da dieser Abschnitt eine Doppelinnervation durch den N. radialis besitzt. Eine gleichzeitig vorhandene Lähmung des M. coracobrachialis ist praktisch ohne große Bedeutung.

Die sensiblen Störungen im Ausbreitungsgebiet des N. cutaneus antebrachii radialis sind recht unterschiedlich und funktionell unbedeutend.

Therapeutisch ist bei Kontinuitätstrennung die Nervennaht anzustreben, die gute Erfolge bringt.

Die Verletzungen des Nervus radialis

Der N. radialis kann ebenso wie der N. medianus und N. ulnaris an jeder Stelle verletzt werden; besonders häufig ist dies am Oberarm der Fall, wofür in erster Linie sein Verlauf im Sulcus ni. radialis verantwortlich zu machen

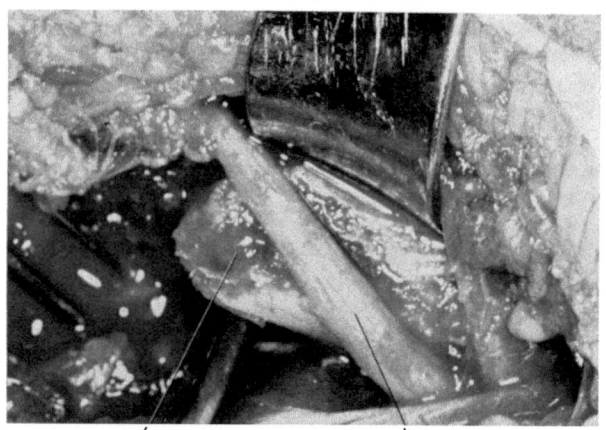

Distales Humerusfragment   N. radialis
Abb. 266. Einklemmung des N. radialis bei Oberarmschaftbruch

ist. Als häufigste *Ursache* der Radialislähmung finden sich daher Oberarmfrakturen, die meist zu einer Überdehnung, weniger häufig dagegen zu einer Einquetschung des Nerven zwischen den Fragmenten (Abb. 266) führen; durch Callusbildung kann der Nerv auch noch sekundär in Form der Spätschädigung in Mitleidenschaft gezogen werden. Am Oberarm ist der N. radialis häufig auch noch anderen Druckschädigungen ausgesetzt, wie z. B. bei stumpfen Gewalteinwirkungen (Schlag, Stoß und Sturz), bei ungünstiger Lagerung des Armes (Narkose- und Schlafdruckschädigungen, siehe oben), bei eng anliegenden Verbänden und unkontrollierter Blutleere sowie bei operativen Eingriffen (Hakendruck, Drahtumschlingung usw.). Zu den Ursachen zählen auch Schulterverletzungen und die Druckschädigung durch Achselkrücken. Schließlich kann der Hauptstamm des N. radialis auch noch durch einen Schuß, Stich oder Schnitt verletzt werden. Lähmungen durch Injektionen sind ebenfalls beschrieben worden.

Läsionen des R. profundus ni. radialis finden sich proximal vorwiegend bei Frakturen und Luxationen des Radiusköpfchens und distal bei den verschiedensten Weichteilverletzungen der Vorderarmstreckseite. Der oberflächliche Radialisast kann bei Weichteilverletzungen über dem distalen Radiusabschnitt mitbetroffen sein.

Die Ausfallserscheinungen hängen von der Höhe der Schädigung ab und können im wesentlichen 3 Lähmungstypen zugeordnet werden.

Bei der relativ seltenen *oberen Radialislähmung* sitzt die Schädigung im Achselbereich und führt meist zu einer kombinierten Lähmung, wobei vor allem der N. axillaris betroffen ist. Liegt die Verletzung proximal des unteren Randes der Latissimussehne, dann fallen motorisch der gesamte M. triceps und alle zugehörigen Vorderarmmuskeln aus (M. brachioradialis, M. supinator, Mm. extensores carpi, Mm. extensores digitorum, Mm. extensores pollicis longus et brevis und M. abductor pollicis longus). Dementsprechend findet sich ein Verlust der aktiven Streckfähigkeit im Ellenbogengelenk und die typische Fallhand, die besonders dann zur Darstellung kommt, wenn der Vorderarm im Ellenbogengelenk rechtwinklig gebeugt und in Pronation gehalten wird. Die Streckfähigkeit in den Handwurzel- und Fingergelenken ist aufgehoben. Durch Wirkung der Mm. interossei kommt es beim Streckversuch der Finger zu einer stärkeren Beugung in den Grundgelenken, während die Mittel- und Endgelenke infolge der fehlenden Stabilisierung der Grundgelenke nur unvollständig extentiert werden können. Der Faustschluß ist in dieser Stellung kraftlos, weil die Beuger in Entlastungsstellung zum Einsatz kommen. Der Daumen kann nicht abduziert und über die Handrückenebene gehoben werden, allerdings gelingt bei gleichzeitiger Beugung im Grundgelenk durch die Verbindungen der Daumenballenmuskeln zur Sehne des M. extensor pollicis longus noch eine gewisse Streckung des Endgliedes. Die Abduktionsbewegungen der Hand sind deutlich abgeschwächt. Bei gestrecktem Ellenbogengelenk fällt ferner die fehlende Supinationsfähigkeit des Vorderarmes auf, während bei gebeugtem Ellenbogengelenk die supinierende Wirkung des M. biceps brachii in Erscheinung tritt.

Die *mittlere Radialislähmung* stellt die häufigste Form dar. Sitz der Schädigung ist das mittlere Oberarmdrittel bis zum Abgang der Äste für den M. brachioradialis. Die aktive Streckung im Ellenbogengelenk ist bei diesem Lähmungstyp erhalten.

Bei dem *unteren Lähmungstyp* ist der N. radialis im proximalen Unterarmdrittel geschädigt. Da hierbei die Innervation für die Radialextensoren erhalten geblieben ist, fehlt hier die typische Fallhandstellung, weil die Hand durch die Mm. extensores carpi radiales brevis et longus noch dorsalflektiert werden kann.

Die sensiblen Ausfälle von seiten der Nn. cutanei brachii et antebrachii dorsales sind unterschiedlich und oft sehr gering, so daß sie sich für eine Höhenlokalisation des Radialisschadens nicht immer verwenden lassen. Dagegen führt eine Schädigung proximal des Abganges des R. superficialis ni. radialis zu einer Sensibilitätsstörung, die sich zumindest an der Streckseite des Daumens zu erkennen gibt, aber auch auf den Handrücken und den Daumenballen übergreifen kann.

Therapeutisch ist bei Kontinuitätstrennung zunächst die Nervennaht zu versuchen, deren Ergebnis der des N. medianus und ulnaris überlegen ist. Die Forderung der Nervennaht gilt heute auch für den R. superficialis ni. radialis, dessen Neurome schon bei feinster Berührung äußerst schmerzhaft sein können.

Zur Überbrückung von Radialisdefekten am Oberarm, die größer als 8 cm sind, wird die Verlagerung des Nerven auf die Beugeseite zwischen M. biceps und brachialis empfohlen. Hierzu muß der proximale Nervenstumpf unter sorgfältiger Schonung der Tricepsfasern, die man durch Abstreifen isoliert, bis in die Axilla freigelegt werden. Dadurch können Defekte bis zu 13 cm überbrückt werden (BUNNELL). Bevor man sich aber zu diesem ausgedehnten Eingriff entschließt, sollte stets die Möglichkeit der weitgehend erfolgssicheren Ersatzoperationen (Perthesplastik und ihre Modifikationen) in Erwägung gezogen werden. Dies gilt auch für Nähte des R. profundus ni. radialis, bei denen Defekte von mehr als 1,5 cm zu überbrücken sind (zit. bei NIGST).

Einer gesonderten Erwähnung bedarf noch die Radialislähmung beim Oberarmbruch, deren Diagnose grundsätzlich vor dem ersten Repositionsversuch zu stellen ist, nicht zuletzt um Haftpflichtansprüchen zu entgehen. Bei primärer partieller Schädigung revidieren wir den N. radialis nur dann, wenn der Oberarmbruch ein operatives Eingreifen erfordert, bei kompletter Lähmung dagegen in jedem Fall, zumal man einer geschlossenen Nervenverletzung von außen nie ansehen kann, ob nicht doch eine Einklemmung zwischen den Fragmenten (Abb. 266) oder gar eine Kontinuitätstrennung vorliegt. Nach Beendigung der Osteosynthese wird der Nerv im Bereich der Fraktur in genügender Ausdehnung mit anliegender Muskulatur unterfüttert, so daß er durch die nachfolgende Narben- bzw. Callusbildung nicht auch noch sekundär in Mitleidenschaft gezogen werden kann. Bei Auftreten einer sekundären Lähmung kommt eine Neurolyse mit Verlagerung des Nerven in gesundes, narbenfreies Gewebe in Frage.

Bei konservativer Therapie wie auch im Rahmen der Nachbehandlung bei operativen Eingriffen muß insbesondere eine Überdehnung der gelähmten Muskeln durch entsprechende Radialisschienen verhütet werden, da das Behandlungsergebnis vom Zustand der Muskulatur entscheidend abhängt.

Die Verletzungen des Nervus medianus

Der N. medianus versorgt sensibel die für den Spitzgriff funktionell entscheidenden Zonen und motorisch u. a. die für die Opposition des Daumenstrahles wichtigen Muskelabschnitte des Thenars und ist damit verantwortlich für die charakteristischen Funktionen der menschlichen Hand. Eine Verletzung dieses Nerven bedeutet daher stets eine schwerwiegende Schädigung.

Ursächlich können die verschiedensten traumatischen Einwirkungen zu einer Schädigung des N. medianus führen. Im Achselbereich sind es in erster Linie schwere Schultertraumen, die jedoch meist kombinierte Nervenlähmungen bedingen. An der Innenseite des Oberarmes kann der Nerv bei Weichteilverletzungen mitbetroffen sein. Weiter distal sind als Ursache vor allem suprakondyläre und Ellenbogengelenksfrakturen zu nennen. Die Nervenlähmung tritt hier durch Überdehnung im Augenblick des Bruchvorganges ein (WACHSMUTH); derartige Traktionsschäden sind besonders für den suprakondylären Extensionsbruch charakteristisch. An dieser Stelle sei auch auf die bei einer Volkmannschen ischämischen Kontraktur vorkommende Läsion des N. medianus verwiesen. Bei medialen diakondylären Brüchen mit Luxationen kann es nach eigenen Beobachtungen sogar zu einer Einklemmung des Nerven zwischen den beiden Fragmenten kommen, die sich auf konservativem Wege nicht beheben läßt. Bekommt man solche Verletzungen erst Monate nach dem Unfall zu Gesicht, dann bleibt nichts anderes übrig, als eine Nervenresektion durchzuführen. Auch Spätlähmungen sind nach Frakturen am distalen Humerusende beobachtet worden (SCHELLER). Verletzungen des N. medianus sind natürlich auch bei jeder genügend tiefreichenden Weichteilwunde in der Ellenbeuge möglich; dies gilt auch für Wunden am Vorderarm. Hier kann der Nerv außerdem bei Frakturen direkt gequetscht oder später durch Callusdruck geschädigt werden. Am häufigsten wird der Medianus jedoch an der Handwurzel verletzt (Schnitt-, Stich-, Hieb- und Quetschverletzungen; „Suicidversuch"). In diesem Bereich kommt es auch am häufigsten zu einer mehr oder minder akuten Kompression des Nerven bei typischen Radiusfrakturen, perilunären Luxationen und Luxationsfrakturen (de Quervain, Lunatum) sowie bei einer Blutung in den Carpalkanal. Eine Medianuskompression („Carpaltunnelsyndrom") kann u. a. aber auch erst mehrere Jahre nach einem Unfallereignis infolge einer allmählichen Kompression zustande kommen; meist haben dann die ursprünglichen Veränderungen an der Handwurzel bereits zu einer röntgenologisch gut sichtbaren sekundären Arthrose geführt, während man bei der Dekompression des N. medianus durch Längsspaltung des Ligamentum carpi transversum stets eine chronische Tendovaginitis findet.

Beim Eintritt in die Hohlhand wird der N. medianus nicht selten gerade an seiner Aufteilungsstelle verletzt und bedarf dann einer besonders sorgfältigen Behandlung (siehe unten).

Die Durchtrennung des Nerven proximal der Ellenbeuge, und zwar vor Abgang der ersten Muskeläste, führt zur *oberen Medianuslähmung*. Man findet hierbei motorisch infolge Ausfall der Pronatoren eine erhebliche Störung der Pronationsbewegung; lediglich der vom N. radialis innervierte M. brachioradialis vermag den supinierten Vorderarm bis zur Mittelstellung zu führen, allerdings nur bei gleichzeitiger Beugung im Ellenbogengelenk. Die Handwurzelbeugung ist durch den Ausfall des M. flexor carpi radialis und des M. palmaris longus geschwächt. Der noch intakte M. flexor carpi ulnaris vermag die Hand bei Flexion ulnarwärts abzulenken. Die Lähmung aller oberflächlichen und des tiefen Beugers für den Zeigefinger bedingt einen vollständigen Ausfall der Beugebewegungen in den beiden distalen Gelenken dieses Fingers, während am Mittelfinger zufolge der Kollateralinnervation des zugehörigen tiefen Beugers durch den N. ulnaris meist noch etwas Beugefunktion vorhanden ist. Die Beugung im Daumenendgelenk ist infolge der Lähmung des M. flexor pollicis longus ebenfalls unmöglich. Durch den Ausfall der genannten langen Fingerbeuger entsteht beim Versuch, die Hand zur Faust zu schließen, das charakteristische Bild der „Schwurhand". Die Lähmung der vom N. medianus versorgten oberflächlichen Thenarmuskeln (M. abductor pollicis brevis, M. opponens und oberflächlicher Kopf des M. flexor pollicis brevis) führt schließlich zum Verlust der Oppositionsfähigkeit des Daumens, wodurch die Greiffunktion der Hand schwerstens beeinträchtigt wird. Beim Greifversuch wird der Daumen durch den M. adductor pollicis lediglich an den Zeigefingerstrahl herangezogen („Affenhand").

Sensibel findet sich ein vollständiger Ausfall an der Beugeseite der Mittel- und Endglieder des zweiten und dritten Fingers, während an der Streckseite das Autonomgebiet meist nur auf die distalen $1^1/_2$ Glieder oder gar nur auf das Endglied beschränkt ist. Am Daumen ist die sensible Störung am stärksten im mittleren Abschnitt der Beere ausgeprägt, da die Randbezirke überwiegend vom N. radialis versorgt werden. Am Ringfinger hängt der Sensibilitätsverlust von dem Ausmaß der kollateralen Innervation durch den N. ulnaris ab.

Die *untere Medianuslähmung* kommt durch Nervenschädigung im distalen Vorderarm- und Handwurzelbereich zustande. Motorisch findet sich normalerweise lediglich ein Ausfall der Daumenopposition, während die Lähmung der beiden radialen Mm. lumbricales nicht in Erscheinung tritt. Die sensiblen Störungen an den Fingern sind die gleichen wie bei dem oberen Lähmungstyp.

Die *Naht des N. medianus* bereitet meist keine Schwierigkeiten (Abb. 267). Durch Entlastungsstellung im Handwurzel- und Ellenbogengelenk lassen sich Defekte bis zu 9 cm überbrücken. Darüber hinaus kommen nur noch radikalere Methoden, wie Freipräparieren am Oberarm und Verlagerung des Nerven vor den M. pronator teres in Frage. Dadurch lassen sich Defekte bis zu 13 cm überbrücken (BUNNELL). Zieht man eine autoplastische Nerventransplantation vor, dann genügt ein 3- bis 4 litziges Kabel, am besten vom N. suralis.

Die Versorgung von Verletzungen an der Aufteilungsstelle des N. medianus gestaltet sich technisch dagegen etwas schwierig, besonders dann, wenn die Stümpfe ausgedehnt angefrischt werden müssen oder primär schon ein größerer Defekt vorliegt. In diesen Fällen stellt man sich den N. medianus durch Längsspaltung des Lig. carpi transversum in ganzer Ausdehnung des Karpalkanales dar und löst zunächst den häufig noch unversehrten R. muscularis vorsichtig auf eine größere Strecke vom Hauptstamm ab. Nun frischt man die einzelnen Nervenenden, gegebenenfalls nach ausreichender Mobilisierung des proximalen Nervenstumpfes, an und bündelt die Stümpfe der Nn. digitales volares communes zunächst mit einer je einmal

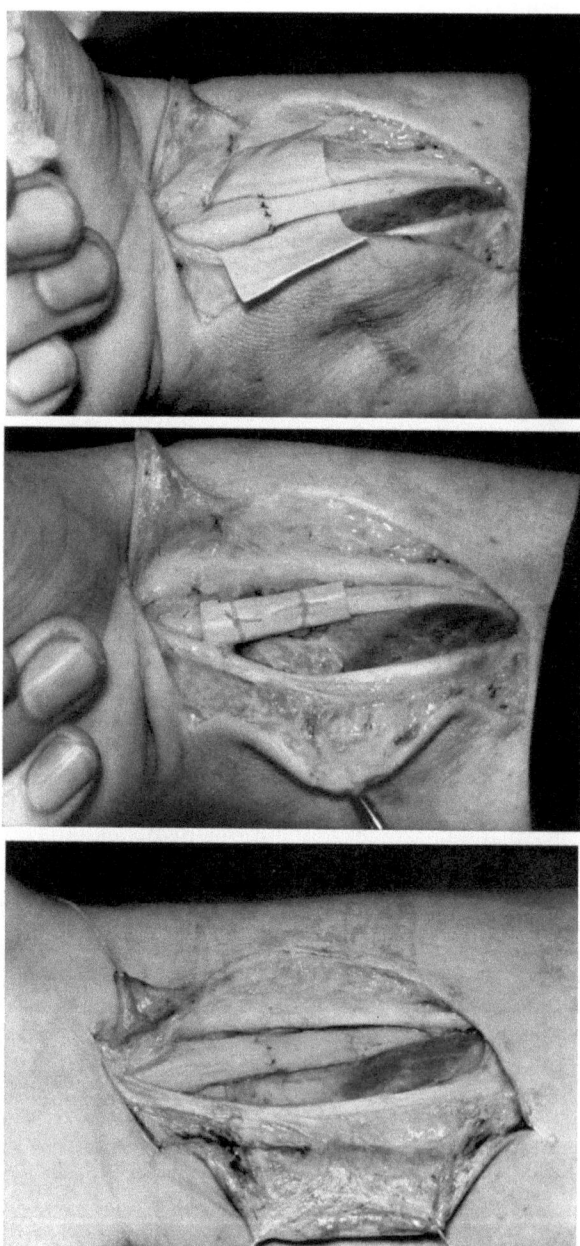

Abb. 267. Oben: Frühe Sekundärnaht bei 4 Wochen alter Stichverletzung des N. medianus am re. Handgelenk. Distaler Nervenstumpf infolge der Abbauvorgänge deutlich geschwollen; Nahtstelle mit Millipore zur Einscheidung unterlegt. Mitte: Tubulisation der Nervennahtstelle vollendet. Unten: Zustand 3½ Wochen später, unmittelbar nach Entfernung der Milliporemembran

epineural durchgestochenen atraumatischen Naht zusammen (BUNNELL), worauf sie sich ohne Schwierigkeiten mit dem proximalen Medianusstumpf vereinigen lassen (Abb. 268). Bei der anschließenden Tubulisation der Nervennahtstelle läßt man den abgestreiften Muskelast am besten außerhalb der Milliporehülse liegen. Die gleiche Nahttechnik wird auch bei Verletzungen an der Aufteilungsstelle des N. ulnaris (siehe unten) durchgeführt.

Bei isolierten Verletzungen des R. muscularis thenaris sollte man ebenfalls die Nervennaht versuchen, bevor man sich zu einer Ersatzoperation entschließt.

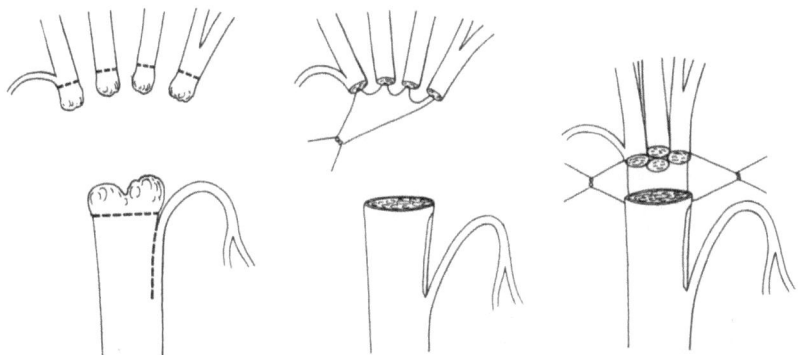

Abb. 268. Nahttechnik bei Verletzungen an der Aufteilungsstelle des N. medianus

Die Verletzungen des Nervus ulnaris

Für eine Schädigung des N. ulnaris in der Achsel und am Oberarm kommen verschiedene traumatische Einwirkungen, wie Schulterluxationen, Oberarmfrakturen und übermäßiger Druck (Schlaf- und Narkoselähmungen, Paresen durch unkontrollierte Oberarmblutleere) in Frage; auch bei Weichteilverletzungen an der Oberarminnenseite kann der N. ulnaris mitbetroffen sein. Die Schädigung erstreckt sich in diesen Bereichen relativ häufig auch auf andere Nerven. Die kombinierte Verletzung von Ulnaris und Medianus am Oberarm stellt keine Seltenheit dar.

Durch die anatomisch-topographischen Besonderheiten seines Verlaufes ist der N. ulnaris in der Ellenbogenregion besonders häufig Verletzungen ausgesetzt, die primär durch supra- und diakondyläre Frakturen, Luxationen bzw. Luxationsfrakturen oder direkte Gewalteinwirkungen zustande kommen. Letztere können gleichzeitig auch zu Hautverletzungen und zu einer Fraktur des Epicondylus medialis oder des Olecranons führen.

Die Schädigung des N. ulnaris kann nach einem derartigen Trauma infolge Druck durch Knochenfragmente, Callus und Narben auch erst sekundär im weiteren Behandlungsverlauf oder zu einem noch späteren Zeitpunkt als sog. Spätlähmung in Erscheinung treten.

Auch länger anhaltende und chronisch rezidivierende Druckeinwirkungen durch Aufstützen und Aufliegen des Ellenbogens vermögen den Nerven zu schädigen (Schlaflähmungen, Druckparesen bei Bettlägerigen und „professionelle" Druckschädigungen). Es sind hierbei aber auch noch andere schädigend bzw. begünstigend wirkende Faktoren zu berücksichtigen, wie Schlaftiefe, Kachexie, Alkoholismus usw. Eine genaue Erörterung dieser Druckschäden, der Ulnarisspätlähmung und Ulnarisparesen anderer Genese findet sich bei MAGUN, MUMENTHALER, SCHELLER u. a.

Die nach dem Sulcus n. ulnaris häufigste Lokalisation einer Ulnarisschädigung findet sich an der Handwurzel. Hier handelt es sich vor allem um Schnittverletzungen, bei denen meist gleichzeitig eine Durchtrennung der Sehne des M. flexor carpi ulnaris vorliegt. Aber auch Stich-, Quetsch- und Schußverletzungen können den N. ulnaris proximal und distal des Erbsenbeines in Mitleidenschaft ziehen. Für die relativ seltene Durchtrennung des tiefen Ulnarisastes kommen vorwiegend Stichverletzungen in Frage.

Infolge der besonderen topographischen Verhältnisse ist der N. ulnaris an der Handwurzel („Loge de Guyon") auch in besonderem Maße stumpfen Traumen ausgesetzt, sei es in Form eines akuten Geschehens, wie einer Quetschung, oder einer chronischen Druckschädigung, z. B. durch den Gebrauch von bestimmten Maschinen und Werkzeugen sowie durch den Druck des Lenkstangengriffes bei längeren Rad- bzw. Motorradfahrten. Schließlich kann es nach Verletzungen der Handwurzel auch zu Spätlähmungen kommen.

Die Lokalisation der Verletzung bestimmt auch hier wiederum das Ausmaß der Lähmung, die uns klinisch im wesentlichen in 2 Formen, nämlich dem proximalen und distalen Lähmungstyp begegnet.

Bei der *proximalen Ulnarislähmung* liegt der Sitz der Schädigung oberhalb des Arcus tendineus musculi flexoris carpi ulnaris, vor Abgang der ersten Muskeläste für die ulnaren Vorderarmmuskeln. Dementsprechend findet man motorisch eine Lähmung des M. flexor carpi ulnaris und des M. flexor digitorum profundus für den Kleinfinger, während die entsprechenden Muskelbündel für den Ring- und Mittelfinger in der Regel zufolge der kollateralen Innervation durch den N. medianus zumindest nicht vollständig ausgefallen sind. An der Hand betrifft die Lähmung sämtliche Kleinfingerballenmuskeln, alle Mm. interossei, in der Regel die beiden ulnaren Lumbricales sowie den M. adductor pollicis und den tiefen Kopf des M. flexor pollicis brevis. Infolgedessen fehlt im Handgelenk die größtmögliche Beugung und Ulnarabduktion; die Hand selbst weist eine typische Deformität, die sog. „Krallenhandstellung" auf. Sie kommt durch die Lähmung aller Mm. interossei zustande, wodurch die aktive Beugung in den Grundgelenken und die Streckung in den beiden distalen Interphalangealgelenken ausfällt. Damit gewinnen die Antagonisten das Übergewicht, so daß es in den Grundgelenken zu einer Überstreckung und in den Mittelgelenken zu einer Beugung kommt. Diese Stellungsanomalie ist am 5. und am 4. Finger am stärksten ausgeprägt. Am 3. Finger tritt sie in geringerem Maße und am Zeigefinger nur wenig oder überhaupt nicht in Erscheinung, da die beiden radialen, vom N. medianus innervierten Mm. lubricales die auf den 2. und 3. Fingerstrahl einwirkenden Mm. interossei z. T. funktionell ersetzen können. Die Krallenhand ist beim Streckversuch der Finger noch deutlicher zu erkennen, weil die Kontraktion der langen Fingerstrecker eine noch stärkere Hyperextension der Grundglieder bewirkt und durch passive Anspannung der langen Fingerbeuger die Beugung in den Mittelgelenken noch stärker in Erscheinung tritt. Die weitere Untersuchung deckt ein Fehlen der aktiven Beugung im Kleinfingerendgelenk und ein entsprechend abgeschwächtes Flexionsvermögen des Ringfingerendgliedes auf. Charakteristisch ist ferner der Verlust der Adduktionsfähigkeit des 4. und 5. Fingers, die wegen der abspreizenden Wirkung der langen Fingerstrecker in Abduktion stehen. Diese Störung ist am Kleinfinger besonders stark ausgeprägt. Der Zeigefinger kann dagegen, wenn auch unter stark verminderter Kraft, noch an den Mittelfinger herangeführt und wieder von ihm entfernt werden, dank der Nebenfunktion des M. extensor indicis proprius bzw. des M. extensor digitorum communis. Dagegen fehlt infolge der Lähmung des M. interosseus dorsalis I die Stabilisierung des Zeigefingergrundgelenkes an der radialen Seite bzw. es kommt zum Verlust der radialen Abduktionsfähigkeit, so daß der Zeigefinger allein beim kräftigen Spitzgriff nicht mehr richtig eingesetzt werden kann, weil er dem Druck des Daumenendgliedes nach ulnar ausweicht. Der Verletzte hilft sich dann dadurch, daß er den Zeigefinger durch die ulnaren Finger unterstützt.

Am Daumenstrahl führt die Ulnarislähmung durch den Ausfall des M. adductor pollicis und des u. a. synergistisch wirkenden tiefen Kopfes des M. flexor pollicis brevis zu einer erheblichen Beeinträchtigung der Adduktionsfähigkeit, die kompensatorisch durch die adduzierende Funktion des M. flexor pollicis longus und in geringem Maße auch des M. extensor pollicis longus aufrechterhalten wird. Bei Durchführung des Spitz- bzw. Zangengriffes kommt es daher zu einer Beugung des Daumenendgliedes („Fromentsches Zeichen") und häufig auch zu einer Überstreckung im Daumengrundgelenk („de Jeannesches Zeichen"), wobei gleichzeitig noch die mangelnde Stabilisierung des Daumengrundgelenkes in Beugestellung durch den Ausfall der ulnaris-innervierten Thenarmuskeln eine Rolle spielt. Bei der Ulnarislähmung sind die zwischen Daumen und Zeigefinger normalerweise vorhandenen Griffunktionen kraftlos und die feineren Funktionsabläufe an den Fingern, wie sie zum Schreiben, Zeichnen, Modellieren, Nähen usw. erforderlich sind, erheblich gestört.

Mit zunehmendem Alter der Verletzung kommt es zur Atrophie der gelähmten Muskulatur und damit zum ausgeprägten Bild der Ulnarishand.

Die Sensibilitätsstörung beschränkt sich bei der proximalen Ulnarislähmung auf das Ausbreitungsgebiet des R. dorsalis manus, des R. palmaris und des R. superficialis ni. ulnaris. Ein kompletter Sensibilitätsverlust ist nur in ganzer Ausdehnung des Kleinfingers nachweisbar. Reichen die sensiblen Störungen an der Ulnarseite des Vorderarmes bis zum Ellenbogengelenk oder noch höher bis in den distalen Oberarmbereich, so besteht der Verdacht auf eine Schädigung des ulnaren Faszikels oder eine gleichzeitige Verletzung des N. cutaneus antebrachii ulnaris am Oberarm.

Durch die Besonderheiten der Aufteilung des N. ulnaris an der Handwurzel sind für die *distale Ulnarislähmung* verschiedene Möglichkeiten gegeben, deren Diagnostik keine Schwierigkeiten bereitet, wenn man die Reihenfolge der abtretenden sensiblen und motorischen Äste vor Augen hat.

Bei Durchtrennung des Nerven proximal des Abganges des R. dorsalis manus und distal der motorischen Vorderarmäste findet man auf den ersten Blick ungefähr die gleiche Symptomatologie wie bei der eben geschilderten proximalen Lähmung. Die genauere Untersuchung deckt jedoch infolge der intakten Funktion der ulnaris-innervierten Vorderarmmuskulatur eine normale Beweglichkeit des Handgelenkes und eine stärkere Krallenstellung, vornehmlich an den ulnaren Fingern auf, da bei diesem Lähmungstyp das funktionelle Übergewicht an den Fingern noch stärker zugunsten der langen Beuger verschoben ist.

Das gleiche Bild liefern die recht häufigen Schnittverletzungen knapp proximal des Erbsenbeines, aber nur dann, wenn der in dieser Höhe bereits isoliert verlaufende R. dorsalis manus mitdurchtrennt wurde (Begleitverletzung des Flexor carpi ulnaris!). Ansonsten spricht gerade die im Ausbreitungsgebiet des dorsalen Hautastes ungestörte Sensibilität für eine weiter distal an der Handwurzel bis zur Aufteilung des Nerven in den oberflächlichen und tiefen Ast gelegene Schädigung. Hiervon lassen sich isolierte Verletzungen des R. superficialis und des R. profundus auf Grund der intakten Funktion der Handbinnenmuskeln im ersten und der vorhandenen Sensibilität im zweiten Fall gut unterscheiden. Durch feinere Diagnostik kann man schließlich auch noch die distale Läsion des R. profundus ni. ulnaris abgrenzen, wobei die Hypothenarmuskulatur und häufig auch die beiden ulnaren Mm. lumbricales intakt geblieben sind. In diesen Fällen finden sich lediglich die oben für den Zeigefinger und Daumen beschriebenen Funktionsstörungen, während die Krallenstellung fehlt.

Die *kombinierte Lähmung des N. medianus und ulnaris* kann je nach Höhe der Läsion zu verschiedenen Handdeformitäten führen. Meist handelt es sich um Verletzungen im distalen Vorderarm- und Handwurzelbereich. Charakteristisch ist in diesen Fällen vor allem die Krallenstellung aller Finger mit Überstreckung in den Grundgelenken, während der Daumen der Mittelhand anliegt und weder adduziert noch opponiert werden kann. Durch den Verlust der Handbinnenmuskeln kommt es ferner zu einer Abflachung des Hohlhandgewölbes. Bei der weitaus selteneren Verletzung am Oberarm (Begleitverletzung der A. brachialis!) ist die Krallenstellung der Langfinger durch die fehlende Funktion der Flexoren bei weitem nicht so ausgeprägt. Die Hand ist außerdem leicht dorsalflektiert, ulnarabduziert und gering supiniert. Sensibel besteht bei der proximalen wie auch distalen kombinierten Medianus-Ulnaris-Lähmung ein völliger Sensibilitätsverlust bis auf die seitlichen Partien der vom N. radialis versorgten Daumenbeere.

Die *Regeneration nach Nervennaht* ist nicht so gut wie beim N. medianus und besonders beim N. radialis, da sich bei der Art der Verteilung von sensiblen und motorischen Achsenzylindern am N. ulnaris schon kleine Ungenauigkeiten bei der Wahl der Rotation durch falsches Einwachsen der Neuriten ungünstig auswirken.

Hinsichtlich der technischen Durchführung der Nervennaht liegen die Voraussetzungen beim N. ulnaris dagegen günstiger. Durch einen einfachen Eingriff, die Ventralverlagerung des Nerven am Ellenbogen, kann hier nämlich genügend Länge gewonnen werden, um selbst größere, bis maximal 13 cm messende Defekte durch direkte Vereinigung der Nervenstümpfe noch schließen zu können. Durch alleinige Entlastungsstellung im Hand- und Ellenbogengelenk lassen sich bei Verletzungen im distalen Vorderarmbereich Defekte bis zu 5 cm überbrücken.

Die Verlagerung des N. ulnaris auf die Beugeseite der medialen Ellenbogengelenksregion ist nicht nur bei größeren Defekten indiziert, sondern auch bei sekundären Schädigungen sowie Spätlähmungen des N. ulnaris. Wir nehmen sie auch primär bei der operativen Versorgung von bestimmten Ellenbogengelenksfrakturen einschließlich der Abrißfraktur des Epicondylus humeri medialis vor, besonders dann, wenn eine primäre Nervenschädigung nachweisbar ist.

Die Transposition des N. ulnaris kommt therapeutisch auch für Ulnarisparesen bei nichttraumatischen Ellenbogenveränderungen (degenerative Arthrosen, postinfektiöse Veränderungen usw.), bei bestimmten Fällen von Ulnarisluxationen und bei Bettlägerigen (MUMENTHALER) sowie Ganglien im Bereich des Sulcus ni. ulnaris in Frage.

Für die Transposition des N. ulnaris stehen uns heute im wesentlichen drei Verfahren zur Verfügung, nämlich die subcutane, subfasciale und intramuskuläre Verlagerung. Wir bevorzugen seit Jahren die subcutane Verlagerung, weil sie technisch am einfachsten ist und ein narbenfreies, gut ernährtes Bett liefert, in dem der Nerv beweglich bleibt. Ein von manchen Autoren befürchtetes Zurückgleiten des Nerven haben wir nie beobachtet.

Die für die *Transposition des N. ulnaris* erforderliche Hautincision folgt im wesentlichen dem ursprünglichen Verlauf des Nerven. Nach Darstellung der oberflächlichen Fascie wird der ventrale Hautsubcutislappen genügend weit bis auf die Beugeseite epifascial abgelöst, wobei der in Blutleere meist gut sichtbare N. cutaneus antebrachii ulnaris möglichst geschont werden sollte. Dann spaltet man die oberflächliche Fascie in der Verlaufsrichtung des Nerven und beginnt damit wegen der möglichen Verwachsungen und Narbenbildungen im Bereich des Sulcus ni. ulnaris zweckmäßigerweise proximal der Epicondylenspitze, zunächst in proximaler Richtung, dann nach distal fortschreitend, wobei der Arcus tendineus des M. flexor carpi ulnaris und die anschließende Vorderarmfascie zwischen den beiden Ursprungsportionen dieses Muskels noch auf eine kurze Strecke durchtrennt werden. Bei der Auslösung des Nerven achten wir stets auf eine sorgfältige Schonung der proximalen Muskeläste, die sich zur besseren Mobilisierung des Hauptstammes ohne Schwierigkeiten auffasern bzw. abstreifen lassen. Die Gelenknerven dürfen dagegen ohne weiteres durchtrennt werden. Um dem N. ulnaris einen ungehinderten Verlauf zu ermöglichen, wird dann das Septum intermusculare mediale suprakondylär an entsprechender Stelle keilförmig reseziert. Anschließend erfolgt die Fixierung des Nerven in seinem neuen Bett, wofür das Anheften der über der Ventralseite der medialen Epicondylenregion zu liegen kommenden Subcutis mit 2—3 Seideneinzelknopfnähten vollkommen genügt. Der lateral von der Nahtreihe verlaufende Nerv darf jedoch bei Streckung des Ellenbogengelenkes nicht abknicken; dies gilt auch für die Stelle, wo der Nerv zwischen den beiden Köpfen des M. flexor carpi ulnaris in den Vorderarm eintritt. Nach Hautnaht wird der Arm in einem leichten Kompressionsverband mit dorsaler Gipsschiene in Beugestellung des Ellenbogengelenkes bis zum Abschluß der Wundheilung ruhiggestellt.

Bezüglich des technischen Vorgehens bei Verletzungen des N. ulnaris an seiner Aufteilungsstelle sei auf die entsprechenden Ausführungen beim N. medianus verwiesen.

Auch die *Durchtrennung des Ramus profundus* in der Hohlhand kann durch Naht erfolgreich behandelt werden (BUNNELL).

Hierzu ist eine übersichtliche Darstellung des ulnaren Gefäßnervenstranges an der Handwurzel und eine Durchtrennung des Lig. carpi transversum sowie des oberflächlichen Gefäßbogens erforderlich, um die den tiefen Hohlhandbereich bedeckenden Flexoren genügend weit luxieren und beiseite halten zu können. Hierauf verfolgt man den R. profundus von proximal her unter Abtrennung der vom Hamulus ossis hamati und dem Lig. carpi transversum entspringenden Kleinfingerballenmuskulatur bis zur Verletzungsstelle und sucht dann den distalen Nervenstumpf auf. Nach Anfrischen erfolgt die möglichst spannungsfreie Nervennaht, wozu der Hauptstamm des N. ulnaris genügend mobilisiert und bei Vorliegen eines größeren Defektes unter Umständen unter das Lig. carpi transversum verlagert werden muß.

Die Verletzungen der Digitalnerven

Läsionen der Digitalnerven finden sich bei den verschiedensten Verletzungen der Hand und führen stets zu einer erheblichen Gebrauchswertminderung, wenn ein oder gar beide für den Fein- und Spitzgriff entscheidenden Abschnitte am Daumen und Zeigefinger ihre Sensibilität verlieren. Auch der Ausfall des radialen Mittelfingernerven macht sich funktionell störend bemerkbar, weniger dagegen der des entsprechenden Ringfingernerven. Von Wichtigkeit ist ferner der ulnare Kleinfingernerv. Die Außenseite dieses Fingers sollte zumindest genügend Schutzsensibilität besitzen, damit es beim Auflegen und Aufstützen der Hand nicht zu Verletzungen kommt.

Die *Wiederherstellung der Sensibilität*, insbesondere an den genannten Fingerseiten ist für die Funktion der Hand von größter Bedeutung und kann heute im wesentlichen durch 3 Verfahren, nämlich die *Nervennaht*, die *Naht mit Zwischenschaltung eines Transplantates* (siehe BUNNELL) und die *sensiblen Ersatzoperationen* erreicht werden.

Die relativ einfache Methode der Nervennaht führt, wie BUNNELL anhand seiner Ergebnisse von ungefähr 900 Digitalnervennähten gezeigt hat, zu besonders guten Ergebnissen, weil es sich um rein sensible Nerven handelt und die Regenerationsneigung an der Peripherie des Nervensystems besonders hoch ist.

Für die Adaptation der Fingernervenstümpfe genügen meist 4 Nähte. Besonders sorgfältiges Arbeiten in Blutleere und die Anwendung einer Lupenbrille sind Voraussetzung für das Gelingen der Naht. Die zusätzliche Tubulisation mit Millipore hat sich uns bei Verletzungen im Hohlhand- und Grundgliedbereich gut bewährt.

Die Naht der häufig bei Schnittverletzungen durchtrennten Digitalnerven sollte möglichst primär vorgenommen werden; in den übrigen Fällen empfiehlt sich zunächst die provisorische Adaptation der Nervenstümpfe, besonders bei Verletzungen an der Aufteilungsstelle des N. medianus und ulnaris. Bei größeren

Defekten (bis zu 5 cm) darf man sich nicht scheuen, die proximalen Nervenstümpfe ausgedehnt zu mobilisieren. Auch die zusätzliche Nervenverlagerung ist zur Defektüberbrückung im Hohlhandbereich empfohlen worden.

Die sensiblen Ersatzoperationen

Unter sensiblen Ersatzoperationen versteht man Eingriffe zur Wiederherstellung der Sensibilität an funktionell entscheidend wichtigen Zonen der Hand unter Verwendung von neurovasculär versorgten Weichteillappen, die an funktionell weniger wichtigen Regionen der Hand, insbesondere der Finger gehoben werden. Der hierfür mögliche Weg wurde durch Operationsmethoden, wie sie für den Daumenersatz durch einen an beiden volaren Nervengefäßsträngen gestielten Langfinger oder Amputationsrest entwickelt worden waren (Verfahren nach HÜLSMANN, PORZELT, PERTHES, ISELIN und HILGENFELDT), gewiesen, wobei HILGENFELDT für die zahlreichen in seiner Monographie über „Operativer Daumenersatz" angegebenen Operationsverfahren und Beobachtungen ein besonderes Verdienst gebührt. Die operative Wiederherstellung eines sensibel versorgten Daumens könnte man im erweiterten Sinne der oben wiedergegebenen Definition ebenfalls als eine sensible Ersatzoperation bezeichnen.

Die *Indikation* zu sensiblen Ersatzoperationen ist gegeben, wenn die Sensibilität an den funktionell entscheidenden Zonen der Finger durch Nervennaht nicht oder nur ungenügend wiederhergestellt werden kann oder infolge eines Weichteildefektes an den entsprechenden Fingerseiten ein Verlust der sensiblen Endorgane und damit der Perzeptionsfähigkeit vorliegt und eine Nachamputation mit dem Ziele einer sensiblen Stumpfdeckung aus beruflichen Gründen (Uhrmacher und ähnliche Berufe) nicht in Frage kommt. Die Indikation zu derartigen Eingriffen hängt, falls gleichzeitig auch Verletzungen von Sehnen, Knochen und Gelenken vorliegen, selbstverständlich auch von deren Rekonstruktionsmöglichkeit ab. Die Sensibilisierung eines versteiften Fingers oder Amputationsstumpfes ist nur bei bestimmten Resthänden von Nutzen, wenn dadurch eine „sehende Greifform" gebildet werden kann. Eine besonders exakte und wohlüberlegte Indikationsstellung verlangt vor allem die sog. Inselplastik, da ihr einige Nachteile anhaften, wie ausgedehnte Freilegung der Hand, Gefahr der Gefäßthrombosierung und damit Nekrose des neurovasculären Lappens, Paraesthesien am Empfängerort und Schwierigkeiten bei der Lokalisation der Berührungsempfindungen.

Die Wiederherstellung der Sensibilität durch eine Ersatzoperation kann je nach den lokalen Verhältnissen auf verschiedene Weise erfolgen, wobei die einzelnen Verfahren entweder primär, z. B. bei der Versorgung einer Amputationsverletzung, oder aber sekundär bei Zustand nach Nervenverletzung sowie im Rahmen einer autoplastischen Daumenrekonstruktion zur Anwendung kommen können.

Der *neurovasculäre Transpositionslappen* von der dorsoradialen Seite des Zeigefingers (HILGENFELDT) eignet sich besonders gut zur Deckung von Amputationsverletzungen mit entsprechendem Weichteilverlust an der dem Zeigefinger zugewandten Seite des Daumens. Er kann auch zur Sensibilisierung von rundstielgedeckten Daumenstümpfen verwendet werden (Abb. 264). Die vorhandene Sensibilität reicht für grobe Handarbeit aus.

Die Einzelheiten des Operationsverfahrens gehen aus Abb. 269 hervor. Der genügend breit gewählte Hautlappen kann bis in Höhe der Trochlea der Grundphalanx umschnitten werden. Das Ablösen erfolgt epifascial, so daß die in ihm enthaltenen Gefäße und der N. digitalis dorsalis proprius radialis (schwarz) erhalten bleiben. Das Einnähen des Lappens erfolgt nach vorherigem Eröffnen der ersten Commissur durch eine Incision (gestrichelt). Die Hebungsstelle läßt sich meist durch direkte Naht wieder verschließen. Der Lappen kann auch dorsal in ganzer Breite des Grundgliedes entnommen werden, mit Deckung der Hebungsstelle durch ein Transplantat.

Daumenamputationsstümpfe lassen sich unter Umständen auch durch einen an der Volarseite des Thenar angelegten *Vorschiebelappen* decken; durch dieses Verfahren kann auch die Beugeseite eines durch Bauchhaut verlängerten Daumenstumpfes sensibel versorgt werden (MOBERG).

Bei einer irreparablen Medianus-Ulnaris-Lähmung führt die Amputation des Daumens im distalen Grundgliedbereich mit Deckung des Stumpfes durch die dorsale, radialisinnervierte Haut zur Verbesserung der Greiffunktion.

Als wesentlicher Nachteil haftet diesen Methoden das Fehlen der sog. ,,taktilen Gnosis" an. Diese läßt sich nur durch einen sog. *neurovasculären Insellappen*

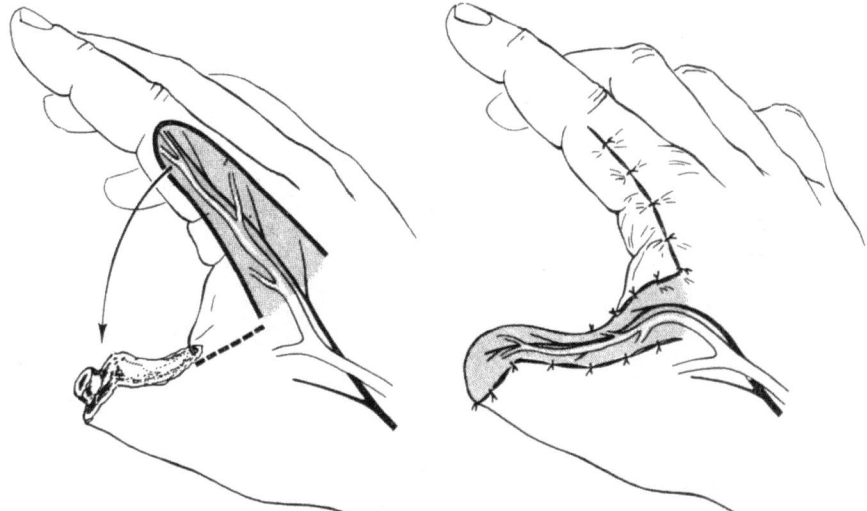

Abb. 269. Neurovasculärer Transpositionslappen nach HILGENFELDT

(LITTLER, MOBERG, TUBIANA u. Mitarb., ZRUBECKY) wiederherstellen. Der relativ große und technisch nicht ganz einfache Eingriff kommt für die Wiederherstellung der Sensibilität an den einander zugekehrten Seiten des Daumen- und Zeigefingerendgliedes als ultima ratio in Frage sowie für die Sensibilisierung eines autoplastisch rekonstruierten Daumenstrahles; ferner als plastisch-sensibler Ersatz bei traumatischen Kuppendefekten am ersten und zweiten Finger (ZRUBECKY), wobei man aber stets die beruflichen Erfordernisse des Verletzten berücksichtigen muß. Begleitverletzungen, insbesondere von Beugesehnen, sollten möglichst in gleicher Sitzung versorgt werden.

Die *Transferierung eines neurovasculären Lappens* wird grundsätzlich in Blutleere durchgeführt und beginnt mit der in Abb. 270 eingezeichneten Schnittführung. Als Hebungsstelle kommt die Ulnarseite vor allem des Ring-, aber auch des Mittelfingers in Frage. Die Präparation des neurovasculären Lappens beginnt mit der Darstellung des Nervengefäßbündels in der Hohlhand und schreitet von hier nach distal fort. In Höhe der Zwischenfingerfalten unterbindet und durchtrennt man die zur Radialseite des Kleinfingers abgehende A. und V. digitalis volaris propria, in gleicher Weise muß der kurz zuvor zur A. metacarpea gehende Verbindungsast versorgt werden. Erst dann löst man Nerv (schwarz) und Gefäße als Einheit bis in Höhe des Endgelenkes unter sorgfältiger Schonung aus, wobei abgehende Gefäße mit feinstem Cat versorgt werden müssen; abtretende Nervenzweige werden durchtrennt. Danach umschneidet man an der Ulnarseite des Endgliedes einen entsprechend großen und tiefreichenden Hautsubcutislappen, nach dessen Entnahme der Ansatz des tiefen Fingerbeugers freiliegen soll. Nach vorübergehendem Öffnen der Blutleere zur Kontrolle der Ernährung wird dann der neurovasculäre Insellappen durch einen subcutanen Tunnel (Torsion!) in Richtung auf den an seiner Ulnarseite eröffneten Daumenstrahl geführt und im ulnovolaren Abschnitt der Daumenbeere eingenäht. Zuvor muß hier ein der Größe und Form des Insellappens entsprechender Hautlappen excidiert werden, der zur Deckung des Defektes am Ringfingerendglied dienen kann. Die Ruhigstellung erfolgt in einem Kompressionsverband für die Dauer von 2 Wochen.

Bei Anwendung des Insellappens am Zeigefinger erfolgt die Eröffnung des Fingerstrahles an der radialen Seite.

Die Möglichkeit einer Verdrehung der Gefäße in der Hohlhand läßt sich vermeiden, wenn man auf die Tunnelierung verzichtet und die zur Freilegung des Spender- und Empfängerstrahles notwendigen Incisionen in der Hohlhand bogenförmig miteinander verbindet (ZRUBECKY).

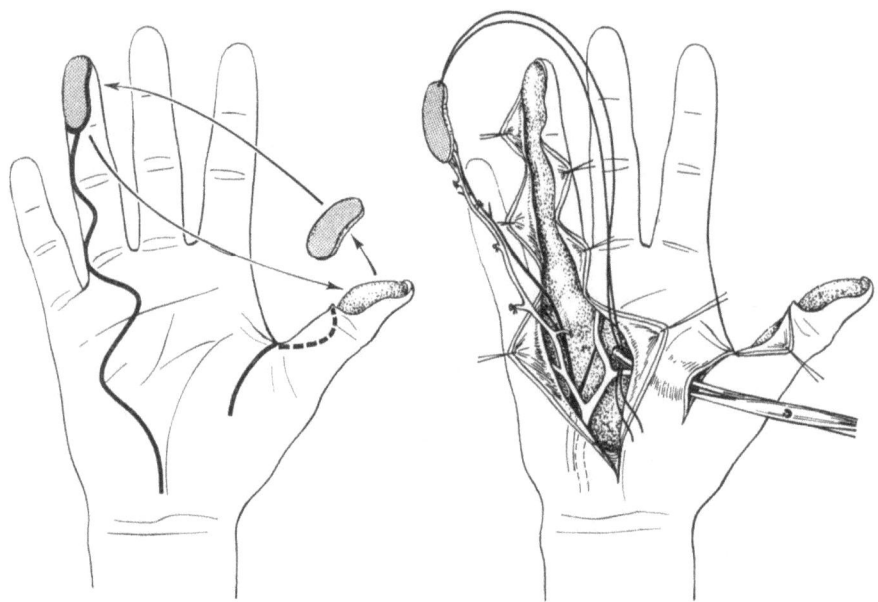

Abb. 270. Neurovasculärer Insellappen

Über die Erfolge dieses Verfahrens herrscht heute zwar noch keine einheitliche Meinung. Trotz Optimismus auf der einen und Zurückhaltung wegen der nicht zu übersehenden Nachteile und Gefahren des Eingriffes auf der anderen Seite dürfte aber die neurovasculäre Insellappenplastik nach den bisherigen Ergebnissen die Lösung des Problems des „plastischen Ersatzes" der Sensibilität darstellen.

Die *neurovasculäre Lappenplastik* ist auch noch am gleichen Finger als *Verschiebelappenplastik* anwendbar. Es handelt sich hierbei um einen im distalen Fingerabschnitt angelegten, proximal gestielten und bis zur Fingerkuppe reichenden Weichteillappen mit normaler Gefäß- und Nervenversorgung, der auf die funktionell wichtigere, durch Traumafolgen aber denervierte Seite des Fingers verschoben wird (LITTLER). Dieses Verfahren kommt vor allem am Zeigefinger in Betracht.

An dieser Stelle müssen schließlich auch noch die seitlichen, proximal gestielten Fingerlappen zur Deckung von frischen oder nach Narbenexcision entstandenen Defekten an der Dorsalseite der Fingermittelgelenke erwähnt werden. Sie sind ebenfalls als neurovasculäre Nahlappenplastik anzusprechen, da sie u. a. die Aufgabe haben, die bei der Beugung hervorstehenden Mittelgelenke vor Verletzungen zu schützen.

Sehnenverletzungen an der oberen Extremität

Von A. Wilhelm

Die Verletzungen der Supraspinatussehne

Die Supraspinatussehne kann allein entweder partiell oder total rupturiert oder aber zusammen mit benachbarten Teilen der Rotatorenmanschette des Schultergelenkes verletzt sein. Bei Jugendlichen handelt es sich meist um Folgen eines schweren Traumas, während bei älteren Patienten in erster Linie an das Vorliegen degenerativer Veränderungen zu denken ist. Der funktionelle Ausfall dieser Sehne gibt sich unter anderem in einem Maximum des Druckschmerzes über dem Tuberculum maius humeri, in Schmerzen, die beim Heben des Armes zunehmen, und im sog. „Abduktionsphänomen" zu erkennen. Danach kann der adduzierte Arm erst nach passivem Seitwärtsheben über die Horizontale völlig abduziert werden und fällt ab dieser Höhe auf dem Rückweg schlaff und unkontrolliert herab.

Die *Therapie* ist bei partieller Schädigung konservativ. Der Arm wird hierzu in Entlastungsstellung des M. supraspinatus, also in Abduktion und Außenrotation ruhiggestellt. Totale Zerreißungen sollte man möglichst frühzeitig operativ angehen, bevor das Schultergelenk versteift. Die Sehne wird nach Anfrischen der Rißstelle entweder durch eine fortlaufende Naht subperiostal wieder angeheftet (WACHSMUTH) oder aber mit einem Seidenfaden durchflochten, dessen Enden durch zwei Bohrkanäle im Tuberculum maius humeri geführt und dann verknotet werden (WITT).

Die Verletzungen der Bicepssehnen

Die Verletzungen betreffen in etwa 96% der Fälle die Sehne des langen Bicepskopfes und nur in 3% die gemeinsame Endsehne. Die Ruptur des kurzen Kopfes stellt mit 1% eine Seltenheit dar (zit. nach STUCKE). Als Ursache finden sich namentlich beim Jugendlichen heftige Traumen, meist liegen den Rupturen jedoch degenerative Veränderungen zugrunde. Eine exakte Abklärung der Vorgeschichte und des Unfallherganges sowie ein sorgfältiger klinischer Befund sind daher in jedem Einzelfall notwendig. Besonders wichtig sind hinsichtlich der Frage des Unfallzusammenhanges auch Röntgenuntersuchungen der Schulter- bzw. Ellenbogenregion, wobei insbesondere auf arthrotische Veränderungen zu achten ist, die für das Vorliegen einer pathologischen Sehnenruptur sprechen. Die histologischen Befunde entnommener Probeexcisionen sind dagegen nur dann mit hinreichender Sicherheit zu verwerten, wenn unmittelbar nach dem angeschuldigten Unfall operiert wurde.

Unter den klinischen Symptomen der Verletzung der *langen Bicepssehne* ist eine halbkugelförmige Geschwulst an der Beugeseite der Oberarmmitte bei aktiver Beugung im Ellenbogengelenk besonders auffallend, die bei Kontraktion im Vergleich zur gesunden Seite keine Verstärkung zeigt (Ludington-Symptom). Außerdem erweist sich die Beugekraft des Unterarmes bei Pronation kräftiger als bei Supinationsstellung (Huetersches Zeichen). Der funktionelle Ausfall kann jedoch ausbleiben, wenn bei lange bestehenden degenerativen Veränderungen die Sehne im Sulcus intertubercularis fest verwachsen ist.

Da der Funktionsausfall von seiten der langen Bicepssehne im ganzen gesehen relativ gering ist, nehmen wir bei Vorliegen einer pathologischen Ruptur von einem operativen Eingriff meist Abstand bzw. beschränken uns in Ausnahmefällen auf eine Fixation des abgerissenen Sehnenstumpfes. Bei Vorliegen eines traumatischen Sehnenrisses führen wir dagegen je nach Höhe der Läsion entweder eine Naht der Sehnenstümpfe, eine Wiedervereinigung der Sehne mit dem Muskelbauch oder aber eine Anheftung des distalen Sehnenendes am kurzen Bicepskopf oder aber bei entsprechend langer Sehne am Coracoid durch.

Die Rupturen, Ab- bzw. Ausrisse der *Ansatzsehne des M. biceps* gehen dagegen immer mit einer beträchtlichen funktionellen Einbuße einher, die in einer durchschnittlichen Erwerbsminderung von 10—20% ihren Niederschlag findet. Diese Verletzung sollte daher stets operativ behandelt werden, ganz gleich ob eine traumatische oder spontane Verletzung vorliegt.

Die klinische Symptomatik eines unteren Bicepssehnenrisses ist gekennzeichnet durch Verlagerung des kontrahierten Muskels nach proximal, wodurch eine Lücke zwischen M. brachialis und den vom Epicondylus humeri ulnaris entspringenden Muskeln entsteht. Der Lacertus fibrosus läßt sich bei aktiver Beugung im Ellenbogengelenk nicht mehr tasten, während der Puls der A. cubitalis wesentlich besser als auf der verletzten Seite zu fühlen ist. Die Supination des Vorderarmes wie auch die Beugekraft erweisen sich als eingeschränkt. Begleitende Verletzungen der benachbarten Gefäße und Nerven finden sich besonders bei offenen Sehnenrissen.

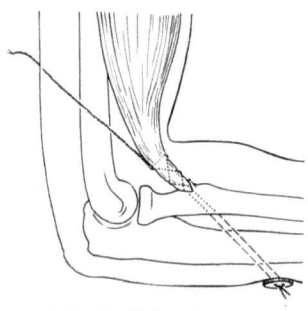

Abb. 271. Reinsertion der distalen Bicepssehne nach BUNNELL

Für die *Reinsertion der distalen Bicepssehne* haben sich bisher nur solche Verfahren bewährt, bei denen eine Befestigung am Knochen oder aber am M. brachialis vorgenommen wird (WACHSMUTH). Besonders empfehlenswert ist das Verfahren von BUNNELL, dessen Technik in Abb. 271 dargestellt ist. Hierbei wird das Tuberculum radii von ventral zwischen M. pronator teres und brachioradialis freigelegt, zungenförmig aufgemeißelt und dann durchbohrt. Das Aufsuchen der zurückgeschlupften Sehne erfolgt von einer zweiten, proximal der Ellenbeuge gelegten queren Incision. Nach Einflechten einer ausziehbaren Drahtnaht wird das Nahtmaterial mit einer langen geraden Nadel armiert, entsprechend dem Sehnenverlauf nach distal und durch das Bohrloch zur Streckseite des Vorderarmes geführt. Hier werden die Drahtenden über einem Knopf oder einer doppeltgelochten Platte bei Beugestellung des Ellenbogengelenkes verknüpft, während der Ausziehdraht an der Oberarmstreckseite herausgeführt wird. Die Abnahme der ruhigstellenden Verbandsanordnung erfolgt nach 4 Wochen, das Nahtmaterial wird nach einer weiteren Woche entfernt.

Bei Vorliegen einer veralteten Verletzung kann mitunter eine Sehnenverlängerung notwendig werden. Hierzu kann ein freies Sehnentransplantat oder aber nach dem Vorschlag von RAISCH auch ein Fascienstreifen des Tractus ilio-tibialis Verwendung finden, wenn man nicht unter Verzicht auf die volle Supinationsfähigkeit das technisch einfachere Verfahren von SCHMIEDEN vorzieht, bei dem die Bicepssehne lediglich mit dem M. brachialis und dem Lacertus fibrosus vernäht wird. Weitere Verfahren zur Behandlung der distalen Sehnenrupturen stammen von KERSCHNER, LANGE, PLATT und THOMSEN.

Die Beugesehnenverletzungen im Vorderarm- und Handbereich

Entscheidend für die Prognose einer Sehnenverletzung sind nicht nur Alter, Art und Ausmaß der Weichteilverletzung, Vorbereitung des Operationsgebietes, technischer Aufwand und operatives Können, sondern in ganz besonderem Maße auch die *Lokalisation des Sehnenschadens* selbst. Die Frage, welche operativen Maßnahmen zur Anwendung kommen, hängt hiervon entscheidend ab. Es hat sich deshalb als zweckmäßig erwiesen, die Behandlung der Beugesehnenverletzungen nach topographischen Gesichtspunkten durchzuführen, und zwar unterscheiden wir den distalen Vorderarmbereich (Abb. 272 A), den Handwurzelkanal (B), die Hohlhand (C), das sog. „Niemandsland" (D) und den distal daran anschließenden Fingerbereich (E).

In den Lokalisationszonen A—D handelt es sich fast durchweg um offene Sehnenläsionen. Meist liegen Schnitt-, Stich-, Quetsch- und Transmissionsverletzungen vor. Im distalen Fingerbereich (Zone E) begegnen uns relativ häufig auch geschlossene Sehnenverletzungen durch Sturz auf den gestreckten Finger, Quetschung und durch Fingerhakeln.

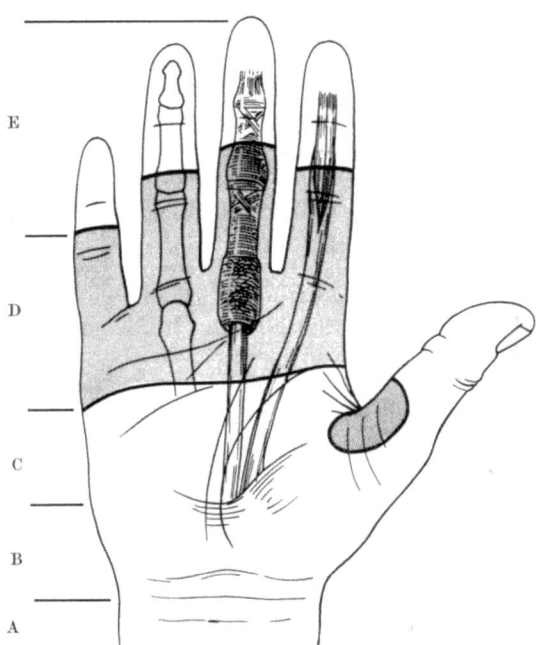

Abb. 272. Topographische Einteilung der Beugesehnenverletzungen im Vorderarm- und Handbereich (Erläuterung im Text)

Die *Diagnose* einer Beugesehnenverletzung ist prinzipiell bereits vor der Wundversorgung auf Grund des funktionellen Befundes zu stellen. Sie ist relativ einfach, wenn die Untersuchung nicht durch ausgedehnte Weichteilschäden erschwert oder unmöglich gemacht wird.

Der Ausfall eines der beiden volaren Handstellmuskeln kann durch Palpation des Sehnenverlaufes festgestellt werden, wobei man den Patienten auffordert, die Hand zu beugen und dann ulnar- bzw. radialwärts zu abduzieren. Liegt eine Sehnendurchtrennung vor, dann kann das sonst gut tastbare Sehnenrelief nicht mehr wahrgenommen werden. Beweisend ist ferner der funktionelle Befund, der sich vor allem in einem Ausfall der abduzierenden Komponente zu erkennen gibt. Besonders auffallend ist dies bei Durchtrennung der Sehne des M. flexor carpi radialis. Hierbei kommt es durch Überwiegen der ulnarabduzierenden Kräfte bei aktiver Beugung zu einer ulno-volaren Abkippung der Hand.

Die Durchtrennung der tiefen Fingerbeugesehne und des langen Daumenbeugers ist ganz einfach an einem Fehlen der aktiven Beugung im Endgelenk zu erkennen. Hierbei werden die proximal dieses Gelenkes gelegenen Gliedabschnitte vom Untersucher in Streckstellung fixiert. Manchmal ist bei einer proximal gelegenen Verletzung (Zone A und B) noch etwas Beugung im Endgelenk, allerdings ohne Kraft, vorhanden, die auf die Funktion der Mm. lumbricales und deren Ursprungsverhältnisse zu beziehen ist.

Weniger auffallend ist dagegen die Verletzung einer oberflächlichen Beugesehne. Ihre Diagnose gelingt nur, wenn man bei der Untersuchung darauf achtet, daß eine Beugung im Mittelgelenk bei gleichzeitiger Streckstellung im Endgelenk nur bei intakter Superficialissehne gelingt. Für einen Ausfall dieser Sehne spricht außerdem die gegenüber der gesunden Seite verminderte Kraft bei aktiver Beugung gegen Widerstand sowie das Unvermögen, im Mittelgelenk mehr als 90° zu beugen.

Bei Verletzung beider Beugesehnen kann der Finger weder im Mittel- noch im Endgelenk flektiert werden, d. h. er bleibt in Streckstellung stehen. Aktive Beugung gelingt lediglich im Grundgelenk, die aber allein auf die Funktion der Handbinnenmuskeln zurückzuführen ist.

Die Beugesehnenverletzungen im distalen Vorderarmbereich. Lokal findet sich meist eine quere bzw. mehr oder minder schräg verlaufende Wunde infolge einer Schnitt-, Stich-, Beilhieb- oder Sägeverletzung. Der Sturz in eine Glasscheibe und die oft doppelseitig vorliegende Suicidverletzung sind als Ursache bekannt.

In diesem Abschnitt finden sich auf Grund der engen topographisch-anatomischen Beziehungen sehr häufig auch gleichzeitig Verletzungen der volaren Vorderarmnerven sowie der beiden Hauptgefäße. Das Ausmaß des Schadens kann daher von der Verletzung der funktionell völlig unwichtigen Sehne des M. palmaris longus bis zur Durchtrennung aller volar gelegenen Sehnen, Nerven und Gefäße reichen. Die präoperative Untersuchung hat daher nicht nur der Überprüfung der Motorik, sondern auch der Sensibilität und der Durchblutung zu gelten.

Bei der operativen Versorgung werden die einzelnen Sehnenstümpfe nach Abschluß einer sorgfältigen schichtweisen Wundexcision in Blutleere aufgesucht. Um Zusammengehöriges wieder vereinigen zu können, ist es notwendig, die durchtrennten Sehnen zunächst einmal zu sortieren. Dies geschieht durch Zug an den einzelnen distalen Sehnenstümpfen. Kommt es danach lediglich zu einer Beugung im Mittelgelenk, dann handelt es sich um eine oberflächliche Beugesehene, erfolgt die Bewegung dagegen im Mittel- und Endgelenk, dann liegt ein Profundussehnenstumpf vor.

Während die Sehne des M. palmaris longus in keinem Fall genäht werden sollte, nehmen wir eine Naht der oberflächlichen Beugesehnen nur dann vor, wenn sie allein verletzt sind, beste Wundverhältnisse vorliegen und mit einem günstigen postoperativen Verlauf gerechnet werden kann. Wir werden daher besonders bei älteren Patienten auf diese Naht verzichten, da es hier in ganz besonderem Maße darauf ankommt, möglichst frühzeitig Bewegungsübungen aufzunehmen, um Schwellungen und nachfolgende Gelenkversteifungen zu verhüten. Die Naht der oberflächlichen Kleinfingerbeugesehne sollte man dagegen in keinem Fall durchführen, da sie funktionell ohne Bedeutung ist; auch die Naht der entsprechenden Ringfingersehne sollte man besser unterlassen.

Hat dagegen die Verletzung sowohl die oberflächlichen als auch die tiefen Beugesehnen betroffen, dann sollte man sich mit der Naht der unbedingt notwendigen Anzahl von Sehnen begnügen, besonders dann, wenn alle Sehnen in gleicher Höhe durchtrennt worden sind und zusätzlich noch Nervenverletzungen vorliegen; in letzterem Fall müssen wir uns schon allein aus zeitlichen Gründen beschränken. Für die Wiederherstellung der Fingerfunktion ist dann die alleinige Naht der Profundussehne ausreichend. Bei Sehnenverletzungen in unterschiedlicher Höhe und einwandfreien lokalen Verhältnissen kann man mit gutem Ergebnis jedoch auch die Naht der oberflächlichen Zeige- und Mittelfingerbeugesehne durchführen; Kraft und Ausmaß der Beugung können dadurch erheblich verbessert werden. Die peripheren Stümpfe der nichtgenähten Sehnen werden möglichst weit nach proximal gezogen und gekürzt, während die proximalen Stümpfe zur Verbesserung der Beugekraft bei besonders gelagerten Fällen an den Profundussehnen angeheftet werden können.

Die Versorgung der beiden volaren Handstellmuskeln bietet technisch keine Schwierigkeiten. Ist nur einer der beiden Carpalflexoren durchtrennt, dann sollte er stets genäht werden, um das Muskelgleichgewicht wiederherzustellen. Ganz besonders muß darauf hingewiesen werden, daß bei Durchtrennung des M. flexor carpi ulnaris stets der N. ulnaris revidiert werden sollte. Wenn sich auch die komplette Durchtrennung dieses Nerven zuvor diagnostisch sicher erfassen läßt, so können oberflächliche Verletzungen ohne weiteres der Untersuchung entgehen. Gerade das gefürchtete randständige Neurom läßt sich aber meist durch wenige epineurale Nähte bei der Primärversorgung vermeiden.

Bei Sehnenverletzungen proximal der Handwurzel sollte man, soweit dies zu verantworten ist, immer die primäre Versorgung anstreben, die bessere Resultate als die sekundäre Naht ergibt. Dies gilt auch für die gleichzeitige Verletzung des N. medianus und ulnaris. Gegebenenfalls muß der Umfang der wiederherstellenden Maßnahmen am Sehnenapparat auf die Versorgung der an sich vorrangigen Nervenverletzungen abgestimmt werden.

Für die Wiedervereinigung der Sehnen haben sich uns in diesem Bereich besonders die Nahttechniken nach DYCHNO-BUNNELL, BUNNELL sowie LENGEMANN bewährt.

Die Prognose der Sehnenverletzungen im distalen Vorderarmabschnitt ist an sich als günstig zu bezeichnen, wenn man sich streng an die Indikationen der primären Sehnennaht hält und bedenkt, daß nicht die Naht aller durchtrennten Sehnen, sondern die Wiederherstellung einer ausreichenden Funktion stets das oberste Behandlungsziel sein sollte. Der sicherste Weg hierzu ist die Naht möglichst weniger Sehnen, wodurch allzu viele Nahtstellen an den dicht benachbarten Sehnen vermieden werden. Trotzdem kann sich aber auch einmal ohne Auftreten einer Infektion, Hautnekrose, Dehiszenz usw. ein schlechtes Resultat zeigen, wenn die Höhe der Verletzung in dem Übergangsbezirk zwischen Muskelbauch und der Sehne liegt und bei der Sehnennaht der am distalen Stumpf noch befindliche Muskelrest nicht entfernt wird. Da diese Muskelabschnitte ihre Ernährung an sich von proximal her erhalten, verfallen sie der Nekrose und bindegewebigen Umwandlung. Das Endergebnis ist eine Narbe, die sich funktionell um so ungünstiger auswirkt, je mehr Sehnen betroffen sind. Unter Umständen bildet sich dann im Laufe der Zeit ein mehrere Zentimeter langer Narbenblock mit immer schlechter werdender Funktion, der excidiert und dann mit freien Transplantaten überbrückt werden muß, wenn man nicht gleich den sicheren Weg der Transposition neuer Motoren auf die tiefen Beugesehnen wählen will.

Bei veralteten Sehnenverletzungen am Vorderarm führt man bei noch gebrauchsfähigem Motor die sekundäre Naht je eines Fingerbeugers, in der Regel der tiefen Beugesehne durch. Maßgebliche Defekte werden mit freien Transplantaten überbrückt. Nicht mehr verwendungsfähige Beugemuskeln werden, soweit die Wiederherstellung ihrer Funktion unbedingt notwendig erscheint, durch Transferierung von Sehnen gesunder Muskeln ersetzt. Hierzu sind besonders die Sehnen des M. palmaris longus, des M. flexor digitorum superficialis nicht betroffener Fingerstrahlen sowie der Handstellmuskeln mit Ausnahme des M. extensor carpi radialis brevis geeignet.

Die Beugesehnenverletzungen im Karpalkanal. Die Vorbedingungen für den Erfolg einer Sehnennaht sind hier ungünstig, da die Sehnen in einem relativ engen osteofibrösen Kanal verlaufen; ferner fehlen hier Gleit- und Füllgewebe, so daß sich Sehnennähte infolge eintretender Verwachsungen auch auf benachbarte gesunde Sehnen funktionell ungünstig auswirken können. Schließlich zieht durch den Canalis carpi auch noch der N. medianus, der sehr häufig mitverletzt ist und auf jegliche Kompression empfindlich reagiert.

Es muß daher unser Bestreben sein, alles zu vermeiden, was zu einer Volumenvermehrung und zu Adhäsionen im Karpalkanal führen könnte. Dieses Ziel läßt sich erreichen, wenn man zur Wiederherstellung der Beugung eines Fingers jeweils nur eine Sehne, meist die des tiefen Beugers näht, während die proximalen und distalen Stümpfe der übrigen Sehnen hervorgezogen und gekürzt werden. Bei der Auswahl der zu nähenden Sehnen ist wiederum darauf zu achten, daß möglichst nicht alle Nähte auf gleicher Höhe zu liegen kommen. Kann man dies durch Naht einer Superficialissehne erreichen, dann sollte der Beugeausfall im Endgelenk durch eine Tenodese korrigiert werden.

Für das Aufsuchen der Sehnenstümpfe erweitert man die meist querverlaufende Wunde im Bereich der Handgelenksfalten nach sorgfältiger Excision der einzelnen Schichten stufenförmig und spaltet sofort das Ligamentum carpi volare und transversum in ganzer Ausdehnung; dies geschieht am besten im ulnaren Bereich, wodurch man der Gefahr einer Verletzung des häufig schon isoliert verlaufenden motorischen Medianusastes entgeht. Bei der Sehnennaht sollte auf möglichst gute Adaptation der Stümpfe und Versenken des Nahtmaterials geachtet werden. Nach Beendigung der Naht der unbedingt notwendigen Sehnen bleibt der Karpalkanal offen, d. h. der ligamentäre Bandapparat wird nicht wieder genäht.

Zur Versorgung veralteter Sehnenverletzungen im Karpalkanal wird von einer wellenförmigen Schnittführung (siehe Abb. 252) aus ebenfalls das Ligamentum carpi transversum durchtrennt. Bei der Wiederherstellung der Beugefunktion sollte man sich wiederum nur auf jeweils eine Fingersehne beschränken und darauf achten, möglichst nicht alle Nahtstellen in den osteofibrösen Kanal zu bekommen. Dies läßt sich durch ausgedehnte Resektion der Stümpfe und anschließende Defektüberbrückung mit freien Transplantaten erreichen, so daß die Nahtstellen in den Vorderarm- und Hohlhandbereich zu liegen kommen.

Die Beugesehnenverletzungen in der Hohlhand. Distal des Karpalkanals bis in Höhe der queren Hohlhandbeugefalten ist die Prognose speziell primärer Sehnennähte besser, da die Sehnen hier weiter auseinander liegen und genügend Füllgewebe in ihrer Umgebung vorhanden ist. Als ungünstig erweist sich lediglich die starke Retraktionsneigung der Sehnenstümpfe, mit Ausnahme der Fälle, wo Profundussehnen distal des Lumbricalisursprunges durchtrennt sind. Nachteilig ist ferner die Tatsache, daß Sehnenverletzungen in diesem Bezirk sehr häufig mit Läsionen von Nerven, Gefäßen und Handbinnenmuskeln einhergehen. Die Wunden sind deshalb auch meist ausgedehnt blutig imbibiert, so daß die Orientierung zunächst Schwierigkeiten bereiten kann; das Übersehen von Verletzungen eines N. digitalis volaris communis stellt daher keine Seltenheit dar.

Für die Versorgung von Verletzungen im Hohlhandbereich ist daher ebenfalls eine gute Übersicht in Blutleere dringend erforderlich. Haben wir uns anhand des funktionellen Befundes Gewißheit verschafft, welche Strukturen durchtrennt sind, dann erweitern wir die Wunde nach sorgfältiger Anfrischung der Haut und Subcutis, wobei nicht nur dem Verlauf der Hauptspannungslinien, sondern auch den verletzten Sehnen und Nerven Rechnung getragen werden muß. Danach löst man die beiden Haut-Subcutis-Lappen, möglichst im Gesunden beginnend, von der Palmaraponeurose ab und entfernt diese samt ihren Septen in dem gesamten freigelegten Abschnitt. Danach stellt man sich die sicher und möglicherweise verletzten Sehnen, Nerven und Gefäße dar und excidiert erst dann das restliche verschmutzte und blutig imbibierte Gewebe. Das Aufsuchen der distalen Sehnenstümpfe macht meist keine Schwierigkeiten, da sie nach passiver Beugung der Finger sofort im Wundgebiet erscheinen. Die proximalen Sehnenenden, insbesondere der oberflächlichen Beuger können sich dagegen bis in den distalen Vorderarmbereich zurückziehen, so daß sie hier, falls erforderlich, von einem gesonderten Querschnitt aus aufgesucht und dann mittels einer Sehnensonde nach distal geführt werden müssen. Bei sehr weit proximal gelegenen Verletzungen erweitert man die Wunde einfach über den Karpalkanal hinweg und durchtrennt hierzu das Ligamentum carpi transversum.

Für die Wiederherstellung der Fingerbeugung genügt meist die Naht der tiefen Beugesehne; durch Einhüllen der Nahtstelle mit dem zugehörigen M. lumbricalis lassen sich besonders günstige Bedingungen für das spätere Sehnengleitvermögen schaffen. Die peripheren Stümpfe der oberflächlichen Beugesehnen werden entsprechend gekürzt oder, falls erforderlich, knapp proximal des Mittelgelenkes durchtrennt und entfernt. Hierzu ist eine gesonderte Incision im Bereich der Mittseitenlinie mit Eröffnung der Sehnenscheide erforderlich. Der Sehnenstumpf kann erst nach Aufspaltung des Chiasmas zurückgezogen werden.

Eine zusätzliche Naht der oberflächlichen Beugesehne kann man unter günstigen lokalen Verhältnissen vornehmen (BUNNELL), wenn die Durchtrennung des Beugesehnenpaares auf unterschiedlicher Höhe stattgefunden hat, die Möglichkeit für eine Einhüllung der Nahtstelle am Profundus besteht und eine gute Schließkraft der Finger wünschenswert erscheint. Die Naht einer isoliert verletzten oberflächlichen Beugesehne ist unnötig und sollte im Hinblick auf mögliche Verwachsungen sowie die nachteilige Wirkung der erforderlichen Ruhigstellung unterlassen werden.

Die Prognose sekundär durchgeführter Sehnennähte im Hohlhandbereich ist günstiger zu stellen als im vorgenannten Abschnitt. Bei ausgedehnten degenerativen Veränderungen und Verwachsungen speziell des distalen Sehnenstumpfes gelingt die End-zu-End-Naht jedoch nicht mehr. In diesen Fällen muß eine freie Sehnentransplantation mit Exstirpation der distalen Sehnenstümpfe durchgeführt werden.

Die Beugesehnenverletzungen im „Niemandsland". BUNNELL hat an der Hand bestimmte Verlaufsstrecken der Beugesehnen auf Grund der schlechten Ergebnisse der hier durchgeführten primären Nähte zum „*Niemandsland*" erklärt. Es reicht an den Langfingern von der queren Hohlhandbeugefalte bis in den proximalen Bereich der Mittelglieder und am Daumen etwa 1,5 cm proximal und distal der Grundgelenksbeugefalte. Die Regel, in diesem Gebiet auf eine primäre Sehnennaht zu verzichten und anstatt dessen sekundäre Plastiken durchzuführen, ist inzwischen zum chirurgischen Allgemeingut geworden.

Nach der bisher geltenden Lehrmeinung *soll bei Sehnenverletzungen im Niemandsland der Langfinger* jeglicher Nahtversuch, d. h. primär wie auch sekundär, unterbleiben (BUNNELL, J. BÖHLER, ENDER-SIMON-WEIDNER und KROTSCHEK; HOLLE-SONNTAG; MOBERG, SCHINK, WACHSMUTH, WITT u. a.).

Liegt lediglich eine isolierte Verletzung der oberflächlichen Beugesehne vor, dann werden ihre Stümpfe hervorgezogen und gekürzt. Dabei ist auf das Belassen eines ausreichend langen distalen Stumpfes von etwa 9 mm Länge zu achten. Bei zu langem Stumpf besteht die Gefahr einer Verwachsung mit dem Grundglied, so daß letztlich eine Beugekontraktur im Mittelgelenk entstehen kann; bei zu kurzen Stümpfen hingegen kann das Gelenk leicht in Überstreckstellung geraten. Der meist in die Hohlhand zurückgeschlüpfte proximale Sehnenstumpf soll nur dann freigelegt und angefrischt werden, wenn mit einer Verschmutzung zu rechnen ist. Trotz Fehlen des Sublinus erhält man eine sehr gute Fingerfunktion, da ein unversehrter tiefer Beuger allein die beiden distalen Interphalangealgelenke ausreichend beugen kann.

Auch bei isolierter Verletzung der tiefen Beugesehne, die meist Folge seitlicher Fingerverletzungen durch Glassplitter, Messer oder ähnliche spitze Instrumente darstellt, soll man grundsätzlich auf eine Naht verzichten, da sonst infolge der unausbleiblichen Verwachsungen mit der Umgebung auch noch die Funktion der Superficialissehne Schaden leidet. Gleicht man in diesen Fällen aber den aktiven Beugeverlust im Endgelenk durch die Tenodese nach MOBERG (s. u.)

aus, dann erhält man bei freier Funktion der oberflächlichen Beugesehne einen nahezu normalen Gebrauchswert des verletzten Fingers.

Im Gegensatz hierzu führt WAKEFIELD bei alleiniger Durchtrennung der Profundussehne eine freie Sehnentransplantation durch, ohne jedoch die intakte Superficialissehne zu entfernen. Da sich das Chiasma dieser Sehne sehr schnell verengt, wird die primäre Durchführung der Plastik empfohlen. Dieses Verfahren sollte unseres Erachtens nur von einem auf dem Gebiet der Sehnenchirurgie besonders erfahrenen Handchirurgen in den Fällen vorgenommen werden, bei denen die Wiederherstellung einer aktiven Beugung im Endgelenk von Berufs wegen unbedingt notwendig erscheint (GEIGER, CELLISTEN usw.).

Bei der Durchtrennung beider Beugesehnen kommt therapeutisch nur eine sorgfältige Wundexcision in Frage. Nach Abschluß der Wundheilung und vorübergehender Einarbeitung der Hand führt man dann die freie Sehnentransplantation durch. Zuvor müssen versteifte Gelenke passiv mobilisiert, Weichteilschwellungen und ungünstige Narbenverhältnisse beseitigt werden. Da Sehnenverletzungen im Fingerbereich auf Grund der engen topographischen Beziehungen sehr häufig mit Nervenläsionen einhergehen, sollte auch die Sensibilität erst wiederhergestellt werden. Die Durchführung einer primären Nervennaht im Rahmen der Wundversorgung ist daher, soweit es die lokalen Verhältnisse natürlich zulassen, wünschenswert. Allerdings kann die Versorgung von Nervenverletzungen auch noch zusammen mit der freien Sehnentransplantation durchgeführt werden.

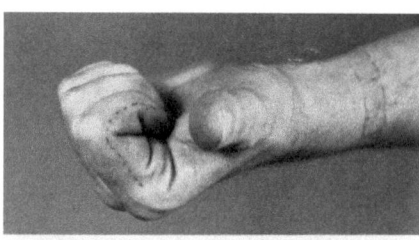
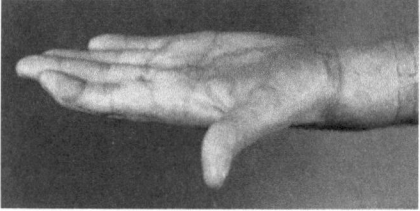

Abb. 273. Funktionelles Ergebnis einer freien Beugesehnentransplantation am Zeigefinger bei vollständiger Entfernung der fibrösen Beugesehnenscheide. Schnittführungen durch Strichelung hervorgehoben

Sind beide volaren Gefäßnervenbündel durchtrennt, dann kommen vor allem bei weit proximal gelegenen Verletzungen keine wiederherstellenden Maßnahmen am Sehnenapparat in Frage.

Die freie Sehnentransplantation. Wir führen den Eingriff routinemäßig in Plexusanästhesie und Oberarmblutleere durch. Allgemeinnarkose ist außer bei Kindern besonders dann erwünscht, wenn am Vorderarm kein geeignetes Sehnentransplantat zur Verfügung steht und deshalb die Sehnenentnahme am Fußrücken oder Unterschenkel erfolgen muß.

Man beginnt mit der Freilegung der verletzten Sehnen im Fingerbereich, wozu am Zeigefinger ein radialseitiger und am Mittel- sowie Ringfinger ein ulnarseitiger Medioateralschnitt angelegt wird. Bei richtiger Lage verbindet die Incision die dorsolateral gelegenen Enden der einzelnen Beugefurchen, die sich besonders am gebeugten Finger gut abzeichnen. Bei Vorliegen einer noch nicht versorgten Nervenverletzung wird auf der entsprechenden Fingerseite eingegangen. Die Freilegung der Sehnenscheide erfolgt am zweckmäßigsten dorsal vom Nervengefäßstrang, wodurch sich postoperativ Sensibilitätsveränderungen und unangenehme Paraesthesien vermeiden lassen. Dann wird die fibröse Sehnenscheide unter Belassung von möglichst zwei schmalen Ringbändern über der Basis des Grundgliedes bzw. über der Mitte des Mittelgelenkes exstirpiert. Bei sehr starken Verwachsungen muß man sich oft mit einem Ringband begnügen, in manchen Fällen ist es sogar besser, den gesamten fibrösen Sehnentunnel zu entfernen. Selbst in diesen Fällen kann man gute funktionelle Resultate erzielen, wenn auch die Haut bei der Beugung oft zeltartig angehoben wird. Die Durchführung einer primären oder sekundären Ringbandplastik ist daher nicht unbedingt erforderlich (Abb. 273).

Das Ablösen der Profundussehne erfolgt direkt an ihrer Insertion, während die Superficialissehne etwa 9 mm proximal davon abgetrennt wird. Beim Auslösen der Sehnen müssen die Gelenkkapseln sorgfältig geschont werden. Bei sehr starken narbigen Veränderungen ist manchmal eine Differenzierung von Sehnen und fibröser Sehnenscheide überhaupt nicht mehr möglich. Nur durch möglichst vorsichtiges Präparieren können dann Verletzungen des Kapselapparates vermieden werden. Bei besonders schwierigen Verhältnissen können die seitlichen Incisionen ohne weiteres rechtwinklig über der Volarseite der Grundgelenke verlängert werden.

Auch die für die Darstellung der Sehnenstümpfe im Bereich der Hohlhand erforderliche Schnittführung darf keine störende Narbenbildung verursachen, insbesondere soll sie nicht über dem einzufügenden Sehnentransplantat zu liegen kommen. Der Weichteilmantel wird zunächst von der Palmaraponeurose abgelöst, die dann im Wundbereich zur Verhütung von Verwachsungen exstirpiert wird. Das Transplantat soll also im Hohlhand- und Fingerbereich möglichst unter subcutanem Fett gleiten. Dann sucht man sich die in Frage kommenden Stümpfe des oberflächlichen und tiefen Beugers auf und zieht sie aus dem Sehnenkanal des Fingergrundgliedes zurück. Bei älteren Verletzungen ist dies meist nicht ohne scharfe Präparation möglich, wobei insbesondere der entsprechende M. lumbricalis zu schonen ist. Besondere Sorgfalt verlangt ferner die Präparation der Sehnen im Bereich der Grundgelenke. Nach Isolierung der beiden Sehnenstümpfe wird der oberflächliche Beuger aus dem Carpalkanal hervorgezogen und gekürzt.

Nun erfolgt die Entnahme des Transplantates, das sich meist am gleichseitigen Vorderarm vom M. palmaris longus gewinnen läßt. Ansonsten kommen die langen Strecksehnen der 2. bis 4. Zehe oder aber die Plantaris-longus-Sehne in Frage. Die Sehne wird, von distal beginnend, von insgesamt 3—4 queren Incisionen aus bis zum Sehnenmuskelübergang ausgelöst, hier abgetrennt und nach distal, also an der Handwurzel herausgezogen. Für die schonende Entnahme der Zehenstrecksehnen müssen meist noch mehr Incisionen angelegt werden; ein Herausreißen des Transplantates darf nicht vorkommen, da sonst die Oberfläche der Sehne erheblich geschädigt wird. Auf die Mitnahme von Paratenon, das nach MOBERG Narben statt Gleitgewebe liefert, verzichten wir.

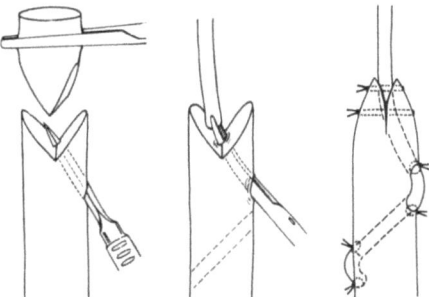

Abb. 274. Anastomose zwischen Transplantat und Profundussehnenstumpf nach der Einflechtungstechnik von PULVERTAFT. Die links im Bild gezeigte froschmaulartige Anfrischung des Profundussehnenstumpfes nimmt man zweckmäßigerweise erst nach vollendeter Einflechtung des Transplantates und dessen Sicherung durch Seideneinzelknopfnähte vor

Das Einführen des Transplantates erfolgt von der Hohlhand aus. Hierzu knüpfen wir das Transplantat in das offene Ende einer biegsamen Sehnensonde ein, die dann durch die belassenen Ringbänder nach distal geführt und herausgezogen wird. Das Einführen des Transplantates kann auch mit einem vorher gelegten Führungsdraht oder aber mit einem Tamponfaßzängchen erfolgen. Stets ist dabei aber auf eine Schonung der Sehnenoberfläche und die Vermeidung einer Sehnentorsion zu achten.

Jetzt nehmen wir zunächst die Befestigung des Transplantates am Profundussehnenstumpf vor. Die Naht soll möglichst weit proximal durchgeführt werden, um eine gute Gleitfunktion zu erreichen. Man präpariert hierzu von distal her den mit einem Sehnenfaßzängchen armierten Profundussehnenstumpf frei und löst den Ursprung des M. lumbricalis auf eine kurze Strecke ab. Für die Anastomosierung haben sich die Schnürsenkelnaht von DYCHNO-BUNNELL, die Sandwich-Methode von ISELIN, die Naht nach MASON-ALLEN, die Zapfenlochanastomose nach NICHOLS und die Einflechtungstechnik nach PULVERTAFT gut bewährt. Wir bevorzugen die letztgenannte Methode, deren Technik aus Abb. 274 hervorgeht.

Die Naht wird nach vorheriger Überprüfung der Reservelänge und Fixation der Profundussehne durch eine quer eingestochene gerade Nadel vorgenommen und anschließend bei normalen Verhältnissen mit dem M. lumbricalis umhüllt. Hierzu werden wenige atraumatische Situationsnähte verwendet. Vor der Insertion des Transplantates an der Basis der Endphalange muß erst die richtige Länge des Transplantates bestimmt werden. Hierbei sind berufliche Belange zu berücksichtigen. Da bei männlichen Patienten meist der volle Faustschluß wichtiger als eine freie Fingerstreckung ist, werden wir hier das Transplantat eher etwas kürzer wählen, während bei Frauen wegen des kosmetisch immer störenden Streckausfalles die Sehnenlänge besser größer bemessen werden sollte. Stets sollte das Transplantat aber so lang sein, daß nach seiner provisorischen Fixation in Höhe des Endgelenkes mittels einer quer durchgestochenen geraden Nadel die Finger entsprechend der Funktionsstellung gebeugt sind. Das Ausmaß der Krümmung muß also vom 2. in Richtung zum 5. Finger kontinuierlich zunehmen.

Die distale Fixation des Transplantates erfolgt transossär mit Hilfe einer Drahtausziehnaht nach der Methode von BUNNELL (Abb. 275).

Nach vollständiger Entfernung des distalen Profundussehnenstumpfes wird mit einem schmalen Meißel volar knapp distal der Gelenkkapsel eine flache Knochenlamelle abgehoben. Von hier aus durchbohrt man das Endglied in schräger Richtung mit einem dünnen Pfriem, so daß dessen Spitze etwas distal der Lunula den Fingernagel durchdringt; diese Öffnung wird anschließend mit dem Messer noch etwas größer ausgeschnitten. Nun flechtet man in der vorher bestimmten Höhe eine ausziehbare Drahtnaht ein, deren Enden mittels einer geraden Nadel durch den Bohrkanal des Endgliedes geführt und dorsal entweder über einem Knopf geknotet oder aber nach der von LENGEMANN angegebenen Methode fixiert werden. Auch kann man ein Drahtende distal noch einmal durch den Nagel stechen und dann mit dem anderen Draht verknüpfen. Der Ausziehdraht wird nach proximal und seitlich herausgeführt.

Vor der endgültigen Fixierung des Sehnentransplantates am Endglied öffnet man die Blutleere und führt eine sorgfältige Blutstillung durch. Nach abschließender Überprüfung des Tonus, der an allen Fingern gleich sein soll, und Wundverschluß durch evertierende U-Nähte werden die Finger in Funktionsstellung bei gleichzeitiger Beugung im Handgelenk in einem Kompressionsverband mit dorsaler Gipsschiene ruhiggestellt.

Für den Kompressionsverband verwenden wir ausschließlich geknüllten Mull, mit dem Hohlhand sowie Interdigitalräume ausgestopft und Hand einschließlich Vorderarm gepolstert werden. Zur Kompression wird eine breite elastische Binde verwendet. Die Gipslongette deckt man an ihrer Unterseite mit Wienerwatte breit ab, um bei der Entfernung der Verbandsanordnung nach 3 Wochen die Schiene leicht abnehmen zu können. Die Nachbehandlung erfolgt im wesentlichen nach den bereits weiter oben erwähnten Prinzipien. Die Entfernung des Ausziehdrahtes erfolgt am Ende der 4. Woche.

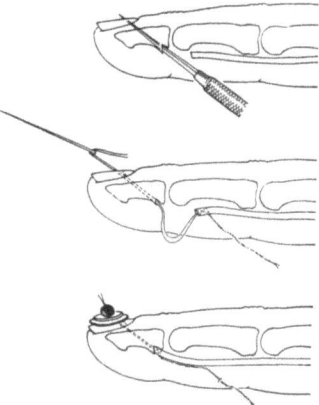

Abb. 275. Transossäre Sehnenbefestigung an der Basis der Endphalanx nach BUNELL mit Hilfe einer ausziehbaren Drahtnaht

Die bisher gebrachten Richtlinien für die Behandlung von Beugesehnenverletzungen gelten insbesondere für Zeige-, Mittel- und Ringfinger. Am Kleinfinger führen wir dagegen die Tenodese bei alleiniger Verletzung der Profundussehne nur dann durch, wenn die Beugestellung im Endgelenk aus beruflichen Gründen erwünscht ist. Bei gleichzeitiger Durchtrennung beider Beugesehnen hat sich auch uns die von BUNNELL empfohlene Verpflanzung der Superficialissehne des Ringfingers sowohl primär als auch sekundär bestens bewährt. Hierüber hat vor kurzem auch ZRUBECKY berichtet.

Die Transposition der oberflächlichen Ringfingerbeugesehne auf den Kleinfinger. Bei dem Eingriff wird die Superficialissehne in der bereits weiter oben geschilderten Weise in Höhe des Mittelgelenkes abgetrennt, nach Anlegen einer zweiten Incision im Hohlhandbereich zurückgezogen und von hier aus nach Exstirpation der Beugesehnenreste mittels einer Sehnensonde in den Kleinfingerstrahl eingezogen. Die Insertion an der Basis der Endphalanx erfolgt wie bei der freien Sehnentransplantation (s. oben).

Mit der Aufnahme von Bewegungsübungen kann meist schon nach einer Woche begonnen werden, was sich funktionell besonders günstig auswirkt.

Für die *Verletzung der langen Daumenbeugesehne im Niemandsland* gelten praktisch die gleichen Prinzipien, wie sie bereits für die Langfinger geschildert worden sind. Da diese Sehne aber keinen M. lumbricalis zum Einscheiden einer Anastomose im Hohlhandbereich besitzt, muß die Vereinigung des Transplantates mit dem Motor proximal des Canalis carpi durchgeführt werden. Wir verwenden auch für diese Anastomose die Einflechtungstechnik nach PULVERTAFT.

Abweichend von den bei den dreigliedrigen Fingern geschilderten Verhältnissen, können Verletzungen im Niemandsland des Daumens nach allgemeiner Ansicht aber auch primär versorgt werden, wenn die Sehnendurchtrennung im distalen Abschnitt erfolgt ist. Als Methode der Wahl hat sich hierfür die Z-förmige Sehnenverlängerung mit Reinsertion des proximalen Endes der langen Daumenbeugesehne bewährt. Dieses Verfahren, das weiter unten bei den Verletzungen distal des Niemandslandes im einzelnen noch geschildert wird, ist jedoch in seiner Anwendung begrenzt, da im allgemeinen durch die Z-Plastik nur Sehnenverlängerungen bis zu 3 cm möglich sind. Bei zu langen Sehnenstümpfen wird man daher immer auf eine freie Sehnentransplantation zurückgreifen müssen. Die Verlängerungsplastik kann selbstverständlich auch sekundär durchgeführt werden.

Ebenso wie am Kleinfinger besteht aber auch am Daumen die Möglichkeit, die Beugung durch Verpflanzung der oberflächlichen Ringfingerbeugesehne wiederherzustellen. Dieses Verfahren kommt vor allem dann in Betracht, wenn der M. flexor pollicis longus als Motor nicht mehr verwendungsfähig erscheint. Der Vorteil des Verfahrens liegt wiederum in der Möglichkeit einer frühzeitigen Aufnahme der Bewegungsübungen.

Die Transposition der oberflächlichen Ringfingerbeugesehne. Bei dem Eingriff wird die genannte Beugesehne, wie bereits geschildert, distal abgetrennt, von einer zweiten Incision proximal der Handwurzelbeugefalten herausgezogen und von hier aus mit Hilfe einer biegsamen Sehnensonde in den Daumenstrahl eingeführt. Zuvor sind die Reste des langen Daumenbeugers sowie die Sehnenscheide unter Belassung eines Führungsbandes zu entfernen. Hierzu verwendet man einen radialen Mittseitenschnitt am Grund- und Endglied und eine weitere Incision parallel zur Daumenoppositionsfalte. Die Insertion am Endglied erfolgt in der von BUNNELL angegebenen Weise (s. oben).

Die Richtigkeit der von BUNNELL vertretenen Ansicht über die Behandlung von Beugesehnenverletzungen im Bereich des Niemandslandes ist inzwischen von zahlreichen Autoren bekräftigt worden. Die von ihnen anstatt der Primärnaht sekundär durchgeführten Plastiken erbrachten Erfolge in 70% (MILLER) bis 80% (PULVERTAFT). MOBERG, auf diesem Gebiet besonders erfahren, konnte 1956 sogar über 96% Erfolge berichten.

Trotz dieser Erfolge hat es bisher aber nicht an Versuchen gefehlt, die Sehnen im Niemandsland auch primär zu nähen. Eigenartigerweise war es BUNNELL selbst, der mit seiner „Naht auf Distanz" den Weg zur erfolgreichen Primärnaht gewiesen hat. Im Prinzip ähnliche Verfahren stammen von VERDAN und BSTEH. Sie verlangen alle eine exakte Indikationsstellung, d. h. sie kommen im wesentlichen nur dann in Betracht, wenn frische, völlig glattrandige und saubere Wundverhältnisse vorliegen.

Das von BUNNELL angegebene Verfahren der „Naht auf Distanz" ist in Abb. 276 dargestellt. Nach sorgfältiger Wundexcision werden von einem Mittseitenschnitt aus die Stümpfe der oberflächlichen Beugesehne aufgesucht und in typischer Weise reseziert. Dann spaltet man die Sehnenscheide einschließlich des proximalen Ringbandes ausgiebig, damit die tiefe Beugesehne postoperativ ohne schädliche Folgen anschwellen kann. Die für die Heilung notwendige Adaptation der Sehnenstümpfe erfolgt durch eine am proximalen Sehnenstumpf im Hohlhandbereich angreifende Stütznaht, wodurch der Muskelzug ausgeschaltet und der Sehnenstumpf kontinuierlich nach distal gehalten wird. Hierzu wird die tiefe Beugesehne von einer gesonderten Incision im mittleren Hohlhandbereich freigelegt und mit einer typischen Ausziehdrahtnaht versehen, die man dann im Bereich des Monticulus in typischer Weise befestigt. Der Superficialissehnenstumpf wird nochmals reseziert, so daß er durch den Carpalkanal zurückschlüpft. Zur exakten Adaptation der Profundussehnenstümpfe können noch einige ganz feine atraumatische

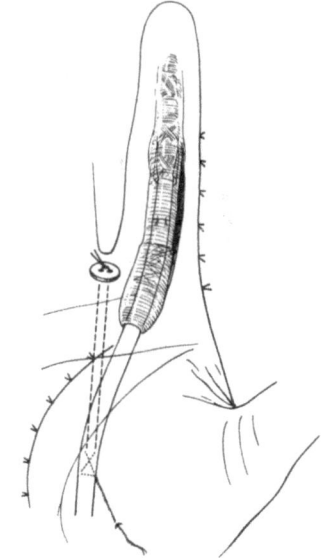

Abb. 276. „Sehnennaht auf Entfernung" nach BUNNELL

Seidennähte (6 × 0) gelegt werden. Die Entfernung des Nahtmaterials erfolgt nach 3 Wochen.

Bei dem Verfahren von VERDAN erfolgt die Abstützung durch Blockierung beider Profundussehnenstümpfe im Fingerbereich. Hierbei wird nicht nur die oberflächliche Beugesehne entfernt, sondern auch noch die Sehnenscheide, und zwar in einer Ausdehnung, die etwas größer als die Gleitamplitude der verletzten Profundussehne ist. Für die Fixation des proximalen und distalen Sehnenstumpfes werden 2 Drähte von 0,6—0,8 mm Durchmesser verwendet, die quer durch die Haut, die Sehnenscheide und den Sehnenstumpf geführt werden. Zur genaueren Adaptation werden ebenfalls feinste atraumatische Seidennähte, die nur das Epitenon fassen, verwendet. Die Dauer der Ruhigstellung beträgt ebenfalls 3 Wochen.

BSTEH dagegen entfernt bei seiner Sehnentransfixation die oberflächliche Beugesehne nicht. Die Retraktion der adaptierten Sehnenstümpfe wird bei diesem Verfahren durch eine im proximalen Hohlhandabschnitt senkrecht durch beide Sehnen eingestochene Injektionskanüle verhindert, die in der Haut einerseits und im Periost des Metacarpale bzw. im Ursprung der Interosseusmuskulatur andererseits Halt findet. Um ein Auffasern der Sehnen durch den ständigen Muskelzug zu verhindern, legt man knapp distal der Nadeleinstichstelle durch beide Beugesehnen noch je eine feine oberflächliche Naht.

Die Möglichkeit, Beugesehnenverletzungen im Niemandsland primär mit Erfolg versorgen zu können, ist mit diesen drei eben geschilderten Methoden sowie der Transposition einer gesunden oberflächlichen Beugesehne auf den 5. bzw. 1. Fingerstrahl jedoch noch keineswegs erschöpft. So hat ZRUBECKY vor kurzem ein weiteres Verfahren angegeben, wobei durch Abspaltung einer Hälfte der tiefen Beugesehne eines benachbarten unverletzten Fingers eine transferierbare Sehne zum plastischen Ersatz der durchtrennten Beugesehnen gewonnen wird. Diese Beugesehnenabspaltung wird für den Zeige-, Mittel- und Ringfinger empfohlen. Mit Bewegungsübungen kann schon am 5. bzw. 6. Tag begonnen werden.

Trotz der günstigen Erfolgsberichte primärer Sehnennähte (FLYNN, KELLY, NIGST, VERDAN u. a.) gilt unseres Erachtens nach wie vor der Satz von MOBERG: „Der Chirurg, der in einem derartigen Fall mit der Sehnennaht eine ausreichende Beugefunktion erhält, ist ohne Zweifel eher noch imstande, am gleichen Finger später mit geringerem Risiko und viel sicherer mittels der freien Sehnentransplantation einen praktisch normalen Bewegungsumfang zu erhalten."

Die Beugesehnenverletzungen distal des „Niemandslandes". Die Verletzungen können entweder in unterschiedlicher Höhe im Bereich der Sehne selbst oder aber an ihrer Insertion in Form eines Abrisses oder aber unter Mitnahme eines mehr oder minder großen ausgerissenen Knochenfragmentes vorliegen. Der funktionelle Ausfall besteht stets in einem aktiven Beugeverlust des Endgliedes. Zur Wiederherstellung eines vollen und kräftigen Faustschlusses ist daher ein therapeutisches Eingreifen notwendig.

Auch bei Verletzungen distal des „Niemandslandes" bringt die direkte Vereinigung der beiden Sehnenstümpfe erfahrungsgemäß schlechte Resultate, da die Neigung zu Verwachsungen zwischen Nahtstelle und Umgebung auch hier groß ist. Meist resultiert bei derartigen Nahtversuchen eine Sehnenfesselung, die sich bei Streckstellung des Endgliedes vor allem an den Langfingern funktionell ungünstig auswirkt.

Das therapeutische Ziel liegt unter günstigsten Bedingungen in der Wiederherstellung einer aktiven Beugefähigkeit des Endgliedes; zumindest sollte der funktionelle Verlust aber soweit korrigiert werden, daß wieder ein normaler und kräftiger Faustschluß möglich ist. Hierzu stehen uns in Abhängigkeit von der Lokalisation der Sehnenverletzung im wesentlichen 3 Behandlungsverfahren zur Verfügung, nämlich die Reinsertion, die Tenodese des distalen Beugesehnenstumpfes bei Verletzungen an den Langfingern und die Reinsertion des durch eine Z-Plastik verlängerten proximalen Sehnenstumpfes am Daumenstrahl.

Am günstigsten sind die Verhältnisse dann, wenn die Verletzung im Insertionsbereich oder bis maximal 1 cm proximal davon gelegen ist. In diesen Fällen kann ohne wesentliche Störung der benachbarten tiefen Beugesehnen nach Entfernung eines evtl. vorhandenen distalen Sehnenstumpfes eine Reinsertion des proximalen Sehnenendes durchgeführt werden. Das hierzu von BUNNELL angegebene Verfahren kann primär wie auch sekundär durchgeführt werden. Je näher die Sehnenverletzung der kritischen 1 cm-Grenze liegt und je später die

Reinsertion vorgenommen wird, um so häufiger wird man aber bei diesem Verfahren mit einem mehr oder minder großen Streckdefizit rechnen müssen. Dieses wird aber durch den Vorteil eines in Beugestellung befindlichen und aktiv noch beweglichen Endgliedes bei weitem aufgehoben.

Die *Reinsertion der Beugesehne am Endglied nach* BUNNELL (Abb. 275). Die Freilegung der tiefen bzw. langen Beugesehne erfolgt von einem ausgedehnten Mittseitenschnitt. Nach Exstirpation der restlichen Sehnenscheide bis in Höhe des Mittelgelenkes sucht man sich zunächst den proximalen Sehnenstumpf auf, der oft bis in Höhe des Chiasmas zurückgeschlüpft sein kann, zieht ihn genügend weit nach distal und verhindert ein erneutes Zurückschlüpfen durch eine quer eingestochene Nadel. Dann wird der distale Sehnenstumpf, der nicht länger als 1 cm sein darf, exstirpiert und die Basis des Endgliedes knapp distal der Gelenkkapsel mit einem flachen Meißel aufgerauht, damit hier der proximale Sehnenstumpf sicher verwachsen kann. Für die Reinsertion wird in den proximalen Sehnenstumpf eine ausziehbare Drahtnaht eingeflochten, die dann, wie bereits bei der Technik der freien Sehnentransplantation beschrieben, durch einen vorher schräg durch das Endglied gelegten Bohrkanal geführt und auf dem Fingernagel fixiert wird. Den Ausziehdraht führt man in proximaler Richtung an der Beugeseite des Mittelgliedes heraus. Der ruhigstellende Verband muß bei Reinsertion einer Langfingerbeugesehne die beiden benachbarten Fingerstrahlen mit einschließen und soll insgesamt 3 Wochen liegen bleiben. Die Entfernung des Nahtmaterials nehmen wir meist nach einer weiteren Woche vor.

Beim Erwachsenen sollte die Reinsertion in jedem Falle auf diese Weise durchgeführt werden. Beim Kind und Jugendlichen kann sie ausnahmsweise unter Erhaltung des distalen Sehnenstumpfes erfolgen, der jedoch zur Vermeidung funktionell störender Verwachsungen bis in Höhe der Endgliedbasis gekürzt werden muß. Die Drahtnaht wird in diesen Fällen durch den distalen Sehnenstumpf zur Spitze der Fingerbeere herausgeleitet und hier in typischer Weise fixiert.

Auch Ausrißverletzungen der Profundussehne lassen sich mit der geschilderten Technik der transossären ausziehbaren Drahtnaht versorgen. Häufig ist es hierbei jedoch nicht möglich, das ausgerissene Fragment so zu retinieren, daß ideale Gelenkflächenverhältnisse vorhanden sind. Eine gute Adaptation des Fragmentes gelingt in diesen Fällen oft erst durch eine isoliert angreifende Fixation; dies gilt vor allem auch für Abrißverletzungen mit zusätzlicher intraartikulärer Fraktur der Endphalanx. Bei ganz kleinen Knochenausrissen entfernt man das Fragment am besten und reinseriert dann die Sehne. Liegt die Durchtrennung der Beugesehne proximal der 1 cm-Grenze, dann soll an den Langfingern der Funktionsausfall durch eine Tenodese mit temporärer Arthrodese des Endgelenkes ausgeglichen werden. Dieses von MOBERG angegebene Verfahren liefert ein in Beugestellung stabiles Endgelenk, so daß bei freier Funktion der oberflächlichen Beugesehne ein fester Faustschluß gewährleistet ist. Es bietet gegenüber der Arthrodese vor allem den Vorteil der wesentlich kürzeren Heilungszeit und ist auch in funktioneller Hinsicht besser, da im Endgelenk noch gewisse Wackelbewegungen möglich sind.

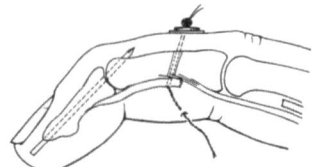

Abb. 277. Tenodese des distalen Profundussehnenstumpfes mit temporärer Arthrodese nach MOBERG

Die Tenodese des distalen Profundussehnenstumpfes mit temporärer Kirschnerdraht-Arthrodese des Endgelenkes führt man ebenfalls von einem medio-lateralen Schnitt im Bereich des Mittel- und Endgliedes aus durch (Abb. 277). Nach genügender Eröffnung der Beugesehnenscheide wird das distale Sehnenende bis zum Ansatz mobilisiert, während der proximale Stumpf, falls noch vorhanden, hervorgezogen und gekürzt werden soll, damit die Superficialissehne ungehindert gleiten kann. Dann rauht man sich im mittleren Drittel die Volarfläche der Mittelphalanx an und bohrt von hier aus mit einem Pfriem einen transossären Kanal, durch den später die ausziehbare Drahtnaht nach BUNNELL geführt wird. Um die für die Funktion günstigste Stellung von etwa 30° Beugung im Endgelenk zu erzielen, ist es notwendig, wegen der später eintretenden Lockerung die Anheftung des distalen Sehnenstumpfes zunächst bei stärkerer Beugung, und zwar von etwa 40° vorzunehmen. Hierzu muß der distale

Sehnenstumpf entsprechend gekürzt werden. Dann erfolgt seine Reinsertion mit einer ausziehbaren Drahtnaht, deren Enden dorsal über dem Mittelglied wiederum unter Zwischenschaltung eines druckverteilenden Plättchens fixiert werden; den Ausziehdraht sticht man an der Volarseite aus. Nach Überprüfung der hierdurch im Endgelenk erreichten Beugestellung muß dann zur Sicherung des Operationserfolges noch das Endgelenk temporär versteift werden. Hierzu wird ein dicker Kirschnerdraht von einer kleinen Stichincision im Spitzenbereich der Fingerbeere, am besten unter Verwendung eines Röntgenbildverstärkergerätes, eingeführt, bis seine Spitze unter der Haut der Streckseite zu tasten ist. Für die Ruhigstellung genügt bei verständigen Patienten zunächst ein einfacher Kompressionsverband, den man nach Abheilen der Wunde durch einen Fingerschutzverband ersetzt, so daß frühzeitig mit aktiven Bewegungsübungen im Grund- und Mittelgelenk begonnen werden kann. Nach 3 Wochen entfernt man die ausziehbare Drahtnaht und nach durchschnittlich weiteren 3 Wochen den Kirschnerdraht.

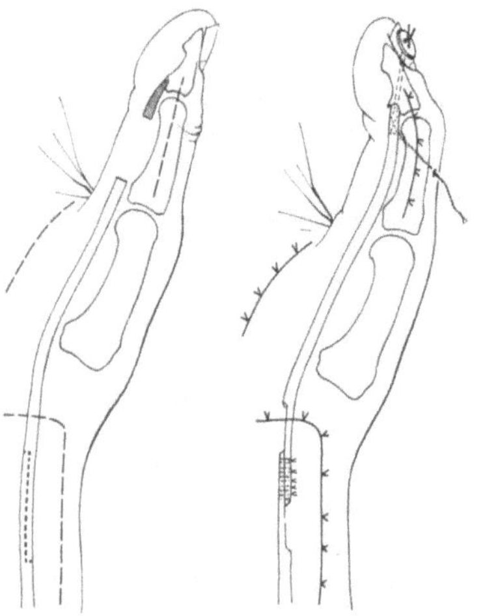

Das Verfahren der Tenodese wird von MOBERG vorwiegend für den Zeige-, Mittel- und Ringfinger empfohlen. Am Kleinfinger soll es, wie bereits betont, nur bei Vorliegen zwingender Gründe durchgeführt werden.

Am Daumen kommt außer der einfachen Reinsertion bei unmittelbar im Ansatzbereich gelegenen Sehnenverletzungen vor allem ihre Kombination mit einer Z-förmigen Verlängerung der Sehne im distalen Unterarmabschnitt in Frage. Dabei ist jedoch zu bedenken, daß sich hierdurch nur Verlängerungen bis zu maximal 3 cm gewinnen lassen. Bei größeren Defekten wie auch bei vielen veralteten Verletzungen bleibt daher nur noch die Wahl der freien Sehnentransplantation oder aber der Sehnentransposition.

Abb. 278. Reinsertion der langen Daumenbeugesehne nach Z-förmiger Verlängerung

Die Reinsertion der langen Daumenbeugesehne nach Z-förmiger Verlängerung (Abb. 278). Haben wir uns nach Anlegen eines Mittseitenschnittes an der radialen Seite des Grund- und Endgliedes davon überzeugt, daß die Sehnendurchtrennung proximal der Endgelenksbeugefalte, aber nicht weiter als 3 cm vor der Insertion stattgefunden hat, dann entfernen wir den distalen Sehnenstumpf und versuchen, den proximalen durch Einnehmen der entsprechenden Entlastungsstellung mit einem kleinen Faßzängchen aus dem Sehnenscheidenkanal hervorzuziehen. Dies gelingt bei frischen Verletzungen meist ohne Schwierigkeiten, bei älteren dagegen muß man den Stumpf im Daumenballenbereich zwischen den beiden Gefäßnervensträngen bzw. Köpfen des kurzen Daumenbeugers freilegen. Die hierzu erforderliche Schnittführung soll ulnar des Sehnenverlaufes und parallel zur Daumenoppositionsfalte gelegt werden. Danach sticht man durch das Sehnenende eine Haltenaht, mit deren Hilfe der Sehnenstumpf später bis zum Endgliedbereich vorgezogen werden kann. Nun erfolgt die Freilegung der langen Daumenbeugesehne im distalen Vorderarmbereich, wo sie Z-förmig gespalten und soweit verlängert wird, bis die Reinsertion am Endglied möglich ist. Für die Naht im Verlängerungsbereich verwendet man am besten Seideneinzelknopfnähte, während die distale Befestigung wiederum in Form der transossären ausziehbaren Drahtnaht geschieht. Nach Abschluß der Operation soll das Daumenendglied in leichter Flexion stehen. Die Nachbehandlung wird wie bei der freien Sehnentransplantation durchgeführt.

Die Strecksehnenverletzungen im Vorderarm- und Handbereich

Der Funktionsausfall hängt auch bei den Verletzungen des Strecksehnenapparates von der Lokalisation des Schadens ab. Art und Umfang der therapeutischen Maßnahmen werden hierdurch maßgebend bestimmt. Wir unterscheiden ebenso wie bei den Beugesehnenverletzungen bestimmte Zonen (Abb. 279), und zwar den distalen Vorderarmbereich (A), das Ligamentum carpi dorsale (B), den Handrückenbereich bis in Höhe der Connexus intertendinei (C), den Grundgelenksbereich (D), den Grundgliedabschnitt (E), den Mittelgelenksbereich (F), den Mittelgliedsabschnitt (G) und schließlich den Endgelenksbereich (H).

Als Ursache finden sich meist Verletzungen durch Schneide-, Hieb- und Sägewerkzeuge sowie durch Bohr-, Fräs- und Schleifmaschinen. Durch die Art der genannten Verletzungen erklärt sich auch die häufige Kombination mit Weichteildefekten sowie Gelenk- und Knochenverletzungen; letzteres gilt besonders für den Fingerbereich. Diesen offenen Sehnenverletzungen stehen die gedeckten Formen gegenüber, wie sie vorwiegend im Bereich der Fingermittel- und -endgelenke gefunden werden. Eine besondere Stellung nimmt die pathologische Ruptur der

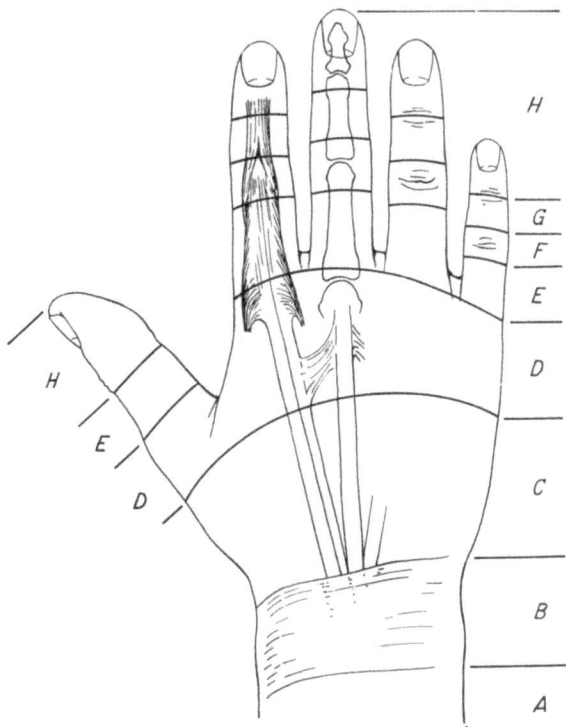

Abb. 279. Topographische Einteilung der Strecksehnenverletzungen im Vorderarm- und Handbereich
(Erläuterung im Text)

langen Daumenstrecksehne ein. Die Diagnose sollte auch bei den Verletzungen der Strecksehnen möglichst vor der operativen Versorgung gestellt werden. Ein erster Hinweis läßt sich oft schon durch die bloße Inspektion der Wunde, in der Sehnenenden freiliegen, gewinnen. Weitere diagnostische Hinweise ergeben sich aus der Beobachtung der Ruhestellung sowie des Weichteilreliefs. Den wichtigsten Hinweis liefert jedoch wiederum die Überprüfung der Funktion.

Nach Durchtrennung der an der Basis des Metacarpale I inserierenden Sehne des M. abductor pollicis longus kann der in Adduktion stehende Daumenstrahl nicht mehr abduziert werden. Als Folge der mangelnden Stabilisierung des Sattelgelenkes in Streckstellung kann der Daumen bei dem Spitz- und Schlüsselgriff nicht mehr richtig eingesetzt werden.

Während die alleinige Durchtrennung der Sehne des M. extensor pollicis brevis lediglich zu einer Verminderung der Streckung im Grundgelenk führt, gibt sich die Verletzung der langen Daumenstrecksehne wiederum in einem charakteristischen Funktionsausfall zu erkennen; das Endglied des Daumens kann aktiv nicht mehr gestreckt werden. Auffallend ist ferner die fehlende ulnare Begrenzung der Tabatière durch das Relief der hier verlaufenden Strecksehne. Bei gleichzeitiger Durchtrennung beider Daumenstrecksehnen stehen Grund- und Endgelenk in Beugestellung.

Der isolierte Ausfall der dorsalen Handstellmuskeln führt zu keiner augenfälligen Funktionsstörung, da noch genügend Synergisten vorhanden sind. Die vergleichende Widerstandsprüfung deckt lediglich eine Verminderung der groben Kraft auf, was bei Durchtrennung des M. extensor carpi radialis longus noch am auffallendsten ist.

Etwas schwieriger ist dagegen die Beurteilung der Funktion des Langfingerstrecksehnenapparates. Normalerweise erstreckt sich die Wirkung der durch die sog. Connexus intertendinei verbundenen Strecksehnen voll auf das Grundgelenk, während sie das Mittelgelenk mäßig und das Endgelenk nur schwach strecken. Die langen Strecksehnen werden dabei durch die Handbinnenmuskeln synergistisch unterstützt, wobei sich ein fließender Übergang der Wirkung der beiden Funktionssysteme vollzieht, und zwar in Abhängigkeit von der Stellung des Grundgelenkes. So ergeben sich die günstigsten Bedingungen für die Einwirkung des Extensor digitorum communis auf die distalen Fingergelenke bei einer Beugung von mehr als 45°, während sie für die Handbinnenmuskeln bei geringerer Beugestellung gegeben sind; hierzu müssen die Grundgelenke durch die langen Strecksehnen stabilisiert werden, um der auf dieses Gelenk beugend einwirkenden Funktion der Handbinnenmuskel zu begegnen. Bei gleichzeitiger Beugung im Grund- und Mittelgelenk erlischt die Wirkung der beiden in der Dorsalaponeurose vereinten Streckersysteme auf das Endgelenk (BUNNELL). Diese Kenntnis ist für die Behandlung der relativ häufigen Verletzungen der Strecksehnenzügelläsion im Bereich des Endgelenkes von entscheidender Bedeutung.

Zeige- und Kleinfingerstrahl besitzen außer dem M. extensor digitorum communis noch einen zusätzlichen Strecker, dessen Durchtrennung sich jedoch nur am Zeigefinger in Form einer abgeschwächten Endstreckung auswirkt. Sind dagegen alle zu einem Langfingerstrahl führenden Strecksehnen verletzt, dann findet sich ein partielles Streckdefizit, falls die Läsion proximal der Connexus intertendinei gelegen ist, da hierdurch die unversehrt gebliebenen Nachbarsehnen noch mehr oder minder stark auf die Grundgelenkstreckung Einfluß nehmen können. Sitzt die Sehnendurchtrennung distal der genannten Querverbindungen, aber noch vor der Grundgliedbasis, dann hängt der Finger in Ruhestellung in fast rechtwinkliger Beugestellung im Grundgelenk herab. Beim aktiven Streckversuch wird zufolge der alleinigen Wirkung der Handbinnenmuskulatur die Beugung im Grundgelenk noch vermehrt, während die distalen Fingergelenke in Streckstellung geraten.

Zu einem charakteristischen Funktionsausfall führen auch die teils offenen, teils geschlossenen Verletzungen des Tractus intermedius über dem Mittelgelenk. Der Funktionsausfall ist, solange die seitlichen Zügel der Dorsalaponeurose dorsal der Mittelgelenkachse liegen, noch nicht hervorstechend. Erst das Abgleiten der seitlichen Sehnenzügel nach volar durch einen nachfolgenden Längsriß zwischen diesen und dem mittleren Strecksehnenzügel führt dann zum sog. *Knopflochriß*, wobei das Mittelgelenk in Beugestellung und das Endgelenk in Überstreckung gerät. Die umgekehrte Deformität mit Überstreckung des Mittelgelenkes bei gebeugtem Endgelenk findet sich dagegen bei Läsion des volaren Mittelgelenkkapselabschnittes; diese Fehlstellung kann auch angeboren vorkommen. Relativ häufig sind bei Verletzungen des Mittelgelenkabschnittes auch noch die seitlichen

Sehnenzügel mitdurchtrennt. In diesen Fällen besteht ebenfalls eine Semiflexion des Mittelgelenkes, dagegen fehlt die Hyperextension im Endgelenk.

Die Durchtrennung bzw. der Abriß der Dorsalaponeurose in Höhe des Endgelenkes führt zu dem bekannten Hammer- oder Baseballfinger. Das Fingerendgelenk steht hierbei in Beugestellung und kann aktiv nicht mehr gestreckt werden. Der gleiche Funktionsausfall findet sich auch bei etwas weiter proximal gelegenen Verletzungen, jedoch nur dann, wenn beide Strecksehnenzügel durchtrennt worden sind.

Die Strecksehnenverletzungen im distalen Vorderarmbereich. Da sich die proximalen Sehnenstümpfe meist sehr stark zurückziehen, müssen die Wunden durch endständige Verlängerungsschnitte L-, S- oder Z-förmig erweitert werden; selbstverständlich kann das proximale Sehnenende auch von einem gesonderten Querschnitt aus aufgesucht werden. Für die Vereinigung der Stümpfe der zum Daumen und zur Handwurzel führenden Sehnen empfehlen sich belastungsfähige Nähte, wie die Schnürsenkelnaht oder die ausziehbare Drahtnaht nach BUNNELL oder LENGEMANN. Ansonsten kann man im distalen Vorderarmbereich mit allen Nahtmethoden zu guten Ergebnissen kommen. Um der verletzten Sehne während der Heilung genügend Raum zu geben, spaltet man das entsprechende Sehnenscheidenfach in der Längsrichtung, besonders dann, wenn die Verletzung nahe dem Ligamentum carpi dorsale gelegen ist. Die postoperative Ruhigstellung erfolgt in Dorsalflexion der Handwurzel und der Fingergrundgelenke mit Hilfe einer volaren Gipsschiene für die Dauer von mindestens 3 Wochen. Die Nachbehandlung wird wie bei den Beugesehnenverletzungen vorgenommen.

Bei Vorliegen eines größeren Defektes an einer zu den Langfingern ziehenden Sehnen vereinigt man die Sehnenstümpfe einfach mit einer Nachbarsehne. Erstreckt sich der Defekt dagegen auf mehrere Sehnen, womit meist auch ein größerer Weichteilverlust verbunden ist, dann führt man zuerst den hautplastischen Ersatz und erst sekundär eine Defektüberbrückung mit freien Transplantaten durch. Diese Gesichtspunkte gelten auch für Verletzungen im Handwurzel- und Handrückenbereich.

Die Strecksehnenverletzungen im Bereich des Ligamentum carpi dorsale. Das Hauptaugenmerk bei der Behandlung von Strecksehnenverletzungen in diesem Bereich hat der Verhütung von Verwachsungen zu gelten, da die Sehnen in engen osteofibrösen Kanälen verlaufen. Die entsprechende Prophylaxe ist einfach und besteht in der Längsspaltung des betreffenden Sehnenscheidenfaches mit Entfernung der ligamentären Überdachung. Bezüglich der Nahtmethoden und der postoperativen Ruhigstellung wird auf die Ausführungen im vorhergehenden Abschnitt verwiesen.

Die Strecksehnenverletzungen am Handrücken. Die Versorgung der *Langfingerstrecksehnen* bietet bei günstigen Weichteilverhältnissen meist keine Schwierigkeiten. Die einfachen Methoden der End-zu-End-Naht sind hier völlig ausreichend. Bei proximaler Lokalisation der Sehnenverletzung sollte man das zugehörige Sehnenscheidenfach zumindest einkerben. Bei veralteten Sehnenverletzungen kommt entweder die versenkte End-zu-End-Naht der angefrischten Sehnenstümpfe, die freie Sehnentransplantation bei größeren Defekten oder aber die Transposition von funktionell weniger wichtigen Sehnen (z. B. M. extensor indicis proprius und extensor digiti minimi) in Frage. Die Sehnenstümpfe können u.U. auch mit intakten Nachbarsehnen vernäht werden.

Besondere Beachtung verdienen Verletzungen der *Daumenstrecksehnen* mit Ausnahme des M. extensor pollicis brevis, da sie zu einer wesentlichen funktionellen Beeinträchtigung im Bereich des wichtigsten Fingerstrahles führen. Ihre Versorgung, sei es in Form der primären oder sekundären Naht oder aber durch eine plastische Operation, ist daher in jedem Fall notwendig. Für die Naht der meist dicht am Ansatz verletzten Sehne des M. abductor pollicis longus empfiehlt sich am besten eine ausziehbare Drahtnaht. Ein Defekt läßt sich mit gutem Erfolg durch ein freies Transplantat überbrücken; die Funktion kann auch durch Transposition einer gesunden Sehne wiederhergestellt werden. Hierfür werden die Sehnen des M. extensor carpi radialis longus, des M. flecor carpi radialis oder aber des M. palmaris longus empfohlen.

Im Gegensatz zu Verletzungen des M. extensor pollicis brevis muß die Funktion des langen Daumenstreckers stets wiederhergestellt werden, da er zu den wichtigsten Sehnen an der Hand zählt. Die Durchtrennung dieser Sehne führt gewöhnlich zu einem vollständigen Streckverlust im Endgelenk, zu einem teilweisen Streckausfall im Grundgelenk und zur Unfähigkeit, den Daumenstrahl über die Handrückenebene zu heben. Der Streckausfall im Endgelenk macht sich besonders beim Fein- und Spitzgriff, wie er für bestimmte Berufsgruppen ja besonders wichtig ist, bemerkbar. Die Schädigung der Sehne begegnet uns einmal in Form der offenen traumatischen Durchtrennung, z. B. als Folge einer Beilhiebverletzung, zum anderen als spontane Ruptur nach einmaligem Trauma (typische Radiusfraktur, perilunäre Luxation, Handgelenksdistorsion, Kontusion des distalen Radiusendes) und nach chronischer Überlastung bei Kellnern, Holzschnitzern, Polierern usw.; man spricht dann von einer sog. Trommlerlähmung.

Die Behandlung der traumatischen Durchtrennung der langen Daumenstrecksehne ist relativ einfach und besteht in der Wiedervereinigung der Sehnenstümpfe mit Hilfe einer Schnürsenkelnaht. Hierzu muß das proximale Sehnenende, das sich auf Grund der großen Bewegungsamplitude sehr weit zurückzieht, meist von einer queren Incision knapp proximal des Ligamentum carpi dorsale, ulnar der Crista radii, aufgesucht werden. Dann führt man den Sehnenstumpf aber wegen der Verwachsungsgefahr nicht mehr durch das zugehörige dritte Strecksehnenfach, sondern mit Hilfe einer Führungssonde subcutan nach distal. Ein erneutes Zurückgleiten der Sehne verhindert wiederum eine senkrecht eingestochene Nadel. Nach Fertigstellung der Naht wird der Daumenstrahl in Entlastungsstellung der verletzten Sehne für insgesamt 3 Wochen ruhiggestellt und dann zur Übungsbehandlung freigegeben.

Die Resultate der geschilderten End-zu-End-Vereinigung der Daumenstrecksehne sind sowohl bei primärer wie auch sekundärer Durchführung der Naht recht erfolgreich, wenn man auf einen günstigen Wundverlauf und eine gute Einbettung der Sehne in subcutanes Fett achtet. Besteht ein wesentlicher Sehnendefekt, der primär vorhanden oder aber durch die notwendige Kürzung degenerierter Sehnenstümpfe aufgetreten ist, dann muß entweder ein entsprechend langes Sehnentransplantat zwischengeschaltet oder eine Sehnentransposition vorgenommen werden. Letztgenanntes Verfahren kommt besonders bei spontanen Rupturen und veralteten Verletzungen in Frage. Die Sehnenstümpfe weisen in diesen Fällen ausgedehnte degenerative Veränderungen auf und lassen nur noch ungenügende Exkursionen zu.

Zur Wiederherstellung der Funktion sind außer der beschriebenen Naht der Sehnenstümpfe mehrere Operationsverfahren erdacht und erprobt worden, von denen heute im wesentlichen 2 Methoden von Interesse sind. Es handelt sich dabei um die Verpflanzung der Sehne des M. extensor indicis proprius (FOERSTER, SCHLATTER, ZUR VERTH usw.) bzw. des M. extensor carpi radialis longus (SCHLATTER).

Beide Methoden haben Vor- und Nachteile. Als unbestrittener Vorteil der Transposition des Extensor indicis proprius gilt dessen Bewegungsamplitude, die mit 54 mm etwa der maximalen Exkursion der verletzten Sehne entspricht (58 mm). Dem steht als Nachteil eine gewöhnlich vorhandene Streckschwäche des Zeigefingers gegenüber.

Bei Verpflanzung des M. extensor carpi radialis longus wird hingegen eine Sehne ohne wesentlichen funktionellen Ausfall verwendet, während das postoperative Ergebnis im distalen Daumengelenk häufig die volle Endstreckung vermissen läßt. Dieser Mangel ist aber von geringer Bedeutung, weil es funktionell praktisch kaum auf die Möglichkeit einer maximalen Extension im Endgelenk ankommt.

Wir verwenden beide Methoden und geben bei den proximal gelegenen Verletzungen der Transposition des M. extensor carpi radialis longus den Vorzug, während bei Durchtrennung über und vor allem distal des ersten Intermetacarpalgelenkes die Zeigefingerstrecksehne bessere Dienste leistet.

Bei der *Transposition der Sehne des M. extensor carpi radialis longus* (Abb. 280) legt man sich zunächst den distalen Stumpf der langen Daumenstrecksehne frei, trennt dann den an der Basis des Os metacarpale II inserierenden radialen Handstellmuskeln ab und kerbt das Sehnenfach mit einem Scherenschlag möglichst weit ein. Die Sehnennaht erfolgt nach Überprüfung der Bewegungsamplitude des neuen Motors, und zwar bei etwas mehr als mittlerer Reservelänge.

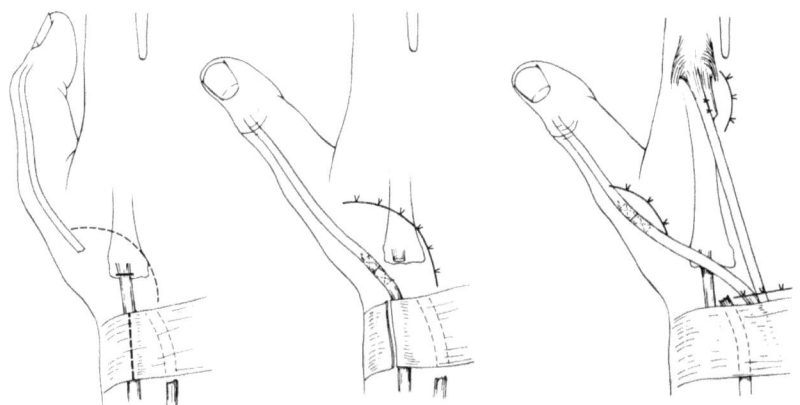

Abb. 280. Wiederherstellung der Funktion der langen Daumenstrecksehne durch Verpflanzung der Sehne des M. ext. carpi radialis longus oder des M. ext. indicis proprius (rechts)

Die Durchführung der Sehnennaht nach DYCHNO-BUNNELL kann man sich wiederum erleichtern, wenn man die Sehnenstümpfe durch senkrecht eingestochene Nadeln in der erforderlichen Stellung fixiert. Ruhigstellung und Nachbehandlung werden wie bei der primären Sehnennaht durchgeführt.

Da bei weiter distal gelegenen Verletzungen die Transposition des M. extensor carpi radialis longus nur bei gleichzeitiger Zwischenschaltung eines entsprechend langen Transplantates möglich wäre, führen wir in diesen Fällen eine *Verpflanzung der Sehne des M. extensor indicis proprius* (Abb. 280) durch. Diese Sehne wird von einem ulnar-konvexen Schnitt etwa 1 cm proximal des Grundgelenkes abgetrennt, wo sie ulnar und etwas tiefer als die Sehne des M. extensor digitorum communis gefunden wird. Den distalen Stumpf vernäht man sofort mit der eben erwähnten Sehne, um eine Torsion des Zeigefingers durch den einseitigen Zug der verbliebenen Sehne zu vermeiden. Den proximalen Stumpf des Extensor indicis proprius führt man dann am Handgelenk durch eine quere Incision heraus, legt hier eine Schnürsenkelnaht an und zieht ihn schließlich subcutan zum distalen Sehnenstumpf, wo die Naht vervollständigt wird.

Die Verletzung der Dorsalaponeurose über dem Grundgelenk. Da sie meist mit einer Eröffnung des Gelenkes einhergeht, muß die Wundversorgung mit großer Sorgfalt vorgenommen werden.

Seitlich gelegene Verletzungen der Streckaponeurose führen zunächst zu keiner Funktionsbehinderung; trotzdem ist ihre sofortige Versorgung und ausreichend lange Ruhigstellung empfehlenswert, da es später durch Abrutschen der einstrahlenden langen Strecksehne leicht zu einem partiellen Streckausfall kommen kann. Bei frischen Fällen genügt eine fortlaufende ausziehbare Drahtnaht, während bei älteren Verletzungen die reponierte Strecksehne durch eine Fascienschlinge retiniert werden muß.

Verletzungen des dorsomedianen Abschnittes der Streckaponeurose fallen sofort auf, da das Grundgelenk nicht mehr gestreckt werden kann. Für die operative Versorgung eignen sich bei günstigen Verhältnissen die ausziehbare Achter-

oder Einrollnaht (Abb. 232 u. 233). Lassen sich mit diesen Nähten die Wundränder nicht gleichzeitig schließen, dann ist es zweckmäßiger, die Sehnenstümpfe durch eine entlastende ausziehbare Drahtnaht einander zu nähern und die feine Adaptation mit 5–6 ×0 atraumatischer Seide vorzunehmen. Die ausziehbare Drahtnaht nach LENGEMANN hat sich uns hierfür bestens bewährt, ebenso bei entsprechenden Verletzungen über dem Mittelgelenk (Abb. 281). Die postoperative Ruhigstellung erfolgt in Extension für die Dauer von etwa 4 Wochen; das Nahtmaterial wird nach einer weiteren Woche entfernt.

Die Verletzungen der Dorsalaponeurose im Bereich des Grundgliedes. Auch sie lassen sich durch eine Achternaht meist gut versorgen, vorausgesetzt, daß die Hautwunde direkt über der Sehnenverletzung liegt. Besondere Beachtung ist der Versorgung der seitlichen Partien der Dorsalaponeurose zu widmen. Bestehen größere Hautdefekte, die plastisch gedeckt werden müssen, dann sollte die Sehnennaht sekundär durchgeführt werden. Besonders ungünstig sind in diesem Abschnitt die relativ häufigen Kreissägenverletzungen mit gleichzeitiger Knochenbeteiligung. Da die Sehnennahtstelle häufig mit der Unterlage verwächst, muß später eine Tendolyse durchgeführt werden. Hat die Verletzung auch noch zur Durchtrennung der Beugesehnen geführt, dann versorgt man primär nur den Knochen und bei guten Weichteilverhältnissen noch den Strecksehnenapparat.

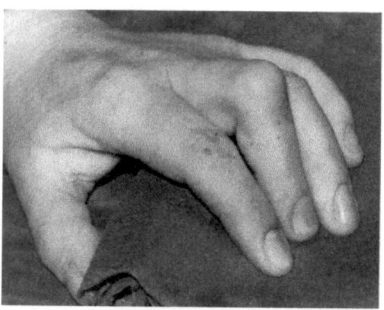

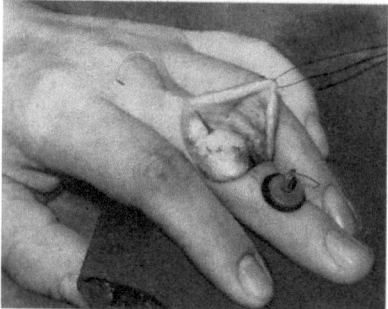

Abb. 281. Behandlung einer veralteten Ruptur des Tractus intermedius („Knopflochmechanismus") (oben) durch Entfernung des narbigen Gewebes und anschließende Sehnennaht nach LENGEMANN in Kombination mit feinsten atraumatischen Seidennähten (unten)

Da die Überbrückung von Sehnendefekten über dem Grundglied mittels freier Transplantate meist nicht zum gewünschten Erfolg führt, wird zur Wiederherstellung der Funktion die sog. Fowler-Plastik (s. unten) empfohlen.

Die Verletzungen der Dorsalaponeurose über dem Mittelgelenk. Die Streckaponeurose ist hier bei offenen Verletzungen entweder in Form der kompletten Durchtrennung oder aber der mehr oder minder isolierten Läsion ihres mittleren Zügels betroffen; letztgenannte Verletzung begegnet uns sehr häufig auch als geschlossene Form, infolge einer plötzlichen, gewaltsamen Beugung.

Für die Behandlung der offenen Strecksehnenverletzungen eignen sich entfernbare Achter- und Einrollnähte, falls Haut- und Sehnenwunde in einer Ebene liegen. Ansonsten haben wir gute Erfahrungen mit der Lengemann-Naht gemacht, die in den Tractus intermedius eingeflochten, dann durch dessen Ansatz gestochen und schließlich über der Mitte des Mittelgliedes herausgeführt wird, wobei die feinere Adaptation mit 5–6 ×0 atraumatischer Seide bewerkstelligt wird (vgl. Abb. 281).

Auch die geschlossenen Verletzungen des Tractus intermedius sollten möglichst umgehend operativ behandelt werden. Da sie zunächst häufig nur mit einem geringen Streckverlust einhergehen, bekommen wir aber gerade diese Verletzungen erst sehr viel später zu Gesicht, nämlich dann, wenn es nach sekundärer Durchtrennung des Ligamentum triangulare bereits zum typischen Knopflochphänomen gekommen ist. In dieser Zeit hat sich dann zwischen dem mittleren Sehnenzügel einerseits und dem Ansatz sowie den seitlichen Strecksehnenzügeln andererseits bereits reichlich funktionsuntüchtiger Sehnencallus gebildet, der bei der operativen Versorgung unter sorgfältiger Schonung der normalen anatomischen Strukturen entfernt werden muß; dabei wird das Mittelgelenk stets eröffnet. Die sekundäre Naht kann entweder wiederum mit Achternähten aus rostfreiem Stahl oder aber mit Hilfe einer Lengemann-Naht erfolgen, die sich gerade in diesen Fällen sehr gut verankern läßt (Abb. 281). Besondere Sorgfalt muß man den seitlich des Tractus intermedius gelegenen Einrissen bzw. der Entfernung der hier befindlichen Sehnennarbe schenken. Die postoperative Ruhigstellung erfolgt in Streckstellung des Grund- und Mittelgelenkes für die Dauer von 4—5 Wochen.

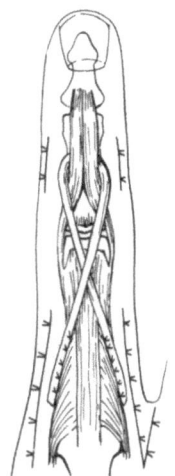

Abb. 282. Fowler-Plastik

Läßt sich der mittlere Strecksehnenzügel an seinem Ansatz nicht mehr verankern, wie z. B. bei Vorliegen eines Defektes, dann kann man zur Wiederherstellung der Streckfunktion aus den lateralen Zügeln zwei schmale längsverlaufende Streifen abspalten, die in der Medianen miteinander vernäht und für insgesamt 16 Tage ruhiggestellt werden. Hierüber hat HELLMANN neuerdings berichtet. Diese Methode scheint der früher vielfach geübten Technik, die seitlichen Strecksehnenzügel nach Durchtrennung ihrer Verankerungen einfach quer zu vernähen, überlegen zu sein. Vor allem bleibt nach der Abspaltung noch eine gute Streckwirkung der Seitenzüge auf das Endgelenk erhalten.

Bei Versagen der geschilderten Maßnahmen steht uns noch eine letzte Möglichkeit für die Wiederherstellung der Mittelgelenksstreckung zur Verfügung, nämlich die sog. Fowler-Plastik (Abb. 282). Sie wird von manchen Autoren (ISELIN, LAMESCH usw.) prinzipiell zur Behandlung veralteter Läsionen im Mittelgelenksbereich vorgeschlagen. Voraussetzung für diese Plastik sind gute Weichteilverhältnisse und eine freie passive Gelenkbeweglichkeit.

Bei dem Verfahren wird von 2 kurzen seitlichen Incisionen ein dünnes Sehnentransplantat zunächst bis zur Hälfte quer durch die Mitte des Mittelgliedes eingeführt, und zwar entweder zwischen Streckaponeurose und Knochen oder aber durch einen transossären Kanal. Dann zieht man jede Hälfte des Transplantates dorsal und subcutan in proximaler Richtung zur Gegenseite und vernäht sie hier bei Streckstellung des Mittelgelenkes und unter gehöriger Spannung mit dem Sehnenspiegel der Mm. interossei (Einzelknopfnaht oder entfernbare Drahtnaht). Hierzu legt man sich die seitliche proximale Grundgelenksregion durch einen triangelförmigen Schnitt frei. Die gekreuzte subcutane Tunnelierung wird von dieser Freilegungsstelle aus mit Hilfe von Sonden vorgenommen. Kommen die Mm. interossei aus irgendwelchen Gründen als Kraftspender nicht mehr in Frage, dann führt man die Enden des Sehnentransplantates zu beiden Seiten des Fingerstrahles in die Hohlhand ein und vernäht sie hier mit den Hälften der gespaltenen und vorher in typischer Weise abgetrennten oberflächlichen Beugesehne.

Die Verletzungen der Dorsalaponeurose im Bereich des Mittelgliedes. Der Strecksehnenapparat besteht hier aus den beiden zur Basis der Endphalanx ziehenden Seitenzügel. Aus diesem Grund verzichtet man bei Verletzung nur eines Seitenzügels auf eine Sehnennaht und begnügt sich mit der Glättung evtl. vorhandener ausgefranster Sehnenstümpfe, um deren Verwachsung möglichst zu vermeiden. Große Sorgfalt muß man bei diesen Verletzungen den Weichteilen widmen, um die für den späteren funktionellen Erfolg sehr wichtige Primärheilung zu erzielen.

Bei Verletzung beider Seitenzügel versorgen wir Sehnenstümpfe und Wunde mit einfachen ausziehbaren Drahtnähten und stellen anschließend den Fingerstrahl in völliger Entlastung des verletzten Streckapparates ruhig, also in Beugung des Grund- und Mittelgelenkes sowie maximaler Streckung des Endgelenkes, und zwar für die Dauer von etwa 4—5 Wochen.

Die Verletzung der Dorsalaponeurose über dem Endgelenk. Sie gehört zu den häufigsten Sehnenverletzungen überhaupt und weist häufig eine Knochenbeteiligung auf. Entsprechende Röntgenaufnahmen vor Beginn der Behandlung sind deshalb unerläßlich, ebenso wie bei den Abrißverletzungen der tiefen Beugesehnen.

Die *offene Verletzung* mit kompletter Durchtrennung versorgen wir bei glatten Wundverhältnissen mit einer feinen ausziehbaren Drahtnaht nach BUNNELL, die proximal der Nagelmatrix nach dorsal ausgestochen und an der Nagelspitze verknotet wird (Abb. 283). Hierzu muß ein Drahtende im distalen Bereich durch den Nagel gezogen werden. Zusätzlich empfiehlt sich noch eine Immobilisierung des Endgelenkes in Überstreckung durch eine temporäre Kirschnerdrahtarthrodese und die Ruhigstellung in einem Kompressionsverband bei gebeugtem Grund- und Mittelgelenk für die Dauer von 5 Wochen.

Bei ausgefranstem Sehnenende führt man lediglich die Wundversorgung mit anschließender temporärer Kirschnerdrahtarthrodese des Endgelenkes in maximaler Extension durch. Nach einer Ruhigstellung von etwa 4—5 Wochen kann sich häufig noch ein befriedigendes Ergebnis zeigen.

Bei gleichzeitiger Knochenbeteiligung führt man die ausziehbare Drahtnaht transossär nach volar und fixiert sie dann im Bereich der Fingerbeere. Die Naht nach LENGEMANN hat sich hierfür besonders bewährt, da der Widerhaken an dem kleinen Knochenfragment guten Halt findet (Abb. 283). Eine temporäre Arthrodese ist in diesen Fällen meist nicht notwendig. Die Ruhigstellung darf erst nach dem röntgenologisch gesicherten Eintritt der knöchernen Konsolidierung aufgehoben werden.

Die Behandlung der *frischen geschlossenen Strecksehnenzügelverletzung* im Endgelenkbereich führen wir routinemäßig mit einem modifizierten Mommsen-Gips (s. u.; Abb. 284) durch und haben damit durchweg gute Erfahrungen gemacht. Eine zusätzliche temporäre Arthrodese erübrigt sich in all den Fällen, bei denen man vor allem in der ersten Zeit die Verbandsanordnung laufend überprüfen kann. Dabei ist stets die Hyperextensionsstellung zu kontrollieren und evtl. durch Unterlegen kleiner Filzplättchen sowie durch Überkleben neuer Heftpflasterstreifen zu korrigieren. Die Verbandsanordnung bleibt durchschnittlich 4—5 Wochen liegen. Bei zu kräftigem Üben kann sich nach einigen Tagen erneut ein mehr oder minder großes Streckdefizit einstellen. Laufende Überwachung des Patienten bei Beginn der Übungsbehandlung ist

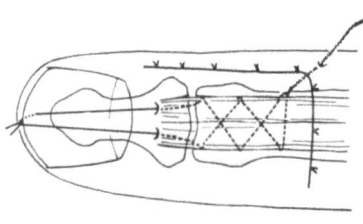
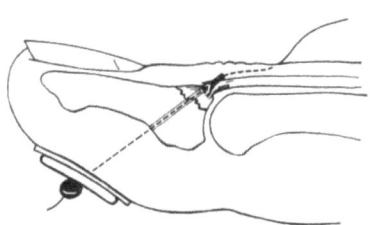

Abb. 283. Behandlung der offenen Strecksehnenverletzung ohne (oben: Ausziehdraht nach BUNNELL) und mit Knochenbeteiligung (unten: Lengemann-Naht)

daher unerläßlich, gegebenenfalls kann eine nochmalige vorübergehende Ruhigstellung des Fingerstrahles mit Gips oder einer sog. Wintersteinschiene notwendig werden.

Auf Grund muskelphysiologischer Studien des Fingerstreckapparates kommt es bei der Behandlung von frischen wie auch alten Strecksehnenverletzungen im Bereich der Fingerendgelenke darauf an, nicht nur die seitlichen, bis zur Basis des Endgliedes reichenden Sehnenzügel zu entspannen, sondern auch noch die Wirkung der Mm. interossei und die funktionelle Einheit „Lumbricalis — Profundus" auszuschalten. Dies wird nach MOMMSEN nur durch eine Ruhigstellung des überstreckten Endgliedes bei rechtwinkliger Beugung im Mittelgelenk und maximaler Flexion des Grundgliedes sowie leichter Volarflexion im Handgelenk erreicht. Zur Aufrechterhaltung dieser Stellung hat MOMMSEN eine Verbandsanordnung angegeben, die aus einer bis in Höhe der Mittelhandköpfchen reichenden dorsalen Gipsschiene besteht, die nur im Vorderarmbereich angewickelt wird, sowie aus einem in der Hohlhand isoliert liegenden, flachen Gipsklotz, auf dem das hyperextendierte Endgelenk mit Heftpflasterstreifen fixiert wird. In Abwandlung dieses Prinzips haben wir die beiden Gipsteile zu einem zirkulären Vorderarmgips vereinigt, um eine etwas strapazierfähigere Verbandsanordnung zu bekommen. Außerdem wurde auf die Einhaltung der leichten Handgelenksbeugung verzichtet, da sich diese Stellung vor allem bei älteren Patienten im Laufe der mehrwöchigen Behandlung funktionell ungünstig auswirken kann. Die Einzelheiten der Verbandsanordnung gehen aus Abb. 284 hervor. Eine ähnliche Verbandsanordnung hat auch FRANK angegeben.

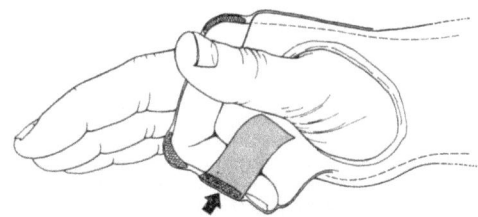

Abb. 284. Gipsverband zur Behandlung von Strecksehnenverletzungen im Bereich des Endgelenkes, in Anlehnung an MOMMSEN

Auf die Möglichkeiten einer operativen Behandlung der frischen geschlossenen Strecksehnenabrisse durch „intramedulläre Drahtfixierung" hat PRATT als erster 1951 aufmerksam gemacht. Neuerdings wird die alleinige temporäre Kirschnerdraht-Arthrodese des Endgelenkes in Überstreckung für die Dauer von 4—5 Wochen empfohlen (BLUM und AHRER). J. BÖHLER fixiert das Endgelenk für 5 Wochen mit 2 gekreuten Bohrdrähten.

Auch bei dem geschlossenen Strecksehnenabriß mit Knochenbeteiligung kann man eine konservative Behandlung versuchen. Dabei ist Voraussetzung, daß ein gut anmodellierter Gips unmittelbar nach der Verletzung angelegt werden kann

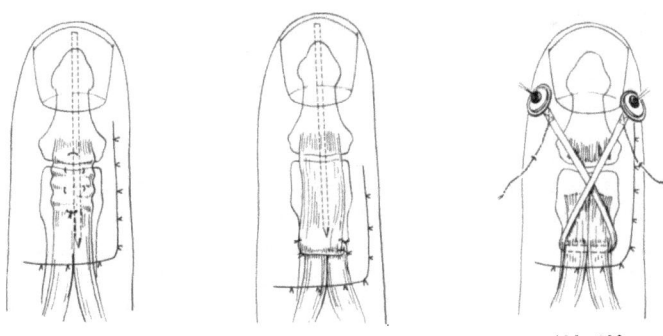

Abb. 285
Abb. 286

Abb. 285. Behandlung der veralteten Strecksehnenverletzung über dem Endgelenk durch Faltung nach PULVERTAFT (rechts) oder Raffnaht nach GEORG (links)

Abb. 286. Iselin-Plastik bei Strecksehnendefekten über dem Endgelenk

und die danach durchgeführte Röntgenkontrolle eine günstige Fragmentstellung zeigt. Häufig verhindern Weichteilschwellung, Interposition von kleinen Gewebsteilen und mehrere Tage alte Hämatome jedoch eine exakte Adaptation der Fragmente. In diesen Fällen sollte man sich sofort zur Operation entschließen. Für die operative Versorgung genügt eine ausziehbare Drahtnaht, die nach Säubern der Frakturflächen gelegt wird. Die erforderlichen Knochenkanäle bereitet man sich am zweckmäßigsten mit einem besonders dünnen Pfriem vor, um eine zusätzliche Verletzung, besonders des kleinen ausgerissenen Fragmentes beim Durchstechen der Drahtnadel zu vermeiden. Anschließend wird das Endgelenk in Entlastung des Strecksehnenapparates im Gips ruhiggestellt.

Auch mehrere Wochen *alte Verletzungen*, die oftmals eine entzündliche und druckempfindliche Weichteilschwellung über dem Endgelenk erkennen lassen, können mit dem Mommsen-Gips erfolgreich behandelt werden, wobei die Dauer der Ruhigstellung 4—6 Wochen betragen sollte. Versagt diese Methode und besteht weiterhin der Wunsch nach einer Korrektur, dann kann man von einem L-förmigen Hautschnitt aus den distalen Abschnitt der Dorsalaponeurose darstellen und nach PULVERTAFT durch Bildung einer Falte verkürzen (Abb. 285). Dem gleichen Zweck dient auch die Raffnaht von GEORG. Bei beiden Nahtmethoden wird das Endgelenk durch einen Kirschnerdraht temporär versteift und der Fingerstrahl wiederum im Gips für 4—5 Wochen ruhiggestellt.

Defekte der Dorsalaponeurose über dem Mittelglied und Endgelenk können durch die sog. Iselin-Plastik korrigiert werden (Abb. 286). Hierzu verwendet man einen dünnen Sehnenstreifen, der in der Mitte des Mittelgelenkes zwischen Dorsalaponeurose und Knochen eingeführt, über dem Endgelenk sich kreuzend, subcutan nach distal gezogen und hier zu beiden Seiten der Nagelbasis fixiert wird. Die Ruhigstellung soll durch temporäre Versteifung des Endgelenkes und durch Anlegen eines Gipsverbandes in Entlastungsstellung der Dorsalaponeurose erfolgen. Die Entfernung des ausziehbaren Nahtmaterials sowie des Bohrdrahtes nimmt man nach 4—5 Wochen vor.

Frakturen und Luxationen

Verletzungen der Clavicula und Scapula

Von W. Strik

Claviculafraktur

Als alleinige knöcherne Verbindung zwischen Arm und Thorax ist die Clavicula häufig Frakturen ausgesetzt. Die Angaben über den prozentualen Anteil des Schlüsselbeinbruches bei Knochenverletzungen schwanken zwischen 10 und 15% bei Erwachsenen, bei Kindern unter 5 Jahren liegt er um etwa 10% höher.

Nach dem *Entstehungsmechanismus* unterscheidet man indirekte und direkte Claviculafrakturen. Die ersteren überwiegen zahlenmäßig weit und kommen durch Sturz auf den ausgestreckten Arm oder die Schulter zustande. Durch Übertragung der Gewalteinwirkung vom Arm zum Rumpf durch das Schlüsselbein resultiert eine überhöhte Biegungsbelastung der S-förmigen Clavicula und führt zur Fraktur im mittleren, meist am Übergang zum acromialen Drittel. Bei der etwas selteneren Frakturlokalisation an der Grenze vom sternalen zum mittleren Drittel spielt eine Hypomochlionfunktion der ersten Rippe eine Rolle. Die direkten Claviculafrakturen sind durch Druck-, Schlag- oder Schußverletzungen bedingt, sie können aber auch durch abrupte Muskelkontraktion hervorgerufen werden.

An *klinischen Erscheinungen* ist oft eine Stufenbildung über der Frakturstelle erkennbar oder unter dem Frakturhämatom tastbar. Der Patient hält den Kopf, um eine Entspannung des M. sternocleidomastoideus zu erreichen, nach der kranken Seite geneigt. Die Schulter erscheint durch die fehlende Verstrebung, der Armschwere folgend, tieferstehend und durch Wirkung der Oberarmadductoren und Innenrotatoren nach ventral und medial verlagert. Der Arm wird vom Patienten in Innenrotation gehalten. Funktionseinschränkung, abnorme Beweglichkeit und deutliche Krepitation sind bei vollständigen Brüchen nachweisbar. Den Frakturverlauf zeigen Röntgenaufnahmen im anteroposterioren und axialen Strahlengang. Offene Frakturen sind ebenso wie doppelseitige selten.

Bei Schlüsselbeinbrüchen besteht meist eine je nach Lokalisation verschieden stark ausgeprägte Fehlstellung. Frakturen im mittleren Drittel zeigen eine charakteristische Dislokation des medialen Fragmentes nach cranial und dorsal, bedingt durch die Zugwirkung des M. sternocleidomastoideus (Abb. 287). Die Mm. pectoralis major und minor bewirken durch ihr Adduktionsvermögen eine Dislocatio ad longitudinem cum contractione, so daß sich das laterale Fragment unter das mediale schiebt. Gelegentlich findet sich auch ein als Biegungskeil anzusehendes intermediäres Fragment. Bei Frakturen im acromialen Drittel wird eine Dislokation nur dann festzustellen sein, wenn die Fraktur außerhalb der Ursprungsstelle des Ligamentum coracoclaviculare gelegen ist oder dieser Bandapparat zerstört ist. Frakturen im sternalen Drittel zeigen bei erhaltenem Ligamentum costoclaviculare keine Dislokation. Brüche außerhalb dieses Bandapparates lassen eine Verschiebung des lateralen Fragmentes nach caudal erkennen, dem Zug der Pars clavicularis musculi pectoralis majoris entsprechend. Durch Abwärtssinken des Schultergürtels kann das laterale Fragment durch die 1. Rippe nach oben gehebelt werden.

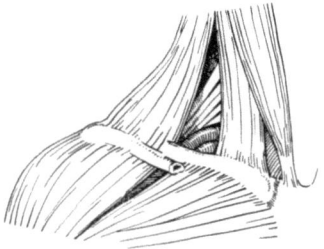

Abb. 287. Durch Muskelzug bedingte Dislokationsstellung bei der Claviculafraktur

Nebenverletzungen sind bei der Schlüsselbeinfraktur selten. Fragmentspitzen und -splitter gefährden die A. subclavia (evtl. Aneurysmenbildung) und den Plexus brachialis (auch als Spätfolge bei Callus luxurians). Außerdem muß im Zweifelsfall eine Verletzung der Pleurakuppel mit den Komplikationsmöglichkeiten wie Pneumothorax, Hautemphysem oder Hämatothorax ausgeschlossen werden.

Die Prognose der Claviculafraktur ist gut, der Bruch zeigt eine ausgezeichnete Heilungstendenz. Die Konsolidation erfolgt je nach Alter des Patienten in 2 bis 6 Wochen und die meisten Verletzten sind nach 4—8 Wochen wieder arbeitsfähig.

Über die *günstigste Behandlungsmethode* gehen die Ansichten weit auseinander. Die Mehrheit der Autoren befürwortet eine *konservative Therapie*, nur einzelne bevorzugen ein primär operatives Vorgehen. Dabei muß man jedoch erfahrungsgemäß ein erhöhtes Risiko durch verzögerte Callusbildung, gehäufte Pseudarthrosenbildung und die Gefahr einer gelegentlichen Wundinfektion in Kauf nehmen.

Die Reposition der Claviculafraktur läßt sich in Lokalanaesthesie durch Einspritzen von 20 ml 2%iger Novocainlösung in den Frakturbereich durchführen; man stemmt ein Knie zwischen die Schultern des sitzenden Patienten und zieht diese kräftig nach hinten und oben. Dadurch wird das laterale Fragment in die Richtung des medialen gebracht. Erforderlichenfalls muß zusätzlich ein Druck auf die gut tastbaren Fragmente ausgeübt werden. Eine stärkere Verkürzung im Bruchbereich kann man korrigieren, indem man eine Faust in die Achselhöhle einlegt und durch Adduktion des Oberarmes über dieses Hypomochlion die Dislokation beseitigt.

Die Schwierigkeit der konservativen Behandlung beginnt mit der Fixation der reponierten Fraktur. Zur Meisterung dieses Problems sind nach einer Zusammenstellung bis zum Jahre 1935 bereits über 160 Verbände angegeben worden, eine Vielzahl, die auf die mehr oder weniger große Unvollkommenheit der einzelnen Methoden schließen läßt. Es ist daher weiter nicht verwunderlich, daß einzelne Autoren, wie MAGNUS (1936), empfahlen, Schlüsselbeinbrüche ohne Verbände zu behandeln, für 2—3 Tage durch eine Mitella zu entlasten und anschließend aktive Bewegungsübungen durchführen zu lassen. Bei den meisten Claviculafrakturen ohne starke Dislokation wie auch bei den Grünholzfrakturen der Kinder erwies es sich am zweckmäßigsten, keinen Retentionsverband anzulegen. Es genügt, den

Arm für 2—4 Tage in einer Schlinge tragen und nachts nach Einlegen eines zusammengefalteten Tuches in die Achselhöhle durch einen Verband am Thorax fixieren zu lassen. Gleichzeitig sollte man mit einer sofortigen Übungsbehandlung beginnen.

Als gebräuchlichste *Retentionsverbände* sind zu nennen: der Rucksackverband, die Schlüsselbeinschiene nach SCHUPPLER, die Böhlersche Schlüsselbeinschiene, der Extensionsverband nach BARDENHEUER, adduzierende Verbände nach VELPEAU oder DESAULT. — Schließlich schlagen einige Autoren auch eine Drahtextension durch das Acromion vor.

Bei operativem Vorgehen stehen verschiedene Wege der *Osteosynthese* zur Verfügung, die je nach Art der Fraktur zur Anwendung kommen. Die einfache Drahtcerclage oder Drahtnaht hat ebenso wie die Kirschner-Drahtung den Nachteil der geringen Stabilität; die in den Markraum eingebrachten Kirschnerdrähte haben außerdem die Neigung zu wandern. Um dies zu verhindern, wurde eine rechtwinklige Abbiegung des Drahtendes oder die Verwendung von Gewindedrähten vorgeschlagen. Andere Osteosyntheseverfahren sind die Anlagerung und Verschraubung einer Metallplatte oder die Überbrückung und Schienung der Fraktur durch Anlegen eines Knochenspanes mit zusätzlicher Drahtumschlingung. Die Nagelung stellt eine weitere Möglichkeit dar.

Bei frischen Claviculafrakturen versuchen wir an unserer Klinik zunächst immer eine Ausheilung mit konservativen Mitteln zu erreichen. Zu einer primären Nagelung haben wir uns bisher nicht entschließen können. Nach Reposition wird ein Rucksackverband angelegt, dessen guter Sitz in der Ambulanz täglich kontrolliert wird. Der Patient soll tagsüber keine Bettruhe einhalten, da durch die Lagerung im Bett eine schlechte Frakturstellung herbeigeführt wird. Die Indikation zum operativen Vorgehen erwägen wir: 1. bei ungünstiger Stellung der Fragmente trotz konservativer Therapie, 2. bei Gefäß- oder Nervenschädigung durch Fragmente oder Callusdruck, 3. bei einem Repositionshindernis infolge Weichteilinterposition, 4. bei Pseudarthrosenbildung. Als relative Indikationen gelten manche Trümmerfrakturen, unruhige, bewußtlose Patienten, bei denen die Gefahr einer Gefäß- oder Nervenverletzung durch Fragmentstücke gegeben ist, doppelseitige Claviculafrakturen bei pathologischem Lungenbefund sowie kosmetisch und funktionell unbefriedigende Ergebnisse.

Zur Osteosynthese der Claviculafraktur bevorzugen wir die *Nagelung mittels Rush-pin* (Abb. 288).

Über der Frakturstelle wird eine 4—6 cm lange Hautincision angelegt, die zur Erzielung eines guten kosmetischen Ergebnisses nicht im Verlauf der Claviculaachse, sondern in Richtung der Hautspaltlinien verlaufen soll. Anschließend werden die Frakturenden subperiostal auf möglichst kurzer Strecke freigelegt. Das Periost an den Fragmenten ist sorgfältig zu schonen. Ausgesprengte Fragmente werden möglichst im Verband mit den umgebenden Weichteilen belassen und reponiert. Anschließend wird das sternale Fragment medial nach Anlegen eines 1 cm langen Hautschnittes senkrecht zur Markhöhle mit einer Ahle angebohrt; nach Erreichen des Markraumes wird die Ahle um 90° gekippt und in Richtung der Claviculaachse nach lateral vorgeschoben. Auf diese Weise kann man die Einschlagstelle des Nagels genau bestimmen, was beim Aufbohren von der Frakturstelle aus nach medial nicht möglich ist. Nach genauer Reposition führt man die Ahle weiter in den Markraum des acromialen Fragmentes und durchbohrt auch evtl. dessen Corticalis. Sodann wird ein Rushnagel von 2,3—3,1 mm Durchmesser und mindestens 8 cm Länge eingeschlagen. Die Nageldicke sollte stets dem Durchmesser der Reibahle entsprechen.

Eine Schränkung des Nagels darf auf keinen Fall vorgenommen werden, da durch die S-förmig verlaufende Markhöhle der Clavicula bereits eine Dreipunktefixation erreicht wird. Im allgemeinen erübrigt sich eine postoperative Ruhigstellung. Gegebenenfalls empfiehlt sich eine Lagerung des Armes auf einer Abduktionsschiene für 1—2 Wochen. Je nach Grad der erzielten Frakturstabilität kann unmittelbar postoperativ oder aber erst nach einigen Tagen bei noch auf der Schiene fixiertem Oberarm mit Rotationsbewegungen im Schultergelenk begonnen werden.

Bei Splitterbrüchen der Clavicula kann ein drastisches Vorgehen notwendig werden. Zur Überbrückung des Defektes läßt sich ein röhrenförmiges Knochen-

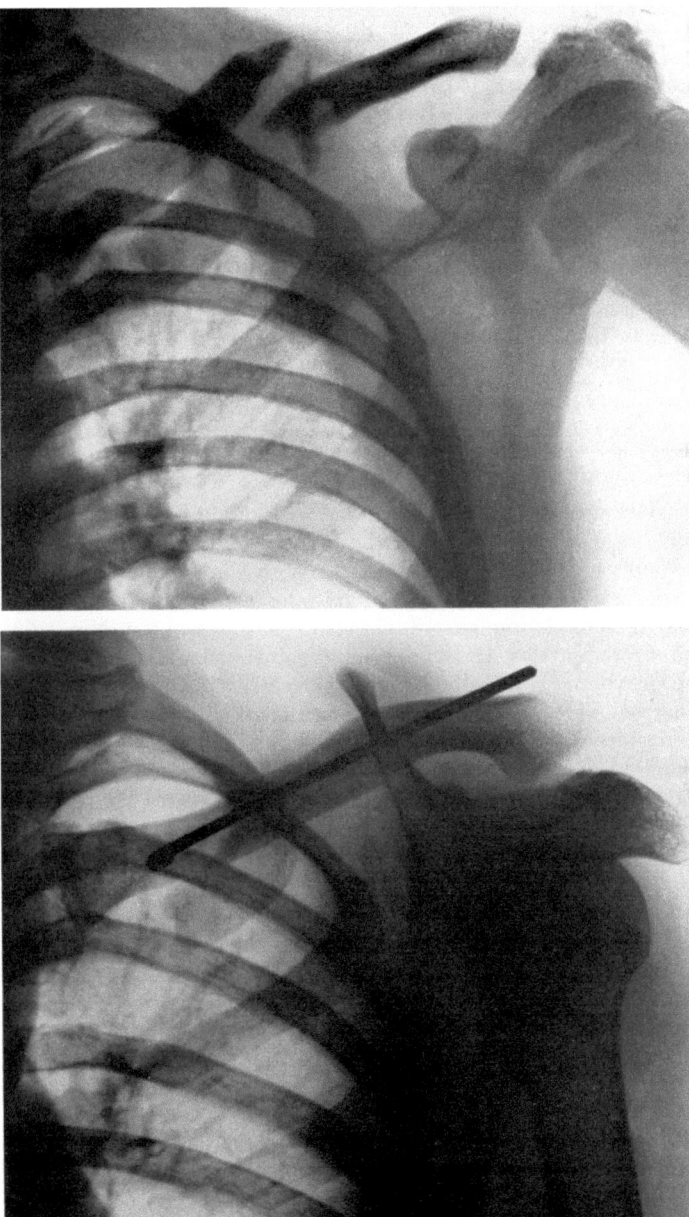

Abb. 288. Oben: Claviculafraktur. Unten: Zustand nach Osteosynthese durch Rush-pin

transplantat aus der Fibula verwenden. Der enge Markraum derselben muß aufgebohrt werden. Durch Auffädelung des Transplantates auf einen Marknagel läßt sich eine relativ stabile Osteosynthese schaffen. Anstelle des Fibulatransplantates kann auch ein Rippenstück Verwendung finden.

Pseudarthrosen bedürfen, soweit sie fibrös verheilt sind und keine Beschwerden verursachen, keiner besonderen Behandlung. Bei Beschwerden und Funktionseinschränkung ist dagegen ein operatives Vorgehen zu erwägen. Nach Anfrischung des Pseudarthrosenspaltes kommt die Fixation durch einen intramedullären Kirschnerdraht, Drahtcerclagen, Spananlagerung nach LEXER, evtl. mit intramedullärer Schienung, und bei Defektpseudarthrosen die Einpflanzung eines Fibulatransplantates in Frage. Wir haben auch bei Pseudarthrosen mit der Rushnagelung gute Erfahrungen gemacht, falls es notwendig erschien, in Verbindung mit einer Spananlagerung.

Die Verletzungen des Sternoclaviculargelenkes

Von den beiden Gelenken des Schlüsselbeines ist das Sternoclaviculargelenk das funktionell wichtigere. Durch Einlagerung eines Discus articularis erlangt es eine Bewegungsfreiheit in 3 Ebenen. Die Kapsel ist ausgesprochen schlaff und wird durch Bänder verstärkt. Auf der Ventralseite liegt ein kräftiges Ligamentum sternoclaviculare ventrale, auf der Rückseite ein noch deutlicher ausgebildetes Ligamentum sternoclaviculare dorsale, die übertriebene Rück- und Vorwärtsbewegungen des Schlüsselbeines hemmen. Zwischen den beiden Schlüsselbeinköpfchen spannt sich über die Incisura jugularis hinweg das Ligamentum interclaviculare. Es hemmt die Senkung des Schlüsselbeines. Das Ligamentum costoclaviculare zwischen der 1. Rippe samt Knorpel und dem Schlüsselbein bremst vor allem übertriebenes Heben, daneben auch Vor- und Rückführen des Schlüsselbeines.

Durch stärkere direkt oder indirekt einwirkende Traumen kann es zu einer Zerreißung des Kapselbandapparates und zur Luxation des Sternoclaviculargelenkes kommen. Je nach Lage des sternalen Claviculaendes resultiert daraus eine Luxatio praesternalis, suprasternalis oder retrosternalis. Die Kapselbänder sind so kräftig, daß sie nur ausnahmsweise zerrissen werden. Nur 1,5% aller Verrenkungen betreffen das Brustbein-Schlüsselbeingelenk. Der Discus articularis hängt mehr mit dem Schlüsselbein als mit dem Brustbeinausschnitt zusammen und bleibt daher bei Verrenkungen stets am Schlüsselbeinkopf. Am häufigsten ist die Luxatio praesternalis, die meist durch Abhebelung der Clavicula über die 1. Rippe bei weit nach hinten gedrückter Schulter entsteht und von keinen Nebenerscheinungen begleitet ist. Bei der Verrenkung cranialwärts ist der Schlüsselbeinkopf in der Fossa jugularis oder in der Fossa supraclavicularis minor zu fühlen und kann auf Kehlkopf, Luftröhre oder Nervus vagus drücken (Atemnot bzw. Stimmstörung). Besonders verhängnisvoll kann die Luxatio retrosternalis sein, da sie Schädigung an in der Nähe gelegenen Gefäßen und Nerven, der Trachea und dem Oesophagus verursachen kann. Das klinische Bild der sternalen Schlüsselbeinverrenkung ist eindeutig; die Abklärung gegenüber einer sternumnahen Fraktur bringt eine Röntgenaufnahme.

Die *Reposition* der Luxatio supra- und praesternalis gelingt unter Druck auf das sternale Claviculaende unter gleichzeitigem Zug der Schulter nach hinten und oben oder durch Adduktion des Oberarmes über die in die Axilla eingelegte Faust. Die Reposition der Luxatio retrosternalis gelingt ebenfalls oft durch Zug der Schulter nach hinten und oben. Falls dies erfolglos ist, muß von einem kleinen Schnitt aus durch Anziehen mit einem Knochenhaken die Einrenkung blutig erfolgen.

Die weitere konservative Behandlung ist in Ermangelung eines zuverlässig ruhigstellenden Verbandes schwierig. Die Fixation mit Schlüsselbeinschienen kann versucht werden.

NOCKEMANN empfiehlt die Beschwerung des Gelenkes durch einen Sandsack bei gleichzeitiger Ruhigstellung des Oberarmes in Adduktionsstellung. PIERER schlug bei der Luxatio retrosternalis eine 4wöchige Extension an einer Drahtumschlingung am mittleren Claviculaende vor; die Belastung soll etwa 280 g betragen.

Der Erfolg der konservativen Behandlung wird immer von dem Ausmaß der Bandzerreißungen abhängen. Bestehen nach einer konservativen Behandlung eine stärkere Subluxations- oder Luxationsstellung, die Beschwerden bereitet, wird ein *operatives Vorgehen* nicht zu umgehen sein. Nach Darstellung des Gelenkes sollte ein traumatisch geschädigter Discus articularis entfernt werden. Anschließend kann die Kapsel mit Raffnähten eng um das Gelenk geschlossen werden. Nach der Kapselnaht ist die Drahtnaht die einfachste Methode.

BRAUN fixierte mit Hilfe eines Drahtnagels das innere Schlüsselbeinende, während STEINMANN percutan einen Bolzen durch das Schlüsselbein in das Brustbein einschlug. Bei schweren Bandzerreißungen wird eine Fascienplastik erforderlich. Die Methode nach MARXER, eine einfache Durchschlingung des sternalen und clavicularen Gelenkanteiles mit einer Fascienrolle, ist nur bei leichteren Fällen anzuwenden. Bei einer Operation ist besonders darauf zu achten, die Gelenkflächen durch die Plastik kongruent gegenüberzustellen und zusätzlich durch besondere Schlingenführung der Fascienrolle einen Druck auf die Clavicula auszuüben, um deren Reluxationstendenz nach oben entgegenzuwirken. Diese Forderung erfüllt die Operationsmethode von BUNNELL, wobei durch einen Fascienstreifen Clavicula, Sternum und 1. Rippe aneinander fixiert werden. SPEED fesselt die luxierte Clavicula mit zwei Fascienstreifen an die 1. Rippe. Zur Fixierung des luxierten Sternoclaviculargelenkes wurden auch Muskelplastiken angegeben, z. B. das Verfahren nach MEYER, der aus der Pars sternalis und clavicularis des M. sternocleidomastoideus benachbarte Muskelbündel am Ansatz abtrennte, abspaltete und miteinander und am M. pectoralis major vernähte. Nach WITT und COTTA kann bei traumatischer Zerstörung des Capitulum claviculae das Köpfchen durch eine Teilresektion plastisch neu geformt werden. Durch Einlegen eines Fascientransplantates im Sinne einer Arthroplastik und durch die Fascienplastik nach BUNNELL wird eine neue Sicherung des Schlüsselbeines bei Erhaltung der Beweglichkeit durchgeführt. Bei chronischen Beschwerden kommt schließlich die Arthrodese in Frage: ein aus der Clavicula entnommener Span wird über das Gelenk in den Markraum des Sternums vorgeschoben und evtl. durch eine Drahtumschlingung im Bereich der Clavicula fixiert.

Die Verletzungen des Acromioclaviculargelenkes

Wie das Sternoclaviculargelenk gewährt auch das Acromioclaviculargelenk drei Grade der Bewegungsfreiheiten; die schwach eiförmig gekrümmten Gelenkflächen stimmen nur mangelhaft überein. Das Gelenk erlangt seine Beweglichkeit durch faserknorpelige Gelenkauflagen, die teilweise oder auch ganz zu einem Discus articularis ausgestaltet sein können. An Verstärkungsbändern sind die Ligamenta acromio-claviculare craniale et caudale sowie das Ligamentum coracoacromiale, das aus einer Pars conoidea und einer Pars trapezoidea besteht, zu erwähnen.

Das Verhältnis der sternalen zur acromialen Schlüsselbeinluxation beträgt etwa 1:5. Verrenkungen dieses Gelenkes treten klinisch als *Luxatio claviculae supra- und infraacromialis* in Erscheinung. Von praktischer Bedeutung ist hiervon die erstere, da sie die weitaus häufigere Luxationsform ist. Die Diagnose ist leicht zu stellen, es ist meist ein deutliches „Klaviertastenphänomen" nachzuweisen. Eine Röntgenaufnahme bringt die Abklärung gegenüber gelenknahen Frakturen. Die Reposition der frischen Luxation gelingt meist ohne Schwierigkeiten. Zur Ruhigstellung des Gelenkes werden verschiedene Verbände empfohlen, so der Rucksackverband, der Desault- oder ein Heftpflasterverband, wobei 120 cm lange Heftpflasterstreifen schlingenförmig um den rechtwinklig gebeugten Ellenbogen laufen und über der Claviculamitte unter Druck gekreuzt werden. Dadurch wird das acromiale Claviculaende niedergedrückt und reponiert. Natürlich kann man auch eine Schlüsselbeinschiene oder eine Thoraxabduktionsschiene anlegen, wichtig ist, daß man den guten Sitz des Verbandes häufig kontrolliert.

Bei veralteten Subluxationsstellungen und totalen Luxationen ist ein *operatives Vorgehen* angezeigt. Je nach Schwere der Bandzerreißungen muß man unter den zahlreich angegebenen Methoden wählen.

Bei leichteren Fällen genügt die Festigung des Acromioclaviculargelenkes nach MITCHELL. Der Faden oder Draht wird U-förmig durch 2 Bohrlöcher von oben her durch das laterale Claviculaende, von unten her durch 2 Bohrkanäle durch das Acromion geführt und auf diesem verknüpft. STEINMANN schlug percutan einen Nagel unter das Acromion in das Schlüsselbein, andere Autoren bohren einen Kirschnerdraht percutan vom Acromion her durch das reponierte Gelenk in die Clavicula. Um ein Wandern des Drahtes zu verhindern, wird er am acromialen Ende um 90° abgebogen und unter die Haut versenkt. SCHWIER gibt eine Gewindestiftosteosynthese an; dabei wird ein Gewindestift durch das Acromion in die Clavicula gelegt und an beiden Enden verschraubt. Die Methoden zur Wiederherstellung der Ligamenta coracoclavicularia gehen auf DELBET und CARAVAN zurück. DELBET legte einen Silberdraht um den Rabenschnabelfortsatz und führte ihn nach Überkreuzung durch 2 Bohrlöcher am Schlüsselbein, wo er subperiostal verknotet wurde. Die einfache Drahtumschlingung zwischen Processus coracoides und der Clavicula hat sich an unserer Klinik wiederholt bewährt (Abb. 289). VARGAS spaltet vom M. coracobrachialis einen Sehnenstreifen

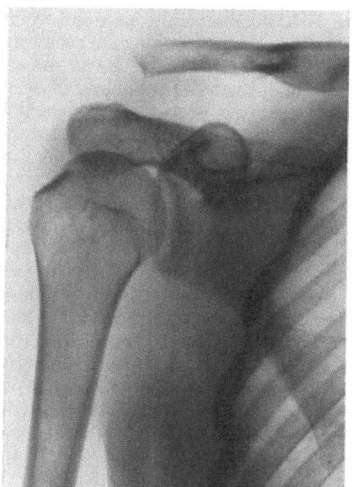
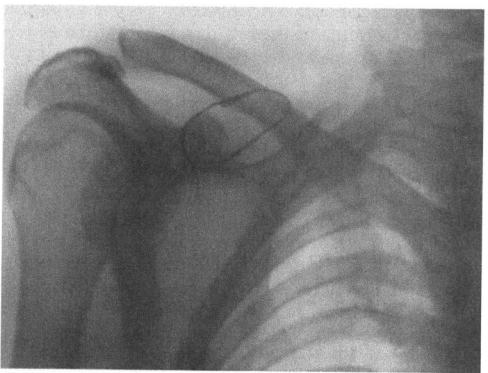

Abb. 289. Links: Luxation im Acromioclaviculargelenk rechts. Rechts: Zustand nach Fixation durch Drahtschlinge zwischen Proc. coracoides und Clavicula

ab, dessen Ansatz am Processus coracoides belassen wird. Das freie Ende wird schlingenförmig durch ein Bohrloch in der Clavicula geführt und vernäht. BOSWORTH bohrt eine Schraube von der Clavicula in den Processus coracoides, wobei die Schraube in dessen Corticalis gut fassen muß. Bei der Fascienplastik nach BUNNELL, die bei schweren Luxationsstellungen Anwendung findet, werden Acromion, laterales Claviculaende und Processus coracoides durch eine Fascienrolle verbunden. WITT zieht durch 2 Bohrlöcher in Acromion und Clavicula eine Fascienrolle, vernäht sie in sich selbst und schlingt nach Entfaltung der Rolle am freien Ende den Fascienstreifen breitflächig um das ganze Gelenk.

Bei schweren durch eine Arthrosis deformans verursachten Schmerzzuständen muß man die Arthrodese erwägen. Nach Resektion des Gelenkes wird zur Fixation der Clavicula vom Acromion her ein Kirschnerdraht eingebohrt und in die Resektionslücke ein aus der Darmbeinschaufel entnommener Spongiosablock eingebolzt.

Nach operativen Maßnahmen am Acromioclaviculargelenk empfiehlt sich allgemein eine Ruhigstellung im Thoraxabduktionsgips für die Dauer von 4 bis 6 Wochen.

Scapulafrakturen

Die Schulterblattbrüche gehören zu den seltenen Frakturen, ihr Anteil an der Gesamtzahl der Knochenbrüche liegt bei 1%. Frakturen im Bereich des Schulterblattkörpers sind von denen des Scapulahalses, der Gelenkpfanne, des Acromions und des Processus coracoides zu unterscheiden.

Die *Frakturen des Corpus scapulae* entstehen meist durch direkte Gewalteinwirkung, können aber auch durch Muskelkontraktion, z. B. bei Starkstromverletzungen, verursacht sein. Je nach Schwere des Traumas liegen Fissuren, Längs-, Quer- oder Splitterbrüche vor (Abb. 290).

An *Symptomen* ist immer eine Druckschmerzhaftigkeit und Bewegungseinschränkung festzustellen. Bei Palpation läßt sich manchmal ein Krepitieren wahrnehmen. Zuweilen bildet sich eine typische Schwellung durch das Frakturhämatom aus. Im Zweifelsfall wird auch hier eine Röntgenaufnahme Klarheit über das Vorliegen einer Fraktur bringen. Bei Splitterfrakturen sind Nebenverletzungen der Thoraxwand und der Lunge möglich.

Therapeutisch genügt im allgemeinen bei den Frakturen des Corpus und der Spina scapulae mit und ohne Dislokation das Anlegen einer Armschlinge mit sofortigem Beginn einer Übungsbehandlung zur Mobilerhaltung des Schultergelenkes. Nur bei schweren Knochenzertrümmerungen ist ein Abduktionsgips für 14 Tage notwendig. Bei stark dislozierten Längs- und Querbrüchen des Körpers kann bei starkem Funktionsausfall in seltenen Fällen auch eine Drahtnaht angezeigt sein.

Wichtig sind die *Collumfrakturen*, die durch Sturz auf den Arm entstehen. In vielen Fällen besteht eine typische Dislokation, die zu Verwechslungen mit einer Schultergelenksluxation Anlaß geben kann. Durch die Armschwere und Muskelzug ist das periphere Fragment nach unten, innen und vorn verschoben. Die Schulter wird abgeflacht, das Acromion springt vor, der Arm erscheint verlängert. Bei Repositionsversuchen ist oft deutliches Krepitieren fühlbar. Röntgenaufnahmen ermöglichen eine genaue Diagnose und den Ausschluß einer Oberarmkopffraktur oder Schulterluxation.

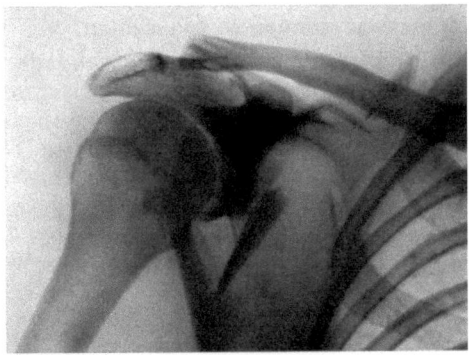
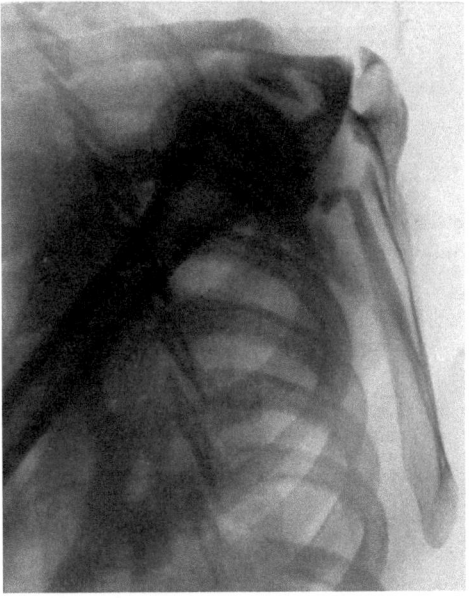

Abb. 290. Oben: Trümmerfraktur der Scapula im ap-Strahlengang. Unten: Gleiche Fraktur im axialen Strahlengang

Die *Frakturen des Schulterblatthalses* mit Dislokation werden nach Reposition auf einer Abduktionsschiene im Winkel von 90° gelagert, wobei ein caudales Abrutschen des peripheren Fragmentes durch zuverlässige Fixierung vermieden werden soll. Die Schiene wird für 4 Wochen belassen. Mit Bewegungsübungen der Hand und des Ellenbogens kann sofort begonnen werden. Von der 3. Woche an wird das Schultergelenk in steigendem Maße in die Übungsbehandlung einbezogen. Bei Einstauchung der Frakturenden ohne Dislokation genügt nach einer 4tägigen Ruhigstellung des Armes in einer Mitella eine funktionelle Behandlung.

Frakturen des Pfannenrandes, wie sie bei Schulterluxationen vorkommen, sind symptomarm und können rein funktionell behandelt werden. Bestehen aber ausgedehntere Brüche der Gelenkpfanne, dann sollte eine Abduktionsschiene angelegt werden, die das Gelenk in Mittelstellung fixiert. Eine Reposition erübrigt sich, da die Fragmente sich selbständig einstellen. Die *Acromionfrakturen* sind durch direkte Gewalteinwirkung, seltener indirekt durch Sturz auf den Ellenbogen oder durch Muskelzug verursacht. Bei Jugendlichen ist öfters auch eine Epiphysentrennung zu beobachten.

Abrißfrakturen des Processus coracoides kommen isoliert in nur 5% der Scapulafrakturen vor, oft sind sie mit Oberarmluxationen, Clavicula- und Acromionfrakturen vergesellschaftet. Durch Muskelzug des kurzen Bicepskopfes kann es zur Dislokation des Frakturendes kommen. Die für das Acromion und den Processus coracoides angegebenen Repositions- und Fixationsmethoden sind unbefriedigend. Man begnügt sich mit der Verordnung einer Armschlinge für 3 Wochen und sofortigem Beginn einer Übungsbehandlung, die die freie Beweglichkeit des Schultergelenkes zum Ziel hat. Falls wegen einer stärkeren Dislokation der Fragmente eine Osteosynthese notwendig wird, ist die Verwendung einer Drahtnaht, eines Kirschnerdrahtes, eines Nagels oder einer Schraube möglich.

Verletzungen des Schultergelenkes und des Oberarmschaftes

Von H.-H. Teichmann

Verrenkungen im Schultergelenk

Die Luxatio humeri ist die häufigste Verletzung des Schultergelenkes und gleichzeitig mit etwa 45—50% Vorkommen die am meisten auftretende Form aller Verrenkungen. Es ist dies eine Folge der nach allen Seiten hin freien Beweglichkeit

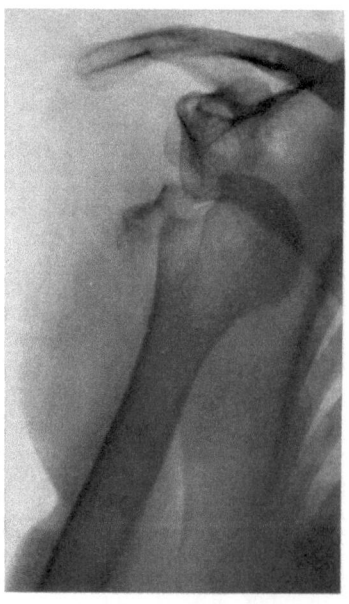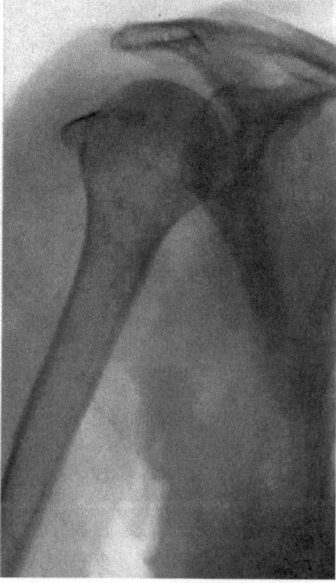

Abb. 291. Links: Schulterluxation mit Abriß des Tuberculum majus. Rechts: Zustand nach Reposition

des Gelenkes, bei welchem der Oberarmkopf einer etwa 3—4mal kleineren Gelenkpfanne gegenübersteht, der Hebelwirkung des langen Oberarmknochens, der Schlaffheit der Gelenkkapsel sowie der exponierten Lage des Schultergelenkes.

Die Verletzung betrifft am häufigsten den mittleren Lebensabschnitt zwischen dem 20. und 50. Jahr. Während es bei Kindern häufiger zu einer Epiphysenlösung kommt, wird das gleiche Trauma im Greisenalter eher zu einer Fraktur des spröden Knochens führen.

In der Regel kommt es durch indirekte Gewalteinwirkung, wie etwa beim Abstützmechanismus, zur Luxation, welche erst durch ein Einreißen der Gelenkkapsel möglich wird. Hierbei kann es zu schweren Verletzungen der am Oberarmkopf inserierenden Muskeln, welche gleichzeitig die Kapsel verstärken und spannen, um sie vor Einklemmungen zu schützen, kommen. Es sind dies die Mm. supra spinam, infra spinam, teres minor und subscapularis. Eine weitere relativ häufige Begleitverletzung ist der Abriß des Tuberculum maius (Abb. 291) der Ansatzstelle der Mm. supra et infra spinam sowie eines Teiles des M. teres minor. Abrisse des Tuberculum minus werden etwa nur in 2% der Fälle beobachtet. Seltener wird bei der Verrenkung der N. axillaris durch Dehnung geschädigt; Zerreißungen des Nerven kommen nur ausnahmsweise vor. In der Folge tritt eine Lähmung des M. deltoideus auf, die jedoch eine gute Rückbildungstendenz aufweist. Schließlich kann die A. brachialis mitverletzt werden. Eine sorgfältige Abklärung des vorliegenden Befundes vor der Reposition wegen etwaiger Durchblutungsstörungen

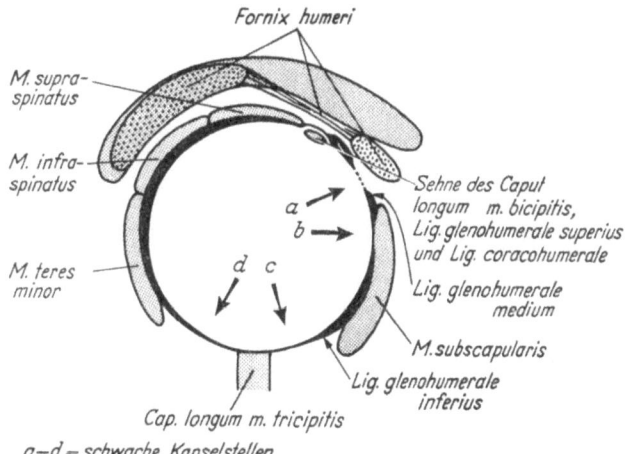

Abb. 292. Häufigste Austrittsrichtungen des Oberarmkopfes aus der Gelenkpfanne

oder Nervenausfälle ist notwendig, nicht zuletzt im Hinblick auf evtl. spätere Regreßansprüche. Eine extreme Ausnahme stellt die komplizierte Luxation dar.

Die *verschiedenen Luxationsformen* ergeben sich aus den anatomischen Verhältnissen, die an der Gelenkkapsel mehrere besonders schwache Stellen erkennen lassen (Abb. 292). In herkömmlicher Weise unterscheidet man je nach der Stellung des aus der Gelenkpfanne ausgetretenen Oberarmkopfes die folgenden Hauptformen der Schulterluxation: *Luxatio subcoracoidea* (L. praeglenoidalis), *Luxatio axillaris* (L. infraglenoidalis) mit der Sonderform der *Luxatio erecta* und die *Luxatio infraspinata* (L. retroglenoidalis) (Abb. 293).

Die Verrenkungen nach unten und vorn, bzw. innen, treten am häufigsten auf. Allein die *Luxatio subcoracoidea* macht über 90% aller Luxationstypen aus. Der

Oberarmkopf wird hierbei besonders durch die Spannung der Gelenkkapsel und des Lig. coracohumerale in seiner pathologischen Stellung fixiert. Die vom Schulterblatt zum Tuberculum maius ziehenden Auswärtsroller, die Mm. supra et infra spinam und teres minor, liegen stark gespannt über der leeren Gelenkpfanne und haben, wenn es nicht zu einer Muskelzerreißung gekommen ist, einen Abriß des Tuberculum maius verursacht. Das klinische Bild zeigt eine Abflachung der Schulterwölbung. Der Arm steht abduziert. Die verlängerte Achse des Humerus führt innen an der Gelenkfläche vorbei; der Arm hängt in dieser Stellung am Körper herab, während die kranke Schulter gesenkt ist, oder wird, im Ellenbogen gebeugt, von der Hand der gesunden Seite am Vorderarm gehalten. Gleichzeitig springt der seitliche Rand des Acromions deutlich hervor.

Bei der *Luxatio axillaris* steht der Oberarmkopf am unteren Pfannenrand und kann von der Achselhöhle aus meist deutlich getastet werden. Die normale Schulterwölbung ist verschwunden, ebenso wie bei der Luxatio subcoracoidea. Der Oberarm wird in federnder Fixation gehalten. Eine besondere Form stellt hierbei die *Luxatio erecta*, zuerst von MIDDELDORPF beschrieben, dar. Ihre Symptome gleichen der Luxatio axillaris. Hinzu kommt die elevierte Stellung des Armes, der über dem Kopf des Patienten liegt, so daß sich die Radialseite des Armes auf den Kopf stützt.

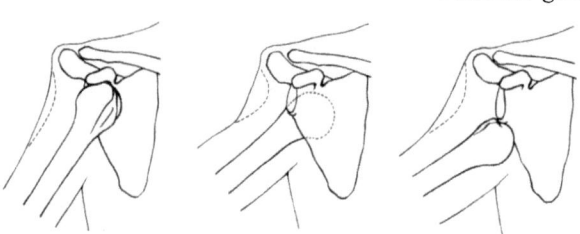

Abb. 293. Von links nach rechts: Luxatio subcoracoidea, Luxatio infraspinata Luxatio axillaris

Die *Luxatio infraspinata* ist erkennbar an einer geringen Adduktionsstellung des Armes und einer durch Zug des M. teres maior bedingten Innenrotation. Der Proc. coracoideus tritt deutlich hervor, und die Schulterwölbung weist, wie bei den anderen Luxationsformen, eine Abflachung auf. Die selten beobachteten Abrisse des Tuberculum minus werden meist bei dieser Form gefunden.

Die *Diagnose* einer frischen Luxation sowie der jeweiligen Luxationsform kann anhand oben aufgeführter Symptome leicht gestellt werden. Länger zurückliegende Verrenkungen können durch starke Anschwellung des Gelenkes die exakte Diagnose erschweren. Diese Anschwellungen sind nicht selten weniger eine Traumafolge, als vielmehr Ausdruck bereits vorgenommener unzweckmässiger Repositionsversuche. Differentialdiagnostisch müßte eine Fraktur des Coll. chirurgicum humeri sowie des Coll. scapulae und eine Luxation des Acromioclaviculargelenkes ausgeschlossen werden. Diese Verletzungen können in ihrem klinischen Bild einer Schulterluxation ähnlich sehen, aber auch gleichzeitig, bes. im Senium, vorliegen. Röntgenaufnahmen sind daher in jedem Fall unerläßlich.

Therapeutische Maßnahmen bestehen in Reposition und vorübergehender Ruhigstellung. Die Reposition hat so früh wie möglich unter weitgehender Entspannung der Muskulatur des Patienten in schonender Weise stattzufinden. Folgende *Repositionsverfahren* werden angewandt:

1. Extensions- oder Hebemethode nach HIPPOKRATES-COOPER. Bei möglichst weit abduziertem Arm wird die unbeschuhte Ferse des Operateurs bei durchgestrecktem Knie in die Achselhöhle geschoben. Unter Zug und Auswärtsrotation des Armes wird dieser adduziert, wobei der Oberarmkopf über der als Hypomochlion wirkenden Ferse in die Gelenkpfanne eintritt.

2. Rotationsmethode nach KOCHER. Der Arm wird maximal adduziert und auswärts rotiert. Beim Vorwärtsheben und Einwärtsdrehen springt der Oberarmkopf in die Pfanne. Vorläufer dieser Methode ist die Rotationsmethode nach SCHINZINGER, wobei lediglich die Elevation unterbleibt.

Diese beiden Methoden erweisen sich bei der Luxatio subcoracoidea als äußerst brauchbar.

3. Elevations- oder Extensionsmethode nach MOTHE. Hierbei wird der Luxationsweg in umgekehrter Richtung verfolgt. Unter Fixation der Scapula durch einen Assistenten mit Hilfe eines Handtuches wird der Arm hypereleviert und gleichzeitig der Oberarmkopf gegen die Gelenkpfanne gepreßt oder aber der Arm zusätzlich extendiert. Beim anschließenden Senken des Armes in Adduktionsstellung tritt der Oberarmkopf hörbar in die Gelenkpfanne ein.

4. Adduktionsmethode nach RIEDEL. Durch Längszug in Richtung auf die gesunde Beckenseite gelingt es oft, durch Ausnützung eines Überraschungsmomentes („Begrüßung") die Luxation zu reponieren.

5. Selbsteinrichtung nach ISELIN. Bei dieser Methode sitzt der Patient auf einem Stuhl. Mit der Hand des verletzten Armes hält er sich bei adduziertem und im Ellenbogen rechtwinkelig gebeugtem Arm an einem festen Gegenstand fest und dreht sich plötzlich ruckartig von der luxierten Schulter weg.

6. Methode nach ARLT. Hierbei wird der Versuch gemacht, den über einer gepolsterten Stuhllehne gelagerten Arm durch Zug am gebeugten Ellenbogen zu reponieren.

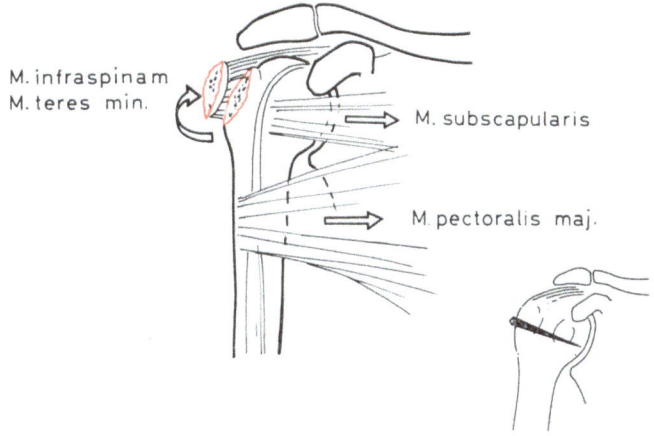

Abb. 294. Einwirkung des Muskelzuges bei Abriß des Tuberculum maius humeri. Fixation mit dem Dreikantnagel

Bei Interposition von Kapselteilen und Fasern der an der Kapsel inserierenden Muskeln oder bei gleichzeitigem Vorliegen einer Knochenverletzung kann die Luxation irreponibel sein. In diesem Fall muß die blutige Reposition durch Arthrotomie, wobei evtl. die Durchtrennung der Sehne des M. subscapularis notwendig ist, vorgenommen werden.

Nach erfolgter Reposition erfolgt die Ruhigstellung des Armes im Desaultschen Verband für 3—4 Tage. Anschließend werden aktive Bewegungsübungen durchgeführt. Falls es nicht gelingt, innerhalb von 8—10 Tagen den Arm aktiv bis zur Horizontalen zu abduzieren, so muß zur Verhütung einer Adduktionskontraktur mit einer Abduktionsschiene weiterbehandelt werden. Liegt gleichzeitig ein Abriß des *Tuberculum maius* vor, dann sollte die Abduktionsschiene sofort nach erfolgter Reposition angelegt und der Arm für etwa 3—4 Wochen in Außenrotation und Elevation ruhiggestellt werden. Es kann hierfür auch eine entsprechende Anordnung eines Thoraxabduktionsgipses angewandt werden. Nochmalige Röntgenkontrollen sind nach der erfolgten Reposition angezeigt. Besteht immer noch eine stärkere Dislokation und stärkere Abkippung des abgerissenen Tuberculum maius, so sollte die operative Fixation desselben mittels eines Kirschner Drahtes oder Dreikantnagels, einer Schraube etc. vorgenommen werden (Abb. 294).

Die habituelle Schulterluxation ist anamnestisch auszuschliessen. Von den zahlreichen operativen Maßnahmen wird die Methode nach EDEN-HYBINETTE bevorzugt.

Beim Vorliegen einer Luxationsfraktur im Schultergelenk muß die Versorgung, wenn konservative Maßnahmen versagen, meist auf blutige Weise vorgenommen werden. Der abgebrochene und dislozierte Oberarmkopf wird unter Sicht des Auges reponiert. Es empfiehlt sich, die reponierte Fraktur anschließend durch gekreuzte Kirschnerdrähte zu fixieren.

Oberarmkopfbrüche

Der *Entstehungsmechanismus* der Oberarmkopffraktur entspricht im wesentlichen dem der Schulterluxation. Gewöhnlich entstehen diese Brüche indirekt durch Sturz auf den ausgestreckten Arm oder den Ellenbogen, wobei bevorzugt ältere Menschen betroffen sind. Außerdem kann es durch plötzliche Muskelkontraktion

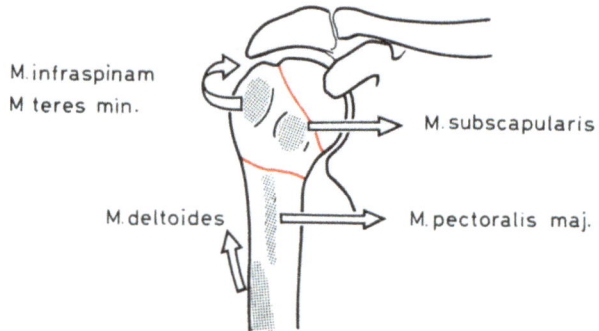

Abb. 295. Einwirkung des Muskelzuges bei Oberarmkopfbrüchen

zu Frakturen kommen, z. B. bei Einwirkung von Elektrizität in Form des therapeutischen Elektroschockes oder bei elektrischen Unfällen, beim Cardiazolschock und im epileptischen Anfall. Die typischen Bruchformen des proximalen Oberarmendes sind der Bruch im Bereich des Collum anatomicum, der Abriß der Tubercula maius et minus, die pertuberkuläre Fraktur und als häufigste Form der Bruch im Collum chirurgicum. Die Entstehung der einen oder der anderen Bruchform ist abhängig von Richtung und Stärke des einwirkenden Traumas sowie der in der Folge an den Fragmenten einwirkenden Muskelzüge (Abb. 295).

Die Fraktur im Collum chirurgicum zeigt sich meist in 2 typischen Formen, dem *Abduktions-* und dem *Adduktionsbruch*. Beim Abduktionsbruch bilden die Bruchstücke bei der a. p.-Röntgenaufnahme einen nach außen offenen –, beim Adduktionsbruch dagegen einen nach innen offenen Winkel (Abb. 296). Bei Vorliegen eines eingekeilten Bruches ist die Prognose günstig, da meist nur eine geringe Achsenverschiebung vorliegt. Bei Jugendlichen, etwa bis zum 20. Lebensjahr, führt das Trauma an dieser Stelle meist zu Epiphysenfrakturen. Diese sind am Oberarmkopf recht häufig und machen nach HOLLE etwa 50% aller Epiphysenfrakturen aus.

Die seltenen Frakturen im Bereich des Collum anatomicum verlaufen entweder rein intraartikulär oder in der Nähe der Tubercula. Bei gleichzeitig bestehendem Abriß des Tuberculum maius kann es zu einer Luxation der gesamten Kopfkalotte nach axillar und des Tuberculum maius nach lateral und oben kommen (Dreifragmentbruch).

Zur exakten *Diagnose* ist eine Röntgenaufnahme in 2 Ebenen unerläßlich. Die klinischen Zeichen einer Fraktur im Bereich des Collum anatomicum sind die einer intraartikulären Verletzung mit den typischen Bruchzeichen. Bei Frakturen im Collum chirurgicum findet sich eine erhaltene Schulterwölbung und erst darunter eine Einbuchtung, wobei die Achse des Humerus nach oben innen am

Schultergelenk vorbeizielt. Komplikationen des Oberarmkopfbruches stellen die Schädigung des N. axillaris sowie des N. thoracicus longus, bei den Frakturen im Bereich des Collum anatomicum im wesentlichen die vasculäre Kopfnekrose dar.

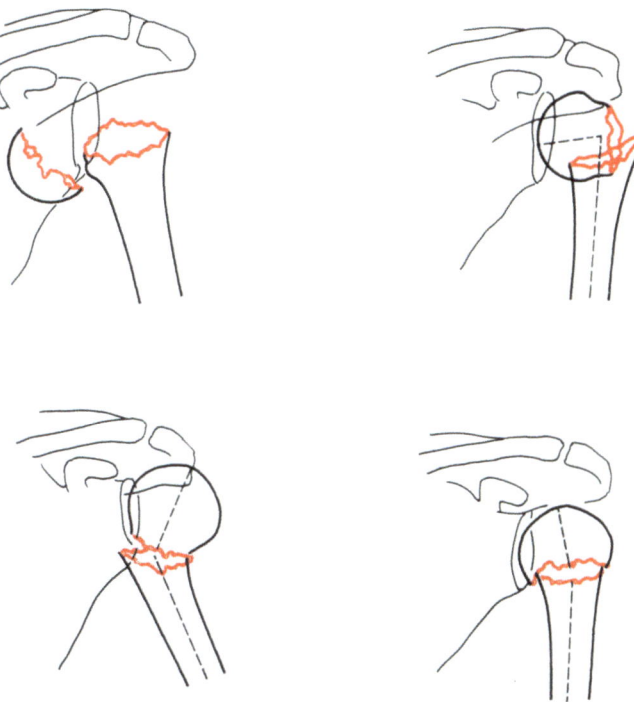

Abb. 296. Bruchformen am Oberarmkopf. Links oben: Kalottenabriß. Rechts oben: Adduktionsbruch. Links unten: Abduktionsbruch. Rechts unten: Eingekeilte Fraktur

Die einzuschlagende *Therapie* richtet sich nach der vorliegenden Bruchform. Bei der eingekeilten Oberarmkopffraktur wird eine Reposition nur dann notwendig, wenn es im Frakturbereich zu Achsenknickungen von 30 Grad und mehr

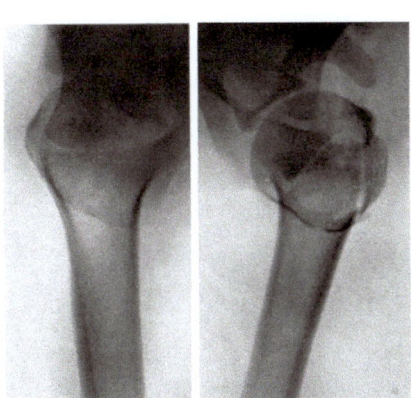

Abb. 297. Eingekeilter Oberarmkopfbruch. Aufnahme in 2 Ebenen

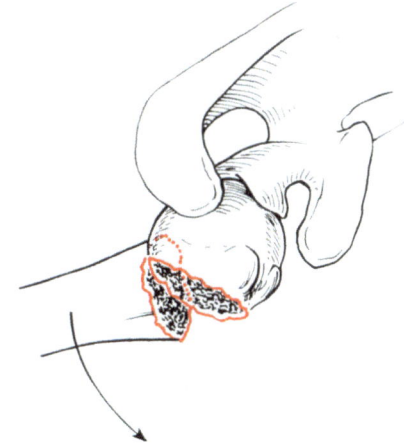

Abb. 298. Abduktionsbruch in axialer Ebene

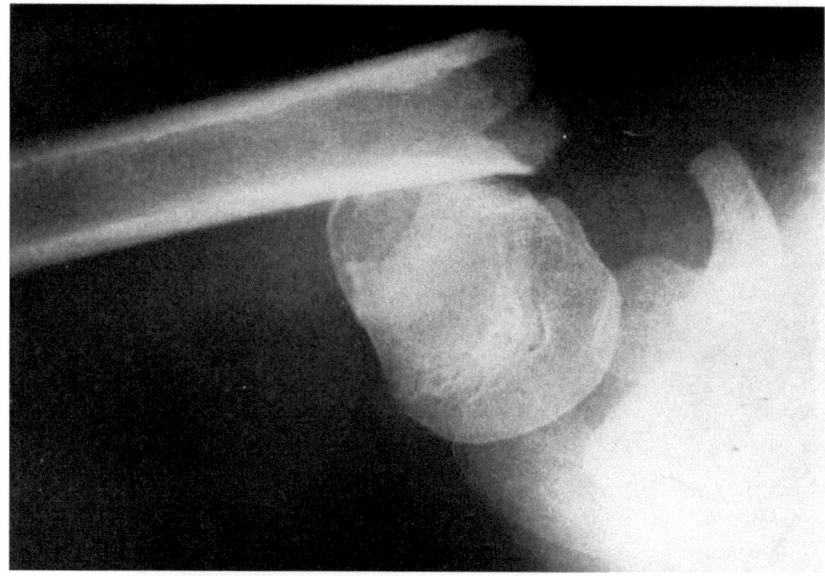

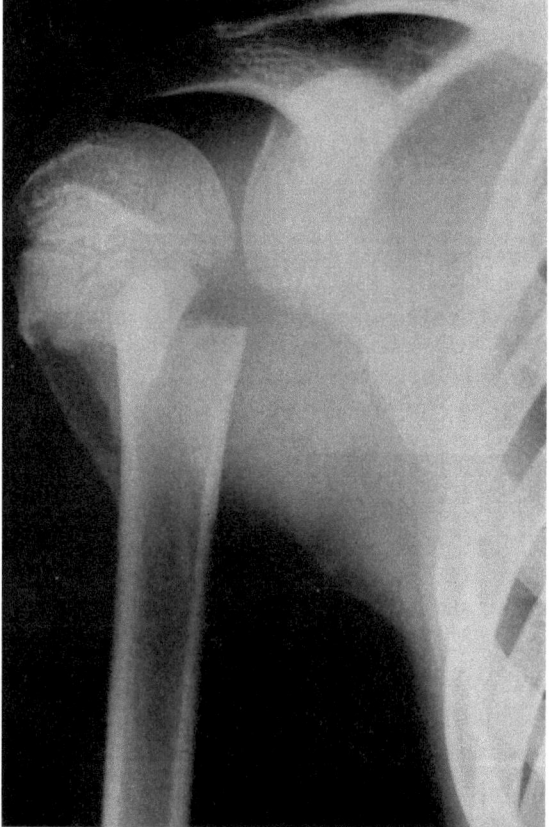

Abb. 299. Subcapitale Oberarmfraktur, die auf konservativem Weg nicht eingestellt werden konnte.
Osteosynthese und Heilungsergebnis vgl. Abb. 300

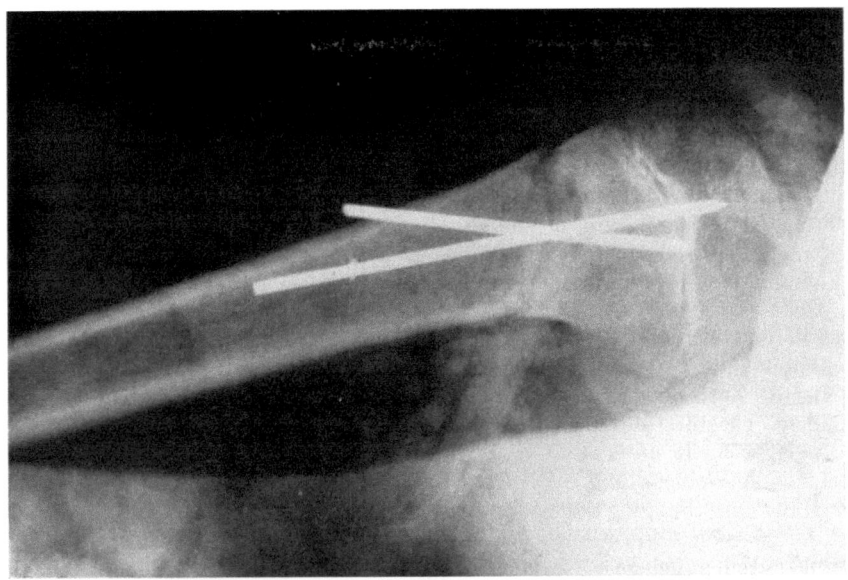

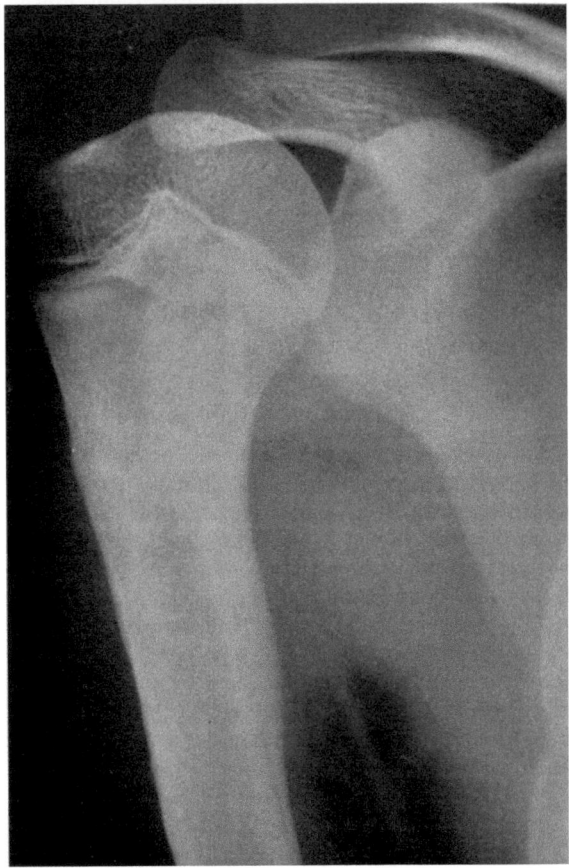

Abb. 300. Vgl. Abb. 299 Osteosynthese und Fixation durch gekreuzte Kirnerdrähte (oben). Heilungsergebnis bei freier Beweglichkeit 4 Monate später (unten)

gekommen ist (Abb. 297). Das Repositionsmanöver geschieht unter entsprechender Extension und einem Ausgleich der Achsenknickung durch Ab- bzw. Adduktion. Anschließend wird die verletzte Extremität für etwa 10—14 Tage im Desault-Verband ruhiggestellt und in der Folge eine funktionelle Übungsbehandlung im Sinne einer verzögerten Poelchen-Behandlung durchgeführt. Bei Patienten im fortgeschrittenen Alter oder in stark reduziertem Allgemeinzustand wird, wenn möglich, auf die Ruhigstellung verzichtet und sogleich mit der funktionellen Übungsbehandlung begonnen. Hierbei auftretende Komplikationsmöglichkeiten ergeben sich aus der Gefahr der Lösung der eingekeilten Fraktur mit Verschiebung der Fragmente oder durch die Bildung eines Callus luxurians.

Der *Abduktionsbruch* muß durch das Repositionsmanöver in Adduktion umgestellt und in dieser Stellung gehalten werden. Über ein Hypomochlion in der Achselhöhle, z. B. den Arm des Arztes, wird die verletzte Extremität im leicht elevierten Zustand durch Druck auf die Ellenbogenregion dem Körper so weit genähert, bis eine Adduktionsstellung erreicht ist. Die Reposition des *Adduktionsbruches* geschieht unter Elevation, Rotation und Extension zum Ausgleich der bestehenden Fehlstellung. Während bei Abduktionsbrüchen der Desault-Verband, der Hängegips (hanging cast) oder eine Gipsschale nach POELCHEN zur Anwendung kommt, werden Adduktionsbrüche auf einer Abduktionsschiene oder im Thoraxabduktionsgips gelagert. Beim Vorliegen von Adduktions- und Abduktionsbrüchen zeigt das axiale Röntgenbild häufig eine nach hinten offene Winkelstellung der Fragmente. Diese Fehlstellung wird beseitigt, indem man das distale Fragment unter Extension achsengerecht entsprechend der Stellung des Oberarmkopfes einstellt (Abb. 298).

Läßt sich der Oberarmkopfbruch auch unter Verwendung der Olecranon-Drahtextension konservativ nicht ausreichend reponieren, so muß *operativ* vorgegangen werden. Hierfür stehen uns offene oder geschlossene *Osteosyntheseverfahren* zur Verfügung. Neben Drahtschlingen, Schrauben, Krampen, Rushpins, Küntscher Nägeln, AO-Platten und der Markraumfeder wird auch die Verwendung von gekreuzten Kirschner-Drähten angegeben, denen wir, wo möglich, den Vorzug geben (Abb. 299 u. 300).

Nach erfolgter Osteosynthese wird die verletzte Extremität auf einer Abduktionsschiene ruhiggestellt und alsbald durch funktionelle Übungsmaßnahmen weiter behandelt.

Oberarmschaftbrüche

Brüche des Oberarmschaftes entstehen meist durch direkte Gewalteinwirkung, durch Sturz, Stoß und Schlag sowie durch Schußverletzungen. Die seltenen indirekten Brüche treten in der Regel nach Sturz auf den Ellenbogen oder die Hand oder aber auch durch plötzlichen Muskelzug unterhalb des Deltoideusansatzes, besonders bei Wurfübungen oder z. B. bei einem Faustschlag ins Leere, auf. Komplizierte Brüche sind selten und werden meist nur bei Maschinenverletzungen und Verkehrsunfällen beobachtet. Durch den Zug der Muskeln kommt es meist zu einer stärkeren Verschiebung der Fragmente. Bei Brüchen oberhalb des M. deltoideus-Ansatzes wird in der Regel das obere Fragment durch den M. pectoralis nach innen und das untere Bruchstück durch M. deltoideus nach außen gezogen. Liegt die Fraktur distal des Deltoideus-Ansatzes, kommt es häufig infolge der Zugwirkung des M. triceps zu einer nach hinten offenen Knickbildung (Abb. 301). Die recht häufigen Querbrüche sind meist durch ein direktes Trauma bedingt, während Schrauben- und Schrägbrüche nach indirekten Verletzungen beobachtet werden. Trümmerbrüche zeigen sich in der Folge von Schußverletzungen oder Verkehrs- und Arbeitsunfällen, während subperiostale Knickbrüche im

Kindesalter bei allen Formen der Gewalteinwirkung häufig beobachtet werden können.

Die *Symptomatik* weist meist alle klassischen Bruchzeichen auf. Bei Interposition von Weichteilen kann jedoch die Krepitation fehlen. Im übrigen liegt in der Regel eine Winkelverschiebung der Bruchstücke entsprechend der Frakturhöhe und den dadurch bedingten und oben bereits erwähnten Muskelzugeinwirkungen vor. Wegen der relativ häufig auftretenden Nebenverletzungen ist bei der Erstuntersuchung sorgfältig auf Störungen der Durchblutung sowie auf motorische und sensible Nervenausfälle zu achten. Eine Gefäßverletzung im Bereich der A. brachialis kann bei Schußverletzungen, bei Verkehrsunfällen sowie durch Anspießung bei Trümmerbrüchen auftreten. Außerdem kann es zu Schädigungen der Nn. radialis, ulnaris und medianus kommen. Hierbei ist die Läsion des N. radialis nach HOLLE mit 5—15% die häufigste Form und wird meist bei Oberarmschaftbrüchen an der Grenze vom mittleren zum unteren Drittel beobachtet. Neben der primären Entstehung dieser Nebenverletzungen beim Unfall kann es

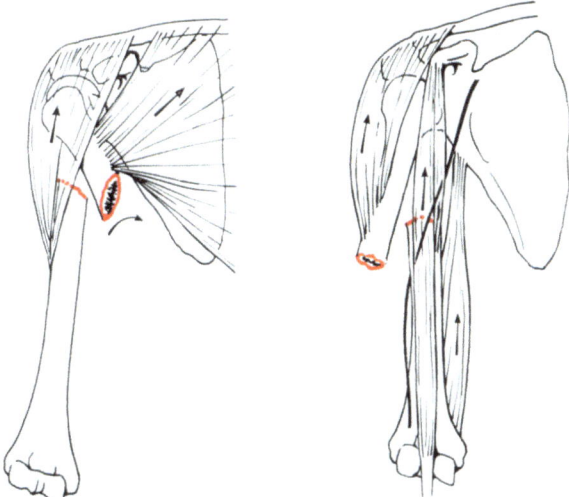

Abb. 301. Einwirkung des Muskelzuges bei Oberarmschaftbrüchen. Links: Fraktur oberhalb des M. deltoideusansatzes, rechts Fraktur unterhalb des M. deltoideusansatzes

sekundär durch unzweckmäßige Repositionsmanöver, durch dislozierte Knochenstücke oder durch eine überschießende Callusbildung zur Nervenschädigung kommen.

Therapeutisch kommen *konservative und operative Maßnahmen* in Betracht. Bei konservativem Vorgehen wird die Fraktur zunächst in Allgemeinnarkose oder in Lokalanaesthesie durch Zug und Gegenzug reponiert. Hierbei kann eine seitliche Verschiebung der Fragmente bis zur vollen Schaftbreite sowie eine Verkürzung von einem halben bis einem cm in Kauf genommen werden, da hierdurch weder funktionelle noch kosmetische Störungen auftreten. Anschließend wird die verletzte Extremität retiniert. In der Regel erfolgt die Fixation durch Anlegen einer Thoraxabduktionsschiene, wobei für Brüche im oberen Drittel des Humerus die Abduktion etwa 45 Grad, im mittleren und unteren Drittel etwa 60 Grad betragen soll. Eine weitere Möglichkeit der Ruhigstellung ist durch Anlegen eines Desault-Verbandes (nach BÖHLER) gegeben. Die Dauer der Ruhigstellung beträgt 4—6 Wochen, während bereits von Anfang bei Verwendung einer Thoraxabduktionsschiene eine Übungsbehandlung der Hand durchgeführt wird. Zur Retention des Oberarmschaftbruches bei Kleinkindern wird die Heftpflasterextension mit seitlichem Horizontalzug für die Dauer von etwa 8 Tagen angewandt. Die Extension erfolgt in einer Abduktion des Oberarmes von 60 Grad und einer Beugung des Ellenbogens von 90 Grad. Nach Abnahme der Extension besteht die weitere Ruhigstellung im Anlegen eines Desault-Verbandes oder eines Hängegipsverbandes. Bei Patienten mit multiplen Verletzungen, besonders im Bereich des Thorax und des

Abdomens, erfolgt die Behandlung durch die vertikale Extension des Oberarmes mit Hilfe eines Olecranondrahtzuges. Die Dauer der Extension sollte, wie beim Kleinkind, einen Zeitraum von 8 Tagen nicht überschreiten. Die Extremität wird anschließend auf einer Abduktionsschiene gelagert.

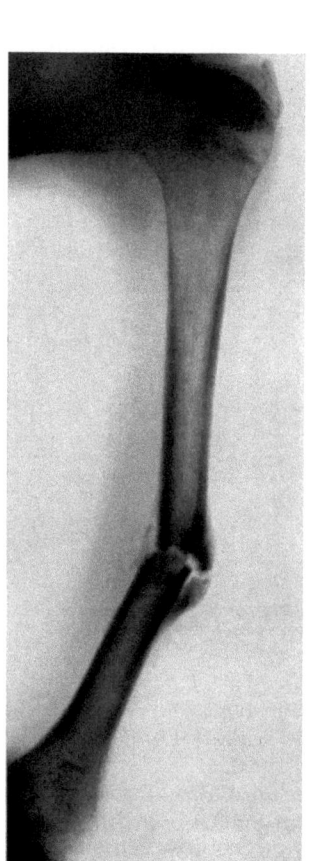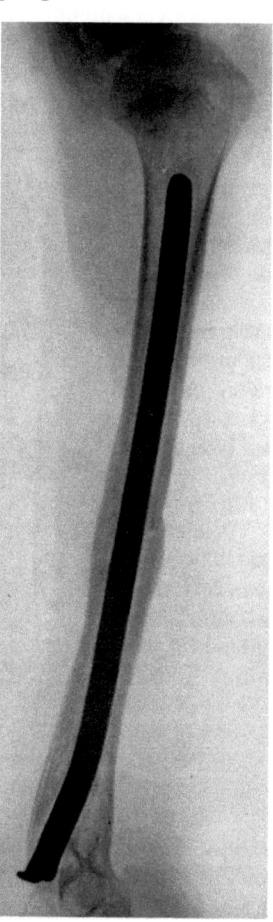

Abb. 302. Osteosynthese eines veralteten Oberarmschaftbruches mit dem Küntschernagel, links vor, rechts nach der Osteosynthese

Gelingt es nicht, auf konservativem Wege ein befriedigendes Ergebnis zu erzielen, so muß die Operation in Form der offenen oder geschlossenen Frakturversorgung durch Osteosynthese vorgenommen werden. Häufigste Verfahren sind hierbei die Marknagelung mit Hilfe des Küntscher-Nagels und die Osteosynthese mit dem Rushpin. Schraubenbrüche können durch eine Drahtumschlingung gut versorgt werden.

Die Marknagelung mit dem *Küntscher-Nagel* ist bei Querbrüchen des Oberarmschaftes im mittleren Drittel sowie an der Grenze vom mittleren zum unteren Drittel und bei Drehbrüchen in der oberen Oberarmhälfte indiziert. Nach der Reposition der Fraktur wird die Frakturstellung im Röntgenbildverstärker kontrolliert. Da das Wechseln von Form und Weite des Querschnittes der Markhöhle in den verschiedenen Abschnitten des Oberarmschaftes den Markraum für das Eintreiben eines starren Nagels zur Innenschienung eines Schaftbruches äußerst ungeeignet machen, muß die Markhöhle sorgfältig mit Hilfe des Preßluftbohrers aufgebohrt werden. Anschließend erfolgt das Einschlagen des Küntscher Nagels. Die Osteosynthese wird, wenn nicht durch interponiertes Gewebe eine Reposition unmöglich ist, geschlossen ausgeführt (Abb. 302). Anschließend erfolgt die Lagerung des Armes auf einer Abduktionsschiene. In der Regel sind keine weiteren fixierenden Verbände notwendig. Sollten die Bruchstücke jedoch nach der Osteosynthese noch gegen einander verschiebar sein, so wird zusätzlich eine U-Gipsschiene oder ein zirkulärer Oberarmgipsverband angelegt. Der Vorderteil der Schienung kann nach 3 Wochen, der Oberarmteil nach 5 Wochen entfernt werden. Aktive Bewegungsübungen im Schultergelenk sowie Bewegungsübungen der Fingergelenke und des Handgelenkes können alsbald ausgeführt werden.

Bei *komplizierten Oberarmfrakturen* kann eine Osteosynthese durchgeführt werden, wenn die Verletzung nicht älter als 6–8 Std ist und entzündliche Veränderungen fehlen. Bei länger zurückliegenden, infizierten Wunden sollte wegen der Gefahr einer Ausbreitung der Entzündungserscheinungen von einer Marknagelung abgesehen werden.

Zur Osteosynthese kann auch der *Rush-Nagel* verwendet werden, dessen Hauptanwendungsgebiet jedoch bei Brüchen im proximalen und distalen Schaftbereich liegt, einschließlich der Frakturen des Collum chirurgicum und der suprakondylären Brüche.

Bei Oberarmschaftfrakturen oberhalb des Deltoideus-Ansatzes bestehen meist gute Heilungstendenzen, da der Rushpin dem Zug des M. pectoralis maior und des M. deltoideus entgegenwirkt. Bei Brüchen unterhalb des Deltoideus-Ansatzes bestehen häufig verzögerte Heilungsabläufe mit Pseudarthrosenbildungen. Diese sind bedingt durch stärkere Dislokation des porximalen Fragmentes nach außen durch den Zug des M. deltoideus. Verläuft jedoch bei Brüchen unterhalb des Deltoideus-Ansatzes die Frakturlinie von proximal außen nach distal innen, so wird auch in diesem Fall die Zugwirkung des M. deltoideus auf die Frakturflächen durch den Rushpin günstig ausgenützt, indem durch ihn die Bruchflächen aufeinandergepreßt werden. Die weitere Versorgung erfolgt wie beim Küntscher Nagel durch eine Thoraxabduktionsschiene oder gegebenenfalls durch einen zirkulären Gipsverband in Abduktionsstellung.

Beim Vorliegen von Schraubenbrüchen und Frakturen mit großen intermediären Fragmenten wenden wir die Drahtcerclage an und haben damit gute Erfahrungen gemacht. Neben diesen hauptsächlich bevorzugten Osteosyntheseverfahren sind eine Reihe weiterer Methoden angegeben worden. Es soll hier nur auf das Vorgehen nach dem Schweizer AO-Prinzip (Druckplattenosteosynthese) hingewiesen werden.

Frakturen und Luxationen im Bereich des Ellenbogengelenkes

Suprakondyläre Oberarmbrüche

Von M. Sperling

Die suprakondylären Frakturen des Humerus sind vorwiegend eine Verletzung des ersten und zweiten Lebensjahrzehntes (80%) (SCHOLLBACH); sie stellen bei Kindern die häufigste Bruchform überhaupt dar.

Die Tatsache, daß suprakondyläre Oberarmbrüche vorwiegend bei Jugendlichen anzutreffen sind, erklärt sich in erster Linie aus der unterschiedlichen Belastungsfähigkeit von Knochengewebe einerseits und Bandapparat bzw. Gelenkkapsel andererseits. Das gleiche Trauma, welches bei Jugendlichen zum suprakondylären Oberarmbruch führt, hat beim Erwachsenen eine Ellbogenluxation zur Folge.

Daß die linke obere Extremität häufiger als die rechte betroffen ist, erklärt sich aus der Abwehrfunktion des linken Armes bei Rechtshändern (BAUMANN).

Bei der suprakondylären Fraktur werden zwei Bruchformen unterschieden: der Extensions- und der Flexionsbruch.

Zum *Extensionsbruch* (Abb. 303) führt entweder der Sturz auf die Hand bei gestrecktem Arm (reine Hyperextensionsfraktur) oder bei leicht gebeugtem Ellbogengelenk (Abscherungsbruch) (BAUMANN, VIERNSTEIN u. JANTZEN). Die

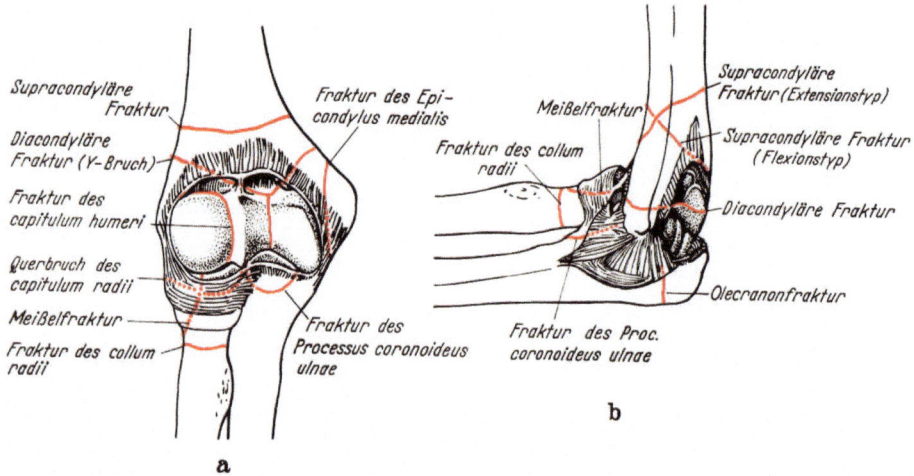

Abb. 303. Typische Frakturen des Ellbogengelenkbereiches (aus v. LANZ-WACHSMUTH, Prakt. Anatomie Bd. I 3. Teil). a Ellbogengelenkbereich Ansicht von vorne. b Ellbogengelenkbereich Ansicht von innen

Kraftübertragung erfolgt über Radius und Membrana interossea auf die Ulna, das Olecranon wird gegen die Fossa olecrani gepreßt, es kommt zur Anspannung des Band- und Kapselapparates. Die Reißfestigkeit desselben übersteigt bei Jugendlichen jedoch diejenige des Knochens, so daß der Humerus dicht oberhalb des Kapselansatzes frakturiert (KARITZKY). Dem Extensionsbruch ist die schräg von proximal-dorsal nach distal-ventral verlaufende Bruchfläche eigen. Die an dem peripheren Fragment ansetzende Muskulatur bewirkt eine typische Dislokation. Das periphere Fragment ist nach innen rotiert, nach dorsal verschoben, es zeigt eine Achsenknickung mit nach streckwärts und innen offenem Winkel sowie eine Verlagerung nach proximal. Die Epicondylenpunkte sowie der Olecranonpunkt, welche normalerweise bei rechtwinklig gebeugtem Gelenk mit der Oberarmachse zusammenfallen, liegen dorsal derselben (v. LANZ-WACHSMUTH) (Abb. 304, 305). Für die Verkürzung des Oberarmes ist einerseits der M. triceps, der M. brachialis und M. biceps, andererseits aber auch die Lagerung des Armes an den Leib bei der Erstversorgung für den Transport (L. BÖHLER) anzuschuldigen. Eine stärkere Verschiebung des peripheren Fragmentes kann nicht nur zur Kompression der Vasa cubitalia (Abb. 265) — Gefahr der ischämischen Kontraktur! — und des N. medianus durch Einklemmung zwischen distaler Kante des proximalen Fragmentes und Processus coronoideus ulnae, sondern auch zur Schädigung des N. radialis führen, welcher über der proximalen Kante des distalen Fragmentes gespannt wird. Nicht selten kommt es bei starker Dislokation zur Durchspießung der Haut durch das proximale Fragment.

Wegen der großen Gefahr von Begleitverletzungen ist die Prüfung von N. radialis, medianus und ulnaris sowie der Pulsation der A. radialis unerläßlich. Von größter Wichtigkeit ist die Anfertigung von Röntgenaufnahmen exakt in 2 Ebenen. Das unterschiedliche Auftreten der Knochenkerne (Capitulum humeri 1. L.J.,

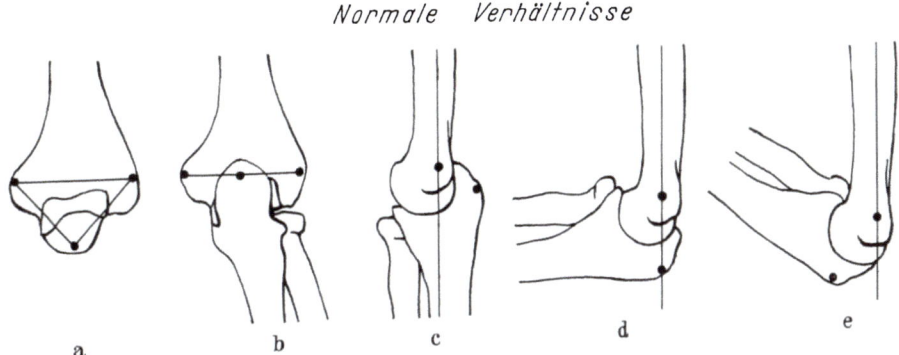

Abb. 304. Verhalten des Hueterschen Dreiecks und der Oberarmachse beim Gesunden: a gleichschenkliges Dreieck in Beugestellung des Ellbogengelenks; b in Streckstellung bilden Epikondylenpunkte und Olekranon eine Gerade; c bei seitlicher Ansicht fällt in Streckstellung das Olekranon hinter die Oberarmachse; d in Rechtwinkelbeugestellung liegt bei seitlicher Ansicht das Olekranon in der Oberarmachse; e in Spitzwinkelstellung bei seitlicher Ansicht liegt das Olekranon vor der Oberarmachse

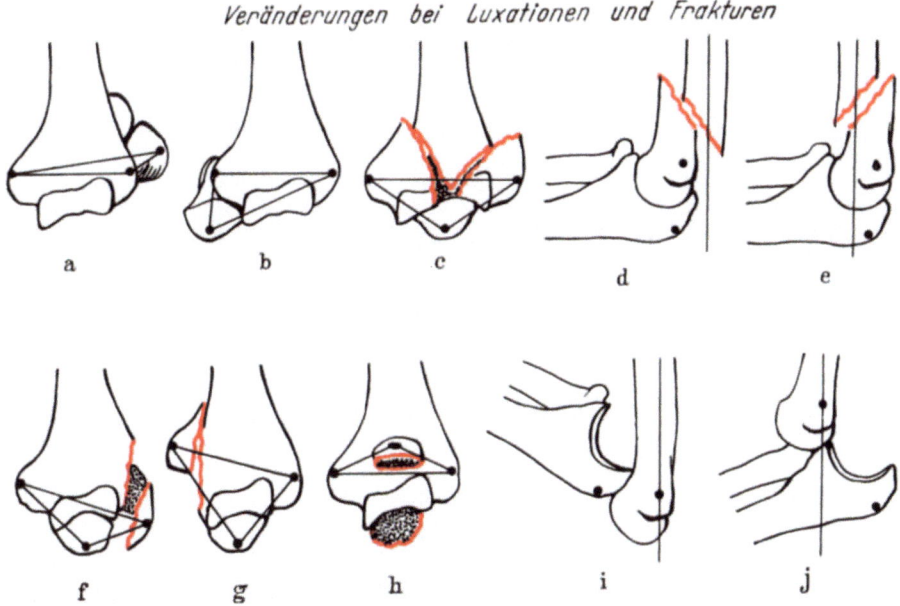

Abb. 305a—j. Verhalten des Hueterschen Dreieckes und der Oberarmachse bei Brüchen und Luxationen im Ellbogenbereich (aus v. LANZ-WACHSMUTH Prakt. Anatomie). a Verrenkung des Unterarmes nach radial. b Verrenkung des Unterarmes nach medial. c Diakondylärer Y-Bruch des distalen Humerusendes. d Suprakondylärer Flexionsbruch des Humerus. e Suprakondylärer Extensionsbruch des Humerus. f Abriß des Epicondylus radialis humeri. g Abriß des Epicondylus ulnaris humeri. h Bruch des Olecranon. i Verrenkung des Unterarmes nach vorne. j Verrenkung des Unterarmes nach hinten

Epicondylus ulnaris 5. L.J., Epicondylus radialis 8.—13. L.J. und Trochlea 12. L.J.) sowie die zeitlich verschiedene Synostosierung der Epiphysen zwischen dem 13. und 18. L.J. (v. LANZ-WACHSMUTH) bereiten in der Deutung der Röntgenaufnahmen oft Schwierigkeiten. Vergleichsaufnahmen der Gegenseite sind daher bei Kindern und Jugendlichen erforderlich.

Die Forderung der möglichst frühzeitigen Reposition stellt sich aus der Gefahr der Nerven- und Gefäßschädigung, die nicht nur während des Unfallherganges selbst, sondern auch später durch zunehmende Fehlstellung der Fragmente eintreten kann.

Die Spätresultate sind abhängig von der exakten Reposition, wenngleich auch trotz nicht exakter Fragmentstellung infolge der Regenerationskraft des wachsenden Organismus gute funktionelle Spätergebnisse resultieren können (KÖNIG, EDELHOFF). Spätere Bewegungseinschränkungen sind jedoch meist Folge einer primären Fehlstellung.

Zur Behandlung der suprakondylären kindlichen Oberarmbrüche sind eine Reihe von Verfahren angegeben worden, deren Anwendung meist von dem Ausmaß der Dislokation bestimmt wird. Stets sollte jedoch der konservativen Behandlung der Vorzug gegeben werden. In jedem Falle steht als oberster Grundsatz die frühzeitige Reposition. Wir nehmen die Einrichtung nicht in örtlicher, sondern in Allgemeinbetäubung unter Muskelrelaxation vor, da nur durch diese eine, die Reposition erleichternde vollkommene Entspannung der Muskulatur erreicht werden kann. Die Brucheinrichtung ist meist nicht schwierig, sie wird in Beugestellung des Ellenbogengelenkes oder bei stärkerer Verschiebung der Fragmente in Streckstellung (BÖHLER 1961) vorgenommen. Die Außenrotation bis zur Mittelstellung des Vorderarmes beseitigt die Verdrehung der Fragmente gegeneinander. Mit der Pronation gleicht sich die Varusstellung aus, extreme Pronation ist dagegen nicht nur unnötig, sondern führt leicht zur Überkippung der Fragmente. Durch Längszug wird die Verkürzung und durch Druck nach vorne auf das distale Fragment die Achsenknickung mit nach hinten offenem Winkel aufgehoben.

Schwieriger als die Reposition gestaltet sich die Retention der Fragmente. Nicht selten kommt es — oftmals wegen der stets vorhandenen Weichteilschwellung — zur erneuten Verschiebung der Bruchstücke besonders dann, wenn eine starke primäre Dislokation bestanden hat. Für Frakturen mit starker Verschiebung haben daher J. BÖHLER, L. BÖHLER (1961) sowie VIERNSTEIN u. JANTZEN die primäre Osteosynthese mittels gekreuzter Kirschnerdrähte empfohlen, ein Verfahren, welches MATZEN für die Fälle angibt, bei denen trotz Gipsverband eine erneute Verschiebung der Bruchstücke eintritt.

Die Immobilisierung der reponierten Fraktur kann entweder im Oberarmgips (L. BÖHLER, KARITZKY) oder aber im Thoraxabduktionsgips (MATZEN, VIERNSTEIN u. JANTZEN) erfolgen. Uns hat sich in den letzten Jahren bei nicht zu stark ausgeprägter Weichteilschwellung die Verbandsanordnung nach BLOUNT bewährt. Trotz der Spitzwinkelstellung des Ellbogengelenkes, auf deren Gefahren immer wieder hingewiesen wird (BÖHLER), haben wir keine Durchblutungsstörungen gesehen. Eine strenge, und zwar stationäre Überwachung der Patienten mit laufender Kontrolle des Radialispulses ist erforderlich. Wiederholte Röntgenkontrollen (3., 8. Tag) des Ellbogengelenkes müssen durchgeführt werden, um eine evtl. erneute Fragmentverschiebung rechtzeitig zu erkennen. Extensionsverbände mittels Olecranondrähten sind nur bei stärkerer Weichteilschwellung, älteren Frakturen, unmöglicher Reposition bzw. starker Zersplitterung der Fragmente sowie bei primärer Gefäß- oder Nervenbeteiligung erforderlich (BÖHLER, BOEMINGHAUS, EHALT, KARITZKY, SCHEERER, WIEDHOPF u. a.).

Bis zur knöchernen Konsolidierung der kindlichen Extensionsfraktur, die gewöhnlich nach 4—6 Wochen erfolgt ist, muß die Ruhigstellung in dem entsprechenden Verband erfolgen. Eine krankengymnastische Nachbehandlung erübrigt sich, da die Kinder ihrem Spieldrang entsprechend den Arm ausreichend gebrauchen (BÖHLER, LUTZEYER u. GUSE u. a.). Der bei Erwachsenen seltene suprakondyläre Extensionsbruch läßt sich in gleicher Weise reponieren wie die jugendliche suprakondyläre Oberarmfraktur. Die Fixierung erfolgt durch einen gespaltenen Oberarmgips in Rechtwinkelstellung des Ellbogengelenkes bei leichter Pronation.

Zur Vermeidung von Versteifungen der benachbarten Gelenke sind Bewegungsübungen in Schulter- und Fingergelenken schon vom ersten Tage in vollem Umfange durchzuführen.

Die *ischämische Volkmannsche Kontraktur* stellt die gefürchtetste Komplikation suprakondylärer Oberarmbrüche dar. Sie findet sich fast ausschließlich nach Überstreckungsbrüchen Jugendlicher. Nach BÖHLER führt zu ihrer Entstehung nicht nur primär die Drosselung des arteriellen Zuflusses zum Vorderarm, sondern auch die Behinderung des venösen Abflusses (Kompression auch der V. cubitalis bei starker Dislokation) und die Lymphabflußstörung. Die Behinderung des venösen und des Lymphrückflusses wird verstärkt durch zunehmende ödematöse Schwellung und durch zunehmendes Hämatom im Ellbogenbereich, bei deren Entwicklung zirkuläre Gipsverbände eine Zunahme des Querschnittdruckes bewirken.

Im klinischen Bild der beginnenden ischämischen Schädigung treten Schwellung des Vorderarmes und der Hand, Blauverfärbung und später Blasenbildung der Haut auf, der Radialispuls nimmt ab, es kommt zum zunehmenden Sensibilitätsverlust. Diese Symptome sind mit starker Schmerzhaftigkeit verbunden. Im Anfangsstadium bilden sich die Erscheinungen zurück, wenn durch rasche Reposition die Gefäße aus ihrer Einklemmung befreit und die Frakturen in gut reponierter Stellung mit einer Olecranondrahtextension und zusätzlicher dorsaler Gipsschiene fixiert werden. Die Drahtextension schließt die Hochlagerung des Armes ein. Eine Fascienspaltung wird nur selten erforderlich.

Der *suprakondyläre Flexionsbruch* (Abb. 303 u. 305d), eine nicht sehr häufige Verletzung, die meist nur der Erwachsene erleidet, entsteht durch Sturz auf das proximale Ulnaende bei gebeugtem Ellbogengelenk. Die Bruchflächen verlaufen schräg von vorne oben nach hinten unten. Das distale Fragment ist gegenüber dem zentralen nach einwärts verdreht und nach distal verschoben. Zwischen beiden Bruchstücken besteht eine Achsenknickung mit nach innen und vorne offenem Winkel. Die Aussprengung eines Biegungskeiles ist nicht selten. Fast regelmäßig besteht ein starkes Hämatom. Die Oberarmachse verläuft hinter dem Olecranon. Nicht selten kommt es zur Durchspießung der Tricepssehne und der Haut durch die scharfe dorsale Kante des proximalen Fragmentes. Eine Verletzung von Nerven und Gefäßen ist selten.

Die Einrichtung wird bei rechtwinkliger Beugung im Ellbogengelenk durch Außenrotation des Vorderarmes, Pronation, Längszug in Richtung der Oberarmachse und Druck von vorne auf das periphere Fragment ausgeführt. Erneute Abweichung der Bruckstücke läßt sich durch percutane Osteosynthese mit gekreuzten Bohrdrähten (MATZEN) vermeiden.

Die Fixierung erfolgt in einem Oberarmgips oder in einem Thoraxabduktionsgips, im allgemeinen in Beugestellung. Manchmal läßt sich die Fraktur allerdings nur in Streckstellung retinieren. Die Konsolidierungszeit beträgt 4—6 Wochen. Nach Entfernung des Gipses muß eine aktive Bewegungsbehandlung zur Mobilisierung des Ellbogengelenkes durchgeführt werden. Bei Flexionsbrüchen ist oftmals mit späterer Streckhemmung zu rechnen.

Spezieller Teil

Diakondyläre Y- oder T-Frakturen

Bei den diakondylären Brüchen (Abb. 303 u. 305c) handelt es sich stets um Gelenkbrüche. Sie entstehen beim Kind durch indirekte Gewalteinwirkung bei Hyperextension oder Hyperflexion des Gelenkes. Beim Erwachsenen sind sie

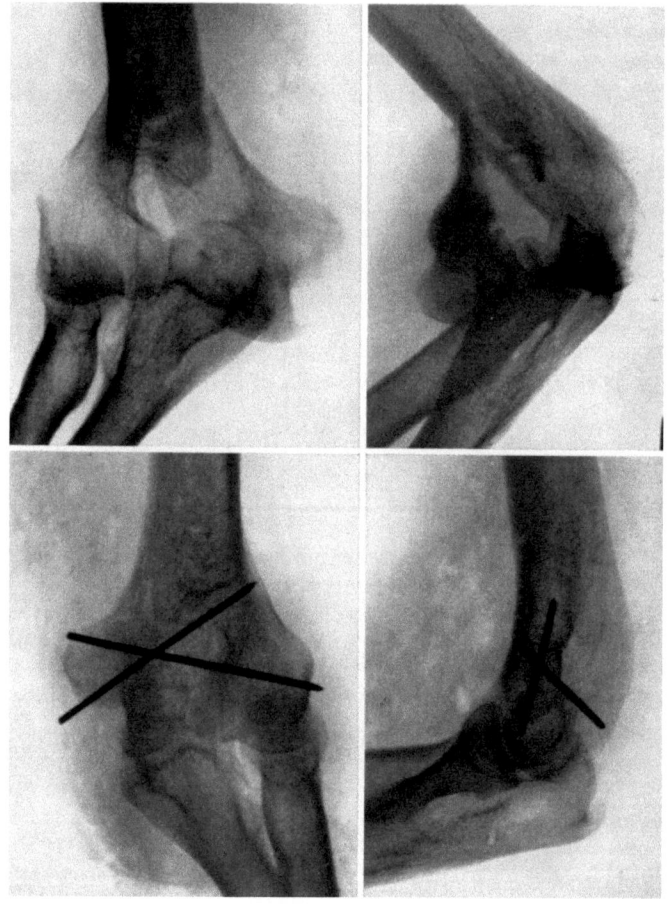

Abb. 306. Oben: Diakondyläre Y-Fraktur des Humerus, a-p- und seitliche Ansicht. Unten: Zustand nach Osteosynthese der diakondylären Fraktur mittels gekreuzter Bohrdrähte (a-p-Ansicht links seitenverkehrt!)

Folge direkter Gewalteinwirkung entweder durch Sturz auf das gebeugte Ellbogengelenk (L. BÖHLER) oder einer gewaltsamen Quetschung in querer Richtung (Pufferverletzung — KARITZKY).

Häufig bestehen Begleitverletzungen in Form von Durchspießung der Haut, Gefäß- oder Nervenbeteiligung.

Die Brucheinrichtung, die ebenfalls in Allgemeinnarkose erfolgen soll, kann durch Anlegen einer Olecranondrahtextension erleichtert werden (BÖHLER, MATZEN). Jedoch muß ein zu starker Zug am Olecranon vermieden werden, da sonst die Fragmente infolge des Zuges über den Bandapparat nach außen abkippen. Durch zusätzlichen Druck auf die Epikondylen lassen sich die Fragmente adaptieren. Schwierig gestaltet sich die Fixation nach erfolgter Reposition. Bei stärkerer Dislokation oder bei Trümmerbrüchen empfiehlt sich daher die Transfixation im Gipsverband (L. BÖHLER), die Kondylenfragmente können jedoch auch gegeneinander durch einen percutanen Kirschnerdraht fixiert werden, der zusammen mit dem Olecranondraht eingegipst wird. In manchen Fällen wird sich jedoch wegen der Neigung zu erneuter Dislokation eine operative Freilegung der Fragmente mit anschließender Osteosynthese nicht vermeiden lassen. Zur Osteosynthese können gekreuzte Kirschnerdrähte (Abb. 306), Schrauben oder Nägel verwendet werden. Auch die Osteosynthese mit zwei Rushpins hat sich bewährt. Welches der zur Osteosynthese verwendeten Materialien zur Anwendung kommt, muß sich nach dem Frakturverlauf richten.

Kondylenfrakturen

Die Frakturen des Condylus lateralis humeri sind viel häufiger als diejenigen des medialen. Die Ursache hierfür liegt in der physiologischen Valgusstellung des Ellbogengelenkes, die zur Folge hat, daß die beim Sturz auf die ausgestreckte Hand über den Radius auf den äußeren Gelenkknorren übertragene Gewalt zu dessen Abscherung führt (L. BÖHLER, MATZEN). In Einzelfällen kann auch eine Seitenhebelung des Vorderarmes zum Biegungsbruch führen (KARITZKY). Am häufigsten von dieser Bruchform ist das 4. bis 15. Lebensjahr betroffen.

Es handelt sich bei *Frakturen des lateralen Condylus* um einen Gelenkbruch mit mehr oder weniger starker Verschiebung des Bruchstückes. Das Seitenband reißt stets mit ein, das Fragment zeigt häufig eine Verdrehung um seine Längsachse bis 180°, so daß der Epicondylus in das Gelenk ragt. Eine Subluxation im Ellenbogengelenk kann gleichzeitig bestehen. Die Diagnose dieser Fraktur ist aus dem klinischen Bild oft nicht zu stellen. Die Verschiebung des Hueterschen Dreiecks ist wegen der Schwellung oft nicht eindeutig zu erkennen, Crepitation ist nicht obligat. Das Gelenk läßt sich bei Streckung in vermehrter Valgusstellung aufklappen. Die endgültige Klärung bringt das Röntgenbild. Vergleichsaufnahmen der Gegenseite sind erforderlich, um bei fehlender Dislokation Verwechslungen mit Epiphysenfugen auszuschließen. Die Behandlung der nicht dislozierten Fraktur besteht in der Fixierung im Oberarmgipsverband in rechtwinkliger Beugestellung des Ellbogengelenkes. Bei stärkerer Verschiebung des Bruchstückes, insbesondere bei Verdrehung desselben ist die Reposition meist unmöglich. Das Fragment muß dann freigelegt und adaptiert werden. Die Fixation kann durch gekreuzte Kirschnerdrähte oder Schrauben erfolgen, welche in der Compacta der Gegenseite fassen müssen (ANTILA, L. BÖHLER, EDELHOFF, HASNER u. HUSBY, KARITZKY, MATZEN, VIERNSTEIN u. JANTZEN, WITT). Zur Befestigung der Bruchstücke haben wir bei den Gelenkbrüchen Knochennägel mit gutem Erfolg verwendet (BÖTTGER). Die postoperative Ruhigstellung erfolgt ebenfalls in einem Oberarmgips. Für die Entfernung des Bruchstückes trat BAUMANN ein, da regelmäßig an den Stellen der exstirpierten Fragmente je nach Alter des verletzten Patienten mehr oder weniger ausgeprägte Regenerate gesehen wurden, welche die Funktion als Widerlager für die benachbarten Gelenkabschnitte übernahmen. Wegen der nach Exstirpation des lateralen Condylus entstehenden Lockerung des Bandapparates und der meist zunehmenden Valgusstellung mit den Folgen der Ulnarisspätlähmung infolge Überdehnung des Nerven (BAUMANN, BERGMANN u. a.) muß die Entfernung der Wachstumszonen enthaltenden Fragmente abgelehnt werden (L. BÖHLER, EDELHOFF, MACLEAN).

Frakturen des Condylus medialis sind selten, sie betreffen fast ausschließlich das Erwachsenenalter. Die Brüche des inneren Gelenkknorren entstehen durch direkte Gewalteinwirkung bei Sturz auf die Innenseite des gebeugten Ellbogengelenkes. Stets reißt das mediale Seitenband ein, das Fragment ist häufig disloziert und verdreht. Nicht selten finden sich Schäden des N. ulnaris, die entweder durch das Trauma selbst oder durch das dislozierte Fragment verursacht werden.

Bei fehlender Verschiebung des Bruchstückes besteht die Behandlung in der Ruhigstellung im Oberarmgipsverband in Rechtwinkelstellung des Ellbogengelenkes. Die Dislokation des Fragmentes oder die Schädigung des N. ulnaris erfordern operative Behandlung mit Fixation des Bruchstückes mittels Knochennägel, gekreuzter Kirschnerdrähte oder Schrauben, unter Umständen mit gleichzeitiger Verlagerung des N. ulnaris nach ventral.

Die Epikondylenfrakturen sind relativ häufig. Sie sind vorwiegend Brüche zwischen dem 10. und 18. Lebensjahr (nach Bildung der sog. sekundären Epiphyse). Der Bruch des lateralen Epicondylus (Abb. 303 u. 305f) ist selten. Frakturen des Epicondylus medialis (Abb. 303 u. 305g) treten sowohl isoliert als auch in Kombination mit Ellbogenluxation auf. Zur Fraktur des Epicondylus medialis kommt es durch forcierte Abduktion bei gleichzeitiger Hyperextension im Ellbogengelenk (L. BÖHLER, KARITZKY, MATTI). Im allgemeinen verläuft die Bruchlinie extrakapsulär. Stärkere Gewalteinwirkung führt jedoch zum Ausriß des Kapselansatzes an der Innenseite des

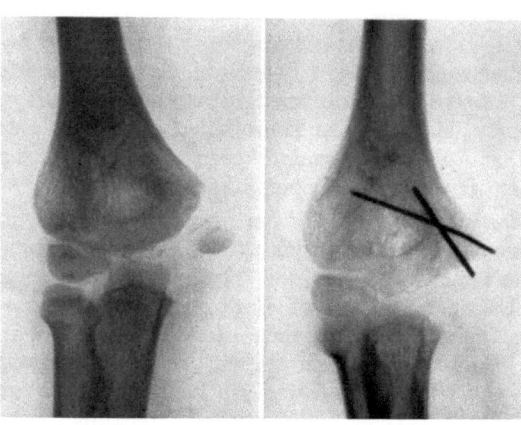

Abb. 307. Links: Abriß des Epicondylus medialis. Rechts: Bohrdrahtfixation des abgerissenen Epicondylus medialis

Oberarmes, wodurch das Gelenk eröffnet wird und der Epicondylus medialis in das Gelenk luxieren kann. Bei Luxationen bildet der Epicondylus oft ein Repositionshindernis. Schäden des N. ulnaris sind bei Frakturen des Epicondylus medialis nicht selten.

Läßt sich die Reposition der Epikondylen bewerkstelligen, was bei Verlagerung in das Gelenk jedoch nur in Ausnahmefällen gelingt, so ist die Ruhigstellung durch einen Oberarmgips für 3 Wochen angezeigt. Die Heilung erfolgt meist bindegewebig und nur selten knöchern.

Operative Behandlung wird notwendig, wenn der Epicondylus stärker disloziert oder in das Gelenk verlagert ist oder aber wenn eine Schädigung des N. ulnaris besteht. Die postoperativen Spätergebnisse sind dann gut, wenn der Eingriff bei richtiger Indikation sorgfältig und schonend durchgeführt wurde. Die Exstirpation der Fragmente (BAUMANN, L. BÖHLER, MATZEN, SAEGESSER) führt leicht zu Schlottergelenken, wenn keine exakte Befestigung des Seitenbandes am Knochen oder am Periost durchgeführt wird. Die Anheftung der Epikondylen durch Nähte oder Kirschnerdrähte (Abb. 307) (BAUMANN, MATZEN, VIERNSTEIN u. JANTZEN, WITT) eignet sich für frische und weniger für veraltete Frakturen. Postoperativ muß ebenfalls eine Ruhigstellung für 3—4 Wochen im Oberarmgips durchgeführt werden.

Brüche des Capitulum humeri und der Trochlea

Die Brüche des Oberarmköpfchens und der Rolle entstehen, wenn bei konstitutioneller übermäßiger Valgusstellung und Überstreckbarkeit des Ellbogengelenkes ein Sturz auf den gestreckten Arm (BÖHLER) oder aber ein Fall direkt auf den gebeugten Ellbogen (MATZEN) erfolgt. Nicht nur isolierte Frakturen des Capitulum oder der Trochlea, sondern — seltener — auch gemeinsame Abbrüche von Capitulum humeri und Trochlea sowie Abscherungen der Knorpelfläche kommen vor. Es handelt sich stets um intraartikuläre Frakturen, die Fragmente können um volle Breite verschoben und um ihre Achsen gedreht sein und sind manchmal subcutan in der Ellenbeuge zu tasten. Die Erkennung bereitet vor allem bei Kindern im 1. L.J., die bevorzugt von dieser Bruchform betroffen werden, Schwierigkeiten, da die Knochenkerne erst zwischen dem 1. und 3. L.J. auftreten und röntgenologisch sichtbar werden.

Dem Abscherbruch des Capitulum humeri ist eine starke Schmerzhaftigkeit bei Pro- und Supination sowie eine Einschränkung der Beugung eigen.

Die Reposition gelingt gelegentlich durch Überstreckung und Adduktion des Ellbogengelenkes. Ist sie unmöglich, so muß das Gelenk eröffnet werden. Da die knöcherne Heilung in nicht exakter Stellung zu einer erheblichen Beeinträchtigung der Gelenkfunktion führt, empfiehlt L. BÖHLER die Exstirpation der Fragmente, wenn die Adaptation nicht vollkommen gelingt. Nach exakter blutiger Reposition ist jedoch die Fixation der Bruchstücke von der Knorpeloberfläche aus möglich. Sie kann entweder mit Knochennägeln oder mit Bohrdrähten durchgeführt werden.

Trümmerbrüche des distalen Humerusendes werden nach schwerer direkter Gewalteinwirkung gesehen und sind ausschließlich mit ausgedehnten Weichteilschäden verbunden. Eine anatomische Wiederherstellung läßt sich in diesen Fällen so gut wie nie erreichen, das Ziel der Behandlung muß eine achsengerechte und eine für den Fall der späteren Versteifung für die Funktion günstige Stellung sein. Gelingt es, durch sorgfältige Wundversorgung eine Infektion zu verhüten, so ist das Bewegungsausmaß später überraschend gut. Die Ruhigstellung der Fraktur unter Umständen mit Transfixation muß bis zur knöchernen Konsolidierung erfolgen.

Die Lösung der distalen Humerusepiphyse wird nur in den ersten 4 Lebensjahren beobachtet (FAYSSE u. MARION). Sie kommt entweder durch gewaltsame Überstreckung oder durch Sturz auf den gebeugten Ellenbogen zustande. Im Rahmen des Überstreckungsmechanismus resultiert ein nach distal offener und bei Sturz auf das gebeugte Ellbogengelenk ein nach volar offener Winkel zwischen distaler Humerusmetaphyse und Knochenkern der Epiphyse. Nur die Vergleichsaufnahmen der Gegenseite sind beweisend, da die Erkennung der Epiphysenlösung infolge der Epiphysenfugen schwierig ist.

Wachstumsstörungen nach Epiphysenlösungen treten auf, wenn die Epiphysenfuge durch ein schweres — vorwiegend tangentiales — Trauma geschädigt ist oder wenn die Reposition nur unvollkommen gelang.

Die Ruhigstellung nach exakter Reposition erfolgt in einem gespaltenen Oberarmgips in Rechtwinkelstellung des Ellbogengelenkes.

Ellbogenverrenkungen

Von H. Speckmann

Nach der Schulterverrenkung steht die Ellbogenluxation in der Rangliste der Häufigkeit von Verrenkungen gleich an zweiter Stelle. Etwa 20—25% aller Luxationen spielen sich im Ellbogengelenk ab. Vergleicht man die freizügige Gelenkführung des Oberarmkopfes im Schultergelenk mit der straffen Führung der Unterarmknochen im Ellbogengelenk — insbesondere im festen Scharnier des Humeroulnargelenkes —, so versteht man, daß Verrenkungen im Ellbogengelenk zwar seltener als im Schultergelenk auftreten, daß es aber bei der Ellbogenluxation zu ausgedehnten Zerstörungen anatomischer Strukturen kommen muß. Bedenkt man die Erfahrungstatsache, daß das Ellbogengelenk auf alle Traumen mit einer großen Versteifungsfreudigkeit reagiert, so begreift man den Grundsatz, daß allergrößte Sorgfalt und Vorsicht bei der Behandlung des Ellbogentraumas an erster Stelle zu stehen haben, angefangen vom Akt der Reposition bis zur krankengymnastischen Nachbehandlung.

Das Erscheinungsbild der Ellbogenverrenkung ist sehr vielgestaltig. Es reicht von der leichten Subluxation bis zu den schwersten Verrenkungsbrüchen, wobei die Gesamtheit der gelenkbildenden Elemente im weitesten Sinne betroffen sein kann.

Bei Kindern und Jugendlichen treten die Luxationen am häufigsten auf, vermutlich wegen der physiologischen Überstreckbarkeit des kindlichen Ellbogengelenkes und der noch mangelnden Straffheit des Bandapparates. Bei Frauen sieht man — aus den gleichen Gründen — Luxationen häufiger als bei Männern. Die schweren Luxationsfrakturen findet man vorwiegend im Erwachsenenalter.

Es sind Verrenkungen der Unterarmknochen nach hinten, nach hinten und außen, nach außen, nach vorne und außen, nach vorne, nach innen, nach hinten und innen und in divergierender Richtung möglich.

Der Prototyp der Ellbogenluxation ist die Verrenkung beider Vorderarmknochen nach hinten, die *Luxatio antebrachii posterior* (s. Abb. 305j). Beim Entstehungsmechanismus dieser Luxation spielt eine pathologische Überstreckung im Ellbogengelenk die entscheidende Rolle. Am häufigsten entsteht dieser Verrenkungstyp — etwa 20—25% aller Ellbogenluxationen — durch Sturz auf den

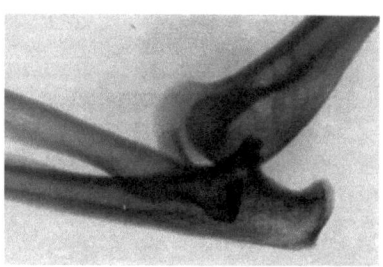 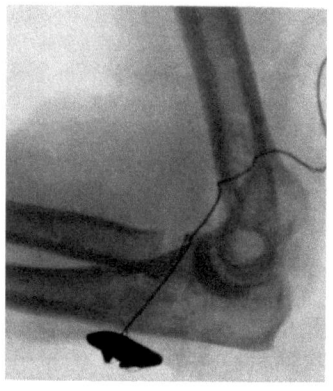

Abb. 308   Abb. 309

Abb. 308. Luxatio antebrachii posterior mit Abscherbruch der vorderen Circumferenz des Radiusköpfchens und Abriß der Endsehne des M. brachialis

Abb. 309. Vgl. Abb. 308. Nach Radiusköpfchenresektion Reinsektion der Brachialsehne durch Ausziehdraht. Heilungsergebnis nach 1½ Jahren. Beugung frei bei Streckdefizit von 10°. Umwendbewegungen endgradig eingeschränkt

ausgestreckten Arm. Die Olecranonspitze stemmt sich in die Fossa olecrani ein und hebelt — als Hypomochlion fungierend — den Processus coronoideus der Elle über die Trochlea humeri hinweg nach hinten in die Gelenkgrube. Hierbei reißt der vordere Anteil der Gelenkkapsel ein. Meist kommt es zu Einrissen von kurzen Triceps- sowie von Brachialisfasern, ja es kann sogar zum Abriß der Endsehne des M. brachialis kommen. Bei solchen massiven Traumen treten meist Begleitverletzungen am Knochen auf (s. Abb. 308 u. 309).

Die *klinische Diagnose* ist nicht schwer zu stellen, wenn es noch nicht zum Auftreten eines massiven Hämatoms gekommen ist. Das Ellbogengelenk wird unter Adduktion des Armes in einer pathognomonischen Beugestellung von 110—130° gehalten. Es läßt sich fast immer eine federnde Fixation der gelenkbildenden Knochen nachweisen. In der seitlichen Ansicht springt das Olecranon „fersenartig" nach hinten vor, die Tricepssehne verläuft bogenförmig gespannt zum Ellenhaken, beiderseits davon werden muldenartige Vertiefungen der Haut sichtbar. An der Ventralseite ist die Ellbeuge ausgefüllt vom distalen Humerusende, das meist gut abgetastet werden kann. Die Bicepssehne ist nicht mehr zu fühlen, sie läuft wie die A. brachialis und der N. medianus gespannt über die Oberarmrolle. Schädigungen des N. medianus und der A. brachialis kommen relativ häufig vor. Sie machen meist jedoch nur flüchtige Erscheinungen. Bei schweren Luxationen kann die Oberarmrolle ausnahmsweise aus der Ellenbeuge heraustreten (komplizierte Luxation).

Wenn auch die Diagnose der frischen Ellbogenluxation nach hinten wegen der anschaulichen Symptomatik relativ einfach ist, so sind doch bei voll ausgebildetem Hämatom Verwechslungen mit der suprakondylären Extensionsfraktur des Humerus möglich. Meist tastet man aber hierbei oberhalb der Beugefalte des Ellbogens die vordere Corticalis des proximalen Fragmentes und nicht die Oberarmrolle.

Die endgültige Diagnose wird aus dem Röntgenbild gestellt. Schon aus dokumentarischen Gründen sollte vor der Reposition ein brauchbares Röntgenbild in zwei Ebenen vorliegen. Es ist immer unerfreulich, wenn erst nach der Reposition eine knöcherne Begleitverletzung festgestellt wird. Die Frage, ob die Verletzung schon vor der Reposition bestanden hat oder ob sie Folge des Repositionsmanövers ist, kann dann nicht mehr mit Sicherheit beantwortet werden.

Als *Begleitverletzungen* bei der hinteren Luxation finden sich fast immer Einrisse der Kollateralbänder, die in einem nicht unerheblichen Teil der Fälle später zu röntgenologisch sichtbaren Kalksalzeinlagerungen führen. Die häufigste knöcherne Begleitverletzung ist der Abbruch des Processus coronoideus der Elle, der bei nicht ausreichender Überstreckung von der Oberarmrolle abgeschert wird. Er ist die häufigste Ursache einer immer wieder eintretenden Reluxation. BÖHLER empfiehlt bei ständiger Reluxation die transartikuläre Fixation mit einem Kirschner-Draht, der bei rechtwinklig gebeugtem und gelenkgerecht stehendem Ellbogengelenk vom Olecranon aus in den Humerus eingeschlagen wird. Nach drei Wochen werden Oberarmgips und Kirschner-Draht wieder entfernt. Der abgebrochene Processus coronoideus ulnae heilt meist pseudarthrotisch an. Tritt bei nicht verletztem Processus coronoideus eine ständige Reluxation ein, so ist es zur Zerreißung der Endsehne des M. brachialis gekommen, die mit einer Drahtausziehnaht ('pull-out-wire') am Tuberculum ulnare reinseriert werden muß. Es lassen sich auf diese Weise gute Heilungsergebnisse erzielen (s. Abb. 309).

Die *Reposition* nimmt man am besten in Plexusanaesthesie oder Allgemeinnarkose mit guter Muskelentspannung vor. Sie gelingt fast immer durch einfachen Zug am Unterarm in einer Beugestellung von etwa 125°. Das Olecranon rastet mit einem deutlich hör- und fühlbaren Ruck wieder ein. Dies ist die schonendste und schnellste Repositionsmethode! Nach der alten Roserschen Methode wird der Luxationsmechanismus rückläufig nachgeahmt. Bei der empfohlenen Überstreckung kann es zur Schädigung von Muskeln, Nerven und Gefäßen kommen. Sehr schonend ist die von BÖHLER angegebene Methode, wobei der Patient flach auf dem Rücken liegt. Der Oberarm ist um 90° abduziert und außenrotiert, die Hand ist mit Mädchenfängern an einem Galgen aufgehängt. Ein Gurt über dem distalen Oberarmbereich, der mit Gewichten zunehmend belastet wird, sorgt im Verlauf von 3—5 min für eine schonende Reposition.

Nach geglückter Reposition legen wir eine Oberarmgipsschiene unter Einschluß des Handgelenkes an. Nach 1—2 Tagen erfolgt Röntgenkontrollaufnahme, um eine erneute Luxation oder Subluxation auszuschließen. Die Ruhigstellung im Gipsverband soll 3 Wochen dauern. Während dieser Zeit hat der Patient eine ausgiebige Übungsbehandlung im Schultergelenk und in den Fingergelenken durchzuführen.

Die Nachbehandlung hat vorwiegend aktiv zu erfolgen. Man kann dem Pflegepersonal und dem Patienten nicht oft genug einschärfen, daß jede Form der Massage, der gewaltsamen passiven Bewegungstherapie oder gar der Heißluftanwendung absolut kontraindiziert ist. Zur Besserung eines verbleibenden Streck- oder Beugedefizits kann freilich nicht immer auf die Möglichkeiten einer

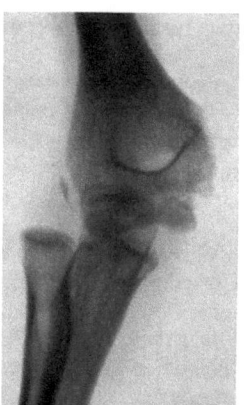
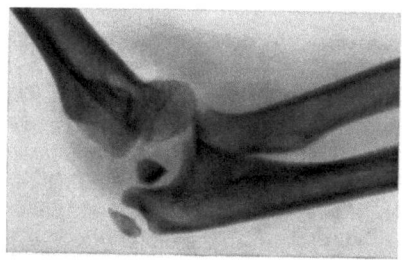

Abb. 310. Luxatio antebrachii posterior radialis. Der Epicondylus humeri ulnaris ist tief ins Gelenk gezogen und stellt ein unüberwindliches Repositionshindernis dar

feindosierten passiven Unterstützung der Bewegungsübungen — sei es durch Quengelverbände (elastischer Zug) oder Tragen von zunehmend schweren Lasten (Wassereimer) verzichtet werden.

Die reine Luxatio antebrachii posterior gilt als die typische Luxationsform des Ellbogengelenkes; am häufigsten tritt sie jedoch in der *Kombination mit der radialen Verrenkung* auf (50%). Hierbei kommt es zum Einriß des ulnaren Kollateralbandes meist unter Mitnahme des Epicondylus humeri ulnaris, der ein unüberwindliches Repositionshindernis darstellen kann, wenn er — wie es häufig der Fall ist —, ins Gelenk gezogen ist (s. Abb. 310). Bei Kindern handelt es sich nicht um eine Abrißfraktur, sondern um eine Lösung des Apophysenkernes. Wenn die Reposition konservativ nicht gelingt, so muß sie blutig unter Anheftung des Epicondylus mit zwei gekreuzten Kirschner-Drähten oder einer Schraube erfolgen.

Bei der *Entstehung* dieses Luxationstyps kommt zu den für die hintere Luxation typischen Faktoren noch eine Abduktion des Unterarmes hinzu, wobei das Olecranon in Valguskantung über die Trochlea hinweg nach radial gehebelt wird. Seltener kann die Luxation auch durch eine direkte Krafteinwirkung von medial her auf das proximale Unterarmende möglich sein. Kommt es zu einer Dislokation, bei der die artikulierenden Flächen nicht vollkommen voneinander getrennt sind, so spricht man von einer Subluxation, die im Kindesalter recht häufig vorkommt. Meist wird hierbei das Olecranon zur Seite verschoben, so daß je nach dem Grad der Dislokation ein sehr vielgestaltiges Bild auftreten kann. Kleinere Knorpel- und Knochenabsprengungen der Trochlea, des Capitulum humeri oder des Capitulum radii sind möglich. Die Knorpelverletzung, die sich röntgenologisch nur bei Mitbeteiligung der subchondralen Spongiosa fassen läßt, verschlechtert jedoch die gegenüber der einfachen Luxatio antebrachii posterior ohnehin schon schlechtere Prognose der Luxatio antebrachii posterior radialis.

Das *klinische Bild* der Verrenkung nach hinten und außen ist unverkennbar. Der Gelenkdurchmesser ist in der Ansicht von vorne und hinten deutlich verbreitert. Die Fossa olecrani ist leer, der Condylus medialis ist meist gut zu tasten. Das Olecranon findet sich in seitlicher Fortsetzung der Oberarmachse. Epicondylus medialis, Epicondylus lateralis und Olecranon liegen zwar auf einer Linie, doch befindet sich das Olecranon jetzt lateral vom Epicondylus radialis (s. Abb. 305a). Bewegungen im luxierten Gelenk sind bei diesem häufigsten Luxationstyp fast nie möglich. Medianus- und Ulnarisschädigungen kommen vor, sind jedoch meist nur flüchtig.

Endgültige Klarheit ergibt beim Erwachsenen das Röntgenbild. Bei Kindern, bei denen diese Form der Luxation oder Subluxation besonders häufig eintritt, kann die röntgenologische Diagnose Schwierigkeiten bereiten, da nur ein Teil der Knochenkerne vorhanden ist und die Epiphysenlinien noch nicht geschlossen sind. Vergleichsaufnahmen der gesunden Seite sind unter diesen Umständen unbedingt erforderlich.

Die *Reposition* erfolgt bei der Luxation nach hinten und außen durch Zug, Druck und Gegendruck, wobei Trochlea und Olecranon im gegenläufigen Sinne ulnarwärts und nach vorne verschoben werden müssen. Die Ruhigstellung im Oberarmgipsschienenverband erfolgt für drei Wochen, wobei von Anfang an Bewegungen im Schultergelenk sowie in den Fingergelenken durchgeführt werden müssen. Nach der Gipsabnahme erfolgt krankengymnastische Nachbehandlung, wie sie bereits auf S. 578 beschrieben wurde. In etwa einem Drittel der Fälle bleibt eine endgradige Bewegungseinschränkung zurück. Verknöcherungen treten vorwiegend im Bereich des inneren Seitenbandes und des M. brachialis auf. Die Prognose dieser Verletzungsart ist gegenüber der reinen Verletzung nach hinten nicht so gut.

Die *Ellbogenverrenkung nach innen* ist sehr selten (s. Abb. 305b). Sie kann durch kräftige Gewalteinwirkung auf das proximale Unterarmende von radial direkt oder indirekt durch starke Hyperextension und Adduktion des Unterarmes entstehen. Es kann zu einer reinen Verrenkung nach innen oder zu einer Luxation nach hinten und innen kommen. Symptomatik und Therapie entsprechen im wesentlichen der der Verrenkung nach außen, nur mit umgekehrtem Vorzeichen.

Die *Verrenkung nach vorne* kommt ebenfalls selten vor. Sie entsteht meist durch Sturz auf den gebeugten Ellbogen. Oft liegt eine Luxationsfraktur vor, wobei das Olecranon frakturiert und an Ort und Stelle liegen bleibt, während die beiden Vorderarmknochen nach vorne oder nach vorne und seitlich luxieren (s. Abb. 311 u. 312). Kommt es zur reinen Luxation nach vorne, so sind Verletzungen der Kollateralbänder, des hinteren Kapselanteiles und des M. triceps unvermeidlich.

Das *klinische Bild* ist sehr charakteristisch. Im Gegensatz zur Verrenkung nach hinten wird der Unterarm jetzt in Beugestellung gehalten. Liegt eine Luxation vor, kann man das distale Humerusende hinter dem Olecranon tasten (s. Abb. 305i). Der Unterarm ist scheinbar verlängert. Die Symptomatik ist beim Verrenkungsbruch nicht so deutlich, da sich ja noch das Olecranon an Ort und Stelle befindet. Meist tastet man an der Ulnakante eine Stufenbildung. Ulnarisschädigungen kommen häufiger vor.

Bei der *Reposition* bringt man durch Zug am Unterarm nach unten sowie durch Druck und Gegendruck das Olecranon über die Trochlea hinweg nach hinten. Unter deutlichem Schnappen springt das Gelenk wieder ein. Liegt eine Luxationsfraktur mit Abscherung des Olecranons vor, so muß eine operative Behandlung erfolgen (s. Abb. 312).

Bei der *divergierenden Verrenkung* luxieren die Vorderarmknochen in verschiedene Richtung. Sämtliche Kombinationen sind möglich, meist luxiert die Ulna nach dorsal und der Radius nach ventral. Die Luxatio antebrachii divergens ist sehr selten. Bei der Reposition extendiert man zunächst und bringt durch leichte Hyper-

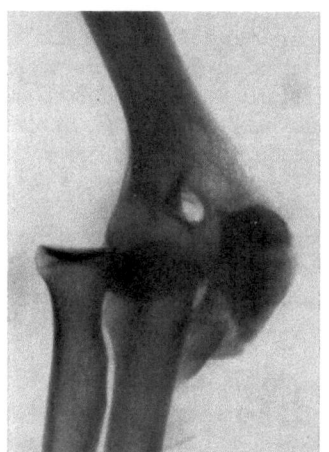
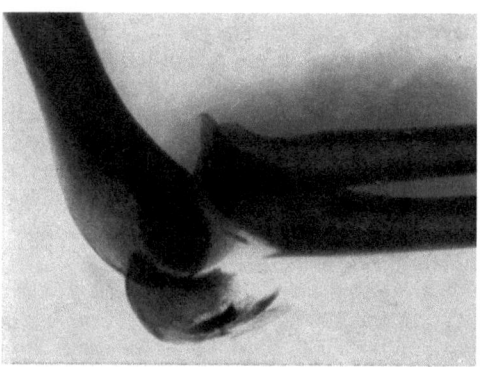

Abb. 311. Luxatio antebrachii anterior radialis mit Olecranonfraktur

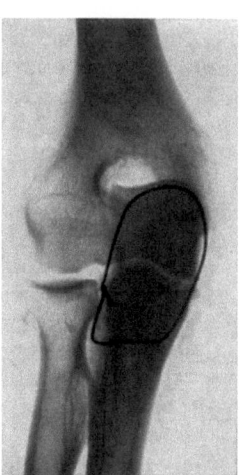
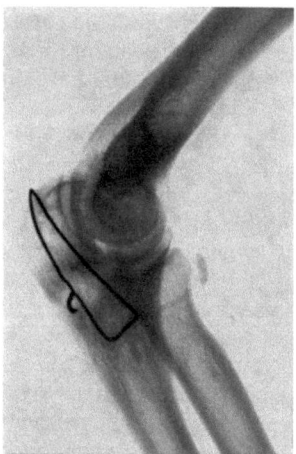

Abb. 312. Vgl. Abb. 311; Blutige Reposition der Ellenbogenluxationsfraktur und Osteosynthese des Olecranons

extension, anschließende Beugung und Druck das nach hinten luxierte Olecranon und das nach vorne luxierte Radiusköpfchen wieder an den rechten Ort.

Die habituelle Ellbogenverrenkung nach hinten ist ebenfalls sehr selten. Sie tritt bei angeborener Hypoplasie des Processus coronoideus oder nach hinterer Luxation mit vollkommener Abscherung des Processus coronoideus auf. Zur Behandlung werden alle Maßnahmen empfohlen, die den Bandapparat und die Kapsel verstärken (Fascienstreifen, Cutislappen).

Auch die Hohmannsche Seidenfadenplastik bringt gute Erfolge.

Als Folge von Kollateralbandverletzungen kann es nach Ellbogenluxationen zum Schlottergelenk kommen. Durch ständige Fehlbelastung ist eine wesentliche Voraussetzung für das Auftreten einer Arthrosis deformans gegeben.

Die Ellbogenverrenkung ist eine schwerwiegende Verletzung, die in einem größeren Maße als die Schulterluxation eine posttraumatische Gelenksteife hinterläßt. Sie fordert von dem behandelnden Chirurgen ein klares Vorstellungsvermögen ihrer Vielgestaltigkeit, eine verständnisvolle und vorsichtige Hand bei der Reposition und eine klare Konzeption in der Nachbehandlung. Nur so wird es gelingen, der gefürchteten Myositis ossificans mit ihren meist irreversiblen Folgen mehr und mehr den Boden zu nehmen.

Olecranonfrakturen

Die Olecranonfrakturen entstehen meist durch direkte Gewalteinwirkung, sei es durch Sturz oder Schlag auf den Ellbogen. Das bei maximaler Beugung des Ellbogengelenkes stark auf Biegung und Zug beanspruchte Olecranon frakturiert in Form eines Querbruches (s. Abb. 305h) durch die Facies semilunaris oder eines kurzen Schräg-

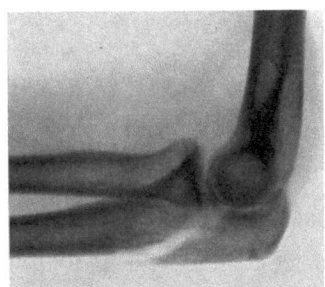
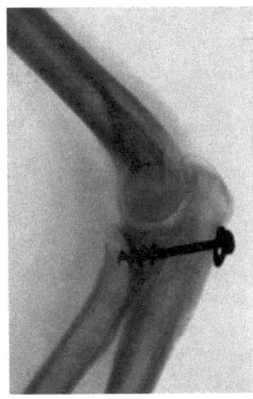

Abb. 313 Links: Olecranonfraktur bei einem 16jährigen Jungen (kurzer Schrägbruch). Rechts: Stufenlose Wiederherstellung der Gelenkfläche mittels Schraube

bruches, der meist intraartikulär beginnt und von ventro-cranial nach dorso-caudal verläuft (s. Abb. 313). Seltener entstehen im Hyperextensionsmechanismus Stauchungsbrüche, außerdem kommen Stückbrüche, Trümmerbrüche und kleinere Abrißfrakturen durch plötzlichen starken Tricepszug vor.

Das *klinische Bild* der Olecranonfraktur ist sehr charakteristisch. Da es sich um den Bruch eines vorwiegend spongiösen Knochenabschnittes handelt, liegt meist ein erhebliches Hämatom an der Streckseite des Ellbogengelenkes vor. Typisch ist der Ausfall der Streckfunktion bei komplettem Querbruch und zerrissenem Reservestreckapparat. Zur Prüfung der Streckfähigkeit des Armes läßt man den Patienten entweder den Arm senkrecht anheben oder bis 90° abduzieren und innenrotieren. Bei kompletter Zerreißung des Reservestreckapparates kann der Arm überhaupt nicht gestreckt werden. Ist der Reservestreckapparat nicht rupturiert, ist eine partielle Streckung möglich. Ähnlich der Patellarfraktur kommt es meist zu einer erheblichen Dislokation der Fragmente. Der untersuchende Finger kann zwischen die Bruchstücke gelegt werden. Bei kurzen Schrägbrüchen, Stück- oder Trümmerbrüchen sowie Abrißfrakturen aus der Olecranonspitze fehlt dieses klinische Zeichen. Die Symptomatik der Olecranonfraktur bei der Luxatio antebrachii anterior ist auf S. 579 beschrieben. Als Begleitverletzung kann in seltenen Fällen auch bei der Luxatio antebrachii posterior eine Fraktur des Olecranons vorkommen. Endgültige Klarheit über die Diagnose bringt das Röntgenbild in zwei Ebenen.

Bei *Behandlung der Olecranonfraktur* muß man sich vor Augen halten, daß es sich in der Regel um einen Gelenkbruch handelt. Die komplizierte Verletzung wird eine andere Behandlung als die unkomplizierte erfordern. Geht die Frakturlinie durch die Gelenkfläche, so ist ihre anatomisch genaue Wiederherstellung oberstes Gebot.

Bei den Abrißfrakturen der Olecranonspitze sowie Trümmerfrakturen mit mosaikartigem Beieinanderliegen der Fragmente und nur geringer Unebenheit der Gelenkfläche wird man sich mit der *konservativen* Behandlung begnügen, die meist auch für Kinder in Frage kommt. Man stellt das Ellbogengelenk bei rechtwinkeliger Beugung und Mittelstellung des Vorderarmes zwischen Pronation und Supination sowie leichter Dorsalextension der Hand für 3—4 Wochen in einem Gipsverband ruhig, der das Handgelenk miteinbezieht, die Fingergrundgelenke aber frei läßt. In voller Streck-

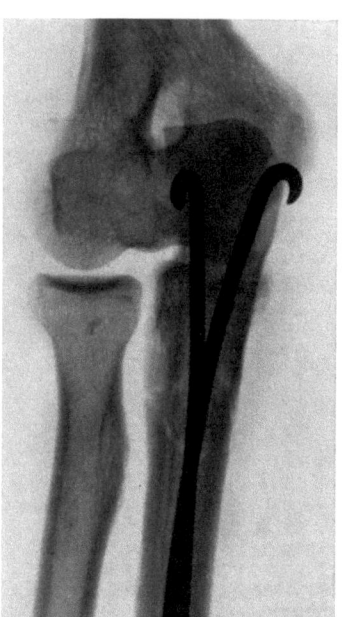
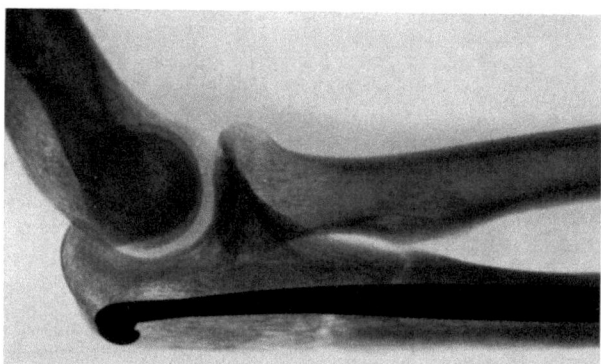

Abb. 314. Osteosynthese einer in den Ulnaschaft reichenden Olecranonfraktur durch 2 Rush-Pins

stellung angelegte Gipsverbände zur Behandlung der Olecranonfrakturen sollten endgültig der Vergangenheit angehören, denn hier handelt es sich nicht um eine physiologische Gelenkstellung. Auch gelingt es nicht, die Diastase der Fragmente in dem gewünschten Maße zu beseitigen. BÖHLER schreibt, daß ihm in der ganzen Literatur kein einziger Fall bekannt ist, bei dem sich mit dieser Behandlungsmethode ein funktionell gutes Ergebnis erreichen ließ.

Die weitaus meisten Olecranonfrakturen müssen *operativ versorgt* werden. Sie stellen für den Unfallchirurgen eine erfreuliche Aufgabe dar, da die Endergebnisse fast immer gut sind. Die Indikation zur Osteosynthese ist gegeben bei stärkerer Diastase der Fragmente, Stufenbildung in der Gelenkfläche und komplizierten Frakturen. Für die Vereinigung der beiden Fragmente sind zahlreiche Methoden angegeben worden. Allen Verfahren gemeinsam ist der Gedanke, nach Reposition und stufenloser Wiederherstellung der Gelenkfläche für eine wirksame Retention — möglichst unter Druck — zu sorgen. Hierfür wurden in der Literatur Osteosynthesen mit dem Smith-Petersen-Nagel, Steinmann-Nagel, Kantkeilnagel, Kirschner-Draht und einfachen Tapeziernagel angegeben. Andere Autoren wiederum empfehlen eine Osteosynthese mit Spongiosafeder, Ellenfeder, doppeltem Rushpin (s. Abb. 314), Schraube (s. Abb. 313), Drahtnaht oder Cerclage

(s. Abb. 312). Die Zuggurtungsosteosynthese nach WEBER vereinigt die Vorteile einer guten Fragmentretention mit denen der Druckosteosynthese.

Wir bevorzugen die Osteosynthese mittels Cerclage, wie sie auch von BÖHLER ausgeführt wird. In Lokal-, Plexus-, oder Allgemeinanaesthesie wird von einem radialkonvexen Schnitt aus nach Spaltung von Muskulatur und Periost der Knochen freigelegt. Wegen der später möglichen Narbenbeschwerden sollte man alle Schnittführungen vermeiden, die über die Auflagefläche der Ulna gehen. Etwa 2 cm von der distalen Bruchfläche entfernt legen wir einen Bohrkanal quer durch den Knochen, durch den ein starker Draht geführt wird. Nach Reposition des proximalen Fragmentes und Retention mit einem Einzinkerhaken werden — wie bei der subperiostalen Cerclage der Patella — die Bruchstücke unter Druck miteinander vereinigt. Der Draht wird mit dem Kirschnerschen Spanngerät angezogen und soll mit seinem Ende nach radial zeigen, damit er später bei aufliegendem Unterarm nicht stört. Bei der Beugung des Armes entsteht jetzt keine Diastase der Fragmente mehr. Vor Schluß der Hautwunde empfiehlt sich eine Bildverstärkerdurchleuchtung oder besser eine Röntgenaufnahme im seitlichen Strahlengang, um eventuelle Stufen in der Gelenkfläche zu erkennen und eine Korrektur anzuschließen. Ist das proximale Fragment klein, so wird der Draht subperiostal — wie bei der Patellarfraktur — gelegt. Ist es groß genug, so wird ein zweiter Bohrkanal quer zur Längsrichtung des Knochens gelegt und der Draht hindurch gezogen. Der verwendete Stahldraht muß stets stark genug sein, da Drahtrisse nicht selten vorkommen.

Die Drahtnaht des Olecranons in der Längsrichtung bietet nicht die Vorteile dieser Methode. Oft kommt es zum Durchschneiden des Knochens und erneuten Auftreten einer Fragmentdiastase. Eine gute Methode dagegen ist die von CAMPBELL angegebene gekreuzte Cerclage, die sich besonders bei kleinerem proximalen Fragment bewährt hat.

Nach der Osteosynthese ist eine Ruhigstellung im Oberarmgipsverband unter Einschluß des Handgelenkes für etwa 3—4 Wochen erforderlich. Während dieser Zeit muß eine Übungsbehandlung für Schultergelenk und Fingergelenke stattfinden. Nach der Gipsabnahme kann die krankengymnastische Nachbehandlung in der im Kapitel Ellbogenverrenkungen beschriebenen Weise durchgeführt werden.

Bei der *komplizierten* Olecranonfraktur wird man die Osteosynthese sofort durchführen, falls die Fraktur nicht älter als 6—8 Std ist. Nach Reposition und stufenloser Wiederherstellung der Gelenkfläche kann die Retention mittels Cerclage, Schraube, doppelter Rushpinnung oder Zuggurtungsosteosynthese erfolgen. Die Ruhigstellung im Gipsverband erfolgt wie bei der unkomplizierten Fraktur, jedoch muß baldmöglichst über der Wunde ein Fenster ausgeschnitten werden. Eine parenterale Verabfolgung hoher Dosen von Antibiotica gehört mit zum Behandlungsprogramm.

Die Erfolge chirurgischer Behandlung sind als gut bis sehr gut anzusprechen, bedenkt man, daß es sich um eine Gelenkfraktur gehandelt hat. Die Patienten behalten als Verletzungsfolgen bei der reinen Olecranonfraktur bisweilen eine endgradige Streckbehinderung bei freier Beugefähigkeit zurück. Diese Streckhemmung wird von der Mehrzahl der Patienten als nicht hinderlich empfunden.

Ist die Wiederherstellung der artikulierenden Fläche nicht stufenlos gelungen, so tritt nach wenigen Jahren eine schmerzhafte Arthrosis deformans mit zunehmender Einschränkung der Beweglichkeit auf. Nichtbehandelte Olecranonfrakturen mit deutlicher Diastase der Fragmente zeigen bisweilen funktionell ausreichende Ergebnisse. Die Fraktur ist pseudarthrotisch verheilt, mit zunehmender

Schrumpfung des bindegewebigen Füllgewebes nähern sich die Fragmente wieder aneinander.

Bei der Behandlung der Olecranonpseudarthrose muß nach Ausräumung des Pseudarthrosengewebes und Osteosynthese meist auch eine Verlängerung der Tricepssehne angeschlossen werden, da es meist nicht gelingt — besonders wenn die Verletzung schon viele Monate oder Jahre zurückliegt —, die Bruchstücke wieder zu vereinen.

Luxation des Radiusköpfchens

Die Verrenkung des Radiusköpfchens muß den untersuchenden Chirurgen als erstes veranlassen, nach einer *Monteggiafraktur* zu fahnden, die beim Erwachsenen viel häufiger vorkommt als die reine Verrenkung des Radiusköpfchens. Diese ist nach hinten, außen oder vorne möglich, wobei die Luxationen nach hinten oder außen nur sehr selten vorkommen. Die *häufigste Verrenkung* ist die

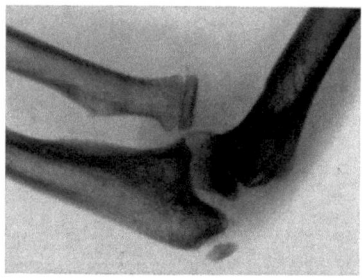

Abb. 315. Typische Luxation des Radiusköpfchens nach cubital

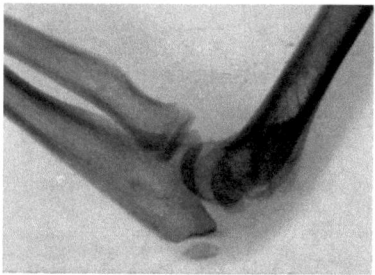

Abb. 316. Vgl. Abb. 315; Blutige Reposition der Luxation und Ringbandplastik nach HOHMANN

nach *vorne* (s. Abb. 315 u. 316). Sie kann direkt durch starke Gewalteinwirkung von dorsal, starke Bicepsanspannung oder indirekt durch Stoß in der Längsrichtung des gestreckten Armes entstehen.

Das *klinische Bild* ist charakteristisch. Bei der Luxation nach vorne hält der Verletzte den Vorderarm in leichter Beugung und Abduktion schmerzhaft fixiert. Die Gegend des Radiusköpfchens ist sehr druckschmerzhaft, da es meist zur Zerreißung des Ligamentum anulare kommt. Oft kann man das Radiusköpfchen in der Ellenbeuge fühlen, das Humerusköpfchen ist durch die Haut ebenfalls gut zu tasten. Die Beugung des Armes im Ellbogengelenk ist über 90° hinaus nicht möglich, da sich das Radiusköpfchen wie ein Sperrknochen gegen das distale Humerusende stemmt. Pro- und Supination hingegen sind meist nur wenig oder mäßig eingeschränkt.

Die Reposition versucht man in Plexus- oder Allgemeinanaesthesie, wobei man durch Zug, Adduktion des Unterarmes und direkten Druck das Radiusköpfchen wieder in seine alte Position zu bringen versucht. In vielen Fällen gelingt die Reposition nicht. Man soll dann so früh wie möglich das Radiusköpfchen operativ freilegen und nicht eine Vielzahl von Repositionsmanövern abrollen lassen.

Zur Fixierung des Radiusköpfchens an die Ulna empfiehlt NISSEN die Entnahme eines distal gestielten Lappens aus der vorderen Kapselwand, der unter Nachbildung des Ligamentum anulare an der Elle fixiert wird. Die von HOHMANN empfohlene Ringbandplastik, wobei ein gestielter Lappen aus der Tricepssehne entnommen wird, hat sich uns gut bewährt (s. Abb. 316). Bei der von HOFFMANN empfohlenen Plastik wird das Radiusköpfchen mit einem Fascienzügel an der Streckmuskulatur fixiert, so daß es jetzt nicht mehr die Möglichkeit hat, nach cubital zu reluxieren.

Die *Verrenkungen nach außen oder hinten* kommen sehr selten vor. Meist sind sie mit knöchernen Verletzungen der proximalen Ulna oder der Oberarmrolle kombiniert.

Bei nicht behandelten Luxationen sieht man bisweilen eine gute Beugefähigkeit. Bei genauerer Bewegungsanalyse stellt man dann fest, daß mit zunehmender Beugung das Radiusköpfchen nach der Seite ausweicht und hier sicht- und fühlbar wird.

Bei der Verrenkung des Speichenköpfchens nach vorn *im Kleinkindesalter* handelt es sich meist um eine Subluxation des Speichenköpfchens (perianuläre oder periulnare Subluxation). Werden die Kinder, um sie vor einem Sturz zu bewahren, am gestreckten Arm plötzlich hochgerissen, dann kommt es meist zu einer Pronationsbewegung des Unterarmes. Das Radiusköpfchen, dessen Circumferenz bis zum sechsten Lebensjahr nicht größer als die des Halses ist, schlüpft zum Teil aus dem Ringband heraus und bewerkstelligt eine Incarceration des Bandes zwischen Humerus- und Radiusköpfchen (Pronatio dolorosa infantum).

Das *klinische Bild* ist unverkennbar. Der Vorderarm wird unter leichter Beugung in typischer Pronationsstellung schmerzhaft fixiert gehalten. Die Gegend des Radiusköpfchens ist druckschmerzhaft. Die Röntgenaufnahmen beider Ellbogengelenke ergeben meist keinen pathologischen Befund, da der Knochenkern des Radiusköpfchens erst mit dem fünften Lebensjahr auftritt. Der Sinn der Röntgenaufnahmen besteht darin, knöcherne Begleitverletzungen auszuschließen.

Im Gegensatz zur Luxation des Radiusköpfchens beim Erwachsenen ist hier die Reposition meist von Erfolg gekrönt. Unter plötzlicher Supination, Druck auf das Köpfchen und Beugung des Unterarmes springt das Capitulum radii meist wieder ein. Es empfiehlt sich das Anlegen eines Gipsverbandes für 8—10 Tage, da die Neigung zur Reluxation auch beim Kinde besteht. Gelingt die Reposition ausnahmsweise nicht, so soll man nach BÖHLER unter allen Umständen von einem operativen Vorgehen absehen, da die blutige Reposition meist zu irreparablen Verknöcherungen und damit Einschränkung der Beweglichkeit führt.

Bei *veralteten Luxationen* Erwachsener kann die Resektion des Radiusköpfchens notwendig werden, wenn starke schmerzhafte Bewegungsstörungen vorliegen. Bei Kindern und Jugendlichen soll unter keinen Umständen die Resektion durchgeführt werden, da es zu einer zunehmenden Valgusstellung mit Subluxation im distalen Radioulnargelenk, Auftreten der Manus radioflexa und vorzeitiger Arthrosis deformans wegen Fehlbelastung im Handgelenk kommen kann. Von einer radialseitigen Schnittführung aus wird unter Schonung des Muskelastes des N. radialis auf den Hals zu eingegangen. Nach Entfernung des zerstörten Ringbandes und Resektion des Periostes bis zum Tuberculum radii hin wird entweder mit dem Meißel oder der Gigli-Säge das Radiusköpfchen entfernt, wobei zu beachten ist, daß keine Knochensplitter oder Periostreste zurückbleiben, die später zu Verknöcherungen mit nachfolgender Bewegungseinschränkung Anlaß geben können. Der Radiushalsstumpf wird geglättet, auf eine Polsterung des Knochenstumpfes mit Fett oder Fascie kann verzichtet werden. Den Eingriff führt man am besten in Blutleere aus. Der Oberarmgipsverband für drei Wochen soll in Adduktionsstellung des Unterarmes angelegt werden.

Brüche des Radiusköpfchens und des Radiushalses

Von den Knochenbrüchen am proximalen Radiusende ist die *Radiusköpfchenfraktur* die typische Erwachsenenverletzung, während die *Radiushalsfraktur* die typische Verletzung des Kindesalters darstellt (Abb. 317 u. 318).

Diese Knochenverletzungen entstehen am häufigsten durch Sturz auf den ausgestreckten Arm, wobei unter Streckung und Abduktion des Vorderarmes das

Humerusköpfchen wie ein Stempel in das Capitulum radii gepreßt wird und zu einer Impressionsfraktur führt. Je nach Richtung der einwirkenden Kraft gibt es Abbrüche von der hinteren, lateralen oder vorderen Circumferenz des Gelenktellers. Als Nebenverletzung kann es bei der Luxatio antebrachii posterior zu einer Abscherfraktur der vorderen Gelenkcircumferenz des Radiusköpfchens kommen (s. Abbildung 308).

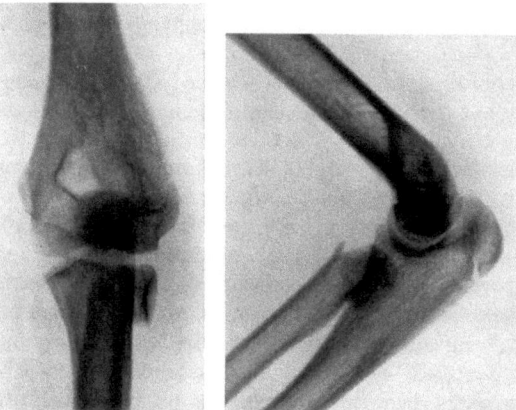

Abb. 317. Radiushalsfraktur bei einem 13jährigen Knaben mit typ. Abkippung des Köpfchens nach außen um 90°

Den Abbruch eines Teiles des Köpfchens bezeichnet man als *Meißelfraktur* (s.Abb.303b). Meist ist der laterale Anteil betroffen. Es liegt hier eine intraartikuläre Verletzung vor, die zu einem nachweisbaren Hämarthros führt. Die Umwendbewegungen des Vorderarmes sind meist schmerzhaft eingeschränkt. Typisch sind die Schmerzen bei passiver Supination. Die Region des Speichenköpfchens ist druck- und bewegungsschmerzhaft. Über dem medialen Kollateralband bestehen oft Druckschmerz und Hämatombildung, da es bei der Abduktion des Unterarmes zur Schädigung des ulnaren Kollateralbandes kommen muß. Bisweilen reißt sogar der Epicondylus humeri ulnaris ab und kann — wie bei der seitlichen Ellbogenverrenkung — ins Gelenk verlagert sein. Aufklärung über die Art der Verletzung gibt die Röntgenaufnahme, die oft in mehreren Ebenen angefertigt werden muß, da man die Längsfissur im Capitulum radii bei der einfachen anterioren-posterioren und seitlichen Aufnahme manchmal nicht sehen kann.

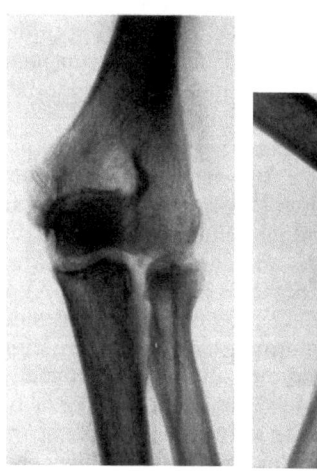
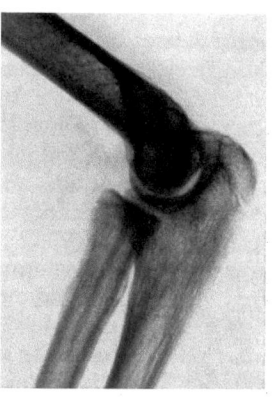

Abb. 318. Vgl. Abb. 317; Nach blutiger Reposition des Radiusköpfchens, Osteosynthese durch einen zentral eingeschlagenen Knochenspan (Zustand 9 Monate nach Op.)

Die Behandlung der Meißelfraktur ohne Dislokation besteht in Ruhigstellung des Ellbogengelenkes bei rechtwinkeliger Beugung in Mittelstellung zwischen Pronation und Supination sowie leichter Dorsalextension im Handgelenk. Der Gips soll 3—4 Wochen liegen bleiben.

Bei der Meißelfraktur mit Dislokation kann ein Repositionsversuch mit einer starken Kanüle oder Steinmann-Nagel versucht werden. Erfolge erzielt man aber nur bei frischen Frakturen.

Liegt eine Trümmerfraktur des Radiusköpfchens vor oder ist mehr als ein Drittel der Gelenkfläche frakturiert, so ist nach BÖHLER die sofortige Resektion des Radiusköpfchens angezeigt, da mit einer starken Einschränkung der Beweglichkeit, insbesondere der Umwendbewegungen des Vorderarmes, zu rechnen ist, wenn das zertrümmerte Köpfchen nicht entfernt wird. Beim Erwachsenen führt die rechtzeitige Entfernung des Radiusköpfchens nur zu einem geringfügigen Cubitus valgus. Die Manus radioflexa konnte BÖHLER nicht feststellen, ebenso fand er keine nennenswerten Subluxationen im distalen Radioulnargelenk mit Fehlbelastung und nachfolgender Arthrosis deformans des Handgelenkes.

Von WAIBEL und NIGST wurde auch über gute Erfahrungen nach Implantation von Akrylprothesen an Stelle des frakturierten Radiusköpfchens berichtet.

Schädigungen des N. radialis kommen nur selten vor.

Bei der Radiushalsfraktur soll man zunächst eine Reposition auf unblutigem Wege versuchen. Unter Ulnaradduktion und Supination wird unter Bildverstärkersicht gegen das Radiusköpfchen ein Druck ausgeübt. Beträgt die Abkippung des Köpfchens (Luxationsfraktur) mehr als 30°, so soll nach BÖHLER blutige Reposition erfolgen, die meist einfach ist. Eine Reluxation tritt nur selten ein. Bei instabilen Brüchen kann die Retention der Fraktur mit einem transartikulär eingeführten Kirschner-Draht (A. N. WITT), Rush-Pin oder mit einem zentral durch das Radiusköpfchen eingeschlagenen Knochenspan erfolgen (s. Abb. 318). Mitunter empfiehlt sich auch eine Unterfütterung des Radiusköpfchens im Bereich der meist lateral und vorn gelegenen Impression mit einem Knochenspan.

JÖRG BÖHLER hat eine Methode angegeben, wobei die Aufrichtung des Radiusköpfchens mit ein oder zwei Steinmann-Nägeln percutan erfolgt. Die Nägel werden mit eingegipst und nach Erhärtung des Gipsverbandes wieder entfernt. Wir haben von dieser Methode gute Erfolge gesehen. Die Ruhigstellung soll wieder für drei bis vier Wochen erfolgen. Die krankengymnastische Nachbehandlung nach Gipsabnahme erfolgt wie bei den übrigen Ellbogengelenksverletzungen. Als Verletzungsfolge bleibt meist eine endgradige Behinderung der Streckung, Beugung und Supination zurück. Schädigungen des Nervus radialis sind verhältnismäßig selten.

Die Radiusköpfchenfraktur kommt bei Kindern nur selten vor. Die Behandlung soll stets konservativ sein. Viel häufiger finden wir hier die Speichenhalsfraktur, wobei die artikulierende Fläche nicht verletzt ist. Daher ist die Prognose der noch so stark dislozierten Halsfraktur besser, als die der weniger stark dislozierten Köpfchenfraktur.

BLOUNT sah bei Abkippung des Köpfchens nach radial und vorne bis zu 45° ohne Reposition gute Heilungsergebnisse. BÖHLER empfiehlt einen Repositionsversuch, falls die Abkippung zur Seite und nach vorne mehr als 30° beträgt. Führt die unblutige Reposition zu keinem befriedigendem Ergebnis, muß von einem radialseitigen Schnitt aus unter Schonung des Muskelastes des N. radialis blutig reponiert werden. Das Köpfchen läßt sich dann leicht aufrichten. Bei instabilen Brüchen erfolgt die Retention in der wie bei den Erwachsenen beschriebenen Weise. Die Ergebnisse sind meist gut, wenn auch eine endgradige Bewegungseinschränkung normalerweise zurückbleibt. Keinesfalls ist im Kindesalter eine Resektion des Radiusköpfchens indiziert. Die Ergebnisse wären dann noch schlechter, als wenn überhaupt keine Behandlung stattgefunden hätte.

Die Therapie der Verletzungen am proximalen Speichenende gehören zu den diffizilsten Aufgaben, vor die der Unfallchirurg gestellt wird. Die Frage, ob konservatives oder operatives Vorgehen, ist nicht immer aus einem vorgefertigten Schema abzulesen.

Die Monteggiaverletzung

Die Monteggiaverletzung stellt einen diaphysären Ellenbruch im proximalen oder mittleren Drittel, kombiniert mit einer Luxation des Radiusköpfchens nach vorne, hinten oder außen dar. Sie ist klinisch eine interessante Verletzungsart. Weniger erfreulich ist die Tatsache, daß diese Verletzung zum Nachteil der Patienten oft nicht richtig erkannt oder falsch behandelt wird.

Die Monteggiafraktur entsteht meist durch direkte Krafteinwirkung auf das proximale Unterarmende (s. Parierfraktur der Ulna) oder durch Sturz auf den gebeugten Vorderarm. Im ersteren Falle entsteht der *häufigere Extensionstyp* mit Luxation des Radiusköpfchens nach cubital und Biegungsbruch der Elle im

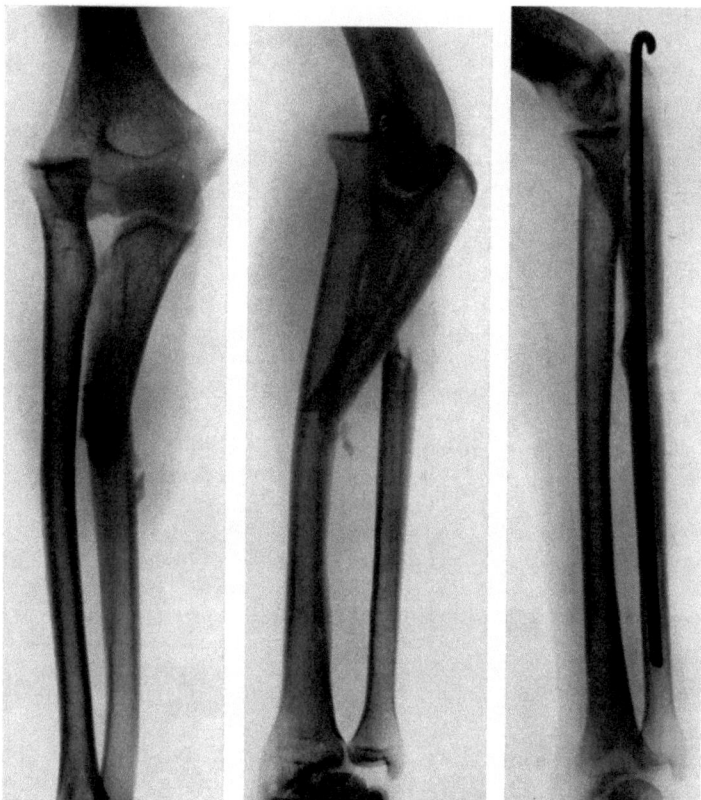

Abb. 319. Monteggiaverletzung, Extensionstyp. Ulnafraktur im mittleren Drittel und Luxation des Radiusköpfchens nach cubital. Rechts: Stabilisierung der Ulna mit einem kräftigen Rush-Pin. Die Luxation des Radiusköpfchens ist beseitigt

proximalen oder mittleren Drittel, meist mit Aussprengung eines typischen Biegungskeiles (s. Abb. 319). Durch Muskelzug der Beuger am proximalen Fragment und Überwiegen der Muskulatur auf der Ulnarseite wird das proximale Fragment meist in Antekurvations- und Varusstellung gehalten. Beim *Flexionstyp* ist das Radiusköpfchen nach dorsal luxiert und das proximale Ulnafragment in Rekurvations- und Varusstellung disloziert. Als Folge der Radiusköpfchenluxation kommen Paresen des N. radialis vor. Oft handelt es sich bei der Monteggiaverletzung um einen komplizierten Bruch der Elle.

Die *Reposition* der geschlossenen Monteggiaverletzung erfolgt am liegenden Patienten in Vollnarkose und guter Muskelentspannung bei Mittelstellung des Schultergelenkes und rechtwinkliger Beugung des Ellbogengelenkes. Sie bereitet meist keine Schwierigkeiten. Bei der starken Verkürzungsneigung der Elle kommt es aber — namentlich bei Erwachsenen — fast regelmäßig zur Reluxation des Radiusköpfchens, dem eigentlichen Problem bei der Behandlung der Monteggiafraktur. Dieses Problem läßt sich leicht durch Stabilisierung der Ulna lösen. Sie kann mit einem kräftigen Rush-Pin (s. Abb. 319) oder einem Küntscher-Nagel erfolgen. Ist die Elle stabilisiert, reponiert sich das Radiusköpfchen fast immer von allein. Nur in ganz seltenen Fällen kann nach BÖHLER eine Zerreißung des Ringbandes mit Interposition im Humeroradialgelenk vorliegen, die die Reposition unmöglich macht. Dann muß das Interpositum blutig entfernt werden. Radiusköpfchenresektionen oder Ringbandplastiken sind bei der frischen Monteggiaverletzung nicht indiziert.

Aus den gleichen Günden stellt auch eine *komplizierte Monteggiafraktur* beim Erwachsenen eine absolute Indikation zur Operation dar. Bei Kindern soll dagegen nur konservativ behandelt werden. Lassen sich die Luxation des Radiusköpfchens und die Achsenknickung der Elle auf die Dauer nicht beseitigen, so soll trotzdem eine operative Therapie nicht erfolgen. Radialisparesen oder schwere Funktionsstörungen sind bei nicht behandelten oder unzureichend behandelten Monteggiafrakturen des Kindesalters eine große Seltenheit.

Die veraltete Monteggiafraktur des Erwachsenen stellt ebenso eine absolute Indikation zur Osteosynthese dar. Oft bestehen eine Pseudarthrose der Elle sowie eine Radialisparese. In diesem Falle ist die Resektion des Radiusköpfchens erforderlich. Die Pseudarthrose der Ulna heilt auch bei Nagelung im geschlossenen Verfahren nach KÜNTSCHER aus. Sicherer ist die Osteosynthese mit dickem Rush-Pin oder Küntscher-Nagel unter gleichzeitiger Anlagerung eines autoplastischen Knochenspanes nach LEXER.

Die frischversorgte Monteggiaverletzung heilt meist nach Ruhigstellung für 6—8 Wochen im Oberarmgipsverband mit nur endgradiger Bewegungseinschränkung bei Beugung, Streckung, Pro- und Supination aus. Bei der veralteten Verrenkung sieht man oft erhebliche Bewegungseinschränkung. Nach Resektion des Radiusköpfchens nehmen bei veralteten Luxationen Beugung, Pro- und Supination schlagartig zu.

Frakturen und Luxationen im Bereich des mittleren und distalen Vorderarmes

Von F. Hiltner und W. Kleinschmidt

Isolierte Schaftbrüche des Radius

Der isolierte Schaftbruch des Radius ist relativ selten und entsteht meist direkt durch mechanische Einwirkung, seltener indirekt durch Sturz auf die Hand. Entscheidend für die *Dislokation der Fragmente* ist der Ort der Fraktur bezüglich des Ansatzes des M. pronator teres. Liegt die Fraktur *proximal* des Ansatzes dieses Muskels, so steht das proximale Fragment in Supination durch die Wirkung des stärksten Supinators, des M. biceps brachii und des M. supinator. Das distale Fragment dagegen stellt sich mit der ganzen Hand in Pronationsstellung ein. Liegt die Fraktur *distal* des Muskelansatzes, so bleibt das proximale Fragment durch die Gegenwirkung des M. pronator teres in Mittelstellung. Für die Dislokation der Schaftbrüche im distalen Drittel werden in der Hauptsache der M. extensor pollicis brevis und der M. abductor pollicis longus verantwortlich gemacht. In der Pronationsstellung nehmen diese von der Ulna entspringenden und über die Streckseite des Vorderarms ziehenden Muskeln ihren Verlauf um den

Radius herum und nähern durch ihren Druck das proximale Ende des distalen Radiusfragmentes dem Ulnaschaft und der Beugeseite. In gleichem Sinne wirkt der M. pronator quadratus. Hierdurch kommt bei Schaftbrüchen des distalen Drittels die Volarabknickung des distalen Fragmentes häufiger als die Dorsalabknickung vor. Häufig sind die distalen Schaftbrüche kombiniert mit teilweisen oder vollständigen Luxationen im distalen Radioulnargelenk. Klinisch entsteht so das Bild der Manus radioflexa.

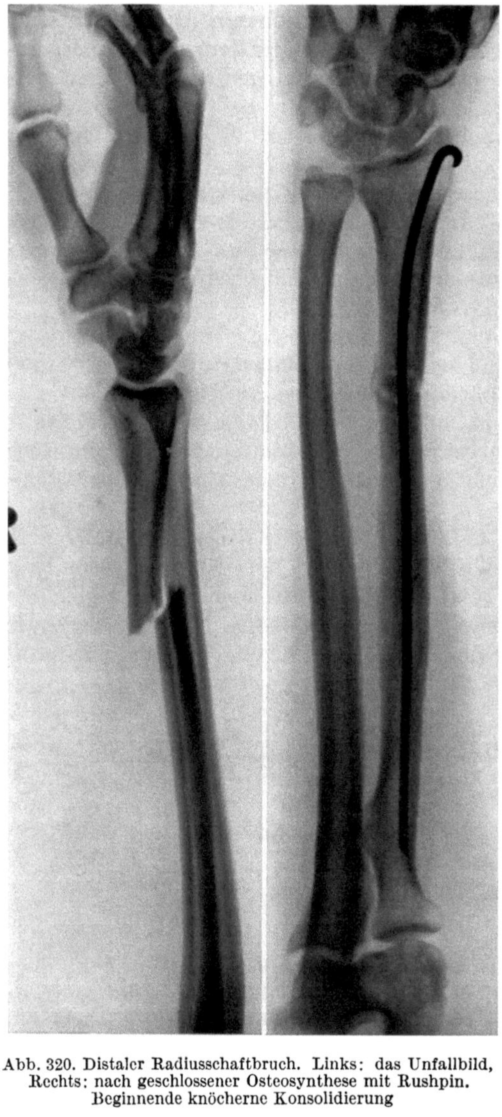

Die Einrichtung der Schaftbrüche erfolgt durch Zug am Daumen des im Ellenbogengelenk rechtwinklig gebeugten Armes, wodurch das Handgelenk automatisch in die für die Reposition erforderliche starke ulnare Abduktion des Handgelenkes kommt. Zur Reposition erforderlich ist ferner die Supinationsstellung des Vorderarmes, insbesondere bei Brüchen des proximalen Radiusschaftes, da in diesen Fällen, wie bereits ausgeführt, das proximale Fragment in Supnation steht. Aber auch bei Brüchen des distalen Radiusschaftes erleichtert eine mäßig starke Suipination zur Entspannung der Mm. abductor pollicis longus und extensor pollicis brevis die Einrichtung. Die Ruhigstellung erfolgt mit einem bis an die Fingergrundgelenke reichenden Oberarmgipsverband in Ulnarabduktion des Handgelenkes und in Supination bei proximal gelegenen Brüchen, in Mittelstellung zwischen Pro- und Supination bei distal gelegenen Brüchen. Die Dauer der Ruhigstellung beträgt mindestens 8 Wochen, kann manchmal aber bis zu 12 Wochen in Anspruch nehmen (L. BÖHLER).

Abb. 320. Distaler Radiusschaftbruch. Links: das Unfallbild, Rechts: nach geschlossener Osteosynthese mit Rushpin. Beginnende knöcherne Konsolidierung

Der konservativen Behandlung sind gewisse Grenzen gesetzt durch die schwere Reponierbarkeit insbesondere der gelenknahen Schaftfrakturen, der Interposition von Muskulatur im Bruchspalt und der Unmöglichkeit, manche Frakturformen, insbesondere die Schrägbrüche, durch Gipsverband auf die Dauer ausreichend zu retinieren. In allen Fällen, bei denen die konservative Therapie versagt, führen wir zur anatomisch exakten Stellung der Fraktur, die für die spätere Gebrauchsfähigkeit von ausschlaggebender Bedeutung ist, *die geschlossene Osteosynthese mit einem Rushpin* durch, wie die Abb. 320 es demonstriert. Eine zusätzliche

Ruhigstellung im Gipsverband bis zur knöchernen Konsolidierung ist trotzdem erforderlich.

Außer der Rushpinnung wird das Prinzip der intramedullären Schienung bzw. Stabilisierung durch Kirschnerdrähte, durch den Küntschernagel und durch die Bündelnagelung (HACKETHAL) angewandt. Das bei Pseudarthrosen häufig und auch von uns angewandte Verfahren der Marknagelung bzw. Rushpinnung in Kombination mit der Anlagerung eines Eigen- oder Fremdspanes wird von K. E. SEIFFERFT auch bei bestimmten frischen Unterarmschaftbrüchen angegeben. Die Fixation eines Unterarmschaftbruches durch einen einzigen Kirschnerdraht ergibt meist keine genügende Stabilität.

Eine gute Rotationsstabilität bietet die von MOBERG angegebene Platte, die in eine bis in den Markraum reichende Knochenrinne eingebracht wird und so zur Verriegelung der Fraktur dient. DANIS hat die Druckplattenosteosynthese in Modifikation des Lambottschen Verfahrens für die Unterarmfraktur zu einem aussichtsreichen Verfahren entwickelt. Wie BLOCH feststellt, wird mit dieser Osteosynthese eine so hohe Stabilität der Fraktur erreicht, daß auf eine zusätzliche Gipsfixation verzichtet werden könne. Allein schon hierin liege die eindeutige Überlegenheit anderen Behandlungsmethoden gegenüber. Diese Methode sei geeignet sowohl für frische Unterarmbrüche als auch für Pseudarthrosen. Gelenknahe Frakturen sind wegen des zu kurzen Epiphysenendes für die Verwendung der Druckplatten nicht geeignet.

Isolierte Schaftbrüche der Ulna

Die isolierten Schaftbrüche der Ulna entstehen meist durch direkte Gewalteinwirkung ,z. B. durch Schlag auf den zum Schutz des Kopfes erhobenen Arm (sog. Parierfraktur), seltener indirekt durch Sturz auf die Hand. Wegen der nicht seltenen Kombination mit einer Luxation des Radiusköpfchens nach vorne oder hinten (Monteggia-Fraktur) ist es unerläßlich, bei Schaftbrüchen der Elle im proximalen oder mittleren Drittel das Ellenbogengelenk röntgenologisch mitdarzustellen. Wegen der starken Neigung isolierter Ellenschaftbrüche zur Pseudarthrosenbildung ist es ratsam, den Unterarm durch einen Oberarmgipsverband für mindestens 6 Wochen zu fixieren, beim Vorliegen von Verschiebungen sogar 7–8 Wochen (L. BÖHLER). Über die nicht seltene Notwendigkeit einer zeitlich darüber hinausgehenden Ruhigstellung entscheiden weitere Röntgenkontrollen. Sieht WITT in der Monteggia-Fraktur eine der wenigen absoluten Indikationen zur Marknagelung (Abb. 319), um bei dem gleichzeitig luxierten Radiusköpfchen eine absolute Stabilität der Ulna zu erreichen, so ist bei isolierten Schaftbrüchen der Elle eine Osteosynthese nicht immer erforderlich. Doch führen wir nicht wegen der in den meisten Fällen relativ leicht gelingenden Reposition als vielmehr wegen der häufig nicht ausreichend möglichen Retention der Ulnaschaftbrüche in der Mehrzahl der Fälle die Rushpin-Osteosynthese durch, bleiben jedoch bei Kindern grundsätzlich konservativ. Bei Brüchen der distalen Hälfte wird der Rushpin von distal und zwar von der Seite her eingeführt. Bei Brüchen der proximalen Hälfte wird der Pin von der Olecranonspitze aus eingeschlagen. Bezüglich weiterer operativer Behandlungsmöglichkeiten der Schaftbrüche der Ulna gelten im Prinzip die bei den Schaftbrüchen des Radius aufgeführten Methoden.

Schaftbrüche beider Vorderarmknochen

Diese Brüche entstehen direkt durch Schlag oder Überfahrenwerden sowie indirekt durch Fall auf die Hand. Bei der direkten Gewalteinwirkung entstehen vorwiegend Querbrüche in gleicher Höhe, bei indirekter Gewalteinwirkung Schräg- oder Biegungsbrüche in verschiedener Höhe. In der Regel brechen die Knochen an ihrer schwächsten Stelle, der Radius in der Mitte, die Ulna am Übergang vom mittleren zum distalen Drittel. Stück- oder Trümmerbrüche kommen weniger häufig vor. Bei Kindern herrschen subperiostale Brüche (Grünholzfrakturen) mit

Abwinkelung ohne Seitenverschiebung vor. Eine typische Fraktur bei Kindern stellt auch der Wulstungsbruch dar (Abb. 241).

Für die *Art der Dislokation* sind verantwortlich zu machen an erster Stelle die Gewalteinwirkung, dann die Gliederschwere und der Muskelzug. In vielen Fällen entsteht durch das Überwiegen der Flexoren und der Pronatoren gegenüber den Extensoren und Supinatoren des Unterarmes eine Achsenknickung mit nach radial und volar offenem Winkel.

Die Komplikationen der Vorderarmschaftbrüche sind mannigfaltig: Fehlstellung, Pseudarthrosenbildung durch Interpositum oder ungenügende Ruhigstellung bzw. zu frühe Bewegungen, Funktionseinbuße der Drehbewegungen durch Brückencallus zwischen den Vorderarmknochen oder durch die nicht korrigierte Deformität, Versteifung von Hand- und Fingergelenken sowie das Sudecksche Syndrom.

L. BÖHLER stellt bezüglich der *Behandlung* zweckmäßigerweise die stabilen Querbrüche des Vorderarms den übrigen unstabilen, zu Verschiebung neigenden gegenüber. Die stabilen Querbrüche können in der Regel konservativ reponiert und retiniert werden. Die Reposition erfolgt durch Zug und Gegenzug an der Hand des im Ellenbogengelenk rechtwinklig gebeugten Armes. Nach Abschwellen des Armes ist es zweckmäßig, die zuerst angelegte Oberarmgipsschiene durch einen zirkulären Oberarmgipsverband zu ersetzen. Die Fixation erfolgt bei rechtwinkliger Beugung des Ellenbogengelenkes. Bei Brüchen des proximalen Drittels wird der Vorderarm in Supination, bei Brüchen des mittleren und distalen Drittels in Mittelstellung zwischen Pro- und Supination eingegipst. Bei der Ruhigstellung in Pronation besteht durch Überlagerung der Unterarmknochen die Gefahr des Brückencallus und der Schrumpfung der Membrana interossea, was später zur Behinderung der Umwendbewegungen führt. Schaftbrüche beider Vorderarmknochen im mittleren Drittel nehmen erfahrungsgemäß bis zur knöchernen Stabilisierung längere Zeit in Anspruch als die peripher gelegenen. Als Mindestdauer der Ruhigstellung sollte man mit Rücksicht auf die gerade hier häufig auftretende Pseudarthrosenbildung 8 Wochen für die stabilen und 10 Wochen für die unstabilen Frakturen nicht unterschreiten. Jedoch ist die Notwendigkeit einer Immobilisation bis zu 15 Wochen keine Seltenheit.

Besondere Schwierigkeiten in der Reposition und Retention ergeben sich bei den unstabilen Vorderarmfrakturen. Da aber gerade bei den Unterarmfrakturen im Hinblick auf ein gutes funktionelles Endergebnis die anatomische Stellung der Frakturen von größter Wichtigkeit ist, stellen diese Frakturen in der Mehrzahl der Fälle eine *Indikation zur Osteosynthese* dar. Wir haben in den letzten Jahren bei den unstabilen Brüchen der primären Rushpin-Osteosynthese sowohl von Radius als auch von Ulna den Vorzug gegeben (Abb. 321), wobei jedoch zu betonen ist, daß die Osteosynthese nicht von der Ruhigstellung im Gipsverband entbindet. Auch offene Vorderarmbrüche sollen primär intramedullär fixiert werden (MAATZ). Wir verwenden zur Stabilisierung offener Vorderarmbrüche den Rushpin. Andere Chirurgen bevorzugen die Osteosynthese mit Küntschernagelung oder Markdrahtung (L. BÖHLER). Besteht bei den komplizierten Vorderarmbrüchen ein Hautdefekt, der sich nicht spannungsfrei verschließen läßt, so ist eine plastische Deckung unumgänglich. Eine antibiotische Behandlung bis zur vollkommenen Wundheilung darf nicht vergessen werden. Darüber hinaus sind sogenannte doppelte Unterarmbrüche, wobei Radius und Ulna an 2 Stellen gebrochen sind, eine Indikation zur intramedullären stabilen Osteosynthese.

Während früher die Behandlung im *Transfixationsgips* relativ häufig ausgeführt wurde, ist sie heute nur noch bei Trümmerbrüchen des Vorderarmes indiziert (MAATZ). Es wird ein Kirschnerdraht 4 cm entfernt von der Olecranonspitze durch die Ulna gebohrt und ein 2. Draht je nach Lage des Trümmerbruches durch den handgelenknahen Abschnitt von Radius und

Ulna bzw. durch mehrere Mittelhandknochen. Die Drähte werden nach der Reposition mit eingegipst und mit Spannbügeln versehen.

Die Wulstfrakturen der Kinder, die keinerlei Dislokation aufweisen, heilen nach 2wöchiger Ruhigstellung im Gipsverband. Die Reposition der Grünholzfrakturen ist in der Regel einfach, da der Periostschlauch nicht reißt und außer

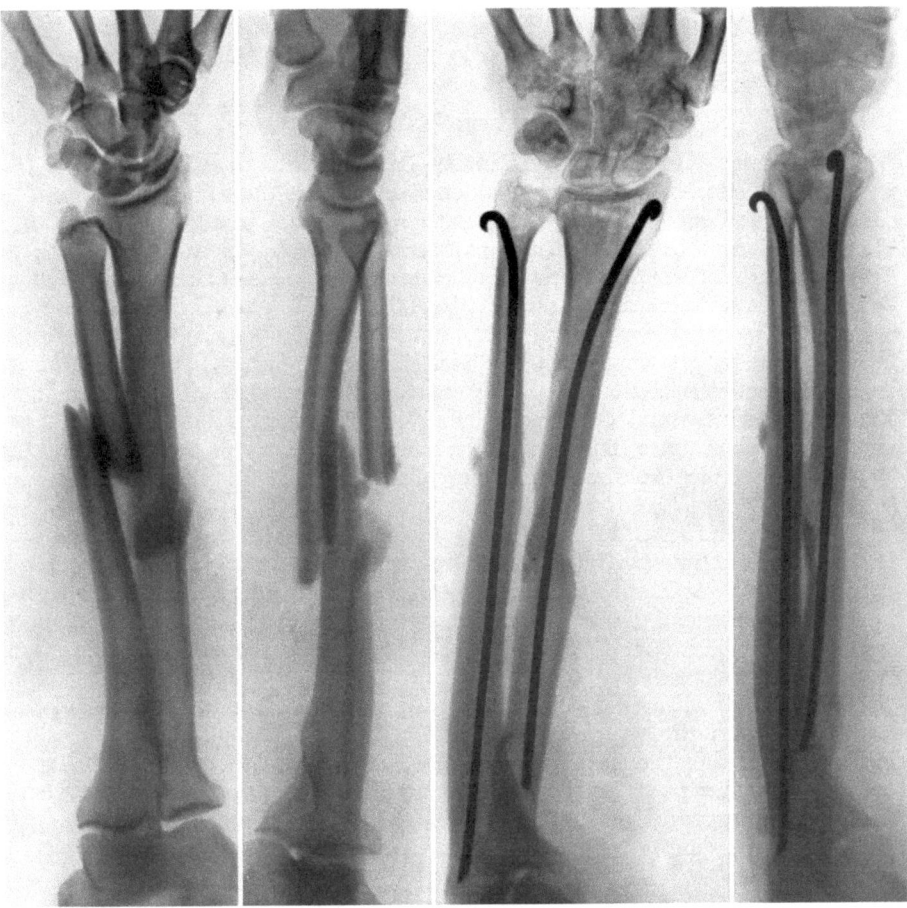

Abb. 321. Vorderarmschaftbruch mit Aussprengung mehrerer Knochenfragmente. Links: vor der Behandlung Rechts: nach Osteosynthese von Radius und Ulna mit Rushpin. Achsengerechte Stellung und knöcherne Konsolidierung

einer Achsenknickung in der Mehrzahl der Fälle keine Dislokation vorhanden ist. Es genügt eine Ruhigstellung von 4 Wochen. Liegt neben der Achsenknickung auch eine Seitenverschiebung vor, soll die Fraktur 6 Wochen ruhiggestellt bleiben. Der handgelenknahe Querbruch beider Vorderarmknochen mit Dorsalflexion des Radius ist ebenfalls leicht zu reponieren. Der Radius zeigt jedoch bei dieser Bruchform auch im Gipsverband immer wieder die Neigung, dorsal abzuknicken (MAATZ). Regelmäßige Röntgenkontrollen zur rechtzeitigen Erkennung von Achsenknickungen sind auch hier erforderlich.

Offene, aber auch geschlossene Vorderarmbrüche neigen besonders stark zur *Pseudarthrosenbildung.* Dabei kommt es entweder zur Pseudarthrose beider Vorderarmknochen oder nur der Elle, jedoch fast nie des Radius allein. Diese Tatsache ist dadurch bedingt, daß die Muskulatur des Vorderarms die Radiusfragmente aufeinander preßt, während auf die Ulna dieser Druck nicht ausgeübt wird, da der Radius als Sperrknochen wirkt und das Ulnaköpfchen nach distal im Sinne eines „Vorschubs der Ulna" ausweichen kann. In der Behandlung der Pseudarthrosen des Vorderarmes haben wir mit der Fixation durch Rushpin und der zusätzlichen Anlagerung eines autoplastischen Knochenspanes gute Erfahrungen gemacht. Bezüglich weiterer operativer Behandlungsmöglichkeiten der Schaftbrüche beider Unterarmknochen gelten im Prinzip die bei den Schaftbrüchen des Radius angegebenen Methoden.

Der typische Radiusbruch

Der typische Radiusbruch verläuft 1–3 cm proximal des Handgelenkes. Die weitaus häufigste Entstehungsart ist der Sturz auf die dorsalflektierte Hand. In den meisten Fällen tritt folgende Dislokation auf: Radial- und Dorsalabweichung, Verkürzung sowie Supination des peripheren Bruchstückes. Im amerikanischen Schrifttum wird diese Fraktur als Colles fracture bezeichnet. In seltenen Fällen – L. BÖHLER gibt sie mit 3% an – ist bei Sturz auf die volarflektierte Hand das periphere Fragment gegen die Ulnar- und Volarseite verschoben. Die Bruchformen sind äußerst mannigfaltig: Quer-, Schräg-, Splitter-, Einkeilungsbrüche usw. mit ganz verschiedenem, häufig intraartikulärem Verlauf der Bruchlinien. EHALT stellte insgesamt 40 verschiedene Bruchformen zusammen. Bei Kindern und Jugendlichen unter 18 Jahren treten häufig statt der typischen Radiusfraktur Epiphysenlösungen des distalen Radiusendes oder auch Epiphysenfrakturen auf (Abb. 244).

Die häufigste Begleitverletzung der typischen Radiusfraktur ist der Abriß des Proc. styl. ulnae (in etwa 50%). Selten frakturiert gleichzeitig die Ulna im Schaft wenig oberhalb der Radiusfraktur. Weiterhin ist zu achten auf eine Subluxation im Radioulnargelenk, die durch die Verkürzung des Radius entsteht. Medianusschädigungen oder offene Frakturen sind bei dieser Verletzung seltene Komplikationen.

Die Diagnose ist meist nicht schwierig. Schwellung, Druckschmerz und Deformität finden sich direkt proximal des Handgelenkes, nicht im Handgelenk selbst. Bei starker Dislokation erkennt man die Fraktur an der typischen Bajonettstellung, die durch die Radialverschiebung bedingt ist und an der Fouchettstellung, die durch die Dorsalabkippung des distalen Fragmentes zustande kommt. In jedem Falle sind Röntgenaufnahmen in 2 Ebenen zur genauen Diagnostik unentbehrlich.

Die Reposition erfolgt in Allgemeinnarkose oder auch in Lokalanaesthesie. Es wird hierbei der Oberarm durch einen Gurt gehalten, das Ellenbogengelenk rechtwinklig gebeugt und der Unterarm zwischen Pro- und Supination in Mittelstellung gehalten. Der Zug erfolgt in der Hauptsache am Daumen in Richtung der Verlängerung der Längsachse des Radius, weniger stark an den ulnar abduzierten Fingern und soll mindestens 5 min dauern. Kann durch Zug allein keine ausreichende Reposition erreicht werden, so kann durch manuelle Korrektur an der Bruchstelle selbst nachgeholfen werden, vor allem im Sinne der Volarflexion im Handgelenksbereich. Die Volarflexion erfolgt zweckmäßigerweise über dem Hypomochlion eines Bänkchens, wobei von dorsal-proximal her ein Druck nach volar und distal auf das distale Fragment ausgeübt werden kann. Die Retention erfolgt durch eine dorsale Oberarmgipsschiene, die bis zu den Fingergrundgelenken reicht. Brüche mit der typischen Dorsalabweichung des distalen Fragmentes stellen wir nach der Reposition zur Vermeidung einer erneuten Dorsalabweichung in Schedestellung ruhig, d. h. in Volarflexion des Handgelenkes von etwa 30° und

Ulnarabduktion (Abb. 322). Wenn die Weichteilschwellung zurückgegangen ist, also nach 2—3 Tagen, und wenn die Finger gut durchblutet sind, wird die Oberarmgipsschiene durch einige Gipsbinden zu einem zirkulären Oberarmgips komplettiert. Nach 8—14 Tagen wird das Handgelenk in Funktionsstellung übergeführt und wiederum ein zirkulärer Oberarmgips für weitere 3—4 Wochen angelegt.

Der Oberarmgips vermeidet im Gegensatz zu dem sonst gebräuchlichen Unterarmgips bei typischen Radiusfrakturen Umwendbewegungen im distalen Radioulnargelenk, das bei diesen Frakturen mitverletzt ist. Durch die bessere Ruhigstellung werden jegliche von Schmerzen begleitete Bewegungen verhindert und somit einer Sudeckschen Dystrophie vorgebeugt. Außerdem kann durch die Ausschaltung der Umwendbewegungen mittels Oberarmgips eine Reluxation im Radioulnargelenk nicht eintreten (BUNNELL). *Die Schedestellung* hat den Vorteil, eine erneute Dislokation der reponierten Fraktur zu verhindern, da die angespannten Strecksehnen das distale Fragment mantelförmig umfassen, nach volar pressen und in Position halten. Die Schedestellung hat auch auf das spätere funktionelle Ergebnis, insbesondere auf die Beweglichkeit der Fingergelenke und die Funktion von Beuge- und Strecksehnen keinen nachteiligen Einfluß, wenn sie lediglich 8 bis höchstens 14 Tage aufrecht erhalten wird. Es ist also nach Ablauf dieser Frist eine Überführung des Handgelenkes in Funktionsstellung mit Dorsalflexion erforderlich.

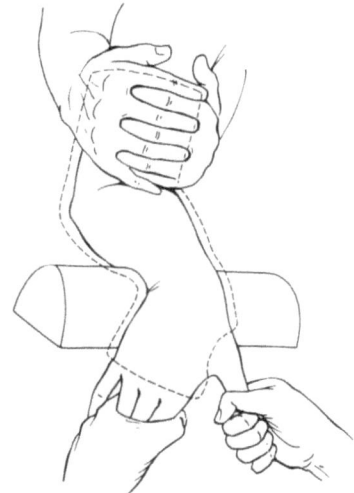

Abb. 322. Ruhigstellung der typischen, reponierten Radiusfraktur in Schedestellung. Das Handgelenk steht in einer Beugestellung von etwa 30° und in Ulnarabduktion. Zug und Gegenzug werden während des Anlegens des Gipsverbandes aufrechterhalten

Röntgenkontrollen nehmen wir nach der Reposition sowie 2 Tage später und selbstverständlich nach Umstellung des Handgelenkes aus der Schedestellung in Funktionsstellung vor. Zeigt sich bei diesen Röntgenkontrollen eine erneute Dislokation, muß die Reposition sofort wiederholt werden.

Beim Repositionsergebnis ist darauf zu achten, daß die normalen Winkelverhältnisse im Handgelenksbereich wieder hergestellt werden. Die Radiusgelenkfläche bildet mit dem Radiusschaft normalerweise in radioulnarer Richtung einen Winkel von 30° und in dorso-volarer Richtung einen Winkel von 10° (Abb. 323).

Die überwiegende Zahl aller Radiusfrakturen in loco typico können konservativ behandelt werden. Bei schweren Trümmerbrüchen (Abb. 324), die immer wieder eine Neigung zur Dislokation zeigen, ist jedoch die *percutane Fixation der Bruchstücke mit einem dicken Bohrdraht indiziert* (J. BÖHLER). Nach der in üblicher Weise vorgenommenen Reposition wird vom Proc. styl. radii aus ein Draht in den Schaft des Radius und zur besseren Stabilisierung auch in den Ulnaschaft vorgebohrt. Erforderlichenfalls muß diese Osteosynthese auch im offenen Verfahren durchgeführt werden. Indiziert ist diese Bohrdrahtfixation auch bei offenen Brüchen (WEBER), die meist eine sehr starke Dislokation aufweisen und ebenfalls durch den Gipsverband allein schlecht retinierbar sind.

Bei den seltenen Brüchen mit Volarflexion und Ulnarabduktion des distalen Fragmentes erfolgt die Reposition und Ruhigstellung in Dorsalflexion und in Mittelstellung zwischen Radial- und Ulnarabduktion. Da aber diese Frakturform trotz leichter Reponierbarkeit eine sehr starke Neigung zur Dislokation im Gipsverband zeigt, empfiehlt J. BÖHLER auch bei diesen Frakturen die percutane Bohrdrahtfixation. Nach der Reposition wird der Draht senkrecht zur Längsachse des Knochens von der Streckseite her eingebohrt. In geeigneten Fällen hat sich auch die Rushpin-Osteosynthese der typischen Radiusfraktur bewährt (RUSH-GELBKE).

Spätkomplikationen nach typischen Radiusfrakturen sind nicht selten. Sie beruhen auf ungenügender Reposition, unzweckmäßiger Verbandsanordnung oder auf unzureichenden aktiven Bewegungsübungen der Fingergelenke und des

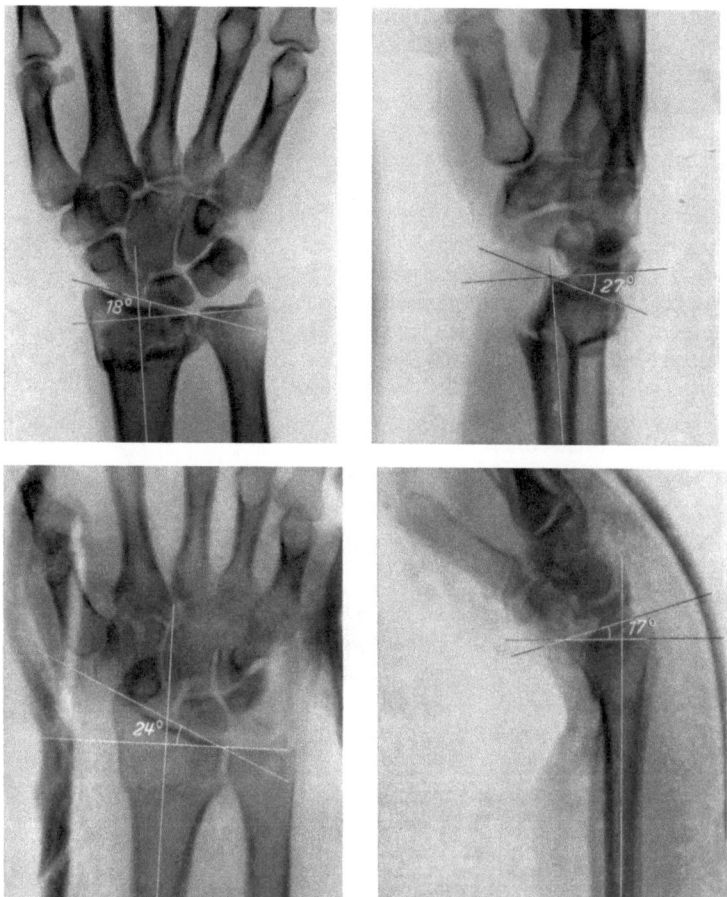

Abb. 323. Typische Radiusfraktur. Obere Reihe: vor der Reposition; untere Reihe: nach der Reposition und Immobilisation in Schedestellung. Die Radiusgelenkebene ist normalerweise in bezug auf die Radiusquerachse um etwa 30° nach ulnar und um etwa 10° nach volar geneigt. In diesem Fall ist es durch die Fraktur zu einer Verringerung der ulnaren Neigung auf 18° gekommen (links oben) und statt der volaren Neigung weist die Radiusgelenkfläche jetzt eine Neigung von 27° nach dorsal auf (rechts oben). Durch die Reposition sind die Neigungswinkel der Radiusgelenkebene weitgehend wiederhergestellt (untere Reihe)

Schultergelenkes. Diese Bewegungsübungen sollen sofort nach der Reposition aufgenommen werden, insbesondere bei älteren Patienten. Bei schlecht reponierten Brüchen übt das proximale Fragment einen Druck auf den N. medianus aus und es kommt zu dem klinischen Bild der Medianuskompression. LYNCH und LIPSCOMP haben 1963 über 20 Medianuskompressionen nach typischer Radiusfraktur berichtet. Diese periphere Medianuskompression ist eine der Ursachen für die Entstehung

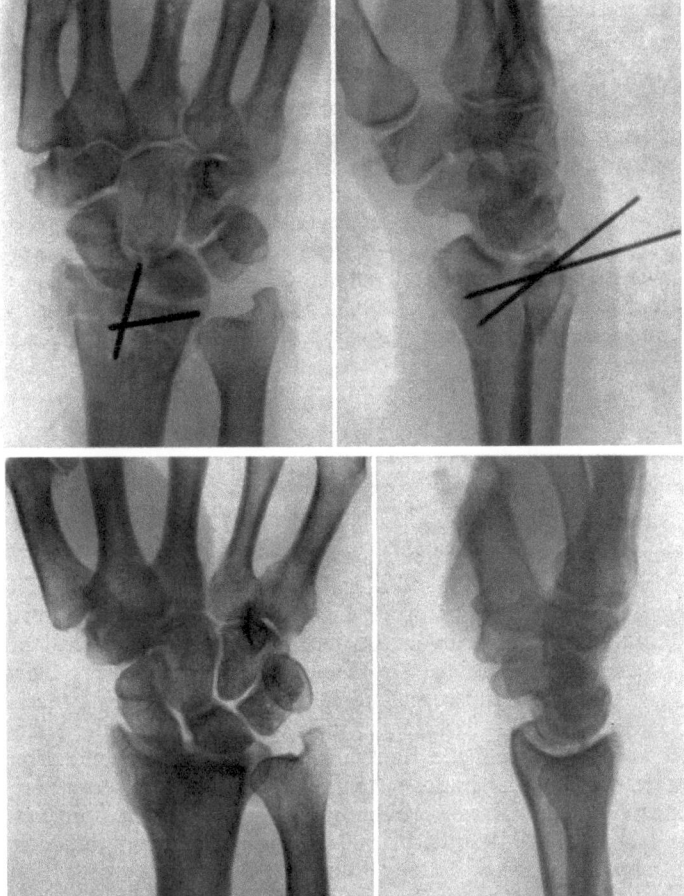

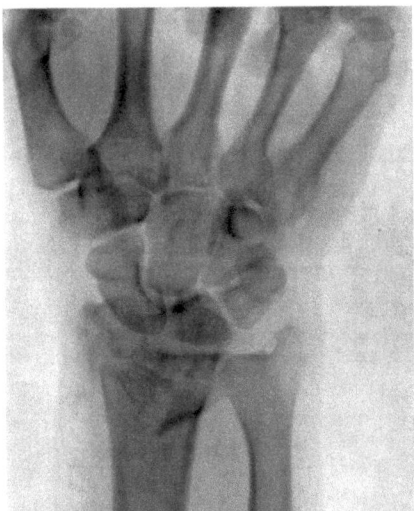

Abb. 324. Intraarticulärer Trümmerbruch des distalen Radiusendes: Oben: das Unfallbild; Mitte: nach Osteosynthese mit 2 Kirschnerdrähten im offenen Verfahren; Unten: knöcherne Konsolidierung mit weitgehender Wiederherstellung der Radiusgelenkfläche. Einwandfreies funktionelles Endergebnis

der Sudeckschen Dystrophie, die nach Radiusfrakturen besonders häufig beobachtet wird (STEIN). Andere Gründe für die Sudecksche Dystrophie sind ungenügende Bewegungsübungen und Störung der Durchblutung durch schnürende Gipsverbände. Die nicht vollständige Reposition kann auch Ursache einer chronischen Tendovaginitis der Beugesehnen sein. Außerdem entsteht ein Funktionsausfall im Bereich der Hand und des Handgelenkes. Der Angriffswinkel und die Hebelwirkung der am Handgelenk ansetzenden Sehnen sind gestört, da ihre Verlaufsrichtung geändert ist (BUNNELL). Bei knöcherner Verheilung des distalen Fragmentes in Radialabduktion ist die Kraft des Faustschlusses vermindert. Eine weitere Spätkomplikation ist die Ruptur der langen Daumenstrecksehne. L. BÖHLER sah sie unter etwa 5000 typischen Radiusfrakturen nur zweimal. K. KLEINSCHMIDT fand bei experimentellen Untersuchungen als vermutliche Ursache dieser Spätruptur einen Riß des Sehnenscheidenfaches für die lange Daumenstrecksehne in Höhe der Fraktur, so daß die Sehne bis zur narbigen Heilung ihres Sehnenscheidenfaches auf den scharfrandigen Kanten der Bruchfragmente gleitet. A. W. WITT weist auf die Bedeutung des distalen Radioulnargelenkes bei Speichenbrüchen hin. Bei nicht oder ungenügend reponierten Brüchen tritt eine Luxationsstellung ein infolge Verkürzung des Radius mit scheinbarer Verlängerung der Elle, wodurch die Pro- und Supination behindert werden und der Entstehung einer Arthrosis deformans Vorschub geleistet wird.

Luxationen im distalen Radioulnargelenk

Wie erwähnt, ist die Luxation im distalen Radioulnargelenk in der Regel eine Begleitverletzung bei Frakturen des Radiusschaftes oder des distalen Radiusendes. In seltenen Fällen findet sich diese Luxation aber auch ohne Fraktur infolge extremer Pro- oder Supination. Im ersten Fall verrenkt das Ulnaköpfchen nach volar, im letzten Fall nach dorsal. Das klinische Bild ist durch die eindrucksvolle Deformität und durch das federnde Ulnaköpfchen charakterisiert. Die Einrichtung erfolgt entgegengesetzt zum Entstehungsmechanismus durch maximale Pro- bzw. Supination. Eine Oberarmgipsschiene stellt anschließend das Gelenk in Mittelstellung zwischen Pro- und Supination für 4 Wochen ruhig.

Frakturen, Luxationen und Bandverletzungen im Bereich der Handwurzel und Hand

Frakturen der Handwurzelknochen

Von W. Kleinschmidt

Die bei weitem häufigste Fraktur der Handwurzelknochen ist die des Os naviculare. Der Häufigkeit nach folgen die Frakturen des Lunatums, des Triquetrums, des Multangulum majus, des Pisiforme, des Hamatums und schließlich des Capitatums (L. BÖHLER). Die Fraktur des Os naviculare bietet hinsichtlich ihrer Diagnostik und Therapie zahlreiche Probleme, ebenso die des Os lunatums. Die Frakturen der anderen Handwurzelknochen sind weniger problematisch, da sie in der Regel durch eine 4—6 wöchige Ruhigstellung des Handgelenkes zur Ausheilung kommen. Der Grund für die relativ schnelle und komplikationslose Ausheilung dieser Frakturen ist in der guten Blutversorgung und in einer geringeren mechanisch funktionellen Beanspruchung dieser Handwurzelknochen zu sehen.

Die Navicularefraktur. Während noch um die Jahrhundertwende eine Navicularefraktur nur in seltenen Fällen klinisch festgestellt wurde, kann heute dank der verfeinerten Röntgendiagnostik die Diagnose der Navicularefraktur relativ häufig gestellt werden. Nach den Radiusfrakturen an typischer Stelle ist der Kahneinbruch der häufigste Bruch im Handgelenksbereich. Nach BUNNELL ist im letzten Weltkrieg in der amerikanischen Armee der Kahneinbruch sogar häufiger als die typische Radiusfraktur gewesen.

Das gegenüber allen anderen Carpalia bevorzugte Betroffensein des Os naviculare ergibt sich aus seiner topographisch-funktionellen Stellung (v. LANZ-WACHSMUTH), der exponierten Lage als „Grundknochen des Thenar" (HIRSCH) sowie aus der Tatsache, daß der vornehmlich länglich gestaltete Knochen im Zentrum eine Einschnürung mit weitmaschiger Spongiosa besitzt.

Ätiologisch liegt der Navicularefraktur meist ein einmaliges indirektes Trauma zugrunde, wobei die Gewalteinwirkung in der Regel die dorsalflektierte Hand trifft. Die proximale Hälfte des Kahnbeines ist bei der Dorsalflexion durch den Radius verdeckt und seine distale Hälfte steht vor. Beim Sturz auf die Hand wird das Handgelenk nach dorsal und radial gepreßt. Die Gewalt wirkt auf das Tuberculum des Naviculare, während die Spitze des Processus styloideus radii und die dorsale Radiuslippe gegen die Mitte des Kahnbeines drücken, das durch die Hebelwirkung bricht. Das einmalige direkte Trauma kann ebenfalls zu einer Fraktur führen, wie etwa beim Einklemmen der Handwurzel in dorso-volarer Richtung. Schließlich ist noch als ätiologischer Faktor für die Navicularefraktur das sog. chronische Trauma zu nennen, das z. B. bei langjähriger Arbeit mit einem Bohrhammer entstehen kann. Nach LAARMANN bildet sich zunächst eine Ermüdungscyste im Naviculare aus, die bei Unterbrechung der chronischen Traumatisierung ausheilen kann. Anderenfalls entwickelt sich aus dem Prozeß über einen Einbruch der Cystenwand eine Ermüdungsfraktur und schließlich die Pseudarthrose.

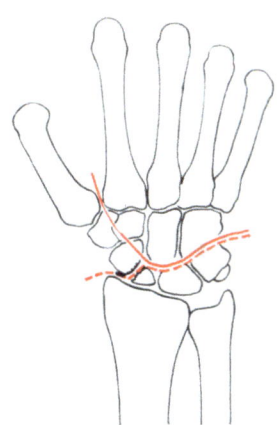

Abb. 325. Verlauf der intercarpalen Gelenkachse bei intaktem Kahnbein (ausgezogene Linie) und bei Kahnbeinfrakturen (gestrichelte Linie)

Von anatomisch-konstitutionellen Faktoren, die einen Kahnbeinbruch begünstigen können, ist der sog. Schnecksche Konsolenradius zu nennen, ferner die Minusvariante des Radius sowie eine Steilstellung des dorso-volaren Neigungswinkels der Radiusgelenkfläche.

Die Einteilung der Navicularefrakturen erfolgt einmal nach der Lokalisation der Fraktur im Bereich des Naviculare und zum zweiten nach der Lage der Frakturebene zur Längsachse. Man unterscheidet Frakturen im distalen Teil (10%), die Frakturen im Bereich der Knochenmitte (70%) und die prognostisch besonders ungünstigen Frakturen im proximalen Anteil (20%). Bei der extraartikulären Fraktur des Tuberculums handelt es sich um einen Bruch mit sehr guter Prognose, der in kurzer Zeit unter konservativer Behandlung zur Ausheilung kommt, im Gegensatz zu dem intraartikulär verlaufenden Bruch des Kahnbeinkörpers, dessen Heilung unter wesentlich ungünstigeren Bedingungen erfolgt. Hier ist die Tatsache zu erwähnen, daß die intercarpale Gelenkachse bei Vorliegen eines Kahnbeinbruches durch den Frakturspalt verläuft, während sie üblicherweise ulnar vom Naviculare nach distal abbiegt und durch die erste Fingerzwischenfalte zieht (Abb. 325).

Prognostisch besonders ungünstig sind die Brüche im proximalen Bereich. Nach L. BÖHLER und BUNNELL ist das erklärlich durch die Tatsache, daß das proximale Fragment nur in 30% eine eigene Gefäßversorgung aufweist.

Von ganz besonderer Bedeutung ist ferner die Lage der Frakturebene zur Längsachse des Kahnbeines, wie dies von TROJAN und JAHNA anhand eines großen

Krankengutes ausgearbeitet wurde. Man unterscheidet nach der Einteilung dieser Autoren den horizontalen Schrägbruch (etwa 40%), den Querbruch (etwa 55%) und den vertikalen Schrägbruch (etwa 5%) (Abb. 326). Diese Bruchformen können in allen Abschnitten des Os naviculare auftreten. Der horizontale Schrägbruch ist prognostisch am günstigsten zu beurteilen, da hier bei der Ruhigstellung nur Druckkräfte, wie sie ja zur Bruchheilung erforderlich sind, zur Entfaltung kommen können. Der Querbruch ist bereits pseudarthrosegefährdeter, da hier auch Scher- und Kippkräfte wirksam werden können. Am ungünstigsten liegen die Verhältnisse beim vertikalen Schrägbruch, der deshalb auch erfahrungsgemäß die längste Immobilisierungsdauer erfordert.

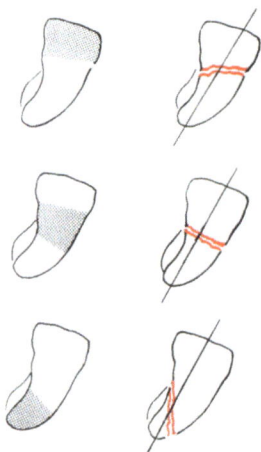

Abb. 326. Die Einteilung der Navicularefrakturen. *Linke Reihe:* die Einteilung nach der Frakturlokalisation im distalen (10%), mittleren (70%) oder proximalen Drittel (20%). *Rechte Reihe:* die Einteilung nach der Lage der Frakturebene zur Längsachse des Kahnbeins: horizontal schräge (40%), quere (55%) und vertikal schräge (5%) Frakturen

Die Diagnose einer Kahnbeinfraktur stützt sich zunächst einmal auf die Auswertung der Anamnese, die uns aber oftmals insbesondere bei veralteten Frakturen und Pseudarthrosen im Stich lassen kann, zum anderen auf den Lokalbefund. Als Hauptsymptome sind die umschriebene Weichteilschwellung und der heftige, stechende, lokalisierte Druckschmerz im Bereich der Tabatière bestens bekannt. Weiter sind zu erwähnen die schmerzhafte Bewegungseinschränkung, vor allem die Einschränkung der Dorsalflexion und Radialabduktion, der Stauchungsschmerz, das Fehlen der Anspannung der Flexor carpi radialis longus-Sehne gegen passiven Widerstand sowie die Schmerzäußerung bei passiv durchgeführten Umwendbewegungen im Handgelenk. Gesichert wird die Diagnose einer Kahnbeinfraktur allerdings erst durch den Röntgenbefund. Röntgenaufnahmen in zwei Ebenen reichen dabei nicht immer aus. Eine weitgehend sichere Erfassung der Kahnbeinbrüche ermöglicht dagegen die von L. BÖHLER angegebene Kahnbeinserie. Hierbei werden neben den normalerweise üblichen Aufnahmen in ap.-Richtung und in seitlicher Richtung je eine Aufnahme in leichter Pro- bzw. Supination durchgeführt. Diese Spezial-Röntgenaufnahmen des Naviculare sind auch zur Beurteilung der Heilung einer Navicularefraktur erforderlich. Volle Sicherheit über die Ausheilung einer Navicularefraktur ergeben allerdings erst Schichtaufnahmen, die eine Beurteilung des Frakturspaltes in mehreren Längsebenen ermöglichen. Schichtaufnahmen werden an unserer Klinik in allen Fällen durchgeführt, bevor die Ruhigstellung abgeschlossen wird.

Die Behandlung frischer Kahnbeinbrüche besteht in einer mehrwöchigen ununterbrochenen Ruhigstellung des betroffenen Handgelenkes. Bei reinen Kahnbeinbrüchen ist keine Verschiebung der Bruchstücke vorhanden, so daß die Einrichtung entfällt. Nur bei intercarpalen Luxationsfrakturen ist das periphere Bruchstück wesentlich gegen das zentrale verschoben, so daß in diesen Fällen die Einrichtung gleichzeitig mit der ganzen nach dorsal verschobenen Handwurzel erfolgt.

Auf Grund anatomischer Untersuchungen besteht kein Zweifel mehr, daß die optimale Stellung der Knochenfragmente bei einer mittleren Dorsalflexion mit gleichzeitiger leichter Radialabduktion gegeben ist. Wird das Handgelenk in Ulnarabduktion eingegipst, so kommt es zu einer Diastase im Frakturspalt, während bei leichter Radialabduktion die Bruchfragmente gegeneinander gepreßt werden.

An unserer Klinik verwenden wir zur Ruhigstellung den Faustgips nach REH-BEIN und DÜBEN, wobei lediglich die Fingerkuppen frei bleiben. Werden nicht alle Finger ruhiggestellt, so kommt es beim Faustschluß der freigelassenen Langfinger automatisch zu einer Mitinnervation der antagonistisch tätigen Handstellmuskeln, wodurch über das Vieleckbein eine Krafteinwirkung auf das distale Kahnbeinfragment in proximo-dorsaler Richtung erfolgt. Ferner bedingt der Faustschluß bei freigelassenen Langfingern gleichzeitig auch eine geringe Ulnarabduktion, was eine radiale Abscherung des distalen Fragmentes zur Folge hat. Ein weiterer bemerkenswerter Behandlungsvorschlag stammt von VERDAN, der zur Ausschaltung der bei Umwendbewegungen auftretenden Bewegungsmomente im Frakturbereich auch das Ellenbogengelenk für 6 Wochen immobilisiert. Die Gefahr der Gelenkversteifungen, vor allem im Bereich der Finger, ist nicht sehr groß, wenn alle Gelenke in Funktionsstellung eingegipst werden. Vor allem ist auf eine ausreichende Beugung in den Fingergrundgelenken zu achten, da es bei Ruhigstellung der Fingergrundgelenke in mehr oder weniger starker Streckstellung zu einer Schrumpfung der Seitenbänder und damit zu einer erheblichen Bewegungseinschränkung kommt. Es ist erstaunlich, wie gut Hand- und Fingergelenke unmittelbar nach Beendigung der mehrmonatigen Faustgipsbehandlung bewegt werden können.

Die Dauer der Immobilisierung beträgt nach L. BÖHLER bei Brüchen im mittleren und peripheren Drittel mindestens 6 Wochen, bei Brüchen im proximalen Drittel sowie bei vertikal schrägen Brüchen mindestens 10 Wochen. Häufig sind etwas längere Immobilisierungszeiten erforderlich. Wir stimmen mit BUNNELL und BUTLER überein, daß die durchschnittliche Ruhigstellung einer Navicularefraktur 12 Wochen betragen muß. Feste Ruhigstellungszeiten lassen sich aber nur schwer angeben. In der Regel ist die Dauer der Ruhigstellung von dem Röntgenbefund abhängig zu machen.

Navicularefrakturen werden häufig übersehen. Das liegt u. a. darin begründet, daß der Frakturspalt so fein ist, daß er zunächst im Röntgenbild auch bei der Anfertigung von Spezialaufnahmen nicht zur Darstellung kommt. Man muß in solchen Fällen das Handgelenk mit einer dorsalen Gipsschiene ruhigstellen und die Spezialaufnahmen des Naviculare nach 2 Wochen wiederholen.

L. BÖHLER beobachtete in einem Zeitraum von 27 Jahren neben 734 frischen Kahneinbrüchen 604 alte, nicht konsolidierte Brüche. Diese primär nicht verheilten Brüche lassen sich unterteilen in veraltete Brüche mit verbreitetem Frakturspalt, wie er häufig in den ersten 3 Monaten nach der Verletzung beobachtet wird, wenn das Handgelenk nicht oder nur in unzureichendem Maße ruhiggestellt wurde. Die andere Komplikation stellt die Pseudarthrose der Navicularefraktur dar, die an dem Abschluß einer oder beider Bruchflächen durch eine kalkdichte Knochendecke erkannt werden kann. *Der veraltete Kahneinbruch* heilt meist durch Ruhigstellung mit Faustgips. Die Ruhigstellung ist aber in der Regel wesentlich länger als beim frischen Kahnbeinbruch und liegt zwischen 3—6 Monaten unter Umständen bis zu 12 Monaten (DÜBEN, JAHNA).

Die Pseudarthrose stellt im Gegensatz zum veralteten Kahnbeinbruch einen definitiven, auf konservativem Wege nicht mehr zu beeinflussenden Zustand dar. Sie ist also eine Indikation zum operativen Eingriff.

Auf die wichtigsten, heute gebräuchlichen Operationsmethoden kann in diesem Zusammenhang nur kurz hingewiesen werden:

1. die Osteosynthese mit alloplastischem Material
   a) mit Kirschnerdrähten (GEISSENDÖRFER);
   b) mit Schraube (McLAUGHLIN, WILLENEGGER);
   c) mit Mehrkantnagel (GIESEKING).

2. die Osteosynthese mit autoplastischem Material
a) die Spongiosaplombierung (MATTI, RUSSE);
b) die Spananlagerung (BUNNELL, WACHSMUTH);
c) die extraartikuläre Spanbolzung (MURRAY);
d) die zentrale Spanung im offenen Verfahren (WILHELM und SPERLING).

An unserer Klinik wird bei Navicularepseudarthrosen das letzterwähnte Verfahren seit mehreren Jahren mit sehr guten Resultaten durchgeführt (Abb. 327).

Ist bei bestehender Navicularepseudarthrose bereits eine deutliche Arthrose des Handgelenkes vorhanden, ist die Osteosynthese nicht indiziert. In diesen

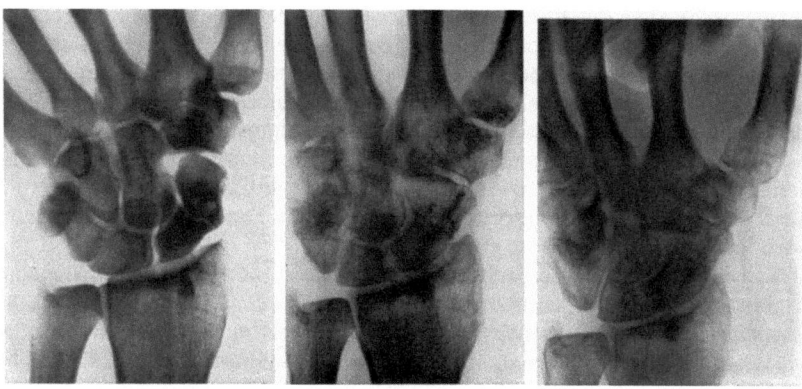

Abb. 327. Navicularepseudarthrose. Links: vor der Behandlung; Mitte: nach zentraler Spanung im offenen Verfahren. Rechts: knöcherne Konsolidierung und in Umbau begriffener autoplastischer Span

Fällen kommen als Behandlungsmethoden das Tragen einer Lederstützmanschette mit Daumenschlaufe für das Handgelenk, eine Denervation des Handgelenkes (WILHELM) oder als ultimo ratio die Arthrodese des Handgelenkes in Frage.

Luxationen der Handwurzel

Verrenkungen im Handwurzelbereich sind nicht sehr häufig, da das Handgelenk über eine große Festigkeit verfügt. Die Festigkeit ist bedingt durch zahlreiche Verstärkungsbänder, die zum Teil in die Kapsel eingewoben sind, zum Teil freiziehend das Gelenk mittelbar verstärken. Auch beruht die Stabilität des Gelenkes auf dem aktiven Schutz der zahlreichen Sehnen, die zur Hand ziehen und einen fast lückenlosen Mantel um das Gelenk bilden (v. LANZ-WACHSMUTH).

Viel eher als zu Verrenkungen im Handgelenk kommt es bei Gewalteinwirkungen auf dieses Gelenk zur typischen Radiusfraktur. Folgende Luxationsformen werden im Bereich der Handwurzel unterschieden:
1. Radiocarpale Luxation.
2. Intercarpale Luxation.
3. Carpometacarpale Luxation.
4. Perilunäre Luxation.
a) Reine perilunäre Luxation;
b) transnaviculo-perilunäre Luxationsfraktur (DE QUERVAIN);
c) perinaviculo-lunäre oder radial schräge Luxation;
d) peritriquetro-lunäre oder ulnar schräge Luxation.
5. Isolierte Luxation des Lunatums nach palmar.
6. Isolierte Luxationen anderer Handwurzelknochen (Os naviculare, Os multangulum maius et minus, Os pisiforme, Os hamatum).

Perilunäre Luxationen (einschließlich der De Quervainschen Luxationsfraktur).
Ein Sturz auf die Hohlhand bei leicht dorsal gebeugtem Handgelenk führt meist zur Radiusfraktur an typischer Stelle. Bei Dorsalflexion überdeckt die Radiuskonsole, die nach palmar zeigt, das Os lunatum und einen Teil des Os naviculare. Ist die Krafteinwirkung bei dieser Gelenkstellung sehr groß, so kommt es zu einer der perilunären Verrenkungen oder zur isolierten Verrenkung des Mondbeines nach palmar. Befindet sich das Handgelenk zur Zeit des Unfalles in Ulnarabduktion, so bleibt das Triquetrum in Zusammenhang mit dem Lunatum (peritriquetro-lunäre Luxation), steht es dagegen in Radialabduktion, so kommt es zur perinaviculo-lunären Luxation oder auch zur transnaviculoperilunären Luxationsfraktur (DE QUERVAIN), wenn die dorsale Radiuslippe des Naviculare sprengt (Abb. 328). Die De Quervainsche Luxationsfraktur ist relativ häufig. Bei allen perilunären Luxationen bleibt das Lunatum durch sein volares Band (Ligamentum radiocarpium volare) mit dem Radius in Verbindung, so daß seine Blutversorgung nicht vollkommen aufgehoben wird.

Die Einrichtung der perilunären Luxation erfolgt durch Zug und Druck in Allgemeinnarkose. Die Ruhigstellung mit dorsaler Gipsschiene beansprucht bei reinen Luxationen 3 Wochen. Alte Luxationen dieser Art müssen offen reponiert werden. Liegt eine De Quervainsche Luxationsfraktur vor, ist selbstverständlich eine 3wöchige Ruhigstellung nicht ausreichend. Dann erfolgt Ruhigstellung wie bei einer Navicularefraktur mit Faustgips nach REHBEIN und DÜBEN für durchschnittlich 12 Wochen. Ist es nach dieser Zeit nicht zur Ausheilung der Navicularefraktur gekommen, sollte man mit der operativen Versorgung des Naviculare wie bei einer Navicularepseudarthrose nicht länger zögern.

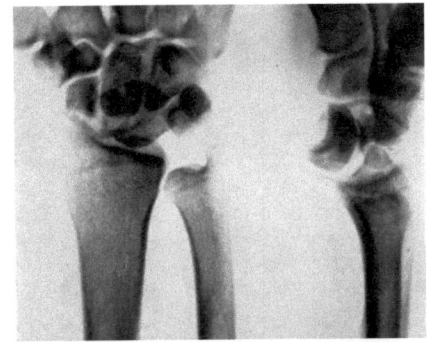
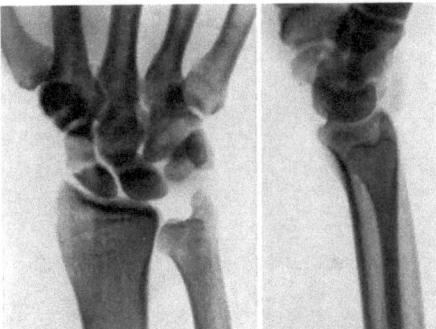

Abb. 328. De Quervainsche Luxationsfraktur. Obere Reihe: die frische Fraktur; untere Reihe: Zustand nach Reposition. Das Mondbein liegt wieder an normaler Stelle. Achsengerechte Stellung der Kahnbeinfragmente, jedoch klaffender Frakturspalt

Radiocarpale, intercarpale und carpometacarpale Luxationen. Diese Luxationsformen entstehen durch Sturz oder Schlag gegen das dorsalflektierte Handgelenk. Luxationen nach volar bei volarflektiertem Handgelenk sind selten. Carpometacarpale Luxationen sind seltener als radio- und intercarpale Luxationen, da das Carpometacarpalgelenk über sehr feste und straffe Gelenkbänder verfügt. Trotzdem konnte J. SCHMIDT 1955 insgesamt 44 Fälle von Luxationen im Carpometacarpalgelenk zusammenstellen. Bei der intercarpalen Luxation kommt es gelegentlich zur Navicularefraktur, wobei das distale Bruchstück mit verrenkt. Bei der radiocarpalen Luxation entsteht entweder eine Abscherung der dorsalen oder palmaren Radiuslippe und evtl. ein Abbruch des Processus styloideus ulnae und radii.

Die Symptomatik besteht in starker Schwellung des Handgelenkes, besonders dorsal, in einer stark schmerzhaften Bewegungseinschränkung im Handgelenk und den Fingern sowie in einer meist tastbaren Stufenbildung am Handrücken im Bereich des luxierten Gelenkes.

Die Behandlung besteht in der Reposition, die am besten in Allgemeinnarkose und mit ausreichender Muskelrelaxation vorgenommen wird. Bei der Reposition wird ein langanhaltender Zug auf das Handgelenk und Druck auf das nach dorsal luxierte Gelenk ausgeübt. Bei frischen Fällen gelingt diese Reposition leicht. Es erfolgt Ruhigstellung mit dorsaler Gipsschiene für 3 Wochen.

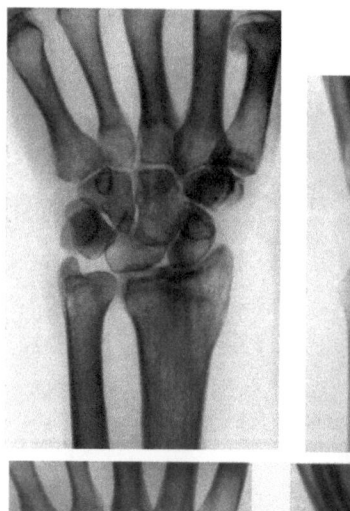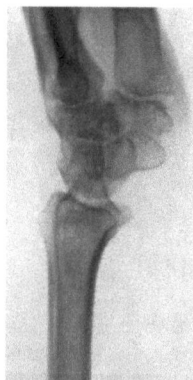
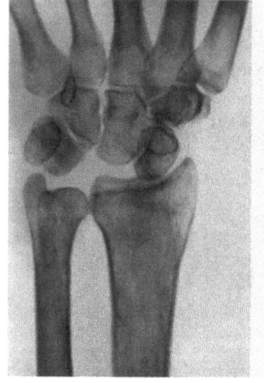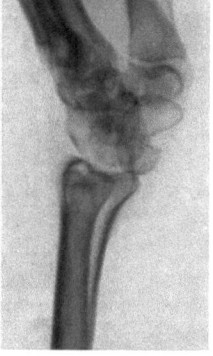

Abb. 329. 8 Monate alte Lunatumluxation mit Medianuskompression. Obere Reihe: vor der Behandlung; untere Reihe: nach Exstirpation des Lunatums. Eine Reposition war wegen fortgeschrittener Gefügestörung im Handgelenk nicht möglich. Gutes funktionelles Ergebnis

Alte Verrenkungen stören die mechanischen Verhältnisse und das Muskelgleichgewicht so sehr, daß sie operativ eingerichtet werden sollten. Die offene Reposition gelingt, wenn gleichzeitig ein starker Zug ausgeübt, alles Narbengewebe entfernt und ein schlankes Repositorium als Hebel für die Reposition verwendet wird (BUNNELL).

Isolierte Lunatumluxationen. Beim Sturz auf die stark dorsalflektierte Hand luxiert das Os capitatum und das übrige Handgelenk nicht immer über das Lunatum nach dorsal, sondern das Lunatum kann so gegen den Radius gepreßt werden, daß es ähnlich wie ein Kirschkern zwischen den Fingern nach palmar herausspringt. Dabei reißt das dorsale Band des Os lunatum, das Ligamentum radiocarpicum dorsale, während das volare Ligamentum radiocarpicum erhalten bleibt. Das luxierte Mondbein dreht sich um dieses Band, bis seine Konkavität nach volar oder sogar nach proximal zeigt. Die Blutversorgung bleibt über das volare Band erhalten.

Schmerzen am Handgelenk und Funktionsstörungen sind bei dieser isolierten Mondbeinluxation erheblich. Der luxierte Knochen drückt auf die Beugesehne, so daß Handgelenk und Finger in Beugestellung stehen. Die Fingergrundgelenke bleiben ziemlich gestreckt. Bewegungen im Handgelenk sind schmerzhaft und der Faustschluß ist nicht möglich. Das Handgelenk ist an seiner Beugeseite verdickt und druckempfindlich, an seiner Streckseite besteht evtl. eine Dellenbildung. Das Os lunatum drückt häufig auf den N. medianus und erzeugt Schmerzen, Paraesthesien sowie sensible und motorische Ausfälle im peripheren Medianusgebiet *(Medianuskompression)*. Es gibt auch Fälle von Teilverrenkungen, wobei das Ligamentum radiocarpicum dorsale nicht reißt und die Symptome weniger gravierend wie bei der vollständigen Luxation sind.

Die Einrichtung erfolgt durch mindestens 10 min langen gleichmäßig starken Zug an den gestreckten Fingern (L. BÖHLER). Die so gespannten Beugesehnen drücken das Os lunatum wieder an seinen alten Platz. Die Schwierigkeit besteht darin, das dorsale Horn des Lunatums an dem Kopf des Capitatums vorbeizuführen. Das gelingt nur bei ausreichender Extension. Die unblutige Reposition kann nach BUNNELL noch 2 Wochen nach dem Unfall erfolgreich sein, dann nicht mehr. Die Ruhigstellung erfolgt mit dorsaler Gipsschiene in leichter Beugestellung für 1 Woche und in Normalstellung des Handgelenkes für weitere 3 Wochen. Wenn man sofort in Dorsalflexion des Handgelenkes eingipst, kann eine Reluxation erfolgen. Falls die unblutige Reposition nicht gelingt, erfolgt die Reposition des Lunatums operativ von einem volaren Schnitt aus. Mit einem feinen Haken wird das dorsale Horn des Lunatums um das Capitatum bei gleichzeitiger Extension herumgeführt. Auch bei veralteten Luxationen erfolgt die unblutige Reposition (WITT). Die *Exstirpation des Lunatums* bei veralteten Luxationen ist indiziert, wenn eine Medianuskompression vorliegt, das Handgelenk bereits eine Arthrosis deformans zeigt (Abb. 329) oder die Blutversorgung des Os lunatums nicht mehr gewährleistet ist (BUNNELL).

Mittelhandfrakturen

Die *Brüche des 1. Mittelhandknochens* weisen einige Besonderheiten auf, weswegen sie getrennt von den übrigen Mittelhandfrakturen besprochen werden.

Am 1. Mittelhandknochen unterscheidet man die Bennettsche Fraktur, die Basisbrüche ohne Gelenkbeteiligung und die Schaftbrüche.

Nach L. BÖHLER sind 4% aller Mittelhandfrakturen *Bennettsche Luxationsfrakturen*. Trotz ihrer Seltenheit kommt der Bennettschen Fraktur eine große klinische Bedeutung zu. Bei unsachgemäß behandelten Frakturen dieser Art findet man neben einer verminderten Spreizfähigkeit vor allem eine Einschränkung der Opposition und der Greiffähigkeit des Daumens. Darüber hinaus droht im Sattelgelenk die posttraumatische Arthrose, die in vielen Fällen eine Arthrodese erforderlich macht.

Die Bennettsche Fraktur entsteht gewöhnlich bei Sturz auf den Daumen oder durch Schlag gegen ihn. Nach MOBERG kommt es dabei vorwiegend zu einer Belastung des volaren Ligamentum trapezio-metacarpicum, das an seiner Insertionsstelle an der Basis des 1. Metacarpale abreißt, unter Mitnahme eines mehr oder weniger großen Knochenstückes. Die Bennettsche Fraktur ist also nach MOBERG eine *Abrißfraktur*. Der Fraktur folgt in fast allen Fällen die Subluxation. Sie entsteht durch den Zug des M. abductor pollicis longus nach radio-dorsal sowie durch die Mm. adductor pollicis et flexor pollicis brevis, die das distale Ende des Metacarpale nach ulnar ziehen und dadurch das proximale Ende aus dem Sattelgelenk drängen. Die Voraussetzung für die Subluxation ist durch den Abriß des volaren Gelenkbandes, welches das Sattelgelenk normalerweise in Position hält, gegeben (Abb. 330).

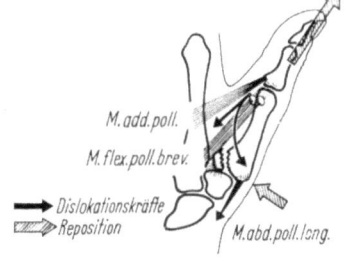

Abb. 330. Die bei einer Bennettschen Fraktur auftretenden Dislokationskräfte und die zur Reposition erforderlichen Kraftkomponenten (in Anlehnung an Abb. 241 in „Praktische Anatomie" von v. LANZ-WACHSMUTH)

Für die *Behandlung der Bennettschen Fraktur* sind eine Reihe von Verbandanordnungen angegeben worden, von denen die wichtigsten in der Abb. 331 zusammengestellt sind. Das von L. BÖHLER angegebene Verfahren ist wohl die am häufigsten angewandte Methode. Die Fraktur wird dabei durch Extension am abduzierten Daumen reponiert und durch einen ungepolsterten Unterarmgips unter Einschluß der Daumengrundphalanx ruhiggestellt. Durch Eindellen des Gipses über der Basis des 1. Metacarpale soll die Reluxation nach radio-dorsal vermieden werden. Für nicht retinierbare Frakturen hat L. BÖHLER zusammen mit EHALT das Anlegen einer Extension durch die Weichteile der Daumenkuppe empfohlen.

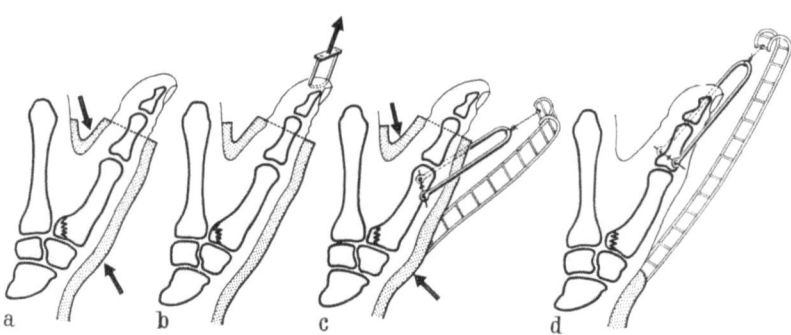

Abb. 331a—d. Konservative Behandlungsmethoden der Bennettschen Fraktur. a BÖHLER; b BÖHLER, EHALT; c BUNNELL; d SCHEIDT

Bei der Methode nach BUNNELL greift die Extension nicht an den Weichteilen, sondern am Knochen an, und zwar proximal des Metacarpalköpfchens. Im Gegensatz zu BUNNELL empfahl SCHEID die Extension durch die Basis der Grundphalanx.

Wegen der unbefriedigenden Ergebnisse, die auch bei sachgemäßer Anwendung konservativer Maßnahmen auftreten können, bevorzugen viele Chirurgen ein aktives Vorgehen, indem sie das Repositionsergebnis mit percutan eingebohrten Kirschner-Drähten fixieren. Die verschiedenen Methoden dieser Art zeigt Abb. 332. Bei den Verfahren nach WAGNER und BUNNELL wird nach erfolgter Reposition ein Draht durch

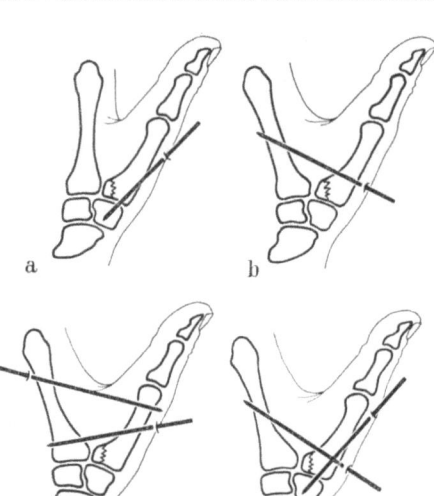

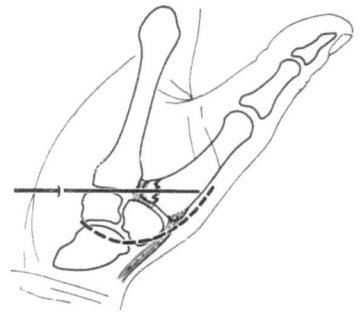

Abb. 332   Abb. 333

Abb. 332a—d. Die wichtigsten operativen Verfahren zur Behandlung der Bennettschen Fraktur. a WAGNER; b NORMANN; c ISELIN; d BUNNELL

Abb. 333. Verfahren nach GEDDA und MOBERG. Die Schnittführung an der Basis des Daumenballens ist durch eine gestrichelte Linie angedeutet. Die Fraktur wird im offenen Verfahren reponiert. Fixation des Repositionsergebnisses mit einem Kirschner-Draht

das 1. Carpometacarpalgelenk geschossen. Auch J. BÖHLER bedient sich dieser Methode und hat dabei gute Ergebnisse erzielt.

Wir verwenden seit mehreren Jahren das Verfahren von GEDDA und MOBERG (Abb. 333) zur Behandlung der Bennettschen Fraktur. Dabei wird die Fraktur im offenen Verfahren versorgt, so daß die Gelenkflächenkontinuität auf subtile Art und Weise überprüft und wiederhergestellt werden kann.

Das abgerissene proximale Fragment wird mit einem Kirschner-Draht am 1. Metacarpale fixiert. Die postoperative Ruhigstellung erfolgt zunächst in einem Kompressionsverband und nach Abschluß der Wundheilung in einem Vorderarmgips unter Einschluß des Daumenstrahles bis zum Ende der 6. postoperativen Woche. Die Drahtentfernung wird nach 2 weiteren Wochen vorgenommen. Bei den Verfahren von GEDDA und MOBERG handelt es sich um einen relativ kleinen und ungefährlichen Eingriff, der sichere Resultate ergibt (Abbildung 334). Durch die exakte Wiederherstellung der Gelenkfläche wird eine posttraumatische Arthrose vermieden. Es erübrigen sich die bei konservativer Behandlung erforderlichen häufigen Kontrollen der Verbandsanordnung und der Frakturstellung im Röntgenbild. Vor allem bei älteren Frakturen ist dieses Verfahren die einzige Möglichkeit zur exakten Reposition. Wir betrachten daher jede typische Bennettsche Fraktur als eine Indikation zur primären Osteosynthese.

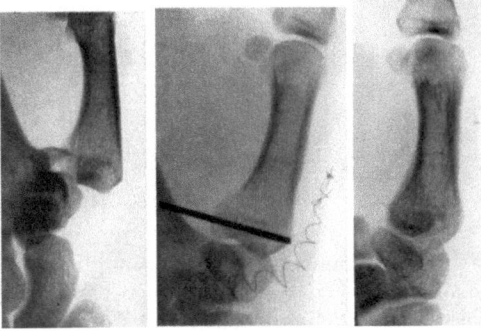

Abb. 334. Eine nach dem Verfahren von GEDDA und MOBERG operierte Bennettsche Fraktur. Links: die frische Fraktur; Mitte: nach operativer Behandlung; Rechs: Endergebnis nach mehrwöchiger Belastung

Der Basisbruch des 1. Metacarpale weist einen nach volar und ulnar offenen Winkel auf. Dieses Frakturbild kommt durch den Zug des Abductor pollicis longus zustande, der das proximale Fragment zur Streckseite zieht und durch die Thenarmuskulatur und den langen Daumenbeuger, die das distale Fragment nach volar und ulnar abbiegen.

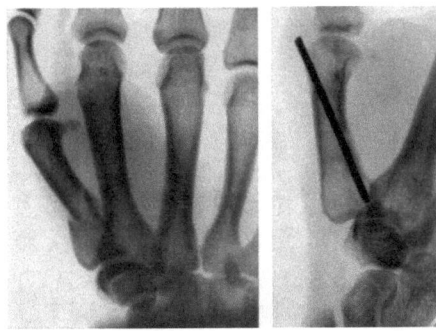

Abb. 335. Schaftfraktur des 1. Metacarpale. Links: die frische Fraktur; Rechts: Zustand nach Osteosynthese und weitgehendem knöchernen Durchbau. Der Kirschner-Draht wurde von distal eingebohrt, unter Schonung des Daumengrundgelenkes

Die Behandlung besteht in der unblutigen Reposition und Ruhigstellung mit einem Daumenunterarmgips für 4 Wochen. Gleiches gilt für die *Schaftbrüche des 1. Metacarpale*. Handelt es sich um Brüche (Schrägbrüche), die sich durch konservative Therapie schlecht retinieren lassen oder um komplizierte Frakturen, so ist eine Osteosynthese mit Kirschner-Draht oder Cerclage indiziert (Abb. 335).

Frakturen des 2.—5. Mittelhandknochens. Bei den Frakturen des 2.—5. Mittelhandknochens unterscheidet man bekanntlich Basis-, Schaft- und subcapituläre Brüche. Der 5. Mittelhandknochen ist wegen seiner exponierten Lage besonders häufig betroffen. Die Schaftfrakturen entstehen häufig durch Quetschung, wobei nicht selten multiple offene Trümmerbrüche vorliegen. Torsionsbrüche des

Schaftes erfolgen durch Drehung, wobei der im Grundgelenk gebeugte Finger als Hebel dient. Der subcapituläre Bruch entsteht durch Schlag in Längsrichtung des Metacarpale, z. B. beim Boxen, vorwiegend am 5. Metacarpale.

Alle Mittelhandfrakturen zeigen einen nach volar offenen Winkel (Abb. 336). Das proximale Fragment wird durch die Extensores carpi ulnaris und radialis, die an den Basen der Mittelhandknochen ansetzen, nach dorsal gezogen. Die langen Fingerbeuger und die Mm. interossei und lumbricales erzeugen Palmarflexion des

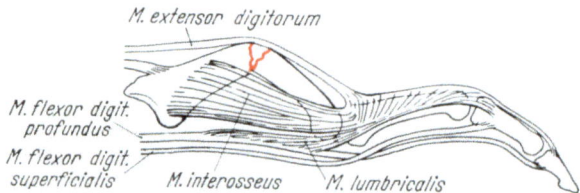

Abb. 336. Das Frakturbild bei Mittelhandfrakturen. Es besteht ein nach volar offener Winkel. Das proximale Fragment wird durch die Extensores carpi dorsalflektiert, das distale Fragment durch die Binnenmuskeln und die langen Beuger volarflektiert. Der lange Fingerstrecker wird über der Fraktur angespannt und überstreckt die Fingergrundgelenke (nach BUNNELL)

distalen Fragmentes. Die Grundglieder stehen in Streckstellung, da die Strecksehnen über der Fraktur angespannt sind. Die Zeichen der Fraktur sind Vorwölbung am Handrücken und Vorwölbung des Mittelhandköpfchens in der Hohlhand. An Stelle des prominenten Knöchels findet sich eine Delle. Die Bruchstelle ist druckempfindlich, und die Stauchung des Fingers verursacht Schmerzen. Bei Torsionsbrüchen kann die Fingerachse nach ulnar oder radial gedreht sein. Die Behandlung der Mittelhandfrakturen kann meist konservativ durchgeführt werden. Die Einrichtung erfolgt manuell bei dorsalflektiertem Handgelenk zur Entspannung der dorsalen Handstellmuskeln und bei gebeugten Fingern zur Entspannung der langen Beuger und der Handbinnenmuskulatur. Es wird von dorsal ein Druck auf das zentrale Fragment und von palmar her ein Druck gegen das Mittelhandköpfchen bei gleichzeitigem Längszug ausgeübt.

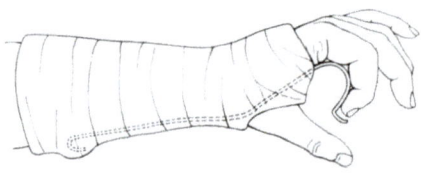

Abb. 337. Standardgips mit Aluminiumschienenausleger zur Behandlung von Mittelhand- und Fingerfrakturen. Der Finger wird mit Heftpflasterstreifen auf der Schiene fixiert

Die Ruhigstellung erfolgt 4 Wochen lang mit einem Vorderarmgips mit Schienenausleger für den entsprechenden Finger (Abb. 337). Der Gips muß bis an die distale Hohlhandbeugefalte reichen und an den Knöcheln des Handrückens gut anmodelliert sein. Er soll sofort nach dem Anlegen gespalten werden, um die Durchblutung zu sichern. Ohne Ruhigstellung des Fingers auf einem Schienenausleger ist keine genügende Immobilisation der Mittelhandfraktur gegeben. Der Finger wird in Funktionsstellung mit Heftpflasterstreifen auf der Aluminiumschiene fixiert. In Funktionsstellung des Fingers zeigt die Fraktur die geringste Neigung zur erneuten Dislokation. Außerdem verhütet die Beugestellung eine Verkürzung der Seitenbänder und Versteifung in Streckstellung. Der Finger darf bei der Ruhigstellung nicht um seine Längsachse rotiert sein. Das läßt sich an der Nagelebene prüfen und an der Tatsache, daß jeder gebeugte Finger auf das Naviculare konvergieren muß. Eine Torsion des Fingers ist eine der unangenehmsten Folgen der Mittelhandbrüche, da sich dann die Finger beim Faustschluß gegenseitig behindern.

Die subcapitulären Frakturen sind schwierig einzurichten, da das distale Fragment sehr kurz ist. Die Reposition gelingt aber in der Regel, indem man das Grund- und Mittelgelenk rechtwinklig beugt und gegen die Streckseite des Mittelgelenkes einen kräftigen Druck nach dorsal ausübt. In dieser Stellung wird der Finger auch eingegipst. Vom Vorderarmgips wird eine Gipsschiene über die Streckseite des Fingers gelegt. Hautnekrosen müssen vermieden werden, weswegen es besser ist, einen Filzstreifen zwischen Gips und Fingerstreckseite zu legen. Gelingt es nicht, das Repositionsergebnis mit dieser Verbandsanordnung aufrechtzuerhalten, kann eine percutane Fixation mit Kirschner-Draht von proximal her in Richtung der Längsachse des Metacarpale erfolgen (J. BÖHLER).

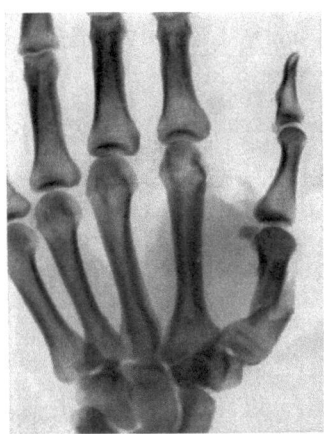 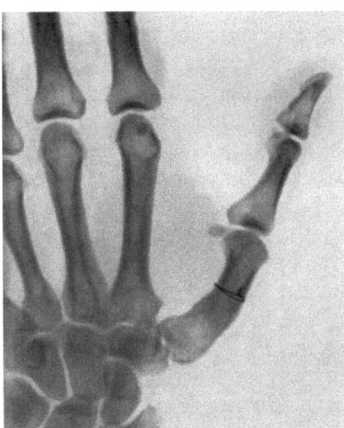

Abb. 338. Komplizierte Schaftfraktur des 1. Metacarpale mit Durchtrennung der langen und kurzen Daumenstrecksehne (Hackverletzung). Links: die frische Verletzung; Rechts: Zustand nach primärer Osteosynthese mit Drahtumschlingung. Knöcherne Konsolidierung der Fraktur. Die beiden Daumenstrecksehnen wurden primär mit gutem funktionellen Endergebnis genäht

Weitere *Indikationen für die Osteosynthese* von Mittelhandfrakturen sind
1. die multiplen geschlossenen Frakturen (ISELIN);
2. die frischen offenen und unstabilen Brüche (Abb. 338) und
3. die Verrenkungsbrüche an der Basis (TROJAN).

Die multiplen geschlossenen Frakturen der Metacarpalia lassen sich konservativ kaum in guter Stellung halten. Sie werden von einem dorsalen Querschnitt aus freigelegt. Ein Kirschner-Draht wird von retrograd her in das distale Fragment des Metacarpale vorgebohrt, bis er über dem Mittelhandköpfchen durch die Haut tritt. Dann wird der Draht nach erfolgter Reposition in das proximale Fragment vorgebohrt und unter der Haut abgekniffen. Gewöhnlich reicht die Fixation eines Mittelhandknochens aus, um die Reposition der anderen Fraktur aufrechtzuerhalten (ISELIN). Zur Osteosynthese verwendet man zweckmäßigerweise ein randständiges (2. oder 5.) oder das am stärksten dislozierte Metacarpale. Die Art der Osteosynthese richtet sich nach der Frakturform. Bei Schrägbrüchen genügt eine Drahtumschlingung, bei Querbrüchen die beschriebene intramedulläre Längsdrahtung. Auch ein Rushpin kann von proximal her eingeschlagen werden. Bei unstabilen offenen Mittelhandfrakturen führt man zweckmäßigerweise eine primäre Osteosynthese durch, da mit Rücksicht auf die Wundverhältnisse eine Korrektur des Bruches erst nach 2 Wochen möglich wird. Bis dahin kann sich die Fraktur aber schon weitgehend konsolidiert haben und konservativ nicht mehr korrigierbar sein. Eine weitere Indikation zur Osteosynthese stellen die Verrenkungsbrüche im Carpometacarpalgelenk dar, die leicht reluxieren. Ihre Fixation erfolgt ebenfalls mit einem Kirschner-Draht, der die reponierte Basis an die distale Handwurzelreihe anheftet.

Bei Kindern sind operative Eingriffe bei Mittelhandfrakturen meist vermeidbar (RETTIG). Es kommt hier auch nicht so sehr wie beim Erwachsenen auf eine anatomisch exakte Reposition an, da das wachsende Skelet die Möglichkeit zur Spontankorrektur von Fehlstellungen hat (BLOUNT), jedoch muß häufig auch bei Jugendlichen der subcapituläre Bruch nach erfolgter Reposition mit einem intramedullären Kirschner-Draht fixiert werden. Die Bennettsche Fraktur im jugendlichen Alter wird wie bei Erwachsenen behandelt.

Fingerfrakturen

Die Einteilung der Frakturen an Grund- und Mittelphalanx der Finger erfolgt nach Brüchen der Basis, des Schaftes und der Trochlea. Bei der Endphalanx treten an die Stelle der Trochleabrüche die Brüche der Nagelrauhigkeit. Diese Einteilung der Fingerbrüche nach anatomischen Gesichtspunkten hat vom Klinischen her ihre Berechtigung, weil je nach Lokalisation des Bruches Behandlung, Prognose und Konsolidierungsdauer unterschiedlich sind.

Die Basisbrüche können extracapsulär liegen, in der Mehrzahl handelt es sich dabei jedoch um Gelenkfrakturen. An der Basis der Endphalanx sind der Strecksehnenausriß (Buschsche Fraktur) an der dorsalen Kante und der Ausriß eines beugeseitigen Keiles als Gelenkfrakturen von besonderer Bedeutung. Die Behandlung dieser Verletzungen wird in dem Kapitel Sehnenrupturen besprochen. An den Basen aller Phalangen kann es durch Stauchung, Knickung oder direkte Gewalteinwirkung zu Verrenkungsbrüchen mit Ausbruch eines Teils der Gelenkfläche kommen. Zu den Basisbrüchen zählen schließlich noch die traumatischen Epiphysenlösungen der Kinder.

An der Trochlea der Grund- und Mittelphalanx kann es zu Y- oder T-Frakturen oder auch nur zur Aussprengung eines radialen oder ulnaren Knochenstückes kommen. Auch die gesamte Rolle der Phalanx kann quer abbrechen und nach volar verlagert sein. Bandausrisse an den proximalen bzw. distalen Gelenkabschnitten der Finger werden im Kapitel Bänderverletzungen besprochen.

Offene Frakturen und Trümmerbrüche, vor allem des Schaftes, finden sich sehr häufig bei Fingerverletzungen.

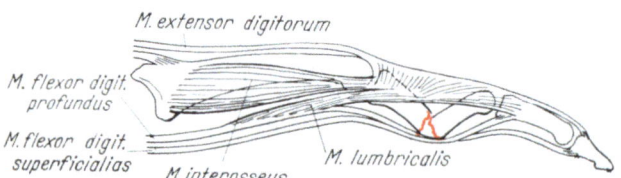

Abb. 339. Das Frakturbild bei Grundphalanxfrakturen. Es besteht ein nach dorsal offener Winkel, da die Streckaponeurose angespannt wird. Die Achsenknickung wird durch die langen Fingerbeuger verstärkt (nach BUNNELL)

Das Frakturbild bei Grundphalanxfrakturen weist in der Regel einen nach dorsal offenen Winkel auf (Abb. 339). Das proximale Fragment wird durch die Mm. interossei und lumbricales gebeugt, während das distale Fragment durch die Streckaponeurose nach dorsal gekippt wird. Die nach dorsal offene Achsenknickung wird durch den Zug der langen Beugesehnen verstärkt. Seitliche Verschiebungen und Verdrehungen können im Frakturbereich hinzutreten.

Am Mittelglied sind starke Dislokationen seltener. Hier kann eine Abknickung nach dorsal oder volar bestehen, je nachdem, ob die Fraktur proximal oder distal des Ansatzes der Superficialissehne liegt. Liegt die Fraktur proximal des Beugesehnenansatzes, streckt die Extensorensehne über ihre Insertion an der Basis der Mittelphalanx das proximale Fragment. Liegt die Fraktur jedoch distal des Beugesehnenansatzes, kommt es durch die Superficialissehne zur Beugung des proximalen Fragmentes, während das distale Fragment durch die Streckaponeurose nach dorsal gekippt wird. Im letzteren Falle entsteht also ein ähnliches Frakturbild wie bei der typischen Grundphalanxfraktur mit nach dorsal offenem Winkel, jedoch durch einen unterschiedlichen Wirkungsmechanismus.

Die Behandlung von Grund- und Mittelphalanxfrakturen ist in der Regel eine konservative. Die Verbandsanordnung entspricht der, die bei der Behandlung der Mittelhandfrakturen angegeben wurde. Nach erfolgter Reposition wird der verletzte Finger auf einer gebogenen Aluminiumschiene gelagert und auf dieser Schiene mit Heftpflasterstreifen fixiert. Wie bei den Mittelhandfrakturen

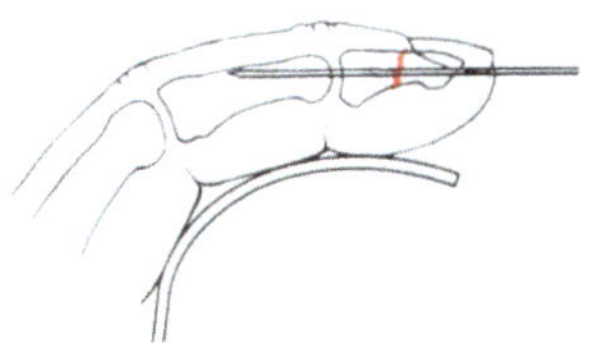

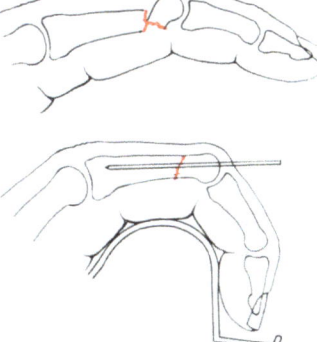

Abb. 340. Indikationen zur Osteosynthese bei Fingerfrakturen: der Querbruch des Endgliedschaftes. Der zur Fixation verwendete Kirschner-Draht wird subcutan abgekniffen

Abb. 341. Indikationen zur Osteosynthese bei Fingerfrakturen: der Querbruch der Grundphalanx mit Achsenknickung des distalen Fragmentes. Reposition im offenen Verfahren und Fixation mit Kirschner-Draht, der subcutan gekürzt wird

muß darauf geachtet werden, daß der auf der Schiene gelagerte Finger in Funktionsstellung steht. Daß eine Ruhigstellung in Streckstellung (Tennisschlägerverband) wegen der drohenden Gelenkversteifung nicht verantwortet werden kann, ist seit langem bekannt. Geringe Verkürzungen im Bereich der Fraktur sind unwesentlich. Dagegen muß durch die Reposition die Abknickung nach palmar, jede seitliche Abknickung und jede Verdrehung des Fingers in der Längsachse beseitigt sein. Die Fingernägel müssen eine Ebene bilden. Die Kuppe des gebeugten Fingers zeigt auf das Tuberculum des Os naviculare. Die Hauptkrümmung der Schiene liegt unterhalb der Fraktur und wirkt als Hypomochlion, über das die Fraktur reponiert wird. Ein Filzstreifen zwischen Finger und Schiene verhütet Drucknekrosen. Eine Drahtextension an der Fingerkuppe erübrigt sich meist. Abschließend ist das Repositionsergebnis durch eine Röntgenaufnahme zu kontrollieren. Die Röntgenkontrolle ist nach 3—6 Tagen zu wiederholen, um ein Abrutschen der Fraktur rechtzeitig zu erkennen. Die *Konsolidierungsdauer* für Grund- und Mittelphalanxfrakturen beträgt nach MOBERG 3—5 Wochen, für Schaftbrüche am Grundglied sogar 5—7 und für Schaftbrüche am Mittelglied 10 bis 14 Wochen. NOCKEMANN gibt eine Heilungsdauer von durchschnittlich 3 bis 5 Wochen für alle Fingerfrakturen an.

Bei einigen Fingerfrakturen ist die *Indikation zur operativen Behandlung* gegeben. Hierzu gehört der Querbruch des Endgliedschaftes (Abb. 340). Nach ISELIN erfolgt die Fixierung dieser Fraktur durch einen Kirschner-Draht, der von der Fingerkuppe her eingebohrt wird. Die Frakturflächen werden exakt aufeinander gestellt und der Draht bis in das Köpfchen der Mittelphalanx vorgebohrt. Die Ruhigstellung erfolgt 6 Wochen lang, der Draht wird bereits nach 4 Wochen entfernt. ISELIN beobachtete durch die transarticuläre Fixation keine Gelenkversteifungen. Eine weitere Indikation zum operativen Vorgehen stellt der Querbruch der Grundphalanx mit Abknickung des distalen Fragmentes (Abb. 341) dar,

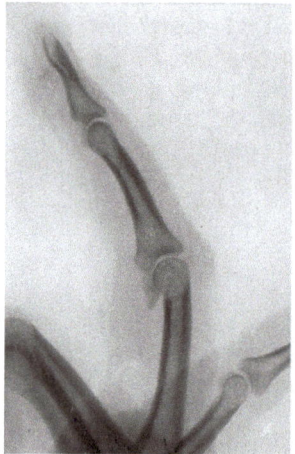 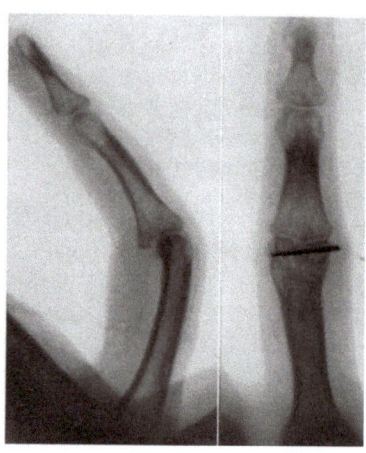

Abb. 342. Fraktur der Trochlea der Grundphalanx mit Aussprengung eines ulnaren Fragmentes, das nach volar disloziert ist. Links: die frische Fraktur; rechts: Zustand nach Fixation mit Kirschner-Draht

wobei sich dieses Fragment senkrecht zum anderen Bruchende einstellt. Von einem seitlichen Schnitt aus wird die Fraktur freigelegt und offen reponiert. Wenn erforderlich, kann eine Fixation mit Längsdrahtung der Phalanx erfolgen (ISELIN).

J. BÖHLER, TROJAN u. a. haben weitere Indikationen zur operativen Behandlung von Fingerbrüchen angegeben: die Verrenkungsbrüche der Basis der Mittelglieder mit Ausbruch eines großen volaren Keiles und Subluxation im Mittelgelenk werden im offenen Verfahren durch einen Bohrdraht oder eine Bunnellsche Ausziehnaht fixiert. Bei den Brüchen der Rolle der Grundphalanx mit Verschiebung (Abb. 342) wird mit einem seitlich eingeführten Bohrdraht das Fragment anatomisch exakt adaptiert. Diese Fixation kann percutan oder im offenen Verfahren durchgeführt werden. Die unstabilen Schrägbrüche des Grundgliedschaftes werden mit einer Cerclage oder Kirschner-Draht versorgt (Abb. 343).

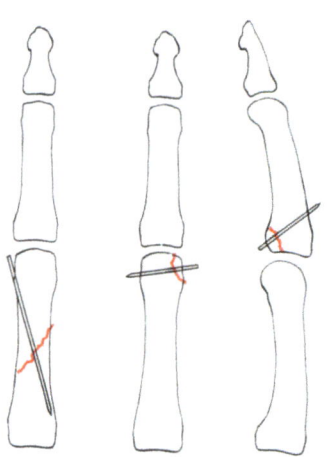

Abb. 343. Indikationen zur Osteosynthese bei Fingerfrakturen. *Links:* der unstabile Schrägbruch des Grundgliedschaftes. *Mitte:* der Bruch der Rolle des Grundgliedes. *Rechts:* der Verrenkungsbruch der Basis der Mittelphalanx mit Ausbruch eines volaren Keiles

Bei *offenen Trümmerfrakturen* an der Nagelplatte des Endgliedes werden ausgesprengte Fragmente exstirpiert, da sie in der Regel nicht mehr knöchern verheilen und eine erhebliche Empfindlichkeit im Frakturbereich hinterlassen. Dasselbe gilt für abgesprengte Fragmente bei offenen Trümmerbrüchen im Schaftbereich der Grund- und

Mittelphalanx. Die dadurch eventuell eintretende Verkürzung des Fingers ist bedeutungslos. Bei offenen Frakturen ist die Indikation zur Osteosynthese besonders häufig zu stellen, da eine genügende Stabilisierung der Fraktur Voraussetzung für die primäre Versorgung von Nebenverletzungen (primäre Nerven- oder Sehnennaht) ist. Außerdem kann bei offenen Frakturen eine erneut erforderliche Reposition erst nach Abschluß der Wundheilung, also erst nach 2—3 Wochen vorgenommen werden. Dann kann die Fraktur jedoch schon soweit konsolidiert sein, daß eine geschlossene Reposition nicht mehr möglich ist.

Fingerfrakturen erfordern dieselbe Aufmerksamkeit des Chirurgen wie andere Extremitätenfrakturen auch. *Mangelhafte Reposition und Ruhigstellung führen zu erheblichen funktionellen Behinderungen im Bereiche der Hand.* Die Hauptursache für ein schlechtes funktionelles Ergebnis nach Fingerfrakturen ist das Verwachsen von Beuge- und Strecksehnen mit dem Frakturcallus. Diese Verwachsungsgefahr ist bei nicht oder nur schlecht reponierten Brüchen selbstverständlich besonders groß. Werden Gelenkfrakturen nicht genügend reponiert und ruhiggestellt, so kommt es zu einer schmerzhaften Bewegungseinschränkung in dem betreffenden Gelenk, die reflektorisch auch eine Versteifung der anderen Finger verursachen kann. Bleibt bei Grund- und Mittelphalanxfrakturen die Abknickung nach volar bestehen, kann der Finger nicht mehr voll gebeugt werden und der Faustschluß wird unvollkommen. Auch die Nichtbeachtung seitlicher Abknickungen und Verdrehungen der Finger in ihrer Längsachse führen zu einer erheblichen Funktionseinbuße an der betroffenen Hand.

Luxationen der Fingergelenke

Die *Entstehung einer Fingerluxation* beruht meist auf einer Überstreckung des betroffenen Fingers. Seltener sind die Luxationen durch seitliche Abknickung oder übermäßig starke Beugung im Bereich der Fingergelenke. Bei der dorsalen Luxation ist häufig auch eine gleichzeitige Verschiebung nach ulnar oder radial zu beobachten, so daß die reinen dorsalen Luxationen relativ selten sind.

Die *Häufigkeit von Fingerluxationen* ist von Gelenk zu Gelenk verschieden. Am Daumen sind die Luxationen annähernd gleichmäßig auf das Grund- und das Endgelenk verteilt. An den übrigen Fingern finden sich die Luxationen vorwiegend im Mittel- und in 2. Linie am Endgelenk. Die Luxationen im Grundgelenk der Langfinger sind dagegen seltener. Diese Tatsache ist dadurch zu erklären, daß die von den Mm. lumbricales und interossei mitgebildete Streckaponeurose einer Überstreckung im Grundgelenk der Langfinger entgegenwirkt.

Die *Diagnose der frischen vollständigen Luxation* eines Fingergelenkes bietet meist keine großen Schwierigkeiten. Bei den dorsalen Luxationen befindet sich der distal der Luxation liegende Fingerabschnitt in Überstreckstellung. Die Bewegungen sind in diesem Gelenk völlig aufgehoben, und das Gelenk ist geschwollen und sehr berührungsempfindlich. Liegt der Unfall jedoch schon einige Stunden oder Tage zurück und ist die Schwellung sehr stark, so kann die Luxation leicht übersehen werden. Daher sind bei Verdacht auf eine Fingergelenksluxation in jedem Fall Röntgenaufnahmen in 2 Ebenen erforderlich. Manchmal findet sich im Röntgenbild neben der erwarteten Luxation auch eine Luxationsfraktur oder Ausrisse kleinerer Knochenfragmente.

Bei jeder Luxation kann es zu *Verletzungen des Kapsel- oder Bandapparates* kommen. Dabei kann es sich um volar oder dorsal liegende Kapseleinrisse oder auch um Abrisse der Kapsel an ihrem Ansatz an der Phalanx handeln. Manchmal ist eines der beiden Seitenbänder gerissen. Das Gelenk ist dann nach einer Seite hin aufklappbar. Durch die Überstreckung kann die Rolle des proximalen Gelenkkörpers durch einen beugeseitigen Kapselschlitz treten und sich dort einklemmen. Diesen Knopflochmechanismus findet man besonders häufig am Daumengrundgelenk. JONASCH beschrieb einen Fall, bei dem die Rolle des Grundgelenkes durch einen Längsriß des Streckapparates getreten war und zu einer irreponiblen Luxation geführt hatte. In anderen Fällen kann sich auf der volaren Seite die an ihrem proximalen oder distalen Gelenkrand abgerissene Kapsel in das Gelenk einschlagen und dadurch die Reposition verhindern. Auch die Sesambeine und die Beugesehnen können ein Repositionshindernis darstellen.

Die *Behandlung* der Luxation besteht in der sofortigen Reposition, die in Oberstscher Leitungsanaesthesie durch Zug am Finger erreicht wird. Die Ruhigstellung erfolgt mit dorsaler Fingergipsschiene in Funktionsstellung für 3 Wochen. Dadurch kommt es nach BUNNELL auch bei gleichzeitig vorliegender Seitenbandverletzung zur völligen Wiederherstellung der Gelenkfunktion, sofern die Reposition kurze Zeit nach dem Unfall durchgeführt wird. ISELIN revidiert operativ jedes luxierte Gelenk innerhalb der ersten 4 Tage nach dem Unfall und näht die verletzten Strukturen, insbesondere die Kapselrisse.

Operatives Vorgehen ist jedoch bei den *irreponiblen Luxationen* erforderlich, die sich vor allem an den Grundgelenken finden und deren anatomisches Substrat bereits beschrieben wurde. Je früher diese operative Einrichtung erfolgt, desto günstiger sind die späteren funktionellen Ergebnisse (ARBEITLANG und TROJAN). Ist die proximale Gelenkrolle oder das Köpfchen des Mittelhandknochens beugeseitig durch die Gelenkkapsel getreten, so wird die Gelenkkapsel in Längsrichtung gespalten, wodurch die Reposition sofort möglich wird. Der Riß in der Kapsel wird vernäht. Bei anderen klinisch irreponiblen Luxationen führt die Durchtrennung eines Seitenbandes zum Erfolg. Gelingt die Reposition auch nach Durchtrennung des Seitenbandes nicht, so muß vor allem bei alten Luxationen eine mobilisierende Resektion (ISELIN) durchgeführt werden. Dabei wird das Köpfchen des proximalen Gelenkkörpers so sparsam wie möglich reseziert und das neugeschaffene Gelenk mit einem Kirschner-Draht fixiert, der nach 3 Wochen entfernt wird. Bei alten Luxationen sind Gelenkkapsel und Seitenbänder bereits so stark geschrumpft, narbig verändert und verdickt, daß meist eine vollständige Wiederherstellung der Gelenkfunktion nicht mehr möglich ist. Daraus ergibt sich die zwingende Forderung, jede klinisch irreponible Luxation und jede Luxation, die sich durch einfache Ruhigstellung nicht retinieren läßt, sondern die Neigung zur Reluxation hat, so früh wie möglich operativ anzugehen, um das Repositionshindernis zu beseitigen. Der Zugangsweg ist in der Regel die seitliche Incision in Höhe des luxierten Gelenkes.

Bei offenen Luxationen ist eine besonders exakte Wundausschneidung zur Vermeidung einer Gelenkinfektion erforderlich. Eine Naht der Gelenkkapsel ist in der Regel nicht möglich und auch nicht notwendig. Anschließend erfolgt Ruhigstellung mit dem Standardgips für Fingerfrakturen für die Dauer von 3 Wochen.

Bandverletzungen der Fingergelenke

Bandverletzungen der Finger laufen relativ häufig unter der verallgemeinernden Diagnose Distorsion, Zerrung oder Verstauchung. Bei exakter Untersuchung des verletzten Fingergelenkes läßt sich in der Regel eine differenziertere Diagnose stellen, die die Voraussetzung für eine zweckentsprechende Behandlung und völlige Wiederherstellung der Gelenkfunktion ist.

Anatomische Vorbemerkungen. Bei den Bandverletzungen handelt es sich entweder um eine Ruptur eines der beiden Seitenbänder oder um eine Verletzung der Fibrocartilago volaris. Diese 3 Strukturen verleihen dem Fingergelenk seine

Stabilität. Selbstverständlich sind für die Stabilität mit verantwortlich die Gelenkkapsel sowie die über das Gelenk hinwegziehenden Muskeln und Sehnen. So wirken die innervierten Mm. lumbricales und interossei einer Überstreckung der Fingergrundglieder entgegen und die Thenarmuskulatur vermag die volare Bandzerreißung am Daumengrundgelenk zu kompensieren (ZRUBECKY), soweit die Zerreißung im proximalen Anteil der Fibrocartilago volaris und damit proximal vom Ansatz der Thenarmuskulatur an den Sesambeinen und der Basis der Grundphalanx erfolgt. Erfolgt die Verletzung jedoch im peripheren Abschnitt der Fibrocartilago volaris und damit distal des Ansatzes der Thenarmuskulatur, so kann die Verletzung durch die ebengenannte Muskulatur nicht kompensiert werden. Die *Ligamenta collateralia* der Fingergelenke sind im Vergleich zur Gelenkgröße mit die stärksten Bänder des menschlichen Körpers. Es ist daher verständlich, daß die Bänder selbst sehr häufig nicht reißen, sondern daß es zu einer Abrißfraktur an ihrem proximalen oder distalen Ansatzpunkten an den Phalangen kommt. Im Röntgenbild sind die knöchernen Abrißfrakturen dann zu erkennen. Zur Beurteilung der Gelenkstabilität ist die Tatsache von Bedeutung, daß die Grundgelenke an den Langfingern in Streckstellung auch bei intaktem Seitenbandapparat deutliche seitliche Bewegungen erlauben. Nur in Beugestellung der Grundgelenke verleiht der Bandapparat dem Gelenk eine straffe Führung. Dies ist bedingt durch den Verlauf der Seitenbänder an den Grundgelenken, die von dem dorsalen Höckerchen der Seitenfläche der Mittelhandköpfchen zur Mitte der Seitenfläche der Grundphalanx ziehen, wobei der proximale Ansatz dieser Bänder dorsal der Beuge-Streck-Achse des Gelenkes zu liegen kommt (v. LANZ-WACHSMUTH). Daher sind diese Bänder nur in Beugestellung voll angespannt, in Streckstellung aber erschlafft (Abb. 344).

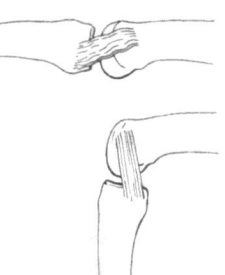

Abb. 344. Verlauf der Ligg. collateralia an den Fingergrundgelenken. In Beugestellung sind die Bänder gespannt, in Streckstellung schlaff. Bei Fixation in Streckstellung kommt es zu einer Verkürzung der Bänder und damit zu einer Beugebehinderung im Grundgelenk

An den übrigen Fingergelenken, auch am Daumengrundgelenk, ist die Situation jedoch eine andere. Hier ziehen die Seitenbänder vom Grübchen am Seitenrand der Rolle der proximalen Phalanx zum Seitenrand der Basis der distalen Phalanx. Hier gehen die Bänder vom Drehmittelpunkt der Rolle aus und sichern die straffe Gelenkführung in jeder Stellung.

Die *Fibrocartilago volaris* an der Beugeseite eines jeden Fingergelenkes erlaubt bei vielen Menschen, vor allem bei Frauen, eine Überstreckung in den Gelenken. Oft ist diese Überstreckbarkeit vor allem am Daumengrundgelenk vorhanden. Zur Beurteilung der Frage, ob in einem Fingergelenk eine pathologische Überstreckbarkeit besteht, ist daher der Vergleich mit dem entsprechenden Finger der anderen Hand erforderlich. Die Fibrocartilago volaris verstärkt die volare Fläche der Gelenkkapsel und besteht in seinem proximalen Anteil (Pars flaccida) aus derben elastischen Bindegewebsfasern und in seinem größeren distalen Anteil aus einer Knorpelplatte, die an der Basis der Phalangen fest ansetzt. Verletzungen der Fibrocartilago volares sind besonders häufig in dem proximalen elastischen Anteil, während der knorpelige Anteil eine größere Festigkeit besitzt und nur selten verletzt wird (v. LANZ-WACHSMUTH). Die Gelenkkapsel am Daumengrundgelenk ist in ihrem volaren Anteil besonders schwach, weswegen Luxationen nach dorsal in diesem Gelenk besonders häufig sind.

Bei genauer klinischer und röntgenologischer Untersuchung verletzter Hände läßt sich die Diagnose einer Bandverletzung der Fingergelenke relativ häufig stellen. Die zu Bandverletzungen führenden Traumen kehren im alltäglichen

Leben immer wieder und die Zahl der gefährdeten Gelenke ist groß. Einzelne Bänder sind besonders häufig verletzt. MOBERG sah die häufigsten Verletzungen an den ulnaren Seitenbändern der Mittelgelenke der Langfinger. Danach folgten der Häufigkeit nach die ulnaren Bandverletzungen des Daumengrundgelenkes, die volaren Bandzerreißungen am Daumen und am seltensten die volaren Bandverletzungen an den Grundgelenken der Langfinger. Im Krankengut von ZRUBECKY und SCHARIZER dagegen fanden sich am häufigsten die volaren Bandzerreißungen am Daumengrundgelenk und es folgten der Häufigkeit nach die ulnaren Bandverletzungen am Daumengrundgelenk und die Seitenbandverletzungen sowie die volaren Bandverletzungen an den Mittelgelenken der Langfinger. Bandverletzungen an den Grundgelenken der Langfinger sind selten. Gelegentlich kommt es zu einer Ruptur des ulnaren Bandes am 2. Grundgelenk oder des radialen Bandes am 5. Grundgelenk. Die Seitenbänder der Grundgelenke des 3. und 4. Fingers sind gegen seitliche Abknickung durch die Nachbarfinger geschützt. Äußerst selten sind schließlich die Verletzungen des radialen Seitenbandes am Daumengrundgelenk. Eine stärkere ulnare Abwinklung in diesem Gelenk ist aus anatomischen Gründen nicht möglich.

Die *Entstehung der Seitenbandverletzungen* der Fingergelenke beruht auf Sturz oder Schlag gegen den gestreckten und abduzierten Finger. Besonders der Daumen ist in abgespreizter oder gestreckter Stellung durch Bandverletzungen gefährdet. Die Verletzung der Fibrocartilago volaris ist die Folge einer Hyperextension des betroffenen Gelenkes. Beim Ballspiel sind sowohl Verletzungen der volaren wie der Seitenbänder häufig.

Die *Diagnose der Bandverletzungen* ist nicht schwierig, sofern man an sie denkt. Das betroffene Gelenk ist verdickt und äußerst schmerzhaft. Es besteht ein Druckschmerz über dem verletzten Band und es können passive Wackelbewegungen in dem Gelenk ausgeführt werden. Zur sicheren Diagnose und zur Entscheidung, ob nur eine starke Zerrung oder eine vollständige Zerreißung des Bandes vorliegt, ist es zweckmäßig, in Oberstscher Leitungsanaesthesie die Instabilität des Gelenkes sorgfältig zu prüfen. Ohne diese Anaesthesie ist eine exakte Beurteilung der Bandverletzungen wegen der starken Schmerzen im Gelenk manchmal nicht möglich. Wie bereits erwähnt, zeigt das Röntgenbild gelegentlich knöcherne Ausrisse am proximalen oder distalen Ansatz der Seitenbänder oder am distalen Anteil der Fibrocartilago volaris. Durch gehaltene Aufnahmen nach L. BÖHLER können die Bandverletzungen dokumentarisch fixiert werden. Bei den volaren Bandverletzungen an den Mittelgelenken der Langfinger tritt häufig ein Symptom auf, das als Strecksehnenausriß an der Basis der Endphalanx fehlgedeutet werden kann (HERZOG). Durch die Überstreckung im Mittelgelenk nach Verletzungen seiner Fibrocartilago volaris kommt es zu einer partiellen Insuffizienz des Streckapparates, so daß das Endgelenk nicht mehr voll gestreckt werden kann und in leichter Beugestellung verharrt. Bei alten Verletzungen des ulnaren Bandes des Daumengrundgelenkes findet sich ein schmerzhafter Wackeldaumen, und die Patienten sind häufig nicht in der Lage, größere Gegenstände in der Hand zu halten oder einen Schlüssel umzudrehen. Alle alten Bandverletzungen zeigen in der Regel eine Monate andauernde Schwellung über dem verletzten Band und eine stark schmerzhaft eingeschränkte Bewegung in dem betroffenen Gelenk. Das Gelenk ist dann auch entsprechend der Bandzerreißung nach ulnar oder radial aufklappbar, bzw. es besteht eine Überstreckbarkeit in dem betreffenden Gelenk.

Die *Behandlung von Bandverletzungen* im Fingerbereich besteht in einer etwa 3—6wöchigen Ruhigstellung in Funktions- und Mittelstellung der Finger mit einer Fingergipsschiene. Nur bei den ulnaren Bandverletzungen des Daumengrundgelenkes ergibt die primäre Naht mit dem pull-out-wire nach BUNNELL bessere Ergebnisse als die konservative Behandlung (MOBERG, ZRUBECKY). Meist ist das ulnare Band an seinem peripheren Ansatz an der Basis des Daumengrundgliedes abgerissen. Die Ausziehnaht wird durch einen Bohrkanal geführt, der von der ulnaren Seite der Daumengrundphalanx in schräger Richtung nach distal und radial angelegt wird. Die Ausziehnaht wird an der radialen Seite des Daumens über einen Knopf fixiert. Wurde die Naht des ulnaren Seitenbandrisses am Daumengrundgelenk nicht primär durchgeführt, so muß die operative Versorgung in gleicher Weise zu einem späteren Zeitpunkt vorgenommen werden. Entsprechendes gilt für die veralteten Ausrisse des radialen Seitenbandes. Veraltete Seitenbandverletzungen an den Langfingern werden durch Fixierung des verletzten Fingers an einem Nachbarfinger behandelt. Die Fixierung erfolgt mit zirkulär um die Grund- und Mittelglieder gelegte Heftpflasterstreifen. Eine Beanspruchung des verletzten Seitenbandes im Sinne der Dehnung wird dadurch unmöglich gemacht. Gleichzeitig können die Finger aktiv bewegt werden. Sind die Fingergelenke durch *alte Seitenbandverletzungen* schmerzhaft versteift, kann eine Denervation (WILHELM) oder als ultimo ratio eine Arthrodese des Fingergelenkes durchgeführt werden.

Verletzungen des Beckens und der unteren Extremitäten
Verletzungen des Beckens
Von R. Schautz

Die Verletzungen der Beckeneingeweide, wie sie durch Pfählung vom Damm her oder durch direkte und indirekte Traumaeinwirkung an Blase und Urethra entstehen, wurden bereits in vorausgegangenen Kapiteln S. 362 u.374 besprochen. Darüber hinaus sind an den Weichteilen als *äußere Verletzungen* der Becken- und Hüftgegend neben oberflächlichen Hautabschürfungen auch tiefe in die Muskulatur reichende Wunden anzutreffen. Von den gedeckten Verletzungen ist vor allem das *Decollement* hervorzuheben, das durch stumpfe und tangentiale Gewalteinwirkung vornehmlich über dem Kreuzbein entsteht, wenn hier die Subcutis abgerissen wird. Dies kann in so ausgedehnter Weise der Fall sein, daß es in dieser subcutanen Tasche zu einer schwappenden Hämatombildung kommt und ein leicht zu unterschätzender Blutverlust durch diese subcutane Blutung eintritt. Wenn wiederholte Punktionen und Kompressionsverbände die Hohlraumbildung nicht beseitigen können, ist die Entleerung und Ausräumung des Hämatoms durch Incision, unter Umständen auch durch kurzfristige Drainage bei gleichzeitiger Kompression angezeigt.

Frakturen, Luxationen und Luxationsfrakturen sind nicht selten gleichzeitig zu beobachtende Unfallschäden am knöchernen Becken. Sie können sowohl durch direkte, als auch durch indirekte Gewalteinwirkung bei Quetschungen, Verkehrsunfällen, Sturz von oben, Verschüttungen usw. entstehen. Die Bruchschäden ereignen sich vorwiegend im Erwachsenen-, seltener im Kindesalter und ihre Häufigkeit wird mit 1—3% aller Frakturen angegeben (H. JUNGE, W. EHALT u. a.).

Die Symptomatik der Frakturen und Luxationen des Beckengürtels ist neben spontanem Schmerz gekennzeichnet durch lokalen Druck- oder Kompressionsschmerz, wie er bei seitlichem Zusammendrücken des Beckens oder durch Druck auf die Symphyse ausgelöst werden kann. Die Einschränkung der statischen Belastbarkeit äußert sich in einer Behinderung bzw. in der Aufhebung des Steh- und Gehvermögens. Die aktive Beweglichkeit des Hüftgelenkes kann eingeschränkt sein. Bei bestimmten Frakturformen findet sich auch eine scheinbare Längenverschiebung (meist Verkürzung) des Beines an der von der Schädigung betroffenen

Seite. Begleitende Hämatome werden oft erst nach einiger Zeit von außen sichtbar. Die häufigste Komplikation bei Bruchschäden im ventralen Anteil des Beckengürtels stellen die Mitverletzungen der Urethra und der Blase dar; nach ihnen ist bei Beckenbrüchen immer zu fahnden (s. Kap. Verletzung der Blase und Harnröhre, S. 362 u. 367).

Einfache Kontusionen sowie Brüche und Luxationen des *Steißbeines* durch Sturz auf das Gesäß können zu einer Coccygodynie führen, die aber auch Ursachen nichttraumatischen Ursprungs (Osteoarthrose) haben kann. Abnorme Beweglichkeit und lokaler Druckschmerz bei rectaler Untersuchung sichern die Diagnose. Zur Therapie der vor allem beim Sitzen auftretenden lästigen und lang anhaltenden

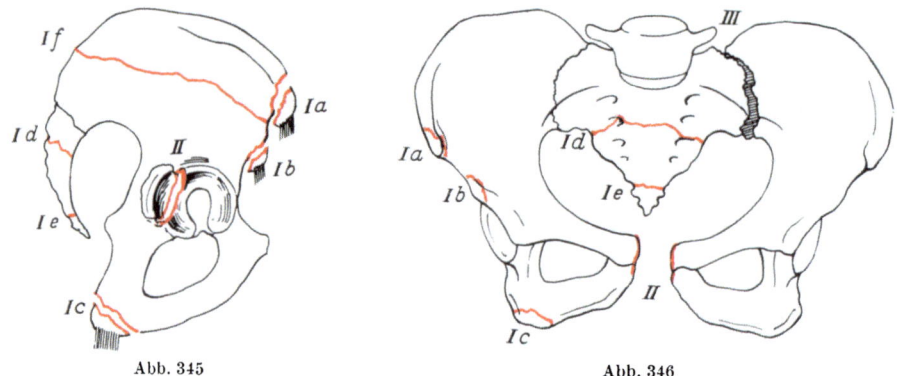

Abb. 345.   Abb. 346
Abb. 345. I. a—f Beckenrandbrüche. II. Bruch des Hüftgelenkpfannenrandes
Abb. 346 I. Beckenrandbrüche. a Abriß der Spina iliaca ant. sup. b Abriß der Spina iliaca ant. inf. c Abriß am Tuber ossis ischii. d Querbruch des Kreuzbeins. e Steißbeinfraktur. II. Symphysenruptur. III. Luxation des Ileosacralgelenkes

Beschwerden kommen lokale Injektionen von Novocain, Impletol und Hydrocortisonpräparaten in Betracht. Die Exstirpation eines Teiles oder des ganzen Steißbeines ist in ihrem Erfolg unsicher, sie bleibt ultima ratio. In völlig therapieresistenten und besonders hartnäckigen Fällen ist gelegentlich die Durchtrennung der sensiblen Nerven bzw. der Nervenwurzeln indiziert.

An Bruchformen des Beckens unterscheidet man *Beckenrandbrüche, Beckenringbrüche* und *Brüche der Hüftgelenkspfanne* (Abb. 345, 346, 347 u. 348).

Beckenrandbrüche

Sie entstehen gelegentlich durch direktes, häufiger durch indirektes Trauma als *Abrißfrakturen* infolge Muskelzuges an der Spina anterior superior und inferior oder am Tuber ossis ischii (Abb. 345). Bei Jugendlichen handelt es sich um Apophysenlösungen dieser Regionen. Diese Rißbrüche stellen typische Sportverletzungen beim Sprintstart, bei Springern, Fußballspielern u. a. dar.

Der *Beckenschaufelbruch* (Abb. 345, 347) mit vertikal oder horizontal verlaufender Bruchlinie (Typ DUVERNEY) entsteht in der Regel durch direktes Trauma. Erfolgt die Krafteinwirkung von vorn, dann ist das Beckenschaufelfragment nach außen gekippt, während durch Gewalteinwirkung von der Seite her (Kompression) das Fragment nach medial verkantet und verschoben wird. Darüber hinaus wirken auch noch dislozierende Muskelkräfte auf das Bruchstück ein, so der M. glutaeus maximus durch Zug nach caudal und die Beckenkamm-Muskulatur durch Zugwirkung verkantend.

Querbrüche des Kreuzbeines, soweit sie den caudalen freien Anteil betreffen, sind ebenfalls zu den Beckenrandbrüchen zu rechnen. Sie kommen relativ selten zur Behandlung, häufiger findet sich ein Vertikalbruch im Rahmen der Beckenringbrüche. Der Querbruch entsteht durch direktes Trauma und stellt sich im Röntgenbild meist nur in Form einer Fissur dar. Verschiebungen des distalen Fragmentes nach vorne sind Seltenheiten; falls erforderlich, kann die Reposition durch Fingerdruck vom Rectum her erfolgen. Später auftretende neurologische Störungen infolge Callusdruckes sind möglich.

Die *Therapie* der Beckenrandbrüche ist in jedem Fall eine konservative. Bei den Abrißfrakturen ist funktionelle Behandlung für 3—4 Wochen ausreichend, für einige Tage empfiehlt sich entlastende Lagerung des Beines auf Braunscher oder Kirschner-Schiene. Bei Beckenschaufelbrüchen ist Bettruhe für 4—6 Wochen angezeigt und nur bei stärkerer Dislokation des Fragmentes sollte die Reposition durch lokale Druckeinwirkung auf unblutigem Wege versucht werden.

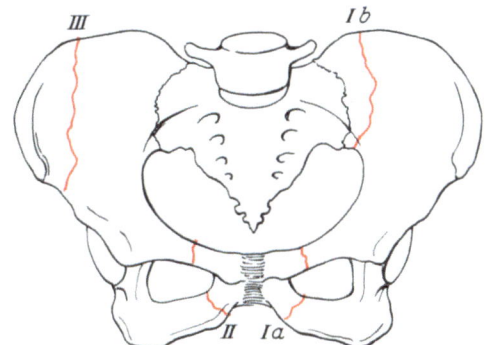

Abb. 347 I a u. I b. Beckenringbruch, Typ Malgaigne. II. Einseitiger vorderer Ringbruch. I a u. II. sog. Schmetterlingsbruch. III. Beckenschaufelbruch

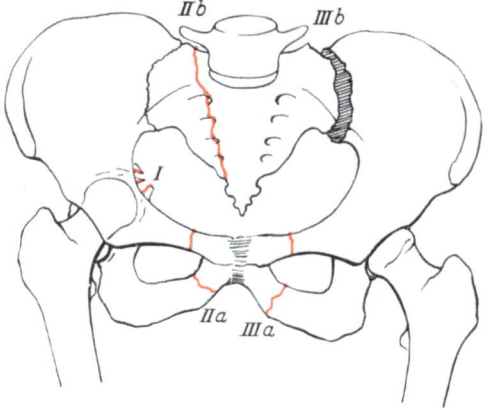

Abb. 348. I. Pfannengrundbruch, sog. zentrale Luxation. II. a u. b vertikaler Beckenringbruch. III. a u. b vertikaler Luxationsbruch

Beckenringbrüche

Sie entstehen durch schwere Traumen bei Sturz auf das Gesäß aus großer Höhe, bei Einklemmungen von vorne oder von der Seite her sowie bei Verschüttungen oder Überfahrenwerden. Die statische Belastbarkeit wird durch den Ringbruch beeinträchtigt.

Der Beckenring kann an verschiedenen Stellen brechen. Maßgebend ist hierbei, ob der Beckenring nur an einer Stelle in Form eines einseitigen vorderen oder hinteren Ringbruches gesprengt ist oder ob ein doppelter Bruch des Beckenringes vorliegt. Die Kombination mit einer Luxation des Ileosacralgelenkes mit vorderem Ringbruch oder die Sprengung der Symphyse mit hinterem Ringbruch wird die statische Belastbarkeit in gleicher Weise wie der doppelte Ringbruch beeinträchtigen.

Der *einseitige einfache Beckenringbruch* ist im rückwärtigen Anteil des Beckenringes bei vertikal und lateral vom Ileosacralgelenk verlaufender Bruchlinie ohne Symphysenbeteiligung nur selten zu beobachten. Der vordere einseitige Beckenringbruch findet sich hingegen häufig. Die Fraktur kann hierbei durch den oberen und unteren Schambeinast bzw. durch das Sitzbein verlaufen, was zu einer kompletten Sprengung des Beckenringes führt. Gelegentlich sind auch einzelne Stücke eines Schambein- oder Sitzbeinastes herausgebrochen und weisen eine mehr oder

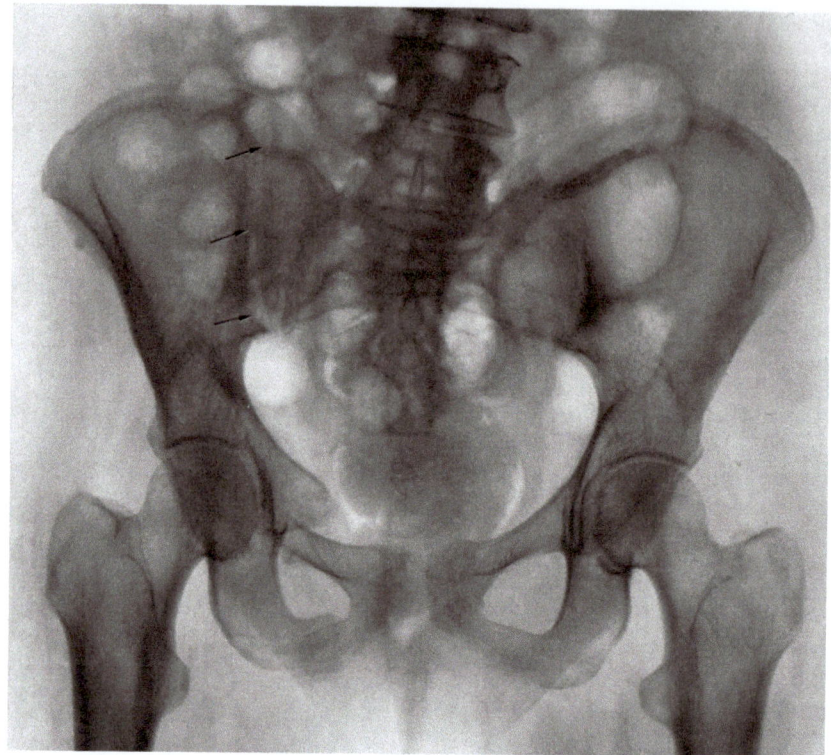

Abb. 349. Einseitiger doppelter vertikaler Ringbruch der rechten Beckenseite (Malgaigne-Fraktur). Der Bruch ist gekennzeichnet durch Pfeile, verläuft vorn durch den oberen und unteren Schambeinast, hinten lateral vom Ileosacralgelenk, vertikal durch das Darmbein

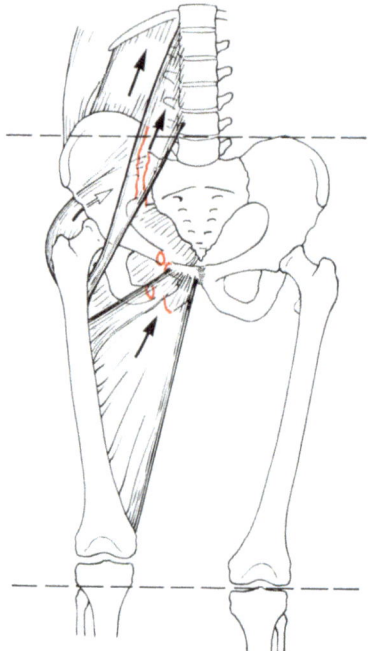

weniger starke Dislokation auf. Ist nur einer der Äste isoliert betroffen, dann ist die Kontinuität des Beckenringes nicht völlig unterbrochen und eine Dislokation ist bei diesen Brüchen in der Regel auch nicht vorhanden.

Beim *einseitigen doppelten vertikalen Ringbruch* (Malgaigne-Fraktur) ist der Beckenring sowohl in seinem vorderen Teil an beiden Schambeinästen, als auch in seinem hinteren Anteil lateral vom Ileosacralgelenk gebrochen (Abb. 349). Hierbei kann die lateral von den Brüchen liegende Beckenhälfte durch mehrfach auf sie einwirkenden Muskelzug nach oben verschoben werden (Abb. 350), wodurch das Bein der betroffenen Seite eine scheinbare (relative) Verkürzung erfährt. Je nach dem Bruchmechanismus kann bei gleichzeitig dislozierend wirken-

Abb. 350. Scheinbare Beinverkürzung bei doppeltem vertikalem Ringbruch (Malgaigne) infolge des schematisch dargestellten Muskelzugs

dem Muskelzug die betreffende Beckenhälfte auch nach außen oder nach innen verkantet werden.

Die *doppelseitigen Ringbrüche* sind nach besonders schweren Traumen anzutreffen. So ist eine Malgaigne-Fraktur gelegentlich auch an beiden Beckenhälften zu beobachten. Eine spezielle Bruchform stellt der sog. „Schmetterlingsbruch" dar. Es handelt sich hierbei um einen doppelseitigen vorderen Ringbruch, bei dem der obere und untere Schambeinast bzw. das Sitzbein beider Seiten gebrochen ist, wodurch das vordere Mittelstück des Beckenringes herausgesprengt wird und in seiner Form an einen Schmetterling erinnert (Abb. 347 u. 351).

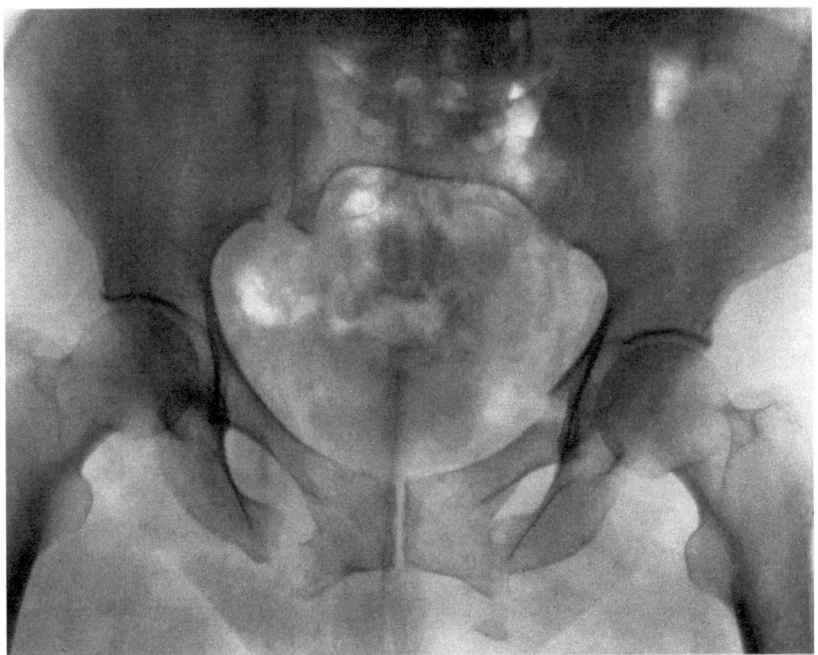

Abb. 351. Doppelseitiger vorderer Ringbruch, „Schmetterlingsbruch" kombiniert mit einer Sprengung des rechten Ileosacralgelenkes

Luxationen und Luxationsfrakturen des Beckens

Die *Verrenkung des Ileosacralgelenkes*, das durch einen starken Bandapparat gesichert wird, ist als isolierte Verletzung sehr selten, während die *Sprengung der Symphyse (Symphysiolyse)* häufig zu beobachten ist. Bei dieser Verletzung handelt es sich streng genommen allerdings nicht um eine echte Luxation, denn die Symphyse ist nicht als echtes, sondern als ein falsches Gelenk (Syndesmose) anzusehen. Die isolierte Sprengung der Symphyse ist in seltenen Fällen nach Geburten (meist bei Mehrgebärenden) zu beobachten. Nicht selten sind bei der Symphysenzerreißung kleine Knochenstücke mit ausgesprengt. Außer einem im Röntgenbild mehr oder weniger starken Klaffen des Symphysenspaltes ist bei dieser Verletzung oft eine Verschiebung der beiden Schambeine gegeneinander nach cranial oder caudal festzustellen. Mitverletzungen der Harnröhre oder der Blase sind keine Seltenheit.

Die *Behandlung* der Symphysensprengung erfolgt im Hängemattenverband (Abb. 352), der durch seitliche Kompression das Klaffen des Spaltes beseitigen kann. Die Behandlungsdauer beträgt je nach Schwere der Verletzung 6 bis

10 Wochen. Die operative Behandlung in der Absicht, durch Fixierung mit Drahtschlingen oder Stahlklammern die Sprengung zu beseitigen, um die Symphyse zu stabilisieren, ist in ihrem Erfolg äußerst zweifelhaft. Wenn sie in schweren Fällen ausgeführt werden muß und Erfolg haben soll, muß trotzdem die Behandlung im Querzugverband erfolgen und eine frühzeitige Belastung unter allen Umständen vermieden werden, um dem Zerreißen oder Ausreißen des Drahtes vorzubeugen.

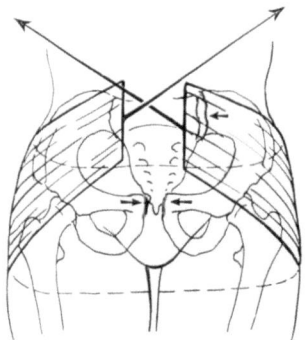

Gelegentlich ist die Kombination einer Symphysenruptur mit einer Luxation des Ileosacralgelenkes zu beobachten (Abb. 346 u. 353). Hierbei ist nicht nur ein erhebliches Klaffen des Symphysenspaltes festzustellen, nicht selten besteht auch eine Cranialverschiebung der betroffenen Beckenhälfte, ähnlich wie bei der Malgaigne-Fraktur. Die Behandlung hat im Hängemattenverband unter gleichzeitigem Zug am Bein der betroffenen Seite zu erfolgen (Abb. 358).

Abb. 352. Prinzip des „Hängemattenverbandes" durch Schwebelagerung zur Behandlung der Symphysenruptur

Luxationsfrakturen, die den vorderen und hinteren Beckenring betreffen, sind nach schweren Traumen häufiger anzutreffen als isolierte Luxationen oder isolierte Bruchschäden. Bei diesen *Mischformen von Luxationen und Bruchschäden* kann eine Symphysenruptur kombiniert sein mit einem hinteren Vertikal-

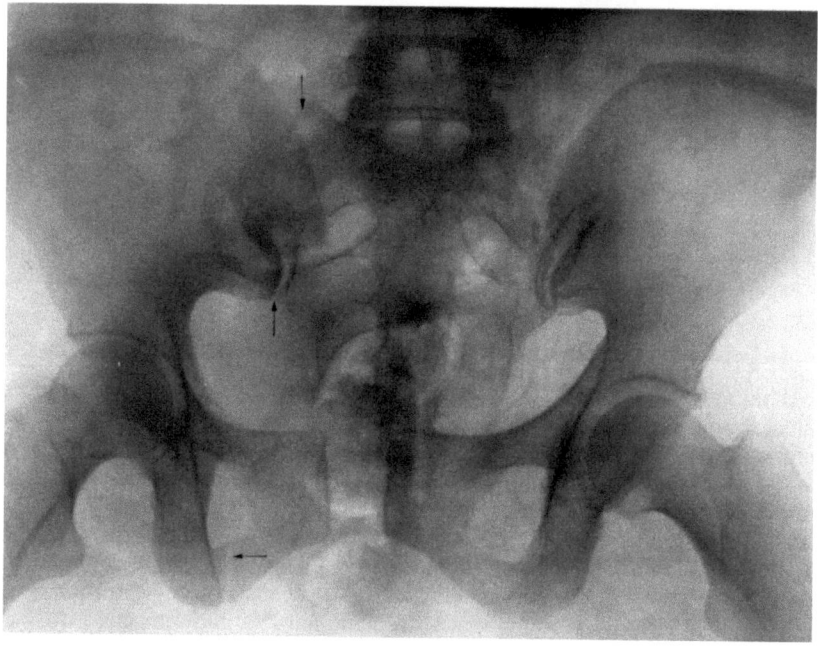

Abb. 353. Klaffende Symphysensprengung bei gleichzeitiger Sprengung des rechten Ileosacralgelenkes. Am Übergang vom Sitz- zum Schambein (Pfeil) Knochenfissur ohne Dislokation

bruch, der entweder durch das Darmbein oder durch das Kreuzbein verläuft. Andererseits kann eine Luxation des Ileosacralgelenkes gleichzeitig mit einem Bruch beider Schambeinäste einhergehen (Abb. 348 u. 351). In beiden Fällen ist die Kontinuität des Beckenringes doppelt, nämlich vorne und hinten unterbrochen und die Belastbarkeit in gleicher Weise wie bei der typischen Malgaigne-Fraktur aufgehoben. Für die etwa eintretende Dislokation der betreffenden Beckenhälfte gilt das gleiche wie für die Malgaigne-Fraktur (Abb. 350).

An *Komplikationen* bei den Beckenringbrüchen und der Symphysensprengung ist an erster Stelle die Mitverletzung der Harnröhre und der Blase zu nennen, s. hierzu S. 362. Darüber hinaus besteht bei den durch schwere Traumen entstandenen Beckenbrüchen immer die Gefahr einer Fettembolie. Durch Rupturen der großen Beckengefäße sowie der Arteria obturatoria und der Gesäßarterien sind leicht zu unterschätzende Blutverluste durch innere Hämatombildung möglich. Ausgedehnte retroperitoneale Hämatome können zu einem paralytischen Ileus führen. Auch Schädigung des Plexus lumbo-sacralis und speziell des N. ischiadicus mit Ausfall des motorisch wichtigen N. fibularis werden gelegentlich als Begleitverletzung beobachtet. Selten sind Mitverletzungen des Darmes und der Vagina.

Die *Behandlung der Beckenringbrüche* richtet sich nach der durch Bruchmechanismus und Muskelzug etwa eingetretenen Dislokation. In jedem Fall ist statische Belastung des Beckens zu vermeiden. Bei einfachen und nicht verschobenen Brüchen am Sitz- oder Schambein ist Bettruhe für etwa 4 Wochen ausreichend. Bei kompletten Sprengungen des Beckenringes muß Bettruhe für mindestens 6 Wochen eingehalten werden, und schwerere Bruchformen mit stärkerer Dislokation erfordern nicht selten Entlastung für 3 Monate.

Die Sprengung des Beckenringes mit Verkantung oder Abkippen einer Beckenhälfte nach außen erfordert in gleicher Weise wie die klaffende Symphysenruptur eine seitlich komprimierend wirkende Verbandanordnung, wie sie der Hängemattenverband durch Schwebelagerung darstellt (Abb. 352).

Bei bestehender Verschiebung einer Beckenhälfte nach cranial, wie sie beim doppelten vorderen und hinteren Vertikalbruch (MALGAIGNE) oder bei den kombinierten Luxationen und Brüchen im Bereiche des vorderen und hinteren Beckenringes auftreten können, ist in jedem Fall die Reposition zu versuchen. Dies kann nach Abklingen des meist begleitenden Unfallschockes in Narkose auf einem Extensionstisch versucht, oder aber durch eine suprakondylär angreifende Drahtextension am Oberschenkel der betroffenen Seite im Dauerzug angestrebt werden. Auch nach gelungener primärer Reposition ist weitere Extensionsbehandlung erforderlich, um eine nachträglich wieder eintretende Verschiebung zu verhindern. Die Drahtextension muß mit hohem Gewicht (10—12 kg) belastet werden und für mindestens 4, meist aber 6 oder gar 12 Wochen aufrecht erhalten bleiben. Beide Beine sind auf Kirschner- oder Braunscher Schiene zu lagern; das Fußende des Bettes ist zweckmäßigerweise hochzustellen.

Die *Prognose* der Beckenringbrüche ist abhängig von komplizierenden Begleitverletzungen. Die Letalität dieser Frakturen beträgt etwa 5%, bei doppelten Vertikalbrüchen erhöht sie sich auf 15% und steigt bei urologischen Komplikationen auf 25% und mehr an (H. JUNGE). Im Hinblick auf die spätere Funktion ist die Prognose nicht schlecht, auch verschobene und im Röntgenbild anscheinend weniger günstig geheilte Frakturen zeigen oft ein erstaunlich gutes funktionelles Ergebnis. Bei Frauen allerdings kann eine stärkere Deformierung im kleinen Becken zum Geburtshindernis werden. Bei stärkerer Verschiebung einer Beckenhälfte mit relativer Beinverkürzung kann die dadurch bedingte statische Fehlbelastung der Wirbelsäule zu ständigen Beschwerden Anlaß geben.

Brüche der Hüftgelenkspfanne

Bei diesen Gelenkbrüchen sind zu unterscheiden die *Pfannenrandbrüche* und die *Pfannengrundbrüche*. In mehr als 50% aller Fälle ist bei diesen Frakturen der Femurkopf aus seiner anatomiegerechten Stellung in Form einer Subluxation oder Luxation verlagert (Luxationsfraktur). Die Häufigkeit dieser Brüche wird mit 25% und mehr angegeben, sie hat in den letzten Jahren mit der Verkehrsdichte und steigenden Verkehrsunfallzahl zugenommen.

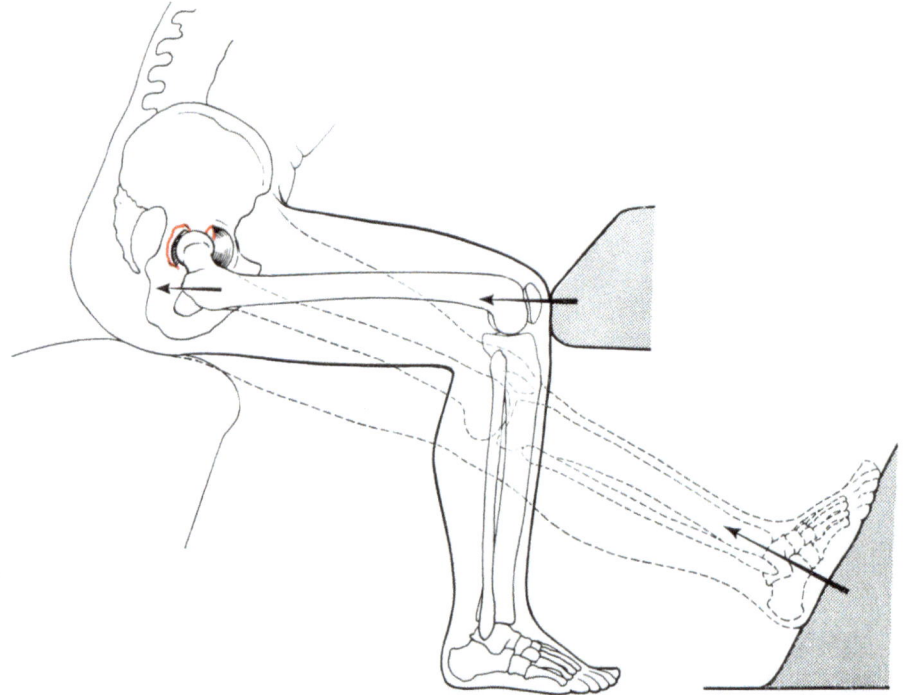

Abb. 354. Entstehung einer Hüftgelenksluxation mit Bruch des hinteren Pfannenrandes beim Forntalzusammenstoß als typische Verkehrsunfallverletzung. Die Kraftübertragung erfolgt in der Achse des im Hüftgelenk mehr oder weniger (gestrichelt) gebeugten Oberschenkels

Die *Pfannenrandbrüche*, bei denen es zu einer Aussprengung am vorderen oberen Pfannenrand gekommen ist, sind äußerst selten. In der weit überwiegenden Mehrzahl aller Fälle liegt ein Ausbruch des hinteren oberen Pfannenrandes vor. Bei Aussprengung kleinerer Teile wird die Statik des Hüftgelenkes nicht wesentlich gestört und differentialdiagnostisch sind im Röntgenbild derartig kleine ausgesprengte Knochenfragmente von einem sog. Os acetabuli, das sich als Schaltknochen am äußeren oberen Pfannenrand findet, evtl. durch Belastungs- und Vergleichsaufnahmen der anderen Seite abzugrenzen.

Der typische, zum Ausbruch des hinteren und oberen Pfannenrandes führende Unfallmechanismus ist die Längsstauchung des Oberschenkels, was sowohl bei gebeugtem, als auch bei gestrecktem Kniegelenk vorkommt. Das Hüftgelenk steht dabei in mehr oder weniger starker Beugestellung, wie das beim sitzenden oder im Augenblick eines Frontalzusammenstoßes sich mit dem Bein einstemmenden Autofahrer der Fall ist (Abb. 354).

Trifft das Trauma den Oberschenkel in axialer Richtung, so daß die einwirkende Gewalt den hinteren und oberen Pfannenrand nahezu senkrecht trifft, dann kann dieser Teil des Pfannenrandes abgeschert werden. Je nachdem, ob der Gelenkkopf der Richtung des einwirkenden Traumas folgend aus der Pfanne in mehr oder weniger starkem Grade austritt, schiebt er das Fragment meist nach cranial dislozierend vor sich her. Bei Stellung des Oberschenkels in stärkerer Adduktion (Sitzstellung mit überschlagenen Beinen) trifft die in der Achse des Oberschenkels wirkende Gewalteinwirkung den Pfannenrand in mehr tangentialer Richtung, wodurch ein Herausgleiten des Oberschenkelkopfes in Form einer Luxation ohne Bruchschaden ermöglicht wird (Abb. 355).

Im *klinischen Bild* deuten Schmerzen im Hüftgelenk, schmerzhafte Einschränkung bei aktiver Bewegung und Schmerzen bei passiven Bewegungen auf eine derartige Verletzung hin. Bei gleichzeitiger Luxation, es handelt sich so gut wie immer um eine Luxatio iliaca, wird die in jedem Fall erforderliche Röntgenaufnahme den begleitenden Bruchschaden aufdecken.

Die *Behandlung des Pfannenrandbruches* bei Aussprengung kleinerer und meist wenig dislozierter Fragmente erfordert entlastende Ruhigstellung mit Lagerung auf Braunscher Schiene für 2—3 Wochen. Ist hingegen ein größeres Fragment aus dem Pfannenrand ausgebrochen, dann wird die Stabilität des Hüftgelenkes in Frage gestellt, was bei Luxationsfrakturen besonders deutlich wird. Diese Luxationen lassen sich dann meist ohne große Kraftanstrengung leicht reponieren, treten aber bei nachlassendem Zug am Oberschenkel häufig sofort spontan wieder auf. Wenn ein größeres Pfannenrandfragment primär

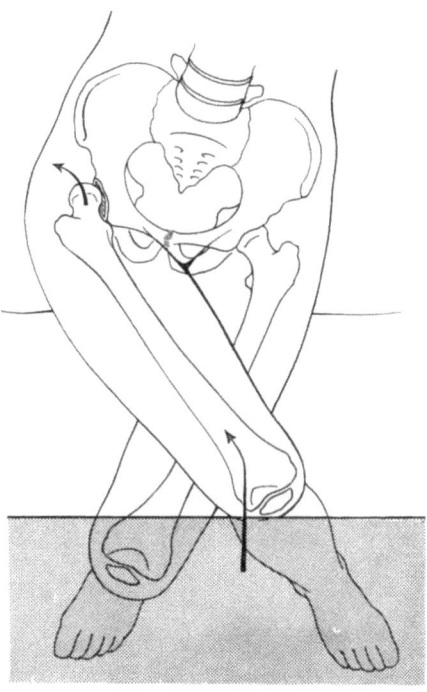

Abb. 355. Entstehung einer hinteren Hüftgelenksluxation beim Frontalzusammenstoß in Sitzstellung mit überschlagenen Beinen. Durch Adduktion wird der Femurkopf über dem als Hypomochlion wirkenden vorderen Pfannenrand aus der Pfanne gehebelt und dann nach hinten geschoben

oder nach reponierter Luxation sich wieder gut adaptiert, ist eine Drahtextension, die zweckmäßigerweise suprandylär am Oberschenkel angelegt wird, für 6—10 Wochen indiziert, wobei das Hüftgelenk in Streckstellung stehen soll, was durch flache Lagerung des Beines (nicht auf Braunscher Schiene!) bewirkt wird.

Eine *operative Behandlung* des Pfannenrandbruches ist immer dann indiziert, wenn der in einem oder mehreren Stücken ausgebrochene Pfannenrand stärkere Dislokation aufweist und durch Druck zu Schäden an dem benachbart verlaufenden N. ischiadicus und speziell dem N. fibularis führt. Außerdem sind alle jene Fälle operativ anzugehen, bei denen Knochen- oder Kapselanteile in das Gelenk verlagert wurden und ein Hindernis für die Reposition einer Luxation darstellen; und schließlich sollte beim Abbruch großer Fragmente mit Neigung zur Reluxation des Hüftgelenkes (instabile Pfannenrandbrüche) eine operative Reposition und Fixation mit Wiederherstellung der Gelenkpfanne erfolgen.

Die Abb. 356 zeigt einen Luxationsbruch mit Abscherung und erheblicher Dislokation eines großen Pfannenrandfragmentes, gleichzeitige Irritation des N. ischiadicus und Neigung zur Reluxation waren maßgebend für die Operationsindikation. Die Abb. 357 zeigt einen

Zustand nach Operation eines gleichartigen Falles. Zur besseren Schonung der Glutäalmuskulatur hat sich uns das Abmeißeln des Trochanters und Hochklappen der Glutäalmuskulatur bewährt, wodurch die Darstellung des hinteren und oberen Pfannenrandes in schonender Weise erleichtert wird. Nach Adaptation des dislozierten Fragmentes fixieren wir dieses durch einen oder zwei keilförmige Knochennägel, was in gleicher Weise mit dem abgemeißelten Trochanter geschieht. Dieses Vorgehen hat immer wieder recht gute Ergebnisse gebracht. Die Verwendung von Knochennägeln macht eine Zweitoperation zur Entfernung des Osteosynthesematerials überflüssig.

Die *Pfannengrundbrüche* sind nicht selten bei Ringbrüchen im lateral gelegenen Bereich des Schambeins als Begleitverletzung zu beobachten. Bei nur geringer Verschiebung der Fragmente sind diese Brüche in der sagittalen Röntgenaufnahme

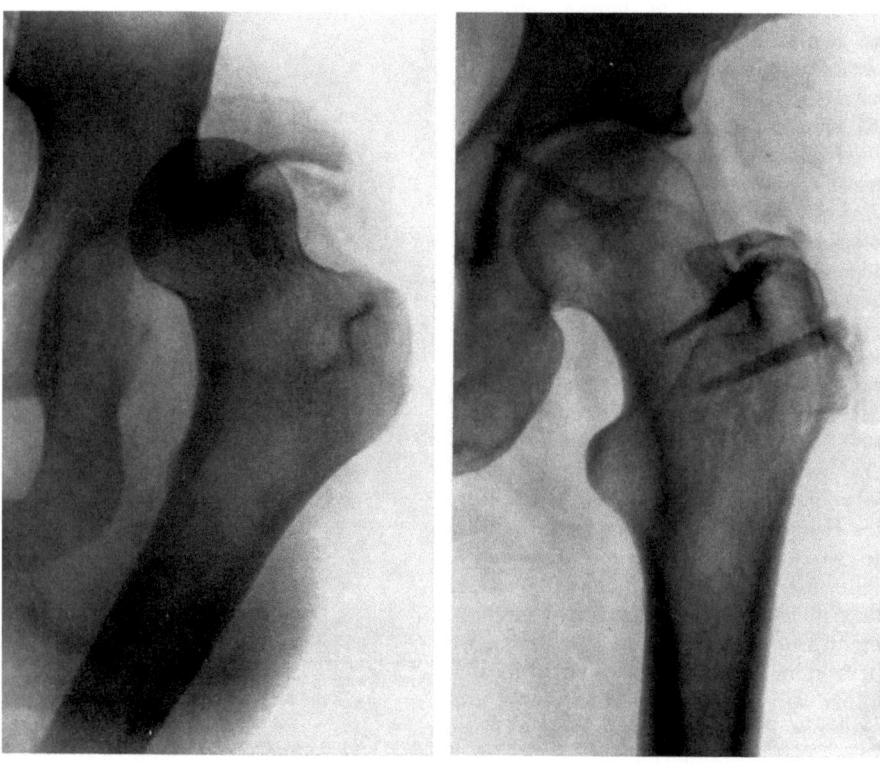

Abb. 356. Abb. 357.
Abb. 356. Luxationsbruch mit irreponibler Dislokation eines großen Pfannenrandsegmentes
Abb. 357. Zustand nach Osteosynthese einer gleichartigen Fraktur wie in Abb. 356. Fixation des ausgebrochenen Pfannenrandes durch keilförmige Knochennägel und Fixation des abgemeißelten Trochanters durch zwei Knochennägel

leicht zu übersehen. Seitliche in der Achse des Schenkelhalses und nach dem Zentrum der Hüftgelenkspfanne gerichtete Traumen (Sturz oder Angefahrenwerden) führen zum Einbrechen des Pfannengrundes und je nach Stärke des Traumas auch zu einer mehr oder weniger starken Verlagerung des Femurkopfes in das Beckeninnere. Diese als *zentrale Luxation* bezeichnete Luxationsfraktur (Abb. 348) zeigt im klinischen Bild je nach Schwere des Schadens mehr oder weniger ausgeprägte Beschwerden. Brüche mit nur geringer Verschiebung können bei unterlassener Röntgenaufnahme leicht übersehen werden, die Verletzten sind manchmal sogar noch in der Lage, einige Schritte zu gehen; bei schweren Fällen allerdings ist die Belastungsfähigkeit des Beines aufgehoben und bei starker

Luxation besteht eine meßbare, scheinbare Verkürzung des Beines. Begleitverletzungen von seiten der Gefäße und des N. ischiadicus sind möglich (Prüfung von Puls, Sensibilität und Motorik im Bereich des N. fibularis).

Die *Behandlung* der Pfannengrundbrüche richtet sich nach der Schwere der Verletzung. Bei Einstauchung der Fragmente und bei mehr oder weniger starker Verlagerung des Femurkopfes gegen das Beckeninnere ist die Extensionsbehandlung die Methode der Wahl. Vor allem bei starken Verschiebungen und bei Frakturen, die gelegentlich auch durch das Sitzbein verlaufen und mit einer Beckenringfraktur kombiniert sind, ist eine starke Zugbelastung (ein Fünftel des Körpergewichtes und mehr) erforderlich. Die Extension soll unter Schonung des Kniegelenkes immer suprakondylär angreifen bei leichter Abduktionsstellung im Hüftgelenk. Zusätzlich empfiehlt sich ein im proximalen Oberschenkeldrittel nach lateral wirkender Seitenzug durch Anlegen einer Schlaufe mit Zugbelastung von 5 kg. Um das Becken zu fixieren, ist allerdings ein entsprechender Schlaufenverband mit gegensinniger Zugwirkung erforderlich (Abb. 358).

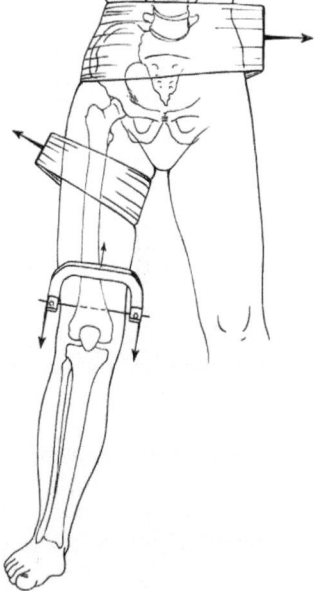

Abb. 358. Verbandsanordnung zur Behandlung einer „zentralen Hüftgelenksluxation"

Mit der Extensionsbehandlung sollte unverzüglich begonnen werden, denn je älter der Bruchschaden ist, um so geringer werden die Erfolgsaussichten einer Reposition.

Röntgenkontrollen müssen bereits nach 24 Std ausgeführt werden, um zu überprüfen, ob der einwirkende Zug zur Reposition ausreichend ist. Nötigenfalls ist die Zugbelastung zu verstärken. Die Dauer der Extensionsbehandlung beträgt im allgemeinen 8—10 oder 12 Wochen. Eine Belastung sollte nicht vor Ablauf von 12 Wochen versucht werden.

Die reponierende Zugwirkung durch eine in der Achse des Schenkelhalses percutan in den Trochanter eingebohrte „Trochanterschraube" auszuüben, scheint ein ideales Verfahren zu sein; die dabei aber bestehende und nicht zu unterschätzende Infektionsgefahr machen die Anwendung dieser Methode problematisch. Eine blutige Reposition wird nur bei schwerster Einstauchung in Betracht kommen, wobei der zerstörte Pfannengrund dann zur Wiederherstellung der Gelenkpfanne, gegebenenfalls unter Zuhilfenahme von Knochenspänen wieder aufgebaut werden kann.

Die *Prognose* der Hüftpfannenbrüche ist, da es sich um Gelenkbrüche handelt, immer zweifelhaft. Vor allem für die schweren Bruchformen ist in 50% der Fälle mit bleibenden Beschwerden zu rechnen, die durch das Eintreten einer Coxarthrose, einer Femurkopfnekrose (10%) oder einer Myositis ossificans ausgelöst werden können. Nach einer zentralen Luxation ist nur in 10% der Fälle mit guten funktionellen Ergebnissen zu rechnen. Schmerzhafte Gelenksteifen und instabile Defektheilungen, wie sie vor allem nach veralteten Luxationsfrakturen zu erwarten sind, zwingen oft zu versteifenden Maßnahmen.

Verletzungen an der unteren Extremität
Von R. Schautz

Im Vordergrund der Unfallschäden an der unteren Extremität stehen neben den Verletzungen an Bändern und Gelenken die Bruchschäden, welche bei Fehlheilungen zu erheblichen Funktionsstörungen und bleibenden Beschwerden auch fernab von der betroffenen Extremität Anlaß geben können. So wirkt sich eine Funktionsbehinderung nicht nur an dem betroffenen Bein selbst nachteilig aus, es kann darüber hinaus auch das andere Bein infolge einer ihm übertragenen Mehrbelastung in Mitleidenschaft gezogen werden. Durch einen als Folge einer Beinverkürzung aufgetretenen Beckenschiefstand kommt es zu kompensatorischer Verkrümmung an der Wirbelsäule, die ihrerseits Ursache für eine schmerzhafte Hartspannbildung der Rückenstrecker werden kann und dem Auftreten einer zu ständigen Beschwerden führenden Spondylose und Spondylarthrose Vorschub leistet. Daraus ergibt sich die vorrangige Bedeutung einer ungestörten statischen Funktion der unteren Extremität, deren Wiederherstellung das erste Ziel in der Behandlung unfallbedingter Schäden sein muß.

Zahlenmäßig in den Hintergrund tretend, in ihren Auswirkungen aber nicht weniger bedeutungsvoll, sind die Verletzungen an den Weichteilen und speziell an den Gefäßen, die nach Art und Lokalisation die Erhaltung der Extremität in Frage stellen können. Auch ausgedehnte Oberflächendefekte, wie sie vor allem in Kombination mit Bruchschäden am Unterschenkel anzutreffen sind, bedürfen spezieller therapeutischer Maßnahmen, um schwerwiegende nachteilige Folgen zu verhindern und unter Umständen die bedrohte Extremität zu retten.

Verletzungen am Oberschenkel

Gedeckte *subcutane Verletzungen* an den Weichteilen des Oberschenkels betreffen vorwiegend die Muskulatur. Durch indirekten Verletzungsmechanismus kommen *Muskelzerrungen* und *Muskelrisse* zustande, aber auch bei Verkehrs- und Betriebsunfällen können durch unkoordinierte Muskelkontraktion Dehnungsschäden oder Risse auftreten. Vornehmlich sind dabei die Oberschenkelstrecker (Quadriceps) betroffen. Häufiger handelt es sich um Teileinrisse und nur selten um komplette Muskelrisse. Die frische Verletzung bei Teilrissen ist gekennzeichnet durch lokalen Schmerz und mehr oder weniger deutliche Schwellung mit Hämatombildung, die allerdings in den folgenden Tagen oft erst deutlich in Erscheinung tritt. Die Funktion ist bei diesen geringeren Schädigungen nicht wesentlich beeinträchtigt. Die narbige Ausheilung erfolgt gelegentlich mit einer Dellenbildung an der Riß-Stelle, im allgemeinen jedoch ohne bleibende Funktionsbehinderung. Ausgedehnte und komplette Risse müssen durch Naht versorgt werden, vor allem dann, wenn sie zu einer Funktionseinschränkung führen.

Durch direktes Trauma, wie Schlag oder Stoß, Hufschlag, Überfahrenwerden, Verschüttungen usw., entstehen *Muskelquetschungen* wechselnden Ausmaßes, die mit stärkerer schmerzhafter Schwellung und Hämatombildung einhergehen und zu ischämischer Gewebsnekrose führen können. Unterlassung schonender Ruhigstellung oder nicht angebrachte Massagebehandlung begünstigen das Auftreten einer Myositis ossificans, die im Bereich des M. vastus intermedius häufiger anzutreffen ist.

Die Behandlung der gedeckten Muskelverletzungen hat im allgemeinen konservativ durch Schonung, Ruhigstellung, unterstützt durch antiphlogistische Maßnahmen zu erfolgen. Beim Auftreten von funktionsbehindernden Knochenplatten können diese nach Ablauf des Vernarbungsprozesses etwa nach 3 Monaten excidiert werden.

Einrisse der oberflächlichen Oberschenkelfascie können zu *Muskelhernien* führen, die gelegentlich auch nach Operationen bei unzureichender Fasciennaht beobachtet werden. Sie lassen sich, wenn sie störend empfunden werden, durch Naht beseitigen.

Die *offenen Verletzungen* entstehen bei direkt von außen her einwirkendem Trauma, durch Schnitt, Stich oder scharf-stumpfe Gewalt, wie Biß oder Ableederung mit Einreißen der Haut, bisweilen auch infolge einer Durchspießung durch Knochenfragmente von innen her. Als charakteristische Schnitt- bzw. Stichverletzung ist die „Metzgerverletzung" zu erwähnen, die durch Stich bei abgleitendem Messer in der Leistengegend oder an der Innenseite im oberen Oberschenkeldrittel zur Verletzung der Vena saphena oder der Vena und Arteria femoralis führen kann. Die Versorgung der offenen Verletzungen hat nach den oben dargestellten allgemein-chirurgischen Grundsätzen zu erfolgen.

Nervenverletzungen im Bereich des Oberschenkels sind gelegentlich bei scharfen Traumen zu beobachten. Bei Durchtrennung funktionell wichtiger Nerven hat die Versorgung durch primäre oder aber durch sekundäre Naht zu erfolgen. Besondere Beachtung verdient die stumpfe Läsion des N. ischiadicus und speziell die Schädigung des fibularen (peronealen) Nervenanteils, die nach Frakturen am Femur doch häufiger vorzukommen scheint, als gemeinhin angenommen wird. Vor allem beansprucht die Peroneusparese (Fibularisparese) besonderes Interesse, die nach vorausgegangener Osteosynthese bei Schaftfrakturen oder Brüchen in Hüftgelenksnähe gelegentlich beobachtet wird.

So können wir aus unserem Krankengut Beobachtungen bestätigen, wie sie neuerdings von ROSSOLEK, früher von HÄBLER, STOECKEL u. a. mitgeteilt wurden. Es handelt sich um auftretende Peroneusparesen nach Osteosynthesen: 3mal am Oberschenkel, 1mal am Unterschenkel. Die Patienten wurden hierzu auf einen Repositionstisch gelagert und die Fraktur durch Drahtextension zur Nagelung reponiert. Nach der Operation waren Peroneusparesen festzustellen, die vorher nicht bestanden hatten. In einem Fall kam es zur Rückbildung, in zwei Fällen zur Teilrestitution mit bleibenden Paraparesen und in einem Fall bestand die eingetretene Parese als Dauerschaden. Im letzteren Fall wurde eine eingehende Revision des N. fibularis (Peroneus) vom Fibulaköpfchen bis in die Glutäalregion ausgeführt. Dabei fand sich eine Verschmächtigung des gesamten peronealen Anteiles des N. ischiadicus, was als Ausdruck einer intraneuralen Zerreißung auf eine längere Strecke hin gewertet werden muß. Eine etwaige lokale Schädigung durch Hakendruck bei der vorausgegangenen offenen Osteosynthese des Oberschenkels konnte mit Sicherheit ausgeschlossen werden, denn die Nervenveränderung erstreckte sich bis in den Glutäalbereich des N. ischiadicus.

Nach diesen eigenen Beobachtungen und den Mitteilungen aus der Literatur kann man annehmen, daß durch die Lagerung und Extension zur Osteosynthese mit im Kniegelenk gestrecktem und in der Hüfte leicht gebeugtem Bein am fibularen Ischiadicusanteil Dehnungsschäden auftreten können, die für die Entstehung dieser Paresen verantwortlich zu machen sind. Der N. fibularis verfügt offenbar bei Streckstellung der unteren Extremität über eine geringere Reservelänge als die übrigen peripheren motorischen (N. tibialis) und sensiblen Äste des N. ischiadicus.

Gefäßverletzungen der unteren Extremitäten

Von M. Sperling

Auch die Gefäße der unteren Extremitäten können bei entsprechender scharfer oder auch stumpfer Gewalteinwirkung von außen an jeder Stelle getroffen und verletzt werden. Besonders groß ist die Gefahr einer Verletzung der A. femoralis, da ein bedeckender Muskelmantel im proximalen Abschnitt weitgehend fehlt.

Den charakteristischen und immer wieder auftretenden Gefäßverletzungen an den unteren Extremitäten, die in diesem Abschnitt besprochen werden sollen, muß die *Verschüttungsnekrose der ganzen Extremitäten* vorangestellt werden, die vorwiegend die unteren Extremitäten betrifft. Das Krankheitsbild wurde von KÜTTNER erstmals beschrieben und in zwei Gruppen unterteilt, von denen die *Verschüttungsnekrose ohne Verschluß der Hauptgefäße* in diesem Rahmen keine Bedeutung erlangt, da sie eine reine Weichteilverletzung darstellt. Die *Verschüttungsnekrose mit Verschluß der Hauptgefäße*, deren Ursache KÜTTNER in einer langedauernden und gleichmäßigen Druckwirkung sieht, führt zu streckenweiser Thrombosierung der Arterien und Venen sowie zur blutigen Imbibierung und Nekrose der Muskulatur infolge der lokalen Ernährungsstörung. Betroffen sind primär ausschließlich die subfascialen Gewebeschichten. Die Gefahr der Entwicklung eines Crush-Syndroms ist groß, wenn nicht durch rechtzeitige Fascienspaltung die Druckentlastung des subfascialen Gewebes vorgenommen wird. Besserung des venösen Rückflusses und Ausbildung eines arteriellen Kollateralkreislaufes fördern nach der Fascienspaltung die Ernährungsbedingungen der Muskulatur. Die Verschüttungsnekrosen werden vorwiegend im Rahmen von Betriebsunfällen im Bergbau und in Kiesgruben beobachtet (BÜRKLE DE LA CAMP u. Mitarb.). Das klinische Bild ähnelt demjenigen, welches nach Extremitätenüberfahrung auftreten kann.

Die *Verletzungen der A. femoralis* sind verhältnismäßig häufig. Zu ihrer Entstehung führen vor allem Gewalteinwirkung von außen. Frakturen des Femur treten demgegenüber als Entstehungsursache an Häufigkeit zurück, wenngleich bei Oberschenkelschaftbrüchen die Fragmente den zwischen Gefäßstrang und Knochen liegenden kräftigen M. vastus tibialis durchspießen können (BÜRKLE DE LA CAMP u. Mitarb., SCHEFFLER u. a.). Stets handelt es sich aber dabei um komplizierte Frakturen, wie dies die Beobachtungen unserer Klinik bestätigen. Eine häufig vorkommende Verletzung der A. femoralis in ihrem proximalen Abschnitt ist die *Stichverletzung des Metzgers* bei Auslösen des Schlachttieres oder des Schnitzers beim Abgleiten des Messers von härteren Hölzern. Oftmals ist die Arterie nur seitlich eröffnet, jedoch kann auch eine totale Kontinuitätsdurchtrennung, unter Umständen auch die gleichzeitige Verletzung der Vene vorliegen. Charakteristisch für die Entstehung einer Thrombose der A. femoralis ist die Hufschlagverletzung.

Die Erkennung der Gefäßverletzung bereitet im allgemeinen keine Schwierigkeiten, da die Eröffnung der A. femoralis zu einer massiven Blutung führt, die in den meisten Fällen nach außen erfolgt und sehr rasch von einem Blutungsschock begleitet wird. Ist die Verletzungsstelle nach außen verlegt, so zeigt das Hämatom, vor allem im proximalen Oberschenkelabschnitt, rasche Größenzunahme. Im distalen Bereich des Oberschenkels kann die Ausbreitung des Hämatoms durch die Fascia lata und die kräftige Muskulatur, in welche sich die Blutung dann ergießt, verhindert werden. Dann zeigt sich die Gefäßverletzung in der zunehmenden Mangeldurchblutung des Unterschenkels, welche durch die Kompression der Leitungsarterie und auch der Kollateralbahnen infolge Zunahme des Querschnittsdruckes ausgelöst ist. Die Blutung aus der A. femoralis erfordert rasches Handeln. Bis zur definitiven Versorgung der Gefäßverletzung ist die temporäre Blutstillung durchzuführen. Ist von der Verletzung die A. femoralis communis betroffen, so läßt sich eine Kompression des Gefäßes durch Anlegen einer Blutleere nicht bewerkstelligen. Es muß dann auch auf dem Transport die A. iliaca externa dicht oberhalb des Leistenbandes digital komprimiert werden. Von einer Blutstillung durch in die Wunde eingesetzte Klemmen – auch wenn dies unter sterilen Kautelen geschehen sollte – ist dringend abzuraten, da durch die Klemmen Intimaschäden verursacht werden. Seitliche Gefäßnähte werden dadurch unmöglich, der zusätzliche Gefäßschaden erfordert dann meist die Resektion eines größeren Gefäßabschnittes. Stets soll nicht nur im Bereich der A. femoralis communis, sondern auch an der A. femoralis superficialis die Wiederherstellung der Strombahn versucht werden. Wenngleich vor allem bei Jugendlichen die Ligatur des Gefäßes nach Abgang der A. femoralis profunda ohne stärkere periphere Ausfallserscheinungen toleriert werden kann, beträgt die Gangrängefahr nach Ligatur der A. superficialis 10% (PRATT). Ob eine seitliche

Naht (Abb. 359) oder nach Resektion eine End-zu-End-Naht oder aber eine Transplantation durchzuführen ist, entscheiden Art und Ausdehnung der Gefäßverletzung. Die lokalen Verhältnisse können besonders bei schwerer Weichteilzertrümmerung einen jeden gefäßchirurgischen Eingriff unmöglich machen; dann wird man sich zur primären Amputation entschließen müssen.

Bei posttraumatischen Thrombosen der A. femoralis sind die Ergebnisse nach Resektion des verletzten Arterienabschnittes mit Transplantation günstiger als nach Thrombektomie und Entfernung des Intimafetzens (BROSIG).

Eine seltene Gefäßverletzung stellt diejenige der *A. femoralis profunda* dar. Sie kann verursacht werden durch Stichverletzung oder — selten — durch Oberschenkelschaftbrüche. Ausgedehnte Hämatome (HAHN) sind Folgen der Blutung. Die Behandlung besteht in der Ligatur der beiden Gefäßstümpfe.

Relativ häufig finden sich *Verletzungen von Arteria und Vena poplitea*. Die topographische Lage der Vasa popliteae begünstigt ihre Beteiligung vor allem an knöchernen Verletzungen im Kniegelenksbereich; denn mit dem Eintritt in die Fossa poplitea am Hiatus tendineus adductorius verlieren die Gefäße ihren gegen den Knochen schützenden Muskelmantel und liegen in ihrer ersten Strecke nur von lockerem Fettgewebe umgeben dem Planum popliteum femoris direkt auf. Hieraus erklärt sich die Möglichkeit einer Gefäßverletzung bei Frakturen im Femurkondylenbereich. Eine weitere Gefährdung der Gefäße besteht in dem durch den Zug des M. gastrocnemius bedingten Abkippen des distalen Femurfragmentes, über welches sich die Gefäße spannen können.

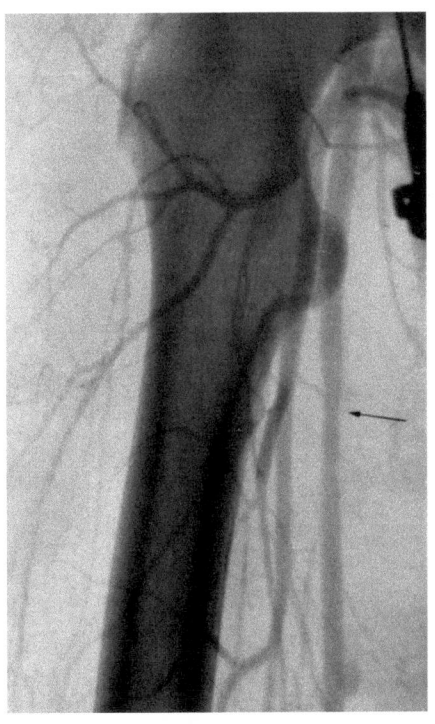

Abb. 359. Seitliche Naht der A. femoralis superficialis nach Metzger-Stichverletzung

In der zweiten Strecke liegen die Vasa popliteae dem Ligamentum popliteum obliquum und der Gelenkkapsel direkt auf. Daher werden Quetschungen oder Zerreißungen der Gefäße besonders bei Kniegelenksverrenkungen nach hinten nicht selten beobachtet (BÜRKLE DE LA CAMP u. Mitarb.). Erst im dritten Poplitealsegment erlangen die Vasa popliteae durch den M. popliteus eine, wenn auch dünne Muskelpolsterung gegen die hintere Fläche des Schienbeinkopfes. Daß jedoch bei der seltenen Form des Tibiakopfbruches mit Dorsalverlagerung spitzer Fragmente diese den Muskel durchspießen können, zeigte sich bei einem kürzlich in unserer Klinik behandelten Patienten. Ein gekantetes Fragment war durch den M. popliteus durchgedrungen und hatte — bei bestehender Arteriosklerose — zu einer umschriebenen Intimaablösung mit aufsteigender Thrombosierung geführt, welche die Ablatio femoris erforderlich machte.

Besondere Bedeutung kommt auch der Fascia poplitea zu, welche die Fossa poplitea nach dorsal nur von den Hautschichten überzogen abgrenzt. Durch sie werden Hämatome und posttraumatische Schwellungen in der Fossa poplitea an ihrer Ausdehnung gehindert. Der steigende Querschnittsdruck führt dann zur Kompression der Gefäße (Abb. 360) und somit zur peripheren Mangeldurchblutung, die eine sofortige Besserung nach frühzeitiger Fascienspaltung erfährt (Abb. 361), Popliteaverletzungen, die als Begleitverletzungen von Frakturen auftreten, sind prognostisch stets ungünstig zu werten, da fast ausschließlich zusätzlich schwere Weichteilschäden bestehen, die in vielen Fällen eine Wiederherstellung der Gefäßkontinuität unmöglich machen. Die Amputationsrate ist daher bei Popliteaverletzungen hoch. Unter gegebenen lokalen Voraussetzungen ist die Strombahnwiederherstellung, und zwar

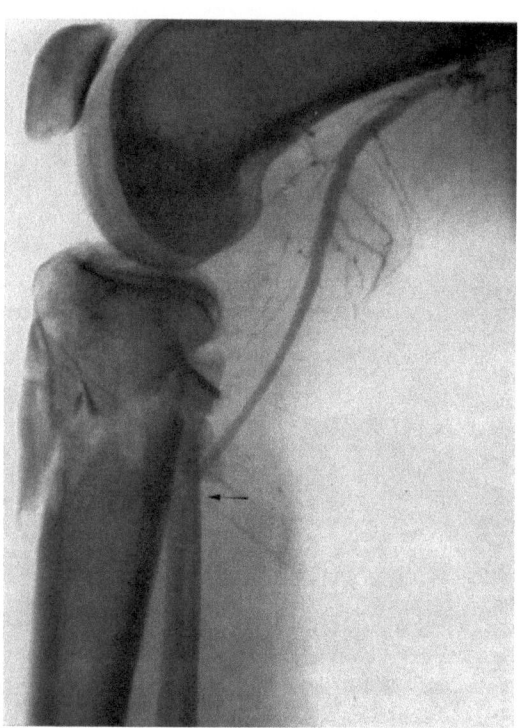
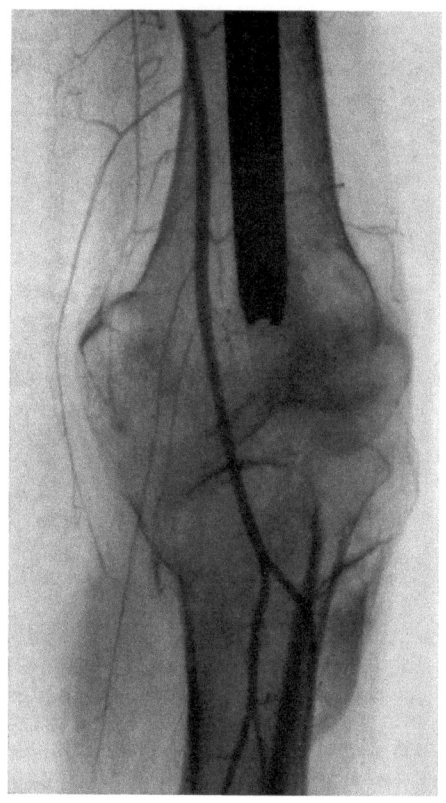

Abb. 360

Abb. 361

Abb. 360. Kompression der A. poplitea infolge Hämatom und ödematöser Schwellung bei Tibiakopffraktur (und Oberschenkelschaftfraktur)

Abb. 361. Kontrollangiographie nach Fascienspaltung zeigt normalisierte Durchblutung (vgl. Abb. 360)

von Arterie und Vene, anzustreben, da die Ligatur der Gefäße in einem hohen Prozentsatz zur primären Nekrose führt. Nicht selten zwingen arterielle Mangeldurchblutung nach Unterbindung der Arterie oder auch Rückflußstörungen nach Unterbindung der Vene zu Spätamputationen.

Verletzungen der Arterien des Unterschenkels sind oft Folge von Frakturen. Nicht selten entgehen die Gefäßverletzungen der Erkennung, namentlich dann, wenn die Blutung aus einem abgerissenen Gefäß spontan zum Stillstand kommt oder aber wenn nur *eine* Arterie infolge Intimaquetschung thrombosiert. Liegt jedoch eine Gefäßerkrankung (Arteriosklerose oder Endangitis) vor, so kann der Verschluß von nur einer Unterschenkelarterie bereits zum Gliedverlust führen, wie wir dies kürzlich beobachten konnten.

Es handelte sich um einen 55jährigen Arteriosklerotiker mit komplizierter Tibiakopffraktur links und komplizierter Unterschenkelfraktur der anderen Seite. Rechts war der Puls der A. dorsalis pedis nach Einlieferung in die Klinik und nach Reposition der Fraktur tastbar, 8 Std später war am Fußrücken keine Pulsation nachzuweisen. Es zeigte sich eine Ischämie des Fußes. Der Puls der A. tibialis posterior fehlte bereits zum Zeitpunkt der Klinikeinweisung. Wegen eines Crush-Syndroms mußte die Ablatio cruris vorgenommen werden. Das Präparat zeigte einen thrombotischen Verschluß der A. tibialis anterior ausgehend von einer Intimaläsion in Frakturhöhe bei arteriosklerotischen Plaques, die bis zum Fußrücken reichten. A. tibialis posterior und A. fibularis wiesen keine Veränderungen an der Intima und keine Thrombose auf. Offenbar waren diese Gefäße bereits im oberen Drittel infolge arteriosklerotischer Veränderungen verschlossen. — Diese Annahme erscheint insofern berechtigt, als auf der kontralateralen Seite (Oberschenkelamputation wegen Femoralis-Poplitea-Verschluß) die Präparation des im Oberschenkel amputierten Beines eine schwere obliterierende Arteriosklerose der A. femoralis und der A. poplitea ergeben hatte. — Die A. tibialis anterior hatte offenbar allein die Versorgung des Fußes zu übernehmen, die nach der posttraumatischen Thrombose nun vollkommen ausfiel.

Die gemeinsame Verletzung *aller* Unterschenkelarterien ist selten, sie kann jedoch bei Frakturen besonders im mittleren und distalen Unterschenkeldrittel vorkommen. Handelt es sich nur um Dehnungen oder Zerrungen im Zusammenhang mit der Dislokation der Fragmente, so führt die Reposition der Fraktur zur Besserung der peripheren Durchblutungsverhältnisse. Blutungen aus abgerissenen Gefäßen müssen durch Ligatur der Gefäßstümpfe behandelt werden. Gegen die Thrombose aller Unterschenkelarterien ist die Therapie meist machtlos, so daß die schlechten Ernährungsbedingungen nicht selten zur Amputation zwingen.

Die *Verletzungen von Venen* können auch an den unteren Extremitäten besonders im Oberschenkel- und Kniebereich zu bedrohlichen Blutungen führen. Anzustreben ist die Naht der V. femoralis zwischen Einmündung der V. saphena magna und dem Leistenband und die Naht der V. poplitea, da bei ihrer Ligatur stets venöse Rückflußstörungen auftreten. Die übrigen Venenabschnitte können im allgemeinen folgenlos ligiert werden. Nicht selten führen bereits geringfügige Traumen zur *Varicenblutung*. Diese kommen meist unter Kompressionsverbänden zum Stillstand, in Einzelfällen kann die Ligatur oder Umstechung erforderlich werden.

Luxationen des Hüftgelenkes

Von R. Schautz

Für das Zustandekommen einer Hüftgelenksluxation ist eine erhebliche Gewalteinwirkung erforderlich, wie sie bei Stürzen aus großer Höhe, seltener bei Sportunfällen, häufiger bei Verkehrsunfällen auftritt. Gerade bei Verkehrsunfällen (Frontalzusammenstoß) ist das Hüftgelenk besonders gefährdet (vgl. Abb. 354 u. 355). Zur Luxation führt ein Hebelmechanismus mit gleichzeitiger Drehung und Stoßwirkung. Der Femurkopf wird dabei über den als Hypomochlion wirkenden Pfannenrand aus der Pfanne gehebelt und durch Stoß und Drehung vor oder hinter die Gelenkpfanne geschoben. Je nach der Position des aus der Pfanne verlagerten Femurkopfes werden 4 Formen der Luxation unterschieden:

Die *Luxatio iliaca* (nach hinten oben), die *Luxatio ischiadica* (nach hinten unten), die *Luxatio pubica* (nach vorne oben) und die *Luxatio obturatoria* (nach vorne unten) (Abb. 362 u. 363).

Begleitverletzungen von Bändern, der Gelenkkapsel und über das Gelenk hinwegziehender Muskeln sind die Regel; so sind immer zerrissen das Ligamentum capitis femoris und Teile der Gelenkkapsel, während das Ligamentum ileofemorale so gut wie immer erhalten bleibt. Bei den häufigen Luxationen nach dorsal kommt es gewöhnlich zu Rißschäden am M. quadratus femoris und den Mm. gemelli, bei Verrenkungen nach vorne zu Schäden an den Adductoren. Bei den hinteren Verrenkungen kann gelegentlich eine Schädigung des N. ischiadicus eintreten, während bei den vorderen Luxationen die Arteria femoralis komprimiert werden kann. Häufig sind Absprengungen aus dem Hüftpfannenrand (vgl. Abbildung 356).

Die Diagnose einer Hüftgelenksluxation ist im allgemeinen leicht; die Stellung des Beines in federnder Fixation ist bei den verschiedenen Formen aus Abb. 362 u. 363 zu ersehen. Eine Röntgenaufnahme ist unerläßlich, um etwaige Frakturen nicht zu übersehen.

Die *Reposition* muß unverzüglich in Allgemeinnarkose erfolgen, wobei sich die Verwendung von Muskelrelaxatien bewährt hat. Auf dem Boden oder einer am Boden abgestellten Trage liegend, wird das Becken des Verletzten von einem Assistenten nach unten gedrückt, während der reponierende Arzt mit Hilfe eines um seinen Nacken und unter dem gebeugten Kniegelenk des Verletzten geschlungenen Gurtes sich aufrichtend auf den im Hüftgelenk gebeugten Oberschenkel einen Zug ausübt. Gleichzeitig werden vorsichtige rotierende Bewegungen mit dem luxierten Oberschenkel ausgeführt. Die Einrichtung muß einfühlend und mit dosierter Kraft erfolgen, um der Gefahr einer Schenkelhalsfraktur zu begegnen. Luxationen nach hinten lassen sich in der Regel nach einige Sekunden lang einwirkendem Zug reponieren. Bei Luxationen nach vorne ist gelegentlich ein zusätzlicher kräftiger seitlicher Zug am proximalen Oberschenkelteil und Führen des luxierten Femurs in Adduktionsstellung erforderlich. Bei veralteten und irreponiblen Luxationen muß die Einrichtung blutig erfolgen. Nach gelungener Reposition ist in jedem Fall das Repositionsergebnis durch Röntgenaufnahme zu überprüfen!

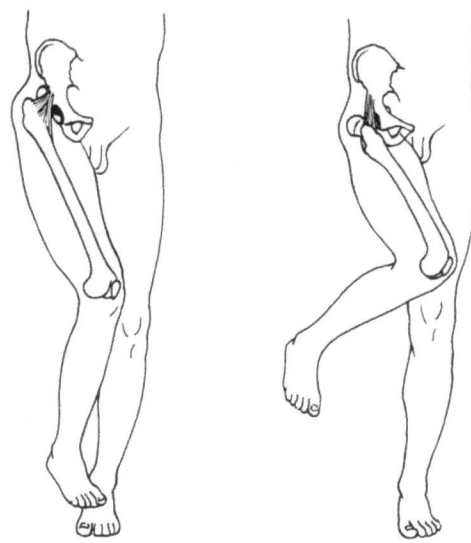

Abb. 362. Hintere Hüftgelenksverrenkungen (75%). Links: Luxatio iliaca, Rechts: Luxatio ischiadica

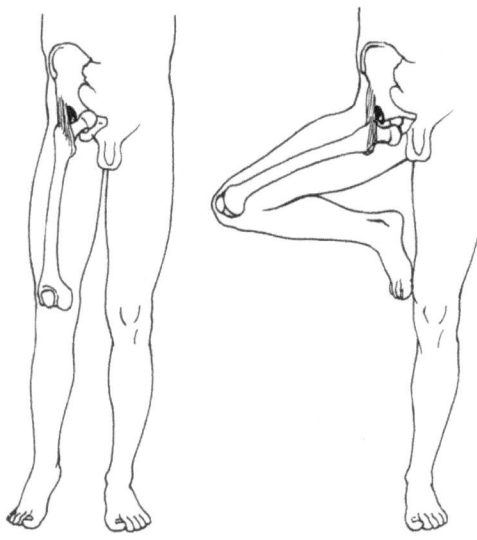

Abb. 363. Vordere Hüftgelenksverrenkungen (25%). Links: Luxatio pubica, Rechts: Luxatio obturatoria

Die weitere Behandlung hat für 2—3 Wochen stationär zu erfolgen. Zunächst ist absolute Bettruhe geboten und erst nach 1 oder 2 Wochen wird mit aktiver jedoch noch nicht belastender Übungstherapie begonnen. Allmählich zunehmende Belastung des Hüftgelenkes kann nach Ablauf von 3 Wochen erfolgen.

Die Prognose der reponierten einfachen Hüftgelenksluxation ist gut. Defektheilungen sind selten, doch werden gelegentlich Femurkopfnekrose und Arthrosen beobachtet, aber auch eine posttraumatische Myositis ossificans kann funktionsbehindernd in Erscheinung treten, weshalb ausreichende Entlastung sowie schonende und einfühlende Nachbehandlung zu fordern sind.

Frakturen des Oberschenkels
Von R. Schautz

Je nach der Lokalisation des eingetretenen Bruchschadens unterscheiden wir Frakturen in Hüftgelenksnähe, Oberschenkelschaftbrüche und Frakturen in Kniegelenksnähe. Jeder von diesen in den verschiedenen Regionen anzutreffende Bruch zeigt typische Besonderheiten beim Frakturmechanismus und bei der Dislokation der Fragmente, die durch den jeweilig auf die Fraktur einwirkenden Muskelzug bedingt ist.

Zu den Brüchen in Hüftgelenksnähe sind der mediale und laterale Schenkelhalsbruch sowie der pertrochantere und der subtrochantere Oberschenkelbruch zu rechnen (Abb. 364).

Der Schenkelhalsbruch

Beim *medialen Schenkelhalsbruch* verläuft die Bruchlinie durch den Oberschenkelhals entweder ganz oder teilweise innerhalb der Gelenkkapsel (intrakapsulärer Bruch). Bei dem seltener zu beobachtenden *lateralen Schenkelhalsbruch* liegt die Bruchlinie an der Basis des Schenkelhalses am Übergang zum Trochantermassiv (basocervicaler Schenkelhalsbruch); die Bruchlinie verläuft hier im dorsalen Bereich extrakapsulär, im ventralen Anteil aber zum mindesten in der fibrösen Gelenkkapselschicht, wobei die Synovialis meist erhalten bleibt (extrakapsulärer Bruch im ärztlichen Sinn, v. LANZ-WACHSMUTH).

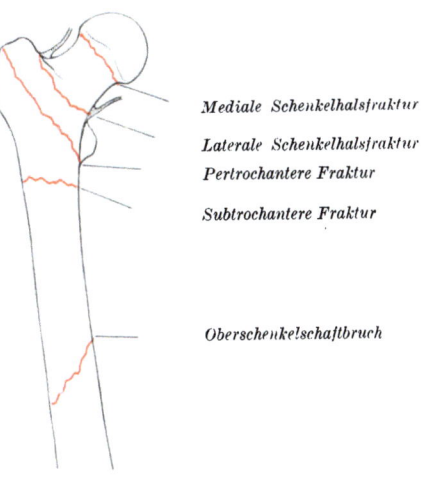

Abb. 364. Häufige Bruchformen in der proximalen Oberschenkelhälfte

Mediale Schenkelhalsfraktur
Laterale Schenkelhalsfraktur
Pertrochantere Fraktur
Subtrochantere Fraktur

Oberschenkelschaftbruch

Die *Entstehung* eines Schenkelhalsbruches wird durch den physiologischen Altersabbau des Schenkelhalses begünstigt, weshalb von diesen Brüchen vorwiegend alte Menschen betroffen werden (Durchschnittsalter am Patientengut der Klinik 69—70 Jahre). Das weitaus häufigere Vorkommen der Schenkelhalsbrüche bei alten Frauen (67,5% Frauen gegenüber 32,5% Männer am Krankengut der Klinik) ist neben der grazileren Knochenstruktur beim weiblichen Geschlecht auf die geschlechts- und altersbedingte Verringerung des Schenkelhalswinkels zurückzuführen.

Neben Bagatelltraumen, wie Abgleiten vom Gehsteigrand, Herabsteigen von einem Stuhl oder Verlassen der Straßenbahn führen auch heftige Gewalteinwirkungen bei Sturz auf die Hüfte zu Schenkelhalsbrüchen. Gelegentlich tritt eine Schenkelhalsfraktur auch bei der Osteosynthese durch Küntscher-Nagelung einer Femurschaftfraktur auf, vor allem dann, wenn der Nagel beim Einschlag schwer läuft (Abb. 365).

Je nach dem Bruchmechanismus und der Stellung des Femurkopfes zur Achse des Schenkelhalses ist der seltenere *Abduktionsbruch* (10%) mit Valgusstellung vom *Adduktionsbruch* (90%) mit Varusstellung zu unterscheiden.

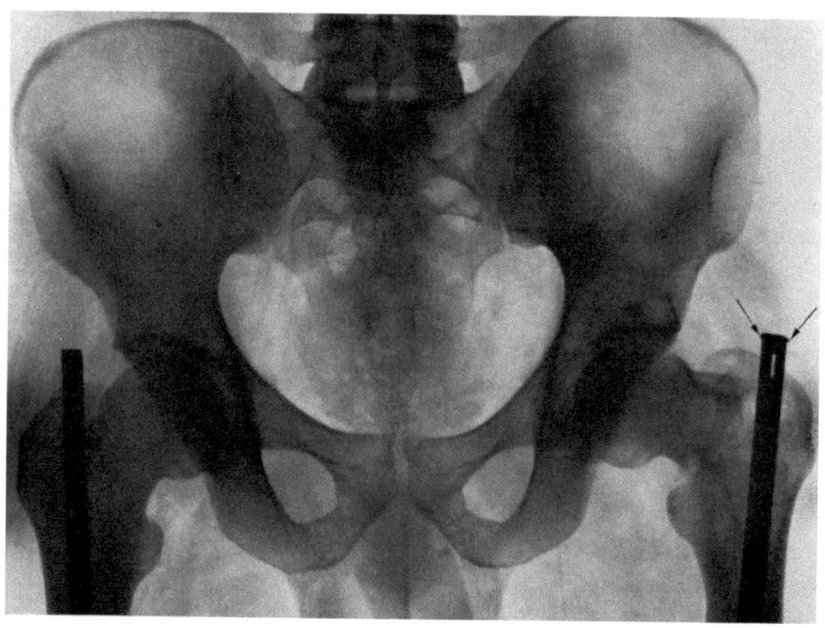

Abb. 365. Lateraler Schenkelhalsbruch links, der bei Küntschernagelosteosynthese eines Oberschenkelbruches entstanden ist. Daß sich der Nagel nur schwer einschlagen ließ, zeigt die sog. „Bartbildung" (Pfeil) am Nagelkopf, die an dem ebenfalls zur stabilen Osteosynthese eingeschlagenen rechten Nagel fehlt. Eine vor der Nagelung angefertigte Röntgenaufnahme zeigte noch keine Schenkelhalsfraktur!

Das *klinische Bild* der Adduktionsbrüche zeigt Schmerzen bei aktiven und passiven Bewegungen; es ist dem Verletzten unmöglich, das Bein selbständig anzuheben. Bei aufgehobener Belastbarkeit des Hüftgelenkes findet sich häufig eine Beinverkürzung. Infolge einer Drehung des Femurschaftes liegt das Bein meist in starker Außenrotationsstellung. Diese Verschiebungen werden durch die verkürzende Wirkung der Hüft- und Oberschenkelmuskulatur und den überwiegenden Muskelzug der Außenrotatoren (M. ileopsoas) verursacht (Abb. 366).

Im seitlichen Röntgenbild des Schenkelhalses besteht beim Adduktionsbruch meist eine Achsenverschiebung mit dorsal offenem Winkel.

Bei *Abduktionsbrüchen* findet sich nicht selten eine Einstauchung des Schenkelhalses in den Oberschenkelkopf als eingekeilte Fraktur. Hier fehlt im allgemeinen die Beinverkürzung. Eine Außenrotation des Beines tritt, wenn überhaupt, nur geringradig in Erscheinung. Das Bein kann oft noch angehoben, ja selbst noch belastet werden; in einzelnen Fällen ist es dem Verletzten sogar möglich, selbständig zu gehen und zu stehen.

Die *Therapie des Oberschenkelhalsbruches* richtet sich nach der Art der Fraktur. Bei den in günstiger Position eingekeilten Abduktionsbrüchen sind die Aussichten für eine knöcherne Heilung des Bruches günstig (Abb. 367). Bei konservativer

Therapie durch Bettruhe kann nach 2 Wochen mit aktiver Bewegungsübung begonnen werden und nach 6—8 Wochen ist vorsichtige Belastung des Beines zunächst im Gehwagen möglich.

Falls zwingende Gründe gegen eine operative Versorgung der nicht eingekeilten Brüche vorliegen, muß die Behandlung konservativ erfolgen, in der Form, daß an dem auf Braunscher Schiene gelagerten Bein eine Drahtextension angebracht wird. Dabei ist darauf zu achten, daß durch entsprechendes Einrichten der Extension die Außenrotation des Beines verhindert wird. Als Zugbelastung sind im allgemeinen 5—6 kg ausreichend. Die Behandlungsdauer ist mit 12 Wochen noch als gering zu veranschlagen.

Nach PAUWELS lassen sich die Heilungsaussichten eines Schenkelhals-

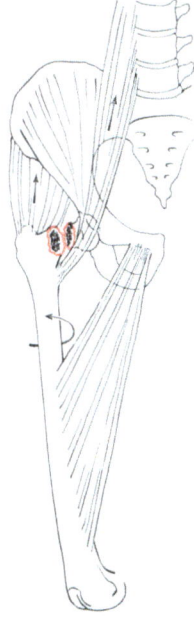
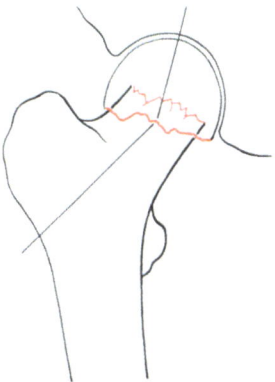

Abb. 366. Dislozierend wirkende Muskelkräfte beim medialen Schenkelhalsbruch, sie führen zur Außenrotationsstellung und zur Verkürzung des Oberschenkels

Abb. 367. In günstiger Winkelstellung eingekeilter Abduktionsbruch des Schenkelhalses mit guter Heilungsaussicht bei konservativer Behandlung

bruches je nach dem Verlauf der Bruchebene durch die im Frakturbereich auftretenden Scher- und Druckkräfte ableiten (Abb. 368). Zeigt die Bruchebene einen mehr der Horizontalen zuneigenden Verlauf, dann sind bei Überwiegen der Druckkräfte (D) die Heilungsaussichten günstig (Abb. 368a). Bei einer mehr der Vertikalen entsprechenden Neigung der Bruchebene (Abb. 368b) werden die Heilungsaussichten infolge Überwiegens der zu einer Pseudarthrose führenden Scherkräfte (S) ungünstig sein.

Die *operative Behandlung* der Schenkelhalsbrüche durch extraartikuläre Nagelung oder Verschraubung ist heute die Therapie der Wahl. Von M. E. MÜLLER wird neuerdings die offene Osteosynthese unter Sicht des Auges zwecks besserer Reposition der Fraktur empfohlen. Die Osteosynthese ermöglicht die frühzeitige Mobilisation der bei längerer Bettruhe durch Pneumonien, Thrombosen, Embolien und durch Decubitus gefährdeten älteren Verletzten. Die Osteosynthese sollte in der ersten Woche nach dem Unfall ausgeführt werden. Richtige Lagerung auf einem Extensionstisch und einwandfreie Reposition des Bruches unter Innenrotation und Extension des Beines sind Vorbedingungen für einen den Patienten wenig belastenden schnellen Ablauf der Operation. Die Verwendung des Bildverstärkers (besonders mit Fernseheinrichtung) leistet dabei gute Dienste.

Uns hat sich zur Osteosynthese die Verwendung des Dreilamellen-Nagels (SMITH-PETERSEN oder BÖHLER) bewährt, der in seiner zentralen Bohrung geführt auf einem eingebohrten Kirschner-Draht eingeschlagen wird. Zu achten ist dabei auf richtige Nagellage. Der Nagel soll von außen subtrochanter eingeschlagen, parallel zur Achse des Schenkelhalses verlaufend oberhalb des Adamschen Bogens ventral und caudal vom Mittelpunkt des Femurkopfes liegen

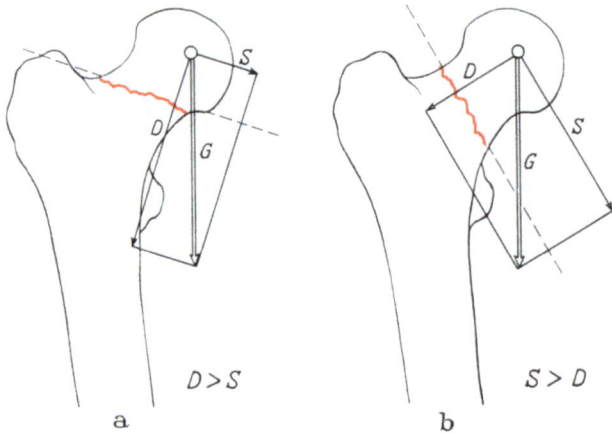

Abb. 368a u. b. a Die senkrecht zur Bruchebene wirkende Druckkraft (D) überwiegt die parallel zur Bruchebene verlaufende Scherkraft (S) bei gleichem Belastungsgewicht (G); günstige Heilungstendenz. b Überwiegen der Scherkraft (S) gegenüber der senkrecht zur Bruchebene wirkenden Druckkraft (D); Pseudarthrosengefahr!

(Abb. 369). Die erforderliche Nagellänge ist an dem unter Bildverstärkerkontrolle bis zur Begrenzung der Kopfkalotte eingebohrten Kirschner-Draht, dessen Länge vorher gemessen wurde, leicht zu bestimmen. Um ein Abknicken des Drahtes beim Einschlagen des Nagels, der das kurze Kopffragment vor sich herschiebend verkanten kann, zu verhindern, hat sich uns nach Bestimmung der Nagellänge das weitere Einbohren des Drahtes in die Gelenkpfanne

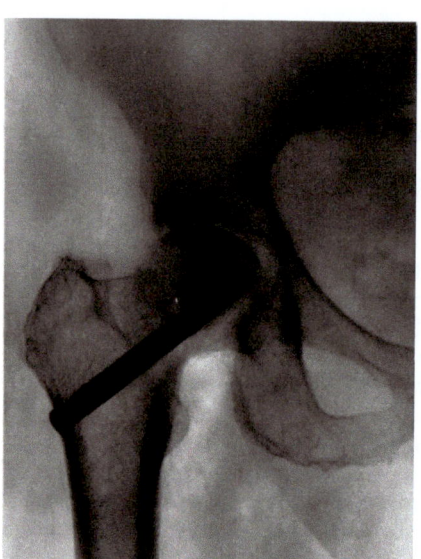
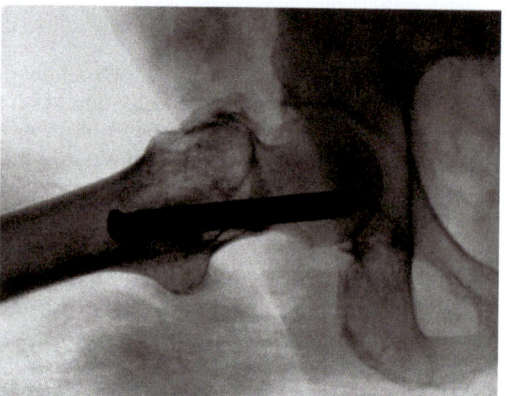

Abb. 369. Osteosynthese eines medialen Schenkelhalsbruches durch Dreilamellennagel bei einer 76 jährigen Frau. Links: sagittaler, Rechts: axialer, seitlicher Strahlengang

bewährt. Dadurch wird der Femurkopf gleichsam auf den Kirschner-Draht aufgefädelt und ein Abkippen des Kopfes durch den vordringenden Nagel unmöglich gemacht.
Unerläßlich zur Bestimmung einer einwandfreien Nagellage sind Röntgenaufnahmen im ap- und seitlichen Strahlengang, die auch den ganzen Femurkopf zur Darstellung bringen

müssen. Schon die Lage des eingebohrten Führungsdrahtes ist durch eine seitliche und ap-Röntgenaufnahme zu kontrollieren.

Nach durchgeführter Osteosynthese haben die Patienten im Bett mehr Bewegungsfreiheit als bei angelegter Drahtextension. Nach abgeschlossener Wundheilung können sie an den Bettrand und außer Bett gesetzt werden und 3 Wochen später ist allmählich zunehmende Belastung möglich.

Mit *Heilungsstörungen* und *Defektheilungen* ist bei medialen Schenkelhalsbrüchen in vermehrtem Maß als bei lateralen Brüchen zu rechnen. Hier ist vor allem die *Femurkopfnekrose* (etwa 23%) zu nennen. Die Ursache hierfür ist in der Mangeldurchblutung infolge der Unterbrechung der Gefäßversorgung des Kopfes zu suchen. Frühzeitige Erkennung der beginnenden Kopfnekrose ist Voraussetzung, um durch entlastende Maßnahmen ein weiteres Fortschreiten zu verhindern. Nötigenfalls ist bei unbeeinflußbarem Fortschreiten und Auftreten stärkerer Beschwerden eine Plastik oder Arthrodese angezeigt.

Schenkelhalspseudarthrosen sind durch eine einwandfrei ausgeführte Osteosynthesetechnik weitgehend vermeidbar geworden. Neben gestörter Durchblutung im Frakturbereich ist der Verlauf der Bruchebene, wie oben dargestellt (Abb. 368) für ihre Entstehung von ausschlaggebender Bedeutung. Zur Behandlung der Pseudarthrosen kommen Doppelnagelung und Doppelverschraubung oder eine Spanplastik, die mit der Nagelung kombiniert werden kann und die von PAUWELS zur Verringerung der Scherkräfte und Erhöhung der Druckkräfte führende Umlagerung durch Osteotomie in Betracht.

Bei *Jugendlichen* sind echte traumatische Schäden am Schenkelhals und der Epiphyse eine Seltenheit. Bei einer bereits bestehenden Vorschädigung an der Epiphyse (Epiphysenlockerung) allerdings kann ein geringes (Gelegenheits-) Trauma ausreichen, um eine vollständige Lösung der Kopfkappe herbeizuführen. Es ist in diesen Fällen demnach nicht das Trauma als solches für die Epiphysenlösung verantwortlich zu machen, sondern umgekehrt. Es wird im Einzelfall sorgfältiger Prüfung der Vorgeschichte bedürfen, ob etwa eine plötzliche Lösung der vorgeschädigten Epiphyse zum Unfall (Sturz) geführt hat oder ob einem mit angemessener Gewalteinwirkung einhergehendem Unfallereignis eine richtunggebende Verschlimmerung oder gar auslösende Ursache für die Epiphysenlösung zukommt. Eine allmählich eintretende Lockerung oder Lösung der Epiphyse ist so gut wie nie traumatischen Ursprungs.

Pertrochantere Oberschenkelbrüche

Für Frakturen, die durch das Trochantermassiv laufen, sind in ähnlicher Weise wie für Schenkelhalsbrüche ältere Menschen disponiert infolge vermehrter Bruchanfälligkeit des Knochens. Für das Zustandekommen eines pertrochanteren Bruches ist eine direkte Gewalteinwirkung durch Sturz auf die Hüfte oder maximale Auswärtsdrehung des Oberschenkels verantwortlich zu machen.

Je nach Verlauf der Bruchlinien sind unterschiedliche Bruchformen anzutreffen. Neben Brüchen, bei denen ein einfacher Bruchspalt durch das Trochantermassiv hindurchläuft, liegen häufig Stückbrüche vor, wobei die Trochantergegend in mehrere Fragmente aufgesplittert ist. Der Trochanter minor wird dabei durch den kräftigen Zug des M. iliopsoas meist stärker nach ventral disloziert und nicht selten findet sich die Basis des Schenkelhalses eingestaucht. Unter stärkerer Torsionswirkung bei Außenrotation entstehen Schraubenbrüche, wobei die Bruchlinie nach distal auf den Schaft übergreifen kann, meist findet sich auch hier ein Abriß des Trochanter minor.

Die *Symptome* der pertrochanteren Fraktur sind charakterisiert durch Belastungsunfähigkeit, Beinverkürzung mit hochstehendem Trochanter, passive

Bewegungen sind sehr schmerzhaft und die aktive Beweglichkeit ist aufgehoben. Meist liegt das Bein in Außenrotationstellung und frühzeitig wird über der Trochantergegend eine Hämatombildung sichtbar, die sich im Laufe von Tagen über das Gesäß und den ganzen Oberschenkel hin erstrecken kann.

Die *Behandlung* der pertrochanteren Frakturen muß darauf abzielen, die für die statische Funktion des Beines ungünstige Fragmentverschiebung zu beseitigen.

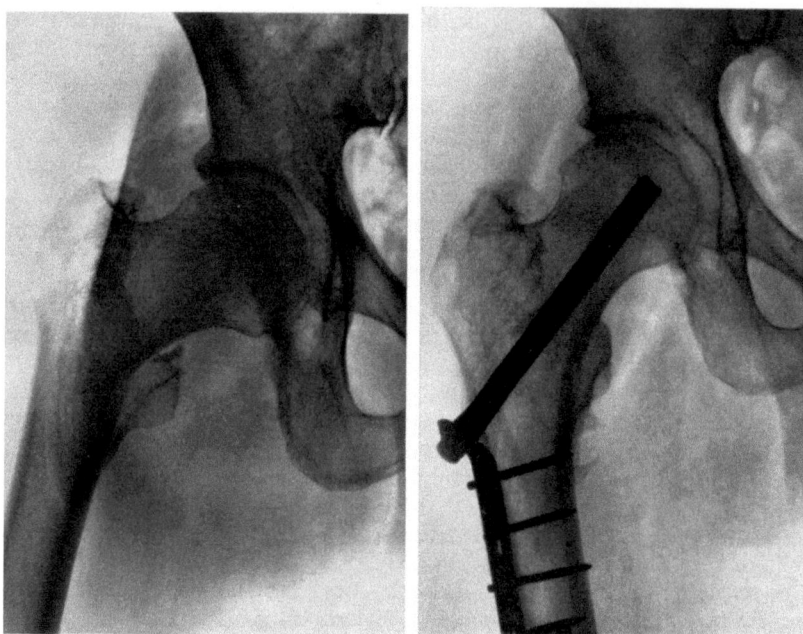

Abb. 370. Links: Pertrochantere Fraktur bei einem 60jährigen Mann. Rechts: Zustand nach Osteosynthese durch Laschennagel 6 Monate später

Durch Einstauchung des Schenkelhalses und Cranialverschiebung des Femurschaftes resultiert eine Coxa vara mit Beinverkürzung, die meist entsprechend dem Bruchmechanismus mit einer stärkeren Außenrotation kombiniert ist. Die Behandlung kann *konservativ* durch Streckverband und bei befriedigender Fragmentstellung im Beckengipsverband erfolgen. Übungsbehandlung ist bei konservativem Vorgehen jedoch frühestens nach 6 Wochen möglich und mit Belastungsfähigkeit ist nicht vor Ablauf von 3 Monaten zu rechnen.

Um eine frühzeitige und damit Komplikationen vorbeugende Mobilisierung bei älteren Patienten zu erreichen, wird in vielen Fällen der Indikation zur *operativen Behandlung* eine Vorrangstellung einzuräumen sein. Unter einer Vielzahl von stabilisierten Osteosynthesemethoden mit Verwendung verschiedenartiger Nägel nach KÜNTSCHER, LEZIUS, BUCHNER, NEUFIELD, MÜLLER, um nur einige zu nennen, ist heute doch wohl die Versorgung dieser Brüche mit einem Laschennagel oder einer Laschenschraube das meistgeübte Verfahren geworden, mit dem auch wir bisher durchaus befriedigende Resultate erzielt haben. Das Prinzip dieses Verfahrens beruht darauf, an einen in den Schenkelhals eingeschlagenen Schenkelhalsnagel (oder Schraube) in entsprechender Winkelstellung eine Metallplatte anzuschrauben, die ihrerseits durch Drahtschlingen oder Schrauben mit dem Femurschaft verbunden wird (Abb. 370). Durch die Osteosynthese läßt sich die Fraktur in günstiger Stellung fixieren, so daß unmittelbar nach der Operation

Frakturen des Oberschenkels

schmerzfreie Bewegungsübungen ausgeführt werden können. Nach 3 Wochen kann mit vorsichtiger Belastung begonnen werden. Bis zur knöchernen Heilung einer pertrochanteren Fraktur vergehen aber immer 10—12 Wochen. Die Heilungsaussichten sind bei diesen Brüchen gut, Pseudarthrosen oder Kopfnekrosen sind große Seltenheiten.

Eine Sonderform stellen die *isolierten Brüche des Trochanter major und minor* dar. Zum Bruch des Trochanter major führt lokal umschriebene Gewalteinwirkung (Sturz), während es sich am Trochanter minor in der Regel um Rißbrüche handelt, die vor allem bei Sportlern (Springern und Läufern) auftreten können. Konservative Behandlung mit Bettruhe und Schonung für 2—3 Wochen und anschließende funktionelle Übungsbehandlung führen zu einem störungsfreien Heilungsverlauf. Operative Behandlung ist nicht erforderlich.

Subtrochantere Oberschenkelbrüche

Auch bei diesen Brüchen handelt es sich wie bei den pertrochanteren Frakturen um gelenknahe Brüche ohne Gelenkbeteiligung; sie liegen im proximalen Bereich des Oberschenkelschaftes. Diese Brüche zeigen eine infolge des an den Fragmenten wirksam werdenden Muskelzuges typische Dislokation (Abb. 371) mit Beuge- und Außenrota-

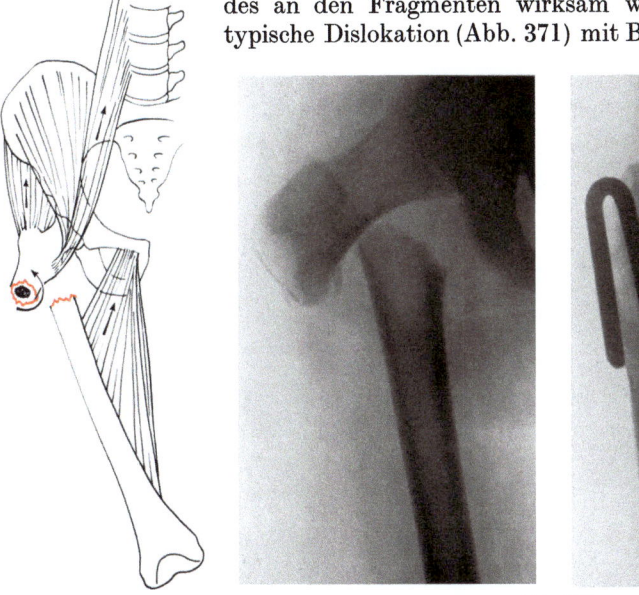
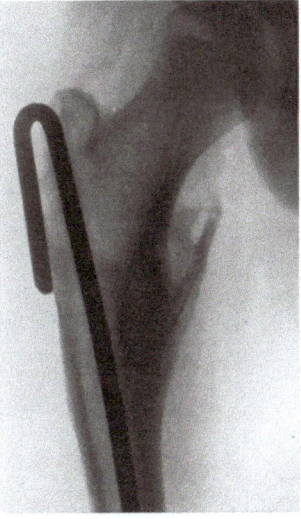

Abb. 371   Abb. 372

Abb. 371. Subtrochantere Fraktur mit typischer Dislokation. Beugung und Außenrotation des gelenknahen Fragmentes durch Zugwirkung des M. ileopsoas und der Glutäalmuskulatur. Adduktion und Verkürzung durch Muskelzug der Adduktoren und der im Bild nicht dargestellten übrigen Oberschenkelmuskeln

Abb. 372. Osteosynthese einer konservativ nicht einstellbaren subtrochanteren Fraktur mittels Spezial-Rush-Pin. Links: Typische Dislokation der Fragmente mit Außenrotation und Beugestellung des proximalen Fragmentes, Adduktion und Cranialverschiebung des Femurschaftes. Rechts: Zustand 6 Monate nach Osteosynthese

tionsstellung des gelenknahen Fragmentes und Verkürzung des Beines in Adduktionsstellung. Nicht selten ist eine pertrochantere mit einer subtrochanteren Fraktur kombiniert.

Betroffen von diesen Brüchen sind vornehmlich Männer im Erwachsenenalter, aber auch bei Jugendlichen scheint uns diese Bruchform keine Seltenheit zu sein.

Für die *Entstehung* der Brüche ist eine erhebliche direkte oder indirekte Gewalteinwirkung erforderlich (Sturz aus großer Höhe, Verkehrsunfall). Sie treten als Quer-, Torsions- oder Biegungsbrüche auf.

Traumatologie

Im *klinischen Bild* finden sich alle typischen Knochenbruchzeichen mit besonders deutlicher Deformität und starken Schmerzen.

Die *Behandlung* der subtrochanteren Fraktur durch *konservative* Maßnahmen erscheint nur dann sinnvoll, wenn es gelingt, die Fragmente primär zu reponieren und zu verhaken oder wenn sich im Extensionsverband der Bruch in den ersten Tagen befriedigend einstellt. Die Extension muß sich dabei der Stellung des proximalen Fragmentes anpassend in stärkerer Abduktion des Oberschenkels

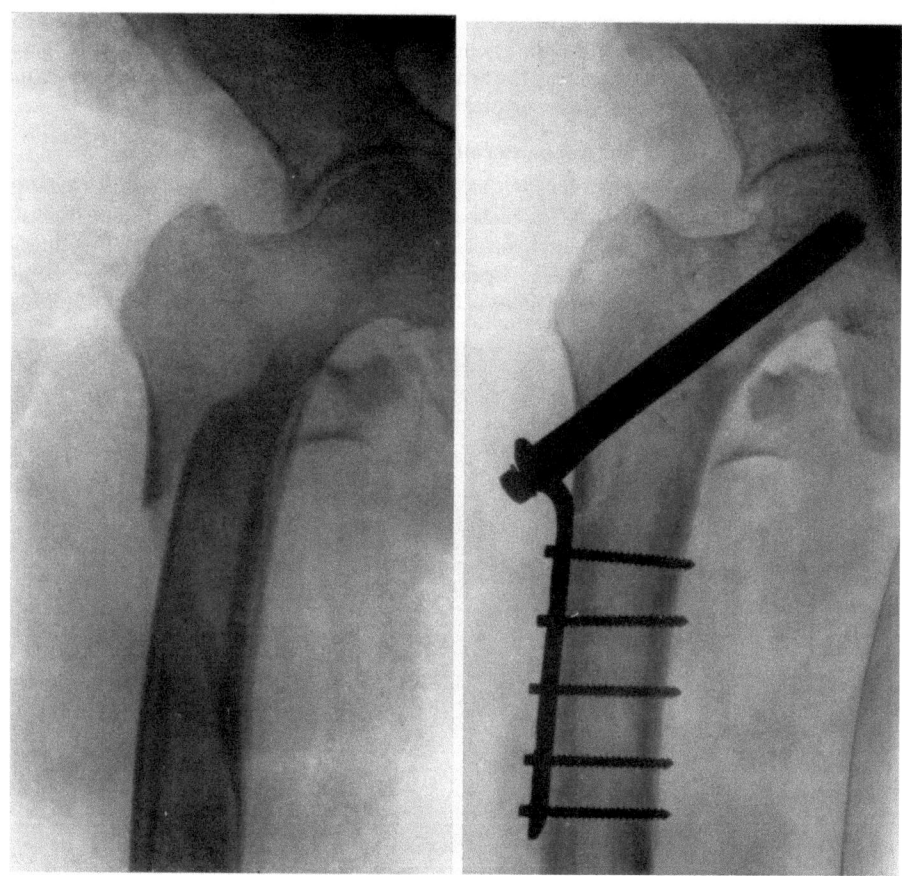

Abb. 373. Links: Subtrochantere Torsionsfraktur mit Abriß des Trochanter minor. Rechts: Osteosynthese durch Laschennagel

nach außen und oben ziehend erfolgen. Gelegentlich ist ein Seitenzug als Gegengewicht gegen den Adductorenzug erforderlich. Die Extensionsbehandlung muß bis zur Verfestigung der Fraktur 4—6 Wochen lang erfolgen, anschließend ist Ruhigstellung im Gips angezeigt; Belastung ist nicht vor Ablauf von 12 Wochen möglich.

Wenn eine befriedigende Reposition und Retention nicht erreicht werden kann, was häufig infolge einer Interposition von Muskeln der Fall ist, dann sollte mit der Indikation zur *Osteosynthese* nicht gezögert werden. Für die Stabilisierung der Fraktur haben sich Laschennägel (Abb. 373) und Laschenschrauben, Marknägel nach KÜNTSCHER, der konisch geformte Trochanternagel oder der Spezial-Rush-Pin bewährt. Nötigenfalls sind bei den nach dem Schaft zu verlaufenden Torsionsbrüchen oder bei ausgesprengten Biegungskeilen zusätzliche Drahtumschlingungen zur Fixation angebracht. Wir geben zur Osteosynthese des subtrochanteren Bruches dem einfachen Rush-Pin oder dem Spezial-Pin den Vorzug und haben damit sehr gute Resultate erzielt (Abb. 372). Nach 3 Wochen kann mit aktiver Übungsbehandlung begonnen werden, um dann zu vorsichtiger Belastung im Gehwagen überzugehen. Die knöcherne Heilung erfolgt in der Regel nach 3 Monaten.

Oberschenkelschaftbrüche im mittleren Drittel

Sie stellen die häufigsten Frakturen am Oberschenkel dar. Es werden von diesen Brüchen Erwachsene sowie Kinder betroffen. Die Schaftbrüche entstehen bei direkter, häufiger bei indirekter Gewalteinwirkung oder bei Kombination beider. Es finden sich Biegungsbrüche, Querbrüche und Torsionsbrüche neben selteneren Stück- und Trümmerbrüchen. Nicht selten sind diese Frakturen infolge einer Durchspießung von innen her kompliziert.

Das *klinische Bild* ist gekennzeichnet durch besonders deutliche abnorme Beweglichkeit, Achsenknickung häufig im Sinne einer Varusstellung, Verkürzung und heftige Schmerzen mit Schwellung infolge von Hämatombildung und meist auch erheblicher Schädigung des umgebenden Muskelmantels. Schock und Fettembolie stellen lebensbedrohliche Frühkomplikationen dar.

Die *Behandlung* der Oberschenkelfrakturen im mittleren Drittel sollte zunächst immer *konservativ* erfolgen durch Anlegen einer am Tibiakopf angreifenden Drahtextension (Abb. 237), bei Kindern bis zu 5 Jahren durch Schlauch oder Heftpflasterzugverband

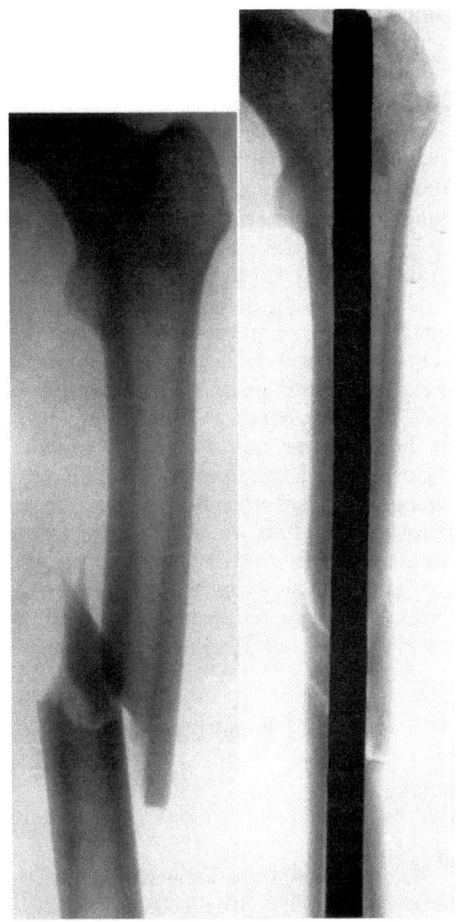

Abb. 374. Links: Torsionsbruch des Femurschaftes. Rechts: Stabile Osteosynthese durch Küntscher-Nagel nach Aufbohrung der Markhöhle

(Abb. 238). Die Zugbelastung in den ersten 8 Tagen soll $1/7$ bis $1/10$ des Körpergewichtes je nach Ausbildung der Muskulatur des Verletzten betragen. Bei Fortsetzung der Extensionsbehandlung über die 4. Woche hinaus ist zur Schonung des Bandapparates am Kniegelenk der primäre Tuberositaszug durch eine suprakondylär angreifende Extension zu ersetzen. Sobald der Bruch hinreichende Verfestigung zeigt, kann die Weiterbehandlung im Beckengipsverband, gegebenenfalls mit Eingipsen des liegenden Kirschner-Drahtes erfolgen. Aktive Übungsbehandlung ohne Belastung der Fraktur ist zur Mobilisation der Gelenke und zur Kräftigung der Muskulatur baldmöglichst zu empfehlen. Volle Belastbarkeit ist jedoch nicht vor Ablauf von 12 Wochen zu erwarten.

Um die Behandlungsdauer abzukürzen, vor allem aber bei einer infolge einer Interposition nicht reponierbaren Fraktur ist die *operative Behandlung* indiziert. Als Methode der Wahl gilt vor allem beim Querbruch die stabile Osteosynthese durch Küntscher-Nagel (Abb. 374), die in vielen Fällen im geschlossenen Verfahren ausgeführt werden kann. Um einen formschlüssigen Sitz des Nagels zu gewährleisten und bei der Nagelung einem „Festlaufen" des Nagels vorzubeugen, empfiehlt sich vorheriges Aufbohren der Markhöhle auf das Kaliber des einzuschlagenden Nagels. Nach abgeschlossener Wundheilung wird mit aktiver Übungsbehandlung begonnen und nach 3 Wochen darf der Patient bei gutsitzendem Nagel mit Belastung des Beines beginnen.

Zur Osteosynthese von langen Schräg- oder Torsionsfrakturen ist die *Drahtumschlingung* ein durchaus geeignetes Verfahren, sie kann auch zusätzlich bei einer Marknagelung angezeigt sein, wenn längere Fragmente durch Torsion oder Biegung ausgesprengt wurden. Anschließend an die Osteosynthese ist allerdings längere Ruhigstellung im Gips (Beckengips) bis zu ausreichender Verfestigung der Fraktur erforderlich (unter Umständen 10—12 Wochen).

Die *Heilungsaussichten* bei den Oberschenkelschaftbrüchen im mittleren Drittel sind im großen und ganzen günstig. Es soll aber bei diesen Brüchen nicht übersehen werden, daß es sich immer um eine schwere Verletzung handelt, die gelegentlich infolge einer Fettembolie den Tod zur Folge haben kann. Es empfiehlt sich daher rechtzeitige Fettemboliprophylaxe durch Lipostabil. Eine Heilung in Fehlstellung mit Rotationsverschiebung und vor allem Achsenknickungen können beim Erwachsenen das Eintreten einer Arthrosis deformans besonders im Kniegelenk begünstigen. Bei Kindern wird eine leichte Verkürzung im Bruch als günstig angesehen, die sich infolge vermehrten Wachstumsreizes am gebrochenen Bein im Laufe der Zeit wieder ausgleicht; auch Achsenverschiebungen bis zu 15° gleichen sich durch Adaptation in 2—3 Jahren wieder vollkommen aus. Defektheilungen in Form einer Pseudarthrose sind selten. Zu ihrer Behandlung empfiehlt sich die Marknagelung nach Aufbohrung.

Verletzungen im Bereich des Kniegelenks

Von H. Schilling

Frakturen

Hierzu zählen die Kniescheibenbrüche, Brüche der Oberschenkelrolle und des Schienbeinkopfes, Bruchschäden der Kreuzbandhöckerplatte, Epiphysenlösungen des distalen Oberschenkels und des proximalen Schienbeinendes sowie Brüche des Wadenbeinköpfchens (Abb. 375).

Das Ziel der Behandlung, ob konservativ oder operativ, ist die Wiederherstellung der Achse und der Gelenkflächen, um eine gute, schmerzfreie Gelenkfunktion zu erreichen und unfallbedingte, schmerzhafte Arthrosen zu verhindern.

Beim *Kondylenbruch* des Femurs handelt es sich um einen Gelenkbruch, entstanden durch eine direkte oder indirekte, fortgeleitete Gewalt auf die Rolle. Die Konturen des Kniegelenkes sind vergröbert infolge einer Ergußbildung oder örtlichen Weichteilschwellung. Eine vorhandene Deformierung (X- oder O-Stellung) weist auf den Abbruch eines Condylus hin. Bei Verbreiterung und Vergröberung des Gelenkes besteht meist eine Bruchschädigung beider Kondylen.

Liegt eine *monokondyläre Fraktur* ohne Verschiebung vor, dann genügt eine Ruhigstellung für 6—10 Wochen. Ist dagegen eine Verschiebung vorhanden, wodurch das Kniegelenk in eine X- oder O-Stellung gerät, meist ist dabei die Rolle nach proximal verschoben, seltener gekippt oder gedreht, so läßt sich konservativ durch Zug und Druck, Abduktion oder Adduktion eine gute achsengerechte Bruch- und Gelenkstellung erreichen und im Gips halten.

Ist das Fragment jedoch nach erfolgter Einrichtung nicht zu halten, dann empfehlen sich zur Fixation des Fragmentes gekreuzte Kirschnerdrähte oder eine Osteosynthese mit Spongiosaschrauben, Knochennägel oder eine Kondylenplatte.

In Überstreckstellung kann ein Abbruch des dorsalen Teiles der Oberschenkelrolle konservativ beseitigt werden. Bei ungenügender Frakturstellung ist auch hier eine Osteosynthese angezeigt (Spongiosa-Schraube).

Bei einer *bikondylären Oberschenkelfraktur* ist ebenfalls zu unterscheiden zwischen Fissuren bei regelrechter Gelenk- und Achsenstellung und solchen, wo die

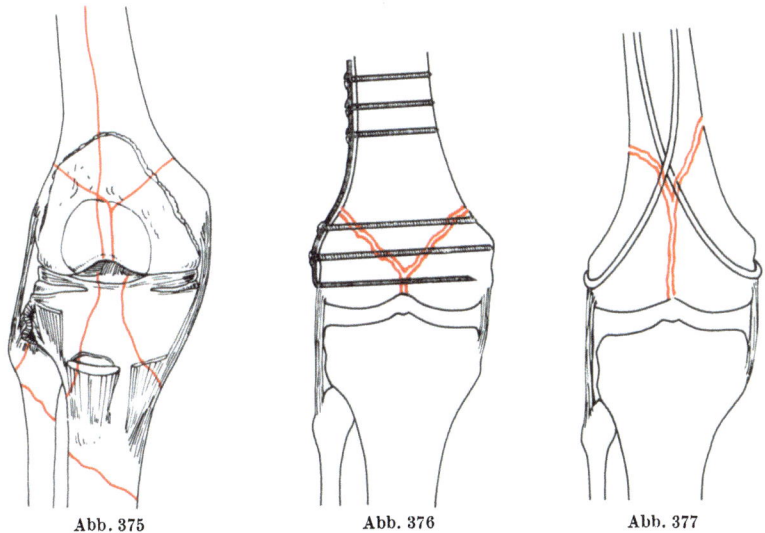

Abb. 375.   Abb. 376.   Abb. 377.

Abb. 375. Verschiedene Bruchformen an der Oberschenkelrolle, Schienbeinkopf und Wadenbeinköpfchen

Abb. 376. Kondylenplatte bei Bruch der Oberschenkelrolle

Abb. 377. Y-Bruch mit liegenden Rushpins

Kondylen verschoben und auseinandergedrängt sind (Y-, V- oder T-Bruch). Die Ursache ist in einer mehr oder minder starken Gewalteinwirkung auf das gebeugte Kniegelenk zu suchen. Konservativ läßt sich häufig mittels eines Drahtzuges durch die Schienbeinrauhigkeit, wenn nötig Druck auf die Rolle und Abduktion oder Adduktion im Kniegelenk eine gute Bruchstellung erreichen. Ist die Bruchstellung jedoch ungenügend, dann sind die Kondylen freizulegen, zu stellen und mit gekreuzten Drähten, Spongiosaschrauben, einer Kondylenplatte oder Rushpins zu fixieren mit anschließender Ruhigstellung im Beckenbeingipsverband (Abb. 376 u. 377

Der Unfallmechanismus beim *suprakondylären Oberschenkelbruch* setzt eine direkt einwirkende Gewalt voraus (Autounfall, Armaturenbrett, Steinfall im Bergbau) oder Sturz aus großer Höhe. Eine solche Bruchschädigung ist gekennzeichnet durch Verschiebung des körperfernen Bruchstückes mit Rekurvation infolge der Zugwirkung des Musculus gastrocnemius und eine Verkürzung durch den Zug der Oberschenkelmuskulatur. Gefährdet ist die Durchblutung und nervale Versorgung des Unterschenkels. Durch einen Schienbeindrahtzug mit entlastender Beugung im Kniegelenk läßt sich die Verkürzung und Rückwärtsverschiebung ausgleichen. Eine Seitwärtsverbiegung infolge der Adductorenwirkung kann durch einen Seitenzug ausgeglichen werden. Die Abb. 378 zeigt eine entsprechende Lagerung des suprakondylären Oberschenkelbruches. Um die Zugwirkung zu verstärken, muß das Fußende des Bettes durch Klotzunterlage um 20—30 cm erhöht werden. Der Dauerzug beträgt $^1/_7$ bis $^1/_{10}$ des Körpergewichtes. Kommt es nicht zu einer befriedigenden Bruchstellung und läßt sich die Rückwärtsverbiegung nicht beseitigen, dann ist operativ die Versorgung mit zwei Rushnägeln oder einer Kondylenplatte angezeigt (Abb. 379 u. 380).

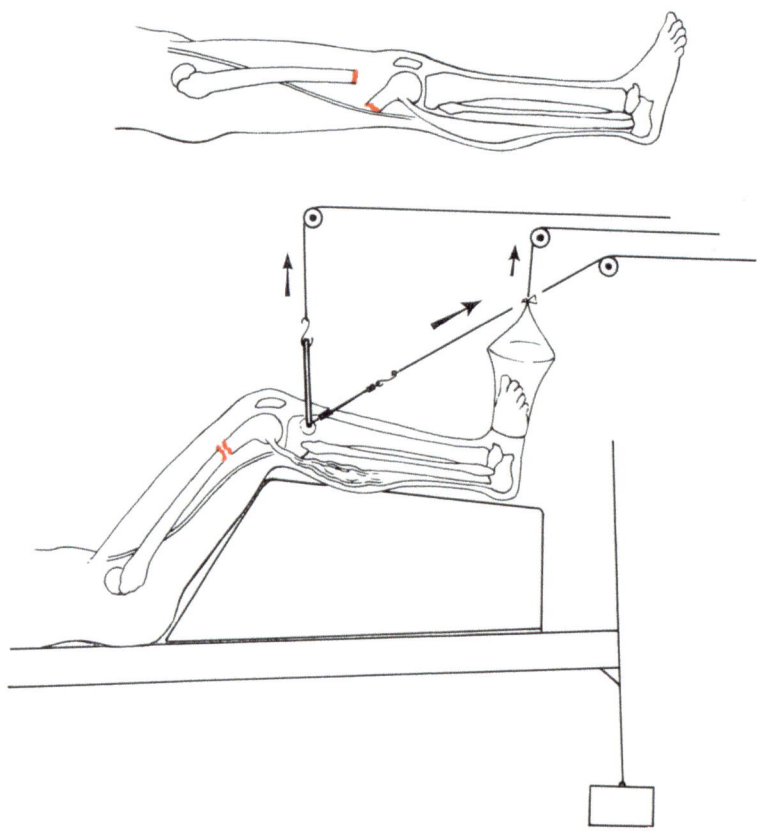

Abb. 378. Lagerung bei suprakondylärem Oberschenkelbruch

Beim *Schienbeinkopfbruch* muß das Ziel der Behandlung die stufenlose Wiederherstellung der Gelenkfläche und eine bündige Bandführung sein, um eine physiologische Gelenkstellung zwischen Oberschenkelrolle und Schienbeinkopf zu erreichen. Nur dann wird volle Belastungsfähigkeit und ausreichende Funktion gewährleistet sein und eine sekundäre Arthrosis deformans verhütet werden können. Als häufige Mitverletzung finden sich Ausrisse aus der Kreuzbandhöckerplatte, Verletzungen der Kreuz- und der Seitenbänder sowie der Menisken. Kennzeichnend für die Schienbeinkopfbrüche sind ein Gelenkerguß, örtliche Schwellung, Funktionsbeeinträchtigung und mögliche Fehlstellung des Gelenkes (X- oder O-Stellung). Die üblichen Röntgenaufnahmen in 2 Ebenen geben meist keine ausreichende Aussage über die Lokalisation und Tiefe einer etwaigen Eindellung. Schichtaufnahmen jedoch lassen das Ausmaß einer solchen Verletzung sicher erkennen.

Der *monokondyläre, laterale Schienbeinkopfbruch* ist 8mal häufiger anzutreffen als die mediale Bruchform. Ist es nur zu einer Bruchschädigung ohne Verschiebung und Eindellung der Gelenkfläche gekommen, dann genügt eine Ruhigstellung im Gipsverband für 6—10 Wochen. Die Behandlung bei einem einfachen Spaltbruch

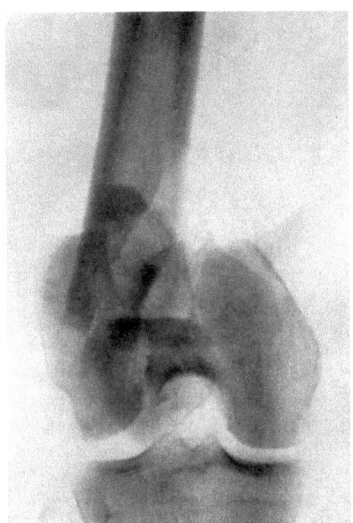 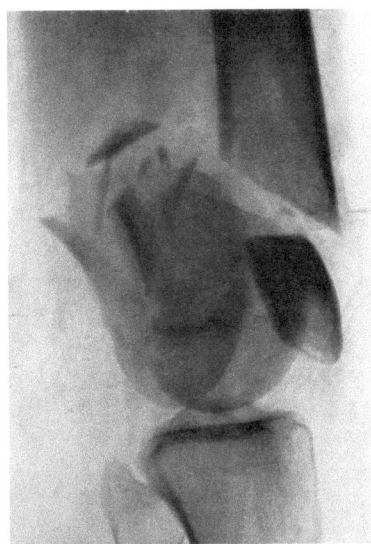

Abb. 379. Offener suprakondylärer Stückbruch und Kondylenbruch bei einer 50jährigen Frau. Versorgung am Unfalltag durch zwei Rushpins mit Verschraubung (vgl. Abb. 380)

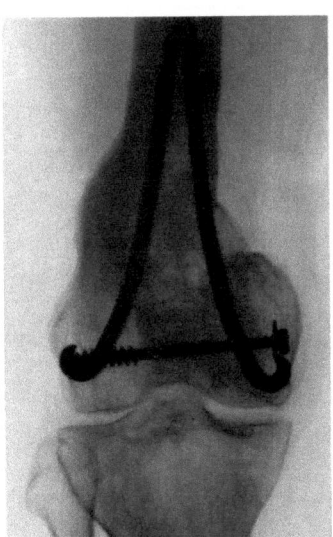 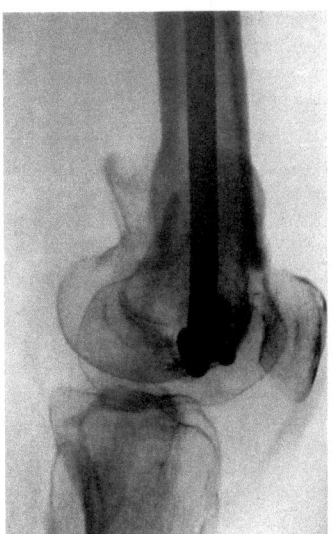

Abb. 380. Zustand 8 Monate nach Osteosynthese, vgl. Abb. 379

mit Tiefertreten der abgescherten Konsole kann konservativ sein, wenn sich durch Ab- oder Anspreizen des Unterschenkels im Kniegelenk mit Zug der Gelenkkapsel und des Bandapparates auf das Bruchstück dieses in eine gelenkgerechte Stellung bringen und halten läßt. Ansonsten ist durch eine Spongiosaschraube, Tibiakopfschraube nach ANDREESEN, Draht, Schraube oder Nagel aus Metall oder Knochen das Bruchstück zu fixieren.

Sind dagegen bei einem Eindellungsbruch Teile der Gelenkfläche in den geborstenen und verbreiterten Condylus eingebrochen, der Meniscus zerrissen und das gegenseitige Seitenband mitverletzt, so ist durch konservative Maßnahmen die

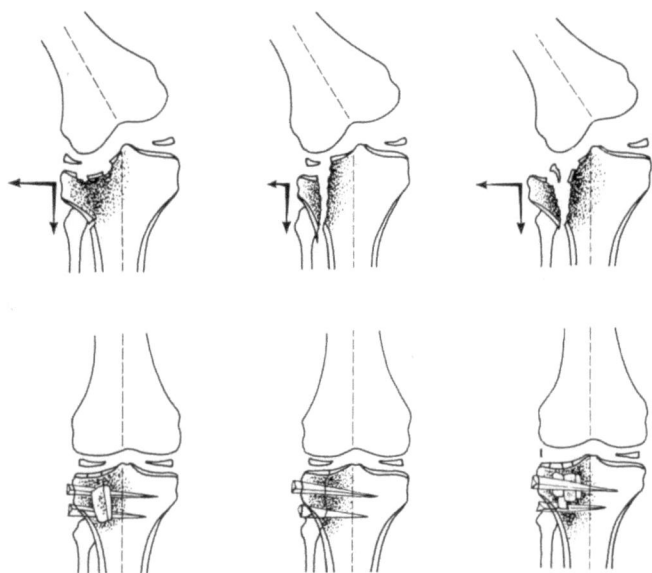

Abb. 381. Lateraler Schienbeinkopfbruch. Links oben: sog. Eierschalenbruch; mitte oben: Abscherbruch; rechts oben: Abscherung mit Impression des Schienbeinkopfes. Unterfütterung des Schienbeinkopfes durch Knochennägel und Spongiosaplatten

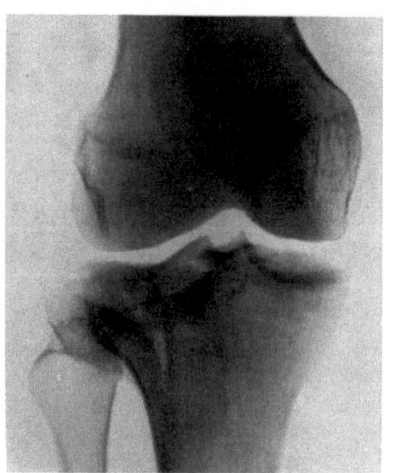
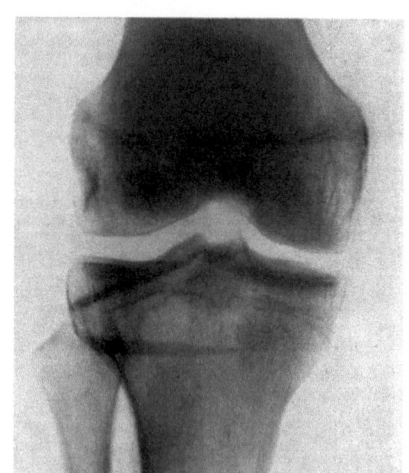

Abb. 382   Abb. 383

Abb. 382. Abscherbruch mit Impression des äußeren Schienbeinkopfes bei einem 22jährigen Mann.
Abb. 383. Vgl. Abb. 382; 3 Monate nach dem Unfall. Die äußere Konsole wurde operativ gehoben und mit Knochenkonservenspänen unterfüttert. Freie Kniegelenksbeweglichkeit

Wiederherstellung der Gelenkfläche nicht zu erreichen. Das Gelenk ist zu eröffnen und eine blutige Reposition durchzuführen. Die Bruchstücke können, wie bereits beschrieben, operativ gehalten werden. Der Aufbau der eingedellten Gelenkfläche ist nötig. Die Impression ist durch eine Spongiosa-Compacta-Unterfütterung mit Knochenspänen zu beseitigen. Die Abb. 381 zeigt die häufigsten Bruchformen des äußeren Schienbeinkopfes mit Unterfütterung durch Knochenspäne und Wiederherstellung der Gelenkfläche (Abb. 382 u. 383).

Bei der *bikondylären Tibiakopffraktur* hängt die Verschiebung der Bruchstücke von der Richtung und der Stärke der einwirkenden Gewalt ab. Zu beobachten ist meist ein Auseinanderweichen beider Kondylen durch den sie sprengenden, nach proximal eingestauchten Schienbeinschaft. Man hat zu unterscheiden zwischen Y-, T- und V-artigen Bruchformen. Durch einen ausreichenden Längszug läßt sich die Verkürzung sowie eine mögliche Achsenabweichung, Antekurvation oder Rekurvation beseitigen. Eine Verbreiterung des Schienbeinkopfes kann durch seitliche Kompression behoben werden. Eine befriedigende konservative Brucheinrichtung jedoch gelingt nur in den wenigsten Fällen. Ist konservativ keine gute Stellung zu erreichen und zu halten, dann sind die bereits angegebenen Operationsverfahren angezeigt, um eine stufenlose Gelenkfläche zu gewährleisten (Abb. 384).

Bei *Stückbrüchen des Schienbeinkopfes* in Verbindung mit Verletzungen eines oder beider Menisken, der Seiten- und der Kreuzbänder und des Gelenkknorpels ist in der Regel weder konservativ noch operativ eine befriedigende Bruch- und Gelenkstellung zu erzielen. Die Ruhigstellung ist mit 3—4 Monaten lang, das Gelenk anschließend nicht schmerzfrei und ungenügend belastungsfähig, so daß sich häufig eine schmerzhafte Gelenksteife einstellt und die Indikation zur Arthrodese gegeben ist.

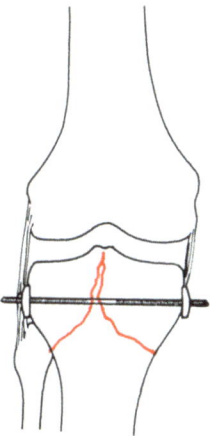

Abb. 384. Schienbeinkopfbruch mit Andreesen-Schraube

Als kniegelenksnahe Bruchform ist noch der *infrakondyläre Schienbeinbruch* hervorzuheben. Durch eine Verschiebung des körperfernen Bruchstückes nach dorsal und proximal ist eine Verletzung der Arteria poplitea leicht möglich. Die Brucheinrichtung geschieht durch einen Fersenbeindrahtzug. Ein Genu recurvatum ist unbedingt zu vermeiden.

Zu einem *Bruch des Wadenbeinköpfchens* kommt es durch unerwartetes Abspreizen des Oberschenkels bei feststehendem Unterschenkel, wobei der obere seitliche Köpfchenanteil meist abgerissen wird. Eine Mitverletzung des Nervus fibularis ist möglich. Die Behandlung kann konservativ erfolgen oder operativ bei seitlichem Bandausriß notwendig sein durch Befestigung des ausgerissenen Bruchstückes mit Kirschnerdrähten oder Drahtnaht.

Der *Kniescheibenbruch* entsteht durch unmittelbare Gewalteinwirkung oder indirekt durch eine unerwartete Anspannung des Musculus quadriceps bei gebeugtem Kniegelenk. Es ist zu unterscheiden zwischen Fissuren und Ausrissen am oberen oder unteren Kniescheibenpol, Querbrüchen (80% aller Bruchformen), Längsbrüchen und Schrägbrüchen sowie Stückbrüchen und sternartigen Bruchformen. Das Ziel der Behandlung ist die Wiederherstellung der Streckfunktion des Kniegelenkes und die Herstellung der Kniescheibengelenkfläche. Differentialdiagnostisch ist eine Patella partita auszuschließen.

Ist beim Querbruch klinisch und röntgenologisch keine Diastase der Bruchenden festzustellen und die Streckfunktion aktiv ausführbar, der sehnige Streckapparat also nicht oder nur unbedeutend geschädigt (subaponeurotischer Bruch), dann genügt ein in Streckstellung angelegter Gipsverband für 4—6 Wochen. Ist hingegen eine Stufe zu tasten, die sich durch Druck nach Überstreckung im Kniegelenk beseitigen läßt, dann kann ebenfalls eine konservative Behandlung ausreichen (Abb. 386). Besteht jedoch neben einer Stufenbildung in der Gelenkfläche noch eine Diastase und ist der Streckapparat zerrissen, was sich in einem aktiven Streckdefizit äußert, dann ist eine operative Versorgung unerläßlich (Abbildung 387 u. 388). Bei geschlossenen

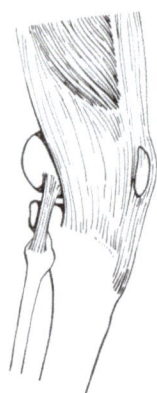
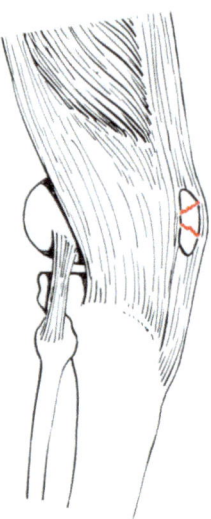

Abb. 385. Funktionstüchtiger Streckapparat des Kniegelenkes und die zur Extensionsbehinderung führenden Verletzungen am Beispiel des Kniescheibenbruches

Abb. 386. Subaponeurotischer Bruch der Kniescheibe mit ausreichender Kraftübertragung durch den Streckapparat

Brüchen mit intakten Hautverhältnissen führen wir die operative Versorgung in den ersten 10 Tagen durch. Es ist dabei zu beachten, daß keine abgerissenen

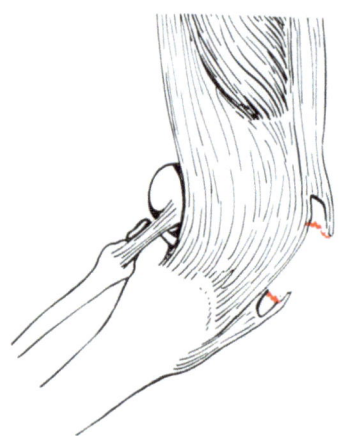
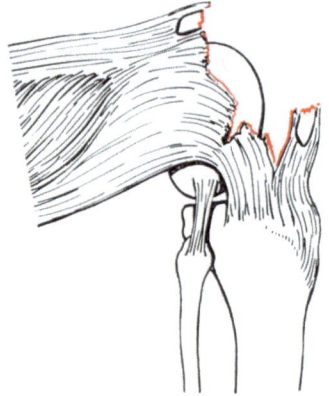

Abb. 387. Klaffender Frakturspalt der Kniescheibe mit teilweiser Zerreißung des Streckapparates

Abb. 388. Kniescheibenbruch mit zusätzlicher Zerreißung des Reservestreckapparates

Teile der Strecksehne sich zwischen die Frakturteile als Interpositum legen und dadurch die Adaptation der Bruchenden und eine ungestörte Heilung verhindern. Als Operationsverfahren hat sich die Drahtumschlingung der Kniescheibe, die Cerclage oder die Knochennaht und Zuggurtung bewährt (Abb. 389). Wichtig ist bei allen anderen angegebenen Operationsmöglichkeiten, es handelt sich dabei jeweils um Variationen und Kombinationen der erwähnten Techniken. daß die Kniescheibengelenkfläche stufenlos wiederhergestellt und der Strecksehnenapparat (U-Nähte mit Zwirn) genäht wird. Nur so sind Gelenkarthrosen und eine Streckinsuffizienz zu vermeiden.

Längsbrüche und Schrägbrüche erfordern ebenfalls operative Versorgung bei Diastase und Verschiebung der Bruchstücke.

Stückbrüche mit Stufenbildung in der Gelenkfläche müssen ebenfalls operativ gestellt werden. Wir bevorzugen eine, die ganze Kniescheibe umfassende Drahtumschlingung. Gelingt es jedoch nicht, insbesondere bei zahlreichen kleinen und kleinsten Bruchstücken und Knorpelabsprengungen von der Kniescheibengelenk-

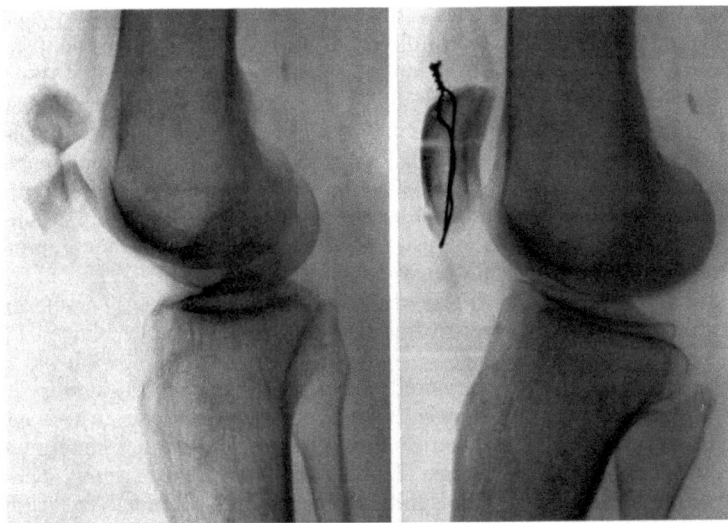

Abb. 389. Links: Stückbruch der Kniescheibe bei einer 76jährigen Frau. Rechts: operative Versorgung mit Drahtumschlingung

fläche dieselbe stufenlos wiederherzustellen und die verschiedenen Bruchstücke zu halten, dann sollte man sich nach den mitgeteilten guten funktionellen Ergebnissen nicht scheuen, eine vollständige Entfernung der Patella vorzunehmen (J. BÖHLER, GROVES u. a.). Es ist jedoch wichtig, vor der Operation die Patienten auf die mögliche Notwendigkeit einer vollkommenen Entfernung der Kniescheibe hinzuweisen.

Bei Ausrissen vom oberen oder unteren Kniescheibenpol kann durch eine Überstreckung im Kniegelenk versucht werden, eine gute Bruchstellung zu erreichen. Gelingt dies nicht, dann wird eine Drahtnaht oder die Entfernung des Kniescheibenpols mit Naht des Ligamentum patellae proprium notwendig werden.

Bei offenen Brüchen führen wir bei sauberen Wundverhältnissen eine sofortige operative Versorgung des Kniescheibenbruchs durch. Es ist jedoch Zurückhaltung geboten, wenn die Verletzung längere Zeit zurückliegt, Wunde und Kniegelenk verschmutzt und bereits Entzündungserscheinungen vorhanden sind.

Die *Epiphysenlösungen* und *gelenknahen Brüche bei Kindern und Jugendlichen* sind durch spätere Wachstumsstörungen gefährdet, Spätschäden (Wachstumsstörungen, vorzeitiger teilweiser oder vollständiger Verschluß der Epiphysenfuge, Fehlstellung im Kniegelenk) lassen sich auch durch eine schonende genaue Brucheinrichtung nicht immer vermeiden. Nachuntersuchungen in Abständen von 6—9 Monaten ermöglichen eine baldige Erkennung von Wachstumsstörungen und damit Einleitung einer orthopädischen Versorgung (Klammerung, Osteotomien). Spätschäden werden um so mehr zu erwarten sein, je jünger der Patient ist.

Zu Epiphysenlösungen am distalen Oberschenkelende kann es durch eine unmittelbare auf die Epiphyse einwirkende Gewalt oder durch eine unerwartete Überstreckung im Kniegelenk mit Drehbewegungen nach innen oder außen kommen. Die Lösung ist nach allen Richtungen möglich, meist erfolgt sie jedoch nach vorne mit gleichzeitiger Seitwärtsverschiebung. Schmerzen, Schwellung, Funktionsminderung und Vergröberung des Kniegelenkes prägen das klinische Bild. Röntgenaufnahmen und Vergleichsaufnahmen der gesunden Seite sichern die Diagnose. Wegen eines möglichen Druckes und Überdehnung der Poplitealgefäße durch die Femurmetaphyse bei Epiphysenlösungen nach vorne ist auf Durchblutungsstörungen zu achten. Die Brucheinrichtung gelingt bei frischen Verletzungen meist leicht. Bei der Epiphysenlösung nach vorne empfiehlt sich nach Beseitigung der Lösung eine Ruhigstellung im Gipsverband für 6—8 Wochen. Ist die Epiphysenfuge nicht in guter Stellung zu halten, so kann das Kniegelenk für 2—3 Wochen in einer Beugestellung von 90 Grad eingegipst und anschließend dann in Funktionsstellung für weitere 4—6 Wochen ruhiggestellt werden. Bei Verschiebung nach hinten ist das Knie zunächst für 2—3 Wochen in Streckstellung und anschließend in Funktionsstellung einzugipsen. Zu einer operativen Ruhigstellung (Schraube, Drähte, Knochennägel) sollte man sich nur bei einem unmittelbar bevorstehendem Epiphysenschluß entschließen.

Besteht röntgenologisch keine Verschiebung der Epiphyse, jedoch Aufklappbarkeit der Fuge bei gehaltenen Aufnahmen, so ist das Kniegelenk ebenfalls für 4—6 Wochen ruhigzustellen.

Der suprakondyläre Oberschenkelbruch und die Bruchschädigung der Oberschenkelrolle bei Kindern und Jugendlichen sowie die seltener zu beobachtenden Epiphysenlösungen am proximalen Schienbeinende und Bruchschädigungen des Schienbeinkopfes bieten die gleiche Klinik wie beim Erwachsenen. Die Brucheinrichtung und Beseitigung der Epiphysenlösung hat schonend zu erfolgen mit dem Ziel der Wiederherstellung der Kondylengelenkfläche und der Achse. Die Ruhigstellung geschieht im Beckenbeingips oder in Beingipsverbänden, bei kleinen Kindern mit suprakondylären Brüchen durch einen Heftpflasterzugverband.

Band- und Kapselverletzung

Die Verletzungen im Bereich des Kniegelenks sind infolge seines anatomischen Aufbaues, des stetigen Gebrauches und der im täglichen Leben, insbesondere im Straßenverkehr und Berufsleben, ausgesetzten Gefahrenmöglichkeiten vielgestaltig.

Die *Vorgeschichte* und insbesondere die *Berufsanamnese* sind erschöpfend zu erheben, um frühere Infekte (Tuberkulose, Lues, Gonorrhoe) und Unfälle sowie Berufserkrankungen (Meniscus, Schleimbeutel) auszuschließen. Die Angaben über Dauer der Schmerzen, Beschwerden, insbesondere beim Treppensteigen, Angaben über Schwellungsneigungen und Ergüsse, Streck- und Beugehemmungen sind unter Berücksichtigung des bekannten Kausalitätsbedürfnisses der Patienten kritisch zu bewerten und in Übereinstimmung mit den klinischen und röntgenologischen Befunden zu bringen.

Die *Untersuchung* eines verletzten oder geschädigten Kniegelenkes muß gründlich sein. Oberflächlichkeiten führen zu Fehldiagnosen, falschen Behandlungsvorschlägen und Behandlungsmaßnahmen mit überlanger Krankheitsdauer und häufig nicht mehr korrigierbaren Folgen. Der Untersuchungsgang muß systematisch sein, wobei stets das gesamte Bein als Funktionseinheit und das vermutlich gesunde Bein (Arthrosis deformans, Achsenverhältnisse) zu untersuchen ist.

Schon bei der *äußeren Betrachtung* sind Hinweise für eine bestehende Schädigung des Kniegelenkes zu gewinnen. Der Spannungszustand der Muskulatur ist zu prüfen und eine etwaige Muskelminderung zu beachten. Die Umrißzeichnung des Kniegelenkes kann allgemein verstrichen sein durch einen intraartikulären Erguß oder eine Kapselschwellung, sie kann umschrieben vergröbert sein durch einen örtlichen Bluterguß im Gewebe oder in einem Schleimbeutel. Als äußere Verletzungszeichen sind Schürfwunden, Wunden (geschlossene oder offene Kniegelenksverletzungen), Blutergüsse und Fremdkörper zu beachten.

Durch *Palpation* ist differentialdiagnostisch eine Bursitis von einer Kapselschwellung oder einem intraartikulärem Erguß abzugrenzen. Meniscuscysten, Ganglion, Weichteiltumoren sowie gut- oder bösartige Knochentumoren werden häufig als Traumafolgen fehlgedeutet. Durch Palpation ist je nach Lokalisation eines Druckschmerzes am Ursprung, im Verlauf oder am Ansatz des Bandes eine Aussage über eine Seitenbandverletzung zu erhalten. Meniscusverletzungen können durch einen Druckschmerz über dem jeweiligen Gelenkspalt gekennzeichnet sein. Bei Verletzungen des Streckapparates und der Kniescheibe ist ein Hoch- oder Tiefstand der Patella zu beachten.

Die *funktionelle Untersuchung* gibt Aufschluß über eine Arthrosis deformans oder eingeklemmte Knorpel- oder Knochenabsprengungen (Knirschen, Reiben, Krachen). Neben der Beuge- und Streckfähigkeit des Kniegelenkes ist eine Funktionsaussage über die Seiten- und Kreuzbänder durch die Aufklappbarkeit des Gelenkspaltes mit An- oder Abspreizschmerz sowie durch Schubladenzeichen zu gewinnen. Eine Bewegung darf nicht, auch nicht in Narkose, erzwungen werden. Gang und Stand, Vorfuß- und Fersengang sowie Einbeinstand, Fußsohlenbeschwielung und Kniebeugen sind zu prüfen.

Röntgenaufnahmen des Kniegelenkes sind stets in zwei Ebenen anzufertigen, wenn notwendig durch Schrägaufnahmen und Vergleichsaufnahmen der gesunden Seite zu ergänzen. Durch Vergleichsaufnahmen können spätere Begutachtungen mit zwangsläufigen Zusammenhangsfragen (vorübergehende oder richtungsweisende Verschlimmerung einer Arthrosis deformans, Osteochondrosis dissecans, Chondromatosis) wesentlich erleichtert und in ihrer Aussage verbindlich werden. Manchmal werden Schichtaufnahmen erforderlich sein, so bei freien Gelenkkörpern (Mausbett), bei Brüchen der Oberschenkelrolle oder des Schienbeinkopfes, hier zur genauen Tiefen- und Ortsbestimmung einer Eindellung. Gehaltene Funktionsaufnahmen sind zu empfehlen zur dokumentarischen Festlegung eines Bandschadens (Seiten- oder Kreuzbänder).

Eine Gelenkpunktion aus therapeutischen oder diagnostischen Gründen ist oft nicht zu umgehen. Sie stellt einen intraartikulären Eingriff dar und muß daher unter entsprechenden aseptischen Bedingungen bei strenger Indikation durchgeführt werden (WACHSMUTH). Um das Verschleppen eines kleinen, in der Kanülenspitze sitzenden Hautcylinders in die Tiefe zu vermeiden, soll die Punktionskanüle von einem kleinen Hautschnitt her in das Gelenk eingestochen werden. Das gewonnene Punktat ist in Menge und Aussehen zu bestimmen. Bakteriologische und gegebenenfalls serologische Untersuchungen können ergänzend notwendig werden.

Die *Kontusion* des Kniegelenkes ist Folge einer direkten Gewalteinwirkung durch Schlag, Stoß, Sturz oder Einklemmen. Geschädigt werden dabei die das Gelenk umhüllenden Weichteile: Haut, Subcutis, Muskel, Fascie und Gelenkkapsel. Die Folge ist eine allgemeine oder umschriebene Schwellung durch Blutaustritt im Bereich der Prellmarken oder eine intraartikuläre Ergußbildung durch Schädigung der Synovialis. Die Behandlung besteht in Ruhigstellung durch

Lagerung auf Schiene, in feuchten Umschlägen, Schwammkompressionsverbänden, später empfehlen sich elastische Verbände und gegebenenfalls eine Gipshülse für 2—4 Wochen. Eine Punktion ist nur notwendig bei einer ausgedehnten Ergußbildung mit schmerzhafter Überdehnung der Gelenkkapsel und wenn sich der Erguß nach 4—6 Tagen nicht zurückgebildet hat.

Die *Distorsion* und *Bandverletzung* ist im allgemeinen Folge einer indirekten Gewalteinwirkung. Es werden dem Gelenk Bewegungen zugemutet, welche die physiologische Zumutbarkeit überschreiten. Zu unterscheiden ist zwischen Zerrung, Dehnung und Zerreißung von Bändern und der Gelenkkapsel.

Die Symptomatik ist gekennzeichnet durch eine schmerzhafte Funktionsminderung, eine örtliche Schwellung und gelegentlich auch eine Ergußbildung.

Bei den *Seitenbandverletzungen* ist das innere Seitenband 16mal häufiger verletzt als das äußere. Die Schädigung kann am Ansatz oder am Ursprung mit und ohne Knochenausriß sowie im Verlauf des Bandes zu beobachten sein. Die Behandlung richtet sich nach dem jeweiligen Befund. Bei einer Zerrung genügt für wenige Tage ein ruhigstellender Verband (elastische Binde, gegebenenfalls Gipshülse). Eine Dehnung oder Zerreißung mit Aufklappbarkeit des Gelenkspaltes in Streckstellung von 180° in eine X- (inneres Seitenband) oder O-Stellung (äußeres Seitenband) erfordert längere Ruhigstellung. Läßt sich der Gelenkspalt nach Dehnung des Bandes 5 mm weit aufklappen, dann empfiehlt sich, eine Gipshülse für 2 bis 4 Wochen anzulegen. Liegt dagegen eine Zerreißung vor und läßt sich der Gelenkspalt um mehr als 5 mm aufklappen, dann ist ein Gipsverband je nach Alter des Patienten für 8—10 Wochen notwendig. Wichtig ist, daß durch den Gipsverband das betroffene Kollateralband entspannt ruhig gestellt wird. Das Ziel der Behandlung ist eine feste, schmerzfreie Gelenkführung, um bei freier Gelenkfunktion späteren unfallbedingten Aufbrauchserscheinungen vorzubeugen. Eine operative Behandlung durch Naht des zerrissenen Seitenbandes sollte man nur bei offenen Verletzungen durchführen und auch nur dann, wenn das Operationsfeld nicht verschmutzt ist und das verletzte Band sich anbietet.

Selten ist die *Interposition eines Seitenbandes* am Kniegelenksspalt zu beobachten. Sie ist gekennzeichnet durch eine örtliche Druckschmerzhaftigkeit mit Einziehung der Haut am Gelenkspalt. Röntgenologisch findet sich ein erweiterter Gelenkspalt. Die Behandlung besteht in einer operativen Freilegung mit Beseitigung der Interposition.

Ausrisse des äußeren Seitenbandes am Wadenbeinköpfchen sind in 7% der Fälle von einer Mitbeschädigung des Nervus fibularis begleitet. Konservativ empfiehlt sich ein ruhigstellender Gipsverband in leichter Abduktion für 6—8 Wochen und wenn nötig bei einem Knochenausriß eine Drahtumschlingung oder Fixation durch einen Kirschnerdraht. Der Nerv kann gedehnt oder durch unmittelbare Gewalteinwirkung durchtrennt sein. Eine neurologische Untersuchung ist notwendig und gegebenenfalls eine operative Versorgung durchzuführen.

Wichtig erscheint uns hier hinzuweisen auf die Möglichkeit der Entstehung einer *Fibularisschädigung* durch Gipsdruck oder Zinkleimverbände, durch Lagerung auf ungepolsterten Schienen, sowie durch primär angelegte Rundgipsverbände. Letztere sind zu spalten, und grundsätzlich sollte der Bereich des Wadenbeinköpfchens vor Anlegen des Gipsverbandes durch eine Schaumgummilage oder Filz abgepolstert sein.

Als späterer diagnostischer Hinweis auf eine mitgemachte Innenbandverletzung dient häufig der sog. Begleitschatten nach STIEDA-PELLEGRINI. Derselbe weist nach JONASCH bestimmte Formen und ein gesetzmäßiges Wachstum auf und ist frühestens 34 Tage nach dem Unfall zu beobachten. Eine Behandlung ist nicht erforderlich.

Eine *Kreuzbandverletzung* ist meist mit einer Verletzung der Seitenbänder, insbesondere des Innenbandes oder einer Bruchschädigung des Schienbeinkopfes vergesellschaftet. Stets ist sie bei Verrenkungen des Kniegelenkes zu beobachten.

Funktionell wird vom hinteren Kreuzband bei gebeugtem Kniegelenk die Verschiebung des Schienbeinkopfes nach dorsal verhindert, während das vordere die Überstreckung des

Kniegelenkes und die Verschiebung des Schienbeines nach vorne verhütet. Die funktionelle Beziehung zwischen Seitenbändern, der intakten Gelenkkapsel, den Muskelansätzen, dem Bau der Oberschenkelrolle und des Schienbeinkopfes, ist so vielgestaltig und sich ergänzend, daß trotz einer Schädigung oder Verletzung eines dieser Teile, insbesondere des vorderen Kreuzbandes, die fehlende oder geminderte Funktion zunächst nicht ohne weiteres diagnostiziert werden kann.

Es ist zu unterscheiden zwischen vollständigen oder teilweisen Rissen im Kreuzbandverlauf, Ausrissen am Ursprung oder Ansatz mit möglichen Knochenausrissen aus der Oberschenkelrolle oder der Kreuzbandhöckerplatte. Das klinisch augenfälligste Symptom ist das sog. positive *Schubladenzeichen* nach vorne bei Schädigung des vorderen oder nach hinten bei Durchriß oder Abriß des hinteren Kreuzbandes. Bei gebeugtem Kniegelenk zwischen 90—120° gleitet der Unterschenkel gegenüber dem Oberschenkel nach vorne bzw. nach hinten und bei Abrissen beider Kreuzbänder läßt sich der Unterschenkel mühelos im Sinne eines „Schlotterknies" verschieben. Es ist nicht immer leicht, eine frische Kreuzbandschädigung bei einem vorhandenen Erguß festzustellen, zumal sich die Schubladenzeichen wegen schmerzhafter Funktionsminderung nicht prüfen lassen. Insbesondere ergeben sich differentialdiagnostische Schwierigkeiten bei der Abgrenzung von Meniscusverletzungen.

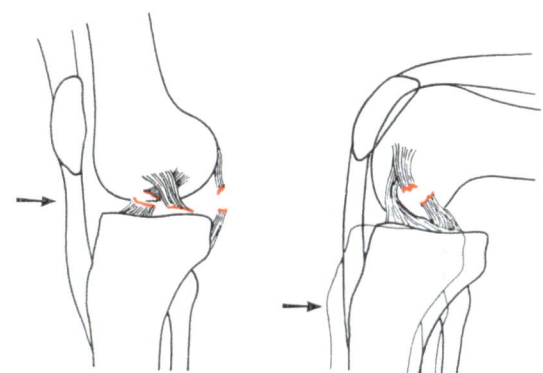

Abb. 390. Verletzung der Kreuzbänder mit angezeigtem Unfallmechanismus (Pfeil)

Der Unfallmechanismus ist meist in einer unmittelbaren Gewalteinwirkung auf das Gelenk zu suchen die zu einer plötzlichen Dorsalverschiebung des Schienbeinkopfes bei gebeugtem Kniegelenk geführt hat (Abb. 390). Die Behandlung einer Kreuzbandverletzung ist zunächst konservativ durch Ruhigstellung im Gipsverband im Winkel von 170° für 8—10 Wochen und richtet sich nach dem jeweiligen klinischen und röntgenologischen Erstbefund (Knochenausrisse: Ansatz — Ursprung). Bei Aus- oder Abrissen aus der Kreuzbandhöckerplatte empfiehlt sich eine Ruhigstellung in Überstreckung des Kniegelenkes für etwa 3 Wochen. Ist die Streckung durch eine ausgerissene und verschobene Kreuzbandhöckerplatte gehemmt, dann ist eine operative Zurückverlagerung, gegebenenfalls mit Fixation durch Ausziehdraht angezeigt. Die operative Versorgung einer frischen Kreuzbandzerreißung ist wenig erfolgversprechend.

Zu *Meniscusverletzungen* kann es beim Sport (Fußball, Skilaufen, Hochsprung, Weitsprung usw.), bei der Arbeit und bei sog. körpereigenen Traumen kommen. Bei gebeugtem Kniegelenk mit plötzlicher Drehung bei feststehendem Fuß oder bei seitlichem Einknicken kann der Meniscus und insbesondere das Hinterhorn sich lösen, einreißen oder zermalmt werden. Die unfallbedingten Zerreißungen eines geweblich gesunden Meniscus weisen charakteristische Rißformen auf, wie Korbhenkelrisse, Längsrisse, Querrisse und zungenförmige Rißbildungen (KRÖMER).

Zur Diagnostik ist die genaue Kenntnis der Vorgeschichte (Beruf, Sport) und besonders des Unfallmechanismus nötig. Eine plötzliche Einklemmung mit Streckhemmung von 20—30°, wie sie besonders bei Korbhenkelrissen auftritt ist ein nicht fehlzudeutendes Charakteristikum. Differentialdiagnostisch ist eine

Osteochondrosis dissecans mit freiem Gelenkkörper auszuschließen. Stets besteht eine Druckempfindlichkeit am inneren oder äußeren Gelenkspalt. Außerdem ist bei Beugung des Kniegelenkes ein Wandern des Druckpunktes nach dorsal feststellbar. Bei Rotation im gebeugten Kniegelenk sind vermehrte Schmerzen über dem Gelenkspalt auszulösen (BRAGARD, KRÖMER, STEINMANN u. a.). Ein begleitender Gelenkerguß ist möglich.

Ein *eingeklemmter Meniscus*, insbesondere wenn es sich um einen jugendlichen Patienten handelt, sollte bei einer Erstverletzung in Vollnarkose „eingeschüttelt" werden. Die Ruhigstellung erfolgt in einem Gipsverband für insgesamt 6 bis 8 Wochen. Konservative Therapie ist bei einer Erstverletzung stets zu versuchen. Der Erfolg ist abhängig von der Lokalisation und der Ausdehnung des Meniscusrisses. So kann durch die bestehende Blutgefäßversorgung über die sog. Regenerationszone und die Synovialis ein kapselnaher Riß ausheilen, während im gefäßlosen Abschnitt der Meniscus keine „Heilungsaussicht im Sinne eines Narbenschlusses" erwarten läßt. Bei wiederkehrenden Beschwerden mit Ausbildung eines „reizempfindlichen Kniegelenkes" (BÜRKLE DE LA CAMP) und entsprechenden klinischen Befunden ist eine Arthrotomie mit vollständiger Entfernung des Meniscus angezeigt.

Durch die *Regenerationszone* nach HENSCHEN, dem capillarreichen, bindegewebigen Kapselansatz, die auch bei vollständiger Entfernung noch erhalten bleibt, kommt es unter Mithilfe der formbildenden Gelenkfunktion bei intakter Synovialis und physiologisch zusammengesetzter Synovia zur Ausbildung eines funktionstüchtigen Ersatzgewebes, einem sog. falschen Regenerat. Letzteres besteht aus capillarreichem, festem, geordnetem Bindegewebe und ist in seiner Struktur und Entwicklung abhängig von den oben angegebenen Faktoren. Das Regenerat ist jedoch auch Aufbrauchserscheinungen und Verletzungen unterworfen. Nach sachgemäßer Durchführung einer vollständigen Meniscusentfernung darf mit der Ausbildung eines derartigen Ersatzgewebes gerechnet werden.

Bei der *Meniscusentfernung* ist auf das Aussehen des Meniscus, ob glatt, spiegelnd, gelblich, stumpf oder opal und auf „Blutpunkte" zu achten, weiterhin auf die Rißform, den Meniscusrand sowie die Beweglichkeit. Es bedarf wohl keines besonderen Hinweises, daß der Gelenkbinnenraum soweit wie nur möglich einzusehen ist, um Knorpelschäden (Arthrosis deformans, Osteochondrosis dissecans, Mausbett), eine Synovialitis sowie Befunde am Hoffaschen Fettkörper (Fibrose, Entzündung, Hypertrophie) zu erkennen. Durch eine histologische Untersuchung sollten etwaige degenerative Veränderungen primärer oder sekundärer Art ausgeschlossen werden.

Eine postoperative Ruhigstellung ist für 2—3 Wochen zu empfehlen. Bei auftretender Überwärmung des Kniegelenkes, bei Kapselschwellung und Reizergüssen ist weitere Bettruhe mit antiphlogistischer Behandlung erforderlich. Mit einer Punktion bei Ergüssen ist Zurückhaltung geboten.

Von den Meniscusverletzungen ist der *Meniscusschaden auf degenerativer Grundlage* abzugrenzen und insbesondere der des Bergmannes im Sinne der Berufserkrankung Nr. 42 der 6. Berufskrankheitenverordnung. Bei letzterem kommt es durch Beugezwangshaltungen mit Druck- und Scherkräften, Drosselung der Gefäßversorgung, besonders im Bereich des Hinterhornes zu einem schrittweisen Aufbruch des Meniscusgewebes mit zunehmender Riß- und Schadenbereitschaft. Eine vollständige Meniscusentfernung erspart in solchen Fällen dem Gelenk weitere Schäden (chronische Synovialitis, Arthrosis deformans). Der gesetzte Substanzverlust wird auch hier durch ein sog. Regenerat ersetzt (ANDREESEN, BÜRKLE DE LA CAMP, BLUMENSAAT, LAARMANN, SPRINGORUM u. a.).

Ergänzend sei noch hingewiesen auf eine *Meniscusverkalkung*, die bei 0,3—0,5% im Röntgenbild und histologisch bei degenerativ geschädigten Menisken in bis zu 30% der Fälle nachgewiesen werden kann. Sie kann primär, also nicht traumatisch oder sekundär, also posttraumatisch auftreten. Bei therapieresistenten Beschwerden infolge zunehmender Aufbrauchserscheinungen im Gelenk empfiehlt sich die operative Entfernung.

Verletzungen des Strecksehnenapparates ereignen sich durch direkte Gewalteinwirkung (Schlag, Stoß) oder durch ein indirektes Trauma. Zu einem subcutanen

Riß der Rectussehne kommt es durch eine starke, unmittelbar einwirkende Gewalt, wenn die Sehne beim Unfall angespannt war (Abb. 391).

Spontanrisse beruhen auf degenerativ oder entzündlicher Grundlage und sind bei Patienten im 6. und 7. Lebensjahrzehnt zu beobachten. Bevorzugt sind Übergewichtige, wobei doppelseitige Verletzungen nicht selten sind.

Neben der klinischen Diagnostik sind Röntgenaufnahmen beider Kniegelenke notwendig. Der unfallbedingte Tiefstand der Kniescheibe wird bei einer Beugung von 60—80° besonders deutlich.

Das Ziel der Behandlung bei vollständiger oder teilweiser Kontinuitätsunterbrechung besteht darin, die Sehnenenden operativ zu vereinigen. Um einer Atrophie der Oberschenkelmuskulatur vorzubeugen, sollte bereits nach einer

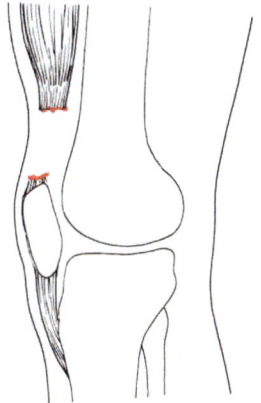

Abb. 391. Tiefstand der Kniescheibe bei Riß der Rectussehne

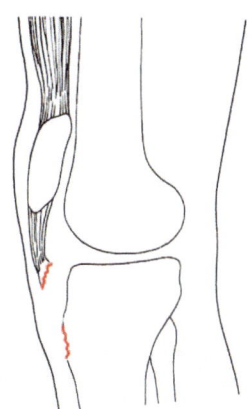

Abb. 392. Abriß der Tuberositas tibiae mit Hochstand der Kniescheibe

Woche mit steigernden aktiven Anspannungs- und späteren Hebeübungen begonnen werden. Die operative Versorgung kann sofort, wenn es die örtlichen Wundverhältnisse erlauben, oder nach etwa 10 Tagen (abgeheilte Schürfungen, Wunden, Rückbildung der Schwellung oder Gelenkergüsse) durchgeführt werden. Die Naht läßt sich gewöhnlich bei gestrecktem Kniegelenk leicht durchführen. Operative Schwierigkeiten können auftreten, wenn der Ausriß unmittelbar am oberen Kniescheibenpol liegt. Mittels einer durch die Patella gebohrten Drahtnaht gelingt jedoch eine feste Adaptation.

Eine Kontraktur der Quadricepssehne nach veralteten Rissen läßt sich durch die Verlängerung der Sehne (Z-Plastik, Fascienstreifen, einkerben am Übergang von Muskulatur zum sehnigen Anteil) beheben. Häufig ist neben einer Schrumpfung des Musculus quadriceps noch eine narbige Verlötung des Musculus vastus intermedius mit dem Oberschenkelknochen vorhanden. Bei einer solchen extraartikulär bedingten, fibrösen Streckstefe empfiehlt sich die sog. Payr-Plastik um durch Mobilisation des Muskels wieder eine ausreichende Gelenkfunktion zu ermöglichen.

Beim Riß des Ligamentum patellae hat man zu unterscheiden zwischen Subcutanrissen, entstanden durch eine unmittelbare Gewalteinwirkung und sog. Spontanrupturen auf degenerativ oder entzündlicher Grundlage. Die Symptomatik ist gekennzeichnet durch eine hochstehende Kniescheibe, eine tastbare Diastase, Schwellung und geminderte bis aufgehobene Streckfunktion. Eine operative Wiederherstellung durch Naht ist unerläßlich.

Der *Abriß der Tuberositas tibiae* (Abb. 392) entsteht durch direkte oder indirekte Gewalteinwirkung. Die einzuschlagende Behandlung richtet sich nach der Schwere der Verletzung. Ist die Tuberositas klaffend aus ihrem Bett gelöst und die Kniescheibe steht hoch, dann ist die Tuberositas operativ wieder durch Schraube oder Knochennagel in ihrem Bett zu fixieren. Für 4—6 Wochen ist das Bein im Gipsverband ruhigzustellen.

Verrenkungen

Die Verrenkung der Kniescheibe erfolgt durch erhebliche direkte oder indirekte Gewalteinwirkung (plötzliche Drehung des Unterschenkels im Kniegelenk). Die Verrenkung ist bei unmittelbarem Stoß zu beobachten, wie man sie bei einem Knieanprall im Straßenverkehr (Armaturenbrett, Stoßstange) antrifft. Die Richtung der Verrenkung wird von der Richtung der einwirkenden Gewalt bestimmt. So unterscheidet man zwischen Luxation nach außen (häufig) und innen sowie den seltenen Luxationen in der Längs- und Querachse. Häufig ist eine Verrenkung in 2 Ebenen zu beobachten. Das Erkennen einer Kniescheibenluxation ist durch die bestehende örtliche Fehlstellung, die Konturabnormität und im Röntgenbild leicht.

Sie muß stets frühzeitig und schonend beseitigt werden. Wichtig ist eine Entspannung des Rectus femoris durch Beugung im Hüftgelenk und Streckung im Kniegelenk; seitliche und vertikale Verrenkungen lassen sich so beseitigen. Eine Horizontalluxation jedoch ist meist mit einer Sehnen- oder Kapselzerreißung verbunden, weshalb operative Revision notwendig sein kann. Ohne vorhandene Nebenverletzungen (Bänder, Muskel, Knochen) genügt Ruhigstellung im Gipsverband für 4—6 Wochen.

Die angeborene und habituelle Verrenkung erfordert plastische, operative Maßnahmen (LANGE, WACHSMUTH).

Zu einer *Kniegelenksverrenkung* kommt es durch eine sehr starke, unmittelbare oder indirekte Gewalteinwirkung. Die eintretende Luxation oder Subluxation kann nach vorn oder hinten, nach außen oder nach innen erfolgen. Die Richtung der Verrenkung wird bestimmt von der Richtung der einwirkenden Gewalt. Gewöhnlich besteht eine Verrenkung in 2 Ebenen (L. BÖHLER, JONASCH, NIKOLAI). Bei Betrachtung des Kniegelenkes ist die durch eine Verrenkung bedingte Fehlstellung nicht zu übersehen. Veraltete Subluxationen können jedoch bei vorhandenem Erguß mit extrakapsulärer Schwellung diagnostische Schwierigkeiten bereiten. Gute Röntgenbilder in zwei Ebenen und gegebenenfalls ergänzende Schrägaufnahmen mit Vergleichsaufnahmen der gesunden Seite erleichtern die Diagnostik. Häufig zu beobachtende Mitverletzungen sind solche der Kreuzbandhöckerplatte, der Kreuz- und Seitenbänder, sowie Bruchschädigung an der Oberschenkelrolle und des Schienbeinkopfes. Auch Fernverletzungen, insbesondere am Hüftgelenk sind nicht selten gleichzeitig zu beobachten. Eine gefürchtete Komplikation stellt die Zerreißung der Arteria poplitea (blasser Fuß, Fußpulse) oder eine Druckschädigung derselben dar. Zerreißungen und Dehnungen des Nervus fibularis sind möglich (Prüfung der Motorik, Sensibilität).

Eine Verrenkung ist sofort und schonend zu beseitigen. In Vollnarkose mit Zug in der Längsachse des Unterschenkels und Gegenzug am Oberschenkel läßt sich meist mühelos der Unterschenkel in die gehörige Gelenkstellung führen. Durch Interposition von Gelenkkapselteilen, Seitenbändern und des Musculus vastus medialis (Knopflochmechanismus) kann die Reposition erschwert oder unmöglich sein und eine operative Behandlung erforderlich werden. Die Ruhigstellung erfolgt zunächst in einer langen Gips-U-Schiene in einer Stellung von 165—170° und anschließend mit einem langen Beinrundgipsverband für mindestens 12 Wochen. Ansonsten sind eine sekundäre Arthrosis deformans, eine Myositis ossificans traumatica sowie verminderte Bandführung mit schlechter Funktion zu erwarten.

Bei gleichzeitigem Oberschenkel- oder Schienbeinkopfbruch ist zunächst die Verrenkung des Kniegelenkes zu beseitigen (Durchblutungsstörung) und dann konservativ (Becken-Bein-Gips) oder operativ die Bruchschädigung zu versorgen. Drahtzüge sind wegen weiterer Kapsel- oder Bandschäden zu meiden.

Offene Verletzungen

Bei den *offenen Verletzungen* im Bereich des Kniegelenkes in Form von Schürfungen, Riß-, Quetsch- und Platzwunden, Stich- und Hiebverletzungen gelten bei der Versorgung die bekannten chirurgischen Grundsätze, die auch beim Kniegelenk mit allen Konsequenzen zu beachten sind. Bei kleinen, insbesondere oberflächlichen Schürfungen genügt neben einer Desinfektion ein Schutzverband, während bei ausgedehnten, größeren Wunden stets bis zur abgeschlossenen Wundheilung das Knie in einem Gips- oder Schienenverband ruhiggestellt werden muß. Auch ist das Kniegelenk wenn immer nur möglich schon am Unfallort ausreichend ruhigzustellen. Oberflächliche Wunden können in örtlicher Betäubung versorgt werden. Tiefere, ausgedehnte Wunden mit Verdacht auf Kniegelenkseröffnung sind in pneumatischer Oberschenkelblutleere und Vollnarkose zu versorgen. Die Blutleere ermöglicht ein übersichtliches Operieren.

Die offene Kniegelenksverletzung ist auch unter antibiotischem Schutz eine gefährliche, von schweren Komplikationen (Empyem, Versteifung) bedrohte Verletzung. Wunden nach Hieb, Stich oder Pfählung sind oft klein und verleiten den Ungeübten sich nur auf eine Wundausscheidung mit Naht zu beschränken und nicht durch eingehende Untersuchung eine Kniegelenkseröffnung sicher auszuschließen. Ein diagnostisch untrügliches Zeichen ist das Abfließen von Gelenkflüssigkeit und tympanitischer Klopfschall durch freie Luft im Gelenkbinnenraum (Röntgenbild!).

Bei der frischen und nicht verschmutzten Verletzung ist eine Durchspülung des Gelenkes mit antibiotischer Lösung nicht angezeigt, um eine bereits vorhandene, traumatisch bedingte Synovialitis nicht zu verstärken und eine „Entgleisung des physiologischen Gelenkstoffwechsels" zu vermeiden. Nicht zuletzt besteht die Gefahr des Einschleppens und der Verbreitung von Keimen und von Fremdkörpern. Das Gelenk ist tunlichst durch Kapselnähte zu verschließen. Bei größeren Defekten jedoch sollte ein Verschluß der Kapsel nicht erzwungen werden. Bei Hautverlusten ist unbedingt eine spannungsfreie Hautnaht, gegebenenfalls durch Lappenverschiebung anzustreben (BÜRKLE DE LA CAMP, WACHSMUTH).

Ruhigstellung im gefensterten Beckenbeingipsverband ist für 3 Wochen unerläßlich. Während dieser Zeit empfehlen sich wiederholte Untersuchungen der Blutsenkungsgeschwindigkeit und des Differentialblutbildes. Der Gipsverband sollte erst dann entfernt werden, wenn das Kniegelenk vollkommen reizlos ist, d. h. keine Kapselschwellung, keinen Erguß und keine Überwärmung mehr aufweist. Ist es zu einer entzündlichen Ergußbildung gekommen, so ist das Gelenk zu punktieren und eine „testgerechte" parenterale oder Spülungsbehandlung mit Antibioticis einzuleiten.

Schädigung der Schleimbeutel

Die durch Traumen besonders gefährdeten *Schleimbeutel am Kniegelenk* sind die Bursa suprapatellaris, die Bursa praepatellaris superficialis und die Bursa infrapatellaris. Weiterhin finden sich noch Schleimbeutel an den Seitenbändern und in der Kniekehle. Ist bei einer Kniewunde ein Schleimbeutel wie die Bursa praepatellaris eröffnet, dann sollte derselbe im ganzen entfernt werden. Durch eine unmittelbare einmalige Gewalteinwirkung oder durch wiederkehrende Mikrotraumen (Fliesenleger, Scheuerfrauen, Bergleute) kann es infolge einer chronischen, aseptischen Entzündung zu einer Ergußbildung im Schleimbeutel kommen, die zu einer örtlichen umschriebenen, fluktuierenden Schwellung führt (Abb. 393). Als Behandlung wird Ruhigstellung mit antiphlogistischen Maßnahmen und wenn nötig eine Punktion empfohlen. Bei wiederkehrenden und therapieresistenten Ergußbildungen sollte man die operative Entfernung durchführen. Eine feingewebliche und gegebenenfalls eine bakteriologische Untersuchung kann angezeigt sein. Kalkeinlagerungen bei der Bursitis calcaria sind Ausdruck eines chronisch entzündlichen Reizzustandes.

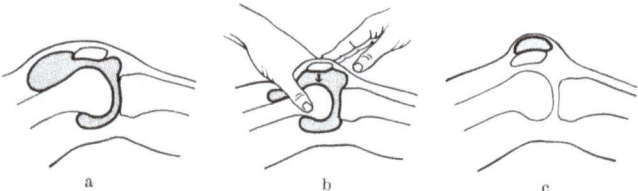

Abb. 393. Abgrenzung eines Kniegelenksergusses von einer Bursitis. a Kniegelenkserguß; b „Tanzen" der Patella, bimanuelle Untersuchung; c Erguß in der Bursa praepatellaris

Entzündungen

Die *Entzündung am Kniegelenk* reicht von infizierten Schürfungen, oberflächlichen und tiefen Wunden bis zu dem gefürchteten Kniegelenksempyem und der Kapselphlegmone. Auch in der antibiotischen Ära handelt es sich bei letzteren um eine das Leben bedrohende Erkrankung.

Für einen chronisch entzündlichen Reizzustand des Kniegelenkes mit Ergußbildung, Gelenkempyem und Kapselphlegmone hat nach WACHSMUTH folgender Satz Gültigkeit: „Es ist eine der großen Lehren des 2. Weltkrieges, daß vor einer offenen Drainagebehandlung des Kniegelenkes gewarnt werden muß und daß

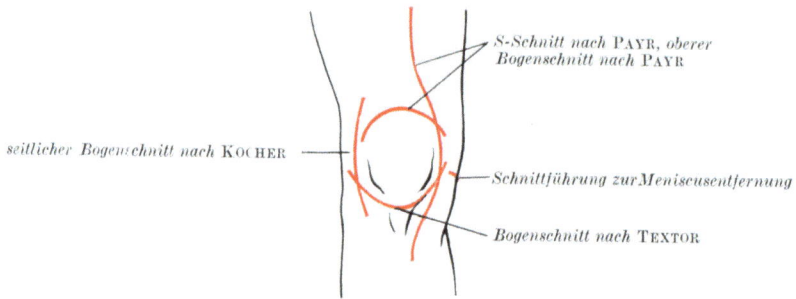

Abb. 394. Gebräuchliche Schnittführungen bei Kniegelenksoperationen

selbst ein ausgedehntes Gelenkempyem noch durch Spülungsbehandlung geheilt werden kann, während einer längerdauernden Drainage Mischinfektion, Osteomyelitis und Gelenkversteifung so gut wie sicher folgen."

Das *Empyem des Kniegelenkes* ist gekennzeichnet durch Schwellung, allgemeine Gelenkschmerzhaftigkeit, starke Druckempfindlichkeit über dem Gelenksspalt mit Rötung, Überwärmung der Haut, aufgehobene bis stark eingeschränkte Beweglichkeit, begleitet von einem septischen Krankheitsbild. Die Behandlung besteht in einer unterstützenden Allgemeintherapie (Herz-Kreislaufmittel,

Infusionen, calorienreiche Kost, Antibiotica) und den unerläßlichen lokalen Maßnahmen. Ist das Gelenkpunktat trüb, eitrig, so ist testgerechte Instillation und Spülung mit einem Breitbandantibioticum, 1000—2000 ml Spülflüssigkeit notwendig. Ist durch diese Maßnahme der Infekt nicht zu beherrschen, dann muß eine Incision, Drainage oder Gelenkresektion vorgenommen werden (Abb. 394).

Durch eine Zerstörung des Gelenkknorpels, Schrumpfung der Gelenkkapsel, Verwachsungen und Verklebungen im Kniebinnenraum ist meist die Funktion später stark behindert oder aufgehoben. Bei daraus resultierender schmerzhafter Gelenksteife kann eine Arthrodese indiziert sein.

Die *Kapselphlegmone* ist wegen des Übergreifens der Entzündung auf die fibröse Gelenkkapsel und der möglichen parartikulären Abszedierung unter die Adductorenmuskulatur, den Quadriceps oder absteigend in die Unterschenkelmuskulatur eine die Extremität bedrohende Erkrankung (Röhrenabsceß im Oberschenkel und Schienbein). Die Behandlung besteht in einer sofortigen breiten Incision mit Gegenincision, antibiotischer Behandlung sowie Ruhigstellung im Beckenbeingips. Bei notwendiger Absetzung im Oberschenkel ist die Wunde offen zu lassen und ausreichend zu drainieren.

Beim Gelenkempyem sowie der Kapselphlegmone ist das erkrankte Bein stets durch einen gefensterten Becken-Beinrundgipsverband ruhigzustellen.

Verletzungen des Unterschenkels

Von G. Böttger

Der Unterschenkel ist bei vielen Arbeits-, Straßen- und Verkehrsunfällen Gewalteinwirkungen in besonderem Maße ausgesetzt. Statistisch nehmen Unterschenkelbrüche nach den Vorderarmfrakturen den zweiten Platz in der Frakturhäufigkeit ein. Die geringere Ausbildung des Weichteilmantels ist dabei für eine Reihe von schwerwiegenden Traumafolgen mit verantwortlich zu machen. Verletzungen über der harten Unterlage des Schienbeins führen häufig zu Wunden, die durch schwere lokale Gewebszertrümmerungen charakterisiert sind und nicht selten Defektbildungen aufweisen. Dabei ist der Verschmutzungsgrad oft besonders groß. Periostzerreißungen mit Freiliegen der Tibia und offene Frakturen werden zunehmend häufiger beobachtet. Tiefgreifende Weichteildurchtrennungen unter Mitverletzung von Sehnen, Nerven und Gefäßen sind keine Seltenheit. Wegen der ungünstigen Durchblutungsverhältnisse im Unterschenkelbereich werden solche Verletzungen durch eine Vielzahl oft folgenschwerer Komplikationen bedroht.

Weichteilverletzungen

Wunden am Unterschenkel kommen in den verschiedensten Formen vor (siehe allg. Teil), wobei Verletzungen durch stumpfe Gewalt weitaus häufiger sind als scharfe Durchtrennungen. Besonders ungünstig und infektionsgefährdet sind tiefreichende Spießungsverletzungen und Platzquetschwunden mit Hautdefekten und Gewebszertrümmerungen. Ablederungen (Decollement) werden am Unterschenkel relativ häufig beobachtet. Größere Hautdefekte, die meist als Folge von direkten Gewalteinwirkungen entstehen, bereiten oft erhebliche Behandlungsschwierigkeiten.

Bei der *Wundversorgung* gelten die gleichen Grundregeln wie sie bei der Behandlung der Gelegenheitswunde bereits besprochen wurden. Die Forderung nach der radikalen operativen Beseitigung von Gewebstrümmern besteht hier in besonderem Maße. Dabei dürfen auch stark traumatisierte Hautpartien unter der Befürchtung einer fehlenden Deckungsmöglichkeit der Wunde nicht geschont werden. Durchtrennte Nerven werden wie an anderen Körperstellen primär oder sekundär genäht. Sehnenverletzungen (s. weiter unten) sind bei glatten frischen Wunden ebenfalls primär zu versorgen.

Grundsätzlich muß bei frischen Verletzungen immer die *primäre Hautdeckung* angestrebt werden. Unbedingt erforderlich ist diese Maßnahme bei freiliegendem Knochen bzw. offenen Frakturen. Wegen der an sich schon schlechten Durchblutungsverhältnisse ist größter Wert auf eine *spannungsfreie* Naht zu legen. Ist dies infolge von bestehenden Hautdefekten nicht möglich, kommen *hautplastische Maßnahmen* in Betracht. Dabei ist grundsätzlich zu unterscheiden zwischen Hautdefekten, die über freiliegenden Knochen bzw. Frakturen, über Weichteilen oder in Regionen mit starker mechanischer Beanspruchung entstanden sind. Defektbildungen über der Tibia erfordern immer eine Deckung mit Vollhaut. Freie Transplantationen sind in der Regel nicht anwendbar. Kleinere Defekte über dem Schienbein lassen sich gewöhnlich mit Hilfe von *Entlastungsschnitten* spannungsfrei verschließen. Hier sei auch die von TITZE angegebene scherengitterartige Plastik erwähnt, die in einer Vielzahl von parallel der Wunde anzulegenden kleinen Incisionen besteht. Bewährt hat sich auch die große Entlastungsincision mit Fascieneröffnung im Bereich der Wade nach PICOT (GOSSET, MERLE D'AUBIGNÉ, WILLENEGGER und WEBER).

Für größere Defekte kommen zunächst *Nahlappenplastiken* in Frage. Dabei ist darauf hinzuweisen, daß alle Nahlappenplastiken im Hinblick auf die Durchblutungsverhältnisse an der unteren Extremität eine um so ungünstigere Prognose haben je weiter distal sie angewandt werden: Am schlechtesten sind die Erfolge am distalen Unterschenkel und der Sprunggelenksgegend. Für nicht allzu große Defekte haben sich uns der verhältnismäßig sichere *Brückenlappen* und auch der Verschiebelappen (am günstigsten mit proximaler Stielung) gut bewährt. Dabei auftretende Defekte über den Weichteilen werden primär mit Thierschlappen gedeckt.

Für große Substanzverluste über der Streckseite des Unterschenkels können gute Erfolge nur durch *Fernplastiken* erzielt werden. Dabei kann dem *gekreuzten Beinlappen* (Lexer) – auch Crossleg-Lappen – eine Vorrangstellung eingeräumt werden.

Das Ziel muß darin bestehen, eine primäre Wundheilung mit einer dauerhaften Narbe und im besonderen eine Deckung der Tibia mit vollwertiger, widerstandsfähiger Haut zu erreichen. Ungünstige Narbenverhältnisse können im weiteren Verlauf und im Alter zu Ulcera mit schlechter Heilungstendenz führen. Bei ausgedehnten Wunden (auch bei offenen Brüchen) ist die Anwendung der kurzfristigen Redonschen Saugdrainage empfehlenswert.

Immer ist eine anschließende exakte Ruhigstellung und Hochlagerung der Extremität auf Braunscher Schiene durchzuführen. Keinesfalls darf vor Abschluß der Wundheilung eine funktionelle oder statische Belastung der betroffenen Gliedmaße erlaubt werden.

Auf *Infektionen*, besonders durch Anaerobier, ist in den ersten Tagen sorgfältig zu achten. Bei unserem Krankengut gingen fast alle Gasbrandinfektionen von Unterschenkelverletzungen aus.

Nach Fascienzerreißungen wird manchmal das Auftreten einer *Muskelhernie* beobachtet, die bei bleibenden Beschwerden später durch Naht oder Plastik versorgt werden kann.

Die lokale Anwendung von *Sulfonamiden* und *Antibioticis* bringt hinsichtlich des Heilverlaufs keine Vorteile (BÜRKLE DE LA CAMP, BÖHLER, EHALT u. a.). Das

Schwergewicht der Behandlung liegt auf der exakten Wundausschneidung und einer sorgfältigen spannungsfreien Hautnaht.

Bei schweren Schockzuständen und ausgedehnten komplexen Verletzungen von Weichteilen, Knochen und Gelenken kann die „Operation mit aufgeschobener Dringlichkeit" nach ISELIN erwogen werden (TITZE, EHALT).

Muskelprellung, Muskelquetschung, Muskelriß

Prellungen und *Quetschungen* der Muskulatur, vor allem im Wadenbereich, sind relativ häufige Verletzungen. Sie werden durch direkte stumpfe Gewalteinwirkungen, wie z. B. durch Fußtritte oder Aufeinanderprallen beim Fußballspielen, durch Aufschlagen auf harte Gegenstände usw. verursacht. Im Muskel kommt es dabei je nach Schwere des Traumas zu mehr oder weniger ausgedehnten Einrissen mit oberflächlichen oder tiefergelegenen Hämatomen. Die Funktion wird durch sofort einsetzende Schmerzen oft erheblich beeinträchtigt. *Klinisch* findet sich ein umschriebener Druckschmerz mit nicht selten palpatorisch nachweisbarem Hämatom. Schwere Gewalteinwirkungen im Bereich der Wade können zu partiellen Einrissen, in extremen Fällen sogar zu halbseitigen oder totalen Durchrissen der Gastrognemiusmuskulatur und damit zu einer hochgradigen Funktionsbehinderung führen. Letztere sind außerordentlich selten. Sie werden in der Regel dann beobachtet, wenn ein schwerer Schlag den maximal kontrahierten Muskel trifft.

Muskelrisse der Wade kommen auch auf Grund indirekter Gewalteinwirkung durch plötzliche starke Muskelkontraktion beim Hochleistungssport und Tennisspiel nicht selten vor. *Klinisch* steht ein plötzlicher akuter Schmerzzustand in der Wadenmuskulatur mit einem umschrieben auslösbaren Druckschmerz im Vordergrund.

Vor allem bei älteren Menschen können auch „spontane" Muskelrisse beobachtet werden. Hinsichtlich eines Unfallereignisses ist die Anamnese meistens leer oder es werden nur geringfügige Traumen angegeben. Plötzliche Muskelkontraktionen können eine Rolle spielen. Ätiologisch müssen dabei *degenerative Prozesse* in der Muskulatur angenommen werden.

Die *Behandlung* der Muskelverletzungen wird häufig vernachlässigt oder unzureichend durchgeführt. Bei leichten Prellungen mit kleinen Hämatombildungen mag ein Unterschenkelzinkleimverband für 2—3 Wochen genügen, um eine baldige Beschwerdefreiheit zu erzielen. Große Hämatome und partielle Einrisse mit klinisch nachweisbaren Dehiszenzen erfordern jedoch eine exakte Ruhigstellung in einem Oberschenkelgipsverband. Die seltenen kompletten halbseitigen oder totalen Gastrognemiusdurchrisse müssen operativ durch Naht versorgt und anschließend im Oberschenkelliegegips in leichter Kniebeuge- und Spitzfußstellung ruhiggestellt werden. Nach $2-3^1/_2$ Wochen sollte ein Oberschenkelgehgipsverband für weitere 2 Wochen angelegt werden. Eine Massagebehandlung frischer und auch älterer Muskelverletzungen ist wegen der Gefahr der Myositis ossificans streng abzulehnen (WITT).

Sehnenverletzungen

Unter den Sehnenverletzungen am Unterschenkel stellt der *Achillessehnenriß* die häufigste und folgenschwerste Verletzung dar. In weitaus der Überzahl handelt es sich dabei um *gedeckte* oder *subcutane* Sehnenrisse. Die *offene* Durchtrennung der Achillessehne, z. B. als Sensen- oder Sichelverletzung bei landwirtschaftlichen Unfällen, ist selten. Nach L. BÖHLER können Achillessehnenrupturen in 80% auf indirekte und nur in 20% auf direkte Gewalteinwirkungen zurückgeführt werden. Sie treten vor allem als Sportverletzungen in der Leichtathletik (beim Hoch- und

Weitsprung, bei forcierten Startübungen, beim Intervalltraining), beim Bodenturnen sowie beim Tennis- und Fußballspiel auf. In den letzten Jahren werden Achillessehnenrupturen in zunehmenden Maße bei Skiläufern beobachtet. Hierbei spielen neben der modernen Skilauftechnik die jetzt gebräuchlichen Sicherheits- und Langriemenskibindungen, die bei Stürzen nach vorn dem Fuß keine Ausweichmöglichkeit mehr gestatten und deshalb zu einer plötzlichen Überdehnung der Achillessehne führen müssen, eine bedeutende Rolle. Als typische Verletzung kommen Risse der Achillessehne auch bei Bergsteigern, Seiltänzern, Akrobaten und Tänzerinnen vor.

Neben den meistens vorliegenden kompletten Rissen werden auch *partielle* Rupturen beobachtet, deren klinischer Nachweis wegen der geringeren Symptomatik häufig Schwierigkeiten bereitet und die deshalb nicht selten übersehen werden. Die Auffassung französischer Autoren, daß in manchen Fällen solche partiellen Risse Vorläufer einer nachfolgenden kompletten Ruptur darstellen («rupture en deux temps»), ist von WITT und MITTELMEIER bestätigt worden.

Hinsichtlich der *Alters-* und *Geschlechtsverteilung* treten Achillessehnenrupturen am häufigsten im 3. bis 5. Lebensjahrzehnt auf. Ein übermäßiges sportliches Training kann aber auch schon bei jungen Sportlern zu dieser Verletzung führen. In 70–80% der Fälle werden Männer betroffen.

Die von SCHÖNBAUER und L. BÖHLER beschriebene auffällige *Häufung* der Achillessehnenrupturen während der letzten Jahre ist wohl in erster Linie auf die vermehrte sportliche Betätigung weiter Bevölkerungskreise zurückzuführen – besonders dann ,,wenn alternde Sehnen jugendlich beansprucht werden" (zit. nach EHALT).

Der *Lokalisation* nach werden unterschieden:

1. Rupturen am Übergang der Sehne in den M. triceps surae,
2. Rupturen im sehnigen Anteil,
3. Rupturen am Fersenbeinhöckeransatz als Abrißverletzungen.

Am häufigsten erfolgt der Riß an der Stelle des geringsten Querschnitts, etwa 3–5 cm kranial vom Ansatz am Tuber calcanei (L. BÖHLER).

Die *frühere Einteilung* der Achillessehnenrupturen nach dem *Entstehungsmechanismus* in: traumatische subcutane, nichttraumatische subcutane und pathologische (sog. ,,spontane") ist problematisch, da eine genaue ätiologische Abgrenzung dieser Formen in den meisten Fällen nicht möglich ist.

Zahlreiche experimentelle und histologische Untersuchungen (JENNY, LANG, DORSAY, ALBRECHT, FINK u. WYSS, STUCKE, LERCH u. a.) haben ergeben, daß eine gesunde Sehne auch unter größter funktioneller Beanspruchung offenbar nicht zu zerreißen vermag. Es lag daher der Schluß nahe, besondere Faktoren bzw. degenerativ-schädigende Vorgänge verantwortlich zu machen, die die Elastizität der Sehne vermindern und die Rupturgefahr steigern.

Diese Annahme erfuhr ihre Bestätigung durch den fast regelmäßigen Nachweis irreversibler, z. T. altersmäßig bedingter, degenerativer Gewebsveränderungen in rupturierten Sehnen im Sinne von Tendolipoidosen, Tendoatheromatosen und Tendosklerosen (histologisch: Nachweis von Fettablagerungen, hyalinen Substanzen, Verquellungen und Verkalkungen sowie von Veränderungen am Gefäßapparat).

L. BÖHLER berichtete, daß von 28 indirekt entstandenen Rupturen 21 degenerative Veränderungen des Sehnengewebes und die restlichen 7 ,,Regenerate und Granulationsherde und Rundzellinfiltrationen" aufwiesen. In diesem Sinne sprechen auch die von E. THOMAS beschriebenen ,,Ermüdungsrupturen" bei körperlich untrainierten Soldaten.

Wir müssen heute also als weitgehend gesichert annehmen, daß nahezu alle indirekt entstandenen, gedeckten Achillessehnenrupturen auf dem Boden degenerativer Vorschädigungen entstehen und die echten traumatischen Sehnenrisse Raritäten darstellen. Daß es solche gibt, darf sicher nicht kategorisch verneint werden. Voraussetzung ist allerdings ein außergewöhnlich schweres Trauma, wie es beispielsweise beim Skisport unter den geschilderten Bedingungen der starren

Ski-Fußverbindung und den durch hohe Geschwindigkeiten zum Zeitpunkt des Unfalls wirksamen Kräften denkbar wäre. Im Einzelfall werden evtl. histologische Untersuchungen zur Klärung versicherungsrechtlicher Fragen herangezogen werden müssen.

Klinisch verläuft die Ruptur als hoch schmerzhaftes akutes Ereignis. Die Verletzten verspüren einen heftigsten Schmerz in der Gegend der Achillessehne, der oft wie ein elektrischer Schlag empfunden wird. Häufig wird von dem Patienten über ein dabei wahrgenommenes knackendes Geräusch berichtet. Der Zehenballenstand und das Abrollen des Fußes sind nicht mehr möglich, eine plantare Beugung dagegen ist — wenn auch mit stark herabgesetzter Kraft — auf Grund der Erhaltung der Mm. flexor digitorum longus, flexor hallucis longus, tibialis posterior und plantaris noch aktiv ausführbar. Bald wird ein Bluterguß nachweisbar, der sich bis zur Wade hin ausdehnen kann. Die Sehnen-Fersenbeinkonturen sind verstrichen. An der Rupturstelle ist eine Eindellung deutlich tastbar, vor Eintreten der Schwellung auch sichtbar. Der Gang ist hinkend und jede Bewegung verursacht Schmerzen. Trotz dieser eindeutig erscheinenden Symptomatik wird in vielen Fällen (bei L. BÖHLER in 40%) die Ruptur deswegen verkannt, weil den Untersucher die Erhaltung der plantaren Beugefunktion über den tatsächlichen Befund hinwegtäuschen läßt.

Die *Behandlung* der Achillessehnenrupturen — sowohl der frischen als auch der veralteten — besteht nach heute allgemein gültiger Auffassung in der möglichst frühzeitigen operativen Wiedervereinigung der Sehnenstümpfe durch Naht, evtl. unter Zuhilfenahme zusätzlicher plastischer Maßnahmen (Abb. 395). Lediglich bei Teilrissen der Achillessehne wird in der Regel eine konservative Behandlung mit Ruhigstellung im Gehgipsverband in Spitzfußstellung für etwa 4 Wochen ausgeführt. Amerikanische Autoren empfehlen jedoch auch bei den partiellen Rupturen die operative Behandlung, vor allem wenn es sich um junge Patienten (z. B. aktive Sportler) handelt.

Der Eingriff wird in Allgemeinnarkose, Bauchlage und pneumatischer Blutleere durchgeführt. Der etwa 12 cm lange Schnitt erfolgt etwas medial der Achillessehne. Wegen der ernährenden Gefäße wird bei der Freilegung der Sehnenstümpfe das pertendinöse Gewebe an der Ventralseite geschont.

Bei frischen Rupturen werden die Sehnenstümpfe jeweils mit einer $1^{1}/_{2}$fachen 8er Tour durchschlungen und zu den Stumpfenden herausgeführt. Nach starker Plantarflexion lassen sich in der Regel die Stümpfe mühelos aneinander legen und es erfolgt die Knotung der Fäden, die auf diese Weise im Sehnenniveau verschwinden. Zusätzliche, feinere Knopfnähte können die Ligatur sichern. Als Nahtmaterial haben wir in den letzten Jahren Supramid, in einigen Fällen auch Zwirn, verwandt. Bei starker Aufschleißung der Stumpfenden kann die Sehne des M. plantaris über die Nahtstelle gelagert und dort vernäht werden, um stärkere Verwachsungen mit der Haut zu vermeiden (L. BÖHLER).

Die *offene* Durchtrennung der Achillessehne sollte nur bei glatten Wunden und frischen Verletzungen innerhalb der 6—8 Stundengrenze primär versorgt werden. Bei starker Verschmutzung und veralteten Wunden wird man die sekundärplastische Operation vorziehen.

Bei *veralteten* Rupturen empfiehlt es sich, nach Anfrischung der Sehnenstümpfe die Naht durch einen *gestielten Fascienlappen* aus dem Spiegel des M. gastrognemius zu verstärken. Die Anwendung von *freien Fascientransplantaten* ist wegen der Gefahr der Abstoßung unsicher. Wir haben jedoch in einigen Fällen gute Erfolge gesehen. Bei Bestehen einer Diastase zwischen den retrahierten Sehnenstümpfen hat sich die *plastische* Überbrückung mit einem cranialen Teil der Sehne gut bewährt (EHALT). Von manchen Autoren wird ein *Vollhautlappen* verwendet. Bei

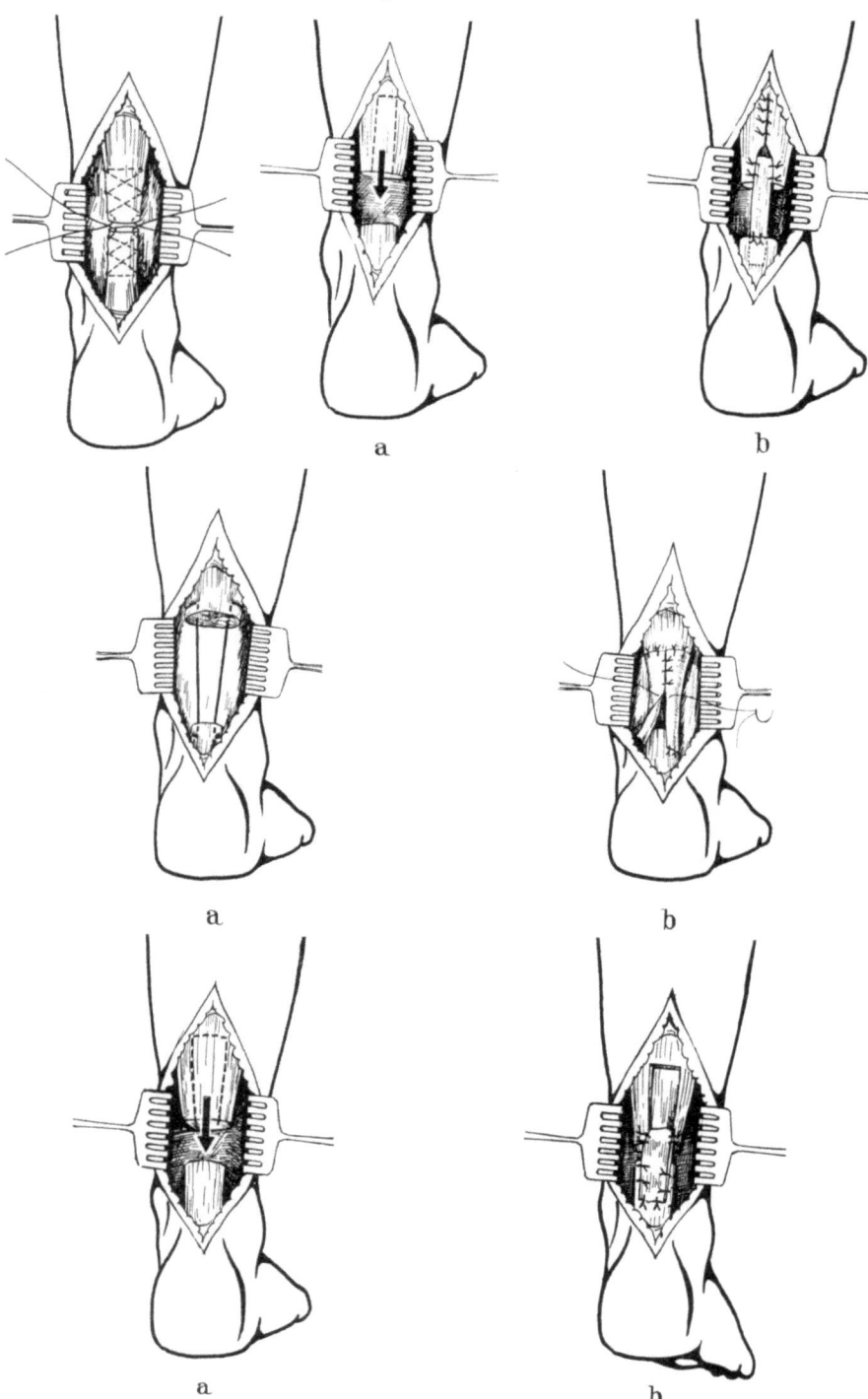

Abb. 395. Operative Versorgung der frischen und veralteten Achillessehnenrupturen. Oben links: Naht der Achillessehne durch 1½fache Achtertour-Durchschlingung mit starkem Seiden- oder Supramidfaden. Oben rechts: a + b „Griffelschachtelplastik" nach M. LANGE bei veralteten und frischen Rupturen. Mitte: a + b Wiederherstellung eines Achillessehnenrisses nach LANGE-WITT. Unten: a + b Plastische Versorgung einer Achillessehnenruptur nach SILFVERSKIÖLD

sehr starker Auffransung der Stumpfenden empfiehlt WITT die *Griffelschachteltechnik* nach M. LANGE.

Als *Komplikationen* nach Achillessehnennähten müssen die oft langwierigen Fadenfisteln genannt werden, die in einigen Fällen nur durch operative Entfernung des Nahtmaterials zu beherrschen sind. In jüngerer Zeit wurde deshalb die am Fersenbein gestielte *Plantarissehne* als achterförmige Einflechtungsnaht empfohlen (SCHÖNBAUER, STRELI, RICHLIN). Da jedoch diese Sehne nach RAUBER-KOPSCH in etwa 7% und nach LAWRENCE und RICHLIN sogar in 15—25% der Fälle fehlt, wurden homoioplastische, kältekonservierte Plantarissehnen verwandt. Die ersten Eingriffe dieser Art scheinen erfolgversprechend (STRELI).

Die Grundtendenz bei der operativen Versorgung der Achillessehne geht heute allgemein dahin, die Technik so unkompliziert wie möglich zu gestalten und eine möglichst einfache, gut fassende Naht bei möglichst geringem Fremdmaterialverbrauch zu wählen.

Bei jeder Achillessehnennaht wird nach Beendigung der Operation ein elastischer Druckverband angelegt. Die *Ruhigstellung* erfolgt im Oberschenkelliegegipsverband in Spitzfußstellung und 90°-Beugestellung des Kniegelenks für die Dauer von 2—3 Wochen, dann im Oberschenkelgehgipsverband für weitere 3—4 Wochen. Nach Gipsabnahme empfiehlt sich das Anlegen eines Zinkleimverbandes für 2—3 Wochen und eine Absatzerhöhung für mehrere Monate. Bei entsprechender Behandlung ist die *Prognose* der Achillessehnenrupturen gut. Die funktionellen Resultate sind in der Regel ausgezeichnet und Rezidive selten.

Seltener ist die *habituelle Peronealsehnenluxation*. Sie entsteht durch Zerreißung der Retinacula superior und inferior bei einer forcierten Supinations-Adduktions-Inversionsbewegung des Fußes. Dadurch verlieren die Peronealsehnen ihren Halt und gleiten (luxieren) über den Außenknöchel nach vorn. Kommt es nicht zu einer Wiederherstellung der Retinacula, entwickelt sich aus dieser einmaligen traumatischen Verrenkung eine habituelle. Häufige Reluxationen führen dann in der Regel zu einer sackartigen Erweiterung der Sehnenscheiden mit Tendovaginitis und zu Schmerzen.

Die *Diagnose* bereitet kaum Schwierigkeiten. Bei Supinations-Adduktionsbewegungen und gleichzeitiger Dorsalflexion des Fußes luxieren die Peronealsehnen meist sichtbar über den Außenknöchel nach vorn.

Die *Behandlung* muß operativ durchgeführt werden. BÖHLER empfiehlt, von ventral her vom Außenknöchel eine flache Knochenscheibe abzumeißeln und sie mit dem glatten Überzug der Sehnenscheide nach dorsal umzuschlagen und dort zu vernähen. Bei schwereren Zerreißungen kommen Fascienplastiken in Betracht. Sehr bewährt hat sich das V-förmig aufgesetzte Fascientransplantat nach M. LANGE.

Da im Rahmen schwerer Verkehrsunfälle zunehmend auch *Strecksehnendurchtrennungen* am Unterschenkel und Fuß beobachtet werden, muß noch auf die Sehnenverletzungen eingegangen werden, deren Wiederherstellung für die Funktion und Erhaltung der Stabilität des Fußes von besonderer Wichtigkeit sind. WITT weist auf die Möglichkeit sich entwickelnder Fußfehlformen bei unzureichend versorgten Sehnenverletzungen besonders hin.

Eine komplette Durchtrennung der *Dorsalflektoren* führt zu einem Hängefuß mit dem von der Peronaeusparese her bekannten Steppergang. Eine Wiederherstellung ist wegen bleibender Gangbehinderung und evtl. sekundär sich entwickelnder Fußdeformitäten und Gelenkschäden dringend erforderlich.

Im einzelnen sollte nach Möglichkeit primär, oder bei stark verschmutzten und geschädigten Wunden, bzw. bei Defektbildungen, sekundär immer versorgt werden:

1. Der *Extensor digitorum communis* als wichtigster Fußheber und Zehenstrecker. Bei totaler hoher Durchtrennung wird die primäre Sehnennaht nach einer der üblichen Techniken durchgeführt. Eine völlige Wiederherstellung sollte mit Rücksicht auf die wichtige Funktion unbedingt angestrebt werden. Bei tieferem Sitz der Verletzung und partieller Durchtrennung kann bei auftretenden Nahtschwierigkeiten auf die Vereinigung verzichtet oder die Fixierung an eine erhaltene Sehne durchgeführt werden. Im ersteren Fall übernehmen die kurzen Zehenstrecker die Funktion.

2. Ein durchtrennter *Extensor hallucis longus* sollte ebenfalls immer primär bzw. sekundär oder sekundär-plastisch versorgt werden, da seine Funktion von keiner anderen Sehne übernommen werden kann. Als plastische Eingriffe kommen eine Z-förmige Verlängerung des proximalen Anteils oder eine Kopplung des distalen Sehnenanteils an den Anteil II des Extensor digitorum communis in Betracht (WITT).

3. Die Wiederherstellung des *Tibialis anterior* ist beim Kinde notwendig, beim Erwachsenen anzustreben aber nicht unbedingt erforderlich.

4. Ebenso verlangt sowohl die scharfe Durchtrennung als auch die seltene gedeckte Ruptur der *Pronatoren* und *Supinatoren* zur Erhaltung der seitlichen Stabilität des Fußes eine vollständige Wiederherstellung. In besonderem Maße gilt dies für den wachsenden kindlichen Fuß zur Vermeidung von Fehlformen (WITT). Komplette Durchtrennungen der *Pronatoren* führen zu Supinationsstellungen, solche der *Supinatoren* zu einem traumatischen Plattfuß.

Der Ausfall der *Zehenbeuger* nach Verletzungen hat funktionell keine großen Konsequenzen, auf eine Besprechung kann daher verzichtet werden.

Nervenverletzungen

Nervenverletzungen am Unterschenkel können durch direkte scharfe oder stumpfe Gewalt oder durch indirekte Einwirkungen hervorgerufen werden. Sie führen zu teilweise typischen, motorischen und sensiblen Ausfällen, die nicht selten bleibende Funktionsbehinderungen und trophische Störungen bedingen.

Am häufigsten wird der *N. peronaeus* betroffen. Er verläuft hinter dem Wadenbeinköpfchen und teilt sich unterhalb desselben in zwei Äste auf, den N. peronaeus superficialis und den N. peronaeus profundus. Der oberflächliche Ast versorgt die Peronealmuskulatur, der tiefe Ast die Mm. tibialis anterior, extensor digitorum communis, extensor hallucis longus und extensor digitorum brevis.

Die komplette Durchtrennung, Überdehnung oder Quetschung in Höhe des Fibulaköpfchens führt zum Ausfall der gesamten obengenannten Peroneal- und Streckmuskulatur. Es kommt zu dem klinischen Bild der *Peronaeusparese* mit dem typischen Steppergang. Isolierte Schädigungen des oberflächlichen oder tiefen Astes führen zu entsprechenden Funktionsausfällen der von ihnen versorgten Muskulatur.

Häufigste Ursachen stellen *Überdehnungen* oder *subcutane Risse* als Begleitverletzungen bei Frakturen des Tibiakopfes und der Oberschenkelkondylen, bei Kniegelenksluxationen, bei Abrißfrakturen und Verrenkungen des Fibulaköpfchens dar.

Nicht zu unterschätzen sind *Druckschädigungen* durch Unterschenkelgipsverbände, unsachgemäße Lagerungen auf Schienen oder bei Osteosynthesen. Die frühzeitige Erkennung und Festlegung des Befundes gewinnt aus versicherungsrechtlichen Gründen und wegen etwaiger Schadensersatzansprüche besondere Bedeutung.

Die *Peronaeuslähmung* als traumatische Verletzungsfolge erfordert die möglichst frühzeitige Revision und evtl. Nervennaht. Auf die Technik der Nervennaht ist ausführlich im allgemeinen Teil eingegangen. Bei Druckschäden kann im allgemeinen abgewartet werden. Sekundäre Funktionsstörungen und Muskelatrophien sind durch intensive krankengymnastische Übungsbehandlung und durch elektrische Therapie möglichst zu vermeiden. Die Versorgung mit einem Peronaeusschuh ist wegen der immer eintretenden Muskelüberdehnung angezeigt. Da es sich um einen gemischten Nerven handelt, ist nach EHALT „die Prognose nicht allzu günstig".

Die Gefäßverletzungen werden an anderer Stelle besprochen.

Knochenbrüche

Sie stellen in ihren sehr variablen Formen eine häufige Verletzungsfolge dar. Etwa 15% aller Frakturen sind Unterschenkelfrakturen. Sie stehen damit nach den Vorderarmbrüchen an zweiter Stelle der Frakturhäufigkeit überhaupt.

Der isolierte Wadenbeinbruch

Als „Muskelknochen" spielt das Wadenbein für die Statik keine wesentliche Rolle. Frakturen im Schaftbereich haben daher für die spätere Funktion, selbst bei starker Verschiebung und Verkürzung der Bruchstücke, keine Bedeutung. Dagegen können Frakturen im Fibulaköpfchen- und -Halsbereich Nervenschädigungen (Peronaeusparesen) verursachen und Brüche am unteren Fibulaende, besonders Außenknöchelfrakturen, zu stärkeren Funktionsstörungen führen. Auf den Fibulaschaftbruch bei schweren Pronationsfrakturen des Sprunggelenks sei hingewiesen. Er wird bei den Knöchelbrüchen näher besprochen. Auf die Abrißfraktur des Fibulaköpfchens wurde bereits bei den Kniegelenksverletzungen eingegangen.

Isolierte Verrenkungen des Wadenbeinköpfchens sind sehr selten, in der Regel werden sie als Begleitverletzung bei Tibiakopffrakturen oder isolierten Tibiabrüchen gesehen. Als Komplikation sind auch hier Peronaeusparesen beschrieben worden.

Die *Behandlung* der isolierten Wadenbeinschaftbrüche ist konservativ. Nach Lagerung auf Braunscher Schiene bis zur Abschwellung genügt gewöhnlich die Ruhigstellung in einem Unterschenkelzinkleimverband. Bei starken Belastungsbeschwerden ist aber durchaus ein Unterschenkelgehgipsverband für 3—4 Wochen angezeigt. *Abrißbrüche* des Fibulaköpfchens müssen wegen der meist bestehenden Lockerung des Knieseitenbandes operativ durch Drahtnaht versorgt werden.

Bei den durch stärkere direkte Gewalteinwirkung entstandenen Wadenbeinköpfchenbrüchen muß immer sorgfältig die Peronaeusfunktion geprüft werden. Liegt eine Peronaeusparese vor, so kommt nach genauer neurologischer Abklärung evtl. eine operative Revision mit Nervennaht in Betracht. Sie wird sofort ausgeführt bei den Abrißfrakturen, die ohnehin eine Freilegung erfordern. Die *Ruhigstellung* bei Fibulaköpfchenbrüchen erfolgt in einer Kniegipshülse, bei gleichzeitiger Nervenverletzung in einem Oberschenkelgipsverband, der nach Abschluß der Wundheilung in einen Gehgipsverband verwandelt werden kann.

Isolierte *Wadenbeinköpfchenverrenkungen* werden in Lokalanaesthesie reponiert und für 3—4 Wochen in einer Gipshülse ruhiggestellt.

Der isolierte Tibiaschaftbruch

Isolierte Tibiaschaftbrüche entstehen in der überwiegenden Mehrzahl durch eine direkte Gewalteinwirkung (Schlag, Stoß oder Überfahrenwerden). Häufig kommt es dabei auch zu einer Traumatisierung des Weichteilmantels im Sinne einer Prellung oder eines Decollements. Der Bruchform nach handelt es sich meistens um *Querbrüche* oder *kurze Schrägbrüche* im mittleren Tibiadrittel. Ursächlich kommt aber auch, vor allem bei Kindern und Jugendlichen, ein Torsionsmechanismus in Frage, wobei *Schraubenbrüche* im unteren Tibiadrittel auftreten.

Bei *Querbrüchen* ist die Dislokation meist gering, allenfalls besteht eine Seitwärtsverschiebung um eine halbe Knochenbreite. Eine Verkürzung ist nur dann möglich, wenn die Fragmente entweder im oberen oder unteren Tibiofibulargelenk *subluxiert* sind. Dabei ist die obere Luxation wegen der schwächer ausgebildeten Bandverbindung häufiger (BÖHLER, SAEGESSER). Auf die Möglichkeit einer hierdurch entstehenden Peronaeusparese wurde schon hingewiesen. Bei bestehender Verkürzung einer isolierten Tibiaschaftfraktur ist deshalb immer der ganze Unterschenkel unter Einschluß des Knie- und Sprunggelenks zu röntgen.

Wichtig erscheint der Hinweis, daß der isolierte Schienbeinbruch trotz Erhaltung des Wadenbeins eine ausgesprochene Neigung zu nachträglicher Verschiebung zeigt. Die Dislokation erfolgt in typischer Weise als Achsenknickung im Sinne der Varusstellung und Rekurvation oder als Seitwärtsverschiebung.

Bedeutungsvoll ist weiter, daß die knöcherne Heilung dieses Bruches außerordentlich zögernd verlaufen oder ganz ausbleiben kann. Die Ursache besteht im wesentlichen in der Sperrwirkung des nicht gebrochenen Wadenbeins, das nach Resorption der Bruchflächen eine Annäherung der Bruchstücke verhindert und im Röntgenbild eine intrafragmentäre Diastase sichtbar werden läßt. Die *Behandlung* richtet sich nach der Bruchform und der primär bestehenden Dislokation.

Nicht oder gering verschobene Querbrüche können sofort mit einem zirkulären Oberschenkelgips versorgt oder bei ausgedehnterem Hämatom auf einer plantaren Oberschenkelgipsschiene, die mindestens den halben Beinumfang umgreift, gelagert werden. Wegen der Dislokationsneigung sind jedoch häufigere Röntgenkontrollen, anfänglich im Abstand von 8 Tagen, erforderlich, um sekundäre Achsenknickungen und Verschiebungen rechtzeitig zu erkennen. Nach Abschwellung legen wir etwa 8—10 Tage nach der Verletzung einen gut anmodellierten Oberschenkelgehgipsverband an, der für etwa 8—10 Wochen belassen wird. Bei guter Callusbildung erfolgt dann die Weiterbehandlung in einem Unterschenkelzinkleimverband für weitere 3—5 Wochen unter gleichzeitiger krankengymnastischer Übungsbehandlung des Kniegelenks.

Kommt es unter der Gehbelastung bei verzögerter Konsolidierung zu Varus- oder Rekurvationsabweichungen, soll mit der *Fibularesektion* (evtl. Schrägosteotomie des Wadenbeins) nicht gezögert werden.

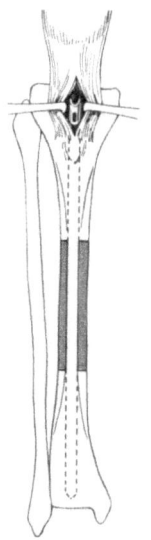

Abb. 396. Küntschermarknagelung bei Unterschenkelfrakturen. Der Zugang zur Markhöhle erfolgt in der Medianlinie cranial der Tuberositas tibiae nach Spaltung des Ligamentum patellae. Das schraffierte Feld hebt das Indikationsgebiet hervor

Bei primär stärker dislozierten Querbrüchen oder verschobenen Schraubenbrüchen des unteren Drittels wie besonders auch bei Brüchen mit Verkürzung empfiehlt es sich, nach sofortigem Anlegen einer Calcaneusdrahtextension die Fraktur in Lokalanaesthesie oder Allgemeinnarkose, evtl. unter Zuhilfenahme des Schraubenzugapparates, zu reponieren, im Gipsverband ruhigzustellen und auf Braunscher Schiene unter etwa 3 kg Dauerzugbelastung zu lagern. Vor einer zu frühzeitigen Gehbelastung bei diesen Brüchen ist zu warnen. Die Gipsbehandlung muß etwa 12 Wochen, in manchen Fällen auch länger, durchgeführt werden.

Immer ist eine Konsolidierung mit gerader Achsenstellung anzustreben. Schon verhältnismäßig geringe Achsenknickungen (von 10° und mehr) sind imstande, durch langjährige Fehlbelastung der Nachbargelenke zu fortschreitenden schmerzhaften sekundären Arthrosen mit Gangbehinderung zu führen.

Zweifellos lassen sich auf dem geschilderten konservativen Wege gute Erfolge und einwandfrei funktionelle Endresultate erzielen. Gelingen jedoch eine befriedigende Reposition oder die Erhaltung einer guten Brucheinrichtung nicht, so

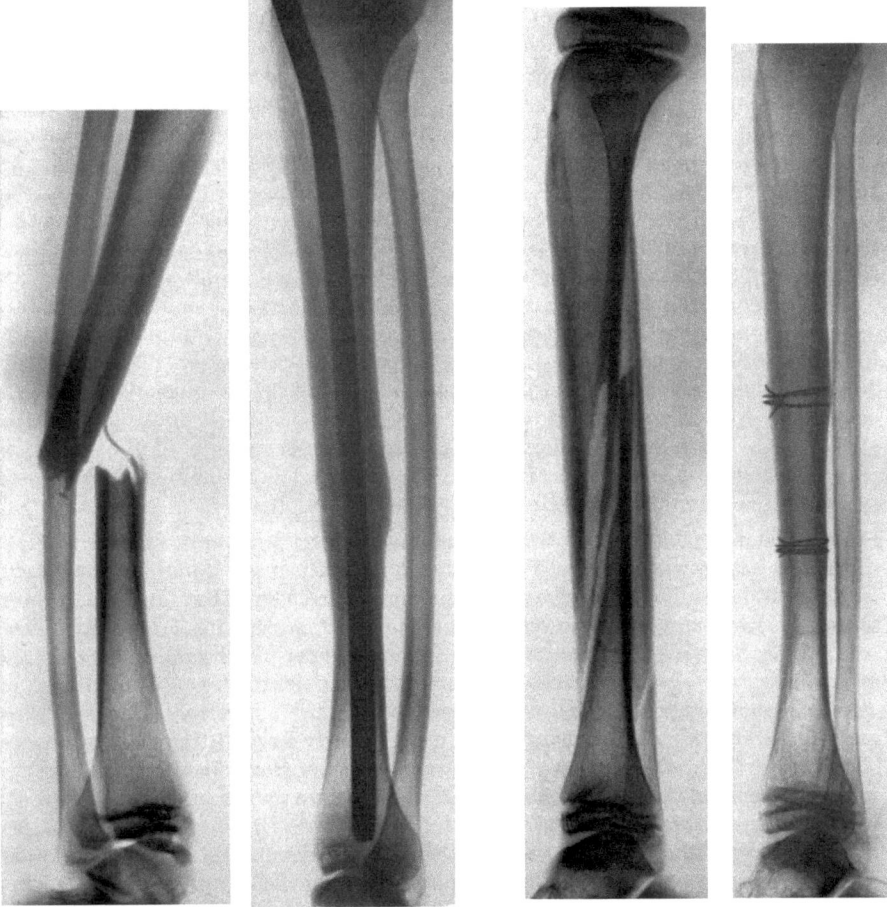

Abb. 397   Abb. 398

Abb. 397. Links: Tibiaquerbruch im mittleren Drittel, entstanden durch Aufschlagen eines schweren Gegenstandes. Rechts: Geschlossene stabile Osteosynthese mit einem 9,5 mm dicken Küntscher-Nagel nach Aufbohrung der Markhöhle. Zustand 7 Monate nach der Küntscher-Nagelung

Abb. 398. Links: Unterschenkelschraubenbruch mit Aufdrehung der Tibiafragmente. Rechts: Versorgung mit 2 Falzcerclagen nach LEEMANN. Knöcherne Konsolidierung nach 2 Monaten in anatomischer Stellung

stellt nach unseren Erfahrungen, vornehmlich bei Querbrüchen im mittleren Drittel, die Küntschernagelung in Form des geschlossenen Vorgehens ein ideales Verfahren dar, da sich bei diesen Bruchformen in der Regel immer eine unmittelbar funktions- und belastungsstabile Osteosynthese erzielen läßt (Abb. 396 u. 397). Die Gefahren bei entsprechend schonender Operationstechnik sind gering.

Eine Osteosynthese mittels Drahtumschlingung empfiehlt sich unter gleichen Vorbedingungen auch bei manchen Schraubenbrüchen. Voraussetzung ist eine ausreichende Länge der Bruchflächen von mindestens 6 cm (Abb. 398. Gebräuchliche Verfahren bei Brüchen im unteren Drittel sind weiterhin die quere

Verschraubung (bei Drehbrüchen) bzw. die Versorgung mit Herzognägeln und Ausklinkdrähten. Angewandt wird neuerdings auch die Druckplattenverschraubung auf Vorschlag der Schweizerischen A. O. (Arbeitsgemeinschaft für Osteosynthese). Die alte Lanesche Platte hat sich nicht bewährt.

Der geschlossene komplette Unterschenkelschaftbruch

In der Extremitätenchirurgie erfordert die Behandlung der Unterschenkelschaftbrüche besondere Erfahrungen. Die *Ursachen* für die nicht seltenen Mißerfolge liegen zum großen Teil in den anatomischen Gegebenheiten und den Eigentümlichkeiten bestimmter Bruchformen: ungünstige Durchblutungsverhältnisse, Sperrwirkung der Fibula in den Fällen, wo es zu einer schnelleren Verknöcherung des Wadenbeins gegenüber der Tibia kommt, schlechtere Heilungstendenz und Bildung von Pseudarthrosen bei Querbrüchen, ausgesprochene Neigung zu sekundären Verschiebungen bei Schrägbrüchen, geringere Ausbildung des Weichteilmantels, besonders auf der Streckseite. Die Konsolidierungszeiten sind durchschnittlich länger als bei anderen Frakturen. Des weiteren sind erfahrungsgemäß die Auswirkungen auf die Nachbargelenke durch notwendige lange Ruhigstellung oder durch nicht selten zu beobachtende komplizierende posttraumatische Durchblutungsstörungen mit entsprechenden Knochenveränderungen und Funktionseinschränkungen, vor allem der Sprunggelenke, beträchtlich. Muskelatrophie und chronische Schwellungszustände sowie Arthrosen der Sprunggelenke, seltener auch der Kniegelenke, sind häufige Folgezustände. Hierzu kommt, daß geschlossene oder auch offene Weichteilverletzungen die an sich schon ungünstige Ausgangsposition in zunehmendem Maße noch zusätzlich komplizieren.

Für die *Entstehung* der Unterschenkelschaftbrüche kommen direkte und indirekte Gewalteinwirkungen in Frage, in vielen Fällen sind sie kombiniert wirksam. Je nach Art des Unfalls können sie zu den variabelsten Bruchformen führen. Direkte Gewalteinwirkungen verursachen je nach ihrer Stärke meistens *Quer-, Stück-* oder *Splitter-(Trümmer)brüche* an der Stelle der einwirkenden Gewalt. Den häufigen *Schrauben-* oder *Drehbrüchen* liegt bei indirekter Gewalteinwirkung ein Torsionsmechanismus (z. B. Drehung des Körpers bei fixiertem Unterschenkel) zugrunde. Sie finden sich vorwiegend an der Grenze vom mittleren zum unteren Tibiadrittel, während die Fibula in Fortsetzung der Schraubenform gleichzeitig im oberen Drittel oder subcapital bricht. Dabei sind zu unterscheiden die wesentlich häufigeren *Auswärts-Drehbrüche* und die *Einwärts-Drehbrüche*. Nicht selten werden dabei kurze oder lange Drehkeile ausgebrochen. Die Verschiebung der Fragmente ist je nach Stärke der Gewalteinwirkung recht verschieden, eine Verkürzung meistens gering. Bei den Auswärtsdrehbrüchen liegt die Spitze des proximalen Fragments medial, bei den Einwärtsdrehbrüchen lateral und bei den „halben" Drehbrüchen in der Mitte.

Biegungsbrüche mit mehr oder minder großen vollständigen oder unvollständigen Biegungskeilen entstehen meistens im mittleren Drittel als Folge direkter Gewalteinwirkungen. Fortsetzungen der Frakturlinien bei langen Dreh- oder Biegungsbrüchen bis in das Sprunggelenk, bzw. gleichzeitig bestehende Knöchelbrüche, sind nicht ganz selten (nach L. BÖHLER bei ersteren in 14%, bei letzteren in 7%).

Der Entstehungsmechanismus dieser Frakturformen ist in vielen Fällen aus dem Röntgenbild zu ersehen.

Als schwerwiegendste *Begleitverletzungen* bei Unterschenkelbrüchen kommen Kompressionen oder Rupturen der Aa. tibiales und bei Frakturen des Fibulaköpfchens Peronaeusparesen in Betracht.

Für die *Behandlung* gelten die alten Grundregeln der Frakturenbehandlung, die *Reposition*, die *Retention* und *Ruhigstellung* sowie die *Übungsbehandlung*. Sie sind wie bei allen anderen Knochenbrüchen oberstes Gesetz. Von außerordentlicher Wichtigkeit — und das gilt besonders für die Unterschenkelschaftbrüche — ist weiterhin die Sorge um die Sicherstellung der *Blutversorgung*. Bei der ersten klinischen Untersuchung sind deshalb die Arterienpulse und, hinsichtlich neurologischer Ausfälle, die Zehenbeweglichkeit sorgfältig zu prüfen. Durchblutungsstörungen und Peronaeusparesen sind kein seltenes Ereignis.

Die sofortige Beseitigung der Fehlstellung genügt oft schon in vielen Fällen, durch dislozierte Fragmente hervorgerufene Gefäßkompressionen zu beheben. Bei allen Frakturen, die mit Zirkulationsstörungen einhergehen, sollte man grundsätzlich große Repositionsmanöver sowie schnürende Verbände vermeiden und sich auf die Beseitigung grober Dislokationen beschränken. Am besten bewährt hat sich uns das Anlegen einer plantaren Oberschenkelgipsschiene, die Hochlagerung auf Braunscher Schiene und die Ruhigstellung in einer Calcaneus-Drahtextension, die nicht zu stark (etwa 2—3 kg) belastet werden sollte. Auf diese Weise wird eine weitgehende Schmerzfreiheit erzielt und durchblutungshindernden Gefäßspasmen entgegengewirkt. Zirkuläre Gipsverbände behindern trotz sofortiger Spaltung in vielen Fällen die Blutversorgung und lassen zudem nur eine beschränkte Beurteilung der Weichteile zu.

In den ersten Tagen ist weiterhin der *Haut* und dem *Weichteilmantel* im Frakturbereich größte Aufmerksamkeit zu widmen. Schnell entstehende große Hämatome führen nicht selten zu erheblichen Hautspannungen mit *Blasenbildungen* und umschriebenen Ernährungsstörungen, die den weiteren Verlauf komplizieren und notwendig werdende Repositionen verzögern bzw. erforderliche Osteosynthesen verhindern können. Das temporäre, kurzfristige Anlegen eines elastischen Kompressionsverbandes hat sich neben den genannten Maßnahmen für solche Fälle sehr bewährt. Auftretende Spannungsblasen sollten zunächst belassen und einige Tage später nur eröffnet, nicht aber abgetragen werden.

Im weiteren Verlauf einer Extensionsbehandlung ist dringend darauf zu achten, daß Distraktionen mit klaffendem Frakturspalt durch zu schwere Gewichte grundsätzlich vermieden werden. Ein großer Prozentsatz der Unterschenkelpseudarthrosen ist hierauf zurückzuführen. Häufigere Röntgenkontrollen in den ersten Wochen sind deshalb angezeigt. Ein inniger Kontakt der Bruchflächen ist Voraussetzung für eine schnelle Frakturheilung. Besonders bei der Extensionsbehandlung spielt neben der Verhütung einer Frakturdiastase die Resorption der Bruchflächen die von L. BÖHLER mit 0,5—3 mm angegeben wird, eine bedeutende Rolle, da der Dauerzug ein Aneinanderrücken der Fragmente verhindert. Die von L. BÖHLER geforderte Verkürzung des Bruches um 1—5 mm hat deshalb (zumindest bei dieser Behandlungsform) ihre Berechtigung. Dabei können Seitwärtsverschiebungen bis zu $^1/_3$ Schaftbreite in Kauf genommen werden. Auf eine gerade Achsenstellung ist jedoch größter Wert zu legen, Abweichungen von mehr als 10° führen bereits zu einer erheblichen Fehlbelastung der Nachbargelenke. Drehfehler im Bereich des distalen Fragmentes müssen auf Grund klinischer Beurteilung ausgeglichen werden. Unter physiologischen Verhältnissen beträgt die Außenrotation des Fußes etwa 20°; individuelle Schwankungsbreiten sind möglich. Sie verändert sich jedoch bei Adduktion und Abduktion des Oberschenkels. Diesem Umstand ist besonders bei Osteosynthesen Rechnung zu tragen.

Die im einzelnen anzuwendenden *Behandlungsmaßnahmen* waren im Laufe der Jahrzehnte einem ständigen Wandel unterworfen. Gerade bei Unterschenkelbrüchen entflammte sich die Diskussion immer wieder an der Frage: konservativ oder operativ? Vor dem 2. Weltkrieg erfolgte die Entscheidung eindeutig zugunsten des konservativen Vorgehens (L. BÖHLER), nachdem die operativ-funktionelle Knochenbruchbehandlung durch Osteosynthese (F. KÖNIG, E. u. A. LAMBOTTE) auf Grund schwerer Rückschläge durch Infektionen und unzureichendes, schlecht verträgliches Metall in den Hintergrund gedrängt wurde. Nach dem 2. Weltkrieg, vornehmlich in den letzten Jahren, ist die operative Frakturenbehandlung wieder deutlich in den Vordergrund getreten. Antibiotica, technische Fortschritte und das Angebot gewebsfreundlichen Osteosynthesematerials haben diese Entwicklung begünstigt. Die Gründe hierfür liegen in Beobachtungen und Erkenntnissen, die aus einer kritischen Überprüfung der früheren Behandlungsergebnisse abgeleitet wurden.

1. Über lange Zeit ruhigstellende Verbände führen häufig zur Bewegungseinschränkung der Gelenke durch Kapselschrumpfung und Knorpelatrophie sowie zu Muskelschwund, Entkalkung und chronischer Zirkulationsstörung. Allzuoft sind diese Schäden irreversibel und bedingen nicht selten eine lebenslängliche Invalidität.

2. Nach in Fehlstellung geheilten Frakturen wurden in der Folgezeit in vielen Fällen auf konstante Fehlbelastung zurückzuführende schwerwiegende Veränderungen im Sinne einer sekundären Arthrosis deformans der Fraktur benachbarten Gelenke gesehen.

Es wird daher verständlich, daß man mit einem intensiven Streben nach einer anatomischen Wiederherstellung und einer frühzeitigen operativen Frakturmobilisierung mit der Möglichkeit der sofortigen Funktionsbehandlung diese Spätkomplikationen oder „Frakturkrankheiten", wie sie DANIS bezeichnete, zu verhüten suchte.

Jede Osteosynthese erfordert eine strenge Indikationsstellung. Sie sollte nur dann angewandt werden, wenn absolute Repositionshindernisse bestehen und Einrichtungsversuche zu keinem ausreichenden Resultat führen. Voraussetzung ist dabei, daß die Bruchform überhaupt eine geeignete stabilisierende Maßnahme erlaubt. Eine Osteosynthese, die sich ausschließlich auf die genaue anatomische Wiederherstellung beschränkt und nicht gleichrangig die frühzeitige postoperative Funktionsbelastbarkeit berücksichtigt, ist abzulehnen. Letzten Endes bedeutet der operative Eingriff ein vielgestaltiges Risiko und in vielen Fällen gewährleistet das konservative Vorgehen gleich gute Resultate, ohne diesem Risiko ausgesetzt zu sein.

Die *konservative Behandlung* der Unterschenkelbrüche besteht in der Gipsbehandlung, der Extensionsbehandlung oder in der Kombination beider Maßnahmen sowie in einer sofort einsetzenden Übungsbehandlung, soweit es die Verbandsanordnungen und die einzelnen Bruchformen erlauben.

Infraktionen sowie nicht oder gering dislozierte *Querbrüche* können sofort in einem Gipsverband ruhiggestellt und nach Abschwellung in einem gut anmodellierten Oberschenkelgehgipsverband belastet werden. Röntgenkontrollen jeweils nach 3 und 8 Tagen sowie nach Belastung sind notwendig, um sekundäre Verschiebungen und Achsenfehlstellungen rechtzeitig zu erkennen. Eventuell später eintretende Achsenknickungen (bis 15°) können durch Aufkeilung des Gipsverbandes leicht gestellt werden. Die Dauer der Gipsbehandlung muß nach dem Röntgenbild beurteilt werden. Durchschnittlich beträgt sie bei Erwachsenen 10—12, bei Kindern 5—6 Wochen. Bei Erwachsenen muß nach der Gipsabnahme für weitere 3 Wochen ein Zinkleimverband angelegt werden. Stärker dislozierte Querbrüche um halbe oder volle Schaftbreite werden nach Anlegen einer Fersenbeindrahtextension unter Zug und Bildverstärkerkontrolle eingerichtet, wenn möglich verzahnt und auf einer plantaren Oberschenkelgipsschiene, die den halben

Beinumfang umgreift, ruhiggestellt. Dabei ist auf Rechtwinkelstellung des Fußes und auf 30°-Beugestellung des Kniegelenks zu achten. Anschließend erfolgt die Schräg-Hochlagerung auf Braunscher Schiene unter Zugbelastung von 3 kg. Röntgenkontrollen werden nach 3 und 8 Tagen und später nach Bedarf in 14tägigen Abständen durchgeführt. Nach 3—4 Wochen wird die Drahtextension entfernt und ein Oberschenkelgehgips für weitere 6—8 Wochen angelegt.

Ist bei *verkürzten Querbrüchen* die Reposition durch Zug oder Einhebeln nicht möglich, kann der Schraubenzugapparat nach BÖHLER zu Hilfe genommen werden.

Bei starker Dislokationsneigung kommt die *geschlossene Küntschernagelung* in Frage. Die für die Nagelung zumeist günstige Frakturlokalisation im mittleren Tibiadrittel gewährleistet bei evtl. zusätzlicher Aufbohrung der Markhöhle fast immer eine stabile, nach Abschluß der Wundheilung sofort belastbare Osteosynthese ohne zusätzliche Gipsfixation.

Der *kurze Schrägbruch* führt bei alleiniger Gipsbehandlung fast immer zum Abgleiten. Es kommt also konservativ nur eine kombinierte Gips-Extensionsbehandlung in Frage, wobei auch dann noch verhältnismäßig spät eine Seitendislokation mit Abknickung und Verkürzung auftreten kann. Diese Brüche sollten deswegen nicht vor 6 Wochen belastet werden. In „resistenten" Fällen führt auch hier die Küntschernagelung zu einem guten Erfolg.

Kniegelenksnahe Brüche und *Brüche im oberen Unterschenkeldrittel* werden nach Möglichkeit konservativ behandelt. Meistens handelt es sich um Quer- oder kurze Schrägbrüche durch direkte Gewalteinwirkung. Sie lassen sich unter Calcaneuszug meistens gut verzahnen. Eine sorgfältige Extensions- und Gipsbehandlung ist notwendig, da Achsenabweichungen leicht eintreten.

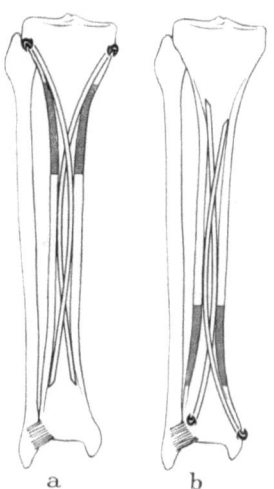

Abb. 399a u. b. Versorgung gelenknaher Unterschenkelfrakturen durch Rush-Pins. Die schraffierten Felder bezeichnen das Indikationsgebiet. a Zwei von proximal eingeführte Rush-Pins bei kniegelenksnahen Frakturen. b Zwei von distal eingeschlagene Rush-Nägel bei sprunggelenksnahen Brüchen

Bei nicht retinierbaren Frakturen wird eine Osteosynthese notwendig. Ein Küntschernagel scheidet bei gelenknahen Brüchen aus. Auch bei den Frakturen im oberen Drittel hat ein Küntschernagel in der weiten Markhöhle in der Regel einen wenig stabilisierenden Effekt. Uns hat sich hier die *Rushpinnung* unter Verwendung zweier von proximal her eingeschlagener, gut geschränkter Nägel bewährt (Abb. 399, 400). Wenn es sich hierbei auch nicht um eine stabile Osteosynthese handelt und eine zusätzliche Gipsfixation notwendig ist, gewährleistet diese Methode doch eine wesentlich frühere funktionelle Belastung und auch eine schnellere Belastung im Gehgipsverband.

In jüngerer Zeit ist von M. MÜLLER für die kniegelenksnahen Brüche des Unterschenkels eine zusätzliche Spongiosaschraube für den Marknagel angegeben worden, die durch ein am Nagelkopf gelegenes Bohrloch quer eingeführt und im Tibiakopf verankert wird. Es läßt sich dadurch eine wesentlich bessere Stabilität erzielen. Hierzu muß allerdings der Marknagel der Synthes-AG. verwendet werden. Es handelt sich dabei um eine Kombination zwischen Küntschernagel und Herzogschem Rohrschlitznagel. Ein gutes Verfahren stellt nach den Mitteilungen der Schweizerischen AO auch die Verschraubung bzw. die Versorgung mit einer Druckplatte dar.

Die *Drehbrüche des Unterschenkels* werden zunächst mit einem Fersenbeindrahtzug und Lagerung auf Braunscher Schiene behandelt. Dadurch wird eine gerade

Achsenstellung in der Regel immer erreicht. Häufig lassen sich jedoch Seitenverschiebungen schwer ausgleichen. Drehfehler müssen in manchen Fällen unter Röntgenkontrolle beseitigt werden. Bei unbefriedigend reponiblen oder retinierbaren Frakturen ist die Osteosynthese mittels *Drahtumschlingung* angezeigt. Auch hier muß eine strenge Indikationsbegrenzung verlangt werden. Es eignen sich nur

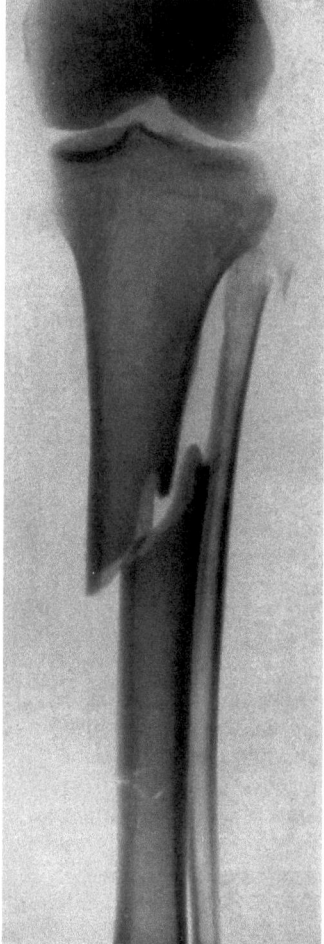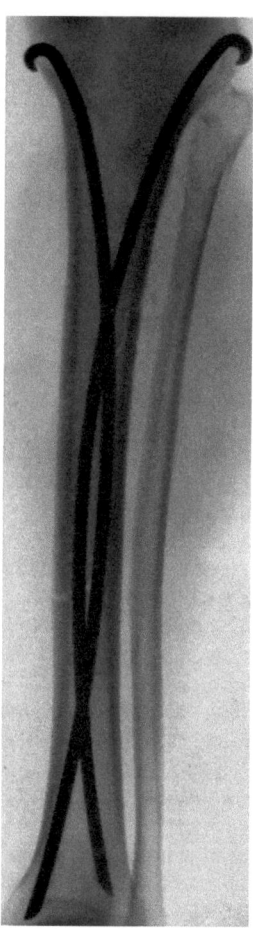

Abb. 400. Links: Unterschenkelstückbruch, verursacht durch Verkehrsunfall bei einem 28jährigen Mann. Rechts: Osteosynthese mit 2 von proximal eingeführten Rush-Pins im geschlossenen Verfahren

solche Frakturen mit einer Bruchfläche von mindestens 6—8 cm Länge. Es sollten nicht mehr als zwei Drahtschlingen und zwar *subperiostal* gelegt werden.

Bei *kurzen Drehbrüchen* kann eine gute Stabilisierung durch Kombination des Küntschernagels mit einer Drahtumschlingung erzielt werden. Für die distalen Frakturen kommt ein Herzognagel mit Ausklinkdrähten oder die Rushpinnung in Betracht.

Die meisten *Mißerfolge* bei der Versorgung dieser Brüche durch Drahtumschlingungen resultieren aus falscher Indikation und fehlerhafter Durchführung. Kurze Drehbrüche mit Frakturflächenlänge unter 6 cm bleiben nach Cerclage unstabil und neigen nachträglich zu Achsenknickungen und Pseudarthrosen. Als

Material sollte nur *monofiler* Stahldraht verwendet werden, da er die geringste Elastizität aufweist und deshalb Druckschäden am ehesten vermieden werden (ZETTEL). Zudem verfügt dieser Draht über eine große Reiß- und Biegefestigkeit (DEMEL, LANGE) und wird im Gewebe gut vertragen (WACHSMUTH, DEMEL, LANGE u. a.). Wegen der Gefahr der Ernährungsstörung des Knochens sind die Drahtschlingen subperiostal anzulegen. Aus dem gleichen Grunde sollten nicht mehr als zwei (höchstens drei) Cerclagen mit einem Mindestabstand von 3—4 cm verwendet werden, wobei allzu starke Spannungen der Blutversorgung schaden und zu

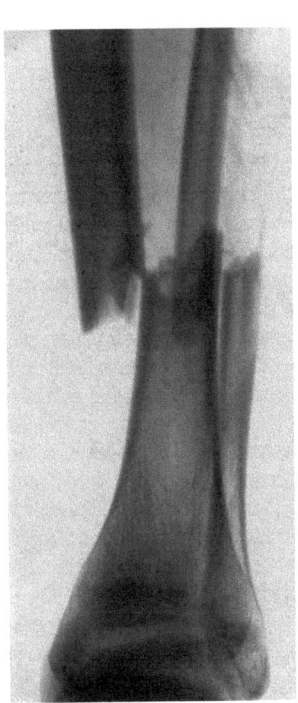
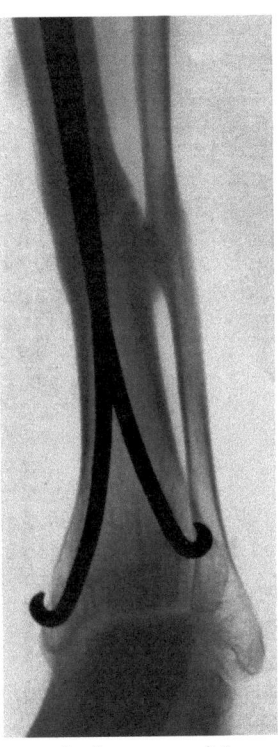

Abb. 401. Links: Unterschenkelquerbruch durch Überfahrung an der Grenze vom mittleren zum distalen Drittel bei einem 18jährigen Mann. Rechts: Gedeckte Osteosynthese mit 2 von distal eingeschlagenen Rush-Nägeln. Zustand 10 Monate nach der Nagelung

Usuren am Knochen führen können. Die Nähe querverlaufender Frakturlinien (z. B. bei Biegungs- oder Drehkeilen) sollte wegen der Gefahr des späteren Eingleitens in den Frakturspalt mit daraus folgenden Heilungsstörungen oder gar Pseudarthrosenbildungen vermieden werden.

Zur besseren Übersichtlichkeit und schonenderen Operationsweise ist es zweckmäßig, den Eingriff in Blutleere durchzuführen. Die Dauer der anschließenden Liegegipsbehandlung muß mindestens 6 Wochen betragen. Vor einer zu frühen Belastung im Gehgipsverband muß gewarnt werden. Nach erfolgter Konsolidierung sollten die Drahtschlingen entfernt werden, da Periostreaktionen oder tiefes Einwachsen in den Callus möglich sind. Bei entsprechender Indikationsbeschränkung und richtiger Lage der Drahtschlingen kommt es kaum zu schwerwiegenden Heilungsstörungen des Knochens.

Halbe Drehbrüche (ENDER) verlangen deshalb eine besondere Beachtung, da sie unter der Extensionsbehandlung häufig zu stärkeren Seitendislokationen führen

(L. Böhler). Nicht immer ist eine befriedigende Stellung im Dauerzug zu erzielen. In solchen Fällen bevorzugen wir möglichst frühzeitig die gedeckte Küntschernagelung oder bei Frakturlokalisation im unteren Drittel die Rushpinnung mit 2 Nägeln von distal.

Bei *Brüchen im distalen Unterschenkeldrittel* wie auch bei den unten besprochenen *supramalleolären Frakturen* ist in manchen Fällen bei Anlegung des Gipsverbandes eine Rechtwinkelstellung des Fußes ungünstig, da sie zu einer Rekurvation führt. Es empfiehlt sich deshalb die Ruhigstellung in leichter Spitzfußstellung bis zu dem Zeitpunkt, wo die Fraktur eine genügende klinische Festigkeit erreicht hat. Bei unbefriedigendem konservativem Repositionsergebnis kann entweder die Rushpinnung (Abb. 401) oder bei entsprechend langem distalen Fragment der Herzognagel mit Ausklinkdrähten in Anwendung gebracht werden. Schweizer Autoren (AO) führen auch hier die Druckplattenverschraubung durch. In Betracht käme auch die von Hackethahl angegebene Bündelnagelung. Auf alle Fälle sollte die im mittleren und oberen Schaftbereich noch zulässige Seitenverschiebung bis zu $1/3$ Schaftbreite bei sprunggelenksnahen Unterschenkelbrüchen wegen der sich auf das Sprunggelenk auswirkenden Fehlbelastung möglichst vermieden werden.

Die gleichen Probleme und Hinweise gelten für die *supramalleolären Frakturen*. Meistens werden hiervon Menschen in höherem Lebensalter betroffen. Die häufigste Ursache stellen indirekte Gewalteinwirkungen in Form von Stauchungen bei Sturz aus größerer Höhe oder bei Autounfällen dar, wobei zusätzlich Torsionen und Biegungen auftreten können. Direkte Gewalteinwirkungen z. B. durch Aufschlagen schwerer Gegenstände sind seltener. Dementsprechend können die Bruchformen sehr variieren: *Querbrüche, Schräg-* und *Drehbrüche* mit der Möglichkeit zusätzlicher Absprengungen und intraartikulärer Fissuren sowie Längssprüngen im distalen Fragment. Als Dislokationen kommen Achsenknickung, Verkürzung, Drehung und Einstauchung in Betracht. Eine *manuelle* Einrichtung gelingt bei diesen Brüchen häufig nicht. In vielen Fällen wird deshalb die Reposition im Schraubenzuggerät notwendig. Eine *formgerechte* Wiederherstellung ist gerade bei diesen Brüchen erforderlich, da sonst schwere sekundäre Störungen in den Sprunggelenken durch Fehlbelastung eine unausbleibliche Folge sind. Die *intakte Fibula* kann ein Repositionshindernis darstellen, so daß die Einrichtung erst dann gelingt, wenn das Wadenbein durch Schrägosteotomie durchtrennt worden ist. *Eingekeilte Brüche* mit Achsenknickung lassen sich gut über einem unter den Scheitel des Abknickungswinkels gelagerten Holzkeil reponieren. Gelingt die Einrichtung, ist die weitere Retention im gut anmodellierten Gipsverband in der Regel bis zur Heilung erfolgreich. Mehrfache Röntgenkontrollen, anfangs kurzfristig, sind zur rechtzeitigen Erkennung sekundärer Verschiebungen erforderlich. Die Gipsbehandlung muß etwa 8–10 Wochen, in manchen Fällen auch länger, durchgeführt werden.

Operative Maßnahmen sollten nur dann in Anwendung gebracht werden, wenn es bei Mitbeteiligung des Sprunggelenkes nicht gelingt, die Gelenkflächen wieder herzustellen. Dabei haben sich Verschraubungen am besten bewährt.

Einer besonderen Erfahrung bedürfen die *Stückbrüche* sowie die *intraartikulären Stauchungs-, Trümmer- und Abscherbrüche des distalen Unterschenkelendes bzw. der Tibiabasis.* Begleitverletzungen sind selten, evtl. könnte der N. tibialis betroffen werden, der hier nahe Beziehungen zum Knochen aufweist (Witt).

Stückbrüche des Unterschenkels werden in der Regel durch starke direkte Gewalteinwirkung verursacht. Häufig finden sich deshalb zusätzlich schwere geschlossene oder offene Weichteilverletzungen. In nicht seltenen Fällen handelt es sich um offene Brüche.

L. Böhler behandelte früher diese Frakturen ohne Ausnahme durch Reposition und Fersenbeindrahtextension konservativ und lehnte Osteosynthesen wegen der

Gefahr der verzögerten Callus- oder Pseudarthrosenbildung grundsätzlich ab. Dabei wurden die Grundprinzipien der Erzeugung einer Verkürzung und sorgfältiger Vermeidung einer Distraktion mit intrafragmentärer Diastase besonders hervorgehoben. Seitenverschiebungen um halbe Schaftbreite sowie Schräglagerung des Mittelstückes wurden dabei als funktionell belanglos angesehen, wenn im übrigen eine gerade Achsenstellung erreicht und ein Drehfehler vermieden wurde. Wir halten heute für diese Fälle eine schonende Osteosynthese mittels *Küntscher-* oder *Rushnagel*, möglichst im *geschlossenen* Verfahren mit Auffädelung des mittleren Fragmentes für indiziert. Breite Freilegungen der Bruchstellen sind möglichst zu vermeiden, da die Ernährung des ohnehin schwer geschädigten Mittelstückes dadurch zusätzlich bedroht wird. Stabile Osteosynthesen sind durch Schienungen vom Markraum her nur in begrenztem Umfang zu erzielen. Durch die zusätzliche Verwendung der schon erwähnten Müllerschen Spongiosaschraube und durch Einschlagen von Ausklinkdrähten ist der stabilisierende Effekt des Marknagels jedoch erheblich verbessert worden. Ob Druckosteosynthesen mit Hilfe von Plattenverschraubungen (AO) weitere Besserung bringen, bleibt abzuwarten.

Besondere Fragestellungen ergeben sich bei *offenen Stückbrüchen* mit schweren Weichteilschäden und evtl. Hautdefekten (einfache Durchspießungswunden würden das bisherige Vorgehen wenig beeinflussen). Zeigt sich beispielsweise, daß nach exakter Wundexcision der Knochen nicht mit Haut gedeckt werden kann, und primäre Lappenverschiebungen oder sonstige hautplastische Maßnahmen erforderlich sind, halten wir auch hier eine *primäre Osteosynthese* für gerechtfertigt, wenn es nicht gelingt, die Fragmente durch Aufeinanderstellung und Verzahnung zu stabilisieren. Die Entscheidung im Einzelfall ist sicher schwer und die Indikation sollte niemals leichtfertig gestellt werden. In vielen Fällen bestehen zudem schwere Schockzustände und es bleibt deshalb zu erwägen, ob die ,,aufgeschobene Operation" in besonders gelagerten Fällen günstigere Voraussetzungen für dringlich durchzuführende Eingriffe bietet.

Die intraartikulären *Stauchungs-, Trümmer-* und *Abscherungsbrüche* am distalen Unterschenkelende entstehen in der Regel indirekt durch Sturz aus größerer Höhe oder in den letzten Jahren zunehmend durch Verkehrsunfälle (z. B. bei frontalen Zusammenstößen). Direkte Gewalteinwirkungen kommen selten in Betracht.

Längsstauchungen, meist mit gleichzeitiger Drehung und Biegung, führen dabei zu außerordentlich variablen Bruchformen (teilweise mit Verrenkungen), wobei die jeweils vorliegende Fußstellung im Augenblick des Traumas von großer Bedeutung ist: Pronation, Supination, Dorsal-, Plantarflexion mit oder ohne gleichzeitiger Innenrotation usw. (JAHNA und TROJAN). Diese Brüche sind grundsätzlich von den Knöchelbrüchen abzugrenzen, denen ein anderer Entstehungsmechanismus zugrunde liegt. Röntgenologisch stellen sie Übergangsformen zu den Malleolarfrakturen dar.

L. BÖHLER unterscheidet hierbei folgende Bruchformen:

1. *Abscherungsbrüche in der Frontalebene* mit dorsaler oder ventraler Verschiebung des Fußes.
Entstehungsmechanismus: Übermäßige Plantar- bzw. Dorsalflexion. Dabei finden sich Abscherungen der dorsalen und ventralen Tibiakante. Gleichzeitig werden nicht selten Innen- und Außenknöchel mit abgerissen.

2. *Abscherungs- und Stauchungsbrüche in der Frontalebene* durch gleichzeitige Innenrotation (Inversion) und Supination.
Entstehungsmechanismus: Übermäßige Dorsalflexion bei Innenrotations- und Supinationsstellung des Fußes. Dabei kommt es zum Abriß der vorderen und hinteren Schienbeinkante und des Innenknöchels sowie zum Innenrotationsbruch der Tibia und Fibula.

3. *Abscherungsbrüche in der Sagittalebene* mit Verschiebung des Fußes nach medial (Supinations-, Adduktions- oder Varusbrüche).
Entstehungsmechanismus: Längsstauchung bei Supinations-Adduktionsstellung des Fußes.

Es kommt zu einer medialen Luxation mit evtl. querem Abriß des Außenknöchels in Gelenknähe oder Bänderzerreißung bei Erhaltung des Außenknöchels.

4. *Abscherungsbrüche in der sagittalen Ebene* mit Lateralverschiebung des Fußes (Pronations-, Abduktions- oder Valgusbrüche).

Entstehungsmechanismus: Längsstauchung oder direkte Gewalteinwirkung bei proniertem Fuß.

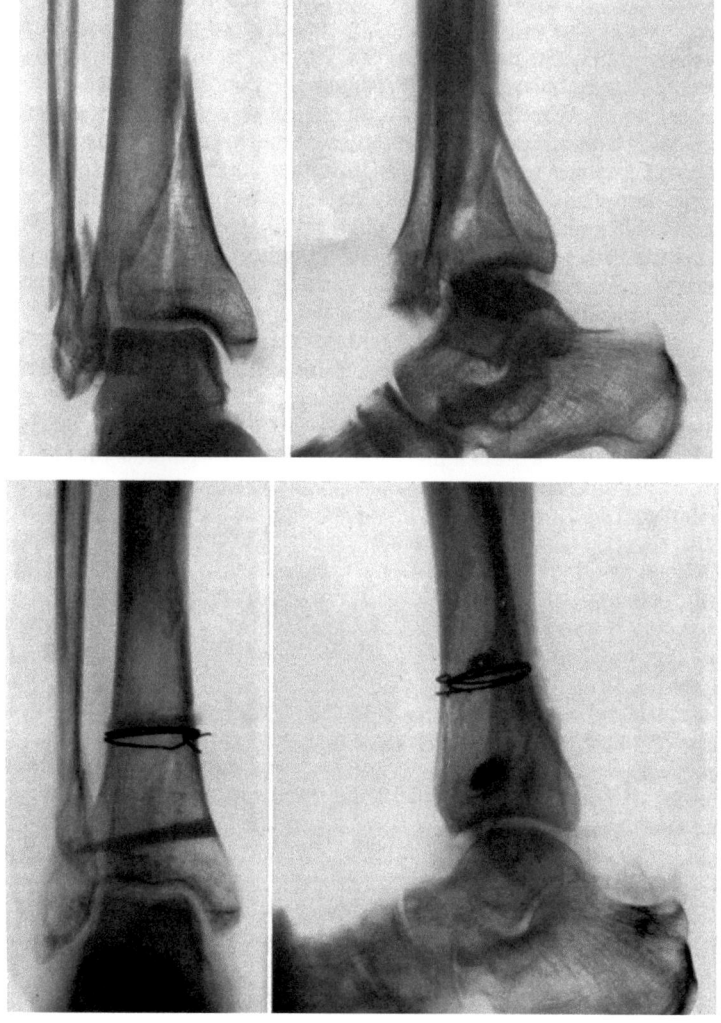

Abb. 402. Oben: Torsions-Stauchungsbruch des distalen Unterschenkelendes durch Sturz in eine Grube. Unten: Operative Versorgung durch Konservenknochennägel (Kieler-Späne) und Falzcerclage nach LEEMANN. Zustand 5 Monate nach der Osteosynthese

5. *Abscherungsbrüche in der Sagittalebene* mit Verschiebung eines lateralen vorderen Keiles nach ventral.

Entstehungsmechanismus: Längsstauchung bei maximaler Pronation und Dorsalflexion des Fußes. Bei Jugendlichen kommt es dabei zu einem lateral-ventralen Ausbruch an der Epiphyse.

6. *Abscherungs- und Stauchungsbrüche in der Sagittalebene* durch gleichzeitige Innenrotation mit Luxation des Fußes nach zentral-cranial.

Entstehungsmechanismus: Sturz auf den pronierten und dorsal flektierten Fuß.

Das *Behandlungsziel* besteht wie bei allen intraartikulären Frakturen in der *anatomischen Wiederherstellung* der Gelenkfläche bzw. der Malleolengabel. Dabei müssen bei diesen Brüchen Seitenverschiebungen und Achsenknickungen wegen der daraus resultierenden unmittelbaren Fehlbelastung der Sprunggelenke vermieden werden. In einer Reihe von Fällen bieten die konservativen Behandlungsmethoden eine gute Gewähr für ein befriedigendes Endergebnis. Die Behandlung im *Fersenbeindrahtzug* erfordert kurzfristige Röntgenkontrollen in 2 Ebenen und evtl. notwendig werdende Nachrepositionen während der ersten Wochen nach der Verletzung. Da bei den oft stark dislozierten Frakturen konservative Maßnahmen allein in einem größeren Prozentsatz nicht zu einem ausreichenden Resultat führen, wird man sich hier häufiger zur *operativen Freilegung* und *Osteosynthese* entschließen müssen (Abb. 402). Nur bei den sehr seltenen, weitgehenden traumatischen Gelenkzerstörungen wird man mit dem späteren Ziel einer etwaigen sekundären Arthrodese konservativ verbleiben. Hinsichtlich der bei Osteosynthesen im einzelnen anzuwendenden Maßnahmen kommen in den meisten Fällen *Verschraubungen*, evtl. noch *Cerclagen* und *Knochennägel* oder *Knochenschrauben* aus homologem konserviertem Material (Kieler Späne) in Betracht.

Der offene Unterschenkelschaftbruch

Offene Unterschenkelschaftbrüche werden in der Regel durch starke direkte Gewalteinwirkungen hervorgerufen. Nicht selten bestehen andere Verletzungen, die gegenüber dem Knochenbruch eine Vorrangstellung einnehmen und bevorzugt behandelt werden müssen (z. B. schwere Schädelhirnverletzungen, Thoraxtraumen usw.). Meistens herrscht primär ein schwerer Schockzustand vor, der eine sofortige Therapie verlangt. Verbieten sich aus diesen Gründen jegliche Maßnahmen hinsichtlich der Knochenbruch- und Wundbehandlung, wird die Wunde steril verbunden, eine Calcaneus-Drahtextension angelegt und das Bein auf einer Braunschen Schiene unter Dauerzug ruhiggestellt. Mit dieser Verbandanordnung sollte der Patient ins Bett gelegt und eine intensive Schocktherapie durchgeführt werden. Erst nach Überwindung des Schockzustandes ist es erlaubt, die Unterschenkelverletzung zu behandeln.

In den meisten Fällen offener Unterschenkelschaftbrüche handelt es sich um *Biegungs-* oder *Abscherbrüche* im mittleren Drittel. Weniger häufig sind *Drehbrüche* an der Grenze vom mittleren zum unteren Drittel oder *Stückbrüche*.

Die Hauptaufgabe besteht in der *Verhütung einer Infektion*. Die wichtigste Maßnahme ist deshalb die exakte Durchführung der *Wundexcision* und die *Hautdeckung* der freiliegenden Fraktur durch *spannungsfreie, lockere Wundnaht* (siehe allg. Teil). In diesem Zusammenhang sei nochmals auf die radikale Entfernung jeglichen traumatisierten Gewebes mit dem Messer hingewiesen. Hinzu kommt bei diesen Fällen und bei starker Verschmutzung die mechanische Säuberung des in der Wunde freiliegenden Knochens unter Verwendung der Lüerschen Zange. Bei kleinen Verletzungen (Durchspießungswunden) kann die Wundversorgung in Lokalanästhesie durchgeführt werden; bei ausgedehnteren Wunden empfiehlt sich die Allgemeinnarkose und das Anlegen einer pneumatischen Blutleere, wobei jedoch auf das Auswickeln der Extremität verzichtet werden sollte. Eine Blutleere verbietet sich bei primär traumatisch oder organisch (z. B. Arteriosklerose, Endangitis, Diabetes) bedingten Durchblutungsstörungen.

Gelingt der spannungsfreie Wundschluß nicht, werden primärplastische Maßnahmen erforderlich, wie sie bereits geschildert wurden (s. S. 662). Die bei Brücken- und Verschiebelappen seitlich entstehenden Wunden werden sofort mit einem

Thierschlappen gedeckt. Das Anlegen einer kurzfristigen Redonschen Saugdrainage ist zu empfehlen.

Die *Behandlung des Knochenbruches* ist einmal abhängig von der Art und Ausdehnung der Wunde und dem Zustand des Weichteilmantels, zum anderen von der Bruchform und der davon abhängigen *Stabilisierungsmöglichkeit.* Bei *kleineren* Verletzungen und Durchspießungswunden wird die Fraktur nach der Wundversorgung wie ein geschlossener Bruch weiterbehandelt.

Bei *ausgedehnteren* Wunden mit starken Gewebszertrümmerungen und häufig vorhandenen Hautdefekten sind verallgemeinernde Behandlungshinweise nicht möglich. Vielmehr ist hier eine streng *individualisierende* Therapie notwendig, die im Einzelfall immer von einem Erfahrenen festgelegt werden sollte. Vier Möglichkeiten kommen in Betracht: Reposition und Ruhigstellung im gefensterten Liegegipsverband, die offene Lagerung mit Calcaneus-Drahtzug, die kombinierte Gips-Extensionsbehandlung und die primäre oder sekundäre Osteosynthese nach Abschluß der Wundheilung.

Eine *exakte Frakturimmobilisation* stellt die sicherste Prophylaxe gegen eine sich anbahnende Infektion dar. Im Rahmen einer vorherrschenden konservativen Therapie bei diesen Brüchen halten wir deshalb die Einrichtung des Bruches unter Sicht in der offenen Wunde und die *Ruhigstellung im hohen gefensterten Oberschenkelliegegips* (mit an der Ferse angebrachtem querem Liegeholz) nach sicherem Wundschluß für die geeignetste Methode. Dabei wird der zur Reposition angelegte Fersenbeindraht belassen und unter leichten Zug gesetzt. Bei der *offenen Lagerung in Drahtextension* wird zwar die Durchblutung weniger gefährdet, die mangelhafte Ruhigstellung wird sich aber bei infektionsbedrohten Wunden nachteilig auswirken müssen.

Schwierigkeiten werden bei Schräg-, Dreh- und Biegungsbrüchen mit großen vollständigen Biegungskeilen bestehen, wo eine Stabilisierung der Fraktur durch Verzahnung nicht möglich ist und eine unmittelbar einsetzende Dislokationsneigung die Haut oder die Wundnaht unter Spannung setzt. In diesen Fällen kann unter strenger Indikation eine *primäre Osteosynthese* in Erwägung gezogen werden. Sie ist jedoch nur dann sinnvoll, wenn die Bruchform (Quer- oder Biegungsbruch im mittleren Drittel, langer Schräg- oder Drehbruch) eine weitgehende Stabilisierung erlaubt. In Frage kommen beim Quer- oder kurzem Schrägbruch der *Küntschernagel* oder die *Rushpinnung,* bei langen Schräg- oder Drehbrüchen die *Drahtcerclage.* Schweizer Autoren (AO) empfehlen auch hier die Druckplattenosteosynthese oder die Verschraubung.

Die *Trennung* der Eingriffe und die Durchführung der Osteosynthese als „ganz neue 2. Operation" (AO) halten auch wir für außerordentlich wichtig.

Die *Vorteile einer primären Osteosynthese* werden nur unter der Voraussetzung einer strengen Indikationsbegrenzung, einer richtigen Wahl des anzuwendenden Verfahrens und einer schonenden atraumatischen Operationstechnik gewährleistet sein. Niemals dürfen solche Eingriffe Unerfahrenen überlassen werden.

Nur bei einer wirklich stabilen Osteosynthese wird man ohne zusätzliche Gipsfixation auskommen. In den anderen Fällen ist bis zur Abheilung der Wunde die Ruhigstellung auf einer plantaren Oberschenkelgipsschiene zu empfehlen und dann die Behandlung wie bei geschlossenen Frakturen fortzuführen.

Die sofortige Anwendung von *Antibioticis* in hoher Dosierung ist heute selbstverständlich.

In den ersten Tagen ist eine laufende Überwachung der Wunde dringend erforderlich, um fortschreitende Infektionen, vor allem durch Anaerobier, rechtzeitig zu erkennen.

Wenn nach der Wundversorgung und Einrichtung der Fraktur die peripheren Arterienpulse nicht nachweisbar sind und die Haut grau-livide verfärbt und nicht durchblutet ist, muß in manchen Fällen auch heute noch die primäre Amputation durchgeführt werden. Dabei sollte die Absetzung *in* der Fraktur unter Erhaltung möglichst großer Weichteillappen erfolgen. Die Wunde wird offen gelassen. Sekundäre Eingriffe werden nach Demarkation der Weichteile immer erforderlich sein.

Bei in den ersten Tagen nach der Wundversorgung eintretenden Fehlstellungen sollten sofortige Einrichtungsversuche unterbleiben, da sie zu Wunddehiszenzen und Spätinfektionen mit nachfolgender Frakturostitis führen können. Nach Hautplastiken auftretende Nekrosen dürfen niemals entfernt werden, da es unter denselben in der Regel zur Ausbildung eines Granulationsgewebes kommt, das nach Abstoßung der Nekrose zum Schutz des Knochens ausreicht und eine entsprechende Narbenbildung gewährleistet. Bei auftretenden *Infektionen* geben lokale entzündliche Prozesse oder Fistelbildungen zunächst noch keinen Anlaß für größere operative Freilegungen oder Revisionen. Man wird dadurch die Situation nur verschlechtern. *Exakte Ruhigstellung* und örtliche Wundbehandlung werden meist zum Ziel führen. Nur bei Nachweis von röntgenologisch demarkierten Sequestern wird man durch eine kleine Inzision die Sequestrotomie ausführen. Die Mahnung zur Geduld sollte hier mit allem Nachdruck ausgesprochen werden.

Bei den meisten offenen Frakturen kommt es zu einer Verzögerung der Knochenbruchheilung, besonders dann, wenn blande, entzündliche Prozesse bei der Wundheilung abgelaufen sind. Notwendige langdauernde Ruhigstellungen führen dabei zu nicht selten bleibenden Funktionsbehinderungen der frakturbenachbarten Gelenke und damit zu einer oft erheblichen Gebrauchseinschränkung der betroffenen Gliedmaße. Durchblutungsstörungen im Sinne einer Sudeckschen Dystrophie sind eine häufige Begleitkomplikation und erfordern eine rechtzeitige gezielte krankengymnastische Behandlung, um Dauerschäden, wie Gelenkversteifungen möglichst zu vermeiden.

Als *Spätfolgen* nach infizierten, offenen Unterschenkelbrüchen sind Pseudarthrosen nicht allzu selten. Operative Eingriffe wie Nagelungen oder Spanverpflanzungen sollten nicht vor einem Jahr nach abgeschlossener Wundheilung durchgeführt werden, um ein Wiederaufflackern des Prozesses sicher zu verhüten.

Die Behandlung *veralteter, infizierter* Unterschenkelbrüche muß unter allen Umständen streng *konservativ* durchgeführt werden. Eine exakte Ruhigstellung ist hier die erste wichtigste Maßnahme. Bei chronischer Fistelbildung sind begrenzte Revisionen dann erlaubt, wenn es gilt, primär eingesetztes Osteosynthesematerial wie z. B. Drahtcerclagen, die häufig den entzündlichen Prozeß unterhalten oder demarkierte Sequester zu entfernen. Die Endresultate sind in funktioneller Hinsicht in vielen Fällen schlecht.

Verletzungen des Sprunggelenks
Von G. Böttger

Die Verletzungen des Sprunggelenks sind häufig. Gemäß der großen statischen und funktionellen Beanspruchung dieses Gelenks beinhalten die Behandlungsergebnisse bei vielen Patienten nicht unerhebliche Rehabilitationsprobleme. Je nach der Schwere der Gewalteinwirkung werden Knöchelbrüche in variabelsten Formen, Bänderzerreißungen mit oder ohne Ausriß ihrer Insertionsstelle aus dem Knochen und Luxationen, meist mit gleichzeitigen Frakturen beobachtet. Hinzu kommen Verletzungen mit Gelenkeröffnungen oder offene Knöchelbrüche, die ja immer offene Gelenkfrakturen darstellen und einer besonders sorgfältigen Behandlung bedürfen. Weichteilverletzungen durch direkte Gewalt sind seltener. Wegen der ungünstigen Durchblutungsverhältnisse und der Gelenknähe gestaltet sich die Behandlung häufig schwierig.

Offene Verletzungen

Bei *Wunden* über dem Sprunggelenk oder in unmittelbarer Nähe desselben besteht immer die Möglichkeit der Gelenkeröffnung. Sie darf nicht übersehen werden, da die therapeutischen Konsequenzen im positiven Fall wesentlich umfassender sein müssen als bei einfachen Weichteildurchtrennungen.

Bei *Eröffnung des Sprunggelenks* wird die Kapsel meist nicht oder nur durch Situationsnähte verschlossen. Mitdurchtrennte *Bänder* sollten durch fortlaufende- oder Matratzennähte versorgt werden. Verletzte *Sehnen* werden bei glatten Wundverhältnissen nach der im allgemeinen Teil angegebenen Technik durch primäre Naht vereinigt. Die *Ruhigstellung* sollte immer durch Anlegen eines Gipsverbandes erfolgen. Bei Hautwunden genügt eine Gipsschiene. Eröffnete Sprunggelenke erfordern dagegen einen zirkulären, gefensterten Oberschenkelliegegipsverband, eine hochdosierte Antibioticabehandlung und Hochlagerung auf Braunscher Schiene. Bei großen, vorwiegend durch direkte Gewalteinwirkung entstandenen Hautdefekten sind *Nahlappenplastiken* wegen der ungünstigen Durchblutungsverhältnisse häufig wenig geeignet. Freie Transplantationen sind nur bei kleinen Hautverlusten außerhalb des Malleolarbereiches zu empfehlen. Wird die Knöchelgegend in größerer Ausdehnung mit in den Defekt einbezogen, hat sich am besten die primäre (bei Gelenkeröffnung und offenen Brüchen) oder die sekundäre Crossleg-Plastik bewährt. Bei zunächst störendem Fehlen der Hautempfindlichkeit kommt es später fast immer zur Ausbildung einer Schutzsensibilität. Der Nachteil dieser Plastik besteht in der erforderlichen langen Ruhigstellung beider Extremitäten. Bei älteren Patienten ist daher von einem solchen Eingriff abzusehen.

Führt die Verletzung trotz sorgfältiger Wundausschneidung und Hautdeckung zu einer *Gelenkinfektion*, ist zunächst eine hochdosierte Antibioticatherapie, wenn möglich gezielt, durchzuführen. Des weiteren können analog zum Kniegelenksempyem Gelenkspülungen mit Kochsalz-Antibiotica-Lösungen in Betracht gezogen werden. Klingt der Prozeß nicht ab, ist eine Revision unumgänglich. In jedem Fall, auch wenn das Gelenk nicht eröffnet wurde und der Prozeß sich schnell beruhigt, ist die Prognose hinsichtlich der späteren Gelenkfunktion ungünstig, da schon bei geringen Infektionen schwere Knorpelschäden auftreten können.

Kontusion, Distorsion, Bänderriß

Hier sollen alle jenen Traumafolgen Erwähnung finden, die im Volksmund als Verstauchung, ,,vertretener Fuß", ,,verknickter Knöchel" usw. bezeichnet werden. Es handelt sich dabei um außerordentlich häufige Verletzungsarten, die in der Regel vom zuerst untersuchenden Arzt viel zu wenig beachtet und gewürdigt werden, hinter denen sich aber folgenschwere *Bänderrisse, Bänderrisse mit Knochenausrissen* (Ligamentfrakturen) und *Teilverrenkungen des Sprungbeines* verbergen können. Werden diese letztgenannten Verletzungen nicht erkannt und dementsprechend behandelt, kommt es in vielen Fällen zu irreversiblen Spätschäden wie bleibende Bandlockerung mit Gangunsicherheit und Arthrosis deformans mit schmerzhafter Gangbehinderung.

Für die *Entstehung* dieser Verletzungen kommen vorwiegend Torsionskräfte in Frage. Bei festgestelltem, meist supiniertem Fuß erfolgt eine Außendrehung des Körpers, wobei der Fuß in eine Inversionsstellung gerät. Verletzungsmechanismen im Sinne der Pronation, Plantar- und Dorsalflexion sind seltener. Dabei kommt es zunächst zu einer Überdehnung, dann zu einer Zerreißung des *Ligamentum talo-fibulare anterius*, bei Weiterdrehung zu einem Riß des *Ligamentum talofibulare posterius* und schließlich zu einer Kontinuitätstrennung des *Ligamentum calcaneo-fibulare*. Jede, häufig unter dem „Sammelbegriff" Verstauchung oder *Distorsion* laufende Verletzungsfolge erfordert eine genaue *klinische* und *röntgenologische* Untersuchung.

Neben der äußeren Beurteilung hinsichtlich der Hautdurchblutung, der Sensibilität, der Deformierung, der Zwangshaltung und Angaben umschriebener Druckschmerzhaftigkeit, kommt als wesentliche Maßnahme die *Prüfung der Bandfestigkeit*, bzw. etwaig bestehender Dislokationsmöglichkeiten, in Frage. In den meisten Fällen ist dabei eine Lokalanaesthesie notwendig (L. BÖHLER).

Der Nachweis der *Seitenverschieblichkeit* spricht für eine Zerreißung der *tibiofibularen Syndesmose (Gabelsprengung)*. Talus, Fuß und Außenknöchel weichen bei medialem Druck nach lateral ab. Auf äußeren Druck kommt es zum tastbaren Anschlagen des Sprungbeins an den Innenknöchel. EHALT spricht dabei von einer *Lateralsubluxation*. Immer ist das gesunde Bein mit zu untersuchen, da das Anschlagsphänomen auch bei konstitutionell bedingter Bandlockerung nachweisbar ist. *Klinisch* besteht häufig ein Druckschmerz über der Syndesmose. Immer ist bei dieser Verletzung das craniale Fibuladrittel zu untersuchen. Ist hier ein Druckschmerz auslösbar, findet sich röntgenologisch meist ein *hoher Drehbruch des Wadenbeins*. In manchen Fällen ist weiterhin ein Knochenausriß an der Insertionsstelle des hinteren Syndesmosenbandes aus der dorsalen Tibiakante festzustellen.

Für den Nachweis einer Zerreißung des *Lig. calcaneo-fibulare* werden beide Füße in Supinationsstellung gebracht. Bei Vorliegen eines Bandrisses weichen Calcaneus und Talus fußwärts ab und es kommt zu einem Klaffen des äußeren Gelenkspaltes *(Supinationssubluxation)*, was aber nur röntgenologisch nachgewiesen werden kann. *Klinisch* findet sich in vielen Fällen ein Druckschmerz unterhalb der Außenknöchelspitze. Die *Diagnose* wird röntgenologisch durch *gehaltene Aufnahmen* (L. BÖHLER) verifiziert. Dabei wird von beiden Sprunggelenken je nach dem klinischen Verdacht eine Lateralverschiebung oder eine Supinationsstellung erzeugt und in dieser gehaltenen Position ein Röntgenbild angefertigt.

Die *Distorsion* des Sprunggelenks (distorsio pedis) stellt eine Bänderzerrung dar. Die Gewalteinwirkung hat dabei nicht ausgereicht, um eine Bänderzerreißung zu verursachen. Der Druckschmerz liegt hier häufig im Sinus tarsi.

Bei einer *Kontusion* handelt es sich um eine durch direkte Gewalteinwirkung entstandene Quetschung der Weichteile (z. B. Tritt beim Fußballspiel).

Die *Behandlung* dieser Verletzungen erfolgt je nach Schwere des Schadens durch mehr oder weniger ausgedehnte Ruhigstellung: Bei der *Bänderzerrung* genügt ein Zinkleim- oder Elastoplastverband. Jeder *Bänderriß* und jede *Ligamentfraktur* dagegen erfordert eine Gipsbehandlung von mindestens 6 Wochen, bei verstärkten Subluxationsstellungen auch 6–10 Wochen. Eine Belastung im Gehgipsverband sollte erst nach Abschwellung erlaubt werden. Ebenso ist bei einer schweren *Gelenkkontusion* und beim *traumatischen Gelenkerguß* eine Ruhigstellung im Gipsverband für 2–3 Wochen angezeigt.

Bleibt eine Heilung des Bandschadens aus, dann kommt es zu einer *habituellen Supinationssubluxation* mit Gangunsicherheit und häufigem „Umknicken" des Fußes.

Luxationen im oberen Sprunggelenk

Als Kriterien einer Luxation gelten die Deformität, die federnde Fixation und das Leersein der Gelenkpfanne.

Als *echte Luxationen* bezeichnet L. BÖHLER Verletzungsfolgen, bei denen entweder durch plötzliche Plantarflexion und unter Längszug der Talus nach Zerreißung der vorderen Gelenkkapsel über die hintere Tibiakante nach *dorsal* herausgedrängt wird *(dorsale Luxation)* oder durch plötzliche Dorsalflexion und Längszug nach Einriß der hinteren Gelenkkapsel das Sprungbein über die vordere Schienbeinkante nach *ventral* luxiert *(ventrale Luxation)*. Bei beiden Verrenkungsformen kommt es zum Innenknöchelbruch, einmal als Abrißfraktur durch Zug des Lig. deltoideum bei der dorsalen Luxation und zum anderen als Abscherfraktur durch die vorn breitere Talusrolle bei der ventralen Luxation. Häufig kommt es dabei zu Zerreißungen der Haut, die Gefäß- und Nervenstränge sind fast regelmäßig überdehnt und komprimiert.

In der Regel bestehen schwere *Zirkulationsstörungen* im Bereich des Fußes mit blaß-livider Verfärbung sowie Puls- und Gefühllosigkeit. Diese Verrenkungen sind von den später zu besprechenden Luxationsfrakturen abzugrenzen.

Die *Behandlung* besteht in der *sofortigen* Reposition. Jede Verzögerung kann infolge von schweren Durchblutungsstörungen zum Verlust des Fußes führen. Repositionshindernisse sind bislang nicht bekannt geworden. Sollten sie auftreten, müßte eine rasche blutige Reposition durchgeführt werden. Die Ruhigstellung erfolgt bis zur Abschwellung im Liegegipsverband und dann für weitere 6 Wochen im Unterschenkelgehgipsverband. Bei offenen Verrenkungen sollte die Gipsbehandlung um 2—3 Wochen weiter ausgedehnt werden.

Knöchelbrüche

Für das Verständnis und die therapeutischen Konsequenzen der Knöchelbrüche vermag die rein morphologische Betrachtungsweise des verletzten Skeletsystems unter Zuhilfenahme des Röntgenbildes nur wenig Klarheit zu verschaffen. Die gelenkbeteiligten Skeletanteile stellen nur einen Teil des Gelenkes dar. Von gleicher Wichtigkeit sowohl für die Statik als auch für die Funktion sind die Bänder, die diese Skeletanteile miteinander verbinden. Der äußerst komplexe Bewegungsablauf im oberen Sprunggelenk ist in seiner Gesamtheit deshalb erst dann zu verstehen, wenn die *Knochen-Band-Gelenk-Verbindung als funktionelle Einheit* aufgefaßt wird. Verletzungen, die auch nur einen Teil dieses Gefüges treffen, müssen zwangsläufig zu mehr oder minder starken Störungen der Funktion führen (Abb. 403).

Das obere Sprunggelenk ist einer sehr starken statischen und funktionellen Belastung ausgesetzt, wobei teilweise erhebliche Scher-, Druck- und Torsionskräfte wirksam werden. Der Schwerpunkt liegt hier besonders auf dem Außenknöchel in Einheit mit seinem vorderen und hinteren Syndesmosenband. Als Talusleitschiene kommt der Stabilität dieses Gelenkanteils besondere Bedeutung zu. Nach WILLENEGGER und WEBER erhält die Malleolengabel „durch eine gewisse Elastizität dieser beiden Bänder und die natürliche Verbiegbarkeit und Torsionsfähigkeit der Fibula auch dynamische Funktion, nämlich die eines Auffanglagers für den recht komplizierten Bewegungsablauf der Talusrolle". Dagegen erfüllt der Innenknöchel mit dem Lig. deltoideum im wesentlichen eine statische Funktion und sichert die Führung des Gelenks gegen pronierend wirksame Kräfte.

Der genaue Schluß der Sprunggelenksgabel ist für den ungestörten Ablauf der Talusfunktion von großer Wichtigkeit. WILLENEGGER und STRAUMANN haben gezeigt, daß schon verhältnismäßig geringe Fehlstellungen der Talusrolle, wie sie bei einer Reihe von Knöchelbrüchen täglich vorkommen, zu einer erheblichen „Reduktion der tragenden Berührungsflächen" führen und damit durch permanente Knorpelüberlastung Ursache einer sekundären Arthrosis deformans werden können.

Die *Entstehung* der Knöchelbrüche ist in der überwiegenden Mehrzahl auf eine *indirekte* Gewalteinwirkung zurückzuführen, wobei *Biegungs-, Stauchungs- und Torsionsmechanismen* oft gleichzeitig auf das Gelenk einwirken und die mannigfaltigsten Verletzungsfolgen und Bruchformen verursachen. Knöchelbrüche durch *direkte* Gewalt (z. B. Aufschlagen schwerer Gegenstände) sind so selten, daß sie hier vernachlässigt werden können.

Für die *Einteilung* der Knöchelbrüche sind im Laufe der Jahrzehnte die verschiedensten Vorschläge gemacht worden. BILLROTH, KÖNIG, KIRSCHNER, DE QUERVAIN u. a. unterschieden in den Hauptgruppen zwischen *Supinations-, Pronations-* und *Rotationsbrüchen*.

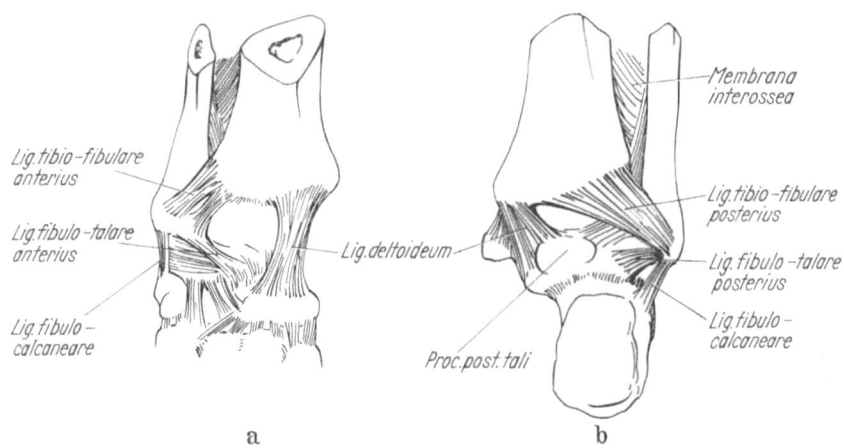

Abb. 403. Die Abbildungen zeigen die Darstellung der Bandverhältnisse im Bereich des oberen Sprunggelenkes (*a* Ansicht von ventral, *b* Ansicht von dorsal)

BÖHLER, HÜBNER, PELS-LEUSDEN u. a. folgten mehr einem *descriptiven* Prinzip anhand des Röntgenbildes und kamen zu folgender Aufteilung (nach L. BÖHLER):
1. Supinationsbrüche eines oder beider Knöchel ohne Verschiebung.
2. Supinationsbrüche eines oder beider Knöchel mit teilweiser oder vollständiger Verrenkung des Fußes.
3. Pronationsbrüche eines oder beider Knöchel ohne Verschiebung.
4. Pronationsbrüche eines oder beider Knöchel mit teilweiser oder vollständiger Verrenkung des Fußes.
5. Pronationsdrehbrüche mit Verschiebung.
6. Brüche beider Knöchel mit Abscherung eines vorderen Schienbeinkeils.
7. Brüche beider Knöchel mit Abscherung eines hinteren Schienbeinkeils.

Im Einzelfall wurde die Klassifizierung nach dem Röntgenbild (ap- und seitliche Aufnahme) evtl. unter zusätzlicher Anfertigung einer gehaltenen Aufnahme getroffen.

Auf Grund von zahlreichen systematischen Untersuchungen an frischen Leichenpräparaten unter gleichzeitiger Durchführung von Röntgenstudien und Verifizierung des experimentell gesetzten Schadens durch pathologisch-anatomische Präparation hat N. LAUGE-HANSEN ein *neues Einteilungsprinzip* der Knöchelbrüche geschaffen, das seit der Veröffentlichung von REIMERS auf dem Deutschen Chirurgenkongreß 1953 auch in Deutschland schnelle Anerkennung gefunden hat. LAUGE-HANSEN konnte durch seine Versuche nachweisen, daß zwischen den Knochenverletzungen, Verrenkungen und den in der Regel gleichzeitig bestehenden Bänderzerreißungen ein enger „genetischer" Zusammenhang besteht. Die gesetzmäßige Abhängigkeit des anatomischen Substrates von der Art und Schwere der Gewalteinwirkung bei bestimmten Skeletabweichungen kommt in dieser „*genetischen Klassifikation*" deutlich zum Ausdruck.

Danach lassen sich fast alle klinisch zur Beobachtung kommenden Knöchelbruchformen im wesentlichen auf *vier verschiedene Grundmechanismen* zurückführen, denen jeweils mehrere genetisch begründete Schweregrade oder Stadien zugeordnet werden. Bänderrisse mit Knochenausrissen im Bereich der Bandinsertionen werden als „*ligamentäre Frakturen*" bezeichnet.

Es handelt sich um folgende vier Grundtypen:

1. Die *Supinations-Eversions-(Außenrotations)Fraktur*. Unter dem Lauge-Hansenschen Material von 300 Fällen ist sie mit 68,5% (bei REIMERS 62%) am häufigsten vertreten.

Entstehungsmechanismus. Bei Fixation und Supinationsstellung des Fußes erfolgt bei Adduktion im Hüftgelenk eine Innendrehung des Körpers. Dadurch gerät der Fuß in eine mehr oder minder starke Eversion oder Außenrotation.

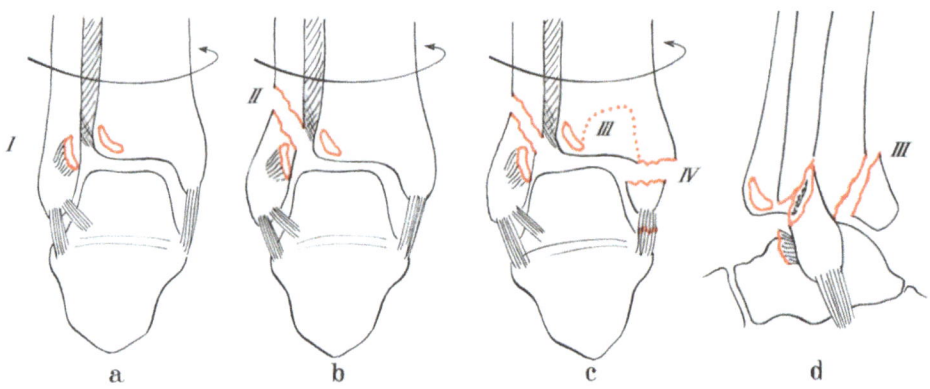

Abb. 404a—d. Darstellung der 4 Stadien des Supinations-Eversionsbruches (siehe Text)

Im *Stadium I* kommt es dabei zu einer Zerreißung oder einem Knochenausriß im Bereich der Ansatzstelle des *Lig. tibiofibulare anterius* (ligamentäre Fraktur). Bei Weiterdrehung erfolgt im *Stadium II* unter zunehmender Torsionsbeanspruchung der Fibula ein typischer *Drehbruch des Wadenbeins*, der in Gelenknähe ventral beginnt und nach dorsal-cranial aufsteigt. Bei Fortsetzung der Drehung stemmt sich der nach lateral und dorsal subluxierte Talus gegen die hintere Tibiakante, aus der ein *keilförmiges Fragment* (sog. *Volkmannsches Dreieck*) abgeschert und abgerissen wird, das über das *Lig. tibio-fibulare posterius* noch mit dem Außenknöchel in Verbindung steht *(Stadium III)*.

Unter Beibehaltung der Supination führt die Weiterdrehung schließlich im *Stadium IV* bei zunehmender Talusluxation zu einem *Abriß des Innenknöchels* oder *des Lig. deltoideum*. Damit sind sämtliche Gelenk-Knochen-Band-Verbindungen zerrissen bzw. frakturiert und der Fuß hängt nur noch mit den Weichteilen zusammen (s. Abb. 404).

2. Die *Supinations-Adduktionsfraktur* findet sich in dem angegebenen Krankengut in 15,5% (bei REIMERS 14%).

Entstehungsmechanismus. Meistens besteht eine *indirekte* Gewalteinwirkung durch Sturz auf den supinierten Fuß, Umknicken des Fußes nach innen, vor allem bei übergewichtigen Patienten, durch Autounfälle, wenn die plötzliche Stoßwirkung den supinierten Fuß trifft oder seltener auch *direkt* bei Anschlagen schwerer Gegenstände gegen die Innenseite des Unterschenkels. Im *Stadium I* kommt es zu einem Riß des *Lig. calcaneo-fibulare* und *talo-fibulare*, meistens mit *Abriß der Außenknöchelspitze* oder zu einer *queren Abrißfraktur des äußeren Malleolus* in seiner Mitte oder in Gelenkspalthöhe.

Bei Weiterbiegung wird im *Stadium II* der *Innenknöchel* durch den andrängenden und abkippenden Talus abgeschert. Die Frakturlinien verlaufen dabei in typischer Weise schräg oder senkrecht (s. Abb. 405).

3. Die *Pronations-Eversions-(Außenrotations)Fraktur* ist mit 8,3% beteiligt (bei REIMERS 7%).

Entstehungsmechanismus. Innendrehung des Körpers bei fixiertem, proniertem Fuß und Adduktion im Hüftgelenk.

Im *Stadium I* kommt es dabei zu einer *queren Abrißfraktur des medialen Malleolus* oder in selteneren Fällen zu einer Zerreißung des *Lig. deltoideum*.

Bei Weiterdrehung kommt es im *Stadium II* zu einem Riß des *Lig. tibio-fibulare anterius*, meistens mit Knochenausriß und zu einem Riß der *Membrana interossea*, im *Stadium III* bei weiterer Drehung unter Verrenkung des Talus nach lateral zu einem *Biegungs-Drehbruch der Fibula* in 6 bis 8 cm Höhe.

Im *Stadium IV* führt schließlich bei maximaler Drehung der dorso-lateral luxierte Talus zu einer *Abscherfraktur der hinteren Tibiakante* (s. Abbildung 406).

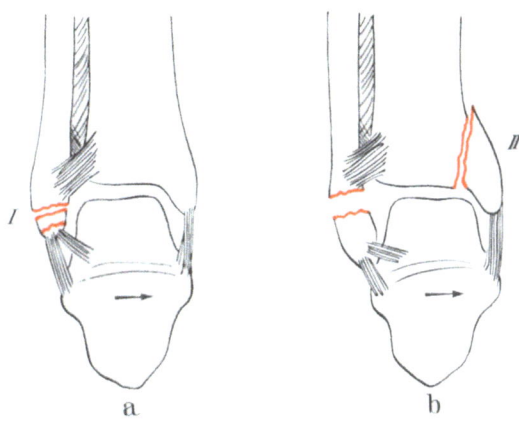

Abb. 405a u. b. Darstellung der beiden Stadien des Supinations-Adduktionsbruches (siehe Text)

4. Die *Pronations-Abduktionsfraktur* ist seltener und macht nach LAUGE-HANSEN 6% der Fälle aus (bei REIMERS 10%).

Entstehungsmechanismus. Meistens *indirekt* durch Abknickung des Fußes nach außen oder bei Einklemmung des Fußes Sturz auf die Außenseite oder seltener

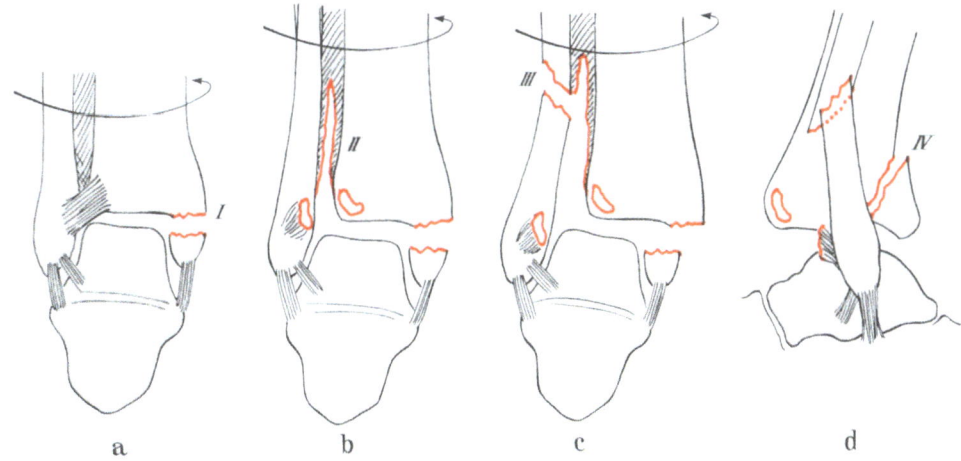

Abb. 406a—d. Darstellung der 4 Stadien des Pronations-Eversionsbruches (siehe Text)

direkt bei Anprall schwerer Gegenstände gegen die Außenseite des Unterschenkels.

Im *Stadium I* wird der Innenknöchel in Gelenkhöhe oder etwas darunter quer abgerissen.

Im *Stadium II* erfolgt bei weiterer Abknickung ein Riß des hinteren und vorderen *Lig. tibio-fibulare*, meistens mit Knochenausriß aus der Tibia.

Traumatologie

Im *Stadium III* führt die extreme Abknickung nach außen zu einer Quer- oder Schrägfraktur der Fibula oberhalb des Gelenkspaltes (s. Abb. 407).

Hinzu kommen nach LAUGE-HANSEN als Gruppe 5 die außerordentlich seltenen *Dorsal-* und *Plantarflexionsfrakturen*, nach L. BÖHLER die *Supinations-, Pronations-, Dorsalflexionsfrakturen* und die *reinen Dorsal- und Plantarflexionsfrakturen*. Sie machen nur 1,7% der Fälle aus (Abb. 408 u. 409).

Besonders herausgestellt seien die *Gabelsprengungen*, da es sich hierbei im wesentlichen um Bänderrisse (Ligamentfrakturen) handelt, die langer Ruhigstellung bedürfen und deren Übersehen immer zu Dauerschäden führt.

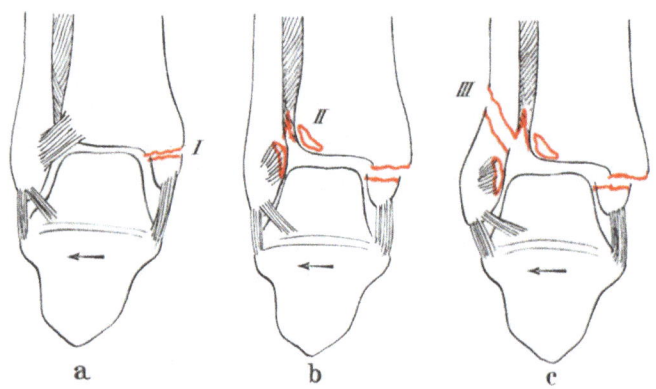

Abb. 407a—c. Darstellung der 3 Stadien des Pronations-Abduktionsbruches (siehe Text)

Vor der Röntgenuntersuchung erfolgt als erstes die *klinische Untersuchung* des verletzten Sprunggelenks. Neben der Prüfung der Durchblutungsverhältnisse, der Beweglichkeit und evtl. Nervenläsionen ist, besonders bei Verrenkungsbrüchen, der Haut über dem Innenknöchelbereich größte Aufmerksamkeit zu widmen. Bei starker Spannung sollte sie zur Vermeidung von Ernährungsstörungen sofort durch Innendrehung des Fußes entlastet werden.

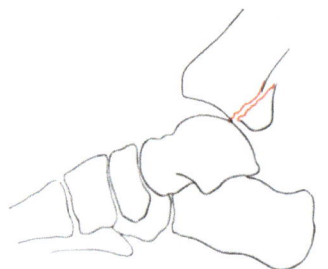 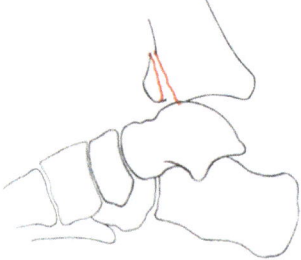

Abb. 408. Schematische Darstellung eines reinen Plantarflexionsbruches mit Abscherung eines Knochenkeiles aus der hinteren Tibiakante

Abb. 409. Schematische Darstellung eines reinen Dorsalflexionsbruches mit Abscherung eines Knochenkeiles aus der vorderen Tibiakante

Die richtige Durchführung der *Röntgenuntersuchung* ist für die genaue Diagnostik der Sprunggelenksverletzungen von großer Wichtigkeit. Da die Achse des oberen Sprungelenks *schräg* von medial-ventral nach lateral-dorsal verläuft und der Außenknöchel weiter dorsal liegt als der Innenknöchel, kommt eine genaue röntgenologische Darstellung der Gelenkspalte nur bei bestimmten *Drehungen* zustande. BONNIN empfiehlt die frontale (a.p.) Aufnahme in der „anatomischen Achsenstellung" bei 30° Innendrehung. L. BÖHLER verlangt für die Darstellung des *medialen* Gelenkspaltes eine Einwärtsdrehung des Beines von 15—20° (senkrechte Stellung des äußeren Fußrandes), für die des *lateralen* Gelenkspaltes von 25—35°. Nur auf diese Weise ist eine exakte Beurteilung der Malleolengabel, besonders im Bereich der tibio-fibularen Syndesmose und der Talusabweichungen möglich.

Die *Behandlung* der Knöchelbrüche muß sich die *anatomische Wiederherstellung* der Sprunggelenksgabel und der Gelenkflächen zum Ziel setzen. Eine weitere Forderung hat darin zu bestehen, auch die fast immer gleichzeitig vorhandenen *Bandverletzungen* gebührend zu berücksichtigen und ihre für eine sichere Gelenkführung funktionell wichtige straffe Festigkeit wieder herzustellen.

Die exakte Rekonstruktion der Malleolengabel ist deshalb von so eminenter Wichtigkeit, da fast alle Spätschäden auf eine ungenügende Reposition und daraus folgender sekundärer Arthrose zurückzuführen sind (REIMERS, WILLENEGGER, L. BÖHLER u. v. a.).

Nicht dislozierte Knöchelbrüche werden nach Ausschluß einer Bandzerreißung durch gehaltene Aufnahmen zunächst in einer U-Schiene ruhiggestellt und auf einer Braunschen Schiene hochgelagert. Nach Abschwellung wird etwa am 8. bis 10. Tag ein gut anmodellierter ungepolsterter zirkulärer Unterschenkel-Liegegips, möglichst mit querem Liegeholz zur Vermeidung von schmerzhaften Rotationen, angelegt. Der Fuß steht dabei in leichter plantarer Beugestellung. Eine Dorsalflexion ist zu vermeiden, da der ventral breitere Talus in dieser Stellung zu einem Auseinanderdrängen der Malleolengabel führt.

Jeder *verschobene* Knöchelbruch muß grundsätzlich sofort nach gestellter Diagnose eingerichtet werden. Eine starke Weichteilschwellung stellt kein Gegenargument und kein Repositionshindernis dar. Jede Verzögerung dieser Maßnahme begünstigt sekundäre Weichteilschäden und verringert die Möglichkeit einer exakten Wiederherstellung. Jede verspätete Einrichtung verhindert außerdem in vielen Fällen die Heilung des Bandschadens, da sich die zerrissenen Bänder bald nach der Verletzung einrollen. Alle diese Komplikationen können Ausgangspunkt einer irreversiblen Funktionsstörung und bleibender Gelenkveränderungen werden.

Bei der *Reposition* der dislozierten Malleolarfrakturen sollten die *genetischen* Zusammenhänge (LAUGE-HANSEN) der jeweils vorliegenden Fraktur und ihres Entstehungsmechanismus berücksichtigt werden. Das Grundprinzip dabei ist zunächst durch Nachahmung und Forcierung des Verletzungsmechanismus den Bruch zu lockern „um ihn dann unter subtiler Kenntnis der noch vorhandenen Bänder und Bruchflächen zu reponieren" (REIMERS). In der Schlußphase des Repositionsaktes wird dann eine Verhakung der Bruchflächen angestrebt, die eine gewisse Frakturstabilität gewährleistet. Danach erfolgt die Ruhigstellung im Gipsverband.

Die *Supinations-Eversionsbrüche* werden nach folgenden Richtlinien behandelt: Zunächst wird zur Lockerung des Bruches eine Supinations- und Außenrotations-(Eversions)Drehung des Fußes durchgeführt. Dann erfolgt unter Zug an der Ferse und gleichzeitiger Plantarbeugung eine ventralwärts gerichtete Verschiebung des Fußes bei nach dorsal gerichtetem Gegendruck auf den Unterschenkel sowie eine Einwärtsdrehung (Inversion) bei gleichzeitiger Pronation und nicht zu abrupter Dorsalbeugung bis zur Rechtwinkelstellung.

Nach Kontrolle im Bildverstärker erfolgt die Ruhigstellung in plantarer L- und U-Schiene oder im sofort gespaltenen zirkulären Unterschenkel-Liegegipsverband. Röntgenkontrolle nach 8 Tagen, bei erhaltener Reposition Gipswechsel nach 2—3 Wochen und nochmaliges Anlegen eines Liegegipsverbandes. Je nach dem Ausmaß der primären Dislokation muß die Gipsbehandlung bis zu 12 bis 14 Wochen durchgeführt werden, bei ausgedehnten Gabelsprengungen evtl. noch länger. Eine volle Belastung im Gehgipsverband sollte bei stärker verschobenen Brüchen erst nach 6 Wochen erfolgen.

Die Einrichtung der *Supinations-Adduktionsfraktur* erfolgt nach Lösung der Fragmente durch Verschiebung des Fußes nach lateral unter Druck in Höhe des Sprunggelenks und Gegendruck an der Außenseite oberhalb des Sprunggelenks.

Die Dauer der Ruhigstellung im Gipsverband beträgt durchschnittlich etwa 9—10 Wochen.

Die Reposition der *Pronations-Eversionsbrüche* geschieht nach dem gleichen Prinzip wie bei den Supinations-Eversionsbrüchen. Unter zunächst verstärkter Pronations- und Außenrotationsdrehung wird unter Zug der Fuß bei Gegendruck ventral oberhalb des Sprunggelenks nach ventral verschoben, nach innen gedreht und in Rechtwinkelstellung gebracht — unter zusätzlicher Wiederherstellung der Malleolengabel durch Druck auf den Außenknöchel bei entsprechendem Gegenhalt an der Innenseite.

Die Dauer der Gipsbehandlung muß wie bei allen Eversionsbrüchen je nach dem Schweregrad ausreichend lange bis zu 12—14 Wochen durchgeführt werden.

Die Einrichtung der *Pronations-Abduktionsbrüche* macht die geringsten Schwierigkeiten. Unter entsprechendem Druck und Gegendruck wird der gesamte Fuß mit dem luxierten Talus und dem im Valgussinn dislozierten Außenknöchel nach medial verschoben.

Besonders L. Böhler hat darauf hingewiesen, daß bei der anschließenden Ruhigstellung im Gipsverband zur Verhütung eines traumatischen Plattfußes dringend eine Supinationsstellung des Vorfußes vermieden wird. Die Ferse sollte daher in Mittelstellung und der Vorfuß in angedeutete Pronationsstellung gebracht werden. Wegen der Gefahr der Gabelverbreitung durch den ventral breiteren Talus empfiehlt es sich, wie schon erwähnt, den Fuß in der Sagittalebene in leichter Plantarbeugung ruhigzustellen. Der Gipsverband muß für etwa 9—10 Wochen belassen werden.

Nach Gipsabnahme bzw. Entfernung des Zinkleimverbandes müssen wegen in der Regel eingetretener Bandlockerung im Fußbereich nach Maß angefertigte orthopädische Schuheinlagen für etwa 1 Jahr verordnet werden.

Die *Röntgenkontrolluntersuchungen* bei Sprunggelenksbrüchen sowohl nach der Reposition als auch zu späteren Zeitpunkten müssen immer in 2 Ebenen bei einer Innenrotationsdrehung von etwa 20° durchgeführt werden. Nur auf diese Weise ist eine exakte Beurteilung der Malleolengabel bzw. noch bestehender Dislokationen des Talus oder der hinteren Tibiakante möglich.

Operative Behandlung der Knöchelbrüche

Die *Indikation zur operativen Behandlung* der Knöchelbrüche muß in den Fällen gestellt werden, wo eine anatomische Wiederherstellung der Malleolengabel oder die Anlagerung dislozierter Fragmente auf konservativem Wege nicht zu erzielen ist. Nicht selten finden sich dabei Repositionshindernisse, die nur durch Freilegung und Ausräumung des Bruchspaltes zu beseitigen sind. Hier sind zu nennen: die *Interposition* von abgerissenen, teilweise noch gestielten Periost- und Fascienlappen, abgescherten kleinen Knochenfragmenten und Knorpelstückchen, seltener auch von Sehnen (z. B. Sehne des M. tibialis posterior nach Böhler, Peronaeussehnen nach Watson-Jones).

Ein *operatives Vorgehen* ergibt sich weiterhin bei konservativ in der Regel nicht zu behebenden *Verdrehungen* und *Abkippungen* des inneren oder äußeren Knöchels.

Eine besondere Bedeutung kommt auch den Sprengungen der tibiofibularen Syndesmose zu. Wenn es oft auch gelingt durch geschickte Reposition die Gabelerweiterung zu beseitigen, so ist in nicht wenigen Fällen eine vollständige Annäherung oder Erhaltung des Repositionsergebnisses nicht zu erreichen und die Frage einer operativen Stellung und Fixation zu erörtern.

Eine weitere *Indikation zur Operation* ist für die *dislozierten größeren Abscherungskeile* der *ventralen* und *dorsalen Tibiakante* bei den Plantar- und Dorsalflexionsfrakturen sowie den Außenrotations- und Pronations-Abduktionsbrüchen gegeben, wenn mehr als $1/4-1/3$ der Gelenkfläche beteiligt und wegen Zerreißung der Kapsel oder zugehörigen Bänder eine Reposition nicht mehr möglich ist. Bewährt haben sich hier die *gekreuzte Bohrdrahtosteosynthese* (transcutan oder offen) und die *Verschraubung*.

Im Hinblick auf die nicht sehr günstigen Dauerresultate der konservativ behandelten Knöchelbrüche (nach einer Statistik von REIMERS 30% unbefriedigende Ergebnisse) tritt die operative Versorgung zunehmend in den Vordergrund (WILLENEGGER, ALLGÖWER, MÜLLER, REIMERS, WITT, HOHMANN, ZUELZER, DANIS, J. BÖHLER u. v. a.).

Wird die Indikation zur Osteosynthese gestellt, sind folgende Forderungen von Wichtigkeit:

1. Die anatomisch genaue Wiederherstellung der Gelenkflächen und der Gelenkkongruenz bei möglichst schonender (atraumatischer) Operationsweise.

2. Die Erzielung einer funktionsstabilen Osteosynthese, die eine frühzeitige Übungstherapie erlaubt.

3. Der Zeitpunkt der Operation sollte entweder in die ersten Stunden nach dem Unfall oder nach Abschwellung der Weichteile etwa auf den 9.—10. Tag gelegt werden. Die günstigsten Bedingungen werden zweifellos bei der Frühoperation vorgefunden.

4. Bei schlechten Hautverhältnissen oder Durchblutungsstörungen ist von operativen Maßnahmen abzusehen.

Nur auf diese Weise sind die Nachteile der konservativen Behandlung, nämlich lange Ruhigstellung und Unsicherheit der Erhaltung primär günstiger Repositionsergebnisse zu vermeiden. Auf der anderen Seite können aber eine traumatische Operationstechnik, die Verwendung ungeeigneten Osteosynthesematerials und falsche Indikationen zu außerordentlich schlechten Resultaten führen. Unter diesem Aspekt führt eine gute konservative Behandlung zu ungleich besseren Erfolgen als eine schlechte Osteosynthese.

In den vergangenen Jahren ist eine große Zahl von operativen Behandlungsmethoden angegeben, die in ihrer Gesamtheit nicht aufgeführt werden sollen.

Für die Fixation kommen folgende Methoden in Frage:

Am *Innenknöchel* die Verschraubung mit großlamellären selbstschneidenden oder mit Gewindeschneider vorzubereitenden Zug- oder Federkopfschrauben, Kirschnerdrähte, gekreuzte Bohrdrähte (J. BÖHLER), die Spickdrahtosteosynthese und die Zuggurtung (AO), die Versorgung mit Rushpins, die Verwendung von Klammern (ZUELZER), Drahtcerclagen, die Markraumfeder nach MAATZ und schließlich

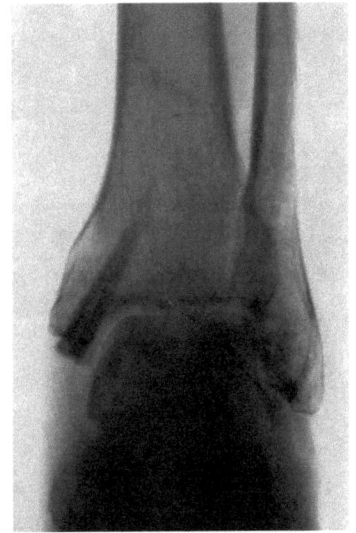

Abb. 410. Zustand 6 Wochen nach Osteosynthese einer frischen medialen Malleolenfraktur mit zwei Knochennägeln bei 59jährigem Mann. Knöcherne Konsolidierung

Osteosynthesen mit zubereiteten Knochenbankspänen als Kantkeilnagel oder Knochenschraube (KÜPPERMANN). Bei uns haben sich bewährt die *Verschraubung*, die *gekreuzte Bohrdrahtosteosynthese* und die Fixation mit *Knochennägeln* (Abb. 410) und *Rushpins*.

Am *Außenknöchel* bestehen im wesentlichen die gleichen Verfahren. Hinzu kommen der *Küntschernagel* bei großen distalen Fragmenten und der *dreikantige*

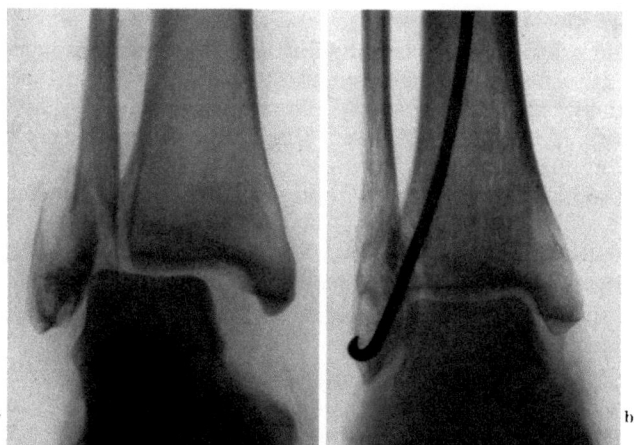

Abb. 411. a Supinations-Eversionsfraktur mit Zerreißung des Ligamentum deltoideum. b Zustand nach operativer Wiederherstellung und Osteosynthese mit einem Rushpin. Knöcherner Durchbau der Fraktur

Marknagel nach OBERHOLZER. Insgesamt sind Osteosynthesen am Außenknöchel seltener. Wir haben gute Erfolge bei der Verwendung von *Rushpins* (Abb. 411) und *Bohrdrähten* gesehen.

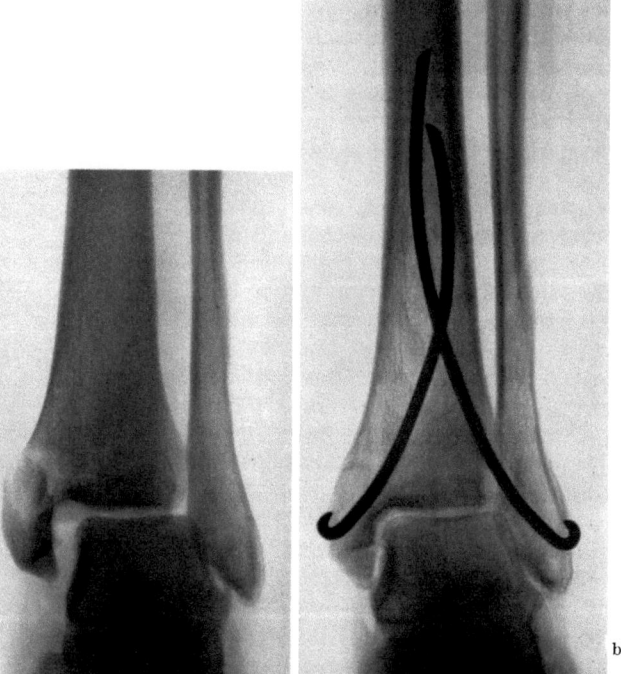

Abb. 412. a Medialer Knöchelbruch mit vollständiger Gabelsprengung bei 26jährigem Mann. b Zustand nach Versorgung mit 2 Rushpins. Knöcherne Konsolidierung der Fraktur. Freie Gelenkfunktion

Ein besonderes Problem stellt noch die Versorgung der *Syndesmosenverletzungen* dar. Die dabei vorkommenden einzelnen Verletzungstypen lassen sich meistens röntgenologisch verifizieren.

Am schwierigsten zu behandeln ist die rein *ligamentäre Gabelsprengung* und der *Ausriß des vorderen Syndesmosenbandes aus der Fibula.* Verschraubungen (SCHÜRCH, MERLE D'AUBIGNÉ, DANIS) innerhalb und oberhalb der Syndesmose haben in vielen Fällen zum Elastizitätsverlust durch *Verknöcherung* und zu druckbedingten *Arthrosen* bei zu festem Anziehen der Schrauben geführt. WILLENEGGER und WEBER bevorzugen aus diesen Gründen bei erhalten gebliebenem hinterem Syndesmosenband die *Naht des vorderen Bandes* unter temporärer Sicherung mit einer Stellschraube oberhalb der Syndesmose für 2 Monate. *Abrißbrüche der hinteren Tibiakante* müssen bei entsprechender Fragmentgröße und Gelenkbeteiligung und bei nicht möglicher Reposition oder Retinierung operativ eingerichtet und durch gekreuzte Bohrdrähte oder Zugschrauben fixiert werden. Die Fragmente bei hinteren Tibiakantenabbrüchen liegen entsprechend dem Bandansatz mehr lateral. *Genetisch sind diese Verletzungen von den Stauchungsbrüchen abzugrenzen.* REIMERS empfiehlt bei der totalen Gabelsprengung eine *Drahtumschnürung.* Wir haben gute Erfolge bei der Anwendung von *Rushpins* gesehen, die bei richtiger Schränkung einen schädigenden Druck vermeiden (Abb. 412).

Bei der operativen Versorgung der Syndesmosensprengungen wird das wichtige Ziel: die Wiederherstellung der Gabelfestigkeit bei Erhaltung der Elastizität leider nicht immer erreicht. Die „Verstarrung" der Syndesmose durch sekundäre Ossifikation ist eine häufige Komplikation. Dennoch gibt es eine Reihe von Fällen, die eine Fixation durch Osteosynthese erforderlich machen. Wesentlich erscheint die Vermeidung von zu starkem Druck und die rechtzeitige Entfernung des Osteosynthesematerials.

Der offene Knöchelbruch

Die *Entstehung* erfolgt in den meisten Fällen indirekt durch extreme Dislokationen bei Verrenkungsbrüchen. Die Haut wird dabei durch die andrängenden Fragmente am häufigsten über dem Innenknöchelbereich zerrissen. Die Entstehung durch direkte Gewalteinwirkung ist seltener, wird aber bei Arbeitsunfällen durch Aufschlagen schwerer Gegenstände und besonders bei Motorradunfällen immer wieder beobachtet. Die Wunden sind hierbei meist stark traumatisiert und verschmutzt, die Fragmente jedoch wenig disloziert.

Offene Knöchelbrüche stellen immer *offene Gelenkfrakturen* dar. Ihre Behandlung ist deshalb mit äußerster Sorgfalt durchzuführen. Die *Prognose* ist zum großen Teil abhängig von der Exaktheit der primären Wundversorgung und der dabei häufig notwendigen primären Osteosynthese.

Auf die Forderung der radikalen Wundausschneidung mit dem Messer ist schon wiederholt hingewiesen worden und braucht hier nicht mehr erörtert zu werden. Eine wesentliche Bedeutung gewinnt die Indikation zur *primären Osteosynthese* bei starker Verschiebung der Fragmente. Wenn keine sonstigen Verletzungen oder der Allgemeinzustand des Patienten ein solches Vorgehen verbieten und eine entsprechend schonende Operationstechnik angewandt wird, können die Vorteile groß sein. Mit der Möglichkeit der sofortigen offenen Reposition wird eine exakte Wiederherstellung des Gelenks erzielt. Die primäre stabile Fixation der Fragmente verhindert sicher eine sekundäre Verschiebung, die bei konservativem Vorgehen mit Ruhigstellung in dabei notwendigen weitgefensterten und deshalb ungenügend fixierenden Gipsverbänden in der Regel nicht zu vermeiden ist.

Von den anzuwendenden *Osteosyntheseverfahren* sind die am besten, die bei *unkomplizierter* Handhabung und ohne großen Aufwand eine gute Stabilisierung der Fraktur gewährleisten und die Heilungsvorgänge durch zu reichliche Materialverpflanzung nicht verzögern. *Verschraubungen* und *Bohrdrahtosteosynthesen* haben sich uns am besten bewährt.

Der *Hautverschluß* über dem freiliegenden Knochen muß nach Beendigung der Osteosynthese sicher und ohne jede Spannung erfolgen. Bei Hautdefekten kann deshalb — wenn auch selten — die Anwendung primär-plastischer Maßnahmen in Betracht kommen. *Nahlappen* werden wegen der ungünstigen Durchblutungsverhältnisse in beschränktem Umfang und nur bei kleineren Defektbildungen möglich sein. Bei größeren Hautverlusten, vor allem im Gefolge von direkten Gewalteinwirkungen wird man in extremen Fällen den *gekreuzten Beinlappen* in Anwendung bringen müssen.

Jeder offene, auch durch primäre Osteosynthese versorgte Knöchelbruch sollte in einem gefensterten Oberschenkelliegegips für 6 Wochen ruhiggestellt und hochgelagert werden. Dann kann man bei vorausgesetzter primärer Wundheilung und sofern die Röntgenkontrollaufnahmen keine Gegenindikationen ergeben, mit der funktionellen Übungsbehandlung beginnen. Eine *Gehbelastung* sollte nicht vor der 12.—16. Woche erfolgen.

Die Entstehung und Behandlung der *Knöchelpseudarthrosen* können in diesem Rahmen nicht näher beschrieben werden. In der Mehrzahl der Fälle handelt es sich um Innenknöchelpseudarthrosen nach Basis-Querbrüchen. Es sei nur erwähnt, daß bei unseren Fällen die *Verschraubung* und die Versorgung mit dem *Knochennagel* nach Resektion der pseudarthrotischen Zone immer zum Ziel geführt haben, wobei wir die Knochennagelosteosynthese wegen der guten Erfolge besonders empfehlen können.

Verletzungen des Fußes

Von G. Böttger

Die volle schmerzfreie Gebrauchsfähigkeit des Fußes ist für die Statik und Gehfunktion von außerordentlicher Wichtigkeit. Sekundär nach Verletzungen sich entwickelnde Deformitäten können zu Fehlbelastungen der Gelenke oder bei verminderter Gebrauchsfähigkeit zur Überbelastung der Gegenseite mit allen daraus entstandenen Schäden führen.

Nach Gewalteinwirkungen, die zu Frakturen oder Kontinuitätstrennungen des vielgestaltigen Band-Sehnen-Skeletsystems geführt haben, ist deshalb die Wiederherstellung der Stabilität des Fußes immer primär anzustreben. Verzögerungen oder Vernachlässigungen bedeuten meist bleibende Funktionsbehinderungen und schmerzhafte Gehstörungen. Häufig sind dann sekundäre Versteifungsoperationen oder orthopädische Maßnahmen zur Wiedererlangung einer erträglichen Gehfunktion notwendig. Rehabilitationsfragen mit Berufswechsel und Umschulung werfen dann auch in sozialer Hinsicht wesentliche Probleme auf.

Weichteilverletzungen

Daß Gelegenheitswunden häufig und wegen meist starker Verschmutzung in hohem Grade infektionsgefährdet sind (Tetanus), ist hinlänglich bekannt. Des weiteren wird oft gerade der Fuß schweren Quetschverletzungen ausgesetzt (z. B. Überfahrungen, Aufschlagen schwerer Gegenstände, Radspeichenverletzungen usw.), die zu erheblichen Zermalmungen der Weichteile führen können. Infolge der primär ungünstigen Durchblutungsverhältnisse ergeben sich dabei, besonders bei älteren Menschen, oft langwierige Wundheilungsstörungen mit Nekrosebildungen, die nicht selten sekundär-plastische Eingriffe erfordern.

Besonders hervorgehoben seien die *Abscherverletzungen* am Fußrücken und an der Ferse.

Bei Hautverlusten am Fußrücken liegen häufig die Strecksehnen frei. Infektionen führen nicht selten zur Sehnensequestration mit sich über Wochen hinziehenden Eiterungen. Sichere Ruhigstellung im Gipsverband, Hochlagerung und sorgfältige lokale Wundbehandlung zur Förderung von Granulationen sind die wichtigsten Maßnahmen. Mit der zu frühzeitigen Abtragung von Nekrosen soll man zurückhaltend sein.

Gefürchtet sind auch die *Totalablederungen der Ferse*, die in der Regel von proximal nach distal erfolgen und meist peripher gestielt sind. Die Blutversorgung über den schmalen Stiel reicht gewöhnlich nicht aus, so daß die primär- oder sekundärplastische Deckung des Defektes erwogen werden muß. Da hierzu hinsichtlich der großen mechanischen Beanspruchung widerstandsfähige Vollhaut verpflanzt werden muß, kommen freie Transplantate nicht in Betracht. Auch Nahlappen sind nicht sehr geeignet und stehen in diesem Bereich kaum zur Verfügung. Bei jungen Menschen könnte deshalb die Anwendung des *gekreuzten Beinlappens* in Erwägung gezogen werden. Auch ein Rollappen käme in Frage, doch ist der hierfür notwendige zeitliche Aufwand ungleich größer. Ob man sich in extremen Fällen zur Verkleinerung oder gar vollständigen Entfernung des Fersenbeins entschließen sollte, mag diskutiert werden. Ein solcher Eingriff käme wohl nur bei alten Menschen aus ,,vitaler" Indikation in Frage, wo ein langes Krankenlager die Lebenserwartung unmittelbar bedroht.

Auf die *Sehnen- und Nervenverletzungen* wurde schon früher eingegangen.

Die auch heute noch beobachteten *Erfrierungen* und die nicht seltenen Verbrennungen sind an anderer Stelle besprochen.

Luxationen

Verrenkungen im Bereich der Fußwurzel sind verhältnismäßig selten. Da zwischen den einzelnen Fußwurzelknochen und zum Unterschenkel hin allseits feste Bandverbindungen bestehen, können nur schwere Gewalteinwirkungen bei bestimmten Skeletabweichungen eine Sprengung und Verschiebung dieses straffen Band-Knochen-Gefüges verursachen.

Die *isolierte vollständige Talusluxation (Luxatio tali totalis)* stellt eine Rarität dar. Nach LEITNER sind in der Weltliteratur bislang nur 6 Fälle beschrieben. Diese Verrenkungsform liegt dann vor, wenn das Sprungbein vollständig aus seiner Gelenk-Band-Verbindung mit den Nachbarknochen herausgerissen und verschoben ist. Es besteht dann eine Luxation im oberen, unteren und vorderen Sprunggelenk; dementsprechend sind alle Bandverbindungen mit der Fibula, der Tibia, dem Calcaneus und dem Naviculare zerrissen. Eine solche Verrenkung entsteht dann, wenn durch plötzliche, starke Gewalt der Fuß in eine Plantarflexion, Supination und Inversion gerät und es bei Weiterwirken der Kraft zu einer vollständigen Zerreißung der Bänder und zu einer Verschiebung des Sprungbeins vor den äußeren oder inneren Knöchel kommt. Häufig wird dabei die Haut durch den andrängenden Talus zerrissen und es können *Begleitverletzungen* wie Abrißfrakturen des Sustentaculum tali oder des Processus posterior tali sowie Brüche im Bereich des Naviculare oder der Knöchel entstehen.

Bei *offenen Verrenkungen* ist die Erkennung leicht, da der Talus sichtbar in der klaffenden Wunde liegt, bei *geschlossenen* wölbt das luxierte Sprungbein die Weichteile stark vor und kann unter der Haut getastet werden. Das Röntgenbild gibt in Zweifelsfällen sicheren Aufschluß.

Die *Behandlung* besteht bei *geschlossenen* Verrenkungen in der manuellen Reposition evtl. unter Zuhilfenahme des Schraubenzuggerätes. Gelingt die Einrichtung nicht, muß operativ vorgegangen werden. Bei *offenen* Verrenkungen soll das Sprungbein nach sorgfältiger Wundversorgung unter allen Umständen wieder rückverlagert werden, da sonst schwere Gangstörungen und Schmerzen entstehen und eine spätere Arthrodese sehr erschwert wird (L. BÖHLER, EHALT). L. BÖHLER hat trotz der vollkommenen Unterbrechung der Blutversorgung bei seinen Fällen keine spätere Nekrose des Sprungbeins beobachten können.

Nach der Reposition bzw. Wundversorgung erfolgt die Weiterbehandlung wie bei einem Knöchelbruch. Die Gipsbehandlung soll mindestens über 6 Monate durchgeführt werden. In der Regel wird später wegen schwerer sekundärer Arthrosen, oft unter Mitbeteiligung aller drei Sprunggelenke, eine Versteifungsoperation in Form der *Tripelarthrodese* notwendig.

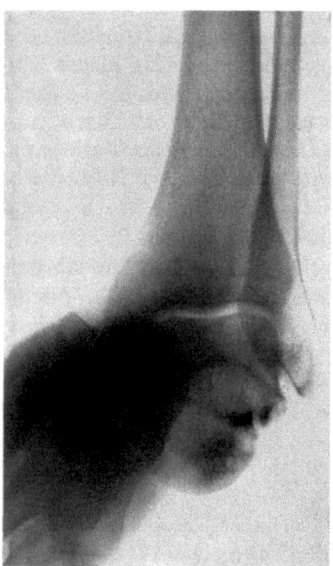

Abb. 413. Typische Luxatio sub talo bei übergewichtigem 32jährigen Mann, entstanden durch Abrutschen in eine Grube

Die *Luxatio pedis cum talo* ist ebenfalls eine seltene Verletzung. Dabei ist der Talus mit dem Fuß nach Zerreißung der Bandverbindungen zum Unterschenkel aus der Malleolengabel nach ventral oder dorsal luxiert, ohne daß es dabei zu einem Knochenbruch gekommen ist. Die Durchblutung des Fußes ist durch Gefäßkompression häufig erheblich gestört und die Haut über dem luxierten Sprungbein bis zum Zerreißen gespannt. Auch offene Luxationen sind beschrieben.

Die *Behandlung* besteht in der sofortigen Reposition, um die Weichteile so schnell wie möglich zu entlasten und die Blutversorgung wieder herzustellen. Die Ruhigstellung, im Gipsverband, nach Abschwellung im Gehgipsverband, sollte für 6—8 Wochen durchgeführt werden.

Die *Luxatio pedis sub talo* entsteht durch Sturz aus größerer Höhe auf den supinierten Fuß oder durch plötzliche schnelle Verdrehungen des Körpers bei fixiertem Fuß. Dabei kommt es zu einer vollständigen Zerreißung der Bandverbindungen zwischen dem Talus einerseits und dem Calcaneus und Naviculare andererseits und zu einer Verschiebung der erhaltenen gesamten Fußwurzel gegenüber dem in anatomischer Lage verbleibenden Sprungbein, am häufigsten nach medial-dorsal, seltener nach lateral-ventral und noch seltener rein nach dorsal (Abb. 413).

Als *Begleitverletzungen* können auftreten: Frakturen im Bereich des Kahn- Fersen- oder Würfelbeins, Abrisse des Processus posterior tali, Bandabrisse vom Talus sowie Sprungbeinfrakturen mit Verschiebungen. Häufig ist die Haut stark überdehnt und anämisch. Bei schweren Gewalteinwirkungen kann es durch Zerreißung der Weichteile an der Medialseite zu einer offenen Luxation kommen.

Die *Diagnose* ist auf Grund der typischen Deformierung meist leicht zu stellen. Nur bei konstitutionell plumpen und adipösen Unterschenkeln oder bei fortgeschrittener Schwellung kann die Erkennung schwieriger sein. Röntgenaufnahmen geben dann die notwendige Aufklärung.

Die *Behandlung* besteht in der sofortigen Reposition, um möglichst schnell die Haut zu entlasten und sekundäre Ernährungsstörungen zu vermeiden. In Allgemeinnarkose, bei älteren Menschen auch in Lokalanaesthesie, gelingt die Einrichtung in der Regel leicht. Repositionshindernisse in Form von verlagerten Bändern oder des M. tibialis posterior sind beschrieben worden. Die exakte Wiederherstellung der Gelenkkongruenz ist zur Vermeidung späterer Arthrosen dringend notwendig.

Die Verrenkungen im Chopart- und Lisfranc-Gelenk

Die *teilweisen* oder *vollständigen* Verrenkungen im *Chopart-Gelenk* entstehen durch Überfahrenwerden oder Sturz aus größerer Höhe. Teilverrenkungen werden auch bei manchen Formen von in der Regel durch Sturz verursachten Calcaneusfrakturen (Gruppe 7) gesehen.

Bei der *Teilverrenkung* kommt es entweder zur Zerreißung der Bänder oder zu Ausrißverletzungen an der Lateralseite des Würfelbeins und im Bereich des Kahnbeinfortsatzes (Tuberositas ossis navicularis). Die sehr seltenen *vollständigen* Luxationen sind neben der totalen Zerreißung der Bandverbindungen immer mit Knochenausrissen am Cuboid, Naviculare und Calcaneus, in manchen Fällen auch aus der Basis des Metatarsale V verbunden. Die *typische* Luxation zeigt eine Verschiebung nach innen und oben oder nach außen. In seltenen Fällen kann auch eine Verrenkung nach unten erfolgen.

Die genaue Wiederherstellung des Chopart-Gelenks ist von großer Wichtigkeit, da sonst außerordentlich schmerzhafte Fehlstellungen meist in Form des *posttraumatischen Plattfußes* entstehen.

Die *Behandlung* besteht in der sofortigen, gewöhnlich leicht gelingenden Reposition über einem plantar unterstützenden Holzkeil. Bei *Teilverrenkungen* kann die erreichte Stellung durch einen gut anmodellierten Unterschenkelgipsverband in der Regel gehalten werden. Schwieriger gestaltet sich die Retinierung bei den *vollständigen* Luxationen, wo die totale Zerreißung des Bandapparates im Verein mit den Abrißfrakturen zu einer vollständigen Aufhebung der Gelenkverbindung geführt hat. In diesen Fällen stellt die temporäre, percutane und transarticulare *Fixation mit Kirschnerdrähten* das Verfahren der Wahl dar, um sekundäre Verschiebungen sicher zu verhüten. Die Dauer der Gipsbehandlung beträgt bei Teilverrenkungen 6 Wochen und bei den vollständigen Luxationen 10—12 Wochen. Die eingelegten Kirschnerdrähte werden mit dem Gipsverband entfernt.

Bei starker Zertrümmerung des Chopartgelenks wird wegen in der Regel schnell entstehender schmerzhafter Arthrosen die *Früharthrodese* empfohlen (WITT u. a.).

Die *Luxationen des Kahn- und Würfelbeins* sowie der *Keilbeine* sind selten. Diagnostisch bereiten sie keine Schwierigkeiten, da die luxierten Knochen unter der Haut zu tasten sind. Die Reposition über einem Holzkeil gelingt gewöhnlich leicht. Die Gipsbehandlung wird über 5—6 Wochen durchgeführt.

Die *Verrenkungen im Lisfranc-Gelenk* entstehen meist direkt durch Überfahrenwerden oder auch indirekt durch Sturz auf unebenem Boden. Dabei ist am häufigsten die Verrenkung aller Mittelfußknochen nach lateral und dorsal. Im übrigen können je nach Art der Gewalteinwirkung die variabelsten Luxationsformen auftreten. Eine typische Verletzung ist die sog. *divergierende Verrenkung*. Dabei ist der I. Mittelfußknochen nach medial-dorsal luxiert (manchmal gemeinsam mit dem Metatarsale II oder dem Cuneiforme I), während die übrigen 4 nach lateraldorsal verschoben sind. Auch *isolierte Verrenkungen* des I. und V. Mittelfußknochens sowie des Cuneiforme I sowie Luxationen der Metatarsalia II—V nach lateral-dorsal bei Erhaltung des I. Mittelfußknochens können bei einem größeren Unfallgut immer wieder beobachtet werden.

Die *Diagnose* ist in frischem Zustand durch das sichtbare Vorspringen der Metatarsalbasen gewöhnlich leicht zu stellen. Bei stärkerer Schwellung ist die

Verletzung nicht ohne weiteres erkennbar. Röntgenaufnahmen in 2 Ebenen und evtl. zusätzliche Schrägaufnahmen sind zur endgültigen Abklärung immer erforderlich.

Die *Behandlung* erfolgt durch Reposition in Narkose oder Lokalanaesthesie, wobei unter Längszug und Druck auf die Metatarsalbasen verhältnismäßig leicht die Gelenkkongruenz wiederhergestellt werden kann. Kommt es zur Reluxation, ist die percutane transarticuläre Fixation mit *gekreuzten Kirschnerdrähten* zu empfehlen. Bei *veralteten Verrenkungen* ist eine Reposition in der Regel nicht mehr möglich. In diesen Fällen bleibt nur die blutige Einrichtung, wobei gleichzeitig die Durchführung einer Arthrodese zu erwägen ist. Die Dauer der Gipsbehandlung beträgt bei ausgedehnteren Luxationen etwa 6 Wochen. Mit der Gipsabnahme sind dann auch etwaig eingeführte Kirschnerdrähte zu entfernen.

Verrenkungen der Zehengelenke kommen vor allem im Bereich des Endgelenks der Großzehe vor. Die Reposition ist gewöhnlich in Lokalanaesthesie oder auch ohne Betäubung leicht durchzuführen. Zur Fixation genügt ein Heftpflasterverband. Bei Luxationen des Metatarso-Phalangealgelenkes I ist in manchen Fällen die Retinierung schwierig. Die temporäre, percutane, transarticuläre Drahtfixation stellt dann ein bewährtes Verfahren dar.

Knochenbrüche

Bei den Frakturen im Fußbereich handelt es sich entweder um intraarticuläre oder um gelenknahe Brüche, die in den meisten Fällen zu einer Verschiebung oder Inkongruenz der Gelenkflächen führen. Nicht behobene Fehlstellungen verursachen deshalb immer schwere Arthrosen bzw. Fehlformen des Fußes, wenn durch das Trauma Veränderungen des Längs- oder Quergewölbes hervorgerufen wurden. Aber auch in guter Stellung verheilte Brüche (z. B. der Fußwurzelknochen) können zu schweren sekundären Gelenkschäden und Gangstörungen führen. Die Prognose bei schwereren Knochenverletzungen des Fußes ist aus diesen Gründen immer mit Vorbehalt, meistens eher ungünstig, zu stellen, wenn nicht sorgfältigste Therapie und evtl. frühzeitig durchgeführte Versteifungsoperationen sekundäre Schäden in Grenzen halten, bzw. irreparable hochschmerzhafte Gelenkveränderungen beseitigen.

Talusfrakturen

Brüche des Sprungbeins stellen eine seltene Verletzung dar. Am häufigsten ist der Abriß des hinteren Fortsatzes (Processus posterior tali), der jedoch nicht mit dem dort vorkommenden akzessorischen Knochen, dem Os trigonum, verwechselt werden darf. Der Häufigkeit nach folgen dann die Frakturen des Sprungbeinhalses und des Sprungbeinkopfes. Nur sehr selten werden Frakturen des Sprungbeinkörpers und des seitlichen Fortsatzes (Processus fibularis tali) beobachtet.

Bei der *Entstehung* der Talusfrakturen sind vorwiegend Gewalteinwirkungen im Sinne der Stauchung, aber auch der Biegung und Scherung wirksam. Als Verletzungsursache spielen der direkte Sturz auf den Fuß oder schwere Traumen, die den fixierten Fuß von der Sohle her treffen sowie Verschüttungen die Hauptrolle. Talusfrakturen werden auch gemeinsam mit Brüchen und Verrenkungen anderer Fußwurzelknochen und des oberen Sprunggelenks, besonders der Knöchel, beobachtet.

Abbrüche des Processus posterior tali werden isoliert oder in Kombination mit Calcaneusfrakturen gesehen, wobei dieser durch den abgerissenen Fersenbeinhöcker abgeschert wird. Auf die Möglichkeit der Verwechslung mit einem Os trigonum wurde schon hingewiesen.

Talushalsfrakturen werden durch starke Stauchung bei gleichzeitiger maximaler Dorsalflexion des Fußes verursacht, wobei die ventrale Tibiakante den Sprungbeinhals abtrennt. Es besteht entweder keine Dislokation oder die Fragmente sind mit einem nach cranial offenen Winkel geknickt und verschoben.

Bei den *Taluskopffrakturen* handelt es sich meistens um Impressions- oder Abscherungsbrüche, manchmal in Verbindung mit der Luxatio sub talo.

Taluskörperfrakturen werden infolge senkrechten Sturzes als Stauchungsbrüche, wobei der Taluskörper nicht selten in mehrere Teile auseinander gesprengt und verschoben wird oder bei Supinationsfrakturen der Knöchel, als Brüche in der Sagittalebene, beobachtet. Eine starke Plantarflexion kann dabei zu einer Abscherung der dorsalen Talusrolle führen (L. BÖHLER).

Der *seitliche Talusfortsatz (Processus fibularis tali)* kann durch Fall auf den pronierten Fuß abgerissen werden. Abbrüche dieses Fortsatzes finden sich auch bei Calcaneusfrakturen und bei Luxationen im unteren Sprunggelenk.

Frakturen des Talushalses kommen vor in Verbindung mit einer Verrenkung des Fußes unter dem Sprungbein nach vorn, innen oder außen. Dabei verbleibt der Taluskörper in anatomischer Lage, während der abgescherte Taluskopf mit dem Calcaneus verschoben ist. Auch Verrenkungen des Taluskörpers nach hinten bei Talushalsfrakturen sind nicht ganz selten.

Ähnliche Luxationsformen werden auch bei Frakturen des Taluskörpers beobachtet. So weist L. BÖHLER auf einen Bruch des Sprungbeinkörpers mit Verrenkung des abgebrochenen Teils nach hinten hin. Dabei waren beide Knöchel mit abgeschert.

Eine weitere Form stellt der ebenfalls von L. BÖHLER beschriebene *sagittale Spaltbruch* des Taluskörpers und Bruch des Talushalses mit Verrenkung des Fußes nach innen oder außen dar. Er entsteht durch Sturz auf den supinierten Fuß. Als Begleitverletzung findet sich ein Supinationsbruch des Innenknöchels allein oder beider Knöchel. Des weiteren werden bei schwersten Gewalteinwirkungen Trümmerfrakturen der Talusrolle, oft kombiniert mit Brüchen des Calcaneus, gesehen.

Die *Diagnose* der Sprungbeinbrüche ist klinisch nicht leicht zu stellen. Eine sichere Erkennung gestatten nur die Röntgenbilder, besonders auf der seitlichen Aufnahme.

Behandlung. Als Gelenkfrakturen erfordern die Sprungbeinbrüche eine anatomische Wiederherstellung der Gelenkflächen und der Gelenkkongruenz sowohl im Bereich des oberen und unteren Sprunggelenkes als auch des Chopart-Gelenkes.

Bei *nicht dislozierten Brüchen* genügt die Fixation im Unterschenkelgipsverband. Sie werden hinsichtlich der Dauer der Ruhigstellung, des Zeitpunktes der Belastung und der Nachbehandlung wie Knöchelbrüche behandelt. Bei allen *verschobenen Frakturen* sowie bei den schweren *Stauchungs- und Verrenkungsbrüchen* muß nach der Einlieferung eine sofortige Reposition durchgeführt werden. Die rein manuelle Einrichtung über einem gepolsterten Holzkeil gelingt nur im kleineren Prozentsatz der Fälle. Bei allen übrigen muß die Reposition mit Hilfe des Böhlerschen Schraubenzuggerätes durchgeführt werden.

In vielen Fällen wird man auf diese Weise zu einem günstigen Ergebnis kommen. Nicht selten versagt jedoch die Reposition, besonders bei den schweren, stark dislozierten Verrenkungs- und Stauchungsbrüchen. Hier muß operativ freigelegt und das Gelenk wiederhergestellt werden (Abb. 414 u. 415). Dabei ist davor zu warnen, aus dem Verband gelöste, freie Fragmente zu entfernen oder bei Trümmerbrüchen die früher empfohlene Exstirpation des ganzen Sprungbeins (Astragalektomie) vorzunehmen. Die Ergebnisse waren durchwegs schlecht

(L. Böhler u. a.). Auch werden durch diese Maßnahme evtl. später durchzuführende Versteifungsoperationen erheblich erschwert. In der Regel wird es immer möglich sein, die luxierten Fragmente wieder einzusetzen und wenn nötig durch Verschraubung, Bohrdrähte oder Knochennägel gelenkgerecht zu stellen

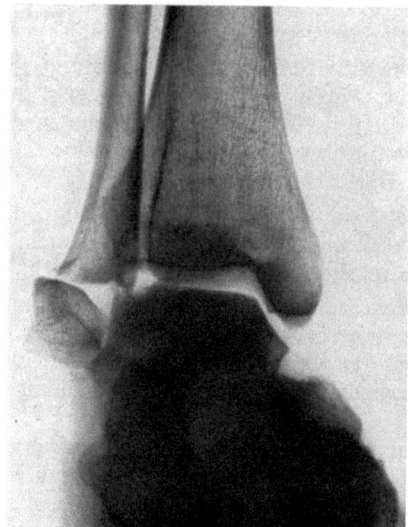
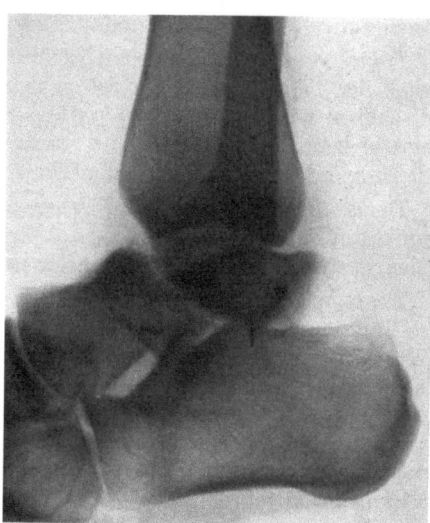

Abb. 414. Taluskörperfraktur und Querbruch mit Abkippung im Bereich des Außenknöchels durch Sturz aus 5 m Höhe bei 36jährigem Mann

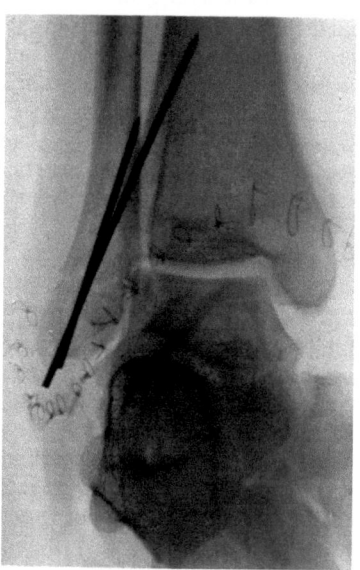
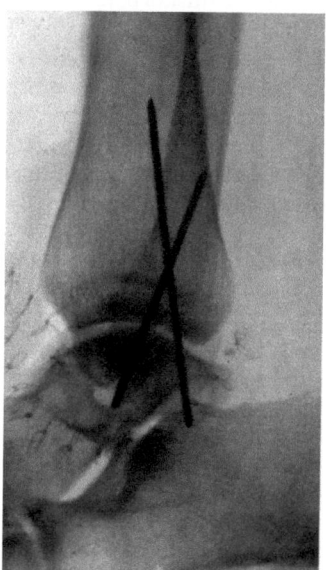

Abb. 415. Röntgenkontrolle nach der Operation. Die Wiederherstellung des Talus erfolgte durch Knochennägel. Ein großes, flaches Knorpelknochenfragment wurde von der Gelenkfläche her mit einem Knochenkantkeilnagel fixiert. Die Bewegungsfunktionen im oberen und unteren Sprunggelenk waren 16 Monate nach der Operation um ein Drittel eingeschränkt

bzw. zu fixieren. Nur bei ganz schweren Trümmerbrüchen mit weitgehender Zerstörung der Gelenkflächen könnte mit der Absicht einer durchzuführenden Früharthrodese auf die Rekonstruktion verzichtet werden.

Die Ruhigstellung im Gipsverband muß in einer nicht zu starken Plantarflexion des Fußes erfolgen. Je nach Schwere der Verletzung wird die Gipsbehandlung Wochen bis Monate in Anspruch nehmen.

Als *Komplikationen* nach Sprungbeinbrüchen sind vor allem vollständige oder teilweise *aseptische Knochennekrosen* des Talus, vor allem des Taluskörpers und die in den meisten Fällen auftretenden *Arthrosen* zu nennen. Auch Sudeck-Syndrome sind keine Seltenheit. In Fällen von Knochennekrosen ist dringend eine langzeitige völlige Entlastung durchzuführen, wobei der Verlauf durch regelmäßige Röntgenkontrollen überwacht werden muß.

Bei *offenen* Talusverrenkungsbrüchen in frischem Zustand wird nach sorgfältiger Wundexcision die Reposition durchgeführt und die Wunde verschlossen. Auch hier sollte keine Teilentfernung von luxierten Fragmenten vorgenommen werden — auch dann nicht, wenn eine stärkere Verschmutzung vorliegt. Mit der Lüerschen Zange kann der Knochen weitgehend gesäubert werden.

Calcaneusfrakturen

Schon der reichhaltige Umfang der Literatur weist darauf hin, daß es sich bei den Fersenbeinbrüchen um eine äußerst problematische Frakturform handelt. L. BÖHLER gebührt das besondere Verdienst, in die verwirrende Fülle von Anschauungen, Erkenntnissen und pathologisch-anatomischen Fragestellungen hinsichtlich der Genese der zahlreichen Bruchformen und deren verschiedensten Behandlungsprinzipien sowohl therapeutisch als auch röntgenologisch Ordnung und Aufklärung gebracht zu haben.

Die *Entstehung* der Fersenbeinbrüche ist ähnlich wie bei den Talusfrakturen auf Gewalteinwirkungen im Sinne der Stauchung, Biegung und Scherung zurückzuführen. Vor allem sind es Stürze oder Sprünge aus größerer Höhe, die vornehmlich bei Menschen über 40 Jahren zu dieser Frakturform führen. Es kommen in gleicher Weise aber auch schwere Stoßwirkungen von der Fußsohle her für diese Verletzung in Frage, wie Aufprallungen bei frontalen Autozusammenstößen, schwere direkte Stauchungen bei Minenexplosionen (BLUMENSAAT) oder Schiffsdetonationen (ZUR VERTH, MAGNUS u. a.) usw.

Hinsichtlich der *Einteilung der Fersenbeinbrüche* hat L. BÖHLER bereits im Jahre 1930 eine klare Übersicht gebracht, der wir uns hier anschließen möchten, da sie uns neben der Pathologie der Verletzungsarten auch einen Einblick in die schwierigen Fragestellungen der Therapie gewährt.

Die Klassifizierung der Fersenbeinbrüche erfolgte in 8 Gruppen, die sich aus den Frakturen der Fersenbeinfortsätze und des Fersenbeinkörpers zusammensetzen.

Frakturen der Fersenbeinfortsätze

Gruppe Ia: Brüche am hinteren, oberen Ende des Tuber calcanei, oberhalb des Ansatzes der Achillessehne = Entenschnabelbrüche.

Gruppe Ib: Brüche am hinteren Ende des Tuber calcanei, die am unteren Rande des Ansatzes der Achillessehne unterhalb der queren Leiste des Fersenbeinhöckers beginnen mit Entenschnabelform.

Gruppe Ic: Brüche am hinteren, oberen Ende des Tuber calcanei, die unterhalb der Querleiste des Fersenbeinhöckers beginnen, bei denen das Bruchstück nicht wie bei der Gruppe Ia und Ib aufgekippt, sondern parallel zur Bruchfläche cranialwärts verschoben ist.

Gruppe II: Brüche des Processus medialis des Tuber calcanei mit und ohne Verschiebung.

Gruppe IIIa: Brüche des Sustentaculum tali allein.

Gruppe IIIb: Brüche am vorderen Fortsatz des Fersenbeins.

Frakturen des Fersenbeinkörpers

Gruppe IV: Brüche des Fersenbeinhöckers und des Fersenbeinkörpers ohne Verschiebung der Gelenkflächen gegenüber dem Sprungbein.

Gruppe V: Brüche des Fersenbeinkörpers mit teilweiser oder vollständiger Verrenkung des lateralen Anteils der hinteren Gelenkfläche, die hinter der Tragplatte vom Tuber calcanei abgebrochen ist, gegenüber dem Sprungbein.

Gruppe VI: Brüche des Fersenbeinkörpers mit Verrenkung der ganzen hinteren Gelenkfläche, die im Zusammenhang mit dem Tuber calcanei geblieben ist, gegenüber dem Sprungbein.

Gruppe VII: Brüche des Fersenbeinkörpers mit Verrenkung des lateralen Anteiles der hinteren Gelenkfläche gegenüber dem Sprungbein und mit gleichzeitiger Teilverrenkung zwischen Sprungbeinkopf und Kahnbein und zwischen vorderem Anteil des Fersenbeines und dem Würfelbein (Teilverrenkung im Chopartschen Gelenk) — manchmal mit Abriß des Processus posterior tali.

Gruppe VIII: Brüche des Fersenbeinkörpers mit Zertrümmerung des vorderen Fortsatzes und mit Verrenkung desselben gegenüber dem Würfelbein.

Hinzu kommen noch der von FUCHSIG zuerst beschriebene Abbruch der vorderen oberen Kante des Fersenbeins und die von VIDAL angegebene Sondergruppe V der „lateralen Verrenkungsbrüche".

Hinsichtlich des Entstehungsmechanismus der einzelnen Bruchformen und seiner detaillierten Wiedergabe möchten wir auf L. BÖHLERs Buch verweisen.

Die *Diagnose* ist bei frischen Frakturen und bei der meist typischen Anamnese klinisch leicht zu stellen. Charakteristisch sind der bilaterale, auf den Calcaneus beschränkte Druckschmerz, die Verbreiterung und Schwellung im Fersenbereich, die Abflachung des Fußlängsgewölbes, die weitgehende Einschränkung oder Aufhebung der Pro- und Supination sowie bei etwas älteren Brüchen das auf beiden Seiten des Fersenbeines nachweisbare und zur Fußsohle hin sich ausbreitende Hämatom. Des weiteren bestehen eine schmerzhafte Funktionseinschränkung der Sprunggelenke und eine Gehunfähigkeit.

Obwohl die Symptomatik eindeutig erscheint, werden in nicht wenigen Fällen, meistens infolge unzureichender Röntgendiagnostik, Fersenbeinbrüche übersehen.

Einen genauen Aufschluß über die jeweils vorliegende Bruchform bringt die *Röntgenuntersuchung*. Hierfür sind mindestens *drei*, am besten *vier* Aufnahmen notwendig: Eine seitliche, eine plantar-dorsale, eine dorso-plantare Aufnahme bei Trümmerbrüchen im vorderen Teil des Calcaneus oder bei Teilverrenkungen im Chopart-Gelenk und zum Vergleich eine seitliche (evtl. auch eine dorso-plantare) Aufnahme der gesunden Seite.

Immer ist bei der Beurteilung des Röntgenbildes auf *Mitverletzungen* des übrigen Skeletsystems, wie des Talus, der Knöchel und der übrigen Fußwurzelknochen zu achten.

Eine weitere wichtige Auskunft bei der Beurteilung sowohl der Schwere der einzelnen Frakturformen als auch des späteren Behandlungserfolges gibt uns die Darstellung des zuerst von L. BÖHLER angegebenen *Tuber-Gelenkwinkels*. Dieser wird gebildet aus einer Linie, die den höchsten Punkt der vorderen oberen Gelenkkante mit dem höchsten Punkt der hinteren Gelenkfläche des Calcaneus verbindet und aus einer zweiten Linie, die entlang der oberen Fläche des Tuber calcanei gezogen wird. Normalerweise beträgt dieser Winkel $140-160°$ und der zugehörige Komplementärwinkel $20-40°$. Er wird bei schweren Calcaneusfrakturen kleiner, er kann sogar aufgehoben und negativ werden (Abb. 416 u. 417).

Die *Behandlung der Fersenbeinbrüche* gestaltet sich durch den komplizierten anatomischen Bau des Calcaneus mit seiner gewundenen Gestalt, seiner dreifachen Gelenkflächenbildung im unteren Sprunggelenk und der Gelenkverbindung zum Cuboid sowie durch die Vielfalt der möglichen Frakturformen außerordentlich schwierig. Bei kaum einem Knochenbruch sind die angewandten und vorgeschlagenen therapeutischen Maßnahmen so divergierend wie bei der Calcaneusfraktur. Sie reichen vom völligen Verzicht über die verschiedenen Formen der Extensions-, Gipsfixationstherapie bis zur geschlossenen und offenen Osteosynthese. Dementsprechend hat sich im Laufe der Jahrzehnte eine große Literatur angesammelt, die hier nicht in vollem Umfang berücksichtigt werden kann.

Das *Ziel* der Behandlung besteht in der möglichst anatomischen Wiederherstellung der Gelenkflächen und des Tuber-Gelenkwinkels. Gelingt die Reposition nicht, bleiben Stufenbildungen im unteren Sprunggelenk zurück und bleibt der Tuber-Gelenkwinkel bei schweren Calcaneusbrüchen abgeflacht, kommt es in der Regel zu schmerzhaften Arthrosen bzw. zu einem posttraumatischen Plattfuß mit Gangstörungen und erschwerter Abrollung des Fußes.

Bei allen *nicht dislozierten* Fersenbeinbrüchen, bei denen also keine Verschiebungen der Gelenkflächen bestehen und der Tuber-Gelenkwinkel nicht verändert ist, genügt eine Ruhigstellung im Unterschenkelgipsverband für 4—6 Wochen.

Das gleiche gilt für die *Teilbrüche* des Fersenbeins (Abbrüche der Kanten und Fortsätze), wenn die Fragmente entweder nicht verschoben sind oder die verlagerten Bruchstücke sich reponieren lassen (Frakturen des Processes medius des Tuber calcanei und des Sustentaculum tali — Gruppen II und III).

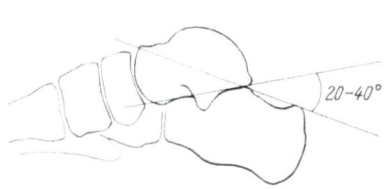
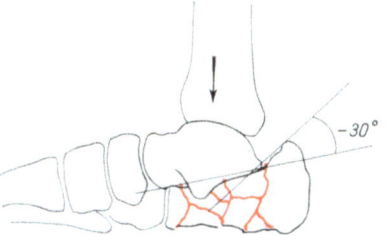

Abb. 416. Tubergelenkwinkel bei normalen Verhältnissen im unteren Sprunggelenk

Abb. 417. Schematische Darstellung einer schweren Impressionsfraktur des Calcaneus mit negativem Tubergelenkwinkel

Für die Behandlung des *Entenschnabelbruchs* ist die Lage des Bruchspaltes von wesentlicher Bedeutung. Liegt das cranial verschobene Fragment *oberhalb* des Achillessehnenansatzes, wird man entweder bei Entspannung der Achillessehne das Bruchstück zu reponieren versuchen oder bei Mißlingen durch eine kleine Incision entfernen. Osteosynthesen sind wegen der funktionellen Bedeutungslosigkeit dieser Bruchformen überflüssig.

Brüche *caudal* des Achillessehnenansatzes verlangen wegen der häufig bestehenden Weichteilspannung über der Bruchkante eine rasche Reposition. Gelingt diese nicht, wird eine operative Freilegung und Verschraubung des Fragmentes notwendig.

Ausrisse des Achillessehnenansatzes sind äußerst selten. Nach L. BÖHLER und SCHÖNBAUER wurden sie bei 45 kompletten Achillessehnenrupturen nur einmal beobachtet. Sie verlangen in der Regel eine Freilegung und Reinsertion des Sehnenausrisses mit entsprechend langer Gipsfixation.

Schwierig gestaltet sich die *Behandlung der schweren Fersenbeinbrüche der Gruppen IV—VIII*. Allen diesen Bruchformen ist eine Verminderung des Tuber-Gelenkwinkels und eine Verschiebung der Gelenkflächen des Talo-Calcanealgelenks (außer der Gruppe IV) gemeinsam.

Die Behandlung muß sich folgende Forderungen zum Ziel setzen:

1. Die Wiederherstellung der Fersenbeinform sowohl hinsichtlich seiner axialen Verschiebung als auch seiner evtl. seitlichen Verbreiterung.

2. Die Wiederherstellung des Tuber-Gelenkwinkels und damit einer für die Gehfunktion wichtigen Wiedererlangung der normalen Achillessehnen-Gastrognemius-Spannung (EHALT). Daraus ergibt sich auch die Aufhebung bzw. Verhütung eines posttraumatischen Plattfußes.

3. Die Wiederherstellung der Gelenkkongruenz im Talo-Calcanealgelenk.

Die Reposition verschobener Fersenbeinbrüche sollte möglichst sofort erfolgen. Am schonendsten ist der Versuch der *manuellen Aufrichtung* nach WENDT bei Entspannung der Achillessehne in spitzwinkliger Kniebeuge — und maximaler Plantarflexionsstellung des Fußes über einem gepolsterten Holzkeil. Anschließend erfolgt eine Fixation im Oberschenkelgipsverband für 6 Wochen in gleicher Stellung. In nicht wenigen Fällen wird jedoch dieses Vorgehen nicht zum Ziel führen oder es wird sekundär zu einer neuerlichen Verschiebung der Fraktur und Verkleinerung des Tuber-Gelenkwinkels kommen. Es müssen dann jene Maßnahmen angewandt werden, mit denen man unmittelbar auf die Fraktur einwirken kann.

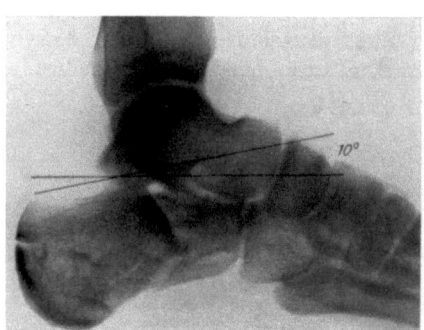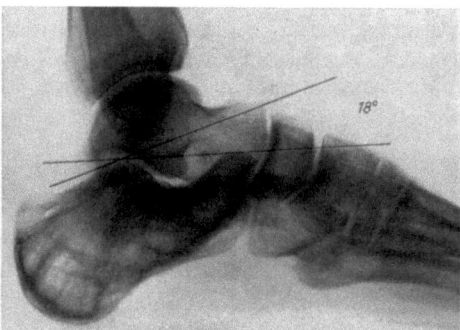

Abb. 418. Links: Calcaneusfraktur mit stärkerer Verminderung des Tubergelenkwinkels bei 28 jährigem Mann, verursacht durch Absturz von einem Baugerüst. Rechts: Zustand 3 Jahre nach Aufrichtung mit Calcaneusdrahtzug im Schraubenzugapparat und nachfolgender Dauerextension über 18 Tage. Weitere Gipsbehandlung über 8 Wochen. Geringgradige subjektive Beschwerden

In Frage kommen: 1. die Aufrichtung durch eine *Kirschnerdraht-* oder *Nagelextension* unter Zuhilfenahme des Böhlerschen Schraubenzuggerätes und nachfolgender Dauerextension mit oder ohne Gipsverband (Abb. 418). BLOCK hat hierzu noch einen zusätzlichen percutanen Drahtzug *(Doppeldrahtextension)* am Vorfuß (durch die Basen der Metatarsalia) angegeben. 2. Die *Aufrichtung nach* WESTHUES mit einem — den Bruchverlauf berücksichtigend — in das Fersenbein schräg-sagittal eingetriebenen Steinmannagel, an dessen längerem Hebelarm man die Reposition manuell oder mit Hilfe des Schraubenzuggerätes durchführen kann. Der Nagel wird dann nach gelungener Einrichtung spornartig mit in dem bis zum Oberschenkel reichenden Gipsverband fixiert.

L. BÖHLER warnt auch hier wegen der Gefahr der *Fragmentdistraktion* vor einer zu starken Belastung des Drahtzuges. Die Extensionsgewichte sollten nicht mehr als 3 kg betragen. Nach gelungener Aufrichtung müssen wiederholte Röntgenfrühkontrollen durchgeführt werden, da sekundäre Verschiebungen häufig sind.

Die letztgenannten Behandlungsmethoden haben den schwerwiegenden Nachteil der immer drohenden *Infektionsgefahr* im Bereich der über mindestens 6 Wochen liegen bleibenden Extensionsdrähte mit Ausbildung von *Bohrdraht-* oder gar *Frakturostitiden*. Es ist daher von außerordentlicher Wichtigkeit, regelmäßig die Weichteile in der Umgebung der Drähte zu kontrollieren. Schon bei beginnender entzündlicher Reaktion muß die Extension unverzüglich entfernt werden.

In den Fällen, wo die Gewalteinwirkung außer zu einer Zertrümmerung im unteren Sprunggelenkbereich auch noch zu einer Kompression des Calcaneus geführt hat, muß neben der Aufrichtung die *Verbreiterung* des Fersenbeins durch eine *Zwinge* beseitigt werden. Diese von den Seiten her wirksame Zwingenkompression unterstützt die Aufrichtung des Fersenbeins oft in entscheidender Weise.

Gelingt die Retinierung der Fraktur nicht, kann sie nach dem Vorschlag von J. BÖHLER mit gekreuzten oder schräg eingeführten *Bohrdrähten* in der erreichten günstigen Stellung fixiert werden. In ähnlicher Weise geht BÜRKLE DE LA CAMP vor, der den Bruch in Anlehnung an die Westhuessche Methode mit einer *Schraube* aufrichtet und diese dann in das distale Bruchstück vorschraubt. Bei jüngeren Patienten und entsprechender Indikation kann auch die von I. PALMER und C. LENORMANT angegebene *operative* Behandlung mit Unterfütterung der offen reponierten Tragplatte des Fersenbeins durch einen auto- oder heute auch homoioplastischen Knochenbankspan zu guten Erfolgen führen. Auch wir konnten uns in geeigneten Fällen von den Vorteilen dieser Methode überzeugen. BERCHTOLD und AMGWERD u. a. (zit. nach EHALT) richten die Fraktur nach WESTHUES ein und beseitigen dann zusätzlich auf blutigem Wege die Impression der Calcaneusdeckplatte durch Hebung, wobei sie jedoch auf eine Knochenunterfütterung verzichten. In ganz extremen Fällen mit Zermalmung des Fersenbeins, z. B. bei Explosionen, kann der Calcaneusersatz durch ein der Form dieses Knochens entsprechendes Homoiotransplantat mit gleichzeitiger Arthrodese erwogen werden.

Trotz aller intensiver Bemühungen wird bei allen mit Gelenkbeteiligung einhergehenden Fersenbeinbrüchen ein größerer Teil von einer schmerzhaften *sekundären Arthrose* des unteren Sprunggelenks nicht verschont bleiben, da eine Wiederherstellung der Gelenkflächen infolge der Kompliziertheit der Fersenbeinform in vielen Fällen nicht erreicht werden kann.

In jüngerer Zeit gewinnt daher der Einbau der *Früharthrodese* (Versteifung des hinteren unteren Sprunggelenks) mit Aufrichtung in den Behandlungsplan schwerer Calcaneusfrakturen zunehmend an Bedeutung (EHALT, BECKER, SCHUMPELIK, WITT, MAURER u. a.).

Die von dem Holländer VAN STOCKUM im Jahre 1911 erstmals angegebene Arthrodese nach Calcaneusfrakturen ohne Aufrichtung, die seit den früheren Erfahrungen von REICH und WILSON in Amerika heute noch häufig angewendet wird, spielt bei uns eine untergeordnete Rolle.

Ausgehend von der Erfahrung, daß bei nicht zu behebenden Stufenbildungen im unteren Sprunggelenk in den meisten Fällen eine vorzeitige Arthrose mit oft erheblicher schmerzhafter Gangbehinderung erwartet werden kann und entsprechender Arbeitsausfall und höhere Dauerberentungen in der Regel eine unausbleibliche Folge sind, hat die *Früharthrodese* diese Situation wesentlich bessern können. EHALT hat in jüngerer Zeit wohl die größten Erfahrungen sammeln können. Wegen der Gefahr der Infektion verzichtet er auf jegliche Maßnahmen der Dauerextension und richtet die Fraktur nach WENDT ein, stellt sie in spitzwinkliger Kniebeuge- und maximaler Plantarflexionsstellung des Fußes für 6 Wochen ruhig und führt dann die Arthrodese aus. Bei jüngeren Patienten kombiniert EHALT in günstig gelagerten Fällen die Arthrodese mit einem von der Spitze des Fersenbeins schräg in das Sprungbein eingeschlagenen *Dreilamellennagel*. Hierbei erübrigt sich ein Gipsverband und die Patienten können schon in der dritten bis vierten Woche nach der Operation im Zinkleimverband das Bett verlassen und belasten. EHALT hat mit dieser Methode die Dauerrenten auf durchschnittlich 20% senken können. „Diese von uns vorgeschlagene Kombination — primäre Aufrichtung + Früharthrodese — hat den Vorteil, daß in einem Heilverfahren ein endgültiger Zustand erreicht und dadurch die Behandlungszeit abgekürzt wird" (EHALT).

In den Fällen, wo nach Konsolidierung der Fraktur eine Versteifungsoperation des unteren Sprunggelenks angezeigt ist, kann die *Spätarthrodese* angewandt werden. Hier besteht jedoch der Nachteil, daß ein häufig vorhandener posttraumatischer Plattfuß nicht mehr korrigiert werden kann. Für die *Indikationsstellung* sollten ausschließlich der klinische Befund und die subjektiven Beschwerden — und nicht das Röntgenbild — maßgeblich sein. Auf die verschiedenen Operationsmethoden kann hier nicht näher eingegangen werden. In Frage kommen: die *Anfrischungsarthrodese* mit Einbringen von Knochenchips, die Arthrodese durch einen von der Ferse her eingeschlagenen *Knochenbolzen* nach M. LANGE, die *Umdrehungsarthrodese* nach ROEREN und SCHÜLLER, die Versteifung mit einem von der Ferse her schräg-eingeschlagenen *Dreilamellennagel* (EHALT) u. a.

Bei *alten*, nicht behandelten Calcaneusfrakturen hat EHALT die *Keilarthrodese* durch Einlagern eines Knochenkeils mit hinterer Basis angegeben.

Die *Indikation* sowohl zur Früh- als auch zur Spätarthrodese muß kritisch gestellt werden und sollte im ersteren Fall nur den schweren Fersenbeinbrüchen vorbehalten bleiben. Patienten, die an Durchblutungsstörungen leiden oder älter als 55 Jahre sind, werden von der Operation allgemein ausgeschlossen.

Alle schwereren Fersenbeinbrüche, besonders die der Gruppe IV—VIII, müssen entweder vorübergehend oder für die Dauer mit nach Maß angefertigten orthopädischen Schuhen versorgt werden.

Insgesamt gesehen sind die Behandlungsergebnisse der Fersenbeinbrüche noch unbefriedigend. Sicher lassen sich durch eine sorgfältige konservative Therapie in vielen Fällen ausreichende und auch gute Erfolge erzielen. In einem nicht geringen Prozentsatz erfahren aber primär günstige Ergebnisse durch später einsetzende posttraumatische Arthrosen und Zirkulationsstörungen der Weichteile und des Knochens eine erhebliche Verschlechterung. Dazu kommt, daß die für solche Fälle geeignete Spätarthrodese wegen einer zwischenzeitlich erfolgten Dauerberentung von dem Patienten häufig abgelehnt wird. Vielleicht würde die weitere Verbreitung der Früharthrodese bei schweren Calcaneusfrakturen dazu beitragen, die Behandlungsergebnisse zu bessern.

Brüche des Kahnbeins

Bei den Frakturen des Kahnbeins handelt es sich in der Regel um *Verrenkungsbrüche*. Sie entstehen durch Sprung oder Sturz auf den plantar flektierten Fuß. Dabei werden die an der Dorsalseite vorhandenen Bandverbindungen zum Talus und Cuneiforme zerrissen, und das Naviculare wird zum Fußrücken hin aus seiner Gelenkverbindung herausgedrängt. Durch die unmittelbar nachfolgende Dorsalflexion des Fußes wird der plantare Navicularanteil zwischen dem Talus und den Keilbeinen eingepreßt und in der Regel frakturiert oder zertrümmert. Im übrigen können von einfachen Fissuren bis zu Brüchen mit schwersten Verrenkungsgraden mannigfaltigste Frakturbilder gesehen werden.

Klinisch ist die *Diagnose* durch das unter der Haut tastbare dorsale Fragment leicht zu stellen. In unklaren Fällen gibt eine seitliche und dorso-plantare Röntgenaufnahme sicheren Aufschluß.

Die *Behandlung* richtet sich nach der Schwere der Fraktur und der Retinierbarkeit des dorsalen Bruchstückes. Bei nicht dislozierten Brüchen, bei denen die Bänder erhalten sind, genügt nach Abschwellung eine Ruhigstellung im Gipsverband über 6 Wochen.

Dislozierte Brüche müssen nach Möglichkeit sofort exakt reponiert werden. Die Einrichtung gelingt über einem gepolsterten Holzkeil bei maximaler Plantarflexion, gleichzeitiger Längsextension und Abduktion gewöhnlich leicht. Häufig kommt es jedoch zu sekundären Verschiebungen mit Reluxation. Für solche Fälle hat sich die Fixation mit percutanen *gekreuzten Kirschnerdrähten*, die vom Cuneiforme durch das Naviculare bis in den Taluskopf vorgebohrt werden, bewährt. Bei sehr mobilen Fragmenten kann diese Methode auch bei der primären Reposition angewendet werden. Die nachfolgende Ruhigstellung im Gipsverband muß je nach Schwere der Fraktur über 6—10 Wochen durchgeführt werden.

Bei *irreponiblen* oder auch *veralteten* Verrenkungsbrüchen wird nach 6 Wochen die *Früharthrodese* mit Verriegelungsspänen vom Taluskopf bis in das Cuneiforme empfohlen (L. BÖHLER, WITT u. a.), da sonst schwere und schmerzhafte sekundäre Arthrosen eine unausbleibliche Folge sind. Dadurch wird auch ein posttraumatischer Plattfuß vermieden.

Der *Abriß der Tuberositas des Kahnbeins*, der durch den Zug des M. tibialis posterior bei plötzlicher Eversion und Abduktion des Vorfußes erfolgen kann, ist insofern wichtig, als durch den Funktionsausfall dieses Muskels bei ausbleibender Behandlung oder Übersehen der Verletzung ein posttraumatischer Plattfuß entstehen kann.

Die Behandlung besteht in einer Ruhigstellung im Gipsverband für 6—8 Wochen. Differentialdiagnostisch muß an ein *Os tibiale externum* gedacht werden.

Die *Frakturen der Keilbeine und des Würfelbeins* sind verhältnismäßig selten. Sie entstehen meistens durch ein direktes Trauma, z. B. bei Überfahrungen, Aufschlagen schwerer Gegenstände und Quetschungen.

Da es sich bei diesen Brüchen häufig um Abrißverletzungen der Bänder handelt, sind zur Sicherstellung der Diagnose *Spezialaufnahmen* erforderlich (L. BÖHLER). Intraartikuläre Zertrümmerungsbrüche sind selten.

Da größere Dislokationen gewöhnlich fehlen, sind Repositionsversuche in der Regel nicht notwendig. Nach Abschwellung kann bald ein Unterschenkelgehgips für etwa 6 Wochen angelegt werden. WITT hebt die Cuneiforme I-Fraktur hervor, bei der es bei Beteiligung des Cuneiforme-Metatarsalgelenks zu einer Plattfußbildung kommen kann und empfiehlt in diesem Fall die Versteifungsoperation.

Im *Chopart- und Lisfrancgelenk* werden außer den schon beschriebenen Luxationen Verrenkungsbrüche aller Grade gesehen. Die Behandlung besteht in der sofortigen Reposition und Gipsfixation. Bei Sekundärverschiebungen und stark mobilen Fragmenten ist auch hier die percutane *Kirschnerdrahtfixation* mit nachfolgender Ruhigstellung im Gipsverband zu empfehlen. Posttraumatische Arthrosen oder veraltete irreponible Luxationsfrakturen werden bei entsprechenden Beschwerden eine *Arthrodesierung* erforderlich machen.

Mittelfußfrakturen

Sie können durch direkte Gewalt (Aufschlagen schwerer Gegenstände auf den Mittelfuß, Quetschungen, Überfahrungen usw.) und durch indirekte Einwirkungen, z. B. seitliches Umkippen, entstehen.

Alle Mittelfußfrakturen erfordern eine sorgfältige Therapie. Im einzelnen ist diese abhängig von dem Fehlen oder dem Vorhandensein einer Dislokation.

Nicht verschobene Brüche, wie sie häufig bei den indirekt entstandenen Frakturen des II.—IV. Strahles beobachtet werden, können in einem Unterschenkelgipsverband ruhiggestellt und auch verhältnismäßig früh belastet werden. Unzureichende Ruhigstellungen in Zinkleim- oder Elastoplastverbänden sind abzulehnen, da eine Ausheilung der Fraktur nicht gewährleistet ist. Häufig kommt es bei diesen Verbandanordnungen zu schmerzhaften überschüssigen Callusbildungen (sog. *Kugelcallus*) oder auch zu *Pseudarthrosen*. Die Patienten sind nie schmerzfrei.

Dislozierte Brüche müssen frühzeitig exakt eingerichtet, und das Repositionsergebnis muß bis zur Konsolidierung der Fraktur erhalten werden. Anderenfalls kann es zu Fehlformen, wie z. B. Plattfußbildungen, mit schweren bleibenden Gangstörungen kommen. Stärkere Verschiebungen werden besonders bei den Frakturen des I. und V. Metatarsale gesehen. Gelingt die Einrichtung nicht oder treten bald nach erfolgter befriedigender Reposition sekundäre Verschiebungen auf, wie dies nicht selten bei Querbrüchen mit Verschiebung um volle Schaftbreite der Fall ist, soll man mit der *Fixierung durch Kirschnerdrähte* nicht zögern (Abb. 419). Diese können entweder als Querfixation oder Markraumdrahtung in Anwendung gebracht werden. Bewährt hat sich auch die Osteosynthese durch *Rushpins*. In besonderen Fällen oder bei veralteten Frakturen kommt auch die *offene Reposition* und *Drahtung* in Frage. Eine Gipsbehandlung kann durch diese

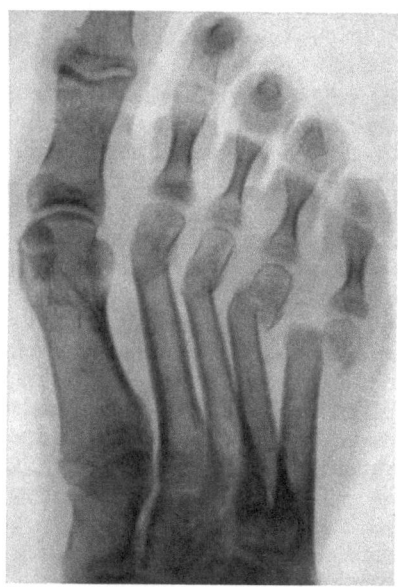
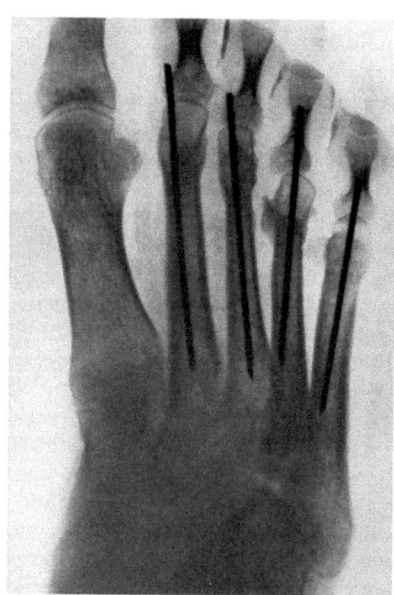

Abb. 419. Links: Subcapitale Serienfraktur der Metatarsalia II—V bei 16jährigem Mann durch Überfahren. Rechts: Geschlossene Reposition und percutane Fixation mit Kirschnerdrähten. Knöcherne Konsolidierung

Maßnahmen nicht ersetzt werden. Es empfiehlt sich, alle Mittelfußfrakturen über mindestens 6 Wochen in einem, besonders im Fußbereich gut anmodellierten Gipsverband ruhigzustellen.

Sonderformen stellen der Basisverrenkungsbruch des I. Metatarsale und die Abrißfraktur der Basis des V. Metatarsale dar (L. BÖHLER).

Bei Sturz auf das Köpfchen des Metatarsale I kommt es zu einer Abscherung der lateralen Basishälfte dieses Knochens und zu einer Luxation nach medial und sprunggelenkwärts. Mechanismus und Art der Verletzung entsprechen der Bennetschen Fraktur des I. Metacarpale. Die Retinierung dieser Brüche ist in vielen Fällen schwierig, es empfiehlt sich dann die Fixierung mit Kirschnerdrähten.

Abrißfrakturen an der lateralen Basis des Metatarsale V (Processus styloides) entstehen indirekt durch plötzlichen Zug des M. peronaeus brevis bei seitlichem Umkippen. Klinisch weisen ein umschriebener Druckschmerz und ein Hämatom auf die Verletzung hin. Im Röntgenbild ist häufig zunächst nur eine schmale Fissur erkennbar, die sich im Laufe der nächsten Wochen jedoch durch Resorption der Bruchflächen erheblich verbreitern kann. Die knöcherne Konsolidierung dieser Brüche kann oft lange Monate in Anspruch nehmen. Nicht selten ist erst nach einem Jahr der Bruchspalt röntgenologisch geschlossen. Osteosynthesen sind überflüssig. Bei stärkeren Beschwerden empfiehlt es sich, einen Gehgipsverband anzulegen.

Offene Mittelfußfrakturen sind nicht ganz selten. Entscheidend für die Prognose ist dabei die Infektionsprophylaxe durch exakte Wundausschneidung, lockere Wundnaht und Wiederherstellung des Weichteilmantels. Bei ausgedehnten Quetschverletzungen mit starker Traumatisierung der Weichteile ist manchmal, besonders bei älteren Menschen, die primäre Amputation nicht zu umgehen.

Frakturen der an der Plantarseite der Metatarsalköpfchen gelegenen *Sesambeine* sind selten. Die Behandlung erfolgt durch Ruhigstellung im Zinkleim- oder bei stärkeren Schmerzen im Gipsverband. Bei hartnäckigen Dauerbeschwerden empfiehlt sich die Exstirpation.

Ermüdungsbrüche der Mittelfußknochen, sog. *Marschfrakturen*, (vornehmlich sind die Metatarsalia II und III betroffen) stellen keine Folgen traumatischer Einwirkungen dar und sollen hier nicht näher besprochen werden.

Zehenbrüche

Sie entstehen meistens durch direkte Gewalteinwirkungen wie Quetschverletzungen, durch Aufschlagen schwerer Gegenstände (im Bauhandwerk), Überfahrungen usw. Bei schwerem Trauma werden häufig offene Brüche beobachtet.

Die wichtigste Rolle spielen die *Frakturen der Großzehe*, deren exakte Wiederherstellung für die Abrollfunktion des Fußes von wesentlicher Bedeutung ist. Bei den Brüchen der Grundphalanx besteht nicht selten eine Achsenabknickung mit nach dorsal offenem Winkel. Wird hierbei eine befriedigende Reposition nicht erreicht oder treten Sekundärverschiebungen auf, empfiehlt sich eine temporäre *Kirschnerdrahtfixation*. Frakturen mit Gelenkbeteiligung können, besonders bei zurückbleibenden Stufenbildungen im Bereich der Gelenkflächen, zu schmerzhaften Arthrosen führen, die später evtl. durch Versteifungsoperationen oder Gelenkresektion behandelt werden müssen.

Trümmerbrüche der Großzehenendphalanx kommen unter konservativer Behandlung in der Regel immer, manchmal unter zurückbleibender Verbreiterung, zur Ausheilung. Zur Ruhigstellung bevorzugen wir einen Unterschenkelgehgipsverband oder einen Gipsschuh.

Die Brüche der übrigen Zehen erfordern in der Regel keine Gipsfixation. Elastoplast- oder Heftpflasterverbände mit zwischen den Zehen eingelegten Tupfern genügen für die Herstellung einer Schmerzfreiheit und die meist sichere Konsolidierung. Gleichzeitige Frakturen mehrerer Zehen oder *Serienfrakturen* verlangen eine Ruhigstellung im Unterschenkelgehgipsverband bei Streckstellung der Zehen über 4—6 Wochen. Die Callusbildung ist wie bei den Fingerfrakturen gering, ein röntgenologisch knöcherner Durchbau tritt häufig erst nach mehreren Monaten ein.

Bei *offenen Frakturen* wie auch bei den Trümmerbrüchen aller Zehen empfiehlt sich dringend äußerste Zurückhaltung bei der Indikation zur Amputation, um sicher eintretende Fehlstellungen der benachbarten Zehen wenn irgend möglich zu vermeiden (HOHMANN, WITT u. a.).

Literatur

Allgemeiner Teil

Traumatologie als Grundlage der Chirurgie (K. Stucke)

BAUER, K. H.: Die Bedeutung der Unfälle im heutigen sozialen Geschehen. 19. Tg. Dtsch. Ges. Unfallheilk. 1955. 52. Heft Unfallheilk., 1956, 160; — Eröffnungsansprache des Vorsitzenden. 75. Kongreß d. Dtsch. Ges. f. Chirurgie, München, 1958. Langenbecks Arch. klin. Chir. **289**, 13 (1958); — Der Weg zum Erfolg in der Unfallchirurgie. Münch. med. Wschr. **103**, 31 (1961). — BLOCK, W.: Eröffnungsansprache des Vorsitzenden, 76. Tg. Dtsch. Ges. f. Chirurgie, 1959. Langenbecks Arch. klin. Chir. **292**, 3 (1959). — BÖHLER, L.: Unterricht und Organisation der Unfallchirurgie und ihre volkswirtschaftliche Bedeutung. Wien: Verlag W. Maudrich 1957. — BÜRKLE DE LA CAMP, H.: Eröffnungsansprache des Vorsitzenden, 72. Tg. Dtsch. Ges. f. Chirurgie 1955. Langenbecks Arch. klin. Chir. **282**, 3 (1955).

Entschließung der von der Deutschen Gesellschaft für Chirurgie und der Deutschen Orthopädischen Gesellschaft eingesetzten Kommission betr. die Grenzgebiete der Chirurgie und Orthopädie. Ettlinger Beschlüsse. Mschr. Unfallheilk. **62**, 238 (1959).

FISCHER, A. W.: Sozialreform aus der Sicht der Unfallheilkunde, XX. Tg. d. Dtsch. Ges. f. Unfallheilk. 1956. Heidelberg, 55. Heft Unfallheilk. 1957, 91.

GÖGLER, E.: Unfallopfer im Straßenverkehr, Series chirurgica (Documenta Geigy) 5, 1962. — GURLT, E. J.: Geschichte der Chirurgie und ihrer Ausübung. Berlin 1898.

HACKENBROCH, M.: Grundlagen der Orthopädie in Handbuch der Orthopädie, Bd. I. Stuttgart: Georg Thieme 1957. — HERRLINGER, R.: Provenienz der Traumatologie. Persönliche Mitteilung, 1964. — HÖNIG, W.: Unterricht, Fortbildung und Organisation der Traumatologie in Ungarn. Arch. orthop., Unfall-Chir. **56**, 123 (1964). — HOHMANN, G.: Allgemeine Betrachtungen über das Wesen orthopädischer Behandlung in Handbuch der Orthopädie, Bd. I. Stuttgart: Georg Thieme 1957. — HOHMANN, G., K. LINDEMANN u. M. HACKENBROCH: Einleitung zum Handbuch der Orthopädie, Bd. I, Allgemeine Orthopädie. Stuttgart: Georg Thieme 1957.

KILLIAN, H., u. G. KRÄMER: Meister der Chirurgie und die Chirurgenschulen im deutschen Raum. Stuttgart: Georg Thieme 1951. — KÜSTER, E.: Geschichte der neuen deutschen Chirurgie. Stuttgart 1915.

LANGE, W.: Lehrbuch der Orthopädie und Traumatologie. Stuttgart: F. Enke 1960. — LINDEMANN, K.: Die 3 sozialen Aufgaben der Orthopädie in Handbuch der Orthopädie, Bd. I. Stuttgart: Georg Thieme 1957. — LOB, A.: 25. Kongreß Dtsch. Ges. f. Unfallheilk. Garmisch-Partenkirchen 1961. 71. Heft Unfallheilk., 1962.

NISSEN, R.: Zeitloses und Zeitgebundenes in der Chirurgie. Stuttgart: Georg Thieme 1959; — Die chirurgische Operation. Dtsch. med. Wschr. **85**, 613 (1960).

PROBST, J.: Kausalitätsfragen an den Gutachter, 25. Kongreß Dtsch. Ges. f. Unfallheilk. Garmisch-Partenkirchen 1961, 71. Heft Unfallheilk., 1962, 102.

RÜTT, A.: Allgemeine Behandlung, in Handbuch der Orthopädie, Bd. I., 899. Stuttgart: Georg Thieme 1957; — Allgemeines zur operativen Orthopädie, in Handbuch der Orthopädie, Bd. I, 908. Stuttgart: Georg Thieme 1957.

SCHELLWORTH, A.: Grundbegriffe, in M. REICHARDT: Einführung in die Unfall- und Rentenbegutachtung, 4. Aufl. Stuttgart: S. Fischer-Verlag 1958. — SITTEL, V.: Die Würzburger Chirurgen des 19. Jahrhunderts, Inaugural-Dissertation, Würzburg, 1963.

WACHSMUTH, W.: Einleitung zu: Die Operationen an den Extremitäten in Allgemeine und Spezielle Chirurgie. Operationslehre von M. KIRSCHNER, N. GULEKE und R. ZENKER, Bd. X, 1. Berlin-Göttingen-Heidelberg: Springer-Verlag 1956; — Zur Geschichte des chirurgischen Lehrstuhles in Würzburg. Münch. med. Wschr. **104**, 860 (1962); — EUGEN ENDERLEN, Werk und Persönlichkeit in EUGEN ENDERLEN 1863—1963. Berlin-Göttingen-Heidelberg: Springer-Verlag 1963. — WARNER, F.: Über Grundlagen der unfallmedizinischen Gutachtenlehre, 18. Tg. Dtsch. Ges. f. Unfallheilk., Stuttgart, 1954, 48. Heft Unfallheilk. 1955, 212. — WEINBERG, F.: Unfälle bei Kindern unter besonderer Berücksichtigung der Unfallursachen, Inaugural-Dissertation, Würzburg, 1963. — WITT, A. N.: Festansprache, 48. Kongreß d. Dtsch. Ges. f. Orthopädie, Berlin, 1960, Bd. 94, Beil. H. Z. Orthop. 1961.

ZUKSCHWERDT, L.: Allgemeine Verletzungschirurgie, 94. Tg. Vereinigung Nordwestdeutscher Chirurgen, Hamburg, 1964.

Atmungs- und Kreislaufstörungen als Unfallfolge. Schock (Th. Hockerts)

ALLGÖWER, M.: Toxische Faktoren beim Schock. In: Schock Symposion. Berlin-Göttingen-Heidelberg: Springer-Verlag 1962.
BAUEREISEN, E., J. LUTZ u. N. PEIPER: Die Bedeutung mesenterialer Mechanorezeptoren für die reflektorische Innervation der Widerstands- und Kapazitätsgefäße des Splanchnicusgebietes. Pflügers Arch. ges. Physiol. 276, 445—455 (1963); — Reflektorische Milzentspeicherung nach adäquater Reizung venöser Rezeptoren im Mesenterialkreislauf der Katze. Pflügers Arch. ges. Physiol. 277, 397—403 (1963). — BOHLE, A., CH. HERFARTH u. H. J. KRECKE: Beitrag zur Morphologie der Niere beim akuten Nierenversagen. Klin. Wschr. 1960, 152. — BORN, G. V. R.: The effects of substances related to adenosine on blood vessels and on blood platelets 4. Freiburger Kollognium, Dr. Edmund Benaschewski 1963. — BRAASCH, R.: Diskussionsbemerkung ISSELHARD in: Verh. dtsch. Gesellsch. für Kreisl.-forsch. 1963. — BUCHBORN, E.: Schock und Kollaps, in Handbuch der Inneren Medizin, 4. Aufl., Neunter Band, Erster Teil. Berlin-Göttingen-Heidelberg: Springer-Verlag 1960.
CANEGHEIM, P. VAN: Influence de la température sur la toxicité du serum. Arch. int. Pharmacodyn. 87, 99 (1951). — CANNON, W. B.: Acidosis in shock. Med. Bull. 1917I, 424; — Traumatic shock. New York: Appleton & Comp. 1923. — COPE, O., and F. D. MOORE: A study of capillary permeability in experimental burns and burnshook using radioactive dyes in blood and lymph. J. clin. Invest. 23, 241 (1944); — Redistribution of body water and fluid therapy of burned patient. Ann. Surg. 126, 1010 (1947). — COPE, O., F. D. MOORE, and M. R. BALL: The nature of the shift of plasma protein to the extracellular space following thermal trauma. Ann. Surg. 128, 1041 (1948). — CORCORAN, A. C., and J. H. PAGE: The effects of renin, pitressin, and pitressin and atropine on renal blood flow and clearance. Amer. J. Physiol. 126, 354 (1939); — Effects of hypotension due to hemorrhage and of blood transfusion on renal functions in dogs. J. exp. Med. 78, 205 (1943); — Crush syndrome: posttraumatic anuria observations on genesis and treatment. J. Amer. med. Ass. 134, 436 (1947).
DEPRÉ, C.: Toxicité du sérum de cheval et de defférentes fractions protéiques du plasma après chauffage. Arch. int. Pharmacodyn. 92, 71 (1952). — LE DRAN, H. F.: Atreatise, or reflections drawn from practice on gunshot wounds. London: Clarke 1743. — DUESBERG, R., u. W. SCHROEDER: Pathophysiologie und Klinik der Kollapszustände. Leipzig: Hirzel 1944.
EVANS, E. J., and J. A. BIGGER: Rationale of whole blood therapy in severe burns, clinical study. Ann. Surg. 122, 693 (1945). — EUFINGER, H.: Schock und Plasmaexpander in: Schock und Plasmaexpander. Berlin-Göttingen-Heidelberg: Springer-Verlag 1964.
FRANK, H. A.: Medical progress: present-day concepts of shock. New Engl. J. Med. 249, 445, 486 (1953). — FRIEDMANN, E. W., H. A. FRANK, and J. FINE: Portal circulation in experimental hemorrhagic shock. Ann. Surg. 134, 70 (1951). — FOLKOW, B.: In: Schock, Pathogenese und Therapie. Berlin-Göttingen-Heidelberg: Springer-Verlag 1962.
GAUER, O. H., u. J. P. HENRY: Beitrag zur Homöostase des extraarteriellen Kreislaufs. Klin. Wschr. 1956, 356. — GELIN, L.-E.: Disturbance of flow properties of blood and its counteractien in surgery. Acta chir. scand. 122, 287 (1961); — In: Schock, Pathogenese und Therapie. Berlin-Göttingen-Heidelberg: Springer-Verlag 1961; — Hämatorheologische Veränderungen bei Trauma-Flüssigkeitsersatz im Schock. Ciba Symposion 1961. Berlin-Göttingen-Heidelberg: Springer-Verlag 1962. — GOLTZ, F.: Über den Tonus der Gefäße und seine Bedeutung für die Blutbewegung. Virchows Arch. path. Anat. 29, 394 (1894). — GODFRAIND, T.: Toxicité du fibrinogène borin après chauffage. Arch. int. Pharmacodyn. 96, 480 (1954). — GUYTON, A. C.: Circulatory shock and physiology of its treatment. In: Medical Physiology, 2. Ed. London: Saunders 1961.
HALL, W. H., and D. GOLD: Shock associated with bacteremia. Review of thirty-five cases. Arch. intern. Med. 96, 403 (1955). — HALPERN, B. u. N.: Diskussionsbemerkung — Schock. Berlin-Göttingen-Heidelberg: Springer-Verlag 1962. — HÖKFELT, B.: Diskussionsbemerkung in: Schock Symposion. Berlin-Göttingen-Heidelberg: Springer-Verlag 1962. — HOWARD, J. M.: In: Schock, Pathogenese und Therapie. Berlin-Göttingen-Heidelberg: Springer-Verlag 1962.
KABAT, H., and M. LEVINE: Capillary emboli as lethal factor in burns. Science 96, 476 (1942). — KOSLOWSKI, L., F. HARTMANN u. W. VOGES: Veränderungen des Bluteiweißspektrums nach schweren Muskeltraumen (Crush-Syndrom). Klin. Wschr. 1950, 757. – KRAMER, K.: Das akute Nierenversagen im Schock. In: Schock Symposion. Berlin-Göttingen-Heidelberg: Springer-Verlag 1962. — KRONEBERG, G.: Pharmakologie und Pharmakotherapie der Gefäßinsuffizienz. In: Klinik und Therapie der Kollapszustände. Stuttgart: Friedrich-Karl Schaltauer Verlag 1962. — KRONEBERG, G., u. H. J. SCHÜMANN: Naunyn-Schmiedebergs Arch. exp. Path. Pharmak. 234, 133 (1958); zit. nach KRONEBERG.
LEWIS, T.: Lecture on vasovagal synkope and carotid sinus mechanism. Brit. med. J. 1932 I, 873. — LILLEHEI, R. C.: Das Wesen des irreversiblen Schocks. In: Schock. Ciba Symposion. Berlin-Göttingen-Heidelberg: Springer-Verlag 1962. — LINDNER, G.: Morpho-

logische Untersuchungen über das Schicksal von Plasmaexpander. In: Schock und Plasmaexpander. Berlin-Göttingen-Heidelberg: Springer-Verlag 1964.
MILLER, J. H., and R. K. MACDONALD: The effect of hemoglobin on renal function in the human. J. clin. Invest. **30**, 1033 (1951).
NICKERSON, M.: Die medikamentöse Behandlung des Schocks. In: Schock Symposion. Berlin-Göttingen-Heidelberg: Springer-Verlag 1962.
RUSHMER, R. F., R. L. VAN CITTERS u. D. FRANKLIN: Difinition und Einteilung der verschiedenen Formen des Schock. In: Schock, Pathogenese und Therapie. Berlin-Göttingen-Heidelberg: Springer-Verlag 1962. — RÜGHEIMER, E., u. R. LEUTSCHAFT: Zit. nach EUGINGER.
SELKURT, E. E.: Diskussion zu J. D. MYERS, The circulation in the splanchnic area. In: Schock and circulatory homeostasis. New York: Joseah Macy jr. Found. 1954; — Mesenterie haemoclynamics during hemorrhagic shock in the dog with functional absence of the liver. Amer. J. Physiol. **193**, 599 (1958). — SELKURT, E. E., and G. A. BRECHER: Splanchnic hemodynamics and oxygen utilization during hemorrhagie shock in the dog. Circulat. Res. **4**, 693 (1956). — SPANNER, R. J.: Morph. Mikr. Anat. 1 Hatly 89; zit. nach LILLEHEI: In: Schock, Ciba Symposium. Berlin-Göttingen-Heidelberg: Springer-Verlag 1962, 394 (1932). — SPITTEL JR., S. A., W. J. MARTIN, and D. R. NICHOLS: Bacteremia owing to gramnegative bacilli. Experiences in the treatment of 137 patients in a 15-year period. Ann. inter. Med. **44**, 302 (1956). — SCHNEIDER, M.: Zur Pathophysiologie des Schocks. Bibl. haemat. (Basel) **16**, 10 (1963); — Zur Pathophysiologie des Schocks, Schock und Plasmaexpander. Berlin-Göttingen-Heidelberg: Springer-Verlag 1964. — SCHWIEGK, H., G. RIECKER, H. P. WOLFF u. KH. R. KOCZOREK: Intrazelluläre Wasser und Elektrolytveränderungen und Aldosteronproduktion IV. Internat. Kongr. Biochem. Wien 1958. — SWANK, R. L.: Alteration of blood on storage: Measurement of adhesiveness of "aging" platelets and leucocytes and their removal by filtration. New Engl. J. Med. **265**, 728 (1961); — Adhesiveness of platelets and leucocytes during acute exsanguination. Amer. J. Physiol. **202**, 261 (1962).
WETTERER, E.: Die Wirkung der Herztätigkeit auf die Dynamik des Arteriensystems. Verh. dtsch. Ges. Kreisl.-Forsch. **22**, 26 (1956). — WATTS, D. T., and H. D. BRAGG: Proc. Soc. exp. Biol. (N. Y.) **96**, 609 (1957); zit. nach KRONEBERG. — WEZLER, K., u. A. BÖGER: Die Dynamik des arteriellen Systems. Ergebn. Physiol. **41**, 292 (1939). — WEZLER, K., u. W. SINN: Das Strömungsgesetz des Blutkreislaufes. Aulindorf 1953. — WIGGERS, C. J.: Physiology of Shock. The commonwealth Fund. New York 1950.

Fettembolie (C. Vorster)

V. BERGMANN, E.: Zur Lehre der Fettembolie. Habilschrift Dorpat 1863.
GOHRBAND, E.: Schnelldiagnose der Fettembolie. Zbl. Chir. **72**, 394—396 (1947).
HOFFHEINZ, S.: Die Luft- und Fettembolie. Stuttgart: F. Enke 1933.
KARCHER, H.: Die Fettembolie. Langenbecks Arch. klin. Chir. **296**, 61—80 (1960). — KRÖNKE, E.: Experimentelle Untersuchungen zum Wirkungsmechanismus der Fettembolie. Langenbecks Arch. klin. Chir. **285**, 308—340 (1957). — KÜHNE, H.: Die klinische Bedeutung der Fettembolie. Dtsch. med. Wschr. **83**, 1208—1210 (1958).
LETTERER, E.: Allgemeine Pathologie. Stuttgart 1959.
MAGENDIE, F.: De la viscosité du sang. Lecons sur les phénoménes phys. de la vie. Band I, 1827 p. 139ff. — MARX, R.: Hämostasiologie. Habilschrift München 1853. — MURRAY, G.: Fat embolism and fat center. Amer. J. Surg. **100**, 676—681 (1960).
NÖLLER, F.: Die sog. Fettembolie. Bruns' Beitr. klin. Chir. **208**, 175—192 (1964).
REHM, J.: Experimentelle Untersuchungen zur Entstehung der Fettembolie beim Knochenbruch. Langenbecks Arch. klin. Chir. **285**, 230—238 (1957). — RÜCKERT, W.: Entstehung des Fiebers bei traumatischer Fettembolie. Z. Chir. **245**, 36—57 (1935).
SCRIBA, J.: Untersuchungen über die Fettembolie. Dtsch. Z. Chir. **12**, 118—220 (1880). — SESSNER, H. H., G. SCHÜTTERLE, W. REMMELE, V. LEHMANN u. H. G. LASCH: Allgemeine hämorrhagische Diathese und vasculäre Fibrinabscheidungen im sekundären Stadium der experimentellen Fettembolie. Med. Welt **1962**, 2104—2108. — STICH, R.: Die klinische Bedeutung der Fettembolie. Langenbecks Arch. klin. Chir. **287**, 669—677 (1957).
ZENKER, F. A.: Beitrag zur normalen und pathologischen Anatomie der Lunge. Schönfeld. Dresden 1862.

Herzstillstand (K. Gossmann)

ATANASOV, D., u. V. HORN: Die Herzschädigung nach Massage und Defibrillation. Thoraxchirurgie **19**, 702 (1962).
BECK, C. S., W. H. PRITCHARD, and H. FEIL: Ventricular fibrillation of long duration abolished by electric shock. J. Amer. med. Ass. **135**, 985 (1947). — BLACK, G. W., W. LINDE, R. D. DRIPPS, and H. L. PRICE: Circulatory changes accompanying respiratory acidosis

during Halothan anaesthesia in man. Brit. J. Anaesth. 31, 238 (1959). — BOEHM, R.: Über Wiederbelebung nach Vergiftungen und Asphyxie. Naunyn-Schmiedebergs Arch. exp. Path. Pharm. 8, 68 (1878). — BONIFACE, P. C., and J. M. BROWN: Effect of carbon dioxide excess on contractile force of heart in situ. Amer. J. Physiol. 172, 752 (1953). — BOUREAU, M.: Le massage du coeur mis á nu. Rev. de Chir. XXII. Jg. Nr. 10; zit. n. Zbl. Chir. 30, 392 (1903). — BURN, J. H., and M. J. RAND: Fall of blood pressure after noradrenaline infusion and its treatment by pressor agents. Brit. med. J. 1959 I, 394.

CHURCHILL-DAVIDSON, H. C., and W. D. WYLIE: A practice of Anaesthesia, London: Lloyd-Luke 1962. — COAKLEY, CH., A. SEYMOUR, and J. S. BOLING: Circulatory responses during anaesthesia of patients on Rauwolfia therapy. J. Amer. med. Ass. 161, 1143 (1956).

DEPAGE, A.: Un cas de mort sous le Chloroform. Massage de coeur. Ann. de la soc. Belg. de Chir. 1901; zit. n. Zbl. Chir. 28, 828 (1901). — DEUCHAR, D. C., and A. VENNER: The blood pressure during cardiac massage in man. Brit. med. J. 1953 II, 134. — DIETMANN, K., u. A. GÜTGEMANN: Herzstillstand und Kammerflimmern. Arch. Chir. 274, 562 (1953).

FREY, R., J. JUDE u. P. SAFAR: Die äußere Herzwiederbelebung. Dtsch. med. Wschr. 1962 I, 857.

GILFILLAN, R.: Cardiorespiratory arrest following local anaesthesia. Brit. J. Anaesth. 28, 524 (1956). — GÜTGEMANN, A., u. K. DIETMANN: Herzstillstand und Herzwiederbelebung. Med. Klin. 47, 641 (1952).

HATCHER, CH. R., and H. T. BAHNSON: Cardiac contusion, puncture and tamponade. Ann. J. Surg. 105, 458 (1963). — HODGSON, P. C.: Brit. med. J. 1963 II, 372. — HOOKER, D. K., W. B. KOUWENHOVEN, and O. R. LANDWORTHY: Effect of alternating currents on the heart. Amer. J. Physiol. 103, 444 (1933).

JANNER, J., u. A. CELIO: Spätresultate nach Wiederbelebung durch sog. transthorakale Herzmassage. Dtsch. med. Wschr. 1962 I, 863. — JOHNSTONE, M.: Human cardiovascular response to fluothane anaesthesia. Brit. J. Anaesth. 28, 392 (1956); Electrocardiographie during anaesthesia. Brit. J. Anaesth. 28, 579 (1956). — JUDE, J., W. B. KOUVENHOVEN, and G. G. KNICKERBOCKER: Cardiac arrest, report of application of external cardiac massage on 118 patients. J. Amer. med. Ass. 78, 1063 (1961).

KOUWENHOVEN, W. B., J. JUDE, and G. G. KNICKERBOCKER: Closed-chest cardiac massage. J. Amer. med. Ass. 173, 1064 (1960). — KOUWENHOVEN, W. B., W. R. MILNOR, G. G. KNICKERBOCKER, and W. R. CHESTNUT: Closed chest defibrillation of the heart. Surgery 42, 550 (1957).

LE ROY CRANDELL, D.: The anaesthetic hazards in patients on antihypertensive therapy. J. Amer. med. Ass. 179, 495 (1962). — LE VEEN, H. H., H. S. PASTERNAK, I. LUSTRIN, R. B. SHAPIRO, E. BECKER and A. E. HELFT: Hemorrhage and transfusion as the major cause of cardiac arrest. J. Amer. med. Ass. 73, 770 (1960). — LURIE, A. A., R. E. JONES, H. W. LINDE, M. L. PRICE, R. D. DRIPPS, and H. L. PRICE: Cyclopropane anesthesia. Cardiac rate and rhythm during steady levels of cyclopropane anesthesia at normal and elevated end-expiratory carbon dioxide tension. Anesthesiology 19, 457 (1958).

MAAG, H.: Ein Versuch der Wiederbelebung (ad modum Prus) eines in Chloroformnarkose gestorbenen Mannes. Zbl. Chir. 28, 20 (1901). — MARTIN, J. W., and W. G. SCHENK: Pericardial tamponade: newer dynamic concepts. Amer. J. Surg. 99, 782 (1960). — MILSTEIN, B. B.: Cardiac arrest and resuscitation. London: Lloyd-Luke 1963.

NAHAS, G. G., and H. M. CAVERT: Cardiac depressant effect of carbon dioxide and its reversal. Amer. J. Physiol. 190, 483 (1957). — NAHAS, G. G.: In vitro and in vivo effect of amine buffers. Ann. N. Y. Acad. Sci. 92, 337 (1961). — NATOF, H. E., and M. S. SADOVE: Cardiovascular collapse in the operating room. Philadelphia: J. B. Lippincott Company 1958. - NEGOVSKII, V. A.: Resuscitation and artificial Hypothermia. New York: Consultants Bureau 1962.

PEARL, F. L.: Electric shock, presentation of cases and review of literature. Arch. Surg. 27, 227 (1933). — PFLÜGER, H.: Kurzlehrbuch der modernen Anaesthesie, Stuttgart: Karl-Schattauer-Verlag 1962. — PRICE, H. L., A. A. LURIE, A. A. LUNE, R. E. JONES, M. L. PRICE, and H. W. LINDE: Epinephrine and norepinephrine in initiation of ventricular arrhythmias by carbon dioxide inhalation. Anesthesology 19, 619 (1958). — PRUS, J.: Über die Wiederbelebung in Todesfällen in Folge von Erstickung, Chloroformvergiftung und elektrischem Schlage. Wien. klin. Wschr. 21, 482 (1900).

RAFFAN, A. W.: Reflex cardiac arrest under anaesthesia. Anaethesia 9, 116 (1954). — REID, L. C., and D. E. BRACE: Irritation of the respiratory tract and its reflex effect upon the heart. Surg. Gynec. Obstet. 70, 157 (1940). — RICHTER, H. R.: Hirnschäden bei akuter, intraoperativer Hypoxie (Herzstillstand). Anaesthesist 6, 56 (1957). — ROSOMOFF, H. L.: Hypothermia and cerebral vascular lesion. J. Neurosurg. 13, 332 (1956).

SAFAR, P.: Resuscitation Controversal Aspects. Springer-Verlag 1963. — SEVERINGHAUS, J. W., and S. CULLEN: Depression of myocardium and body oxygen consumption with Fluothane. Anesthesiology 19, 165 (1958). — STEINHARDT, O.: Klinisches und Experimentelles zum Herzstillstand. Thoraxchirurgie 1, 222 (1953/54). — SILBERBERG, B., and N. RACHMANINOFF: Complications following cardiac massage. Surg. Gynec. Obstet. 119, 6 (1964). VETTEN, B. K., V. H. WILSON, G. R. CRAWSHAW, and I. C. NICOLSON: Experimental studies in cardiac massage with special reference to aortic occlusion. Brit. J. Anaesth. 27, 2 (1955). WIGGERS, C. J.: The physiologic basis for cardiac resuscitation from ventricular fibrillation-method for serial defibrillation. Amer. Heart. J. 20, 413 (1940). — WIGGERS, C. J.: The mechanism and nature of ventricular fibrillation. Amer. Heart. J. 20, 399 (1940). — WILLIAMS, G. R., and F. C. SPENCER: The clinical use of hypothermia following cardiac arrest. Ann. Surg. 148, 462 (1958). — WILLIAMS, R. C.: Cardiac arrest. Amer. J. Surg. 105, 454 (1963). — WOOD, D. R.: Pharmacological considerations in cardiovascular resuscitation. Brit. J. Anaesth. 33, 490 (1961). — WOOD-SMITH, F. G., and H. C. STEWART: Drugs in anaesthetic practice. London: Butterworths 1962. — WOODS, E. F., and J. A. RICHARDSON: The effect of acute hypoxia on cardiac contractility. Amer. J. Physiol. 196, 203 (1959).

ZESAS, D. G.: Über Massage des freigelegten Herzens beim Chloroformkollaps. Zbl. Chir. 30, 588 (1903). — ZIEGLER, C., and J. LOVETTE: Operative complications after therapy with reserpin and reserpin compounds. J. Amer. med. Ass. 76, 916 (1961). — ZOLL, P. M., M. H. PAUL, A. I. LINENTHAL, L. R. NORMAN, and W. GIBSON: The effect of external electric currents on the heart. Control of cardiac rhythm and induction and termination of cardiac arrhythias. Circulation 14, 775 (1956). — ZOLL, P. M., A. I. LINENTHAL, W. GIBSON, M. H. PAUL, and L. R. NORMAN: Termination of ventricular fibrillation in man by externally applied electric countershock. New Engl. J. Med. 254, 727 (1956).

Wiederbelebung (K. Rehder u. O. Hessler)

BROOK, M. H., and J. BROOK: Direct artifical respiration: Present-day teaching and group training requirements. Canad. med. Ass. J. 82, 245—248 (1960). — BROOK, M. H., J. BROOK, and G. M. WYANT: Emergency resuscitation. Brit. med. J. 1962, 1564—1566.

CLEMENTS, J. A., R. P. JOHNSON, and R. BEATON: Comparison of ventilation of a high resistance-low compliance pneumatic system (gas casuality model) by mouth-to-mask insufflation and by a portable hand bellows. Chem. Corps Med. Laboratories Research Report No. 290, 1954. — COX, J., R. WOOLMER, and V. THOMAS: Expired-air resuscitation. Lancet 1960I, 727—729.

DE FOREST, R. E., and C. J. POTTHOFF: Back pressure-arm lift method for administering artificial respiration recommended. J. Amer. med. Ass. 147, 1454—1455 (1951). — DILL, D. B.: Symposium on mouth-to-mouth resuscitation. (Expired air inflation.) J. Amer. med. Ass. 167, 317—319 (1958). — DOBKIN, A.: Training in emergency (on-the-spot) resuscitation. Acta anaesth. scand. Suppl. IX, 56 (1961).

ELAM, J. O.: Airway obstruction: Cause and prevention (Film). Acta anaesth. scand. Suppl. IX, 39—42 (1961); — Emergency respiratory resuscitation. Acta anaesth. scand. Suppl. IX, 24—38 (1961). — ELAM, J. O., E. S. BROWN, and J. D. ELDER JR.: Artificial respiration by mouth-to-mask method. New Engl. J. Med. 250, 749—754 (1954). — ELAM, J. O., D. G. GREENE, E. S. BROWN, and J. A. CLEMENTS: Oxygen and carbon dioxide exchange and energy cost of expired air resuscitation. J. Amer. med. Ass. 167, 328—334 (1958). — ELAM, J. O., A. M. RUBEN, D. G. GREENE, and T. J. BITTNER: Mouth-to-nose resuscitation during convulsive seizures. J. Amer. med. Ass. 176, 565—569 (1961). — ELAM, J. O., D. G. GREENE, M. A. SCHNEIDER, H. M. RUBEN, A. S. GORDON, R. F. HUSTEAD, D. W. BENSON, J. A. CLEMENTS, and A. RUBEN: Head-tilt method of oral resuscitation. J. Amer. med. Ass. 172, 812—815 (1960).

GORDON, A. S.: Drowning phenomena in various species. Acta anaesth. scand. Suppl. IX, 81 (1961); — The principles and practice of heart-lung resuscitation. Acta anaesth. scand. Suppl. IX, 134—147 (1961). — GORDON, A. S., J. E. AFFELDT, M. SADOVE, F. RAYMON, J. L. WHITTENBERGER, and A. C. IVY: Air-flow patterns and pulmonary ventilation during manual artificial respiration on apneic normal adults. II. J. Appl. Physiol. 4, 408—420 (1951). — GORDON, A. S., CH. W. FRYE, L. GITTELSON, M. S. SADOVE, and E. J. BEATTIE JR.: Mouth-to-mouth versus manual artificial respiration for children and adults. J. Amer. med. Ass. 167, 320—328 (1958). — GORDON, A. S., M. S. SADOVE, F. RAYMON, and A. C. IVY: Critical survey of manual artificial respiration. J. Amer. med. Ass. 147, 1444—1453 (1951). — GREENE, D. G., R. O. BAUER, C. D. JANNEY, and J. O. ELAM: Expired air resuscitation in paralyzed human subjects. J. Appl. Physiol. 11, 313—318 (1957). — GREENE, D. G., J. O. ELAM, A. B. DOBKIN, and C. L. STUDLEY: Cinefluorographic study of hyperextension of the neck and upper airway patency. J. Amer. med. Ass. 176, 570—573 (1961).

HAID, B.: Religiös-sittliche Fragen betreffend die Wiederbelebung (Resuscitation, Reanimation). Anaesthesist 7, 241—243 (1958); — Vom „Narkosetod" zur „Wiederbelebung". Anaesthesist 9, 309—315 (1960). — HOSSLI, G.: Grundsätzliches zur modernen Wiederbelebung. Anaesthesist 6, 13—15 (1957); — Bemerkungen zur Arbeit „Die direkte Mund-

Beatmung vom Standpunkt der Ventilation aus betrachtet" von G. J. van Weerden. Anaesthesist 10, 90 (1961).
Karpovich, P. V., C. J. Hale, and T. L. Bailey: Pulmonary ventilation in manual artificial respiration. J. appl. Physiol. 4, 458—466 (1951). — Killian, H.: Die Wiederbelebung: Die Entwicklung der modernen Wiederbelebung. Anaesthesist 6, 6—8 (1957).
Lee jr., W. L., A. B. Tarrow, and R. J. Ward: Evaluation of a new oral resuscitator for expired-air artificial ventilation. J. Amer. med. Ass. 169, 101—103 (1959). — Lind, B., and J. Stovner: Mouth-to-mouth resuscitation in Norway. J. Amer. med. Ass. 185, 933—935 (1963). — Lucas, B.: Diskussionsbemerkung. Acta anaesth. scand., Suppl. IX, 54 (1961).
Matthews, G.: Expired-air resuscitation. Lancet 1960I, 1070. — Morikawa, S., P. Safar, and J. DeCarlo: Influence of the head-jaw position upon upper airway patency. Anesthesiology 22, 265—270 (1961).
Nims, R. G., E. H. Conner, St. Y. Botelho, and J. H. Comroe jr.: Comparison of methods for performing manual artificial respiration on apneic patients. J. appl. Physiol. 4, 486—495 (1951). — Noviant, Y.: Mouth-to-mouth resuscitation with blood-gas and expired-air analysis. Acta anaesth. scand., Suppl. IX, 42—49 (1961).
Poulsen, H., J. Skall-Jensen, I. Staffeldt, and M. Lange: Pulmonary ventilation and respiratory gas exchange during manual artificial respiration and expired-air resuscitation on apnoeic normal adults. A comparison of the Holger-Nielsen method and the mouth-to-mouth method. Acta anaesth. scand. 3, 129—153 (1959).
Ruben, H.: Combination resuscitator and aspirator. Anesthesiology 19, 408—409 (1958); - Diskussionsbemerkung. Acta anaesth. scand., Suppl. IX, 74—77 (1961).
Sadove, M. S., A. S. Gordon, J. T. Nelson, and A. C. Ivy: Barbiturate-curare-induced apnea for artificial respiration studies on normal adults. I. J. appl. Physiol. 4, 403—407 (1951). — Safar, P.: Ventilatory efficacy of mouth-to-mouth artificial respiration. J. Amer. med. Ass. 167, 335—341 (1958); — Failure of manual respiration. J. appl. Physiol. 14, 84—88 (1959); — Resuscitation controversial aspects. Berlin-Göttingen-Heidelberg: Springer-Verlag 1962. — Safar, P., and M. C. McMahon: Resuscitation of the unconscious victim. Springfield/Illinois: Charles C. Thomas, Publisher 1961; — Mouth-to-airway emergency artificial respiration. J. Amer. med. Ass. 166, 1459—1460 (1958). — Safar, P., and J. Redding: The "tight-jaw" in resuscitation. Anesthesiology 20, 701—702 (1959). — Safar, P., L. A. Escarraga, and J. O. Elam: A comparison of the mouth-to-mouth and mouth-to-airway methods of artificial respiration with the chest-pressure arm-lift methods. New Engl. J. Med. 258, 671—677 (1958). — Safar, P., L. A. Escarraga, and F. Chang: Upper airway obstruction in the unconscious patient. J. appl. Physiol. 14, 760—764 (1959).
Ulmer, W. T., W. Ey, D. Herberg, G. Reichel, and W. Schwab: Untersuchungen über die Wirksamkeit manueller Beatmungsmethoden. Dtsch. med. Wschr. 85, 58—62 (1960). — Ulmer, W. T., H. P. Harrfeldt, and G. Reichel: Die Durchführung der verschiedenen Mund-zu-Mund-Beatmungsmethoden (Atemspende). Dtsch. med. Wschr. 85, 67—70 (1960).
Van Weerden, G. J.: Die direkte Mund-Beatmung vom Standpunkt der Ventilation aus betrachtet. Anaesthesist 10, 85—89 (1961). — Whittenberger, J. L.: Artificial respiration, theory and applications. Hoeber Medical Division, London: Harper & Row, Publ. 1962.

Tracheotomie (O. Hessler u. K. Rehder)

Abbey, P.: Laryngostomy in acute laryngeal obstruction. Lancet 1960I, 573. — Ardran, G. M., and L. J. Caust: Delayed decannulation after tracheostomy in infants. J. Laryngol. 77, 555—566 (1963). — Atkins, J. P.: Current utilisation of tracheotomy as a therapeutic measure. Laryngoscope 70, 1672—1690 (1960).
Beer, R., u. G. C. Loeschcke: Gebrauch und Mißbrauch der Tracheotomie. II. Pathophysiologische Gesichtspunkte zur Indikation und Nachbehandlung. Chirurg 35, 123—127 (1964). — Bergström, O. and H. Diamant: Mediastinal emphysema complicating tracheotomy. A.M.A. Arch. Otol. Arch. Otolaryng. 71, 628—634 (1960). — Biesalski, P.: Tracheotomie und tracheotomieähnliche Noteingriffe. Das erschwerte Dekanülement. Handbuch der Hals-Nase-Ohrenheilkunde, Bd. 1. Herausg. Berendes-Link-Zöllner. Stuttgart: Thieme 1964. — Bignon, J., et J. Chrétien: Etude post-mortem des altérations laryngo-trachéo-bronchiques au cours de la trachéotomie avec respiration assistée. J. franç. Méd. Chir. thor. 16, 125—155 (1962). — Björk, V. O.: Partial resection of the only remaining lung with the aid of respirator treatment. J. thorac. Surg. 39, 179—188 (1962). — Borman, J., and J. T. Davidson: A history of tracheostomy: si spiritum ducit vivit (Cicero). Brit. J. Anaesth. 35, 388—390 (1963). — Bridge, C. J.: Sequelae of tracheobronchial aspiration. Laryngoscope 70, 318—325 (1960). — Bundesen, H. N.: Effective reduction of needless hebdomadal deaths in hospitals. A long-term public health program in Chicago, with special reference to use of an alerter system. J. Amer. med. Ass. 175, 1384—1399 (1955).

CARTER, B. N., and J. GIUSEFFI: Tracheotomy, a useful procedure in thoracic surgery, with particular reference to its employment in crushing injuries of the thorax. J. thorac. Surg. **21**, 495—505 (1951). — COMROE, J. H., R. E. FORSTER, A. B. DUBOIS, W. A. BRISCOE u. E. CARLSEN: Die Lunge. Klinische Physiologie und Lungenfunktionsprüfungen. Stuttgart: F. K. Schattauer-Verlag 1964.
DALHAMN, T.: Mucus flow and ciliary activity in the trachea of healthy rats and rats exposed to respiratory irritant gases. Acta physiol. scand. **36**, Suppl. 123, 65 u. 66 (1956). — DAVIS, H. S., H. E. KRETCHMER, and R. BRICE-SMITH: Advantages and complications of tracheotomy. J. Amer. med. Ass. **153**, 1156—1159 (1953). — DAVIS, J. B., and H. W. SOUTHWICK: Hemorrhage as a postoperative complication of tracheotomy. Ann. Surg. **144**, 893—896 (1956). — DAVISON, F. W.: Acute laryngeal obstruction in children. J. Amer. med. Ass. **171**, 1301—1305 (1959). — DENNECKE, H. J.: Die Oto-Rhino-Laryngologischen Operationen. Allg. u. spez. Operationslehre. Hsgb. N. GULECKE u. R. ZENKER. Berlin-Göttingen-Heidelberg: Springer 1953. — DIAMANT, H., J. KINNMAN, and L. OKMIAN: Decannulation difficulties in tracheotomized children. Acta oto-laryng. (Stockh.) Suppl. **158**, 39—42 (1960). — DIDIER, E. P.: Collapse after tracheotomy. Anesth. Analg. Curr. Res. **41**, 154—160 (1962). — DUDLEY, H. A. F., L. W. BAKER, and W. A. ANDERSON: The place of bronchoscopy and tracheostomy in general surgical patients. J. Roy. Coll. Surg. Edinb. **7**, 121—127 (1962). — DUGAN, D. J., and P. C. SAMSON: Tracheostomy: Preent day indications and technics. Amer. J. Surg. **106**, 290—303 (1963).
ECKENHOFF, J. E.: The cerebral circulation-effects of anesthetic techniques. ASA Meeting, Bal Harbour, Florida, Oct. 1964. — EISEMAN, B., and F. C. SPENCER: Tracheostomy: An underrated surgical procedure. J. Amer. med. Ass. **184**, 684—687 (1963). — EMERSON JR., E. B.: Foreign bodies in airways and esophagus. Amer. J. Surg. **105**, 522—523 (1963).
FALBE-HANSEN, J.: Respiratory obstruction. Acta oto-laryngol. (Stockh.) Suppl. **158**, 24—33 (1960).
GRAY, L. P.: Infant tracheostomy. J. Laryngol. **74**, 145—154 (1960). — GREENE, N. M.: Fatal cardiovascular and respiratory failure associated with tracheotomy. New Engl. J. Med. **261**, 846—848 (1959).
HAMELMANN, H.: Gebrauch und Mißbrauch der Tracheotomie. I. Technik und Komplikationen. Chirurg **35**, 118—123 (1964). — HELMHOLZ, H. F.: "Humidification" of inhaled gases. Anesthesiology **25**, 207—209 (1964). — HERZOG, P., O. P. NORLANDER, and C.-G. ENGSTRÖM: Ultrasonic generation of aerosol for the humidification of inspired gas during volume-controlled ventilation. Acta anaesth. scand. **8**, 79—95 (1964). — HESSLER, O., u. K. REHDER: Thoraxtrauma und künstliche Beatmung (Diskussion). Thoraxchir. u. Vaskul. Chir. **12**, 116—118 (1964). — HESSLER, O., K. REHDER, and S. W. CARVETH: Tracheostomy cannula for speaking during artificial respiration. Anesthesiology **25**, 719—721 (1964). — HOMMEL, H.-J., u. J. DIETRICH: Die Tracheotomie der Neurochirurgie. Zbl. Chir. **1963**I, 648—652. — HOOVER, W. B.: Emergency tracheotomy. Surg. Clin. N. Am. **33**, 887—895 (1953). — HOSSLI, G.: Die Behandlung des bewußtlosen Patienten. Schweiz. med. Wschr. **84**, 338—342 (1954). — HUTSCHENREUTER, K.: Über Indikationen zur postoperativen Tracheotomie. Anaesthesist **6**, 311—314 (1957).
INGELSTEDT, S.: Studies on the conditioning of air in the repiratory tract. Acta oto-laryngol. (Stockh.) Suppl. 131 (1956). — INGELSTEDT, S., and N. G. TOREMALM: Aerodynamics within the larynx and trachea. Acta oto-laryng. (Stockh.) Suppl. **158**, 81—92 (1960).
JACKSON, CH.: The drowning of the patient in his own secretion. Laryngoscope **21**, 1183—1185 (1911). — JACKSON, CH., and CH. L. JACKSON: Bronchoesophagology. Philadelphia and London: W. B. Saunders Company 1951. — JOHNSTON, J. B., and V. M. HERCUS: Tracheostomy: Technique and managment. Aust. N. Z. J. Surg. **32**, 264—269 (1963).
KIA-NOURY, M., u. W. DEUBZER: Tracheotomie in chirurgischer Sicht — Ein Erfahrungsbericht. Zbl. Chir. **1963**II, 1955—1972. — KING JR., O. J., and W. W. GLAS: Complications of tracheostomy. Rocky Mtn. med. J. **57**, 36—39 (1960). — KISTNER, R. L., and C. R. HANLON: A new tracheostomy tube in treatment of retained bronchial secretions. Arch. Surg. **81**, 259—262 (1960). — KLINGLER, M.: Zur Indikation der Tracheotomie bei Schädel-Hirn-Verletzten. Dtsch. med. Wschr. **1959**I, 597—598 u. 603. — KODICEK, J. M.: The place and managment of tracheostomy and Otol. in respiratory insufficiency. J. Laryng. **74**, 891—918 (1960).
LANZ, T. v., u. W. WACHSMUTH: Praktische Anatomie, Bd. I/2. Berlin-Göttingen-Heidelberg: Springer 1955.
MEADE, J. W.: Tracheotomy — Its complications and their managment. A study of 212 cases. New Engl. J. Med. **265**, 519—523 (1961). — MITCHELL, R. I.: Retention of aerosol particles in the respiratory tract: A review. Amer. Rev. Resp. Dis. **82**, 627 (1960) (zit. n. A. M. OLSEN). — MOLLARET, P., J. LISSAC, P. ABOULKER, J. M. STERKERS, und J. BONNET: Laryngotracheale Stenosen nach Tracheotomie. Münch. med. Wschr. **1962**I, 168—175. — MONCRIEF, J. A.: Tracheotomy in burns. Arch. Surg. **79**, 45—48 (1959).

Nelson, T. G., and W. F. Bowers: Tracheotomy-Indications, advantages, techniques, complications, and results. Analysis of three hundred ten operations. J. Amer. med. Ass. 164, 1530—1534 (1957).
Oehmig, H., u. J. Stoffregen: Experimentelle Untersuchungen und klinische Erfahrungen mit einem neuen Hustengerät. Anaesthesist 6, 40—42 (1957). — Olsen, A. M.: Aerosol therapy in bronchopulmonary disease. A critical evaluation. Calif. Med. 96, 237—244 (1962). — Opie, L. H., and C. A. Smith: Tracheobronchial toilet through a tracheostome. Lancet 1959 I, 600—601.
Quist-Hanssen, S.: Tracheostomy in acute laryngeal stenosis. A study of 468 cases. Acta oto-laryngol. (Stockh.) 43, 49—71 (1953).
Radford Jr., E. P.: Ventilation standards for use in artificial respiration. J. appl. Physiol. 7, 451—460 (1955). — Reading, P.: Some post-operative hazards in tracheostomy on infants. J. Laryng and Otol. 72, 785—798 (1958).
Salt, R. H., J. Parkhouse, and B. R. Simpson: Improved material for Radcliffe tracheostomy tube. Lancet 1960 II, 407—409. — Schwartz, A. W., K. D. Devine, and J. B. Erich: Severe cicatrical stenosis of the larynx due to nasogastric tubes. Plast. reconstr. Surg. 24, 341—348 (1959). — Segal, M. S., N. Traverse, and M. J. Dulfano: Inhalational therapy for chronic lung disease. Anesthesiology 23, 513—523 (1962). — Šercer, A.: 2000 Jahre Tracheotomie. Ciba-Symposium 10, 78—86 (1962). — Sheldon, C. H., R. H. Pudenz, and F. Y. Tichy: Percutaneous tracheotomy. J. Amer. med. Ass. 165, 2068—2070 (1957). — Spalding, J. M. K., and C. A. Smith: A new tracheotomy tube. Lancet 1956 II, 1247—1248. — Smith, R. M.: Anesthesia for infants and children. St. Louis: The C. V. Mosby Company 1959. — Smith, V. M.: Perforation of trachea during tracheotomy performed with Sheldon tracheotome. J. Amer. med. Ass. 165, 2074—2076 (1957). — Stead, A. L.: III World Congress of Anaesthesiology, São Paulo, Brazil, 20th to 26th Sept. 1964.
Toremalm, N. G.: Postoperative care and complications after tracheotomy in infants and children. Acta anaesth. scand. 4, 105—124 (1960); — A heat-and-moisture exchanger for post-tracheotomy care. Acta oto-laryng. (Stockh.) 52, 461—472 (1960); — The daily amount of tracheo-bronchial secretions in man. Acta oto-laryngol. (Stockh.) Suppl. 158, 43—53 (1960); — Air-flow patterns and ciliary activity in the trachea after tracheotomy. A method of determination in vitro of the rate of ciliary beat in a tracheal model. Acta oto-laryng. (Stockh.) 53, 442—454 (1961). — Tönnis, W.: Handbuch der Neurochirurgie. Bd. I/1. Berlin-Göttingen-Heidelberg: Springer 1959.
Wassner, J., u. H. L'Allemand: Die Tracheotomie zur Behandlung der postoperativen Ateminsuffizienz. Chirurg 29, 342—345 (1958). — Weyl, R.: Tracheobronchial aspiration as a bedside procedure. Indications and limitations. Amer. J. med. Sci. 222, 66—72 (1951). — Winter, A., and E. Gilmore: Prevention of pulmonary complications in infants with tracheotomy by modification of the tracheotomy cannula. New Engl. J. Med. 261, 482—485 (1959).
Zander, E., u. K. Graf: Die Tracheotomie in der Behandlung von bewußtlosen Patienten. Schweiz. med. Wschr. 84, 342—346 (1954). — Zechman, F., F. G. Hall, and W. E. Hull: Effects of graded resistance to tracheal air flow in man. J. appl. Physiol. 10, 356—362 (1957). — Zuckschwerdt, L.: Die Tracheotomie bei Ateminsuffizienzzuständen. Langenbecks Arch. klin. Chir. 295, 645—655 (1960).

Anaesthesie in der Unfallchirurgie (D. Wiebecke)

Alrich, E. M., and C. B. Morton: Intraarterial transfusion. Surg. Forum 1, 503—507 (1950). — Andersen, N.: Changes in intragastric pressure following the administration of suxamethonium. Brit. J. Anaesth. 34, 363—367 (1962).
Bunker, J. P., H. H. Bendixen, and A. J. Murphy: The hemodynamic effects of intravenously administered sodium citrate. New Engl. J. Med. 266, 372—378 (1962). — Boyen, C. P., and W. S. Howland: Blood temperature: A critical factor in massive transfusion. Anesthesiology 22, 559—564 (1961). — Bourne, J. G.: Anaesthesia and the vomiting hazard. A safe method for obstetric and other emergencies. Anaesthesia 17, 379—382 (1962). — Brecher, G. A.: Venous Return. New York: Grune & Stratton 1956. — Buckley, J. J., F. H. van Bergen, A. B. Dobkin, E. B. Brown, jun., F. A. Miller, R. L. Varco: Pestanaesthetic hypotension following cyclopropane. Its relationship to hypercapnia. Anesthesiology 14, 226—273 (1953).
Case, R. B., S. J. Sarnoff, P. E. Waithe, and L. C. Sarnoff: Intraarterial and intravenous blood infusion in haemorrhagic shock. Comparison of effects on coronary blood flow and arterial pressure. J. Amer. med. Ass. 152, 208—212 (1953).
Eger, E.: Atropine, Scopolamine and related compounds. Anesthesiology 23, 365—383 (1962). — Etsten, B. E.: Pharmacology of cyclopropane. A.S.A. Bal Harbour October 1964.
Foldes, F. F.: Anesthesia in traumatic surgery. Arch. Surg. 59, 379—382 (1962). — Freeman, J., and J. F. Nunn: Ventilation-perfusion relationships after hemorrhage. Clin. Sci.

24, 135—147 (1963). — FREEMAN, J.: Survival of bled dogs after Halothane and Ether anaesthesia. Brit. J. Anaesth. **34**, 832—848 (1962).
GAIN, E. A.: The problem of cardiac collapse associated with the massive transfusion of citrated blood. Canad. Anaesth. Soc. J. **9**, 207—212 (1962). — GERST, P. H., C. RATTENBORG, D. A. HOLADAY: The effects of hemorrhage on pulmonary circulation and respiratory gas exchange. J. clin. Invest. **38**, 524—538 (1959). — GOULD, R. B.: Anaesthesia for the patient in shock. Anesthesiology **5**, 129—141 (1944).
HOLMES, J. A.: The prevention of inhaled vomit during Anaesthesia. J. Obstet. Gynaec. Brit. Emp. **63**, 239—240 (1956). — HOWLAND, W. S.: Shock, hemorrhage and transfusion. A.S.A., Bal Harbour, October 1964; — Cardiovascular and clotting disturbances during massive blood replacement. Anesthesiology **19**, 140—152 (1958). — HOWLAND, W. S., O. SCHWEIZER, and C. P. BOYEN: Massive blood replacement without calcium administration. Surg. Gynec. Obstet. **118**, 814—818 (1964). — HERSHEY, S. G., and E. A. ROVENSTINE: The value of cyclopropane in management of patients with recent hemorrhage. Anesthesiology **5**, 149—158 (1944).
INKSTER, J. S.: The induction of anaesthesia in patients likely to vomit. With special reference to intestinal obstruction. Brit. J. Anaesth. **35**, 160—167 (1963).
JONES, R. E., N. GULDMANN, H. W. LINDE, R. D. DRIPPS, and H. L. PRICE: Cyclopropane anesthesia III. Effects of cyclopropane on respiration and circulation in normal man. Anesthesiology **21**, 380—393 (1960). — JONES, R. E., H. W. LINDE, S. DEUTSCH, R. D. DRIPPS, and H. L. PRICE: Haemodynamic actions of diethyl ether in normal man. Anesthesiology **23**, 299—305 (1962). — JOHNSTONE, M.: Halothane: The first five years. Anesthesiology **22**, 591—614 (1961); — Halothane-oxygen: Universal anaesthetic. Brit. J. Anaesth. **33**, 29—39 (1961).
KNAPP, M. R., and H. K. BEECHER: Postanaesthetic nausea, vomiting and retching: Evaluation of the antiemetic drugs dimenhydrinate (Dramamine), chlorpromazine and pentobarbital sodium. J. Amer. med. Ass. **160**, 376—385 (1956). — KATZ, R. L., R. S. MATTEO, and E. M. PAPPER: Injektion of epinephrine during general anaesthesia with halogenated hydrocarbons and cyclopropane in man. Halothane. Anesthesiology **23**, 597—600 (1962).
LURRIE, A. A., R. E. JONES, H. W. LINDE, M. L. PRICE, R. D. DRIPPS, and H. L. PRICE: Cyclopropane anesthesia I. Cardiac rate and rhythm during steady levels of cyclopropane anesthesia at normal and elevated end-exspiratory carbon dioxide tensions. Anesthesiology **19**, 457—472 (1958).
MOORHEAD, J. J.: Clinical Traumatic Surgery. p. 206. Philadelphia and London: Saunders. — MALONEY, JUN. J. V., C. M. SMITHE, J. P. GILEMORE, and S. W. HANDFORD: Controlled comparison of intra-arterial and intravenous effect on blood pooling and survival rate in experimental haemorrhagic shock. Surg. Forum **4**, 484—490 (1954). — MORTON, H. J. V., and W. D. WYLIE: Anesthetic deaths due to regurgitation or vomiting. Anaesthesia **6**, 190—205 (1951). — MENDELSON, C. L.: Aspiration of stomach contents into lung during obstetric anaesthesia. Amer. J. Obstet. Gynec. **52**, 191—205 (1946). — MUSHIN, W. W., L. RENDELL-BAKER, P. W. THOMPSON: Automatische Ventilation der Lungen. Berlin: Akademie-Verlag 1962.
NUNN, J. F., and J. FREEMAN: Problems of oxygenation and oxygen transport during haemorrhage. Anaesthesia **19**, 206—216 (1964).
O'MULLANE, E. J.: Vomiting and regurgitation during anaesthesia. Lancet **1954 I**, 1209—1212.
PRICE, H. L., H. W. LINDE, R. E. JONES, G. W. BLACK, and M. L. PRICE: Sympathoadrenal responses to general anaesthesia in man and their relation to hemodynamics. Anesthesiology **20**, 563—575 (1959). — PRICE, H. L., A. A. LURIE, A. E. JONES, M. L. PRICE, and H. W. LINDE: Cyclopropane anesthesia II. Epinephrine and Norepinephrine in initiation of ventricular arrytymias by carbon dioxide inhalation. Anesthesiology **19**, 619—630 (1958).
RICHARDS, R. C., and F. L. HANSEN: A comparison of intra-arterial and intravenous transfusion in treatment of haemorrhagic shock. Surg. Forum **4**, 478—484 (1954). — REHDER, K., P. TEICHERT, O. HESSLER, and S. W. CARVETH: Pulmonary gas exchange after hemorrhage during intermittend positive pressure breathing (im Druck). — ROBBINS, B. H.: Cyclopropane Anesthesia. 2nd Edition. Baltimore: Williams & Wilkins Company 1958.
SCHNEIDER, M.: Zur Pathophysiologie der verschiedenen Schockformen. Bibl. haemat. (Basel) **16**, 10—26 (1963); — Zur Pathophysiologie des Schocks. Schock und Plasmaexpander. Berlin, Göttingen, Heidelberg: Springer Verlag 1964. — STEWART, H. C.: The pharmacology of antiemetic drugs. Brit. J. Anaesth. **35**, 174—179 (1963). — SELLICK, B. A.: Cricoid pressure to control regurgitation of gastric contents during anaesthesia. Lancet **1961 II**, 404—406. — STOFFREGEN, J.: Atmung und Beatmung. Synopsis atemmechanischer Probleme für die klinische Anaesthesie. Heidelberg: Dr. Alfred Hüthig Verlag G.m.b.H. 1961. — SEVERINGHAUS, J. W., and S. C. CULLEN: Depression of myocardium and body oxygen-consumption with Fluothane in man. Anesthesiology **19**, 165—177 (1958).

WOLFSON, L. J.: Anaesthesia for the Injured. Oxford: Blackwell Scientific Publications 1962. — WYLIE, W. D., and H. C. CHURCHILL-DAVIDSON: A Practice of Anaesthesia. London: Lloyd-Luke LTD 1962. — WYLIE, W. D.: The use of muscle relaxants at the induction of anaesthesia of patients with a full stomach. Brit. J. Anaesth. **35**, 168—173 (1963).

Schädigungen durch äußere Hitzeeinwirkung (H. Hüner)

AHNEFELD, F. W., M. ALLGÖWER, H. CONTZEN u. U. W. ROTH: Fortschritte in der Lokalbehandlung von Verbrennungen. Mschr. Unfallheilk. **65**, 180 (1962). — ALLGÖWER, M.: Thermische und elektrische Verbrennungen. In: Klinische Chirurgie für die Praxis, Bd. 1, S. 155ff. Stuttgart: Thieme 1961. — ALLGÖWER, M., u. J. SIEGRIST: Verbrennungen. Berlin-Göttingen-Heidelberg: Springer 1957. — ARTURSON, G., and B. PONTÉN: BURNS: Their causes, Mortality and Preventability. Acta chir. scand. **124**, 483 (1962).

Bahama international conference on Burns: Philadelphia: Dorrance and Comp. 1964. — BALCH, H. H., M. WATERSU, and D. KELLEY: Resistance to infection in burned patient. Ann. Surg. **157**, 1ff. (1963).

EYSELL, K.: Zur Pathophysiologie und Therapie der Verbrennungskrankheit. Med. Welt **1963**, 2379—2382.

FELLER, I., and M. S. DE WELSE: A reappraisal of fluid therapy in the burned patient. J. Amer. med. Ass. **180**, 361 (1962). — FÜRSTENBERG, H.: Blutveränderungen in den ersten Stunden des traumatischen Schocks. Langenbecks Arch. klin. Chir. **301**, 118 (1962).

GODFRAIND, T.: L'auto-intoxikation après brulure. Bruxelles 1958. — GREUER, W.: Zur Pathophysiologie und Therapie der Verbrennungskrankheit. Bruns' Beitr. klin. Chir. **198**, 257 (1959); — Die proteolytischen Fermente im Krankheitsgeschehen. Aulendorf, Editio Cantor 1962. — GROSSE-BROCKHOFF, F.: Krankheiten aus äußeren physikalischen Ursachen. In: Handb. d. Inn. Med., 6. Bd., S. 1ff. Berlin-Göttingen-Heidelberg: Springer 1954.

HAFERKAMP, O.: Experimentelle immunhistologische Untersuchungen bei der Verbrennungskrankheit. Langenbecks Arch. klin. Chir. **301**, 118 (1962). — HEGEMANN, G.: Behandlung von Verbrennungen. In: Allg. u. Spez. chirurgische Operations-Lehre, Bd. I/2, S. 235ff. Berlin-Göttingen-Heidelberg: Springer 1958. — HOLLE, F.: Thermische und strahlenenergetische Verletzungen. In: Grundriß der gesamten Chirurgie, 7. Aufl., Bd. 1, S. 202, 204 und 207. Berlin-Göttingen-Heidelberg: Springer 1960.

JELLINEK, ST.: Elektrische Verletzungen. Klinik und Histopathologie. Leipzig: Joh. Ambr. Barth 1932.

KÖPPEN, S.: Erkrankungen der inneren Organe und des Nervensystems nach elektrischen Unfällen. Berlin-Göttingen-Heidelberg: Springer 1953. — KOSLOWSKI, L.: Autolysekrankheiten in der Chirurgie. Stuttgart: Thieme 1959; — Die Verbrennungskrankheit. Dtsch. med. Wschr. **88**, 233 (1963). — KOSLOWSKI, L., u. B. URBASCHEK: Zur Frage der immunologischen Umstimmung und der Schutzwirkung von Rekonvaleszenten-Serum nach Verbrennungen. Klin. Wschr. **40**, 853 (1962).

LOB, A.: Mechanische, thermische und elektrische Verletzungen. In: Handb. d. ges. Unfallheilkunde, S. 124, Bd. 1. Stuttgart: Ferd. Enke 1955.

MARGGRAF, W.: Die posttraumatische intravasale Protelyse und ihre Behandlung. Hefte Unfallheilk. **66**, 238 (1961).

NICOLE, R.: Bemerkungen zum Problem des Elektrolyt- und Wasserhaushalts bei kindlichen Verbrennungen. Praxis **52**, 594 (1963).

PRUITT, B. A., W. T. TUMBUSCH, A. D. MASON, and E. PEARSON: Mortality in 1100 consecutive Burns treated at a Burns Junit. Ann. Surg. **159**, 396 (1964).

REHN, J., u. L. KOSLOWSKI: Praktikum der Verbrennungskrankheit. Vortr. prakt. Chir. Heft 57. Stuttgart: Enke 1960. — REHN, J.: Neuere Ergebnisse der Schockforschung und ihre therapeutischen Schlußfolgerungen. Langenbecks Arch. klin. Chir. **301**, 109 (1962). — ROSENTHAL, A.: Der Verbrennungsschock. Koblenz: Verlag ziviler Luftschutz 1960. — ROSENTHAL, S. R.: The "Tosin-Antitoxin" phaenomenon in burned and injured human subjects. Surgery **46**, 932 (1959).

SCHMITT, W.: Die thermische Gewebsschädigung. In: Allg. Chirurgie, S. 387. Leipzig: Joh. Ambr. Barth 1958. — STÖR, O.: Die Verbrennungskrankheit und ihre Behandlung. Stuttgart: Enke 1952. — STUCKE, K.: Zur Pankreasfermentbehandlung schwerer Verbrennungen. Chirurg **25**, 239 (1954).

VERSÉ, H.: Zur Therapie der Verbrennungskrankheit im Kindesalter. Arch. Kinderheilk. **155**, 137 (1957).

Schädigungen durch äußere Kälteeinwirkung (H. Hüner)

ALBERS, C.: Blutgase in Hypothermie. Verh. dtsch. Ges. Kreisl.-Forsch. **23**, 53—61 (1957). — ASCHOFF, J., u. R. WEVER: Wärmeaustausch mit Hilfe des Kreislaufs. Dtsch. med. Wschr. **1959**, 1509.

FONTAINE, R., u. C. BOLLAK: Ein Beitrag zur Kenntnis der Erfrierungen. Wien. med. Wschr. **110**, 509 (1960).
GRAHAM, G. R.: Der Kreislauf in der Hypothermie beim Menschen. Verh. dtsch. Ges. Kreisl.-Forsch. **23**, 73 (1957). — GROSSE-BROCKHOFF, F.: Kälteschäden. In: Handbuch der inneren Medizin, 4. Aufl. 6. Bd., 2. Teil, S. 46. Berlin-Göttingen-Heidelberg: Springer-Verlag 1954.
HOLLE, F.: Thermische und strahlenenergetische Verletzungen. 1. Kälteschäden. In: Grundriß der gesamten Chirurgie, 7. Aufl., 1. Teil, S. 202. Berlin-Göttingen-Heidelberg: Springer-Verlag 1960.
JONG, P. DE, M. R. GOLDING, PH. N. SAWYER, and S. A. WESOLOWSKI: The role of reginal sympathectomy in the early menagement of cold injury. Surg. Gynec. Obstet. **1/5**, 45 (1962).
KERN, E., u. K. WIEMES: Chirurgische Pathophysiologie und Klinik der Temperaturregulation. Vorträge aus d. pkt. Chirurgie, 58. Heft. Stuttgart: Ferdinand Enke Verlag 1961. — KILLIAN, H.: Über die pathologische Physiologie der Kälteschäden und die Begründung einer rationellen Behandlung. Zbl. Chir. **1942**, 1763; — Kälteschäden-Wiedererwärmungsschäden. Zbl. Chir. **77**, 105 (1952); — Über Kälteschäden (Erfrierungen). Helv. chir. Acta **25**, 353 (1958); — Kälte-Endangitis und invisible Ertrierungen. Langenbecks Arch. klin. Chir. **292**, 272 (1959). — KÖSTER, R.: Die Endangitis obliterans in ihrer Beziehung zum Kälteschaden. Ärztl. Wschr. **13**, 343 (1958).
LABORIT, H., et P. HUGUENARD: Sur le sens à attribuer anx methodes d'hibernotherapie. Essai de synthèse. Schweiz. med. Wschr. **1956**, 919. — LOB, A.: Erfrierungen und allgemeine Unterkühlung. In: Handbuch der gesamten Unfallheilkunde, 1. Bd., 2. Aufl., S. 155. Stuttgart: Ferdinand Enke Verlag 1955. — LÖTSTRÖM, B.: Induced hypothermia and intravascular aggregation. Acta anaesth. scand. **3**, 1 (1959).
OVERBECK, W., K. WIEMERS: Aussichten und Grenzen der tiefen Hypothermie. Dtsch. med. Wschr. **84**, 612 (1959).
RATSCHOW, M.: Die peripheren Durchblutungsstörungen, 4. Aufl. Dresden-Leipzig: Steinkopf 1949.
SCHMITT, W.: Die thermischen Gewebsschädigungen. In: Allgemeine Chirurgie, 2. Aufl. München: Verlag Johann Ambr. Barth 1958. — SHUMACKER, H. B.: The present status of the treatment of frostbite. Angiology **2** (1951) — SIEGMUND, H.: Pathologie örtlicher und allgemeiner Kälteschäden. J.kurse ärztl. Fortbild. **34**, 9 (1943). — STAEMMLER, M.: Die Erfrierung. Leipzig: Georg Thieme Verlag 1944.
THAUER, R.: Pathophysiologie der Hypothermie. Thoraxchirurgie **6**, 128 (1958). — THORBAN, W.: Experimentelle Untersuchungen über Gefäßveränderungen nach Kälteeinwirkung. Langenbecks Arch. klin. Chir. **301**, 770 (1962). — TITTEL, S.: Über die Reaktionsweise des Gefäßsystems bei lokaler Erfrierung. Z. exp. Med. **113**, 698 (1944).
WERZ, R. v.: Sauerstoffmangel als Ursache des Kältetodes. Naunyn-Schmiedebergs Arch. exp. Path. Pharmak. **202**, 561 (1943).
ZINDLER, M.: Die Unterkühlungsanaesthesie (künstliche Hypothermie). In: Handbuch der Thoraxchirurgie, Bd. 1, S. 666. Berlin-Göttingen-Heidelberg: Springer 1958.

Schädigung durch ionisierende Strahlen (G. Viehweger)

BECK-DRESEL-MELCHING: Leitfaden des Strahlenschutzes. Stuttgart: Gg. Thieme Verlag 1959.
GRAUL, E. H., u. G. KUNITSCH: Dtsch. Ärztebl. **18**, 1053 (1964).
SCHUBERT, G., u. G. HÖHNE: Strahlenschädigungen. Handbuch der Inneren Medizin. Berlin-Göttingen-Heidelberg: Springer-Verlag 1964.

Wunde, Wundversorgung und Wundinfektion (G. Böttger)

ASTRUP, P.: Erkennungen der Störungen des Säure-Base-Stoffwechsels und ihre klinische Bedeutung. Klin. Wschr. **35**, 749—753 (1957).
BEHRING, E. v.: Zur antitoxischen Tetanustherapie. Dtsch. med. Wschr. **35**, 617—621 (1903); — Mein Tetanusserum. Berl. klin. Wschr. **52**, 121—126 (1915). — BIELING, R., u. M. NORDMANN: Kriegserfahrungen zur Pathologie und Therapie des Gasbrandes. Jena: G. Fischer-Verlag 1940. — BINGOLD, K.: Die septischen Erkrankungen. In: Handbuch der Inneren Medizin. Berlin-Göttingen-Heidelberg: Springer-Verlag 1952. — BLOCK, W.: Wundheilungsprobleme. Berlin-Göttingen-Heidelberg: Springer-Verlag 1959. — BÖHLER, L.: Wundbehandlungen und Störungen der Wundheilung. Münch. med. Wschr. **1955**, 1247 bis 1251. — BÖTTGER, G.: Schwerer Tetanus nach Simultanprophylaxe. Chirurg **33**, 559—561 (1962); — Zur Behandlung des Wundstarrkrampfes. Münch. med. Wschr. **104**, 853—859 (1962). — BRUNNER, C.: Kopftetanus. Bruns' Beitr. klin. Chir. **9**, 83—159 (1892). — BÜRKLE DE LA CAMP, H.: Der derzeitige Stand der Behandlung der Gelegenheitswunde. Dtsch. Ges.

Unfallheilk., Bonn 1951; — Der derzeitige Stand der Behandlung der Gelegenheitswunde. Beih. Unfallheilk. **43**, 11—34 (1952); — Probleme der Tetanusprophylaxe. Langenbecks Arch. klin. Chir. **301**, 427—444 (1962).

Cole, J.: Tetanus. Proc. roy. Soc. Med. **3**, 1205—1223 (1938).

Danysz, J.: Zit. nach Eckmann. — Devens, K., u. P. Schostock: Zur neuzeitlichen Therapie des Tetanus. Chirurg **28**, 253—257 (1957). — Drevermann, P.: Die Lehre von den spezifischen Infektionen. In: Kirschner u. Nordmann: Die Chirurgie, 2. Aufl. Bd. I. Berlin-Wien: Urban & Schwarzenberg 1940.

Eckmann, L.: Therapeutische Maßnahmen beim schweren Tetanus. Dtsch. med. Wschr. **80**, 684—687 (1955); — Tetanus, Prophylaxe und Therapie. Basel-Stuttgart: Verl. Benno Schwabe u. Co. 1960. — Ehalt, W.: Unfallpraxis. Berlin: Walter de Gruyter u. Co. 1943. — Ellis, M.: Human antitetanus serum in the treatment of tetanus. Brit. med. J. **1963I**, 1123. — Eufinger, H.: Wunde, Wundkrankheiten, chirurgische Infektionen, parasitäre Erkrankungen. In: Klin. Chirurgie für die Praxis, herausg. von O. Diebold, H. Junghanns, L. Zuckschwerdt. Stuttgart: Georg Thieme-Verlag 1961.

Fick, W.: Über die Verschleierung der Krankheitsbilder durch Antibiotica. Zbl. Chir. **81**, 1562—1566 (1956). — Franz, C.: Die verzögerte Naht und die Sekundärnaht bei Schußwunden. Zbl. Chir. **67**, 1525 (1940). — Friedrich, P. L.: Die aseptische Versorgung frischer Wunden unter Mitteilung von Tierversuchen über die Auskeimungszeit von Infektionserregern in frischen Wunden. Dtsch. klin. Chir. **57**, 288—310 (1898). — Fuss, H.: Kritisches zur lokalen Sulfonamidprophylaxe bei infektionsgefährdeten Eingriffen. Zbl. Chir. **43**, 1829 (1952); — Die Bedeutung der exakten Statistik in der Frage der Sulfonamidprophylaxe. Langenbecks Arch. klin. Chir. **274**, 121—131 (1953); — Möglichkeiten und Grenzen der Wundprophylaxe. Vortr. aus der prakt. Chirurgie, Heft 42. Stuttgart: Ferdinand Enke 1955; — Über das Verhalten von aseptischer Störung und Infektion bei der Prophylaxe der excidierten Gelegenheitswunde mit Supronal-Penicillinstößen. Langenbecks Arch. klin. Chir. **288**, 1—5 (1958).

Geikler, H., G. Gmyrek u. W. Wagner: Die moderne Behandlung des schweren Tetanus. Langenbecks Arch. klin. Chir. **300**, 287—305 (1962). — Gerlach, G.: Untersuchungen über Leichtmetallverletzungen im Tierversuch. Bruns' Beitr. klin. Chir. **164**, 430—436 (1936). — Gerster, P., u. S. Moeschlin: Klinische Behandlung des Tetanus mit Chlorpromazin. Dtsch. med. Wschr. **86**, 890—897 (1961). — Giese, G. W.: Die Behandlung des Tetanus mit Muskelrelaxantien und künstlicher Hypothermie. Münch. med. Wschr. **101**, 48—49 (1959). — Gosse, L., u. A. Lamesch: Dringlichkeit mit aufgeschobenen Operationen bei frischen Handverletzungen. Mschr. Unfallheilk. **63**, 95—99 (1960). — Grumbach, A.: Die Gasbrand- oder Gasödeminfektion. In: Die Infektionskrankheiten des Menschen und ihre Erreger. Herausg. von A. Grumbach und W. Kikuth. Stuttgart: Georg Thieme-Verlag 1958. — Gütgemann, A.: Die Bedeutung der anaeroben Infektion für die Behandlung der Gelegenheitswunde. Beih. Unfallheilk. **43**, 34—40 (1952).

Hasselmann, W.: Die Bedeutung des Intracutantestes bei der Tetanusschutzimpfung. Langenbecks Arch. klin. Chir. **284**, 136—138 (1956). — Haubrich, R.: Zur Röntgendiagnostik der Gasbildung im Gewebe (Gasbrand, gashaltige Phlegmone, Gangrän). Fortschr. Röntgenstr. **71**, 475—482 (1949). — Hegemann, G.: Wundheilung und Wundbehandlung. In: Lehrbuch der Chirurgie, herausg. von H. Hellner, R. Nissen, K. Vosschulte. Stuttgart: Georg Thieme-Verlag 1958; — Allgemeine Operationslehre. In: Kirschner, Guleke und Zenker: Allgemeine und spezielle chirurgische Operationslehre, 2. Aufl. Bd. I. Berlin-Göttingen-Heidelberg: Springer-Verlag 1958. — Hossli, G.: Die symptomatische Behandlung des schweren Tetanus. Langenbecks Arch. klin. Chir. **284**, 102—109 (1956). — Huber, K.: Chirurgie der pyogenen und putriden Infektion. In: Breitner, Chirurgische Operationslehre. Wien-Innsbruck: Urban & Schwarzenberg 1958.

Iselin, M.: Chirurgie der Hand. Atlas der Operationstechnik. Dtsch. Übersetzung von A. Lamesch. Stuttgart: Georg Thieme-Verlag 1959.

Junghanns, H.: Gasbrand durch Einspritzung von Arzneimitteln (Sammelstatistik über 60 Fälle). Dtsch. med. Wschr. **1933**, 850—852.

Kuntzen, H.: Die Wundinfektionen 1955. In: Die Chirurgie des Traumas. Berlin: Verlag Volk und Gesundheit 1955. — Kuntzen, H.: Chirurgische Infektionen. In: Lehrbuch der Chirurgie von H. Hellner, R. Nissen und K. Vosschulte. Stuttgart: Verlag Georg Thieme 1958.

Landes, G., P. Kummer u. A. Ott: Zur aktuellen Therapie des Tetanus. Münch. med. Wschr. **101**, 49—51 (1959). — Langley, F., u. J. Winkelstein: Zit. nach Grumbach. — Lassen, H. C. A.: Preliminary report of 1952 epidemic of poliomyelitis in Copenhagen with special reference of treatment of acute respiratory insufficiency. Lancet **1953I**, 37—43. — Legeźyński, St.: Tollwut. In: Handbuch der Wundheilkunde. Berlin-Göttingen-Heidelberg: Springer-Verlag 1963. — Lexer, E.: Die pyogenen Infektionen und ihre Behandlung. Neue Deutsche Chirurgie, 56. Stuttgart: Ferdinand Enke 1956. — Lexer, E., u. E. Rehn: Lehrbuch der allgemeinen Chirurgie. Stuttgart: Ferdinand Enke Verlag 1952. — Linder, F.: Der

Tetanus. In: Handbuch der Inneren Medizin. Berlin-Göttingen-Heidelberg: Springer-Verlag 1952; — Kritik der antibiotischen Therapie. Zbl. Chir. **81**, 1554—1562 (1956).

MELENEY, F. F., and A. O. WHIPPLE: A stastical analysis of a study of the prevention of infection in soft part wounds, compound fractures and burns with special reference to the sulfonamides. Surg. Gynec. Obstet. **80**, 264—269 (1945). — MELENEY, F. L.: Treatise on surgical infections. New York: Oxford University Press 1948; — Clinical aspects and treatment of surgical infection. Philadelphia-London: W. B. Saunders Company 1949. — MÖRL, F.: Weitere Untersuchungen und Erkenntnisse zur Prophylaxe des Wundstarrkrampfes. Langenbecks Arch. klin. Chir. **184**, 125—130 (1956); — Ergebnisse und Schlußfolgerungen der Serumtiterbestimmungen bei der simultanen Serumprophylaxe. Langenbecks Arch. klin. Chir. **279**, 209—213 (1954); — Aktuelle Fragen der Tetanusbekämpfung. Z. ärztl. Fortbild. **50**, 535 (1956). — MOHR, W.: Tollwut (Lyssa oder Rabies). In: Handbuch der Inneren Medizin. Berlin-Göttingen-Heidelberg: Springer-Verlag 1952. — MOLLARET, P.: Zur heroischen Therapie schwerster Tetanusfälle. Dtsch. med. Wschr. **81**, 365—370 (1956); — Zur aktuellen Therapie des Tetanus. Münch. med. Wschr. **101**, 51—53 (1959). — MÜLLER, E.: Einige Ratschläge für die Begandlung des Tetanus. Münch. med. Wschr. **61**, 2253—2258 (1914).

NIGST, H.: Chirurgie in der täglichen Praxis. Stuttgart: Hippokrates-Verlag 1956.

OESTERN, H. F.: Die Verwendung von Sulfonamiden in der Behandlung der Gelegenheitswunde. Beih. Unfallheilk. **43**, 49—53 (1952).

PELLOJA, M.: Le Tétanos expérimental par la Toxine tétanique. Paris: Masson 1955. — PERDRUP, A.: Tetanus following burns. Acta chir. scand. **97**, 495—499 (1949). — PILLEMER, L., and W. B. WORTMAN: Studies on tetanus toxin. J. Immunol. **53**, 237 (1946); J. Immunol. **55**, 277 (1947). — PFLÜGER, H.: Die Behandlung des manifesten Tetanus mit künstlicher Dauerbeatmung und Succinylcholin-Dauertropf. Chirurg **31**, 408—413 (1960).

RAMON, G.: Aktive Immunisierung gegen Tetanus mittels Tetanusanatoxin. Chirurg **23**, 241—251 (1952). — RAMON, G., et A. LAFAILLE: Sur l'immunisation antitétanique. C. R. Soc. med. Nancy **93**, 582—591 (1925). — RAMON, G., R. KOURILSKY, S. KOURILSKY et R. RICHOU: Sur la sérovaccination et sur la séroanatoxithérapie tétanique. Bull. Soc. méd. hop. (Paris) **25**, 1287—1294 (1938); **27**, 89—107 (1938); — Reserches immunologiques sur la séroanatoxithérapie tétanique. Rev. Immunol. (Paris) **5**, 432 (1939). — RAMON, G., et CHR. ZOELLER: Le Principe des Anatoxines et ses applications. Paris: Masson u. Co. 1950. — REDWITZ, E. v.: Die Lehre von den Verletzungen und Wunden. In: KIRSCHNER, Die Chirurgie, Bd. I: Allgemeine Chirurgie S. 181—278. Berlin-Wien: Urban & Schwarzenberg 1940; — Klinische Erfahrungen mit der Anwendung der Chemotherapie in der Chirurgie. Langenbecks Arch. klin. Chir. **264**, 124—129 (1950). — REGAMEY, R. H.: Zit. nach ECKMANN. — ROSE, R.: Der Starrkrampf beim Menschen. Deutsche Chirurgie, Liefg. 8. Stuttgart: Ferdinand Enke 1897. — ROSTOCK, P.: Tetanus. Berlin: Walter de Gruyter-Verlag 1950.

SÄTTLER, G.: Differentialdiagnose: Gas im Gewebe. Bruns' Beitr. klin. Chir. **182**, 56—63 (1951). — SCHERER, F.: Zur Tetanusprophylaxe. Langenbecks Arch. klin. Chir. **284**, 133—136 (1956). — SCHINDLER, R.: Probleme der Tollwut. Münch. med. Wschr. **101**, 969—971 (1959). — SCHLEGEL, J. J.: Tetanustherapie und Prophylaxe. Langenbecks Arch. klin. Chir. **284**, 80—99 (1956). — SCHMIDT, H.: Pathogenese, Therapie und Prophylaxe des Tetanus. Marburg, 1952; — Die aktive Immunisierung gegen Tetanus. Behringwerke-Mitteilg. Nr. 25. Marburg/Lahn: N. G. Elwert 1952. — SCHNEIDER, E.: Wundinfektionen und chirurgische Infektionen. In: Lexer-Rehn, Lehrbuch der allgemeinen Chirurgie. 22. umgearb. Aufl. Bd. I. Stuttgart: Ferdinand Enke 1957. — SCHWAB, M.: Die Grundlagen der Flüssigkeits- und Elektrolyttherapie. Anaesthesist **10**, 6—13 (1961). — SEEMEN, H. v.: Wundversorgung und Wundbehandlung. Stuttgart: Ferdinand Enke 1939. — STARKE, G.: Notwendige Maßnahmen bei der Versorgung von Verletzten durch tollwutkranke Tiere. Langenbecks Arch. klin. Chir. **282**, 46—51 (1955); — Beitrag zur Epidemiologie und Bekämpfung der Tollwut in der DDR. Z. ärztl. Fortbild. **50**, 687 (1956).

TITZE, A.: Die „Dringlichkeit mit aufgeschobener Operation". (Ein neuer Gesichtspunkt bei Behandlung frischer Wunden.) Chir. Praxis **6**, 351—358 (1962).

WACHSMUTH, W.: Die Operationen an den Extremitäten. In: KIRSCHNER, ZENKER und GULEKE: Allgemeine und spezielle chirurgische Operationslehre, 2. Aufl., Bd. X/2. Berlin-Göttingen-Heidelberg: Springer-Verlag 1956. — WRIGHT, E. A.: Zit. nach ECKMANN.

ZEISSLER, J.: Beitrag zur Ätiologie der Gasödeme des Menschen. Die bakteriologische Ernte zweier Weltkriege. Dtsch. med. Wschr. **71**, 171—174 (1946). — ZEISSLER, J., C. KRAUSPE u. L. RASSFELD-STERNBERG: Die Gasödeme des Menschen. Allgemeine bakteriologische und pathologisch-anatomische Grundlagen. Darmstadt: Dietrich Steinkopf 1960. — ZUCKSCHWERDT, L., u. R. AXTMANN: Wirbelveränderungen nach Wundstarrkrampf. Dtsch. Z. Chir. **238**, 627—634 (1933). — ZUPNIK, L.: Zit. nach LINDER.

Spezieller Teil

Schädel-Hirnverletzungen (J. Gerlach u. H.-P. Jensen)

AHRER, E., u. K. KLOSS: Schädelverletzungen des Kindesalters. Mschr. Unfallheilk. 65, 327 (1962). — ASCROFT, P. B.: Traumatic epilepsy after gunsshot wounds of the head. Brit. med. J. **1941 I,** 739—744. — ASKENASY, H. M., E. E. HERZBERGER, and H. WIJSENBEEK: Traumatic lesions of the optic nerves and chiasma. Folia psychiat. neerl. **57,** 1—16 (1954). BALDAUF, H.: Traumatischer Hirnabszeß mit 40jähriger Latenzzeit. Mschr. Unfallheilk. **65,** 358 (1962). — BALLANCE, C. A.: Some points in the surgery of the brain and its membranes. London: MacMillan 1907. — BAY, E.: Die traumatischen Hirnschädigungen. Hdb. Innere Med. 4. Aufl., 5. Bd., 3. Teil. Berlin-Göttingen-Heidelberg: Springer-Verlag 1953. BAY, E., u. W. CHRISTIAN: Ein Beitrag zum Problem der „traumatischen Spätapoplexie". Dtsch. med. Wschr. **81,** 766 (1956). — BECKER, H., u. J. GERLACH: Die Bedeutung der Permeabilitätsstörung für die Entstehung der Hirnvolumenvermehrung. Z. ges. exp. Med. **120,** 51 (1952). — BETTAG, W.: Über chronische subdurale Hämatome. Acta neurochir. (Wien) **5,** 68 (1956). — BILLROTH, T.: Ein Fall von Meningocele spuria cum fistula ventriculi cerebri. Arch. klin. Chir. **3,** 398 (1862). — BIRKMAYER, W., u. W. WINKLER: Klinik und Therapie der vegetativen Funktionsstörungen. Wien: Springer 1951. — BODECHTEL, G., u. H. SACK: Diencephalose und Hirntrauma. Med. Klin. **42,** 133 (1947). — BOLLINGER: zit. nach BAY. — BORNSTEIN, M. B.: Presence and actions of acetylcholine in experimental brain trauma. J. Neurophysiol. **9,** 349 (1946). — BRAUN, R.: Die Fettembolie der Netzhaut als Symptom in der Chirurgie. Ärztl. Wschr. **12,** 58 (1957). — BROSER, F.: Das Bewußtsein und seine krankhaften Abwandlungen. Neue Z. ärztl. Fortbild. **49,** 298 (1960). — BUCHER, K.: Reflektorische Beeinflußbarkeit der Lungenatmung. Wien: Springer 1952. — BUSHE, K.-A.: Gasbrandinfektion der Kopfschwarte; Gasbrand des Hirns und seiner Häute. Zbl. Neurochir. **14,** 121 (1954). CAMPBELL, J. B., and J. COHEN: Epidural hemorrhage and the skull of children. Surg. Gynec. Obstet. **92,** 257 (1951). — CAMPBELL, W. A. B., E. A. CHEESEMAN, and A. W. KILPATRICK: The effects of neonatal asphyxia on physical and mental development. Arch. Dis. Child. **25,** 351 (1950). — CARSTENSEN, G., u. H.-P. JENSEN: Nierenfunktionsstörungen infolge cerebraler, vegetativer Dysregulationen. Ärztl. Wschr. **13,** 721 (1958). — CAVENESS, W. F., and H. R. LISS: Incidence of post-traumatic epilepsy. Epilepsia **1961,** 2, 123. — CAVENESS, W. F., A. E. WALKER, and P. B. ASCROFT: Incidence of Posttraumatic Epilepsy in Korean Veterans as Compared with those from World War I and World War II. J. Neurosurg. **19,** 122 (1962). — CHEYNE, J.: A case of apoplexy, in which the fleshy part of the heart was converted into fat. Dublin Hospital Rep. Commun. Med. Surg. **2,** 216 (1818). — CONNER, P. S.: Traumatic cephalhydrocele; with a report of two cases. Amer. J. med. Sci. **88,** 103 (1884). — CREDNER, L.: Klinische und soziale Auswirkungen von Hirnschädigungen. Z. ges. Neurol. Psychiat. **126,** 721 (1930). — CUSHING, H.: Concerning Surgical Intervention for the Intracranial Hemorrhage of the New Born. Amer. J. med. Sci. **130,** 563 (1905).

DAVID: Arch. klin. Chir. **57,** 533 (1889) zit. nach KLEINSCHMIDT. — DAWSON, R. E., J. E. WEBSTER, and E. S. GURDJIAN: Serial electroencephalography in acute head injuries. J. Neurosurg. **8,** 613 (1951). — DENNY-BROWN, D.: Hirnerschütterung. Physiol. Rev. **25,** 296 (1945). — DENNY-BROWN, D., and R. RUSSEL: Experimental cerebral concussion. Brain **64,** 93 (1941). — DODGE, H. W. JR., and W. M. CRAIG: Acrylic cranioplasty: a newer rapid method for the repair of cranial defects; preliminary report. Proc. Mayo Clin. **28,** 256 (1953). — DOEPFNER, K.: Die Contrecoup-Quetschung des Hirns und die Contrecoup-Fraktur des Schädels. Zbl. Chir. **116,** 44 (1912). — DOTT, N. M.: Injuries of the brain and skull. In surgery of modern warfare. Baltimore: Williams and Wilkins Co. 1942. — Dow, R. S., G. ULETT, and J. RAAF: Electroencephalographic studies immediately following head injuries. Amer. J. Psychiat. **101,** 174 (1944). — DUNSMORE, H., W. B. SCOVILLE, F. REILLY, and B. B. WHITCOMB: Tracheotomy in neurosurgery. J. Neurosurg. **19,** 228 (1953). — DURANTE, F.: Dtsch. Z. Chir. **65,** 236 (1902), zit. nach KLEINSCHMIDT. — DYKE, C. G.: The roentgen-ray diagnosis of diseases of the skull and intracranial contents. Diagnostic roentgenology. New York: T. Vilson 1938.

EARLE, K., M. BALDWIN, and W. PENFIELD: Incisural sclerosis and temporal lobe seizures produced by hippocampal herniation at birth. Arch. Neurol. Psychiat. (Chic.) **69,** 27 (1953). — ECKSTEIN, A., u. E. ROMINGER: Beiträge zur Physiologie und Pathologie der Atmung im Kindesalter. Über Schlafmittel im Säuglingsalter und ihre Wirkung auf die Atmung. Arch. Kinderheilk. **70,** 1 (1922). — EIMIND, K.: Traumatisk enophthalmus med diplopi. Nord. Med. **72,** 904 (1964).

FAUST, C., u. R. FROWEIN: Zur Diagnostik latenter organischer Hirnstammschädigungen. Dtsch. Z. Nervenheilk. **163,** 448 (1950). — FEKAS, L., F. GERSTENBRAND u. E. M. KLAUSBERGER: Arteriovenöses Aneurysma mit Hirnatrophie. Wien. med. Wschr. **109,** 61 (1959). — FINKEMEYER, H.: Verletzungen der A. carotis interna in ihrem intrakraniellen, extraduralen

Abschnitt. Zbl. Neurochir. **15**, 65 (1955). — FOERSTER, O.: Gehirnveränderungen bei Gehirnerschütterungen. Zbl. Neurol. Psychiat. **23**, 1063 (1904). — FORD, F. R.: Dieseases of the nervous system in infancy, childhood and adolescence. Fourth Ed. Springfield: Charles C. Thomas 1960. — FRAENKEL, A.: Arch. klin. Chir. **50**, 407 (1895), zit. nach KLEINSCHMIDT. — FRIEDE, R.: Die Genese der sogenannten Contresoup-Verletzungen. Zbl. Neurochir. **15**, 73 (1955). — FRIEDEMANN, G.: Die Schädelnähte und ihre Pathologie. Hdb. Med. Radiologie, Bd. VII, Teil 1. Berlin-Göttingen-Heidelberg: Springer 1963. — FRIEDMANN, G., u. F. THUN: Zuverlässigkeit und Fehlermöglichkeiten der Echo-Encephalographie bei supratentoriellen raumfordernden Prozessen. Med. Welt **1964**, 689. — FROWEIN, R., u. G. HARRER: Über vegetative Syndrome und die Störung der Kreislaufregulation nach traumatischer Hirnschädigung. Arch. Psychiat. Nervenkr. **184**, 151 (1950). — FROWEIN, R. A.: Pathogenese vegetativer Störungen bei intrakranieller Drucksteigerung. Acta Neurochir. Suppl. 6, 459 (1961); — Zentrale Atemstörungen bei Schädel-Hirn-Verletzungen und bei Hirntumoren. Berlin-Heidelberg-Göttingen: Springer 1963. — FUSS, H.: Vegetative Regulationen bei Commotio cerebri und anderen Unfällen. Langenbecks Arch. klin. Chir. **274**, 452 (1953); — Das Verhalten der Blutleukocyten bei Commotio cerebri und anderen Unfällen als Frage vegetativer Regulationen. Langenbecks Arch. klin. Chir. **278**, 207 (1954).

GAGEL, O.: Die Bedeutung des Hypophysenzwischenhirnsystems für den Wasser- und Kohlehydrathaushalt. Klin. Wschr. **24**, 289 (1947). — GAGEL, O., u. H. KLAES: Zur hypothalamo-hypophysären Regulation des Wasserhaushaltes. Klin. Wschr. **28**, 295 (1950). — GÄNSHIRT, H.: Über den zentralen Tod beim Hirntumor. Dtsch. Z. Nervenheilk. **166**, 247 (1951). — GARRÉ, C.: zit. nach KLEINSCHMIDT. — GEISLER, E., u. H.-P. JENSEN: Neurosen nach Schädel-Hirn-Verletzungen von Kindern und ihre Abgrenzung von organischen Folgezuständen. Ärztl. Forsch. **18**, 582 (1964). — GERLACH, J., u. H.-P. JENSEN: Intrakranielle Nähnadeln — eine ungewöhnliche Ursache von Kopfschmerzen. Zbl. Neurochir. **18**, 127 (1958). — GERLACH, J., H.-P. JENSEN u. F. J. JAKOB: Balkenzerreißung bei gedeckter Hirnverletzung. Ärztl. Wschr. **14**, 188 (1959). — GERLACH, J., u. H.-P. JENSEN: Diagnostik und Behandlung der gedeckten Hirnverletzungen. Ärztl. Prax. **12**, 137 (1960). — GERSMEYER, E. F.: Der Kreislaufkollaps. Berlin-Göttingen-Heidelberg: Springer 1961. — GÖGLER, E.: Unfallopfer im Straßenverkehr. Docum. Geigy, Series chirurgica Nr. 5 (1960). — GROB, H.: Lehrbuch der Kinderchirurgie. Stuttgart: Georg Thieme 1957. — GROSCH, H.: Das Schädel-Hirn-Trauma in seinen Auswirkungen auf das meso-diencephale Übergangsgebiet. München: J. F. Lehmanns Verlag 1959. — GROTE, W.: Gehirnpulsationen und Liquordynamik. Wien-New York: Springer-Verlag 1964. — GROTE, W., u. W. SCHIEFER: Klinik und Behandlung der traumatischen arteriovenösen Aneurysmen, 79. Beiträge zur Neurochirurgie. Leipzig: Johann Ambrosius Barth 1959. — GURLT, E.: Geschichte der Chirurgie und ihrer Ausübung. Berlin 1898. — GURDJIAN, E. S., J. E. WEBSTER u. H. R. LISSNER: Studies on Skull Fracture with Particular Reference to Engineering Factors. Amer. J. Surg. **78**, 736 (1949). The Mechanism of skull Fracture. J. Neurosurg. **7**, 106 (1951).

HACKER, v.: Beitr. klin. Chir. **37**, 499 (1903) zit. nach KLEINSCHMIDT. — HALLERVORDEN, J.: Hirnerschütterung und Thixotropie. Zbl. Neurochir. **1941**, 37. — HALLERVORDEN, J., u. G. QUADBECK: Die Hirnerschütterung und ihre Wirkung auf das Gehirn. Dtsch. med. Wschr. **82**, 129 (1957). — HEINES, K.-D.: Testmethoden am vegetativen Nervensystem. Fortschr. Neurol. Psychiat. **19**, 22 (1951). — HEIPERTZ, W.: Schädeltrauma und Wasserhaushalt. Mschr. Unfallheilk. **54**, 167 (1951). — HELLNER, K. A.: Zur Entstehung der Carotis-cavernosus-Aneurysmen. Neurochirurgia (Stuttg.) **4**, 193 (1962). — HENOCH: Über Schädellücken im frühen Kindesalter. Klin. Wschr. **25**, 581 (1888). — HEPPNER, F.: Zur Operationsanzeige beim akuten gedeckten Hirntrauma. Mschr. Unfallheilk. **60**, 204 (1957). — HEPPNER, F., u. H. E. DIEMATH: Klinische Erfahrungen mit der anticholinergischen Behandlung des gedeckten Schädel-Hirn-Traumas. Mschr. Unfallheilk. **61**, 257 (1958). — HOFF, H. E., and C. G. BRECKENRIDGE: Intrinsic mechanisms in periodic breathing. Arch. Neurol. Psychiat. (Chic.) **72**, 11 (1954). — HOLLE-SONNTAG-JENSEN: Grundriß der gesamten Chirurgie. Berlin-Göttingen-Heidelberg: Springer 1960. — HOLUB, K.: Schädel-Hirn-Verletzungen. Wien: Maudrich 1962. — HEMMER, R.: Der Liquordruck. Stuttgart: Georg Thieme 1960. — HOOPER, R.: Head Injuries in Childhood. Aust. N. Z. J. Surg. **32**, 11 (1962). — HUBACH, H., u. K. POECK: Erkennung, Behandlung und Prognose der traumatischen Dezerebration. Dtsch. med. Wschr **89**, 556 (1964).

IRELAND, J.: Fracture of the Skull in Children. Arch. Surg. **24**, 23 (1932). — INGRAHAM, F. D., and D. D. MATSON: Subdural hematoma in infancy. J. Pediat. **24**, 1 (1944); — Subdural Hematoma in Infancy. Pediatrics **4**, 231 (1949); — Neurosurgery of infancy and childhood. Springfield: Thomas 1954. — ISFORT, A.: Traumatische Carotisthrombosen. Mschr. Unfallheilk. **65**, 257 (1962).

JANZEN, R.: Klinische Erfahrungen bei Gehirnverletzungen. Dtsch. Z. Nervenheilk. **163**, 354 (1950). — JENSEN, H.-P.: Vegetative Funktionsprüfungen zur Beurteilung postcommotioneller Beschwerden. Ärztl. Wschr. **9**, 800 (1954). — JENSEN, H.-P., u. R. I. JENSEN: Indika-

tion und Kontraindikation der potensierten Narkose und des sogenannten Winterschlafs in der Neurochirurgie. Anaesthesist **3**, 156 (1954). — JENSEN, H.-P., u. W. KOOS: Frühkindliche Subduralergüsse bei Meningitis. Med. Welt **1962**, 2318. — JENSEN, H.-P., u. H. SPULER: Pflegerische Maßnahmen bei Gehirn- und Rückenmarksverletzten. Ärztl. Prax. **14**, 199 (1962). — JENSEN, H.-P., u. E. GEISLER: Hirnverletzungen im Kindesalter und deren Folgen. Dtsch. med. Forsch. **2**, 82 (1964). — JONASCH, E.: Impressionsfrakturen des Schädels bei Kindern. Chir. Praxis **1960**, 227.
KAPPIS: Zbl. Chir. **1915**, 897. zit. nach KLEINSCHMIDT. — KARSCH, J.: Zertrümmerung des Balkens im Gehirn ohne Schädelbasisfraktur. Ein Beitrag zur Entstehungsursache der Gehirnzerreißung. Frankfurt. Z. Path. **42**, 375 (1931). — KATZENSTEIN, E.: Das Schädelhirntrauma. Basel: Benno Schwabe 1956. — KAUTZKY, R., u. K. J. ZÜLCH: Neurologisch-neurochirurgische Röntgendiagnostik und andere Methoden zur Erkennung intrakranialer Erkrankungen. Berlin-Göttingen-Heidelberg: Springer 1955. — KIENE, S.: Tiefe Spontanhypothermie nach Schädel-Hirn-Verletzungen. Mschr. Unfallheilk. **67**, 1 (1964). — KLEIN, M. R.: Schädel-Hirn-Traumen bei Kindern. Kongr. d. Deutschen und Österreichischen Gesellschaft für Neurochirurgie, 1962. — KLEINSCHMIDT, O.: Plexiglas zur Deckung von Schädellücken. Chirurg. **13**, 273 (1941); — Operative Chirurgie. Berlin-Heidelberg: Springer 1948. — KLEIST, K.: Gehirnpathologie. Leipzig: Ambrosius Barth 1934. — KLINGLER, M.: Das Schädelhirntrauma. Stuttgart: Georg Thieme 1960. — KNIPPING, J. W., W. LEWIS u. A. MONCRIEFF: Über die Dyspnoe. Beitr. klin. Tuberk. **79**, 1 (1932). — KNIPPING, H. W.: Funktionelle Pathologie der Atmung. Hdb. d. allgem. Pathologie, Bd. V/1, Berlin-Göttingen-Heidelberg: Springer 1961. — KÖBKE, N.: Das Schädel-Hirn-Trauma. Basel: Benno Schwabe 1943. — KÖNIG, F.: Zbl. Chir. **1890**, 497. zit. nach KLEINSCHMIDT. — KORNMÜLLER, A. E.: Klinische Elektrenkephalographie. München-Berlin: J. F. Lehmann 1944. — KOSLOWSKI, L., u. W. THIES: Bericht über 5900 Schädel-Hirn-Traumen. Mschr. Unfallheilk. **67**, 97 (1964). — KRAULAND, W.: Über Verletzungen der Schlagadern im Schädel durch stumpfe Gewalt und ihre Folgen. Beitr. gerichtl, Med. **18**, 24 (1949); — Über Hirnschäden durch stumpfe Gewalt. Dtsch. Z. Nervenheilk. **163**. 265 (1950); — Über die Quellen des akuten und chronischen subduralen Hämatoms. Stuttgart: Georg Thieme-Verlag 1961. — KRETSCHMER, E.: Verletzungen der Schädel-Hirn-Basis und ihre psychiatrisch-neurologischen Folgen. Dtsch. med. Wschr. **79**, 1709 (1954). — KRÜGER, D. W.: Die plastische Deckung von Schädeldefekten. Zbl. Neurochir. **14**, 260 (1954).
LABORIT, H., et P. HUGUENARD: Pratique de l'hibernothérapie en chirurgie et en médicine. Paris: Masson & Cie. 1954. — LANDOLT, E.: Zur Opticusschädigung bei Schädeltrauma. Acta Neurochir. **4**, 128 (1955). — LAUX, W., u. E. BUES: Auslesefreie Längsschnittuntersuchungen nach traumatischen Hirnschädigungen im Kindesalter. Med. Klin. **55**, 2273, 2309 (1960). — LECHNER, H.: Elektroencephalographische Längsschnittuntersuchungen bei frischen Schädelhirntraumen unter den verschiedenen Therapieformen. Zbl. Neurochir. **16**, 19 (1956). — LEHMANN, H. D.: Komplikationen nach schweren gedeckten Schädel-Hirn-Traumen im klinischen und morphologischen Befund. Bruns' Beitr. klin. Chir. **208**, 480 (1964). — LENDE, R. A., and T. C. ERICKSON: Growing skull fractures of childhood. J. Neurosurg. **18**, 479 (1961). — LENNARTZ, H.: Hirndurchblutungsmessungen nach dem Verfahren von KETY und SCHMIDT bei Kranken mit frischen und alten Schädel-Hirn-Traumen. Dtsch. Z. Nervenheilk. **177**, 563 (1958). — LÉVY, A., u. M. KLINGLER: Zur traumatischen Genese der nichtakuten subduralen Hämatome. Dtsch. med. Wschr. **89**, 423 (1964). — LEXER, E.: Arch. klin. Chir. **108**, 281 (1917). zit. nach KLEINSCHMIDT. — LINDENBERG, R.: Compression of brain arteries as pathogenic factor for tissue necroses and their areas of predilection. J. Neuropath. exp. Neurol. **14**, 223 (1955). — LINDENBERG, R., R. S. FISHER, S. H. DURLACHER, W. V. LOVITT JR., and E. FREYTAG: The pathology of the brain in blunt head injuries of infants and adults. II. Internat. Congr. Neuropath., 477 (1955); — Lesions of the corpus callosum following blunt mechanical trauma to the head. Amer. J. Path. **31**, 297 (1955). — LINDGREN, ST. O.: Acute severe head injuries. Acta neurol. scand., Suppl. 254 (1960). — LOEW, F.: Die gedeckte Hirnschädigung als anatomisches und klinisches Problem. Zbl. Neurochir. **10**, 132 (1950); — Sekundäre Schädigung des Hirnstammes bei Schädelverletzungen. Zbl. Neurochir. **10**, 336 (1950); — Leitende Gesichtspunkte für die Behandlung der frühen gedeckten Hirnschädigung. Dtsch. Med. Wschr. **76**, 1261 (1951); — Spätere Komplikationen nach gedeckten traumatischen Hirnschädigungen. Zbl. Neurochir. **12**, 28 (1952). — LOEW, F., u. K. SCHMALBACH: Tierexperimentelle Untersuchungen zur Frage der traumatischen Schädigung der Blut-Hirn-Schranke. Dtsch. Z. Nervenheilk. **178**, 358 (1958). — LOEW, F., u. S. WÜSTNER: Diagnose, Behandlung und Prognose der traumatischen Hämatome des Schädelinneren. Acta neurochir. (Wien) Suppl. VIII, 1960.
MAGOUN, H. W.: An ascending reticular activating system in the brain. Arch. Neurol. Psychiat. (Chic.) **67**, 145 (1952). — MARCKWALD, M.: Die Bedeutung des Mittelhirns für die Atmung. Z. Biol. **8**, 259 (1890). — MAC KISSOCK, W., J. C. TAYLOR, W. H. BLOOM, and K. TILL: Extradural haematoma. Observations on 125 cases. Lancet **1960 II**, 167. — MORRISON, J. T., and M. ROSKIN: Fracture of Skull in Childhood. Brit. med. J. **3657**, 212 (1931). —

MÜLLER, W.: Zbl. Chir. **1890**, 65. zit. nach KLEINSCHMIDT. — MUNRO, D., and G. L. MALTBY: Extradural haemorrhage; a study of 44 cases. Ann. Surg. **113**, 192 (1941). NEUGEBAUER, W.: Behandlung, Prognose und Begutachtung hirngeschädigter Kinder und Jugendlicher. Mschr. Unfallheilk. Beiheft 56, 174 (1958). — NIEBELING, H. G.: Das subdurale Empyem. Neurochirurgia (Stuttg.) **2**, 47 (1959). — NICOLADONI: Chir.-Kongr. 1895, I, 9. zit. nach KLEINSCHMIDT. — NORMANN, O.: Angiographic differentiation between acute and chronic subdural and extradural haematomas. Acta radiol. (Stockh.) **46**, 371 (1956). OBERDISSE, K.: Befunde am vegetativen System bei Schädeltraumen. Zbl. Neurochir. **10**, 69 (1950). PAMPUS, F.: Früh- und Spätmanifestationen gedeckter Schädelhirnverletzungen im Elektroencephalogramm. Chirurg **29**, 484 (1958); — Serumproteinveränderungen bei Patienten mit akuten cerebralen Erkrankungen. Acta neurochir. (Wien) **7**, 156 (1959); — Die Pathologie des Blutes bei Erkrankungen und Verletzungen des Zentralnervensystems. Beitr. Neurochir. VI. Leipzig: Barth 1963. — PARAICZ, E., J. SZÉNÁSY, u. V. SZOKOLAY: Beiträge zum Wachstum der kindlichen Schädelbrüche. Acta neurochir. (Wien) **11**, 110 (1963). — PENFIELD, W.: Posttraumatic epilepsy. Amer. J. Psychiat. **100**, 750 (1944). — PENFIELD, W., and TH. C. ERICKSON: Epilepsy and Cerebral Localizition. Springfield: Charles C. Thomas 1941. — PENFIELD, W., and H. FLANIGIN: Surgical therapy of temporal lobe seizures. Arch. Neurol. Psychiat. (Chic.) **64**, 491 (1950). — PENFIELD, W., and H. JASPER: Epilepsy and the Functional Anatomy of the Human Brain. Boston: Little, Brown & Co. 1954. — PENFIELD, W., and S. LIVINGSTON: Birth injury: focal epilepsy and cortical excision. Pediatrics **4**, 157 (1949). — PENHOLZ, H.: Die Bedeutung der Carotisangiographie für die Erkennung und Behandlung intrakranieller Blutungen nach Schädeltraumen. Mschr. Unfallheilk. Beiheft 60, 117 (1959). — PETERS, G.: Die gedeckten Gehirn- und Rückenmarksverletzungen. in: Hdb. d. Spez. Pathol. Anatomie u. Histologie 13. Bd./3. Teil Erkrankungen des zentralen Nervensystems III (1955). — PIA, H.-W.: Zur Pathogenese und Frühbehandlung der „wachsenden Schädelfraktur des Kindesalters". Dtsch. Z. Nervenheilk. **172**, 1 (1954); — Das akute subdurale Hämatom. Beitr. z. Neurochir. Heft 1. Leipzig: Johann Ambrosius Barth 1959; — Fehler und Gefahren bei der Diagnose und Behandlung gedeckter Hirnverletzungen. Langenbecks Arch. klin. Chir. **298**, 110 (1961); — Die traumatischen Hirnblutungen des Kindesalters. Acta neurochir. (Wien) **4**, 583 (1964). — PIA, H.-W., u. W. TÖNNIS: Die wachsende Schädelfraktur des Kindesalters. Zbl. Neurochir. **13**, 1 (1953). — POECK, K.: Die Formatio reticularis des Hirnstamms. Nervenarzt **30**, 289 (1959). — POPPELREUTER, W.: Psychologische Untersuchungen bei Hirnverletzten. Arch. Psychol. **98**, 279 (1937). — POTTER, J. M.: The practical management of head injuries. London: Lloyd-Luke 1961. — PUTNAM, T. J., and H. CUSHING: Chronic subdural hematoma. Arch. Surg. **11**, 329 (1925).

REHWALD, E.: Das Hirntrauma. Stuttgart: Georg Thieme Verlag 1956. — REICHARDT, M.: Nerven- und Geistesstörungen nach Hirnverletzungen. in: Hdb. d. ges. Unfallhk. v. FRITZ KÖNIG und GEORG MAGNUS, 4. Bd. Stuttgart: Ferdinand Enke 1934; — Das Hirnödem. in: HENKE-LUBARSCH, Hdb. d. spez. pathol. Anatomie u. Histologie, Bd. XIII. Berlin-Göttingen-Heidelberg: Springer 1957. — REISNER, E., u. E. SCHERZER: Subdurale Hämatome unter dem Bild zerebraler Insulte. Wien. klin. Wschr. **70**, 918 (1958). — RETTIG, H.: Frakturen im Kindesalter. München: Bergmann 1957. — RETTLER, A.: Folgezustände von Schädelhirntraumen bei Kindern. Inaugural-Dissertation der Med. Fakultät der Universität Würzburg (1964). — RICKER, G., u. G. DÖRING: Commotio cerebri. in: HENKE-LUBARSCH, Hdb. spez. path. Anat. u. Histol. 13/3. Berlin-Göttingen-Heidelberg: Springer 1955. — RICKHAM, P. P.: Head Injuries in Childhood. Helv. chir. Acta **28**, 560 (1961). — RIECHERT, T.: Die Entfernung von tiefsitzenden Hirnstecksplittern mit Hilfe des stereotaktischen Operationsverfahrens. Zbl. Neurochir. **15**, 159 (1955). — RIESSNER, D., u. K. J. ZÜLCH: Über die Formveränderungen des Hirns (Massenverschiebungen, Zisternenverquellungen) bei raumbeengenden Prozessen. Dtsch. Z. Chir. **253**, 1 (1939). — RÖPKE: Zbl. Chir. **1912**, 1192. zit. nach KLEINSCHMIDT. — ROSENMEYER, F. W.: Schnell herstellbare Kunststoffplastik zur Deckung von Schädelknochenlücken. Acta neurochir. (Wien) Suppl. 3, 18 (1956). — ROWBOTHAM, G. F.: Acute injuries of the head. Their diagnoses, treatment, complications, and sequels. Edinburgh: E. and S. Livingstone 1949. — RUCKES, J.: Über morphologische Befunde im Gebiet der Pons und des 4. Ventrikels bei Affektionen des Großhirns. Virchows Arch. path. Anat. **328**, 157 (1956). — RUSSELL, W. R.: Disability caused by brain wounds. J. Neurol. Neurosurg. Psychiat. **14**, 35 (1951). — RUSSELL, W. R., and F. SCHILLER: Crushing injuries to the skull. J. Neurol. Neurosurg. Psychiat. **12**, 52 (1949).

SAMIY, E.: Ein Beitrag zum Problem der „traumatischen Spätapoplexie". Dtsch. med Wschr. **1860**, 81. — SELLIER, K., u. F. UNTERHARNSCHEIDT: Mechanik und Pathomorphologie der Hirnschäden nach stumpfer Gewalteinwirkung auf den Schädel. Mschr. Unfallheilk., Beiheft 76 (1963). — SEYDEL: Zbl. Chir. **1889**, 209. zit. nach KLEINSCHMIDT. — SHELDEN, C. H., R. G. PUDENZ, D. B. FRESHWATER, and B. L. CRUE: A new method of tracheotomy. J. Neurosurg. **12**, 428 (1955). — SIMON, G.: Über die plastische Deckung der Schädellücken durch Kunststoffe. Mschr. Unfallheilk. **63**, 206 (1960). — SMITH, T.: Traumatic cephalhydrocele. St. Bart. Hosp. Rep. **20**, 233 (1884). — SMOLIK, E. A., and F. P. NASH: The effect of experimental cerebral concussion on the blood volume and the pattern of distribution of radioactive chromium-51 tagged red blood cells. J. Neurosurg. **17**, 669 (1960). — SPAAR, F. W.: Hirnbefund nach Tod durch Blitzschlag. Virchows Arch. path. Anat. **326**, 732 (1955). — SPATZ, H.: Pathologische Anatomie der gedeckten Hirnverletzungen mit besonderer Berücksichtigung der Rindenkontusion. Arch. Psychiat. Nervenkr. **105**, 80 (1936); — Die Pathologie der Hirnverletzungen. Zbl. Neurol. **113**, 9 (1950); — Von der Morphologie der Hirnkontusionen (besonders der Rindenprellungsherde). Münch. med. Wschr. **1951**, 6. — SPOHN, K.: Ärztliche Erstversorgung am Unfallort — Ärztliche Leitung des Transportes Schwerverletzter. Fortschr. Med. **80**, 789 (1962). — SCHALTENBRAND, G.: Über Folgezustände nach stumpfer Kopfverletzung. Med. Klin. **30**, 1381 (1934). — SCHELLONG, F.: Über diencephale Syndrome. Dtsch. Arch. klin. Med. **195**, 150 (1949). — SCHIEFER, W.: Zur Behandlung der intracerebralen posttraumatischen Haematome. Mschr. Unfallheilk., Beiheft 56, 187 (1958). — SCHIEFER, W., E. KAZNER u. H. BRÜCKNER: Echoencephalographie, ihre Anwendungsweise und klinische Ergebnisse. Fortschr. Neurol. Psychiat. **31**, 457 (1963); Dtsch. med. Wschr. **89**, 1394 (1964). — SCHIFF, E.: Über drei Schädelfrakturen bei Säuglingen. Z. Kinderheilk. **57**, 654 (1936). — SCHNEIDER, J.: Über die physikalische Analyse und Erklärung der Contrecoupverletzung des Hirns. Klin. Wschr. **26**, 43 (1948). — SCHNEIDER, R. C., E. A. KAHN, and E. C. CROSBY: Extradural hematoma of the posterior fossa. Neurology **1**, 386 (1951). — SCHÖNBAUER, L.: Ergebnisse experimenteller Untersuchungen über Commotio cerebri. Langenbecks Arch. klin. Chir. **281**, 535 (1956). — SCHULZE, H. E.: Plastischer Verschluß von Schädeldachlücken durch Totknochen. Zbl. Neurochir. **14**, 169 (1954). — SCHWARZT, C. W.: Leptomeningeal cysts from a roentgenological viewpoint. Amer. J. Roentgenol. **46**, 160 (1941). — STEINMANN, H. W.: Klinische Elektroencephalographie. Hdb. Neurochir. Bd. I, Teil 1. Berlin-Göttingen-Heidelberg: Springer 1959. — STEINMANN, H. W., u. W. TÖNNIS: Das EEG bei frischen gedeckten Hirnschädigungen. Dtsch. Z. Nervenheilk. **165**, 22 (1951). — STRELI, R.: Behandlung schwerer Kopfverletzungen. Mschr. Unfallheilk., Beiheft 56, 133 (1958). — STURM, A.: Über den gegenwärtigen Stand der Zwischenhirn-Hypophysenforschung. Medizinische **1956**, 1337.

TAVERAS, J. M., and J. RANSOHOFF: Leptomeningeal cysts of the brain following trauma with erosion of the skull. J. Neurosurg. **10**, 233 (1953). — THOMALSKE, G.: Orale Glyzerinbehandlung bei Hirndruck. Winterkolloquium der Dtsch. Ges. f. Neurochir. Berlin 1965. — TÖNNIS, W.: Die Chirurgie des Gehirns und seiner Häute. in: M. KIRCHNER und O. NORDMANN: Die Chirurgie, Bd. 3. Wien: Urban & Schwarzenberg 1948; — Spätere Komplikationen nach gedeckten traumatischen Hirnschäden. Chirurg **22**, 197 (1951); — Inwieweit ist die Kontrastmitteldiagnostik bei frischen Kopfverletzungen notwendig bzw. berechtigt ? Mschr. Unfallheilk., Beiheft 60, 99 (1959); — Pathophysiologie und Klinik der intrakraniellen Drucksteigerung. in: Hdb. der Neurochirurgie Bd. I/1, Berlin-Göttingen-Heidelberg: Springer 1959. — TÖNNIS, W., G. FRIEDMANN, E. SCHMIDT-WITTKAMPF u. E. WALTER: Die traumatischen intrakraniellen Hämatome. Docum. Geigy, Series chirurgica Nr. 6 (1963). — TÖNNIS, W., u. R. FROWEIN: Liquorfisteln und Pneumatozelen nach Verletzungen der vorderen Schädelbasis. Zbl. Neurochir. **12**, 323 (1952). — TÖNNIS, W., R. A. FROWEIN, K. H. EULER, W. KRENKEL u. M. GRÜN: Hirn- und Nervenverletzungen bei Kindern und Jugendlichen. Langenbecks Arch. klin. Chir. **304**, 562 (1963). — TÖNNIS, W., u. O. KLEINSASSER: Über die röntgenologischen Zeichen erhöhten Schädelinnendrucks im Kindes- und Jugendalter. Z. Kinderheilk. **82**, 387 (1959). — TÖNNIS, W., F. LOEW u. BORMANN: Die Bedeutung der orthostatischen Kreislaufbelastungsprobe (SCHELLONG) für die Erkennung und Behandlung gedeckter Hirnverletzungen. Klin. Wschr. **1949**, 27. — TÖNNIS, W., u. F. LOEW: Einteilung der gedeckten Hirnschädigungen. Ärztl. Prax. **5**, 36 (1953). — TÖNNIS, W., F. LOEW et R. A. FROWEIN: Considérations sur la classification et le traitement des traumatismes crânio-cérébraux fermés. Neuro-chirurgie **1**, 268 (1955).

UNGER, H.-H., u. W. UMBACH: Transorbitale Schädelhirntraumen durch Fremdkörper. Klin. Mbl. Augenheilk. **140**, 269 (1962).

VOGT, L. G.: Plastische Deckung knöcherner Schädeldefekte mit Paladon. Ein Beitrag zur Modellierungs- und Operationstechnik. Zbl. Chir. **77**, 2175 (1952); — Plastischer Verschluß knöcherner Schädellücken und Kunststoffprothesen. Acta neurochir. (Wien) Suppl. 3, 26 (1956).

WAGNER, W.: Zbl. Chir. **1889**, 833. zit. nach KLEINSCHMIDT. — WAKELY, C. P. G., and T. K. LYLE: The problem of extradural haemorrhage. Ann. Surg. **100**, 39 (1934). — WALKER, A. E.: Prognosis in post-traumatic epilepsy. A ten-year follow-up of cranio-cerebral injuries of World War II. J. Amer. med. Ass. **164**, 1634 (1957). — WALKER, A. E., and S. JABLON: A follow-up of head-injured men of World Ear II. J. Neurosurg. **16**, 600 (1959). — WANKE, R.: Störung des Wasserhaushaltes nach traumatischer Hirnschädigung. Chirurg **17**, 577 (1947); — Zur Pathophysiologie der Contusio cerebri. Langenbecks Arch. klin. Chir. **264**, 380 (1950); — Das patho-physiologische Syndrom des traumatischen Hirnschadens. Dtsch. med. Wschr. **84**,

137 (1959). — WANKE, R., u. E. BUES: Indikation zur Kontrastmittelanwendung bei frischen Kopfverletzungen. Mschr. Unfallheilk., Beiheft 60, 106 (1959). — WARD JR., A. A.: zit. nach HEPPNER und DIEMATH. — WASSNER, U. J., u. H. ECKE: Möglichkeiten einer Intensivierung der Ersten Hilfe für Unfallverletzte in Städten mit ländlicher Umgebung. Mschr. Unfallheilk. **67**, 32 (1964). — WEBER, G., H. ROSENMUND u. F. DUCKERT: Der Inhalt chronischer Subduralhämatome von Erwachsenen und subduraler Hygrome und Ergüsse von Kindern. Schweiz. Arch. Neurol. Neurochir. Psychiat. **94**, 348 (1964). — WEINBERG, F.: Unfälle bei Kindern unter besonderer Berücksichtigung der Unfallursache. Inaugural-Dissertation der Med. Fakultät der Universität Würzburg (1963). — WELTE, E.: Über den Zusammenhang zwischen anatomischem Befund und klinischem Bild bei Rindenprellungs-Herden nach stumpfem Schädeltrauma. Arch. Psychiat. Nervenkr. **179**, 243 (1948); — Neuere Forschungsergebnisse über die pathologische Physiologie der Commotio cerebri. Zbl. ges. Neurol. Psychiat. **113**, 10 (1951). — WEPLER, W.: Hirn- und Rückenmarkstraumen. Lehrb. d. spez. path. Anat. 3. Bd. Berlin: W. de Gruyter 1959. — WERKGARTNER, F.: Der Schädel. in Ehalt, W.: Verletzungen bei Kindern und Jugendlichen. Stuttgart: Ferdinand Enke 1961. — WERTHEIMER, P., et J. DESCOTES: Traumatologie crânienne. Paris: Masson & Cie. 1961. — WILD, H.: Vegetative Störungen nach Hirntrauma. Dtsch. Z. Nervenheilk. **166**, 382 (1951). — WINIWARTER, V., A.: Arch. klin. Chir. **31**, 135 (1885) zit. nach PARAICZ. — WOJAHN, H.: Über die Letalität des epiduralen Hämatoms. Mschr. Unfallheilk. **67**, 150 (1964). — WOODHALL, B.: Acute cerebral injuries, Analysis of temperature, pulse and respiration curves. Arch. Surg. **33**, 560 (1936). — WORINGER, E.: Nouvelle technique ultra-rapide pour la fermeture de brèches crâniennes avec une résine acrylique auto-polymérisable. Acta chir. belg. **51**, 655 (1952). — WORINGER, E., u. G. THOMALSKE: Unsere Schädelplastik-Schnellmethode. Acta neurochir. Suppl. 3, 11 (1956); — Beitrag zur operativen Behandlung der Epilepsie. Arch. Psychiat. Nervenkr. **192**, 549 (1954).

ZANDER, C.: Eine neue Methode zur Lokalisation der Vasa meningea media beim epiduralen Hämatom. Chirurg **27**, 383 (1956). — ZEH, W.: Die Objektivierung von gedeckten traumatischen Hirnschäden. Fortschr. Neurol. **18**, 1 (1950). — ZÜLCH, K. J.: Die klinische Erkennung der Hirnverletzung. Dtsch. med. Wschr. **75**, 536 (1950); — Frühkindliche Hirnschäden; Behandlung und Prophylaxe. Dtsch. med. J. **4**, 480 (1953); — „Zentrales Fieber?" Septisches Fieber? Wärmestauung? Dtsch. med. Wschr. **87**, 1881 (1962).

Wirbelsäulen- und Rückenmarksverletzungen (J. Gerlach u. H.-P. Jensen)

BÄRTSCHI-ROCHAISE, W.: Migraine cervicale. Bern: Huber 1949. — BILLIG jr., H.: Head, neck, shoulder, and arm syndrome following cervical injury. J. int. Coll. Surg. **32**, 287 (1959). — BISCHOF, W.: Die longitudinale Myelotomie. Zbl. Neurochir. **11**, 79 (1951). — BISCHOF, W.: Die operative Vorbehandlung Querschnittsgelähmter für die Übungsbehandlung. Mschr. Unfallheilk., Beiheft 56, 225 (1958). — BLOUNT, W. P.: Knochenbrüche bei Kindern. Deutsch von K. H. MÜLLER. Stuttgart: Thieme-Verlag 1958. — BLUMENSAAT, C.: Sagittale Längsbrüche der Halswirbelkörper. Chirurg **19**, 52 (1948). — BODECHTEL, G., u. F. KATZMEIER: Differentialdiagnose neurologischer Krankheitsbilder. Stuttgart: Thieme-Verlag 1958. — BODECHTEL, G., u. A. SCHRADER: Die Erkrankungen des Rückenmarks. Hdb. inn. Med., Bd. V/2, 466. Berlin-Göttingen-Heidelberg: Springer 1953. — BÖHLER, J.: Ist die operative Fixation der Halswirbelsäulenverletzungen notwendig? Langenbecks Arch. klin. Chir. **292**, 529 (1959); —Verletzungen der Halswirbelsäule. Verh. Dtsch. Orthop. Ges. 47. Kongr. Bd. 93, 314. Stuttgart: Enke 1960. — BÖHLER, L.: Die Technik der Knochenbruchbehandlung. Wien: Maudrich 1953. — BOURMER, H. R.: Zur Frage der Halsmarkschädigung bei Hyperextensionsverletzung der Wirbelsäule. Langenbecks Arch. klin. Chir. **268**, 409 (1951). — BRÜHL, E.: Neurologie der Verletzungen der obersten Halswirbelsäule. Inauguraldiss. Freiburg 1935. — BÜRKLE DE LA CAMP, H.: Zur Behandlung der Halswirbelluxationen. Langenbecks Arch. klin. Chir. **292**, 514 (1959). — BURKHARDT, G.: Die Hämatomyelie. Med. Mschr. **12**, 801 (1958).

CHRIST, A.: Über Caissonkrankheit, mit besonderer Berücksichtigung einer typischen Erkrankung des Hüftgelenkes. Dtsch. Z. Chir. **243**, 132 (1934). — CLARA, M.:Das Nervensystem des Menschen, Leipzig: Barth-Verlag 1959. — CLOWARD, R. B.: Vertebral body fusion for ruptured cervical discs. description of instruments and operative technic. Amer. J. Surg. **98**, 722 (1959); — Treatment of acute fractures and fracture-dislocations of the cervical spine by vertebral-body-fusion. J. Neurosurg. **18**, 201 (1961). — CRUTCHFIELD, W. G.: Skeletal skull traction. J. Bone Jt Surg. **20**, 696 (1938).

DOGLIOTTI, A. M.: Neue Methode zur Behandlung der peripherischen Schmerzen: Einspritzung von absolutem Alkohol in den Subarachnoidalraum. Zbl. Neurol. u. Psych. **61**, 460 (1932).

FIEBRAND, H.: Traumatische Myelomalazie ohne Wirbelsäulenverletzung und ohne Blutungen. Chirurg **35**, 209 (1964). — FOERSTER, O.: Die traumatischen Läsionen des Rückenmarks auf Grund der Kriegserfahrungen. Hdb. Neurologie Erg.-Bd. 2, Teil 4. Berlin: Springer-Verlag 1929.

GEIPEL, P.: Spaltbildung des Atlas und Epistropheus. Zbl. allg. Path. path. Anat. 94, 19 (1955). — GÖCKE, C.: Das Verhalten der Bandscheiben bei Wirbelverletzungen. Z. orthop. Chir. 55, Beil.-H. (20. Kongr.), 291 (1932); — Traumatische Wirbelumformung im Versuch. Mschr. Unfallheilk. 8, 136 (1931). — GUTMANN, G.: Schädeltrauma und Kopfgelenke. Dtsch. med. Wschr. 1955, 1503. — GUTTMANN, L.: Surgical aspects of the treatment of traumatic paraplegia. J. Bone Jt Surg. 31 B, 322 (1949).

HIRSCH, C.: Pathologie und Mechanik der aseptischen lumbalen Zwischenwirbelscheibenkrankheiten. Die Wirbelsäule in Forschung und Praxis, Bd. XV, 46. Stuttgart: Hippokrates-Verlag 1960. — HIRSCH, C., u. A. NACHEMSON: New abservations on the mechanical behaviar of lumbar discs. Acta orthop. scand. 23, 254 (1954). — HOLLE-SONNTAG-JENSEN:Grundriß der gesamten Chirurgie. Berlin-Göttingen-Heidelberg: Springer-Verlag 1960. — HOPF, A.: Die Verletzungen der Wirbelsäule. Hdb. Orthop., Bd. 2, 458. Stuttgart: Georg-Thieme-Verlag 1958.

JENSEN, H.-P.: Die funktionellen Zusammenhänge verschiedener Organsysteme des Rückens und ihre ätiologische Bedeutung im Krankheitsgeschehen. Habilitationsschrift Würzburg, 1958; — Zur Differentialdiagnose traumatischer Querschnittslähmungen. Z. Orthop. 47, 347 (1959); — Traumatische Rückenmarksschädigungen. Ärztl. Prax. 11, 1735 (1959); — Wirbelsäule und ihre Grenzgebiete. Klin. Beitr. z. Physiologie der Rückenmuskulatur. Die Wirbelsäule in Forschung und Praxis. Bd. 15, 131 (1960); — Der Kreuzschmerz aus der Sicht des Neurochirurgen. Münch. med. Wschr. 107, 567 (1965); — Traumatische Querschnittslähmungen bei Neugeborenen. Dritter internat. Kongr. f. Neurolog. Chirurgie. Kopenhagen, 1965. — JENSEN, H.-P., u. G. HEINRICH: Zur Diagnose der Vertebralsyndrome. Fortschr. Med. 82, 160 (1964); — Zur Therapie und Prophylaxe der Vertebralsyndrome. Fortschr. Med. 82, 227 (1964). — JUNGHANNS, H.: Die Verletzungen der Zwischenwirbelscheiben und ihre Folgen. Mschr. Unfallheilk. 54, 97 (1951); — Wirbelsäule. In: Klinische Chirurgie für die Praxis von O. DIEBOLD, H. JUNGHANNS und L. ZUKSCHWERDT. Bd. IV/3, 429, Stuttgart: Thieme-Verlag 1963.

KELLER, P.: Hintere lumbale Wirbelbandscheibenschädigung als Folge des Wehrdienstes oder der Kriegsgefangenschaft. Med. Mschr. 1952, 759. — KLAUE, R.: Beitrag zur pathologischen Anatomie der Verletzungen des Rückenmarkes mit besonderer Berücksichtigung der Rückenmarkskontusion. Arch. Psychiat. Nervenkr. 180, 206 (1948). — KOCHER, TH.: Die Verletzungen der Wirbelsäule, zugleich als Beitrag zur Physiologie des menschlichen Rückenmarks. Mitt. Grenzgeb. Med. Chir. 1896, 420. — KOEPPEN, S.: Neurologische Erkrankungen in ursächlichem Zusammenhang mit Hochspannungs- und Niederspannungsunfällen. Chirurg. 26, 354 (1955). — KUHLENDAHL, H.: Mechanische Genese von Neuralgien. Die cervikalen Vertebralsymptome. Stuttgart: Thieme-Verlag 1955; — Die neurologischen Syndrome bei der Überstreckungsverletzung der Halswirbelsäule und dem sog. Schleudertrauma. Münch. med. Wschr. 106, 1025 (1964). — KÜMMELL, H.: Der heutige Standpunkt der posttraumatischen Wirbelerkrankung (Kümmellsche Krankheit). Arch. orthop. Chir. 26, 471 (1928).

LEICHSENRING, F.: Pathologisch-anatomische Veränderungen der Halswirbelsäule nach Schädeltraumen. Dtsch. med. Wschr. 89, 1469 (1964). — LÉVY, A., u. M. KLINGLER: Das spontane spinale epidurale Hämatom. Acta Neurochir. 11, 530 (1964). — LIECHTI, A.: Die Röntgendiagnostik der Wirbelsäule und ihre Grundlagen. Wien: Springer 1948. — LINDEMANN, K., u. H. KUHLENDAHL: Die Erkrankungen der Wirbelsäule. Stuttgart: Enke-Verlag 1953. — LOB, A.: Die Wirbelsäulenverletzungen und ihre Ausheilung. Stuttgart: Thieme-Verlag 1954.

MAGNUS, G.: Die Erkrankungen der Wirbelsäule. Ergebn. ges. Med. 14, 497 (1930); — Die Behandlung und Begutachtung des Wirbelbruchs. Arch. orthop. Chir. 29, 277 (1931).

NACHEMSON, A.: Lumbar intradiscal pressure. Acta orthop. scand. Suppl. 43 (1960). — NICOLL, E. A.: Injuries of the back. Brit. med. J. 1953, 879 u. 928. — NOODT, H.: Erfahrungen bei 30 Frakturen der Halswirbelsäule. Mschr. Unfallheilk. 67, 18 (1964).

RAITH, G.: Wirbelsäulen- und Rückenmarksverletzungen bei Neugeborenen. Inauguraldissertation Würzburg (in Vorbereitung). — RÜTT, A.: Die konservative Vorbehandlung Querschnittsgelähmter zur Übungsbehandlung. Mschr. Unfallheilk., Beiheft 56, 220 (1958).

SÄKER, G.: Schädeltrauma und Halswirbelsäule .Dtsch. med. Wschr. 1954, 547. — SAIS, J.: Etude radiologique du rachis cervical chez les pilots d'avions de chasse. Méd. aéro. 13, 383 (1958). — SCHLEGEL, K. F.: Neurologische Komplikationen bei Mißbildungen, Erkrankungen und Verletzungen der Wirbelsäule. Hdb. Orthopädie, Bd. II, 802. Stuttgart: Thieme-Verlag 1958. — SCHMORL, G., u. H. JUNGHANNS: Die gesunde und die kranke Wirbelsäule in Röntgenbild und Klinik. Stuttgart: Thieme-Verlag 1957. — SCHNEIDER, R. C., G. GHERRY, and H. PANTEK: The syndrome of acute central cervical spinal cord injury. J. Neurosurg. 11, 546 (1954). — SCHNEIDER, R. C., and G. W. SCHEMM: Vertebral artery insufficiency in acute and chronic spinal trauma. J. Neurosurg. 18, 348 (1961).

TAYLOR, A. R.: The mechanism of injury to the spinal cord in the neck without damage to the vertebral column. J. Bone Jt Surg. 33 B, 543 (1951).

WATSON-JONES, R.: Fractures and joint injuries. Edinburgh: Livingstone 1955. — WEBER, E.: Die Indikation zur Laminektomie nach Wirbelfrakturen unter besonderer Berücksichtigung der Spät-Laminektomie. Mschr. Unfallheilk. **65**, 307 (1962). — WEPLER, W.: Rückenmarksverletzungen. in: Lehrbuch der speziellen pathologischen Anatomie, Bd. III, 685. Berlin: De Gruyter-Verlag 1959. — WHITLEY, J. E., and H. F. FORSYTH: The classification of cervical spine injuries. Amer. J. Roentgenol. **83**, 633 (1960). — WITT, A. N.: Klinik und Therapie der Wirbelsäulenverletzungen. Verh. dtsch. orthop. Ges. **93**, 273 (1960). — WOOD-JONES, F.: The ideal lesion produced by judical hanging. Lancet **1913**, 53.

ZUKSCHWERDT, L.: Das Schleudertrauma der Halswirbelsäule. Schweiz. med. Wschr. **1962**, 534. — ZÜLCH, K. J.: „Zentrales Fieber?" Septisches Fieber? Wärmestauung? Dtsch. med. Wschr. **87**, 1881 (1962).

Verletzungen der Halsgefäße (M. Sperling)

BÄTZNER, K.: Seltene Halsaneurysmen und Komplikationen bei Carotisaneurysmen. Zbl. Chir. **71**, 1201—1207 (1944). — BOUDIN, G., et J. BARBIZET: Les accidents nerveux des manipulations du rachis cervical. Rev. Prat. (Paris) 8, 2235—2243 (1958). — BRENNER, H., F. GERSTENBRAND u. H. SPÄNGLER: Beitrag zum Problem der traumatischen Carotisthrombose beim geschlossenen Schädeltrauma. Mschr. Unfallheilk. **65**, 136—142 (1962).

CHANAMIJAN, A.: Einige Fälle von doppelwurzliger Arteria vertebralis und ein Fall von Arteria vertebralis thoracalis. Izvestija Sev. Kavkask. Gos, Univ. Rostov n. D. **17**, 53—163 (1929) russ.; ref. Zentr.-Org.Ges. Chir. **50**, 19 (1930). — CLARK, P. R. R., J. DICKSON, and B. J. SMITH: Brit. J. Surg. **43**, 215—216 (1955); zit. nach GERSTENBRAND u. Mitarb. zur Klinik und Pathologie der traumatisch bedingten Carotisthrombose. Chirurg **32**, 230—234 (1961). — CRAWFORD, E. S., M. E. DE BAKEY, W. S. FIELDS, D. A. COOLEY, and G. C. MORRIS: Surgical treatment of atherosclerotic occlusive lesions in patients with cerebral insufficiency. Circulation **2**, 168—180 (1959).

DE BAKEY, M. E., E. S. CRAWFORD, D. A. COOLEY, and G. C. MORRIS JR.: Surgical considerations of occlusive disease of innominate, carotid, subclavian and vertebral arteries. Ann. Surg. **149**, 690—710 (1959). — DRÜNER, L.: Über die Unterbindung der Arteria vertebralis. Zbl. Chir. **44**, 670—673 (1917).

EISEMAN, B., B. C. PATON, and H. HOGSHEAD: The use of an internal polyethylene shunt during the resection of a carotid aneurysm. Amer. J. Surg. **102**, 702—705 (1961); ref. Zentr.-Org. Ges. Chir. **167**, 129 (1962). — ENDERLEN, E., u. C. JUSTI: Zur Technik der intraarteriellen Injektionen bei Gehirnerkrankungen und zur Anatomie der Arteria vertebralis. Dtsch. Z. Chir. **154**, 214—235 (1920).

FROMME, A.: Über Kriegsaneurysmen. Bruns' Beitr. klin. Chir. **105**, 293—323 (1917).

GEGENBAUER, C.: Lehrbuch der Anatomie des Menschen, 2. Aufl. Leipzig: W. Engelmann 1885. — GERLACH, L.: Über die Bewegungen in den Atlasgelenken und deren Beziehung zu der Blutströmung in den Vertebralarterien. Stuttgart: F. Enke Verlag 1884. — GERSTENBRAND, F., H. SCHÜRER-WALDHEIM u. J. ZEITLHOFER: Zur Klinik und Pathologie der traumatisch bedingten Carotisthrombose. Chirurg **32**, 230—234 (1961). — GRUNERT, V., u. L. CIGÁNEK: Zur peripheren Verletzung der A. carotis interna mit nachfolgenden zentralen Ausfallserscheinungen. Rozhl. chir. **38**, 287 (1959); ref. Zbl. Chir. **86**, 1799 (1961).

HAID, B.: Tödliche Skiverletzungen im Einzugsgebiet der Chir. Univ.-Klinik Innsbruck von 1944—1954. Arch. orthop. Unfall-Chir. **47**, 105—114 (1955). — HEIDRICH, L.: Über Ursache und Häufigkeit der Nekrose bei Ligaturen großer Gefäßstämme. Bruns' Beitr. klin. Chir. **124**, 607—638 (1921). — HELFERICH, H.: Zit. nach KÜTTNER, H.: Die Verletzungen und traumatischen Aneurysmen der Vertebralgefäße am Halse und ihre operative Behandlung. Bruns' Beitr. klin. Chir. **108**, 1—60 (1917). — HERLYN, K. E.: Zur Freilegung der Arteria vertebralis. Chirurg **15**, 713—716 (1943). — HOTZ, G.: Zur Chirurgie der Blutgefäße. Bruns' Beitr. klin. Chir. **97**, 177—188 (1915). — HOUCK, W. S., J. R. JACKSON, G. L. ODOM, and W. G. YOUNG: Occlusion of the internal carotid artery in the neck secondary to closed trauma to the head and neck. Ann. Surg. **159**, 219—221 (1964).

ISFORT, A.: Traumatische Carotisthrombosen. Mschr. Unfallheilk. **65**, 257—266 (1962).

KIENER, H.: Schistockverletzung, ein Fall mit tödlichem Ausgang. Zbl.Chir. **67**, 1012—1014 (1940). — KILLIAN, H.: Die Mediastinotomia sternoclavicularis. Ein neuer Zugang zum oberen Mediastinum, zur Arteria anonyma und subclavia. Zbl. Chir. **73**, 480—493 (1948); — Das extrakranielle Vertebralisaneurysma. Langenbecks Arch. klin. Chir. **263**, 437—458 (1950). — KLEINSCHMIDT, O.: Operative Chirurgie. Berlin-Göttingen-Heidelberg: Springer 1948. — KOCHER, TH.: Über Verletzung und Aneurysma der Arteria vertebralis, nebst Mitteilung eines glücklich verlaufenen Falles. Langenbecks Arch. klin. Chir. **12**, 867—884 (1870). — KÜNTSCHER, G.: Zit. nach KILLIAN, H.: Das Extrakranielle Vertebralisaneurysma. Langenbecks Arch. klin. Chir. **263**, 437—458 (1950). — KÜTTNER, H.: Die Verletzungen und traumatischen Aneurysmen der Vertebralgefäße am Halse und ihre operative Behandlung. Bruns' Beitr.

klin. Chir. 108, 1—60 (1917); — Ein typisches Verfahren zur Unterbindung der Arteria vertebralis in der Suboccipitalregion. Zbl. Chir. 44, 305—308 (1917); — Die Operation des Vertebralisaneurysma und ihre Erleichterung durch lebende Tamponade. Zbl. Chir. 57, 1025—1033 (1930). — KUNERT, W.: Arteria vertebralis und Halswirbelsäule. Die Wirbelsäule in Forschung und Praxis, Bd. 20. Stuttgart: Hippokrates Verlag 1961.

v. LANZ, T., u. W. WACHSMUTH: Praktische Anatomie. Band I, 2. Teil. Berlin-Göttingen-Heidelberg: Springer 1955. — LÉNORMANT, CH.: Le traitement des anévrysmes carotidiens. J. Chir. (Paris) 17, 121—142 (1921); ref. Zentr.-Org. Ges. Chir. 12, 308 (1921). — LEXER, E.: Die Operation der Gefäßverletzungen und der traumatischen Aneurysmen, zugleich ein Beitrag zur Freilegung der Subclavia-Aneurysmen. Dtsch. Z. Chir. 135, 439—474 (1916). — LINSER, P.: Über Zirkulationsstörungen im Gehirn nach Unterbindung der Vena iugularis interna. Bruns' Beitr. klin. Chir. 28, 642—653 (1900).

v. MIKULICZ, J.: Nach HUFSCHMID, K.: Ein Fall von nicht-traumatischem Aneurysma der Arteria vertebralis. Langenbecks Arch. klin. Chir. 52, 23—33 (1896).

OJEMANN, R. G., and H. W. MOSER: Acute bilateral internal carotid artery occlusion. Neurology (Minneap.) 14, 565—568 (1964).

PERRIG, H.: Zur Anatomie, Klinik und Therapie der Verletzungen und Aneurysmen der Arteria vertebralis. Bruns' Beitr. klin. Chir. 154, 272—307 (1932). — PERRY, T. T., and E. V. ALLEN: Acute arterial thrombosis following contusion. Proc. Mayo Clin. 18, 19—26 (1943). — PRATT-THOMAS, H. R., and K. E. BERGER: Cerebellar and spinal injuries after chiropractic manipulation. J. Amer. med. Ass. 133, 600—603 (1946).

REHN, ED.: Zur Gefäßchirurgie im Felde, speziell der Hals- und Schlüsselbeingefäße. Bruns' Beitr. klin. Chir. 112, 535—559 (1918). — RIEDINGER, H.: Zur Unterbindung der Carotis communis nach Schußverletzung. Ref. Zbl. Chir. 42, 483 (1915).

SUGARBAKER, E. D., and H. M. WILEY: Intracranial-pressure studies incident to resection on the internal jugular veins. Cancer (N. Y.) 4, 242—250 (1951).

TIWISINA, TH.: Funktionale und organische Durchblutungsschäden der Vertebralis-Basilarisstrombahn. Hippokrates (Stuttg.) 28, 202—205 (1957).

WANKE, R.: Aktuelle Probleme der Carotis-Chirurgie. Langenbecks Arch. klin. Chir. 298, 312—326 (1961).

Verletzungen im Thoraxbereich. Thorax- und Herzverletzungen (H.-J. Viereck)

BARTHELS, H., E. BÜCHERL, C. W. HERTZ, G. RODEWALD u. M. SCHWAB: Lungenfunktionsprüfungen. Berlin-Göttingen-Heidelberg: Springer 1959.

DICK, W.: Thoraxverletzungen im Kindesalter. Langenbecks Arch. klin. Chir. 304, 595—607 (1963).

GÖGLER, E.: Documenta Geigy Series chirurgica Nr. 5, 1960. — GRILL, W.: Notfallchirurgie in der Thoraxhöhle. Med. Klin. 58, 8, 312—315 (1963).

HASCHE, E.: Die traumatische Bronchusruptur. Thoraxchirurgie 1, 357—365 (1953/54). — HOFRICHTER, J.: Einfache Sofortmaßnahmen bei schweren Brustkorbverletzungen. Mschr. Unfallheilk. 64, 204, 214 (1961).

JENNY, R. H.: Die Verletzungen der Lunge. Thoraxchirurgie 12, 110—116 (1964).

KAHLE, H.: Zur Pathogenese des traumatischen Pneumothorax. Mschr. Unfallheilk. 58, 119—123 (1955). — KILIAN, H.: Die Chirurgie des Mediastinums und des Ductus thoracicus. Leipzig: Georg Thieme Verlag 1940. — KRAUS, H.: Verletzungen der Brustwand. Handbuch der Thoraxchirurgie, Bd. 2, 24, 24—32. Berlin-Göttingen-Heidelberg: Springer 1959.

LENGENHAGER, K.: Zur Genese des posttraumatischen Hautmephysems. Schweiz. med. Wschr. 80, 278—280 (1950).

MAJOR, N.: Der posttraumatische Lungenkollaps. Langenbecks Arch. klin. Chir. 284, 177—180 (1956). — MAURATH, J., u. P. FRANKE: Zur operativen Behandlung der Sternumstückfraktur. Mschr. Unfallheilk. 64, 30—32 (1961).

RODEWALD, G., u. H. HARMS: Patho-Physiologie und Spätschäden nach Thoraxverletzungen. Thoraxchirurgie 12, 93—103 (1964).

SAEGESSER, M.: Spezielle chirurgische Therapie für Studierende und Ärzte, 6. Aufl. Bern u. Stuttgart: Huber 1959. — SCHMITZ, W.: Die Verletzungen der Thoraxwand. Thoraxchirurgie 12, 103—109 (1964). — STREICHER, H.-J., I. STAIB, H. OEHMIG u. E. KIRSCHNER: Erstversorgung bei schweren Thoraxverletzungen. Münch. med. Wschr. 104, 23, 1090—1094 (1962).

TIEGEL, M.: Weitere Studien über die Chirurgie des Bronchus, die quere Zerreißung des Bronchus mit experimentellen Untersuchungen über zirkuläre Bronchusnaht. Bruns' Beitr. klin. Chir. 71, 528—569 (1911).

WEBER, W.: Der akute offene Thorax im Frieden. Langenbecks Arch. klin. Chir. 284, 170—174 (1956).

ZENKER, R.: Die geschlossenen und offenen Verletzungen der Lunge und des Brustfells. Langenbecks Arch. klin. Chir. 284, 152—170 (1956). — ZUGSCHWERT, L.: Die Tracheotomie bei Äteminsuffizienzzuständen. Langenbecks Arch. klin. Chir. 295, 645—654 (1960).

BAUMGARTL, F.: Verletzungen des Herzens und der großen Gefäße. Thoraxchirurgie 12, 121—130 (1964). — BORST, H.: Podiumsgespräch: Verletzung des Herzens und der großen Gefäße. Thoraxchirurgie 12, 230 (1964).
DERRA, E.: Traumatische Schäden der Herzens und seines Beutels. Handbuch der Thoraxchirurgie, Bd. 2, S. 1043—1133. Berlin-Göttingen-Heidelberg: Springer 1959; — Die Traumatologie des Herzens im Gesichtswinkel der Chirurgie. Langenbecks Arch. klin. Chir. 282, 313—329 (1955).
FISCHER, G.: Über die Wunden des Herzens und des Herzbeutels. Langenbecks Arch. klin. Chir. 9, 517—910 (1868).
GROSSE-BROCKHOFF, F.: Herztrauma durch stumpfe Gewalteinwirkung. Langenbecks Arch. klin. Chir. 282, 300—313 (1955).
HOLCZABEK, W.: Todesursachen bei frischen Thoraxverletzungen. Thoraxchirurgie 12, 89—93 (1964). — HOLDER, E.: Zur Prognose der gleichzeitigen Herzkammer- und Kranzaderverletzung. Chirurg 29, 259—263 (1958).
KAULBACH, W., u. H. KREBS: Sternumfraktur und Herztrauma. Mschr. Unfallheilk. 63, 321—327 (1960).
MEESEN, H.: Pathologisch-anatomische Befunde bei Herztrauma. Langenbecks Arch. klin. Chir. 282, 288—300 (1955).
NISSEN, R.: Kreislaufwirkung umschriebener Drucksteigerung im Mittelfellraum. Dtsch. Z. Chir. 208, 59—85 (1928).
REICHELT, A.: Mehrfache Herzruptur nach typischer Steuerradverletzung. Mschr. Unfallheilk. 67, 8, 338—343 (1964).
SCHLOMKA, G.: Der chronische postcommotionelle Herzschaden. Z. ges. exp. Med. 93, 751—774 (1934).

Verletzungen der Thoraxgefäße und der thorakalen Aorta (A. Kolokythas)

ADLER, A.: Eine seltene Fraktur der ersten Rippe durch Muskelzug. Zbl. Chir. 59, 518—521 (1932). — AHRER, E.: Verletzungen des Brustkorbes im Frieden. Hefte z. Unfallheilkunde Nr. 77. Berlin-Göttingen-Heidelberg: Springer-Verlag 1964. — AKOVBIANTZ, A., u. P. AEBERHARD: Mediastinoskopie in der Diagnostik und Operabilitätsbeurteilung bei Lungenerkrankungen. Thoraxchirurgie 12, 193—196 (1964). — ALLEY, R., L. VAN MIEROP, E. LI, A. KAUSEL, and A. STRANAHAN: Traumatic aortic aneurysma graftless, excision, anastomosis. Arch. Surg. 83, 300—305 (1961). — ARX, M. v.: Zur Diagnostik der akuten Mediastinalerkrankungen. Dtsch. Z. Chir. 82, 554—563 (1906).
BAUMGARTL, F.: Verletzungen des Herzens und der großen Gefäße. Thoraxchirurgie 12, 121—130 (1964); — Verletzungen des Thorax. (9. Thoraxchir. Arbeitstagung, Wien 1964, 1. Podiumgespräch.) Thoraxchirurgie 12, 214—230 (1964). — BEATTIE JR., E. H., and D. GREER: Laceration of the aorta. Base report of successful repair forty-eight hours after injuric. J. thorac. Surg. 23, 293—298 (1952). — BIGGERS, I. A.: Wound of the superior Vena cava treated by suture. Arch. Surg. 27, 392—394 (1933). — BILLROTH, TH.: Chirurgische Erfahrungen: Brust- und Rückenverletzungen. Arch. klin. Chir. 10, 451—456 (1869). — BINET, J., u. J.. LANGLOIS: Le rupture traumatique à paroi saine. J. chir. 82, 607—641 (1961). — BLALOCK, A.: Successful suture of a wound of ascending aorta. J. Amer. med. Ass. 103, 1617—1618 (1934). — BRADFORD JR., B., and F. L. JOHNSTON: Traumatic rupture of the aorta. Surgery 28, 893—895 (1950). — BRUNS, O., u. F. SAUERBRUCH: Die künstliche Erzeugung von Lungenschrumpfung durch Unterbindung von Ästen der Pulmonalarterie. Mitt. Grenzgeb. Med. Chir. 23, 343—350 (1911).
CAMMACK, K., R. L. RAPPORT, J. PAUL, and W. C. BAIRD: Arch. Surg. 79, 244 (1959); ref. in: Intern. Abstr. Surg. 110, 1963 (1960). — CARLSON, H. E.: Obstruction of superior vena cava; experiental study. Arch. Surg. 29, 669—677 (1934). — CARSTENSEN, G.: Traumatische Aortenrupturen. Verh. d. II. Intern. Gespr. über Angiologie 1962, Angiologie (Kreislauf-Bücherei), Bd. 21, 299—300. Darmstadt: Steinkopf-Verlag 1963; — Traumatische Aortenrupturen und ihre Begleitverletzungen. 28. Jahrestag d. Dtsch. Ges. Unfallheilk. Würzburg 1964 (in Druck). — CARSTENSEN, G., L. HEINRICHS u. H. ZILLMER: Zur Klinik der gedeckten traumatischen Aortenruptur. Chirurg 32, 219—223 (1961). — CARSTENSEN, G., u. L. HEINRICHS: 58 traumatische Aortenrupturen, eine klinische Analyse. 9. Thoraxchir. Arbeitstagung, Wien 1964 (in Druck). — CARSTENSEN, G., u. A. KOLOKYTHAS: Venenersatz außerhalb der Vena cava. XIII. Congress of the European society of Cardio-vascular. Surgery. Athen 1964 (in Druck). — CAZALS, F., et A. ROY: Communication aorte-artère pulmonaire conse-

cutive à une plaie pénétrante de la poitrin par arm blanches. Arch. Mal. Coeur. **45**, 522—527 (1952); ref. in Zentr.-Org. ges. Chir. **131**, 100 (1953).
DERRA, E.: Verletzungen des Mediastinums und seiner Organe. In: BÜRKLE DE LA CAMP, P. ROSTOCK: Handbuch der Unfallheilk. Bd. II, 282—308. Stuttgart: Enke-Verlag 1955; — Verletzungen des Herzens und der großen Gefäße. (9. Thoraxchir. Arbeitstagung, 2. Podiumgespräch, Wien 1964.) Thoraxchirurgie **12**, 230—242 (1964). — DSHANELIDZE, I. I.: Ein Fall von Naht einer Stichverletzung der Aorta ascendens. Ref. Zentr.-Org. ges. Chir. **19**, 139—140 (1923).
EISELSBERG, A., Frh. v.: Über einen Fall von Verletzung der Vena pulmonalis. Arch. klin. Chir. **89**, 505—512 (1909). — EISEMAN, B., and W. RAINER: Clinical management of posttraumatic rupture of the thoracic aorta. J. thorac. Surg. **35**, 347—358 (1958). — ELKIN, D. C.: Traumatic aneurysm. Surg. Gynec. Obstet. **82**, 1—12 (1946). — ELLIS, F.: Surgical repair of a traumatic rupture of the thoracic aorta. Brit. J. Surg. **46**, 495—499 (1959).
FENZ: Zit. nach F. BAUMGARTL. — FORESEE, J.-H., and H. A. BLAKE: The recognition and management of closed chest trauma. Surg. Clin. N. Amer. **38**, 1545—1555 (1958). — FRANZ, C.: Zit. nach W. WEBER.
GALL, F.: Verletzungen des Herzens und der großen Gefäße. (9. Thoraxchir. Arbeitstagung, 2. Podiumgespräch, Wien 1964.) Thoraxchirurgie **12**, 230—242 (1964). — GERBODE, F., M. BRAIMBRIDGE, J. OSBORN, M. HOOD, and S. FRENCH: Traumatic thoracic aneurysm, treatment by resection and crafting with the use of an extracorporeal By-pass. Surgery **42**, 975—985 (1957).
HADDA, S.: Stichverletzungen der Lunge und der Vena anonyma (Verh. Breslauer Chir. Gesell.). Zbl. Chir. **37**, 1045 (1910); — Zwei Fälle von Stichverletzung großer Gefäße. Berl. klin. Wschr. **47**, 1649—1651 (1910). — HEBERER, G.: Zur operativen Behandlung traumatischer Rupturen und Aneurysmen der thorakalen Aorta. Langenbecks Arch. klin. Chir. Kongr.-Bd. **301**, 673—682 (1962); — Verletzungen des Herzens und der großen Gefäße. (9. Thoraxchir. Arbeitstagung, 2. Podiumgespräch, Wien 1964.) Thoraxchirurgie **12**, 230—242 (1964); — Indikationen und Ergebnisse des synthetischen Ersatzes der Aorta und ihrer großen Äste. Thoraxchirurgie **9**, 329—343 (1961). — HEIDEMANN, K. J.: Traumatische Ruptur der Aorta thoracalis. Zbl. Chir. **86**, 949—954 (1961). — HEILE: Über Schußverletzung der Vena pulmonalis des linken Unterlappens und Heilung durch Unterbindung. Berl. klin. Wschr. **52**, 2336—2337 (1911). — HEINRICHS, L.: Persönliche Mitteilung. — HEINRICHS, L., u. W. SCHWERD: Traumatische Schädigungen der Aorta. Dtsch. Z. gerichtl. Med. **54**, 192—199 (1963). — HOFMANN, A.: Über einen Fall von Stichverletzung der linken Vena pulmonalis. Zbl. Chir. **48**, 704—706 (1921). — HORN: Bemerkenswerter Fall einer Stichverletzung der A. mammaria interna sin. mit großem Mediastinalhämatom. Ausgang in völliger Heilung. Zbl. Chir. **57**, 2550—2552 (1930). — HUDSON, R. TH.: Wound of the superior vena cava with survival. J. thorac. Surg. **25**, 101—104 (1952).
JAHNKE JR., E. J., G. FISHER, and R. JONES: Acute traumatic rupture of the thoracic aorta — Report of six conservative cases of successfel early repair. J. thorac. cardioavasc. Surg. **48**, 63—77 (1964). — JEHN, W.: Zit. nach F. SAUERBRUCH. — JEHN, W., u. K. MAYER: Über Thoraxsteckschüsse. Dtsch. Z. Chir. **162**, 398—423 (1921). — JENNY, R. H.: Die Verletzungen der Lunge. Thoraxchirurgie **12**, 110—116 (1964).
KEMPF, F., u. J. DEISTER: Thoraxverletzung, ihre Komplikationen und Behandlung. Mschr. Unfallheilk. **67**, 185—200 (1964). — KLASSEN, K.: Mitteilung veröffentl. von PASSARO JR., u. W. PACE: Traumatic rupture of the aorta. Surgery **46**, 787—791 (1959). — KLEINERT, H. E.: Homograft patch repair of bullet wounds of the aorta. Arch. Surg. **76**, 811—820 (1958). — KÖNIG, F.: Steckschuß der Aorta. Münch. med. Wschr. **66**, 701 (1919). — KRAMPF, FR.: Die Folgen der künstlichen Verlegung (Unterbindung oder Embolisierung) von Lungenarterienästen sowie ihre Bedeutung für den Lungenkollateralkreislauf. Dtsch. Z. Chir. **189**, 216—240 (1925). — KRAUSS, H.: Brustkorb, Lunge, Zwerchfell. In: BÜRKLE DE LA CAMP u. P. ROSTOCK: Handbuch der Unfallheilk., Bd. II, 244—263. Stuttgart: F. Enke-Verlag 1955. — KREMMER, K.: Diagnostische und chirurgische Probleme erworbener Erkrankungen der Aorta. Thoraxchirurgie **9**, 318—328 (1961); — Über den Ersatz der thorakalen Aorta. Klin. Med. **16**, 198—201 (1961); — Verletzungen der thorakalen Aorta. Klin. Med. **17**, 90—95 (1962). — KRÖNKE, E.: Perforierende Pfählungsverletzung des Thorax mit Durchbohrung des Herzens. Chirurgie **26**, 181—184 (1955). — KÜMMERLE, F.: Beitrag zur traumatischen Ruptur der thorakalen Aorta. 28. Jahrestagung d. dtsch. Gesellsch. Unfallheilk. Würzburg, 1964 (in Druck). — KÜTTNER, H.: Zur Behandlung schwerer Schußverletzungen der Lunge mit primärer Naht. Dtsch. Z. Chir. **94**, 1—15 (1908).
LANDOIS, F.: Die Chirurgie der Pleura. In: KIRSCHNER-NORDMANN: Die Chirurgie, 2. Aufl., Bd. V, 197—340. Berlin u. Wien: Urban & Schwarzenberg 1941. — LANGENBECK, B.: Beiträge zur chirurgischen Pathologie der Venen. Langenbecks Arch. klin. Chir. **1**, 1—80 (1861). — LAUSTELA, E., u. P. TALA: Experimenteller Ersatz der Vena cava superior durch Darcon-Gefäßprothesen. Chirurg **34**, 267—269 (1963). — LICHTENAUER, F.: Verletzungen des Thorax.

(9. Thoraxchirurg. Arbeitstagung, 1. Podiumgespräch, Wien 1964.) Thoraxchirurgie **12**, 214—230 (1964).

MALM, J., and R. DETTERLING: Traumatic aneurysm of the thoracic aorta simulating coartation (A case report). J. thorac. cardiovasc. Surg. **40**, 271—277 (1960). — MARTORELL, F.: Ligatura therapeutica de la vena cava superior. J. int. Chir. **12**, 32—38 (1952). — MATTI, H.: Die Knochenbrüche und ihre Behandlung, Bd. II, 360. Berlin: J. Springer-Verlag 1922. — MCBURNEY, R., and R. VAUGHAN: Ruptur of the thoracic aorta due to non penetrating trauma. Ann. Surg. **153**, 670—679 (1961). — MURDOCK JR., C. E.: Traumatic rupture of the thoracic aorta report of a case. Arch. Surg. **74**, 589—592 (1957).

NEPOS, C.: ÉPAMEINONDAS: In: Berühmte Männer (Deutsche Übersetzung). Goldmanns gelbe Taschenbücher, Bd. 789, 89—96. München 1962. — NETTLESHIP, R., and J. FINFROCK: Rupture of the thoracic aorta. Arch. Surg. **83**, 257—261 (1961). — NISSEN, R.: Zit. nach F. SAUERBRUCH.

OCHSNER, J. L., E. S. CRAWFORD, and M. E. DE BAKEY: Injuries of the vena cava by external trauma. Surgery **49**, 397—405 (1961).

PARMLEY JR., L. F., TH. W. MATTINGLY, W. C. MANION, and E. J. JAHNKE JR.: Nonpenetrating traumatic injury to the Aorta. Circulation **17**, 1085—1101 (1958). — PASSARO JR., E., and W. PACE: Traumatic rupture of the aorta. Surgery **46**, 787—791 (1960). — PERTHES, G.: Schußverletzung der Arteria pulmonalis und Aorta. Bruns' Beitr. klin. Chir. **19**, 414—428 (1897). — PINET, A.: Une nouvelle methode d'aortographie. Imprimerie des Beaux Arts Lyon, France (1957). — PRIBRAM, B. O.: Schußverletzung der rechten oberen Lungenvenen, Operation, Heilung. Dtsch. Z. Chir. **153**, 70—74 (1920).

RICE, G. W., and K. P. WITTSTRUCK: Acute hypertension and delayed traumatic rupture of the aorta. J. Amer. med. Ass. **147**, 915—917 (1951). — RODEWALD, G., u. H. HARMS: Patho-Physiologie und Spätschäden nach Thoraxverletzungen. Thoraxchirurgie **12**, 93—103 (1964).

SAEGESSER, M.: Spezielle chirurgische Therapie. 3. Aufl., S. 187. Bern, Stuttgart: H. Huber-Verlag 1955. — SAUERBRUCH, F.: Die Chirurgie der Brustorgane. 2. Aufl., Bd. II. Berlin: J. Springer-Verlag 1925; 3. Aufl., Bd. III. Berlin: J. Springer-Verlag 1928. — SCHMITZ, W.: Die Verletzungen der Thoraxwand. Thoraxchirurgie **12**, 103—109 (1964). — SCHOBER, K. L.: Verletzungen des Thorax (9. Thoraxchir. Arbeitstagung, 1. Podiumgespräch, Wien 1964). Thoraxchirurgie **12**, 214—230 (1964). — SEPPÄLÄ, A. J.: Mediastinoskopia. Duodecim (Helsinki) **75**, 435 (1959); — Experiences with mediastinoskopia. S. Lääk, lehri. **27**, 1543 (1960); zit. nach H. STILLER. — SERVELLE, M., C. PEDOYA, J. ROUGEUELLE, M. CARAMANIAN, C. LAVERDANT, C. CORNU, G. DELAHAYE et J. MONTAGNE: Aneurisme traumatique de l'aorte thoracique — Resection et homogreffe (Résultat de 2 ans). Presse méd. **67**, 2063—2066 (1959). — SOLOFF, L. A., J. ZATUCHNI, H. STUAFFER, and R. TYSON: Venous Angiocardiographic diagnosis of acute dissceting hematoma of aorta. Arch. Surg. **76**, 116—122 (1958). — SPALTEHOLZ, W.: Handatlas und Lehrbuch der Anatomie des Menschen. 15. Aufl., Bd. II, Text. Scheltema u. Holkema N. v., Amsterdam. Zürich u. Stuttgart: S. Hirzel Verlag 1954. — SPENCER, F. C., P. F. GUERIN, H. A. BLAKE, and H. T. BAHNSON: Report of fifteen patients with traumatic rupture of the thoracic aorta. J. thorac. cardiovasc. Surg. **41**, 1—22 (1961). — STILLER, H.: Instrumentelle, intrathorakale Verletzungen bei diagnostischen und therapeutischen Maßnahmen. Thoraxchirurgie **12**, 147—155 (1964). — STRAHBERGER, E.: Die Ligatur der Vena cava superior. Wien. klin. Wschr. **62**, 462—466 (1950). — STRAHBERGER, E.: Zit. nach JENNY.- STRASSMANN, G.: Traumatic rupture of the aorta. Amer. Heart. J. **33**, 508—515 (1957).

TEGELER: Schußverletzung der Aorta mit eingeheilter Kugel in der Herzklappe. Münch. med. Wschr. **56**, 1740—1741 (1909). — THOMAN, N.: Ligatur der Arteria subclavia dextra unterhalb des Schlüsselbeines nach Stichverletzung. Wien. med. Wschr. **1**, 490 (1898); ref.: Zbl. Chir. **18**, 490 (1898). — TIEGEL, M.: Über operative Lungenstauung und deren Einfluß auf die Lungentuberkulose. Verh. dtsch. Ges. Chir.: Münch. med. Wschr. **58**, 1044 bis 2178 (1911).

VALLE, A. R.: Management of war wounds of the chest. J. thorac. Surg. **24**, 457—481 (1952); — War injuries of heart and mediastinum. Arch. Surg. **70**, 398—404 (1955).

WEBER, W.: Die Verletzungen des Mediastinums. Langenbecks Arch. klin. Chir. **293**, 167—224 (1959).

ZEHNDER, M. A.: Zerreißfestigkeit und Elastizität der Aorta (Beitrag zur traumatischen Aortenruptur). Schweiz. med. Wschr. **85**, 203—217 (1955); — Zur Nahttechnik bei Rupturen und Resektionen der thorakalen Aorta unter Erhaltung der Zirkulation. Schweiz. med. Wschr. **87**, 1017—1019 (1957); — Aortenruptur bei stumpfen Thoraxtraumen. Retrospektive Auswertung der Kasuistik und zukünftigen chirurgischen Möglichkeiten. Helv. chir. Acta **26**, 442—464 (1959); — Symptomatologie und Verlauf der Aortenruptur bei geschlossener Thoraxverletzung, an Hand von 12 Fällen. Thoraxchirurgie **8**, 1—45 (1960); — Unfallmechanismus und Unfallmechanik der Aortenruptur im geschlossenen Thoraxtrauma. Thoraxchirurgie **8**, 47—65 (1960); — Nahtloser Umleitungs-Shunt in der Gefäßchirurgie. Thoraxchirurgie **8**,

91—93 (1960); — Zwei weitere Fälle von Aortenrupturen bei stumpfen geschlossenen Thoraxtraumen. Schweiz. med. Wschr. 90, 1286—1297 (1960). — ZELDENRUST, J., u. J. H. AARTS: Traumatische aorta-ruptuur bij verkeersongevallen. Nederl. T. Geneesk. 106, 464—486 (1962). — ZELLER, H.: Die spontane und traumatische Aortenruptur. Inaug. Diss., Zürich (1950). — ZUKSCHWERDT, L.: Die Eingriffe wegen Erkrankungen der Brustwand, der Pleura, der Lunge und des Mediastinums. In: BREITNER: Chir. Operationslehre, Bd. II, 1—154. Innsbruck-Wien: Urban & Schwarzenberg-Verlag 1955.

Verletzungen des Ductus thoracicus und des Oesophagus (K. H. Stahm)

FRITSCHE, P., u. J. HUTH: Der traumatische Chylothorax. Bruns' Beitr. klin. Chir. 199, 23—35 (1959).
GESSNER, J.: Die traumatische Perforation der Oesophaguswand. Zbl. Chir. 87, 801 (1962).
JUZBAŠIČ, D.: Der heutige Stand der Oesophaguschirurgie. Zbl. Chir. 82, 801—815 (1957); — Oesophagus. In: Klin. Chir. für die Praxis, Bd. II. Stuttgart: Thieme 1961.
KARCHER, H.: Zit. nach TAUBERT, E.: Zur Klinik und Therapie der Oesophagusperforationen. Chirurg 34, 489—493 (1963). — KILLIAN, H.: Die Chirurgie des Mediastinums und des Ductus thoracicus. Leipzig: Thieme 1940. — KIVIRANTA, U. K.: Korrosion des Oesophagus und des Ventrikels; ihre Folgen und ihre Behandlung: eine klinische Untersuchung und Nachuntersuchung von 379 Patienten. Acta oto-laryng. (Stockh.) 40, 102 (1952).
v. LANZ, T., u. W. WACHSMUTH: Praktische Anatomie. 1. Bd. 2. Teil Hals. Berlin-Göttingen-Heidelberg: Springer 1955. — LHOTKA, I., K. CHMEL, V. FRIEDBERGER, V. SMAT u. Z. BOREK: Zit. nach TAUBERT, E.: Zur Klinik und Therapie der Oesophagusperforationen. Chirurg 34, 489—493 (1963). — LILLINGTON, G., u. P. E. BERNATZ: Zit. nach TAUBERT, E.: Zur Klinik und Therapie der Oesophagusperforationen. Chirurg 34, 489—493 (1963).
MANGABEIRA-ALBERNAZ, P.: Considerations sur les fistules trachéo-broncho-oesophagiennes. Ann. Oto-laryng. (Paris) 8, 889 (1933). — MEADE, R. H.: Spontaneous chylothorax. Observation on its pathogenesis and management based on study of five cases. Arch. intern. Med. 90, 30 (1952). — MINKIN, S.: Die anatomisch-chirurgischen Verhältnisse des Ductus thoracicus zum Nervus sympathicus am Halse. Arch. klin. Chir. 137, 646 (1925). — MOST, A.: Zit. nach FRITSCHE, P., u. J. HUTH: Der traumatische Chylothorax. Bruns' Beitr. klin. Chir. 199, 23—35 (1959).
NACHLAS, E.: Chemical burns of the Oesophagus. Sinai Hosp. J. (Baltimore) 8, Nr. 1, 61—64 (1959). — NISSEN, R.: Operationem am Oesophagus. Stuttgart: Thieme 1954; — Speiseröhre. In: Handbuch der Thoraxchirurgie, Bd. III, hrsg. von E. DERRA. Berlin-Göttingen-Heidelberg: Springer 1958.
PALMER, E. D.: The esophagus and its diseases. New York: P. B. Hoeber, Inc. 1952. — PAULSON, D. L., R. R. SHAW, and J. L. KEE: Recognition and treatment of esophageal perforations. Ann. Surg. 152, 13—21 (1960). — VAN PERNIS: Zit. nach STRAHBERGER, E., u. G. SCHEUBA: Zur Therapie des Chylothorax. Thoraxchirurgie 5, 514—519 (1957/58).
RIETZ, K. A., u. B. WERNER: Zit. nach TAUBERT, E.: Zur Klinik und Therapie der Oesophagusperforationen. Chirurg 34, 489—493 (1963). — ROSENAU, H. J.: Medikamentöse Therapie der Oesophagusverletzungen. Dtsch. Gesundh.-Wes. 16, 53—55 (1961). — ROSETTI, M.: Verletzungen des Oesophagus. Thoraxchirurgie 12, 131—140 (1964).
SALZER, H.: Frühbehandlung der Speiseröhrenverätzungen. Arch. klin. Chir. 133, 501 bis 508 (1924). — STRAHBERGER, E., u. G. SCHEUBA: Zur Therapie des Chylothorax. Thoraxchirurgie 5, 514—519 (1957/58).
TAUBER, K.: Die Chirurgie des Ductus thoracicus. In: Handbuch der Thoraxchirurgie, Bd. III, hrsg. von E. DERRA. Berlin-Göttingen-Heidelberg: Springer 1958. — TAUBERT, E.: Zur Klinik und Therapie der Oesophagusperforationen. Chirurg 34, 489—493 (1963).
ZUSCHNEID, K. Z.: Der Chylothorax. Ein Beitrag zur chirurgischen Anatomie und eine Methode der Röntgendarstellung des Brustlymphganges. Zbl. Chir. 77, 609—618 (1952).

Verletzungen des Zwerchfells (H. Gieseler)

Übersichtsarbeiten:

KRAUSS, H.: Handbuch der gesamten Unfallheilkunde, Bd. II, 257—260. Stuttgart: Ferd. Enke Verlag 1955.
SPATH, F.: Die Chirurgie des Zwerchfells. Vorträge aus der praktischen Chirurgie. 48. Stuttgart: Ferd. Enke Verlag 1958.

Allgemeine Arbeiten:

BERNADO, A. A., W. J. MARUS, and R. T. SHACKELFORD: Incarcerated traumatic diaphragmatic hernia. Report of a case with obstruction of splenic flexure of colon. Arch. Surg.

83, 650 (1961). — BRUNNER, A.: Die traumatische Zwerchfellhernie in ihrer praktischen Bedeutung. Schweiz. med. Wschr. **36**, 44 (1952).

CHILDRESS, M. E., and O. F. GRIMMES: Immediate and remote sequelae in traumatic diaphragmatic hernia. Surg. Gynec. Obstet. **113**, 573 (1961).

DESFORGES, G., J. W. STRIEDER, J. P. LYNCH, and I. M. MADOFF: Traumatic rupture of the diaphragm. J. thorac. Surg. **34**, 779 (1957). — DUGAN, D. J., and L. MERRILL: Right phrenohepatic Incarceration. Amer. J. Surg. **94**, 208—216 (1957).

EPPINGER, H.: Allgemeine und spezielle Zwerchfellpathologie. Handb. Innere Med. II. Berlin: Springer-Verlag 1920.

FELIX, W.: Klinische Beobachtungen bei chirurgischen Eingriffen am Zwerchfell. Langenbecks Arch. klin. Chir. **282**, 357 (1955). — FISCHER, A. W.: Die Operationen am Zwerchfell. Bier-Braun-Kümmell, Chir. Operationslehre, 7. Aufl. Leipzig: J. A. Barth-Verlag 1952.

GRILL, W.: Zur Klinik der Therapie der traumatischen Zwerchfellhernie. Bruns' Beitr. klin. Chir. **195**, 68 (1957); — Nebenlunge bei traumatischer Zwerchfellhernie. Thoraxchirurgie **5**, 144 (1957). — GRÖZINGER, K.-H., W. SCHMITZ u. W. WENZ: Der Eingeweideprolaps in die Brusthöhle bei Zwerchfellrupturen. Langenbecks Arch. klin. Chir. **306**, 229—242 (1964). — GRUBER, G. B.: Über Zwerchfellücken, Zwerchfellhernien und Zwerchfelldefekte. Bruns' Beiträge klin. Chir. **186**, 129 (1953).

HARRINGTON, S. W.: Traumatica diaphragmatic hernia. Surg. Amer. **30**, 961 (1950). — HAUBRICH, R.: Zwerchfellpathologie im Röntgenbild. Berlin-Göttingen-Heidelberg: Springer-Verlag 1956. — HECKER, W. CH.: Zur Diagnose akut bedrohlicher Komplikationen angeborener Zwerchfellhernien. Langenbecks Arch. klin. Chir. **292**, 469 (1959). — HELMER, F., u. G. SALEM: Die Verletzungen des Zwerchfells. Chir. Praxis **1959**, 211.

ISELIN, H.: Von den Zwerchfellverletzungen und ihren Folgen den Zwerchfellhernien. Dtsch. Z. Chir. **88**, 150 (1907).

KNIGHT, C. D., and W. W. McCOOK: Traumatic diaphragmatic hernia. Amer. Surg. **26**, 656 (1960). — KÖHNLEIN, H. H.: Beitrag zur Chirurgie der traumatischen Zwerchfellhernie. Chirurg **30**, 202 (1959). — KONRAD, R. M., u. S. TARBIAT: Perforierende Zwerchfellverletzungen und ihre Folgen. Mschr. Unfallheilk. **64**, 41 (1961). — KONRAD, R. M.: Die Zwerchfellverletzungen und ihre Folgen. 14th Biennal International Congress of the International College of Surgeons. Wien 1964. — KOOS, J. H., H. VIETEN u. K. H. WILLMANN: Morphologie, Diagnose und Therapie der Zwerchfellbrüche. Langenbecks Arch. klin. Chir. **266**, 467 (1950). — KÜMMERLE, F.: Inkarzeration von Magen und Darm nach traumatischen Zwerchfellrupturen. Dtsch. med. Wschr. **83**, 1544 (1958); — Zur Differentialdiagnose der Verschattungen im rechten Herz-Zwerchfellwinkel. Dtsch. med. Wschr. **12**, 549 (1959). — KUNTZEN, H.: Die Hernien. In: O. DIEBOLD, H. JUNGHANNS, L. ZUCKSCHWERDT: Klin. Chir. f. Praxis, Bd. III. Stuttgart: Thieme-Verlag 1960.

LANDOIS, F.: Die Chirurgie des Zwerchfells und des Nervus phrenicus. In: KIRSCHNER-NORDMAN: Die Chirurgie. Berlin und Wien: Urban & Schwarzenberg 1941. — LAUSTELA, E., and P. TALA: Traumatic diaphragmatic hernie. Ann. Chir. Gynaec. Fenn **48**, 5 (1959).

MANN, J. W., u. L. E. ECKMANN: Rechtsseitige zweizeitige Zwerchfellruptur. Schweiz. med. Wschr. **92**, 1068 (1962). — MANTERO, R.: Rotture traumatische del diaframme. Osped. Ital.-Chir. **4**, 195 (1961). — MARCHAN, P.: Traumatic hiatus hernia. Brit. med. J. **1962**, 154. — MEINECKE, F. W.: Anerkennung einer Zwerchfellschädigung als Unfallfolge. Mschr. Unfallheilk. **2**, 94 (1964). — MUHEIM, H. E.: Zur Operation der traumatischen Zwerchfellhernie. Schweiz. med. Wschr. **34**, 494 (1950). — MUTH, W.: Kasuistischer Beitrag zur Symptomatik und Therapie mediastinaler Lipome. Ärztl. Wschr. **34**, 800 (1952).

PRISCU, A., u. D. VASILESCU: Intrathorakaler Vorfall des Magens durch Zwerchfellbruch zwischen Aorta und V. cava. Chirurgia (Bucuresti) **8**, 525 (1959). — PROBERT, W. R., and C. HAVARD: Traumatic diaphragmatic hernia. Thorax **16**, 99 (1961).

QUÉNU, J., et J. MOREAUX: Les hernies diaphragmatiques traumatiques (non étranglées de l'adulte). Rev. Prat. (Paris) **6**, 2547 (1956).

RABE, P.-A.: Totalersatz des linken Zwerchfells. Chirurg **8**, 359 (1954). — RAMSTRÖM, S., and S. ALSEN: Diaphragmatic rupture following abdominal injuries. Acta chir. scand. **107**, 304 (1954). — REHN, E.: Zur Operation der Zwerchfellschüsse und Zwerchfelldefekte. Langenbecks Arch. klin. Chir. **112**, 333 (1919). — REITTER, H.: Zweihöhlenverletzungen im Frieden. Med. Klin. **57**, 1082 (1962).

SCHNEPPER, E., u. Y. MENGES: Diagnostik, Klinik und Therapie der angeborenen und erworbenen Zwerchfellbrüche. Bruns' Beitr. klin. Chir. **203**, 83 (1961). — SCHNEPPER, E.: Zwerchfellruptur mit Prolaps der Leber in die Brusthöhle. Fortschr. Röntgenstr. **94**, 548 (1961). — SCHWAIGER, M.: Zur Operation der echten und falschen Zwerchfellhernien. Arch. klin. Chir. u. Dtsch. Z. Chir. **282**, 366 (1955). — STUCKE, K.: Leberchirurgie. Berlin-Göttingen-Heidelberg: Springer-Verlag 1959; — Zur Chirurgie des Zwerchfells. Vortrag Athen. November 1963.

WICHOWSKI, W. A., and G. W. HOLMES: Traumatic diaphragmatic hernia. Diagnosis and treatment. Ind. Med. Surg. **29**, 577 (1960).
ZENKER, R., u. W. GRILL: Die Eingriffe bei den Bauchbrüchen einschließlich der Zwerchfellbrüche. Allgem. u. spez. Operations-Lehre, 2. Aufl. VII Bd., 2. Berlin-Göttingen-Heidelberg: Springer-Verlag 1957.

Traumatologie des Abdomens (K. Stucke)

AHNEFELD, F. W., u. M. ALLGÖWER: Der Schock. Entstehung, Verlauf und Therapie. Dtsch. med. Wschr. **87**, 425—431 (1962). — AMERSON, J. R., and H. D. BLAIR: Traumatic liver injuries. Amer. Surg. **25**, 648—653 (1959). — ARNEMANN, W.: Über die Behandlung offener Bauchverletzungen. Bruns' Beitr. klin. Chir. **197**, 96—115 (1958). — ASANG, E.: Wandlungen in der Therapie entzündlicher Erkrankungen der Bauchspeicheldrüse. Langenbecks Arch. klin. Chir. **294**, 305—330 (1960).
BAUER, K. H.: Verkehrsunfälle. Ein tragischer Tribut an den Triumph der Technik. Ciba Symposion **5**, 148—161 (1957). — BAUERS, H.-G.: Isolierte Gallenblasenruptur durch stumpfes Bauchtrauma. Zbl. Chir. **85**, 654—656 (1960). — BEDACHT, R.: Zur Diagnose und Therapie der stumpfen Pankreasverletzung. Chirurg **32**, 561—566 (1960). — BENZER, H.: Zur diagnostischen Bedeutung der Leukocytose in der Unfallchirurgie. Mschr. Unfallheilk. **63**, 9—17 (1960). — BERCHTOLD, R.: Über die chirurgischen Indikationen bei der akuten und chronischen Pancreatitis. Schweiz. med. Wschr. **92**, 1655 (1962). — BERMANN, J. K., D. HABEGGER, D. C. FIELDS, and W. L. KILMER: Blood studies as an aid in differential diagnosis of abdominal trauma. J. Amer. med. Ass. **165**, 1537—1541 (1957). — BIGGS, TH. N., A. C. BEALL JR., W. B. GORDON, G. C. MORRIS JR., and M. E. DE BAKEY: Surgical management of civilian colon injuries. J. Trauma **3**, 484—491 (1963). — BICKFALVI, A., u. K. RUILE: Das stumpfe Bauchtrauma unter besonderer Berücksichtigung der extraabdominellen Begleitverletzungen. Bruns' Beitr. klin. Chir. **209**, 330—354 (1964). — BILLIA, P., et C. RODELLA: I traumi chiusi dell'addome. Arch. ital. Chir. **87**, 70—115 (1961). — BLAHA, H.: Dickdarmperforationen. Chirurg **36**, 267—270 (1965). — BLANDY, J. P., D. C. HAMBLEN, and W. F. KERR: Isolated injury of the pancreas from non-penetrating abdominal trauma. Brit. J. Surg. **47**, 150—155 (1959). — BLUMBERG, L., and L. STEIN: Traumatic pancreatitis complicated by pleural effusion. S. Afr. med. J. **36**, 189 (1962). — BÖHLER, L., u. M. A.: Operierte geschlossene intraperitoneale Organverletzungen aus den österreichischen Unfallkrankenhäusern über 386 Fälle mit positivem Befund. H. 65, H. z. Unfallheilk. Berlin-Göttingen-Heidelberg: Springer-Verlag 1960. — BOLEY, S. J., W. M. P. MCKINNON, and S. S. SCHWARTZ: Traumatic rupture of the spleen in children. Surg. Gynec. Obstet. **109**, 78—89 (1959). — BRANŽOVSKÝ, T.: Zur zweizeitigen Leberruptur bei Kindern. Zbl. Chir. **84**, 1629—1631 (1959). — BRICKLEY, H. D., A. KAPLAN, R. J. FREEARH, and C. BROECOLO: Immediate and delayed rupture of the extrahepatic biliary tract following blunt abdominal trauma. Amer. J. Surg. **100**, 107—109 (1960). — BROSIG, B.: Subtotale Dünndarmresektion als Folge eines stumpfen Bauchtraumas. Zbl. Chir. **85**, 2211—2213 (1960); — Zur Diagnose der ein- und zweizeitigen Milzruptur. Zbl. Chir. **85**, 483—485 (1960). — BSTEH, F. X.: Isolierte Zerreißung der Bauchspeicheldrüse durch Pfählung vom Skrotum her. Zbl. Chir. **81**, 1275—1278 (1959). — BUCHBORN, E., u. H. SCHWIEGK: Schock und Kollaps in G. BERGMANN, W. FREY und H. SCHWIEGK. Handbuch d. Inneren Medizin. 4. Aufl. Bd. IX, 1. Berlin-Göttingen-Heidelberg: Springer Verlag 1960. — BÜCHERL, E. S.: Neue Gesichtspunkte zur chirurgischen Behandlung unter den Bedingungen der Vita reducta. Z. org. Chir. **179**, 3, 237 (1964; Verh. dtsch. Ges. inn. Med. **69**, 40—59 (1963). — BÜRKLE DE LA CAMP, H.: Das akute Abdomen in der Unfallchirurgie. Medizinische **1952**, 475—479.
CARLSON, P., B. D. AVERBOOK, and S. PEARSON: Traumatic lacerations of the liver. Amer. Surg. **28**, 74—82 (1962). — CHILDRESS, M. E., and O. F. GRIMMES: Immediate and remote sequelae in traumatic diaphragmatic hernia. Surg. Gynec. Obstet. **113**, 573 (1961). — CURRIE, R. A., A. L. WATNE, E. F. HEISKELL JR., and W. H. GERWIG JR.: Blunt abdominal Trauma. Amer. J. Surg. **107**, 321—328 (1964).
DELOYERS, L.: Les traumatismes non pénétrants de l'abdomen. Soucis d'urgence, diagnostic des lésions et leur traitement. Acta orthop. belg. **24**. Suppl. 2, 97—111 (1958). — DERRA, E.: Der heutige Stand der Milzchirurgie. Mschr. Unfallheilk. **56**, 142 (1953). — DÉTRIE, PH.: L'hémobilie traumatique. J. (Paris) de Chir. **83**, 185—198 (1962). — DICK, W.: Dünndarm und Ileus, in DIEBOLD, O., H. JUNGHANNS, L. ZUKSCHWERDT. KlinischeChirurgie für die Praxis, Bd. III. Stuttgart: Gg. Thieme Verlag 1962. — DOR, J., V. DOR, G. GUERINEL, J. M. RODDE, et J. J. PESCHARD: Les traumatismes thoraco-abdominaux. XX. Congr. Intern. de Chirurgie, Rom, 1963, 217. — DUPREZ, A., J.-P. FLAMAND, P. KINNAERT et J. VAN GEERTRUYDEN: Elements de pronostic dans les traumatismes abdominaux. XX. Congr. Intern. de Chirurgie, Rom, 1963, 645. — DYUVARA, R., u. P. BURCHI: Lebersequestration nach einem geschlossenen Brustkorbtrauma. Zbl. Chir. **89**, 1464 (1964).

Eklund, A. E.: Retroperitoneal rupture of the duodenum due to non-penetrating abdominal trauma. Acta chir. scand. 116, 36—43 (1958).
Fiedler, H. H.: Postraumatische akute Pankreasnekrose im Kindesalter. Zbl. Chir. 88, 1252 1258 (1963). — Fischer, A. W.: Die Operationen am Zwerchfell. Bier-Braun-Kümmell, Chir. Operationslehre, 7. Aufl. Leipzig: J. A. Barth-Verlag 1952. — Fitzgerald, J. B., E. St. Crawford and M. E. De Bakey: Surgical considerations of non-penetrating abdominal injuries. An analysis of 200 cases. Amer. J. Surg. 100, 22—29 (1960). — Fletscher, W. S., D. E. Mahnke, and J. C. Dumphy: Complete division of the common bile duct to blunt trauma. Report of a case and review of the literature. J. Trauma 1, 87—95 (1961). — Franke, D., u. K.-U. Timme: Ein Beitrag zur Erstversorgung von größeren Leberverletzungen. Berl. Med. 14, 575—578 (1963). — Fricke, E.: Unfallzusammenhang von Ileus und stumpfes Bauchtrauma. Mschr. Unfallheilk. 66, 253—255 (1963). — Fritsch, A.: Zur klinischen Auswertung der Pankreatikographie. Zbl. Chir. 83, 1626—1631 (1958). — Frühwald, W.: Dünndarminvagination nach einem stumpfen Bauchtrauma. Münch. med. Wschr. 100, 1772—1773 (1958). — Fuss, H.: Milzverletzungen beim Gesunden und ihre Folgen. Vortrag prakt. Chir. H. 43. Stuttgart: F. Enke-Verlag 1955.

Geisthövel, W., u. R. Zimmermann: Die stumpfen Bauchverletzungen. Ihre Erkennung, Behandlung und Begutachtung. H. Unfallheilk. H. 64, 2—85 (1960). — Gergen, M., u. F. Byloff: Spätergebnisse nach isolierten Leberverletzungen bei stumpfen Bauchverletzungen. Zbl. Chir. 85, 523—525 (1960). — Giardini, F., e V. M. Venuti: La rottura retroperitoneale del duodeno da trauma chiuso dell' addome. Ann. ital. Chir. 36, 228 (1959). — Gieseler, H. J.: Anatomische und experimentelle Untersuchungen zur Mechanik und Symptomatologie der traumatischen Milzrupturen. Habilitationsschrift, Würzburg 1963. — Gieseler, H., u. A. Wilhelm: Traumatische Milzrupturen. Chir. Praxis 6, 331—337 (1962). — Glimm, G.: Zur Behandlung schwerer stumpfer Bauchverletzungen. Zbl. Chir. 84, 1049—1054 (1959). — Gögler, E.: Unfallopfer im Straßenverkehr. Documenta Geigy, Series chirurgica, H. 5, 1962. — Grill, W.: Zur Klinik und Therapie der traumatischen Zwerchfellhernie. Bruns' Beitr. klin. Chir. 195, 68 (1957). — Gross, Ph.: Erkennung und Behandlung der subkutanen Milzruptur unter besonderer Berücksichtigung der zweizeitigen Ruptur. Zbl. Chir. 86, 1339—1345 (1961); — Zur kindlichen traumatischen Milzruptur. Bruns' Beitr. klin. Chir. 208, 396—402 (1964). — Grujić, M.: La tactique therapeutique dans le traitement des polytraumatises. XX. Congr. Intern. de Chirurgie, Rom, 1963, 529. — Gütgemann, A., u. W. Richter: Über die dringlichoperative Versorgung kombinierter Verletzungen mehrerer Körperhöhlen. Münch. med. Wschr. 106, 569—574 (1964).

Hamelmann, H., u. W. Grill: Zur Therapie subkutaner Pankreasverletzungen. Bruns' Beitr. klin. Chir. 196, 240—247 (1958). — Hegemann, G.: Allgemeine Operationslehre in M. Kirschner, N. Guleke und R. Zenker, Allgem. u. Spez. Operationslehre, Bd. I, 2. Teil. Berlin-Göttingen-Heidelberg: Springer Verlag 1958. — Heim, W.: Geschlossene Brustkorb- und Bauchverletzungen. Dtsch. med. J. 9, 17—24 (1958). — Heinrich, G.: Zur Differentialdiagnose gastro-intestinaler Blutungen nach stumpfen Bauchtraumen. Ärztl. Wschr. 13, 1084—1086 (1958). — Helmig, H.: Quere Darmruptur durch stumpfes Bauchtrauma. Z. Unfallheilmed. Berufskr. 51, 10—13 (1958). — Hellström, S.: Closed injury of the liver. An analysis of a serie of 300 cases. Acta chir. scand. 122, 490 (1961). — Hernández-Richter, J.: Schußverletzungen des Brust- und Bauchraumes. Ergebn. Chir. Orthop. 45, 1—28 (1962). — Hess, W.: Pankreas und Milz in O. Diebold, H. Junghanns, L. Zukschwerdt, Klinische Chirurgie für die Praxis. Bd. III. Stuttgart: Gg. Thieme Verlag 1962. — Hicken, N. F., A. J. Mc. Allister, and P. Clark: Treatment of hepatic injuries. J. int. Coll. Surg. 34, 281 (1960). — Hodge, J.: Traumatic rupture of the spleen associated with portal cirrhosis, portal hypertension and congestive splenomegaly. Amer. Surg. 25, 214—218 (1959). — Holle, F.: Stumpfe Bauchverletzungen. Med. Klin. 58, 293—312 (1963). — Hollender, L., Ch. Viville, E. Schvingt, et M. Adloff: Les lésions traumatiques du pancreas. Etude clinique et indications thérapeutiques. Arch. Mal. Appar. dig. 51, 649—657 (1962). — Howell, J. F., G. R. Burrus and G. J. Jordans jr.: Surgical management of pancreatic injuries. J. Trauma 1, 32 (1961). — Huff, J. E., B. N. Blach, and L. G. Bartholomew: Regional enteritis following acute trauma to the abdomen. J. Amer. med. Ass. 180, 491—492 (1962).

Jung, O. S., K. V. Cammack, M. Dodds, and G. H. Curry: Traumatic rupture of the spleen. Amer. J. Surg. 101, 357—365 (1961). — Just, O. H.: Leberfunktion und operativer Eingriff. Anästhesie-Tagung, Heidelberg. Stuttgart: Gg. Thieme Verlag 1964. — Juzbasic, D.: Dickdarm in O. Diebold, H. Junghanns, L. Zukschwerdt, Klinische Chirurgie für die Praxis, Bd. III. Stuttgart: Gg. Thieme Verlag 1962.

Kern, E.: Die akuten Erkrankungen der Bauchspeicheldrüse, unter besonderer Berücksichtigung der leichteren Formen und ihrer Bedeutung für die Chirurgie. Ergebn. Chir. Orthop. 43, 1—76 (1960). — Kertesz, T., u. E. Zahumensky: Ungewöhnliche Fremdkörper im Mastdarm. Zbl. Chir. 87, 1781—1783 (1962). — Kessler, V. J.: Retroperitoneal novocain block in differential diagnosis of the injury in blunt abdominal trauma. Vestn. Chir. (Moskau) **84**, 39 (1960). — KLEIN, R. R., and R. A. SCARBOROUGH: Traumatic perforations of the rectum and distal colon. Amer. J. Surg. **85**, 515—522 (1953). — KLEINASSER, L. R., and H. WARSCHAU: Perforation of the Sigmoid colon during Barium enema. Ann. Surg. **135**, 560 (1952). — KLICKSTEIN, G. D., R. T. EDMUNDS, and P. D. ALLEN: Immediate laparotomy in penetrating wounds of the abdomen. N. Y. St. J. med. **62**, 3923 (1962). — KÖLE, W.: Die traumatische Ruptur der normalen Milz, eine experimentelle Studie zur Mechanik ihrer Entstehung. Langenbecks Arch. klin. Chir. **278**, 345—360 (1954). — KOLEŠOV, V. I.: On rational operative approach to subdiaphragmatic space and organs of the upper part of abdomen. XX. Congr. Intern. de Chirurgie, Rom 1963, 262. — KORB, E.: Beitrag zur Behandlung der Pankreasruptur. Zbl. Chir. **83**, 67—71 (1958). — KOURIAS, B.: Les grands traumatismes non penetrants de l'abdomen. Bull. de la Société Internationale de Chirurgie Tome XXI, Nr. 3, 217—253 (1963). — KRÄTZIG, W.: Subcutane Dünndarmperforation beim Fußballspiel. Zbl. Chir. **80**, 433—435 (1955). — KRAUSS, H.: Chirurgische Dringlichkeitskategorien bei Massenkatastrophen. Langenbecks Arch. klin. Chir. **308**, 22—31 (1964). — KÜHNE, H., u. K. LEIMSNER: Verätzungen an Oesophagus und Magen. Vortr. prakt. Chir. H. 56. Stuttgart: F. Enke Verlag 1960. — KÜMMERLE, F.: Über Erfahrungen mit der Noble'schen Operation. Tg. Mittelrh. Chir. Vereinig. 1959; — Die stumpfen Bauchverletzungen, ihre Erkennung und Behandlung. Vortr. prakt. Chir. H. 59, 510. Stuttgart: F. Enke-Verlag 1959. — KULUNCSICH, J.: Die stumpfen Milzzerreißungen. Zbl. Chir. **86**, 933—942 (1961). — KUNZ, H.: Das akute Abdomen. München u. Berlin: Verlag Urban & Schwarzenberg 1960.

LANZARA, G.: Le pseudocistici traumatiche del pancreas (Contributo casistico). Minerva chir. **18**, 163—168 (1963). — LARGHERO, P., and F. GIURIA: Traumatic rupture of the spleen. Surg. Gynec. Obstet. **92**, 385—403 (1951). — LAVACCA, M. N.: A survey of traumatic ruptured spleen. J abdom. Surg. **3**, 7—9 (1961). — LEHNER, A.: Die Versorgung von Leberverletzungen. Z. Unfallmed. Berufskr. **44**, 58—63 (1951). — LETTON, A. H., and J. P. WILSON: Traumatic severance of pancreas, treated by Roux-Y-Anastomoses. Surg. Gynec. Obstet. **109**, 473—478 (1959). — LEYEN VON DER, U. E.: Die traumatische Pseudocyste des Pankreas beim Kind. Zbl. Chir. **88**, 1249—1251 (1963). — LINDENSCHMIDT, TH.-O.: Traumatischer Schock. Chirurg **36**, 145—149 (1965). — LINDNER, J.: Leberfunktion und operativer Eingriff aus pathologischer Sicht. Anästhesie-Tg. Heidelberg. Stuttgart: G. Thieme Verlag 1964. — LÖHR, B., u. C. SONDER: Über das Kontusionssyndrom und die funktionellen Spätstadien nach stumpfen Thoraxtraumen. Langenbecks Arch. klin. Chir. **281**, 10 (1955).

MCALLISTER, A. J., N. F. HICKEN, and P. CLARK: Practical problems in the treatment of hepatic trauma. Amer. Surg. **27**, 529—532 (1961). — McCOST, J. J.: Rupture or laceration of the liver by nonpenetrating trauma. Radiology **78**, 49—57 (1962). — MARGGRAF, W.: Ursachen unterschiedlicher Schocksituationen in der Unfallchirurgie und die zu ergreifenden Gegenmaßnahmen. Chirurg **35**, 289—295 (1964). — MASON, J. D.: The expectant management of abdominal stab wounds. J. Trauma **4**, 210—218 (1964). — MASSHOFF, W.: Allgemeines zur Vita reducta. Verhandlungen der Deutschen Gesellschaft für innere Medizin 69. Kongreß 1963, J. F. Bergmann-Verlag in München. — MAUGHON, J. S., P. O. GEIB, and M. F. LENHARDT: Splenic trauma an increasing problem. Surgery **49**, 477—485 (1961). — MAURER, G.: Zum heutigen Stand der Therapie akuter Pankreaserkrankungen. XIX. Congrès de la Société Internationale de Chirurgie, Dublin, 1961. — MAURER, G., u. H. SCHÄFER: Das stumpfe Bauchtrauma. Chirurg, **36**, 263—267 (1965). — MELNIKOV, A.: De la résection du foie. Rapports de la déégation soviétique. 16. Congr. Int. Chir. Copenhague 1955. Editions en Langues Etrangeres, Moscou, 1955. — MERENDINO, K. A., D. H. DILLARD, and E. E. CAMMOCK: The concept of surgical biliary decompression in the management of liver trauma. Surg. Gynec. Obstet. **117**, 285—293 (1963). — MIKAT, B.: Die Bundesstatistik der gewaltsamen Todesfälle unter besonderer Berücksichtigung des Todes im Verkehr. H. Unfallheilk. H. 55, 14 (1957). — MÖRL, F.: Der subphrenische Abszeß in M. ZETKIN, E. H. KÜHTZ „Die Chirurgie des Traumas", Bd. III, 372. Berlin: VEB Verlag Volk und Gesundheit 1958. — MORAN, J. E.: Diagnosis and management of abdominal injuries. J. abdom. Surg. **3**, 65—68 (1961). — MOORE, R. N., and A. O. SINGLETON JR.: Penetrating wounds of the abdomen. Amer. J. Gastroent. **32**, 485—499 (1959). — MOORHEAD, J. J.: Clinical traumatic surgery. Philadelphia u. London: J. B. Saunders 1945.

NIKOLAI, N.: Nierenstielabriß und Leberruptur. Mschr. Unfallkeilk. **67**, 84—88 (1964). — NISHIDA, S.: Experimental study on traumatic lesion of the pancreas and treatment of its cut-end. Arch. jap. Chir. **27**, 707—735 (1958) u. Z. org. Chir. **153**, 106 (1959). — NISSEN, R.: Operative Unfälle in der Bauchchirurgie und ihre Korrektur. Langenbecks Arch. klin. Chir. **295**, 385—399 (1960); — Dringlichkeitskategorien bei Massenkatastrophen und Notfallhilfe bei Bauchverletzungen. Z. Unfallmed. Berufskr. **54**, 3—16 (1961); — Pancreatitis. Helv. chir. Acta **30**, 174—193 (1963). — NGUYEN TRINK CO, VAN DO DUC u. A. K. SCHMAUSS: Die traumatische Milzruptur in tropischen Gebieten. Bruns' Beitr. klin. Chir. **209**, 26—38 (1964). —

Nöller, F.: Traumatische Darmperforationen bei Hernienträgern. Zbl. Chir. 89, 1690—1694 (1964). — Oberniedermayr, A.: Die stumpfen Bauchverletzungen im Kindesalter. Langenbecks Arch. klin. Chir. 304, 583 595 (1963). — Parson, R., and J. E. Thompson: Traumatic rupture of the spleen from nonpenetrating injuries. Amer. Surg. 47, 214—221 (1950). — Paschold, K.: Über Leber- und Gallenblasenverletzungen. Bruns' Beitr. klin. Chir. 197, 359—371 (1958). — Patton, T. B., and C. G. Johnston: Portal hypertension as the result of penetrating abdominal trauma. Amer. Surg. 99, 651—655 (1960). — Patterson, F. M. S.: Traumatic wounds of the liver. Amer. J. Surg. 104, 808—811 (1962). — Pellerin, D., et J. Bienayme: Les traumatismes de l'abdomen de l'enfant. Ann. clin. infant. 3, 175—182 (1962). — Petri, W.: Über pathologische Prozesse im Retroperitonealraum und ihre Beziehungen zur Bauchhöhle. Z. Urol. 57, 350—353 (1964). — Pfahler, R.: Ein Beitrag zum Bild der stumpfen Bauchverletzung im Kindesalter. Zbl. Chir. 84, 1767—1777 (1959). — Pfeifer, K.: Beitrag zur zweizeitigen Milzruptur. Zbl. Chir. 77, 713—716 (1952). — Picard, J.: Rupture traumatique du foie traiteé avec succés par hépatectomie droite rég1eé d'urgence. Mém. Acad. Chir. 86, 315—323 (1960). — Pichlmayr, J., u. W. Stich: Der bilirubinostatische Ikterus, eine neue Ikterusform beim Zusammentreffen von Operationen, Narkose und Bluttransfusion. Klin. Wschr. 40, 665 (1962). — Poigenfürst, J.: Einleitung zu den Behandlungsergebnissen der stumpfen Bauchverletzungen. H. Unfallheilk., H. 65, 3—5 (1960); — Behandlungsergebnisse aus dem Arbeitsunfallkrankenhaus Wien XX. H. Unfallheilk. H. 65, 6—18 (1960); — Stumpfe Bauchverletzungen bei Jugendlichen. Chir. Prax. 2, 165—169 (1960). — Popper, H. Ph. D., and F. M. S. Schaffner: Die Leber. Struktur und Funktion. Stuttgart: Gg. Thieme Verlag 1961. — Poulos, E.: Hepatic resection for massive liver injuries. Amer. Surg. 157, 525—531 (1963).

Rathcke, L.: Chirurgie des Dünndarms. Langenbecks Arch. klin. Chir. 298, 447—457 (1961); — Leber und Gallenwege in O. Diebold, H. Junghanns, L. Zukschwerdt „Klinische Chirurgie für die Praxis". Bd. III. Stuttgart: Gg. Thieme Verlag 1962. — Reichert, K.: Sportverletzungen an der Chirurgischen Klinik der Universität Würzburg in den Jahren 1951—1960. Inaug. Diss. Würzburg 1963. — Reifferscheid, M.: Zur Klinik der Leberverletzung. Langenbecks Arch. klin. Chir. 288, 361—385 (1958). — Reissigl, H.: Zweckmäßige Schockbekämpfung. Med. Welt 5, 232—240 (1964). — Requarth, W.: Indications for operation for abdominal trauma. Surgery 46, 461—465 (1959). — Resow, L.: Zur Anzeigestellung der Steckgeschoßentfernung auf Grund des Krankengutes der Chirurgischen Univ.-Klinik zu Göttingen von 1914/18 und 1939/42. Inaug.-Diss. Göttingen 1942. — Roof, W. R., G. C. Morris Jr., and M. E. de Bakey: Management of civilian colon injuries. Dis. Colon Rect. 4, 115—121 (1961). — Root, G. T., and B. H. Christensen: Early surgical treatment of abdominal injuries in the traffic victim. Surg. Gynec. Obstet. 105, 264—269 (1952). — Rossetti, M.: Chirurgische Therapie der exokrinen Pankreaserkrankungen in N. Henning, K. Heinkel u. H. Schön: Pathogenese, Diagnostik, Klinik u. Therapie der Erkrankungen des exokrinen Pankreas. Stuttgart: F. K. Schattauer-Verlag 1964. — Roux, G., H. Baumel et J. Vidal: Traitement chirurgical des plaies du foie. Ann. Chir. 14, 929—935 (1960).

Sandblom, Ph.: Biliary tract hemorrhage (hemobilia) XX. Congr. Intern. de Chirurgie, Rom, 1963, 867. — Schega, H.W.: Die traumatische Darmstenose als Spätfolge einer stumpfen Bauchverletzung. Mschr. Unfallheilk. 60, 293—300 (1957). — Schima, E.: Isolierter Abriß des Appendix vermiformis durch stumpfes Bauchtrauma. Bruns' Beitr. klin. Chir. 208, 344—345 (1964). — Schink, W.: Zur Chirurgie des frischen Unfalls. Mschr. Unfallheilk. 71, 226 (1962). — Schmid, R.: Beitrag zur kompletten Pankreasruptur. Zbl. Chir. 82, 1623—1625 (1957). — Schulz van Treeck, A.: Die Verletzungen im Hals-, Nasen- und Ohrengebiet. Verletzungen der Speiseröhre in M. Zetkin u. E. H. Kühtz. Die Chirurgie des Traumas, Bd. II. Spez. Unfallchirurgie, Erstversorgung u. Frühkomplikationen. Berlin: VEB-Verlag Volk u. Gesundheit 1956. — Schumann, H. D.: Die diagnostische Bedeutung der Blutbildveränderungen bei stumpfer Bauchverletzung. Bruns' Beitr. klin. Chir. 189, 232—256 (1954). — Schüttenmeyer, W.: Die operative Versorgung von Bauchwandbrüchen mit Perlonnetzen. Zbl. Chir. 87, 1409—1411 (1962). — Schwabe, H.: Durchtrennung des Pankreasganges nach Bauchtrauma. Mschr. Unfallheilk. 65, 412—414 (1962). — Schwaiger, M.: Zur Operation der echten und falschen Zwerchfellhernien. Arch. klin. Chir. u. Dtsch. Z. Chir. 282, 366—374 (1955). — Schvingt, E., et Ch. Viville: A propos des contusions de l'abdomen: plaie de la veine mésentérique supérieure. Strasbourg méd. 12, 612—615 (1961). — Shaftan, G. W.: Indications for operation in abdominal trauma. Amer. J. Surg. 5, 657—664 (1960). — Singer, H.: Leberchirurgie im Kindesalter. Münch. med. Wschr. 47, 2137—2143 (1964). — Slany, A.: Die stumpfen Bauchverletzungen, ihre Erkennung und Behandlung. Wien: W. Maudrich 1948. — Spängler, H.: Stumpfe Bauchverletzungen. J. int. Coll. Surg. 33, 499 (1963). — Sparkman, R. S., and M. J. Fogelmann: Wounds of the liver. Review of 100 cases. Ann. Surg. 5, 690—717 (1954). — Spath, F.: Stumpfe Bauchverletzungen. Dtsch. med. J. 6, 714—720 (1955). — Spohn, K.: Über die subcutane Ruptur des Duodenum durch stumpfes Trauma.

Mschr. Unfallheilk. **52**, 44—50 (1952). — STEINER, H.: Ein bemerkenswerter Fall von Leberruptur. Wien klin. Wschr. **69**, 429—430 (1957); — Das Spätschicksal der Leberverletzungen. Mschr. Unfallheilk. **65**, 128—131 (1962). — STELZNER, F.: Rectum und Anus in O. DIEBOLD, H. JUNGHANNS, L. ZUKSCHWERDT Klinische Chirurgie für die Praxis. Bd. III. Stuttgart: Gg. Thieme Verlag 1962; — Die Retroperitonitis. Bruns' Beitr. klin. Chir. **200**, 229—248 (1960). — STOECKEL, H.: Bluttransfusion und Leberfunktion. Anaesthesie-Tg. Heidelberg. Stuttgart: Gg. Thieme Verlag 1964. — STOJANOVIĆ, V. K., D. VASILJEVIĆ, B. VUJADINOVIĆ, B. DRAGIĆEVIĆ et LJ. TOMIĆ: Tactique du chirurgien dans le traitement des traumatismes de l'abdomen et du pelvis. XX. Congr. Intern. de Chirurgie, Rom. 1963, 633. — STREICHER, H. J.: Die Chirurgie der Milz. Berlin-Göttingen-Heidelberg: Springer-Verlag 1961; — Die Indikation zur Splenektomie. Fortschr. Med. **80**, 247—251 (1962). — STUCKE, K.: Über Schußverletzungen der Gallenblase. Chirurg **17/18**, 73—78 (1946); — Leberchirurgie. Berlin-Göttingen-Heidelberg: Springer-Verlag 1959; — Pankreasverletzungen. Münch. med. Wschr. **103**, 688—694 (1961); — Hämobiliäres Syndrom. Ursachen, Klinik, Therapie. Chirurg **32**, 178—183 (1961); — Traumatologie des Pankreas. Vortr. 90. Tag d. Ver. Nordwestdtsch. Chirurgen Hamburg, 1962; — Stumpfe Bauchtraumen. Med. Klin. **58**, 620—624 (1963); — Traumatologie des Pankreas. Europäisches Pankreas-Symposion, Erlangen. Stuttgart: F. K. Schattauer-Verlag 1963; — Schußverletzung der Leberkuppel. Münch. med. Wschr. **106**, 907—908 (1964); — Stumpfe Oberbauchverletzungen. 92. Tg. d. Nordwestdtsch. Chirurgen, Hamburg, 1964. — STUCKE, K., u. H. BAYREUTHER: Die Chirurgie des Sägeunfalles. H. Unfallheilk. H. 49. Berlin-Göttingen-Heidelberg: Springer-Verlag 1955.

TAUBERT, E.: Die Chirurgie der Peritonitis. Chir. Praxis **1**, 17—25 (1960). — TEGTMEYER, F.: Die subcutane Ruptur der extrahepatischen Gallenwege. Chirurg **28**, 406—410 (1957).

UEBERMUTH, H.: Die Verletzungen des Bauches und der Bauchorgane in Chirurgie des Traumas Bd. II. Berlin: VEB Verlag Volk und Gesundheit 1957; — Neuere Gesichtspunkte zu Schock und Kollaps. Chir. Praxis **8**, 165—171 (1964).

VOIGTLAENDER, H.: Berstung des Rectosigmoids durch stumpfe Gewalt. Mschr. Unfallheilk. **8**, 347—352 (1964). — VOSSSCHULTE, K.: Verfahrenswahl, operative Technik und Nachbehandlung bei chirurgischen Maßnahmen am Pankreas. Ref. 90. Nordwestd. Chir. Kongr. Hamburg 1962; — Anwendung und Leistungsfähigkeit der Wiederbelebungsmethoden. Langenbecks Arch. klin. Chir. **308**, 243—264 (1964).

WACHSMUTH, W.: Die Peritonitis. Hauptvortrag 82. Dtsch. Chir. Kongr. München, 1965. — WATKINS, G. L.: Blunt trauma to the abdomen. Arch. Surg. **80**, 189—191 (1960). — WATZLAWIK, H. W., u. J. HORNTRICH: Zur subkutanen traumatischen Pankreasruptur und ihrer operativen Behandlung. Zbl. Chir. **86**, 2107—2115 (1961). — WELCH, C. E., and W. P. GIDDINGS: Abdominal trauma. A clinical study of 200 consecutive cases from the Massachusetts Hospital. Amer. J. Surg. **79**, 252—258 (1950). — WILDEGANS, H.: Die Krankheiten und Verletzungen des Dickdarms und Mastdarms. Neue Dtsch. Chirurgie, Bd. 67. Stuttgart: F. Enke Verlag 1959; — Verletzungen von Colon und Rectum. H. Unfallheilk. H. 66, 1961. — WIEMERS, K.: Anaesthesiologische Probleme bei Komplikationen nach Trauma. „Posttraumatische Komplikationen". Symposion, Kassel, 1965. — WILLIAMS, R. D., and R. M. ZÉLLINGER: Diagnostic and prognostic factors in abdominal trauma. Amer. J. Surg. **95**, 575—581 (1959). — WILLIAMS, R. D., and R. PATTON: Athletic injuries to the abdomen and thorax. Amer. J. Surg. **98**, 447 (1959). — WILLENEGGER, H.: Die Milz in H. HELLNER, R. NISSEN u. K. VOSSSCHULTE „Lehrbuch der Chirurgie" 3. Aufl. Stuttgart: Gg. Thieme Verlag 1962. — WILSON, H., and R. SHERMAN: Civilian penetrating wounds of the abdomen. Factors in mortality and differences from military wounds in 494 cases. Amer. Surg. **153**, 639—649 (1961). — WILSON JR., TH.: Traumatic hernia of the abdominal wall. Amer. J. Surg. **97**, 340—341 (1959). — WOLF, F.: Diskussion in Allgemeine Verletzungs-Chirurgie. 94. Tg. Nordwestdtsch. Chirurgen Hamburg, 1964. — WOLFF, H.: Verletzungen nach stumpfem Bauchtrauma. Z. ärztl. Fortbild. **56**, 599—605 (1962).

ZENKER, R.: Die Eingriffe in der Bauchhöhle. Allgem. und Spez. Operationslehre, 2. Aufl. Bd. VII. Berlin-Göttingen-Heidelberg: Springer-Verlag 1951. — ZLOHA, A. F.: Puncture of the abdominal cavity as an additional method of diagnosis of acute surgical diseases of the stomach. Klin. Chir. (Mosk.) **9**, 41—44 (1962). — ZUKSCHWERDT, L.: Bauchorgane. In: O. DIEBOLD, H. JUNGHANNS, L. ZUKSCHWERDT „Klinische Chirurgie für die Praxis" Bd. III. Stuttgart: Gg. Thieme Verlag 1962; — Die Entwicklung der Unfallchirurgie. Einführung. 94. Nordwestdtsch. Chirurgen, Hamburg, 1964, und Mschr. Unfallheilk. **68**, 146—149 (1965). — ZUSCHNEID, K.: Die Bedeutung der intraarteriellen Transfusion bei der Wiederbelebung. Langenbecks Arch. klin. Chir. **308**, 313—317 (1964).

Verletzungen der Aorta abdominalis, V. cava caudalis und der Beckengefäße
(M. Sperling)

Brosch, W.: Welche Möglichkeiten der Versorgung einer verletzten Vena cava stehen uns zur Verfügung. Zbl. Chir. **83**, 611—616 (1958).
Carstensen, G., L. Heinrichs u. H. Zillmer: Zur Klinik der gedeckten traumatischen Aortenruptur. Chirurg **32**, 219—223 (1961).
Deterling, R. A., and S. B. Bhonslay: Use of vessel grafts and plastic protheses for relief of superior vena caval obstruction. Surgery **38**, 1008—1026 (1955). — Dotzauer, G.: Nach G. Heberer: Zur operativen Behandlung traumatischer Rupturen und Aneurysmen der thorakalen Aorta. Langenbecks Arch. klin. Chir. **301**, 673—680 (1962).
Kümmerle, F.: Beitrag zur traumatischen Ruptur der thorakalen Aorta. 28. Tag. der Dtsch. Ges. f. Unfallheilkunde, Versicherungs-, Versorgungs- und Verehrsmedizin, 7. bis 10. 6. 1964 Würzburg.
Laustela, E., u. P. Tala: Experimenteller Ersatz der Vena cava superior durch Dacron-Gefäßprothesen. Chirurg **34**, 267—269 (1963).
Morris Jr., G. C., O. Creech Jr., and M. E. De Bakey: Acute arterial injuries in civilian practice. Amer. J. Surg. **93**, 565—570 (1957).
Ochsner, J. L., E. S. Crawford und M. E. De Bakey: Injuries of the vena cava caused by external trauma. Surgery **49**, 397—405 (1961).
Schmieden, V.: Ruptur der Vena cava inferior durch Überfahren. Naht der Vene. Dtsch. Z. Chir. **122**, 591—596 (1913).
Wanke, R.: Chirurgie der großen Körpervenen. Stuttgart: Georg Thieme Verlag 1956.
Zopff, G., u. O. Engelhard: Die Bedingungen für den Eintritt einer Luftembolie nach Eröffnung der Vena cava inferior. Zbl. Chir. **67**, 2166—2173 (1940).

Verletzungen des Urogenitalsystems. Verletzungen der Niere (H.-H. Teichmann)

Antonin, W.: Über die Bedeutung der Pyelographie bei Nierenverletzungen. Zbl. Chir. **55**, 2515—2518 (1928).
Baudisch, E., u. E. Baumann: Kontrastmittelschäden der Nieren nach angiographischen Untersuchungen. Z. Urol. **57**, 251—268 (1964). — Brante, G.: Ein durch partielle Resektion behandelter Fall von Nierenruptur. Die Bedeutung der Röntgenuntersuchung für die Behandlung. Acta chir. scand. **86**, 37—42 (1942).
Deuticke, P.: Über Nierenverletzungen und deren Spätfolgen. Wien. klin. Wschr. **1940 I**, 234—237. — Domrich, H.: Das Schicksal stumpfer Nierenverletzungen. Z. urol. Chir. **42**, 202 (1936); — Versuche über die Funktion verletzter Nieren. Z. Urol. **32**, 78—90 (1938); — Die stumpfe Nierenverletzung und ihre Folgezustände. Z. Urol. **33**, 337—381, 435—465, 521—541 (1939). — Downs, R. A., and A. L. Mewett: Hypertension due to subcapsular renal haematoma. J. Urol. **88**, 22—24 (1962). — Dozsa, E.: Über die subcutanen Nierenverletzungen und deren Spätfolgen. Z. urol. Chir. **42**, 222—230 (1936).
Fojtik, F., u. V. Capek: Beitrag zur geschlossenen Nierenverletzung im Kindesalter. Z. Urol. **56**, 341 (1963).
Grauhan, M.: Die Bedeutung der speziellen urologischen Untersuchung für die Indikationsstellung bei der Behandlung frischer Verletzungen des Harntraktes. Zbl. Chir. **56**, 2882 bis 2891 (1929).
Hammel, H.: Subcutane Nierenverletzung und Ausscheidungsurographie. Z. urol. Chir. **41**, 502—507 (1936). — Hermann, H. B.: Nierenrupturen. Z. urol. Chir. **42**, 115—122 (1936). — Hodges, C. V., D. R. Gilbert, and W. W. Scott: Renal trauma. A study of 71 cases. J. Urol. **66**, 627—637 (1951). — Holle, F.: Grundriß der gesamten Chirurgie. II. 1135. Berlin-Göttingen-Heidelberg: Springer 1960.
Lamesch, A.: Die Bedeutung der Angiographie bei Nierenruptur. Langenbecks Arch. klin. Chir. **305**, 168—173 (1964). — Ljundggren, E.: Die Bedeutung der Pyelographie bei subcutanen Nierenverletzungen. Z. Urol. **30**, 650—662 (1936). — Lurz, L., u. H. Lurz: Die Eingriffe an den Harnorganen, Nebennieren und männlichen Geschlechtsorganen. Allg. und spez. Chirurgische Operationslehre. 2. Aufl. 168—171. Berlin-Göttingen-Heidelberg: Springer 1961. — Lutzeyer, W., R. Schautz u. K. D. Ebbinghaus: Versorgung von Parenchymdefekten der Niere nach Teilresektion und Teilamputation. Langenbecks Arch. klin. Chir. **293**, 494—512 (1960).
Maintz, G.: Behandlungsvorschläge und Ergebnisse bei stumpfen Nierenverletzungen. Langenbecks Arch. klin. Chir. **282**, 948 (1955) (Kongreßbericht). — Malatray, A., et B. Bastien: Rupture latente du rein. Bull. méd. (Paris) **38**, 257—258 (1938). — Moser, H.: Ein Beitrag zur Frage der Indikationsstellung bei frischen Nierenverletzungen. Wien. klin. Wschr. **65**, 125 (1953).

Orth, O.: Chirurgische Einstellung bei Nierenverletzungen. Zbl. Chir. 77, 64—66 (1952).
Priestley, J. T., and F. Pilcher: Traumatic lesions of the kidney. Amer. J. Surg. 40, 357—364 (1938).
Rodeck, G., u. J. Knappe: Zur Behandlung stumpfer Nierenverletzungszustände und ihrer Folgen. Dtsch. med. Wschr. 18, 603 (1959).
Sargent, J. G.: Injuries of the kidney with special reference to early and accurate diagnosis through pyelography. J. Amer. Ass. 115, 822—826 (1940). — Sauls, C. L., and R. M. Nesbit: Pararenal pseudocysts. A report of four cases. J. Urol. 87, 288—296 (1962). — Stirling, W. C.: Traumatism of the kidney. Report of twenty-seven cases. An experimental and clinical study. Brit. J. Urol. 8, 1—21 (1936).
Wildbolz, H.: Lehrbuch der Urologie. 3. Aufl. 138—147. Berlin-Göttingen-Heidelberg: Springer 1952. — Wood, A. H.: Diagnosis and treatment of trauma to the kidney. J. Urol. 37, 437—465 (1937).

Verletzungen der Harnblase, der Harnröhre, des Scrotums, der Hoden und des Penis (H. Zillmer)

Alken, C. F.: Leitfaden der Urologie, Stuttgart: Georg Thieme Verlag 1955.
Boeminghaus, H.: Urologie. Werkverlag Dr. Edmund Banaschewski 1960. — Boshammer, R.: Lehrbuch der Urologie. Stuttgart: Gustav Fischer Verlag 1963.
Emmett, J. L.: Clinical Urography. Philadelphia and London: W. B. Saunders Company 1964.
Garrè, C., R. Stich u. K. H. Bauer: Lehrbuch der Chirurgie. Berlin, Göttingen, Heidelberg: Springer Verlag 1958.
Handbuch der Urologie. Herausgegeben von C. F. Alken, V. W. Dix, H. M. Weihrauch, E. Wildbolz. Berlin, Göttingen, Heidelberg: Springer Verlag 1959. — Holle, F., u. E. Sonntag: Grundriß der gesamten Chirurgie. Berlin, Göttingen, Heidelberg: Springer Verlag 1960.
Karcher, G.: Kurzlehrbuch der Urologie. Stuttgart: Friedrich-Karl Schattauer Verlag 1963. — Keller, J.: in Medizinische Praxis, Band 37, Urologie. Dresden und Leipzig: Theodor Steinkopff Verlag 1958.
Minder, J.: Lehrbuch der Urologie. Bern und Stuttgart: Medizinischer Verlag Hans Huber 1953.
Lurz, L., u. H. Lurz: Die Eingriffe an den Harnorganen, Nebennieren und männl. Geschlechtsorganen in allgemeine und spezielle Operationslehre von M. Kirschner, Band 8.
Rumpel, O.: Chirurgie der Harnorgane. Leipzig: Verlag Joh. Ambros. Barth 1941.
Schlagintweit, F.: Urologie des praktischen Arztes. Berlin-München: Verlag Urban & Schwarzenberg 1947. — Schmieden, V., u. A. W. Fischer: Der chirurgische Operationskursus. Leipzig: Verlag von Joh. Ambr. Barth 1930. — Stähler, W.: Klinik und Praxis der Urologie. Stuttgart: Georg Thieme Verlag 1959.
Übelhör, R.: Therapie und Praxis, 3. Auflage, Heft 11, Urologie. Wien, Innsbruck: Urban & Schwarzenberg 1958.
Voelker, F., u. H. Wossidlo: Urologische Operationslehre. Leipzig: Thieme Verlag 1921.
Wildbolz, H.: Lehrbuch der Urologie. Berlin, Göttingen, Heidelberg: Springer Verlag 1952.
Zillmer, W.: Kriegschirurgie im Reservelazarett, 3. Auflage. Dresden und Leipzig: Verlag von Theodor Steinkopff 1944.

Pfählungsverletzungen (H. Gieseler)

Breitner, B.: Typische Wintersportverletzungen der Weichteile und inneren Organe. Münch. med. Wschr. 6, 209—218 (1936).
Ehalt, W.: Über Pfählungsverletzungen. Bruns' Beitr. klin. Chir. 152, 157—160 (1931). — Esser, F.: Eine seltene Pfählungsverletzung. Münch. med. Wschr. 45, 1833 (1936).
Grabherr, E.: Zur Kasuistik und Mechanik typischer Pfählungsverletzungen. Zbl. Chir. 47, 2742—2744 (1933).
Helmig, H.: Zum Problem der Pfählungsverletzungen. Bruns' Beitr. klin. Chir. 196, 32—41 (1958). — Hörhold, K.: Pfählungsverletzungen. Chirurg 34, 256—260 (1963).
Köle, W.: Über perineale Pfählungsverletzungen ungewöhnlicher Art. Klin. Med. 5, 542 (1950). — Korn, R.: Zur Behandlung von Pfählungsverletzungen. Zbl. Chir. 22, 781—783 (1943).
Ladwig, A.: Pfählungsverletzungen. Zbl. Chir. 3, 106—112 (1955). — Lexer, K.: Pfählungsverletzungen. Münch. med. Wschr. 1914 II, 654.
Madelung, O. W.: Über eine typische Form von Pfählungsverletzung des Unterleibs. Dtsch. med. Wschr. 1, 4—5 (1890); — Die Pfählungsverletzungen des Afters und des Mastdarms. Langenbecks Arch. klin. Chir. 137, 1—80 (1925).

NEUMANN, A.: Über die im Krankenhaus Friedrichshain von 1880 bis 1898 beobachteten Pfählungen. Dtsch. med. Wschr. **33**, 541—544 (1899).

RITTER, A.: Über Neosalvarsanbehandlung von Mundhöhlenwunden. (Pfählung durch den Mund.) Münch. med. Wschr. 18, 672—673 (1922). — RÖDING, H.: Retroperitoneale Duodenalruptur durch Pfählung. Mschr. Unfallheilk. **63**, 24—31 (1960).

SCHMITT, W.: Bericht über schwere transthorakale Pfählungsverletzungen. Zbl. Chir. **9**, 999 (1949). — SCHUBERT, K. L.: Eine seltene Holzsplitterverletzung. Mschr. Unfallheilk. **46**, 86—92 (1939). — STEINTHAL, K.: Unfallverletzungen. In: Handbuch der ges. Unfallheilkunde. Bd. 1, 83 und 89. Stuttgart: Ferd. Enke Verlag 1932. — STIASSNY, S.: Über Pfählungsverletzungen. Bruns' Beitr. klin. Chir. **28**, 351—422 (1900).

TIEDJE, M.: Eine außergewöhnliche Pfählungsverletzung. Zbl. Chir. **31**, 1316—1317 (1957).

WETZEL, E.: Pfählungsverletzungen des Thorax mit auf Fremdkörper fortgeleitete Herzpulsation. Langenbecks Arch. klin. Chir. **191**, 594—601 (1938). — WÖLLER, A.: Pfählungsverletzungen durch Preßluft. Zbl. Chir. **81**, 1253—1258 (1956).

ZENKER, R.: Die Behandlung der Mastdarmverletzung. In: Die Eingriffe in der Bauchhöhle. Bd. VII/1, 510—511. Berlin, Heidelberg, Göttingen: Springer-Verlag 1951.

Verletzungen der Extremitäten. Allgemeiner Teil (R. Schautz)

BÖHLER, L.: Die Technik der Knochenbruchbehandlung, Bd. I. Wien-Bonn: Wilh. Maudrich 1953. — BÖHLER, J.: Muskeln, Fascien, Sehnenscheiden. In: Klinische Chirurgie für die Praxis, Bd. IV, DIEBOLD, O., H. JUNGHANNS u. L. ZUCKSCHWERDT. Stuttgart: Thieme 1962 (ausführl. Literatur). — BÜRKLE DE LA CAMP, H.: Handbuch der gesamten Unfallheilkunde. Stuttgart: Ferd. Enke 1955.

ELFTMAN, H.: Skeletal and Muscle Systems: Structure and Function. In.: Medical Physics, I, 1420 (OTTO GLASSER, ed.) The Year Book Publishers, Inc. Chicago 1961.

HEGEMANN, G.: Allg. u. spez. Operationslehre von M. KIRSCHNER, Bd. I. Berlin-Göttingen-Berlin-Göttingen-Heidelberg: Springer 1960.

KÜNTSCHER, G. u. R. MAATZ: Technik der Marknagelung. Leipzig: Georg Thieme 1945.

LANGE, M.: Orthopädisch-chirurgische Operationslehre. München: J. F. Bergmann 1962 (ausführl. Literatur). — v. LANZ, T., u. W. WACHSMUTH: Praktische Anatomie, Bd. I/3. Berlin: Springer 1938. Bd. I/4. Berlin-Göttingen-Heidelberg: Springer 1959.

MÜLLER, M. E., M. ALLGÖWER u. H. WILLENEGGER: Technik der operativen Knochenbruchbehandlung. Berlin-Göttingen-Heidelberg: Springer 1963.

RUSH, L. V.: Atlas der intramedullären Frakturfixation nach RUSH. München: Joh. Ambr. Barth 1957.

WACHSMUTH, W.: Allg. u. spez. Operationslehre von M. KIRSCHNER, Bd. X. Berlin-Göttingen-Heidelberg: Springer 1956. — WANKE, R., R. MAATZ, H. JUNGE u. W. LENTZ: Knochenbrüche und Verrenkungen. München-Berlin: Urban & Schwarzenberg 1962. — WITT, A., u. G. FRIDEBOLD: Verletzungen der Knochen und Gelenke. In: Klin. Chirurgie für die Praxis, Bd. IV, DIEBOLD, O., H. JUNGHANNS u. L. ZUCKSCHWERDT. Stuttgart: Thieme 1962 (ausführl. Literatur).

Deckung von Hautdefekten (A. Wilhelm)

ANDINA, F.: Die freien Haut-Transplantationen einschließlich der Frage der Homoio-Transplantation. Ergebn. Chir. Orthop. **38**, 176—285 (1953). — Grundsätzliches über die freien Hauttransplantationen. Langenbecks Arch. klin. Chir. **282**, 587—591 (1955). — ARBEITLANG, E., u. E. SCHIMA: Behandlung traumatischer Fingerkuppendefekte. Chir. Prax. **6**, 143—146 (1962).

BARCLAY, T. L.: The late results of fingertip injuries. Brit. J. Plast. Surg. **8**, 38—43 (1955). — BAUR, E.: Primäre Hautplastiken bei Finger-Handverletzungen. Helv. chir. Acta **24**, 93—128 (1957). — BAXTER, H.: Fundamental principles of plastic surgery as applied to injuries of the upper extremity. Surg. Clin. N. Amer. **44**, 971—976 (1964). — BLOCKER: Zit. nach ST. BUNNELL. — BRÜCKNER. H.: Chirurgische Behandlung von Verbrennungsfolgen an den oberen Gliedmaßen. Chir. Prax. **8**, 333—343 (1964). — BUCK-GRAMCKO, D.: Plastisch-chirurgische Behandlung von Narbenkontrakturen der Hand. Münch. med. Wschr. **104**, 311—316, 358—363 (1962); — Wiederherstellung der Sensibilität bei Teilverlust des Daumens. Langenbecks Arch. klin. Chir. **299**, 99—104 (1961/62). — BUFF, H. U.: Hautplastiken, Indikation und Technik. Stuttgart: G. Thieme 1952; — Erfahrungen mit den Hautplastiken an den Extremitäten. Jb. Wiederherstellungschir. u. Traumat., Bd. II. Basel u. New York: S. Karger 1954. — BUNNELL, ST., u. J. BÖHLER: Die Chirurgie der Hand. Wien-Bonn-Bern:

W. Maudrich 1959. — BÜRKLE DE LA CAMP, H.: Neuzeitliche Fragen der operativen Handchirurgie. Langenbecks Arch. klin. Chir. **287**, 489—498 (1957).
CONVERSE, J. M.: Plastic repair of the extremities by non-tubulated pedicle skinflaps. J. Bone Jt Surg. A **30**, 163—194 (1948). — CRONIN, T. D.: The cross finger flap: A new method of repair. Amer. Surg. **17**, 419—425 (1951).
DRUMMOND, J. A.: The management of burned hands. Surg. Clin. N. Amer. **44**, 977—979 (1964).
ENDER, J., H. KROTSCHECK u. R. SIMON-WEIDNER: Die Chirurgie der Handverletzungen. Wien: Springer 1956. — ENDERLEN, E.: Histologische Untersuchungen über die Einheilung von Pfropfungen nach THIERSCH und KRAUSE. Z. Chir. **45**, 453—505 (1897); — Über die Anheilung getrockneter und feucht aufbewahrter Hautläppchen; — Z. Chir. **48**, 1—22 (1898). - ENTIN, M. A.: Crushing and avulsing injuries of the hand. Surg. Clin. N. Amer. **44**, 1009—1018 (1964). — EPSTEIN, E.: Skin surgery. Philadelphia: Lea & Febiger 1962. — ERLER, F.: Zur Versorgung von Kuppensubstanzverlusten an den Fingerendgliedern. Zbl. Chir. **70**, 40—41 (1943).
FREILINGER, G.: Schmerzbekämpfung beim gekreuzten Brückenlappen. Chirurg **24**, 108—111 (1963).
GABARRO, P.: A new method of grafting. Brit. med. J. **1943**, 723—724. — GELBKE, H.: Wiederherstellende und plastische Chirurgie. Stuttgart: G. Thieme 1963. — GEORG, H.: Indikation und Technik bei der Versorgung schwerer Hand- und Fingerverletzungen. Langenbecks Arch. klin. Chir. **287**, 508—533 (1957); — Über die Bedeutung der Flächenspannung bei der freien autologen Vollhauttransplantation. Langenbecks Arch. klin. Chir. **308**, 1003 bis 1005 (1964). — GILLIES, H., and R. MILLARD: The principles and art of plastic surgery. Boston-Toronto: Little, Brown and Comp. 1957. — GREELY, P. W.: Practical procedures for the correction of scar contractures of the hand. Amer. J. Surg. **74**, 622—630 (1947). — GRÖZINGER, K. H.: Sofortmaßnahmen bei zirkulären Verbrennungen. Mschr. Unfallheilk. **67**, 265—268 (1964).
HEGEMANN, G.: Allgemeine und spezielle Chirurg. Operationslehre, 2. Aufl., Bd. I/1. Berlin-Göttingen-Heidelberg: Springer 1958. — HEINEMANN, G.: Narbige Kontrakturen der Hand und ihre Behandlung. Chir. Prax. **4**, 327—334 (1960). — HILGENFELDT, O.: Operativer Daumenersatz und Beseitigung von Greifstörungen bei Fingerlusten. Stuttgart: F. Enke 1950. — HOHMANN, G.: Hand- und Fingerstreckkontrakturen durch Verbrennungen. Chirurg **14**, 289—292 (1942). — HOLLE, F., u. E. SONNTAG: Grundriß der gesamten Chirurgie. Berlin-Göttingen-Heidelberg: Springer 1960.
ISELIN, M., L. GOSSE, S. BOUSSARD u. D. BENOIST: Chirurgie der Hand. Atlas der Operationstechnik. Stuttgart: G. Thieme 1959.
KLEINERT, H. E.: Finger tip injuries and their management. Amer. Surg. **25**, 41—51 (1959). — KRÖMER, K.: Die verletzte Hand. Wien: W. Maudrich 1945. — KUTLER, W.: New method for finger-tip amputation. J. Amer. med. Ass. **133**, 29—30 (1947).
LAMESCH, A.: Die Fingeramputation. Chir. Prax. **5**, 243—248 (1961). — LEXER, E.: Die gesamte Wiederherstellungschirurgie. Leipzig: J. A. Barth 1931; — Die freien Transplantationen. Stuttgart: F. Enke 1919. — LITTLER, J. W.: Neurovascular skin island transfer in reconstructive hand surgery. Trans. Internat. Soc. Plast. Surgeons. 2. Congr., London. 175—179 (1959).
MARCHAND, F.: Der Prozeß der Wundheilung mit Einschluß der Transplantationen. Deutsche Chirurgie, Lfg. 15, 1901. — MAY, H.: Behandlung von Verbrennungskontrakturen der Gliedmaßen. Chirurg **27**, 173—178 (1956). — MILLESI, H.: Wachstumsbedingte Narbenkontrakturen und ihre Bedeutung für die Handchirurgie. Langenbecks Arch. klin. Chir. **299**, 112—117 (1961/62). — MOBERG, E.: Transfer of sensation. J. Bone Jt Surg. A **37**, 299—305 (1955); — Dringliche Handchirurgie. Stuttgart: G. Thieme 1964; — The treatment of mutilating injuries of the upper limb. Surg. Clin. N. Amer. **44**, 1107—1113 (1964). — MONCRIEF, J. A.: Third degree burns of the dorsum of the hand. Amer. J. Surg. **96**, 535—544 (1958).
NEMETH, C. E.: The primary repair of traumatic skeletal losses by phalangeal recession. J. Bone Jt Surg. A **37**, 78—88 (1955). — NEUMANN: Zur Verletzung des Fingerendgliedes und dessen biologische Schienung durch die Nagelplastik. Mschr. Unfallheilk. **66**, 398—403 (1964). — NICHOLS, H. M.: Manual of hand-injuries. Chicago: The year book publishers 1955. — NIGST, H.: Die Behandlung der Fingerkuppenverletzungen. Schweiz. med. Wschr. **1954**, 1389—1392.
OPITZ, J., u. G. ZRUBECKY: Die Postage-stamps-Plastik und die Scherengitter-Methode zur Deckung von ausgedehnten infizierten Hautdefekten. Chir. Prax. **4**, 267—276 (1960).
PRPIČ, J.: Reconstruction of the thumb immediately after injury. Brit. J. plast. Surg. **17**, 49—52 (1964).
RECHT, P.: Ästhetische Gesichtspunkte der Chirurgie des Fingerendgliedes. Langenbecks Arch. klin. Chir. **299**, 105—109 (1961). — REICHERT, H.: Die chirurgische Versorgung von Verbrennungswunden der Hände. Chir. Prax. **7**, 223—231 (1963). — RIESS, J.: Indikation zur

Fingerkuppenplastik. Chirurg **24**, 468—470 (1953). — RISSE, B.: Homoioplastische Hautlappenüberpflanzung bei ausgedehnten Verbrennungen dritten Grades im Kindesalter. Chir. Prax. **8**, 161—164 (1964). — ROBINS, H. C.: The use of postauricular skin-grafts in the treatment of traumatic amputation through the terminal compartment of the finger. Brit. J. Surg. **41**, 515—518 (1954). — RUSSE, O.: Atlas unfallchirurgischer Operationen. Wien u. Bonn: W. Maudrich 1955.

SCHINK, W.: Handchirurgischer Ratgeber. Berlin-Göttingen-Heidelberg: Springer 1960. — SCHINK, W., u. H. P. SCHÄFER: Die Stanzverletzungen. Beihefte Unfallheilk. **74** (1963). — SCHNURRER, W.: Hautlappenplastiken an der Hand. Langenbecks Arch. klin. Chir. **299**, 83—87 (1961/62). — SEEMEN, H. v.: Zur Operation der Palmarkontraktur. Dtsch. Z. Chir. **246**, 693—696 (1936). — SHAW, D. T., and R. L. PAYNE JR.: Repair of surface defects of the upper extremity. Ann. Surg. **123**, 705—730 (1946). — SHAW, D. T., and R. L. PAYNE JR.: One stage tubed abdominal flaps. Surg. Gynec. Obstet. **83**, 205—209 (1946). — SORSBY, A.: Zit. nach M. N. TEMPEST. — STRUPPLER, V., u. A. N. WITT: Verletzungen und Wiederherstellung der oberen Extremitäten einschließlich der Hand. I. Teil: Die frischen Verletzungen. Stuttgart: F. Enke 1961. — STEFANI, A. E., and A. P. KELLY JR.: Reconstruction of the thumb: A one-stage procedure. Brit. J. plast. Surg. **15**, 289—292 (1962). — STUCKE, K.: Fingerspitzenverletzungen. Bruns' Beitr. klin. Chir. **189**, 257—264 (1954). — STUCKE, K., u. H. BAYREUTHER: Die Chirurgie des Sägeunfalles. Hefte Unfallheilk. **49** (1955). — SWANSON, A. B.: Levels of amputation of fingers and hand-considerations for treatment. Surg. Clin. N. Amer. **44**, 1115 bis 1126 (1964).

TEMPEST, M. N.: Crossfinger flaps in the treatment of injuries to the finger tip. Plast. reconstr. Surg. **9**, 205—222 (1952); — The emergency treatment of the digital injuries. Brit. J. plast. Surg. **6**, 153—161 (1954); — Intravenöse Farbstoffinjektion zur klinischen Beurteilung der Lebensfähigkeit von Geweben. Chir. Prax. **5**, 265—274 (1961). — THIELMANN, P.: Frühzeitige plastische Deckung infizierter Wunden durch freie Hauttransplantate. Chir. Prax. **7**, 485—492 (1963). — TUBIANA, R., J. DUPAC et C. MOREAUU: Restauration de la sensibilité au niveau de la main par transfert d'un transplant cutané hé'éro-digital muni de son pédicule vasculo-nerveux. Rev. Chir. orthop. **46**, 163—178 (1960).

VERDAN, C.: Hautplastiken bei der Wiederherstellungschirurgie der Hand. Langenbecks Arch. klin. Chir. **299**, 69—82 (1961). — ZUR VERTH, M.: Absetzung und Auslösung an Hand und Fuß vom Standpunkt der Funktion. Ergebn. Chir. Orthop. **20**, 131—155 (1927); — Behandlung der Finger- und Handverletzungen. Beihefte Mschr. Unfallheilk. H. **6** (1931). — VILLAIN, R.: Zit. nach W. SCHINK.

WACHSMUTH, W.: Allgemeine und spezielle Chirurgische Operationslehre, 2. Aufl. Bd. X/1. Berlin-Göttingen-Heidelberg: Springer 1956. — WILFLINGSEDER, P.: Ein neues Verfahren zur Daumenplastik. Autotransplantation des amputierten Daumens. Arch. orthop. Unfall-Chir. **45**, 617—623 (1952/53). — WINKLER, E.: Hautersatz durch gestielte Lappenplastik und freie Hauttransplantation. Wien-Bonn-Bern: W. Maudrich 1959. — WITT, A. N.: Orthopädische Chirurgie der Hand. Medizinische **22**, 819—829 (1957).

ZRUBECKY, G.: Zur plastischen Deckung von Hautdefekten an Fingern. Chirurg **28**, 220—226 (1957); — Plastisch-sensibler Ersatz bei traumatischen Kuppendefekten an den Fingern. Chir. Prax. **8**, 203—207 (1964).

Verletzungen der Gefäße (M. Sperling)

BARTOS, J., u. J. LICHTENBERG: Zur Problematik der chirurgischen Behandlung von chronischen arteriosklerotischen Verschlüssen der Becken- und Gliedmaßenarterien. Zbl. Chir. **86**, 1531—1541 (1961). — BLOCK, W.: Periphere Gefäße einschließlich Thrombose und Embolie. In: Handbuch der gesamten Unfallheilkunde BÜRKLE DE LA CAMP und ROSTOCK 1. Bd. 2. Aufl. Stuttgart: Enke 1955. — BLOOR, K.: In: M. RATSCHOW-A. HALPERN u. D. HAAN: Fortschritte der Angiologie. Darmstadt: D. Steinkopf 1963. — BÖHLER, J.: Tiefgekühlte homoioplastische Arterientransplantate bei frischen Verletzungen. Langenbecks Arch. klin. Chir. **287**, 323—326 (1957); — Über die Gefäßverletzungen der Extremitäten. Chir. Praxis **1**, 129—138 (1958); — In: Die Technik der Knochenbruchbehandlung von L. BÖHLER, Ergänzungsband 12. u. 13. Aufl., 2469—2478. Wien: Wilh. Maudrich-Verlag 1963.

CARREL, A.: La technique opératoire des anastomoses vasculaires et la transplantation des viscères. Lyon méd. **98**, 859—864 (1902). — CLERMONT, G.: Suture latérale et circulaire des veines. Presse méd. **1**, 229—233 (1901). — COENEN, H.: Zur Indikationsstellung bei der Operation der Aneurysmen und bei den Gefäßverletzungen. Zbl. Chir. **40**, 1913—1916 (1913).

DENK, H., u. L. HASLHOFER: Die Einheilung alloplastischer Gefäßprothesen. Klin. Med. (Wien) **18**, 127—130 (1963). — DETERLING, R. A., and S. B. BHONSLAY: Use of vessel grafts and plastic prothese for relief of superior vena caval obstruction. Surgery **38**, 1008—1026 (1955). — DETERLING, R. A. JR., and S. B. BHONSLAY: An appraisal of woven synthetic protheses in the vascular system. Arch. Surg. **72**, 76—89 (1956). — DIMTZA, A.: Über Durchblutungsstörungen der Extremitäten nach Unfall. Z. Unfallmed. Berufskr. **34**, 123—129 (1940); — Über arterielle Durchblutungsstörungen an den Extremitäten nach stumpfen Traumen. Langenbecks Arch. klin. Chir. **292**, 269—272 (1959). — DIMTZA, A., u. F. JENNY: Über arterielle Spätschäden an den Extremitäten nach Unfällen. Z. Unfallmed. Berufskr. **40**, 177—210 (1947). — DOBROWOLSKAJA, N. A.: Zur Technik der Nähte an Gefäßen kleinen Kalibers. Z. Chir. **119**, 31—54 (1912). — DORRANCE, G. M.: An experimental study of suture of arteries with a description of a new suture. Ann. Surg. **44**, 409—424 (1906).

EDWARDS, W. S.: Composite reconstruction of the femoral artery with saphenous vein after endarterectomy. Surg. Gynec. Obstet. **111**, 651—653 (1960). — EULIG, H. G.: Heilung kleiner Gefäßdefekte nach Aufsteppen von Muskulatur. Chirurg **27**, 506—508 (1956); Zbl. Chir. **83**, 963—964 (1958).

FELLMANN, H.: Über posttraumatische Arterienschäden mit besonderer Berücksichtigung ihrer Spätfolgen; ref. Zbl. Chir. **77**, 1629—1630 (1952). — FOGELMAN, M. J.: Diskussionsbemerkung zu dem Vortrag von MORRIS, CREECH und DE BAKEY: Acute arterial injuries in civilian practice. Amer. J. Surg. **93**, 572 (1957). — GESENIUS, H., u. K. H. MÄNNLEIN: Über 1400 Gefäßverletzungen. Zbl. Chir. **76**, 37—47 (1951).

HALLOWEL: Die Arteriennaht, zit. nach WACHSMUTH, W., Allgemeine und spezielle chirurgische Operationslehre 2. Aufl. Bd. X, 1 u. 2. Berlin-Göttingen-Heidelberg: Springer 1956. — HEBERER, G.: Fortschritte und Probleme der Wiederherstellungschirurgie großer Arterien. Langenbecks Arch. klin. Chir. **287**, 276—300 (1957); — In: M. RATSCHOW, A. HALPERN, D. HAAN: Fortschritte der Angiologie. Darmstadt: D. Steinkopf 1963. — HEBERER, G., G. RAU u. H. J. EBERLEIN: Die vaskulär und kardial dekompensierte Form der arteriovenösen Fistel traumatischer Genese. Langenbecks Arch. klin. Chir. **299**, 254—291 (1961/62). — HENLE, A.: Diskussionsvortrag. Verhandlungen der Deutschen Ges. für Chirurgie 41. Kongreß, 1912, S. 134—135. — HOLLE, F.: Grundriß der gesamten Chirurgie. HOLLE-SONNTAG, 7. Aufl. Bd. I u. II. Berlin-Göttingen-Heidelberg: Springer 1960.

JABOULAY, M., et E. BRIAU: Recherches expérimentales sur la suture et la greffe artérielles. Lyon méd. **81**, 97—99 (1896). — JAHNKE, E. J. JR., and S. F. SEELEY: Acute vascular injuries in the Korean War. Ann. Surg. **138**, 158—177 (1953).

KLEINSCHMIDT, K., u. W. WACHSMUTH: Experimentelle Untersuchungen an Herz und Kreislauf bei arteriovenösen Fisteln. Dtsch. Z. Chir. **201**, 145—156 (1928). — KÖRTE, W.: Ein Fall von Arterienverletzung des Oberarmes. Arteriennaht, Nachblutung. Unterbindung. Heilung. Arch. klin. Chir. **66**, 919—937 (1902). — KREMER, K.: Die Chirurgie der Arterien. Stuttgart: G. Thieme 1959. — KREMER, K., u. H. BERGHAUS: Anwendung alloplastischer Gefäßtransplantate bei Erkrankungen und Verletzungen des peripheren Arteriensystems. Chir. Praxis **6**, 425—438 (1962). — KÜTTNER, H., u. M. BARUCH: Beiträge zur Chirurgie der großen Blutgefäßstämme. IV. Der traumatische segmentäre Gefäßkrampf. Bruns' Beitr. klin. Chir. **120**, 1—24 (1920).

LAUSTELA, E., u. P. TALA: Experimenteller Ersatz der V. cava superior durch Dacron-Gefäßprothesen. Chirurg **34**, 267—269 (1963). — LEXER, E.: Ideale Aneurysmaoperation und Gefäßtransplantation. Verhandlungen der Deutschen Gesellschaft für Chirurgie 42. Kongreß 1913, S. 113—116. — LINDER, F.: Die Verletzungen der Gefäße und ihre Wiederherstellung. 28. Tagung der Dtsch. Gesellschaft für Unfallheilkunde, Versicherungs-, Versorgungs- und Verkehrsmedizin, Würzburg 7.—10. 6. 1964.

MORRIS, G. C. JR., O. CREECH JR., and M. E. DE BAKEY: Acute arterial injuries in civilian practice. Amer. J. Surg. **93**, 565—570 (1957). — MOSZKOWICZ, L.: Wie verhindern wir die Gefahr der Gangrän nach Aneurysmen-Operationen? Bruns' Beitr. klin. Chir. **97**, 569—598 (1915).

RATSCHOW, M.: Angiologie. Stuttgart: G. Thieme 1959. — RAU, G.: Hämodynamisch bedingte Gefäßveränderungen bei arterio-venösen Fisteln von langer Dauer. Langenbecks Arch. klin. Chir. **301**, 780—782 (1962). — RAU, G., u. G. HEBERER: Die vaskulär und kardial dekompensierte Form der arterio-venösen Fistel traumatischer Genese. Langenbecks Arch. klin. Chir. **297**, 424—444 (1961).

SCHWARTZ, S. J., P. D. HARRIS, and E. B. MAHONEY: Polarographic evaluation of the reflex-vasospasm produced by arterial injury and operations. Surgery **49**, 36—47 (1961). — SPENCER, A. D.: The reliability of signs of peripheral vascular injury. Surg. Gynec. Obstet. **114**, 490—494 (1962). — SPENCER, F. C., and R. V. GREWE: The management of arterial injuries in battle casualties. Ann. Surg. **141**, 304—313 (1955). — SPERLING, M., u. H. SCHILLING: End- zu End-Anastomosen englumiger Gefäße. Erweiterungsplastik mit Venenstreifen. Langenbecks Arch. klin. Chir. **309**, 28x—295 (1965). — STICH, R.: Über Gefäß- und Organtransplantationen mittels Gefäßnaht. Ergebn. Chir. Orthop. **1**, 1—48 (1910). — STICH, R., u. M. MAKKAS: Zur Transplantation der Schilddrüse mittels Gefäßnaht. Bruns' Beitr. klin. Chir. **60**, 431—449 (1908). — STIMSON: zit. nach KÖRTE, W. Langenbecks Arch. klin. Chir. **66**, 919—937 (1902).

Vogt, B.: Die Bedeutung des Intimarisses in der Arterientraumatologie. Praxis (Bern) **52**, 1326—1330 (1963). Wachsmuth, W.: Allgemeine und Spez. Chir. Op.-Lehre v. M. Kirschner, 2. Aufl. Herausg. N. Guleke u. R. Zenker. Band X 1 u. 2. Heidelberg-Berlin-Göttingen: Springer 1956. — v. Wahl, E.: Über die auskultatorischen Erscheinungen bei Gefäßverletzungen und sogenannten traumatischen Aneurysmen. Dtsch. Z. Chir. **21**, 118—138 (1885). — Waibel, P.: In: Chirurgie in der tägl. Praxis. Nigst, H. Stuttgart: Hippokrates Verlag 1957; — In: M. Ratschow, A. Halpern, D. Haan: Fortschritte der Angiologie. Darmstadt: D. Steinkopf 1963. — Warren, R., H. T. John, R. C. Sheperd, and I. L. Villaricencie: Studies on patients with arteriosclerotic obliterative disease of the femoral artery. Surgery **49**, 1—13 (1961). — Wertheimer, P., J. Sautot, J. Descotes u. R. Poulat: Wiederherstellungschirurgie bei Arterienverletzungen im zivilen Sektor. ref. Zbl. Chir. **87**, 2070—2071 (1962). — Wilder, R. J., and R. H. Fishbein: Complete transection of the aorta. J. Amer. med. Ass. **188**, 176—178 (1964).

Verletzungen peripherer Nerven und Nervenverletzungen an der oberen Extremität
(A. Wilhelm)

Bassett, C. A. L., J. B. Campbell, and A. J. Husby: Peripheral nerve and spinal cord regeneration. Factors leading to success of a tubulation technique employing millipore. Exp. Neurol. **1**, 386—406 (1959). — Böhler, J.: Die Versorgung frischer Handverletzungen mit besonderer Berücksichtigung der Sehnenverletzungen. Bruns' Beitr. klin. Chir. **192**, 257—282 (1956); — Nervennaht und homoioplastische Nerventransplantation mit Milliporeumscheidung. Langenbecks Arch. klin. Chir. **301**, 900—905 (1962); — Weitere Erfahrungen mit der Mikrofilterumscheidung von Nervennähten und von homoioplastischen Nerventransplantaten. Langenbecks Arch. klin. Chir. **304**, 944—950 (1963). — Böhler, L.: Gegen die operative Behandlung von frischen Oberarmschaftbrüchen. Langenbecks Arch. klin. Chir. **308**, 465—475 (1964). — Boyes, J. H.: Repair of the motor branch of the ulnar nerve in the palm. J. Bone Jt. Surg. A **37**, 920—924 (1955). — Buchthal, F.: An Introduction to Elektromyographie. Kopenhagen: Gyldendal 1957. — Buck-Gramcko, D.: Wiederherstellung der Sensibilität bei Teilverlust des Daumens. Langenbecks Arch. klin. Chir. **299**, 99—104 (1961). — Bunnell, S., u. J. Böhler: Die Chirurgie der Hand. Wien: W. Maudrich 1959.

Campbell, J. B., and C. A. L. Bassett: Application of monomolecular filter tubes in bridging gaps in peripheral nerves and for prevention of neuroma formation. Playtex Park Research Institute, and United Cerebral Palsy Associations, pp. 635—637 (1956).

Dhunér, K. G., S. Edshage, and A. Wilhelm: Ninhydrin test — An objective Method for testing local Anaesthetic Drugs. Acta anaesth. scand. **4**, 189—198 (1960). — Dieden, H.: Klinische und experimentelle Studien über die Innervation der Schweißdrüsen. Dtsch. Arch. klin. Med. **117**, 180 (1915).

Edshage, S.: Peripheral nerve suture. Acta chir. scand., Suppl. 331 (1964). — Ender, J., K. Krotscheck u. R. Simon-Weidner: Die Chirurgie der Handverletzungen. Wien: Springer 1956.

Foerster, O.: Handbuch der Neurologie. Erg. Bd. 2. Berlin: Springer 1928 u. 1929. — Freilinger, G.: Die „aufgeschobene Dringlichkeit" bei der operativen Behandlung von Handverletzungen. Chir. Praxis **5**, 55—60 (1961).

Guleke, N.: Verletzungen peripherer Nerven. Bruns' Beitr. klin. Chir. **98**, 738—739 (1916). — Guttmann, L.: Ein neues einfaches kolorimetrisches Verfahren zur Untersuchung der Schweißdrüsenfunktion. Klin. Wschr. **16**, 1212—1213 (1937).

Haymaker, W., and B. Woodhall: Peripheral Nerve Injuries. Principles of Diagnosis. Philadelphia-London: W. B. Saunders 1953. — Hegemann, G.: Allgemeine und spezielle Chirurgie. Operationslehre, Bd. I/1, 2. Aufl. Berlin-Göttingen-Heidelberg: Springer 1958. — Hilgenfeldt, O.: Operativer Daumenersatz. Stuttgart: F. Enke 1950. — Hochuli, R., u. G. Segmüller: Die Umscheidung der Nervennaht mit Millipore. Helv. chir. Acta **31**, 142—149 (1964). — Holle, F., u. E. Sonntag: Grundriß der gesamten Chirurgie. Berlin-Göttingen-Heidelberg: Springer 1960. — Hopf, Ch. H.: Das Elektromyogramm bei Nervenreizung. Fortschr. Neurol. Psychiat. **31**, 585—616 (1963).

Iselin, M., L. Gosse, S. Boussard u. D. Benoist: Chirurgie der Hand. Atlas der Operationstechnik. Stuttgart: G. Thieme 1959.

Jensen, H. P., A. Wilhelm u. H. Spuler: Ätiologie und operative Behandlung der Ulnarisspätlähmung. Langenbecks Arch. klin. Chir. **301**, 917—921 (1962).

Klar, E., u. H. Krebs: Über die Radialislähmung bei Oberarmfrakturen. Langenbecks Arch. klin. Chir. **301**, 921—925 (1962). — Koschitz-Kosic, H.: Zum Problem der Narbe bei der Verheilung durchtrennter peripherer Nerven. Langenbecks Arch. klin. Chir. **301**, 864—867 (1962). — Krenkel, W.: Die Technik der Nervenoperationen unter besonderer Berücksichtigung der Verletzungen des Plexus brachialis. Vortrag, Deutscher Unfallkongreß 1964 (im

Druck) — KRÜCKE, W.: Die Erkrankungen der peripheren Nerven. In E. KAUFMANNs Lehrbuch der speziellen pathologischen Anatomie, III. Bd., 750—793. Berlin: W. de Gruyter & Co. 1960. — KÜPPERMANN, W.: Aussprache. Langenbecks Arch. klin. Chir. 308, 475—476 (1964). — KUHLENDAHL, H.: Chirurgie der peripheren Nerven. In DIEBOLD, O., H. JUNGHANNS und L. ZUCKSCHWERDT: Klinische Chirurgie für die Praxis, Bd. IV.

LANG, H.: Über das Bindegewebe und die Gefäße der Nerven. Z. Anat. Entwickl.-Gesch. 123, 61—79 (1962). — LANGE, M.: Orthopädisch-chirurgische Operationslehre. München: J. F. Bergmann 1962. — VON LANZ, T., u. W. WACHSMUTH: Praktische Anatomie I/3, Arm, 2. Aufl. Berlin-Göttingen-Heidelberg: Springer 1959. — LARSEN, R. D.: A forceps used in the repair of tendons and nerves. Amer. J. Surg. 97, 87—89 (1959). — LARSEN, R. D., and J. L. POSCH: Nerve injuries in the upper extremity. Arch. Surg. 77, 469—482 (1958). — LITTLER, J. W.: The neurovascular pedicle method of digital transposition for reconstruction of the thumb. Plast. reconstr. Surg. 12, 303—319 (1953). — LITTLER, J. W.: Principles of constructive surgery of the hand. In CONVERSE, J. M.: Reconstructive plastic surgery, Vol. IV. Philadelphia-London: W. B. Saunders Comp. 1964. — LYONS, W. R., and B. WOODHALL: Adlas of peripheral nerv injuries. Philadelphia: Saunders 1949.

MANNERFELT, L.: Studies on an anastomosis between the median and ulnar nerves in the forearm. Acta Univ. Lund. Sect. II, 3—7 (1964). — MAURER, G.: Ergebnisse nach Nervennähten. Langenbecks Arch. klin. Chir. 299, 171—177 (1961); — Plexusverletzungen und Wurzelausrisse am Arm. Langenbecks Arch. klin. Chir. 301, 868—872 (1962). — MAUS, TH., u. H. KRÜGER: Beobachtungen und Erfahrungen bei Untersuchungen und Operationen von Schußverletzungen der peripheren Nerven. Bruns' Beitr. klin. Chir. 108, 143—243 (1917). — MINOR, W.: Ein neues Verfahren zu der klinischen Untersuchung der Schweißdrüsenabsonderung. Dtsch. Z. Nervenheilk. 101, 302—308 (1928). — MOBERG, E.: Transfer of sensation. J. Bone Jt Surg. A 37, 299—305 (1955); — Objective Methods for Determining the Functional Value of Sensibility in the Hand. J. Bone Jt. Surg. B 40, 454—476 (1958); — Evaluation of Sensibility in the Hand. Surg. Clin. N. Am. 40, 357—362 (1960); — Dringliche Handchirurgie. Stuttgart: G. Thieme 1964. — MAGUN, R.: Drucklähmungen der Nerven. Hb. ges. Arbeitsmedizin II. Bd. Berlin-München-Wien: Urban & Schwarzenberg 1961. — MUMENTHALER, M.: Die peripheren Nervenlähmungen im Bereich der oberen Extremitäten. Praxis 48, 638—645 (1959); — Die Ulnarisparesen. Stuttgart: G. Thieme 1961.

NIEDERECKER, K.: Lähmungen der oberen Extremität. In HOHMANN, G., M. HACKENBROCH und K. LINDEMANN: Handbuch der Orthopädie, Bd. III. Stuttgart: G. Thieme 1959. — NIGST, H.: Die Chirurgie der peripheren Nerven. Stuttgart: G. Thieme 1955; — Freie Nerventransplantation und Cortison. Basel-Stuttgart: B. Schwabe 1957; — Kompressions-Syndrome der Nn. medianus und ulnaris am Handgelenk. Chir. Praxis 3, 197—206 (1959).

ODEN, S., and B. VON HOFSTEIN: Detection of Fingerprints by the Ninhydrin Reaction. Nature (Lond.) 173, 449 (1954). — ÖNNE, L.: Recovery of Sensibility and Sudomotor Activity in the Hand after Nerve Suture. Acta chir. scand. Suppl. 300 (1962).

PATZELT, V.: Histologie, 2. Aufl. Wien: Urban & Schwarzenberg 1946. — PERTHES, G.: Über Fernschädigungen peripherischer Nerven durch Schuß und über die sogenannten Kommotionslähmungen der Nerven bei Schußverletzungen. Dtsch. med. Wschr. 42, 842—845 (1916); — Über plastischen Daumenersatz insbesondere bei Verlust des ganzen Daumenstrahles. Arch. orthop. Unfall-Chir. 19, 199—214 (1921). — PLATT, H.: Traction lesions of the external popliteal nerve. Lancet 1940 II, 612—614. — POLLOCK, L. J.: Supplementary muscle movement in peripheral nerve lesions. Arch. Psychiat. Nervenkr. 2, 518 (1919). — PORZELT, W.: Daumenersatz aus dem verstümmelten Zeigefinger unter Erhaltung der Trennungsfalte zum Mittelfinger. Chirurg 5, 61—65 (1933).

ROHR, H.: Plexusverletzungen und Wurzellaesionen am Arm. Langenbecks Arch. klin. Chir. 288, 39—54 (1958). — ROSOLLECK, H.: Frakturen am Femur und Peronaeusparese. Chirurg 35, 500—502 (1964). — RÖTTGEN, P.: Der heutige Stand der Chirurgie peripherer Nervenverletzungen. Zbl. Chir. 74, 406—407 (1949). — ROWNTREE, T.: Anomalous innervation of the hand muscles. J. Bone Jt. Surg. B 31, 505 (1949). — RÜDINGER, N.: Die Gelenknerven des Menschlichen Körpers. Erlangen: F. Enke 1857.

SCHAAF, F.: Tubulisation von Nervennähten. Langenbecks Arch. klin. Chir. 301, 905—909 (1962). — SCHAAF, F., u. G. ZRUBECKY: Tubulisation von Nervennähten. Chir. Praxis 7, 429—435 (1963). — SCHELLER, H.: Die Erkrankungen der peripheren Nerven. In v. BERGMANN, G., W. FREY und H. SCHWIEGK: Handbuch der Inneren Medizin, 4. Aufl. Bd. V/2. Berlin-Göttingen-Heidelberg: Springer 1953. — SCHINK, W.: Handchirurgischer Ratgeber. Berlin-Göttingen-Heidelberg: Springer 1960; — Zur chirurgischen Behandlung der kombinierten Medianus- und Ulnarislähmung. Langenbecks Arch. klin. Chir. 299, 748—776 (1962). — SEDDON, H. J.: A classification of nerve injuries. Brit. med. J. 1942 II, 237—239; — Injuries of peripheral nerves. In H. BAILEY: Surgery of modern Warfare. Baltimore: Williams & Wilkins Comp. 1944; — Nerve lesions complicating certain closed bone injuries. J. Amer. med. Ass. 135, 691—694 (1947). — SIMON, P.: Elektronische Messung der Hautfeuchtigkeitsabgabe bei peripheren sensiblen Nervenschädigungen. Arch. orthop. Unfall-Chir. **55**, 233—246 (1963). — SPURLING, R. G.: Peripheral nerve injuries in European theater of operations. J. Amer. med. Ass. **129**, 1009—1014 (1945). — STAHL, O.: Verletzungen des Plexus brachialis. Zbl. Chir. **63**, 1541—1545 (1936); — Zur Chirurgie peripherer Nerven. Zbl. Chir. **66**, 2248—2252 (1939). — STRANGE, F.: An operation for nerve pedicle grafting. Brit. J. Surg. **34**, 423—425 (1947). — STROHMEYER, K.: Über die Fernschädigung peripherer Nerven durch Schußverletzungen. Dtsch. Z. Chir. **142**, 279—297 (1917).

TITZE, A.: Die „Dringlichkeit mit aufgeschobener Operation". Chir. Praxis **6**, 351—358 (1962). — TARLOV, I.-M.: Plasma Clot Suture of Peripheral Nerves and Nerve Roots. Springfield: C. C. Thomas 1950. — TARLOV, I. M., and B. BENJAMIN: Autologus plasma clot suture of nerves. Science **95**, 258 (1942). — TÖNNIS, W., u. W. GÖTZE: Zur operativen Behandlung der Schußverletzung der peripheren Nerven und ihre Erfolgsaussichten. Dtsch. Militärarzt **7**, 245—253 (1942). — TUBIANA, R., J. DUPAC et C. MOREAUR: Restauration de la sensibilité au niveau de la main par transfert d'un transplant cutané hétéro-digital muni de son pedicule vasculo-nerveux. Rev. Chir. orthop. **46**, 163—178 (1960).

VOELCKER, F.: Operative Befunde bei Schußverletzungen peripherer Nerven. Dtsch. Z. Chir. **133**, 65—82 (1915).

WACHSMUTH, W.: Zur Hyperextension des Ellbogengelenkes. Dtsch. Z. Chir. **240**, 96—100 (1933); — Allgemeine und spezielle chirurgische Operationslehre II, Aufl. X/1. Berlin-Göttingen-Heidelberg: Springer 1957. — WEBER, E.: Diagnostik und Therapie der Plexus-Verletzungen im Halsbereich. Langenbecks Arch. klin. Chir. **301**, 881—885 (1962). — WEXBERG, E.: Traumatische Erkrankungen der peripheren Nerven und des Plexus. In BUMKE, O., u. O. FOERSTER: Handbuch der Neurologie Bd. 9. Berlin: Springer 1935. — WILHELM, A.: Zur Innervation der Gelenke der oberen Extremität. Z. Anat. Entwickl.-Gesch. **120**, 331—371 (1958). — WILMS: Zur Frühoperation, Mechanik der Nervenverletzung und Technik der Naht. Dtsch. med. Wschr. **41**, 1417—1418 (1915). — WITT, A. N.: Die Wiederherstellungsoperationen bei irreparablen Nervenlähmungen der oberen Extremität. Langenbecks Arch. klin. Chir. **301**, 926—942 (1962). — WITT, A. N., u. H. SCHADER: Plexusverletzungen, ihre Behandlung und Behandlungserfolge. Arch. orthop. Unfall. Chir. **44**, 108—129 (1949/51).

YOUNG, J. Z., and P. B. MEDAWAR: Fibrin suture of peripheral nerves. Lancet **1940 II**, 126—128.

ZACHARY, R. B., and W. HOLMES: Primary suture of nerves. Surg. Gynec. Obstet. **82**, 632—651 (1946). — ZRUBECKY, G.: Die Hand, das Tastorgan des Menschen. Beilageh. Z. Orthop. **93** (1960); — Plastisch-sensibler Ersatz bei traumatischen Kuppendefekten an den Fingern. Chir. Praxis **8**, 203—207 (1964).

Sehnenverletzungen (A. Wilhelm)

AXHAUSEN, G.: Die Spätruptur der Sehne des Extensor pollicis longus bei der typischen Radiusfraktur. Bruns' Beitr. klin. Chir. **133**, 78—88 (1925).

BLUM, E., u. E. AHRER: Behandlung von Strecksehnenabrissen an den Fingerendgliedern durch innere Drahtschienung. Chir. Praxis **6**, 69—76 (1962). — BOFINGER, H.: Operative Behandlung der Ruptur der langen Daumenstrecksehne. Mschr. Unfallheilk. **62**, 458—463 (1959). — BÖHLER, J.: Primäre und sekundäre Plastik bei Beugesehnendurchtrennungen der Finger. Chirurg **23**, 567—568 (1952); — Behandlung der Strecksehnenrisse der Fingerendglieder mit percutanen Bohrdrähten. Mschr. Unfallheilk. **56**, 216—218 (1953); — Zur Behandlung des subakuten Risses der langen Daumenstrecksehne. Klin. Med. **9**, 524—526 (1954); — Die Versorgung frischer Handverletzungen mit besonderer Berücksichtigung der Sehnenverletzungen. Bruns' Beitr. klin. Chir. **192**, 257—282 (1956); — Muskeln, Faszien, Sehnen, Sehnenscheiden. In: Klinische Chirurgie für die Praxis, Bd. IV. Stuttgart: G. Thieme 1962. — BORSAY, J., J. CSIPAK u. G. DETRE: Experimentelle Untersuchungen über den Pathomechanismus der spontanen Sehnenruptur. Z. Orthop. **81**, 552—561 (1952). — BRAND, P. W.: Tendon Grafting. Illustrated by a new operation for intrinsic paralysis of the fingers. J. Bone Jt Surg. **43-B**, 444—453 (1961). — BRAUS, H., u. C. ELZE: Anatomie des Menschen, 3. Aufl. Berlin-Göttingen-Heidelberg: Springer 1954. — BSTEH, O.: Primäre Versorgung durchtrennter Sehnen. Sehnentransfixation, Technik und Erfolge. Chirurg **29**, 499—501 (1958). — BUNNELL, S., u. J. BÖHLER: Die Chirurgie der Hand. Wien: W. Maudrich 1959. — BÜRKLE DE LA CAMP: Neuzeitliche Fragen der operativen Handchirurgie. Langenbecks Arch. klin. Chir. **287**, 489 bis 498 (1957).

DICK, W.: Die Diagnose der Fingersehnenverletzungen. Chir. Praxis **1**, 79—88 (1957); — Fingersehnennähte. Dtsch. med. Wschr. **1956**, 431—435.

ENDER, J., H. KROTSCHECK u. R. SIMON-WEIDNER: Die Chirurgie der Handverletzungen. Wien: Springer 1956. — ENDERLEN, E.: Über Sehnenregeneration. Langenbecks Arch. klin. Chir. **46**, 563—599 (1893).

FLYNN, E. J.: Problems with trauma to the hand. J. Bone Jt Surg. **35**-A, 132—140 (1953). —
FOERSTER, O.: Drei Fälle von isolierten Sehnenverletzungen. Ein weiterer Beitrag zur Physiologie und Pathologie der Fingerbewegungen. Bruns' Beitr. klin. Chir. **57**, 720—733 (1908). —
FRANK, E.: Ergebnisse der konservativen Behandlung der subcutanen Strecksehnenausrisse an den Fingern. Chir. Praxis **1**, 531—536 (1957).
GEORG, H.: 2000 Hand- und Fingerverletzungen. Beitrag zur Indikation und Technik der Erstversorgung. Langenbecks Arch. klin. Chir. **283**, 247—266 (1956); — Zur Behandlung des geschlossenen Strecksehnenabrisses am Fingerendglied. Langenbecks Arch. klin. Chir. **292**, 485—486 (1959).
HEGEMANN, G.: Allgemeine und spezielle Chirurgie. Operationslehre, 2. Aufl. Bd. I/1. Berlin-Göttingen-Heidelberg: Springer 1958. — HERZOG, K. H.: Zur Versorgung der Fingerstrecksehnenverletzungen. Langenbecks Arch. klin. Chir. **293**, 225—236 (1960); — Zur Technik der Sehnen-Reinsertion, insbesondere der distalen Bicepssehne. Chirurg **35**, 415—416 (1964). — HOLLE, F., u. E. SONNTAG: Grundriß der gesamten Chirurgie. Berlin-Göttingen-Heidelberg: Springer 1960.
ISELIN, M., L. GOSSE, S. BOUSSARD u. D. BENOIST: Chirurgie der Hand. Atlas der Operationstechnik. Stuttgart: G. Thieme 1959.
KAPLAN, M. D.: Anatomy, injuries and treatment of the extensor apparatus of the hand and the digits. Clin. Orthop. **13**, 24—41 (1959). — KELLY JR., A. P.: Primary tendon repair. A study of 789 consecutive tendon severances. J. Bone Jt Surg. **41**-A, 581—598 u. 664 (1959). — KERSCHNER, F.: Abriß der Bicepssehne von der Tuberositas radii. Zbl. Chir. **55**, 1989—1992 (1928). — KLEINSCHMIDT, K.: Versuche zur Erklärung der Spätruptur der langen Daumenstrecksehne nach Radiusfraktur. Bruns' Beitr. klin. Chir. **146**, 530—535 (1929). — KLINGER, H.: Die subcutanen Sehnenrupturen. Zbl. Chir. **83**, 1968—1975 (1958). — KRÖMER, K.: Zur Behandlung des Strecksehnenausrisses. Mschr. Unfallheilk. **56**, 214—216 (1953).
LAMESCH, A.: Durchtrennungen und Risse der Strecksehnen und Bänder der Finger. Chir. Praxis **6**, 533—537 (1962). — LANG, J.: Über die Blutgefäße der Sehnenscheiden. Acta anat. (Basel) **54**, 273—309 (1963). — VON LANZ, T., u. W. WACHSMUTH: Praktische Anatomie I/3. Arm, 2. Aufl. Berlin-Göttingen-Heidelberg: Springer 1959. — LANGE, M.: Orthopädisch-chirurgische Operationslehre. München: J. F. Bergmann 1962. — LINDSAY, W. K., H. G. THOMSON, and F. G. WALKER: Digital flexor tendons: an experimental study. Brit. J. plast. Surg. **13**, 1—9 (1960). — LITTLER, J. W.: Tree tendon grafts in secondary flexor tendon repair. Amer. J. Surg. **74**, 315—321 (1947); — The sewed flexor tendon. Surg. Clin. N. Amer. **39**, 435—447 (1959).
MASON, M. L.: Primary and secondary tendon suture, discussion of significance of technique in tendon surgery. Surg. Gynec. Obstet. **70**, 392—402 (1940). — MASON, M. L., and H. S. ALLEN: Rate of healing of tendons; experimental study of tensile strenght. Ann. Surg. **113**, 424—450 (1941). — MAURATH, J., and D. FRANKE: Posttraumatische Ruptur der Sehne des Extensor pollicis longus — ihre Pathogenese und Therapie. Mschr. Unfallheilk. **63**, 417—422 (1960). — MILLER, H.: Zit. nach H. NIGST. — MITTELBACH, H. R.: Strecksehnenverletzungen an der Hand. Chirurg **34**, 169—175 (1963). — MITTELMEIER, H.: Experimentelle Untersuchungen zur Pathologie und Verhütung der posttraumatischen Sehnenverwachsung. Hefte Unfallheilk. 73 (1963). — MOBERG, E.: Reconstruction of gliding surfaces with polyethylene membrane in extremital injuries. Trans. scand. Surg. Soc. 145—147 (1953). — Behandlung frischer und veralteter Beugesehnenverletzungen in der Hand. Wiederher. Chir. Traum. **2**, 1—27. Basel-New York: S. Karger 1954; — Die Versorgung frischer Handverletzungen. Chirurg **33**, 172—174 (1962); — Dringliche Handchirurgie. Stuttgart: G. Thieme 1964. — MOMMSEN, F.: Muskelphysiologie der Fingerstrecker und Verbandbehandlung des Strecksehnenrisses am Endgelenk. Zbl. Chir. **79**, 265—271 (1954). — MORLEY, G. H.: Flexor tendon injuries: a review of results. Brit. J. plast. Surg. **8**, 300—311 (1956).
NICHOLS, H. M.: Alteration of the blood supply of flexor tendons following injury. Amer. J. Surg. **87**, 379—383 (1954). — NIGST, H.: Zur Frage der Wiederherstellung der Funktion des M. ext. poll. longus nach Spontanruptur und Verletzungen. Helv. chir. Acta **22**, 504—512 (1955); — Zur Frage der primären Versorgung der Beugesehnenverletzungen im Niemandsland der Hand. Mschr. Unfallheilk. **64**, 63—68 (1961); — Ergebnisse der Sehnenplastiken der Hand. Langenbecks Arch. klin. Chir. **299**, 112—125 (1961).
PITZLER, K.: Die Durchtrennung der tiefen Beugesehne im Fingerbereich und ihre operative Versorgung. Mschr. Unfallheilk. **67**, 257—263 (1964). — PLATT, H.: Observations on some tendon ruptures. Brit. med. J. **1931 I**, 611—615. — POSCH, J. L., J. P. WALKER, and H. MILLER: Treatment of ruptured tendons of the hand and wrist. Amer. J. Surg. **91**, 669—689 (1956). — PRATT, D. R.: Internal splint for close and open treatment of injuries of the extensor tendon of the distal joint of the finger. J. Bone Jt Surg. **34**-A, 785 (1952). — PULVERTAFT, R. G.: Tendon grafts for flexor tendon injuries in the fingers and the thumb. J. Bone Jt Surg. **38**-B, 175—194 (1956).

RAISCH, O.: Autoplastischer Ersatz beim Defekt des distalen Bizepsendes am Oberarm. Chirurg **29**, 323—325 (1958). — REHN, E.: Die freie Verpflanzung von Sehnen. In: E. LEXER: Die freien Transplantationen. II. Teil. Stuttgart: F. Enke 1924. — RIESS, J.: Die Drahtnaht der Strecksehnen an Hand und Fingern. Wien. med. Wschr. **99**, 145—147 (1949); — Sekundäre Naht und Transplantation von Beugesehnen der Hand, unter besonderer Berücksichtigung der Drahtnaht nach BUNNELL. Arch. orthop. Unfall-Chir. **45**, 212—222 (1952).
SALOMON, A., u. L. SZÖLLOSSY: Experimentelle Untersuchung zur Regeneration und Funktion der verletzten Sehne nach Anwendung verschiedener Sehnennahttypen. Bruns' Beitr. klin. Chir. **208**, 22—31 (1964). — SAEGESSER, M.: Spezielle Chirurgische Therapie. 5. Aufl. Bern-Stuttgart: H. Huber 1957. — SCHINK, W.: Die Versorgung der verletzten Handsehnen. Chirurg **27**, 469—473 (1956); — Handchirurgischer Ratgeber. Berlin-Göttingen-Heidelberg: Springer 1960. — SCHLOTTER, C.: Subkutane Sehnenzerreißungen an den Fingern. Dtsch. Z. Chir. **91**, 317—333 (1908). — SCHLOFFER, H.: Zur Behandlung des Abrisses der Streckaponeurose von der Endphalange. Zbl. Chir. **17**, 1053—1055 (1930). — SCHMIEDEN, V.: Über seltene Formen von Bicepsrissen. Zbl. Chir. **55**, 940—941 (1928). — SMITH, F. M.: Treatment of tendon injuries in the hand. Med. Press. 161—165 (1948). — SPAK, J.: Tenodesis of the distal finger joint — A method of repair for loss of the flexor profundus function. Acta chir. scand. **110**, 338—346 (1955/56). — STRANDELL, G.: Tendon grafts in injuries of the flexor tendons of the fingers and thumb. Acta chir. scand. **3**, 124—141 (1956). — STRELI, R.: Ergebnisse der freien Beugesehnenplastik an der Hand. Langenbecks Arch. klin. Chir. **289**, 729—735 (1958). — STUCKE, K.: Zur Ruptur der distalen Bicepssehne. Mschr. Unfallheilk. **59**, 358—365 (1956). — STUCKE, K., u. G. BÖTTGER: Zur Therapie und versicherungsrechtlichen Beurteilung der distalen Bicepssehnenrupturen. Mschr. Unfallheilk. **66**, 484—490 (1963).
THOMSEN, W.: Operative Versorgung des Bicepssehnenabrisses an der Tuberositas radii. Zbl. Chir. **65**, 2234—2239 (1938). — TITZE, A.: Subcutane Ruptur der langen Bicepssehne. Mschr. Unfallheilk. **64**, 464—468 (1961); — Wiederherstellung verletzter Beugesehnen der Hand. Chir. Praxis **7**, 379—392 (1963). — TUBIANA, R., and P. VALENTIN: The anatomy of the extensor apparatus of the fingers. Surg. Clin. N. Amer. **44**, 897—906 (1964); — The physiology of the extension of the fingers. Surg. Clin. N. Amer. **44**, 907—918 (1964).
VERDAN, C. E.: Primary repair of flexor tendons. J. Bone Jt Surg. **42**-A, 647—657 (1960); — Practical considerations for primary and secondary repair in flexor tendon injuries. Surg. Clin. N. Amer. **44**, 951—970 (1964). — ZUR VERTH: Über spontane Zerreißung der Sehne des langen Daumenstreckers. Dtsch. Z. Chir. **102**, 569—583 (1909). — VITOLS, T.: Über die Ruptur der Sehne des M. extensor pollicis longus und ihre operative Behandlung. Chirurg **19**, 163—167 (1948).
WACHSMUTH, W.: Allgemeine und spezielle chirurgische Operationslehre. II. Aufl. X/1. Berlin-Göttingen-Heidelberg: Springer 1957. — WAKEFIELD, A. R.: The management of flexor tendon injuries. Surg. Clin. N. Amer. **40**, 267—273 (1960). — WETTE, W.: Über den traumatischen „Bicepsriß". Mschr. Unfallheilk. **45**, 587—590 (1938). — WHITE, W. L.: Tendon grafts: a consideration of their source, procurement suitability. Surg. Clin. N. Amer. **40**, 403—413 (1960). — WINTERSTEIN, O.: Über eine Schiene zur Behandlung der Strecksehnenunterbrechung an den Fingerendgliedern. Schweiz. med. Wschr. **1951**, 789—792. — WITT, A. N.: Sehnenverletzungen und Sehnen-Muskeltransplantationen. München: J. F. Bergmann 1953. — WITT, A. N., u., H. RETTIG: Unterarm und Hand. In: Handbuch der Orthopaedie, Bd. III. Stuttgart: G. Thieme 1959.
ZRUBECKY, G.: Die planmäßige Versorgung schwerer Handverletzungen. Chirurg **27**, 350—355 (1956); — Ergebnisse von 82 plastischen Beugesehnenoperationen nach einer Durchtrennung im „Niemandsland". Mitteilung über die Methode der Beugesehnenabspaltung. Arch. Orthop. Unfall-Chir. **53**, 93—109 (1961).

Kindliche Frakturen (H. Hüner)

BLOUNT, W. B.: Knochenbrüche bei Kindern. Stuttgart: Georg Thieme 1957. — BARTEL, R.: Die traumatische Epiphysenlösung am distalen Ende des Schienbeines und des Wadenbeines. Hefte zur Unfallheilk. **53**, 228—257 (1956).
DAMJE, N. G.: Grundlagen der Traumatologie des Kindesalters. Berlin: VEB Verlag Volk und Gesundheit 1955.
EHALT, W.: Verletzungen bei Kindern und Jugendlichen. Stuttgart: Ferd. Enke 1961.
GROB, M.: Lehrbuch der Kinderchirurgie. Stuttgart: Georg Thieme 1957.
MAYER, S.: Frakturenbehandlung im Kindesalter. Mschr. Unfallheilk. **57**, 82—90 (1954).
OBERNIEDERMAYR, A.: Lehrbuch der Chirurgie und Orthopädie des Kindesalters. Berlin-Göttingen-Heidelberg: Springer 1959.
REHBEIN, F., u. S. HOFMANN: Knochenverletzungen im Kindesalter. Langenbecks Arch. klin. Chir. **304**, 539—562 (1963). — RETTIG, H.: Frakturen im Kindesalter. München: J. F. Bergmann 1957.

Seyfarth, H.: Zur Therapie der Frakturen im Kindesalter. Zbl. Chir. 83, 72—82 (1958). — Steinwachs, Fr.: Psychologische Probleme beim Zustandekommen der kindlichen Unfallverletzungen. Langenbecks Arch. klin. Chir. 304, 539—562 (1963).

Lokalanaesthesie an den Extremitäten (J. Mahmoudi)

Braun, H., u. A. Läwen: Die örtliche Betäubung, 9. Aufl. Leipzig: Johann Ambrosius Barth-Verlag 1960.

Hegemann, G.: In: Allgemeine und spezielle Operationslehre von M. Kirschner, Bd. I, Teil 1. Berlin-Göttingen-Heidelberg: Springer-Verlag 1958. — Holle-Sonntag: Grundriß der gesamten Chirurgie, 1. Teil, 7. Aufl. Berlin-Göttingen-Heidelberg: Springer-Verlag 1960.

Schink, W.: Handchirurgischer Ratgeber. Berlin-Göttingen-Heidelberg: Springer-Verlag 1960.

Titze, A.: Die Leitungsanaesthesie in der Handchirurgie. Ihre Vor- und Nachteile. Chir. Praxis 6, 165—170 (1962).

Wachsmuth, W.: In: Allgemeine und spezielle Operationslehre von M. Kirschner, Bd. X, 1. Teil. Berlin-Göttingen-Heidelberg: Springer-Verlag 1956. — Woelm, M.: Scandicain für Finger-, Hand- und Armoperationen. Chir. Praxis 8, 640—641 (1964).

Verletzungen an der oberen Extremität
Deckung von Hautdefekten (A. Wilhelm) s. S. 746
Gefäßverletzungen an der oberen Extremität (M. Sperling)

Adelmann, G.: Die Beugung der Extremitäten als Blutstillungsmittel. Langenbecks Arch. klin. Chir. 16, 588—601 (1874).

Böhler, L.: Die Technik der Knochenbruchbehandlung. 12.—13. Aufl., Band 1. Wien: Verlag Wilhelm Maudrich 1953.

Daubenspeck, K.: In: G. Hohmann, M. Hackenbroch, K. Lindemann: Hdb. d. Orthopädie, Band 3, obere Extremität. Stuttgart: Georg Thieme-Verlag 1959.

Guleke, N.: Zur Freilegung der Subclaviaaneurysmen. Zbl. Chir. 43, 660—662 (1916).

Hughes, C. W.: The primary of wounds of major arteries. Ann. Surg. 141, 297—303 (1955).

Iselin, H.: Desinsertion der Muskeln zur Freilegung der großen Nervenstämme an Schulter und Hüfte. Bruns' Beitr. klin. Chir. 107, 76—81 (1917).

Karitzky, B.: In: H. Bürkle de la Camp und P. Rostock: Hdb. ges. Unfallheilkunde, Band 3. Stuttgart: Ferdinand Enke-Verlag 1956. — Körte, W.: Ein Fall von Arterienverletzung bei Verrenkung des Oberarmes. Arteriennaht. Nachblutung. Unterbindung. Heilung. Langenbecks Arch. klin. Chir. 66, 919—937 (1902).

Lanz, T. v., u. W. Wachsmuth: Praktische Anatomie. Band 1, 3. Teil, Arm. Berlin-Göttingen-Heidelberg: Springer Verlag 1959. — Lexer, E.: Die Operation der Gefäßverletzungen und der traumatischen Aneurysmen, zugleich ein Beitrag zur Freilegung der Subclavia-Aneurysmen. Dtsch. Z. Chir. 135, 439—474 (1916).

Morris Jr., G. C., O. Creech Jr., and M. E. De Bakey: Acute arterial injuries in civilian practice. Amer. J. Surg. 43, 565—570 (1957). — Mosimann, R., et J. Hofstetter: Lésions traumatiques des artères périphériques. Schweiz. med. Wschr. 94, 967—970 (1964).

Scheffler, H.: Über Friedensverletzungen der großen Gefäße. Bruns' Beitr. klin. Chir. 128, 639—659 (1923). — Steinberg, I.: Subclavian-vein thrombosis associated with fractures of the clavicle Report of two cases. New Engl. J. med. 264, 686—688 (1961).

Wachsmuth, W.: Zur Hyperextension des Ellenbogengelenkes. Dtsch. Z. Chir. 240, 96—100 (1933).

Nervenverletzungen (A. Wilhelm) s. S. 750

Sehnenverletzungen (A. Wilhelm) s. S. 752

Frakturen und Luxationen an der oberen Extremität
Verletzungen der Clavicula und der Scapula (W. Strik)

Bier-Braun-Kümmel: Chirurgische Operationslehre. Leipzig: Johann Ambrosius Barth 1933. — Böhler, L.: Die Technik der Knochenbruchbehandlung. Band I. Wien I: W. Maudrich 1951. — Böhler, L.: Die Technik der Knochenbruchbehandlung, Ergänzungsband. Wien I: W. Maudrich 1963. — Bosworth, B. M.: Acromioclavicular separation. Surg. Gynec. Obstet. 73, 866—870 (1941). — Bunnell, S.: Fascial graft for dislocation of acromioclavicular joint. Surg. Gynec. Obstet. 46, 563—564 (1928).

Caravan,: Résultat éloigné d'une syndesmopexie coracoclaviculaire.Rev. Chir. (Paris) **46**, 183 (1927).
Holle-Sonntag: Grundriß der gesamten Chirurgie. Berlin-Göttingen-Heidelberg: Springer 1960.
Lanz, T. v., u. W. Wachsmuth: Praktische Anatomie, Bd. I/3. Berlin-Göttingen-Heidelberg: Springer 1959.
Magnus, G.: Grundsätzliches zur Knochenbruchbehandlung. Mschr. Unfallheilk. **43**, 65—69 (1936). — Marxer, H.: Die operative Behandlung der Luxatio sternoclavicularis. Zbl. Chir. **1925**, 2055—2057. — Meyer, W.: Zur Behandlung der Clavicularluxation. Dtsch. Z. Chir. **119**, 497—514 (1912). — Mitchell: Dislocation of the outer end of clavicula. Brit. med. J. **3440**, 1097 (1926).
Nockemann, P. F.: Die Verrenkung in den Schlüsselbeingelenken und ihre Behandlung. Langenbecks Arch. klin. Chir. **294**, 103—117 (1960).
Pierer, H.: Ein Beitrag zur Behandlung der Luxatio sternoclavicularis posterior. Mschr. Unfallheilk. **57**, 118—121 (1954).
Schäfer, A.: Frakturen und Luxationen. Schorndorf: K. Hofmann 1948. — Schautz, R., u. A. Wilhelm: Zur Osteosynthese der Claviculafraktur. Chirurg **34**, 154—157 (1963). — Schwier, V.: Neue risikoarme Operationsmethode zur Behandlung der Schultereckgelenksluxation. Arch. orthop. Unfall-Chir. **55**, 672—681 (1963). — Speed-Smith: Campbell's operative orthopedics. St. Louis: The C. V. Mosby Company 1949.
Wachsmuth, W.: Allgemeine und spezielle chirurgische Operationslehre. II. Aufl. X/1. Berlin-Göttingen-Heidelberg: Springer 1957. — Witt, A. N., u. H. Cotta: Die operative Wiederherstellung der Clavicula und ihrer Gelenke. Chir. Praxis **1**, 69—77 (1958).

Verletzungen des Schultergelenkes und des Oberarmschaftes (H.-H. Teichmann)

Bandi, W.: Indikation und Technik der Osteosynthese am Humerus. Helv. chir. Acta **31**, 89—100 (1964). — Bandmann, F.: Beitrag zur Behandlung der Oberarmkopffrakturen. Zbl. Chir. **76**, 97—102 (1951). — Böhler, J.: Sollen Ausrisse des Tuberculum maius operativ behandelt werden? Z. Unfallheilk. **58**, 181—186 (1955). — Böhler, L.: Die Technik der Knochenbruchbehandlung, 12./13. Deutsche Aufl., Bd. 2, Teil 2. Wien: Wilhelm Maudrich 1957; — Gegen die operative Behandlung von frischen Oberarmschaftbrüchen. Langenbecks Arch. klin. Chir. **308**, 465—475 (1964). — Brandis, H. J. v.: Zur Behandlung der Verrenkungsbrüche im Oberarmhalsgebiet. Langenbecks Arch. klin. Chir. **261**, 68—86 (1948).
Chippara, P., u. A. Banchero: Die isolierten Frakturen des Tuberculum maius des Humerus. Statistische und klinische Beobachtungen. Minerva ortop. **11**, 682—685 (1960).
Hage, W.: Marknagelung der Brüche am proximalen Ende des Oberarms. Chirurg **25**, 277—280 (1954). — Harrison, L., and Mc. Laughlin: Common shoulder injuries. Diagnosis and treatment. Amer. J. Surg. **74**, 282—295 (1947). — Hellner, H., R. Nissen u. K. Vossschulte: Lehrb. d. Chir., 3. Aufl. Stuttgart: Gg. Thieme 1962. — Hörhold, K.: Die eingekeilten Oberarmbrüche im Collum chirurgicum und ihre Behandlung. Dtsch. med. J. **8**, 574—576 (1957). — Holle, F.: Grundriß der gesamten Chirurgie. 7. Aufl. Berlin-Göttingen-Heidelberg: Springer 1960. — Houben, M. G.: Behandlung der Humerusfraktur mit einem sog. "hanging cast". Ned. T. Geneesk. **1947**, 3279—3285.
Ilyenkov, S. I.: Behandlung von Oberarmbrüchen durch Marknagelung. Vestn. chir. (Mosk.) **81**, 75—80 (1958).
Jendryschik, A. H.: Die Behandlung der Humerus-Schaft-Fraktur mit dem Hängegips (Hanging cast). Mschr. Unfallheilk. **67**, 236—241 (1864).
Kopsch, F.: Lehrbuch und Atlas der Anatomie des Menschen, 1. Bd., 15. Aufl. Leipzig: Gg. Thieme 1939. — Kühne, H.: Beitrag zur Entstehung der posttraumatischen Knochennekrose. Zbl. Chir. **78**, 1181—1185 (1952).
Lanz, T. v., u. W. Wachsmuth: Praktische Anatomie. Teil 3, Band 1, Arm, 2. Aufl. Berlin-Göttingen-Heidelberg: Springer 1959. — Lentz, W.: Krampfbrüche im Schultergelenk. Klinische und experimentelle Untersuchungen über eine typische Fraktur. Mschr. Unfallheilk. **57**, 11—20 (1954).
Mahler, W.: Konservative Behandlung der Oberarmkopffrakturen. Langenbecks Arch. klin. Chir. **283**, 683—692 (1957). — Moràn, J.: Frakturen des proximalen Humerusabschnittes beim Erwachsenen. Rev. Ortop. Traum. Ed. ibèr. **4**, 26—37 (1960). — Müller, H.: Beitrag zur Behandlung der Humerusschaftfraktur mit dem Rushnagel. Bruns' Beitr. klin. Chir. **204**, 226—232 (1962).
O'Brien, R. M.: Treatment of fractures of the surgical neck of the humerus in the aged. Geriatrics **9**, 406—408 (1954). — Ostapowicz, G., u. A. Rahn-Myrach: Die funktionelle Behandlung der Oberarmkopfbrüche. Bruns' Beitr. klin. Chir. **202**, 96—114 (1961).
Saegesser, M.: Spezielle Chirurgische Therapie. Band 2, 6. Aufl. Bern-Stuttgart: H. Huber (1959). — Segni-Pou, E.: Einiges über Frakturen des obersten Teiles des Humerus.

Acta ortop.-traum. iber. 1, 537—455 (1953). — SEYFFARTH, G.: Die funktionelle Behandlung der schultergelenksnahen Oberarmfrakturen. Mschr. Unfallheilk. 61, 321—330 (1958). — SKOTOFT, J.: Humerusfraktur. Behandlung mit hängendem Gipsverband. Nord. med. 41, 122—124 (1949). — SPÄNGLER, H.: Zur Behandlung der Oberarmschaftbrüche mit Rush-Nägeln. Arch. orthop. Unfall-Chir. 54, 417—424 (1962). — STETTER, D.: Compendium der Lehre von den frischen traumatischen Luxationen. 4. Aufl. Berlin: Gg. Reime 1896. — STICH, R., u. K. H. BAUER: Lehrb. d. Chirurgie, 14./15. Aufl. Berlin-Göttingen-Heidelberg: Springer 1949.

TOROPPI, P.: Über Frakturen am oberen Humerusende. Eine klinische, röntgenologische und experimentelle Untersuchung. Ann. Chir. Gynaec. Fenn. 48, Suppl. 83, 9—164 (1959).

VERBECK, O.: Die Behandlung von Rissen in der Sehnenscheide des Schultergelenkes. Arch. chir. neurol. 11, 266—273 (1959). — VOSS, O., u. K. W. HARTMANN: Die Nagelung des Oberarmkopfbruches. Zbl. Chir. 78, 414—421 (1953).

WACHSMUTH, W.: Spätfolgen nach Verrenkungen der oberen Extremität und ihre Verhütung. Chirurg 7, 41—45 (1935). — WASL, H.: Eine Methode zur Einrichtung von Abduktions- und Luxationsfrakturen am proximalen Humerusende. Zbl. Chir. 84, 1605—1607 (1959). — WERTHEIMER, P., u. J. ARLT: Radialislähmungen bei geschlossenen Oberarmschaftbrüchen. Sem. Hôp. (Paris) Ann. Chir. 1957, 675—686 .— WITT, A. N.: Zur Behandlung der subcapitalen Oberarmbrüche. Langenbecks Arch. klin. Chir. 295, 292—299 (1960).

Frakturen und Luxationen im Bereich des Ellenbogengelenkes

Suprakondyläre Oberarmbrüche, Extensionsfraktur, Flexionsfraktur, Kondylenfrakturen, Frakturen des Capitulum humeri und der Trochlea, Epiphysenlösungen
(M. Sperling)

ANTILA, L. E.: Displacement of an ulnar epicondylar fragment into the joint cavity. Ann. Chir. Gynaec. Fenn. 38, 67—75 (1949); Ref. Z. orthop. Chir. 114, 437—438 (1950).

BAUMANN, E.: Beiträge zur Kenntnis der Frakturen am Ellbogengelenk. Unter besonderer Berücksichtigung der Spätfolgen. Bruns' Beitr. klin. Chir. 146, 1—50 (1929); — Beiträge zur Kenntnis der Frakturen am Ellbogengelenk. II. Brüche am unteren Ende des Humerus (außer Supracondylica) und Brüche am proximalen Ende des Radius. Bruns' Beitr. klin. Chir. 147, 369—416 (1929). — BERGMANN, E.: Ulnarisspätlähmung nach Ellbogenbrüchen. Wschr. Psychiatr. 117, 203—207 (1949). — BLOUNT, W. P.: Knochenbrüche bei Kindern. Deutsche Übersetzung von K. H. MÜLLER. Stuttgart: Georg Thieme Verlag 1957. — BÖHLER, J.: Gedeckte Bohrdrahtosteosynthese kindlicher supracondylärer Oberarmbrüche. Chir. Praxis 4, 397—400 (1959). — BÖHLER, L.: Die Technik der Knochenbruchbehandlung, Bd. 1 12.—13. Auflage. Wien-Düsseldorf: Verlag Wilhelm Maudrich 1953; — Behandlung der supracondylären Oberarmbrüche bei Kindern und Jugendlichen. Mschr. Unfallheilk. 64, 1—14 (1961). — BOEMINGHAUS, H.: Die Drahtextension am Ellenbogen bei Frakturen am Oberarm. Zbl. Chir. 61, 482—485 (1934). — BÖTTGER, G.: Zur Verwendung des homologen Knochenspanes bei der Wiederherstellung intraartikulärer und gelenknaher Frakturen. Bayer. Chirurgentagung München, Juli 1964.

EDELHOFF, J.: Die operative Stellung der Frakturen des distalen Humerusendes im Kindesalter. Bruns' Beitr. klin. Chir. 188, 301—315 (1954). — EHALT, W.: Beitrag zur Behandlung supracondylärer Oberarmbrüche. Chirurg 8, 61—65 (1936).

FAYSSE, R., et J. MARION: Decollement en masse de l'epiphyse inférieure de l'humerus. Rev. chir. orthop. 48, 478—483 (1962); ref. Z. orthop. Chir. 173, 107 (1963).

HASNER, E., and J. HUSBY: Fracture of epicondyle and condyle of humerus. Acta chir. scand. 101, 195—202 (1951).

JAKOBSSON, A.: Fracture of the capitellium of the humerus in adults. Treatment with intra-articular chromcobalt-molybdenum prosthesis. Acta orthop. scand. 26, 184—190 (1957).

KARITZKY, B.: In BÜRKLE DE LA CAMP, H. und P. ROSTOCK Handb. der Ges. Unfallheilkunde, 3. Band. Stuttgart: Ferd. Enke Verlag 1956. — KÖNIG, F.: Über die Berechtigung frühzeitiger blutiger Eingriffe bei subcutanen Knochenbrüchen. Langenbecks Arch. klin. Chir. 76, 725—777 (1905). — KÜNTSCHER, G.: Zur Behandlung der Kondylenbrüche des Ellbogengelenkes. Zbl. Chir. 87, 1369—1373 (1962).

LANZ, T. V., u. W. WACHSMUTH: Praktische Anatomie, Band 1, 3. Teil Arm. Berlin-Göttingen-Heidelberg: Springer Verlag 1959. — MACLEAN: Zur operativen Behandlung der Ellenbogengelenksfrakturen. Bruns' Beitr. klin. Chir. 75, 592—628 (1911). — LUTZEYER, W., u. U. GUSE: Behandlungsergebnisse von Ellbogengelenksfrakturen beim Jugendlichen unter besonderer Berücksichtigung der operativen Therapie und der Nachbehandlung. Arch. orthop. Unfall-Chir. 45, 629—642 (1953).

MATTI, H.: Die Knochenbrüche und ihre Behandlung. Berlin: Verlag J. Springer 1931; — Zur Behandlung der supracondylären Humerusfraktur. Chirurg 9, 41—50 (1937). — MATZEN, P. F.: in: HOHMANN, G., M. HACKENBROCH, K. LINDEMANN: Handbuch der Orthopädie, Bd. 3 Ob. Extremität. Stuttgart: Georg Thieme Verlag 1959. — MÜLLER, M. E., M. ALLGÖWER u. H. WILLENEGGER: Technik der operativen Frakturenbehandlung. Berlin-Göttingen-Heidelberg: Springer-Verlag 1963.
SAEGESSER, M.: Spezielle Chirurgische Therapie. Bern und Stuttgart: Medizinischer Verlag Hans Huber 1955. — SCHAUTZ, R.: Zur Herstellung von Konservenknochenspänen. Chirurg 33, 457—459 (1962). — SCHERER, F.: Die supracondyläre Humerusfraktur und ihre Behandlung an der Marburger Klinik. Chirurg 20, 527—531 (1949). — SCHOLLBACH, M.: Frakturen und Luxationen am Ellenbogen und Vorderarm. Inauguraldissertation Leipzig 1956.
VIERNSTEIN, K., u. P. M. JANTZEN: Behandlung supracondylärer Frakturen im Kindesalter. Z. Orthop. 88, 198—219 (1957).
WIEDHOPF, O.: Zur Behandlung der supracondylären Humerusfraktur der Kinder mit Drahtextension an der Elle. Chirurg 8, 395—397 (1936). — WITT, A. N.: Zur operativen Behandlung der supracondylären Humerusfraktur im Kindesalter. Chirurg 26, 488—491 (1955).

Ellenbogenverrenkungen, Olecranonfraktur, Luxationen und Brüche des Radiusköpfchens, Monteggia-Fraktur (H. Speckmann)

BÖHLER, J.: Die konservative Behandlung von Brüchen des Radiushalses. Chirurg 21, 687—688 (1950). — BÖHLER, L.: Die Technik der Knochenbruchbehandlung, Bd. I. Wien: Wilhelm Maudrich 1951; — Die Technik der Knochenbruchbehandlung, Ergänzungsband. Wien: Wilhelm Maudrich 1963. — BLOUNT, W. B.: Knochenbrüche bei Kindern. Stuttgart: Georg Thieme 1957.
CAMPBELL, W. C.: Operative orthopedics. St. Louis: C. V. Mosby Comp. 1949. — COTTA, H.: Die operative Behandlung der Radiusköpfchenfrakturen. Arch. orthop. Unfall-Chir. 50, 260—268 (1958).
EHALT, W.: Verletzungen bei Kindern und Jugendlichen. Stuttgart: F. Enke 1960.
GRÖZINGER, K. H., K. H. JUNGBLUTH u. R. DAUM: Über Verrenkungen im Ellbogengelenk. Arch. orthop. Unfall-Chir. 55, 110—115 (1963).
HART, G. M.: Subluxation of the head of the radius in young children. J. Amer. med. Ass. 169, 1734—1736 (1959). — HOFFMANN, H.: Zur operativen Behandlung der traumatischen Luxation des Radiusköpfchens. Chirurg 13, 532—534 (1936). — HOHMANN, G.: Hand und Arm. München: J. F. Bergmann 1949. — HOLLE, F., u. E. SONNTAG: Grundriß der gesamten Chirurgie, Bd. II. Berlin-Göttingen-Heidelberg: Springer 1960.
KARITZKY, B.: In: H. BÜRKLE DE LA CAMP und P. ROSTOCK: Handbuch der gesamten Unfallheilkunde, Bd. III. Stuttgart: F. Enke 1956. — KRAFFT, L.: Die habituelle Ellbogenluxation. Zbl. Chir. 86, 2328—2332 (1961). — KRÖSL, W.: Die Brüche am proximalen Speichenende mit besonderer Berücksichtigung der totalen Köpfchenresektion. Arch. orthop. Unfall-Chir. 47, 272—281 (1955); — Über die Indikation zur Teilresektion nach Abbrüchen aus dem Speichenköpfchen. Chir. Praxis 201 (1957); — Operative Behandlung der kompletten Epiphysenlösung am Speichenköpfchen. Chir. Praxis 49 und 325 (1960). — KÜNTSCHER, G.: Praxis der Marknagelung. Stuttgart: F. K. Schattauer 1962.
LANZ, T. v., u. W. WACHSMUTH: Praktische Anatomie, Bd. I, Teil III. Berlin: Springer 1935.
MAATZ, R.: In: R. WANKE, R. MAATZ, H. JUNGE und W. LENTZ: Knochenbrüche und Verrenkungen. München und Berlin: Urban & Schwarzenberg 1962. — MÜLLER, M. E., M. ALLGÖWER u. H. WILLENEGER: Technik der operativen Frakturbehandlung. Berlin-Göttingen-Heidelberg: Springer 1963.
NISSEN, R.: Zit. nach W. WACHSMUTH: Die Operationen an den Extremitäten, Bd. I. Berlin-Göttingen-Heidelberg: Springer 1956. — NOVOTNY, K.: Über die sog. habituelle Verrenkung des Ellbogengelenkes. Arch. orthop. Unfall-Chir. 50, 425—431 (1959).
ROSOLLECK, H.: Luxationsfraktur des Ellbogens. Arch. orthop. Unfall-Chir. 51, 37—43 (1959). — RUSH, L. V., u. H. GELBKE: Atlas der intramedullären Frakturfixation nach RUSH. München: J. A. Barth 1957.
SAEGESSER, M.: Spezielle chirurgische Therapie. Bern und Stuttgart: H. Huber 1963. — SIMANDL, E.: Spätresultate nach Ellbogengelenkluxationen. Wien. klin. Wschr. 307—312 (1949). — STRUG, L. H.: Anterior dislocation of the elbow with fracture of the olecranon. Amer. J. Surg. 75, 700—703 (1948).
WACHSMUTH, W.: Die Operationen an den Extremitäten, Bd. I. Berlin-Göttingen-Heidelberg: Springer 1956. — WAIBEL, P., u. H. NIGST: Spätresultate nach Radiusköpfchenfrakturen unter Berücksichtigung zweier mit Akryl-Prothese behandelter Fälle. Mschr. Unfallheilk. 62,

81—91 (1959). — WEBER, B. G.: Grundlagen und Möglichkeiten der Zuggurtungsosteosynthese. Chirurg **35**, 81—86 (1964).

ZUELZER, A., u. K. H. MÜLLER: Die Behandlung gelenknaher Frakturen mit der Gabelklammer. Arch. orthop. Unfall-Chir. **50**, 432—445 (1959).

Frakturen und Luxationen im Bereich des mittleren und distalen Vorderarmes (G. Hiltner u. W. Kleinschmidt)

BLOCH, H. R.: In: Technik der operativen Frakturenbehandlung von M. E. MÜLLER, M. ALLGÖWER u. H. WILLENEGGER. Berlin-Göttingen-Heidelberg: Springer 1963. — BÖHLER, J.: Gedeckte Bohrdrahtosteosynthese bei schweren Brüchen am distalen Speichenende. Chir. Praxis **4**, 61—64 (1960). — BÖHLER, L.: Die Technik der Knochenbruchbehandlung, Bd. 1. Wien: Wilhelm Maudrich 1951; — Die Technik der Knochenbruchbehandlung, Ergänzungsband. Wien: Wilhelm Maudrich 1963. — BUNNELL, ST., u. J. BÖHLER: Die Chirurgie der Hand. Wien-Bonn-Bern: Wilhelm Maudrich 1959.

EHALT, W.: Die Bruchformen am unteren Ende der Speiche und Elle. Arch. orthop. Unfall-Chir. **35**, 397—442 (1935).

HACKETHAL, K. H.: Die Bündelnagelung. Berlin-Göttingen-Heidelberg: Springer 1961.

KLEINSCHMIDT, K.: Versuche zur Erklärung der Spätruptur der langen Daumenstrecksehne nach Radiusfrakturen. Bruns' Beitr. klin. Chir. **146**, 530—535 (1929).

LYNCH, A. C., and P. R. LIPSCOMP: The carpal tunnel syndrome and Colles' fracture. J. Amer. med. Ass. **185**, 363—366 (1963).

MAATZ, R.: In: Knochenbrüche und Verrenkungen von R. WANKE, R. MAATZ, H. JUNG u. W. LENTZ. München-Berlin: Urban & Schwarzenberg 1962. — MOBERG, E.: Dressings, splints and postoperative care in hand surgery. Surg. Clin. N. Amer. **44**, 941—949 (1964).

RUSH, L. V., u. H. GELBKE: Atlas der intramedullären Frakturfixation. München: Ambrosius Barth 1957.

SEIFFERT, K. E.: Zur operativen Behandlung der Unterarmschaftbrüche. Bruns' Beitr. klin. Chir. **204**, 211—224 (1962). — STEIN, A. H.: The relation of median compression to Sudeck's syndrom. Surg. Gynec. Obstet. **115**, 713—720 (1962).

WACHSMUTH, W.: In: Allgemeine und spezielle chirurgische Operationslehre von M. KIRSCHNER, Bd. X/1. Berlin-Göttingen-Heidelberg: Springer 1956. — WEBER, B. G.: In: Technik der operativen Frakturbehandlung von M. E. MÜLLER, M. ALLGÖWER u. H. WILLENEGGER. Berlin-Göttingen-Heidelberg: Springer 1963. — WITT, A. N., u. H. RETTIG: In: Handbuch der Orthopädie von G. HOHMANN, M. HACKENBROCH u. K. LINDEMANN. Stuttgart: Georg Thieme 1959.

Frakturen, Luxationen und Bandverletzungen im Bereich der Handwurzel und Hand (W. Kleinschmidt)

ARBEITLANG, E., u. E. TROJAN: Irreponible Fingerluxationen. Mschr. Unfallheilk. **66**, 445—451 (1963).

BLOUNT, W. P.: Knochenbrüche bei Kindern. Stuttgart: Georg Thieme 1957. — BÖHLER, J.: Frakturen und Luxationen der Mittelhand und Fingerglieder. Beilagh. Z. Orthop. **94**, 455—460 (1961). — BÖHLER, L.: Die Technik der Knochenbruchbehandlung, 12. u. 13. Aufl., Bd. 1. Wien: Wilhelm Maudrich 1951; — Die Technik der Knochenbruchbehandlung, 12. u. 13. Aufl. Ergänzungsband. Wien: Wilhelm Maudrich 1963. — BRANDT, G.: Die wesentlichen Gesichtspunkte für die Behandlung der geschlossenen Frakturen im Bereich von Finger und Hand. Langenbecks Arch. klin. Chir. **287**, 498—508 (1957). — BUNNELL-BÖHLER: Die Chirurgie der Hand, 2. Teil. Wien: Wilhelm Maudrich 1957. — BUTLER, A. A.: Sceletal reconstruction of the hand. Surg. Clin. N. Amer. **44**, Nr. 4, 995—1008 (1964).

DÜBEN, W.: Zur Frage der operativen oder konservativen Faustgipsbehandlung des veralteten Kahnbeinbruches und der -pseudarthrose. Chirurg **25**, 63—66 (1954).

EHALT, W.: Über die Brüche des 1. Mittelhandknochens und ihre Behandlung. Arch. orthop. Unfall-Chir. **27**, 515—536 (1929).

GEDDA, K. O., and E. MOBERG: Open reduction and osteosynthesis of so-called Bennett's fracture. Acta orthop. scand. **22**, 249 (1953). — GEISSENDÖRFER, H.: Erfolgreiche Behandlung veralteter Kahnbeinbrüche der Hand durch Nagelung. Zbl. Chir. **68**, 343—346 (1941). — Welche veralteten Kahnbeinbrüche der Hand eignen sich zur Nagelung? Zbl. Chir. **69**, 421 bis 426 (1942). — GIESEKING, H.: Die Nagelung als Behandlungsmaßnahme beim frischen und alten Kahnbeinbruch. Z. Orthop. **80**, 597—605 (1951).

HERZOG, K. H.: Der Streckausfall am Fingerendglied ohne Strecksehnenabriß. Zbl. Chir. **84**, 30—35 (1959); — Die Schädigungen des volaren Bandapparates der Fingergelenke. Mschr. Unfallheikl. **63**, 342—349 (1960). — HIRSCH, M.: Die Verletzungen der Handwurzel. Ergebn. Chir. Orthop. **8**, 718—782 (1942).

Iselin, M.: Chirurgie der Hand. Atlas der Operationstechnik. Stuttgart: Georg Thieme 1959.
Jahna, H.: Die konservative Behandlung des veralteten Kahnbeinbruches der Hand. Beilageh. Z. Orthop. 87, 156—160 (1956). — Jonasch, E.: Die irreponiblen Verrenkungen von Fingergelenken. Mschr. Unfallheilk. 66, 27—29 (1963).
Kleinschmidt, W., u. A. Wilhelm: Zur Behandlung der Bennettschen Fraktur. Chirurg 34, 407—410 (1963).
Laarmann, A.: Kahnbeinpseudarthrose und Mondbeinnekrose als Preßluftschaden. Dtsch. med. J. 12, 189—197 (1961). — Lanz, T. v., u. W. Wachsmuth: Praktische Anatomie, Bd. I/3. Berlin-Göttingen-Heidelberg: Springer 1959.
Matti, H.: Über die Behandlung von Pseudarthrosen mit Spongiosatransplantation. Arch. orthop. Chir. 31, 218—231 (1932). — McLaughlin, H. L.: Fracture of the carpal naviculare (scaphoid) bone. Some observations based on treatment by open reduction and internal fixation. J. Bone Surg. 36-A, 765—774 u. 819 (1954). — Moberg, E., and B. Stenner: Injuries to the ligaments of the thumb and fingers. Acta chir. scand. 106 ,166—186 (1953). — Moberg, E.: Akute Handchirurgie. Lund: C. W. K. Gleerup 1953; — Fractures and ligamentous injuries of the thumb and fingers. Surg. Clin. N. Amer. 40, Nr. 2 (1960). — Murray, G.: Bonegraft for non-union of the carpal scaphoid. Brit. J. Surg. 22, 63—68 (1934); — End results of bone grafting for non-union of the carpal scaphoid bone. J. Bone Surg. 28, 749—756 (1946).
Nockemann, P. F.: Erfahrungen aus der Behandlung von 996 Fingergliedbrüchen. Mschr. Unfallheilk. 63, 167—177 (1960).
Rehbein, F.: Zur Behandlung des veralteten Kahnbeinbruches und der Kahnbeinpseudarthrose der Hand. Langenbecks Arch. klin. Chir. 260, 356—378 (1948). — Rettig, H.: Frakturen der Mittelhand und der Finger am wachsenden Skelet. Mschr. Unfallheilk. 63, 306—312 (1960). — Russe, O.: Behandlungsergebnisse der Spongiosaauffüllung bei Kahnbeinpseudarthrosen. Z. Orthop. 81, 466—473 (1951); — Nachuntersuchungsergebnisse von 22 Fällen operierter veralteter Brüche und Pseudarthrosen des Kahnbeins der Hand. Z. Orthop. 79, 485—499 (1950).
Scharizer, E.: Die frischen geschlossenen Bandverletzungen des Daumengrundgelenkes. Chir. Praxis 6, 205—215 (1962). — Scheidt, R.: Zur Behandlung der Bennettschen Fraktur. Mschr. Unfallheilk. 52, 134—145 (1949). — Schink, W.: Handchirurgischer Ratgeber. Berlin-Göttingen-Heidelberg: Springer 1960. — Schmitt, J.: Die Luxationen des Karpometacarpalgelenkes. Zbl. Chir. 80, 259—264 (1955). — Seiffert, K. E.: Die Behandlung der Finger- und Mittelhandfrakturen. Langenbecks Arch. klin. Chir. 295, 305—308 (1960). — Struppler, V.: In: Verletzungen und Wiederherstellung der oberen Extremität. Neue Dtsch. Chir. Bd. 68/I. Stuttgart: Ferdinand Enke 1961.
Trojan, E., u. H. Jahna: Die konservative Behandlung des veralteten Kahnbeinbruches der Hand. Arch. orthop. Unfall-Chir. 47, 99—104 (1955). — Trojan, E.: Zur Behandlung der unstabilen Frakturen von Finger- und Mittelhandknochen. Chir. Praxis 2, 215—224 (1958); — Die operative Behandlung des veralteten Kahnbeinbruches. Beilageh. Z. Orthop. 87, 160—163 (1956); — Die Behandlung des Kahneinbruches der Hand. Chir. Praxis 5, 437—460 (1961).
Wachsmuth, W.: In: Allgemeine und Spezielle Operationslehre von M. Kirschner. Bd. X/I. Berlin-Göttingen-Heidelberg: Springer 1956. — Wagner, C. J.: Method of treatment of Bennett's fracture dislocation. Amer. J. Surg. 80, 230—231 (1950). — Willenegger, H.: In: Technik der operativen Frakturenbehandlung von M. E. Müller, M. Allgöwer und H. Willenegger. Berlin-Göttingen-Heidelberg: Springer 1963. — Wilhelm, A.: Die Gelenkdenervation und ihre anatomischen Grundlagen, ein neues Behandlungsprinzip in der Chirurgie der Hand. Habilitationsschrift. Würzburg 1963. — Wilhelm, A., u. M. Sperling: Zur Technik der zentralen Navicularespanung. Chirurg 34, 29—31 (1963). — Witt, A. N.: Funktionsstörungen der Hand. Beilageh. Z. Orthop. 87, 137—155 (1956).
Zrubecky, G., u. E. Scharizer: Bandverletzungen der Finger. Z. Orthop. 96, 46—70 (1962).

Verletzungen des Beckens und der unteren Extremitäten
Verletzungen des Beckens und am Oberschenkel (R. Schautz)

Blount, W. P.: Fractures in children. Baltimore: Williams u. Wikins Comp. 1954. — Böhler, L.: Die Technik der Knochenbruchbehandlung, Bd. I u. II. Wien: Wilh. Maudrich-Verl. 1957. — Büttner, G.: Forschungsberichte des Landes Nordrhein-Westf. Köln u. Oplanden: Westdeutscher Verlag 1959.
Ehalt, W.: Verletzungen bei Kindern und Jugendlichen. Stuttgart: F. Enke 1961; — Klinische Chirurgie für die Praxis. Diebold, O., H. Junghanns, L. Zukschwerdt, Bd. IV (ausführl. Literatur). Stuttgart: Gg. Thieme-Verlag 1963.

HÄBLER, C.: Chirurg **20**, 319 (1949).
IDELBERGER, K.: Orthopädische Erkrankungen des Kindesalters, Bd. III im Lehrbuch der Chirurgie u. Orthopädie des Kindesalters. Berlin-Göttingen-Heidelberg: Springer-Verlag 1959.
JUNGE, H.: In „Knochenbruch und Verrenkungen" von R. WANKE, R. MAATZ, H. JUNGE, W. LENTZ. München u. Berlin: Urban & Schwarzenberg 1962.
KÜNTSCHER, G.: Die Technik des Ausweitens der Markhöhle. Chirurg **30**, 28—35 (1959); — Die Praxis der Marknagelung. Wien: Wilh. Maudrich 1958. — KÜNTSCHER, G., u. R. MAATZ: Technik der Marknagelung. Leipzig: Gg. Thieme-Verlag 1945.
LANGE, M.: Lehrbuch der Orthopädie und Traumatologie, Bd. II, 1. Stuttgart: F. Enke-Verlag 1965. — v. LANZ, T., u. W. WACHSMUTH: Praktische Anatomie, Bd. I, 4. Berlin: Julius Springer-Verlag 1938.
MÖRL, F.: Lehrbuch der Unfallchirurgie. Berlin: Verlag Volk u. Gesundheit 1964. — MÜLLER, M. E., M. ALLGÖWER u. H. WILLENEGGER: Technik der operativen Frakturbehandlung. Berlin-Göttingen-Heidelberg: Springer-Verlag 1963.
NOVAK, K., J. L. LISZKAI u. S. SZABO: Über die vorübergehende Peronäuslähmung bei Kranken mit Schenkelhalsfrakturen. Zbl. Chir. **88**, 1654, 1657 (1963).
PAUWELS, F.: Der Schenkelhalsbruch. Stuttgart: F. Enke 1935.
ROSOLLECK, H.: Frakturen am Femur und Peronaeusparese. Chirurg **35**, 500—502 (1964). — RUSH, L. V., u. H. GELBKE: Atlas der intramedullären Frakturfixation nach RUSH. München: Joh. Ambr. Barth 1957.
STOECKEL, D.: Chirurg **22**, 40 (1951).
WACHSMUTH, W.: Die Operationen an den Extremitäten. Allg. u. spez. chirurg. Operationslehre. M. KIRSCHNER, N. GULEKE u. R. ZENKER, Bd. X 1 u. 2. Berlin-Göttingen-Heidelberg: Springer-Verlag 1956.

Gefäßverletzungen der unteren Extremitäten (M. Sperling)

BROSIG, G.: Erfolgsaussichten bei der Behandlung isolierter Verletzungen der Oberschenkelschlagader. Zbl. Chir. **87**, 2127—2131 (1962). — BÜRKLE DE LA CAMP, H., W. ARENS, A. BALTHASAR, W. BECK u. FR. BETZEL: In: BÜRKLE DE LA CAMP, H., und P. ROSTOCK: Handbuch der gesamten Unfallheilkunde, 3. Band. Stuttgart: Ferdinand Enke-Verlag 1956.
HAHN, O.: Nach STICH, R., u. W. v. GAZA in KIRSCHNER, M., u. O. NORDMANN: Die Chirurgie, Band 2, 2. Teil. Berlin-Wien: Verlag Urban & Schwarzenberg 1930.
KÜTTNER, H.: Die Verschüttungsnekrose ganzer Extremitäten. Brun's Beitr. klin. Chir. **112**, 581—600 (1918).
PRATT, G. H.: Nach KREMER, K.: Die Chirurgie der Arterien. Stuttgart: Georg Thieme-Verlag 1959.
SCHEFFLER, H.: Über Friedensverletzungen der großen Gefäße. Bruns' Beitr. klin. Chir. **128**, 639—659 (1923).

Verletzungen im Bereich des Kniegelenkes (H. Schilling)

ANDREESEN, R.: Schienbeinkopfbrüche und ihre Behandlung. Stuttgart: Ferdinand Enke 1955.
BAUMGARTL, F.: Das Kniegelenk. Berlin-Göttingen-Heidelberg: Springer 1964. — BÖHLER, L.: Technik der Knochenbruchbehandlung. 12. und 13. Aufl. Wien: Wilh. Maudrich 1951. — BRAUS, H.: Anatomie des Menschen. 3. Aufl. Berlin-Göttingen-Heidelberg: Springer 1954. — BÜRKLE DE LA CAMP, H., u. R. ROSTOCK: Handbuch der gesamten Unfallheilkunde, Bd. 1—3. Stuttgart: Ferdinand Enke 1955/56.
EHALT, W.: In: Klinische Chirurgie für die Praxis: Becken und untere Gliedmaßen. Bd. IV, Lieferung 4. Stuttgart: Gg. Thieme 1963.
JONASCH, E.: Das Kniegelenk. Berlin: Walter de Gruyter u. Co. 1964.
MÜLLER, M. E., M. ALLGÖWER u. H. WILLENEGGER: Technik der operativen Frakturenbehandlung. Berlin-Göttingen-Heidelberg: Springer 1963.
LANZ, T. v., u. W. WACHSMUTH: Praktische Anatomie. Bd. 1, Teil 4: Bein und Statik. Berlin: Springer 1938. — LANGE, M.: Orthopädisch-chirurgische Operationslehre, 2. Aufl. München: J. F. Bergmann 1962. — LEXER, E.: Wiederherstellungschirurgie, 2. Aufl. Leipzig: Johann Ambrosius Barth 1931.
TÖNDURY, O.: Angewandte und topographische Anatomie, 2. Aufl. Stuttgart: Georg Thieme 1959.
WACHSMUTH, W.: Allgemeine und spezielle chirurgische Operationslehre. Die Operationen an den Extremitäten. II. Teil, Band 10, 2. Aufl. Berlin-Göttingen-Heidelberg: Springer 1956. - WELLER, S., u. E. KÖHNLEIN: Die Traumatologie des Kniegelenks. Stuttgart: Georg Thieme 1962.

ANDREESEN, R.: Meniskusbeschädigungen bei Sport und Arbeit. Ergebn. Chir. Orthop. **30**, 24 (1937); — Geschichtliche Entwicklung und Grundlagen der Berufskrankheit 42 (Bergmannsmeniskus). Mschr. Unfallheilk. **66**, 196 (1963).

BÖHLER, L.: Behandlung, Nachbehandlung und Begutachtung von Meniskusverletzungen. Erfahrung an 1000 operierten Fällen. Langenbecks Arch. klin. Chir. **282**, 264 (1955). —BÖHLER, J.: Behandlung der traumatischen Epiphysenlösung am oberen Schienbeinende. Chirurg **22**, 81 (1951); — Die Behandlung der offenen Trümmerbrüche des unteren Oberschenkelendes. Verh. Dtsch. Orthop. Ges. 42. Kongreß 245 (1954). — BÜRKLE DE LA CAMP, H.: DieBehandlung der Schienbeinkopfbrüche. Zbl. Chir. **67**, 367 (1940); — Das reizempfindliche Kniegelenk. Arch. orthop. Unfall-Chir. **35**, 50 (1934); — Meniskusverletzung und -schaden. Zbl. Chir. **63**, 2574 (1936); — Zur Behandlung der geschlossenen und offenen Kniegelenksverletzungen. Landarzt **26**, 6 (1950); — Die einfachste Frakturenbehandlung einschließlich Extension. Langenbecks Arch. klin. Chir. **295**, 271 (1960).

DRESCHER, K.: Über Gefäßschädigungen bei Luxationen und deren Reposition. Langenbecks Arch. klin. Chir. **184**, 361 (1936).

FISCHEDICK, O.: Indikation und Ergebnisse der Kontrastdarstellung des Kniegelenkes mit positivem Kontrastmittel. Chirurg **31**, 13 (1960). — FORGON, M., u. J. RIGÓ: Die funktionelle Behandlung der Brüche der Eminentia intercondyloidea des Schienbeines. Arch. orthop. Unfall-Chir. **52**, 170 (1960).

HARFF, J., u. H. WANDSCHNEIDER: Das reizempfindliche Knie. Ther. d. Gegenw. **100**, 142 (1961). — HOLLE, F.: Konservative oder operative Behandlung der Tibiakopfbrüche? Mschr. Unfallheilk. **61**, 65 (1958).

JONASCH, E.: Zerreißung des äußeren und inneren Knieseitenbandes. Mschr. Unfallheilk. Beiheft **59**, 1 (1958). — JUNGHANNS, H.: Die Brüche des knienahen Oberschenkeldrittels. Dtsch. Z. Chir. **276**, 242 (1953).

KÜNTSCHER, O.: Die Behandlung von Kniegelenksbrüchen und kniegelenksnahen Brüchen der alten Leute. Chirurg **22**, 351 (1951). — KÜMMERLE, F., u. S. WELLER: Über die Indikation zur Patellectomie. Mschr. Unfallheilk. **2**, 55 (1960). — KÖNIG, F.: Über freie Körper in den Gelenken. Dtsch. Z. Chir. **27**, 90 (1888). — KÜPPERMANN, W.: Zur operativen Behandlung der Schienbeinkopfbrüche. Verh. dtsch. Orthop. Ges. **49**, 91 (1962).

LEXER, E.: Die Richtigstellung der Schienbeingelenkfläche durch Hebung mit Knochenkeilen. Zbl. Chir. **59**, 642 (1932).

NIEDERECKER, K.: Befunde und Erfahrungen bei Kniegelenksoperationen, insbesondere bei Binnenverletzungen. Z. Orthop. **81**, 225 (1951); — Der heutige Stand der Kreuzbandplastiken. Langenbecks Arch. klin. Chir. **287**, 688 (1957). — NIKOLAI, N.: Erfahrungen bei 33 Kniegelenkverrenkungen. Langenbecks Arch. klin. Chir. **294**, 150 (1960); — Die traumatische Kniescheibenverrenkung und ihre Folgen. Mschr. Unfallheilk. **63**, 215 (1960).

PARASKEVAS, M.: Zur Behandlung der Epiphysenlösungen am unteren Ende des Oberschenkels. Chirurg **29**, 179 (1958). — PAYR, E.: Über Wesen und Ursachen der Versteifung des Kniegelenkes nach langdauernder Ruhigstellung und neue Wege zu ihrer Behandlung. Münch. med. Wschr. **64**, 673 (1917).

REHBEIN, F.: Die Entstehung der Osteochondritis dissecans. Langenbecks Arch. klin. Chir. **265**, 69 (1950). — RÜTT, A.: Zur Ätiologie und Pathogenese freier Gelenkkörper. Z. Orthop. **96**, 242 (1962).

SCHAUTZ, R.: Die Wiederherstellung des Tibiakopfes nach Kompressionsfrakturen mit Knochenspänen. Hefte zur Unfallheilkunde 81, 102—103. Verhandlungen d. Deutschen Ges. f. Unfallheilk. 28. Tagung, Würzburg 1964. — SCHILLING, H.: Die traumatische Myositis ossificans. Bruns' Beitr. klin. Chir. **201**, 420 (1960); — Das Verhalten von Meniscusresten und Ersatzgewebsbildungen. Mschr. Unfallheilk. **67**, 63 (1964). — SCHÖNBAUER, H. R.: Gedeckte Risse großer Sehnen am Bein. Hefte Unfallheilk. 48, 201 (1954); — Trümmerbrüche der Kniescheibe. Arch. orthop. Unfall-Chir. **47**, 266 (1955). — SPRINGORUM, P. W.: Der Begriff „Meniskusverletzung". Z. Orthop. **98**, 169 (1964). — STIEDA, A.: Über eine typische Verletzung am unteren Femurende. Langenbecks Arch. klin. Chir. **85**, 815 (1908).

ZEIS, M.: Fortschritte in der Behandlung der offenen Kniegelenksverletzungen. Zbl. Chir. **85**, 1202 (1960).

Verletzungen des Unterschenkels, des Sprunggelenkes und des Fußes (G. Böttger)

AHLBERG, A.: Studien über 111 nachuntersuchte Fälle von Calcaneusfrakturen unter besonderer Berücksichtigung der Gelenkschäden zwischen Talus und Calcaneus. Göteborg: Elanders Boktrykeri 1940. — ALBRECHT, P.: Über die subcutane Zerreißung der Achillessehne. Arch. orthop. Unfall-Chir. **23**, 359—367 (1925). — ALLGÖWER, M.: Luxationen und Luxationsfrakturen des Talus. Z. Unfallmed. Berufskr. **52**, 56—64 (1959); — Indikation und Technik der Osteosynthese. Bericht über die Unfallchirurg. Tagg. Mainz 1962. — AMANN, E., u. G. SALEM: Doppelfrakturen der unteren Extremität einer Seite. Klin. Med. (Wien) **17**, 159—168 (1962). — ANDERSON, K. J., u. J. F. LECOCQ: Die operative Behandlung der Verletzungen des unteren Seitenbandes am Knöchel. J. Bone Jt. Surg. **36**-A, 825—832 (1954). — ANTILA, L. E.: Treatment of fractures of the shaft of the tibia and the leg. Ann. Chir. Gynaec. Fenn. **51**. Suppl. 115, 1—36 (1962).

BANDI, W., u. E. SOMMER: Erfahrungen mit der Falzcerclage nach LEEMANN. Helv. chir. Acta **26**, 95—99 (1959). — BAUER, K. H.: Frakturen und Luxationen. Berlin-Göttingen-Heidelberg: Springer-Verlag 1927. — BECK, H.: Erfahrungen mit der operativen Behandlung stark verschobener Fersen- und Sprungbeinfrakturen. 28. Tagg. Dtsch. Ges. Unfallheilk. Würzburg, Juni 1964. — BECKER, F.: Primäre Arthrodese bei der Behandlung von Fersenbeinbrüchen. Zbl. Chir. **76**, 834—837 (1951). — BELENGER, M., E. VAN DER ELSTET et R. MINEZ: Les sequelles des fractures malléolaires chez les accidentés du travail. Acta orthop. belg. **16**, 404—412 (1950). — BELENGER, M., et J. LORTHIOR: Les fractures du calcanéum, leur traitement et le traitement des sequelles. Acta med. belg. **3**, 57—168 (1951). — BLOCK, W.: Die percutane Drahtfixierung bei Frakturen, Luxationen, Resektionen. Arch. orthop. Unfall-Chir. **46**, 619—632 (1954); — Behandlung der Calcaneusfrakturen mit Doppeldrahtextension. Chirurg **33**, 548—550 (1962). — BLUMENSAAT, C.: Der indirekte Stauchungsbruch des Fersenbeins durch Minenexplosion, eine den typischen Calcaneus-Kompressionsfrakturen des Seekrieges gleiche Landkriegsverletzung. Chirurg **15**, 220—230 (1943). — BÖHLER, J.: Gekreuzte Bohrdrähte, ein einfaches Prinzip des Osteosynthese. Arch. orthop. Unfall-Chir. **47**, 242—254 (1953); — Vollständige Luxationen des Talus. Arch. orthop. Unfall-Chir. **48**, 507—511 (1956); — Operative Behandlung des Bruches des medialen Knöchels und des großen hinteren Schienbeinkeiles. Verh. dtsch. orthop. Ges. Beiheft Z. Orthop. **88**, 138 (1957); — Der Abrißbruch der medialen Knöchelspitze, eine typische Skiverletzung. Arch. orthop. Unfall-Chir. **49**, 147—149 (1957); — Die Behandlung der Verrenkungen und der Verrenkungsbrüche des Lisfrancschen Gelenkes. Verh. dtsch. orthop. Ges. **44**, 344—346 (1957); — Möglichkeiten der operativen Behandlung schwerer Luxationsfrakturen des oberen Sprunggelenkes. 28. Jahrestagg. Dtsch. Ges. Unfallheilk. Würzburg, Juni 1964. — BÖHLER, L.: Die konservative Behandlung von Verrenkungsbrüchen des Sprungbeines. Chirurg **1**, 402—404 (1929); — Unterschenkelschaftbrüche. Langenbecks Arch. klin. Chir. **276**, 192—217 (1953); — Die Technik der Knochenbruchbehandlung 12.—13. Aufl., 2. Band, Teil 2. Wien: Verlag Wilhelm Maudrich 1957; — Bericht über die bei 3308 Unterschenkelbrüchen in den Jahren 1926—1950 im Wiener Unfallkrankenhaus erzielten Behandlungsergebnisse unter Benützung des Hollerithverfahrens. Hefte Unfallheilk. **54**, 1—257 (1957); — Die Technik der Knochenbruchbehandlung. 12. und 13. Aufl. Ergänzungsband. Wien: Verlag Wilhelm Maudrich 1963. — BÖTTGER, G.: Beitrag zur operativen Behandlung der Sprunggelenksbrüche. Tagg. Mittelrhein. Chir. Schaffhausen, Sept. 1962; — Beitrag zur Wiederherstellung der Gelenkflächen bei intraarticulären Frakturen. Tagg. Mittelrhein. Chir. Mainz, Oktob. 1963; — Operative Wiederherstellung des oberen Sprunggelenkes. 28. Jahrestagg. Dtsch. Ges. Unfallchir., Würzburg, Juni 1964; — Zur Verwendung des homologen Konservenspanes bei der Wiederherstellung intraarticulärer und gelenknaher Frakturen. Bayer. Chirurgentagung. München, Juli 1964; — Osteosyntheseprobleme bei Unterschenkelfrakturen. Chir. Praxis (im Druck). — BONNIER, G. J.: Injuries of the ankle. London: William Heinemann Medical Books Ltd. 1950. — BOPP, J.: Seltene Lokalisation eines Knochenüberlastungsschadens („Marschfraktur") am Calcaneus. Röntgenpraxis **10**, 754—759 (1938). — BRANDIS, H. v.: Über subcutane Muskelrisse. Langenbecks Arch. klin. Chir. **253**, 639—646 (1940). — BRAUN, W.: Über vollständige Verrenkungen und Verrenkungsbrüche im oberen Sprunggelenk. Zbl. Chir. **85**, 1256—1267 (1960). — BREITNER, B.: Sportschäden und Sportverletzungen, 2. Aufl. Stuttgart: Ferdinand Enke 1953. — BRONNER, H.: Operative Behandlung der vollständigen Achillessehnenruptur. 31. Tagg. Bayer. Chir. Vereinig. München 1954. — BRUCK, H., u. H. MOSER: Über die Cerclage bei Unterschenkelbrüchen. Arch. orthop. Unfall-Chir. **46**, 536—550 (1954). — BRÜCKNER, H.: Die perkutane Kirchner-Drahtfixation in der Fraktur- und Luxationsbehandlung. Zbl. Chir. **87**, 85—93 (1962). — BUCK-GRAMCKO, D.: Zur metallischen Osteosynthese im Bereiche des oberen Sprunggelenkes. Arch. orthop. Unfall-Chir. **47**, 211—226 (1955). — BÜRKLE DE LA CAMP, H.: Wandlungen und Fortschritte in der Lehre von den Knochenbrüchen. Langenbecks Arch. klin. Chir. **276**, 163—180 (1953); — Allgemeine chirurgische Grundsätze für operative Eingriffe. In: Chirurgische Operationslehre Bd. I, Wien: Urban & Schwarzenberg 1955; — Grundzüge der operativen Technik und der plastischen Chirurgie. In: Chirurgische Operationslehre. Bd. I. Wien: Urban & Schwarzenberg 1955; — Fehler und Gefahren der Alloplastik in der Knochen- und Gelenkchirurgie. Langenbecks Arch. klin. Chir. **289**, 463 (1958); — Die einfachste Knochenbruchbehandlung einschließlich Extension. Langenbecks Arch. klin. Chir. **296**, 271 (1960); — Fehler und Gefahren bei der operativen Behandlung frischer Frakturen. Langenbecks Arch. klin. Chir. **298**, 87 (1961); — Handbuch der Gesamten Unfallheilkunde. Herausgegeb. von H. BÜRKLE DE LA CAMP und M. SCHWAIGER, 3. umgearb. Aufl., Bd. 1. Stuttgart: Ferdinand Enke 1963. — BÜRKLE DE LA CAMP, H., u. FR. BETZEL: Operationen am Unterschenkel, Tenotomien an der unteren Extremität, Sehnenverpflanzungen an der unteren Extremität und Operationen am Fuß. In: BIER-BRAUN-KÜMMEL: Chirurgische Operationslehre, herausgeg. von FISCHER, GOHRBRANDT, SAUERBRUCH, S. 540 u. 590, Bd. VI, 7. Aufl. Leipzig: Ambrosius Barth 1958. — BÜRKLE DE LA CAMP, H., B. W. ARENS, W. BECK u. FR. BETZEL: Verletzungen des Beckens und der unteren Extremitäten. In: Handbuch der gesamten Unfallheilkunde 2. Aufl. Stuttgart: Ferdinand Enke 1956.

CARSTENSEN, G., u. E. ZIMMERMANN: Luxatio pedis cum talo. 28. Tagg. Dtsch. Ges. Unfallheilk. Würzburg, Juni 1964. — CHIARI, K.: Über posttraumatische Talusrollennekrose. Wien. klin. Wschr. **1949**, 119—121. — COLONNA, C. P., and E. L. RALITON: Operative approaches to the auble joint. Amer. J. Surg. 82, 44—54 (1951). — CORNIOLEY, C. E.: L'ostéosynthèse des os longs. Paris: Verlag G. Doin u. Cie. 1931.

DAHL-JVERSEN, E.: Fractura malleoli. Ugeskr. Laeg. 21, 91—95 (1953). — DANIS, R.: Théorie et pratique de l'ostéosynthèse. Paris: Masson & Cie. 1947; — Le vrai but et les dangers de l'ostéosynthèse. Lyon Chir. 51, 740—748 (1956). — DEMEL: Zit. nach ZETTEL. — DETZEL, H.: Beitrag zur Ätiologie der Achillessehnenruptur. Arch. orthop. Unfall-Chir. 44, 306—312 (1950). — DIETL, H.: Über die Sprengung der Knöchelgabel, ihre Erkennung und Behandlung. Zbl. Chir. 81, 2154—2156 (1956).

EDWARDS, P.: Internal fracture fixation with Rush's pin. Experiences of a series of 116 cases. Acta chir. scand. 117, 480 (1959). — EHALT, W.: Behandlung der offenen Brüche der langen Röhrenknochen mit Einschluß der Behandlungsergebnisse. Wien: Verlag Wilhelm Maudrich 1938; — Ein typisches Repositionshindernis beim Pronationsbruch des inneren Knöchels. Chirurg 11, 123—124 (1939); — Erfahrungen bei der Marknagelung offener Unterschenkelbrüche. Arch. orthop. Unfall-Chir. 44, 500—513 (1951); — Unfallpraxis. Berlin: 3. Aufl. W. de Gruyter 1953; — Luxatio pedis cum talo. Klin. Med. (Wien) 15, 725—729 (1947); — Unsere derzeitige Behandlung der frischen Fersenbeinbrüche. Chirurg 28, 356—358 (1957); — Behandlung der frischen Verletzungen der Fußwurzel. Verh. dtsch. orthop. Ges. 44, 271—283 (1957); — Becken und untere Gliedmaßen. In: Klinische Chirurgie für die Praxis, Bd. IV, herausgeg. von O. DIEBOLD, H. JUNGHANNS, L. ZUCKSCHWERDT. Stuttgart: Georg Thieme-Verlag 1961; — Frakturen und Luxationen der Fußwurzelknochen. 28. Tagg. Dtsch. Ges. Unfallheilk. Würzburg, Juni 1964. — EHALT, W., u. S. A. ZERLAUTH: Behandlungsergebnisse frischer operierter Fersenbeinbrüche. Z. Orthop. 88, 109—121 (1956). — ELLIS, J.: A study of some factors affecting prognosis following tibia shaft fractures. Thesis, Bodleian Library Oxford 1956. — ENDER, J.: Knochenspanunterfütterung bei frischen Fersenbeinbrüchen. Wien. med. Wschr. 100, 267—270 (1950). — ENDER, J., H. KROTSCHECK u. H. JAHNA: Behandlung und Behandlungsergebnisse von 1130 geschlossenen Unterschenkelschaftbrüchen. Beih. Unfallheilk. 54, 14—92 (1956). — ENDERLEN, E.: Über Sehnenregeneration. Langenbecks Arch. klin. Chir. 46, 563 (1893). — EWER, E. G.: Open reduction of the fractures ankle. West. J. Surg. 58, 296—301 (1950).

FACKERT, S.: Zur operativen Behandlung von Knöchelbrüchen und -pseudarthrosen. Arch. orthop. Unfall-Chir. 46, 513—517 (1954). — FELSENREICH, F.: Untersuchungen über die Pathologie des sogenannten Volkmann'schen Dreiecks neben Richtlinien moderner Behandlung schwerer Luxationsfrakturen des oberen Sprunggelenkes. Arch. orthop. Unfall-Chir. 29, 491—529 (1931); — Die Therapie der Calcaneusfraktur. Arch. orthop. Unfall-Chir. 35, 590 bis 617 (1935); — Dauerresultate nach percutaner Nagelung von Verrenkungsbrüchen des oberen Knöchelgelenkes mit Abbruch dritter Fragmente. Arch. orthop. Unfall-Chir. 37, 166—178 (1936); — Die percutane Nagelung des sog. Volkmann'schen Dreiecks. Langenbecks Arch. klin. Chir. 169, 712—736 (1932); — Schlottergelenke nach Malleolarfrakturen. Arch. orthop. Unfall-Chir. 37, 149—178 (1937). — FICK, K. F.: Ergebnisse von 921 mittels Marknagelung nach KÜNTSCHER versorgter Unterschenkelbrüche. Langenbecks Arch. klin. Chir. 287, 713 (1957). — FINK, R.: Zur Pathogenese der Muskel- und Sehnenrupturen. Z. Unfallmed. 51, 41 (1942). — FINK, R., u. O. A. WYSS: Experimentelle Untersuchungen über Rupturen am Knochen-, Sehnen- und Muskelsystem beim Frosch. Mschr. Unfallheilk. 49, 379—389 (1942). — FISCHER-WASELS, J., u. H. B. SCHÜNEMANN: Zur Frage der Marknagelung. Arch. orthop. Unfall-Chir. 46, 207—228 (1953). — FORGON, M., u. P. BERÉNYI: Technisches zur operativen Behandlung von Malleolarfrakturen und -pseudarthrosen. Arch. orthop. Unfall-Chir. 50, 182—186 (1958). — FRANK, E., u. F. KISSLER: Gedeckte Markdrahtung beim Querbruch des Unterschenkels und isolierten Schienbeinbruch. Chirurg 31, 206—208 (1960). — FRANKE, D.: Zur Behandlung der Luxationsfraktur im Lisfrancschen Gelenk. Mschr. Unfallheilk. 64, 225—229 (1961). — FRIEDEBOLD, G., u. L. HANSLIK: Die Traumatologie der tibio-fibularen Bandverbindungen. Mschr. Unfallheilk. 64, 456—464 (1961). — FUCHS, G., u. H. KÄMMERER: Indikation zur konservativen Behandlung des Innenknöchelbruches und zur operativen Behandlung mit dem Rushpin. Chirurg 31, 254—256 (1960). — FUCHSIG, P.: Über Fersenbeinbrüche. Chirurg 10, 791—798 (1938). — Fusi, F.: Die Sprengung der Knöchelgabel. Minerva ortop. 7, 560—585 (1956). — Fürmaier, A.: Zur Diagnose und Therapie der Bandverletzungen und Gabelsprengungen am oberen Sprunggelenk. Arch. orthop. Unfall-Chir. 44, 541—552 (1951).

Gallagher, J. T. F.: Transarticular pin fixation in fracture dislocations of the ankle. Amer. J. Surg. 79, 573—575 (1950). — Gelbke, H.: Die „dynamische Osteosynthese" nach Rush, eine wertvolle Vervollständigung der Küntschernagelung. Chirurg 26, 529—534 (1955). — Inwiefern ist die intramedulläre Frakturfixation nach Rush etwas Neuartiges und Wertvolles in der Unfallchirurgie? Hefte Unfallheilk. 55, 236—243 (1956). — Giebel, O.: Grenzen der konservativen Behandlung schwerer oberer Sprunggelenksluxationsfrakturen. 28. Jahrestagg. Dtsch. Ges. Unfallheilk. Würzburg, Juni 1964. — Gollasch, W.: Behandlungsergebnisse von 250 Fersenbeinbrüchen. Hefte Unfallheilk. 31, 1—163 (1941). — Gosset, J.: À propos du traitement des fractures ouvertes des jambes. Actualités Chir. orthop. et rép. p. 12. Paris: Expansion Sci. 1959. — Graff, U.: Die Bedeutung des Volkmann'schen Dreiecks im Hinblick auf die Behandlung und Prognose der Knöchelbrüche. Langenbecks Arch. klin. Chir. 279, 809—815 (1954). — Grau, E.: Behandlung der Luxationsfrakturen des oberen Sprunggelenkes mit Längsabsprengung aus der Tibia (sog. Volkmann-Dreieck) mit Extension und percutaner Fixation durch einen Kirchner-Draht. Mschr. Unfallheilk. 58, 345—347 (1955). — Gröss, E.: Drei seltene Luxationen am Fuß. Chirurg 11, 560—565 (1939).

Häbler, C.: Marknagelung nach Küntscher bei Schaftbrüchen der langen Röhrenknochen. München und Berlin: Urban & Schwarzenberg 1950; — Die Leistungsfähigkeit der verschiedenen Osteosynthese-Methoden bei frischen geschlossenen Brüchen. Chirurg 22, 433—439 (1951). — Hackethal, K. H.: Die Bündelnagelung. Berlin-Göttingen-Heidelberg: Springer-Verlag 1961. — Haike, H.: Die isolierte Luxation des Os naviculare pedis. Hefte Unfallheilk. 60, 149 (1961). — Hamilton, R. L., and H. Jahna: Simple proven method for the treatment of fractures of the shaft of the tibia (with or without fracture of fibula). Amer. J. Surg. 88, 218—255 (1954). — Hauck, G. J.: Die individuelle Behandlung des Drehbruches. Chirurg 27, 16—19 (1956). — Hegemann, G.: Allgemeine Operationslehre. Die Knochennagelung, Bd. I. Berlin-Göttingen-Heidelberg: Springer-Verlag 1958. — Helferich, H.: Atlas und Grundriß der traumatischen Frakturen und Luxationen. 10. Aufl. München: J. F. Lehmann 1922. — Hellner, H.: Untere Extremität. In: Lehrbuch der Chirurgie, herausgegeb. von H. Hellner, R. Nissen, K. Vossschulte 2. Aufl. Stuttgart: Georg Thieme Verlag 1958. — Henssge, J.: Zur operativen Stabilisierung von Verrenkungsbrüchen des Vorfußes. Mschr. Unfallheilk. 61, 180 (1958). — Herbst, W., u. H. Matissek: Zur Kenntnis der Luxationsfrakturen des Talus. Mschr. Unfallheilk. 58, 366—372 (1955). — Herlyn, K. E.: Die Wiederherstellungschirurgie, insbesondere die Verwendung der Roll-Lappenplastik. Stuttgart: Georg Thieme Verlag 1949. — Herzog, E. G.: Malleolar fractures. An inquiry into their mechanism. Lancet 1949 I, 52—53. — Herzog, K.: Die Technik der geschlossenen Marknagelung frischer Tibiafrakturen mit dem Rohrschlitznagel. Chirurg 29, 501—506 (1958); — Die Behandlung von Tibiabrüchen mit Rohrschlitznägeln. Zbl. Chir. 83, 512—516 (1958); — Nagelung der Tibiaschaftbrüche mit einem starren Nagel. Langenbecks Arch. klin. Chir. 276, 227—229 (1953). — Hofmeister, F.: Der Bruch des Kahnbeines des Fußes, dessen Früh- und Spätbehandlung. Mschr. Unfallheilk. 59, 109—115 (1956). — Hohmann, D.: Frakturen der Metatarsen und Zehen. 28. Tagg. Dtsch. Ges. Unfallheilk. Würzburg, Juni 1964. — Hohmann, G.: Über Frakturen und andere traumatische Störungen am Os naviculare des Fußes. Arch. orthop. Unfall-Chir. 43, 12—19 (1944); — Warum darf man eine Zehe nicht entfernen? Med. Klin. 43, 61—62 (1948); — Fuß und Bein. München: Verlag J. F. Bergmann 1948; — Zur Behandlung der frischen und der veralteten schlecht verheilten Knöchelbrüche. Arch. orthop. Unfall-Chir. 44, 271—280 (1950).

Jahna, H., u. E. Scharizer: Kritik der Behandlungsergebnisse bei 1432 von 1926—1950 veraltet in das Unfallkrankenhaus Wien eingelieferten geschlossenen und offenen Unterschenkelschaftbrüchen. Hefte Unfallheilk. 54, 207—227 (1956). — Jenny, F.: Unfallmedizinische Bemerkungen zum subcutanen Achillessehnenriß, verursacht durch Muskelzug. Praxis 8, 1—14 (1948); — Über aseptische Nekrosen im Sprungbein. Chirurg 23, 300—304 (1952). — Jimeno-Vidal, F.: Isolierte Abscherungsbrüche der Tuber calcanei. Chirurg 13, 47—51 (1941); — Isolierte Brüche des Processus medialis posterior der Tuber calcanei. Chirurg 13, 166—172 (1941); — Isolierte Fraktur des Sustentaculum tali mit Luxation des Fersenbein-Körpers nach außen. Z. Orthop. 93, 30—46 (1960). — Johner, Th.: Der Oberschuhrand-Querbruch, eine neue typische Form der Unterschenkelfraktur des modernen Skifahrers. Schweiz. med. Wschr. 93, 374—378 (1963). — Junge, H.: Die Talusexstirpation in der Unfallchirurgie. Zbl. Chir. 80, 1191—1195 (1948).

Keil, H. R.: Ergebnisse der Behandlung offener und geschlossener Unterschenkelschaftbrüche. Zbl. Chir. 84, 142—149 (1959). — Klose, H., u. B. Janik: Frakturen und Luxationen. In: Spezielle Chirurgie (H. Klose). Berlin: W. de Gruyter u. Co. 1953. — Köhnlein, H. E., u.

S. Weller: Die verschiedenen Formen der Fersenbeinfrakturen und ihre Behandlung. Arch. orthop. Unfall-Chir. **52**, 614—621 (1961). — König, F.: Operative Chirurgie der Knochenbrüche, 1. Bd. Operationen am frischen und verschleppten Knochenbruch. Berlin-Göttingen-Heidelberg: Springer-Verlag 1931. — Köstler, J.: Zur operativen Wiederherstellung alter Fersenbeinbrüche. Zbl. Chir. **47**, 2501—2503 (1939). — Korn, R.: Der Bruch durch das hintere, obere Drittel des Fersenbeins (Gruppe I nach Böhler). Arch. orthop. Unfall-Chir. **41**, 789—804 (1942). — Koslowski, L.: Frakturbehandlung mit dem Rush-Federstab, Möglichkeiten und Grenzen. Chirurg **29**, 108—115 (1958). — Koslowsky, L., u. S. Weller: Tücken der Marknagelung. Chirurg **33**, 460—463 (1962). — Krömer, K., u. J. Heuritsch: Zur Technik der Keilausschneidung bei Gipsverbänden. Chirurg **8**, 850—853 (1936). — Krösl, W.: Ergebnisse der Marknagelung bei 65 geschlossenen und 45 offenen Brüchen des Unterschenkels. Beih. Unfallheilk. **54**, 181—206 (1956). — Kühlewein, W.: Dreidrahtfixierung des Fußgelenkes. Zbl. Chir. **76**, 683—685 (1951). — Küntscher, G.: Die Marknagelung. Berlin: Saenger-Verlag 1950; — Zur Behandlung der schweren Verrenkungsbrüche des oberen Sprunggelenkes. Mschr. Unfallheilk. **59**, 292—299 (1956); — Die stabile Osteosynthese. Langenbecks Arch. klin. Chir. **270**, 444 (1951); — Die Nagelung der Malleolarpseudarthrose. Mschr. Unfallheilk. **56**, 107 (1953); — Zur Behandlung der schweren Verrenkungsbrüche des oberen Sprunggelenkes. Mschr. Unfallheilk. **59**, 295 (1956); — Geschlossene Marknagelung des Unterschenkels. Chir. Praxis **1**, 73 (1957); — Stabile Osteosynthese gelenknaher Brüche. Zbl. Chir. **82**, 1641—1650 (1957); — Die Technik des Aufweitens der Markhöhle. Chirurg **30**, 28—30 (1959); — Zur Marknagelung des Trümmerbruches. Chirurg **31**, 503—505 (1960); — Die Marknagelung. Berlin-Göttingen-Heidelberg: Springer-Verlag 1962. — Küppermann, W.: Osteosynthese mit konservierten Knochen. Mschr. Unfallheilk. **60**, 74—78 (1957).

Lambotte, A.: Le traitement des fractures. Paris: Masson & Cie. 1907; — Chirurgic opératoire des fractures. Paris: Masson & Cie. 1913. — Lang, F.: zit. nach Stucke. — Lange, M.: Operationen am Fuß. In: Bier-Braun-Kümmel, Chirurgische Operationslehre, herausgeg. von Fischer, Gohrbrandt, Sauerbruch, Bd. VI, 7. Aufl. 666 ff. Leipzig: Ambrosius Barth 1958; — Orthopädisch-chirurgische Operationslehre 2. Aufl. München: Verlag J. F. Bergmann 1962; — Die Gefahren und Fehler der Osteosynthese. Verh. dtsch. Ges. Orthop. **46**, 415 (1959). — Lanz, T. v., u. W. Wachsmuth: Bein und Statik. Aus: Praktische Anatomie, Bd. I, Teil 4. Berlin-Göttingen-Heidelberg: Springer-Verlag 1937. — Lauge-Hansen, N.: „Ankelbrud" (Knöchelbrüche). Kopenhagen: Verlag Einar Munksgaard 1942; — Fractures of the ankle: Analytic historical survey as the basis of new experimental, roentgenologic and clinical investigations. Arch. Surg. **56**, 259 (1948); — Fractures of the ankle II. Combined experimental-surgical and experimental-roentgenologic investigations. Arch. Surg. **60**, 957—985 (1950); — Fractures of the ankle IV: Clinical use of genetic Roentgendiagnosis and genetic reduction. Arch. Surg. **64**, 488—500 (1952); — Fractures of the ankle V: Pronation-Dorsiflexion fracture. Arch. Surg. **67**, 813—820 (1953); — Fractures of the ankle III: Genetic roentgenologic diagnosis of fracture of the ankle. Amer. J. Roentgenol. **71**, 456—471 (1954). — Lawrence, G. H., E. F. Cave, and H. O'Connor: Injury to the Achilles tendon. Experience at the Massachusetts General Hospital 1900—1954. Amer. J. Surg. **89**, 795—802 (1955). — Leemann, R. A.: Die Falzcerclage und der Falzspanner. Helv. chir. Acta **19**, 119—123 (1952); — Die Falzcerclage als technische Verbesserung der Drahtumschlingung bei Brüchen des langen Röhrenknochens. Chirurg **28**, 60—64 (1957). — Leitner, B.: Behandlung und Behandlungsergebnisse von 42 frischen Fällen von Luxatio pedis sub talo im Unfallkrankenhaus Wien in den Jahren 1925—1950. Ergebn. Chir. Orthop. **37**, 501—577 (1952); — Luxatio ossis navicularis pedis. Arch. orthop. Unfall-Chir. **46**, 55—57 (1953); — Die Totalluxation des Talus und ihre Vorstufen. Ergebn. Chir. Orthop. **38**, 93—135 (1953). — Lenormant, C., et P. Wilmoth: A propos du traitement sanglant des fractures du calcaneum. Bull. enem. Soc. nat. Chir. **54**, 1353 (1928). — Lerch, H.: zit. nach Stucke. — Lexer, E: Die gesamte Wiederherstellungschirurgie. 2. Aufl. Leipzig: Ambrosius Barth 1931. — Liphardt, H. P.: Ein weiterer Fall von Abrißfraktur des Fibulaköpfchens. Zbl. Chir. **78**, 1638—1640 (1953).

Maatz, R.: Die Wundmechanik in der Federosteosynthese. Z. Orthop. **80**, 643—656 (1950/51); — Drehfehler an Ober- und Unterschenkel nach Marknagelung. Zbl. Chir. **87**, 1373—1381 (1962). — Maatz, R., H. Griesmann, H. Junge, H. J. Hoppe, W. Schüttemeyer u. H. Lempert: Ergebnisse der Marknagelung (1939—1. XII. 1949). Hefte Unfallheilk. **40** (1951). Magnus, G.: Frakturen und Luxationen, 5. Aufl. Berlin-Göttingen-Heidelberg Springer-Verlag, 1939; — Indikationen und Kontraindikationen in der Frakturbehandlung. Verh. dtsch. Ges. Chir. 57. Tagg.; Langenbecks Arch. klin. Chir. **177**, 265—289 (1933). Magnus, G., u. F. König: Handbuch der gesamten Unfallheilkunde. Stuttgart: Ferdinand Enke 1934. — De Marneffe, R.: Indications du traitement orthopèdique ou chirurgical dans les fractures malléolaires fermées. Revue des 71 observations. Acta chir. belg. **54**, 411—436 (1955). — Mau, H.: Die konstitutionellen Schrägstellungen der oberen Sprunggelenksachse. Arch. orthop. Unfall-Chir. **52**, 311—326 (1960); — Zur Kenntnis des Naviculare bipartutum pedis. Z. Orthop. **93**, 404—410 (1960). — Maurer, G.: Zur Behandlung der Malleolarfrakturen mit Sprengung der Knöchelgabel. Langenbecks Arch. klin. Chir. **270**, 460—462 (1951). — MAURER, G., H. STEINKOHL u. E. MIETHAUER: Die progressive Behandlung schwerer Fersenbeinbrüche. Med. Klin. **57**, 682—685 u. Bild. 657—658 (1962). — MATTI, H.: Die Knochenbrüche und ihre Behandlung 2. Aufl. Berlin-Göttingen-Heidelberg: Springer-Verlag 1931. — MATZEN, P. F.: Der Marknagel in der Pseudarthrosenbehandlung. Zbl. Chir. **78**, 1624—1638 (1953); — Frische und veraltete Frakturen im Unterschenkel- und Fußbereich. Beitr. Orthop. **10**, 175—194 (1963). — MERLE D'AUBIGNÉ, R.: Affections traumatiques. Paris: Flammarion 1953. — MITTELMEIER, H.: Die operative Behandlung posttraumatischer, schmerzhafter Spätzustände des Fußes. 28. Tagg. Dtsch. Ges. Unfallheilk. Würzburg, Juni 1964. — MOBERG, M. E.: Cominuted fractures of the calcaneus with joint injuries. Congrés internat. de Chir. Orthop. Traumat. **5**, 632—637 (1951). — MÖRL, F.: Lehrbuch der Unfallchirurgie. Berlin: VEB Verlag Volk und Gesundheit 1964. — MÜLLER, W.: Die Chirurgie der Muskeln, Sehnen und Fascien. In: Die Chirurgie. KIRSCHNER-NORDMANN, 2. Aufl. Bd. II. Berlin und Wien: Urban & Schwarzenberg 1940. — MÜLLER, M. E., M. ALLGÖWER u. H. WILLENEGGER: Technik der operativen Frakturenbehandlung. Berlin-Göttingen-Heidelberg: Springer-Verlag 1963.

NIGST, H.: Chirurgie der peripheren Nerven. Stuttgart: Georg Thieme Verlag 1955. — NISSL, R.: Röntgenstudien über die Distorsion des Sprunggelenks. Fortschr. Röntgenstr. **72**, 722—727 (1950).

PAITRE, F., et M. BOPPE: Les fractures du calcanéum. Congrés français Chir. **26**, 147—405 (1935). — PALMER, I.: The mechanism and treatment of fractures of the calcaneus. J. Bone Jt. Surg. **30**-A, 1—7 (1948). — PICOT, G.: zit. nach C. REIMERS.

QUIGLEY, T. B.: Fractures and ligament injuries of the ankle. Amer. J. Surg. **98**, 477—483 (1959).

REGELE, R.: Wirkt bei isolierten Brüchen des Schienbeines das stehengebliebene Wadenbein immer als absolut verläßliche Stütze gegen die Verkürzung? Zbl. Chir. **61**, 550—553 (1934). — REIMERS, C.: Die Brüche des fußnahen Unterschenkelabschnittes. Langenbecks Arch. klin. Chir. **276**, 256—277 (1953); — Der Knöchelbruch und seine Behandlung. Therapiewoche **8**, 120—125 (1957). — RESZEL, P. A., J. M. JAMES, and J. A. SPITTELL JR.: Ischemic necrosis of the peroneal musculature, a lateral compartment syndrom. Proc. Mayo Clin. **38**, 130—136 (1963). — RIEDER, W.: Ersatz der Achillessehne durch frei transplantierten Cutisstreifen. Zbl. Chir. **77**, 1703 (1952). — RIESS, J.: Verletzungen durch Fahrradspeichen. Klin. Med. **20**, 797—307 (1948); — Die Indikationsstellung zur operativen Behandlung frischer Brüche des inneren Knöchels. Chirurg **26**, 103—107 (1955); — Frische Verletzungen um das obere Sprunggelenk. Verh. dtsch. orthop. Ges. **44**, 268—271 (1957). — RÖHLIG, H.: Die Bedeutung der pathologischen Achsenabweichungen für die Entstehung der Kniearthrose. Beitr. Orthop. **10**, 220—225 (1963). — ROHLEDERER, O.: Ergebnisse der Behandlung von Unterschenkeldrehbrüchen. Verh. dtsch. orthop. Ges. **41**, 168—175 (1954). — ROSENFELD, W.: Die Fibula als Sperrknochen. Zbl. Chir. **82**, 68—73 (1957). — RUF, F.: Zur Behandlung schwer reponierbarer Knöchelverrenkungsbrüche. Chirurg **21**, 334—337 (1950). — RUSH, L. V., u. H. GELBKE: Atlas der intramedullären Frakturfixation. München: Ambrosius Barth 1957. — RUSSE, O.: Atlas unfallchirurgischer Operationen. Wien: Verlag Wilhelm Maudrich 1955. — RÜTT, A.: Gefahren der Marknagelung und der Hüftarthrodese mit Kirschnerdrähten. Verh. dtsch. Ges. Orthop. **46**, 526 (1959). — SAEGESSER, M.: Spezielle chirurgische Therapie. 4. Aufl. Bern und Stuttgart: Medizinischer Verlag Hans Hüter 1956. — SCHARIZER, E.: Verletzungen der Knöchelbänder (Subluxatio tali supinatoria). Münch. med. Wschr. **103**, 460—462 (1961). — SCHAUTZ, R.: Zur Herstellung von Konserven-Knochenspänen. Chirurg **33**, 457—459 (1962). — SCHERBICHLER, R.: Arthrodesen des Fußes. Wien. med. Wschr. **105**, 342—345 (1955). — SCHLEGEL, K. F.: Fersenhub und Achillessehnenruptur. 28. Tagg. Dtsch. Ges. Unfallheilk. Würzburg, Juni 1964. — SCHMIEDEN, V., u. W. WEISS: Typische Sportverletzungen und Abnützungskrankheiten. Münch. med. Wschr. **83**, 1228—1234 (1936). — SCHNABERTH, K.: Über den kompletten Riß der Achillessehne als derzeit häufigste Sportverletzung. Arch. orthop. Chir. **40**, 594—597 (1940). — SCHNEIDER, H.: Die Abnützungserkrankungen der Sehnen und ihre Therapie. Stuttgart: Georg Thieme Verlag 1959. — SCHNEIDER, J.: Behandlung der spontanen Achillessehnenruptur. Chirurg **20**, 619—620 (1949). — SCHÖNBAUER, H. R.: Abriß der Achillessehne an ihrem Ansatz. Zbl. Chir. **77**, 270—271 (1952); — Vollständige subcutane Risse der Achillessehne. Mschr. Unfallheilk. **55**, 6—17 (1952); — Gedeckte Risse großer Sehnen am Bein. Hefte Unfallheilk. **48**, 200—203 (1954); — Gibt es unvollständige Risse der Achillessehne? Zbl. Chir. **80**, 471—473 (1955); — Talusexstirpationen. Arch. orthop. Unfall-Chir. **48**, 470 (1956); — Eine einfache Methode zur gleichzeitigen operativen Versteifung des oberen und unteren Sprunggelenks. Chir. Praxis **4**, 445—453 (1959). — SCHÜRCH, O.: Über einen Drahtbinder. Zbl. Chir. **17**, 1006—1008 (1933); — Wandlungen in der Frakturbehandlung. Basel: Benno Schwabe & Co. 1944. — SCHUMANN, G.: Über die operative Behandlung von Knöchelbrüchen mit Gabelsprengung. Zbl. Chir. **80**, 542—546 (1955). — SCHUMPELICK, W.:

Die Behandlung schwerer Fersenbeinbrüche durch frühzeitige Spanarthrodese. Arch. orthop. Unfall-Chir. **46**, 66—77 (1953). — SCHUMPELICK, W., u. P. M. JANTZEN: Ergebnisse der Behandlung von Unterschenkelbrüchen mit der Drahtumschlingung. Bruns' Beitr. klin. Chir. **187**, 129—148 (1953). — SCHWARZ, E., u. V. BURKHARDT: Zur Behandlung der Luxationsfrakturen des oberen Sprunggelenks. Zbl. Chir. **86**, 2318—2328 (1961). — SIGEL, A.: Zur Unterteilung und Behandlung der Verrenkungsbrüche des oberen Sprunggelenks mit Abscherung eines hinteren Schienbeinbruchstückes (sog. Volkmann'sches Dreieck). Arch. orthop. Unfall-Chir. **44**, 341—358 (1951). — SIGG, B.: Die Rotationsluxationen des Fußes. Z. Unfallmed. Berufskr. **44**, 99—105 (1951). — SILFVERSKIÖLD, N.: Über subcutane totale Achillessehnenruptur und deren Behandlung. Acta chir. scand. **70**, 224—228 (1933). — SIMON-WEIDNER, R.: Zur Totalluxation des Fußes im oberen Sprunggelenk (Luxatio pedis cum talo). Arch. orthop. Unfall-Chir. **47**, 56—64 (1955). — STEELE, M. K.: Diagnostic criteria of fibular collateral sprain of the ankle. U.S. armed. Forces med. J. **6**, 1752—1761 (1955). — STÖREN, H.: A new method for operative treatment of insufficiency of the lateral ligaments of the ankle joint. Acta chir. scand. **117**, 501—509 (1959). — STRELI, R.: Naht der Achillessehne mit frischer autoplastischer und kältekonservierter homoioplastischer Plantarissehne. Chir. Praxis **8**, 209—226 (1964). — STRUPPLER, V.: Rißbruch am Fersenbeinhöcker. Arch. orthop. Unfall-Chir. **39**, 651—658 (1939). — STUCKE, K.: Über das elastische Verhalten der Achillessehne im Belastungsversuch. Langenbecks Arch. klin. Chir. **265**, 579—597 (1950); — Sehnenrupturen als Unfallfolgen und ihre Behandlung. H. Unfallheilk. **48**, 203—205 (1954); — Der Fersenschmerz. Stuttgart: Georg Thieme Verlag 1956; — Zur Pathologie und Klinik der Achillessehnenrupturen. Verh. dtsch. orthop. Ges. **48**, 74—77 (1960). — STURZENEGGER, H.: Über die Behandlung der lateralen Malleolarfraktur mit Subluxation des Talus. Schweiz. med. Wschr. **27**, 1313—1315 (1954).

THOMAS, E.: Spontane Ruptur von de Achillespees tijdens militaire training. Ned. T. Geneesk. **91**, 2120—2123 (1947). — TILLAUX, P.: Reserches cliniques et expérimentales sur les fractures malléolaires. Bull. Arch. méd., Paris, Sér. II 1, 817 (1872). — TITZE, A.: Der Fersenbeinbruch im Straßenverkehrsunfall. Mschr. Unfallheilk. **64**, 147—149 (1961). — TREDUP, K.: Zur operativen Behandlung nicht reponierbarer Malleolar- und Olecranonfrakturen mit der Zuelzer-Klammer. Langenbecks-Arch. klin. Chir. **288**, 446—450 (1958). — TROJAN, E.: Die Behandlung der Knöchelbrüche mit Abscherung eines großen hinteren Schienbeinkeiles. Z. Orthop. **84**, 636—644 (1954). — TROJAN, E., u. H. JAHNA: Der Wert der konservativen Behandlung bei schweren Stauchungsbrüchen des distalen Unterschenkelendes. Klin. Med. (Wien) **18**, 109—112 (1963).

VASLI, S.: Operative treatment of ankle fractures. Acta chir. scand. Suppl. **226**, 1—74 (1957). — VOGT, B.: Grenzen und Gefahren der Küntscher-Marknagelung. Helv. chir. Acta **30**, 92—94 (1963).

WACHSMUTH, W.: Die Operationen an den Extremitäten. In: Allgemeine und spezielle Operationslehre von M. KIRSCHNER, herausgeg. von N. GULEKE und R. ZENKER X. Bd., Teil II. Berlin-Göttingen-Heidelberg: Springer-Verlag 1956. — WANKE, R. MAATZ u. H. JUNGE: Knochenbrüche und Verrenkungen. München und Berlin: Urban & Schwarzenberg 1962. — WATSON-JONES, R.: Fractures and Joint Injuries. 4th. Ed. Edinburgh: Livingstone 1957. — WATSON-JONES, R., J. G. BONNIN, T. KING, J. PALMER, H. SMITH, O. J. VAUGHAN-JACKSON, J. C. ADAMS, H. J. BURROW, and E. A. NICOLL: Medullary nailing of the fractures after fifty years with a review of the difficulties and complications of the operation. J. Bone Jt Surg. **32** B, 694 (1950). — WEBER, B. G.: Operative Wiederherstellung von Sprunggelenksfrakturen unter Berücksichtigung der Biomechanik des oberen Sprunggelenks. 28. Tagg. Dtsch. Ges. Unfallheilk. Würzburg, Juni 1964. — WELLER, S.: Über eine neue Art zur Festigung der Malleolengabel nach Ruptur des tibiofibularen Bandapparates. Mschr. Unfallheilk. **61**, 339 (1958). — WELLER, S., u. G. LEITZ: Das Schicksal des oberen Sprunggelenkes nach Knöchelfrakturen und die therapeutische Konsequenz hinsichtlich der Erstversorgung. Med. Welt **26**, 1338 (1963). — WENDT, H.: Extreme Muskelentspannung in der Behandlung von Fersenbeinbrüchen. Zbl. Chir. **4**, 153—160 (1953). — WESTHUES, H.: Eine neue Behandlungsmethode bei Calcaneusfrakturen. Zbl. Chir. **62**, 995—1002 (1935). — WIDÉN, A.: Fractures of calcaneus. Acta chir. scand. Suppl. **188**, 1—119 (1954). — WILLENEGGER, H.: Indikation des Rohschlitznagels. Verh. dtsch. Ges. Orthop. **46**, 533 (1959); — Die Behandlung der Luxationsfrakturen des oberen Sprunggelenkes nach biomechanischen Gesichtspunkten. Helv. chir. Acta **28**, 225—233 (1961). — WILLENEGGER, H., u. W. ROTH: Die antibakterielle Spüldrainage als Behandlungsprinzip bei chirurgischen Infektionen. Dtsch. med. Wschr. **30**, 1485 (1962). — WILLENEGGER, H., R. SCHENK, F. STRAUMANN, M. MÜLLER, M. ALLGÖWER u. H. KRÜGER: Methodik und vorläufige Ergebnisse experimenteller Untersuchungen über die Heilvorgänge bei stabiler Osteosynthese. Langenbecks Arch. klin. Chir. **301**, 846—853 (1962). — WITT, A. N.: Sehnenverletzungen und Sehnen- und Muskeltransplantationen. München: J. F. Bergmann 1953; — Traumatische Schäden des Bewegungssystems. In: Handbuch der Orthopädie Bd. I. Stuttgart: Georg Thieme Verlag 1957; — Spätzustände nach Verletzungen des Fußgelenkes und der Fußwurzel. Verh. dtsch. orthop. Ges. 44, 288—309 (1957); — Supramalleoläre Frakturen kombiniert mit Luxationsfrakturen des oberen Sprunggelenks, ihre Gefahren für die Zirkulation und ihre Behandlung. Wiederherstellungschir. u. Traum. 5, 15 (1960). — WITT, A. N., u. H. MITTELMEIER: Unterschenkel und Fuß. In: Handbuch der Orthopädie, herausgg. von G. HOHMANN, M. HACKENBROCH und K. LINDEMANN. Stuttgart: Georg Thieme Verlag 1961.

ZETTEL, H.: Zur Frage des Nahtmaterials in der Knochenchirurgie. Bruns' Beitr. klin. Chir. **204**, 18—28 (1962). — ZOLLINGER, F.: Med. statistische Mitteilungen der schweizerischen Unfallversicherungsanstalt Zürich 1933 und 1934. — ZRUBECKY, G.: Eine einfache Osteosynthese beim offenen Unterschenkelbruch. Mschr. Unfallheilk. **3**, 86—92 (1955); — Arthrose nach Unterschenkelbrüchen. Hefte Unfallheilk. **48**, 115—118 (1954); — Die Bedeutung der Seitenverschiebung für die Wund- und Knochenbruchheilung beim offenen Unterschenkelbruch. Arch. orthop. Unfall-Chir. **47**, 307—313 (1955); — Brüche der Großzehe, deren Behandlung und Behandlungsergebnisse. Arch. orthop. Unfall-Chir. **47**, 597—611 (1955); — Behandlung und Behandlungsergebnisse von 461 frischen, offenen Unterschenkelschaftbrüchen. Beih. Unfallheilk. **54**, 93—180 (1956); — Fehler und Gefahren der primären Osteosynthese bei frühem geschlossenem Unterschenkelbruch. Verh. dtsch. Ges. Orthop. **46**, 521 (1959). — ZUELZER, W. A.: Fixation of small but important bone fragments with a hook plate. J. Bone Jt Surg. **33**-A, 430—436 (1951). — ZUELZER, W. A., u. K. H. MÜLLER: Die Behandlung gelenknaher Frakturen mit der Gabelklammer. Arch. orthop. Unfall-Chir. **50**, 432—445 (1959).

Sachverzeichnis

Abdomen, akutes traumatisches 304, 353
—, Pfählungsverletzungen des 321
—, Schußverletzungen des 321
—, Stichverletzungen des 321
—, Verletzungsmechanismen 296
Ablederungsverletzungen, Wundverschluß bei 486
Absaugen, endotracheal 75
Achillessehne 440
Achillessehnenruptur 663 ff.
Achselvenenstau 402
Acidose, metabolische 36
Adductorenspasmus 236
Adenosindiphosphat (ADP) 28
Äthernarkose, im Schock 84
Affenhand 515
Ageusie 181
Aliquorrhoe 173
Amaurose 151, 182
Amentielles Syndrom 148
Amnesie 149
Amputation, Indikation 469
Amputationsneurom 429
Amputationsverletzungen der Finger 500
Amyloidosen nach Verätzungen 318
Anaesthesie b. Schädelverletzung 83, 84, 85
Anaestheticum, Wahl des 83
Aneurysma arterio-venosum 402, 407
— dissecans 401, 404
— spurium 401, 406
— verum 406
Aneurysmablutungen, cerebrale 157
Angiokardiographie 276
Angiographie 20, 276
Anosmie 151
Antiemetica, präoperativ 79
Anurie, blutige 364
A. O.-System (Schweiz. Arbeitsgemeinschaft f. Osteosynthese) 468
Aorta abdominalis, Verletzungen der 354, 355
— —, — posttraumatische Aortenthrombose bei 355

Aorta thoracalis, Verletzungen der *272*
Aphasie 152
Apoplexie 157
Appendicitis, traumatica 320
Appendixverletzungen 320
Apraxie 152
Arachnitis opticochiasmatis 173
Arachnopathie 173, 188, 226, 230
Artefakte 327, 329
Arteria anonyma, Abrisse der 273
— axillaris, Verletzungen der 506
— brachialis, Anomalie der 507
— —, Verletzungen der 506
— carotis 170 ff., 276, 239 ff.
— — interna 169
— — —, gedeckte Verletzung der, Thrombose bei 244
— —, Verletzung der 240
— cerebralis anterior, Aneurysma der 171
— cubitalis, Verletzungen der 506
— —, — ischämische Muskelkontraktur bei 506
— cystica, Verletzung 341
— femoralis, Metzgerstichverletzung der 629, 630
— — profunda, Verletzungen der 631
— — Thrombose der 630
— —, Verletzungen der 276, 630
— fibularis, s. Arterien des Unterschenkels 632
— ilicae, Verletzungen der 355 ff.
— mammaria interna, Verletzung der 266
— poplitea, Verletzungen der 631
— pulmonalis, Verletzungen der *271*
— radialis 276
— —, isolierte Verletzung der 507

Arteria subclavia, Verletzungen der 266, 268, 276, 505
— tibialis, s. Arterien des Unterschenkels 632
— thoracica interna (A. mammaria interna), Verletzungen der *268*
— ulnaris, isolierte Verletzung der 507
— vertebralis 169, 212, 239, 240
— —, Aneurysma der 249
— —, Thrombose der 250
— —, Verletzungen der 247
Arterien des Unterschenkels, Verletzungen der 632
Arterienkontusionen, chronische 402
Arteriographie 20
Aspirationspneumonie 82
Atemlähmung 169, 216
Atemspende 54
Atemweg, Freihalten des 59, 60, 81
Atemzentrum, Depression des 65
Atlasfrakturen 213 ff.
Atombombenexplosion 116
Augenmuskelparesen 146, 151
Ausziehnaht nach Lengemann 517
Autolysekrankheit 88

Bandscheibenprotrusion 211
Bandscheibenverletzung 204
Baseballfinger 541
Bauchdeckenhämatome 307
Bauchdeckenkontusionen und intraabdomineller Befund 308
Bauchdeckentraumen, Beschwerden abdominelle 307
—, Kasuistik 308
—, Laparotomie bei 307
Bauchdeckenverletzung, Schmerzprojektionen bei 306, 307
Bauchdeckenverletzungen, 306, 307
Bauchfellverletzungen 309, 311
—, Hämatoperitoneum bei 309

Bauchfellverletzungen, Intestinum bei 309
—, Rupturen, innere bei 309
—, Therapie 310, 311
Bauchtraumen, Abdomen, akutes traumatisches bei 304
—, Anaesthesiologie bei 303, 304
—, Befund bei 304
—, Häufigkeit des Organbefalls 299, 304
—, kombinierte 298, 299, 302, 305
—, Schock bei 300, 301, 302, 303
—, Symptome bei 299, 300, 302, 304
—, Ursache der 296
—, Versorgung der 300, 303, 302, 304, 305
Bauchverletzungen 299, 309
—, Komplikationen bei 299, 304
—, Röntgenuntersuchung bei 299, 312
Bauchwandhernie, traumatische 308
Beatmung, kontrollierte 82
—, künstliche 55, 56, 59, 61, 62, 76, 82, 83, 137, 254
—, manuelle 82
—, maschinelle 82
—, Mund zu-Mund 57, 59
Beckenfrakturen 617
Beckengefäße, Verletzungen der 354
Beckenluxation 621
Beckenluxationsfrakturen 621, 622
Beckenrandbrüche 618
Beckenringbruch 619, 620, 621
—, Behandlung des 623
Beckenschaufelbruch 618
Beckenvenen, Verletzungen der 357
Beckenverletzungen 617
—, Verletzung der Urethra u. Blase bei 618
Bennettsche Luxationsfraktur 605
Berufslähmungen 421
Beugesehnenverletzungen in der Hohlhand 530
— im Karpalkanal 529
— im „Niemandsland" 531, 536
— im distalen Vorderarmbereich 528
Bewußtlosigkeit, Tracheotomie bei 65, 66
Bewußtseinsstörung 11, 146, 148
Bicepssehne, Z-Plastik der 487

Bicepssehnen 525
Bißverletzungen, Lyssainfektion bei 125
Blase s. Harnblase 362
Blickparesen 151, 146
Blitzverletzungen 229
Blockwirbelbildung 219
Blutdruck, Senkung des 28
Blutersatz 34, 78
Blutgase 65, 75
Bluttransfusion 77
Blutung, Behandlung der 77
Bronchospasmus n. Aspiration 81
Bronchusverletzungen 259, 260
Brown-Séquardsches Syndrom 231
Brudzinskisches Symptom 187
Brustwandemphysem 252
Brustwandverletzungen 252, 253, 274
Brustwirbelsäulenverletzungen 216
Bulbus olfactorius 181
Burowsches Dreieck 383
Buschsche Fraktur 610

Caisson-Krankheit 229, 234ff.
Calcaneusfrakturen 703
—, Behandlung der 704ff.
Canalis Fallopii 181
Capitulum humeri, Fraktur des 574
Carotisangiographie 161
Carotisthrombose, posttraumatische 157, 244
Caudaläsion 234
Celluloidballimpression des Schädels 196ff.
Cephalhämatom 162
Cephalocele traumatica 194
Cerebrale Anfälle 147, 151, 154, 157, 159, 187, 190, 191
Cervicaler Wurzelausriß 227
Cervicalsyndrom 212
Chondrosis intervertebralis 204
Chopart-Gelenk, Luxationen im 699
Chordotomie 238
Chronaxiemetrie 424
Chylothorax 279
Circulatorische Insuffizienz 77
Cliviskantensyndrom 161
Coarctationssyndrom 276
Coccygodynie 618
Commotio cerebri 141ff., 155
— nervi 419
— spinalis 228, 231
Congelatio bullosa 114
— erythematosa 113

— gangränosa 114
— totalis 114
Coniotomie 69
Contusio cerebri 142ff., 144
— spinalis 228 231
Conusläsion 233
Coronarverletzung 262, 265
Costo-clavicular-Syndrom 402
Courland-Euler-Effekt 42
Crush-Syndrom 30, 399, 630
Crutchfield-Klammer 224ff.

Dämmerzustände 148
Darmverletzung 320ff.
Daumen, Amputationsverletzungen des 503
Decellerationsverletzung 261, 263, 273
Decollement 308, 380, 617
Decubitus 236ff.
Defibrillation 51
Dekanülierung 75
Delirantes Syndrom 148
Densfrakturen 213ff.
Dermatome 233, 390
Diabetes insipidus 150
Dickdarmverletzungen 320ff.
Diencephalhypophysäre Störung 153
Digitalnerven 521
Dilaceratio cerebri 142ff.
— spinalis 229
Dorsalaponeurose der Finger, Verletzungen und ihre Behandlung 543
Dorsalmarkschädigung 233
Douglasabsceß bei Bauchfellverletzungen 311
Dringlichkeit in Versorgung von Verletzungen 10, 300, 353
— mit aufgeschobener Operation 124
Ductus cysticusVerletzung 341
— nasofrontalis 178
— thoracicus, Verletzung des 278ff.
Dünndarmruptur 318
Dünndarmrupturen, Therapie 319
Duodenumläsionen 318
Duraverletzungen 141, 163
Durchblutungsstörungen, traumatische 402

Eklampsie 209
Elektrischer Unfall 229, 234
— —, Herzstillstand bei 46
Elektrencephalographie 155ff.
„Elektrogymnastik" 420, 437
Elektrolyttherapie 36
Elektrolytverschiebung, Herzstillstand bei 46

Elektrolyt- und Mineralhaushalt 10
Elektromyographie 424
Elektrothermische Einwirkung, Schädigung durch 99 ff.
Ellbogen, Verrenkung des, habituelle 580
—, — Myositis ossificans nach 581
—, Verrenkungen des 575ff.
Emphysem 259, 260
—, mediastinales 259, *260*
Empyem des Kniegelenks 660
Encephalitis 175 ff.
Encephalogramm 174, 190
Endotoxinschock 32
Enophthalmus, traumatischer 144
Entenschnabelbruch 705
Enthirnungsstarre 148, 154
Epiduralanaesthesie 477
Epidurales Empyem 189
Epiduralhämatom 160 ff., 162, 189
Epilepsie 191, 194, 209
Epiphysenlösung 471
Epistropheusfrakturen 213ff.
Erblindung 173
Erbrechen u. Aspiration 80, 81
Erfrierungen 110
Ermüdungsfrakturen der Wirbelsäule 208
Erregungszustände 146
Erysipel 127
Eventerationen des Darmes 311
Exenteratio cranii 193
Exophthalmus, pulsierender 170ff.
Exsiccose 169
Extrapyramidale Bewegungsstörungen 152
Extremitäten, Verletzung der 13, 379

Facialisparesen 151
Fallhand 513
Faustgips 601
Felsenbeinfrakturen 181
Femur s. Oberschenkel
— -Epiphyse, distale, Lösungen der 652
Femurkondylenbruch, jugendlicher 652
Fermententgleisungen 352
Fernlappenplastiken 394ff.
Fersenbeinbrüche s. Calcaneusfrakturen
Fettembolie 31, 41, 42, 43, 145, 157, 305, 342
—, Nachweis der 41
—, Therapie der F. mit Lipostabil 43

Fettembolie, u. Verbrauchskoagulopathie 43
Fibrocartilago volaris 615
Fibulafraktur 669
—, Abrißfraktur des Fibulaköpfchens bei 649, 669
Finger, Amputation, Richtlinien zur 500
—, Amputationsverletzungen der 500
—, Fingerkuppenverletzungen und ihre Versorgung 502
—, Hautdefekte 498, 499, 500
—, Nagelverletzungen 504, 505
Fingerfrakturen 610
Fingergelenke, Bandverletzungen der 614
—, Luxationen der 613
Fingernerven 521
Flachlappen 395, 396
Flexura duodenalis, Abriß der bei Pankreasverletzungen 348
Flüssigkeitsvolumen, Substitution des 33
Fontanellen 169
Foramen Magendii 173
Foramina Luschkae 173
Formatio reticularis 148
Fowler-Plastik 545
Frakturen, gelenknahe 468
—, kindliche 470ff.
—, —, Therapie der 473
—, Tibiakopf, Knochentransplantate 469
Frakturentstehung am Schädel 193 ff.
Fremdkörper im Magen-Darm-Trakt 326
Fromentsches Zeichen 423, 519
Frühepilepsie 191
funktionelle Übungsbehandlung 469
Fußverletzungen 696 ff.
—, Knochenbrüche bei 700 ff.
—, Luxationen bei 697
Fußwurzel, Kahnbeinfrakturen, Abriß der Tuberositas bei 708, 709
—, Keilbeinfrakturen 709
—, Würfelbeinfrakturen 709

Gallenblase, Verletzungen der 340
Gallenwegsverletzungen 340, 335
Gasbrand 129
Gasembolien 229
Gasödem s. Gasbrand
Geburtslähmung 420
Gefäße des Mesenteriums 329

Gefäße des Retroperitonealraumes, Verletzungen der 354
Gcfäßnaht 278, 355, *413*, 630
Gefäßtransplantation 243, 278, 355, 415, 631
Gefäßverletzungen, allg. 399
— der oberen Extremitäten 505
— der unteren Extremitäten 629
— intraperitoneale 329
—, Kollateralkreislaufentwicklung bei 406, 409
—, Kollateralzeichen bei 412
—, allg. Therapie der 409ff.
—, Wiederherstellungsoperationen bei 243, 269,329, 357, 412, *413*
Gefäßverschluß bei Hirnverletzungen 169
Gefrierung 110ff.
Gehirnfunktionen 146
Gelenkerguß, traumatischer 379
Gelenkfläche, Zerstörung der 468
Gelenkfrakturen 468
gelenknahe Frakturen 468
Genickbruch 211
Gesichtsfeldausfälle 151
Gibbus 206, 217, 222
Gipsverband 465
Gleichgewichtsstörungen 151
Griselsches Syndrom 214
Grünholzfraktur 471, 593

Hadleysches Syndrom 215
Halsgefäße, Verletzungen der 239
Halsmarkschädigung, akute zentrale 211
Halsmarkverletzungen 214, 216, 227, 232ff.
Halswirbeldistorsionen 169
Halswirbelsäule, Schleudertrauma der 211 ff.
Halswirbelsäulenverletzungen 210ff.
Hammerfinger 541
Hämatocele 373
Hämatom, subadventitielles 275, 277
Hämatomyelie 211, 228, 231
Hämatothorax 252, *255*, 272, 288, 312, 345
Hämatotympanon 151, 181
Hämaturie 13
Hämobilie 336
Hämopericard 263
Hämorrhagische Purpura 41
Handverletzungen 483, 488ff., 515ff., 526ff., 598 ff.
Hängemattenverband 621

Sachverzeichnis

Harnblasen-Urethra-Verletzungen, kombinierte 366
Harnblasenverletzung, Therapie der 366
Harnblasenverletzungen 362ff
Harnorgane, Röntgenuntersuchung der 13, 365
Harnröhre, Verletzungen der 367
Hautemphysem 200ff., 255, 259
Hautplastiken 97, 98, 380, 382ff., 497, 498, 522, 523, 524, 662, 681, 684, 696
Hauttransplantate 386ff.
Heftpflasterzugverband 465, 466
Hernien, traumatische 309
Hernienträger, Darmverletzungen bei 324
Herzklappenverletzung 263
Herzmassage 48
Herzprellung 261, 262
Herzrupturen 267
Herzseptumruptur 263
Herzstichverletzung 270
Herzstillstand, Klinik des 47ff., 82
Herztamponade 269, 270
Herzverletzungen 261 ff.
Herzwandruptur 263
Hiatushernie bei Magenläsionen 313
Hilusgefäße, Blutung der 271
Hirnabsceß 175ff., 179, 186ff., 190
Hirnarterien, Verletzungen der 169
Hirnatrophie, posttraumatische 151, 174
Hirnbreiausfluß 198
Hirndruck 151, 161, 188
Hirnduranarbe 179, 194
Hirnödem 143, 151, 159, 174, 188
— u. Beatmung, künstliche 83, 84
Hirnprolaps 185ff.
Hirnpulsation 173ff.
Hirnschußverletzungen 183ff.
Hirnstammblutung 145
Hirnstammtamponade 169
Hirnverletzungen, akute subdurale Blutungen bei 162
— —, akutes Subduralhämatom bei 189
— —, Aliquorrhoe bei 173
— —, Aneurysmen bei 169
— —, Atemstörung bei 146, 149
— —, Balkenriß 144
— —, Beschleunigungserschütterung 142.
— —, Bluthirnschranke 143
— —, Blutungen bei offenen 189

Hirnverletzungen, Carotisangiographie bei 161, 164
—, Cephalhämatom bei 162
—, cerebrale Anfälle 147, 154, 191
—, chronisches subdurales Hämatom bei 163ff.
—, Commotio cerebri 141ff.
—, Commotionssyndrom 142
—, Contre-coup Verletzungen 143
—, Contusio cerebri 142ff.
—, Diagnose der gedeckten 156
—, Diapedeseblutungen bei 143
—, Differential-Diagnose der 157
—, Dilaceratio cerebri 142ff.
—, Einteilung bei offenen 176
—, Elektrencephalographie bei 155ff.
—, epidurales Empyem bei 189
—, Epiduralhämatom bei 160ff.
—, — bei offenen 189
—, freies Intervall bei 161
—, Frühabsceß bei 186ff.
—, gedeckte 141ff.
—, Gefäßverschluß bei 169
—, Herdsymptome bei 151
—, Hirnatrophie bei 174
—, Hirnödem bei 143, 151
—, Hydrom bei 168
—, Hyperthermie bei 150
—, Hypoxie bei 143
—, Infektion bei 141, 186ff.
—, intracerebrale Blutungen bei 145, 172ff., 189
—, kindliche 154ff.
—, klinisches Bild der gedeckten 146
—, Komplikationen bei 160
—, — bei offenen 188ff.
—, Kreislaufschock bei 146
—, Liquorzirkulationsstörungen bei 173
—, Markatrophie bei 169
—, Markencephalitis bei 186ff 186ff.
—, Membranpotentialstörungen, offene 141ff., 175ff.
—, Orbitalhirnsyndrome bei 152
—, Osmotherapie bei 163
—, Pfählungsverletzungen 182ff.
—, Pneumatocele bei 179, 183
—, posttraumatisches Allgemeinsyndrom 175
—, posttraumatische Spätapoplexie 172
—, Probebohrlöcher 162
—, Pseudocysten bei 176

Hirnverletzungen, pulsierender Exophthalmus bei 170ff.
—, Rindenprellungsherde bei 143ff.
—, Schizogyrie bei 144
—, Sinusverletzungen bei 163
—, Spätabsceß bei 190
—, Spätepilepsie 190ff.
—, Spannungshydrocephalus bei 174
—, subaponeurotisches Hämatom bei 162
—, Subarachnoidalblutungen bei 172
—, subdurale Ergüsse 168ff.
—, subdurales Empyem bei 190
—, Subduralhämatom im Kindesalter 167ff.
—, Subdurographie bei 174
—, Symptomatologie bei 148
—, Syndrom der Schläfenlappenbasis bei 154
—, Tentoriumrisse 163
—, Therapie bei offenen 187ff.
—, — der 157
—, Thixotropie 143
—, Tracheotomie bei 157
—, traumatische Arachnopathie bei 173
—, — Hirnschäden 143ff.
—, Ventrikelerweiterung bei 169
—, Ventrikelveränderungen bei 174
—, Zwischenhirnstörungen bei 152
Hirnwunde 175ff.
— bei Schußverletzungen 185ff.
Hirnzerreißungen 142, 144
Hitzeeinwirkung, Schädigung durch 85ff.
Hoden, Verletzung der 372
Hoffascher Fettkörper 656
Hoffmann-Tinelsches Klopfzeichen 431
,,Hohlhandplastik'' 503
Hornerscher Symptomenkomplex 276
Hüftgelenk, Luxation des 633
Hüftpfannengrundbruch 624, 626
Hüftpfannenrandbruch 624
Hueterisches Dreieck 569
— Zeichen 525
Humerus s. Oberarm
Humerusepiphyse, distale, Lösung der 575
Hydrocephalus externus 174
— internus occlusus 173
Hypercapnie 45, 83
Hyperabduktionssyndrom 402

Hyperthermie 150, 159, 216
Hypoglykämischer Schock 157
Hypotension, hämorrhagische 82
——, Herzstillstand bei 44
Hypothermie, exogene 86
—, therapeutische 105, 110

Iatrogene Unglücksfälle 314
Ileosakralgelenk, Verrenkungen des 621
Ileus, paralytischer 206, 311, 312
Impressionsfrakturen des Schädels 177, 195
Infektionen, anaerobe 128
—, bakterielle 352
—, putride 128
—, pyogene 126
Infiltrationsanaesthesie 476
Injektionslähmungen 422
Insellappen, neurovasculärer 523 ff.
Intercostalarterien, Verletzungen der 266, 267
Intracerebrale Blutungen 172 ff.
Intramedulläre Blutung 227
Intrapericardiale Verletzungen 270
Intubation 76, 80, 81, 82
ionisierende Strahlen, Schädigung durch 116, 117
ischämische Muskelkontraktur 398, 506
Ischiassyndrom 172

Jacksonanfälle 154
Jugulariskompression 173

Kahlersche Krankheit 209
Kahnbauch 186
Kaliumintoxikation 77
Kallikrein-Trypsin-Inhibitor 40
Kälteanaesthesie 111
Kälteeinwirkung, Schädigung durch 104
Kältekrankheit 112
Karpaltunnelsyndrom 514
Katecholamine 25, 31
Keilbeinhöhle 181
Kephalhämatom s. a. Cephalhämatom 200
Kernigsches Symptom 186
Kerntemperatur 108
Kindliche Hirnverletzungen 154 ff.
— Schädelfrakturen 193 ff.
Kirschner-Drähte, gekreuzte 468
Kiton-Fast-Grün 381
Klappenverletzung, Aortenklappen 263
—, Pulmonalklappen 263

Kniegelenk 658
—, Band- u. Kapselverletzung 653
—, Distorsion 654
—, Empyem 661
—, Entzündungen am 660
—, Kapselphlegmone 661
—, Knorpelschäden 656
—, Kontusion 653
—, Kreuzbandverletzung 654
—, Ligamentum patellae, Riß des 657
—, offene Verletzung 659
—, Payr-Plastik 657
—, Punktion des 653
—, ,,reizempfindliches" 656
—, Schleimbeutel, Verletzung der 659
—, Verrenkung 658
Kniegelenksfrakturen 644
Kniescheibe, Verrenkung der 658
Kniescheibenbruch 649
Knöchelbrüche s. Malleolarfrakturen 686 ff.
Knochenbank 199
Knochenbruchbehandlung, operative 466
Kombinationsverletzungen 8
— bei Verbrennung 87
Kontraktur, ischämische, der Muskulatur 398, 506
Kontusion 379
Kopfgelenke 212
Kopfschwarte, subperiostale Hämatome 200
—, Verletzung der 200 ff.
Krallenhandstellung 518
Krampfanfälle 187
Krampfbehandlung 209
Kraniostenosen 192
Kreislaufinsuffizienz, orthostatische 149
Kreislaufregulationsstörungen 11, 147
Kreislaufschock bei Hirnverletzungen 146
Kreuzbandverletzung, Behandlung bei 655
Kreuzbeinfraktur 619
Kreuzbeinhöhle, retroperitoneale Drainage 325
Krönleinscher Schädelschuß 193
Krückenlähmung 421, 508
Kümmelsche Krankheit 209
Kunstharzplastik bei Schädeldefekten 199 ff.

Läsionen, intraabdominelle 300
Laminektomie 226
Laryngofissur 69
Laryngospasmus 81

Leberabscesse 340
Leberprolapse 340
Leberrupturen 330, 331, 332, 334, 337, 352, 388
Leberstichverletzungen 339
Leberverletzungen 330, Symptomatik 332
Lebertraumen 312
Leber-Zwerchfellhernien 340
Leichtmetallverletzungen 125
Leitungsanaesthesie 477 ff.
Lenden-Kreuzbeingegend, Verletzung der 218
Lendenwirbelsäulenverletzungen 217
L'Hermittesches Zeichen 232
Ligamentum patellae, Riß des 657
— —, Spontanruptur des 657
"Ligamentous-peroneal syndrome" von PLATT 420
Linitis plastica bei Verätzungen 316
Liquorausfluß 198
Liquorerguß, subduraler 174
Liquorfistel 173, 179 ff., 226
Liquorfluß 141
Liquorotorrhoe 179 ff.
Liquorrhinorrhoe 179
Lisfranc-Gelenk, Luxationen im 699
Lokalanaesthesie 475
Lokalanaesthetica 476
Ludington-Symptom 525
Luftembolie 77, 157, 247, 332, 357, 505
Luftencephalogramm 174
Lunatumluxation 604
Lungenödem 81
Luxatio axillaris 558
— erecta 558
— humeri 556
— infraspinata 558
— pedis cum talo 698
— subcoracoidea 557
— pedis sub talo 698
— tali totalis 697
Luxation, zentrale 626

Magen, Entleerung, künstliche 80
Magenverletzungen 313
Malleolarfrakturen 686 ff.
—, Behandlung der 691 ff.
—, Syndesmosenverletzung 695
Malleolarpseudarthrosen 696
Medianuskompression 514, 596, 604
Mediastinalemphysem 260
Mediastinalflattern 259
Mediastinalgefäße, Verletzungen der 266
Mediastinalhämatom 248

Meningeale Reaktion 173, 187, 188
Meningitis 175, 179, 186 ff., 226
Meningocele spuria 194
Meniscusverkalkung 656
Meniscusverletzung 655
Metatarsalefrakturen s. Mittelfußfrakturen
Metzgerverletzung 629, 630
Milzrupturen 345, *352*
Milzverletzungen 331, *343*
Mittelfußfrakturen 709 ff.
Mittelhandfrakturen 605
—, Therapie der 608
Monteggia-Fraktur 587, 591
Motorische Unruhe 146, 188
Muskelatonie 146
Muskelinnervation, segmentale 233
Muskelkontraktur, ischämische 398, 506
Muskelquetschung 398
Muskelriß 398, 663
Muskelspasmen, posttraumatische 237
—, segmentale 204
Muskeltraining 470
Muskulatur, Verletzungen der 398
Mydriasis 161
Myelitis 229
Myelotomie 237
Myositis ossificans 399, 581

Nagelextension 467
Nagelschränkung, richtige bei Rush-Nagel 468
Narkoselähmungen 421, 508
Naviculare fraktur 598
—, Röntgenspezialaufnahmen bei 601
—, Therapie der 600, 601
Naviculare pedis, s. Fußwurzel
Nerventransplantation 433, 435, 436
Nervenverletzungen, allgemein 418 ff.
—, —, Nervennaht 434 ff.
—, Digitalnerven 521
—, obere Extremität 508 ff.
—, Plexus brachialis 508, 510
Nervenwurzelreizung 172
Nervus axillaris 511 ff., 557
— facialis 181
— medianus 514 ff.
— musculocutaneus 511 ff.
— obturatorius 237
— oculomotorius 161
— peronaeus, Verletzungen des 629, 654, 668, 670
— radialis 512 ff., 587, 589
— statoacusticus 181
— ulnaris 517 ff., 573

Netzhautblutungen 169
Neurolyse 433
Neurom 435
„Niemandsland" 444, 527, 531
Niere, Diagnostik bei Verletzungen der 359
—, Therapie bei Verletzungen der 361
—, Spätkomplikationen bei Verletzungen der 361
—, Urinphlegmone 361
—, Verletzungen der 331, 333, 357
Nierenbecken, Verletzungen des 361
Nottracheotomie 67, 68

Oberarmbrüche, diakondyläre Y- oder T- 572
—, Epikondylenfrakturen 574
—, Kondylenfrakturen 573
—, Stückbrüche des distalen Humerusendes 575
—, suprakondyläre 567
—, —, Bruchformen 568
—, —, Behandlung der 570, 571
Oberarmkopfbrüche 560
—, Therapie 561, 564
Oberarmschaftbrüche 564
—, komplizierte 567
—, Therapie der 565, 567
Oberbauchprellungen 298, 311, 313
Oberschenkel, Verletzungen am 628, 629
Oberschenkelbrüche, subtrochantere 641, 642
—, —, Therapie der 642
—, —, suprakondyläre 645
—, pertrochantere 639, 640
—, —, Behandlung des 640
Oberschenkelfrakturen 635, 643
Oberschenkelschaftbrüche, Behandlung der 643
Oesophagus, Berstungsverletzungen des 283
—, perforierende Verletzungen des 282
—, traumatische Oesophago-Trachealfisteln 283
—, Verletzungen des 281, 282, 284
Oesophagusverätzung 285, 286
Oesophagusverletzungen, Therapie der 284
Occipitalneuralgie 212
Olecranonfrakturen 581
—, Behandlung der 582, 583
Oligurie 150
Operationsschock 30
Opiate, präoperativ 79

Opistotonus 186
Opticusatrophie 151, 173
Opticuskanal, Fraktur des 182
Opticusscheidenhämatom 198
Orbita, Pfählungsverletzungen der 182 ff.
Orbitadach, Contre-coup Fraktur 143
Orbitalhirnsyndrome 152
Orospirator 62
Oascetabuli 624
Osmotherapie bei Hirnverletzungen 163
Osteogenesis imperfecta 192
Osteomalacie 192, 209
Osteoporose 209
Osteosynthese, allgemein 467
Ostitis deformans Paget 209

Pachymeningose 230
Pachymeningosis hämorrhagica interna 163 ff.
Pankreas Commotio 348
— Contusio 348
Pankreasgangverletzung 348
Pankreaskapselschädigung 350
Pankreasrupturen, partielle 348
—, totale 348
Pankreasverletzungen 312, 331, 347 ff.
Pankreatitis, sekundäre 336
Parierfraktur 591
Patella s. Kniescheibe
Pathologische Frakturen der Wirbelsäule 209
Peitschenschlagverletzung der Halswirbelsäule 211 ff.
Penis, Verletzungen des 373, 374, 380
Perikardverletzung 262
—, Behandlung der 265
Peritoneum-Einrisse 310
Peritonitis, traumatische 312
Peronealsehnenluxation, habituelle 667
Pfählungsverletzungen 374 ff.
Plasmaexpander 36, 78, 85, 342
Plasmatransfusion 35
Platzbauch bei Bauchfellverletzungen 311
Pleuropulmonale Komplikationen 335
Plexusanaesthesie 477, 478
Plexus brachialis 152, 508 ff.
Pneumatocele 201
—, intrakranielle 179, 183
Pneumonie nach Aspiration 82
Pneumothorax 252, *257*, 288, 345, 312
Polytraumatisierung 299, 320, 352, 353

Posttraumatische Hyperthermie 150
Posttraumatisches Allgemeinsyndrom 175
Prämedikation 79
Probepunktion der Bauchhöhle bei Milzruptur 345
Processus posterior tali, Abbrüche des 700
Prolaps von Darmanteilen 310
— von Schleimhaut bei Magenruptur 313
Pseudocysten, Pankreas 348
Pupillenstörungen 161

Quadricepssehne, Kontraktur der 657
Queckenstedtscher Versuch 234
Querschnittslähmungen 209 216, 228, 338ff
de Quervain'sche Luxationsfraktur 602

Radioulnargelenk, distales, Luxationen im 598
Radiusfraktur, typische 594
Radiushalsfraktur, 585
Radiusköpfchenfraktur 585, 586
Radiusköpfchenluxation 584
Radiusschaftbruch 589
Rectum, Läsionen, artefizielle 321ff
Rectussehne, Riß der 657
Rehabilitation 2, 353
Retroperitonealphlegmone bei Dünndarmverletzungen 318
Retroperitonealraum, Gefäße des, Verletzungen der 354
respiratorische Insuffizienz 76, 289
Reverdin, Hautinselplastik nach 388
Rippenfell, Verletzung des 267
Rippenfrakturen 252, *253*, 298, 288
Rißbruch des Olecranons 468
— der Patella 468
Roll- oder Rundstiellappen 397ff
Rotationslappen 385
Röntgen-Aufnahmen 16, 18ff
— -Ausscheidungsurographie 20
— -Bildverstärker 16, 21
— -Drehphasentechnik 17
— -Untersuchung Unfallverletzter 15
— -Tomographie 21
— -Untersuchung u. Lagerung 19

Rückenmark, Prellschädigungen des 228
—, Verletzungen des 226ff
Rückenmarksabscesse 229
Rückenmarksödem, posttraumatisches 216
Rückenmarksschädigungen 206, 213, 226ff
Rückenmarksverletzungen 202ff, 214, 222ff
— bei Neugeborenen 210
—, Differentialdiagnose der 234
— durch elektrischen Unfall 229
—, Einteilung der 228ff
—, gedeckte 231ff
—, klinisches Bild der 230ff
—, L'Hermitte'sches Zeichen bei 232
—, offene 230
—, Therapie der 235ff
Rückenmarkswunden 229
Rückenmarkscysten 228
Rückenprellungen 222
Rumpfverletzungen 298, 353
Rupturen der Leber, zweizeitige 337
Rush-Nagel 468

Saegessersches Zeichen 304
Scalenus-Halsrippen-Syndrom 402
Schädelbasis, Verletzungen der 183, 193ff
Schädelbasisfrakturen 141, 161, 169, 173, 176ff, 190, 192ff, 194
Schädeldachplastik 198ff
Schädelfrakturen im Kindesalter 192ff
—, Contre-coup Frakturen 143
Schädel-Hirnverletzungen 8, 141ff, 211, 212, 302, 331, 334, 346
Schädelkonvexität, Verletzungen der 193ff
Schädelverletzungen 192ff
—, Berstungsbrüche 193
—, Biegungsbrüche 193
—, Impressionsfrakturen 177, 195
—, Loch- und Stanzfrakturen 195ff
—, Nahtsprengung 193
—, Stück- oder Splitterbrüche 194ff
—, Teevansche Fraktur 195
—, Therapie der 198ff
Schenkelhals, Epiphysenlockerung 639
Schenkelhalsbruch 635ff
—, Therapie des 637

Schenkelhalspseudarthrose 639
Schienbein s. auch Tibia
Schienbeinkopfbruch 646ff
—, Behandlung des 647, 648, 649
Schindung 380
Schipperkrankheit 208
Schlafdrucklähmungen 421
Schläfenlappenbasis, Syndrom der 154
Schlaf-Wachregulierung 152
Schleudertrauma der Halswirbelsäule 211ff
Schlotterknie, Bandverletzungen bei 655
Schmetterlingsbruch 621
Schock, 11, 23ff, 25, 30, 31, 91, 101, 102, 103, 112, 209, 301, 302, 303, 307, 315, 331, 332, 334, 352, 353, 356, 405
—, Entspannungskollaps 27
—, erethischer 30
—, hämorrhagischer 25, 26, 30, 272, 302, 332, 336, 356, 405
—, Klinik des 29
—, neurogener 29, 302
—, primärer 29
—, sekundärer 29
—, septischer 32
—, spinaler 29
—, traumatischer 11, 25, 30, 91, 332
—, Pathophysiologie des 23, 26
—, Therapie 33, 302, 303, 310, 334, 353
— und Kollaps 26
— u. Narkose 78, 81, 82, 83
Schultergelenk, Verletzungen des 556
—, Verrenkungen des 556
Schulterluxation, habituelle 559
—, Reposition der 558, 559
Schußfrakturen des Schädels 193
Schußverletzungen des Gehirns 183ff
Schwindel, systematisierter 151
Schwurhand 515
Scrotalhämatom 365
Scrotum, Verletzung des 372
Sehnen, pathologische Rupturen 440
—, Reinsertion, distale Bicepssehne 526
—, —, M.flexor dig. profundus 536
—, —, M. flexor pol. long. 538
—, Sehnenscheiden 438
—, Spätrupturen 440

Sehnen, Tenodese nach Moberg 537
Sehnenabspaltung nach ZRUBECKY 536
Sehnenluxationen 439
Sehnennaht, Blockierung der Sehnenstümpfe nach VERDAN 535
—, Einflechtungstechnik nach PULVERTAFT 533
—, „Naht auf Distanz" nach BUNNELL 535
—, primäre 444
—, Reinsertion am Endglied nach BUNNELL 537
—, „Schnürsenkelnaht" 447
—, Sehnenabspaltung nach ZRUBECKY 536
—, Sehnentransfixation nach BSTEH 536
—, sekundäre 444
—, Technik der Achternaht 448
—, — der ausziehbaren Drahtnaht nach BUNNELL 446
—, — — nach LENGEMANN 448
—, — der Einrollnaht 448
—, — der versenkten Naht nach DYCHNO-BUNNELL 447
—, transossäre Befestigung 543
Sehnenstripper nach PAUL BRAND 449
Sehnentransplantation, freie 449, 532
—, Technik der freien 532ff
Sehnentransposition 449, 534, 535, 542
Sehnenverletzungen, allgemein 437ff
—, „Knopflochriß" 540
—, obere Extremität 525ff
— am Unterschenkel, Strecksehnendurchtrennung 667
— —, habituelle Peronealsehnenluxation bei 667
—, —, Nahtmethoden 446
Sehnervenschädigung 151
Selbstverstümmelung 182
Seligsche Operation 237
Semicastratio 373
Sensibilität, Prüfung der 424, 426, 427
—, Wiederherstellung der 521
Siebbeinfrakturen 178ff
Sinusverletzungen 163
Skalpierung 380
Skoliose 206, 222
Sludge-Phänomen 28

Spätapoplexie, posttraumatische 172
Spätepilepsie 190
Spätlähmungen 421
Spalthautlappen 389
Spannungshydrocephalus 174
Spannungspneumothorax 252, 257, 351
Spinalanaesthesie 477
Spitzfußstellung 465
Spondylosis deformans traumatica 219
Sportunfälle 7, 297
Sprunggelenksverletzungen 683ff
—, Behandlung der 685
Starkstromverletzungen der Kopfschwarte 201
Steißbeinbruch 618
Steißbeinluxation 618
Sternumfrakturen 252, 255
Stichtracheotomie 69
Stirnhirnsyndrom 177
Stirnhöhlen 141
Stirnhöhlenverletzungen 178ff
Stoffwechsel 150
Strahlen-α 116
— -β 116
— -γ 116
Strahlenschäden, Einteilung der 116, 117
—, Therapie der 117, 118
Strahlenschutz 21
Strahlensyndrom 117
Streckapparat der Langfinger, Funktion 540
Streckkrämpfe 154
Strömungsgeschwindigkeit, Abfall der 30
Strommarken 102
Stückfrakturen des Schädels 177
Stumpfneurom 429, 501
Subarachnoidalblutungen 172
Subdurales Empyem 190
Subduralhämatom 159, 163ff
— im Kindesalter 167ff
Subdurographie 174
subtrochantere Oberschenkelbrüche 641
suprakondyläre Oberarmbrüche 567
supramalleoläre Frakturen, Behandlung der 678
Symphysensprengung 621
Symphysiolyse 621
Syndaktylie, sekundäre 483, 496
—, temporäre 499
Synechie, thorakobrachiale 485

„Taktile Gnosis" 426
Talusfrakturen 700
Taucherkrankheit 229, 234ff

Taxis 324
Teevansche Fraktur 195
Tentoriumrisse 163
Tentoriumschlitzeinklemmung 174
Tetanus 132, 209
—, aktive Immunisierung 136, 139
—, Differentialdiagnose bei 135
—, Krankheitsbild bei 133
—, passive Immunisierung 138
—, Therapie des 136
Tetraplegie 232
Thierschlappen 389
Thoraxgefäße, Verletzung der 266
Thoraxstammgefäße, Verletzungen der 269
Thoraxverletzungen 251, 331
—, Behandlung der 260
Tibiafraktur 669
—, Behandlung der 670
Tibiakopf s. Schienbeinkopf
Tintenstiftverletzungen 125
Tollwut s. Lyssa 125
Tonische Anfälle 154
Tornisterlähmung 508
Torticollis nasopharyngien 214
Totraum 66, 82
Trachealverletzung 259
Trachealverschiebung 276
Tracheotomie, 64ff., 157, 260
—, Anatomie u. Technik 67
Traktionslähmungen 420
Traumatische Hirnschäden 143ff
— Hernien 309
Traumatologie des Abdomen 300, 352, 353
—, Begriffsdefinition 1
—, System, uropoetisches 321
Traumen, abdominelle 296
—, der Nieren und des Beckens 298
Triage 300
Trickbewegungen bei Nervenverletzungen 423
Trochanter major, Brüche des 641
Trochlea humeri, Fraktur der 574
Trommlerlähmung 441
Tuberculum maius, Abriß des 557, 559
— minus, Abriß des 557
Tuberositas tibiae, Abriß der 657

Überanstrengungsthrombose 402
Überwärmungsschäden, allgemeine 85

Übungsbehandlung 469
Ulnarisverlagerung, subcutane 520
Ulnaschaftbruch 591
Uncinatussyndrom 154
Unfallverletzter, Lagerung des 11, 12
Unterkühlung, akute 106
Unterkühlungsschaden, akuter, Therapie des 109
—, allgemeiner 104
—, chronischer, Therapie des 110
Unterschenkel, Gefäßverletzungen 632
—, Knochenbrüche 669 ff.
—, Muskelverletzungen 662
—, Nervenverletzungen 68
—, Sehnenverletzungen 663
—, Weichteilverletzungen 661
Unterschenkelfraktur, Behandlung der 673 ff.
—, Brüche im distalen Unterschenkeldrittel 678
—, Formen der 672, 679 ff.
—, offen 681 ff.
—, supramalleoläre Frakturen 678
—, Stückbrüche 678
Unterschenkelschaftbruch 672 ff.
Unterschenkelverletzungen 661
Urämie 157
Urogenitalsystem, Verletzungen des 357

Varizenblutung 633
Vena anonyma, Verletzungen der 269
— azygos, Verletzungen der 270
— cava caudalis (inferior), Verletzungen der 269, 270, 356
— — cranialis (superior), Verletzungen der 270
— jugularis, Verletzung der 240, 247
— magna Galeni, Verletzungen der 163
— poplitea, Verletzungen der 631
— pulmonalis, Verletzungen der 271
— subclavia, Verletzungen der 505

Vena vertebralis, Verletzungen der 251
Venen des Halses, Verletzungen der 247
— der unteren Extremitäten, Verletzungen der 633
Ventibreathermask 62
Verätzungen 300, 314 ff.
—, Kasuistik 316 ff.
—, Prognose 318
—, Spätfolgen bei 316
Verbrennung 86
—, Klinik der 90
—, Substitutionsschema bei kindlicher 94
—, Therapie der 92
Verbrennungskrankheit 32, 88
—, Schema der 90
Versteifungsoperationen an der Wirbelsäule 226
Vestibularisschädigung 151
verzögerte Naht 469
Visierlappen bei Fingeramputation 503
Visierplastik 384
Volkmannsche Kontraktur 398, 506
Volumenmangel 29
Vorderarmschaftbrüche 591
—, Therapie der 592

Wachintubation 80
Wachstumsstörungen 471
Wadenbeinköpfchenbruch 649
Wärmehaushalt 104, 105, 106, 152
Wärmestauung, spinale 216
Whiplash-Verletzung der Halswirbelsäule 211 ff.
Wiederbelebung 54
Wiedererwärmungskollaps 109
Wiedererwärmungsschäden 109, 110, 111
Wirbelfehlstellungen 210, 222
Wirbelgleiten 218
Wirbelkörperbruch, isolierter 205
— mit Zwischenwirbelscheibenverletzung 205 ff.
Wirbelkörperkompressionsfraktur 205 ff.
Wirbelluxation 207
Wirbelsäulenverletzungen 202 ff., 204, 209
—, Bogen- und Bogenfortsatzbrüche bei 207 ff.

Wirbelsäulenverletzungen, Distorsionen 204
—, epidurale, subdurale und subarachnoidale Blutungen bei 229
—, isolierter Wirbelkörperbruch 218
—, Kantenabbruch 217
—, Klinik und Diagnose 221 ff.
—, Kontusionen 204
— mit Querschnittslähmungen 224
—, offene 208
—, Therapie der 222 ff.
— und Schädelhirntrauma 211, 212
—, Wirbelbogen und Wirbelfortsatzfrakturen 220
—, Zwischenwirbelscheibengewebe 218 ff.
Wulstfraktur 471
Wulstungsbruch des Vorderarmes 593
Wunde 118
—, Formen 118
Wundinfektion 126 ff.
Wundversorgung 119 ff.
—, Nahtmethoden bei 123
Wundstarrkrampf s. Tetanus

Zehenfrakturen 711
Zehengelenke, Luxationen der 700
zentrale Luxation 619
Z-Plastik 384 ff.
Zweihöhlen- und Kombinationsverletzungen 313
Zweihöhlenschußverletzung 325, 339, 347, 352
Zweihöhlenverletzungen, Geweberprolaps in den Brustraum 351
—, Verlagerungen von Bauchorganen 351
Zwerchfellhernie, ,,traumatische" 287
Zwerchfellruptur 287, 321, 351
Zwerchfellverletzungen 287, 313
Zwischenfingerfalten, Verletzungen der 496
Zwischenhirnstörungen 150, 152
Zwischenwirbelscheibenverletzung 204

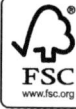

MIX
Papier aus verantwortungsvollen Quellen
Paper from responsible sources
FSC® C105338

If you have any concerns about our products,
you can contact us on
ProductSafety@springernature.com

In case Publisher is established outside the EU,
the EU authorized representative is:
Springer Nature Customer Service Center GmbH
Europaplatz 3, 69115 Heidelberg, Germany

Printed by Libri Plureos GmbH
in Hamburg, Germany